Anesthesia & Perioperative Medicine

麻醉与围术期医学

（下）

主　编　俞卫锋　缪长虹　董海龙　袁红斌
审　阅　杭燕南　熊利泽　黄宇光

U0215808

世界图书出版公司

上海·西安·北京·广州

图书在版编目(CIP)数据

麻醉与围术期医学 / 俞卫锋等主编 . —上海:上海世界图书出版公司,2018.11
ISBN 978-7-5192-5125-3

Ⅰ . ①麻… Ⅱ . ①俞… Ⅲ . ①麻醉学-围手术期-研究 Ⅳ . ①R614

中国版本图书馆 CIP 数据核字(2018)第 212361 号

书 名	麻醉与围术期医学
	Mazui yu Weishuqi Yixue
主 编	俞卫锋 缪长虹 董海龙 袁红斌
责任编辑	胡冬冬
装帧设计	南京展望文化发展有限公司
出版发行	上海世界图书出版公司
地 址	上海市广中路 88 号 9-10 楼
邮 编	200083
网 址	http://www.wpcsh.com
经 销	新华书店
印 刷	杭州恒力通印务有限公司
开 本	889 mm × 1194 mm 1/16
印 张	144
字 数	3000 千字
版 次	2018 年 11 月第 1 版 2018 年 11 月第 1 次印刷
书 号	ISBN 978-7-5192-5125-3/R·456
定 价	680.00 元(共二册)

第54章
颅内高压患者麻醉与围术期处理

颅内高压（intracranial hypertension, ICH）是神经外科临床工作及神经麻醉中经常遇到的问题，大多数神经外科疾病，如颅脑外伤、脑肿瘤、动脉瘤等在其病程中都会伴有颅内压增高，患者颅内压的增高可从许多方面对脑循环产生干扰，如脑灌注压（cerebral perfusion pressure, CPP）的下降，脑静脉压的上升等，这些影响往往会引发脑缺血进而加重脑组织的肿胀，脑肿胀反过来可促使颅内压力进一步上升，由此引发恶性循环，最终导致脑的不可逆性损伤。因此，麻醉医师有必要对颅内压的生理以及颅内高压的病理生理有一个较深入的理解，并在此基础上了解引发颅内高压的原发疾病，熟悉颅内高压的监测和处理，才能从容地应对颅内高压患者的围术期问题。

第一节　颅内压的生理和病理生理

颅内压指的是颅内容物对颅腔产生的压力，一般以人平卧时侧脑室内的压力为代表，在椎管蛛网膜下隙通畅的情况下，成人平卧时经腰椎穿刺测得的压力可反映侧脑室内的压力，正常情况下，颅内压维持在稳定的范围内，成人为 $5 \sim 15$ mmHg，儿童为 $3 \sim 7.5$ mmHg。在病理状态下，颅内压力可出现异常的增高，当颅内压超过上述的高限即为颅内高压。

一、Monro-Kellie 法则、颅内容积-压力关系

Kellie 在 1824 年最早提出颅内压的液体动力学假说，他的假说认为颅内容物由脑实质和脑血容量两部分构成（当时并未将脑脊液考虑在内），上述颅内容物被不可延展的骨性颅腔包绕；脑实质具有不可压缩性，正常情况下，脑实质的容积相对恒定，而颅内压的稳定有赖于稳定流入颅腔的动脉血容量与流出颅腔的静脉血容量之间的平衡。

此后 Burrows 和 Cushing 对 Kellie 的假说进行了修正，形成我们现在都接纳的 Monro-Kellie 法则。该法则认为，颅内容物包括脑实质、脑血容量和脑脊液。其中脑实质容积约 1 400 ml，占颅腔容积的87%；脑血容量（cerebral blood volume, CBV）约 60 ml（4%）；而脑脊液量约 140 ml（9%）。由于上述三者的体积都不能被压缩，其中任一组分的容积增加通过其他两个组分容积的代偿性减少而维持颅内压力的稳定。在生理及病理状态早期，颅内压同颅内容积间为线性关系（代偿阶段），即颅内容积的

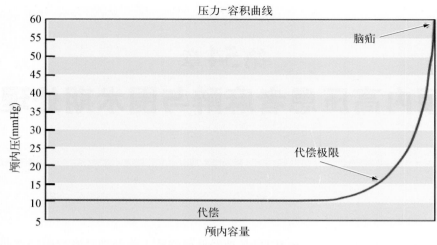

图54-1 颅内压力容积曲线

增加仅引起颅内压的少量增加,而当颅内容积进一步增加并达到临界点后,压力和容积二者的关系就由线性关系转变为指数关系,即颅内容积的轻微增加便可引起颅内压力的急剧上升(图54-1)。虽然上述法则是一种静态模型,不能精确反映生理和病理上的动态变化,但它是一个很好的简化模型,有助于我们理解颅内容物、颅内压力之间的关系,并用于指导临床实践。

二、颅内压的调节

中枢神经系统具有精细的自身调节功能以维持其内环境(包括颅内压)的稳定,应对机体生理性和病理性的变化。

(一)颅内顺应性

颅内顺应性(Intracranial compliance)指的是单位压力的变化引起的颅内容积的变化,它同弹性(elastance)互为倒数,从一定程度上来讲,颅内顺应性反映了脑应对容积或压力变化的缓冲能力,顺应性越大,缓冲能力越强。顺应性=dV/dP,由三个部分组成:脑脊液的空间(同脑脊液的缓冲容积有关),动脉顺应性和静脉顺应性。当面临急性的颅内压增高时,最先由脑脊液发挥缓冲作用,且其发挥的作用较大,动脉顺应性随阻力血管平滑肌张力的变化而变化,在大多数情况下,其发挥的缓冲能力较低。而相对于动脉顺应性,静脉顺应性要大很多,当脑脊液的缓冲作用耗竭时,它可发挥重要作用。

(二)脑实质

脑实质由脑细胞和细胞外间隙组成,脑组织水分的异常增多可导致脑水肿。当脑内液体集聚在细胞外间隙时,称为血管源性水肿,它是由局部血脑屏障被破坏引起血管渗透性增加所致;脑内液体聚集在细胞内引发的水肿称为细胞毒性脑水肿,它通常是由损害直接作用于脑实质细胞所引起;上述两种脑水肿常同时或先后发生,脑水肿可使脑容积增加,导致颅内压的上升,同时脑水肿和颅内压的上升可对脑的血供和代谢发生影响,后者可进一步加重水肿和颅内压的失衡,由此引发恶性循环。以往认为脑实质的体积不会发生缩减,但对缓慢发展的脑积水患者的观察发现:脑实质的体积可以

发生缓慢的可逆性缩减,但在急性颅内压增高的情况下,脑实质体积发生缩减代偿的空间很小。

（三）脑脊液

脑脊液(cerebrospinal fluid, CSF)是颅内三个内容物中最易变动的组分,因此在颅腔空间代偿功能中发挥的作用较大。脑脊液主要由侧脑室、第三和第四脑室内的脉络丛组织分泌产生,另有10%～20%的脑脊液源自脑的细胞外间隙。脑脊液的生成速率为0.3～0.4 ml/min,主要通过硬脑膜静脉窦上的蛛网膜颗粒被吸收入血,蛛网膜颗粒是蛛网膜下隙与硬膜静脉窦之间的一个单向活瓣式结构,该结构保证了静脉窦内的血液不会反流入脑脊液中。此外,还有相当部分的脑脊液通过脑神经周围的间隙被引流至颈部的淋巴结。颅内压的稳定取决于脑脊液的生成速率、吸收阻力和静脉窦内的压力三者之间的平衡。CSF的分泌取决于平均动脉压与颅内压之间的压差,其吸收则取决于颅内压同上矢状窦之间的压差,当颅内压升高时,CSF的分泌减少而吸收增多,并有部分脑脊液经枕骨大孔被挤入脊髓蛛网膜下隙;反之,当颅内压下降时,CSF的生成增多而吸收减少,当颅内压低于5 mmHg时,CSF的吸收接近停止。

（四）脑血容量

脑血容量指脑内所含的血液总量,相当于开放的血管床的总体积,其平均值为3～4 ml/100 g脑组织。脑的血管可分为阻力血管和非阻力血管,阻力血管包括小动脉和微动脉(占血管总容积的15%),其管壁有平滑肌结构,具有调节脑血流量(cerebral blood flow, CBF)的作用,而非阻力血管包括脑静脉及毛细血管(分别占血管总容积的40%和45%),它们的管壁较薄,管腔可随脑血液流出阻力的变化而变化。脑血容量的改变对颅内压非常重要,在颅内顺应性下降的情况下,CBV每增加1 ml可导致颅内压上升约7 mmHg,而脑血容量同脑血流量之间又存在着十分复杂的关系,平静时,脑血流量可达心排血量的14%(约700 ml/min),这相当于脑内所含血容量的10倍以上。下列公式可大致反映CBF同CBV的关系CBF=CBV/τ(τ为血流的平均通过时间),血管口径的增加可使CBV增加,但如果τ也同时增加,则CBF未必增加。因此,颅内压的高低更多地取决于流入颅腔的动脉血流速度和流出颅腔的静脉血流速度之间的平衡,一般情况下,可通过减少动脉血的流入和增加静脉血的流出来减少CBV。

人脑具有调节自身血流量,维持其稳定的能力,该种能力被称为脑血管自动调节功能(autoregulation),即当脑灌注压波动于50～150 mmHg范围内时,CBF可保持相对稳定(图54-2)。脑血管的这种自身调节功能在生理上可能包括压力和代谢两种调节方式,当血管壁因血压升高收到牵拉时,血管平滑肌会发生收缩,引起血管收缩,从而减少血流量,而当CPP下降,则出现阻力血管的扩张,血流速度加快,CBF增加。代谢理论则认为,当脑组织代谢增加,引起脑的氧耗上升和二氧化碳、腺苷等代谢产物生成增加,最终导致CBF的上升,以利于机体尽快将代谢产物带走;反之,脑代谢率的降低则引起脑阻力血管的收缩,CBF下降。一些病理状态,如脑损伤、脑肿瘤、脑缺血均可对脑血管自动调节功能产生影响,许多麻醉药物也可

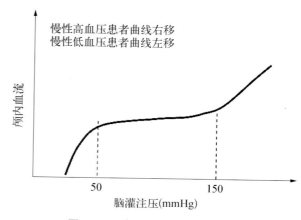

慢性高血压患者曲线右移
慢性低血压患者曲线左移

纵轴:颅内血流　横轴:脑灌注压(mmHg) 50 150

图54-2　脑血管的自身调节范围

对脑自身调节产生影响。

随着脑血流量的增加，颅内静脉的引流量也应随之增加，当静脉的顺应性达到其上限，CBF的继续增加会使静脉压力迅速上升进而引起颅内压的上升；此外，但凡影响颅内静脉回流的解剖或病理生理因素同样会引起颅内压的上升。由于颅内静脉没有瓣膜，中心静脉甚至腔静脉的压力可以逆行上传到颅内静脉，因此颅内因素和颅外因素均可对颅内静脉血的流出产生影响进而影响到ICP，引起颅高压的静脉性原因及分类见表54-1。

表54-1　引起颅高压的静脉性原因及分类

分类	原因	压力来源	临床举例
I	局灶性肌壁外静脉窦受压	外部压力作用于静脉窦的局灶点上	颅骨凹陷骨折、骨膜血肿；肿瘤
	局灶性肌壁间静脉窦狭窄	静脉窦壁内狭窄	先天性颅内高压
	局灶性肌壁内静脉窦堵塞	大静脉窦堵塞	矢状窦或横窦血栓形成
	弥漫性静脉受压	全部静脉	引起脑肿胀的各类情况，如缺氧、脑水肿、挫伤
II	颅外静脉高压-颈部	颈部	颈托，悬吊
III	颅外静脉高压-胸腔	胸腔	引起胸腔内压力升高的各类情况，如胸部感染、急性呼吸窘迫综合征、机械通气
IV	颅外静脉高压-腹腔	腹腔	引起腹腔内压力升高的各类情况，如肥胖、肠梗阻
V	体位/重力		视觉缺陷和颅内压升高/空间障碍综合征

（五）脑血管、脑组织间隙和CSF之间的液体交换

颅内各个腔隙之间的物质交换远较上述的简单模型复杂，放射性标记的实验研究及基于MRI的脑室容量评估表明：尽管脑脊液的净生成速率仅为0.3～0.4 ml/min，脑血管、脑组织间隙和脑脊液之间存在大量的液体和溶质的交换，提示存在除了依赖渗透压梯度和细胞胞饮以外的水转运方式，一系列的水转运蛋白可能参与其中，水通道蛋白（aquaporin, AQP）是其中重要的一种。水通道蛋白可对溶质、水和离子进行双向地跨膜转运，相对于依赖渗透压梯度的水转运而言，其转运的量更大且具有高度选择性。迄今发现的水通道蛋白共14种，其中至少6种（AQP1, AQP4, AQP5, AQP3, AQP8, AQP9）被证实在脑内存在，尽管它们是如何参与脑物质转运、代谢和内稳态维持的机制迄今尚不清楚，现已知道AQP1可能参与脑脊液的分泌，AQP4广泛分布于血脑屏障的星形胶质细胞足突、胶质界膜、脑室的室管膜细胞表面，在脑水肿的形成和消除中发挥重要作用。

三、颅内压增高的病因和后果

（一）颅内压增高的病因

1. 颅内肿瘤

颅内肿瘤常伴有颅内压增高，一般肿瘤越大，颅内压的增高也越明显，但肿瘤的性质、部位和生长

速度对 ICP 的上升可产生显著的影响。

2. 颅脑损伤

颅脑损伤引发的颅内血肿及脑挫伤引起的脑水肿是外伤性颅内压增高的最常见的两个原因；此外，外伤性脑积水和蛛网膜下隙出血导致的脑血管痉挛也可引起 ICP 的增高。

3. 颅内感染

细菌性、病毒性脑膜炎及脑脓肿多伴有颅内压的上升，结核性脑膜炎晚期因颅底粘连常可因脑脊液循环通路受阻而引发梗阻性脑积水而导致 ICP 增高。

4. 脑血管疾病

高血压脑出血可直接因血肿的占位效应引起颅内压上升，动脉瘤破裂后即时，颅内压可急剧上升并维持数分钟，该效应被认为可限制动脉瘤破口处的进一步出血，此后 ICP 还可因凝血块、脑水肿、梗阻性及交通性脑积水而增高。

5. 颅脑先天性畸形

多种先天性疾病可导致患儿的颅内压上升，如颅底凹陷、狭颅症。

6. 代谢、中毒和全身性疾病

尿毒症、酮血症、重金属中毒和低氧血症等也可引起 ICP 增高。

（二）颅内压增高的后果

1. Cushing 反射

急性 ICP 增高的患者可表现为心率减慢、血压增高和呼吸减慢，严重时呈呼吸间断停顿。这是由于脑的代偿和调节机制不能适应迅速上升的 ICP 而衰竭，导致脑血流的急剧下降，为维持适当的脑灌注压，机体释放大量的儿茶酚胺，从而引发上述 Cushing 三联症，随着 ICP 的进一步上升，当其接近舒张压时，可出现血压骤降、脉搏增快和呼吸停止。

2. 脑疝

颅内压增高根据其发病机制不同，可分为弥漫性颅内压增高和局限性颅内压增高。弥漫性颅内压增高，颅内各部分压力均衡，常见于蛛网膜下隙出血等情况。对于局限性颅内压增高，颅内不同部位存在压力差，可引起脑组织的移位，各种颅内占位性病变引起的 ICP 增高多属这一类。当颅内有占位时，该部位的压力高于邻近区域，可引起脑组织由压力高的部位向压力低的部位移动，从而形成脑疝。脑疝是 ICP 增高引起的危象，需紧急给予干预。常见的脑疝有枕骨大孔疝、小脑幕裂孔疝和大脑镰下疝。

3. 心律失常

ICP 增高的患者常有心律失常，这同下丘脑自主神经中枢功能紊乱有关。轻度的 ICP 增高时，以窦性心律失常为主；中度 ICP 增高时，可有交界性节律紊乱，偶可引起室性期前收缩；重度 ICP 增高的心律失常，则以各种室性心律失常为主，室性期前收缩可频繁发作并呈多源性，最后可因心室颤动致死。

4. 神经源性肺水肿

颅内压增高可导致交感神经异常兴奋，机体释放大量的儿茶酚胺，引起周围血管和肺动脉的强烈收缩，肺血管内皮细胞受损，进而引起肺血管通透性增高，导致肺水肿。

第二节 颅内压监测

颅内压监测（intracranial pressure monitoring）是将导管或微型压力传感器探头安置于颅腔内，导管或传感器的另一端与颅内压监护仪连接，将ICP的动态变化转换为电信号，显示于波屏或数字仪上，并用记录器描记出压力曲线，以便随时了解ICP变化的一种技术。通过对ICP的监测，分析其大小和波形，可及时准确地了解患者ICP变化，判断颅内损伤、脑出血、脑水肿等的严重程度，指导神经内外科疾病的治疗，评估患者预后。在美国，1995—2005年的10年间，行ICP监测的病例增长了1倍多。在国内，在神经外科等临床科室，ICP监测也已经得到了越来越广泛的应用。

一、有创颅内压监测方法

目前临床常用的ICP监测均属于有创监测范畴，其中脑室内压力监测和脑实质内测压由于准确性较高最为常用。

（一）脑室内压力监测

脑室内压力监测装置通过将带有液体偶联压力探头的导管置入患者的侧脑室内，从而获得压力的数据，是较早被使用的ICP监测方法之一，所测数值精确可靠，被认为是目前测量颅内压的"金标准"。它能准确地测定颅内压与波形，方法简单易行，便于调零与校准，还可通过导管行脑脊液引流，便于进行脑脊液采样、治疗性CSF引流以降低颅内压，同时还可进行脑室内药物注射。主要缺点是对于小脑室和（或）显著中线移位的患者，往往会发生导管置入困难，其并发症包括颅内感染、颅内出血、脑组织损伤等。导管放置时间如超过5天，建议更换导管位置以免增加颅内感染的机会。

（二）脑实质内测压

是将微传感器（光导纤维或压阻式）置入患者脑实质进行测压的一种方法。该方法的优点为测压准确（其准确性仅次于脑室内监测），固定方便，颅内感染发生率低；其缺点为无CSF引流功能，拔出后不能重新置入，且价格较昂贵。

（三）硬脑膜下（或蛛网膜下隙）压力监测

亦称脑表面液压监测，用于开颅手术中，将微型压力传感器置于蛛网膜表面或蛛网膜下隙，可对术中和术后患者进行颅内压监测。该方法测压准确，误差小，但导管置入较复杂，置入时间一般不超过1周；易引起颅内感染、脑脊液漏、脑组织损伤、颅内出血等并发症，且无法对脑脊液进行引流。

（四）硬脑膜外压力监测

颅骨钻孔或开颅后，将光导纤维传感器或电子传感器置于硬脑膜与颅骨之间，硬脑膜外压力比脑室内压力高2～3 mmHg。该方法由于硬脑膜完整，并发颅内感染的机会较少，因此，可以适当延

长监护时间。但如果传感器探头安置不够平整，与硬脑膜接触不均匀，可能影响压力测定的准确性。

（五）腰椎穿刺脑脊液压力测定

该颅内压测量方法已经有100多年的应用历史，其优点为简便易行，操作简单。但其精确度较差，当脑脊液循环通路因各种原因（如椎管内肿瘤、蛛网膜粘连等）存在循环不畅时，使用该方法所测得的压力无法反映真实颅内压情况。在穿刺或置管过程中还有损伤神经的可能。因为存在形成脑疝的风险，在急性的ICP增高病例不推荐使用该方法。

二、无创颅内压间接评估方法

有创颅内压监测方法获得的ICP数据尽管精确，但由于其可能导致感染、出血等并发症，不适合常规及长期监测。由于完全避免了上述问题，无创颅内压评估具有很大的吸引力。

（一）经颅多普勒

经颅多普勒（transcranial doppler, TCD）监测颅内压的原理是通过低频脉冲超声波对颅底血管进行扫描，经计算机处理分析后获得受测血管的血流状况。通常被测量的血管为大脑中动脉，获得大脑中动脉的收缩期、舒张期及平均血流速度便可计算搏动指数（pulsatility index, PI），PI=（收缩期流速−舒张期流速）/平均流速。由于PI同ICP之间存在相关性，我们可以通过评估PI来获得ICP的信息。该方法的优点是操作简单，可床旁监测，同时可观察脑血流自身调节机制是否完善。缺点是由于多种因素（$PaCO_2$、PaO_2、pH、血压、脑血管的自身调节）可对脑血流速度产生影响，其精确性尚存争议。

（二）视神经鞘直径

视神经鞘直径（optic nerve sheath diameter, ONSD）由超声仪测量，视神经的白质与硬膜之间的蛛网膜下隙同脑的蛛网膜下隙相通，颅内压的升高可引起视神经蛛网膜下隙的扩张进而使视神经直径增粗。用经眼的超声测量眼球后方3 mm的视神经直径，如直径＞6 mm，颅内压增高的可能较大。ONSD同有创ICP数值之间的相关性良好，并可随ICP的增高而增高，可作为评估颅脑外伤患者是否存在ICP增高的筛查试验。

（三）闪光视觉诱发电位

闪光视觉诱发电位（flash visual evoked potential, f-VEP）通过对整个视觉通路完整性进行评估来间接反映颅内压的变化。颅内压升高可减缓脑内电信号的传导速度，视觉通路的信号传导也同样受影响。f-VEP颅内压评估对判断颅内高压疾病的预后和脑死亡有一定帮助，但由于此方法需要完整的视觉传导通路，故此法不适用于视觉通路受损和深昏迷的患者。

（四）鼓膜移位法

正常情况下，脑脊液通过内耳迷路导水管与外淋巴相通，故可应用鼓膜的搏动来间接反映颅内压的变化，即为鼓膜移位法（tympanic membrane displacement, TMD）。该方法要求中耳压力正常、镫骨

肌反射正常以及迷路导管保持开放,故不适用于耳蜗不畅或有中耳功能障碍的患者,同时由于鼓膜无法耐受持续的声波刺激,故无法将该方法用于连续ICP监测。

三、颅内压波型与分析

(一) 颅内压波型

1. 正常波型

是由脉搏波以及因呼吸影响产生的颅内静脉回流增减形成的波动所组成。正常颅内压波形的振幅大小主要取决于脉络丛血压搏动的强弱和颅内静脉回流的通畅程度。正常颅内压波的振幅为3.3 mmHg,压力上界可高达$6 \sim 8$ mmHg,ICP增高时,波形的振幅随之增大。压力曲线平直,无大幅度升降,但也可有轻微的起伏变动(图54-3)。

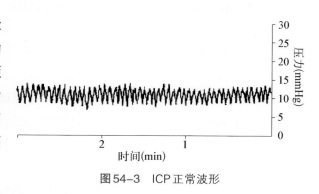

图54-3 ICP正常波形

2. 高原波 (A波,图54-4)

为颅内压增高特有的病理波形,约在25%的颅脑损伤患者中可观察到A波的出现。表现为压力波形骤然升高,其波幅可达$60 \sim 100$ mmHg,持续$5 \sim 20$ min,而后又突然下降至原有水平或更低。此类高原波多呈间歇性发作,可间隔数分钟至数小时反复出现。此时患者临床表现有明显的颅内压增高症状,严重时,甚至可有抽搐及强直阵挛性发作。A波出现的机制,被称为"血管舒张级联反应",即血管舒张刺激使脑容量增加、ICP升高(见颅内容积压力曲线),从而使脑灌注压降低,脑血管的自身调节机制则进一步促使脑血管扩张进而增高颅内压,如此循环,直至血管舒张反应最大化,达到曲线的平台期;平台期的终止可能是由于机体自发产生相应的血管收缩级联反应,从而使ICP降低。A波是脑血管自动调节功能障碍所致,是机体对ICP的代偿功能趋向衰竭的表现。A波出现持续30 min以上时,可造成严重后果。因此出现A波是一种病情危急的信号,应采取积极有效地降低ICP的措施。

3. 节律性波 (B波)

呈节律性波动,可分为小波幅(< 10 mmHg)与大波幅(> 10 mmHg)两种。是正常人或患者在睡眠时出现的ICP波形,多发生于晚间与睡眠时。"斜坡波"(ramp wave)为B波的变异,可见于脑积水患者。B波的出现常与周期性的呼吸变化和$PaCO_2$波动相伴。上升支开始时呼吸较慢,而后逐渐加快,下降支呼吸也是较快的,当呼吸节律快到足以使$PaCO_2$下降时,则出现脑血管收缩,颅内压迅速下降(图54-5)。

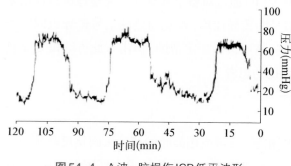

图54-4 A波:脑损伤ICP低平波形

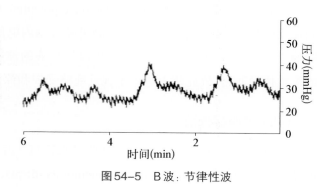

图54-5 B波:节律性波

4. 正常或接近正常压力波（C波）

压力曲线较平坦，存在与呼吸、心跳相一致的小的起伏。这种波与全身动脉压不稳定引起ICP的波动有关。

（二）颅脑损伤ICP监测波形示例

由于患者年龄、体位（如患者咳嗽、打喷嚏、做Valsalva动作等）等均可对颅内压的数值和波形产生一定影响，故在分析颅内压波形时，应当关注其与颅内并存疾病的关系。

在颅脑损伤最初的6～8 h，CT提示不伴有或伴有轻微脑组织肿胀或占位性脑损伤时，ICP波形为一低平，小幅波动的曲线（约15 mmHg）（图54-6A）。当ICP升高超过20 mmHg时，由于颅内顺应性的减低，此时则表现为随血管搏动而波动的波形，波动幅度较大（图54-6B）。

当颅内充血时，也可导致ICP的暂时性升高，其机制为颅内血管舒张使脑容量增加，ICP升高，形成了ICP波形的上升支，而其平台期的形成机制是由于颅内水肿的快速形成（图54-6C）。

四、神经外科ICP监护的适应证

（一）颅脑损伤

中国颅脑创伤颅内压监测专家共识中指出：对于头部CT检查发现颅内异常（颅内出血、脑挫裂伤、脑水肿、脑肿胀、脑积水、基底池受压等）的急性重型颅脑创伤患者（GCS 3～8分），强烈推荐对其进行颅内压监测；对于头部CT检查发现颅内异常（颅内出血、脑挫裂伤、脑水肿、脑肿胀、脑积水、基底池受压等）的急性轻中型颅脑创伤患者（GCS 9～15分），推荐对其进行颅内压监测；头部CT检查未发现颅内异常、病情比较稳定的轻中型颅脑创伤患者（GCS 9～15分），不推荐对其行有创颅内压监测。美国重型创伤性脑损伤管理指南建议的颅内压监测指征为：伤后格拉斯哥昏迷评分在3～8分，头颅CT扫描见异常表现；伤后格拉斯哥昏迷评分在3～8分，头颅CT扫描正常，但

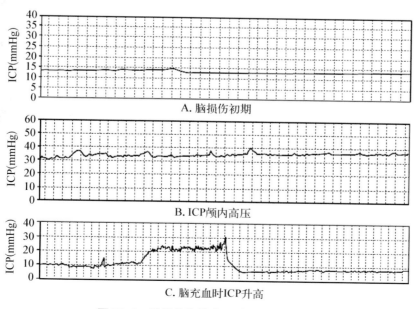

图54-6　脑损伤和脑充血时ICP波形变化

满足以下2项或更多条件者(年龄＞40岁,单侧或双侧去皮质表现,收缩压＜90 mmHg)也可考虑行颅内压监测。目前,国内外大多数学者以颅内压≤20 mmHg作为重型颅脑创伤患者的颅内压控制目标。

(二)颅内肿瘤

颅内肿瘤患者术中与术后均可行ICP监测,了解ICP的变动。术前2～3天,应用脑室法行ICP监测,既可测压,又可通过脑室导管对脑脊液进行引流,使ICP维持在15～20 mmHg,减少颅内淤血,改善患者全身情况,缓解颅内高压危象,从而有利于肿瘤切除及提高患者对手术的耐受力。术后ICP监测则有助于早期发现颅内血肿及指导抗脑水肿的治疗。

(三)颅内出血

有明显意识障碍的蛛网膜下隙出血常合并脑积水,应用脑室内ICP测压法可了解此时颅内压的变化情况,同时行脑脊液引流,可减少蛛网膜下隙积血,减轻脑血管痉挛及脑水肿;自发性脑出血以及出血破入脑室系统需要脑室外引流者,也可根据患者具体情况决定是否实施颅内压监测。

(四)脑积水与脑水肿

ICP监测可反映脑积水、脑水肿的状况,并判断脑脊液分流的手术效果。

(五)其他

凡因其他原因如隐球菌脑膜炎、结核性脑膜炎、病毒性脑炎导致顽固性高颅压或合并昏迷者也可考虑ICP监测。

五、颅内压监测对患者预后的影响

颅内压监测作为一种有创的脑监测技术由Lundberg在1960年首次应用于临床。此后,该技术不断发展并被广泛应用于颅脑损伤患者,目前颅内压监测在高血压脑出血、颅内肿瘤、脑血管病中也得到广泛应用,但其治疗效果仍然存在争议。颅内压监测应用于颅脑损伤患者的相关研究以回顾性为主,大多数研究提示颅内压监测有助于指导颅内高压的治疗并可获得较好的效果,但也有部分研究结果提示它并不能改善颅脑损伤患者的预后。近期Shen对已发表的ICP监护对颅脑损伤患者效果的文献行荟萃分析,结果表明,根据2007年严重创伤性脑创伤管理指南,对有指征实施颅内压监测的患者进行颅内压的监护可使患者获得更高的生存率。美国神经外科医师大会(CNS)和美国神经外科医师协会(AANS)在纳入了近年来的研究结果并进行分析后于2016年第四版重型颅脑创伤管理指南中给出其结论:应用颅内压监测数据指导治疗重型颅脑损伤患者,可减少其在院及伤后2周的死亡率(推荐级别IIB)。虽然ICP监测能够帮助我们对严重颅脑创伤患者实施靶向治疗和管理,但是其指标和实施方法应根据患者的具体情况做出个体化调整,不同患者对基于ICP监测的治疗反应可能不同,未来仍需更多的研究以证实哪些患者可以从中获益。

第三节　颅内高压的治疗原则

一、对因治疗

颅内压增高的治疗首先是对因治疗,即解除颅内压增高的原因,如肿瘤占位效应引起的颅内压增高,根本上应切除肿瘤。但当病因治疗一时做不到时,应及时地实施对症治疗。

二、治疗阈值

Sorrentio对治疗阈值的回顾性队列研究提示,对于严重的颅脑外伤患者,颅内压＞22 mmHg同其死亡率增高相关。基于上述研究,脑创伤组织的严重颅脑创伤治疗指南将22 mmHg设定为需临床干预的ICP阈值。但是,也有研究表明,患者在颅内压低于20～25 mmHg时就可以发生脑疝,是否发生脑疝不仅取决于ICP的数值,还取决于颅内病变的位置、颅内压力的增长速度等其他因素。因此,对于具体的患者,无论采用哪一个颅内压治疗阈值,均应结合临床检查以及影像学(CT)检查的结果来指导决策。

三、维持颅内血流量及正常的脑灌注

行降低颅内压治疗的同时,不应以降低脑血流及脑灌注为代价。

(一)一般处理

(1)对于ICP增高的患者,应予以留院观察,患者床头抬高15°～30°。密切观察患者的意识、瞳孔、生命体征。

(2)尽量避免引起ICP进一步增高的动作,如咳嗽、屏气。

(3)保持患者的呼吸道通畅,对于昏迷或GCS评分≤8分、出现呼吸道梗阻及存在误吸风险的颅内压增高患者,应早期建立人工气道。

(4)对有条件的患者可行ICP监测。

(二)同病理生理相对应的降低颅内压的治疗措施

如前所述,颅内容物由脑实质、脑血容量和脑脊液三部分组成,三种组分中任一组分的容积增加,可通过其他两种组分的容积减少进行代偿,当容积的增加超过代偿限度,颅内压才会出现明显上升。反之,三种组分中任一容积的减少可使颅内顺应性得到改善。

1.减少脑实质容积

(1)利尿剂　可以通过增加脑组织水肿的消除减少脑容积。应用甘露醇行渗透性利尿,可提高血浆渗透压,增加血浆同脑组织之间的渗透压梯度,使脑组织脱水。此外,甘露醇还能降低血液黏度,

增加脑微循环血流量,这也有助于降低颅内容积及颅内压。甘露醇的首次剂量为0.25～1 g/kg静脉快速输注,此后间断以0.25 g/kg,每6 h 1次的速度静脉滴注。大剂量的甘露醇治疗可以引起急性肾功能衰竭,对既往有肾脏疾病病史的患者应慎重使用。对血容量不足的患者,渗透性利尿的效果往往并不显著,如血浆渗透压<320 mmol/L,可使用高渗盐水治疗。襻利尿剂如呋塞米与甘露醇有协同作用,可以减少脑组织水肿,在容量过多的患者中其作用更为明显,其常用剂量为10～20 mg静脉注射。在使用利尿剂使脑组织脱水的过程中,应维持患者正常的血容量,正常的血压和渗透压,液体选择尽量使用等张溶液,并通过输注羟乙基淀粉、血液制品、白蛋白等溶液适当提高颅内毛细血管的胶体渗透压,为降低颅内压而使机体处于"脱水状态"的观念已经不再被认可。

(2)类固醇 类固醇可减轻血管源性脑水肿,对颅内肿瘤引起的瘤周水肿有治疗作用,但这类药物对颅脑外伤引起的细胞毒性脑水肿效果甚微。大样本、多中心的随机对照临床研究(CRASH研究)证实,对于颅脑创伤患者,大剂量甲泼尼龙治疗(首剂2 g静脉滴注,此后0.4 mg/h持续滴注48 h)相对于对照组可增加2周和6个月的死亡率。

2. 减少脑脊液容量

脑室内置管行ICP监测不仅可以作为一种颅内压的监测手段,还可将脑脊液引流出颅腔,从而起到降低颅内压的作用,在行ICP监测的同时引流3～5 ml颅内脑脊液是快速降低颅内压的有效措施。常见的脑脊液引流术有临时外引流(脑室外引流术,external ventricular drainage, EVD)、临时内引流(脑室帽状腱膜下引流术)和永久内引流(脑室-腹腔分流术,脑室-心房分流术等)。尚无有力的证据证实脑室外引流术可对患者的预后产生影响。同样,虽然有研究比较了开放持续引流脑脊液和经典的间断闭合引流对患者颅内压的影响,其结果说服力不强。

3. 减少脑血容量和血流量

(1)过度通气 动脉血二氧化碳分压(PaCO₂)在20～80 mmHg的范围内,PaCO₂每增加1 mmHg,CBF可增加2%,CBV也会发生相应的增加。通过改变患者的每分通气量可以迅速有效地改变患者的PaCO₂和pH,进而改变其CBF和CBV。低通气(PaCO₂>45 mmHg)可导致呼吸性酸中毒、脑血管扩张和ICP上升,而过度通气(PaCO₂<35 mmHg)则可引起呼吸性碱中毒、脑血管收缩、颅内血容量下降和ICP下降。但是,由于机体肾脏的代偿作用,这种缩血管及降低ICP的效应只能维持6～12 h,且长时间的过度通气(PaCO₂<25 mmHg)会增加脑缺血的风险。因此,对于颅脑创伤引起的颅内高压患者,相关指南不建议行预防性控制通气,主张在维持PaCO₂接近正常范围的基础上,在必要时(如发生脑疝)行间断的轻度过度通气(PaCO₂为30～35 mmHg)。

(2)麻醉药物的使用 脑血流和脑代谢率密切相关,即局部的脑血流同脑代谢率相偶联。麻醉药物包括硫喷妥钠、苯巴比妥及丙泊酚等,可通过降低脑代谢率而降低CBF和CBV,从而起到降低颅内压的作用,术中应用这些药物则可达到一定程度的脑松弛(详见后文)。大剂量的巴比妥类药物可降低对其他降颅压措施无效的颅脑创伤患者的颅内压(巴比妥昏迷),苯巴比妥为临床上被经常使用的该类药物,其经典的治疗方案为:10 mg/kg静脉滴注30 min,而后以5 mg/(kg·h)的速度维持3 h,3 h后的维持量降为1 mg/(kg·h)。尽管大剂量巴比妥的应用有助于降低颅内压,其心肌抑制和降低血压的作用限制了其应用,已有的证据并未发现巴比妥类药物的使用可以改善颅脑创伤患者的预后。因此,不主张将该方法预防性用于颅脑创伤患者。丙泊酚也可被用于神经外科患者的镇静和降颅压治疗,同巴比妥类药物相比,它的起效和恢复更快,但长期大剂量的丙泊酚输注可能导致丙泊酚输注综合征。

（3）低温　低温可以降低脑代谢率和脑血流，从而达到减少脑容积和降低颅内压的作用，但它同时可引起凝血功能障碍、循环抑制和免疫抑制等不良反应。根据给予患者降温的时机，低温可分为预防性低温（在患者外伤后早期，ICP上升前就实施）和治疗性低温（用于难治性颅内压增高患者）。有关预防性低温对颅脑外伤患者预后影响的研究很多，但结果并不一致，迄今为止的证据尚不能得出预防性轻度低温（33～35℃）或中度低温（32～33℃）有助于降低颅脑创伤患者死亡率、改善神经功能的结论，头部的局部降温（selective brain cooling，SBC）同样可以降低ICP，还可避免全身降温的不良反应。

第四节　颅内高压患者的麻醉与围术期处理

一、常用麻醉药物对中枢神经系统生理的影响

基本的脑生理指标包括：脑血流（cerebral blood flow，CBF）、脑血容量（cerebral blood volume，CBV）、脑代谢率（cerebral metabolic rate，CMR）、颅内压（intracranial pressure，ICP）、脑血管自身调节和脑血管对CO_2的反应，这些指标是相互联系并彼此影响的，很难不考虑其他指标而孤立地讨论药物对其中一个指标（如颅内压）的影响。一般来说，吸入麻醉药有扩张脑血管、增加脑血流的作用，但这种作用在围术期易被过度通气所对抗，大多数静脉麻醉药（除氯胺酮）有收缩脑血管、降低脑血流和颅内压的作用。

（一）挥发性吸入麻醉药

吸入麻醉药根据其在常温下的状态可分为常温下为液态的挥发性吸入麻醉药和常温下为气态的气体麻醉药。

1. 对脑血流（CBF）的影响

吸入麻醉药可从两方面对脑血流产生影响。一方面，它以剂量依赖性的方式降低脑代谢率，进而产生脑血管收缩效应；另一方面，它通过直接作用于血管平滑肌而扩张脑血管。因此，挥发性吸入麻醉剂对脑血流的最终影响取决于上述两种效应的总和。当吸入麻醉药剂量在0.5 MAC时，其效应以降低脑代谢率为主，终效应表现为脑血流降低；剂量为1 MAC左右时，脑代谢率降低引发的血管收缩同直接扩血管作用达到平衡，脑血流无明显变化；当剂量超过1 MAC时，直接扩张脑血管的效应占主导地位，最终表现为脑血流显著增加。过去认为这一现象的机制是由于高浓度吸入麻醉药（＞1 MAC）使脑血流与脑代谢产生脱偶联，而现在被普遍接受的观点是：吸入麻醉期间这种偶联现象并未被破坏，即CBF的变化与CMR变化仍呈正相关，被改变的是CBF/CMR的比值，在脑生理功能稳定的状态下，CBF/CMR的比值同MAC呈正相关，即高MAC水平可产生脑的过度灌注。在临床上吸入麻醉药增加CBF进而增加CBV的结果是导致颅内压的升高，常用的挥发性吸入麻醉药扩张脑血管的效力由强至弱为：氟烷＞恩氟烷＞地氟烷≈异氟烷＞七氟烷。

2. 对脑代谢率（CMR）的影响

所有挥发性麻醉药均能降低CMR，其降低CMR呈剂量依赖性，当达到使脑电图呈爆发抑制时的剂量（临床相关浓度为1.5～2.0 MAC），其对脑代谢率的降低程度最大。在同一个MAC水平下，氟烷

降低$CMRO_2$的效应较其他四种吸入麻醉药弱。七氟烷对$CMRO_2$的影响与异氟烷相似,而地氟烷对$CMRO_2$的抑制比异氟烷略弱。

3. 对脑血容量 (CBV) 和颅内压 (ICP) 的影响

CBF和CBV之间虽然有直接关联,但并非严格的1∶1对应关系。CBV值的变化幅度明显小于脑血流量的变化,轻度的CBF降低未必会伴随着CBV减少。总的来说,挥发性麻醉药对颅内顺应性正常患者脑血流动力学的影响很小;而对于颅内顺应性异常的患者,挥发性麻醉药具有增加CBV和ICP的潜在风险。因此,对于存在颅内巨大或快速扩增的占位灶、ICP不稳定或其他对CO_2反应能力及脑代谢—脑血流偶联有损害的大脑生理功能紊乱的患者应避免使用挥发性麻醉药。当存在上述情况时,建议使用以静脉麻醉药为主的麻醉技术,直至颅骨和硬脑膜被打开为止。

4. 对CO_2反应及自动调节的影响

在所有的挥发性吸入麻醉药麻醉过程中,脑血管对CO_2的反应仍然存在,但可使脑血管的自身调节机制受损,此现象在脑血管扩张效应最大的麻醉药中最为明显,并呈剂量相关性。七氟烷与其他挥发性麻醉药相比,其对自动调节机制的影响最为轻微。最近的研究表明,在吸入1.2～1.5 MAC七氟烷麻醉的情况下,给予去氧肾上腺素增加平均动脉压后,CBF或CBV并无明显变化。

(二)气体吸入麻醉药

氧化亚氮可能会导致CBF、CMR和ICP的增加,其增加CBF和CMR的效应至少部分是由于其兴奋交感神经的结果。这一效应的强弱程度与合用的其他麻醉药物密切相关。当氧化亚氮单独使用时,CBF和ICP均大幅升高。而当它与巴比妥类、苯二氮䓬类药物、麻醉镇痛药及丙泊酚这些麻醉药联合使用时,其脑血管扩张作用减弱,甚至完全受到抑制。与之相反,氧化亚氮与挥发性麻醉药合用时却使脑代谢和脑血流量中度增加。如果患者的ICP持续升高,氧化亚氮应视为一个潜在的危险因素。最后,氧化亚氮可以迅速进入一个封闭的气体空间,当存在颅内气体空腔或血管内气栓时,应该避免使用氧化亚氮。

(三)静脉麻醉药物

虽然静脉麻醉药物本身不具备血管收缩作用,大多数静脉麻醉药可在降低脑代谢率(CMR)的同时引起继发性的脑血流量降低。氯胺酮是个例外,它可以引起CBF和$CMRO_2$的增加。静脉麻醉药对脑生理的影响见表54-2。

表54-2　麻醉药对脑生理的影响

麻醉药	脑代谢率	脑血流	脑脊液产生	脑脊液吸收	脑血流量	颅内压
巴比妥	↓↓↓↓	↓↓↓	±	↑	↓↓	↓↓↓
依托咪酯	↓↓↓	↓↓	±	↑	↓↓	↓↓
丙泊酚	↓↓↓	↓↓↓↓	?	?	↓↓	↓↓
苯二氮䓬	↓↓	↓	±	↑	↓	↓
氯胺酮	±	↑↑	±	↓	↑↑	↑↑

↑增加;↓减少;±无改变;? 尚不明确。

1. 巴比妥类药

巴比妥类药物通过增强GABA（γ-氨基丁酸）受体的作用对中枢神经系统发挥作用，表现为镇静、催眠、抗惊厥、降低CBF和CMR。临床最常用的巴比妥类药物是硫喷妥钠（thiopental），它起效迅速，但消除半衰期较长，反复应用可有蓄积作用。硫喷妥钠降低CBF和$CMRO_2$的作用呈剂量依赖性。当脑电图（EEG）呈等电位（完全抑制）时，这种作用达到最大，脑代谢活动度为清醒时的50%。而爆发抑制（burst-suppression）剂量的硫喷妥钠对CBF和CMR的降低效应可接近完全抑制（40%）。

巴比妥类药物可有效降低颅内压，这种作用可能是通过降低脑血流量和脑血容量而实现的。同挥发性麻醉药相比，巴比妥类药物可以更大程度地降低CBV，其降低颅内压的效果也更确切，因此硫喷妥钠非常适用于那些颅内顺应性下降患者的麻醉诱导。巴比妥类药物对局部缺血灶的神经保护作用已被广泛证明。在动物实验中，中等剂量的戊巴比妥可明显减少脑梗死面积。低于爆发抑制剂量的巴比妥类药物用量也具有一定的脑保护作用，提示可能存在脑代谢抑制以外的脑保护机制发挥作用。

2. 丙泊酚

丙泊酚是现今临床上被使用最广泛的静脉麻醉药之一。丙泊酚降低CBF和$CMRO_2$的作用与剂量相关，对$CMRO_2$的降低幅度可达对照的40%～60%。在正电子发射断层扫描的研究中，丙泊酚被证实能降低局部脑血流。与巴比妥类药物类似，丙泊酚降低CBF的作用继发于它对脑代谢的抑制作用。多个研究证明，丙泊酚对CBF的作用强于它对CMR的作用，这表明丙泊酚可能对脑血管有直接的收缩作用。

有研究提示，对于中线偏移小于10 mm的脑肿瘤患者，使用丙泊酚麻醉较使用异氟烷或七氟烷可获得更低的颅内压和更高的脑灌注压，前提是维持足够的平均动脉压水平。尽管没有临床证据显示在急性脑创伤的患者中使用丙泊酚后能改善其预后，但由于丙泊酚起效和恢复迅速，对神经电生理学监测（包括皮质诱发电位）的影响轻微，它非常适用于神经麻醉。

3. 依托咪酯

与巴比妥类药物相似，依托咪酯可降低$CMRO_2$、CBF和ICP。它对CBF的最大降幅早于$CMRO_2$的最大降幅。这一发现可能提示，依托咪酯的血管收缩机制与巴比妥类药物是不同的（可能存在直接缩血管作用）。临床剂量的依托咪酯可降低CBF和CMR 30%～50%。

依托咪酯对心血管系统的抑制较弱，这一特性使它能在不降低脑灌注压的前提下有效地降低ICP。对于严重颅脑创伤的患者，当脑电活动存在时，依托咪酯可有效降低ICP；而当大脑皮质的电活动被最大程度抑制时，则不再有降低ICP的作用。

4. 苯二氮䓬类

苯二氮䓬类药联合芬太尼和氧化亚氮可使正常人的CBF和CMR平行下降；在颅脑创伤的患者，苯二氮䓬类可使CBF和$CMRO_2$下降25%。苯二氮䓬的效应能够被特异性苯二氮䓬受体拮抗药氟马西尼完全对抗。氟马西尼在拮抗苯二氮䓬类药的镇静催眠作用的同时也会拮抗它们对CBF、CMR和ICP的作用。所以对于颅内顺应性受损的患者，使用氟马西尼逆转苯二氮䓬类药物镇静效应时需持谨慎的态度。

咪达唑仑是苯二氮䓬类药中水溶性较强的药物，它可能降低或者不改变ICP。咪达唑仑比硫喷妥钠有更稳定的血流动力学表现。它对脑缺氧缺血有一定的保护作用，这种效应与巴比妥类药物类似

或者稍弱。

5. 氯胺酮

与其他静脉麻醉药不同，氯胺酮可引起CBF和CMR的升高，还可显著增加ICP，但是过度通气和预先给予硫喷妥钠或苯二氮䓬类药物可以减弱或消除氯胺酮引起的ICP的增高。因此，氯胺酮不是神经外科手术麻醉的首选，尤其不适用于那些已有ICP升高和颅内顺应性降低的患者。

（四）阿片类药物

关于阿片类药物对脑血流量、脑氧代谢率以及颅内压的影响在不同报道间差异很大，其差异性似乎同阿片类药联合使用的麻醉药物相关。当同具有血管舒张作用的药物联用时，阿片类药物的效应通常是使脑血管收缩；相反，当血管收缩药物作为背景麻醉药，或者没有给予麻醉药物时，阿片类药物表现为对脑血流没有影响或使脑血流量增多。阿片类药物的颅内压效应同样有赖于同它联用的麻醉药物和机体的脑血管自身调节状态。因此，大部分阿片类药物在临床应用剂量的范围内对脑血流量和脑氧代谢率有轻到中度的抑制效应。如果采用适当的通气维持$PaCO_2$和PaO_2在正常范围内并避免阿片类药物引起的肌肉僵直，临床剂量的阿片类药物对ICP影响极小。

（五）肌肉松弛药

肌肉松弛药（神经肌肉阻滞药）并不产生意识消失、镇静和镇痛作用。肌肉松弛药在神经外科手术中主要作用是使气管插管或控制通气更容易。根据其作用机制可分为非去极化肌松药和去极化肌松药。

1. 非去极化肌松药

肌肉松弛效应由于能够防止咳嗽和肌肉紧张，并且在减少颅内静脉流出阻力的同时降低中心静脉压，因此给予肌肉松弛药可能会降低ICP。某些非去极化松弛药具有组胺释放的药理特性并因此可以对脑血管产生影响。组胺可以在降低平均动脉压的同时升高ICP（脑血管扩张引起），这两种效应可导致CPP的明显降低。D-筒箭毒碱是最强的组胺释放剂，而甲筒箭毒、顺阿曲库铵和米库氯铵也具有释放组胺的作用，只是程度较弱，其中顺阿曲库铵的组胺释放作用最轻微。在临床剂量范围内，上述几种药物的组胺释放效应不会对CBF、CMR和ICP造成影响。维库溴铵和罗库溴铵没有组胺释放作用，因此对脑生理的干扰很小。

2. 去极化肌肉松弛

琥珀胆碱在浅麻醉状态下可以产生轻度的ICP增高这种效应同肌梭感受器传入活动增加进而引发脑激活有关。虽然琥珀胆碱可增加ICP，但它仍是迄今为止起效最快的肌松药。在需要实现快速肌松作用的情况下（如饱胃的脑外伤患者），琥珀胆碱是恰当的选择。问题不在于是否使用琥珀胆碱而是如何使用它，如果注意适当控制二氧化碳分压、血压、麻醉深度并采用非去极化肌松药预注技术，琥珀胆碱的应用仍是安全的。

二、颅内高压患者的麻醉和围术期处理

（一）颅内高压患者围术期管理的目标

颅内高压患者麻醉的目标包括：保证患者的催眠、遗忘、无体动；在保证良好的脑灌注和脑氧合

的基础上最大限度地降低围术期ICP和减轻脑水肿，为手术提供理想的条件；在神经外科医师未打开颅骨前，维持较低的ICP和足够的脑灌注压（CPP），防止脑疝的形成；在颅骨打开后，应保证足够的脑松弛，改善手术视野和病变的暴露，尽可能地减少牵拉器对脑组织的压力，降低缺血性脑损伤的风险；术后应确保患者快速、平稳的苏醒以便对其进行早期的神经功能评估。

（二）颅内高压患者麻醉管理的一般原则

1. 麻醉诱导和维持

颅内高压患者在诱导期间对血流动力学改变的代偿能力非常有限。低血压可引起脑灌注压下降和脑缺血，而高血压和交感神经兴奋则可引起脑血流量增加和颅内压增高。麻醉诱导应力求迅速平稳，避免呛咳、缺氧及高碳酸血症。插管前静脉注射利多卡因或艾司洛尔有助于减轻气管插管引起的血流动力学反应和ICP升高。麻醉维持可采用吸入麻醉结合肌松药和麻醉性镇痛药的方案，但考虑到吸入麻醉药的脑血管扩张作用，其吸入浓度不应超过1 MAC；全凭静脉麻醉同样适用于颅高压患者的麻醉，靶控输注（target controlled infusion, TCI）技术通过调节靶位（血浆或效应室）的药物浓度来控制麻醉深度，在神经外科手术中逐渐得到更多的应用。丙泊酚复合瑞芬太尼的方案有助于维持更稳定的血流动力学和颅内压水平，二者的协同作用明显、持续输注半衰期均较短且不会随着输注时间的延长而明显增加；丙泊酚降低平均动脉压和颅内压的同时不引起脑血管的扩张；瑞芬太尼可有效降低伤害性刺激引起的交感神经反应，对颅内压的影响很小且不会引起CBF增加和脑血管舒张。手术中麻醉医师应根据不同手术步骤的刺激强度及时调节麻醉深度，在放置体位、上头架、开颅和关颅时适当加深麻醉。

2. 循环控制

脑血流从某种程度上取决于CPP。脑灌注压的定义为脑血管床的流入端和流出端之间的压力梯度。一般来说，CPP=MAP−JVP（MAP：平均动脉压，JVP：颈静脉压）。对于颅内压增高的神经外科患者，ICP上升并超过了颈静脉压，因此对这些患者，CPP=MAP−ICP。但是，当术中颅骨被去除，硬膜被剪开后，CPP便重新回复到平均动脉压和颈静脉压的差值。

颅内高压患者多伴有脑血管自身调节机制的受损，CPP的下降可引起脑血流的下降，进而导致脑缺血；而CPP的过度上升则可引起脑充血，进而导致血管源性脑水肿。因此对于这类患者，术中应致力于维持血压的平稳（基线血压±20%，对于某些特殊患者，如评分较差的动脉瘤破裂出血患者，可允许的血压波动范围应更窄）。对于重型颅脑创伤患者，相关指南建议维持CPP为60～70 mmHg，因为过高的CPP使患者罹患成人呼吸窘迫综合征（ARDS）的风险增高。

3. 液体管理

颅内高压患者术中液体管理的总体目标是：维持正常的血容量，轻度的血浆高渗状态（血浆渗透压为305～320 mmol/L）。通过合理控制液体的入量和种类，以及使用渗透性脱水剂（如甘露醇）和袢利尿剂（如呋塞米）可以达成上述目标。通过监测中心静脉压结合对脉压变异率（pulse pressure variation, PPV）的评估可以较好地估计患者术中的容量状态，后者可以方便地通过对有创动脉波形的分析而获得，肺动脉导管（PAC）的放置虽然使监测肺动脉压、肺小动脉压和心排血量成为可能，但由于创伤较大，仅适用于重危患者。由于血脑屏障的特性，影响脑血管内水同脑组织内水移动的主要因素是血浆晶体渗透压而非胶体渗透压，而血浆中维持晶体渗透压的离子主要是钠离子，因此手术过程中应反复监测血浆电解质的浓度。神经外科患者的补液选择应该为等渗的无糖液，在晶体液中乳酸

钠林格液为轻度低渗,生理盐水的渗透压为310 mmol/L,但大量使用可导致高氯性代谢性酸中毒。另一些平衡盐溶液,如Plasmalyte R的渗透压与血浆相同且避免了高氯性酸中毒的不良反应,是颅内高压患者术中补液的较好选择。对于出血较多或术中补液量较大的患者,联合使用晶体液和胶体液是合适的。

4. 血糖控制

高血糖可加重脑缺血后的神经损伤。术前应常规行血糖检查,对于血糖升高者,术前应使用胰岛素对其血糖水平进行控制。在围术期应将血糖控制在什么范围,这在不同的研究间存在差异。对于大多数神经外科手术患者,围术期血糖控制在1 000 mmol/L以下是合适的,而对于颅内血管手术,特别是那些术中经历脑缺血事件的患者(如动脉临时阻断),有理由将血糖水平控制在更低的水平。由于术中低血糖的表现可以被麻醉所掩盖,对于那些围术期采用胰岛素控制血糖的患者,应定时监测血糖水平。

5. 苏醒

麻醉苏醒的目标:确保患者苏醒时安静、合作,便于神经外科医师对神经功能和手术效果进行早期评估。应避免可能影响脑血流和颅内压的因素,如咳嗽、呼吸机抵抗和高血压。术后出血是开颅手术后最严重的并发症,常发生于术后6 h内,而苏醒期伴有高血压的患者术后出血的风险是非高血压患者的3.6倍。达成上述苏醒期目标的具体方法包括:气管内吸引和拔管前90 s静脉内给予利多卡因(1.5 mg/kg)以减少呛咳的发生;使用抗高血压药以避免血压波动;使用右美托咪定(0.4~1.0 μg/kg)静脉缓慢滴注以减少呛咳和术后寒战的发生。

三、脑松弛度

(一)脑松弛度(brain relaxation)的定义及其与颅内压的异同

脑松弛度指的是在开颅手术中,当颅骨和硬膜被打开后,颅内容物容积和颅腔容积之间的关系。当颅内容物容积小于或等于颅腔容积时,脑松弛度是足够的;反之,当颅内容物大于颅腔容积时,脑是不够松弛的。它为术中神经外科医师同麻醉医师之间的交流提供了一个有效的指标,保证足够的脑松弛度也是神经麻醉医师的最重要任务之一。

脑松弛度同颅内压之间尽管存在关联,但它们是两个不同的概念,适用于不同的临床情况。如前所述,颅内压指的是颅内容物对颅腔产生的压力,在颅骨和硬膜未被开放时,颅内压高于大气压并可以被测量,而当神经外科医师术中打开颅骨和硬膜后时,颅内容物即同大气相通,颅内压即降为0,此时脑松弛度可以不变,但也可能发生恶化。

(二)围术期脑松弛度的评估方法

术前存在的颅内高压状态是术中脑松弛不佳甚至脑膨出的预测因子。患者术前是否存在颅内高压可通过其症状、体征、影像学检查及颅内压测量结果来评估。CT或MRI检查如存在脑水肿、脑沟变浅、基底池受压或中线结构移位往往提示患者的颅内压增高。

一旦术中患者的颅骨和硬膜被打开,神经外科医师可通过视觉或触觉直接对脑是否松弛及是否伴有脑肿胀进行评估。不同的研究采用了不同的分级评估方法,有两点法(满意/不满意)、三点法

（无水肿/轻度水肿不伴有脑组织受压/严重水肿伴有脑组织受压）、四点法（完全松弛/满意/紧张/膨隆）。虽然主观的评价方法可靠性较差，但它仍是临床上被广泛应用的手段。

事实上，在开颅手术中，当患者的颅骨被去除，外科医师在切开硬膜前便可通过评价硬膜的紧张度而获得脑松弛度的大致信息。Cold和他的同事发展了一种更为客观的脑松弛度评估方法——硬膜下脑压测定，并证实该方法要优于主观评价硬膜紧张度的方法。神经外科医师在去除颅骨后、剪开硬膜前以22 G的细针沿硬膜的切线方向刺入硬膜下并置入导管，将导管末端同压力换能器相连并测量硬膜下的压力。对行幕上肿瘤切除术患者的研究表明：当硬膜下压力 < 5 mmHg 时，发生脑肿胀的可能性为5%，而当硬膜下压力 > 13 mmHg 时，发生脑松弛不佳的可能达到95%。类似的结果也在幕下肿瘤患者中得到证实，提示硬膜下压力测量同剪开硬膜后的脑松弛度具有良好相关，对于那些去除颅骨后硬膜下压力较高的患者，麻醉医师可以采取更积极的治疗手段（更低的 $PaCO_2$ 水平，更大剂量的渗透性利尿剂或袢利尿剂等）来改善患者的脑松弛。

（三）术中脑松弛治疗（management of brain relaxation）

麻醉医师拥有一系列的手段（表54-3）可以在术中降低患者的颅内压，减轻脑水肿，达成脑松弛。

表54-3 术中预防颅高压和改善脑松弛的措施

预 防	治 疗
• 术前适当地镇静和抗焦虑	• 脑脊液引流（经脑室或腰穿导管）
• 维持正常的血容量，避免过度输液，使用等渗液体	• 使用渗透性利尿剂和（或）袢利尿剂
• 头高位，头部伸直，避免颈静脉受压	• 过度通气，使 $PaCO_2$ 达 30～35 mmHg
• 更稳定的血流动力学，β受体阻滞剂、右美托咪定及利多卡因有助于达成上述目标	• 使用肌松药
• 糖皮质激素	• 以全凭静脉麻醉替代吸入麻醉
• 足够的通气，维持 $PaO_2 > 100$ mmHg，$PaCO_2$ 为 35 mmHg 左右，不使用PEEP，尽量降低胸膜腔内压	
• 吸入麻醉药呼气末浓度不超过1 MAC	

过度通气引起的低 $PaCO_2$ 可收缩脑血管进而降低颅内血容量，对于颅内高压的患者，将 $PaCO_2$ 维持于30～35 mmHg 可有效地降低颅内压。但过度通气引起的缩血管和降低颅内压的效应维持时间较短（6～12 h），且有一定局限性：当 $PaCO_2$ 低于25 mmHg 时，可引起CBF明显减少，氧解离曲线左移，增加脑缺血的风险；长时间过度通气，可因机体的代偿机制引起潜在的代谢性酸中毒；此外，长时间的过度通气可引起血浆游离钙离子浓度的下降，导致血流动力学不稳定并影响神经突触功能，使麻醉苏醒时间延长。

甘露醇通过提高血浆渗透压，使细胞内水进入血管并经肾脏排出，可有效降低脑组织容积。其降低颅内压的作用起效迅速，维持时间较久，是目前神经外科手术中被应用最广泛的药物。其术中常用剂量为0.25～1 g/kg，于15～20 min内输注完毕，输注后10～15 min颅内压开始下降，30～45 min达到高峰，降颅压效应可维持2～3 h。高渗盐水或高渗盐水羟乙基淀粉混合溶液既能减少术中机体对

液体的需求,又能有效降低颅内压,对顽固性颅内高压,尤其是伴有多发损伤的颅脑外伤患者具有较大优势,是围术期渗透治疗的另一选择。袢利尿剂通过抑制髓袢升支粗段对水分的重吸收而产生利尿作用,它可与渗透性利尿剂协同发挥作用。常用药物为呋塞米,常用剂量为10～20 mg/次,静脉注射30 min后起效,作用持续5～7 h。此类药物的缺点是容易导致低血容量电解质紊乱,尤其是在与甘露醇合用时,因此术中应反复评估容量状态和监测血电解质水平。类固醇激素可以减轻血管源性脑水肿,对于颅内肿瘤的患者有助于减少瘤周水肿,但它起效较慢。

颅内静脉血管的被动扩张通常是术中ICP增高和术野暴露不良的因素。采用头高位(头抬高15°～30°)有利于颅内静脉的回流,同时应避免颈部的过度扭转和受压;中心静脉压的升高以及PEEP的使用也可能阻碍颅内静脉的回流。

与神经外科医师的交流对于颅内高压患者的麻醉管理非常重要,神经外科医师更了解患者的病理生理情况,此外,他们有一些有效的措施可以降低患者的颅内压力(如经脑室外引流释放脑脊液,术中打开脑池释放脑脊液,肿瘤内切除减压等),通过与他们的交流和协作,麻醉医师能更好地完成颅高压患者的麻醉,从而在改善患者预后的实践中尽一份力量。

(王英伟　车薛华)

参 考 文 献

［1］ 周良辅.现代神经外科学:2版.上海:复旦大学出版社,2015.

［2］ Brain Trauma Foundation, American Association of Neurological Surgeons, Congress of Neurological Surgeons. Guidelines for the management of severe traumatic brain injury. J Neurotrauma, 2007, 24(suppl 1): S1−S106.

［3］ Wilson M H. Monro-Kellie 2.0: The dynamic vascular and venous pathophysiological components of intracranial pressure. J Cereb Blood Flow Metab. 2016, 36(8): 1338−1350.

［4］ Matta B F, Menon D K, Smith M. Core topics in neuroanaesthesia and neurointensive care. New York: Cambridge University Press, 2011.

［5］ Brinker T, Stopa E, Morrison J, et al. A new look at cerebrolspinal fluid circulation. Fluids and Barriers of the CNS, 2014, 11: 10.

［6］ Czosnyka M, Pickard J D. Monitoring and interpretation of intracranial pressure. J Neurol Neurosurg Psychiatry, 2004, 75(6): 813−821.

［7］ Sadaka F, Veremakis C. Therapeutic hypothermia for the management of intracranial hypertension in severe traumatic brain injury: a systematic review. Brain Injury, 2012, 26(7−8): 899−908.

［8］ Melissa M. Schimpf, MSN, CRNP-BC . Diagnosing increased intracranial pressure. Society of Trauma Nurses.2012, 19: 160−167.

［9］ Czosnyka M, Pickard J D. Monitoring and interpretation of intracranial pressure. J Neurol Neurosurg Psychiatry, 2004, 75(6): 813−821.

［10］ Sorrentino E, Diedler J, Kasprowicz M, et al. Critical thresholds for cerebrovascular reactivity after traumatic brain injury. Neurocrit Care, 2012, 16(2): 258−266.

［11］ Morgalla M H, Grote E H. Measurement techniques, systems and methods for intracranial pressure monitoring. Anesthesiology, 1999, 48(9): 630−638.

［12］ 张锋,刘波,周庆九.颅内压监测的临床应用:争议与前景.中国组织工程研究,2014,18(18):2945−2952.

［13］ 中国医师协会神经外科医师分会,中国神经创伤专家委员会.中国颅脑创伤颅内压监测专家共识.中华神经外科杂志,2011,27(10):1073−1074.

［14］ Brain Trauma Foundation, American Association of Neurological Surgeons; Congress of Neurological Surgeons.

Guidelines for the management of severe traumatic brain injury, 4th edition.

[15] Geeraerts T, Merceron S, Benhamou D, et al. Non-invasive assessment of intracranial pressure using ocular sonography in neurocritical care patients. Intensive Care Med, 2008, 34(11): 2062-2067.

[16] Shen L, Wang Z, Su Z, et al. Effects of intracranial pressure monitoring on mortality in patients with severe traumatic brain injury: a meta-analysis. PLoS One, 2016, 11(12): e0168901.

[17] Sloan T B. Anesthetics and the brain. Anesthesiol Clin North America, 2002, 20(2): 265-292.

[18] Duffy C M, Matta B F. Sevoflurane and anesthesia for neurosurgery: a review. J Neurosurg Anesthesiol, 2000, 12(2): 128-140.

[19] Kochs E, Hoffman W E, Werner C, et al. The effects of propofol on brain electrical activity, neurologic outcome, and neuronal damage following incomplete ischemia in rats. Anesthesiology, 1992, 76(2): 245-252.

[20] Rasmussen M, Bundgaard H, Cold G E. Craniotomy for supratentorial brain tumours: risk factors for brain swelling after opening the dura mater. J Neurosurg, 2004, 101(4): 621-626.

[21] Cold G E, Tange M, Jensen T M, et al. "Subdural" pressure measurement during craniotomy. Correlation with tactile estimation of dural tension and brain herniation after opening of dura. Br J Neurosurg, 1996, 10(1): 69-75.

[22] Basali A, Mascha E, Kalfas I, et al. Relation between perioperative hypertension and intracranial hemorrhage after craniotomy. Anesthesiology, 2000, 93(1): 48-54.

[23] McGirt M J, Woodworth G F, Brooke B S, et al. Hyperglycemia independently increases the risk of perioperative stroke, myocardial infarction, and death after carotid endarterectomy. Neurosurgery, 2006, 58(6): 1066-1073.

第55章
脑血管手术与麻醉

脑血管疾病包括缺血性脑血管疾病、出血性脑血管疾病（如高血压脑出血及动脉瘤）、脑血管畸形、海绵状血管瘤及毛细血管畸形等。手术治疗包括缺血性脑血管病的血管内治疗、颅内动脉瘤的血管内栓塞术或开颅手术治疗、高血压脑出血的开颅血肿清除术、脑血管畸形及海绵状血管瘤的开颅手术切除术等。由于颅腔的容积十分有限，出血性脑血管病可在短时间内造成严重后果，给手术及麻醉都带来了极大的挑战。脑血管手术中有许多手术均可在血管内操作完成，近年来关于缺血性脑血管疾病的血管内治疗的技术发展，使更多的患者有机会接受手术治疗，因此年老体弱患者的数量大量增加，给麻醉带来新的挑战。本章主要介绍缺血性脑血管疾病、高血压脑出血、颅内动脉瘤及脑血管畸形的外科手术及围术期麻醉管理。

第一节　缺血性脑血管疾病

一、分类及病因

缺血性脑血管疾病（ischemiccerebralvascular disease），是不同程度的缺血性脑血管疾病的总称。其临床类型主要包括短暂性脑缺血发作（transient ischemic attack, TIA），可逆性缺血性神经功能缺失（reversible ischemic neurologic deficit, RIND），进展性脑卒中（progressive stroke, PS），完全性脑卒中（complete stroke, CS），分水岭梗死（water shed infarction），腔隙性梗死（lacunar infarction, LI）。

从病因上来讲，脑动脉硬化性斑块形成伴栓子脱落是最为常见的脑缺血的原因，大约占脑梗死的90%。高危因素包括高血压、高血脂、糖尿病、低血压、高凝状态及吸烟等。其次病因为脑血管动脉炎，例如系统性红斑狼疮、结节性动脉炎、巨细胞性动脉炎、肉芽肿性动脉炎、梅毒性动脉炎等。烟雾病、动脉纤维肌层发育不良、风湿性心脏病血栓脱落、心内膜炎、心房黏液瘤、心肌梗死、心律失常等可能为心源性原因。另外，血液病，例如血小板增多症、红细胞增多症或严重贫血、镰状细胞贫血症等可能为脑缺血因素。还有血流动力学异常、颈椎病、体位性低血压、口服避孕药等也可能为病因之一。

人脑组织的重量是体重的2%～3%，而供给脑组织的血液量却是左心排血量的15%～20%。脑组织的葡萄糖消耗量占全身的17%，脑组织几乎没有供能物质储备，全部依赖脑动脉系统供应的新鲜血液维持生存和生理功能。因此，脑组织对缺血性损伤十分敏感。正常情况下，脑组织的局部血流

量为50～55 ml/（100 g·min），全脑血流量大约是750 ml/min，脑的血液循环时间为4～8 s，平均6 s。如果脑血流停止10～30 s，神经细胞即可发生损伤，如果脑血流停止30 min，大脑可发生广泛并且不可逆性的损伤。因此，对于急性脑缺血性血管病应早期诊断，并争分夺秒的治疗以尽快恢复脑血流，减少脑损伤。

二、诊断

缺血性脑血管疾病的诊断除了患者的病史以外，影像学表现也是重要的诊断依据。CT是急性缺血性脑损伤最常用的影像学检查手段。在缺血急性期，通常指24～48 h内，通常12 h内CT影像学检查表现正常。一般CT扫描在12 h以后才可显示脑缺血引起的密度改变。在缺血亚急性期，即发病48～96 h，脑缺血梗死范围呈低密度影，占位征象明显，呈楔形，并与脑血管分布区域一致。MRI也是检查缺血性脑血管疾病的常用手段，见图55-1。

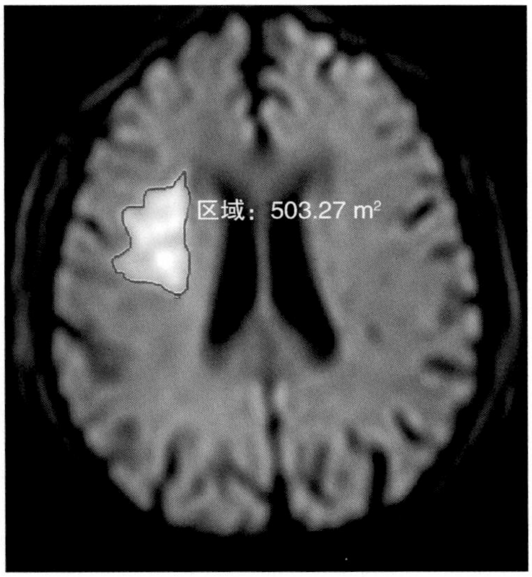

MRI检查可分为以下几种不同的MRI脉冲序列和表现。

区域：503.27 m²

图55-1 急性脑卒中MRI图像

（一）T₂加权图像

在急性脑梗死的MRI检查中最为常用。但对超急性期6 h内的缺血病灶检出率低，对亚急性期和稳定期脑梗死显示范围准确，呈长T_1、长T_2异常信号表现变化。对于亚急性期和稳定期病灶增强扫描可出现脑回状强化。

（二）FLAIR

对脑梗死的早期诊断较T₂WI显示更为清楚。由于CSF信号在FLAIR图像上可被完全抑制呈低信号影，因此皮质和脑室旁缺血灶对比显示清楚，同时在脑梗死早期可观察到脑动脉异常信号影的表现。FLAIR图像对脑实质内新出现病灶观察清楚，而陈旧性病灶在FLAIR像上则表现为低信号影。在FLAIR图像上，血管周围间隙同样表现为低信号影，对病变的诊断显示明确。对于常规T₂WI因CSF干扰诊断困难的病灶，需要继续FLAIR检查，以避免漏诊。

（三）弥散加权图像

弥散加权图像（diffusion weighted image, DWI）。DWI是进行水分子弥散测量的唯一方法，可反映细胞内外水分子转移与跨膜运动，并可通过施加b值计算出弥散系数ADC图显示弥散差异。可发现脑梗死6 h内病灶，明显早于常规快速自旋回波（FSE）序列。

（四）脑血流灌注加权成像

脑血流灌注加权成像（perfusion weighted image, PWI），又称为动态磁敏感增强扫描。通过静脉

内注射磁共振造影剂GD-DTPA,使用MRI快速成像技术对造影剂首次通过脑组织进行实时成像,可显示脑灌注情况,推断早期脑梗死。同时,与DWI结合可推断脑梗死预后情况。

（五）磁共振波谱

共振波谱(magnetic resonance spectrum, MRS)与MRI影像学检查结合进行感兴趣区脑组织的代谢和功能研究。主要的评价指标是乳酸(lactate, Lac)和N-乙酰天冬氨酸(nitrogen acetyl-aspartate acid, NAA)。许多动物实验表明,MRS可用于显示急性脑缺血,主要表现为缺血部位的乳酸含量增高。在脑缺血发作后数小时之内,NAA水平缓慢降低,当脑组织发生完全梗死时,NAA可显著降低或完全消失。

（六）MRA

通过无创性成像显示脑血管,增强MRA可显示小血管,有助于观察脑血管情况,帮助指导临床进一步检查和治疗并估计预后。

（七）血氧水平依赖成像

血氧水平依赖成像(blood oxygen image level dependent, BOLD)技术是利用人体生理状态下血红蛋白氧合程度的不同产生局部血管内磁感应性变化。脑中枢兴奋时,由于细胞需要能量,局部血液循环量增加,引起血管内血液的氧合血红蛋白增加,脱氧血红蛋白减少,后者具有顺磁性,使血液信号降低。氧合血红蛋白增加与周围使血液横向磁化的衰减变慢,被激发脑功能区的T_2WI和T_2^*信号强度增加,与周围脑组织产生信号对比。这种方法可直接检查特定功能区,评定脑缺血。

三、治疗

（一）重组组织纤溶酶原激活物溶栓

根据美国心脏协会脑卒中专家委员会制订的急性缺血性脑卒中的治疗指南,对于急性缺血性脑卒中患者,应采取加快血栓溶解以及重建血运的方法尽可能减少脑损伤,改善患者的神经功能。然而,在20世纪60年代,由于溶栓治疗给不少患者带来了颅内出血的风险,所以曾一度被摒弃。而近年来,由于溶栓药物的进步与发展,溶栓治疗又重新获得了生机。目前推荐的溶栓药物有重组组织纤溶酶原激活物(r-tPA)、链激酶等。有诸多研究都证实了在急性缺血性脑卒中早期应用静脉或动脉内溶栓治疗的有效性及安全性。然而在不同的研究中,静脉内溶栓结果也不尽相同。总体来说,静脉内r-tPA溶栓的剂量推荐0.9 mg/kg,最大剂量为90 mg。先给予10%的剂量后持续输注剩余剂量并在1 h内完成。这种早期用药(3 h内)的方案可显著改善患者的预后。若患者发病时间窗超过3 h,或不能明确发病时间,或者患者觉醒后发现的脑卒中,均不推荐使用静脉溶栓治疗。目前在许多临床中心,静脉溶栓的时间窗可放宽至发病后4.5 h。静脉溶栓治疗前应由有经验的神经内科医师通过头颅CT明确诊断后方可进行,并且需要排除可能的出血、水肿、占位等病变。此外,静脉溶栓还需要排除以下情况:① 正在进行的抗凝治疗,或者凝血时间超过15 s(INR大于1.7);② 过去48 h内应用肝素;③ 血小板计数少于100 000/mm³;④ 过去3个月内有脑卒中史;⑤ 过去14天有重大手术史;⑥ 动脉收缩压大于185 mmHg或舒张压大于110 mmHg;⑦ 神经功能体征改善迅速;⑧ 孤立的及轻微的神

经功能缺损；⑨ 颅内出血史；⑩ 血糖低于2.8 mmol/L或大于22.4 mmol/L；⑪ 卒中时有癫痫发作；⑫ 过去21天内有胃肠道或泌尿系统出血史；⑬ 近期有心肌梗死。

目前认为动脉内溶栓也可以重建血运，但对于颈内动脉或基底动脉的再通率低于大脑中动脉的再通率。目前尚无证据证明动脉内溶栓优于或次于静脉内溶栓。关于动脉内溶栓仍需要进一步的临床研究，并且动脉内溶栓需要专业的医务人员在有条件的环境下开展。

（二）血管内取栓治疗

血管内取栓治疗可在脑卒中后6 h内利用可回收支架将血栓及时取出，立刻恢复脑血流，见图55-2。近年来的临床研究表明，血管内的取栓治疗在急性脑卒中的治疗中具有极大的优势。在2015年连续发表了6个大型的临床随机对照研究，包括IMS3、MR CLEAN、ESCAPE、EXTEND IA、SWIFT PRIME、REVASCAT，导致美国、加拿大以及欧洲各国都纷纷修改急性脑卒中的治疗指南。而其他一些国家也正处在修改治疗指南的过程中。尽管这些研究都给出了十分明确的结果，然而，在这些研究排除的临床患者中，血管内取栓治疗仍需临床经验的判断以及进一步的研究。

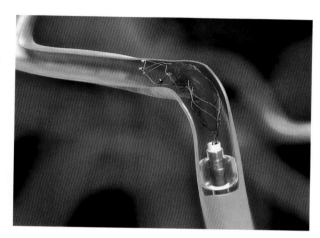

图55-2 血管内取栓治疗

所有的临床研究都要求在血管内取栓前进行无创的血管重建，通常是CT血管重建、CTA，以明确有无颅内大血管的堵塞。目前所有的临床研究纳入的都是颈内动脉以及大脑中动脉M1段的堵塞，仅纳入了少部分M2段堵塞患者，未纳入大脑前动脉或后动脉堵塞的患者。基底动脉堵塞的患者也未被纳入。而这些小动脉的堵塞在技术上更为困难。

综合近期的这些临床研究，总的原则是在权衡血管内取栓治疗时考虑患者已经存在的不可逆的损伤程度，尽快地重建脑血流。由于目前取栓治疗依然具有很大的局限性，未来技术的发展可能会给这一领域带来更大的变革。

（三）其他外科手术

非急性的脑缺血，还可以采取的外科手术治疗方法包括颈内动脉内膜剥脱术、颞浅动脉-大脑中动脉吻合术、脑-颞肌血管连通术和脑-硬脑膜-动脉血管连通术等，对于脑血流重建和改善预后具有一定的效果。急性脑卒中的治疗手段十分有限，除外以上静脉溶栓以及血管内取栓治疗，其余治疗均未获得令人满意的效果，也没有一种辅助治疗手段是得到FDA批准的。

（四）外科治疗的麻醉方案

急性脑卒中患者在血管内取栓治疗时，根据患者的情况，可以给予全身麻醉或者麻醉监控镇静术（MAC）。一般来说，在患者意识不清、无法配合时，需要给予全身麻醉，而其余患者二者皆可。然而在二者皆可的患者中，两种麻醉方式到底哪一种对患者的神经功能恢复以及远期预后更好，仍然是一个未知的问题。近期有学者针对以往的临床研究进行了回顾性分析，发现急性脑卒中患者

在全麻下接受血管内治疗可能预后更差，并且作者在调整了基础参数以后，仍然得出以上结论，提示对于这些患者应尽可能避免全身麻醉。然而这一点还需要前瞻性随机对照研究的验证。

（五）急性脑卒中的麻醉注意事项

对于无法配合治疗的患者，血管内取栓治疗需要在全身麻醉下进行。在这些患者中，如何实行安全的全身麻醉，如何尽可能地做好神经功能的保护对于麻醉医师来说是一个不小的挑战。有学者提出了以大脑为目标的导向治疗（brain goal directed approaches）。

1. 麻醉前评估

由于血管内取栓治疗时间上的紧迫性，麻醉医师应该在最短的时间内迅速地完成麻醉前评估，需要了解患者的病史、既往病史、手术史、用药史，并结合CT及CTA了解患者目前的神经功能。同时了解患者目前的重要脏器情况。

2. 麻醉前准备

由于大多是老年患者，手术前镇静、镇痛药物的使用需要谨慎，以免抑制呼吸而加重脑组织缺氧。对于合并多器官系统疾病的患者，应充分了解病史、完善检查、控制和调整并存疾病的状态。研究发现，脑血管疾病患者左心室功能不全的概率是对照组的5倍。手术前需要明确缺血性脑血管病患者特异的理想血压水平，并在围术期谨慎地将血压控制在该范围内。

3. 麻醉诱导与维持

全身麻醉药可降低脑代谢率，具有一定的脑保护作用。与异氟烷相比，丙泊酚可能更有助于改善供血不足部位的CBF。通常不推荐为追求脑保护而应用过深的麻醉，因为这可使血流动力学调控更加困难，并有导致苏醒延迟的风险。机械通气期间需要进行气体监测，维持正常或轻度升高的$PaCO_2$，以扩张脑微血管，有利于脑血流灌注。研究发现，二氧化碳分压过低和过高均可影响病变区域的CBF。循环管理务必稳定，避免因麻醉过深或过浅而出现剧烈的血压波动，造成脑功能损害。保证有效循环血容量和满意的氧合，以维持供血不足的脑组织获得足够的氧供；可适当进行血液稀释，降低血液黏滞度和改善CBF，并降低脑微血管栓塞的概率；手术中需要避免过度旋转头部以及过度的头低或头高位。如果条件允许，可进行颈静脉血氧饱和度或激光多普勒超声监测，以早期发现CBF异常。

4. 术后管理

对于状况较好和手术创伤较小的患者，一般可早期拔管，以便于早期进行神经功能的测定。对于需要带气管导管回麻醉恢复室或监护室的患者，要注意苏醒后的镇静处理和循环管理，以避免影响CBF或导致吻合的小血管发生痉挛，导致脑功能损害。

（六）颈动脉内膜剥脱术

颈动脉内膜剥脱术（CEA）是切除增厚的颈动脉内膜粥样硬化斑块，预防由于斑块脱落引起脑卒中的一种方法，已被证明是防治缺血性脑血管疾病的有效方法，见图55-3。美国心脏学会卒中委员会曾经制订了CEA手术风险的指南，建议患者在最近卒中事件的6个月之内实施手术，但是并未推荐紧迫性。目前认为，对于进展性卒中患者，在24 h内实施急诊CEA并无益处，其卒中和死亡的手术风险可达20%，高于病情稳定患者的4倍。对于颈动脉狭窄超过70%的有症状患者，在最近卒中事件的2周内实施手术可获得最大受益，如果手术在4周后实施，则绝对风险由30.2%降低至11.4%。对于颈动脉

狭窄（50%～69%）的患者，仅在最近卒中事件2周内实施手术可获得临床意义的受益作用，如果手术时机延迟，则存在显著的卒中风险。对于无症状的颈动脉狭窄患者，需要鉴别出同侧卒中高风险而围术期低风险的患者，对于这些患者可通过实施CEA获得生命的延长。研究发现，对于无症状的颈动脉狭窄患者，CEA的围术期卒中或死亡的风险为3%，最初几年的绝对风险降低为每年1%。

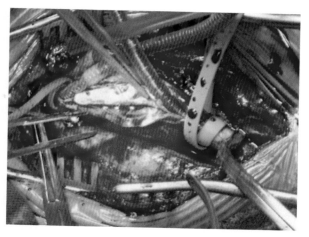

图55-3　CEA手术

1. CEA患者的风险预测

CEA患者围术期具有伴发卒中和心血管意外事件的风险，危险因素主要包括术前存在活动性神经功能病变、未控制的高血压、大脑半球与视网膜短暂性脑缺血、左侧颈动脉手术、CT扫描检查显示同侧脑缺血损害、对侧颈动脉闭塞、意识受损、侧支循环不良、同侧不规则或溃疡性粥样斑块以及CEA同时行冠状动脉搭桥术。对于颈动脉狭窄≥50%的有症状患者，通常推荐在择期普通外科手术前实施CEA或颈动脉支架术。对于无症状的患者，无论是否伴有颈动脉杂音，则无须实施预防性CEA或颈动脉支架术，因为颈动脉重建的风险超过了非心脏手术期间卒中的风险。具有卒中病史的患者实施普通外科手术，围术期缺血性卒中的风险为2%，一般推荐卒中后至少1个月才可实施择期普通外科手术。

2. CEA患者的手术前评估

对于实施CEA的患者，手术前应评估既往病史，了解有无高脂血症、糖尿病、肾脏病变等，有无吸烟史、饮酒史，了解患者心脏功能，包括既往心肌梗死、心绞痛、运动耐量、充血性心力衰竭、心律失常等病史，常规进行心电图和胸片检查，必要时进行心脏彩超、心脏应激试验和心率监测等。

3. 长期的手术前用药

手术前长期用药主要包括小剂量阿司匹林、他汀类药物以及长期服用的抗高血压药物。

4. 局部麻醉与全身麻醉的比较

CEA可在局部麻醉或全身麻醉下实施，目前由于全身麻醉可提供更好的手术条件，同时有利于脑保护，所以临床应用逐渐广泛。然而，由于局部麻醉具有清醒神经监测的优势，近年来，其临床应用又重新得到了人们的关注。至今尚无研究表明全身麻醉与局部麻醉对CEA患者预后的影响有何不同。CEA的麻醉选择常常受外科手术医师的喜好和麻醉医师习惯的影响。但是对于解剖或生理因素可造成手术困难的患者，宜优先选用全身麻醉。如果CEA手术中出现脑血流灌注不足，则需要手术中采取搭桥术，最好是采用全身麻醉。

5. 局部或区域麻醉

CEA患者的局部麻醉需要阻滞$C_2 \sim C_4$神经根，可采用颈浅丛阻滞或联合颈浅丛和颈深丛阻滞。颈浅丛阻滞是沿胸锁乳突肌后缘实施局部麻醉，主要优点是容易操作且安全有效。不良反应包括局部麻醉药中毒反应、误入血管和膈神经阻滞。颈浅丛阻滞无明显的肌肉松弛作用。颈深丛阻滞需要在C_2、C_3和C_4横突部位注射局部麻醉药，主要优点是局部麻醉药吸收较慢，可提供良好的肌肉松弛作用；缺点是操作复杂和危险性较高，大约半数的患者可出现膈神经阻滞。如果导致星状神经节或喉

返神经阻断,则可分别出现Horner综合征或声带麻痹;如果将局部麻醉药误注入血管,则可导致癫痫发作。另外,亦有将局部麻醉药误注入硬脊膜外间隙或蛛网膜下隙的报道。对于接受抗凝治疗的患者不宜实施颈深丛阻滞。

局麻时,常常辅助应用镇静技术,如右美托咪定镇静。然而有研究发现右美托咪定组患者需接受分流操作的比例较高,可能与右美托咪定导致CBF减少有关。因此,在CEA患者中应用右美托咪定镇静应结合患者的个体情况慎重使用。

6. 全身麻醉药物的选择

CEA患者全身麻醉时可以选择的麻醉药物有地氟烷、七氟烷、异氟烷以及丙泊酚。由于CEA属于颅外手术,因此吸入麻醉药的舒张脑血管及增加颅内压的作用对CEA手术影响不大。而在吸入麻醉药的剂量上应以不损害脑血流的自主调节能力以及降低脑代谢为考虑。研究发现,在1MAC浓度内,七氟烷可导致CBF和脑代谢率降低;在1 MAC以上,七氟烷可导致局部CBF增加,例如额叶、丘脑和小脑;1.2 MAC的七氟烷不损害CBF的自主调节能力。另外,七氟烷不影响CBF对CO_2的反应,但联合使用氧化亚氮则可影响CBF对CO_2的反应,所以应尽量避免应用。丙泊酚可引起CBF和脑代谢率相匹配的降低,因此在CEA手术中具有相当的优势。无论采用何种全身麻醉方法,必须维持最佳的CBF和尽可能降低循环系统应激反应,并且麻醉苏醒迅速以利于手术后神经功能评估。

7. 特殊监测

由于CEA手术期间需要实施颈动脉阻断,可能会影响CBF而出现神经功能障碍,所以必要时需进行神经功能监测,以及时发现异常,并采取相关措施,例如实施分流或升高血压,以避免脑损伤的发生。

对于在局部麻醉下实施CEA的清醒患者,监测神经功能的变化是判断脑血流灌注是否满意的金标准。麻醉医师可在颈动脉钳夹闭期间和松开钳夹之后保持与患者的语言交流,这种交流不应局限于诸如患者是否还好之类的简单询问,而应频繁并及时评估患者的定位能力以及完成简单任务(例如从100倒数)的能力。应该询问患者是否可活动手术对侧的肢体,如果手术期间需要始终覆盖患者的手,手术前可将发声玩具或连接压力传感器的囊袋放在患者手中,以便患者随时遵指令挤捏。如果患者出现渐进性意识混乱或烦躁、无法对指令做出正确反应或停止交流,均是脑缺血以及需要实施分流的指征。

对于全身麻醉患者,也有很多技术和监测手段,包括残端压力、EEG、体感诱发电位(somatosensory evoked potentials, SSEP)、近红外线光谱分析(near infrared spectroscopy, NIRS)、经颅多普勒超声(transcranial Doppler, TCD)等。

(1)残端压测量的是颈总动脉和颈外动脉阻塞后颈内动脉远端的压力,反映经Willis环传导的灌注压。虽然残端压的测量比较简单,但是连续监测却十分困难。目前缺乏一致的标准,不同医疗中心的标准在25～70 mmHg,并且假阴性率较高和敏感性较差。随着其他监测手段的成熟,目前临床应用已逐渐减少。

(2)EEG 有人认为EEG是全身麻醉下实施CEA患者监测的金标准。毫无疑问,脑缺血可影响EEG,但是该技术尚有许多限制。EEG信号仅仅反映皮质的功能,不能揭示较深脑结构发生的缺血。原始EEG难以解释,其实时监测需要一定的技术和经验。整合EEG的解释较为容易,但是在转化过程中存在一定程度的信息丢失。

（3）SSEP　虽然SSEP可监测皮质以及脑的深部结构，但是其特异性和敏感性不如EEG。EEG可较迅速地发现严重的脑低灌注；然而当脑缺血逐渐出现时，SSEP的改变则较EEG改变更为迅速。需要注意的是，吸入麻醉药可降低SSEP的幅度。

（4）NIRS　NIRS可测定局部脑氧饱和度（regional cerebral oxygenation, rSO_2），包括动静脉和毛细血管的氧合状况，然而静脉血的影响起主要作用。颈动脉阻断可导致rSO_2降低，但是这一改变通常与其他测定CBF方法的改变并不一致。对NIRS的研究发现，其对脑缺血的阴性预测值较高，但特异性和阳性预测值较差。许多因素可影响颈动脉手术期间的NIRS监测，传感器放置在额叶，因此对于发现大脑中动脉血流降低不够理想。信号亦可被颅外组织的血流和周围光线所干扰。而且，rSO_2的改变也可能是麻醉导致的CBF重新分布，而不是颈动脉阻断后血流降低的结果。因此不能单纯依靠rSO_2结果判断脑缺血的发生。

（5）TCD　TCD可无创地评估大脑中动脉血流速度（middle cerebral artery velocity, MCAv），常常被应用于监测CBF变化和栓子的产生。在颈动脉夹闭时，TCD能提供CBF的实时信息，协助决定是否需要进行分流。通常认为，颈动脉阻断后MCAv明显降低是分流的指征。由于侧支循环的补充，血流的搏动指数可降低，所以应根据平均流速（而不是根据收缩期和舒张期流速）做出判断。在CEA患者手术接近结束缝合伤口时，如果采用TCD监测能够获得持续良好的血流速度波形，则可确认手术血管稳定、血管内壁光滑和无血栓形成。

总之，各种监测技术各具特色，其临床应用效果取决于操作者的熟悉程度、技术和信息的解读。

8. CEA麻醉管理的特殊性

（1）颈动脉分流CEA　手术期间可能需要实施颈动脉分流术。虽然有许多颈动脉分流方式，但是基本采用一定长度的塑料管将血液从颈总动脉分流至颈内动脉，以维持手术期间的血流。虽然颈动脉分流术可能有助于维持对侧颈动脉狭窄或Willis环受损患者的CBF，但是其并非是完全无风险的干预手段。分流置管的急性并发症包括气体或斑块栓塞、动脉内膜撕裂、颈动脉破裂等。局部并发症包括血肿、神经损伤、感染和晚期颈动脉狭窄等。基于以上风险，为了维持脑组织氧供而常规实施分流术可能并不合适。目前主张应根据脑功能或CBF监测的结果而选择性实施分流术。

（2）抗凝和抗血小板治疗　围术期应持续应用阿司匹林75～325 mg。手术期间，在颈动脉阻断前需要应用肝素，以降低血栓性并发症的风险，通常可给予固定剂量5 000 U，或按体重计算。既往曾经认为应用鱼精蛋白可能与发生卒中的概率增加有关，但是使用鱼精蛋白可降低伤口局部血肿的风险。而且两项回顾性研究并未发现应用鱼精蛋白与CEA患者的不良预后有关。

（3）血流动力学管理　颈动脉手术的独特之处在于，动脉血压生理调控主要成分之一的颈动脉体压力感受器牵涉其中，可受手术、治疗和麻醉的影响。

手术前重要的是控制和维持动脉压力，避免颈动脉狭窄远端脑灌注压过度降低。控制收缩压＜180 mmHg或舒张压＜100 mmHg较为合理。作为整体原则，许多麻醉医师和手术医师主张将择期CEA患者手术前的收缩压控制在160 mmHg或更低，持续用药至手术日早晨（ACEI和血管紧张素Ⅱ受体拮抗剂除外），并在手术后尽早恢复治疗。然而，必须强调，治疗需要个体化，并须避免快速降低血压，特别是有近期急性神经系统症状的急诊手术患者。

手术中的目标是维持脑灌注压和侧支血流，因为该时期CBF的自主调节可被麻醉药物作用所损害、手术可直接影响压力反射以及颈动脉阻断或手术本身可降低CBF等。传统的观点认为血管手术

期间应将收缩压控制在手术前基础水平的±20%，然而由于担心颈动脉阻断期间出现分水岭卒中，因此建议维持CEA患者的血压在正常至高于基础值20%之间。手术中应尽可能避免低血压，尤其是颈动脉阻断期间，颈动脉血流恢复后需要避免高血压。

手术后期，CEA患者手术后低血压和高血压均十分常见。在自主循环和压力反射受损的情况下，手术部位远端的CBF较手术前增加，同时手术部位亦可形成血肿或血栓。重要的是严密监测和滴定治疗，药物的选择不是主要因素。

（4）过度灌注综合征　1%～3%的CEA患者手术后可出现CBF急剧增加，患者表现为同侧头痛、高血压、惊厥和局灶性神经功能障碍。如果治疗不当，可导致脑水肿、颅内或蛛网膜下隙出血，甚至死亡。过度灌注综合征的危险因素包括：脑血管储备降低、手术前高血压、近期同侧非出血性卒中、缺血性脑梗死史、手术侧颈动脉狭窄超过90%、手术中缺血或栓塞、手术后高血压、CEA后持续超过数小时的过度灌注。对于发生过度灌注综合征的患者，需要积极进行降血压治疗。

（5）手术后管理及并发症　手术结束后应使患者快速苏醒并拔除气管导管，以利于立即进行神经系统功能评估。手术后患者出现头痛、嗜睡和（或）神经功能障碍大多提示并发脑充血、脑出血或缺血性脑卒中的可能。大多数手术后卒中发生在手术后8 h内，原因多为栓塞或血栓形成。此外，CEA的并发症还包括心肌梗死、脑神经损伤、颈动脉体损伤、出血、气道受压或水肿。CEA还可导致脑神经损伤，发生率大约是10%，大多是由手术牵拉所致，脑神经功能异常大多持续时间短暂，最常受损的脑神经是舌下神经、迷走神经、喉返神经和副神经。喉返神经损伤可导致保护性反射减弱和气道梗阻，单侧喉返神经在手术后早期一般不会引起明显的临床症状，亦无须治疗；但是，双侧喉返神经损伤则能引起气道梗阻。因此，对既往有颈部手术史的患者尤应注意。颈动脉体损伤可削弱呼吸中枢对低氧血症和高碳酸血症的通气反应，对于既往曾经接受对侧颈动脉内膜剥除术的患者应注意密切观察。手术后出血可能导致颈部血肿、气道受压和呼吸抑制，因此在手术后早期需要严密监测，如果出现呼吸抑制和气道受压的征象，需解开颈部包扎，解除对气道的压迫，并立即返回手术室进行相应的处理。

第二节　高血压脑出血

一、临床特点

高血压脑出血（hypertensive intracerebral hemorrhage）指患者在高血压情况下发生的脑实质出血。目前高血压脑出血已成为危害人类健康的一种常见病、多发病。临床特点有发病急、病情重、死亡率（40%～50%）和病残率高（占存活者的50%～85%）。导致患者伤残和死亡的主要原因是急性血肿的颅内占位以及出血本身对脑和血管损害引起的一系列病理生理改变。常见的出血部位是壳核、丘脑、脑叶皮质、脑桥、小脑和脑室等。患者临床表现的轻重取决于出血量、出血速度和出血部位。

二、治疗现状

高血压脑出血目前的治疗主要分为内科药物和外科手术治疗两种方法。① 内科药物治疗是

被动应用药物控制血压、防止再出血和并发症、减轻脑内水肿和降低颅内压（ICP），脑内血肿的消除主要靠缓慢吸收。仅适用于轻度脑出血和有手术禁忌证的患者。② 外科手术治疗，适用于中、重度高血压脑出血患者。手术清除脑内血肿的目的是减轻颅内占位效应、防止血肿进一步扩大、阻断血肿成分（血红蛋白、血浆）崩解产物以及其他炎性介质对周围缺血性脑组织的继发性细胞毒性损伤和促脑水肿形成，以降低患者的病残率和病死率。对于高血压脑出血患者，手术选择在发病后 7 ～ 24 h 进行，治疗效果较好、手术后颅内再出血的风险以及全身其他系统并发症的发生率较低，是最佳的手术治疗窗。手术方式主要有三种：开颅血肿清除术、血肿钻孔碎吸术和微创血肿清除术。

三、高血压脑出血的麻醉

（一）基本原则

由于高血压脑出血患者发病急、病情重，并且常常伴有高血压和 ICP 增高等症状。此类手术患者的特点是：① 以急诊居多；② 以老年人、肥胖者居多；③ 合并心脏、肺脏、肾脏疾患者居多；④ 手术前大多经过强力脱水治疗，伴有不同程度的水、电解质紊乱和酸碱失衡；⑤ 昏迷患者存在不同程度的呼吸抑制；饱食、呕吐情况多。这些因素可明显增加麻醉管理的难度。

对此类患者麻醉的基本原则与神经外科颅高压患者的基本原则较为类似：① 避免血压过高和过低，维持满意的脑灌注；② 术中降低 ICP，维持合适的脑松弛；③ 减轻脑水肿。

（二）麻醉诱导

（1）采用小剂量、分次、缓慢注射的给药方法，可选择丙泊酚、咪达唑仑和依托咪酯作为静脉麻醉诱导，避免麻醉诱导后低血压。

（2）选择非去极化肌松药进行气管插管，并在气管插管时保证满意的肌肉松弛度，以避免呛咳。

（3）常用芬太尼和舒芬太尼作为麻醉性镇痛药，有助于减轻气管插管时的心血管反应和 ICP 升高。气管插管前也可采用 2% 利多卡因实施咽喉部表面麻醉，或静脉注射 2% 利多卡因 5 ml 亦可减轻气管插管时的心血管反应。

（4）气管插管后，注意检查气管导管的位置是否合适、气道压是否正常、头部位置是否影响静脉回流，以保证满意的通气和静脉回流。

（三）麻醉维持

麻醉维持的用药与其他神经外科类似，一般多选用丙泊酚、七氟烷或地氟烷，结合阿片类镇痛药以及非去极化肌松药。麻醉维持过程中需特别注意以下问题。

1. 防止 ICP 增高

必要时及时采取有效措施降低已增高的 ICP。ICP 增高的治疗措施包括：① 避免缺氧和高碳酸血症，因其可导致脑血管舒张。麻醉中，采用适度过度通气使动脉血二氧化碳分压（$PaCO_2$）维持在 30 ～ 35 mmHg，使脑血管收缩和脑容积降低。② 抬高头部（最佳是 30°）有利于颅内静脉回流；手术中不要过度扭转患者的颈部，防止胸腔内压升高，以确保脑静脉回流通畅。③ 维持高血浆渗透浓度

（305～320 mmol/L）可减轻脑水肿和降低脑容量。静脉输注甘露醇和呋塞米可产生血浆高渗状态，快速降低ICP。如果上述措施的治疗效果不佳，则应考虑麻醉药物的可能不良反应。除氯胺酮之外，静脉麻醉药、镇痛药物和镇静药物通常均可降低脑血流和脑代谢率，对ICP无不良影响。需要注意可引起脑血管扩张和增加脑容量的药物。所有的吸入麻醉药均可导致剂量依赖性脑血管扩张，其扩张血管强度的顺序为：氟烷＞恩氟烷＞异氟烷＞地氟烷＞七氟烷。调整麻醉药物能够非常有效地降低脑容量：① 确定吸入麻醉药浓度低于0.5 MAC；② 在头颅打开前，ICP持续升高时停用氧化亚氮和吸入麻醉药；③ 改用全凭静脉麻醉，例如联合应用丙泊酚和麻醉性镇痛药；④ 如果脑肿胀未减轻，ICP升高很可能会持续至手术后。此时，可应用巴比妥类药物，直到脑肿胀减轻或EEG出现爆发性抑制。在少数情况下，可选择切除部分脑组织或去颅骨瓣减压。

2. **维持满意的脑灌注压**（cerebral perfusion pressure, CPP）

在健康人，CPP=MAP−ICP，CPP最低应维持在60 mmHg，以保证正常的脑血流灌注，并防止脑疝的发生。但是在老年、高血压或脑血管疾病（或二者均有）患者，应提高CPP的低限阈值。在高血压脑出血后，由于ICP升高，原本已处于高水平的血压可进一步急剧升高。脑出血后血压升高是一种自动调节保护机制，脑出血血肿的占位效应和出血灶周围的脑组织水肿可导致ICP增高，通过Cushing反应反射性引起血压升高，从而使脑组织保持稳定的脑血流量和脑灌注压。因此，对于脑出血后的血压升高，不应过于积极地进行控制，否则可破坏此种保护性自动调节机制。血压调控应以脱水降低ICP为首选。在经过降低ICP处理之后，对于血压仍居高不下或持续升高的患者，尤其是收缩压大于180 mmHg和舒张压大于120 mmHg时，应进行降压治疗，以防止病情恶化。但是，不能过快和过多降低血压。如果能够获得患者发病前的血压水平，通过降压最好使平均动脉压维持在发病前水平；如果不能获得患者发病前的血压水平，则建议血压降低不超过20%。在高血压脑出血患者麻醉中，为了维持循环功能稳定，尚需特别注意以下问题：① 在开颅期，手术切皮和剥离骨膜等强刺激性操作可导致血压剧烈升高，此时应加深麻醉、应用足够剂量的镇痛药物，必要时应用药物控制血压。② 在颅骨骨瓣去除后，由于ICP降低，血压常常出现降低。此时应特别注意避免血压过低。由于高血压患者常常存在动脉粥样硬化病和心脑肾等重要脏器损害，所以对低血压的耐受力很差。血压低于90/58.5 mmHg或血压降低达基础值的20%应视为低血压，必须给予适当扩容、减浅麻醉或应用血管加压药物提升血压。③ 手术中间断应用肌肉松弛药，以防止发生体动和呛咳，有助于预防手术中脑膨胀和手术后继发性颅内出血。④ 为了应对高血压患者手术中的血压急剧波动，最好采取有创动脉内置管连续监测血压。

3. **围术期液体管理**

目标是设法减少脑水含量而降低ICP，同时维持血流动力学稳定和脑灌注压满意。高血压脑出血患者因脱水利尿等处理常常伴有血容量不足倾向，但同时又有ICP增高和脑水肿，进入手术室后既要给予适当扩容，又要限制液体的总入量，以避免引起高血压和脑水肿加重。对于颅内高压患者的液体管理，应注意避免血浆渗透压降低，维持血浆渗透浓度在305～320 mmol/L，应交替使用胶体液和等张晶体液。在胶体液中，右旋糖酐因影响血小板功能应避免使用；选用淀粉类胶体液时要注意剂量应<20 ml/(kg·d)，因其可通过稀释减少凝血因子，直接干扰血小板和Ⅷ因子的功能。

4. **维持患者内环境的平衡**

由于脑出血患者的下丘脑和脑垂体内分泌系统被激活、手术刺激、老年人糖耐量降低，或既往有

糖尿病以及应用甘露醇、呋塞米等降低ICP措施,可导致血糖水平升高和电解质紊乱。高糖血症可加重缺血性脑损害,并且血糖浓度的高低可影响神经功能的恢复。因此,必须加强血糖浓度和血浆电解质的监测及控制。持续观察有无高钾血症或低钾血症所致的相关心电图改变。

(四)麻醉恢复期

1. 拔管处理

对于全身情况差或手术前神志不清的患者,手术后一般应保留气管导管,待自主呼吸恢复后彻底清理呼吸道分泌物,脱氧观察5 min,如果SpO_2能够维持在95%以上,可带管回病房,以利于手术后呼吸管理。对于全身情况良好、手术前神志清楚和手术结束后自主呼吸恢复满意的患者,手术后可考虑拔除气管导管。由于颅内手术操作可损伤脑神经或影响呼吸中枢,而且手术后脑水肿和颅内再出血等均可影响患者的吞咽和呼吸功能,因此在拔除气管导管前要确认患者有能力保护气道和进行有效的肺通气。

2. 术后血压的控制

手术结束后,随着麻醉变浅和意识恢复,疼痛刺激、气道清理、拔管操作、呛咳、低氧血症或高碳酸血症、恶心、呕吐、躁动等因素均可引起高血压而导致再次颅内出血的发生。研究表明,手术后血压波动是导致颅内再出血的重要因素。因此,应及时给予有效措施控制血压和减轻应激反应。

第三节　颅内动脉瘤

一、临床特点

颅内动脉瘤(intracranial aneurysm)是造成蛛网膜下隙出血(subarachnoid hemorrhage)的首位病因。颅内动脉瘤是由于局部血管异常改变产生的脑血管瘤样突起,在成年人中的发病率大约为1%,好发于颅内动脉分叉和主干的分支处,大多是由脑动脉血管壁局部的先天性缺陷和腔内压力增高所致,由于承受血流的冲击,动脉壁的薄弱处向外突出,并逐渐扩张形成圆形、椭圆形或菱形的囊状膨大,即成为动脉瘤,见图55-4。按其发病的部位,大约4/5位于脑底动脉环前循环,以颈内动脉、后交通动脉、前交通动脉者多见;脑底动脉环后循环者大约占1/5,发生在椎基底动脉、大脑后动脉及其分支。直径<0.5 cm称为小动脉瘤,直径0.5～1.5 cm称为一般动脉瘤,1.5～2.5 cm称为大动脉瘤,直径>2.5 cm称为巨大动脉瘤。尸检结果显示,其中3.6%～6%颅内发现未破裂的动脉瘤,5.4%～33%患者表现为多发性动脉瘤,以两个者多见,亦有三个以上的动脉瘤。

颅内动脉瘤的病因主要包括:① 动脉发育异常或缺陷(例如动脉弹力内板和中层发育不良)、动脉管壁中层有裂隙等先天性因素;② 动脉壁粥样硬化使弹力纤维断裂、消

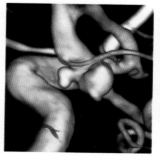
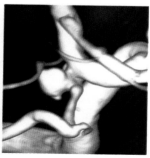

图55-4 颅内动脉瘤

失,从而使动脉壁承受来自大动脉冲击的能力减弱;③ 源自身体某部位的感染栓子由外部侵蚀动脉壁形成感染性或真菌性动脉瘤;④ 颅脑开放性或闭合性创伤、手术创伤等伤及动脉壁形成的假性或真性动脉瘤。

大多数颅内动脉瘤较小,因而在不发生破裂的情况下患者可无任何临床表现。而较大的颅内动脉瘤贴近脑神经或脑脊液循环通路时则可导致一定的压迫症状。由于颅内动脉瘤具有持续的搏动性,所以对相邻脑组织所产生的挤压损害作用远较其实际大小为重。

颅内动脉瘤是蛛网膜下隙出血的最常见原因,而颅内动脉瘤的致命危险就是直接破裂出血,造成患者脑神经功能障碍甚至死亡。颅内动脉瘤的出血破口处常常被较小的血栓块填堵,这种血栓通常是在1周左右随着体内纤溶系统激活而逐渐溶解。此时任何可能增加血管内压的情况,例如兴奋、疲劳、便秘甚至体位快速变化和饱食等,均可导致颅内动脉瘤破口开放,再次发生出血,而这将明显增加患者的死亡率和伤残率。据统计,颅内动脉瘤第一次破裂后,患者的死亡率高达30%～40%,其中半数患者是在发病后48 h内死亡,致死的主要原因是出血和脑血管痉挛等早期并发症。颅内动脉瘤首次破裂出血后,如果未予根治,其中大约30%的患者在1年内因再次破裂出血而死亡,大约50%的患者将在5年内再次破裂出血而死亡。

二、诊断

急症CT扫描检查可发现95%的蛛网膜下隙出血,距发病时间越长,CT扫描检查的敏感性越低,第二天的阳性率为90%,第五天为80%。由于腰椎穿刺脑脊液(CSF)检查有诱发脑疝的危险,所以仅能在CT扫描检查阴性而临床高度怀疑蛛网膜下隙出血,并且患者病情允许的情况下使用。静脉注射造影剂后CT扫描血管造影(CTA)、磁共振血管造影(MRA)和直接动脉内插管血管造影(DSA)均有助于明确颅内动脉瘤的数量和部位,尤其是DSA可判明颅内动脉瘤的准确位置、形态、内径、数目和血管痉挛情况,被视为颅内动脉瘤确诊的金标准。因此,在患者病情允许的情况下,应及时进行DSA检查。

颅内动脉瘤发病突然、变化快、患者精神高度紧张,任何微小刺激即可导致再次出血和死亡率增加,为了减少再次颅内出血的风险,目前倡导超早期(0～3天)实施介入治疗,大多数患者来不及进行全面的手术前检查。根据患者SAH的程度进行分级是评估动脉瘤患者的重要指标(表55-1)。

表55-1　SAH临床分级:Hunt和Hess改良法

分级	内容
0级	动脉瘤未破裂
1级	无症状,或轻微头痛和轻度的颈强直
2级	中重度的头痛,颈强直,除脑神经的麻痹外无其他神经功能缺失
3级	嗜睡,意识模糊或轻度局部神经系统功能障碍
4级	昏迷,中重度偏瘫,可能有早期去大脑强直发作,自主神经功能紊乱
5级	深昏迷,去大脑强直,垂死状态

此外,颅内动脉瘤患者大多是老年人,合并有高血压、冠心病或其他脏器损害,对麻醉药的耐受较差,所以麻醉诱导期和手术中极易引起循环功能波动而发生颅内动脉瘤破裂出血或梗死。因此,麻醉诱导必须力求平稳。

三、治疗

保守治疗的患者大约70%可死于颅内动脉瘤再出血,并且显微外科已经使颅内动脉瘤手术的死亡率降低至2%以下,所以颅内动脉瘤应及时实施手术治疗。Hunt-Hess分级与患者预后高度相关。手术前Hunt Ⅰ级、Ⅱ级的患者,手术治疗的预后明显好于分级较高的患者。颅内动脉瘤手术的最佳时间取决于患者的临床状态和其他相关因素。Ⅰ级、Ⅱ级患者应尽早进行脑血管造影,争取在1周内手术,Ⅲ～Ⅴ级的患者,提示颅内出血严重,可能有脑血管痉挛和脑积水,此时手术危险性较大,宜待数日病情好转后再进行手术。

目前颅内动脉瘤的治疗主要分为血管内介入治疗和开颅手术两类。血管内介入治疗属微创手术,通过动脉导管到达颅内动脉瘤病变部位,填入弹簧圈栓塞动脉瘤,是最常用的治疗方法。另外,还有支架隔离、载瘤动脉闭塞等介入治疗方式,目前已经在颅内动脉瘤治疗中占据了很高的比例。虽然介入治疗创伤小,但是它与开颅手术具有同样严重的并发症,包括再出血、卒中和血管断裂等。开颅动脉瘤夹闭术目前也是十分常用的一种治疗方式,见图55-5。尽管介入手术近来发展迅猛,但是仍有部分患者无法接受介入手术而要求开颅手术治疗。有研究发现大的动脉瘤行介入手术后动脉瘤复发的概率要明显高于开颅手术,因此,大的动脉瘤选择开颅手术较多。当神经介入治疗失败时,应迅速转移到手术室进行开颅手术。开颅手术包括动脉瘤夹闭术、载瘤动脉夹闭和动脉瘤孤立术、动脉瘤包裹术等,其中动脉瘤夹闭术可彻底消除动脉瘤,又不阻断载瘤动脉,是首选的治疗方法。

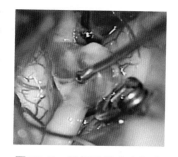

图55-5 开颅动脉瘤夹闭术

四、术前评估

(一)循环系统评估

颅内动脉瘤破裂后有50%～90%的患者ECG发生异常。ECG变化包括ST段的改变,上升或降低,T波倒置或低平,出现U波,QT间期延长,以及心律失常。ECG的变化与手术并发症的发病率及死亡率的增加无必然联系。SAH会损伤下丘脑后部,引发肾上腺髓质和心交感神经末梢释放去甲肾上腺素,后者或导致心脏后负荷增加并产生心肌损害,使心内膜下缺血或出血,30%～50%的患者出现CK-MB升高,同时还表现出不同的心律失常,称为脑心综合征。通常在SAH后10天左右就可恢复,不需要特殊处理。如存在由心律失常或暂时性的心内膜下缺血造成的心力衰竭,要进行适当的治疗,尽力保持心肌的氧供需平衡。神经源性的心肌改变,只有在解除神经系统疾病和神经功能得到恢复后才能有所好转,可预防性使用受体阻滞剂。术前需关注患者的基础血压情况、心血管系统的功能储备。既往有高血压、冠心病的患者血管弹性差,手术中循环功能极易发生波动且难以控制。

（二）既往有无肺疾病和咳嗽

因为合并肺部疾病且预计手术时间长的患者，手术后管理的难度增加，手术中应加强气道管理。严重咳嗽的患者应全身麻醉并谨慎管理，防止手术中呛咳和拔管后气道痉挛。SAH患者可继发心源性和神经源性肺水肿或肺炎，是导致SAH高死亡率的原因之一。

（三）肾功能及水电解质平衡

对于已存在肾功能不全的患者，应谨慎用药并采取相应的预防措施，以避免进一步的肾功能损害。1/3以上SAH患者可出现与临床级别相关的血容量减少；30%脑血管痉挛的患者可出现随血容量减少的低钠血症。这些都是脑积水后脑室扩张性内分泌功能紊乱，或反应性抗利尿激素分泌亢进所导致。此时，应补充等渗或高渗盐水进行升压及扩容，改善脑灌注。此外有1/2至3/4的SAH患者容易出现低钾血症，与SAH后低钙血症及使用利尿药有关，应做相应处理。

（四）用药史

患者日常服用的药物，例如降压药物、硝酸酯类药物、抗心律失常药物等应持续应用至手术前。

（五）凝血功能

手术前认真评估凝血功能有助于围术期凝血及抗凝治疗的管理。

（六）过敏史

应详细询问患者的既往过敏史，特别是造影剂反应史和鱼精蛋白、碘及贝壳类动物过敏史。

（七）神经功能评估

对实施神经介入治疗的患者，除了对全身状况的系统评估之外，尚需进行神经学评估，明确记录已存在的神经功能不全，以便在手术中和手术后进行神经系统功能评估时对比。由于Willis紧邻下丘脑，这一区域动脉瘤破裂引起SAH可使下丘脑的功能障碍引起机体一系列功能的变化，包括ECG变化、体温不稳定、内分泌（垂体）功能不同程度地改变、电解质紊乱等。

（八）ICP评估

患者术前有无ICP增高的表现，术前是否积极地采用利尿、脱水等方式降低颅内压。

五、介入手术麻醉

（一）麻醉监护镇静

由于神经介入手术具有微创、刺激较小的特点，麻醉监护镇静曾被广泛使用。大多数患者可在轻、中度镇静或镇痛下完成手术，合作的患者甚至可在无镇静处理或轻度镇静处理下完成手术。目前，对于单纯进行DSA造影，进行动脉瘤诊断的操作，多采用监护麻醉。而对于需要进行介入治疗的

动脉瘤患者,多采用全身麻醉。此外,对于手术前已丧失合作能力的患者,特别是已存在神经系统损伤的患者,则不宜选择监护麻醉。监护麻醉的优缺点见前一章节。

(二)全身麻醉

鉴于全身麻醉具有诸多优点,使用肌肉松弛药的全身麻醉目前越来越多地受到麻醉科医师和神经介入治疗医师的推崇,在动脉瘤的介入治疗中逐渐占据主导地位。

1. 动脉瘤介入治疗全身麻醉的目标

虽然麻醉诱导期间颅内动脉瘤破裂的发生率仅为1%～2%,但是患者的死亡率却高达75%。麻醉诱导期间,任何导致MAP升高的情况(例如麻醉浅、呛咳、手术应激)和使ICP降低的因素(例如CSF引流、过度通气、脑过度回缩等),均可升高动脉瘤跨壁压(TMP),并增加颅内动脉瘤破裂的危险。因此,麻醉诱导应力求平稳,避免高血压、呛咳和屏气。阿片类药物、β肾上腺素能受体阻滞剂和利多卡因等抑制气管插管心血管反应效果明显,但同时需要注意避免低血压,以保证满意的脑灌注压,尤其是在ICP升高的患者。

喉镜显露、气管插管、摆放体位和上头架等操作的刺激非常强,可使交感神经兴奋性增强,引起血压剧烈升高,增加颅内动脉瘤破裂的危险。因此,在这些操作前应保证足够的麻醉深度、良好的肌肉松弛,并将血压控制在合理的范围。

2. 麻醉药物的选择

原则上应选择起效快、麻醉诱导迅速、半衰期短、无残余作用、停药后能快速苏醒、无兴奋和手术后神经症状、不增加ICP和脑代谢、无神经毒性作用、不影响血脑屏障功能、不影响CBF及其对CO_2反应的药物。具体来说:① 目前应用的大多数麻醉药物包括丙泊酚、七氟烷、地氟烷等,均为短效药物,麻醉诱导和恢复均非常迅速,在快速麻醉诱导过程中仅产生很小的血流动力学变化,并能快速、平稳地调整麻醉深度。② 全凭静脉麻醉或辅以低浓度的吸入麻醉均可取得很好的麻醉效果。高浓度吸入麻醉药可导致脑血管扩张,应避免。③ 据文献报道,目前国内应用较多的是手术前药物是咪达唑仑0.05～0.1 mg/kg;静脉注射芬太尼2～4 μg/kg、丙泊酚1～2 mg/kg或依托咪酯0.3 mg/kg、罗库溴铵0.9 mg/kg实施麻醉诱导;麻醉诱导也可应用丙泊酚3～5 μg/ml和瑞芬太尼1.8～2.5ng/ml的靶控浓度进行输注。手术中静脉维持采用丙泊酚5～10 mg/(kg·h)[或依托咪酯0.6～0.9 mg/(kg·h)]复合瑞芬太尼0.05～0.2 μg/(kg·min)(或依需要间断静脉注射芬太尼0.05～0.1 mg/次),并间断静脉注射罗库溴铵0.3～0.6 mg/kg(或30 mg/次)。如果手术中采用吸入麻醉药维持,一般应用较低浓度,例如1.5%～2%七氟烷。手术结束后,根据具体情况决定是否拮抗残余肌肉松弛作用。④ 氧化亚氮可使注射造影剂和冲洗液体时的微小气泡增大,并在脑循环中形成空气栓子,所以应避免使用。

3. 喉罩的使用

由于气管插管和拔管操作可造成声带、气管损伤,并能引起明显的应激反应,主要表现在心血管系统方面,包括心率加快、血压升高甚至严重心律失常和心脏停搏,最近也有学者提出在动脉瘤患者中使用喉罩进行通气的策略。与气管插管相比,喉罩通气道仅放置于咽喉部,通气罩位于喉部上方,不进入声门和气管,放置时不需要喉镜显露。应用喉罩通气道维持呼吸,可避免喉镜对会厌感受器、舌根颈部肌肉深部感受器以及气管导管对气管黏膜的机械刺激,因而消除了气管插管所引起的声门、

气管黏膜损伤,手术后较少发生咽喉痛。应用喉罩通气道能明显减少呛咳、心血管系统反应和心肌耗氧量,同时降低颅内动脉瘤破裂的发生率。另外,由于神经介入手术本身刺激较小,而喉罩通气道对咽喉部的刺激明显小于气管插管,所以可减少手术中麻醉药物的用量,缩短手术后拔除喉罩通气道和患者的苏醒时间,有利于手术后早期进行神经功能评估。

然而,应用喉罩通气道时应注意以下问题:① 使用喉罩通气道患者的体重指数(BMI)应正常(<25)且无预计的困难气道和困难气管插管。② 考虑到已破裂过的颅内动脉瘤手术中发生再次破裂的风险较大,所以选择喉罩通气道应谨慎。③ 使用喉罩通气道时可出现密封效果不好、间歇正压通气时胃胀气和口腔分泌物增加、通气时出现食管反流等问题,应予以注意。④ 喉罩通气道不能防止呼吸道误吸,对饱食患者应禁用;慢性阻塞性肺疾病患者因气道压较高和气道管理困难,喉罩通气道亦应谨慎。

六、手术中管理的特殊要求

(一)控制动脉瘤跨壁压(TMP)

实施颅内动脉瘤夹闭术的患者,围术期的最大危险就是动脉瘤破裂出血,死亡率高达4.5%～20.8%。因此,麻醉中自始至终均应将预防颅内动脉瘤破裂放在首位。颅内动脉瘤的跨壁压(TMP)=平均动脉压(MAP)-ICP。因此,MAP过高或ICP过低均可增加TMP,从而增加颅内动脉瘤破裂的危险,但是MAP过低可影响脑灌注,有导致脑缺血的可能。因此,麻醉中既要保证适当的脑灌注压,又要降低颅内动脉瘤的跨壁压。高血压患者需维持较高的平均压,血压降低不超过术前MAP的40%为安全低血压的限度。在脑自动调节功能完整的患者,MAP不低于50 mmHg;已有脑自动调节功能失调者则不应低于60 mmHg。另外,还应注意积极防治脑血管痉挛、提供满意的脑松弛,同时兼顾神经电生理监测的需要。

为了使手术野显露更满意,通常在手术前实施蛛网膜下隙穿刺置管,以便于手术中引流CSF,手术中应与神经外科医师保持良好沟通,观察CSF引流量,及时启动或停止引流。为了避免脑移位和血流动力学改变,CSF引流应缓慢,并需控制引流量。

(二)控制性低血压

手术中需要及时、准确地调控患者的血压,使颅内血流动力学达到最优化,以促进介入手术操作,并降低并发症的发生率。控制性低血压适用于较大的颅内动脉瘤栓塞术,可有效减缓供血动脉的血流,使栓塞的位置更准确。将控制性低血压应用于颅内动脉瘤栓塞术,可减少颅内动脉瘤破裂的发生概率。另外,控制性低血压亦可用于大动脉闭塞性试验,以检测脑血管的储备能力,为永久性球囊栓塞做准备。

在采用控制性低血压时必须注意:控制血压前必须维持足够的血容量,降压过程不应以减少输液量来控制血压。降压的幅度不宜过大和速度不宜过快。对于基础状况较好的患者,血压可较手术前降低;但是,MAP低于50 mmHg时脑血管对$PaCO_2$的反应消失,MAP降低大于40%时脑血管的自身调节作用消失。对于手术前合并动脉粥样硬化、心脑血管疾病的患者,控制性低血压的范围应考虑到患者的承受能力,详细询问患者手术前的血压状况。

对于全身麻醉患者,有一系列药物可供选择,包括吸入麻醉药(例如异氟烷和七氟烷)、外周血管扩张药(例如硝普钠、硝酸甘油、艾司洛尔、拉贝洛尔)。由于硝普钠和尼莫地平对循环功能影响小且有助于控制ICP,常用于控制性低血压。据报道,在手术中静脉输注丙泊酚维持全身麻醉的气管插管患者,应用硝普钠1～3 μg/(kg·h)或尼莫地平30～60 μg/(kg·h)进行控制性低血压,可有效控制MAP。值得注意的是,应用这两种药物时必须密切观察患者的血压,谨防过量造成严重低血压。虽然艾司洛尔和拉贝洛尔用于控制血压对脑生理的影响轻微,但是拉贝洛尔是一种α和β肾上腺素能受体阻滞剂,作用时间较长,并具有脑血管痉挛等不良反应,应用时应谨慎。

(三)控制性升高血压

在处理巨大颅内动脉瘤或复杂颅内动脉瘤时,为了减少出血和便于分离瘤体,常常采用包括对载瘤动脉近端夹闭在内的临时阻断技术,为改善其供血区的侧支循环,可静脉注射去氧肾上腺素升高血压,以最大限度地保证脑供血。

此外在发生脑动脉急性阻塞(例如导管或栓塞材料意外阻塞供血动脉)或是脑血管痉挛时,升高血压以增加伴行血管的血流量是唯一有效且可行的方法。对于出现脑缺血症状的患者,亦可尝试人为升高血压的方法改善血流。但是,控制性升高血压并不能保证使所有的脑缺血获得缓解。另外,控制性升高血压前还应仔细权衡其改善缺血区灌注的有益作用及其导致缺血区出血风险的不良作用。血压升高的幅度取决于患者的自身状况和病变情况,一般来讲,可将血压提升至平时血压基础值以上30%～40%,或尝试将血压升高至脑缺血症状缓解或消除,升高血压的同时必须严密监测患者的生命体征,特别是心电图,以防止心肌缺血的发生。

对于全身麻醉患者,可首先通过减浅麻醉升高血压,此外亦可应用升压药物。通常首选去氧肾上腺素,首次剂量为1 μg/kg,然后缓慢静脉滴注,并根据血压调节用药量。对于心率较慢或其他条件限制使用去氧肾上腺素的患者,亦可选择多巴胺持续静脉输注。

(四)夹闭动脉瘤时瘤体破裂的紧急管理

首先,以预防为主。术中应维持足够的麻醉深度,在上头架、切皮、去骨瓣及打开硬脑膜等刺激强的手术操作时,一定要加深麻醉。防止血压升高,还可使用过度通气、渗透性利尿及应用巴比妥类药物等方法使大脑处于松弛状态,利于手术操作。

术中一旦发生动脉瘤破裂,必须迅速主动控制病情,将MAP降至40～50 mmHg,以便及时阻断供血动脉或暴露瘤颈以进行夹闭。也可压迫同侧颈动脉3 min,以减少失血。阻断供血动脉后,要随即提高血压至正常水平,以增强侧支血流。若出血量大而出现低血压时,应快速静脉输入血制品或胶体液,以维持血容量。

暂时性阻断脑循环:一般认为15～20 min是暂时性阻断脑循环是否出现脑梗死的时间界限,但脑血流低于5～10 ml/(100 g·min)持续10 min,同样也可引起脑细胞死亡。当动脉瘤涉及基底动脉远端或大脑中动脉水平段穿支的动脉供血区、术前神经状况差或年龄>60岁,对近端血管的暂时性阻断都可增加神经损害的风险。因此,在阻断期间应维持MAP在正常高限水平,以改善脑血流和脑灌注压。

七、手术后管理

（一）术后苏醒和拔管

手术结束后应尽可能使患者快速苏醒并早期拔管，但不主张拮抗和催醒。苏醒过程中的任何应激、躁动、呛咳和恶心均可导致ICP增高并造成不良影响，应特别注意避免。苏醒期轻度高血压可改善脑灌注，还有利于预防脑血管痉挛。血压比手术前基础值高20%～30%时颅内出血的发生率增加，对于有高血压病史的患者，苏醒和拔管期间可应用心血管活性药物控制血压和心率，避免血压过高引起心脑血管并发症。

对手术前Hunt-Hess分级为Ⅲ级、Ⅳ级或在手术中出现并发症的患者，手术后不宜早期拔管，应保留气管插管回ICU并行机械通气进行观察治疗。

（二）手术后转运

手术后应由麻醉科医师和训练有素的神经科护士将患者运送至麻醉恢复室或观察室，需要呼吸支持或生命体征不稳定的患者，应送重症监护室。由于麻醉恢复室距离可能遥远，应在患者清醒且平稳后转运。未清醒且带有气管导管的患者，在护送途中应有氧气及适当的监测和复苏设备。

（三）手术后监护

手术后需要标准的麻醉监测、神经监测和护理措施。血压监测十分重要，对于颅内高血流病变栓塞后的患者，手术后24 h内应将MAP维持在低于手术前基础值15%～20%的水平，以防止脑水肿、出血或过度灌注综合征的发生；而对于有阻塞或血管痉挛性并发症的患者，则建议将MAP维持在高于手术前基础值20%～30%的水平，以维持满意的脑灌注压。

（四）脑血管痉挛的防治

颅内动脉瘤破裂导致蛛网膜下隙出血后，30%～50%的患者可出现脑血管痉挛，并且手术后发生的概率更高，受累动脉区的脑血流（CBF）减少可导致脑缺血，临床表现首先为逐渐加重的意识障碍，随后出现局灶神经定位体征。脑血管痉挛是动脉瘤破裂患者死亡及致残的主要原因之一，是诸多因素参与的一个病理学过程，由于其发病机制目前尚不完全清楚，所以在一定程度上阻碍了对其进行合理有效的治疗。经颅多普勒超声是床旁诊断脑血管痉挛的有效辅助检查方法。目前针对脑血管痉挛的常用治疗措施是高血容量、高血压、高度血液稀释疗法（3H疗法）及使用钙通道阻滞剂，其目的是提高心排血量、改善血液流变性和增高脑灌注压，其他治疗方法包括血管成形术和动脉内应用罂粟碱等。近几年，有较多学者认为脑血管平滑肌内钙离子浓度增高是各种原因引起的血管痉挛的共同途径，因此，应用钙离子拮抗剂可阻断钙离子通道，防止细胞外的钙离子进入胞质内，从而防止血管收缩。术前2～3周口服尼莫地平60 mg/4 h，术中按照0.5 μg/（kg·min）静脉滴注，能有效缓解脑血管痉挛。SAH后96 h内应用尼莫地平或尼卡地平，可使颅内动脉瘤患者的预后不良反应发生率降低40%～70%。由于全身血管扩张可引起术前低血压，所以这些患者术中血压也较低，给予小剂量降压药即可产生低血压，围术期应严密监测。

第四节 颅内血管畸形

一、临床特点

颅内血管畸形（intracranial vascular malformations, IVM）是指脑血管发育障碍引起的脑局部血管数量和结构异常，并对正常的CBF产生影响。McCormick等将颅内血管畸形分为4类：① 动静脉畸形（arteriovenous malformations, AVM）；② 海绵状血管瘤（cavemousangiomas）；③ 毛细血管扩张（telangiectases）；④ 静脉畸形（venous malformations）。尸检研究发现，静脉畸形与动静脉畸形的发生率相似，而在临床上却以颅内AVM最为常见，这可能是由于后者容易出现症状的缘故。而静脉血管畸形通常较小，故患者无临床症状。本节就常见的颅内AVM及其手术和麻醉问题进行讨论。

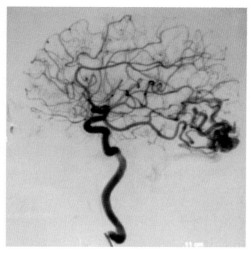

图55-6 动静脉畸形AVM（mayoclinic.org）

颅内AVM是神经外科常见的一种脑血管性疾病，是由胚胎期脑血管发育异常所致的先天性血管畸形。在病变部位，脑动脉与静脉之间缺乏毛细血管床，致使动脉直接与静脉相通，形成脑动-静脉之间的短路，见图55-6。AVM可产生一系列的脑血流动力学紊乱，并出现相应的临床症状和体征。近年来，随着显微神经外科手术技术的广泛采用，以及神经放射学和神经麻醉学的迅速发展，颅内AVM的治疗获得了长足进步。

颅内AVM患者最常见的临床症状是颅内出血（发生率大约为50%）和癫痫（发生率为16%～53%），7%～48%的患者以头痛为临床症状，少于10%的颅内AVM患者可产生一过性或进行性神经功能缺失，而其他症状如颅内杂音、智力减退、眼球突出、视盘水肿、心血管系统损害、脑积水等则较为少见。

二、诊断

目前用于颅内AVM诊断的影像学方法主要有脑血管造影、MRI和CT扫描检查。DSA仍是诊断颅内AVM最可靠和最重要的方法，其能够清楚动态显示颅内AVM的全貌，是明确颅内AVM血管解剖的"金标准"。此外，在某些医学中心，为了研究的需要，在治疗前也会应用其他一些检查方法，例如fMRI、PET血流测量、弥散/灌注MRI检查等，AVM的MRI见图55-7。

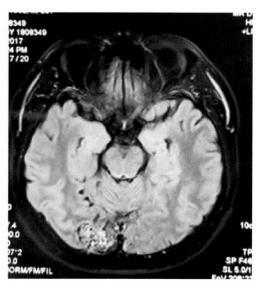

图55-7 AVM的MRI图像

三、治疗

近20年来,随着神经显微外科、神经放射学、立体定向显微技术和显微镜导航技术及神经外科麻醉技术的发展,一些过去认为难以手术的颅内AVM病例得以展开治疗。颅内AVM的治疗方法主要包括:显微手术切除(图55-8)、血管内栓塞治疗和立体定向放射治疗,对于一些复杂的颅内AVM病例常常需要显微手术切除、血管内栓塞与立体定向放射相互结合的综合治疗手段。

最初,血管内栓塞治疗的目标是致力于完全根除畸形血管团。但是,经过近20年的发展,人们逐渐对这一治疗方法有了理性的思考,单纯栓

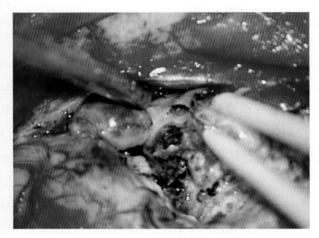

图55-8 AVM的开颅手术切除

塞治愈颅内AVM的比例较低,而且颅内AVM的复杂性又使这一目标徒增了不少的并发症。然而,栓塞治疗可使较大的畸形血管团体积缩小,减轻颅内AVM患者顽固性症状如癫痫、头痛等。栓塞治疗还可闭塞与畸形血管团有关的动脉瘤以及畸形血管团内大的动静脉瘘,因此很多学者认为血管内栓塞作为独立治疗手段仅能治愈极小部分的患者,更多的是作为手术和放射治疗的前期治疗措施。近年来,随着先进设备的临床应用以及导管技术和栓塞材料的发展,颅内AVM栓塞治疗的成功率明显提高,经单次或反复多次栓塞治疗,治愈率可达22%。

四、麻醉管理

(一)手术前评估

手术前评估包括完整的病史和体格检查,尤其是神经系统的评估。

(1)一般状况 麻醉诱导前必须确保患者心肺功能良好和内环境稳定。包括:① 治疗心律失常;② 治疗低血容量,防止脑血管痉挛;③ 治疗抗利尿激素过度分泌和脑耗盐综合征所致的低钠血症;④ 神经源性肺水肿所致的低氧血症。

(2)神经系统并发症 必须对患者是否存在神经系统并发症及其严重程度进行评估,包括:出血、血管痉挛所致的脑缺血或脑梗死、脑积水、扩大的脑内血肿、癫痫。

(3)部分患者还会出现颅外并发症,术前应了解患者是否存在缺血/梗死、心律失常、神经源性肺水肿和胃出血等。

(4)AVM患者可能合并存在颅内动脉瘤。在围术期评估中,必须认识到这一可能性,也需注意哪些可导致脑缺血和占位效应的症状。认识到大多数颅内AVM是高流量、低阻力的血管分流,平均跨壁压比MAP低是很有益的。因此,颅内AVM破裂与MAP升高基本无关,除非颅内AVM很小和供血动脉压力很高。而且,大的分流可导致周围组织非自主调节性脑缺血。因此,麻醉诱导中,维持适当的血压对防止伴发的动脉瘤破裂或导致低灌注区的缺血改变至关重要。

（二）麻醉管理原则

无论是手术治疗或血管内螺旋圈介入治疗,麻醉管理的目标均包括:① 手术中维持循环稳定;② 维持满意的脑灌注压和脑氧合;③ 防止脑水肿和血管充血所致的脑压增高。

（三）术中监测

1. 麻醉监测

常规监测心电图、呼吸、尿量、体温和直接动脉压。对于病情比较严重的患者,需在麻醉诱导前进行直接动脉压检测。此外,开颅手术患者通常需要监测中心静脉压,以指导补液及控制血容量。对于怀疑有心功能不全的患者,可考虑放置飘浮导管,监测肺毛细血管楔压。

2. 脑血流及神经功能监测

由于手术需要,手术中可采用经颅多普勒超声、脑电生理监测以及血管造影进行CBF监测。其中脑电生理监测需要麻醉的密切配合。颅内AVM手术中脑电生理监测的内容包括EEG和诱发电位,手术中应用可最大程度地保护神经功能,并使患者获得最佳的手术后生活质量。如果神经电生理监测的信号质量不佳,则需调整麻醉方法。能够产生非常好神经电生理监测信号的麻醉方法是全凭静脉麻醉。联合静脉输注丙泊酚和麻醉性镇痛药在大多数患者可监测到极好的神经电生理信号。运动诱发电位监测还需严格确定肌肉松弛药用量,以保证所监测肢体肌肉能够收缩。手术中需血管造影时应密切观察患者,可出现一过性PaO_2改变或造影剂过敏。

（四）麻醉诱导

麻醉诱导中,MAP应维持在接近患者手术前原有的正常基础血压。应提前预见并预防能够导致高血压的各种刺激因素,尤其是喉镜显露、气管插管或插入喉罩通气道时。上头架时,可辅助应用局部麻醉,以及静脉注射β肾上腺素能受体阻滞剂、短效阿片类药物和静脉麻醉药等。分级很差的患者伴ICP增高,轻度高血压可能对患者有益。

（五）麻醉维持

吸入麻醉和全凭静脉麻醉均适用于颅内AVM手术的麻醉。短效静脉麻醉药物,例如丙泊酚、芬太尼、瑞芬太尼、舒芬太尼等,均已被广泛地应用于全凭静脉麻醉。吸入麻醉药可在轻度过度通气下应用,以防止脑血管扩张。应用胶体液、不含糖的晶体液或二者来维持正常或略高的血容量。颅内AVM手术中,可发生严重出血并可导致恶性脑水肿,应谨防静脉压升高。控制性低血压可减少手术中失血,但有脑缺血或发生静脉血栓的风险,需与神经外科医师讨论后进行。另外,患者的麻醉处理亦可有明显的个体差异,这种差异需要与神经外科医师讨论来决定具体的处理方法。减少颅内容物容积的方法包括静脉应用甘露醇、中度过度通气和CSF外引流等。

由于巨大颅内AVM的供血十分丰富,所以手术中一旦发生出血非常危险。可考虑采取以下措施。

1. 轻度血液稀释

首先做好充分的手术前准备和各项监测。为避免突发性大出血,在心功能良好的患者,切除巨大颅内AVM前输入晶体液20 ml/kg和胶体液10 ml/kg进行轻度血液稀释,控制患者血细胞比容在30%

左右。此时也需要结合患者术前的基础血细胞比容,防止过度血液稀释增加静脉压,并增加手术难度。手术中维持平均CVP为5～10 cmH$_2$O。

2. 控制性低血压

在有创动脉压的监测下,可采取加深麻醉或结合血管活性药物的方法,逐步降低血压,使平均动脉压降低20%～30%。由于神经细胞对缺氧非常敏感,同时要注意避免平均动脉压低于60～70 mmHg。要注意畸形窃血可引起脑灌注不足而导致脑缺血、静脉阻塞和手术后脑水肿等。

3. 自体血液回收

正常脑的重量仅占身体重量的2%,但供给脑的血液量则占左心排血量的15%～20%,即全脑血流量为750～1 000 ml/min。颅内AVM手术中出血量较大,并且与颅内AVM的大小、供血程度、血压高低和手术操作技巧等因素有关。手术野血液回收可回收失血量的50%～70%。清洗浓缩后血细胞比容(Hct)可达55%～65%,并洗除了90%以上的游离血红蛋白、抗凝剂和活性物质。可迅速、及时地为抢救患者生命提供新鲜的血细胞,明显减少异体输血及其并发症。

在临床上,对于估计手术中出血超过600 ml的颅内AVMs患者,均可考虑进行自体血液回收,特别是全身血容量较小的小儿患者,即使回收少量的血液(50～100 ml)也是有意义的。必须注意,自体血回输后虽然红细胞、血红蛋白和Hct有所升高,但是凝血功能改善不明显,纤维蛋白原(fibrinogen,FIB)和血小板甚至可降低,这与回收血液中FIB、血小板和凝血因子浓度较低有关。因此,出血量较大时,应考虑成分输血。

4. 成分输血的原则

包括:① 自体输血后血红蛋白仍低于70 g/L或Hct低于22%,给予异体红细胞悬液或全血;② 血小板低于50×10^9/L时,给予异体血小板;③ 成年人回收的浓缩血细胞量小于1 000 ml时,一般不输新鲜冷冻血浆,仅补充晶体液、胶体液维持有效循环血量,大于1 000 ml的部分给予等量的新鲜冷冻血浆;④ 对于手术野渗血明显、止血困难,FIB低于1.5 g/L的患者,给予纤维蛋白原。新鲜冷冻血浆不但能够提高胶体渗透压,而且可补充多种凝血因子,有利于凝血功能的改善。为了防止大量输入库血的一系列并发症,应事先与血库联系近期新鲜血备用。

5. 减少通气量

在切除颅内AVM后的麻醉恢复期,为了防止由控制呼吸转为自主呼吸时突然出现PaCO$_2$升高引起脑灌注压升高和脑血供增加(可导致再出血),笔者通常是采取随时监测PaCO$_2$的方法。另外,在切除颅内AVM时失血较多的患者,降低机控呼吸的通气量(潮气量6～8 ml/kg)常常可收到较好的效果。

6. 激素

巨大的颅内AVM切除术本身及麻醉处理可对患者造成极大的影响,因而在手术开始前需要静脉应用甲泼尼龙40 mg或地塞米松10 mg,以提高机体的应激能力。

7. 维持脑组织灌注压和降低ICP

由于动静脉瘘血流短路所形成的静脉动脉化和动脉静脉化改变,心脏为了将血液输送到周围器官,必须通过阻力增加的小血管,同时在血管瘤和瘘的部位潴留了较多的动脉血,不能很好地被利用。因此,可引起心脏肥大、脉搏增加、循环时间缩短和血液量增多,并使血管畸形部位的脑组织缺氧。14%～30%的患者合并有智力障碍。所以,手术中必须注意充分给氧,维持满意的脑组织灌注压,降

低ICP，以减少颅内窃血现象。以下措施可能有所帮助：① 采用100%氧进行通气；② 手术中应用丙泊酚等具有脑保护作用的麻醉药物。③ 静脉应用甘露醇0.5～1 g/kg治疗脑水肿；④ 采取亚低温进行脑保护。

（六）麻醉恢复

手术结束后，需要在最小呛咳和最轻血流动力学波动下进行拔管。对于高血压或低血压未得到有效处理的患者，需要注意预防心脑血管并发症。手术后必须避免高血压，可应用β肾上腺素能受体阻滞剂和其他药物治疗。手术后癫痫的发生率为40%～50%，所以手术后需要预防性抗癫痫治疗。对于手术切除或动脉内栓塞治疗颅内AVM的患者，手术中或手术后可发生一种严重并发症，表现为脑内出血和脑肿胀，可造成患者严重偏瘫甚至死亡。Spetzler等1978年提出了正常灌注压突破理论（normal perfusion pressure breakthrough, NPPB）来解释上述现象。麻醉的密切配合至关重要，在切除巨大颅内AVM时，手术中降低动脉压、控制体温、延长麻醉苏醒时间、减低代谢消耗等辅助手段以及手术后应用大剂量的糖皮质激素和脱水药物等，可有效预防NPPB的发生。

（七）手术后监护和治疗

对于实施颅内AVM切除手术的患者，手术后需进入专业神经外科病房或ICU，以确保持续的血流动力学监测、充足氧供、合理的液体治疗和满意的电解质平衡、早期发现血管痉挛等并发症。镇痛药物，包括小剂量阿片类药物，可用于手术后疼痛治疗。超过药物代谢预期时间仍未完全苏醒的患者，必须立即寻找神经系统原因。

（李佩盈）

参 考 文 献

［ 1 ］ 王恩真.神经外科麻醉学.北京：人民卫生出版社,2000,660-676.
［ 2 ］ 李恒林,王大柱.神经外科麻醉实践.北京：人民卫生出版社,2004,316-329；594-604.
［ 3 ］ Miller R D. Miller's Anesthesia. 6th ed. Churchill Livingstone, 2005, 2637-2664.
［ 4 ］ Campbell B C, Mitchell P J, Kleinig T J, et al. Endovascular therapy for ischemic stroke with perfusion-imaging selection. N Engl J Med, 2015, 372(11): 1009-1018.
［ 5 ］ Goyal M, Demchuk A M, Menon B K, et al. Randomized assessment of rapid endovascular treatment of ischemic stroke. N Engl J Med, 2015, 372(11): 1019-1030.
［ 6 ］ Campbell B C V, van Zwam W H, Goyal M, et al. Effect of general anaesthesia on functional outcome in patients with anterior circulation ischaemic stroke having endovascular thrombectomy versus standard care: a meta-analysis of individual patient data. Lancet Neurol, 2018, 17(1): 47-53.
［ 7 ］ Lahiri S, Schlick K, Kavi T, et al. Optimizing outcomes for mechanically ventilated patients in an era of endovascular acute ischemic stroke therapy. J Intensive Care Med, 2017, 32(8): 467-472.
［ 8 ］ Brinjikji W, Pasternak J, Murad M H, et al. Anesthesia-related outcomes for endovascular stroke revascularization: a systematic review and meta-analysis. Stroke, 2017, 48(10): 2784-2791.
［ 9 ］ Maharaj R. A review of recent developments in the management of carotid artery stenosis. J Cardiothorac Vasc Anesth, 2008, 22: 277-289.
［10］ Stoneham M D, Thompson J P. Arterial pressure management and carotid endarterectomy. Br J Anaesth, 2009, 102: 442-452.
［11］ Lee C Z, Gelb A W. Anesthesia management for endovascular treatment. Curr Opin Anaesthesiol, 2014, 27(5): 484-488.

[12] Jovic M, Unic-Stojanovic D, Isenovic E, et al. Anesthetics and cerebral protection in patients undergoing carotid endarterectomy. J Cardiothorac Vasc Anesth, 2015, 29(1): 178−184.

[13] Apinis A, Sehgal S, Leff J. Intraoperative management of carotid endarterectomy. Anesthesiol Clin, 2014, 32(3): 677−698.

[14] Stoneham M D, Stamou D, Mason J. Regional anaesthesia for carotid endarterectomy. Br J Anaesth, 2015, 114(3): 372−383.

[15] Chappell E T, Moure F C, Good M C. Comparison of computed tomographic angiography with digital subtraction angiography in the diagnosis of cerebral aneurysms: a meta-analysis. Neurosurgery, 2003, 52: 624−631.

[16] Jonathan L, Joon K S, David W N. Cerebral Aneurysms. N Engl J Med, 2006, 355: 928−939.

[17] Bernat A L, Clarençon F, André A, et al. Risk factors for angiographic recurrence after treatment of unruptured intracranial aneurysms: Outcomes from a series of 178 unruptured aneurysms treated by regular coiling or surgery. J Neuroradiol, 2017, 44(5): 298−307.

[18] Eisen S H, Hindman B J, Bayman E O, et al. Elective endovascular treatment of unruptured intracranial aneurysms: a management case series of patient outcomes after institutional change to admit patients principally to postanesthesia care unit rather than to intensive care. Anesth Analg, 2015, 121(1): 188−197.

[19] Spetzer R F, Wilson C B, Weinstein P, et al. Normal perfusion pressure breakthrough theory. Clin Neurosurg, 1978, 25: 651−672.

[20] Lawton M T, Rutledge W C, Kim H, et al. Brain arteriovenous malformations. Nat Rev Dis Primers, 2015, 1: 15008.

[21] Zhao J Z, Wang S, Li J, et al. Clinical characteristics and surgical results of patients with cerebral arteriovenous malformations. Surg Neurol, 2005, 63: 156−161.

[22] Hartmann A, Mast H, Choi J H, et al. Treatment of arteriovenous malformations of the brain. Curr Neurol Neurosci Rep, 2007, 7: 28−34.

[23] Choi J H, Mohr J P. Brain arteriovenous malformations in adults. Lancet Neurol, 2005, 4: 299−308.

第56章
先天性心脏病与麻醉

　　先天性心脏病是胎儿时期心脏血管发育异常所致的心血管畸形,它是先天性畸形中最常见的一类。目前先天性心脏病仍位居我国出生缺陷的首位,发病率达到6‰～9‰,且每年新增先天性心脏病患儿超过12万例。先天性心脏病的种类很多,其临床表现主要取决于畸形的大小和复杂程度。严重而复杂的畸形在出生后不久即可出现严重症状,甚至危及生命。先天性心脏病患者的年龄跨度大,从早产儿至成人,其麻醉是麻醉医师面临的挑战任务之一,需要麻醉医师对患者的解剖、生理、药理学和麻醉特殊性等方面的知识有深入的了解。先天性心脏病治疗的成功取决于仔细的麻醉前评估、充分准备、精湛的麻醉和手术操作技术以及精心的术后处理。

第一节　先天性心脏病的分类和病理变化

一、先天性心脏病的分类和病理变化

　　先天性心脏畸形有100多种,分类方法亦多。按病理生理变化将其分为四类,对麻醉处理更有裨益。

（一）分流性病变

　　系指心脏所排出的一部分血液未能沿着正常通路流动,血液在心脏内或心外发生分流。按分流方向不同,又分为左向右分流和右向左分流。

　　1. 左向右分流病变

　　包括室间隔缺损（VSD）、房间隔缺损（ASD）、动脉导管未闭（PDA）、主肺动脉间隔缺损、部分肺静脉异位引流和房室管畸形等。因左、右心腔或主、肺动脉间有异常通道,左心压力和阻力高于右心而使一部分左侧动脉血经异常通道流入右心或肺动脉,而致心室容量负荷过重和肺血增多,甚至可发生肺动脉高压和充血性心力衰竭。一般无发绀,若在晚期发生肺动脉高压,有双向或右到左分流时,则出现发绀。由于肺血多而使吸入性全麻药在血液中完全饱和的机会增多,故药效发挥迅速而易于加深。又因在心肺之间有重复循环,故静脉麻醉药起效延迟。分流量取决于体肺循环阻力,体循环阻力（SVR）愈高或肺循环阻力（PVR）愈低则分流量愈大。因此,麻醉的原则是避免SVR增加和（或）PVR降低（表56-1）。

表56-1　影响血管阻力的因素

改变	体循环血管阻力	肺循环血管阻力
增加	交感刺激 α肾上腺素能激动药 氯胺酮 双下肢屈曲	低氧血症 高碳酸血症 酸血症 肺内压、气道平均压高 交感神经兴奋 α肾上腺素能激动药 血容量过多
降低	血管扩张药物 α肾上腺素能拮抗药 β肾上腺素能激动药 钙慢通道阻滞药 挥发性麻醉药 组胺释放	吸入氧浓度增加 低碳酸血症 碱血症 前列地尔/依前列醇 α肾上腺素能拮抗药 血管扩张药物

2. 右向左分流病变

包括法洛四联症(TOF)、法洛三联症、肺动脉闭锁(合并VSD)、二尖瓣闭锁(合并ASD或卵圆孔未闭)、三尖瓣闭锁、永存动脉干、大血管转位及艾森门格综合征等。因肺血管或右室流出道阻力大于体循环阻力,而使一部分血液未经肺循环而流入左心,致肺血减少及心室压力负荷过重。又因流入主动脉的血流未完全氧合而发生低氧血症,重症伴有发绀、酸中毒和红细胞增多。静脉注药时,一部分药物未经肺循环而直接到达左心室继而入脑,故药效发挥迅速。因肺血少,吸入全麻药起效较迟。麻醉原则是避免SVR降低和(或)PVR增加。麻醉的血管活性作用可改变肺循环和体循环血管阻力,而肺、体循环血管阻力平衡的改变对心内分流有直接作用。麻醉中影响体、肺循环阻力的因素见表56-1。

(二)混合性病变

包括完全性肺静脉异位连接、右室双出口、大动脉错位(合并VSD)、三尖瓣闭锁、单心房、单心室及永存动脉干等,其肺动脉与主动脉类似两条并联的管道,造成肺循环与体循环血流比(Qp/Qs)失调及体循环与肺循环的血液相混合。肺动脉血氧饱和度高于体循环静脉血,而体循环动脉血氧饱和度却比肺静脉血氧饱和度低得多,因而引起严重低氧血症。其严重程度取决于肺血流多少,后者则受SVR与PVR的影响。若SVR>PVR则肺血流增多,其病理生理与麻醉原则类似左向右分流病变;若SVR<PVR则肺血减少,其病理生理类似右向左分流病变,麻醉原则亦同。

(三)阻塞性病变

包括肺动脉瓣和肺动脉干狭窄、原发性肺动脉扩张、原发性肺动脉高压、主动脉瓣狭窄(瓣上与瓣下)、主动脉缩窄、二尖瓣狭窄、主动脉弓中断及左心发育不良综合征或右位心等。此类病变并不产生分流,只造成心室排血受阻及心室压力负荷过重。左室阻塞者可致左心衰竭、体循环低血压、冠脉灌注不足及室性异位节律;右室阻塞引起右室功能障碍、肺血减少及低氧血症。此类病变多依赖动脉导管提供主动脉或肺动脉远端血流。因每搏量减少,心排血量主要靠心率维持。麻醉原则是避免心

肌抑制、循环阻力增加（表56-1）和心动过缓。

（四）反流性病变

主要是埃布斯坦畸形（三尖瓣下移）及其他原因所致瓣膜关闭不全，心脏排出的血液有一部分又返回心腔，并且循环阻力愈大反流量亦愈多，终致心脏容量负荷过重、心室扩大甚或充血性心力衰竭。麻醉原则是避免循环阻力增高，且设法适度降低后负荷以便减少反流量。

二、先天性心脏病的外科治疗

先天性心脏手术的最终目标是：① 循环的生理性分隔；② 缓解流出道梗阻；③ 保护或恢复心室结构和功能；④ 恢复正常预期寿命；⑤ 维持生活质量。

（一）房间隔或室间隔缺损

可在心肺转流（CPB）直视下，行心内修复术。也可在导管室行房间隔或室间隔缺损封堵术。

（二）房室管缺损

姑息修补术包括肺动脉束带术，目的是减少过多的肺血流。姑息术应用较少，仅用于合并有复杂并发症的小婴儿，如呼吸道合胞体病毒（RSV）和其他肺炎。目前常规实施完全性矫治术，甚至应用于新生儿，手术修复包括心房和心室间隔缺损的闭合，二尖瓣前叶裂关闭和其他合并缺损的修复。

（三）法洛四联症

目前，绝大多数TOF/PS患儿可在2～10个月行完全的矫正手术。一些机构尽可能推迟根治手术的确切时间直至患儿缺氧发作。当复杂的解剖改变不能进行根治性手术时，可考虑采用姑息性分流手术，包括Waterston分流术，在升主动脉和右肺动脉之间建立侧侧吻合，可通过右侧开胸进行；Potts分流术，在降主动脉和左肺动脉之间建立侧侧吻合；中央型分流（centralshunt），在升主动脉和肺主动脉或其分支之间，安置合成管。Blalock-Tanssig分流如前所述，在右锁骨下动脉或左锁骨下动脉与同侧的肺动脉分支之间建立端侧吻合。

（四）主动脉缩窄

是指先天性降主动脉起始部狭窄，通常位于近导管区，合并心内缺损者较少见。1944年，Crafoord通过切除狭窄的主动脉段后端端吻合的方法，首次成功地矫治了主动脉缩窄。同年，Bldock和Park提出另一可选术式，即离断左锁骨下动脉，将其远段和胸部降主动脉吻合，从而形成一旁路，后来，WaldhaUSen描述了补片加宽法和锁骨下动脉蒂片法。人工材料补片加宽法适用于治疗弥漫性主动脉发育不全。合并心内左向右分流（如VSD）的患者治疗缩窄后，需同期行肺动脉束带术。

（五）大动脉转位

是先天性心脏病外科世界级难题，目前的经典治疗手术策略包括1969年Giancarlo Rastelli提出

的Rastelli手术,1982年Yves Lecompte提出的REV手术和1984年Hisashi Nikaidoh提出的Nikaidoh手术,这些手术方式对于合并左室流出道狭窄的大动脉转位的治疗起到了积极的作用,但是这三种手术方式均未能达到真正的解剖矫治心脏畸形。胡盛寿院士团队在Nikaidoh等经典手术的基础上,首创双根部调转手术,使心脏结构接近解剖正常结构,患者术后死亡率、再手术率均明显降低。

(六)单心室

Fontan手术自从1971年报道以来,成为功能性单心室类疾病的生理矫治术,经过不断改进,1988年De Leval等提出全腔静脉肺动脉连接术简化了手术,具有较好的血流动力学和临床效果,减少了心律失常等并发症,成为目前应用最广泛的Fontan类手术。研究显示接受Fontan手术的成年患者中,并发症常见,并且死亡率不低,尤其在存在心房肺动脉交通的患者中。

(七)肺动脉闭锁

1. 合并室间隔缺损(VSD)的肺动脉闭锁(PA)

因肺血来源个体差异大,肺动脉发育情况也各不相同。Barbero-Marcial首先于1990年提出根据肺段血供来源将肺动脉闭锁合并室间隔缺损分成三型,T chervenkov等在此基础上进一步根据固有肺动脉发育情况及肺血来源提出分型:① 有固有肺动脉,动脉导管依赖型,无体肺动脉侧支(MAPCA);② 有固有肺动脉及MAPCA;③ 无固有肺动脉,MAPCA为唯一供血方式。针对这一疾病的手术方式包括体肺动脉的分流术、右室流出道重建、肺动脉融合术等。阿曼皇家医院Francois Lacour-Gayet教授认为对于动脉导管依赖型的PA-VSD,可一站式或二期手术;对于存在发育不良MAPCA型,可分期手术;对于无MAPCA型,患儿3个月内应进行一站式手术。对于异常的肺动脉,仍需对患儿长期随访观察。

2. 室间隔完整的肺动脉闭锁

(1)杂交治疗 是一种治疗新生儿及婴幼儿室间隔完整型肺动脉膜性闭锁的安全、有效的方法。采用胸骨正中切口,于右室流出道距离肺动脉瓣环下约2 cm缝荷包线,然后置入导丝。在超声引导下置入穿刺鞘管。确认穿刺针对准膜性闭锁的瓣膜后,在钢丝引导下放入球囊扩张管进行扩张,超声提示肺动脉瓣开放。与传统的手术相比,短期、长期结果满意,免于患儿经受体外循环而获益,无须受外周血管限制,可同时进行外科手术。

(2)双心室矫治 为了使右侧心脏得到生长,对于室间隔完整的肺动脉闭锁的治疗,首先选取姑息治疗方法包括改良B-T手术与肺动脉瓣膜切开术。研究表明改良B-T术加肺动脉瓣膜切开的方式不能够使三尖瓣半环生长,所以三尖瓣的大小是双心矫治术的手术指标。右心室潜在的生长仅仅表现在接受双心室矫治的患者中,右心室的冠状动脉瘘是一个实行单心室矫治术的重要指标。

(3)单源化治疗 合并粗大体肺侧支的TOF/肺动脉闭锁可采用此方法。单源化手术时直接把MAPCA联通或通过各种方法连接到肺动脉主干上,使肺血来源单一化,由中心肺动脉供血。是否对MAPCA进行单源化处理影响近期及远期死亡率。由于体肺侧支病理生理复杂和解剖位置多变,其处理一直是外科手术的难点。术前明确MAPCA诊断并评价其分布及数量,对于介入及外科手术处理至关重要。Murthy教授提到手术要点,血管造影评估体肺侧支;手术方式取决于肺血管的数量。Murthy认为,对于不连续的MAPCA在较小的患儿中,不用单源化治疗。发育不良的肺动脉合并小的

MAPCA不需要单源化治疗（因为持续的肺动脉分流能够促进肺动脉生长）。

第二节　麻醉前评估与准备

麻醉前评估包括病史、体检、实验室检查和各主要器官功能状况等内容。此外，还需与外科医师和心脏科医师共商处理意见。通过麻醉前评估，麻醉医师制订出针对患儿特殊需要的围术期处理计划。

一、病史与体检

患儿的发病年龄往往与疾病的严重程度有关。肺血流减少或混合不充分的患儿可能持续存在发绀或因情绪激动、哭闹和活动量增加而间断出现发绀。年长的小儿应了解其有无喜"蹲踞"的习惯，并观察其与发绀之间的关系。应充分了解发绀的频率，以判断疾病的严重程度。因为发绀性缺氧发作也可能在麻醉和手术过程中发生，以便及时采取措施降低右向左分流。临床发绀的出现依赖于血中还原血红蛋白的绝对浓度而非氧饱和度，但新生儿由于含有大量高度饱和的胎儿血红蛋白，在临床出现发绀前其氧分压已严重降低。发绀型先天性心脏病往往潮气量增高，尽管早期并未出现杵状指，但其呼吸耐量降低，对缺氧的呼吸反应也减弱。婴儿喂养困难、成长缓慢往往提示有充血性心力衰竭，呼吸道易感染，出现肺炎。先天性心脏病患儿常常合并其他先天性疾病，因而容易在围术期出现温度调节困难、营养不良、脱水与低血糖、气道困难、凝血异常和中枢神经系统疾病。

二、实验室检查

应特别关注血细胞比容、白细胞计数、凝血指标、电解质和血糖等。缺氧使血红蛋白持续升高，定期检查血红蛋白有助于简单地判断患儿低氧血症的水平。高血红蛋白使血液黏滞度升高，容易导致血栓形成。如果患儿进食困难处于相对脱水状态将加速血栓形成。已有大量研究证明发绀型先天性心脏病患者存在凝血功能障碍，原因可能为血小板功能不全和低纤维蛋白血症。白细胞计数和分类的变化有助于判断患者的全身感染情况，发热、上呼吸道感染和白细胞增高患者不应施行择期手术麻醉，不仅因为体外循环将进一步降低免疫功能，而且术中所有的人工材料被细菌种植后将出现感染性心内膜炎等灾难性的情况。应排除家族性凝血异常，实施体外循环前应保证凝血功能正常。了解患儿血钾、镁、钙和血糖状态，及时纠正。左心室发育不良综合征患儿容易出现低血糖，新生儿心肌对血糖的依赖大于成人心肌，因而低血糖更易加重心力衰竭。

三、心脏专科检查和评估

先天性心脏病患者的心脏专科检查时首先要详细追问患儿的病史，包括家族史和胎儿发育过程中的异常情况等。对于严重先天性心脏缺陷，如果及时发现，采取介入治疗和外科手术多能治疗。脉

搏血氧饱和度检测是一种已被证实的简捷、无痛、结果明确、效价比较优的检查技术,对于医患双方都容易接受。黄国英等进行的研究显示,在无症状新生儿中,脉搏血氧饱和度监测联合临床评估筛查危重先天性心脏病的敏感性为93.2%,筛查严重先天性心脏病的敏感性为90.2%。近期,欧洲脉搏血氧筛查工作组在Lancet上发表声明呼吁,所有新生儿在出生后24 h内应接受脉搏血氧饱和度监测以筛查严重先天性心脏缺陷。

胸部X线片、心电图和超声心动图的联合检查对绝大部分先天性心脏病的诊断和评估已可以提供足够准确的相关信息。在诊断明确后,即可及时选择合适的手术方式。这三项检查均可在床旁完成,对危重患儿尤为适合,是目前常规的心脏检查项目。近年来,心脏增强断层扫描(CT)和心血管磁共振成像(MRI)技术进一步完善了对心脏内部结构及大血管形态的评估,使先天性心脏病无创伤性诊断更加趋于完善。对于超声心动图诊断有一定困难的复杂先天性心脏病,如主动脉病变、血管环、肺静脉畸形及合并侧支循环的患儿,建议超声心动图联合心脏CT或MRI检查,可明显减少漏、误诊率。

心导管检查依然是评价先天性心脏病解剖和生理的金标准。尽管目前无创检查能解答许多解剖学疑问,但存在复杂解剖问题的病例或那些需要生理学资料的患者,导管介入检查仍是重要工具。对麻醉医师而言,重要的心导管检查资料包括:患儿对镇静药的反应;所有心腔和大血管的压力和氧饱和度;心内和心外分流的位置和大小(Qp/Qs);肺血管阻力和体循环阻力;心腔大小和功能;瓣膜解剖和功能;与之前手术有关的体循环或肺循环动脉畸变状况;冠状动脉解剖;既往分流的解剖、位置和功能;可能影响计划好的血管通路或手术方式的获得性或先天性解剖变异。

四、呼吸系统评估

先天性心脏病的患儿如有严重心功能不全,临床常表现为严重气促和吸气凹陷,部分患儿需气管插管机械通气支持,临床呼吸症状严重的新生儿除考虑心功能影响外,应注意是否合并新生儿呼吸困难的呼吸道病因,包括耳鼻咽喉科疾病如上呼吸道囊肿、先天性喉喘鸣等,以及气道畸形如气道狭窄软化、支气管瘘等。一些综合征如皮耶-罗宾综合征(小下颌-舌下垂综合征)及猫叫综合征,除心脏畸形外还伴有下颌骨和喉部发育畸形。

气道畸形及气管的软化狭窄常常成为先天性心脏病矫治术后难以脱离呼吸机的主要原因。鉴别患儿术前是否已经合并气道异常对于判断预后极为重要,也便于向家属交代预后及治疗方案。先天性心脏病患儿中合并气管狭窄的比例可高达12%以上。尤其在合并主动脉弓病变的患儿中更为明显。先天性气管狭窄通过纤维支气管镜和胸部CT检查可以明确诊断并评估病变位置及范围。胸部CT检查简便快速,但对已行气管插管的患儿无法提示主气道情况,且有一定辐射性。纤维支气管镜具有直观、准确的优点,可动态观察呼吸不同时相的气道内径变化,对患儿无放射性损伤,可以床旁进行,但对设备要求高,临床操作有一定风险。CT检查不能完全替代纤维支气管镜检对气道异常的诊断,特别是在有上呼吸道病变或气道动力性改变、痰栓堵塞时。二者结合可以对气道及其周围组织关系提供更加全面的信息,为手术方案的选择提供更多帮助。

并非所有气管狭窄都需行气管手术,大部分患儿是由于气管受压引起气管软化,当外界压迫解除后,随着时间会逐渐改善。对先天性心脏病的患儿,术前体检应仔细检查肺部和上呼吸道体征,如有

严重呼吸困难、喘鸣音、声音改变（如哭声低哑），尤其是与心功能不全程度不能完全符合时，临床应怀疑合并气道畸形，建议做胸部CT或纤维支气管镜检查。

五、神经系统评估

神经系统的异常在先天性心脏病患儿中较为多见，尤其在早产儿，可能有小头畸形、白质损伤和大脑成熟度异常等，颅脑超声和多普勒血流监测可有所提示。有心肺复苏抢救史、抽搐、肌张力异常及严重缺氧的患儿建议进行神经系统评估，如头颅MRI、脑电图监测。头颅MRI因无法床旁进行，检查时间较长，镇静程度较深，部分危重新生儿可能难以承受，可考虑检查时间较短的头颅CT检查。振幅整合脑电图（amplitude-integrated electroencephalogram, aEEG）能够床旁进行，可以无创、长时间连续进行新生儿脑功能监护，建议有条件的医院可将脑电图检查改为动态脑功能监测即aEEG。对术前有严重缺氧的患儿，有条件者还可进行脑氧监测，提高对神经系统预后的预测。

六、消化系统评估

先天性心脏病患儿可合并其他内脏畸形。腹部脏器可能有多种发育畸形，腹部超声可有所提示。严重的消化道畸形如食管闭锁、十二指肠闭锁/狭窄、环状胰腺、小肠闭锁等多可以早期发现并实施外科手术。但部分畸形如胆总管囊肿、肝脏囊肿、血管瘤等，泌尿系统疾患如肾发育不良、肾积水等早期临床并无症状，但在长时间体外循环心脏手术及术后心排血量严重不足时可能影响病情恢复，甚至恶化病情。如患儿病情允许，建议术前予腹部超声检查以了解腹腔重要脏器的情况。

七、营养评估

营养不良在先天性心脏病住院患儿中较普遍，尤其在合并心力衰竭、肺动脉高压等高危风险因素情况下，对住院患儿的临床预后及生长发育影响尤其明显。因此，术前应对行先天性心脏病患儿进行营养评估。

（一）评估时间

推荐入院24 h内、术后3～7天、出院前各评估1次，住院时间超过2周者应每周评估1次。

（二）评估指标

体格测量包括患儿的身高/身长、体重、头围、中上臂围及皮褶厚度等；实验室指标包括总蛋白、前白蛋白、视黄醇结合蛋白、C反应蛋白、血红蛋白、电解质。必要时监测微量元素、叶酸、维生素B_{12}等。

（三）评估工具

推荐采用世界卫生组织（WHO）儿童生长标准曲线（http://www.who.int/childgrowth/standards/en），早产儿则推荐采用Fenton 2013（http://ucalgary.ca/fenton/2013chart）。

（四）其他

先天性心脏病患儿术前首选经口喂养，伴吞咽困难或合并胃食管反流者建议经鼻-胃管饲肠内营养（enteral nutrition, EN），摄入不足时应积极补充肠外营养（parenteral nutrition, PN）。

八、术前禁食水和用药

（一）术前禁食水

术前禁食水的原则近年发生了较大变化。长时间禁食的婴幼儿可能发生低血糖和容量不足，也容易因饥饿和口渴导致情绪烦躁。关于是否需要长时间禁食的研究发现小儿清流质的胃排空时间为2 h左右，固体食物排空较慢，尤其是动物脂肪含量较高的膳食。据此，美国麻醉医师协会修改了相应的禁食时间指南，指南（表56-2）建议手术当日固体食物（包括牛奶）的禁食时间为6～8 h，清流质为2～3 h。此法大大减轻了择期手术小儿的口渴和饥饿感，降低了低血容量和血液浓缩的风险，同时不增加误吸的危险。急诊手术的禁食时间难以硬性规定，无法制订有效的指南来权衡推迟手术和误吸的风险。麻醉医师应针对不同的患者制订个体化的应对方案。

表56-2　降低肺部吸入危险的推荐禁食时间

摄入食物	最短禁食时间（h）	摄入食物	最短禁食时间（h）
清流质	2	乳品（非母乳）	6
母乳	4	清淡食物	6
婴儿粥	6	高脂肪食物	8

该推荐方案适用于各年龄组择期手术患者，但不适用于产妇。该指南并不能完全保证胃排空，应特别关注禁食水与长期用药的问题。一般来说，手术日清晨吞服药物时所饮的少量水并无误吸的危险。长期用药的目的不是为了维持术中血药浓度稳定，而是着重于其术后作用，因为术后需相当长时间才能恢复正常口服用药。

（二）术前用药

目前有关术前用药的意见尚不统一。术前用药的作用主要包括减少分泌物、阻断迷走神经反射、减少烦躁焦虑和降低麻醉诱导期的心血管不良反应。随着对呼吸道刺激小的吸入麻醉药的问世，以及众多关于抗胆碱能药物引起术后认知功能不全的报道，目前成人术前已很少使用抗胆碱能药物，尽管小儿麻醉中的使用还比较普遍。但研究显示不用抗胆碱能药物并没有增加不良后果。研究发现，呼吸道不良反应与小儿的年龄、体重有关，小于3个月的小儿，尤其是新生儿，其迷走神经张力高，诱导药物、喉镜刺激、手术刺激等均可通过迷走反射引发心动过缓。

盐酸戊乙奎醚为M受体拮抗剂，选择性地作用于M1、M3受体，对M2受体无明显作用，既能减少呼吸道分泌物和防止刺激迷走神经引起的并发症，又能有效避免心动过速、尿潴留、肠麻痹等不良

反应。小儿盐酸戊乙奎醚推荐剂量为0.1 mg(体重≤3 kg)，0.2 mg(7～9 kg)，0.3 mg(12～16 kg)，0.4 mg(20～27 kg)，0.5 mg(体重≥32 kg)。

　　小于8个月的婴儿很少需要镇静药，大于1岁的小儿麻醉前是否使用镇静药尚存分歧。必须充分权衡术前用药可能给患者带来的益处和不良反应，着重关注心血管反应和呼吸道通畅情况。目前最常用的镇静药为咪达唑仑，口服咪达唑仑已成为小儿麻醉前最常用药物。1998年后面市的咪达唑仑口腔溶液(Versed糖浆)为小儿麻醉提供了术前镇静的有效方法。Versed糖浆pH为2.8～3.6，以水溶性和亲脂性闭合环为主，口感好，小儿容易接受，口服后接触口腔黏膜的亲脂成分吸收好、更稳定。常用口服剂量为0.25 mg/kg，起效时间10～15 min，20～30 min达峰值，OAA/S评分满意，不影响术后苏醒。咪达唑仑(0.25～0.5 mg/kg)联合氯胺酮(4～6 mg/kg)口服效果更好，无明显的循环、呼吸不良反应。此方法也适用于接受诊断性检查的患儿。应用氯胺酮的小儿必须同时加用阿托品或长托宁，以避免分泌物引起呼吸道并发症的风险。选择术前用药总体原则应着眼于患者的需求和对镇静药物的反应。小儿用药后，应常规监测脉搏血氧饱和度，以提高安全性。

第三节　麻　醉　处　理

一、术中监测

(一)无创监测

　　无创监测主要包括心电图、无创血压、经皮脉搏氧饱和度、呼气末二氧化碳、麻醉气体浓度和温度等，TEE为半有创监测，有专用小儿食管探头时可以采用。心电图主要用于监测心律失常和心肌缺血，婴幼儿应准备专用电极妥善固定并防止皮肤受损。心脏手术中的无创血压只在有创动脉压建立之前使用。经皮脉搏氧饱和度在小儿心血管手术中极为重要，可大大提高麻醉的安全性，特别对于发绀患儿。手术中影响脉搏氧饱和度的因素众多，如高频电刀、手术灯光、袖带血压计、血管收缩痉挛、注射染色剂、局部低温和低灌注等。目前第五代脉搏氧饱和度监测技术已可安全地用于低温和低灌注状态，考虑到小儿的肢端容易受低温和低灌注影响，建议采用一次性氧饱和度探头，有用于指、趾、手掌、脚掌、耳垂的探头，并有额贴探头，可监测脉搏脑氧饱和度。小儿的氧储备较差，一旦出现氧饱和下降，说明已经出现明显缺氧，应特别注意。呼气末二氧化碳监测已成为临床麻醉中的常规监测项目，除了解二氧化碳分压水平、确认气管内导管和麻醉回路完整性外，也可获得病理生理方面的信息。如法洛四联症流出道痉挛肺血减少导致缺氧发作的患儿，呼气末二氧化碳可明显降低。

(二)有创动脉压监测

　　因监测术中血压波动、体外循环期间非搏动血流及反复采样血液分析等的需要，直接动脉压监测极为重要。适用于所有体外循环心脏手术和小儿非心脏手术，特别是新生儿。小儿测压管道的抗凝为每毫升生理盐水含肝素1 U。虽然股动脉、尺动脉、肱动脉和足背动脉均可采用，但临床上最常使用桡动脉。术前应常规检查手部两侧的血液循环，通过触诊对桡动脉搏动情况做出评价，行改良Allen试验对手部并行循环做出评价。

（三）中心静脉压监测

可用于中心静脉压测定、快速给药、输血输液、放置肺动脉导管或起搏导管及术后静脉营养等。常用穿刺置管途径有颈内静脉、锁骨下静脉、股静脉、颈外静脉和肘前静脉等。

（四）肺动脉压监测

中心静脉压仅反映右心充盈和血容量状况，不能反映左心状态。Swan-Ganz导管可用于术中和术后测定右室肺动脉压差及混合静脉血氧饱和度，为诊断和治疗提供指标。尤其适用于充血性心力衰竭、左心功能低下、肺动脉高压、主动脉瓣和二尖瓣病变患者。目前临床已有用于小儿的特种肺动脉导管。

（五）左房压监测

放置肺动脉导管困难的小儿可在术中由外科医师在左心房置管测定左房压。有些医疗中心将位于右心房的中心静脉导管经房间隔缺损置入左心房临时监测左房压，此时，5岁以内的小儿置入中心静脉导管应为10～14 cm。左房测压时要慎防气体进入测压系统。

（六）中枢神经系统监测

体外循环心脏手术后的中枢神经系统并发症多发、复杂，成为目前研究领域的热点。常用监测手段包括脑电图、双频谱分析（BIS）、经颅多普勒脑血流图（TCD）、颅内压监测及脑氧饱和度监测等。但目前在敏感性、可靠性、定位和定量等方面均存在不足。

（七）TEE

目前经食管超声探头可安全地用于体重大于4 kg的患儿，适用于术中明确诊断、评价手术疗效和心室功能，也可指导外科医师排出心内气泡。

二、麻醉诱导与维持

（一）麻醉药物选择

麻醉药物大多可改变先天性心脏病患儿血流—压力—阻力关系。确定了血流动力学目标后，可通过选择合适的麻醉药物制订合理的麻醉方案。此外，还需综合考虑其他因素：① 年龄；② 入室时精神状态；③ 有无静脉通路；④ 有无气道梗阻；⑤ 疾病严重程度；⑥ 心血管功能状态等。

1. 吸入麻醉药

严重心脏病小儿不应使用强力挥发性麻醉药，轻、中度心脏病患儿可耐受缓慢及低浓度吸入挥发性麻醉药。除经呼吸道吸入外，也可通过吹入心肺机而维持全身麻醉，可选用恩氟烷、异氟烷、七氟烷或地氟烷等。挥发性麻醉药可抑制心肌、降低心排血量。心肌抑制使心室不能产生有效心内压，心腔间压差发生改变，从而改变分流的方向和性质。但另一方面，心肌抑制有时可产生有益的血流动力学作用。如法洛四联症肌性流出道肥厚梗阻患者，抑制心肌收缩力、减慢心率可缓解右室流出道梗阻、改善肺血流、缓解缺氧程度。

2. 静脉麻醉药

氯胺酮可经口服、肌内注射及静脉注射等多途径用药, 兴奋交感神经使心率增快, 心肌收缩力增强, 故对心功能差的患儿较容易维持心率和血压。由于此独特的血流动力学效应, 而且可维持自主呼吸, 常用于发绀型患儿麻醉诱导和心导管检查, 特别适用于心功能差的患儿。有关氯胺酮增加肺动脉压、加重发绀的作用并未得到证实。氯胺酮的相对禁忌证有冠状动脉异常和严重主动脉瓣狭窄致冠脉血流不足、左心发育不良伴主动脉瓣闭锁和降主动脉发育不良等。

3. 麻醉性镇痛药

临床上常用的麻醉性镇痛药均可于先天性心脏病手术麻醉。

4. 肌肉松弛药

肌松药的选择通常以血流动力学效应、起效时间、作用持续时间、不良反应及患儿疾病和治疗用药等为依据。应用肌松药须慎防与组胺释放有关的过敏反应。泮库溴铵可增加心率, 有利于依赖心率增快提高心排血量的婴幼儿和小儿, 并有利于防止阿片类药导致的心动过缓。

（二）麻醉诱导

麻醉诱导方案应根据患儿年龄、合作程度、预计手术时间、是否用过术前药、病种、对各种麻醉用药预期的反应和心血管功能状态而制订。心功能对指导麻醉诱导最为重要。心室功能正常的患者, 临床常用药物均可选用, 心室收缩功能不良的患者推荐选用氯胺酮。先天性心脏病小儿麻醉诱导过程中给氧不足, 可导致高碳酸血症、酸中毒和低氧血症, 从而使肺血管阻力升高, 肺血流减少, 最终出现心肌功能紊乱和低血压。因此, 小儿先天性心脏病麻醉诱导主要危险来自呼吸道。心功能正常的患儿麻醉诱导时低血压并不常见, 但是患儿存在低血容量、气道梗阻或失去窦性心律时低血压较常见。心功能处于边缘状态的患儿如左心发育不良综合征、严重主动脉梗阻新生儿或心脏移植者, 往往不能耐受静脉容量扩张导致的血容量相对不足, 静脉麻醉药应缓慢注射。

麻醉诱导主要有吸入、静脉、肌内和直肠给药等方式。① 肌内注射诱导, 适用于婴幼儿或不合作患儿, 或病情重、发绀显著或心功能不全而尚未开放静脉通路的患儿。常选用氯胺酮（4～6 mg/kg, 肌内注射）。尤其适用于右向左分流的患儿。② 静脉诱导, 适用于可合作的儿童, 对左向右或右向左分流患儿均适用。但右向左分流患儿静脉诱导起效加快, 应予注意。③ 吸入诱导, 适用于心功能较好、左向右分流的患儿。不适用于右向左分流的发绀患儿；因肺血少可致挥发性麻醉药从肺泡弥散入血的速度减慢, 且容易引起动脉血压降低。左向右分流通常不影响诱导速度。

经口或经鼻气管插管均可, 目前并无客观的科学依据, 主要根据各自的选择而定。笔者所在医院新生儿、婴幼儿、复杂先天性心脏病、重症患儿或体重低于15 kg的患儿通常选用经鼻腔气管内插管。既往认为, 8岁以内患儿不应选用带套囊导管, 但研究表明, 带套囊导管可安全用于新生儿、婴幼儿, 不增加拔管后喘鸣。笔者所在医院无论患儿大小, 均首选带套囊导管。测定气管导管套囊内压可减少气管黏膜受压缺血的危险, 其压力以低于20 cmH_2O 为佳。气管插管完成后应立即检查核实气管导管位置及其深度, 新生儿和低体重儿建议行术中胸透, 以确认气管导管的位置。

（三）麻醉维持

先天性心脏病患儿麻醉维持取决于患儿术前状态、诱导反应、手术时间及术中操作等因素。患儿

个体情况和术后对呼吸方式的需求也是决定麻醉维持的重要因素。既往所采用的大剂量麻醉性镇痛药维持麻醉的方法可有效地预防麻醉期间及麻醉后的应激反应,取得了良好的麻醉效果。近年来,联合应用中、小剂量麻醉性镇痛药(芬太尼剂量≤ 50 μg/kg)与吸入麻醉药进行平衡麻醉,取得了更加理想的效果,特别是转流前、中、后联合吸入七氟烷、地氟烷或异氟烷具有可控性强、麻醉深度适宜、器官保护、抑制炎症反应等优点。麻醉维持期间须高度关注的是术中心内分流的改变。当病情变化时首先应区别是血流动力学剧变所致,还是原有心肌功能紊乱加重而引起。术中操作的影响和麻醉过深是其常见原因。通常停止心脏或大血管操作即可恢复正常。在循环血容量充足的情况下,也可考虑药物支持、纠正酸中毒和调整呼吸等措施。吸入麻醉维持适用于非发绀型先天性心脏病患儿,或病情较轻,术后希望早期拔除气管导管的患儿。静脉麻醉维持多用于病情重、发绀、术后需要机械通气支持的患儿。

三、麻醉管理要点

(一)先天性心脏病患者麻醉管理中的共性问题

1. 输液

要点:① 一般在麻醉后先按 10 ml/(kg·h)输液,体重 10 kg 以下小儿需用微量泵输注。待动静脉直接测压建立后,再根据测定参数调整输液量。心包切开后观察心脏的充盈程度可用作参考。② 液体种类在新生儿可输 10% 葡萄糖液和 0.25% 生理盐水;1 岁以下输 5% 葡萄糖和 0.25% 生理盐水;1 岁以上仅输乳酸钠林格液。③ 发绀患儿需根据血 pH 输用 5% 碳酸氢钠。非发绀患儿因脱水、代谢性酸中毒时也需输用适量碳酸氢钠。④ 除输注晶体液外,在转流后需输入胶体液,以维持胶体渗透压、循环血量和总血容量。⑤ 转流后常出现低钾血症,应从中心静脉通路输注钾溶液。补钾时应严格控制输注速度。⑥ 血清钙低于 1.75 mmol/L(7 mg%)或离子化钙低于 1 mmol/L(4 mg%)时,应予补充葡萄糖酸钙。

2. 输血

要点:① 对病情不重、体质较好的患儿,术中失血在血容量 10% 以下者可不予输血,术中仅以输液体补充血容量即可。体外循环后失血的问题一直备受关注,是否需要输血尚存争议,多建议输血。② 对术前血红蛋白浓度高的患儿,可在麻醉后或 CPB 前施行急性血液稀释自体输血,不仅可保持输血质量,更重要的是降低血液黏稠度,改善微循环。③ 如果体外循环时间不长、未见血红蛋白尿,且病情较平稳者,可将部分体外循环机内余血回输体内。机器余血的血红蛋白浓度低者,可采用超滤法提高机血质量后再回输体内。④ 一般而言,双心室修复术以维持血细胞比容(Hct)30% 为宜;功能性单心室仍然存在动静脉血混杂的情况,建议维持 Hct 在 45% 左右;Fontan 手术后 Hct 为 30%~35% 是可以接受的。

3. 呼吸支持

传统的麻醉呼吸机用于先天性心脏病患儿难以提供准确的通气量,建议采用高档麻醉机或麻醉工作站实施麻醉,必要时可以应用治疗性呼吸机。无论采用何种通气技术,均应定时检测血气,并指导呼吸支持。氧是强效的肺血管扩张剂,吸入高浓度氧可使心排血量更多经分流进入肺循环(Qp),使得体循环心排血量(Qs)减少。同理,低 $PaCO_2$ 可降低肺血管阻力,增加 Qp,减低 Qs。增高 $PaCO_2$ 而增加 Qp 对存在心内分流或心外分流的患者同样不利。因此,对有分流性病理生理改变或非限制性室间隔缺损的患儿应避免采用高浓度氧通气。降低吸入氧浓度(FiO_2),维持正常或稍高的 $PaCO_2$ 有利于平衡体循环和肺循环血流分布。

4. 肺动脉高压

要点：① 肺动脉高压常见于肺血流增多的先天性心脏缺损,其发生率和严重程度与缺损的性质有关。肺血流增多的早期左室容量负荷增加,而体循环血流相对较少,左室代偿性扩张肥厚,严重者可出现左心衰竭。肺血流长期增多,肺动脉代偿性收缩压力增高,继而发生组织学改变,成为不可逆的器质性肺高压。肺高压加重了右室后负荷,右室出现肥厚、扩张甚至衰竭。因此,肺血流增多的左向右分流性先天性心脏病,应做到早发现、早诊断和早治疗。② 麻醉及手术中许多因素可引起肺血管阻力增高,如手术刺激、交感神经紧张、肺泡缺氧、高碳酸血症、酸中毒、功能残气量、低温、血管活性药及一些炎性介质等。因此,在保证供氧和维持足够麻醉深度的前提下,麻醉的重点是减少肺动脉压力波动,维持心血管功能稳定。无论是肺泡氧张力降低还是混合静脉氧张力降低,均可导致缺氧性肺血管收缩。当肺容量降低时,由于肺血管扭曲或低血氧,血管阻力也增高;当肺容量增加时,肺泡小血管受压,肺血管阻力增高。动脉血二氧化碳张力略低于正常时,肺血管阻力可降低。③ 正常情况下无肺高压时,心排血量主要受左心前负荷及全身血管阻力的影响。严重肺高压时,由于右心后负荷过重使右心功能受限,从而限制了左心排血量,此时相应的前负荷为右室充盈量。严重肺高压患儿应以中心静脉压调节血容量而不是肺楔压(PCWP),中度肺高压者心排血量受左、右室功能影响,最好同时监测中心静脉压和肺楔压。

（二）先天性心脏病患者麻醉管理

其中的个体性问题,须结合疾病的病理生理特点或手术性质做相应的处理。有资料表明,先天性心脏病患者需行麻醉者1岁以内、1～15岁、成人各占1/3,其中新生儿和婴幼儿是以心脏畸形导致的血流异常为特征,而成年患者则以心律失常和瓣膜疾患为特征,这对术中麻醉管理具有一定的指导意义。以下重点介绍先天性心脏病中代表性疾病或手术的麻醉管理要点。与新生儿和婴幼儿先天性心脏病相关的姑息性手术的麻醉在此一并介绍。先天性瓣膜病的病理生理和麻醉处理与后天性瓣膜病基本相同,可参考瓣膜病的麻醉。

1. 房间隔缺损

要点：① 房间隔缺损的基本病理生理是在心房水平存在左向右分流,导致右心室容量负荷和肺血流增加。如果分流量大而产生一定程度的肺动脉高压,患儿易反复并发肺内感染。少数巨大的房间隔缺损使右心室容量超负荷,可导致充血性心力衰竭。成人房间隔缺损,由于长时期肺血流增加和肺动脉高压,可产生梗阻性肺血管病变。② 左向右分流从理论上对麻醉经过有一定影响。静脉麻醉药经静脉注射回到左房后,由于一部分随分流的血液到肺循环,进入体循环和到达脑的血药浓度相对较低,药物起效时间减慢;相反,吸入全麻药由于肺血流增多,到达脑内的血药浓度上升较快,使诱导速度加快。但实际上,只要分流量不是很大,无论是静脉麻醉或吸入麻醉,对诱导速度的影响并无临床意义。③ 房间隔缺损手术时间短、创伤小,术后一般不需正性肌力药支持,可行快通道手术麻醉。

2. 室间隔缺损

要点：① 室间隔缺损是在心室水平存在左向右分流,主要产生左心室容量超负荷,也可导致右心室容量超负荷和肺血流增加,但较房间隔缺损更易产生肺动脉高压。② 对肺动脉压和肺血管阻力显著增高的室间隔缺损患者,麻醉处理的要点是防止其进一步增高,可能情况下使其适当降低。手术前可给予吸氧,静脉滴注硝普钠;有条件时给予吸入一氧化氮。麻醉时应避免增加肺血管阻力的因素,

诸如缺氧、高碳酸血症、酸中毒、交感神经兴奋、肺过度膨胀等。手术后适当延长机械通气支持的时间，必要时静脉滴注硝普钠。③ 术后若心血管状态不稳定，在排除血容量不足等常见原因后，应考虑是否有残余室间隔缺损，并警惕手术所致的并发症，尤其是房室传导阻滞和主动脉瓣关闭不全。

3. 动脉导管未闭

要点：① 动脉导管未闭的主要病理生理变化是收缩期和舒张期都有血流自主动脉进入肺循环，导致肺血流量增加，左心室容量负荷加重。如果分流量过大，可减少其他重要器官的血液供应而影响其功能。② 在处理动脉导管前后，应实施控制性降压以降低血管张力。

4. 法洛四联症

要点：① 法洛四联症是由室间隔缺损、右室流出道梗阻、主动脉骑跨和右心室肥厚四种畸形构成的发绀型先天性心脏病。其血流动力学改变和病情严重程度取决于右室流出道梗阻的范围和程度。② 由于存在右室流出道梗阻，进入肺循环的血流量减少；未经氧合的静脉血通过室间隔缺损和骑跨的主动脉直接进入体循环，从而产生低氧血症。器官和组织氧合不足可导致代谢性酸中毒。③ 持久的低氧血症刺激红细胞生成素的产生，导致红细胞增多症，一方面可增加血液黏滞度，影响微循环，增加血栓形成的可能性；另一方面可有血小板减少症和凝血机制异常，增加手术失血量。红细胞增多症造成血细胞比容增加，血浆容量减少。因此，尽管血浆蛋白相对浓度在正常范围，但其总的含量却减少。这对于麻醉药的效应有重要影响，因为许多静脉麻醉药和麻醉性镇痛药进入循环后都先与血浆蛋白结合，不结合的部分透过血脑屏障产生麻醉效应；如果血浆蛋白含量减少，不结合的部分增加，即使用一般剂量，也可能发生相对过量。④ 右向左分流量主要取决于两心室排血阻力的相对大小，右室排血的阻力越大，右向左分流量也越大，动脉血氧饱和度越低。分流量的大小不仅取决于解剖畸形程度，而且受功能性变化的影响。当漏斗部发生痉挛和（或）肺血管阻力增高时，右室排血阻力急剧升高，右向左分流量就显著增加，严重时甚至出现缺氧性发作。当外周血管扩张，发生低血压时，左室排血阻力降低，右向左分流量也增加。因此，麻醉处理时既要防止麻醉过深或其他原因所致的外周血管扩张和低血压，更要尽力避免一切导致漏斗部痉挛和（或）肺血管阻力增高的因素，尤其是缺氧、高碳酸血症、酸中毒、交感神经兴奋等。⑤ 麻醉期间一旦发生严重发绀，心率减慢，血压下降，应高度怀疑缺氧性发作，须及时处理，否则可发展为心搏骤停。如果手术尚未显露心脏，可静脉注射小剂量（0.01 ～ 0.02 mg/kg）去氧肾上腺素，以增高外周血管阻力，减少右向左分流，增加肺血流量，从而提高 PaO_2。如果手术已显露心脏，手术者可用大拇指和示指捏压升主动脉约 10 s，也可起到与注射去氧肾上腺素相似的作用。此外，还可给予输注碳酸氢钠以纠正酸中毒。同时应尽快建立体外循环。⑥ 法洛四联症患者实施人工通气时，必须注意防止过度通气，以免由于增加肺内压，减少肺血流量，而使右向左分流量增加，从而加重低氧血症。⑦ 麻醉后应在轻度扩张血管容积的基础上适当补液，以改善由于红细胞增多、血液黏滞度增高导致的血液流变学的改变。转流前一般可不输血，可输注平衡盐液，并适量补充白蛋白溶液或血浆以免血浆蛋白浓度降低。法洛四联症成年患者，尤其伴高血压者，由于侧支循环丰富，手术切口和纵劈胸骨时可有大量失血，必要时给予一定量的输血。⑧ 停止转流后若有血红蛋白尿，应适当补充液体，使血液中游离血红蛋白稀释；给予静脉注射适量碳酸氢钠，碱化尿液；必要时给予利尿药，以加速游离血红蛋白排出，防止肾功能受累。

5. 完全性肺静脉异位连接

要点：① 来自肺静脉的氧合血和来自体静脉的未氧合血均进入右心房而发生混合，一部分混合

血通过右心室再进入肺动脉；另一部分混合血经房间隔缺损或未闭卵圆孔进入左心房而到达体循环。由于进入体动脉的是动静脉混合血而发生发绀。由于有大量血液分流到肺静脉而致肺血多。肺血管反应性强，易产生肺动脉高压和右室功能障碍。② 由于既有右向左分流，又有左向右分流，静脉麻醉药起效较慢，静脉诱导时应注意防止麻醉药过量；由于肺血增多，有发生急性肺水肿的倾向；容量补充不宜过多过快，正压通气有助于减少肺血流。③ 建立转流前和停止转流后常须用正性肌力药支持心功能。④ 手术后房室传导阻滞发生率较高，如静脉滴注异丙肾上腺素不能纠正，应及时安置心脏起搏器。⑤ 术后需延长机械通气时间，采取降低肺血管阻力的措施。

6. 三尖瓣下移畸形 (埃布斯坦畸形)

要点：① 由于心脏扩大，心肌收缩力减弱，对全麻药的抑制作用耐受差，容易发生心肌抑制。此外，形成的房化右室缺乏主动收缩能力，当心房收缩时血液流入房化右室使其扩张；心房舒张时，房化右室中的一部分血液反流到右房，因而有一部分血液在右房与房化右室之间往返，静脉注射的麻醉诱导药也有一部分随血液在这两个心腔之间往返，并在扩大的右房内停留较久，以致麻醉效果出现较迟。此时如误认为麻醉药剂量不足而加大剂量，就有可能造成心肌严重抑制。因此，当静脉诱导后麻醉效果不显时，可稍予等待，切忌急于追加剂量而致过量。② 此种心脏畸形由于右房扩大，房化右室不应期缩短，应激性增加，以及常存在异常传导束，容易出现心律失常，尤其是术前有预激综合征者可有阵发性室上性心动过速发作。这种心脏扩大患者一旦发生心动过速，由于舒张期缩短，使原已减少的心搏出量进一步减少，严重时可导致急性循环衰竭。因此麻醉和手术期间应严密监测心率，以便及时发现心律失常。一旦出现室上性心动过速，应迅速予以纠正。对于伴异常传导束者，应当选用利多卡因；对于伴低血压者，以去氧肾上腺素为宜。③ 术后原已受损的心功能不能立即恢复，而且由于手术创伤、心肌缺血等多种因素的影响，还可进一步受累。因此手术后常需用正性肌力药支持心功能。

7. 改良Fontan手术

改良Fontan手术是用于矫治单心室、三尖瓣闭锁等多种复杂性发绀型先天性心脏病的一种心脏直视手术。这类患者由于心脏畸形复杂，发绀较重，对麻醉和手术的耐受力差。这种手术的基本原理是以右房代替右室，将血液泵入肺循环，但由于右房的解剖结构和收缩功能终究不同于右室，故手术难以完全恢复符合正常生理功能的血流动力学。麻醉处理上为使右房充分发挥血泵的作用，应注意以下几点：① 心肺转流停止后早期维持中度高的右房压，因为右房压已成为灌注肺循环的驱动力，应充分补充血容量，使右房压维持在16～18 mmHg。② 力求维持正常的窦性心律，尽快纠正心房颤动等影响正常收缩的心律，因为这类心律必然使心房完全或部分丧失泵血功能。③ 适当应用正性肌力药，以支持心肌收缩力，改善心排血量。最好并用硝普钠，以降低后负荷，改善右房泵血功能，至少维持24～48 h。④ 尽力避免各种可增加肺血管阻力的因素，以防止因肺血管阻力增加而影响右房泵血功能。为此，实施机械通气时应防止气道峰压过高，尽早停止机械通气，以及避免呛咳、寒冷反应、高碳酸血症和酸中毒等因素。

8. 全腔静脉-肺动脉连接术

要点：① 这种手术是将上、下腔静脉血直接引入肺动脉至肺内进行氧合，也是用以治疗单心室等复杂性发绀型先天性心脏病的手术。其适应范围和麻醉处理与改良Fontan手术基本相同。② 由于心脏操作对血流动力学的影响更大，心肺转流前血压下降发生率更高。③ 心脏复跳、停止转流后，由于腔静脉与肺动脉连接，右房和右室均失去排血功能，肺循环血流全靠腔静脉回流提供，因而也像改

良Fontan手术那样必须维持较高的中心静脉压,一般应维持在15～20 cmH$_2$O。④ 避免引起肺血管阻力增加的因素。机械通气时气道压力不宜太高,并尽早撤停。⑤ 为支持循环,多需用正性肌力药和扩血管药,以降低后负荷和改善心排血功能。

9. 大动脉调转术

用于矫治完全性大动脉转位的大动脉调转术通常在新生儿期施行。一般采用深低温(15～20℃)或停循环。麻醉处理要点是:① 体表降温(复温)与血流降温(复温)相结合,以缩短体外循环的时间;② 静脉滴注血管扩张药,以加速降温和减少各部位的温差;③ 适度血液稀释以改善微循环;④ 给予足量肌松药;⑤ 关注体外循环前后的器官保护,特别是脑保护;⑥ 停转流后常须用正性肌力药和降低后负荷以支持左室功能。

10. 永存动脉干

永存动脉干患儿出生后数月即可发生充血性心力衰竭,故须在婴儿期施行手术。① 其主要病理生理变化是体循环与肺循环之间有直接交通。如肺动脉血流显著增加,体循环血流就减少,主动脉舒张压降低,从而使冠状动脉灌注减少。因此麻醉手术期间易发生心肌缺血,表现为ST段下移,血压下降。② 麻醉处理首要的是先采取增加肺血管阻力的措施,如降低吸入氧浓度和增加PaCO$_2$,以减少肺动脉血流和增加体循环血流。③ 开胸后可由手术医师在肺动脉放置束带以减少肺动脉血流,同时尽快建立体外循环。

11. 左心发育不全综合征

左心发育不全综合征是由于左室和升主动脉发育不全,二尖瓣和主动脉瓣闭锁,右室同时承担体、肺循环泵血功能。血流通过肺动脉到肺循环,通过动脉导管到体循环,冠状动脉亦由动脉导管逆行供血。肺循环和体循环的血流大小取决于肺血管阻力(PVR)与体血管阻力(SVR)的比例。新生儿生后PVR迅速降低,导致肺血流显著增加而体血流明显减少,产生所谓"肺动脉窃血现象"。此时尽管由于肺循环血流增加而致PaO$_2$升高,但由于体循环血流和冠脉血流不足而导致代谢性酸中毒、心力衰竭,以致死亡。新生儿期施行的多为Ⅰ期姑息性手术,须待PVR降低到成年人水平时方可行Ⅱ期Fontan手术。Ⅰ期姑息性手术麻醉处理的关键是:① 维持肺循环血流与体循环血流之间的平衡,尽量减少心脏的容量负荷;② 麻醉前输注前列地尔(PGE1)以维持动脉导管开放;输注碳酸氢钠以纠正酸血症。③ 转流前以监测SpO$_2$和混合静脉血氧饱和度(SmvO$_2$)为手段,以减少"肺动脉窃血"为目标。如果SmvO$_2$为60%～65%,SpO$_2$维持在75%～85%,表示肺血流与体血流比例(p/s)合适,相当于1:1。如果SmvO$_2$过低,而SpO$_2$＞85%,则p/s=2:1,应设法减少肺血流和应用正性肌力药支持心功能。但应注意不宜增加SVR,否则肺血流将更增加。一般可用多巴胺10 μg/(kg·min)并给予碳酸氢钠,必要时加用PEEP。④ 术中可由手术医师在左或右肺动脉放置束带,调控肺血流。⑤ 停转流后常见问题是PVR超过SVR,肺血流减少而导致低氧血症。此时可吸入100%氧,加强通气以降低PaCO$_2$和升高pH;可予以大剂量芬太尼并输注异丙肾上腺素,以降低PVR,改善肺血流。

四、快通道麻醉

快通道麻醉(fast track anesthesia, FTA)的概念首先是在腹部大手术中提出来的,随着研究的深入逐渐推广到其他手术领域。早在20世纪90年代,一些研究开始提出心脏术后采用快通道麻醉技术

能给患者带来益处。快通道麻醉技术是指心脏手术后6～8 h内拔管,也有定义为术后24 h内。随着短效药物的使用及麻醉技术的提高,超快通道麻醉技术在临床麻醉中逐渐应用。超快通道麻醉技术(ultra-fast track anesthesia, UFTA)是指在心脏手术后在手术间内实现即刻拔管。在1980年,Barash 等首先报道了在儿童先天性心脏病手术中的应用。在小儿心脏直视手术中,超快通道麻醉组与对照组相比,术后带管时间缩短,术后住院时间减少,能达到减少医疗费用的临床目标。Hamilton 等研究认为,超快通道麻醉组患儿与晚拔管组相比,正性肌力药物需求减少,血流动力学更平稳,即使对于单心室的患者仍能安全实施。

实施超快通道麻醉的唯一顾虑是术后的再次插管。有研究表明实施超快通道的患儿术后无再次插管的发生。Garg 等对1 000例0～18岁儿童心脏病手术研究发现,87.1%的患儿可以实施超快通道麻醉,在术后24 h内拔管的患儿中有45例需要再次插管,再插管率为4.5%,其中9例实施超快通道麻醉患儿术后死亡,死亡原因并不是由于早拔管造成的。

对于简单的先天性心脏病如房间隔缺损、室间隔缺损都能实施超快通道麻醉。研究认为患儿满足以下条件就可实施超快通道麻醉:0～3月龄,体重≥3.6 kg,CBP时间<80 min,Lac<2.47;3～6月龄,体重≥5.4 kg,CBP时间<200 min;6～12月龄,体重≥6.8 kg,CBP时间<310 min。但是对于小于3月龄的单心室矫治、大动脉转位、肺静脉畸形引流患儿实施超快通道麻醉往往不容易成功。

对于实施超快通道麻醉患儿的排除标准一般认为:① 新生儿年龄小于30天;② 术前需要机械通气;③ 心脏移植患者;④ 肾衰竭;⑤ 术前呼吸功能不全;⑥ 早产儿;⑦ 二次手术;⑧ 非择期手术。

第四节 术后管理

经历心脏手术的小儿患者术后早期管理是一个重要阶段。尽管手术过程是影响预后的主要因素,但术后管理也同等重要。大多数研究表明手术量和预后之间有关系,但结论存在争议。单一复杂条件手术过程与之关系强烈。手术量和非死亡率之间联系的证据不足。除了手术量,病情严重程度、个别情况、外科医师和随着时间推移临床的进展等均会影响患者预后。观察性研究结果的异质性表明,虽然手术量和患者预后之间的关系存在,但不是一个简单的、独立的、直接的因果关系。

术后早期,必须及时识别和处理异常恢复状况和特殊问题。术后管理的指导原则是了解麻醉和心脏手术后恢复的正常和异常状况。术后早期,即使是正常恢复患者,由于残留麻醉药的药理作用和继发于血流动力学负荷状态骤变、手术创伤和体外循环的进行性生理变化,是持续生理变化阶段之一。麻醉和手术不仅影响患者的意识状态,而且影响心血管、呼吸、肾和肝功能、水和电解质平衡以及免疫防御机制。尽管存在这些改变,但大多数行心脏手术患者的术后管理应标准化。

心脏病患者的术后管理大体上分为四个时段:① 转运至ICU;② 在ICU病情稳定;③ 脱离强心药与通气支持;④ 体液交换。术后并发症包括低血容量、残余心脏结构缺损、右心室和左心室衰竭、高动力性循环、肺动脉高压、心脏压塞、心律失常、心脏停搏、肺功能不全、少尿、癫痫发作和脑功能不全。关键是在正常恢复过程中及时发现这些异常状况,并积极处理。

一、术后患者的转送

术后转运应注意：① SpO$_2$、血压和ECG是术后患者从手术室向ICU转送中标准监测项目。转送过程中同样存在各种风险，所有参与转送的医务人员均应高度关注患者的生命体征。② 手术即将结束阶段不宜应用静脉麻醉药和麻醉性镇痛药加深麻醉，由于转运途中应激刺激减轻，此种做法极易造成血压下降。反之，转送前停用吸入麻醉药后，若未追加静脉麻醉药，则易导致麻醉减浅，血压升高、心率加快。除关注血压外，尚需时刻注意患者心率和临时起搏器功能是否正常。③ 脱离麻醉呼吸机后，通常转为简易呼吸器手控呼吸，既易导致过度通气，也容易出现通气量过低。建议采用转运呼吸机控制呼吸。④ 抵达ICU后，在搬运患者前应首先报告患者的生命体征，其次，向ICU负责医师交接患者术中情况、用药情况，然后，协助ICU工作人员将患者搬运到病床上。待患者病情稳定、交接清楚后方可返回。

二、疼痛和镇静

疼痛和镇静是ICU干预中最常见的问题。多种因素影响术后疼痛的开始、发生和严重程度。危重患儿术后早期给予强效阿片类药物减轻应激反应并降低并发症。通过包括强效阿片类药物在内的术前给药和术中麻醉管理技术，达到减轻术后疼痛的目的。术前或手术过程中未使用阿片类药物的患者术后早期一旦停用吸入麻醉药将需要镇痛处理。大多数术后疼痛患者可通过静脉给予小剂量阿片类药物处理，通常为吗啡。这对术后早期准备脱离呼吸机的患者十分重要。保留气管插管和机械通气过夜的患者应给予充分镇静和镇痛直至开始撤离呼吸机。通常持续泵注苯二氮䓬类药物和阿片类药物。持续泵注镇静药和镇痛药可使术后镇痛更加平稳可靠。当患者脱离机械通气时，同时也停用镇静药和镇痛药。在这些情况下，仔细调整阿片类药物剂量能迅速缓解疼痛。在反应性肺动脉高压患者中，研究显示阿片类药物可预防肺动脉高压危象。

三、心脏并发症

术后心血管状态急剧恶化的事件并不多见。小儿胸腔容量相对较小，术后特别容易发生心包填塞。有多处吻合口或植入人造合成材料的患者术后有出血和血肿形成的危险。心律失常、传导阻滞、气胸、肺血管阻力升高等因素可能造成病情急剧恶化。心力衰竭、容量不足、输液过量、心肌衰竭等原因导致病情恶化一般经历时间较长。严密的趋势观察常能在实质性损害发生之前发现问题。

四、呼吸系统

小儿心脏手术后引起通气衰竭的高危情况如下：① 小于6月龄，高氧耗、胸壁顺应性差，营养状况差的婴儿。② 肺体循环血流比值Qp/Qs ≥ 4∶1的婴儿。其增加的肺血流会降低肺顺应性并导致气道受压，左心室功能也会衰竭，导致左心房压升高和肺水肿。③ 术前存在肺部疾病。术前经常有

由于气道受压导致的肺部疾病史(肺炎、肺不张)。在动脉导管结扎或Blalock分流的小婴儿开胸手术中,显示有功能残气量下降,需要做术后呼吸支持治疗。在有些病例可以用经鼻呼吸道持续正压通气(NCPAP)代替机械通气。

撤离呼吸机和辅助循环的过程取决于患者。撤离前,要对患者维持自主呼吸或循环功能稳定的能力进行评估。目前流行的"快通道"手术,术后可尽早撤离呼吸机和拔管。拔管后出现呼吸循环不稳定时,应及时重建气道和控制呼吸,直至患儿病情稳定。复杂修复术后拔除气管导管的标准如下:① 自主通气期间能维持氧饱和度;② 胸式和腹式呼吸协调;③ 胸部X线没有显示明显的肺不张、渗出或浸润;④ 仅短期没有进食,或在长期通气期间补充了胃肠或静脉营养;⑤ 稳定的正性肌力药支持。

五、术后神经心理学并发症

随着手术死亡率降低,神经系统并发症已成为先天性心脏病患者日益严重的问题,包括精细和粗大运动障碍、语音和语言迟钝、视觉运动和视觉空间能力失调、注意力缺陷障碍、学习障碍和执行功能受损等。先天性心脏病患者存在先天性脑病是对改善长期神经系统预后的挑战。许多先天性心脏病新生儿存在先天性脑部结构异常和染色体异常,或二者兼有,以及可能损害脑部发育的生理异常。头部超声检查已发现20%经心脏手术的足月儿存在脑部异常,其中半数异常在术前已存在。

临床上超过10%的婴儿可检测出新发生的术后神经损伤,而采用更敏感的脑部成像技术如磁共振成像,检出率超过50%。鉴于新的神经损伤可发生于新生儿住院期间的不同时间点,因而围术期的关键是降低已知的危险因素。经历心脏手术婴儿的中枢神经系统损伤机制包括缺氧缺血、栓塞、活性氧和炎性微血管病变。术前焦点在于防止缺氧缺血性损伤和血栓性损害。与中枢神经系统损伤有关的可修正术中因素包括pH管理、体外循环期间的血细胞比容、局部脑灌注深低温停循环。鉴于婴儿器官功能和组织发育不成熟以及相对于其机体大小的体外循环回路尺寸较大,与年龄较大儿童或成人相比,体外循环对婴儿的不利影响可能更大。然而,在神经损伤的术中预防领域已有大量研究。随着技术和新疗法的不断改进,对体外循环和其他支持技术的实施已进行了积极研究。

由于影响这类人群神经系统预后的因素众多,在缺乏前瞻性随机对照试验的情况下,无法很好地理解暴露于全身麻醉药对发育的影响,很难详述全身麻醉药的影响。现有文献表明,多次暴露、暴露于累积剂量和婴儿期暴露可能增加神经发育延迟的风险。因此,小儿心脏麻醉与上述三项风险因素均有关,应尽量减少暴露时间、整合必需的手术和推迟不必要的手术,直至与神经系统风险相关性较小的年龄可能较为合适。重要的是,应在发育的关键时点谨慎选择作用于不同神经受体的麻醉药物。目前由美国国家卫生研究院资助的多中心试验正在探讨这一观点和在这一易受损期使用纯α_2受体激动剂(右美托咪定)的神经保护作用。

近期,费城儿童医院心胸外科学者发表研究称,婴儿时期做过心脏手术的儿童面临听力丧失的危险,并伴随4岁时的语言、注意力和认知障碍。其中传导性耳聋、神经性听力损失和不确定的听力损失的患病率分别为12.4%、6.9%和2.3%。据研究者分析,重症监护室的高频噪声和暴露于药物的不良反应会损害听力。研究人员强调,外科技术的发展显著改善了复杂先天性心脏病患儿的存活率,然而儿科心脏病专家今后应将注意力转向患儿长期的生活质量,而对接受心脏手术的幼儿进行早期听力评估很重要。他们建议,接受心脏手术的幼儿应在2～2岁半期间接受听力评估。

六、术后营养支持

结合国内外先天性心脏病围术期营养支持等相关文献,及国内外儿童、新生儿肠外肠内营养相关临床应用指南,综合我国先天性心脏病患儿相关外科及营养治疗现状,2016年出台了中国先天性心脏病患儿营养支持专家共识,以期指导先天性心脏病围术期临床治疗及术后长期营养支持,并希望帮助先天性心脏病患儿顺利康复及在生长发育方面尽早赶上同年龄儿童。共识指出,先天性心脏病患者围术期需要临床营养师积极参与,尽量缩短禁食时间,一旦患儿血流动力学稳定及胃肠道功能允许即可肠内营养,并根据目标量逐渐加量,肠外营养可作为补充,同时需进行吞咽能力评估和胃食管反流治疗。

需要注意的是:① 对于术后早期危重症期间,过高的能量供给有增加并发症的风险。因此,该阶段的主要目标为维持血流动力学稳定,而非改善营养状况。② 先天性心脏病患儿每日总能量消耗相对于正常婴儿要有所增加,尤其是评估营养不良者。手术后康复过程中,为补充额外热卡来实现"追赶"生长,每日585.8～627.6 kJ/kg(实际体重)或460.2～502.1 kJ/kg(理想体重)的能量摄入能满足0～36月龄先天性心脏病患儿正常生长的需要。

术后特殊情况营养支持:① 先天性心脏病术后乳糜胸:多由于术中损伤乳糜管或静脉回流不畅造成,建议给予无脂或低脂饮食,推荐含中链脂肪酸丰富的配方;② 体外生命支持(包括ECMO/VAD)状态的营养支持:体外生命支持启动后应尽快加强营养支持,其热量需求为418.4～502.1 kJ(kg·d),蛋白质需求达3 g/(kg·d)。血流动力学稳定后尽早开始EN。

第五节　先天性心脏病介入治疗的麻醉处理

先天性心脏病介入治疗通常在导管室内进行,特殊的检查和治疗设备要求麻醉医师要在不同于手术室的环境下实施麻醉,从而增加了麻醉的难度。因此,先天性心脏病介入治疗的麻醉要兼顾小儿麻醉、先天性心脏病手术麻醉和手术室外麻醉的特点。但麻醉的基本原则和要求是相同的,即确保患儿在麻醉期间能处于生理内环境稳定的状态,从而使小儿安全度过麻醉和手术,并在术后顺利恢复。

一、术前评估

研究表明,先天性心脏病患者在介入手术中出现不良事件和心搏骤停的风险较高。接受镇静或全身麻醉的患儿中常见的并发症包括呼吸道事件(喉痉挛、支气管痉挛、呼吸暂停和吸入)、心血管事件(低血压、心律失常和心搏骤停)和术后出现恶心呕吐、烦躁、低氧血症和呼吸暂停等。在对24 165例麻醉下行介入手术患儿的研究发现,发生麻醉相关不良事件中呼吸系统占53%,心脏占12.5%。呼吸不良事件常发生于1岁以下的婴儿、急诊手术、术前已行气管插管和ASA Ⅲ或Ⅳ级患者,而心脏事件在ASA Ⅲ或Ⅳ的患者中是最常见的。

先天性心脏病患儿多存在心血管功能异常,在先天性心脏病介入治疗中,患儿的年龄、体重、患

病时间、先天性心脏病类别、介入手术时长均为先天性心脏病介入手术的风险因素。研究显示低体重（<4 kg）以及低血氧饱和度的患儿不良事件发生率更高。先天性心脏病患儿多存在心血管功能异常，而心脏介入操作本身可导致心律失常甚至心力衰竭，因此术前评估时需注重患儿的心血管评估，包括心脏影像学检查结果和近期药物的使用（如升压药、强心剂）。此类患儿常反复出现呼吸道感染，而近期的呼吸系统问题可增加麻醉过程中的肺血管阻力（PVR），因此对于合并呼吸道感染的患儿，可在感染控制、体温正常后行手术。值得注意的是，先天性心脏病患者由于其血流动力学改变，多合并肺动脉高压，研究表明肺动脉高压增加了先天性心脏病介入治疗中心搏骤停的风险。因此对于肺动脉高压的评估显得尤为重要，可以指导用药及麻醉方式的选择，并对病情转归进行预测。但多项研究显示在肺动脉高压患者进行先天性心脏病介入治疗中，其并发症发生率并未因麻醉方式的不同而出现显著差异。

二、导管室准备

导管室内麻醉远离中心手术室，在紧急情况下最能提供有效帮助的就是仪器设备。为了保证患儿安全，心导管室内应具备施行全麻病所需的基本条件，如带呼吸机的全能麻醉机（潮气量最低应达50 ml）、氧气、吸引器、带有创血压和末梢血氧饱和度的心电监护仪、面罩吸氧设备、喉镜、气管导管、简易呼吸器、心肺复苏设备等。药品准备方面除麻醉药、肌松药外，还应备各种急救药。

麻醉前除了对患者的一般情况和病情进行评估外，先天性心脏病介入治疗麻醉前还必须对麻醉环境和场所、相应的诊疗操作过程和可能出现的问题有所了解，包括诊疗时患者的体位、是否应用造影剂、麻醉机和监护仪有无足够的空间摆放、诊疗期间麻醉医师可否留在导管室、诊断或治疗仪器对麻醉机和监护仪的影响等。还要求有适当的灯光便于观察患者、麻醉机和监护仪。对可能发生的各种意外都要有充分的准备。

麻醉过程中，尤其是放射性检查时，麻醉医师经常要暂时离开导管室，此时监护仪就成为麻醉管理不可或缺的部分，要确立一个可行的麻醉监测方案。仪器设备有助于提高安全性，但需经常维护保养，尤其是放置在导管室的监护仪器，利用率较低，必须有充分的麻醉前或操作前准备，以确保仪器设备功能正常。

三、监测

所有患儿都应进行ASA标准的基本监测，包括连续无创血压、心率、经皮血氧饱和度（SpO_2）、呼气末二氧化碳浓度（$ETCO_2$）、心电图、体温，如有条件推荐进行动脉血气监测。对于手术时间长和合并先天性心脏病的儿童尤其重要。

四、麻醉处理原则和麻醉方法

介入治疗中，为了保证稳定的血流动力学水平和手术操作的顺利进行，足够的镇静和平稳的麻醉非常重要。先天性心脏病介入治疗手术患者多为婴幼儿、儿童，术中多不能主动配合，而且这类患者常合并有不同程度的呼吸循环功能障碍，呼吸循环储备能力差。另外心腔内操作容易导致血流动力学改变和缺氧等一系列问题。这需要有经验的麻醉医师在场进行监测和处理，以确保手术的安全顺利进

行。完善的麻醉在于对病情的详细了解，灵活选用各种合适的麻醉药物和方法，尽可能让所选择的麻醉方法对患者呼吸循环的干扰最小，用最少量的麻醉药物即能达到理想的效果，并能使药物的不良反应降低到最小限度。总之，麻醉既要达到一定的深度，又不加重心脏的病理生理改变，并尽可能地向有利于血流动力学平稳和心功能恢复转化，这些是先天性心脏病麻醉的总目标。完善的麻醉是使患者有一个轻松、舒适的术前期，平稳而无过度应激的手术期，良好的镇静和记忆遗忘，完善的镇痛以及术后迅速平稳的恢复。

（一）麻醉处理原则

1. 保持安静

麻醉深度要适度，在介入治疗的全程中始终保持患儿安静不动。如果患儿哭闹与挣扎将对血流动力学有直接的影响，还可引起心腔内压力和血氧饱和度发生显著的改变，不仅使心内分流量发生变化，还可使分流方向发生改变。术中动、静脉穿刺时疼痛刺激相对较强，麻醉变浅时要及时追加麻醉药，使患儿保持深睡眠状态。手术时间长短变化不定，患儿配合程度不一，因此可根据患儿病情、年龄、手术医师操作熟练程度等选择不同的麻醉方法。事实上，小儿即使行无痛性、诊断性检查或治疗，也常难以配合，需要镇静或麻醉。但幼儿在不影响其呼吸功能的前提下常难以获得有效镇静，且镇静药的作用时间在小儿较难预料，不良反应发生的机会也相对较多。全麻不仅可以使患者舒适，而且可以保证诊疗时间任意延长。故先天性心脏病介入治疗的麻醉多选择全麻。

2. 保持循环稳定

避免心率过快和血压剧烈波动，除维持适当的麻醉深度外，术中操作要动作轻柔，避免失血过多，及时补液等措施都很重要。

3. 保持呼吸稳定

保持患儿呼吸道通畅，呼吸频率正常，通气量良好，避免缺氧，特别强调维持血氧饱和度的稳定。

4. 保证诊断的准确性

先天性心脏病介入治疗通常与心导管检查同时进行，需要在不同时点进行多种测量和反复抽取血样，为了保证对血流动力学和分流计算的准确性，检查过程中应保持呼吸和心血管状态的相对稳定，所以要保持麻醉平稳和方法一致，尽可能避免不同麻醉方法对诊断数据的影响。这种对麻醉一致性的要求使麻醉处理较为困难，为了保证诊断的准确性，氧饱和度不应低于基础值，同时要避免氧分压过高引起的动脉痉挛。为使患儿耐受创伤性操作，常需很深的镇静，在如此深度的镇静状态下，小儿易发生呼吸抑制，必要时可采用控制呼吸，以避免 $PaCO_2$ 升高，从而减少对诊断准确性的影响。控制呼吸本身对心导管检查诊断的准确性并无影响，每分通气量和呼吸频率可根据动脉血气分析结果设定，然后进行调节。术中镇痛、镇静或全麻的深浅必须恰当，既要预防心动过速、高血压和心功能改变，又要避免分流增大、高碳酸血症和低碳酸血症。过度心肌抑制、前后负荷改变、液体失衡或过度刺激均可致分流增大而影响诊断的准确性。氯胺酮可增加全身氧耗，但不会影响诊断的准确性，故较常使用。

（二）麻醉方法

先天性心脏病介入治疗的麻醉方法，除对较大儿童可用局部浸润麻醉外，应以全身麻醉为首选，

而且一般不必施行气管内插管。麻醉方法的选择应根据患儿年龄、病情、病症种类、检查时间长短等条件来决定。常用的方法有下列几种。

1. 镇静

镇静可分为清醒镇静和深度镇静,清醒镇静是患者轻度的意识抑制,对外界刺激能产生反应,维持气道通畅和保护性反射。深度镇静则是较深程度的抑制患者的神志,患者可能难以唤醒或失去气道保护性反射,有时难以维持气道通畅,也可能发生呼吸抑制或呼吸停止,类似于全麻。镇静前同样应了解患者病史和进行必要的体格检查,镇静或镇痛方法的选择根据患者的需要、医疗条件、特殊检查的种类及操作者的熟练程度和经验而定。熟悉相关操作步骤有助于最佳用药时间和药物的选择。目前没有任何一种药物或剂量适用于所有患者,单纯镇静只适用于一部分患者。

2. 局麻加镇静和镇痛

随着短效、可控性强的镇静、镇痛药物的出现,镇静和镇痛技术在临床上得到了越来越广泛的应用。如果患儿一般情况好,可以在完善的局麻下,给予充分的镇静和镇痛进行介入治疗。

局麻联合镇静和镇痛是近年来备受关注的监测麻醉(monitored anesthesia care, MAC)最常用的方法之一。MAC系指在局部麻醉或无麻醉下接受诊治时,需要麻醉医师提供特殊的麻醉服务,监护和控制患儿的生命体征,并根据需要给予适当的麻醉药物或其他治疗。局麻联合镇静和镇痛则指在局部麻醉时联合应用镇静、镇痛药物,让患儿能够耐受不愉快的操作,而且维持满意的循环和呼吸功能,并能对语言指令或触觉刺激做出相应的反应。

由于所有麻醉药物对中枢神经系统的抑制作用具有剂量依赖性,在局麻联合镇静和镇痛过程中,患者可能处于轻微镇静(患者清醒、放松)与深度镇静(无意识、睡眠),甚至全身麻醉状态(如对疼痛刺激无体动反应)这一连续统一体之间。由于不同患者对同一剂量镇静、镇痛药物的反应也有明显的个体差异,另外患者从轻度镇静状态转入全身麻醉的变化过程可以相当迅速,所以临床工作中对患者生命体征的监护就显得尤为重要。

3. 全身麻醉

对于时间较长的诊疗操作,应用全麻的并发症低于多数镇静方法。全身麻醉常联合应用麻醉性镇痛药、巴比妥类药、抗胆碱能药、强安定药和苯二氮䓬类药。除肌内注射、直肠用药外,最常采用静脉途径进行全麻。静脉给药较直肠给药或肌内注射容易控制,诱导时间短、成功率高、不良反应少,且恢复迅速。近年来多采用短效静脉麻醉药如丙泊酚持续静脉输注或靶控输注,能较好地控制清醒时间,若疼痛刺激较强,可加用芬太尼等麻醉性镇痛药。先天性心脏病介入治疗麻醉通常无须采用气管内插管吸入麻醉或静吸复合麻醉。对病情较重、体质较差或较小的婴幼儿,以及手术时间长或手术对循环干扰较大时,为确保全麻期间患者的通气和氧合可选用鼻导管、面罩和口咽导气管,必要时考虑应用喉罩。

对于先天性心脏病介入治疗患儿多采用非气管插管术全身麻醉,但常常造成呼吸管理困难,特别是病情严重者,术中易出现气道阻塞、呼吸暂停、缺氧等,处理不当则引发严重并发症。近年来,各级医院相继建立了ICU和PACU,为施行气管内插管全麻提供了有利条件。相比之下,施行气管插管全身麻醉,易于控制麻醉深度、清除呼吸道分泌物、保证呼吸道通畅,并便于供氧,使安全性大大提高。术中过量的肌肉松弛药和过量的麻醉药也不必顾虑,送入ICU或PACU监护,直至患儿完全清醒后拔除气管插管。对气管插管的全身麻醉多数以基础麻醉开始,如肌内注射氯胺酮或硫

喷妥钠，口服地西泮、氯胺酮，直肠注入氯胺酮等。由于施行先天性心脏病介入治疗术的患儿体内复杂畸形居多，不宜用氟烷、地氟烷等进行吸入诱导。患儿入睡后开放外周静脉，注入肌肉松弛药肌松后可行气管内插管。麻醉维持宜以静脉为主，近来有人主张以氯胺酮复合瑞芬太尼持续静脉注入，用于先天性介入治疗术麻醉维持。实施气管内插管或喉罩通气全身麻醉后，可以采用自主呼吸或呼吸机控制呼吸，以确保呼吸道通畅，从而将更多的注意力集中到循环的管理上。肌肉松弛药应以短效肌松药为宜。

（三）容量管理

心导管介入术中，必须注意患者血管内容积和血细胞比容的详细情况，并应及时处理生理改变。由于长时间术前禁食（NPO）导致的脱水，手术开始时可能会出现低血容量，尤其是婴儿和儿童。低血容量对于婴幼儿、发绀、红细胞或分流患者影响更显著，可在术前的禁食期间静脉输注等渗液体以维持氧合作用。

低血容量也可继发于急性大量失血，可用生理盐水、浓缩红细胞、全血或5%白蛋白来扩容，同时处理出血的原因。尤其注意失血对于血容量小的新生儿和血细胞比容增高的发绀患者特别重要。

长时间的手术中可能会发生容量超负荷，尤其涉及多个血管造影的手术，而且充血性心力衰竭或分流病变的患者耐受性较差。实际上，这种容量超负荷会引起充盈压增加，导致肺水肿和心室功能下降。对储备功能受损的患者或较小患者慎用清液可避免医源性高血容量。在行血流动力学检测中任何容量治疗（输生理盐水或血）均需谨慎，如果充盈压急剧变化必须与操作者沟通。还必须考虑血红蛋白浓度改变对心排血量和血管阻力的影响，因为这会影响血流动力学测量。

五、常见的并发症及处理

（一）低血压

低血压是小儿先天性心脏病介入治疗最常见的镇静及气道相关不良事件，多发生于麻醉诱导及麻醉开始时，这可能与丙泊酚及瑞芬太尼等麻醉药物对循环系统的影响所致。可通过输液、低剂量升压药或强心药联合或单独使用使低血压得到改善。少数严重低血压需要进行心肺复苏及肾上腺素治疗。

（二）心律失常

导管或造影剂直接刺激及导管在心腔内停留时间过长，尤其在导丝或封堵伞通过缺损时均可诱发心律失常，主要类型有房室传导阻滞及快速心律失常，但常为一过性改变，手术医师暂停手术操作解除机械刺激后，心律失常一般可好转。对于反复出现的以及较复杂的心律失常需要使用阿托品、肾上腺素等药物治疗，必要时需行电复律。

（三）气道梗阻

儿童作为特殊群体，舌体大、喉头高易产生舌后坠引起气道梗阻；分泌物较多，增加了气道的敏感性，易产生喉痉挛和气管支气管平滑肌痉挛。另外，药物过敏、介入操作本身可引起肺血管痉挛、肺动脉高压危象，导致气道痉挛；氯胺酮麻醉时咽喉反射仍然存在，其显著的不良反应便是呕吐，在术

中可能发生误吸,儿童术前不安,剧烈哭闹后可吞食大量空气,出现不同程度的腹胀,麻醉后突然剧烈呛咳也可能发生误吸。

对于存在高气道梗阻风险的儿童采用喉罩通气及气管插管更为安全,麻醉前予以长托宁或阿托品可有效抑制呼吸道腺体分泌,从而减少因气道分泌物引起的平滑肌痉挛。如对药物过敏,介入操作本身即可引起平滑肌痉挛。对于药物过敏、介入操作本身引起的肺血管痉挛、肺动脉高压危象,导致气道痉挛,需及时采取气管插管,加压给氧,并给予糖皮质激素。氯胺酮与丙泊酚联合应用后出现呕吐鲜有报道,这可能与丙泊酚的止吐作用有关。若术中仍有明显的呕吐,静脉滴注东莨菪碱可拮抗其不良反应,如发生误吸需紧急插管。

(四)低氧血症和窒息

在先天性心脏病介入治疗中,为保证血流动学水平和动静脉内操作顺利进行,需要足够的镇静和麻醉深度,但幼儿的脏器尚未发育完善,循环、呼吸储备能力差,同时心腔内操作本身及麻醉药物的使用均易导致血流动力学改变及缺氧等问题。

因此,麻醉药物的应用应充分考虑到药物对患儿的体、肺血管阻力的影响,根据患儿发育情况、营养状况、对麻醉药物的反应性、手术进展灵活决定给药速度及维持时间,尽可能以最小剂量、联合用药达到满意麻醉深度。大部分低氧血症可经面罩加压给氧后缓解,但术中需注意呼吸变化,保持呼吸道通畅,气管插管等急救设备应处于备用状态,必要时行气管插管。

(五)酸中毒

先天性心脏病右向左分流患儿由于长期缺氧,多处于酸中毒状态,当术中缺氧发作时酸中毒进一步加重,此时立即面罩加压给氧可纠正酸中毒。对于严重发绀的患儿术前注意补充血容量、稀释血液并纠正酸中毒,可减少术中缺氧发作。

(六)低体温

在全麻期间,患者温度调节功能受损并暴露于寒冷的治疗室可致低体温发生,且婴幼儿体温调节中枢发育不全、皮下脂肪少,体表面积和体重的比例偏大,更容易散热,导致体温过低。因此术中对患儿体温进行监测和保温是必要的。在治疗中需要保持患者的体温在36.5～37℃,鼻咽、鼓膜、直肠和体表温度监测易于实施。围术期控制室温不低于23～25℃,可限制皮肤热量散失,暖风、水毯加温、输液加温的效果也较满意。

(七)心包填塞

心包填塞是心脏介入治疗中严重的并发症之一,多发生于房间隔缺损封堵术。术中应严密监测血压、心率,当血压下降、心率加快时,应考虑心包填塞的可能,可通过超声心动图检查及对比术前X线检查结果确定,一旦发现应尽早进行气管插管。少量心包积液,如患者一般情况尚好,可行保守治疗,但须用鱼精蛋白中和肝素的抗凝血作用(1 mg鱼精蛋白的硫酸盐对抗1 mg肝素),防止进一步出血;大量心包积液,应立即行心包穿刺;胸廓畸形的患者心包穿刺困难,或患者心包积血速度快,心包穿刺仍不能缓解急性心脏压塞症状的,应尽快争取外科手术处理。

（八）造影剂不良反应

造影剂以快速高浓度注入患儿体内后，可引起一系列不良反应，多数为一过性的轻度反应，如恶心、呕吐、头晕等，但严重者可出现休克。处理不及时可致患儿死亡。造影剂的不良反应主要与造影剂本身的毒性、高渗性和患者的过敏体质有关，麻醉医师在应用造影剂期间要高度警惕。

麻醉医师或承担检查的医师术前应详细询问病史，对存在高危因素者如有药物过敏史尤其要重视。值得指出的是碘过敏试验为阴性者，在造影过程中仍可出现严重不良反应。因此，术中应加强观察，在使用造影剂后患儿出现呼吸困难、眼结膜红肿、皮疹等应通知术者，并做好急救准备。造影剂不良反应的处理如下。

1. 轻度不良反应

应使患儿安静，可供氧、输液，并密切观察病情变化。症状明显者可用地塞米松 3～5 mg 静脉注射和抗组胺药（苯海拉明），以防进一步发展。

2. 中、重度不良反应

应积极处理，常见的处理措施有：① 全身性荨麻疹和血管神经性水肿的患儿，可皮下注射肾上腺素 0.1～0.2 mg，肌内注射苯海拉明 10～20 mg，或异丙嗪 10～25 mg，喉头出现水肿者应静脉注射地塞米松 5～10 mg；② 喉头支气管痉挛的患儿，应皮下注射肾上腺素 0.2～0.5 mg，静脉注射地塞米松 5～10 mg，将氨茶碱 0.2～0.5 mg 加入 5% 葡萄糖溶液 250～500 ml 中缓慢静脉滴注，同时肌内注射异丙嗪 5～15 mg，吸纯氧加压通气。

3. 过敏性休克

一旦发生过敏性休克，情况紧急，应争分夺秒地抢救，可皮下或静脉注射肾上腺素 0.25～0.5 mg、异丙嗪 10～25 mg，静脉滴注氢化可的松 50～100 mg。血压严重下降者可补充代血浆或全血扩容，并可静脉滴注去甲肾上腺素 0.25～0.5 mg，气管插管纯氧通气。

六、麻醉后管理

麻醉结束后，全麻患儿应待呼吸道通畅、通气良好、病情稳定后送返病房、ICU 或 PACU。有时患者转送时处于镇静或麻醉状态更为有利，以便让患者在恢复室内苏醒，从而避免在转运途中发生苏醒期躁动或恶心呕吐。自导管室转送至病房或麻醉后恢复室途中应将患儿头转向一侧，转送途中应持续吸氧。转运路程或所需时间较长时应予以监护，脉搏氧饱和度监测尤其具有意义。重症患儿推床应配备监测仪、供氧、气道管理、静脉输液等设备以及复苏药物。

麻醉后要特别注意呼吸系统护理，苏醒期由于麻醉用药的残余作用，可引起呼吸抑制而导致通气不足。术后疼痛可引起通气不足，导致低氧血症。早期低氧血症的临床症状不明显，需监测 SpO_2 始能发现，故苏醒期应常规吸氧。

麻醉后循环系统的管理应尽量维持血容量和心排血量正常，纠正低血压，适当输液和补充电解质。一般的心电监护可发现心律失常，但难以发现心肌缺血和 ST-T 改变。在麻醉后恢复室内，应继续进行与麻醉期间相当的监测。

第六节　成人先天性心脏病的麻醉处理

近几十年以来，成人先天性心脏病（ACHD）患者的数量在迅速增加。尽管该领域的治疗技术已经取得了快速发展，但 20～70 岁以上患者的死亡率可能是同龄人的 2～7 倍以上。如何对成人先天性心脏病患者进行评估和围术期管理显得尤为重要。

一、术前评估

成人先天性心脏病患者可能存在小儿先天性心脏病患者没有的独特解剖或生理学后遗症，受影响的潜在非心脏器官见表 56-3 和表 56-4。此外，这些患者可能对儿时所做的治疗所知甚少或没有途径获取医疗信息，大大增加了其管理难度。随着成人先天性心脏病患者数量的增加，麻醉医师将不得不在紧急情况下处理此类患者。应尽可能多地收集关于患者病史的详情、手术修复情况和目前的功能状态。需关注的重点包括是否存在心律失常、低氧血症、肺动脉高压、心室功能不全、分流情况、血栓形成和是否需预防性使用抗生素。

表 56-3　成人先天性心脏病患者受影响的潜在非心脏器官

潜在的呼吸并发症 肺顺应性降低（肺血流增加或肺静脉引流受阻） 气道受扩大、高压的肺动脉压迫 支气管受压
脊柱侧弯 咯血（晚期艾森门格综合征） 膈神经受损（既往胸科手术） 喉返神经损伤（既往胸科手术；罕见心脏结构的侵犯） 对低氧血症的呼吸反应迟钝（发绀患者） 在发绀患者可通过呼气末 CO_2 估算动脉血 CO_2 分压
血液学并发症 交感型血液高黏稠度 出血体质 异常假血管血友病因子 人为增加凝血酶原和部分促凝血酶原的时间 人为血小板减少症 胆结石
潜在的肾脏并发症 高尿血红蛋白血症和关节痛（发绀患者）
潜在的神经系统并发症 可疑脑梗死 脑脓肿（右向左分流患者） 占位（来自旧脓肿灶） 胸内神经损伤（医源性膈神经、喉返神经或交感神经干损伤）

表56-4　成人先天性心脏病患者潜在的血管病变

血　管	可 能 的 问 题
股静脉	如果通过切开做心导管,股静脉有可能被结扎
下腔静脉	一些损害,特别是与内脏异位(多脾)相关,有下腔静脉中断,就不能从股静脉将导管送入右心房
左锁骨下和足背动脉	在主动脉缩窄或锁骨下动脉修补后,末梢血压会较低,各种原因的术后主动脉再狭窄,脉搏会摸不清或缺失,血压异常
锁骨下动脉	血压低,同侧伴有典型的Blalock-Taussig分流和各种可能改进的Blalock-Taussig分流
右锁骨下动脉	由于主动脉瓣膜上狭窄,血压继发性增高
上腔静脉	Glenm手术的导管相关性栓塞危险

为了优化ACHD患者的管理,需要准确地识别高风险的患者。然而,并没有明确的生物标志物作为判断ACHD患者临床预后有用的工具。最近的研究报道,N末端B型利钠肽(NT-proBNP)提供的临床预后信息远超越了常规风险标志物,并且能够可靠地排除有死亡和心力衰竭风险的患者。NT-proBNP、超敏肌钙蛋白T(hs-TnT)和生长分化因子15(GDF-15)水平升高,可以识别具有最高心血管事件风险的患者。因此,这些生物标志物可以在ACHD患者的监测与管理中发挥重要作用。NT-proBNP是成年先天性心脏病患者预后的可靠预测指标。研究结果显示,成年先天性心脏病患者在出现心血管不良事件之前NT-proBNP水平是明显升高的,尤其是死亡和心力衰竭。

半乳凝素-3是心力衰竭患者危险分层的生物标志物,半乳凝素-3与成年先天性心脏病患者的功能容量、心功能和心血管不良事件的发生呈明显相关。红细胞分布宽度(RDW)是自动血细胞计数的标准组分,对心力衰竭和冠心病具有预测价值。近来研究人员分析了RDW与成年先天性心脏病(ACHD)患者心血管事件之间的相关性。结果表明,RDW与ACHD患者心血管事件相关,独立于年龄、性别、临床危险因素、CRP和NT-proBNP。因此,这种现成的生物标志物可以被认为是这些患者危险分层的附加生物标志。

性别和年龄对ACHD患者相对存活率和死亡原因的影响尚不明确。研究人员对3 311例ACHD患者(50.5%为男性)进行了单中心观察性纵向研究,对其随访了25年。结果表明,女性ACHD患者的死亡率比男性要高。随着年龄的增长,CV死亡有所降低,但CV死亡的原因发生了重大的暂时性变化。在40以上的患者中,心脏衰竭超过猝死成为幸存者的主要死亡原因。

研究报道,大于30岁的先天性心脏病患者,尤其是发绀型先天性心脏病患者,发展为2型糖尿病的风险增加。感染性心内膜炎(IE)有较高的发生率和死亡率,脓肿和年龄是预测IE相关死亡的因素。

二、麻醉处理原则

对于成人先天性心脏病患者行心脏手术最好的措施就是由一个多学科具有成人先天性心脏病经验团队组成的中心来承担,这个中心具有先天性心脏病解剖、生理学的知识和对成人先天性心脏病特

殊的思路及证明方法。

（一）术前准备

应复习最近的实验室检查资料，导管、超声和其他影像资料；最近的心脏病专家建议；应及时获得并研习这些资料；画一幅完整的、带有压力血流方向的心脏图，这经常会使复杂、不熟悉的心脏解剖明了清楚。如果患者伴红细胞增多症，为避免血液浓缩，应尽快治疗。术前镇静没有绝对禁忌证。

（二）术中管理

再次开胸手术及发绀患者需较粗的腔静脉通路（应考虑的血管通路）。所有静脉导管避免气泡；即使在以左向右分流为主的病变也可能会有短暂的右向左分流（可以放滤器，但会严重影响供血能力）。给重复开胸和心功能差的患者放体外除颤贴。适当对心内膜炎进行预防（切皮前口服或静脉抗生素）。行抗纤溶治疗，特别是对于以前有开胸手术的患者。对心脏手术患者做经食管超声。适当用药或调整通气改善肺和体循环阻力。

（三）术后处理

适当的疼痛治疗（发绀患者对高碳酸血症和麻醉药有正常的通气反应）。为使动脉血氧饱和度正常，应维持适当的血细胞比容。为改变心室舒张顺应性或有益的心房水平分流，应维持适当的中心静脉压和左心房压力。当遇到右向左分流时，即使充足的氧供也不会明显增加动脉氧分压，同样，减少氧供动脉血氧分压也不会明显下降（肺循环缺失）。

三、特殊管理要点

（一）心律失常

心律失常是成人先天性心脏病患者最常见的后遗症之一。常见心律失常多由心房扩张引起，包括心房颤动和心房扑动，可能有或无血流动力学显著变化。心电图的QRS段右束支传导阻滞改变常见于法洛四联症修复术后。

（二）低氧血症

无肺部疾病时，低氧血症多由肺血流减少所致，肺血流减少可能是梗阻或残余右向左分流的结果。避免低氧血症加重的策略包括充分补液、机械通气及降低肺血管阻力和氧耗的同时增加肺灌注。始终应谨慎地测定患者的基线脉搏氧饱和度作为麻醉用药参考。此外，输注浓缩红细胞可最大程度优化携氧能力。许多伴慢性低氧血症的成人先天性心脏病患者可能需要血细胞比容值大于45%以获取足够的氧供。这些患者伴有发绀的红细胞增多症将增加血管栓塞的风险。为了增加伴低氧血症的先天性心脏病患者的肺血流，可建立不同大小和位置的分流。多数情况下患者依赖这些分流的通畅给肺部供血，分流阻断可能是灾难性的。同样，由于血流模式的改变，各种分流或心腔内可能形成血栓。因此，需具体的抗凝策略确保血流通畅。

（三）肺动脉高压

成人先天性心脏病患者肺血管床慢性容量超负荷致小动脉增生，最终形成肺动脉高压。儿童期可发现肺动脉高压的常见病变包括分流病变，如未治疗将导致肺血管阻塞性疾病。此时若存在低氧血症，需高度怀疑肺动脉高压和艾森门格综合征的可能。麻醉医师始终应高度怀疑成人先天性心脏病患者存在心室功能不全的可能。许多先天性心脏病缺损增加心脏的容量或压力负荷，随着时间推移，可导致扩张或肥厚表现。在实施麻醉管理中有必要小心地诱导和维持药物以维持心室功能。

四、老年先天性心脏病患者管理要点

随着人口增长与先天性心脏病成人患者寿命延长，老年人先天性心脏病的管理显得愈发重要。这类患者的心肌基质、冠脉生理和/或冠脉解剖结构存在异常，推荐进行全面评价和危险因素管理，以对冠状动脉疾病进行一级预防。

中度至复杂先天性心脏病患者存在心力衰竭风险，因此医师应强调尽早安排患者开始心力衰竭预防或治疗计划。多种先天性心脏病患者（40岁以上）应接受常规心电图检查与定期心律失常监测。40岁以上的先天性心脏病伴持续性房颤的患者无论是否存在传统危险因素，应开始华法林抗凝治疗。某些先天性心脏病患者应密切监测肺动脉高压，并服用肺动脉血管舒张药物进行有效治疗。有既往Fontan手术史的患者应接受连续的肝功能评价，中度至复杂先天性心脏病患者应行常规肾功能评价。若伴有更年期症状的先天性心脏病女性患者可通过雌激素治疗获益，但应在开始激素治疗前评估血栓风险。

2015年3月，美国心脏学会（AHA）在《循环》杂志上发布了《老年人先天性心脏病管理科学声明》，用以指导40岁以上先天性心脏病患者的治疗，七条建议如下。

（1）对于新出现单纯的分流或瓣膜损害而无血流动力学影响的成人先天性心脏病患者，普通心脏科医师和先天性心脏病心脏科医师进行联合评估是合理的（Ⅱa类推荐；C级证据）。

（2）对于伴中度或复杂病变，或那些与发绀、肺动脉高压或复杂瓣膜病相关的单纯病变成人先天性心脏病患者，推荐其每年往成人先天性心脏病诊疗中心评估一次，继而接受普通心脏科医师的协同护理（Ⅰ类推荐；C级证据）。

（3）对于单纯病变患者，定期随访间隔时间由心脏科医师决定，确保不会发生失访。但对于任何中度或复杂病变患者，应在先天性心脏病专科医师和指南指导下至少每年进行一次检查，并应定期随访以尽量达到远期疗效（Ⅰ类推荐；C级证据）。

（4）推荐对伴右心室扩大但无肺动脉高压的心房水平分流患者进行封堵术，以预防进展为右心衰竭，改善运动耐力和可能减少未来房性心律失常负荷（Ⅰ类推荐；B级证据）。

（5）可考虑对伴有梗阻的主动脉缩窄患者进行干预，以减轻高血压和可能的心力衰竭（Ⅰ类推荐；C级证据）。

（6）应在先天性心脏病专业团队带领下对新诊断的冠状动脉异常患者进行影像学和冠心病管理、干预、外科血运重建的评估（Ⅰ类推荐；C级证据）。

（7）成人罕见复杂先天性心脏病一旦确诊,患者应接受由多学科参与的先天性心脏病诊疗中心综合护理干预（Ⅰ类推荐；C级证据）。

（孙莹杰　张铁铮）

参 考 文 献

［1］ Nishiyama Y, Tada K, Nishiyama Y, et al. Effect of the forward-projected model-based iterative reconstruction solution algorithm on image quality and radiation dose in pediatric cardiac computed tomography. Pediatr Radiol, 2016, 46(12): 1663-1670.

［2］ Lapierre C, Garel L, E1-Jalbout R, et al. Cardiac CT and MRI of cardiac malformations: how to interpret them? Diagn Interv Imaging, 2016, 97(5): 519-530.

［3］ DAIto M, Dimopoulos K, Budts W, et al. Multimodality imaging in congenital heart disease-related pulmonary arterial hypertension. Heart, 2016, 102(12): 910-918.

［4］ Daeher J N, Barre E, Durand I, et al. CT and MR imaging in congenital cardiac malformations: where do we come from and where are we going? Diagn Interv Imaging, 2016, 97(5): 505-512.

［5］ 克雷曼.儿童营养学:7版.申昆玲,主译.北京:人民军医出版社,2015.

［6］ Tian F, Wang X, Gao X, et al. Effect of initial calorie intake via enteral nutrition in critical illness: a meta-analysis of randomised controlled trials. Crit Care, 2015, 19(1): 180.

［7］ Bibby A C, Maskell N A. Nutritional management in chyle leaks and chylous effusions. Br J Community Nurs, 2014, S6-8.

［8］ Zuluaga M T. Chylothorax after surgery for congenital heart disease. Curr Opin Pediatr, 2012, 24(3): 291-294.

［9］ Biewer E S, Zürn C, Arnold R, et al. Chylothorax after surgery on congenital heart disease in newborns and infants risk factors and efficacy of MCT-diet. J Cardiothorae Surg, 2010, 5(1): 127.

［10］ Jaksic T, Hull M A, Modi B P, et al. A.S.P.E.N. Clinical guidelines: nutrition support of neonates supported with extracorporeal membrane oxygenation. J Parenter Enteral Nutr, 2010, 34(3): 247-253.

［11］ 中华医学会小儿外科学分会心胸外科学组,中华医学会肠外肠内营养学分会儿科学组.先天性心脏病患儿营养支持专家共识.中华小儿外科杂志,2016,37(1):3-8.

［12］ Lin C H, Desai S, Nicolas R, et al. Sedation and anesthesia in pediatric and congenital cardiac catheterization: a prospective multicenter experience. Pediatr Cardiol, 2015, 36(7): 1363-1375.

［13］ Lam J E, Lin E P, Alexy R, et al. Anesthesia and the pediatric cardiac catheterization suite: a review. Pediatr Anesth, 2015(25): 127-134.

［14］ Abbas S M, Rashid A, Latif H. Sedation for children undergoing cardiac catheterization: a review of literature. J Pak Med Assoc, 2012, 62(2): 159-163.

［15］ Lee Y C, Kim J M, Ko H B, et al. Use of laryngeal mask airway and its removal in a deeply anaesthetized state reduces emergence agitation after sevoflurane anaesthesia in children. J Int Med Res, 2011, 39(6): 2385-2392.

［16］ Odegard K C, Vincent R, Baijal R G, et al. SCAI/CCAS/SPA expert consensus statement for anesthesia and sedation practice: recommendations for patients undergoing diagnostic and therapeutic procedures in the pediatric and congenital cardiac catheterization laboratory. Anesth Analg, 2016, 123(5): 1201-1209.

［17］ Baggen V J, van den Bosch A E, Eindhoven J A, et al. Prognostic value of N-Terminal Pro-B-Type Natriuretic Peptide, Troponin-T, and growth-differentiation factor 15 in adult congenital heart disease. circulation, 2017, 135(3): 264-279.

［18］ Tutarel O, Alonso-Gonzalez R, Montanaro C, et al. Infective endocarditis in adults with congenital heart disease remains a lethal disease. Heart, 2018, 104(2): 161-165.

［19］ Baggen V J, van den Bosch A E, Eindhoven J A, et al. Prognostic value of galectin-3 in adults with congenital heart disease. Heart, 2018, 104(5): 394-400.

［20］ 米勒.米勒麻醉学:8版.邓小明,曾因明,黄宇光,主译.北京:北京大学医学出版社,2016.

［21］ Fun-Sun F Yao.Yao & Artusio麻醉学问题为中心的病例讨论:7版.北京:北京大学医学出版社,2014.

第57章
冠状动脉心脏病与麻醉

冠状动脉心脏病主要包括冠状动脉粥样硬化性心脏病（简称"冠心病"）和冠状动脉起源异常等。其中以冠心病不停跳搭桥手术的患者最多且麻醉难度较高。冠心病手术包括经皮冠状动脉介入治疗，体外循环下搭桥手术以及非体外循环下不停跳搭桥手术，除少数介入手术外，均需要进行全身麻醉并进行严密的麻醉监护。由于冠状动脉手术以老年患者居多，麻醉选择应根据具体情况而定。近年来由于技术水平的提高，冠状动脉心脏病的围术期并发症和死亡率已经明显降低，但远期生存率和生活质量的提高仍有待进一步改善。

冠状动脉旁路移植术（CABG）始于20世纪60年代，1962年由Sabiston完成。我国首例CABG术在1974年实施。目前美国每年手术量达40万例，随着冠心病的发病率逐年上升，手术技术显著进步，我国CABG手术已相当普遍，手术并发症和死亡率也逐年下降。我国目前年手术量近3万例，手术死亡率1%～4%。手术方式包括体外循环或非体外循环下手术，微创手术逐渐增多，近年来已开展了机器人辅助施行CABG，但适应证有限，例数尚少。

第一节　冠状动脉的解剖特点

一、正常的冠状动脉解剖结构

心的形状如一倒置的、前后略扁的圆锥体，如将其视为头部，则位于头顶部、几乎环绕心脏一周的冠状动脉恰似一顶王冠，这就是其名称由来。冠状动脉是供给心脏血液的动脉，起于主动脉根部（升主动脉），分左右两支，行于心脏表面（图57-1）。采用Schlesinger等的分类原则，将冠状动脉的分布分为三型：① 右优势型：右冠状动脉在膈面除发出后降支外，并有分支分布于左室膈面的部分或全部；② 均衡型：两侧心室的膈面分别由本侧的冠状动脉供血，它们的分布区域不越过房室交点和后室间沟，后降支为左或右冠状动脉末梢，或同时来自两侧冠状动脉；③ 左优势型：左冠状动脉除发出后降支外，还发出分支供应右室膈面的一部分。据调查，我国右优势型约占65%，均衡型约占29%，左优势型约占6%。

上述分型方法主要依据冠状动脉的解剖学分布，但左心室的厚度在绝大多数心脏大大超过右心室，所以，从血液供应量来说，左冠状动脉永远是优势动脉。

（一）冠状动脉的分支

左右冠状动脉是升主动脉的第一对分支。

1. 左冠状动脉

为一短干，发自左主动脉窦，经肺动脉起始部和左心耳之间，沿冠状沟向左前方行3～5 mm后，立即分为前室间支和旋支。前室间支沿前室间沟下行，绕过心尖切迹至心的膈面与右冠状动脉的后室间支相吻合。沿途发出以下几支。

（1）动脉圆锥支　分布至动脉圆锥。

（2）外侧支　分布于左室前壁大部及前室间沟附近的右室前壁。

（3）室间隔支　分布于室间隔前2/3。旋支沿冠状沟左行，绕过心钝缘时发出粗大的左缘支，分布于左室外侧缘；至心后面时发出较小的分支分布至左房与左室。右冠状动脉起自右主动脉窦，经肺动脉根部及右心耳之间，沿右冠状沟行走，绕过心右缘，继续在膈面的冠状沟内行走，在房室交点附近发出后降支，即后室间支。

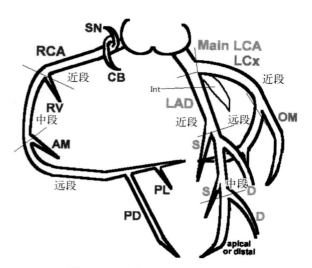

图57-1　冠状动脉正常解剖结构

SN. 窦房结支；CB. 动脉圆锥支；RCA. 右冠状动脉；RV. 右室支；AM. 右缘支；PD. 后降支；PL. 左室后支；LCA. 左冠状动脉；LAD. 左前降支；S. 间隔支；D. 对角支；OM. 钝缘支；LCx. 左旋支

2. 右冠状动脉

（1）动脉圆锥支　分布于动脉圆锥，与左冠状动脉的同名支吻合。

（2）右缘支　此支较粗大，沿心下缘左行趋向心尖。

（3）窦房结支　在起点附近由主干分出（占60.9%，其余39.1%起自左冠状动脉）。

（4）房室结支　起自右冠状动脉，行向深面至房室结。

（5）后室间支　为右冠状动脉的终支，与左冠状动脉的前室间支相吻合，沿途分支至左、右心室后壁及分室间隔支至室间隔后1/3。

（二）供血关系

根据冠状动脉分支的走向及分布的位置，不难推测其供应心脏的部位。

1. 右房、右室

由右冠状动脉供血。

2. 左室

其血液供应50%来自左前降支，主要供应左室前壁和室间隔，30%来自回旋支，主要供应左室侧壁和后壁，20%来自右冠状动脉（右优势型），供应范围包括左室下壁（膈面）、后壁和室间隔。但左优势型时这些部位由左旋支供血，均衡型时左右冠脉同时供血。

3. 室间隔

前上2/3由前降支供血，后下1/3由后降支供血。

4. 传导系统

窦房结的血液60%由右冠状动脉供给，40%由左旋支供给；房室结的血液90%由右冠状动脉供

给,10%由左旋支供给;右束支及左前分支由前降支供血,左后分支由左旋支和右冠状动脉双重供血,所以,临床上左后分支发生传导阻滞较少见。左束支主干由前降支和右冠状动脉多源供血。

二、冠状动脉起源异常的解剖

可能是两支或单支冠状动脉的左或右冠状动脉异常起源于不相应的主动脉窦,也就是左冠状动脉起源于主动脉右窦,右冠状动脉起源于左窦,其中1/3～1/2的病例在其近段与主动脉壁形成切线或锐角,并走行于主动脉与肺动脉之间。也可能是冠状动脉起源于肺动脉等主动脉窦外其他动脉,其他还包括左主干缺如和单一冠状动脉。其中以冠状动脉起源于不相应的主动脉窦较为多见。

(一)婴儿型左冠状动脉异常起源于肺动脉

婴儿型约占此类疾病的80%～90%(图57-2),由于左右冠状动脉之间无明显或充分的侧支循环,患者症状严重,如不经手术治疗,常在早期因心肌缺血、心力衰竭、猝死等而夭折。此型右冠状动脉无明显增宽,可出现节段性室壁运动异常和继发心内膜弹性纤维增生改变,左室明显扩大,心功能减弱。

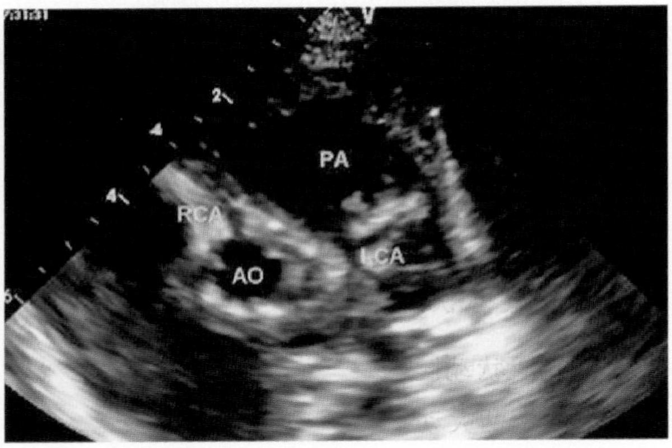

(二)成人型左冠状动脉异常起源于肺动脉

成人型发病率较低(图57-3),由于左右冠状动脉之间的侧支循环丰富,左冠状动脉可通过侧支循环从右冠状动脉得到丰富的血供(图57-4至图57-6),患者症状较轻,仅劳累后出现心绞痛等症状,可活过婴幼儿期。但如果未经手术治疗,最终会产生心肌缺血症状,死于心力衰竭或心源性猝死,其中心源性猝死是最常见的死亡原因。此型右冠

图57-2 左冠状动脉起源于肺动脉
RCA右冠状动脉 PA肺动脉 LCA左冠状动脉 AO升主动脉

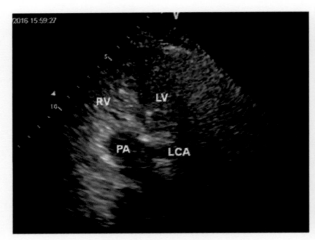

图57-3 心底短轴切面显示右冠状动脉起源正常,但明显扩张;左冠窦未见左冠状动脉开口(RV右心室;LV左心室;PA肺动脉;LCA左冠状动脉)

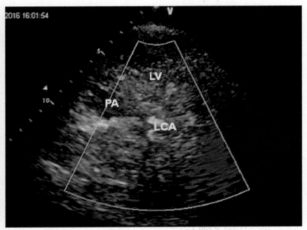

图57-4 心尖四腔心切面,CDFI显示室间隔内丰富的侧支循环的冠脉血流信号(箭头所示)(LV左心室;PA肺动脉;LCA左冠状动脉)

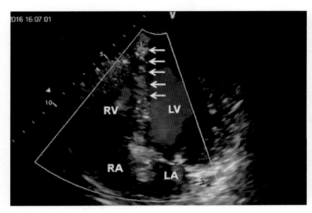

图57-5　心尖肺动脉干长轴切面,CDFI显示左冠状动脉血流逆向灌注肺动脉(RV右心室;LV左心室)

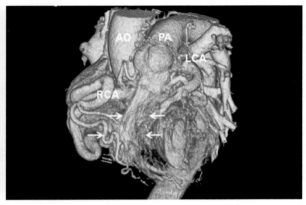

图57-6　CTA三维血管成像显示左冠状动脉主干起源于肺动脉,左右冠状动脉之间丰富的侧支循环(箭头所示)(AO升主动脉;PA肺动脉;LCA左冠状动脉;RCA右冠状动脉)

状动脉迂曲扩张,一般不会出现节段性室壁运动异常和继发心内膜弹性纤维增生改变,左室正常大小或仅轻度增大,心功能多正常。

(三)左冠状动脉异常起源于主动脉右窦

将左冠状动脉走行径路分为4类:① 右心室流出道前面,以后分为左前降冠状动脉和回旋冠状动脉;② 于两大动脉之间;③ 行经室上嵴肌肉内;④ 绕经主动脉后方而后分支。

Robert报道17例左冠状动脉异常起源于主动脉右窦的尸解资料,其中9例(53%)左冠状动脉行经两大动脉之间,8例呈裂缝样开口,9例中7例死于此冠状动脉畸形;6例在医院外猝死,另一例死于心肌梗死后严重心力衰竭,其他3种类型均为良性,死于与心脏无关的其他原因。但在行经室上嵴肌肉内和绕经主动脉后方而后分支中也有极少数病例产生心肌缺血和猝死。Cheitlin报道33例左冠状动脉异常起源于主动脉右窦,其中9例(27.3%)为原因不明猝死,8例年龄为13～22岁,左冠状动脉行经主动脉与肺动脉之间,运动后猝死;另1例为36岁,左冠状动脉埋在室上嵴肌肉内,因室性心动过速死亡。Murphy报道1例,12岁,有反复胸痛和晕厥病史,心电图曾出现过急性心肌梗死,经心血管造影和手术证实左冠状动脉起源于主动脉右窦,左冠状动脉绕经主动脉后方分支,经内乳动脉冠状动脉旁路移植手术治愈,心电图恢复正常。

(四)右冠状动脉异常起源于主动脉左窦

Kragel和Robert根据右冠状动脉开口位置将右冠状动脉起源于主动脉左窦并走行两大动脉之间分为4类:① 右冠状动脉开口位于左窦后面;② 位于左窦;③ 在左侧交界上方;④ 右冠状动脉与左冠状动脉共同开口并骑跨在左窦和右-左瓣交界上。

1994年Rinaldi报道8例右冠状动脉起源于主动脉左窦,均为裂缝样开口,其中右冠状动脉开口根据Kragel和Robert分类,每一类各2例,均经手术证实。Kragel报道25例右冠状动脉异常起源于主动脉左窦,其中8例右冠状动脉开口位于左窦后面,5例左窦上方,10例右-左交界上方,以及2例右冠状动脉与左冠状动脉共同开口位于右-左交界和左窦上方,其中8例经尸解证实因此畸形而致死亡。一组报道约有80%尸解显示左心室和(或)右心室心内膜下瘢痕,也有极少数出现心肌梗死、室壁瘤和

附壁血栓,少数患者有左心室肥厚以及二叶主动脉瓣或瓣膜交界部分融合,另一组报道绝大多数患者突然死亡而在尸解中未发现心脏任何变化。

第二节　冠状动脉疾病的发病机制

一、冠状动脉粥样硬化性心脏病的病理生理

(一)发病机制

动脉粥样硬化是累及体循环系统从大型弹力型(如主动脉)到中型弹力型(如心外膜冠状动脉)动脉内膜的疾病。其特征是动脉内膜斑块形成(尽管在严重情况下斑块可以融合)。每个斑块的组成成分不同。脂质是粥样硬化斑的基本成分。内膜增厚严格来说不属于粥样硬化斑块,而是血管内膜对机械损伤的一种适应性反应。导致动脉粥样硬化的机制:① LD 透过内皮细胞深入内皮细胞间隙,单核细胞迁入内膜,此即最早期。② Ox-LDL 与巨噬细胞的清道夫受体结合而被摄取,形成巨噬源性泡沫细胞,对应病理变化中的脂纹。③ 动脉中膜的血管平滑肌细胞(SMC)迁入内膜,吞噬脂质形成肌源性泡沫细胞,增生迁移形成纤维帽,对应病理变化中的纤维斑块。④ Ox-LDL 使上述两种泡沫细胞坏死崩解,形成糜粥样坏死物,粥样斑块形成。对应病理变化中的粥样斑块。

(二)病理解析

血管内毒素物质的沉积对血管造成伤害,损伤的组织易受到病毒、细菌等物质的攻击,因此免疫系统的淋巴细胞、T 细胞将在受损部位结集,对病毒、细菌进行清除。同时血管的平滑肌细胞(是高弹性、结构致密,不易受攻击的一种细胞)增生是血管自动防御的表现。血管是高负荷工作的器官,每时每刻都需要运送血液等,因此,身体绝对不会让它随便被破坏,加强防御便成了天经地义的事。如果伤害因素一直存在,这种临时防御措施便一直存在,久而久之便出现斑块、结缔组织等异常的组织形态,最终导致血管的硬化。

(三)病变特点

1. 好发部位

据中国的尸检统计资料,病变的总检出率、狭窄检出率和平均级别均以前降支最高,其余依次为右主干、左主干或左旋支、后降支。性别差异:20～50 岁病变检出率,男性显著高于女性;60 岁以后男女无明显差异。

2. 病变特点

粥样硬化斑块的分布多在近侧段,且在分支口处较重;早期,斑块分散,呈节段性分布,随着疾病的进展,相邻的斑块可互相融合。在横切面上斑块多呈新月形,管腔呈不同程度的狭窄。有时可并发血栓形成,使管腔完全阻塞。根据斑块引起管腔狭窄的程度可将其分为 4 级:Ⅰ 级,管腔狭窄在 25% 以下;Ⅱ 级,狭窄在 26%～50%;Ⅲ 级,狭窄 51%～75%;Ⅳ 级,管腔狭窄在 76% 以上(图 57-7)。

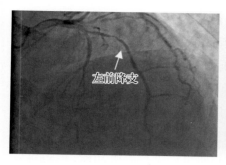
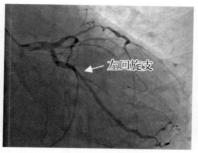
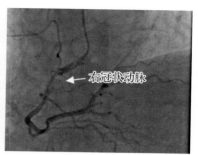

图57-7 冠状动脉狭窄

二、冠状动脉起源异常的病理生理

（一）冠状动脉起源于不适宜的主动脉窦

此畸形产生心肌缺血，心肌梗死和猝死的机制有4种不同的假说。

（1）Cohn和Benson等认为异常冠状动脉行经主动脉与肺动脉之间狭小的横窦内，在剧烈运动后两大动脉压力升高和扩张，从外边压迫异常起源的冠状动脉可引起其血流缓慢和减少，由于肺动脉压力低，很难支持此假说。

（2）Benson和Jokl认为左冠状动脉发育不全，曾有个案报道。

（3）Jokl又认为由于左或右冠状动脉在异常起源近段与主动脉壁形成切线、锐角和扭曲，在行径中呈发夹式弯曲，妨碍血流通过。

（4）Cheirlin和Sack的假说为多数学者所接受，认为此畸形产生心肌缺血和猝死发生机制是多因素起作用的，首先是在大多数患者的异常左和右冠状动脉的近段与主动脉壁呈切线或锐角以及裂缝样开口，从而在剧烈运动时产生冠状动脉血流障碍，其次异常左或右冠状动脉近段是埋入主动脉壁内，无血管外膜并与主动脉在同一层中，在剧烈运动时动脉压特别是舒张压升高时，富有弹力纤维的升主动脉向外扩张和拉长导致冠状动脉在主动脉壁内的部分压扁和阻塞，最后在剧烈运动时主动脉扩张，可能使左冠状动脉裂缝样开口形成活瓣而阻塞。

（二）冠状动脉起源于肺动脉

Agustsson将左冠状动脉异常起源于肺动脉的血流方向分为两种类型：一为成人型，两冠状动脉之间建立丰富的侧支循环血管，以及冠状动脉血液引流至肺动脉；另一为婴儿型，证实在此异常冠状动脉无反向血流。

在胚胎发育时期，主动脉压力和血氧饱和度与肺动脉相同，有此畸形者心肌灌注满意，无不良刺激产生侧支循环血管，正常在出生后第1周，左心室承受高压高阻力负荷后，心肌细胞增殖和肥厚以及冠状动脉新的生成等维持心肌应力，促进左心室生长，然而婴儿型在动脉导管闭合后，肺动脉含有未饱和血，肺动脉压力很快下降低于体循环压力，此时氧需极大的左心室受到低压和未饱和血的灌注；起初侧支循环少，左心室心肌血管扩张，使其阻力下降和血流增多，但冠状动脉储备很快耗竭，结果产生心肌缺血。开始时心肌缺血是暂时的，反复发作，但心肌氧需进一步增加，则导致左心室前外侧壁心肌梗死，左心室逐渐扩大，室壁变薄发生心力衰竭，左心室和二尖瓣环扩大

以及乳头肌功能障碍和心肌梗死等引起二尖瓣关闭不全,心力衰竭往往因二尖瓣关闭不全加重,二者形成恶性循环,成人型是在正常起源的右冠状动脉与异常起源的左冠状动脉之间逐渐形成丰富的侧支循环血管,右冠状动脉增粗,但左冠状动脉连接至低压肺动脉,侧支循环血流到肺动脉,而不到高阻力的心肌血管,因而产生冠状动脉至肺动脉窃血现象,此种窃血现象已为 Sabiston 所证实,实验证明当左冠状动脉异常起源处阻塞时,其远端冠状动脉压力升高;经血管造影发现右冠状动脉经侧支循环血管、左冠状动脉到肺动脉的左向右分流,此分流量仅占心排血量的一小部分,但相当于冠状动脉的血流甚大,约有15%病例在静息甚至活动时心肌可以维持心脏功能,但也可发生心律失常和猝死。

在右冠状动脉异常起源于肺动脉的病例,左冠状动脉粗大,其血流经侧支循环血管、右冠状动脉到肺动脉的左向右分流,仅少数病例出现心肌缺血和猝死。

第三节 冠心病的术前评估和术前准备与用药

一、术前评估

冠心病患者有1/3为老年人,容易合并高血压、糖尿病、脑栓塞史,有些患者有肺气肿,并且由于冠心病患者一般具有全身动脉粥样硬化的特点,常常合并主动脉粥样硬化和钙化、颈动脉粥样硬化及肾动脉狭窄,术后容易发生脑栓塞及肾动脉功能不全。患者常常使用各种药物进行治疗,术前应调整好各种治疗药物的剂量,使术前心功能及全身情况处于最佳状态,为手术麻醉做好充分准备。

(一)心功能评估

目前国际上有几种方法来定量评估患者术前危险因素。包括美国麻醉医师协会分级(ASA)、心脏风险指数(CRI)、纽约心脏协会分级(NYHA)(表57-1)和加拿大心血管协会的心绞痛分级(CCSC)(表57-2),冠心病患者的评价多采用后两者分级方法。目前公认的危险因素包括:年龄、再次手术、急诊手术、阻断时间、女性、低射血分数、肾衰竭、糖尿病、高血压、慢性阻塞性肺疾病。

表57-1 NYHA分级

分级	内　容
Ⅰ级	患者有心脏病,但日常活动量不受限制,一般体力活动不引起过度疲劳、心悸、气喘或心绞痛
Ⅱ级	心脏病患者的体力活动轻度受限制。休息时无自觉症状,一般体力活动引起过度疲劳、心悸、气喘或心绞痛
Ⅲ级	患者有心脏病,以致体力活动明显受限制。休息时无症状,但轻微体力活动即可引起过度疲劳、心悸、气喘或心绞痛
Ⅳ级	心脏病患者不能从事任何体力活动,休息状态下也出现心力衰竭症状,体力活动后加重

表57-2 CCSC分级

分级	内 容
Ⅰ级	一般日常活动,如步行、爬梯,无心绞痛发作,心绞痛发生在剧烈、速度快、长时间体力活动或运动时
Ⅱ级	日常活动因心绞痛而轻度受限。心绞痛发生在快步行走、登楼、餐后行走、冷空气中行走、逆风行走或情绪波动后活动受限
Ⅲ级	日常活动因心绞痛发作而明显受限。心绞痛发生在平路一般速度行走时
Ⅳ级	任何体力活动均可导致心绞痛发作,但休息时无心绞痛发作

1989年,Parsonnet等建立了一个针对心血管手术的危险因素评分系统,首次提供了一个可以量化且较为客观的评测标准。此后出现了多种心脏手术的危险系数评分法,最为知名的是1995年确立的欧洲心血管手术危险评分系统(EuroSCORE)(表57-3)。

表57-3 EuroSCORE

患者相关因素	心脏相关因素	手术相关因素
年龄≥60岁(1分/5年)	需要药物干预的不稳定心绞痛(3分)	急诊手术(2分)
女性(1分)	左室功能不全(LVEF为30%～50%:1分;LVEF<30%:3分)	CABG合并其他心脏手术(2分)
慢性肺疾病(1分)	90天内的既往心肌梗死史(2分)	胸主动脉手术(3分)
心外动脉系统疾病(2分)	肺动脉收缩压>60 mmHg(2分)	心肌梗死后室间隔穿孔(4分)
神经系统功能障碍(2分)		
既往心脏手术史(3分)		
血浆肌酐浓度>200 mmol/L(2分)		
活动性心内膜炎(3分)		
术前危机状态(3分)		

(二)物理和实验室检查

除此之外,一些客观的实验室检查对于评价冠心病患者的心脏功能更是不可或缺的。

1.常规心电图

心脏病患者术前常规心电图检查可以正常,而冠心病患者休息时常规心电图至少有15%在正常范围。但多数患者存在不同程度的异常,如节律改变(房性期前收缩、室性期前收缩或心房颤动)、传导异常和心肌缺血表现(T波平坦或倒置及ST段压低)等,不仅可作为术前准备与治疗的依据,且有助于术中、术后处理和鉴别由于代谢、电解质紊乱以及其他系统病变引起心电图改变的参考。

2.运动试验

运动增加心率、每搏量、心肌收缩性和血压,引起心肌氧需量增加。因此,可作为围术期患者对应激反应承受能力的估计。最大心率与收缩压乘积(RPP)可粗略反应患者围术期的耐受程度。在心电图平板运动试验,若患者不能达到最大预计心率的85%即出现明显ST段压低,围术期心脏并发症发

生率高达24.3%。而患者运动可达预计快速心率,且无ST段改变者,心脏并发症发生率仅6.6%。心电图运动试验时出现ST段压低,反应心内膜下心肌缺血,ST段升高则提示跨壁心肌缺血或原心肌梗死区室壁运动异常。血压下降常表示存在严重心脏病应立即终止试验。运动试验心电图阳性归纳为ST段压低大于1 mm伴典型心前区疼痛或ST段压低大于2 mm,常可帮助临床冠心病的诊断,但试验阴性并不能完全排除冠心病的可能,尤其是存在典型冠心病病史者。若患者存在左心室肥厚、二尖瓣脱垂、预激综合征以及服用洋地黄类药等常会出现假阳性。若患者无法达到预计快速心率,运动耐受差,血压下降,以及服用β阻滞剂会引起判断困难和假阴性。此外,危重患者和血管外科患者由于无法达到必要的运动量而使应用受限。

3. 动态心电图

连续心电图监测不仅用于术前24 h动态心电图检查,判断是否存在潜在的心肌缺血、心率变化和有否心律失常。且可应用于术中和术后连续监测。一般认为此项检查心肌缺血敏感性可达92%,特殊性88%,阴性预示值99%,由于是非创伤性检查,故较多采用。

4. 超声心动图

常规超声心动图可观察心脏搏动时声波反射和心室腔二维图形,了解室壁运动情况、心肌收缩和室壁厚度、有无室壁瘤和收缩时不协调、瓣膜功能、跨瓣压差程度及左心室射血分数(LVEF)等。若LVEF小于35%常提示心功能差,围术期心肌梗死发生率增高,充血性心力衰竭机会也增多。围术期采用经食管超声多普勒,可动态连续监测上述指标,及早发现心肌缺血,心功能不全,且可评估外科手术效果。

5. 冠状动脉造影

冠状动脉造影是判断冠状动脉病变的金标准,可观察到冠状动脉精确的解剖结构,冠状动脉粥样硬化的部位与程度。同样可进行左心室造影,了解左心室收缩功能、射血分数和左心室舒张末充盈压。进行冠状动脉造影的指征有:① 药物难以控制的心绞痛或休息时也有心绞痛发作且症状严重;② 近期心绞痛症状加重;③ 运动试验心电图阳性;④ 双嘧达莫-铊闪烁照相存在可逆性缺损;⑤ 超声心动图应激试验有异常,指示缺血。通过冠状动脉造影可判断患者是否需做冠状动脉搭桥手术。

6. 心导管检查

左心导管检查可了解左心工作情况,左室造影可了解LVEF。正常的左室每次收缩射出的容量应大于其舒张末容量的55%。发生过一次心肌梗死而无心力衰竭的患者EF一般在40%～50%;当EF在25%～40%时,多数患者在活动后有心慌、气促的症状,而静息时则无(约为心功能Ⅲ级);当EF＜25%时,即使在静息时也会出现心慌气促的症状(心功能Ⅳ级)。评价左心功能的另一项指标是左室舒张末压力(LVEDP),在正常情况下LVEDP≤12 mmHg,但它受一些人为因素的影响如卧床休息限制液体入量及治疗。LVEDP升高的程度并不一定与左室功能不全的程度相符合,但当LVEDP＞18 mmHg时,常表明左室功能情况很差。

(三)肺功能的评估

冠心病患者多为高龄,有长期的吸烟史,术前可做肺功能检查、动脉血气等评估肺功能情况。有吸烟史并伴有慢性肺部病变的血管手术患者,由于长期呼吸道炎症,分泌物增多,支气管平滑肌收缩和(或)肺实质病变造成呼气时气道趋于关闭阻塞,呼出气流受阻,通气/血流比值失调和低氧血症。在原有慢性肺部病变的基础上,术后更易发生肺部并发症,择期外科手术的吸烟患者应在手术前6周

戒烟。即使术前肺功能正常的患者手术后也常会造成肺容量降低、呼吸浅速、叹息呼吸减少或消失、咳嗽减弱和气体交换受损。慢性肺部病变者术后发生肺部并发症机会显著增加。术前准备包括呼吸功能评估(屏气试验、吹起实验、呼吸困难程度评级)、肺功能检测、胸腹式呼吸训练、体位引流、使用支气管扩张药和抗生素控制感染。

（四）相关疾病评估

1. 周围血管病变

冠心病患者常伴有周围血管病变,如颈动脉狭窄(由粥样斑块所致)肾动脉狭窄,术前超声多普勒血流检测仪可得出诊断及了解狭窄的程度。对颈动脉狭窄的患者可考虑先行颈动脉剥脱术,然后考虑CABG,因患者在CPB转流期间易使斑块脱落进入颅内血管,造成中枢神经系统损害,OPCABG可使这种危险显著降低。如腹主动脉或髂动脉有病变,围术期使用球囊反搏时不宜经上述血管放置。

2. 糖尿病

冠心病患者中多数有糖尿病。国外一组数据显示,在进行CABG的患者中约有22%患有糖尿病,其中40%需要用胰岛素控制。此类患者的冠状动脉病变弥散,由于患者的自律神经张力发生改变,手术的应激反应、低温及儿茶酚胺药物的应用均使胰岛素药效下降,血糖难以控制,术后切口感染率上升。

3. 高血压

高血压可促使动脉硬化形成,并对主要靶器官如脑、心和肾产生影响。高血压常是成年患者左心室肥厚、充血性心力衰竭的主要原因,同样与心肌梗死、脑血管病变以及主动脉瘤突然破裂相关。术前应经常测量血压并进行适当的治疗。若术前未进行适当治疗,麻醉和手术期间发生血压波动的机会显著增加。舒张压显著增高的患者常伴血浆容量降低,而应用降压药可使血容量恢复。治疗不当的舒张压增高患者可在麻醉诱导前适当扩充血容量。

左心室肥厚是心脏后负荷增加的代偿反应,常可作为评定高血压的重要指标。肥厚的左心室顺应性减退,需要较高的充盈压才能产生最佳的舒张末容积。对心室充盈压影响的相关因素如低血容量、心动过速和心律失常等常会造成心排血量和血压显著下降。

慢性高血压患者肾血管阻力明显增高,肾血流持续降低,并直接与高血压程度和时间相关。脑血流自动调节范围变得狭窄,自动调节曲线向右移,若发生低血压容易引起脑缺血。高血压引起左心室肥厚,冠脉储备功能下降,特别容易引起心内膜下缺血。对所有高血压患者术前均应适当治疗,并一直持续至手术前。

4. 脑血管疾病

冠心病患者常合并脑血管栓塞或腔隙性脑梗史。这类患者应尽量避免行主动脉壁操作。

二、麻醉前准备与用药

（一）心血管用药

1. 硝酸酯类药

可以扩张外周血管,改变血流动力学。本类药物通过对血管平滑肌的直接作用而扩张各类血管,扩张静脉可增加静脉贮备量,使回心血量减少,降低心室壁张力而减少心肌耗氧量,但对卧位心绞痛

的治疗效果差；扩张动脉主要是大动脉，可减少左心室后负荷和左心室做功。心脏前后负荷的减少，均可降低心肌氧耗量，也可以改变心肌血液的分布，有利于缺血区供血通过而改善心肌顺应性，减少对心内膜下血管压力，增加心内膜下的血液供应区；选择性扩张心外膜较大的输送血管；开放侧支循环；增加缺血区的血液供应。舌下含服硝酸甘油是治疗心绞痛常用的方法。硝酸甘油作用短暂，其长效用药有硝酸异山梨醇、戊四硝酯等，作用时间可达 2 h，硝酸甘油软膏或贴膜，可持续作用 3 h。近年来，临床上广泛应用单硝酸异山梨酯来治疗心绞痛和充血性心力衰竭，其作用机制为：扩张外周血管，增加静脉血容量，减少回心血量，降低心脏前后负荷，从而减少心肌耗氧，同时通过促进心肌血流重新分布而改善缺血区血流供应。

2. 利尿药

冠心病患者中有两种情况常使用利尿剂，即伴有高血压和充血性心力衰竭时。麻醉诱导前先补足血容量，并注意电解质紊乱。较长时间应用酚噻嗪类会引起低血钾，用药 2 周以上，又未适当的补充，即使血钾在正常范围，体内总钾量已下降 20% ~ 50%。应该结合病史、ECG 变化以及测尿钾并计算总钾丧失量作为术前补钾的参考，使术前血钾保持在 3.5 mmol/L 以上。慢性低钾，血清钾低于 3.0 mmol/L 或估计总体钾丧失达 20% 以上，则应纠治后才能进行择期手术。最好在术前 2 天停用利尿药，或至少对利尿药的用量作适当调整。

3. β受体阻滞剂

β受体阻滞剂具有心血管保护效应，主要机制是对抗儿茶酚胺类肾上腺素能递质毒性，尤其是通过 $β_1$ 受体介导的心脏毒性作用。其他机制还有抗高血压，抗心肌缺血，通过抑制肾素释放而发挥一定的阻断肾素－血管紧张素－醛固酮系统作用，改善心脏功能和增加左心室射血分数，抗心律失常等。主要用于心绞痛、心律失常和高血压等的治疗。主要有艾司洛尔、阿替洛尔和比索洛尔。目前认为心肌梗死及心力衰竭患者使用β受体阻滞剂治疗可降低围术期病死率，原则上术前不应停药。这些药物都具有一定的脂溶性，可少量透过血脑屏障，间接影响全身交感神经张力，对于预防室颤和心源性猝死具有重要意义。已有证明围术期应用β受体阻滞剂控制心率，能够降低围术期心肌缺血和随后出现并发症的发生率。β受体阻滞剂禁用或慎用于下列情况：支气管痉挛性哮喘、症状性低血压、心动过缓或二度Ⅱ型以上房室传导阻滞、心力衰竭伴显著性钠滞留需要大量利尿，以及血流动力学不稳定需要静脉应用正性肌力药等。不过，对于绝大多数心血管病患者，β受体阻滞剂治疗利大于弊；合并无支气管痉挛的慢性阻塞性肺病或外周血管疾病的心血管病患者，仍可从β受体阻滞剂治疗中显著获益；糖尿病和下肢间歇性跛行也不是绝对禁忌证。

4. 钙通道阻滞药

是治疗心绞痛、原发性高血压和室上性心律失常的药物。其作用原理为抑制窦房结起搏及房室交界处细胞的动作电位，可使心率减慢，房室传导速度减慢，不应期增长，还可使血管平滑肌松弛而血管扩张，并使心肌收缩力受到抑制，从而减少心肌耗氧，并使冠状动脉扩张增加氧供。常用药物为维拉帕米、硝苯地平及地尔硫䓬，虽然三种药物都有扩张冠状动脉及周围血管的作用，以硝苯地平最强，抑制房室传导方面维拉帕米最强而硝苯地平几乎无作用，因此治疗室上性心动过速方面维拉帕米效果显著而硝苯地平几乎无效。治疗血管痉挛性心绞痛三者均有效，治疗高血压方面硝苯地平最显著。尼卡地平用来治疗高血压和冠心病，对冠脉有较强的扩张作用，增加冠状动脉血流的同时，还降低末梢血管阻力，从而减轻后负荷并降低心肌耗氧量。在围术期，吸入麻醉药和钙通道阻滞药对心血管系

统会产生相互协同的抑制作用。钙通道阻滞药还会降低骨骼肌的收缩效应,加强肌松药的作用,麻醉期间应予以注意。术前停用钙通道阻滞药有可能发生反跳性冠状动脉痉挛。因此,术前不宜停用钙通道阻滞药。

5. 洋地黄制剂

主要能直接加强心肌收缩力,增加心脏每搏血量,从而使心脏收缩末期残余血量减少,舒张末期压力下降,有利于缓解各器官淤血,尿量增加,心率减慢。洋地黄增加心肌收缩力的作用机制可能是通过洋地黄抑制细胞膜 Na^+—K^+—ATP 酶,使细胞 Na^+—Ca^{2+} 交换趋于活跃,Ca^{2+} 内流增加,而致心肌收缩力加强。心肌收缩力加强虽可使心肌耗氧量增加,但心室腔缩小及室壁张力下降则使心肌耗氧量下降,因而洋地黄类制剂能改善心肌的工作能力而不增加心肌耗氧量。其次,洋地黄可直接或间接通过兴奋迷走神经减慢房室传导,可用于治疗心房颤动或心房扑动伴有快速心室率者。过量的洋地黄相反会降低心肌收缩力,增加房室交界区及浦氏纤维自律性,故可引起异位节律及折返现象而致心律失常。心功能差的患者术前可使用地高辛治疗,术前 36 h 应停用,术前用此类药物者,麻醉期间密切注意钾、钙、镁等离子的平衡,组织供氧、酸碱平衡、尿量等因素,防止洋地黄中毒反应。

6. 抗凝药及抗血小板药物

冠状动脉狭窄使狭窄血管血流速度减慢,粥样斑块的粗糙表面或局部炎症易激发血小板聚集而导致血栓形成。冠心病患者常常使用抗血小板药物及抗凝药物预防血栓形成,对冠心病的长期预后有益。常用药物有阿司匹林、华法林、肝素、低分子肝素、血小板 ADP 受体阻滞剂等,这些药物均应在术前停用,以免增加术后出血。在不稳定心绞痛患者可经皮下注射肝素防止心肌缺血发生,一般在术前 1～2 天停药,并用 ACT 进行监测,应注意长期应用肝素治疗的患者,常引起抗凝血酶 III 减少,反而使肝素抗凝作用减弱,必要时应输入新鲜冰冻血浆。长期使用华法林抗凝的冠心病患者应在术前 3～7 天停用,代之以低分子肝素或普通肝素抗凝,低分子肝素应在术前 18～24 h 停用。血小板 ADP 受体阻滞剂应在冠脉搭桥前 5～7 天停用。溶栓治疗常用来治疗急性心肌梗死使阻塞的冠状动脉再通,常用药物为链激酶及组织型纤溶酶原激活剂(t-PA),其作用机制是激活血浆中纤溶酶原转化为纤溶酶,后者可以溶解纤维蛋白,从而使被栓塞的血管重新疏通,这类药物的作用时间不长,4～90 min,但这些药物同时也消解纤维蛋白原,使纤维蛋白原明显下降,而纤维蛋白原术后需要数日方可恢复,故经溶栓治疗的患者必须在手术时补充纤维蛋白原,避免凝血机制发生障碍。

7. 钙增敏剂

钙增敏剂是一类新的强心药物,该类药物通过增加心肌收缩蛋白对 Ca^{2+} 的敏感性来发挥强心作用,克服了传统强心药增加心肌耗氧量和引起细胞内钙超载等缺点,在治疗心力衰竭、休克及心脏保护方面有良好的发展前景。根据钙增敏剂的作用机制可将其分为3类。I 型钙增敏剂通过直接作用或变构调节提高 Ca^{2+} 与肌钙蛋白 C 的亲和力,增加心肌收缩力,其作用属中心机制,如匹莫苯(pimobendan)、CGP-48506 和羟苯氨酮(oxyphenamone, Oxy)。II 型钙增敏剂完全作用于心肌细丝,促进肌动蛋白的调节,虽然可以增加心肌纤维对 Ca^{2+} 的敏感性,但不影响肌钙蛋白 C 与 Ca^{2+} 相互作用的亲和力,属下游机制,如左西孟旦(levosimendan)。III 型钙增敏剂直接作用于横桥,属下游机制,即使没有 Ca^{2+} 的存在也会表现肌动-肌球蛋白三磷酸腺苷(ATP)酶活性,如 EMD57033。与其他正性肌力药物相比,左西孟旦具有以下优势:① 在不增加细胞内 Ca 浓度的前提下,增加心肌收缩力的作用更强;② 能扩张冠状动脉血管,增加心肌血氧供应,不增加心肌的氧耗;③ 不引起心肌钙超载,

具有心肌保护作用,不易导致恶性心律失常;④ 不影响心室舒张功能;⑤ 可与硝酸酯类等其他抗心力衰竭药物联合应用;⑥ 不增加死亡率,改善患者远期预后。应用左西孟旦时,应密切监测血压变化,用药前应考虑患者有无血容量不足,且宜小剂量开始用药;心力衰竭患者静脉注射左西孟旦时通常给予6～12 μg/kg负荷量,10 min给完,而后以0.05～0.2 μg/(kg·min)的剂量静脉持续滴注,维持24 h;由于其活跃的代谢产物OR-1896的半衰期长达80 h,左西孟旦持续作用时间大约是75～78 h至1周,因此1周应用一次疗效比较显著。对于轻中度的肝肾功能损伤不需调整剂量。

(二)麻醉前用药

CABG术前患者常处于过度焦虑、紧张的状态,此时,患者心率增快,血压上升,有些出现心绞痛症状,对此类患者麻醉前用药重点应为解除患者对手术的焦虑和紧张情绪,并结合病情、手术类别等调整药物种类和剂量。

1. 镇静药

术前1晚口服地西泮10 mg,以保证充足的睡眠,术前30 min皮下注射吗啡0.2～0.3 mg/kg,使患者进入手术室时安静欲睡,避免内生性儿茶酚胺分泌增加,对心功能及呼吸功能较好者术前可加用异丙嗪25 mg增强镇静效果。

2. 抗胆碱药

对这类患者可以使用东莨菪碱或长托宁。

3. 抗心肌缺血药

患者离开病房入手术室前,可在胸部心前区贴硝酸甘油贴片,对心绞痛频繁发作的患者,应带硝酸甘油口含片备用。对左主干严重狭窄或冠脉多支严重病变患者,术前一天在病房应持续静脉点滴硝酸甘油或尼卡地平。

4. β受体阻滞剂、钙通道阻滞剂

术日继续应用。

第四节　冠状动脉手术的麻醉处理

一、麻醉处理原则

冠心病的麻醉及围术期血流动力学管理的原则为维持心肌氧的供需平衡,避免加重心肌缺血。由于心肌的摄氧率平时即达60%～65%,当心肌氧耗增加时,只有通过增加冠脉血流的方式来提供,但冠心病患者的冠脉储备能力低,难以完成氧耗增加时的血流匹配而发生心肌缺血,因此,欲维持心肌氧的供需平衡,必须尽可能地降低心肌氧耗。

(一)避免增加心肌氧需氧耗的因素

心肌氧耗的影响因素有:① 心肌收缩力;② 心室壁张力,受心室收缩压及舒张末压的影响;③ 心率。

围术期心肌氧需增加,通常是由于血压升高和/或心率增快所致。心率增快除增加心肌氧耗外,还影响心肌血流的自动调节。动物实验提示,在心率正常的情况下,心内膜血流自动调节的压力低限为38 mmHg,而当心率增快1倍时,则自动调节的压力低限升至61 mmHg。这提示,心率增快时,欲维持心肌同样多的血流供应,则需要较高的灌注压力。另心率增快时左室舒张时间缩短,冠脉血流下降。因此,围术期应维持心率稳定,避免心率增快,控制心率在术前安静状态下的水平(体外循环前心率慢于70次/min,停机和术后心率一般不超过90次/min),则明显有利于心肌氧的供需平衡。临床资料显示,心率慢于70次/min的患者,心肌缺血的概率明显下降。从北京阜外心血病医院CABG手术的麻醉管理来看,1990年以前心率偏快的所占比例(CPB后87%的病例心率超过90次/min)较大,其麻醉经过不平稳,手术死亡率较高。1990年开始控制心率,麻醉经过和术后恢复较前顺利,手术死亡率大幅度下降,1995年以后已达国际先进水平。虽然CABG手术死亡率受多种因素的影响,但围术期维持稳定的心率,避免加重心肌缺血,起了非常重要的作用。

动脉血压对心肌氧供、耗平衡起双重作用。血压升高增加氧耗,但同时也增加冠脉的灌注压力而增加心肌的血供。术中、术后血压的剧烈波动对心肌氧的供、耗平衡极为不利,围术期应维持血压稳定。

左心每搏排血量与左心舒张末期容量(LVEDV)密切相关,但LVEDV增加使LVEDP升高到16 mmHg以上则明显增加心肌的氧耗。除心排血量低下的患者应维持较高的LVEDP(14~18 mmHg)外,冠心病患者的LVEDP不宜超过16 mmHg(合并瓣膜病变者除外)。

心肌收缩力对确保心排血量至关重要,但对术前无心肌梗死病史,心功能尚好的患者,适度地抑制心肌的收缩力则明显有利于维持心肌氧的供、需平衡。

(二)避免心肌氧供减少

心肌的氧供取决于冠脉的血流量及氧含量。冠状动脉的血流量取决于冠状动脉的灌注压及心室的舒张时间。正常情况下,冠脉血流的自动调节有一压力范围(50~150 mmHg),但冠心病患者由于冠状动脉的堵塞,其自动调节压力范围的下限大幅度上扬,故围术期的血压应维持较高水平,尤其对合并高血压者更应如此。由于冠脉血流主要发生在舒张期,故舒张期时间的长短是决定心肌血流量的另一决定性因素。因此,围术期避免心率增快,不仅可降低心肌的氧耗,而且对确保心肌的血流灌注也至关重要。

根据Poisseuille公式,冠脉血流 $Q=\pi r4 \triangle P/8 L\eta$(r—半径,$\triangle P$—驱动压,L—管长,$\eta$—黏度)。从公式可见,影响冠脉血流最重要的因素除驱动压(灌注压)外,就是冠脉的阻力。其冠脉口径的舒缩,将以r的4次方的幅度影响冠脉的血流量,因此,围术期降低冠脉张力,避免冠脉痉挛,对确保心肌的血流供应也至关重要。

由于围术期麻醉、手术等诸多因素均明显影响心率和血压,心率和血压的变化又直接关系着心肌的氧供需是否平衡,故维持心率和血压二者之间的关系对缺血性心脏病的氧供需平衡非常重要。要维持心肌氧的供需平衡应力求做到:① 血压的变化(升高或降低)不应超过术前数值的20%。② 平均动脉压(MAP)-肺毛细血管楔压(PCWP)>55 mmHg。③ MAP(以mmHg计)和心率的比值>1,CPB前大于1.2。④ 维持收缩压在90 mmHg以上。⑤ 尤其应避免在心率增快的同时血压下降。

心肌的氧供不仅取决于心肌的血流量,而且与动脉血液的氧含量密切相关。动脉血中的氧能否向心肌组织充分释放,与血中2,3-DPG的含量、pH及$PaCO_2$等是否正常有关,麻醉及围术期应注意这些参数的变化。动脉血的氧含量主要取决于血液中血红蛋白的含量及动脉血的氧饱和度(SaO_2)。CABG的创伤大,出血较多,再加上CPB转流中的血液稀释,血红蛋白降至6 g%～7 g%很常见。以一简单数学模式计算:在血红蛋白12 g%时,心率65次/min可维持机体氧的供需平衡。如血红蛋白降至6 g%,心率则需达到130次/min方可为机体提供同样多的氧,仅其一项心肌氧耗要增加1倍,心肌氧的供需平衡势必难以维持。因此,在维持足够循环血容量的同时,必须注意血红蛋白的含量。即使无心肌缺血的老年患者,对失血的耐受性也较差。

二、麻醉监测

麻醉及围术期心肌缺血,氧供、耗失衡的原因主要为血流动力学因素和非血流动力学因素,而又以血流动力学因素最为重要。监测心肌缺血和血流动力学的方法有以下几种。

(一)心电图(ECG)监测

为必需亦最常用的无创性监测,以5导联线的监测较好。ECG不仅可监测心率及心律,其V5监测对心肌缺血检出的成功率也较高,可达75%。如用Ⅱ导联+CS5[即将左上肢(LA)的电极移植于V5的位置],可监测到左心缺血时ST段的全部变化。如用5个导联线,以Ⅱ+CS5+V4R(即将胸前电极放置在右侧第5肋间与锁骨中线交界处)即可100%监测到左右心缺血时ST段的改变。心肌缺血的诊断标准,美国心脏病学会建议在"J"点后60～80 ms处ST水平段或降支段下降0.1 mV为准。先进的"ST段自动分析监测系统"可追踪ST段的变化趋势,无论ST段是抬高或降低,加在一起可绘制出ST段位移变化图,位移越多表明缺血越重。Kotter等报告应用"ST段自动分析监测系统"后,由于能及时监测到轻微的ST段变化而及时处理,结果缺血的发生率由17%降至6%。

(二)血流动力学监测

可了解心脏的泵血功能,组织的灌注,全身的有效循环血量以及氧供、耗平衡情况等。麻醉诱导前即应在局麻下完成动脉置管测压,以便在麻醉诱导时连续监测动脉血压的变化。周围动脉的压力与主动脉的压力不完全一致,约低12～32 mmHg。微分处理动脉波形可计算出dp/dt_{max},定量地监测心肌收缩及舒张功能。目测动脉波上升段及下降段的斜率可粗略地估计心功能,斜率大表明心功能较好,反之则较差。

中心静脉压(CVP)主要反映右心的前负荷。对左心功能良好无瓣膜病变者,从CVP可粗略地估计左心充盈压。但在心功能不全时,CVP与左心充盈压的差别很大,此时应直接或间接地测定左心充盈压。

直接监测左心充盈压可由外科医师在左心房放一根留置导管进行监测。监测PCWP则可间接反映左心充盈压,可经由颈内静脉或锁骨下静脉放置一导管入肺动脉。肺动脉舒张压接近左心充盈压。

经由颈内静脉或锁骨下静脉从右心放置Swan-Ganz导管结合心率和动脉压的监测,可获得血流动力学变化的全部资料,及时、全面地了解患者的循环情况,指导血管扩张药、正性肌力药、β阻滞药和

钙通道阻滞药的治疗，以利于较准确地处理。临床常用的Swan-Ganz导管为四腔漂浮导管，可同时监测CVP、肺动脉压、PCWP，并可进行热稀释心排血量测定。心排血量（CO）经微机计算得出，心排血指数（CI）、每搏排血量（SV）、每搏排血指数（SVI）、体循环阻力（SVR）、肺循环阻力（PVR）等分别由下列公式计算得出。

$$CI=CO/BSA（体表面积）$$
$$SV=CO/HR$$
$$SVI=SV/BSA$$
$$SVR=（MAP-CVP）\times 80/CO$$
$$PVR=（MAP-PCWP）\times 80/CO$$

对Swan-Ganz导管能否较早地监测心肌缺血存有不同意见。Haggmark认为，如在PCWP波形上A、V波高于PCWP的平均值5 mmHg，提示左室舒张功能异常、心肌缺血。他认为，心肌缺血在PCWP波形上引起的A、V波的变化早于ECG的变化。Kaplan提出，如出现异常AC波大于15 mmHg或V波大于20 mmHg时，提示有心内膜下缺血。但Van Daele等在CABG围术期比较了PCWP监测与ECG和TEE监测，结果TEE显示心肌缺血时，只有10%的患者出现PCWP升高，大部分患者ECG显示心肌缺血时，PCWP并不升高或升高很小，他认为，PCWP并不能准确反映心肌缺血。虽然Swan-Ganz导管能否较早地监测心肌缺血存有争议，但如出现不明原因的PCWP升高，仍应警惕心肌缺血的可能性。

除了标准的漂浮导管外，对有可能发展为完全性房室传导阻滞的患者或难以放置心表起搏电极的患者应放置带有心腔内起搏电极的漂浮导管。放置具有连续心排血量/混合静脉血氧饱和度（CCO/SvO$_2$）监测的导管，可连续观察循环动力学各项指标及混合静脉血氧饱和度的变化，甚为方便。混合静脉血氧饱和度监测对了解机体的氧供需平衡状况具有重要意义。由于难以确立麻醉状态下多少CO才能满足组织的氧需，作为氧供、氧耗平衡的指标SvO$_2$，在无脓毒症、感染性休克、氰化物中毒等微循环障碍、细胞摄氧障碍的病理状态下监测的意义似乎较单一CO监测更为重要，SvO$_2$在围术期应维持在65%以上。但应注意，即使SvO$_2$在正常范围，仍有氧供、需失衡，组织缺氧存在的可能性。

另有一种通过动脉压力波形计算心脏每搏量，并乘以心率计算心排血量的方法（PICCO）。该法并可得出左心的前负荷容量、肺水含量和胸腔内的血容量。

但上述测定心排血量的方法，不管是放置漂浮导管还是放置PICCO导管，均价格昂贵，而且创伤较大，对放置导管的技术要求也高，如果导管的位置不正确，也影响监测的准确性，因此，不应常规使用。至于放置漂浮导管或PICCO导管的指征，应以医师对患者病情的认识、临床处理能力及对上述导管监测意义的了解、置管技术的掌握而异。

一般认为，在下列情况下应使用：① EF＜40%；② 近期内发生心肌梗死或不稳定型心绞痛；③ 左室室壁运动异常；④ LVEDP＞18 mmHg；⑤ 合并有室间隔穿孔、左室室壁瘤、二尖瓣反流或充血性心力衰竭；⑥ 急症手术；⑦ 同时进行复杂的其他手术；⑧ 再次手术。

（三）经食管超声心动图（TEE）的监测

心肌缺血的最早表现为心肌舒张功能受损及SWMA。动物实验完全阻断冠脉血运后10～15 s，

节段心肌即表现为运动减弱(hypokinesia),5~20 min后组织学发生变化,30 min后TEE可见缺血区心肌无运动(akinesia),60 min后心肌出现不可逆性坏死,节段心肌在TEE上表现为反向运动(dyskinesia)。临床上,PTCA的患者,当球囊扩张使血流减少50%时,节段心肌便表现为运动减弱。而心电图ST段的变化在冠脉血流减少20%~80%时比SWMA晚出现10 min,在血流减少>80%时晚出现2 min,当血流为0时晚出现15 s,故TEE对监测心肌缺血是当前极受推崇的方法。另TEE可监测心室充盈压、心排血量、心脏容积,能及时诊断血容量不足及心肌抑制的程度而指导治疗。

(四)一些常用监测指标的意义

围术期心肌的氧耗,临床常用下列指标进行判断。

1. 心率、收缩压乘积(RPP)

RPP=心率×动脉收缩压。由于在运动负荷试验时,大部分冠心病患者在RPP>12 000时出现心肌缺血的阳性表现,故多年来麻醉中以RPP<12 000作为麻醉管理的指标,认为围术期RPP<12 000不会发生心肌缺血。但术中由于麻醉和失血等多种因素均可降低血压,在无明显心动过速的情况下,RPP一般均低于术前,超过12 000者并不多见,其发生率远远低于心肌缺血。术中由于冠状动脉张力的变化、侧支循环灌注压力的下降、冠脉血流从心内膜向心外膜的重新分布等均可在任何RPP水平发生心肌缺血。临床实践表明,RPP在缺血性心脏病围术期的价值并不可靠。另一方面,血压升高虽增加氧耗,但同时也可增加心肌的血流供应,故对影响心肌氧耗的两个主要因素——心率和血压的变化的意义必须分别考虑。

2. 三联指数(TI)

TI=心率×动脉收缩压×PCWP。由于LVEDP亦为心肌耗氧量的一个重要因素,所以可把PCWP乘入RPP中,一般认为TI应维持在150 000以下。由于RPP在缺血性心脏病围术期估价心肌缺血不可靠,故TI的价值亦值得怀疑。另从以RPP-12 000、TI-150 000为标准进行计算,二者之商PCWP的数值为12.5,而PCWP在12.5 mmHg为正常范围。室壁瘤切除术的患者,由于左室腔缩小,往往需要较高的左室充盈压,PCWP需达14~16 mmHg或更高,由此可见,TI也难以反映围术期心肌缺血。

3. 在RPP的基础上乘以收缩期的时间参数为张力-时间指数(TTI)

TTI=心率×主动脉压力曲线中收缩压的面积=心率×收缩压×左室射血时间。

心内膜活力比(EVR)为心肌氧供、耗之比。EVR=DPTI/TTI。

DPTI=舒张压-时间指数,TTI=张力-时间指数。

EVR可从动脉压力曲线中收缩压下面的面积及舒张压下面的面积求得,也可从公式EVR=(DP-PCWP)×TD/SP×TS中计算DP=平均动脉舒张压,SP=平均动脉收缩压,TD=舒张时间,TS=收缩时间。

正常EVR应≥1.0;如EVR<0.7,则可能出现内膜下缺血。

由于TTI和EVR非一般临床监测能够计算,故常用的参数为RPP和TI。虽然这两个参数在麻醉中难以反映心肌缺血,但有些学者观察到,在相同的RPP时,心率的负荷较压力的负荷有意义,有无ST段改变的差别主要在心率。因此围术期维持稳定的心率,防治心率增快,对避免加重心肌缺血极为重要。

三、麻醉药物的选择

缺血性心脏病麻醉药物的选择应以维持心肌氧的供耗平衡为原则,努力避免心率增快和血压下降,并可扩张冠状动脉,无冠脉窃血作用。因此,应详尽了解各种麻醉药物对心血管系统的影响。

(一)咪达唑仑

咪达唑仑对容量血管的扩张作用、对血压的影响及对心肌的抑制作用较地西泮明显。虽然小剂量咪达唑仑可降低MAP,但由于体循环阻力下降,心排血量可轻度增加。有人观察到,静脉注射咪达唑仑0.2 mg/kg,冠脉血流量降低24%,心肌氧耗量降低26%,未发现冠状窦血中乳酸增加,ECG亦无缺血改变,说明对心肌的氧供耗平衡无明显影响。

(二)依托咪酯

该药对心肌无抑制作用。常用的诱导剂量0.3 mg/kg可使气管插管后心率增快、血压升高。有报道静脉注射依托咪酯0.3 mg/kg在气管插管前可使心肌氧耗量减少14%,冠脉血流量增加16%。依托咪酯复合芬太尼应用于冠心病患者的麻醉诱导,一般无血压下降之忧。

(三)丙泊酚

丙泊酚进行麻醉诱导时易发生低血压,原因主要是由于外周血管扩张。以丙泊酚2 mg/kg诱导,约30%的患者发生低血压,严重者收缩压可降低50%。丙泊酚血浆浓度达10 μg/ml时,左室dp/dt$_{max}$降低,提示丙泊酚有心肌抑制作用。丙泊酚麻醉下,由于外周血管扩张,心排血量可轻度增加,由于中枢迷走样作用,心率减慢,心肌氧耗量下降,心肌氧供耗平衡维持良好。Lischke等在研究中观察到,与依托咪酯和咪达唑仑相比,丙泊酚麻醉诱导最易引起血压下降,但氧耗量下降也最为明显。

(四)麻醉性镇痛药

1. 吗啡

镇痛作用较好,但无睡眠作用。快速、大剂量静脉注射吗啡能引起组胺释放导致血压下降,故吗啡静脉注射的速度不宜超过5 mg/min,如同时注意补充液体则可避免血压下降。吗啡通过脑干的作用使迷走张力增高而引起心动过缓,阿托品可对抗之。由于吗啡的半衰期长,易引起组胺释放使血压下降,现已较少使用吗啡麻醉。

2. 芬太尼

镇痛作用较吗啡强,但持续时间短。芬太尼无明显的组胺释放作用,对静脉容量血管床亦无明显的扩张作用。芬太尼的迷走兴奋作用可减慢心率。由于芬太尼对心肌无抑制作用,不干扰心肌氧的供需平衡,不明显影响循环动力学,故大剂量芬太尼麻醉对心血管系统有良好的稳定作用。但大剂量芬太尼麻醉难以实施术后早期气管拔管,不利于术后患者的快速周转。

3. 舒芬太尼

药理学作用类似于芬太尼,但镇痛作用较芬太尼强5～10倍,血浆t$_{1/2}$β亦较芬太尼短(芬太尼为

2 198 min，舒芬太尼为1 498 min），故清醒时间和术后呼吸抑制时间均短于芬太尼。但该药和芬太尼一样，其镇痛效应有封顶现象，封顶现象的血浆浓度芬太尼约为30ng/ml血浆，舒芬太尼约为3ng/ml血浆。因此，单独使用这两种药物无论多大剂量也难以消除应激反应。

如以咪达唑仑+芬太尼诱导，咪达唑仑的剂量超过0.1 mg/kg时，气管插管前易发生低血压。如以依托咪酯+芬太尼诱导，气管插管时则易发生高血压和心率增快。以小剂量咪达唑仑（0.03～0.05 mg/kg）+依托咪酯（0.3 mg/kg）+芬太尼复合诱导，即可抑制气管插管时的应激反应，且气管插管前不易发生低血压。气管插管前如用利多卡因喷雾喉部，也可减弱气管插管的反应。

（五）吸入麻醉药

氟类吸入麻醉药随着吸入浓度的增大，对心肌收缩力的抑制也进行性增加，0.7 MAC的恩氟烷和氟烷可使狗的心肌收缩力降低20%。氟类吸入麻醉药对心肌收缩力的抑制强度的顺序可能为：恩氟烷＞氟烷＞异氟烷≈七氟烷≈地氟烷。由于氟烷可增加心肌对儿茶酚胺的敏感性，故易出现心律失常。对外周血管的扩张作用，多数学者认为以异氟烷的作用最强，此可能为在施行控制性降压时多使用异氟烷的缘故。异氟烷麻醉下，心率有增快趋势。单独使用吸入麻醉药维持麻醉，以氟烷对心率的影响最小，而七氟烷+芬太尼类药（如舒芬太尼）维持麻醉，心率有减慢趋势，有利于非体外循环下冠状动脉旁路移植术的心率管理。在对冠脉循环的影响方面，异氟烷有冠状动脉扩张作用。

（六）肌肉松弛药

虽然绝大多数肌松药均可在CABG手术中应用，但应选用对心血管系统影响小的药物。维库溴铵和罗库溴铵无组胺释放作用，对心血管系统无影响，应优先考虑。阿曲库铵有一定的组胺释放作用，未与芬太尼合用，单独静脉注射阿曲库铵有时可明显增快心率，使用时应注意顺阿曲库铵无组胺释放作用，对心率无明显影响。

四、麻醉诱导用药

冠心病患者为使诱导适度以抑制气管插管时的应激反应，又不在气管插管前发生低血压，须在心电图和直接动脉测压的监测下缓慢、间断地给药。加快输液速度对防治诱导期低血压也很重要。对术前严重心功能不全的患者，麻醉诱导应以芬太尼为主，镇静或安定药的剂量不宜大，以能使患者入睡即可。如适度麻醉降低了患者的代谢，抑制了应激反应，血压轻度下降也是常见现象，同时心率减慢更有助于心肌氧的供需平衡和储备。对诱导期低血压的药物处理，静脉注射微量去氧肾上腺素（0.1～0.2 mg/次）可获满意效果。不提倡静脉注射多巴胺来升高血压，因临床上曾有静脉注射多巴胺后心率增快，导致心肌缺血加重，甚至发生室颤的教训。

五、麻醉维持

冠心病患者的麻醉维持要求循环稳定，血压和心率不应随着手术刺激的强弱而上下波动。一般而言，术前心功能较好的患者，CPB前只要尿量满意，内环境稳定，无代谢紊乱，$SvO_2 > 70\%$，心率在

50次/min左右无须处理。临床实践表明，CPB前控制性心动过缓（心率50次/min左右）、控制性血压偏低（收缩压90～100 mmHg）的循环状态，对无高血压病史的患者，更有利于心肌氧的供耗平衡和储备。对于心功能较差，需要较高的交感张力来维持心排血量的患者，则须努力避免对心肌的任何抑制，必要时用正性肌力药来辅助循环。

切皮和纵劈胸骨是术中最强烈的操作步骤，术前应及时加深麻醉。如加深麻醉后仍不奏效，可考虑静脉注射β阻滞药（艾丝洛尔或美托洛尔）或钙通道阻滞药（地尔硫䓬、维拉帕米或尼卡地平）处理。

当术者游离乳内动脉时，CVP和PCWP的数值由于患者体位的变化可明显升高，应注意识别其假象。术中应密切注意血气和电解质的变化，$PaCO_2$应维持在正常范围，避免过度通气。$PaCO_2$过低不但减少冠状动脉血流量，而且可使氧离解曲线左移，并可促发冠状动脉痉挛。

第五节　术中麻醉处理

一、体外循环下冠状动脉旁路移植术

（一）心肌保护和脏器灌注

广义的心肌保护系在围术期维持稳定、满意的血流动力学参数、防治冠脉痉挛以使心肌氧的供需维持平衡，避免加重心肌缺血。体外循环中的心肌保护则需外科、麻醉、灌注的密切协作。转流开始后由于多种因素的影响，冠心病患者极易室颤，而此时灌注压往往较低（30～40 mmHg）。据非系统观察，从CPB开始到阻断升主动脉，短者约15 min，长者可达35～40 min（外科探查冠状动脉）。如此长时间的心肌缺血对继后冷晶体停跳液、冷血，温血等各种形式的心肌保护的效果均带来严重影响，甚至可致心内膜下梗死。体外循环中要避免在阻断升主动脉前发生室颤。应做到：① 维持较高的灌注压（50～80 mmHg）；② 阻断升主动脉前不过早降温；③ 如转流开始血压明显下降，此时仅靠增加灌流量难以使血压回升，可从人工肺给单纯α受体兴奋药，如去氧肾上腺素1～2 mg/次，往往可获得满意效果。如在室颤下探查冠状动脉，则应引空心脏，使灌注压＞60 mmHg。冠心病患者多数年龄较大，常合并高血压及全身动脉硬化，转流中应维持较高的流量2.4～2.6 L/(min·m²)和较高的灌注压，灌注压应接近转流前MAP。

（二）停机前后的处理

停机前后的处理是冠心病麻醉处理中最重要的环节之一。欲顺利脱机和停机后维持稳定的血流动力学，须注意以下几点。

（1）心脏复跳后即注意预防心跳增快。对缓慢的心跳（30～40次/min）不宜急于处理，往往在钳夹主动脉侧壁，进行主动脉侧壁口吻合期间，心率即可自行增快。

（2）主动脉侧壁口吻合期间，应维持满意的灌注压。如灌注压超过术前的MAP值，可用硝酸甘油、尼卡地平、丙泊酚等处理，不宜轻易地降低灌流量。如灌注压较低，除增加灌流量外，应适当减少静脉引流量；如血压仍不回升，可从人工肺给麻黄碱、去氧肾上腺素、间羟胺等提升血压。

（3）主动脉侧壁口吻合毕，冠脉血流开始恢复。如每搏量满意，将会出现良好的动脉压波形，此

时可逐渐减少灌流量,缓慢回输血液,在ECG和循环动力学指标满意的情况下缓慢脱机。

(三)正性肌力药

冠心病患者由于心肌缺血、心肌梗死、室壁瘤等原因,往往存在有不同程度的心功能不全,使得在麻醉处理中顾虑心功能受抑制,常投以正性肌力药来增强心肌收缩力。任何正性肌力药均增加心肌耗氧,从所谓"安全""保险"角度,常规或预防性使用正性肌力药,对患者并无益处。1990年以前阜外医院CABG术中使用正性肌力药物的比例达90%以上,1995年仅约占10%,此后又继续下降。应用正性肌力药的指征为:PCWP > 16 mmHg,而MAP < 70 mmHg或收缩压 < 90 mmHg,CI < 2.2 L/(min·m²)=,SvO₂ < 65%。正性肌力药可选用多巴酚丁胺、多巴胺、肾上腺素等。

(四)血管扩张药、β阻滞药、钙通道阻滞药

在血管扩张药的使用方面,虽仍有学者在CABG围术期使用硝普钠,但多数学者认为,硝普钠对冠脉血流的窃血作用不利于冠心病患者。硝酸甘油扩张狭窄的冠状动脉及降低心肌氧耗的作用越来越得到人们的认可。硝酸甘油不仅有效地降低肺动脉压和PCWP,增加到一定剂量也可控制体循环压力,其安全性和不良反应均远远优于硝普钠。围术期硝酸甘油治疗的指征为:① 动脉压超过基础压20%。② PCWP > 16 mmHg。③ PCWP波形上A和V波 > 18 mmHg或A、V波高于PCWP平均值5 mmHg以上。④ ST段改变大于1 mm。⑤ 区域性室壁运动异常。⑥ 急性左或右室功能失常。⑦ 冠状动脉痉挛。但应用中必须注意硝酸甘油易发生早期耐受性,而且随着患者年龄的增长,效力也逐渐减弱。

β阻滞药对冠心病患者的有益作用已被充分肯定。超短效(消除半衰期仅为98 min)、具有选择性β₁受体阻滞作用的艾司洛尔(esmolol),即使在心功能中度减弱时也安全有效。美托洛尔(metprolol)也是选择性β₁受体阻滞药,但消除半衰期为3.7 h,明显长于艾司洛尔,使用时须注意蓄积作用。由于β受体阻滞药的负性肌力作用,对于高度依赖交感张力或快速心率来维持心排血量的患者能促发心力衰竭,对严重窦房结功能不全者能导致窦性停搏,故应在严密的监测下以高度稀释、小剂量叠加,从深静脉(颈内或锁骨下)途径缓慢给药,一旦心率出现下降趋势即刻停药,如此可避免对心脏明显的抑制作用。

钙通道阻滞药可扩张冠状动脉,防治冠脉痉挛,增加冠脉血流,改善心肌缺血。以地尔硫䓬为首选,因其在扩张冠状动脉的同时不明显抑制心肌收缩力,并可减慢房室传导,使心率下降。静脉给药的常用剂量为1~3 μg/(kg·min)。

二、非体外循环下冠状动脉旁路移植术

非体外循环下冠状动脉旁路移植术由于手术是在跳动的心脏上、无机械辅助循环的情况下进行,因此麻醉处理的困难较大。外科医师在跳动心脏上的手术操作不可避免地要干扰心脏的排血功能,心脏位置的变动也必然影响心脏的血流供应,因此,在冠状动脉吻合期间,维持循环动力学的稳定,保持必需的冠脉血流量,则为麻醉处理的关键。另维持较慢的心率(50次/min左右),适度地抑制心肌的收缩幅度,既为外科手术提供良好的条件,也是麻醉处理的要点。为此,除应遵循冠心病的麻醉处

理原则外,应注意以下几点:① 由于非体外循环下冠状动脉旁路移植术的患者术前心功能较好,对β受体阻滞药和钙通道阻滞药的耐受能力较强,术晨应适当增加这两类药特别是β受体阻滞药的用量。这不仅可有效地控制术中心率增快,增加心室的颤动阈值,也可增加心肌对缺血的耐受性。② 如不考虑术后早期气管拔管,可以大剂量芬太尼复合低浓度吸入麻醉药施行麻醉,不仅有利于防止术中心率增快,也有利于术者搬动心脏时循环功能的维持。③ 由于术者搬动心脏时必然要干扰循环,血压下降、心律失常是常见现象。一般情况下,以吻合回旋支,搬动左室面血压下降、心律失常最严重。首次搬动心脏,收缩压降至40～50 mmHg、频发室性期前收缩、短阵室性心动过速并非罕见。此种情况下,外科医师应暂缓搬动心脏。如心脏恢复原位后,血压回升、心律失常消失,可不用药物处理。再次搬动心脏,血压下降、恶性心律失常的发生往往会有所减轻。如此反复数次(具有缺血预处理的意义)后,循环动力学可趋于稳定。④ 在冠状动脉吻合期间,血压一般要有所下降。如收缩压能维持在75 mmHg,平均动脉压在60 mmHg以上,可不进行处理。如血压低于上述水平,出现心律失常(最常见的为室性期外收缩)或ST段改变,提示心肌缺血加重,须即刻处理。药物选择应以麻醉医师对药物的认识及使用经验为准。如以增加外周阻力来升高血压,可选用去氧肾上腺素(0.1～0.5 mg/次静脉注射);如以增强心肌收缩力和外周阻力来升高血压,则可静脉注射麻黄碱(5～10 mg)。静脉注射多巴胺升高血压的同时心率往往也增快,使用时应注意此点。⑤ 为避免在冠状动脉吻合期间冠状动脉张力增加或冠状动脉痉挛,也为避免药物增加外周阻力的同时对冠状动脉张力的影响,可持续静脉注射硝酸甘油,剂量应不影响动脉血压。⑥ 限制液体入量,降低前负荷。液体量输入过多使前负荷增加,前负荷增加不仅使心脏膨胀,增加心肌氧耗,而且也降低心肌的灌注压(心肌血流的灌注压＝主动脉根部的舒张压 － 左室舒张末期压)减少心肌血供,对冠心病患者极为不利。另外,液体输入过多使心脏膨胀,也不利于外科手术操作。

三、冠状动脉起源异常矫治术

起源于肺动脉的左冠状动脉异常不仅是解剖异常,而且以继发严重的心肌供血障碍为特征。患者多为婴幼儿,由于左右冠状动脉间的侧支循环尚未形成,致使左心室心肌灌注不良,所以出生数月即出现严重的心肌缺血,或出现左心室功能受损、心脏扩大及二尖瓣反流等临床表现。由于此病的特点是术前已有不同程度的心功能损害,术中极易发生急性心力衰竭或加重心肌缺血,所以手术麻醉以预防心功能进一步受损害为特点。对心功能Ⅳ级的患儿,应尽量缩短手术时间,以最简单的方法完成手术。为此,除应遵循冠心病的麻醉处理原则外,应注意以下几点:① 对心脏超声提示左室功能差、心肌收缩乏力和(或)心电图有心肌梗死图形及心肌缺血改变的患儿,术前即配备好多巴胺或者肾上腺素,在麻醉诱导后及时应用,以加强心肌收缩力,适当选择硝酸甘油或米力农扩张血管,减轻心脏后负荷,但要注意舒张压不能降太低,应维持35 mmHg以上,以保证冠脉供血良好。② 术中严密监测是预防急性心肌梗死发生的关键。监测以HR、DBP、CVP、尿量及心电图的ST段为主,心电图的监测着重在对照术前Ⅱ、Ⅲ、AVF导联的ST段,细致观察是否有改变,无论是升高还是压低,均提示发生急性心肌缺血,即予多巴胺增强心肌收缩力提升血压的同时,予硝酸甘油扩血管,改善冠脉供血。③ 术中试钳夹左冠状动脉时要更加小心,以提防急性心肌梗死的发生。④ 为预防心力衰竭,应避免短时间内输入液体过多,故在停CPB前后进行超滤,使血细胞比容达30%以上,并在CVP和尿量监测

下以2～3 ml/（kg·h）的速度输血。⑤ HR过快可使心肌的氧耗增加，是围术期发生心肌缺血、心肌梗死的重要原因，所以术中尽量维持HR少于150次/min，HR偏快可采取的措施主要是以吸入异氟烷或七氟烷维持一定的麻醉深度，并于几个关键时段适当追加芬太尼和丙泊酚，加深麻醉，减少手术操作的应激反应。已有大量研究证明，对于婴幼儿心脏手术，芬太尼总量在20～50 μg/kg左右可有效地减轻机体对手术刺激的应激反应。⑥ 主动脉开放心脏复跳后，心率偏慢或心律没有恢复窦性者，不必急于处理，一般等体温复温至37℃左右，心律和心率多能自行恢复，过早干预（如用异丙肾上腺素以增快心率）会增加心肌耗氧。⑦ 由于心脏是暴露在空气中进行手术的，故有冠状动脉进气的可能，若监测到心电图的ST段有改变或直视发现心肌颜色发暗、心跳乏力，则要高度怀疑为冠状动脉进气而引起的改变，应延长CPB辅助时间，直至ST段完全恢复正常才停机。对于术前已有严重左室收缩功能受损的患儿，可以考虑术中应用经食管超声心动图监测，对心脏收缩、舒张功能可直接进行评价。⑧ 因患儿体重小，体温调节中枢尚未发育成熟，开胸手术易使体温下降，故术中应做好肛温和鼻温的监测，注意保暖，可使用变温毯或应用暖风机，CPB停机时要求肛温达到36℃。

（王　晟）

参 考 文 献

［ 1 ］ Files M D, Arya B. Preoperative physiology, imaging, and management of transposition of the great arteries. Semin Cardiothorac Vasc Anesth, 2015, 19(3): 210－222.

［ 2 ］ Thadani S R, Foster E. Echocardiographic evaluation in transposition of the great arteries in the adult. Echocardiography, 2015, 32(Suppl 2): 157－165.

［ 3 ］ Warnes C A. Transposition of the great arteries. Circulation, 2006, 114(24): 2699－2709.

［ 4 ］ Limperopoulos C, Tworetzky W, McElhinney D B, et al. Brain volume and metabolism in fetuses with congenital heart disease: evaluation with quantitative magnetic resonance imaging and spectroscopy. Circulation, 2010, 121(1): 26－33.

［ 5 ］ Owen M, Shevell M, Majnemer A, et al. Abnormal brain structure and function in newborns with complex congenital heart defects before open heart surgery: a review of the evidence. J Child Neurol, 2011, 26(6): 743－755.

［ 6 ］ Yacoub M, Hosny H, Afifi A. Surgery for TGA in developing countries: the end of the beginning. J AmColl Cardiol, 2017, 69(1): 52－55.

［ 7 ］ Chen J, Yang Z G, Xu HY, et al. Assessments of pulmonary vein and left atrial anatomical variants in atrial fibrillation patients for catheter ablation with cardiac CT. Eur Radiol, 2017, 27(2): 660－670.

［ 8 ］ Ihlenburg S, Rompel O, Rueffer A, et al. Dual source computed tomography in patients with congenital heart disease. Thorac Cardiovasc Surg, 2014, 62(3): 203－210.

［ 9 ］ Jia Q, Zhuang J, Jiang J, et al. Image quality of ct angiography using model-based iterative reconstruction in infants with congenital heart disease: comparison with filtered back projection and hybrid iterative reconstruction. Eur J Radiol, 2017, 86: 190－197.

［ 10 ］ Groves D W, Olivieri L J, Shanbhag S M, et al. Feasibility of low radiation dose retrospectively-gated cardiac CT for functional analysis in adult congenital heart disease. Int J Cardiol, 2017, 228: 180－183.

［ 11 ］ Shi K, Gao H L, Yang Z G, et al. Preoperative evaluation of coronary artery fistula using dual-source computed tomography. Int J Cardiol, 2017, 228: 80－85.

［ 12 ］ Schidlow D N, Jenkins K J, Gauvreau K, et al. Transposition of the great arteries in the developing world: surgery and outcomes. J Am Coll Cardiol, 2017, 69(1): 43－51.

［ 13 ］ Warnes C A, Williams R G, Bashore T M, et al. ACC/AHA 2008 guidelines for the management of adults with congenital heart disease. J Am Coll Cardiol, 2008, 52(23): 1890－1947.

［14］ Schallert E K, Danton G H, Kardon R, et al. Describing congenital heart disease by using threepart segmental notation. Radiographics, 2013, 33(2): E33−46.

［15］ Jaggers J J, Cameron D E, Herlong J R, et al. Congenital heart surgery nomenclature and database project: transposition of the great arteries. Ann Thorac Surg, 2000, 69(4 suppl): S205−235.

［16］ Squarcia U, Macchi C. Transposition of the great arteries. Curr Opin Pediatri, 2011, 23(5): 518−522.

［17］ Lai W W, Geva T, Shirali G S, et al. Guidelines and standards for performance of a pediatric echocardiogram: a report from the task force of the pediatric council of the American Society of Echocardiography. J Am Soc Echocardiogr, 2006, 19(12): 1413−1430.

［18］ Nie P, Wang X, Cheng Z, et al. Accuracy, image quality and radiation dose comparison of high-pitch spiral and sequential acquisition on 128−slice dual-source CT angiography in children with congenital heart disease. Eur Radiol, 2012, 22(10): 2057−2066.

［19］ Villafañe J, Lantin-Hermoso M R, Bhatt AB, et al. D-transposition of the great arteries: the current era of the arterial switch operation. J Am Coll Cardiol, 2014, 64(5): 498−511.

［20］ Liu X, Zhang Q, Yang Z G, et al. Morphologic and functional abnormalities in patients with Ebstein's anomaly with cardiac magnetic resonance imaging: correlation with tricuspid regurgitation. Eur J Radiol, 2016, 85(9): 1601−1606.

［21］ Iriart X, Horovitz A, Van Geldorp I E, et al. The role of echocardiography in the assessment of right ventricular systolic function in patients with transposition of the great arteries and atrial redirection. Arch Cardiovasc Dis, 2012, 105(8−9): 432−441.

［22］ Files M D, Arya B. Preoperative physiology, imaging, and management of transposition of the great arteries. Semin Cardiothorac Vasc Anesth, 2015, 19(3): 210−222.

第58章
心脏瓣膜病与麻醉

以往我国的瓣膜疾病种类绝大多数为风湿性心脏瓣膜病，近年老年性心脏瓣膜疾病（valvular heart disease, VHD）增加，老年患者心脏瓣膜病有主动脉瓣钙化狭窄和二尖瓣脱垂等。在美国每年行瓣膜置换术约71 000余例，其中以老年人主动脉瓣钙化狭窄为主。以往瓣膜置换手术死亡率高达3%～10%。近年手术死亡率下降至2%～5%。

心脏瓣膜手术的麻醉发展经历了几个阶段，起初以吸入全麻为主，而后采用吗啡静脉复合全麻，继之以芬太尼为主的静吸复合全麻。近年，由于提出了快通道概念，减少芬太尼的用量而增加吸入麻醉药或短效的瑞芬太尼的应用。

虽然不同的心瓣膜损害可产生多种生理的变化，但所有的心瓣膜疾病均以心室负荷异常为共有特征，随着病情的演变，这种异常可导致心室功能的改变，同时瓣膜病变亦将受到日益加重的容量或压力超负荷的影响，VHD患者的病情亦因此复杂而多变。VHD负荷异常还可导致心脏收缩功能和心肌内在收缩性能分离，可能在心肌收缩性和射血分数正常的情况下出现患者临床失代偿的表现，这种分离是每一特定心室负荷异常生理代偿的结果。因此，实施心脏瓣膜置换术麻醉理应了解每个瓣膜病变如狭窄、关闭不全或二者共存所造成血流动力学改变的性质与程度，从而指导选用麻醉药、辅助药、血管活性药以及术中、术后管理，才能维持血流动力学的相对稳定，以促进患者康复。

第一节　瓣膜疾病的临床表现和病理生理学特征

心脏瓣膜疾病直接影响心脏射血功能，在疾病不同阶段及累及的瓣膜种类、数量、程度等对心功能影响有巨大差别，正确理解不同瓣膜疾病的病理生理改变对围术期处理至关重要。理解病理生理变化的基础是对心脏泵血过程及影响因素的正确认识。瓣膜疾病对心功能的影响可从心脏的心室、心房的前负荷、后负荷、心室顺应性和心肌收缩力、射血分数等方面考虑，通常以压力-容量环用作分析左心室功能。图58-1为正常左心室压力与容量之间的瞬时关系。依据单次心动周期，压力-容量环可分成4个不同时相：① 舒张期充盈：起始二尖瓣开放，左心室快速充盈，然后缓慢充盈，最后心房收缩。因此，1→2为心室充盈时的压力和容量相关曲线，此期常以舒张末压力-容量之间的关系为代表（EDPVR）。② 等容收缩：起自二尖瓣关闭略前，终于主动脉瓣开放2→3，心室内压力迅速升高，达主动脉舒张压水平。此期心室内容积不变，称等容收缩或等长收缩。③ 左室射血期：左室射血，左

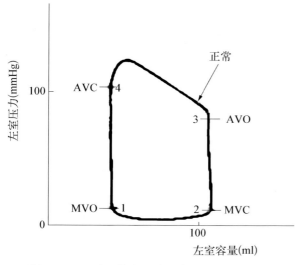

图58-1　心动周期左心室压力–容量变化关系

MVO：二尖瓣开放，MVC：二尖瓣关闭，
AVO：主动脉瓣开放，AVC：主动脉瓣关闭

室收缩压超过主动脉内压，左室射血过程中压力逐渐下降，直至低于主动脉内压，主动脉关闭3→4。心脏射出的每搏容量相当于舒张末容量减收缩末容量，即SV=EDV-ESV。④ 等容舒张期：是心动周期的最后阶段，为主动脉瓣关闭至二尖瓣开放4→1，再次心动周期开始。

射血分数（EF）为射血量占心室舒张末容量的百分比。临床上目前可用超声心动图直接测定计算。EF在瓣膜疾病中判断心功能意义独特，并非高则正常或良好，低则不佳。心脏射血分数与心肌收缩性（contractility）既相关而又代表不同含义。射血分数不仅取决于心肌收缩，且受心脏前后负荷的影响；而心肌收缩性是不受心脏前、后负荷变化影响的心肌收缩固有效能。

当心室后负荷和收缩性不变时，在一定限度内，心室每搏量与心室舒张末容量（前负荷）呈正相关，即依Frank-Starling定律。心室舒张末容量增加，心排血量随之增加，在压力–容量环上表现为舒张充盈期曲线向右移，而心室舒张末容量减少，心排血量也随之下降，舒张期充盈曲线向左移。一旦心室顺应性发生改变，则将引起整个舒张充盈期压力–容量曲线移位。如主动脉瓣狭窄和高血压左心室肥厚顺应性降低时，舒张末压力–容量关系（EDPVR）变得陡峭，向上向左移位，容量稍改变就会引起充盈压显著升高；反之，在主动脉瓣或二尖瓣关闭不全的患者，心室容量扩大、顺应性增加，EDPVR向下、向右移位，即使心室内容量改变颇大，由此引起的舒张期压力变化也可以很小。

若心室前负荷和心肌收缩性保持不变，则每搏量与心室后负荷呈反比关系。即后负荷增加会引起每搏量降低，在心肌收缩性已经受损害的心脏尤甚。因此在衰竭的心脏采用降低后负荷而使心排血量增加的效应远较正常心脏为明显。

一、二尖瓣狭窄

（一）临床特点

风湿性二尖瓣狭窄可长达数十年无临床表现，直到瓣口面积由正常的4～6 cm²下降到2.5 cm²或更小时才出现相关症状。中等度二尖瓣狭窄瓣口面积为1.0～1.5 cm²，在运动或诸如发热、妊娠和心房颤动等引起心率增快和心排血量增加的情况下可有症状表现。严重狭窄时瓣口面积＜1.0 cm²，即使在静息状态时亦可有症状表现。部分患者可通过逐渐减少的运动来延长无症状状态的时间。二尖瓣狭窄的患者往往以呼吸窘迫为最初的临床表现，反映出左心房压力及肺循环阻力已有明显的升高。除此之外，部分患者还可能主诉心悸，这种表现现代代表心房颤动的开始。在10%～20%的病例中可出现全身性的血栓栓塞性疾病，且与瓣环的狭窄程度或左心房的大小无关。少数二尖瓣狭窄的患者可与心绞痛的胸痛症状类似，其发生由右心室肥厚而不是CAD引起。

（二）病理生理变化

二尖瓣狭窄因有效瓣口面积减少，限制了舒张期血液进入左心室，导致左房压上升。升高的左房压影响肺静脉回流，从而引起肺动脉压的增加，并逐渐演变为肺动脉高压。肺动脉高压则导致右心室舒张末期容量和压力的增加，部分患者出现腹水和外周水肿等右心衰竭。左心房增大，常出现心房颤动。二尖瓣狭窄常伴有充血性心力衰竭症状，左房压慢性增高而出现肺充血与肺高压症状和体征。超声心动图常可检测二尖瓣狭窄的严重程度，因此是有用的诊断工具。二尖瓣狭窄的主要病理生理和临床表现为：① 左房向左室排血受阻造成左室慢性容量负荷不足，左室相对变小，左房则容量和压力过度负荷。早期狭窄而无其他瓣膜病变时，左心室功能可正常，但在中后期由于长期慢性心室负荷不足以及风湿性心肌炎反复发作等因素引起射血分数降低。② 二尖瓣狭窄舒张期跨二尖瓣压差与瓣口面积和经二尖瓣血液流速有关。二尖瓣狭窄的患者由于瓣膜狭窄，瓣口面积固定，当心动过速时，舒张期充盈时间缩短较收缩期时间缩短更明显。当心率从60次/min增至120次/min时，心室舒张时间不到原来的1/3，因此瓣膜压差（左房压）必须提高3倍才能保持同样的二尖瓣血流。由于压差与流量的平方成正比，由此不难解释为何二尖瓣狭窄患者出现快速房颤时容易发生肺水肿。③ 长时间二尖瓣狭窄，左房压和肺静脉压升高，肺水渗漏增加，早期可由淋巴回流增加而代偿，后期在两肺基底部组织间肺水增加，肺顺应性降低，增加呼吸做功出现呼吸困难。④ 早期左房压中度升高，心排血量稍降低，一般病情可保持稳定。若病情进展，发生肺动脉高压，肺血管阻力增加使右心室后负荷增加而引起右心室功能不全和出现功能性三尖瓣反流。⑤ 二尖瓣狭窄患者由于左房显著扩张，常伴有慢性房颤而服用洋地黄控制心室率。心脏电复律常不能恢复窦性心律，且有可能造成左房内血栓脱落而发生致命的栓塞。⑥ 血管扩张剂降低外周血管阻力的作用常大于扩张肺血管的作用，使用不当会引起右心室心肌缺血。因此在严重二尖瓣狭窄、肺高压患者，一般主张维持较高的外周血管阻力和主动脉舒张压，维持冠状动脉有适当的灌注。⑦ 二尖瓣狭窄的患者常可较好地耐受中等度的心肌收缩力抑制。但若同时存在低氧血症、高碳酸血症、酸中毒或其他不恰当的麻醉处理等因素时，可以诱发右心衰竭。⑧ 二尖瓣狭窄典型的压力-容量环（图58-2）与正常相近，主要由于左心室功能基本正常。通常舒张末压降低，左心室前负荷和每搏心排血量降低，收缩压峰值较正常为低。

二、二尖瓣关闭不全

（一）临床特征

二尖瓣关闭不全由多种疾病引起，这些病变影响到二尖瓣瓣叶、腱索、乳头肌、瓣环和左心室，从而导致二尖瓣关闭不全。本病可分为器质性和功能性两类。器质性二尖瓣关闭不全是指疾病导致瓣叶和腱索结构畸变、破坏或断裂。西方国家本病的主要病因是二尖瓣叶退行性变导致瓣叶脱垂引起，同时可伴或不伴有腱索断裂。引起器质性

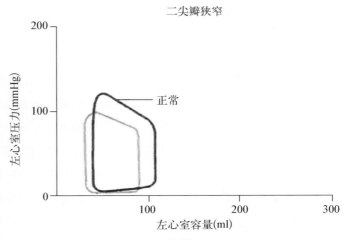

图58-2　二尖瓣狭窄患者的压力-容量环

二尖瓣关闭不全的其他病因包括感染性心内膜炎、二尖瓣瓣环钙化、风湿性瓣膜病和结缔组织异常如马方综合征等。二尖瓣脱垂（MVP）是一种常见的疾病，具有较强的遗传组成部分，最近的研究表明其为多个基因缺陷所导致。功能性二尖瓣关闭不全是指在腱索和瓣叶结构正常的情况下发生二尖瓣反流。一般源于左心室或瓣环的功能或几何形状的改变，常常见于缺血性心脏病，因此功能性二尖瓣关闭不全有时亦被称为缺血性二尖瓣关闭不全。然而，功能性二尖瓣关闭不全也可出现在不伴CAD的患者，如特发性扩张型心肌病和二尖瓣瓣环扩张。乳头肌断裂作为急性心肌梗死（AMI）的并发症之一，将导致严重的急性二尖瓣关闭不全。

由于多种疾病都可导致二尖瓣关闭不全，因此其病史呈现多变的特点。即使在急性发病的患者，临床过程仍取决于不同的反流机制和对治疗的反应。例如，乳头肌断裂引起的急性二尖瓣关闭不全如不施行手术治疗，结果不容乐观。然而，如果对抗炎治疗反应良好，由心内膜炎引起的急性二尖瓣反流的临床病程应有较好的转归。慢性二尖瓣反流的患者通常会进入病程早期阶段的代偿期，多无临床症状，难以预期何时会发展至左心功能失常和出现左心衰竭症状。

（二）病理生理变化

二尖瓣关闭不全可导致：① 左心室慢性容量负荷过多，等容收缩期室壁张力实际降低，由于左心室收缩早期排血入低负荷的左心房，然后才排入主动脉，虽然心肌做功增加，但心肌氧耗增加有限。② 反流容量取决于心室与心房之间的压差以及二尖瓣反流孔的大小。③ 慢性二尖瓣关闭不全患者一旦出现症状，提示心肌收缩性已有一定损害，由于反流进入低压左心室，左心室肌收缩以缩短为主，排血负荷不大。由于扩大的左心房有很大顺应性缓冲，当患者存在肺充血症状常反映反流容量极大（大于60%），心肌收缩性已受到显著损害。④ 急性二尖瓣反流则完全不同，由于左房大小及顺应性正常，因此一旦发生二尖瓣关闭不全形成反流，即使反流量不大也将引起左房及肺毛细血管压骤升，主要由于左房无足够时间发生扩张与增加顺应性，加之二尖瓣急性反流多发生在急性心肌梗死后，心功能不全、充血性心力衰竭和肺水肿常难幸免，即使做紧急二尖瓣置换术而幸存，由于基本冠状动脉病变以致5年的存活率不足30%。⑤ 中度至严重二尖瓣反流患者通常不能耐受外周血管阻力显著增加，由于此种改变会显著增加反流分数。对此类患者处理的主要环节是降低外周血管阻力。此外，若不并存冠脉缺血，心率增快似乎会有所益处，因为可降低左心室充盈和二尖瓣环口扩张。

慢性二尖瓣关闭不全压力−容量环（图58-3）显示左心室舒张末压仅在左心室舒张末容量显著增加时才升高，表示左心室顺应性显著增加，左心室等容收缩期几乎完全消失，因为左心室开始收缩，早期主动脉瓣尚未开放就立即射血（反流）入左心室。

三、主动脉瓣狭窄

（一）临床特征

大约1%～2%的人口出生时存在二叶主动脉瓣畸形，瓣膜容易随年龄的增长发生狭窄。随

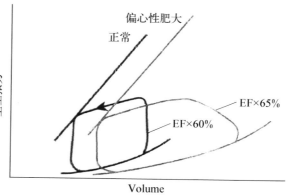

图58-3　二尖瓣关闭不全患者的压力−容量环

着人口老龄化的加剧, 主动脉瓣狭窄(AS)成为许多国家最常见的心脏瓣膜疾病。临床上有症状的主动脉瓣狭窄在年龄超过65岁的个体中占2%, 其中有5.5%为大于85岁者。二叶主动脉瓣畸形是常见的先天性心脏异常, 在人口中的发生率在1%左右。二叶主动脉瓣本质上几乎由遗传决定, 遗传系数达89%, 这对早期主动脉狭窄和升主动脉瘤是个危险因素。主动脉瓣钙化的程度被视为主动脉瓣狭窄患者不良预后的重要因素。现有的研究认为, 主动脉瓣钙化是由动脉粥样硬化危险因子所引起的炎症过程的结果。

主动脉瓣狭窄患者的瓣膜面积(AVA)平均每年减少0.1 cm², 而瞬间峰值压差每年增加10 mmHg。60岁以上老年男性患者的病程进程要比女性快, 而75岁以上女性患者比60～74岁的女性患者要快。血液透析治疗、补充钙剂和血清肌酐水平的升高, 都可能加快主动脉瓣狭窄的疾病进程。由心室大量生成的血浆脑利钠肽(BNP), 以及该肽的N-端(NT-proBNP)可作为左心室肥大的早期标志, 而心房利钠肽(ANP)和NT-proANP则反映了心房压力增高。对这些标志物进行反复检测, 可得到主动脉瓣狭窄进程和血流动力学损害影响的相关信息。心绞痛、晕厥和充血性心力衰竭(CHF)是主动脉瓣狭窄的典型症状, 尸检发现, 有症状的主动脉瓣狭窄患者的存活期只有2～5年, 因而一旦出现症状多预示预后严重。主动脉瓣中度狭窄(瓣口面积0.7～1.2 cm²)的患者, 当出现症状、病情进一步加重时, 发生并发症的风险也随之增加。依据美国心脏病学会(ACC)和美国心脏协会(AHA)最新指南, 峰值速度超过4 m/s, 平均压差超过40 mmHg和瓣膜面积小于1.0 cm²考虑为血流动力学严重改变的主动脉瓣狭窄, 在有症状的患者中主动脉瓣手术应立即实施, 在无症状的患者中, 主动脉瓣高度钙化和积极运动试验表明患者早期实施主动脉瓣置换可获益。

只要有可能, 有症状的主动脉瓣狭窄患者应尽量实施手术治疗。首先, 与主动脉瓣反流不同, 大多数有症状的主动脉瓣狭窄患者在左心室功能功能正常时就接受了瓣膜置换术。其次, 即使存在因主动脉瓣狭窄导致左室功能受损的情况, 手术也能解除或至少是改善心室压力超负荷的状态, 从死亡率和临床效果来看, 即使是老年患者的手术效果也是令人满意的。手术技术和围术期管理的提高对高龄(超过80岁)患者实施AVR手术带来益处, 使术后发病率的增加达到最小。术后的主要并发症是呼吸衰竭。

(二)病理生理变化

正常的AVA为2.6～3.6 cm², 通常当瓣膜横截面积小于1 cm²时, 会出现具有血流动力学意义上的血流阻塞。普遍接受的严重血流阻塞的临界标准是:(跨瓣)收缩压差大于等于50 mmHg、心排血量正常及AVA < 0.4 cm²。主要的病理生理学改变有: ① 左心室排血明显受阻, 导致左心室慢性压力过度负荷, 收缩时左心室壁张力增加, 左心室壁呈向心性肥厚, 每搏量受限, 当心动过缓时心排血量将减少。② 肥厚的左心室壁顺应性降低, 术中尽管左心室舒张末压尚在"正常"范围, 实际上反映循环容量已绝对不足。正常时心房收缩约提供20%的心室充盈量, 而在主动脉瓣狭窄患者则高达40%, 为此保持窦性心律颇为重要。③ 左心室舒张末压升高常引起肺充血, 但应指出若心房收缩功能保持良好, 可适当增加左心室舒张末压而不显著地增加左心房均压, 因此肺毛细血管楔压常较左心室舒张末压为低。④ 病变早期心肌收缩性、心排血量和射血分数均保持良好, 后期则受损抑制, 常见心内膜下心肌缺血引起心功能不全。⑤ 主动脉瓣狭窄心肌容易发生缺血危险, 心室壁肥厚不仅氧耗量增加, 而且心室收缩排血时心室壁张力增加, 心肌氧耗显著增多。再则由于心室收缩射血时间延长从而降

低舒张期冠状动脉灌流时间；加之，心室顺应性降低，舒张末压增高引起有效冠状动脉灌注压降低，以及部分患者尤其是老年患者可伴有冠状动脉病变而出现心绞痛。因此，术前应考虑作冠状动脉造影。心动过速会促使心肌氧供/需失衡，应极力预防和处理。⑥ 由于肥厚僵硬的左心室无法代偿性地增加每搏心排血量，因此患者对心动过缓的耐受性也差。⑦ 外周阻力的大小与左心室做功常不一致。由于固定的排血阻力发生在主动脉瓣，因此在严重主动脉瓣狭窄时，外周血

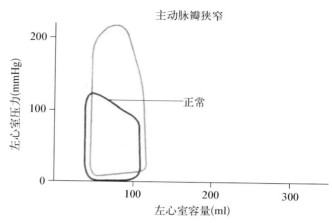

图58-4　主动脉瓣狭窄患者的压力–容量环

管扩张、阻力降低并不能减少心脏做功。相反，由于外周血管扩张，使冠状动脉灌注压降低而引起心肌缺血。⑧ 主动脉瓣狭窄压力–容量环（图58-4）表现为舒张期压容曲线升高、陡峭，反映心室顺应性降低，收缩时压力极显著升高。早期由于心肌收缩性保持正常，因此每搏量改变不大。

四、主动脉瓣关闭不全

（一）临床特征

主动脉瓣关闭不全可由先天性二叶畸形引起，但最为常见的病因包括风湿性、感染性和其他引起主动脉根部扩张和瓣叶分离的原因等。导致主动脉瓣关闭不全的非风湿性瓣膜疾病有感染性心内膜炎、创伤及结缔组织病变如马方综合征、主动脉瓣中层囊性坏死。创伤、高血压和慢性退行性病变也可导致主动脉根部扩张和关闭不全。

慢性主动脉瓣关闭不全患者早期无临床症状的时期较长，在此期间内瓣膜失代偿和继发左心室扩大进行性加重。当出现症状时，多表现为非劳力性CHF和胸痛。病情明显患者的预期寿命约为9年，与主动脉瓣狭窄不同，主动脉瓣关闭不全患者开始出现临床症状时，并不表明会立即进入病程恶化阶段。在不施行手术的条件下，主动脉瓣关闭不全的早期诊断和血管扩张药物的长期应用可能延长患者的寿命。慢性主动脉瓣关闭不全患者症状的严重性、持续时间和血流动力学及心脏收缩功能失代偿的严重程度之间并无明显的关系。无创性检查手段（如放射性核素血管造影术、二维和多普勒超声心动图评估其对药物负荷应力反应）有助于早期诊断已有心肌收缩功能紊乱而症状轻微的患者。术前左心室功能差的患者，术后顽固性心力衰竭和围术期死亡率均明显升高。

急性主动脉瓣关闭不全常见病因有感染性心内膜炎、创伤和急性主动脉剥离。因为缺乏慢性代偿过程，这些患者通常表现为肺水肿和难治性心力衰竭，同时还有低血压症状，往往处于心血管虚脱的边缘。

（二）病理生理变化

主要改变：① 左心室容量过度负荷，慢性主动脉关闭不全致左心室舒张末室壁张力增加，左心室扩大，室壁肥厚。② 心室舒张期顺应性增加，虽然舒张末容量显著增加，但心室舒张末压增加有限。③ 左心室壁肥厚、扩大、基础氧耗高于正常，再则主动脉舒张压降低，有效冠状动脉灌注压下降，影响心肌氧

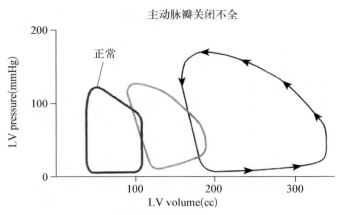

图58-5 主动脉瓣关闭不全患者的压力－容量环

图中中间位置为急性主动脉瓣关闭不全患者的压力－容量环，右边位置为慢性主动脉瓣关闭不全患者的压力－容量环

供。尽管心脏做功可比正常大2倍，但在慢性主动脉关闭不全患者呈现心肌缺血机会并不常见，主要由于心脏做功增加是心肌纤维缩短而非心室张力增加，而主动脉瓣狭窄心肌做功增加主要是室壁张力增加。④ 病变后期心肌收缩性才受影响，引起心脏效能与每搏容量降低，收缩末容量增加，左心室舒张末压增加。⑤ 急性主动脉瓣关闭不全左心室大小及顺应性正常，左心室由于突然舒张期负荷过多，造成左心室舒张压骤升从而降低反流量。但左心室每搏量、前向性心排血量和动脉血压降低，通过交感代偿活动增加外周血管阻力与心率而维持血压，但这种代偿性地增加后负荷将进一步降低前向性每搏容量。⑥ 急性和慢性主动脉瓣关闭不全的压力容量环（图58-5）：慢性主动脉瓣关闭不全舒张末容量显著增加，但左心室舒张末压增加却很早，每搏容量增加，射血分数仍在正常范围。急性主动脉瓣关闭不全心室舒张末充盈压显著升高，每搏容量、射血分数均下降。⑦ 慢性主动脉瓣反流患者存在特征性的舒张期杂音，左心室腔扩大和脉压增宽，若脉压未达到收缩压的50%，或舒张压大于70 mmHg，显著的主动脉瓣反流则不大可能。⑧ 若存在中等或严重主动脉瓣反流，反流量大于6 L/min，对如此反流量的主要代偿机制是增加每搏容量，其基本条件是维持适当的前负荷和外周血管的阻力正常或降低。由于主动脉瓣反流发生在舒张期，当心率减慢时，反流将严重增加，因此必须避免心动过缓。⑨ 中等度心肌收缩性降低一般可以很好耐受，但不能提供特殊有益。这类患者应用血管扩张药可以有益，但应注意主动脉舒张压（冠脉血流驱动压）已经很低，一般为30～50 mmHg，进一步降低显然会引起心肌缺血的危险。

五、三尖瓣狭窄

三尖瓣狭窄多系风湿热后遗症，且多数与二尖瓣或主动脉瓣病变并存，由瓣叶边沿融合，腱索融合或缩短而造成。其他尚有先天性三尖瓣闭锁或右房肿瘤、类癌等继发所致。

（一）临床特征

三尖瓣狭窄所致低心排血量引起疲乏，体静脉淤血可引起顽固性水肿、肝脏肿大、腹水等消化道症状及全身不适，由于颈静脉搏动的巨大"a"波，使患者感到颈部有搏动感。虽然患者常同时合并有二尖瓣狭窄，但二尖瓣狭窄的临床症状如咯血、阵发性夜间呼吸困难和急性肺水肿却很少见，这是由于右室搏出量明显减少所致。因此若患者有明显的二尖瓣狭窄的体征而无肺充血的临床表现时，应考虑可能同时合并有三尖瓣狭窄。

（二）病理生理变化

三尖瓣狭窄的病理特征包括：① 因瓣口狭窄致右房淤血、右房扩大和房压增高。由于体静脉系

的容量大、阻力低和缓冲大，因此右房压在一段时间内无明显上升，直至病情加重后，静脉压明显上升，颈静脉怒张，肝大，可出现肝硬化、腹水和水肿等大循环淤血症状。② 由于右室舒张期充盈量减少，肺循环血量、左房左室充盈量均下降，可致心排血量下降而体循环血量不足。③ 由于右室搏出量减少，即使并存严重二尖瓣狭窄，也不致发生肺水肿。

六、三尖瓣关闭不全

三尖瓣关闭不全多数属于功能性，最常见病因为继发于右心室扩张、瓣环扩大的功能性关闭不全，由于乳头肌、腱索与瓣叶之间的距离拉大而造成关闭不全，原发病常为风湿性二尖瓣病、先天性心脏病（肺动脉狭窄、艾森门格综合征）和肺心病。直接引起器质性三尖瓣关闭不全的病因较少，其中最常见者为先天性疾病：三尖瓣下移畸形（埃布斯坦畸形），其他尚有感染性心内膜炎、三尖瓣脱垂、类癌综合征、心内膜心肌纤维化等。

（一）临床特征

三尖瓣关闭不全，右心室收缩时血液反流至右心房，右心房升高，导致体循环淤血。故常见临床表现为疲乏、腹胀、肝大、腹腔积液和全身水肿，颈静脉怒张等，可并发房颤和肺栓塞。

（二）病理生理变化

主要改变：① 其瓣膜增厚缩短，交界处粘连，常合并狭窄；因收缩期血液反流至右房，使右房压增高和扩大；② 右室在舒张期尚需接纳右房反流的血液，因此舒张期容量负荷过重而扩大；③ 当右室失代偿时可发生体循环淤血和右心衰竭。

七、肺动脉瓣狭窄

肺动脉瓣狭窄绝大多数属先天性，偶继发于其他疾病，常与其他瓣膜病变并存，且多属功能性改变，而肺动脉瓣本身的器质性病变很少；因风湿热引起者少见。

（一）临床特征

轻度肺动脉狭窄患者一般无症状，但随着年龄的增大症状逐渐显现，主要表现为劳动耐力差、乏力和劳累后心悸、气急等症状。重度狭窄者可有头晕或剧烈运动后昏厥发作，晚期病例出现颈静脉怒张、肝脏肿大和下肢水肿等右心衰竭的症状，如并存房间隔缺损或卵圆窝未闭，可见口唇或末梢指（趾）端发绀和杵状指（趾）。

（二）病理生理变化

正常的肺动脉瓣口处跨瓣压差小于5 mmHg，如右心室收缩压高于30 mmHg，且右室与肺动脉收缩压阶差超过10 mmHg即提示可能存在肺动脉口狭窄。跨瓣压力阶差的大小可反映肺动脉口狭窄的程度，如跨瓣压力阶差在40 mmHg以下为轻度狭窄，肺动脉瓣孔在1.5～2.0 cm；如压力阶差为

$40 \sim 80$ mmHg 为中度狭窄，瓣孔在 $1.0 \sim 1.5$ cm；压力阶差在 80 mmHg 以上为重度狭窄，估计瓣孔为 $0.5 \sim 1.0$ cm。当肺动脉瓣狭窄从轻度发展到中度时，右室将出现向心性肥厚，并逐渐出现右心衰竭的症状。

八、肺动脉瓣关闭不全

肺动脉瓣关闭不全是指肺动脉瓣受到器质性或功能性损害，致右室舒张时血液从肺动脉通过肺动脉瓣反流入右心室造成的血流动力学障碍。肺动脉瓣关闭不全常伴发于其他心血管疾病，尤其是肺动脉高压者更易发生，单独的先天性肺动脉瓣关闭不全很少见。在风湿性二尖瓣病，肺源性心脏病，先天性心脏病 VSD、PDA，马方综合征，特发性主肺动脉扩张，肺动脉高压或结缔组织病时，由于肺动脉瓣环扩大和肺动脉主干扩张，可引起功能性或相对性肺动脉瓣关闭不全。因瓣环扩大，右心容量负荷增加，最初出现代偿性扩张，当失代偿时可发生全身静脉淤血和右心衰竭。

九、联合瓣膜病

侵犯两个或更多瓣膜的疾病，称为联合瓣膜病或多瓣膜病。联合瓣膜病变的发生通常有以下两种情况：① 同一病因累及 2 个或 2 个以上瓣膜，最常见为风湿性引起的二尖瓣和主动瓣膜或其他瓣膜病变；其次为感染性心内膜炎可同时侵犯二尖瓣、主动脉瓣或三尖瓣、肺动脉瓣。② 病变源于 1 个瓣膜，随病情发展可影响或累及另一个瓣膜，导致相对性狭窄或关闭不全。例如风湿性二尖瓣狭窄时，因肺动脉高压而致肺动脉明显扩张时，可出现相对性肺动脉瓣关闭不全；也可因右室扩张肥大而出现相对性三尖瓣关闭不全。此时肺动脉瓣或三尖瓣瓣本身并无器质病变，仅只是功能及血流动力学发生变化。常见的联合瓣膜病的分类有：二尖瓣狭窄合并主动脉瓣关闭不全、主动脉瓣狭窄合并二尖瓣管不全、二尖瓣狭窄合并主动脉瓣狭窄、二尖瓣关闭不全合并主动脉瓣关闭不全等。

联合瓣膜病常见的临床表现：① 劳力性心悸、气促。② 心绞痛。③ 呼吸困难。④ 肝大、肝颈静脉回流征阳性、腹水等。⑤ 心房颤动。发生率 50% 以上，为相对早期的并发症，有时为首发病症，也可为首次呼吸困难发作的诱因或体力活动受限的开始。开始房性期前收缩→房性心动过速→心房扑动→阵发房颤（PAf）→慢性持续 Af→永久性 Af。⑥ 急性肺水肿。此为严重并发症，表现为呼吸困难；发绀；不能平卧、端坐呼吸；咳粉红色泡沫样痰；双肺布满干湿性啰音，如不及时救治，可能致死。⑦ 血栓栓塞：多为体循环栓塞。脑栓塞→偏瘫失语；四肢动脉栓塞→肢体的缺血、坏死；肠系膜上动脉栓塞→小肠坏死、出血性肠炎；肾动脉栓塞→血尿；脾栓塞→脾区疼痛。发生右心衰竭时可引起右房附壁血栓和/或盆腔静脉、下肢深静脉血栓则可导致肺动脉栓塞。有时左房大块血栓或带蒂血栓堵塞二尖瓣口可导致患者猝死。⑧ 心力衰竭。是风湿性心脏病的主要致死原因，剧烈活动、妊娠、活动等常常是诱发因素。⑨ 感染性心内膜炎。⑩ 呼吸道感染症状。须注意的是瓣膜病变的联合存在还常使单个瓣膜病变的典型症状、体征发生改变，往往有前一个瓣膜病的症状部分掩盖或减轻后一个瓣膜病临床症状的特点，从而给诊断带来困难。例如二尖瓣狭窄合并主动脉瓣关闭不全比较常见，约占 10%。二尖瓣狭窄时的左室充盈不足和心排血量减少，当合并严重主动脉瓣关闭不全时，可因心排血量低而反流减少。又如二尖瓣狭窄时可因主动脉瓣反流而使左室肥厚有所减轻，说明二尖瓣狭窄掩

盖了主动脉瓣关闭不全的症状,但容易因此而低估主动脉瓣病变的程度。又如二尖瓣狭窄合并主动脉瓣狭窄时,由于左室充盈压下降,左室与主动脉间压差缩小,延缓了左室肥厚的发展速度,减少了心绞痛发生率,说明二尖瓣狭窄掩盖了主动脉瓣狭窄的临床症状,如果手术仅解除二尖瓣狭窄而不矫正主动脉瓣狭窄,则血流动力学障碍可加重,术后可因左心负担骤增而出现急性肺水肿和心力衰竭。

第二节　常见瓣膜疾病的手术

一、二尖瓣狭窄

二尖瓣狭窄手术包括成形术及换瓣手术两大类,一般情况下首选成形术,病变难以成形或成形手术失败者,考虑进行瓣膜置换。

(一)经皮球囊二尖瓣扩张术

既往的分离融合瓣膜的二尖瓣闭式扩张术已趋于淘汰,取而代之的是经皮球囊二尖瓣扩张术(percutaneous balloon mitral valvuloplasty, PBMV)。此技术在1984年由Inour首次报道,随后得到广泛的应用,现每年手术量超过10 000例。PBMV技术通过将带有球囊的导管横穿狭窄的二尖瓣,损伤更少。特别设计的球囊可以对球囊远端和近端进行连续扩张。手术适应证:① 有症状,心功能Ⅱ级、Ⅲ级;② 无症状,但肺动脉压升高(肺动脉收缩压静息 $>$ 50 mmHg,运动 $>$ 60 mmHg);③ 中度狭窄,二尖瓣口面积0.8 cm^2 $\leqslant$ MVA $\leqslant$ 1.5 cm^2;④ 二尖瓣柔软,前叶活动度好,无严重增厚,无瓣下病变,超声及影像无严重钙化;⑤ 左房内无附壁血栓;⑥ 无中重度二尖瓣反流;⑦ 近期无风湿活动(抗"O"、血沉正常)。PBMV手术的成功率和常规手术相似,大部分患者都能在术后获得倍增的瓣口面积。二尖瓣反流增加是PBMV手术最为常见的并发症。

(二)直视二尖瓣成形术

适应证:心功能Ⅲ~Ⅳ级;中、重度狭窄;瓣叶严重钙化,病变累及腱索和乳头肌;左房血栓或再狭窄等,不适于经皮球囊扩张术。术后症状缓解期为8~12年,常需二次手术换瓣。

(三)二尖瓣置换术

成形术难以纠正二尖瓣畸形时,选择瓣膜置换手术。适应证:① 明显心力衰竭(NYHA分级Ⅲ或Ⅳ级)或可能出现危及生命的并发症;② 瓣膜病变严重,如钙化、变形、无弹性的漏斗型二尖瓣狭窄及分离术后再狭窄;③ 合并严重二尖瓣关闭不全。

二、二尖瓣关闭不全

二尖瓣关闭不全的手术治疗包括瓣膜成形术和瓣膜置换术。现在的趋势是只要有瓣膜修复的可能性,就尽量行瓣膜成形术,而这又要求手术医师有足够的瓣膜成形经验和知识才可能真正完成二尖

瓣成形术。二尖瓣成形术比二尖瓣置换术的优势包括：避免了长期抗凝治疗（对于机械瓣而言）；避免了需再次置换劳损的人工瓣膜（对于生物瓣膜而言）；更为重要的是，瓣膜成形术能更好地保留左室的功能。二尖瓣环的支撑结构是左室的结构和功能极其重要的组成部分，一旦在瓣膜置换术中损伤了二尖瓣环的支撑结构，将可导致左室功能损伤。而瓣膜成形术可以保持其结构完整，从而可避免损伤左室功能。由于改善了术后左心室的功能，患者的手术死亡率和长期生存率均明显优于瓣膜置换手术。并且成形术并不增加二次手术的可能性，此种术式既往多用于后叶疾病，现在也常规实施前叶修复，且效果同样满意。修补前叶脱垂时，外科医师往往会嵌入一种人工瓣索。对连枷或脱垂的二尖瓣后叶，修复通常需要切除部分瓣叶，除此之外，还常需要放置人工瓣膜成形环以减小二尖瓣瓣口，使瓣环更接近于解剖形状，它可以获得更好的后叶收缩，提高术后左心室功能。

由于左心房对负荷耐受良好和所具有的高顺应性特点，甚至可以令有明显二尖瓣关闭不全的患者在相当长的时间内都不表现出症状，因此许多患者直到开始出现严重的症状时才接受手术。研究显示，术前与低 EF 相关的临床症状越严重，术后发生 CHF 的可能性越大。既往令人难以满意的手术疗效可能源于术前不能对有症状患者的左心功能失常程度进行正确评价，严重的二尖瓣关闭不全其 EF 低于 60% 时，提示明显的左心功能失常，手术或药物治疗预后不良。20 世纪 80 年代常用的手术方式也可能是造成不良预后的一个因素。例如，瓣膜下结构的切除将降低二尖瓣置换术后左心室的收缩功能，其机制尚不十分清楚。因此，随着对二尖瓣关闭不全病理生理了解的不断深入，手术时机的把握显得尤为重要。对于二尖瓣关闭不全患者中已经有症状、纽约心脏协会（NYHA）Ⅱ级的心力衰竭患者和/或二尖瓣关闭不全引起的慢性或再次发作房颤患者，强烈建议手术治疗。对于无症状的患者，应仔细权衡手术和等待的风险和效益，这类患者是否手术主要取决于是否存在左室扩大、功能障碍、肺动脉高压，而其中左室是否出现功能障碍是最重要的因素。一旦怀疑该患者左室功能可能有潜在的障碍，可采用运动负荷超声进一步评估。一旦瓣膜成形的手术机会适宜，宜尽早手术，因为成形术无须长期抗凝而且远期预后良好。拟行冠脉搭桥的患者，出现中度以上缺血性二尖瓣关闭不全，同时行二尖瓣成形/置换术是有益的，这种情况下二尖瓣的成形往往只需要置入成形环即可获得满意的疗效。

三、主动脉瓣狭窄

（一）经皮穿刺球囊主动脉瓣成形术

经皮穿刺球囊主动脉瓣成形术（percutaneous balloon aortieval vuloplasty, PBAV）主要适应证为：① 儿童和青年的先天性主动脉狭窄；② 严重主动脉狭窄致心源性休克不能耐受手术者；③ 重度狭窄危及生命，而因心力衰竭手术风险大的过渡治疗措施；④ 严重主动脉瓣狭窄的妊娠妇女；⑤ 严重主动脉瓣狭窄拒绝手术者。PBAV 一般作为治疗先天性主动脉瓣狭窄的首选方法。而随着经导管主动脉瓣植入术（transcatheter aortic valve implantation, TVAI）技术的成熟，适应证的放宽，部分 PBAV 的适应证患者可能也适合行 TVAI 手术。

（二）瓣膜置换治疗

主动脉瓣膜置换技术已十分成熟，手术的成功率在 98% 以上，而且效果良好。主要适应证为：

① 有晕厥或心绞痛病史者；② 心电图示左心室肥厚；③ 心功能 Ⅲ～Ⅳ 级；④ 左心室-主动脉间压力阶差＞50 mmHg。对于年轻患者也可考虑 Ross 手术作为瓣膜置换手术的替代方式，即使用自体肺动脉作主动脉根部移植并用异体同种带瓣的肺动脉移植至原肺动脉处，这种手术的意义在于可避免术后的终身抗凝治疗并显著延长再次手术时间。

（三）经导管主动脉瓣植入术

经导管主动脉瓣植入术（TAVI）是通过微创的方式，在影像学的指导下，用压缩的瓣膜取代病变主动脉瓣的技术。当前主要有 4 种路径可选择：经股动脉（transfemoral, TF）路径，经心尖（transapical, TA）路径，经主动脉（transaortic, TAo）路径，经锁骨下动脉（transubclavian, TS）路径。2014 美国心脏病学会（ACC）和美国心脏协会（AHA）心血管疾病指南指出：外科手术仍作为中低危患者的首选方案（Ⅰ级推荐，A级证据），有外科手术禁忌证且预期寿命＞12个月的患者（Ⅰ级推荐，B级证据）或外科手术高风险的患者（Ⅱa级推荐，B级证据）可实行 TAVI。

四、主动脉瓣关闭不全

过去几年来，退行性二尖瓣疾病的手术治疗经历了由瓣膜置换术向瓣膜成形术的重大转变。但主动脉瓣的手术却未见到同样的变化，人工瓣膜置换术仍是主动脉瓣关闭不全的最常见术式。究其原因一是主动脉患者病情差异较大，二是流经动脉瓣区域的血流流速急、压力高，使修复手术难度变大。这就是说，虽然主动脉瓣关闭不全修复术的应用正日益增多，但仍需进一步发展改进。对于因主动脉根部裂开或扩张而导致的主动脉瓣反流的瓣膜修复手术的应用更为广泛，但单独的瓣膜修复术仍较为少见。越来越多的资料显示，对由二叶型畸形引起的主动脉瓣关闭不全的年轻患者而言，主动脉瓣修复优于瓣膜置换。同 AVR 相比，它不需要使用机械瓣膜置换后所必要的抗凝药物，也减少了生物瓣膜置换后二次手术的概率。当主动脉二叶畸形导致反流发生时，通常是由瓣叶尖端交接处的退缩或脱垂所引起，对此处做三角形切除来缩短和抬高交接尖端部可改善瓣叶对合。主动脉瓣关闭不全瓣膜修复手术的临床适应证与 AVR 相同，但麻醉管理多较简单，对麻醉医师来说，最为关键的是 TEE 评估瓣膜修复是否匹配和修复后效果是否充分。

五、微创心脏瓣膜手术

微创外科技术是现代外科学发展的重要里程碑，微创心脏外科虽然起步较晚，但发展迅速。自20世纪90年代中期 Cosgrove 完成第一例微创主动脉瓣置换术以来，微创瓣膜外科经历了四个发展阶段：① 创口长度在 10～12 cm 的直视微创手术；② 创口长度在 4～8 cm 的胸腔镜辅助下小切口微创手术阶段；③ 创口长度在 1～2 cm 的全胸腔镜辅助下进行的闭式切口微创手术阶段；④ 创口长度在 1～2 cm 的机器人辅助下进行的闭式切口微创手术阶段。随着心脏外科医师手术经验的积累、手术设备器械的完善、现代麻醉技术及体外循环技术的改良和进步，目前微创瓣膜手术的安全性和手术效果等同于标准胸骨正中切口瓣膜手术，但对二者围术期并发症发生率、术后恢复情况、出血等孰优孰劣有待更多的临床研究进一步证实。以微创二尖瓣手术为例，目前微创二尖瓣手术一般指在右侧乳

房下即第4或第5肋间隙开一小切口行瓣膜修复。在原切口周围开一1 cm长的切口放置机器人手臂或胸腔镜设备。经股动脉置管行CPB。静脉置管在经食管超声心动图指导下经股静脉置入。在有些单位还会经右颈内静脉置入15～17F的导管或经肺动脉置入尾端多孔的导管在CPB时引流静脉血。麻醉医师应关注到微创心脏瓣膜手术可能给麻醉管理带来的挑战以及不同手术医师的微创理念和习惯的差异,积极应对,在维护患者血流动力学稳定的同时尽可能为手术医师创造良好的术野。

第三节　瓣膜置换术的麻醉处理

心脏瓣膜置换术麻醉处理的原则是提供平稳、适当的麻醉深度,避免加重已经异常的容量和/或压力负荷,利用和保护机体的各种代偿机制,维持有效的前向心排血量,并尽可能减少并发症的发生。完善的麻醉与瓣膜手术时机、术前准备、围术期处理准确与否等密切相关,并与手术成功与否、术后并发症、死亡率等相关,应高度重视。

一、术前准备与评估

瓣膜疾病病程长,不同瓣膜疾病、不同阶段病情差异大,术前应详细了解病史、治疗史,目前症状,心功能,饮食、营养状况,行全面体格检查、必要辅助检查等。

（一）心理准备

瓣膜病患者病程不一、病情严重程度不同,家庭背景甚至经济条件等因素导致患者术前精神状态、心理准备等有巨大差异,术前医护人员应根据不同情况区别对待。无论瓣膜成形术或瓣膜置换术都将使患者经受创伤和痛苦;置换机械瓣的患者还需要终身抗凝,给患者带来不便。这些都应在术前从积极方面向患者解释清楚,给以鼓励,使之建立信心,精神稳定,术前充分休息,做到在平静的心态下接受手术。

（二）术前治疗

术前比较完善的处理与瓣膜置换术患者围术期并发症、预后等直接相关的问题,应特别重视术前处理,选择良好的手术时机。

（1）除急性心力衰竭或内科久治无效的患者以外,术前都应加强营养,改善全身情况和应用强心利尿药,以使血压、心率维持在满意状态后再接受手术。

（2）术前重视呼吸道感染或局灶感染的积极防治,必要时延期手术。

（3）长期使用利尿药者可能发生电解质紊乱,特别是低血钾,术前应予调整至接近正常水平。

（4）重症患者在术前3～5天起应静脉输注极化液（含葡萄糖、胰岛素和氯化钾）以提高心功能和手术耐受力。

（5）治疗药物可根据病情酌情使用,如洋地黄或正性肌力药及利尿药可用到手术前日,以控制心率、血压和改善心功能。但应注意,不同类型的瓣膜病有其各自的禁用药,如β阻滞药能减慢心率,用

于主动脉瓣或二尖瓣关闭不全患者,可能反而增加反流量且加重左心负荷;心动过缓可能促使主动脉瓣狭窄患者心搏骤停。二尖瓣狭窄合并心房颤动,要防止心率加快,不应使用阿托品。主动脉瓣狭窄患者不宜使用降低前负荷(如硝酸甘油)及降低后负荷(钙通道阻滞药)的药物以防心搏骤停。

(6)术前合并严重病窦综合征、窦性心动过缓或严重传导阻滞的患者,为预防麻醉期骤发心脏停搏,麻醉前应先经静脉安置临时心室起搏器。

(7)对药物治疗无效的病情危重或重症心力衰竭患者,在施行抢救手术前应先安置主动脉内球囊反搏(IABP),并联合应用正性肌力药和血管扩张药,以改善心功能和维持血压。

(三)麻醉前用药

瓣膜置换术患者多数病程长、病变重、对手术存在不同程度的顾虑,因此除了充分的精神准备外,必要的手术前用药绝不可少,一般以适中为佳。常用哌替啶 1 mg/kg 和东莨菪碱 0.3 mg 作为成人换瓣患者术前用药,达到解除焦虑、镇静、健忘和防止恶心、呕吐等有益的效果,而无显著呼吸和循环抑制。为达此目标用几种药物联合要比单独用药更容易。除抢救手术或特殊情况外,应常规应用麻醉前用药,包括术前晚镇静安眠药。手术日晨最好使患者处于嗜睡状态,以消除手术恐惧。麻醉前用药不足的患者其交感神经处于兴奋状态,可导致心动过速等心律失常,同时后负荷增加和左心负担加重,严重者可诱发急性肺水肿和心绞痛,从而失去手术机会。一般麻醉前可肌内注射吗啡 5~10 mg 及东莨菪碱 0.3 mg。

二、监测

瓣膜置换术期间监测应按体外循环心内直视手术监测常规,如 ECG、有创动脉压、中心静脉压、无创脉率血氧饱和度、体温、尿量、血气分析和电解质等。ECG 除监测心率与节律外,可同时监测心肌缺血表现即 ST 段改变,对麻醉、手术时循环影响、血流动力学处理效果等有重要意义。通过对动脉压及其波型分析,结合患者实际情况,并参照中心静脉压的高低,就可对患者情况做出符合实际的判断。瓣膜置换术患者,术前左室功能良好,用中心静脉压作为心脏前负荷的监测指标,虽然左、右心室有差别,特别对左室监测会失实,但毕竟简单、方便,且对右心功能不全监测有肯定价值,中心静脉压监测是瓣膜置换术患者的监测常规。肺动脉、肺小动脉楔压监测则按患者需要选用。肺小动脉楔压在监测左心室前负荷较中心静脉压更为直接和可靠,但有些瓣膜患者左心室舒张末压、左房压和肺毛细管楔压之间的一致性有差异;肺动脉高压和肺血管硬化也会使监测结果失实。因此,在监测时应根据病情合理判断。麻醉、手术、体位等均可影响监测值,观察动态变化更有意义。左房压监测作为左心室前负荷指标,术中经房间沟插入细导管潜行经胸壁切口引出用于术后监测左房压,结合中心静脉压与动脉压及其波型监测和分析,就可较正确地监测左右心室前负荷,从而指导容量负荷治疗,对于术后需用扩血管药物的患者尤有价值。由于操作简单、方便,可供术后连续监测 2~3 天,一般只要预防气体进入导管,并在拔出外科引流管之前先拔出此导管,极少发生出血或其他并发症。经食管超声心动图监测在瓣膜置换术期间有特殊价值,近年已广泛应用。麻醉诱导后置入食管超声,确认瓣膜疾病、判断瓣膜狭窄或关闭不全程度、心室心房腔大小、活动度等有重要意义。在瓣膜置换后瓣膜功能、心脏活动情况,特别是瓣膜成形术的效果有特别意义。也可用于监测换瓣患者

瓣周漏。Sheikh 等曾对 154 例瓣膜外科手术患者,手术期间用经食管超声心动图检查,证明有 10 例患者手术修复不当(6%)需立即进一步外科手术。虽然在此 10 例中有 6 例有异常 V 波或肺毛细管楔压升高,而其余 4 例患者血流动力学正常。认为只有经食管超声心动图检查,才能提示手术修复不完善。目前认为麻醉期间必要的常规监测决不可少,并应该依据患者的情况、外科手术的类别、术中血流动力学干扰的程度而增减。切忌主次不分,将精力集中于烦琐的操作,因此而忽略了临床判断、分析和紧急处理。

三、麻醉

对瓣膜病患者选择麻醉药物应全面衡量,通常考虑以下几方面问题:① 对心肌收缩力是抑制还是促进。② 对心率是加快还是减慢。某些病例因心率适度加快而可增加心排血量;心率减慢对心力衰竭、心动过速或以瓣膜狭窄为主的病例可能起到有利作用,但对以关闭不全为主的瓣膜病则可增加反流量而降低舒张压,增加心室容量和压力,使冠状动脉供血减少。③ 是否扰乱窦性心律或兴奋异位节律点,心律失常可使心肌收缩力及心室舒张末期容量改变,脑血流及冠状血流出现变化。④ 对前负荷的影响,如大剂量吗啡因组胺释放使血管扩张,前负荷减轻,对以关闭不全为主的瓣膜病则可能引起低血压;对以狭窄为主的瓣膜病也应维持一定的前负荷,否则也可因左室充盈不足而减少心排血量。⑤ 用血管收缩药增加后负荷,对以关闭不全为主的瓣膜病可引起反流增加和冠脉血流减少,从而可加重病情,此时用血管扩张药降低后负荷则有利于血压的维持。⑥ 对心肌氧耗的影响,如氯胺酮可兴奋循环,促进心脏收缩及血压升高,但增加心肌氧耗,选用前应衡量其利弊。

心脏瓣膜置换术的麻醉要求,力求使各种药物对心血管功能减损降至最低限度为原则。对气管内插管和外科操作无强烈、过度的应激反应,改善心脏的负荷状况,保持血流动力学的相对稳定,并按药效和病情随时加以调整,复合全麻的用药配合得当、品种和用量适宜、注药速度掌握合理。目前仍以芬太尼、舒芬太尼作为复合全麻主药,配合适当的辅助用药,并按需吸入低浓度的卤族全麻药,以维护心血管系统功能。

(一)麻醉诱导

麻醉诱导期处理十分重要,不恰当处理易致显著的血流动力学紊乱,严重者可致心搏骤停,需特别重视。在前述血流动力学监测外,即刻血气分析、电解质测定对及时发现异常并及时处理异常有重要意义。尽管每家单位均有麻醉诱导常规,也切忌千篇一律。通常可以咪达唑仑 2～5 mg 为基础,静脉麻醉药常用依托咪酯或丙泊酚,硫喷妥钠已很少应用。硫喷妥钠作用迅速、舒适,虽会引起静脉血管扩张,回心血量减少,但若用量小,静脉注射慢,发挥此药快速使患者入睡作用,则对血压和心肌抑制作用并不明显,不必列为禁忌。依托咪酯对血流动力学影响较小,常用剂量为 0.2～0.3 mg/kg。危重患者宜减量。丙泊酚也常用于麻醉诱导,鉴于其在用药剂量大或快时易致严重低血压,瓣膜置换术患者麻醉诱导剂量常用 1 mg/kg,必要时追加。也有 TCI 模式用药,但药物靶控浓度宜选择较低浓度。麻醉性镇痛药常用芬太尼或舒芬太尼,宜缓慢应用直至麻醉计划用量,如出现严重血流动力学紊乱,应暂停用药,并处理紊乱。芬太尼常用诱导剂量 5～10 μg/kg,舒芬太尼常用诱导剂量 0.5～1 μg/kg。芬太尼、舒芬太尼用量大或相对偏大时易引起明显的心动过缓,可适当应用解迷走药物。泮库溴铵具

有抗迷走作用，可抵消芬太尼所引起的心动过缓，曾作为优选肌松剂，但目前应用逐渐减少。大剂量或较大剂量的芬太尼、舒芬太尼可引起血压下降，宜用适量血管活性药物。麻醉诱导期可有显著血流动力学变化，对此要有充分的准备，并及时治疗。麻醉诱导期间可出现需要心率较慢的患者（如二尖瓣狭窄患者）出现快房颤，需要较快心率的患者（如主动脉关闭不全患者）出现显著的心动过缓，麻醉诱导中出现血压骤降等。因此，麻醉诱导期需合理应用心血管活性药，调控血流动力学。

（二）麻醉维持

瓣膜置换术麻醉维持常采用以镇痛药为主的静吸复合全麻，多数患者血流动力学保持稳定，管理方便。镇痛药可持续泵注配合间断静脉注射。吸入麻醉药常用异氟烷、七氟烷或地氟烷，浓度宜1 MAC以下，以避免吸入麻醉药对循环功能的抑制作用。维持期间吸入浓度不宜经常调节，以避免麻醉深度波动对循环功能的影响。术中少数患者在某一时期显得麻醉深度不够，如在劈开胸骨时，可追加麻醉性镇痛药或静脉麻醉药，也可配合心血管活性药。全程吸入0.5～1.0 MAC吸入麻醉药，对避免术中知晓有重要意义。任何单一药物均不能完全适合心内直视手术的全麻要求，尤其是对瓣膜置换患者，应该依据其血流动力学改变特点决定取舍。

近年来在体外循环心内直视手术提出快通道概念，目的是使患者术后能及早拔除气管导管，缩短在ICU停留的时间，促使患者及早康复，节省医疗资源。因此要求麻醉工作者与外科医师共同努力，包括缩短手术时间、良好的心肌保护、减少术中失血和术后渗血、出血等。麻醉方面多侧重于应用吸入全麻药以及短效镇痛药和静脉全麻药。瓣膜置换患者则应根据瓣膜病变严重程度、心脏功能代偿、心脏扩大程度、是否存在肺高压和术前是否存在心力衰竭及其严重程度全面考虑后才能做出决定，原则上应积极处理好患者，创造条件，争取早期拔管。

（三）体外循环期间的麻醉

CPB开始阶段，由于CPB预充液的稀释，CPB管道的吸收，吸入麻醉药或静脉麻醉药血内浓度将急剧下降，同时血管活性药物的血药浓度也降低。CPB开始阶段可出现麻醉和血流动力学不稳。为了避免发生，可在CPB前给予适量镇静、镇痛、催眠药，而肌松药通常不需特别增加。CPB期间血压除了与麻醉深浅有关外，与CPB转流量、血管张力、温度等有关，也可考虑调节血管张力的药物。需要时可应用硝酸甘油、钙离子拮抗剂、α受体激动剂或拮抗剂等，维持MAP为60～80 mmHg。CPB期间静脉麻醉药可直接注入CPB机或经中心静脉测压管注入；吸入麻醉药可将氧气通过麻醉机挥发罐吹入人工心肺机。

对重症心脏瓣膜手术患者术中应积极做好心肌保护，良好的心肌保护不仅是手术成功的基础，也是直接影响早期和远期手术效果的重要问题。主要措施有心表面冰屑外敷；在涉及主动脉瓣病变的手术中作冠状动脉顺行或逆行灌注；全部采用高钾含血冷停跳液的灌注方法（晶体液与血液比例为1∶4），使心脏停搏于有氧环境，心肌细胞无氧酵解降低，减轻心肌缺血再灌注损伤。心脏复苏后辅助循环时间要足够，一般认为要达到主动脉阻断时间的1/3～1/2，灌注量必须逐渐减少。当血压平稳；心率＞70次/min；鼻咽温度、直肠温度分别达到37℃及35℃；心电图、血气参数正常；血钾4.0～5.0 mmol/L；心脏充盈及收缩良好，手术野无活动性出血时可考虑停机。若血钾低应及时补钾，机器余血可经静脉回输，但每100 ml需追加鱼精蛋白3～5 mg。

（四）CPB后麻醉

瓣膜置换术CPB后常有短暂的血流动力学不稳,处理重点往往在心血管功能调控而忽视麻醉。麻醉不恰当会加重血流动力学不稳定,因此,应认真仔细评估、分析不稳原因。CPB后早期,心脏并未完全从CPB状态中恢复,尽管采取许多心肌保护措施,由于心脏经历了手术,必然有所损伤。尽管手术矫治了病损瓣膜,心肌功能适应新的瓣膜尚需一定时间。心脏前负荷、后负荷往往存在一定问题,血容量多少受到许多因素的影响,其中包括心血管活性药物的使用。因此,此时的麻醉宜使用对心血管功能影响较小的麻醉性镇痛药、苯二氮䓬类镇静药,麻醉药宜用小量的静脉麻醉药,尽量避免吸入麻醉药。

多瓣膜病或再次瓣膜置换手术患者CPB结束心脏复苏后多数需正性肌力药及血管扩张药支持循环,约1/3患者需安置心脏表面临时起搏器。在此期间需特别注意水、电解质、酸、碱等平衡,预防心律失常。

（五）微创心脏瓣膜手术的麻醉特点

微创和机器人辅助的二尖瓣手术中经食管超声心动图的应用是必需的。右侧胸骨小切口路径可避免经胸部置管转流,代替的是经股动脉置管,可补充行上腔静脉或肺动脉穿刺置管引流。实施经食管超声心动图（TEE）可指导CPB置管。如果运用主动脉内球囊阻断血流,超声心动图能确保球囊在升主动脉内正确的位置。如果选择经胸廓的主动脉钳夹,TEE通常看不到经股动脉置入的导管,然而必须确认导丝在降主动脉内,排除误入对侧髂动脉的可能。股静脉尖端置管的最佳位置经常改变;有些术者选择经上腔静脉置管,有些选择右房或下腔静脉与右房的交界处。无论选择何处行静脉置管,TEE能够发现导管或导丝的位置不正。有报道经卵圆孔放置导丝对左心耳进行填塞。TEE对指导经皮放置冠状静脉窦导管来逆行灌注停搏液也非常重要。对于术中超声心动图监测到的明显主动脉反流的患者来说,行逆行灌注是有益的。

除了TEE在置管中的运用,微创或机器人辅助下行二尖瓣修复手术需要麻醉管理上的一些改变。虽然不是普遍应用,单肺通气在一些地区更受青睐,可通过置入双腔气管导管或单腔气管导管堵塞导管来实现。术前应仔细评估患者的肺功能。在手术过程中CPB结束时出现单肺通气下氧合下降并非少见。麻醉医师和手术医师在灌注停跳液时均需特别注意。当使用主动脉内球囊阻断时,一种或几种方法应被用来确定其位置的正确。除了TEE外,有些中心在左右双侧桡动脉置入动脉导管,右侧桡动脉波形的衰减可表明球囊位置移向了无名动脉。如果经皮穿刺置管行逆行灌注停搏,需用TEE来检测位置,此外还可用透视检查来确定。在开始、球囊充气和灌注停跳液时均需监测冠状静脉窦压力。在患者入室时就应准备好外部除颤仪。在这些患者中运用多模式联合镇痛有利于术后患者早期拔管,一些地区还会运用局部麻醉技术如鞘内给予阿片类镇痛药或椎旁阻滞。

四、手术后管理

近年来瓣膜置换术手术成功率已有显著改善,主要由于手术前对不同瓣膜病变的病理生理改变有了充分了解、外科操作技术改进与熟练、良好的心肌保护以及麻醉监测技术的改进等综合因素。当

瓣膜置换完毕,体外循环结束时,血细胞比容一般为25%左右,此时应首先回输自体血,然后根据计算所得的失血量输注库血补充血容量。若患者出现心动过缓,在排除温度的影响之后,可应用临时心脏起搏器,心率维持在80～90次/min。血压偏低可用多巴胺,每分钟用量可在3～10 µg/(kg·min)范围内调整;必要时可应用小量肾上腺素。血压过高,外周血管阻力增加可用硝酸甘油。遇有术后心功能不全、血流动力学不稳定者,在排除潜在出血及机械性因素之外,应及早依据临床表现,左、右心室负荷,动脉血压及波形改变,在调整好血容量基础上,合理选用扩血管药和正性肌力药,提高心排血量,改善循环动力。瓣膜置换术患者中有部分术前已存在肺高压,以及扩大的心脏对支气管压迫引起部分肺不张,因此术后不宜过早拔除气管导管,一般持续6 h左右,必要时应用机械通气至次日晨,以保证良好通气并有利于循环维持稳定。

第四节　常见瓣膜手术麻醉期间血流动力学的调控

瓣膜置换术期间血流动力学调控是麻醉处理重点之一,尤其在重症瓣膜疾病患者。瓣膜病变所引起的病理生理学变化特点是处理的基础,处理中要充分考虑到麻醉、手术的影响。不同瓣膜病变术中处理重点与目标有所差异,应区别对待。

一、二尖瓣狭窄

以二尖瓣狭窄为主的瓣膜疾病患者在体外循环建立前心率的控制是血流动力学处理重点。此类患者多数为房颤心律,快房颤严重影响血流动力学,易致急性心力衰竭发生,应积极处理。患者术前存在房颤常用洋地黄类药控制心室率,一般应连续应用至术前。患者入手术室出现快速房颤,多数由紧张、焦虑引起。在建立必要监测(如有创血压、ECG、SpO$_2$等)的情况下给予镇静、镇痛药、心血管活性药,必要时开始麻醉诱导。镇静药首选咪达唑仑,剂量1～5 mg为宜。可伍用少量麻醉性镇痛药,如芬太尼0.05～0.1 mg,或舒芬太尼5～10 µg。处理期间充分吸氧,必要时辅助/控制呼吸。如出现过度镇静可致通气不足,导致低氧血症和高碳酸血症,可诱发肺动脉高压,对患者极为不利,应积极预防。在此期间追加洋地黄用量,效果往往较差,应慎用或不用。可给予少量短效的β受体阻滞药艾司洛尔(10～50 mg缓慢注射),根据效果调整剂量,以心室率缓慢下降为宜。也可应用钙通道阻滞药、胺碘酮等控制心率。同时泵注硝酸甘油0.5 µg/(kg·min),并可逐渐增加剂量,减少静脉回流,有利于防治早期肺水肿。围术期适度强心治疗有利于循环稳定,如用多巴胺5～10 µg/(kg·min)。

手术纠治完成停体外循环期间可出现低血压、心率和心律不稳等,常见原因有手术、瓣膜功能、心脏复苏不佳、血容量等,应认真细致分析原因后再治疗,切忌单纯依赖血管活性药物。常用正性肌力药有多巴胺、多巴酚丁胺、米力农、安力农或肾上腺素等,应避免使用缩血管药,后者会加重肺动脉高压促使右心室衰竭。正性肌力药效果差或需大剂量时,多数有外科因素或心肌保护不佳,必要时重新建立体外循环。

麻醉性镇痛药的合理使用是避免术中心动过速的基础,但应注意大剂量镇痛药物可能导致严重的心动过缓。发生时宜给予适量的抗迷走药物。二尖瓣狭窄瓣膜置换术麻醉处理目标见表58-1。

合适的麻醉和心血管活性药合理使用能实现该目标。

表 58-1　二尖瓣狭窄麻醉处理目标

心率（次/min）	节　律	前负荷	外周阻力	心肌收缩性	避　免
65～80	稳定	不变或略增	不变或略增	不变	心动过缓

二、二尖瓣关闭不全

二尖瓣关闭不全患者麻醉与手术期间血流动力学调控目标：降低后负荷、避免心动过缓、增加心肌收缩力。

（一）左室前负荷

虽然增加和维持前负荷对确保足够的前向心排血量是有益，但二尖瓣关闭不全患者左房和左室腔的扩大增大了二尖瓣环和反流分数，所以增加前负荷不能普遍适用。对个别患者前负荷增加到最佳程度的估计应以患者对液体负荷的临床反应为基础。

（二）心率

心动过缓对于二尖瓣关闭不全的患者十分有害，因其可引起左室容量增加、前向心排血量减少和反流分数增加。在这些患者，心率应维持在正常或较高的水平。通常心室率能维持在90次/min左右。许多患者，特别是那些慢性二尖瓣关闭不全的患者，手术时有房颤存在，心率的控制有时有困难。

（三）心肌收缩力

前向每搏量的维持取决于肥厚左室的功能。心肌收缩力的抑制可导致严重的左室功能不全和临床症状恶化。能够增加心肌收缩力的正性肌力药物可增加前向血流并因其能缩小二尖瓣环而减少反流。急性心肌梗死有严重的乳头肌功能失常或断裂致急性二尖瓣反流的患者，心肌收缩能力严重受损，需在使用血管扩张药保持前向血流的同时，给予正性肌力药物和/或主动脉内气囊反搏（IABP）支持循环。

（四）体循环阻力

后负荷增加引起反流分数增加和前向心排血量减少。因此，需要降低后负荷，并应避免使用α受体兴奋药。硝普钠可降低左室充盈压并引起明显的前向心排血量增加。但对于缺血性乳头肌功能不全引起的急性二尖瓣关闭不全的患者，可选用硝酸甘油。

（五）肺循环阻力

大部分大量二尖瓣反流的患者会有肺循环压力升高，甚至出现右心衰竭。一定要注意避免高碳酸血症、低氧血症、一氧化氮和任何可以引起肺血管收缩反应的药物或其他治疗。

二尖瓣关闭不全的血流动力学改变与主动脉瓣关闭不全类似，麻醉期间应保持轻度的心动过速，因为较快心率可使二尖瓣反流口相对缩小，同时维持较低外周阻力，降低前向性射血阻抗从而可有效

地降低反流量。若能保持周围静脉适当的扩张,使回心血量有所下降,就可降低舒张期容量负荷过多和心室腔大小。由此可看出扩血管药对这类患者特别有益。在换瓣术后左心室将面对"新的"收缩压峰压、心室排血阻力增加,如何设法改善换瓣后心室负荷颇为重要,往往正性肌力药与血管扩张药不能偏废、缺一不可。二尖瓣关闭不全麻醉处理目标见表58-2。

表58-2 二尖瓣关闭不全麻醉处理目标

心率(次/min)	节 律	前负荷	外周阻力	心肌收缩性	避 免
80~95	稳定	不变	降低	不变或略降	心肌抑制

三、主动脉瓣狭窄

主动脉瓣狭窄患者麻醉与手术期间血流动力学调控目标是维持窦性心律、充足的血容量、避免心动过速(表58-3)。

(一)左室前负荷

由于左室顺应性降低及左室舒张末容量和压力升高,需要适当增加前负荷以维持正常的每搏量,而使用硝酸甘油可降低心排血量至危险的程度。因此后者应尽量避免。

(二)心率

主动脉瓣狭窄的患者不能很好地耐受心率过快或过慢。心率过快可导致冠脉灌流减少;而每搏量受限的患者,过慢的心率可限制心排血量。但如果必须做出选择的话,稍慢的心率(50~60次/min)较偏快的心率(超过90次/min)为好,因其可留有一定的收缩时间来射血通过狭窄的主动脉瓣。任何性质的心动过速都必须即刻处理,对于快速室上性心律失常,可给予少量艾司洛尔10~20 mg/次或普罗帕酮1 mg/(kg·次)或维拉帕米1.25~2.5 mg缓慢静脉注射,如无效,特别如出现ST段改变应电击复律,因为心动过速和有效心房收缩的丧失均可导致病情的严重恶化。心室兴奋性增高也应积极予以治疗,因为对于严重心律失常乃至室颤的患者电复律很难成功。

(三)心肌收缩力

每搏量通过心肌收缩状态增高而得以维持。患者不能很好地耐受β受体阻滞药,因其可引起左室舒张末容量增高和显著的心排血量下降,导致临床状态严重恶化。

(四)体循环阻力

左室射血后负荷的大部分来自狭窄的主动脉瓣,因而是固定的。体循环血压降低对减小左室后负荷作用甚微。然而,主动脉瓣狭窄患者的肥厚心肌极易发生内膜下缺血。冠脉灌流有赖于足够的体循环舒张期灌注压的维持。虽然用α受体激动药提升血压对总的前向血流几乎毫无作用(心室射血的主要阻抗来自主动脉瓣),但它可以增加冠脉灌流,可适量使用。常用去氧肾上腺素0.1~0.2 mg静脉注射,部分患者可有室上性心动过速治疗效果。

（五）肺循环阻力

除了晚期的主动脉瓣狭窄,肺动脉压保持相对正常。不必对肺血管阻力进行专门处理。

表58-3　主动脉狭窄麻醉处理目标

心率（次/min）	节　律	前负荷	外周阻力	心肌收缩性	避　免
70～85	窦性	略增加	不变或略增	不变或略降	低血压 快速心率 心动过缓

四、主动脉瓣关闭不全

主动脉瓣关闭不全患者麻醉与手术期间血流动力学调控目标是维持充足的血容量、较快的心率并避免后负荷增加。

（一）左室前负荷

由于左室容量的增加,前向血流的维持有赖于前负荷的增加。对这类患者,应避免使用引起静脉舒张的药物,因其可降低前负荷而致减少心排血量。

（二）心率

主动脉瓣关闭不全的患者随着心率的增加前向心排血量明显增加。心率增快使舒张期缩短而使反流分数降低。由于可保证较高的体循环舒张压和较低的左室舒张末压力,心率增快实际上使心内膜下血流得到改善。另一方面,心动过缓可使舒张期延长,反流增加。应当维持心率在90次/min左右,可改善心排血量而不引起缺血。主动脉瓣关闭不全的患者常为房颤心律,只要心室率控制尚可,恢复窦性心律并不十分迫切。

（三）心肌收缩力

必须维持左室收缩力。在左室功能受损的患者,使用纯β受体激动药可通过舒张外周血管和增强心肌收缩力而使每搏量增加。但通常用适量多巴胺即可。

（四）体循环阻力

在正常情况下,慢性主动脉瓣关闭不全的患者通过外周小动脉舒张可基本代偿心排血量的受限。降低后负荷可使前向心指数进一步得到改善。后负荷增加可降低每搏做功并显著增加左室舒张末压力。对于左室受损的晚期主动脉瓣关闭不全患者,降低后负荷最为有益。

（五）肺循环阻力

除非伴有严重左室功能不全的晚期主动脉瓣关闭不全患者,肺血管压力皆可维持相对正常。

麻醉时应避免增加左心室后负荷,使外周血管阻力保持在较低水平,从而可增加前向性血流,降

低反流分数,适当增加心率可降低反流量和心腔大小。患者对麻醉耐受良好,麻醉和手术期间出现血压过高、外周血管阻力增加可用血管扩张药如硝普钠、酚妥拉明,部分患者需同时作容量支持,个别患者会出现无法解释的心动过缓,引起左心室腔严重扩大,阿托品常无效而需静脉滴注异丙肾上腺素,若心包已切开则可直接采用心脏起搏,提高心室率。主动脉瓣关闭不全麻醉处理目标见表58-4。

表58-4　主动脉瓣关闭不全麻醉处理目标

心率(次/min)	节　律	前负荷	外周阻力	心肌收缩性	避　免
85～100	窦性	不变或略升	不变或略增	不变	心动过缓

上述仅仅是血流动力学的调控目标与处理原则,由于常有联合瓣膜病,并可能有其他并发症,狭窄与关闭不全可以共存,造成不同的病理生理和血流动力学改变。为此应结合上述基本原则,通过术前各项检查,尤其是多普勒超声心动图检查和心脏功能状态的评定,围术期麻醉、血流动力学动态变化,掌握主次,合理调控,方能实现理想麻醉。

第五节　经导管主动脉瓣置入术的麻醉

主动脉瓣狭窄(AS)是老年患者最常见的心脏瓣膜疾病之一,有症状的主动脉瓣严重狭窄患者如果未经治疗,两年内的病死率可高达50%。过去,改善主动脉瓣狭窄患者预后的唯一治疗方法是心脏直视手术,该术式需要正中劈胸骨、体外循环和心脏停搏,患者往往要经历漫长而痛苦的恢复过程。一些高龄、一般状况较差的患者,常常因难以承受开胸手术的打击,预后不良。正是这种矛盾催生了一种新的手术方式:经导管主动脉瓣置入术即TAVI(transcatheter aortic valve implantation)手术,该技术无须开胸,因而创伤小、术后恢复快。其正式的定义是将组装好的主动脉瓣,在影像学的指导下经导管置入主动脉根部,替代原有主动脉瓣,在功能上完成主动脉瓣的置换,故也称经导管主动脉瓣置换术(transcatheter aortic valve replacement, TAVR)。近年来,国际上很多学者更趋向于把该技术称为TAVR。当前主要有4种路径可选择:经股动脉(transfemoral, TF)路径,经心尖(transapical, TA)路径,经主动脉(transaortic, TAo)路径,经锁骨下动脉(transubclavian, TS)路径。对于有临床症状的严重主动脉瓣狭窄患者而言,实施标准主动脉瓣置换术可能有禁忌或高风险。美国心脏协会/美国心脏病协会(AHA/ACC)发布的《2014年心脏瓣膜病患者管理指南及执行摘要》中指出,对于外科手术禁忌或高危AS、预期寿命超过12个月的患者,推荐采用经导管主动脉瓣置入术作为开放性手术的替代疗法。

一、术前评估

虽然TAVI的成功与否是由多种因素决定,术前多学科评估后选择合适的患者至关重要。欧洲心脏学会(European Society of Cardiology, ESC)和AHA/ACC都推荐建立一支由心外科医师、心内科医师、麻醉医师等多学科专家组成的心脏瓣膜团队,由成员一起讨论、选择最优的干预手段。指南认为手术风险评估不能完全依赖于一个简单的评分系统,应该强调个体化评估和决策,使用综合方法评估操作风险。

行 TAVI 的重度 AS 患者多伴有严重合并症,麻醉医师应重点关注围术期高风险因素。术前心脏结构和功能是评估的重点。超声心动图在 TAVI 术前评估中具有特殊意义,不仅能够通过评价瓣口大小(TAVI 要求主动脉瓣口面积 < 1.0 cm², 或主动脉平均跨瓣压差 > 40 mmHg, 或跨瓣峰值流速 > 4 m/s)选择合适的患者,还能够评估左心室功能、评价其他瓣膜情况、估测肺动脉压。射血分数 < 20% 且主动脉瓣跨瓣压 < 40 mmHg 的患者,需进行多巴酚丁胺压力超声心动图评估,以判断患者耐受 TAVI 的可能性以及是否能从 TAVI 中获益。合并冠状动脉粥样硬化性心脏病的患者行 TAVI 的治疗一直存在争议。慢性阻塞性肺疾病等呼吸系统疾病是大多数拟行 TAVI 需要关注的问题,严重肺功能不全被认为是 TAVI 的禁忌证。对于高危和暂时不宜施行 TAVI 的重度 AS 患者,经皮球囊主动脉瓣成形术可以作为一种安全的过渡治疗手段,亦可获得良好的临床预后。急性肾功能不全是 TAVI 术后患者死亡的独立危险因素,而慢性肾功能不全被认为是 TAVI 的可能禁忌证。肾功能不全的患者预防肾功能恶化的策略包括加强水化,术前造影或手术时应尽量减少静脉注射造影剂。新发生的脑血管意外是 TAVI 禁忌证,应在 TAVI 前进行标准的神经系统评估。患者行 TAVI 需接受围术期抗血小板治疗,评估患者预先存在出血特质或者高凝状态,有助于围术期抗血小板治疗和出血倾向的管理。既往明显消化道溃疡或胃肠道出血患者应行内镜检查进一步评估。

二、麻醉方法

麻醉方法主要依靠麻醉医师的术前评估和临床医师的操作需求而选择。经心尖 TAVI 在开胸暴露心脏下进行,需选择气管插管全身麻醉,通常无须双腔气管插管单肺通气。经股动脉入路 TAVI 是否需要在全身麻醉下进行尚存在争议。全身麻醉可确保患者保持安静体位,同时行控制通气有利于人工心脏瓣膜释放时不受呼吸波动度影响。同时,有利于术中 TEE 持续监测,可随时发现并处理术中发生的并发症。TEE 虽然是 TAVI 术中最受推崇的监测技术,但是非必需,尤其是经股动脉入路时,可应用经胸超声替代。目前,随着 TAVI 技术日趋成熟,局麻联合 / 不联合镇静已越来越多地应用于 TAVI 手术的麻醉中。与全身麻醉比较,局麻简化了神经监测,减少气管插管导致的相关并发症,缩短操作时间,降低血管活性药物和麻醉药物的使用量,在降低患者住院费用、改善患者满意度方面具有重要意义。既往研究中,咪达唑仑、丙泊酚、芬太尼和舒芬太尼等麻醉药物均可安全有效地应用于 TAVI 中。TAVI 术中不确定因素很多,随时可出现危及生命的并发症,麻醉医师应有充分准备,以便随时改变麻醉方法。当采用非全身麻醉方法时,应保证全身麻醉能够及时实施,以确保患者安全。

三、术中监测

《2012 美国经导管主动脉瓣置入术专家共识》建议 TAVI 应在杂交手术室内完成,大小在 75 m² 以上,应该满足摆放麻醉设备、心脏超声设备、主动脉球囊反搏机、体外循环机的要求,并且应该符合外科无菌手术的标准,同时配有数字减影血管造影系统。麻醉医师在保障患者安全和手术顺利进行的同时,需正确穿戴铅质防护服、围脖,最好佩戴防护眼罩,尽可能减少辐射伤害,维护自身健康。

由于拟行 TAVI 患者术前均合并有严重的心血管疾病,加之复杂的手术过程,故术中血流动力学波动较大,严重并发症高发。术中应常规监测与管理等同于 SAVR,监测五导联心电图、SpO_2、有创动

脉血压、CVP和尿量。常规放置体外除颤电极。体温监测非常必要，注意保持室温，应用加温输液系统、加温毯等有助于防治术中低体温。肺动脉导管适用于左室功能不全或肺动脉高压患者，但并非常规监测。超声心动图能够提供即时的综合信息，在围术期血流动力学监测方面具有无可替代的作用。神经系统监测至今尚未全面应用于TAVI。

四、术中管理

血流动力学是TAVI围术期最基本、最重要的管理内容。静脉输液应仔细滴定，以保证肥厚的左心室有充足的前负荷；避免心动过速，应保证充足的舒张充盈时间；保持窦性心律有利于心房收缩和心室充盈；维持一定水平的MAP和冠状动脉灌注压，保证重要脏器的灌注。维持血流动力学平稳的关键是避免低血压。长期低血压可导致冠状动脉供血不足和继发性低心排血量。

快速心室起搏（rapid ventricular pacing, RVP）是TAVI术中常用的特殊技术，指在人工起搏器的作用下使患者的心率提高到160～200次/min，以达到心室无有效射血、减少血流冲击力的目的，以利于主动脉瓣球囊扩张、精确定位和释放人工心脏瓣膜。诱发功能性心脏停搏过程是TAVI手术中导致血流动力学剧烈波动的关键操作，麻醉医师需预先做好充分准备，并加强与外科操作医师的沟通，尽量限制RVP的次数和持续时间。建议在开始RVP前将心脏功能调控在最佳状态，维持SBP于120 mmHg（MAP＞75 mmHg）；维持内环境稳定，包括酸碱平衡和电解质状态，特别应将血钾水平维持在4.0～5.5 mmol/L；在起搏前后可应用α肾上腺素受体激动剂（如去甲肾上腺素或去氧肾上腺素）维持心脏灌注压；停止起搏后若出现室性或室上性心律失常，可给予胺碘酮或利多卡因等抗心律失常药物处理。瓣膜放置时出现缺血相关性室颤时，在排除瓣膜位置不正和假体血栓后方可考虑除颤。需要胸外按压时，必须在复苏成功后再次评估支架位置正确的基础上才可进行扩张。RVP后应注意防止快速恢复导致的高血压，过高的血压不仅可能导致出血增加，甚至可引发心室破裂，经心尖途径行TAVI术者尤为危险。

TAVI中血流动力学不稳定的鉴别诊断包括：血栓、人工瓣膜或者自身瓣膜的移位导致的冠脉阻塞；主动脉瓣环和/或根部破裂；心包填塞；二尖瓣损伤；假体主动脉瓣周漏；假体血栓；成形瓣膜失败、主要动脉出血或心尖破裂。虽然可能需要使用辅助装置（IABP、CPB）和/或手术支持，但大多数血流动力学不稳定情况均可成功处理。

（朱　辉　周姝婧　朱文忠）

参 考 文 献

［1］　卡普兰.卡普兰心脏麻醉学：6版.李立环，主译.北京：人民卫生出版社，2015.

［2］　Ramakrishna H, Fassl J, Sinha A, et al. The year in cardiothoracic and vascular anesthesia: selected highlights from 2009. J Cardiothoracic Vasc Anesth, 2010,24(1): 7－17.

［3］　Wang H Q, Zhang X, Zhang T Z. Advances in the anesthetic management of transcatheter aortic valve implantation. J Cardiothorac Vasc Anesth, 2017, pii: S1053－0770(17)30659－6.

［4］　Holmes D R Jr, Mack M J, Kaul S, et al. 2012 ACCF/AATS/SCAI/STS expert consensus document on transcatheter aortic valve replacement. J Thorac Cardiovasc Surg, 2012, 144(3): e29－84.

［5］　Cosgrove D M 3rd, Sabik J F. Minimally invasive approach to aortic valve operations. Ann Thorac Surg, 1996, 62(2): 596－597.

第59章
体外循环与麻醉

　　1953年5月由Gibbon使用DeBakey滚压泵和垂直网筒血膜式氧合器,成功完成世界首例体外循环下心脏直视手术,为一例18岁女孩成功地修复了房间隔缺损。术后恢复良好,患者长期存活。我国苏鸿熙等,于1957年6月开始以狗为实验对象,采用指压式电动唧筒鼓泡式氧合器取得经验后,于1958年6月为一6岁小儿在体外循环下施行室间隔缺损修补术。这是我国体外循环应用的开始,进一步推动了心内直视术的发展。

　　体外循环(extracorporeal circulation, ECC)是指通过系统装置将回心血液引流至体外,经氧合后再输回人体,从而临时完全或部分代替心、肺功能的一种专业技术,也称心肺转流(cardiopulmonary bypass, CPB)。体外循环技术使常规条件下难以进行的心内畸形、大动脉疾病纠治手术得以开展,开创了心、血管外科学的新纪元,其也成为心脏、血管疾病外科治疗的必备技术。进行体外循环三个基本条件:① 足够的血流动力(人工心或血泵);② 充分的血液气体交换(人工肺);③ 满意的血液抗凝。

第一节　体外循环主要设备与材料

一、主要设备

(一)人工心肺机(heart-lung machine, HLM)

　　现代人工心肺机所用血泵有滚压泵和离心泵两种。滚压泵通过其横轴末端转子滚压泵管驱动管内血液流动,由泵管直径及转速决定的流量数值直接显示于控制面板上,可根据需要调节流量,操作简便,但其对血液的机械挤压破坏较大(图59-1)。离心泵利用离心力驱动血流,血液破坏少,适合较长时间的转流,但其泵头为一次性使用材料,价格较昂贵(图59-2)。人工心肺机一般配置4~6个血泵,每次只用其中一个泵驱动体外循环血流,也称主泵,常用转子泵,也有用离心泵作为主泵,其余转子泵用作吸引或其他灌注目的(图59-3)。

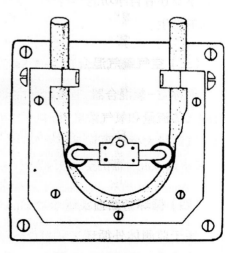

图59-1　转子泵示意图

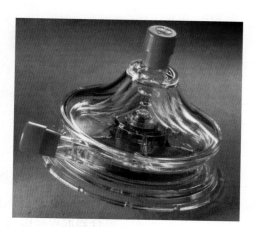

图59-2 离心泵泵头

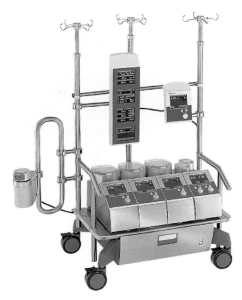

图59-3 Sorin S5型人工心肺机

每个血泵均能单独显示自身转速、所用泵管管径、流量或意外停泵报警显示等。出于安全和方便,现代心肺机都配有各种监测和控制系统,包括压力、液平面、气泡监测控制装置,当超出安全设定,便会联动减慢或停止血泵并自动声音报警。此外,还有多道计时器、温度监测与报警、心脏保护液灌注专用监控单元等。

(二)变温水箱

变温水箱可与氧合器变温器、心肌保护液变温装置、变温水毯连接,通过可控水温变化来达到变温要求(图59-4)。目前新型水箱有两个独立的水循环回路,可以分别对患者温度和心肌保护液温度进行单独控制,一路与氧合器和变温水毯连接,用于患者变温,最大水流量约20 L,另一路与停跳液变温装置连接,调节心肌保护液温度,最大水流量约10 L。水温可以在1℃到41℃之间进行调节,并有安全监控调节系统,以防温度超过42℃致使人体蛋白变性破坏。此外,设备本身还有自净功能,可有效防止海藻、真菌、霉菌、细菌以及其他微生物的滋生。

(三)空气氧气混合器

简称空-氧混合器,有机械式和电子式两种。用于调节向膜肺供气时的气体流量和氧气浓度,以达到满意的血气结果。氧合血中的PCO_2通过气流量大小来调节,PO_2可通过调节通气中氧气浓度来控制。使用时,要求进入混合器的空气和氧气的压力相等,压力不等时会出现报警。

(四)循环管路血氧饱和度/血细胞比容监测仪

用于监测体外循环过程中静脉回流管路中混合静脉血(SvO_2)和供血管路中氧合血的氧饱和度(SaO_2)及血细胞比容(Hct)(图59-5)。

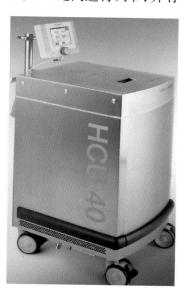

图59-4 变温水箱

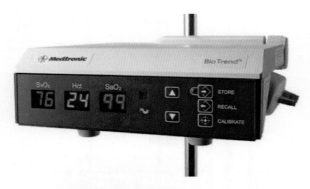
美敦力Medtronic Biotrend 220

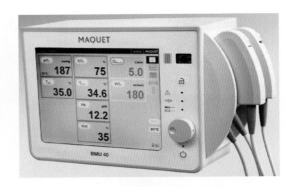
MAQUET BMU 40

图59-5 循环管路血氧饱和度/血细胞比容监测仪

SaO_2反映的是氧合器的氧合能力,要求维持在95%以上,SvO_2反映的是氧合血经患者机体摄取后回到右心房的血液氧合情况,是反映机体氧代谢的重要指标。新型仪器还可以通过检测SaO_2、SvO_2、Hct及管路内流量,计算监测机体瞬时氧耗(VO_2),更方便体外循环的安全管理。此装备也已纳入上海体外循环质量管理与控制规范。

二、主要材料

(一)人工肺

也称氧合器(oxygenator),其主要功能是进行气体交换,使血液氧合,同时排除二氧化碳。按原理结构主要有鼓泡式氧合器(鼓泡肺)与膜式氧合器(膜肺)两种。鼓泡式氧合器将纯氧直接吹入引出的静脉血内,形成大量血气泡,气泡内气体与气泡周围血液中的气体以弥散方式进行气体交换,经祛泡剂除泡后即成动脉血(图59-6)。鼓泡式氧合器具有氧合性能良好、价格低廉、使用方便等优点,但气体直接冲击血液,血液破坏较严重,且随着转流时间延长,祛泡剂易脱落,祛泡性能下降,易产生栓子。因此,使用鼓泡式氧合器时必须在氧合血进入人体前加用微栓过滤器,使用时间一般限制在2~3 h内。目前已很少有单位使用鼓泡式氧合器,普遍改用膜式氧合器(图59-7)。膜肺多由聚丙烯(polypropylene)材料制成的大量中空纤维管组成,现都为管内走气,管外走血,气体交换以弥散方式进行,避免气、血直接接触导致血液破坏。大量集束的纤维管管壁构成的气血隔膜形成了有效的气体交换面积,使膜肺体积得以显著缩小。同时,于纤维管管壁上制成大量直径小于1μm的微孔(Microporous),当血液经过时会在管壁形成血浆薄膜覆盖,这进一步显著提高了气体交换功能。目前所用成人型膜肺膜面积仅约2 m^2左右即能满足手术中气体交换要求。使用膜肺时,无须纯氧,可通过空氧混合器调节供气中的空气和氧气比例,避免了纯氧可能带来的弊端。但这种膜肺性能仍受使用时间限制,使

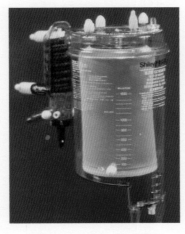
图59-6 鼓泡式氧合器

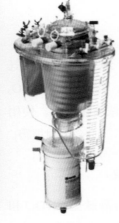
图59-7 膜式氧合器

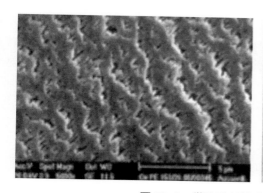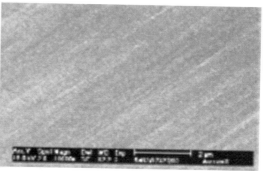

图59-8　微聚孔纤维膜与无孔膜在电镜下的区别

用时间过长，血浆蛋白薄膜增厚变性，膜对气体的通透性逐步下降，还会发生血浆渗漏，因此，这种膜肺的安全使用时限一般限于6 h。两种氧合器均整合有变温器，通过外接变温水箱控制患者血液温度及体温。评价氧合器性能的指标包括气体交换能力、膜面积、血液相和气相压差、液体预充量、热交换效率等指标，同时，还应包括产品的坚固性、紧凑性、透明度、操作的简易性、血液的相容性及价格等方面。

由于微聚孔中空纤维膜肺的缺陷，有公司研制出聚甲基戊烯无孔型渗透性膜肺（图59-8），此种膜肺具有低血流阻力、生物相容性高、气体交换性能优良、防渗漏、变温效率高等特点，大力推动了近20年来体外膜肺氧合（extra corporeal membrane oxygenation, ECMO）技术应用的迅猛发展。

（二）微栓过滤器

微栓过滤器用来滤除体外循环中的异物颗粒、聚集的白细胞和血小板、组织碎片、微血栓和气栓等，常规用于动脉供血管路以减少栓塞并发症。其材料大都以涤纶及其他诸如聚酯纤维（polyester）以及聚丙烯（polypropylene）等高聚材料作为滤网，滤网网孔直径大多在20～40 μm，进出血端压差一般小于50 mmHg。滤器顶部有排气孔，也常被用来监测泵压。近年已有产品将微栓滤器整合于膜肺出血端，排气方便，也减少了体外循环管路系统的预充液体量。

（三）动、静脉插管

静脉插管用于引流静脉血液，经气体交换后的血液再通过供血管路和主动脉插管输入患者动脉内。在插管前必须先对患者血液肝素化，待激活凝血时间（activated clotting time, ACT）大于350 s后方可插管，否则，血液与异物接触易形成血栓造成栓塞。动、静脉插管口径选择见表59-1。

表59-1　动、静脉插管口径（Fr）选择参考表

患者体重（kg）	主动脉插管	上腔静脉插管	下腔静脉插管
＜10	8～12	16～20	18～22
10～15	12～14	20～22	22～24
16～20	14～16	22～24	24～26
21～30	16～18	24～26	26～28

（续表）

患者体重（kg）	主动脉插管	上腔静脉插管	下腔静脉插管
31～40	18～20	26～28	28～30
41～50	20～22	28～30	30～32
51～60	22～24	30～32	32～34
＞60	24	32～34	34～36

1. 动脉插管

动脉插管选材聚氯乙烯，要求有一定弹性和软硬度，易于弯曲而又不易被压闭或扭折。插管内壁要求光滑平整，减少涡流的形成。动脉插管插入动脉内一般在1～2 cm，过短则易于滑脱，过长则可能伤及对侧的血管壁，而且增加了血流阻力。插入段可分为直头和弯头，常用硬质的塑料或不锈钢制成。头端通常做成斜坡状，便于插入。主动脉插管为体外循环管路中最狭窄部分，应根据动脉的口径和灌注时所要求的流量，选择合适插管，以保证足够流量，同时又能避免血流通过插管时产生的压差超过100 mmHg，过高的压差可造成溶血和蛋白变性。成人升主动脉插管常用20～24 Fr，股动脉插管常选用18～22 Fr。插管扭折、头端插至壁层、插管过深头端抵住对侧动脉壁、插管口径过细、内有栓塞都会导致试供时泵压急剧升高，应及时纠正。插管时一般要求控制平均动脉压在80～100 mmHg，收缩压在100～120 mmHg，压力过高可能导致动脉撕裂及失血，压力过低则因动脉壁缺乏张力而难于插管，并且可能伤及动脉后壁。插管时应注意避开病变严重的主动脉壁，必要时可通过其他部位动脉插管，如股动脉、腋动脉、锁骨下动脉等。停机后，尤其在鱼精蛋白中和后，插管头端可能形成血栓，可低流量持续或间断输血避免，间隔时间不宜超过5 min。

2. 静脉插管

聚氯乙烯制成的静脉插管与体外管道连接，通过虹吸作用将静脉血液引出体外。壁厚1～2 mm，常以金属丝加固，避免扭折或压瘪。按形状和用途主要有直头插管、弯头插管、带囊插管和双级右房插管。上、下腔静脉插管用于需要阻断上下腔静脉回心血流的心腔内手术；带囊插管主要用于腔静脉周围粘连不便束带阻断的心腔内手术；双级右房插管用于非心腔内手术插管，如冠状动脉旁路移植术、大动脉手术、主动脉瓣手术等，其远端置于下腔静脉引流下半身的血液，而位于右房段的侧孔主要引流来自上腔静脉的血液，部分未经远端引流的下腔血液也经此侧孔被引出体外。上腔静脉回心血量约占总回心血量的1/3，下腔静脉占2/3，故下腔静脉插管一般较上腔静脉插管粗，可根据流量要求和插管流量范围来选择插管。双级右房插管置管相对简便，对心脏损伤也小，但回心血液可使心脏温度升高，影响低温保护心肌效果，而且，术中翻动、压迫心脏可影响血液回流。影响静脉回流因素有插管口径、患者心脏至储血器的落差、插管位置等，一般要求静脉储血器低于患者心脏35～50 cm以上。插管过浅，空气自插管头端侧孔进入管路破坏虹吸作用，过深，上腔插至一侧头臂静脉或颈静脉，下腔插至肝静脉，则影响脑部、上肢或腹部和下肢静脉回流。

（四）连接管路

一般由聚氯乙烯制成的透明软管，常用管道内径0.6～1.2 cm，壁厚约0.2 cm，管壁透明可观察有

无气泡存在。管壁太薄易于扭折,内径太大势必增加预充液量,内径太小则增加血流阻力,加重血液破坏。尽可能缩短长度,有利于减少预充、血流阻力和血液破坏。长度为 1 m、不同口径管道的预充液量见表59-2。

表59-2　长度为 1 m、不同口径管道的预充液量

直径（cm）	预充量（ml）	直径（cm）	预充量（ml）	直径（cm）	预充量（ml）
0.6	30	1.0	65	1.2	115

（五）左心引流管

用以吸引手术时通过侧支循环和异常分流回入心腔的血液,保持无血的手术视野,并对心脏和肺血管床进行减压,降低心肌氧耗,避免或减轻肺水肿。吸引时负压不宜过大,一般保持在 20 mmHg 左右,以避免过高负压吸引造成心内膜或血管内膜的损伤。左心吸引常用的插管位置有左心室或经右上肺静脉至左心房,升主动脉根部心脏停搏液灌注管,在停止灌注期间,也可用来引流减压。为使左心引流满意,曾有多位学者试图通过改变管路设计和方法来改善引流,包括增加引流管负压调节侧孔、引流管头端喇叭形扩大、氧化钽电极自动触发吸引等,每种方法仍有其局限性和弊端,术中灌注师仍应保持与外科医师的良好沟通和有效配合。

（六）右心吸引管

用来回收机体完全肝素化后术野的血液,保持术野清晰。使用鱼精蛋白即停止吸引,以免吸入的血液凝固堵塞膜肺、微栓过滤器及管路系统。经此吸引的血液含有大量杂质,包括组织碎片、微凝块、受损的血液成分、脂肪颗粒、滑石粉、骨腊、小线头等,故必须经过储血器中的过滤层过滤。过快的泵头挤压以及吸引管内较高的负压都会对血液造成损害,因此,吸引时的泵速要适宜。研究认为,这种血液含有大量微栓,并能显著激活炎性反应,故许多医院已放弃回收这部分血液,或经过血液洗涤后再回收使用。

第二节　体外循环的建立与实施

在建立体外循环前,必须在人工管道、人工肺、微栓过滤器等与患者循环系统连接的装置内预先充满等渗平衡液、人工胶体或血液等,并排尽气体,此过程称为预充。心脏手术时,通常经胸骨正中劈开切口显露心脏,游离上、下腔静脉并分别套绕阻断带。静脉注射肝素 400 U/kg,测定激活凝血时间（ACT）≥350 s 后,自升主动脉插入动脉插管并与体外装置供血管连接;自右心房插入上、下腔静脉插管或双级腔房管与体外静脉血引流管连接。ACT ≥480 s 后可开始体外循环转流,静脉血在血泵驱动下经人工肺气体交换后自升主动脉注入（图59-9）。也可经外周血管（股、动静脉）建立体外循环。

体外循环平稳后,即可进行血液降温。灌注流量可按体重或体表面积计算,一般维持 50～80 ml/（kg·min）或 1.8～2.4 L/（m² · min）。低温降低代谢,随温度降低可减小流量,从而减少手术视野的回血,

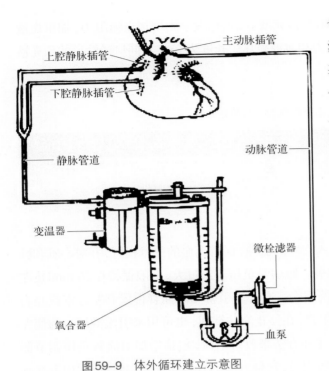

图59-9 体外循环建立示意图

上腔静脉插管
下腔静脉插管
主动脉插管
静脉管道
动脉管道
变温器
氧合器
微栓滤器
血泵

也可减少血成分的机械性破坏。平均动脉压即灌注压一般维持在50～80 mmHg。小儿代谢率较高、基础血压较低，故其需要较高流量，而灌注压可稍低。可通过监测混合静脉血氧饱和度（S_vO_2）、患者血压、尿量、体温变化速度、酸碱平衡及乳酸水平等来判断组织灌注充分与否，维持$S_vO_2 \geq 70\%$，尿量≥ 1 ml/（kg·h），酸碱平衡及乳酸水平正常。灌注不足时，可通过提高灌注流量、血红蛋白浓度、扩张小血管等措施来改善。阻断升主动脉后，自升主动脉阻断近段或冠状动脉窦灌注心脏停搏液，使心脏迅速停跳于舒张期以减少电机械活动的能耗，提高能量储存，增强心肌对缺血缺氧的耐受性。阻断前，经右上肺静脉插管作左心引流减压避免心脏膨胀，有利于心肌保护。待心内操作完毕，经心内排气后开放阻断钳，恢复心脏循环和节律。当患者体温恢复正常，血压、血气、电解质、酸碱平衡满意后，逐步降低流量至停机。注射鱼精蛋白中和肝素后，患者平稳即可拔除心脏血管插管。

第三节　体外循环管理

一、预充与血液稀释

体外循环前用各种液体包括血液对体外装置进行预充，排净管路内空气，保证体外转流得以进行并避免空气进入血液形成气栓。预充液的组分各家医院不尽相同，但也大同小异。以晶体液和人工胶体液完全或部分代替全血预充，可显著减少或避免血源性传染病的发生，明显缓解血源紧张矛盾，减少体外循环对血液成分的机械破坏和激活，降低全血预充带来的并发症，如红细胞过多破坏所致的贫血、高血红蛋白血症，血小板和凝血因子的破坏导致的凝血功能障碍，炎性反应所导致的组织器官损伤等。体外循环开始后，血液因预充液进入而被稀释，血细胞比容、血浆蛋白浓度均因稀释而降低。血液稀释度一般以血细胞比容（Hct）表示，稀释程度分级见表59-3。

表59-3　血液稀释程度分级

稀 释 度	血细胞比容（Hct）	稀 释 度	血细胞比容（Hct）
轻度	＞30%	重度	10%～20%
中度	25%～30%	极度	＜10%
深度	20%～25%		

在一定稀释范围内,血液稀释对血液携氧能力影响不大,当血液稀释在Hct 20%～50%时,其携氧能力变化仅10%左右,在正常的心功能及充足血容量的情况下,当血液被稀释到Hct为30%时,其携氧能力最好,达正常的110%,但当血液被稀释到Hct为20%以下时,则其携氧能力明显下降。因此,在体外循环中一般要求血液稀释到Hct为20%～30%。

血液是一种由多种血细胞及血浆等成分组成的黏性液体。血液在血管里流动时,从轴心至管壁,黏滞性逐层增加,而血液流速依次递减,血液黏滞性增加不利于血液在组织内灌注。影响血液黏滞性因素主要有:Hct、血流切率、血浆蛋白浓度和温度等,Hct、血浆蛋白浓度增加、血流切率和温度降低,则黏滞性增加。血液稀释使血液黏滞性降低,从而改善组织灌注。但研究表明,当Hct低于25%时,血液黏滞性不再降低。

稀释也使血液胶体渗透压(Colloid Osmotic Pressure, COP)下降,是造成术中术后组织水肿、脏器功能受损的主要原因之一。正常成人血液的胶体渗透压为20～25 mmHg,小儿稍低。在血液稀释转流中,要求维持COP在15 mmHg以上。在以晶体液为主的预充中,加入胶体成分,包括全血、血浆、白蛋白、低分子右旋糖酐、羟乙基淀粉及明胶类等胶体,使晶体、胶体比例维持在0.5～0.6比较合适。计算公式:

$$晶/胶 = \frac{预充晶体液量}{体内血容量 \times (1-0.03 \times 患者血红蛋白) + 预充胶体液量 + 库血量 \times 0.6}$$

患者血容量(L)=体重(kg)×7%(女性)/7.5%(男性)。

过度血液稀释存在组织供氧不足风险,临床上常结合应用低温技术降低代谢、减少组织氧需来提高血液稀释的安全性。低温增加了血流的黏滞性,但血液稀释又抵消了低温对组织灌注的不良影响。因此,血液稀释和低温技术构成了标准体外循环的重要基础。建议不同温度下安全血液稀释度见表59-4。

表59-4 不同温度下血液稀释度

温度(℃)	Hct(%)	温度(℃)	Hct(%)	温度(℃)	Hct(%)
30～37	25～30	23～30	20～25	15～22	15～20

为达理想血液稀释,常需在预充液中加入红细胞悬液和血浆或术前进行放血并临时保存,常用公式有:

$$预计Hct = \frac{患者血容量 \times 患者Hct + 预充血量 \times 预充血Hct}{患者血容量 + 预充液量}$$

$$预充血量(ml) = \frac{(患者血容量 + 预充量) \times 预计Hct - 患者血容量 \times 患者HCT}{库血Hct}$$

$$放血量(ml) = \frac{患者血容量 \times 患者Hct - (患者血容量 + 预充量) \times 预计Hct}{患者Hct - 预计Hct}$$

转流前静脉补液、术中追加补液及应用含晶体心脏停搏液、失血等都会造成实际Hct较预计值低，尤其在体重轻、术前贫血的患者中，应引起注意，术中可通过输血、利尿、超滤减轻血液稀释。术前放出的自身血液于术后再输回，如为肝素抗凝，则需按5 mg/100 ml补充鱼精蛋白中和。

出于保护目的，在预充液中还加入不同的药物。① 肝素：抗凝。一般每100 ml预充液中加入4 mg，或按患者体重1 mg/kg加入，因肝素常有不良反应，目前在预充液中肝素的用量已减少，常加入1～2.5 mg/100 ml预充液，术中再根据ACT结果决定是否需要添加。② 激素：稳定细胞膜、拮抗内毒素。地塞米松10～20 mg，或甲泼尼龙40～80 mg。但近年有随机双盲对照研究未能证明激素对预后质量的改善作用。③ 甘露醇：利尿、抗氧自由基。常加入0.5～1 g/kg。④ 5%NaHCO$_3$：血液酸碱平衡缓冲。一般加入2.5～5 ml/kg。⑤ 25%MgSO$_4$：抵消钙的有害作用，同时镁离子也是许多氧化酶的重要成分。⑥ 乌司他丁：抑制炎症反应，并有量效效应。术中根据检验结果维持正常钾浓度。钙剂一般在主动脉开放10 min后给予，避免加重组织缺血再灌注损伤。大量研究显示，高糖血症能加重缺血再灌注损伤，故体外循环期间一般不使用葡萄糖溶液。

二、抗凝

血液与非内皮物质（人工材料）接触后会激活凝血系统形成血栓。因此，在建立体外循环前及转流中，必须对血液进行抗凝才能保持血液的流动性，避免血栓形成。肝素是目前临床上常用抗凝药物，其机制主要是通过与抗凝血酶-Ⅲ（AT-Ⅲ）的结合，加强AT-Ⅲ对凝血酶（thrombin）及凝血因子Xa等内源性凝血因子的抑制作用达到抗凝作用，通过测定激活凝血时间（ACT）来监测肝素抗凝效果。ACT正常值80～120 s。一般在体外循环前自静脉给予肝素400 U/kg，当ACT≥350 s可行插管，ACT≥480 s可进行转流。此剂量下的肝素半衰期约为2 h，血浆中肝素的清除主要通过网状内皮细胞里的肝素酶代谢灭活，代谢产物通过肾脏排泄，当血中肝素浓度高时，部分肝素以原型经肾脏排出。术中其半衰期受肝肾功能、肝素剂量以及血液稀释、低温和超滤等技术的影响，因此，在患者尿量较多、实施超滤、复温时，应加强ACT监测，必要时添加肝素，避免因抗凝不足形成血栓导致严重并发症。体外循环终止后，按（1.3～1.5）:1剂量用鱼精蛋白中和肝素。鱼精蛋白是一种带正电荷的、强碱性蛋白质，它与带负电荷、强酸性的肝素结合沉淀，使肝素与AT-Ⅲ脱开，解除对凝血酶和凝血因子的抑制作用。

有时按常规静脉注射肝素400 U/kg后，ACT<400 s，达不到预期值，即使追加肝素，也难以改观，这种现象称为肝素抵抗或肝素耐药。产生的主要原因有体内AT-Ⅲ缺乏、血小板因子如PF4等的释放或体内产生免疫抗体等。对AT-Ⅲ缺乏的患者，可增加肝素剂量、补充新鲜血浆或AT-Ⅲ浓聚物纠正。对血小板增多、PF4竞争结合AT-Ⅲ引起肝素耐药者，需增加肝素剂量。有个别术前曾接受肝素治疗的患者，其体内产生肝素抗体，也会产生肝素耐药现象，此情况下即使追加肝素或补充新鲜血浆也不能纠正，此时应停止手术，等待抗体的消失。

肝素进入血流后主要与血浆清蛋白结合而存在于血浆中，少量可弥散到血管外组织间隙，或被肺泡巨噬细胞、肝脾网状内皮细胞甚至血管平滑肌细胞所吸收。这些组织所吸收的肝素在鱼精蛋白中和后可能再次释放至血液中引起肝素反跳（heparin rebound），造成术后手术创面弥漫性渗血，ACT检测升高时，追加鱼精蛋白中和。

普通肝素半衰期适中且易被鱼精蛋白中和而被用于体外循环心脏手术中,低分子肝素半衰期较长且无拮抗剂只用于预防或治疗凝血性疾病。除出血外,肝素的主要不良反应是过敏,有四种类型过敏反应,其中最为严重者是Ⅱ型,即肝素诱导的血小板减少症(heparin-induced thrombocytopenia, HIT)Ⅱ型,是由于抗肝素-血小板4因子复合物抗体结合血小板,造成小动脉栓塞,如出现HIT应立即停用肝素。对肝素过敏者,可选用其他替代药物,如比伐卢定和阿加曲班,前者在体外循环心脏手术中应用报道较多,后者多见于动物实验研究中。比伐卢定是水蛭素的寡肽聚合物,直接抑制凝血酶,其半衰期约25 min,主要由血浆中蛋白水解酶水解清除,约20%在肾脏被清除,肾功能不全者,其半衰期会延长。没有拮抗剂,血液滤过可作为清除替代措施。除首次负荷剂量外,以其抗凝的手术中需要维持泵入,以ACT和APTT检测来评估抗凝效果。转流中,需及时吸回胸腔和心包内积血,经常开放被临时夹闭的分流旁路,避免血液长时间滞留因比伐卢定被水解而形成凝血。

鱼精蛋白是一种带正电荷、强碱性蛋白质,它与带负电荷、强酸性的肝素结合沉淀,使肝素与AT-Ⅲ脱开,解除对凝血因子的抑制作用。鱼精蛋白本身具有轻微抗凝作用,但只有当鱼精蛋白用量超过中和残余肝素所需剂量的3倍以上时,才具抗凝活性。鱼精蛋白与肝素集合的比例约为1∶0.85,鱼精蛋白只与循环中的肝素集合,超此比例给予的鱼精蛋白可中和从组织返回循环中的肝素以及从肝素-鱼精蛋白集合物解聚释放的肝素,弥补半衰期较短的鱼精蛋白,防止肝素反弹,减少出血,临床上一般按肝素剂量的1.3～1.5倍给予。鱼精蛋白最常见的不良反应为过敏反应,除了可能伴有可见皮肤黏膜症状外,严重者表现为心率突然异常、心脏膨胀、肺血管收缩、肺动脉压升高、右心衰竭、低血压、指氧饱和度下降等紧急状况,应立即停止给药,加压供氧,补充容量,应用肾上腺素、激素、抗组胺药、氨茶碱、异丙肾上腺素、前列腺素等,一氧化氮(NO)有选择性降低肺血管压力的作用,可针对性应用于肺血管痉挛性过敏毒素型反应者。对有过敏史、肺动脉高压以及心功能不佳者,经左房或主动脉给药,可避免经静脉给药引起的肺源性血栓素、氧自由基等炎性物质的释放。实验和临床证明,给药时间在5 min以上可明显减少血栓素、肺动脉压、外周血管阻力升高和低血压的发生。

三、灌注流量和灌注压

心脏排出的氧合血液经遍布全身的血管向组织细胞输送氧(氧供,DO_2),以满足代谢消耗的氧(氧耗,VO_2),并随血流带走代谢产物,维持正常代谢的微环境。通过DO_2计算公式可以看出,DO_2与心排血量(心功能)、血红蛋白浓度、氧饱和度、溶解氧有关,要增加DO_2,提高CO(血流量)和Hb浓度是最有效方法。正常成人休息时DO_2为900～1 100 ml/min,或500～600 ml/(min·m²)。

$$DO_2 = CO \times CaO_2$$
$$CaO_2 = Hb \times 1.34 \times SaO_2 + 0.003 \times PaO_2$$

CO:心排血量;CaO_2:动脉血氧含量;SaO_2:动脉血氧饱和度;PaO_2:动脉血氧分压

正常安静休息时,成人氧耗为3～5 ml/(kg·min),儿童4～6 ml/(kg·min),婴幼儿5～8 ml/(kg·min)。运动时VO_2可增加10倍,在感染或应用儿茶酚胺类药物时,VO_2增加50%～60%。根据Fick定律,机体VO_2总量总是等于通过肺气体交换吸收的氧量,因此,VO_2可通过如下公式算得:

$$VO_2 = (CaO_2 - CvO_2) \times CO$$

CvO_2：静脉血氧含量

正常情况下，$DO_2:VO_2=5:1$，机体通过调节CO，增加或减少DO_2以适应VO_2随代谢的改变，但始终维持$DO_2/VO_2=5/1$。理论上，$DO_2/VO_2=1$时，氧供氧耗平衡，但实际上，$DO_2/VO_2 \leqslant 2$时，即可出现氧债，这与部分DO_2流向了耗氧较少的组织如皮肤、脂肪、肌腱等有关。

氧合血经过全身灌注变成静脉血回到右心房，此处混合的静脉血氧饱和度（SvO_2）反映了机体氧供与氧耗的总体结果，通过监测SvO_2可直接推算出氧供/氧耗比（表59-5）。SvO_2也是灌注效果的关键指标之一。

表59-5　SvO_2对应的DO_2/VO_2比

SvO_2（%）	DO_2/VO_2	SvO_2（%）	DO_2/VO_2
80	5:1	66	3:1
75	4:1	50	2:1

心脏手术时体外循环临时替代自身心肺循环供氧功能，因此，除血液携氧能力（Hb）、充分氧合（氧合器氧合后的血氧饱和度）外，灌注流量是关键，所用灌注流量主要取决于机体的氧耗。体外循环中影响氧耗的主要因素有年龄、体重和体表面积、温度、麻醉和消耗性疾病如感染等。年龄越小，需要的单位体重或体表面积的流量就越大。实验表明，与体重相比，体表面积与基础代谢率或基础氧耗更相关，故在体外循环中，尤其在小儿体外循环中，应用体表面积计算方法更合理。手术中维持足够深度的麻醉，保持肌松和镇静，能明显降低机体代谢和氧耗，有利于体外转流的安全。

在标准体外循环中，结合应用了低温技术，低温降低氧耗减少了氧供需求，得以安全采用较低灌注流量和较深血液稀释，根据手术要求可结合低温采用相应的流量。常温时成人的安全流量范围为 $2.4 \sim 3.0$ L/（min·m^2），婴幼儿为 $2.6 \sim 3.2$ L/（min·m^2），中浅度低温时成人的安全流量为 $1.6 \sim 2.2$ L/（min·m^2），婴幼儿为 $2.0 \sim 2.4$ L/（min·m^2）。在鼻咽温为20℃时，安全流量为 1.2 L/（min·m^2），甚至更低。

转流中应维持合理的灌注流量，流量不足可导致机体缺氧，流量过高又会增加血液破坏、增加侧支循环回心血液而影响手术视野的清晰以及血液过多进入血管外导致组织水肿等。应注意分流对实际灌注流量的影响，如：主动脉阻断不完全时反流、氧合器自身内循环分流、超滤、灌注含血停跳液导致分流、异常存在的侧支循环等。可通过动脉血压、动静脉血气、尿量的变化以及变温速度来判断灌注流量是否足够。满意的组织灌注应能维持混合静脉血氧饱和度（SvO_2）$\geqslant 70\%$、无进行性乳酸升高和酸中毒、尿量 $\geqslant 2$ ml/（kg·h）。

泵入机体的血液在血管内产生一定的压力，即灌注压，以患者平均动脉压表示。决定灌注压的因素为灌注流量、外周血管阻力和血管内血液容量，加大流量、增加血管内血容量（控制静脉回流）和血管阻力，则灌注压升高。在 $0.5 \sim 1.0$ L/（min·m^2）的流量范围内，灌注压与流量呈线性正比关系，高于此流量范围时，则灌注压升高趋缓。血流阻力受血管长度、口径、血液黏滞度的影响，其中，血管口径影响最大。体外循环开始时一般都伴有低血压过程，在排除主动脉插管位置异常后，主要原因包括

血液过多过快引出体外容量相对不足、开始流量过低、血液稀释致血液黏滞度、胶体渗透压和血中儿茶酚胺类物质浓度降低等。在恢复容量和流量数分钟后大都能自行恢复,一般不需药物干预,时间较久者可适当给予少量缩血管药物。

转流中维持适当的灌注压对组织灌注也非常重要,一般维持50～80 mmHg,小儿可稍低(30 mmHg以上),老年人、长期伴有高血压、动脉硬化、糖尿病的患者则应维持稍高水平(60 mmHg以上)。这是基于大量实验和临床研究尤其是对大脑灌注研究的结果。脑组织重量占全身体重的2%～3%,但脑血流量却占心排血量的1/5,脑血流量是由脑氧代谢率($CMRO_2$)所决定。大脑缺乏能量储备,所需能量靠及时摄取循环血液中的氧和糖来合成,因此,脑组织对缺血缺氧极为敏感,一般在大脑缺血4～5 min即会发生不可逆损伤。大脑存在能调节自身血流的机制,即在一定压力范围内,脑血流量基本保持不变。在一般成人,此压力调节阈值为50～150 mmHg,长期高血压、动脉硬化、糖尿病等可导致这种调节阈值上移,在小儿此阈值稍低,约为30～110 mmHg。在PCO_2、Hct和温度不变时,灌注压保持在阈值范围内,灌注流量的变化对大脑血流影响不明显。但当灌注压低于50 mmHg时,则脑血流量随灌注流量减少而减少,造成脑缺氧;高于150 mmHg时,脑血流量因灌注压升高而增加,导致脑水肿、高血压脑病。低温时,脑氧需减少,此阈值略微下调,低于22℃时,这种自动调节功能丧失,此时,增加泵流量或/和提高灌注压均能增加脑的血流量。

造成术中灌注压升高的主要原因包括麻醉变浅、循环中儿茶酚胺类物质浓度升高、血液浓缩致胶体渗透压和黏滞度上升、流量过大等,可通过加深麻醉、维持适当灌注流量、药物扩张血管来降低灌注压,而不能仅通过减小流量来降低灌注压,以免造成组织灌注不足。

泵压是指转流中在泵后供血管路中形成的压力,影响因素有灌注压(即对供血的阻力)、插管的口径和插管的位置、连接管道长度和内径、氧合器和微栓滤器跨膜压差、泵流量等,其主要被用来监测插管的位置正确与否。主动脉插管完成后,缓慢供血50～100 ml,如果泵压迅速超过250 mmHg(成人)或350 mmHg(小儿)时,应通知外科医师检查插管位置、供血管路、患者的血压,避免管路爆裂或医源性主动脉夹层发生。停机后,也可通过泵压监测主动脉内压力的变化。

四、血气、酸碱平衡

体外循环中的血气管理是通过检测动静脉和氧合器出入端血液血气来判断患者氧供和氧耗情况以及氧合器气体交换性能,通过检测血液酸碱值来评估体外循环对机体代谢的影响,并据此指导体外循环的调整。氧合器动脉端的血气结果反映的是人工肺气体交换性能。患者动脉血气值反映的是患者动脉内氧运输情况。静脉引流管内为混合静脉血,其血气值可反映机体整体氧耗,动静脉血氧含量差值直接反映了机体氧耗情况。氧合器氧合后血液SO_2应＞95%,低于此值时可加大吹入气中氧气比例,纯氧下仍不能改善者,说明氧合器型号选择过小或出现换气功能故障,需要更换。通过调节吹入气量及氧气比例,维持稍高PaO_2于100～250 mmHg,保证供氧安全同时避免过高氧分压产生微气泡或氧伤害。一般维持SvO_2在70%以上,降低说明氧供不足或/和氧耗增加,可通过加大流量、提高Hb浓度(输血、利尿或超滤)、降温来改善。氧合器后氧合血PCO_2随吹入气量的大小而变化,体外循环期间,根据动脉内$PaCO_2$调节吹入气量,保持动脉内$PaCO_2$在35～45 mmHg,$PaCO_2$过高或过低都会对脑血管、肺血管等产生不良影响。

转流中的酸碱平衡情况可通过 pH、PCO_2、TCO_2、SB 和 AB、BB、BE 来判断,其中 PCO_2 反映酸碱平衡中呼吸性因素,SB、BB、BE 反映代谢性因素,TCO_2 和 AB 则同时受呼吸和代谢因素影响,SB 和 AB 的差值也能反映呼吸因素对酸碱平衡的影响。pH < 7.35 为酸血症,由 CO_2 蓄积导致的为呼吸性酸中毒,此时 $PaCO_2$ > 45 mmHg;由原发性 BE 减少所致的为代谢性酸中毒,此时 BE < -3。pH > 7.45 为碱血症,由 CO_2 过多排出导致的为呼吸性碱中毒,此时 $PaCO_2$ < 35 mmHg;由原发性 BE 增加造成的为代谢性碱中毒,此时 BE > 3。如二者同为原发原因,则为混合型酸碱平衡紊乱,pH 可正常也可酸或碱。对于呼吸性酸碱平衡紊乱,可通过改变氧合器内吹入气体量来调整。由于氧合器气体交换性能不足导致的严重呼吸性酸中毒需更换氧合器,不能通过调整吹入气体量纠正的严重呼吸性碱中毒则可向氧合器中吹入 CO_2 或部分堵塞氧合器排气口,两种方法都需要严密监测血气变化以保证安全。引起代谢性酸碱平衡紊乱的因素众多,主要有预充液的种类、血液稀释、灌注流量和血中氧含量的保持、肾功能、药物的应用(如碳酸氢钠、呋塞米)、血电解质、输血、麻醉及患者原有疾病等,应针对不同原因作相应处理。引起代谢性酸中毒最常见的原因是灌注流量不足或/和血液氧含量过低,氧供不能满足氧耗,乏氧代谢致酸性物质积聚,产生酸中毒,此时应增加灌注流量、提高血红蛋白浓度、增加吹入气体中的氧气浓度,以增加氧供改善酸血症。NaCl 盐液一般不用作预充,过多可产生高氯性酸中毒。也不用糖液或氨基酸等酸性液体。一般用离子成分接近正常血浆水平的林格液作为主要晶体成分。糖尿病患者术中应注意控制血糖水平,一般要求控制在 11.3 mmol/L 以下,防止酮症酸中毒。异常增高者,可分次给予短效胰岛素,或通过超滤滤除过多的糖分子,但应避免短时间内重复给药引起低血糖,或滤失过多导致低血糖,低血糖较高血糖对机体造成的危害更大。在用胰岛素和超滤时,还应注意血钾向细胞内移和滤除过多造成的低钾血症。对肾脏疾病患者,注意尿量维持,必要时使用髓袢利尿剂(如呋塞米)或进行超滤。转流中的代谢性酸中毒,多能通过加大灌注流量、增加氧供等对因处理得以纠正,必要时可临时补充 $NaHCO_3$,补充剂量公式为:

$$5\% \ NaHCO_3(ml)=0.5 \times 体重(kg) \times BE$$

先给计算值的一半,余量再根据血气情况分次给予,注意防止药物性碱中毒和低钾血症,并在给予 $NaHCO_3$ 后,应加大流量增加二氧化碳的排出。对于转流中的代谢性碱中毒,常见原因有低氯低钾性碱中毒、给予大量 $NaHCO_3$、过多输入由枸橼酸或乙酸保存的血制品。纠正低氯、低钾,减少或避免使用由枸橼酸或乙酸保存的血制品,勿过多补充 $NaHCO_3$。体外循环中代谢性碱中毒一般不予处理,严重者,可用盐酸精氨酸缓冲。

研究发现,人体血液在低温时的 pH 较常温时高,温度每下降 1℃,则 pH 增加 0.014 7 单位,随温度降低,血中 PaO_2、$PaCO_2$ 也将降低,是为 Rothensal 规律。在体外循环中,由于广泛结合了低温技术,从而产生了在低温条件下 pH 稳态和 α-稳态两种血气管理方法。

所谓的 pH 稳态血气管理方法就是指无论温度如何变化,始终保持血中的实际 pH(将在 37℃ 时测得的 pH 进行温度校正)于 7.35~7.45,为达此目的,常需向循环系统中吹入二氧化碳升高 $PaCO_2$ 以降低 pH。pH 稳态的理论基础来自冬眠动物,pH 稳态下,血液呈相对酸性状态,降低了代谢酶的活性,并降低低温时的组织代谢和氧耗,它还使氧离曲线右移,抵消低温对氧离曲线左移的作用(Bohr 效应),有利于低温条件下血液向组织供氧,提高组织在低温时对缺血缺氧的耐受性。α-稳态中,无论

温度怎样改变,只维持血样本在37℃时测得的pH于7.35～7.45,不需要进行温度校正,也不需要吹入 CO_2,因此,α-稳态管理较pH稳态管理更方便。α-稳态的理论依据源自人们对变温动物和冷血动物血液酸碱度随温度变化规律、中性水电离平衡随温度变化规律,以及人体血液在体外其酸碱度随温度变化规律的认识。随着温度降低,水的解离减少,H^+浓度下降,pH升高,但其所解离的H^+和OH^-的比值不变,即保持中性状态。在常温下血中主要的缓冲对为H_2CO_3/HCO_3^-,其比值保持恒定。在低温时,血中的缓冲对则以含咪唑环/不含咪唑环的组胺酸为主,其解离规律也和中性水一样,即含咪唑环/不含咪唑环组胺酸比值恒定不变,保持电中性状态。这种电中性状态保持了代谢酶的最佳活性,使各种代谢中间产物得以充分解离,有利于代谢的正常进行,而且,电中性状态还有利于维持细胞内外Cl^-离子转运平衡,即Donnan平衡,有利于组织细胞形态保持稳定。

可见pH稳态管理下,血液呈相对酸性,α-稳态下的血液呈相对碱性。大量的研究主要集中于比较两种稳态管理方法对大脑和心脏功能方面的影响。大多结果显示,在中、浅度低温体外循环中,应用α-稳态对大脑的保护作用优于pH稳态。以α-稳态管理方法进行的体外循环手术术后的神经症状明显少于以pH稳态管理者。正常情况下,大脑的血流量在一定血压范围内,不随动脉压或灌注压及灌注流量变化而改变,即存在自身调节机制,其多少由脑氧耗(CMRO$_2$)所决定。在pH稳态管理下,血中CO_2含量增加,使脑血管扩张,破坏了自身调节,相对于脑氧耗,其灌注流量过高,即造成"奢灌",从而增加了脑水肿和血流中栓子栓塞的危险,导致术后较多的神经精神并发症,尤其是在时间较长的转流手术中更为多见。而在一定低温下,以α-稳态管理者的大脑仍保持了对自身血流量自动调节的功能,使脑血流量与脑耗氧相匹配。但在低于22℃的深低温时,脑的这种自身调节功能消失,以pH稳态管理时,CO_2增加使得脑血流量和氧供增加,避免了脑缺血缺氧损伤,同时,pH稳态时的酸性状态抑制了脑代谢酶的活性,减少了氧耗,O_2和血红蛋白的结合力降低有利于血液向脑组织释放氧,提高了脑组织对缺氧的耐受性。在深低温下应用pH稳态管理法的优越性以小儿手术更为明显。

两种稳态对于心脏影响的研究结果表明,α-稳态对心功能的保存作用优于pH稳态,α-稳态能增加心肌供血,保持心肌代谢酶的活性,有利于心肌代谢,减少乳酸积聚,较pH稳态更好地保存了心肌收缩力和乳头肌功能;维持心电稳定,提高自动复跳率,减少室颤的发生;有利于维持Cl^-离子细胞内外转运的Donnan平衡,保持心肌细胞形态结构的稳定。基于大量的研究结果和理论上的说服力,在中、浅度低温时,临床上普遍应用α-稳态的管理方法。

五、水、电解质管理与超滤技术

体外循环中液体的管理与术后组织器官功能恢复密切相关,尤其对于自身水调节功能有限的小儿更为重要。细胞内液、组织间液、血液是各种物质交换的媒介,缺乏会导致代谢和功能障碍,过多也会造成组织器官水肿功能障碍。水肿是体外循环术后最常见的并发症,其原因有:① 液体尤其是晶体摄入量过多。体外循环前补液、体外循环预充、转流中补液、手术视野液体回收、心脏停跳液中的晶体。② 腔静脉引流不畅。上腔静脉引流不畅导致上半身静脉回流障碍,引起头面部肿胀,眼结膜水肿,颜面发绀。下腔静脉引流不畅导致下半身回流障碍而水肿,主要表现在腹腔内脏器水肿,严重时可产生腹水,尤其在小儿表现尤为明显。③ 胶体渗透压过低。血管内水分流向组织间

隙。④ 炎性反应。各种炎性介质与炎性细胞损伤血管内皮、基底膜,导致血管和细胞膜通透性增加,大量水分进入组织间隙和细胞造成水肿。⑤ 灌注不足。乏氧代谢以及酸中毒和低温对能量代谢酶的抑制,细胞膜上依赖 ATP 的 Na^+-K^+ 离子泵功能下降,大量 Na^+ 进入细胞内,并且大量代谢产物在细胞内积聚,细胞内渗透压增高,水分向细胞内移动导致细胞水肿和功能障碍。⑥ 早期肾排出减少。体外循环早期,血液稀释,血压下降,肾灌注压与灌注量降低,通过肾素-血管紧张素-醛固酮系统加强肾的水钠潴留;体外转流后心房压力降低,通过压力感受器反射性引起垂体抗利尿激素分泌增加;非搏动性血流使大量毛细血管关闭,短路开放,肾滤过减少;低温降低肾皮质血流,降低肾滤过率,明显降低肾小管重吸收浓缩功能。但这种改变一般都是可逆的,升温后,尤其是主动脉开放心脏复跳恢复搏动性血流后,肾灌注明显改善恢复,尿液开始增多。相应措施:① 调整插管位置保持腔静脉引流通畅,如为插管口径选择原因,可加用负压辅助装置(VAVD)。② 合理预充,减少稀释。维持预计 Hct 为 20% ~ 30%,高龄、危重、小儿则相对更高。维持晶胶比于 0.5 ~ 0.6,COP > 15 mmHg。③ 减轻和抑制炎性反应。选用生物相容性较高的生物材料,最好为抗凝(肝素等)涂层材料,包括膜肺、管道、离心泵等。常规使用蛋白酶抑制剂(抑肽酶、乌司他丁)。白细胞滤器在一定程度上也有减少膜结合弹性蛋白酶释放作用。缩短体外循环时间减少血液异物接触激活时间。④ 维持合理流量组织灌注。过低会导致组织灌注不足,过高也会导致组织奢灌而水肿。⑤ 术中加强心肌保护,改善术后心肌功能,有利于减轻水肿。⑥ 加强水排出。方法有三:加强肾脏利尿、超滤和自体血液洗涤回收。低温时,一般不用利尿,但要求术中维持尿量 > 1 ml/(kg·h)。少尿或无尿,须给予呋塞米利尿,一般给予 20 mg/次,幼儿酌减,呋塞米为排钾性利尿剂,须注意血钾水平的变化。出现血尿,过多的游离血红蛋白堵塞肾小管,将损害肾功能,应利尿、碱化尿液,保护肾脏功能,利尿剂最好选用甘露醇,因为甘露醇不易透过血管和肾小管进入组织,提高管内渗透压,减轻肾组织水肿。

超滤器亦称血液浓缩器,由数千根中空纤维捆束而成,允许水和一些分子量小于 20 000 Da 的小分子物质被滤过,包括 K^+、Na^+、Cl^-、Ca^{2+}、Mg^{2+} 和尿素、肌酐、葡萄糖、肝素分子等,大分子物质如白蛋白、血红蛋白、纤维蛋白原,以及红细胞、白细胞、血小板均不能被滤过。每一种滤器滤除液体的能力均有差异,这种差异主要决定于其本身的结构特性,包括微孔的直径、微孔的数目和中空纤维管壁的厚度。这种差异可用滤过系数来表示,滤过系数与该滤器的滤过能力成正比。此外,影响滤过效率的因素还有:① 跨膜压差(TMP),即血液经过滤器时纤维管内静水压与管外压之差。可通过加大滤器进血端和出血端的压力、滤膜外侧负压来增加 TMP,但一般 TMP 不超过 500 mmHg。② 血液胶体渗透压。胶体渗透压越高,则滤水速率下降。③ 血流量。血流量增加则滤过增加。但一般要求流量不超过 500 ml/min,以免增加血液破坏。④ 温度。低温时血液黏滞度使血液滤过速率降低。⑤ Hct。滤过速率与 Hct 成反比。

转流中同时应用超滤的方法称为常规并行超滤(conventional ultrafiltration, CUF),经超滤的血液回到静脉储血罐里。转流停止后所进行的超滤称为改良超滤(modified ultrafiltration, MUF),超滤后的血液经过腔静脉直接回输给患者。两种常用连接方法见图 59-10 和图 59-11。

行改良超滤时,通过滤器前的血泵驱动血流(图 59-11B 处),钳夹近储血器侧静脉回流管道(图 59-11A 处)及动脉供血管远段(图 59-11C 处),将残留于静脉储血器、膜肺及泵管等连接管道内的机血经滤器浓缩后由静脉引流管回输给患者,一般维持流量于 100 ~ 150 ml/min。当需要滤除患者

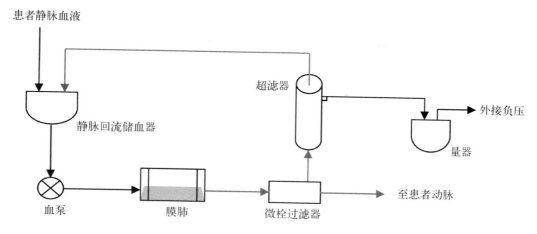

图59-10 并行超滤连接图

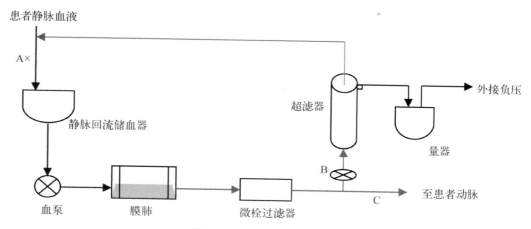

图59-11 改良超滤连接图

体内水分时,可开放C处夹管钳,直接自患者动脉分流血液,经超滤后再由静脉回输,需注意对患者血流动力学的影响。研究证明,应用超滤技术能明显浓缩血液、减轻术后水肿、改善组织器官功能,有效保存血小板和血浆凝血因子、显著减少术后异体输血用量,而血液中的游离血红蛋白并没有显著升高,从而促进术后恢复过程。为有效降低血液中炎性介质的浓度,还可在转流中超滤时以等渗晶体等量补充滤出液量,以持续滤除炎性介质,此即零平衡超滤技术(zero-balanced ultrafiltration,ZBUF)。在应用超滤技术时需注意:① 在并行超滤时,分流主泵流量,故应加大流量保证患者灌注。② 流量 < 500 ml/min。③ 注意监测患者血中电解质、血糖、ACT的变化。④ 术后应用改良超滤时必须转前预充排气。

对体外循环后残留在体外管路中的稀释血液除了经改良超滤浓缩回输外,还可通过血细胞洗涤机(cell saver)来处理。其可将手术视野出血和体外管路中残留的血液同时抗凝回收,利用离心作用将不同质量的血液成分分层,完整的红细胞质量最重而被离心分布在离心杯的最外层,吸除其内层物质包括血小板、白细胞、血浆蛋白组织碎片等,再以生理盐水冲洗后,自动收集在储血袋内,以备回输,通过这种方法收集的血细胞比容最高可达70%。研究证明,此方法的应用可以减少围术期的用血量,尤其在出血量较多的手术中应用有非常重要的意义。但不用于肿瘤手术和有病原体污染的血液的回收。与超滤技术相比,这种方法的最大缺点在于丧失了血浆蛋白、血小板、凝血因子等有益物质,所

以,在大量回输这种红细胞时,应注意补充血浆、血小板、凝血因子等。经过洗涤的红细胞悬液中肝素含量甚微,不影响正常的凝血功能。

各项生理活动均离不开电解质离子的参与,体外循环中监测并维持其在血中浓度极为重要。转流中一般维持血K^+浓度于3.5～5.5 mmol/L。当血K^+< 3.5 mmol/L时为低钾血症。引起低钾的主要原因有:① 稀释。预充或在转流中加入液体但未补充钾,造成稀释性低钾。② 低温。低温时钾离子向细胞内移动。③ 碱中毒。碱中毒促使K^+移入细胞造成低钾。④ 激素。如儿茶酚胺、胰岛素、醛固酮等促使钾离子进入细胞或被肾脏过多排出。⑤ 利尿。⑥ 其他技术的应用,如术中并行超滤,大量钾离子被滤出引起低钾。低钾易致心脏异位起搏点兴奋性增加,导致主动脉开放心脏复跳后严重心律失常,故在主动脉开放前应检测并维持一定的血钾水平。如低钾血症伴酸血症时,应先补钾再纠正酸血症。如补钾效果不明显,则可能还同时存在缺镁的可能。当血K^+> 5.5 mmol/L时为高钾血症。高钾血症对手术中心脏的最大危害在于抑制心肌细胞兴奋性的产生和传导,使得心脏在主动脉开放后不能顺利复跳,并影响术后心肌的收缩能力。产生高血钾的原因主要有:① 补充过多或/和肾排出过少。如循环中纳入过多的含钾停搏液、过多地输入库血、预充使用高钾溶液。② 酸中毒,细胞内K^+外移。③ 血液破坏。血细胞破坏大量细胞内钾释放至血液中。处理:① 加强排出。如用呋塞米等排钾性利尿剂,或超滤。② 促使K^+向细胞内移动。改善组织灌注,减轻代谢性酸中毒;增加通气量,缓解呼吸性酸中毒。加入碳酸氢钠既有助于K^+向细胞内移动,又促使肾排钾增加,而且,Na^+还可拮抗K^+对心肌的毒性作用。按1:1或1:2比例使用短效胰岛素和葡萄糖,也能促进K^+向细胞的转移。③ 拮抗高K^+对心肌细胞的毒性作用。Ca^{2+}、Na^+能部分拮抗高K^+对心肌细胞的抑制作用。

常用补液一般不会发生低钠或低氯血症,但Ca^{2+}、Mg^{2+}在血中的浓度可由于稀释作用而降低,Ca^{2+}在肌细胞兴奋收缩偶联中及在凝血机制中发挥着重要作用。除了稀释,库血中的枸橼酸及血浆中过多带负电荷的血浆蛋白,也能与之结合使其血中浓度降低。碱中毒时因血浆蛋白带负电荷促进蛋白与Ca^{2+}的结合,造成碱中毒时低钙。因为血浆蛋白对Ca^{2+}的强大缓冲作用以及Ca^{2+}在心肌缺血再灌注损伤机制中的重要作用,故在主动脉阻断期间,一般不对循环中的低钙水平予以纠正,而在主动脉开放、心脏复跳10 min以后适量补充钙盐。

Mg^{2+}是许多代谢酶的组成成分,缺镁也会影响低钾时补钾的效果。有研究证明,含K^+/Mg^{2+}(分别为20 mM)的心肌停跳液可延缓心肌缺血再灌注损伤中磷酸肌酸的消耗,并明显增加对三磷酸核苷的保护作用,改善细胞内的钙积聚现象,有利于缺血心肌在术后的功能恢复。Faulk等人应用Langendorff灌注模型证实,含Mg^{2+}(20 mM)的高钾停跳液可明显改善老年心肌在常温缺血后细胞内的钙积聚现象,并能增加细胞色素氧化酶Ⅰ mRNA的表达水平。此外,提高细胞外Mg^{2+}的浓度可限制细胞内K^+的外流,在一定程度上防止了心律失常;同时还减少了细胞内Na^+的活力,限制了由Na^+/Ca^{2+}交换引起的Ca^{2+}的内流,因而减轻了由Ca^{2+}超载所致的再灌注损伤。临床应用也显示,在老年患者的心肌保护中应用这种镁钾含血停搏液,可提高自动复跳率、改善术后心功能。

六、温度

体外循环中,由于非搏动性血流灌注、血液稀释、灌注不足、神经内分泌激素变化体液重新分布等

原因,常使组织器官处于缺血缺氧、功能受损危险之中。低温降低了组织代谢率,延长了组织器官的安全缺血时间,体外循环中低温技术的应用为心脏血管外科进行更复杂、耗时更长的手术提供了安全保障。同时,低温下组织灌注流量需求降低,减轻了血液破坏,也减少或避免了侧支循环回血对手术视野的影响。根据低温对生理的影响和临床应用,低温深度划分见表59-6。根据手术难易程度、手术方式、预计手术时间、患者病情选择合适温度,一些复杂先天性心脏病和动脉手术甚至需要在深低温停循环下进行。

全身器官中,大脑对缺血缺氧最为敏感,探索延长大脑安全缺血时间的方法机制(脑保护技术)一直是研究的热点。研究表明,脑氧代谢率($CMRO_2$)的常用对数(lg)与温度呈线性关系,每降低7℃,则$CMRO_2$下降50%,低温提高了大脑对缺血缺氧的耐受性,延长了其安全缺血时间,为外科手术提供了安全时间窗(表59-7)。心血管手术中,心脏面临缺血再灌注损伤,此时,低温也被用于协同心脏停搏液保护心脏,研究显示,术中维持心脏温度4～12℃能较好保持术后的心脏代谢和功能。常温下脊髓安全缺血时间约20 min,32℃时约50 min,28℃时约75 min,<20℃极深低温时可达120 min。

表59-6 低温深度划分

温度(℃)	分 级	温度(℃)	分 级
35.9～33.0	轻度	27.9～21.0	深(重)度
32.9～28.0	中度	<20.9	极深度

表59-7 不同低温下大脑代谢率及安全缺血时间

温度(℃)	脑代谢率(%)	安全停循环时间(min)
37	100	4～5
29	50	8～10
22	25	16～20
16	12	32～40
10	6	64～80

低温时,细胞分子活动和生化反应速率随温度降低而减慢,但细胞膜的稳定性也可能在到达某个低温时突然下降(25～28℃),水的移动也受到渗透压变化的影响,可能造成细胞水肿甚至破裂。肾血流量随温度降低而减少,其重吸收浓缩功能受损。肺通气量下降,气体交换能力降低。肝脏代谢率和排泄功能下降,此时药物用量可减少。鉴于低温的不良影响,同时由于技术与器材的进展,近年来心脏血管手术中更倾向于采用较高温度甚至在常温下进行。

鼓膜、鼻咽、食管、直肠、膀胱通常被用作患者温度监测部位,鼓膜、鼻咽温度接近大脑温度,食管温度近似心脏温度,直肠、膀胱温度近似反应深部组织温度。此外,还可通过血管内导管温度感应器进行血温监测,在膜肺的静脉血入口和动脉血出口处测得混合静脉血血温和即将供给人体的

动脉血血温。

除温度深度外,降温和升温速度也是体外循环中温度管理的重要方面,针对体外循环中温度管理,美国胸外科协会、麻醉协会和体外技术协会建议如下:① 建议用膜肺动脉血出口处温度代替其他脑温监测方法,但需注意在升温时,此温度可能低于大脑实际灌注温度。② 控制膜肺动脉血出口处温度≤37℃,以免脑温过高。③ 降温和升温时,应控制膜肺动脉血出口与静脉血入口温差≤10℃,以免产生气栓。④ 当升温≥30℃时,为达停机时理想温度,建议膜肺血液出入口温差≤4℃,升温速度≤0.5℃/min。⑤ 停机后,可监测肺动脉内温度或鼻咽温度。至停机时,一般要求鼻咽温37℃、直肠温度35℃以上。

七、心肌保护

在阻断心脏血供使之停搏手术中,除手术创伤外,心脏还将遭受缺血缺氧损伤和再灌注损伤。缺血、缺氧使心肌细胞乏氧代谢能量生成不足,不断积聚的酸性代谢产物又进一步抑制乏氧酵解,细胞内高能磷酸盐储备迅速消耗,使依赖于能量的代谢活动发生障碍,进而损坏细胞内的生化环境和结构,这种损伤随缺血时间延长而加重,严重者导致心肌细胞坏死。但在恢复心脏血流后,心肌损伤更严重,即缺血再灌注损伤,其机制主要有:① 细胞内 Ca^{2+} 的超载。超载的 Ca^{2+} 消耗高能磷酸盐储备,激活破坏细胞膜的关键酶,影响了兴奋收缩偶联中 Ca^{2+} 的转运。② 氧自由基的产生和作用。氧自由基与细胞膜性结构上的不饱和脂肪酸发生过氧化反应,导致心肌细胞的损伤或死亡。③ 中性粒细胞和血小板的激活。④ 心肌微血管血流的破坏。遭受损伤的心脏主要表现为心律失常和心肌舒缩功能下降,中度受损者表现为术后低心排血量综合征,重者不能脱离体外循环。因此,术中良好的心肌保护无疑对术后恢复至关重要。

目前虽无公认最理想的心肌保护方法,但大都提倡在升主动脉被阻断后通过化学方法使心脏电机械活动快速完全停止于舒张期并稳定维持。正常心肌能量消耗的80%～90%主要用于其持续的电、机械活动,只有少量用于维持细胞的基础代谢、离子平衡和形态结构的稳定。显然,电机械活动停止并使心脏停搏于舒张期最有利于心肌的能量保存和结构功能的保护。再结合低温(4～12℃)将进一步降低心脏能量消耗,提高其对缺血、缺氧的耐受性。临床上所使用的化学停搏液按作用机制可分为去极化液和超极化液;按离子成分,分为细胞内液型和细胞外液型;按是否含血,分为晶体停搏液和含血停搏液。传统高钾细胞外液型去极化停搏液是目前最常用的,外源性高钾使心肌细胞去极化而失去兴奋性,并停跳于舒张期。12～30 mmol/L 的 K^+ 浓度可在1～2 min内使电机械活动停止。常用晶体停搏液以 St.Thomas 为代表的,其中 K^+ 浓度为15～20 mmol/L。由于血液具有强大的缓冲能力且含氧等能量合成底物,研究表明,与晶体停搏液相比,应用含血停搏液的患者术后 CKMB、肌钙蛋白释放较少,低心排血量综合征(LOS)的发生率较低,故一般认为含血停搏液对心肌保护效果更佳。此外,含血停搏液中血液与晶体比例为4:1,减少了过多晶体液进入血循环对血液的稀释。应用时,首剂高钾(K^+ 浓度20 mmol/L)诱停,低钾(K^+ 浓度10 mmol/L)维持,有的还在主动脉开放前以温血灌注(hot shot)取得良好效果。这类保护液需要间隔20～30 min灌注一次,维持心肌内血钾浓度和温度,冲刷代谢废物,但这也影响了外科进程,因此,近年来,更多外科医师倾向于使用只需单剂量灌注的停搏液,尤其在微创手术、大血管手术等操作复杂、难度较高、时间紧迫的手术中。目前临

床应用较多的为HTK（histidine-tryptophan-ketoglutarate）液，HTK液是一种细胞内液型、超极化晶体停搏液，与传统停搏液相比，其含Na^+较低，近似细胞内液浓度，只含有微量的Ca^{2+}，其中组氨酸缓冲缺血期间乏氧代谢产生酸性物质，酮戊二酸促进再灌注时ATP的生成，色氨酸可以稳定细胞膜，甘露醇可以减轻细胞水肿和清除氧自由基。传统晶体和含血停跳液、HTK液成分见表59-8。手术中只需灌注一次，可维持3 h，灌注剂量小儿30～50 ml/kg，成人1 500～2 000 ml，如有异常心电活动可临时增加灌注500 ml。灌注时需自冠状静脉窦吸除或使用超滤滤除进入的晶体，以免血液稀释过深和低钠血症。研究表明，HTK液具有与传统停搏液相当的心肌保护作用，还可用作器官移植时供体的保存液。鉴于HTK液导致大量晶体液进入体外循环、低钠血症以及价格昂贵等问题，已在婴幼儿心肌保护中取得满意效果且只需单次灌注、含血的Del Nido液正被逐步引入成人心肌保护。Del Nido液仍为高钾细胞外液型停搏液，成分见表59-9。高钾停搏液效果之所以不完全满意与之使膜去极化导致缺血期间细胞内Na^+和Ca^{2+}积聚造成细胞损伤有关。Del Nido针对这种机制设计，使用无钙的醋酸林格氏液作为基础液，除氯化钾外，加入大剂量Na^+通道阻滞剂利多卡因，Ca^{2+}通道阻滞剂Mg^{2+}，碳酸氢钠缓冲乏氧代谢中酸性产物，促进糖酵解产生ATP，甘露醇减轻水肿和清除氧自由基。以此配制而成的Del Nido液按4∶1比例与血混合构成Del Nido心脏停搏液，其中K^+为24 mmol/L。灌注时应用8～12℃低温。单次灌注剂量20 ml/kg，＞50 kg时，灌注剂量不超过1 000 ml，如预计主动脉阻断时间＜30 min，剂量减半。一次灌注可维持3 h。已有越来越多Del Nido液成功应用于成人报道，但仍存在对狭窄冠状动脉灌注效果、其最大1 L灌注剂量对成人大心脏灌注的均匀和充分性、单次灌注不能反复冲刷代谢废物等疑问，有待进一步完善。

表59-8 传统高钾停跳液与HTK成分

成分（mmol/L）	St.Thomas	含血停跳液（4∶1）		HTK
		高钾停搏	低钾维持	
K^+	16	20	10	9
Na^+	110	140	140	15
Cl^-				
Ca^{2+}	1.2			0.015
Mg^{2+}	16	13	9	4
碳酸氢钠	10			0
组氨酸	0			198
色氨酸	0			2
α-酮戊二酸	0			1
甘露醇	0			30
渗透压	318			310
葡萄糖		6	6	
利多卡因		260		
pH	7.8	7.2	7.4	7.02～7.20

表59-9 Del Nido液成分

成　　分	体积(ml)
醋酸林格液	1 000
20%甘露醇	16.3
50%硫酸镁	4
8.4%碳酸氢钠	13
氯化钾（2 mmol/ml）	13
1%利多卡因	13

停搏液灌注方法主要有两种：① 顺行灌注。于主动脉根部、主动脉阻断近端插入灌注针灌注停搏液，灌注流量200～300 ml/min，压力150～250 mmHg，灌注剂量10～20 ml/kg。在主动脉瓣关闭不全患者，为避免停搏液反流过度充盈左心室，宜切开主动脉根部，自冠状动脉开口直接灌注停搏液。在冠状动脉旁路移植术中，还可以经桥血管直接灌注，但压力不宜超过50 mmHg。② 逆行灌注。自右房内冠状静脉窦插入特制插管灌注停搏液，流量100～150 ml/min，灌注压力30～40 mmHg，主要用于顺行灌注不佳者，如主动脉瓣关闭不全、冠状动脉狭窄或阻塞、心室肥厚者，但此法对右心和室间隔灌注不良。由于逆灌流量大部分自冠状窦静脉（thebesian vein）漏至心房和心室，故在逆灌时需要更大灌注剂量和时间。有研究表明，与顺灌相比，单纯逆灌容易导致心肌细胞凋亡，而二者结合应用则效果更好。

第四节　体外循环并发症

一、炎性反应

体外循环下心血管手术时发生的全身性炎性反应主要由于手术创伤、血液与异物表面接触激活、缺血再灌注损伤、内毒素释放等激活了患者重要的防御反应，包括补体系统、凝血系统、激肽系统、纤溶系统、白细胞、血小板等激活产生大量炎性因子，对机体造成不同程度的损伤。这种炎性损伤轻度表现为术后发热、水肿，中度表现为血流动力学不稳定或者凝血功能障碍，重度则表现为急性脏器功能衰竭，乃至死亡。

临床中不断在探索如何抑制或减轻炎性反应损伤的方法。R. Clive Landis等对多种措施进行了询证论证。证据级别A（多重随机对照试验，RCTs）的方法有非体外循环的心血管手术（Off-Pump）、微型化体外循环（minimized extracorporeal circulation, MECC）、生物涂层材料、白细胞滤过、皮质激素、补体抑制剂，而术前服用阿司匹林未有临床益处，且与术后出血再手术相关。证据级别B（单个随机对照试验）的措施有NO、中性粒细胞弹性蛋白酶抑制剂、丙泊酚、氨茶碱、七氟烷、胰岛素治疗、氟伐他汀、L-丙酰肉碱、超滤。其他还见纤溶抑制剂、前列腺素E、细胞因子或黏附因子的单克隆抗体等用于抑制炎性反应的报道。值得注意的是，没有单一措施可以满意减轻这种炎性反应对机体的损伤，应针对炎性反应不同机制途径采取综合措施。

二、肺损伤

体外循环过程中的肺损伤主要与外科损伤、炎症反应、心脏功能下降有关。主要并发症有：① 肺不张。发病率约70%，术前大量吸烟、支气管炎、肥胖、心源性肺水肿，术中气管插管和吸痰损伤、胸膜破裂、膈肌麻痹、肺缺血、肺膨胀、停跳心脏压迫、血浆渗漏、补体激活、胸腔积液等因素均易导致术后肺不张。主要表现为低氧血症。术中避免胸膜破裂可在很大程度上防止体外循环引起的肺顺应性下降。一般在停机前即给予"叹息"样呼吸，保持25～30 cmH$_2$O的气道峰压，可逆转肺不张和改善肺的顺应性。停机后，保持呼吸末正压通气（PEEP）是逆转残气腔下降和肺不张最有效的方法。② 肺水肿。发生率不足1%，如为漏出性间质肺泡水肿，则死亡率较高。其发生主要与体外循环中炎性反应有密切关系。维持适当血液容量和稳定的心功能有利于肺功能的恢复，使用高生物相容性材料、术中有效左心减压、充分镇静肌松、PEEP、大剂量的类固醇激素、蛋白酶抑制剂、减少出血和输血都能减少减轻肺水肿的发生。③ 急性支气管痉挛。极少见，主要表现为体外循环结束恢复机械通气时呼气性困难，可闻呼气时哮鸣音，肺持续膨胀而不能回缩，气道压力剧增，严重时可发生低氧血症。主要原因：补体为主介导的炎性反应损伤、药物（抗生素、鱼精蛋白）过敏反应等。可体外循环辅助、延长通气中呼气时间、排除气道机械性梗阻和气胸、予支气管扩张药和选择性β$_2$受体兴奋剂、甲泼尼龙等。

三、脑并发症

大脑是全身易遭受缺血缺氧性损伤的器官，大脑损伤明显影响患者术后生活质量和生存率。体外循环中导致脑损伤的原因有：① 灌注流量不足。② 血液稀释过深。③ 上腔静脉引流不畅，脑部血流淤滞。④ 各种栓子栓塞。⑤ 停循环时间过久。⑥ 脑出血。⑦ 糖也可加重脑缺血区域的损伤。⑧ 非搏动血流方式。

对待脑部并发症以预防为主，预防措施主要包括：使用生物涂层材料，尽可能缩短转流时间，保证足够的灌注流量和灌注压，保持上腔静脉引流通畅，在动脉供血管路常规应用微栓过滤器，一般不用含糖液体，浅中温应用α-稳态血气管理方法，深低温应用pH稳态管理。深低温停循环时充分均匀降温，中心温度<20℃时，控制停循环时间<30 min，预计停循环时间较长者，可在停循环期间应用经上腔静脉逆行脑灌注或经颈动脉（无名动脉、右锁骨下动脉、右腋动脉）顺行脑灌注。

四、肾功能衰竭

体外循环术后肾功能不全的发生率1.2%～13%。术后需要血透的患者死亡率可达25%～100%。产生肾功能不全的体外循环因素有：① 体外转流时间过长。② 过多使用白蛋白。过高胶体渗透压使肾小球滤过降低，不利于肾的保护。③ 低温。低温可降低肾皮质血流和肾小管功能。④ 溶血。游离血红蛋白堵塞肾小管造成肾损伤。碱化尿液和利尿有利于缓解这种不良作用。⑤ 微栓。堵塞肾皮质外层血管导致肾皮质外层血流减少。⑥ 炎性损伤。⑦ 心肌保护不佳。术后低心排血量综合征导致肾功能衰竭。

五、消化系统并发症

体外循环术后消化系统并发症的发病率约0.3%～3%。损伤因素：① 组织缺血、缺氧。② 炎性损伤。③ 药物和输血。消化系统并发症一般发生于术后1～10天，包括：肝功能异常、消化道溃疡出血、麻痹性肠梗阻、胃炎、胆囊炎、胰腺炎、肠缺血等。大都能通过保守治疗缓解或治愈，难以控制的消化道大出血、肠坏死、出血坏死性胰腺炎等需要外科干预，一旦明确诊断，则应果断进腹手术。

第五节　体外循环技术在其他领域的应用

随着医疗技术的跨学科发展，体外循环越来越多地被应用于其他学科。可采用全身或部分体外循环，也可进行常温或低温体外循环，其作用是保证常规难以进行的手术能够完成或在特殊情况下直接对患者进行治疗。这主要包括：① 神经外科：某些颅脑病变的外科手术。② 胸外科：侵及主气管、肺门及胸部大血管的手术，或对呼吸功能不全患者进行呼吸辅助。③ 普外科：如布-加综合征手术。④ 泌尿外科：下腔静脉巨大癌栓摘除术等。⑤ 器官移植科：如肝脏移植和肺移植手术及移植供体的保护。⑥ 急诊科：可用于有机磷农药中毒和安眠药中毒、严重急性一氧化碳中毒、急性严重心力衰竭（爆发性心肌炎、心肌梗死等）、严重呼吸功能不全（呼吸道严重阻塞、肺栓塞、严重肺炎、严重膈疝等）、严重创伤、严重低温或高温等患者的抢救。⑦ 肿瘤科：恶性肿瘤的全身或局部热、化疗。

（王维俊　沈　立）

参 考 文 献

［1］ Chores J B, Holt D W. Colloid oncotic pressure, monitoring its effects in cardiac surgery. 2J Extra Corpor Technol, 2017, 49(4): 249－256.

［2］ Royse C F, Saager L, Whitlock R, et al. Impact of methylprednisolone on postoperative quality of recovery and delirium in steroids in cardiac: a randomized, double-blinded, placebo-controlled substudy. Anesthesiology, 2017, 126(2): 223－233.

［3］ Pföhler C, Müller C S, Pindur G, et al. Delayed-type heparin allergy: diagnostic procedures and treatment alternatives VA case series including 15 patients. World Allergy Organ J, 2008, 1(12): 194－199.

［4］ Veale J J, McCarthy H M, Palmer G, et al. Use of bivalirudin as an anticoagulant during cardiopulmonary bypass. Extra Corpor Technol, 2005, 37(3): 296－302.

［5］ Warkentin T E, Greinacher A, Koster A. Thromb Haemost. Bivalirudin, 2008, 99(5): 830－839.

［6］ Vedel A G, Holmgaard F, Rasmussen L S, et al. High-target vs low-target blood pressure management during cardiopulmonary bypass to prevent cerebral injury in cardiac surgery patients: a randomized controlled trial. Circulation, 2018, pii: CRICULATION. 117.0030308.

［7］ Hori D, Brown C, Ono M, et al. Arterial pressure above the upper cerebral autoregulation limit during cardiopulmonary bypass is associated with postoperative delirium. Br J Anaesth, 2014, 113 (6): 1009－1017.

［ 8 ］ Ono M, Brady K, Easley R B, et al. Duration and magnitude of blood pressure below cerebral autoregulation threshold during cardiopulmonary bypass is associated with major morbidity and operative mortality. J Thorac Cardiovasc Surg, 2014, 147(1): 483－489.

［ 9 ］ Arnaoutakis G J, Vallabhajosyula P, Bavaria J E, et al. The impact of deep versus moderate hypothermia on postoperative kidney function after elective aortic hemiarch repair. Ann Thorac Surg, 2016, 102(4): 1313－1321.

［10］ Luehr M, Bachet J, Mohr F W, et al. Modern temperature management in aortic arch surgery: the dilemma of moderate hypothermia. Eur J Cardiothorac Surg, 2014, 45 (1): 27－39.

［11］ Engelman R, Baker R A, Likosky D S, et al. The Society of Thoracic Surgeons, The Society of Cardiovascular Anesthesiologists, and The American Society of ExtraCorporeal Technology: clinical practice guidelines for cardiopulmonary bypass—temperature management during cardiopulmonary bypass. J Extra Corpor Technol, 2015, 47(3): 145－154.

［12］ Edelman J J, Seco M, Dunne B, et al. Custodiol for myocardial protection and preservation: a systematic review. Ann Cardiothorac Surg, 2013, 2(6): 717－728.

［13］ Matte G S, del Nido P J. History and use of del nido cardioplegia solution at Boston Children's Hospital. J Extra Corpor Technol, 2012, 44(3): 98－103.

［14］ Kim J S, Jeong J H, Moon S J, et al. Sufficient myocardial protection of del Nido cardioplegia regardless of ventricular mass and myocardial ischemic time in adult cardiac surgical patients. J Thorac Dis, 2016, 8(8): 2004－2010.

［15］ Landis R C, Brown J R, Fitzgerald D, et al. Attenuating the systemic inflammatory response to adult cardiopulmonary bypass: a critical review of the evidence base. J Extra Corpor Technol, 2014, 46(3): 197－211.

第60章
血管手术与麻醉

血管手术包括主动脉及其分支、周围动脉、大静脉和周围静脉的各项手术。其中主动脉和上下腔静脉手术的麻醉难度较高。周围动静脉手术麻醉，如周围动脉栓塞、深静脉栓塞和大隐静脉曲张手术较常见，而且多数患者可在部位（区域）麻醉下完成。但老年患者居多，麻醉选择应根据具体情况而定。近年开展血管腔内手术，围术期并发症和死亡率降低，更适宜于年迈体弱患者。

第一节　血管病变特点

一、动脉粥样硬化

主动脉手术从病因分析包括动脉粥样硬化（atherosclerosis）占70.4%，创伤（假性动脉瘤）2.8%，马方综合征7.0%，中层囊性变5.3%，感染性6.8%，原因不详7.7%。由此可见主动脉病变主要发生在老年，由于动脉粥样硬化，血管内膜受损，引起血管壁中层弹力纤维供血不足和变性引起扩张。动脉粥样硬化大部分位于冠状动脉、颈动脉分叉、腹主动脉、髂动脉和股动脉（图60-1），这些部位易发生狭窄或完全阻塞，且由于血流动力学关系，在肾动脉以下直至双侧髂总动脉分叉处，动脉瘤发生率明显高于胸主动脉和胸、腹主动脉。

二、主动脉瘤

（一）主动脉瘤（aortic aneurysm）分类

1. DeBakey主动脉夹层动脉瘤分型

（1）Ⅰ型　从近端主动脉瓣的升主动脉直至髂动脉分叉处，较罕见。

（2）Ⅱ型　局限于升主动脉，如马方综合征，较少见。

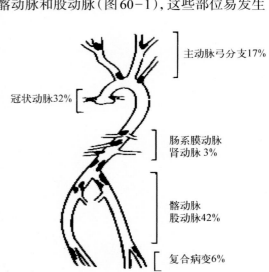

主动脉弓分支17%

冠状动脉32%

肠系膜动脉
肾动脉 3%

髂动脉
股动脉42%

复合病变6%

图60-1　动脉粥样硬化易发部位

（3）Ⅲa型　锁骨下动脉开口处远端至胸部降主动脉,也较罕见。

（4）Ⅲb型　从锁骨下动脉开口处远端延伸至腹主动脉（图60-2）。

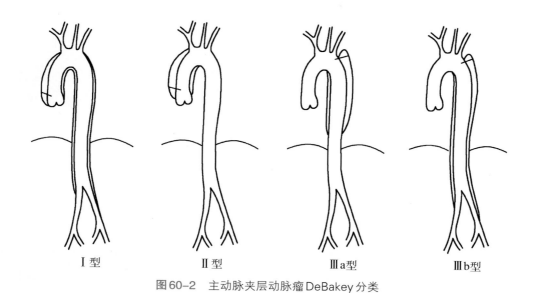

Ⅰ型　　　　　　Ⅱ型　　　　　　Ⅲa型　　　　　　Ⅲb型

图60-2　主动脉夹层动脉瘤DeBakey分类

2. Daily分类

（1）A型　从升主动脉开始,包括DeBakeyⅠ型和Ⅱ型。

（2）B型　降主动脉瘤易引起脊髓或肾脏缺血（图60-3）。

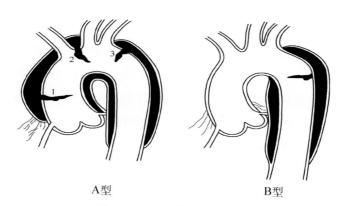

A型　　　　　　　　B型

图60-3　主动脉瘤Daily分类

3. 胸腹主动脉瘤分类

（1）Ⅰ型　胸降主动脉近端至上腹部肾动脉以上的腹主动脉。

（2）Ⅱ型　降主动脉和肾动脉以下腹主动脉。

（3）Ⅲ型　从降主动脉远端延伸至腹主动脉不同部位。

（4）Ⅳ型　累及大部或全部腹主动脉（图60-4）。Ⅱ型或Ⅳ型动脉瘤较难修复,Ⅱ型易引起脊髓或肾缺血。

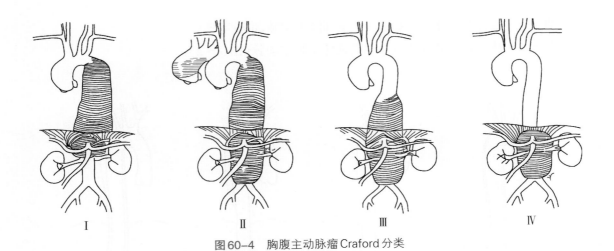

图60-4　胸腹主动脉瘤Craford分类

（二）胸主动脉瘤及夹层动脉瘤病因

　　胸主动脉瘤和夹层动脉瘤常与一些已知的遗传性综合征有关。大动脉的遗传性疾病包括：马方综合征、Ehlers-Danlos综合征、主动脉瓣二尖瓣化畸形和非综合征家族性主动脉夹层动脉瘤。其中以马方综合征较为常见。马方综合征通常与第15号常染色体上的原纤维蛋白-1（FBN1）基因突变有关，为显性遗传。原纤维蛋白是一种重要的结缔组织蛋白，存在于晶状体囊、动脉、皮肤和硬膜中，原纤维蛋白的突变能导致这些组织产生病变。因为原纤维蛋白是弹性蛋白不可缺少的组成部分，从而推测马方综合征的主动脉临床表现继发于主动脉壁的先天薄弱，伴随老化而加剧。对马方综合征患者的主动脉组织研究还发现基质蛋白代谢方面的异常，因为基质蛋白除了表现特殊力学性能外，也在代谢功能方面有关键作用，它吸收和存储生物活性分子，并参与精确控制生物活性分子的活化和释放，基质蛋白的异常改变了平滑肌细胞的平衡，导致主动脉结构薄弱。

　　马方综合征的心血管特征包括：近端升主动脉扩张、近端肺动脉扩张、房室瓣膜增厚与脱垂、二尖瓣环钙化及扩张型心肌病。65%～76%的患者出现主动脉根部扩张，进展至主动脉夹层动脉瘤或破裂是患者突然死亡的主要原因。马方综合征也伴有其他心血管并发症，如二尖瓣反流及心律失常等。引起马方综合征主动脉扩张进展的因素包括妊娠、严重的二尖瓣反流及心律失常等。β受体阻滞剂是治疗马方综合征的基石。其可减缓主动脉根部扩张的进展，并显著减少主动脉反流、主动脉夹层动脉瘤破裂及充血性心力衰竭的发生率及死亡率。

三、脊髓血供

　　供应脊髓的动脉有纵动脉和横动脉，纵动脉分出脊髓前动脉（图60-5），占脊髓血供75%，脊髓后动脉仅占25%。脊髓有三个不同水平供血区：① 颈背部脊髓：血供来自椎动脉、甲状颈干和肋颈动脉。② 中胸部脊髓：血供来自$T_{4\sim9}$的左、右肋间动脉。③ 胸腰脊髓：75%患者的$T_{9\sim12}$，15%患者的$T_8\sim L_3$，10%患者的$L_{1\sim3}$节段的脊髓，血供来自肋间动脉的根支支配，称最大根动脉（Adamkiewicz动脉），占该部位脊髓血供1/4～1/3，另有腰动脉和骶动脉供血。脊髓前动脉在主动脉上段较下段动脉直径小而阻力大51.7倍，故胸主动脉钳闭后截瘫发生率仍达15%～25%。

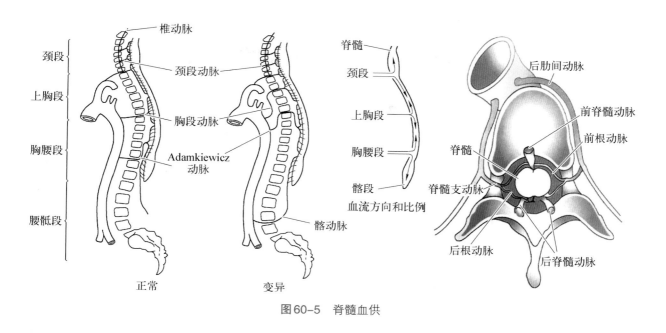

图60-5 脊髓血供

第二节 术前评估和术前准备与用药

一、术前评估

　　血管外科的危险性除与手术因素外,还与是否有并存症密切相关。血管外科老年患者居多,大多伴有心、脑、肺、肝、肾和其他器官的病变,如冠状动脉病变、高血压、糖尿病、慢性肺部病变和肾脏病变(表60-1)。这些改变可影响生命器官功能甚至威胁生命。主动脉手术患者中冠心病和糖尿病的发病率明显高于非血管手术的患者。因此,在临床工作中应充分重视。

表60-1 择期血管外科患者并存症

并　存　症	百分比(%)
高血压	40～68
心脏病	50～70
心绞痛	10～20
充血性心力衰竭	5～29
糖尿病	8～44
慢性阻塞性肺病	25～50
肾病变	5～15

　　术前评估存在下列情况者为主动脉手术高危患者:① 年龄≥65岁;② $PaO_2 < 50$ mmHg,FEV_1 < 1 L/s;③ 血肌酐≥265.2 μmol/L;④ 休息时LVEF < 30%;⑤ 心绞痛Ⅲ～Ⅳ级;⑥ 最近有心力衰

竭；⑦ 频发室性期前收缩；⑧ 左心室室壁瘤；⑨ 严重瓣膜病变；⑩ CABG后又发生心力衰竭与心绞痛；⑪ 严重又无法纠正的冠心病。

（一）心血管系统

主动脉及其主要分支病变围术期的常见死亡原因是心肌梗死，尤其是心肌再梗死，一旦发生，死亡率高达40%～60%。心功能不全和充血性心力衰竭，常由于临床症状和体征不明显而被忽略。如夜间咳嗽、失眠、夜尿增多、不能解释的疲劳不安、腹部不适以及明显的交感神经活动亢进如出汗和原因不明的心动过速等均需引起重视，待诊断明确后采取适当的治疗措施，包括合理使用强心、利尿和扩血管药，控制心律失常，纠正电解质紊乱，使一般情况改善后再手术，以提高麻醉和手术的安全性。对术前已确诊患有冠状动脉病变的患者，采取必要的对策。不可忽略无症状或症状不严重的冠状动脉病变的患者，否则常导致围术期不良后果。估计术中和术后心脏方面可能发生的并发症，目前除常规ECG检查外，还可有以下检查。

1. 心电图运动试验

有助于胸痛的诊断、评估冠心病严重程度及治疗心绞痛的疗效。

2. 24～72 h动态心电图

观察心律与ST段，评定冠状血管病变，敏感性可达92%，特异性为88%。

3. 脑利尿钠肽（BNP）和N末端ProBNP（NT-ProBNP）

对于评价心力衰竭具有很高的临床意义。BNP如果＜100 pg/ml基本上可以排除心力衰竭，如果＞400 pg/ml则90%的患者有心力衰竭。100～400 pg/ml存在心力衰竭可能，因为肺部疾病、右心衰竭、肺栓塞等情况引起BNP增高。由于NT-ProBNP的代谢依靠肾脏，因此不同年龄的患者的临界值是不同的。下表列出了NT-ProBNP按照年龄分层的临界值。按照年龄分层的NT-ProBNP临界值（表60-2）。

表60-2　按照年龄分层的NT-ProBNP临界值

项　目	年　龄	临界值（pg/ml）
诊断心力衰竭	＜50岁	450
	50～75岁	900
	＞75岁	1 800
排除心力衰竭	非年龄依赖	300

4. 超声心动图

主要是用超声心动图测定收缩末期和舒张末期的心腔直径、心腔容积以及测量左右心室的射血分数，计算心脏每搏量和心排血量等。此外，还可观察室壁活动情况，对评价心肌功能判断是否存在早期心肌缺血有一定的价值。

5. 心血管造影术

可明确冠状动脉病变部位和狭窄程度，并可计算射血分数，估计左心射血功能，也可从心室舒张期末显影，测量左室舒张期末容量（LVEDV），了解左心前负荷。左心室造影图还可判断室壁活动情

况,评估心肌功能。冠状动脉造影术还可了解冠状动脉侧支循环的建立情况、是否存在冠状动脉痉挛和血栓形成等。

由于主动脉中层坏死或退行性变引起的主动脉瘤往往首先出现在主动脉根部和升主动脉,随着瘤体扩大和夹层的出现,可导致主动脉瓣关闭不全,从而出现相关临床症状和病理改变,如左心室肥厚、扩张、心肌缺血和心功能障碍。充血性心力衰竭是预测术后并发症的强有力因素,通过尿钠肽(natriuretic peptide)或超声心动图测定左室收缩功能可以提供预后信息。

患者如有心肌梗死病史,则围术期再发生心肌梗死的机会与心肌梗死后至进行大血管手术的间隔时间明显相关。文献报道3个月内围术期心肌再梗死发生率高达5.8%～37%;3～6个月为2.3%～16%;6个月后为1.5%～5.6%。近年来,由于内科的积极治疗,外科手术的改进,麻醉理论、技术的完善和监测技术的提高等,围术期再梗死的发生率有所下降,3个月内手术心肌再梗死的发生率已降至4.3%。但除非情况紧急,原则上大血管手术应该延迟至心肌梗死3个月后再行手术。

(二)高血压

高血压可促使动脉硬化形成,并对主要靶器官如脑、心和肾产生影响。高血压常是成年患者左心室肥厚、充血性心力衰竭的主要原因,同样与心肌梗死、脑血管病变以及主动脉瘤突然破裂相关。大血管手术患者入院时50%～60%有高血压,其中约有40%未经适当的治疗。为此,术前应经常测量血压并进行适当的治疗。若术前未进行适当治疗,麻醉和手术期间发生血压波动的机会显著增加。舒张压显著增高的患者常伴血浆容量降低。而应用降压药可使血容量恢复。治疗不当的舒张压增高患者可在麻醉诱导前适当扩充血容量。

左心室肥厚是心脏后负荷增加的代偿反应,常可作为评定高血压的重要指标。肥厚的左心室顺应性减退,需要较高的充盈压才能产生最佳的舒张末容积。对心室充盈压影响的相关因素如低血容量、心动过速和心律失常等常会造成心排血量和血压显著下降。

慢性高血压患者肾血管阻力明显增高,肾血流持续降低,并直接与高血压程度和时间相关。脑血流自动调节范围变得狭窄,自动调节曲线向右移,若发生低血压容易引起脑缺血。高血压引起左心室肥厚,冠脉储备功能下降,特别容易引起心内膜下缺血。对所有高血压患者术前均应适当治疗,并一直持续至手术前。

(三)呼吸系统

有吸烟史并伴有慢性肺部病变的血管手术患者,由于长期呼吸道炎症,分泌物增多,支气管平滑肌收缩和/或肺实质病变造成呼气时气道趋于关闭阻塞,呼出气流受阻,通气/血流比值失调和低氧血症。在原有慢性肺部病变的基础上,血管手术后更易发生肺部并发症,择期外科手术的吸烟患者应在手术前6周戒烟。即使术前肺功能正常的患者进行腹部与胸部手术也常会造成肺容量降低、呼吸浅速、叹息呼吸减少或消失、咳嗽减弱和气体交换受损。慢性肺部病变者术后发生肺部并发症机会显著增加。术前准备包括呼吸功能评估、胸腹式呼吸训练、体位引流、使用支气管扩张药和抗生素控制感染等。胸腹部血管外科手术患者如有肥胖、老年或有慢性肺部病变、大量吸烟史和咳嗽史术前应作肺功能测定。

（四）肺动脉高压

肥胖、阻塞性肺部病变或严重缺血性心脏病患者常伴有肺动脉高压，肺动脉高压达一定程度可引起心力衰竭，发生显著肺右向左分流、动脉低氧血症和室性心律失常。患者常存在运动耐量受限、低氧血症和容易发生肺部感染，且常容易被忽略。中度运动后肺动脉压进一步增高，常提示心源性肺高压。肺高压患者术前准备包括限制盐和水入量、洋地黄化，以及纠治伴随的肺部病变。

（五）肾脏

血管外科疾病患者常合并潜在肾脏疾病。高血压病本身可导致肾功能不全或肾衰。腹主动脉或肾动脉的粥样硬化病变可对肾脏血流和肾功能造成损害。糖尿病肾病也不少见，术前和术中使用的造影剂也具有直接肾毒性。即使在肾动脉下方行主动脉阻断也会造成肾血流的减少；血栓斑块可能进入肾动脉，尤其在肾动脉上方阻断和开放主动脉时更容易发生。

（六）中枢系统评估

大量研究表明，高龄（＞70岁）、高血压病、糖尿病、脑卒中、一过性脑缺血史和动脉粥样硬化是导致术后中枢神经系统并发症的危险因素。术前筛查发现人群中腔隙性脑梗和颈动脉狭窄发生率较高。对于颈动脉狭窄患者，若一侧颈动脉狭窄大于60%且存在脑缺血的临床表现时，应考虑先行颈内动脉内膜剥脱术，再行主动脉手术比同期手术安全性更佳。若病变同时累及椎动脉或基底动脉环时极易发生术中脑缺血，当主动脉病变累及头臂血管时也可导致脑供血不足。听诊颈部杂音只能作为进一步检查的依据，最常用的无创检查是多普勒扫描，结合B超的解剖成像和血流速度的脉冲多普勒频谱分析，存在高速涡流可以预测颈动脉狭窄程度。

二、麻醉前准备与用药

（一）调整心血管用药

1. 洋地黄类药

用于充血性心力衰竭、房颤或房扑等，目前常用地高辛。低血钾会加重洋地黄引起的心律失常。术前洋地黄类药物治疗的患者，一般主张结合临床症状与体征调整药物剂量，并于手术当天停用。

2. 利尿药

较长时间应用酚噻嗪类会引起低血钾，用药2周以上，又未适当的补充，即使血钾在正常范围，体内总钾量已下降20%～50%。应该结合病史、ECG变化以及测尿钾并计算总钾丧失量作为术前补钾的参考，使术前血钾保持在3.5 mmol/L以上。慢性低钾，血清钾低于3.0 mmol/L或估计总体钾丧失达20%以上，则应纠治后才能进行择期手术。此外，服利尿药的患者，血容量不足也不容忽视，麻醉期间发生低血压的机会增多，应及时补充血容量。最好在术前2天停用利尿药，或至少对利尿药的用量做适当调整。

3. β受体阻滞药

主要用于心绞痛、心律失常和高血压等治疗。目前认为使用β受体阻滞药治疗的患者，原则上

术前不应停药。已有证明围术期应用β受体阻滞剂控制心率，能够降低围术期心肌缺血和随后出现并发症的发生率。尤其当β受体阻滞药用于控制心率时，应持续用药直至手术当日晨。

4. 钙通道阻滞药

是治疗心绞痛、原发性高血压和室上性心律失常的药物。在围术期，吸入麻醉药和钙通道阻滞药对心血管系统会产生相互协同的抑制作用。钙通道阻滞药还会降低骨骼肌的收缩效应，加强肌松药的作用，麻醉期间应予以注意。术前停用钙通道阻滞药有可能发生反跳性冠状动脉痉挛。因此，术前不宜停用钙通道阻滞药。

5. 硝酸甘油

硝酸甘油静脉和皮肤贴片已普遍用于抗高血压的紧急治疗和围术期降低心脏前、后负荷，对维护心内膜下心肌血流有益。

6. 抗凝药及其他药物

应用抗凝药的患者有增加手术出血和硬膜外穿刺置管引发血肿的危险，因此，华法林至少停药3～7天，阿司匹林、氯吡格雷及噻氯匹定应在手术前1周停药。其他如口服降糖药应在手术前晚停用。使用胰岛素要考虑手术当天仅给原每日剂量的1/2～1/3，术中要加强血糖监测，以免发生低血糖。由于血管紧张素转换酶抑制剂可能导致术中低血压，已有建议手术当天避免使用。

（二）麻醉前用药

麻醉前用药应重点解除患者对手术的焦虑和紧张情绪，并结合病情、手术类别等调整药物种类和剂量。手术前晚口服咪达唑仑5～7.5 mg，术前1 h肌内注射咪达唑仑0.05 mg/kg、吗啡0.1 mg/kg及阿托品0.5 mg，心率增快者减量或改用东莨菪碱。老年和重危患者麻醉前用药应减量。

主动脉病变患者多伴有其他心血管系统改变，术前紧张可能引起血压升高、心绞痛发作，甚至引起瘤体破裂，故术前镇静是需要的。但若入室前患者已经发生瘤体破裂伴有低血压，此时应紧急建立快速静脉通路、补充血容量，而任何镇静药物都可导致急性低血压。

由于瘤体快速扩大或夹层血肿的扩张，可牵拉位于主动脉外膜的感受器产生疼痛，疼痛刺激可进一步导致患者血压升高和心率增快。术前有效的镇痛可降低瘤体破裂发生率。

第三节　胸主动脉瘤手术的麻醉处理

一、升主动脉瘤切除

人造血管置换大多在体外循环下进行，动脉瘤部位较高，离主动脉瓣环3 cm以上也可考虑在低温下采用人造血管临时旁路吻合，阻断动脉瘤近、远端血流，进行人造血管置换。升主动脉瘤合并主动脉瓣病变则应采用复合带瓣人造血管置换升主动脉和主动脉瓣，并做双侧冠状动脉开口移植（图60-6）。麻醉和手术期间除遵循体外循环心脏手术原则外，尤应注意控制心脏后负荷，并避免心动过缓，还特别注意心肌保护液的使用。术中经升主动脉高位或主动脉弓近段插灌注管，也有用经左股动脉插灌注管。主动脉反流者，体外循环期间可放左心引流，防止左心室扩张而负荷过重。

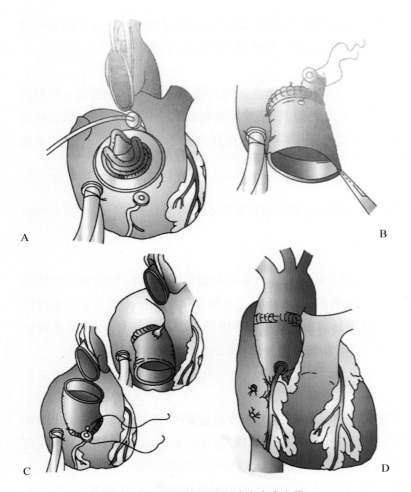

A

B

C

D

图 60-6   手术修复升主动脉瘤或夹层

A. 主动脉瓣被置换；B. 移植血管吻合在主动脉瓣环，左冠状动脉再植；C. 完成左和开始右冠状动脉再植；D. 完成远端移植吻合

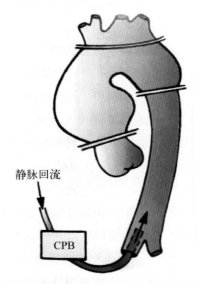

静脉回流

CPB

图 60-7   主动脉弓手术采用股动静脉转流，图示插管和钳夹的部位

二、弓部主动脉瘤切除

主动脉弓动脉瘤切除涉及头臂动脉各分支，手术较复杂费时。要特别注意缩短头部分支的阻断时间，保护大脑减少神经系统后遗症。可考虑采用以下措施。

（一）体外循环法

分别对无名动脉、左颈总动脉及下半身动脉插管灌注，颈动脉灌注量 400 ml/min 左右（图 60-7）。

（二）分流法

先在升主动脉及降主动脉间用人造血管架一临时旁路吻合，并于分支和头臂动脉主要分支作端侧吻合，然后阻断动脉瘤近远端主动脉，切除瘤体，移植人造血管重建主动脉血流，最后拆除临时旁路血管。

（三）低温法

通过体表降温将中心体温降至 32℃，头部另加冰帽。在升主动脉近心部与人造主动脉弓行端侧

吻合,其远端与降主动脉作对端或端侧吻合,再分别吻合头臂各分支。在中度低温保护下,可提供20 min左右安全间期供无名动脉及左颈动脉吻合,两次吻合之间应有15 min间隔,使脑的血循环充分恢复。此外,尚有体外循环深低温停循环法,近年报告体温保持在15℃左右,瞳孔极度扩大,脑电图无电波活动,历时30 min以内的循环停止可称安全,10℃时可达40 min。而临床经验证明头部另加冰帽则时间可适当延长。对决定某一水平温度下循环停止时间也应根据患者和临床具体情况而定,但仍需遵循基本规律。

（四）逆行脑动脉灌注

此方法的主要优点是避免停止脑组织循环,又不影响手术操作,作为大脑低温的辅助,减少脑栓塞的发生,目前仍在临床研究阶段,逆行脑动脉灌注不能超过30 min,不然,神经系统并发症增多。确切的脑保护作用尚不能肯定。

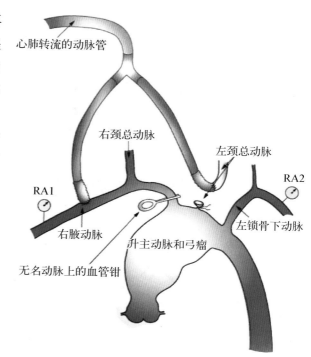

图60-8　经右腋动脉插管的顺行脑灌注,RA1右桡动脉测压管,RA2左桡动脉测压管

（五）顺行脑动脉灌注法

对预计阻断血管超过30～45 min时,可在深低温停循环同时顺行脑动脉灌注。一般用氧合血进行脑灌注,流速250～1 000 ml/min,灌注压50～80 mmHg（图60-8）。

（六）药物脑保护

如硫喷妥钠、大剂量激素、氧自由基清除剂、钙通道阻滞药等对脑保护作用目前多数认为无确切效果。术中应避免高血糖,实验证明在脑缺血动物,用胰岛素产生轻度低血糖可改善动物存活率和神经系统功能。为了预防术中脑供血不足致脑水肿,可用甘露醇0.5 g/kg以缓和术后颅内压的升高。

三、降主动脉瘤切除

降主动脉瘤手术麻醉手术期间,在降主动脉阻断时可引起剧烈的血流动力学波动,严重的近端高血压,可出现心脏并发症;而同时伴有远端低血压,腹腔脏器和脊髓缺血。此外,手术及凝血功能障碍可造成出血。如手术操作熟练,阻断时间短（一般小于30 min）,减少术中出血和主动脉损伤。一般认为主动脉病变范围小,预计手术操作简便且阻断时间在30 min以内,患者心、肾功能良好时可考虑采用主动脉直接阻断,否则以辅助体外转流或体外循环为宜。目前常用的转流方式有主动脉-主动脉转流、左心房-股动脉转流、肺静脉-股动脉转流、右心房-股动脉体外循环和股静脉-股动脉体外循环等。

（一）浅低温下直接主动脉阻断

1. 麻醉选择

麻醉方法与腹主动脉手术相同。术中除常规监测外应加强对心肌缺血、心功能、肾功能及神经功能监测。降主动脉瘤和胸、腹主动脉瘤手术采用全麻体表降温、选择性旁路等方法。一般选择左侧双腔导管，如术前CT显示左侧支气管受挤压，则换用右侧双腔管或支气管堵塞器，采用单肺通气技术，有利于手术野暴露。全麻后在中心静脉监测下经静脉输注4℃乳酸钠林格液，在主动脉阻断前输入1 500 ml左右，使体温降至33～34℃。

2. 麻醉管理

主动脉阻断前及时调整麻醉深度和血流动力学状态。应用静脉注射镇痛药或吸入全麻药维持患者的心率与血压较基础水平低15%～20%。主动脉阻断后血压上升，若未超过基础值的15%～20%，心电图无异位节律或心动过缓可不必处理。从理论上讲，主动脉阻断后较高的近端血压可增加侧支循环血流量，对阻断远端组织血供的维持也有帮助。患者术前心功能差，若有明显冠状动脉病变、心肌梗死史、射血分数小于0.35、心指数小于2 L/(min·m²)、心室壁活动减弱或有反常活动以及肺毛细血管楔压大于15～48 mmHg，术中心脏不能承受外周阻力骤增，或主动脉阻断后血压上升过高应及早预防性应用扩血管药。人造血管置换完毕，主动脉开放后，处理原则同腹主动脉瘤置换术。由于主动脉阻断部位高，远端较大范围组织血供不足，主动脉开放后常出现比较严重的酸血症，应及时纠治。一般在主动脉开放后先静脉滴注5%碳酸氢钠100～200 ml，然后按血气分析结果追加调整碳酸氢钠的用量。

3. 心肌保护

在主动脉血管手术的患者中，麻醉药的心肌保护作用临床研究尚无完全定论，有文献报告吸入麻醉药与静脉麻醉药比较，肌钙蛋白测定结果无显著差异。最近研究证明右美托咪定是安全有效的，手术期间心率和血压较稳定，可减少心肌缺血和降低肌钙蛋白的血清水平，在高危人群中具有心脏保护保护作用。

4. 肾脏保护

肾脏在常温下缺血30 min即出现细胞损害。低温灌注使肾脏中心温度降至20℃，能有效抑制其代谢活动，并认为低温灌注对术前有肾功能损害的患者有保护作用。肾动脉以下降主动脉瘤手术后肾功能不全的发生率为5%，肾动脉以上降主动脉瘤手术后肾功能不全的发生率为13%。肾功能不全与主动脉阻断时间、术中低血压时间及低心脏指数、急性房颤、术前肾功能状态及早期再手术相关。药物如甘露醇和多巴胺等的肾保护作用尚不肯定，采用全身降温或应用4℃乳酸钠林格液持续灌注双肾动脉，效果较好，主动脉阻断时间在60～80 min，阻断开放后尿量保持正常，术后第一天出现不同程度血尿素氮和肌酐增高，这种短暂的肾功能损害于术后3天左右才可恢复正常。

5. 脊髓保护

文献报道因脊髓缺血降主动脉瘤术后可能并发截瘫，发生率为2.9%～32%，平均为6.5%。其中迟发性截瘫占术后截瘫或轻瘫的30%～70%。患者年龄大于70岁、动脉粥样硬化以及急诊手术的发生率高。此外与阻断时间（大于30 min）、动脉瘤性质、部位以及瘤体的广泛程度（移植血管长度）有关，尤其与主动脉阻断时间呈正相关。脊髓缺血性损伤的临床表现类似于脊髓前动脉综合征。脊髓保护主要措施包括：① 胸段和腰段的动脉血供通常有一支以上的来源，其中一支或数支根动脉的血供最重要，血流中断可导致脊髓缺血。术前确认根动脉，手术重建术后截瘫发生率可从50%降至5%。

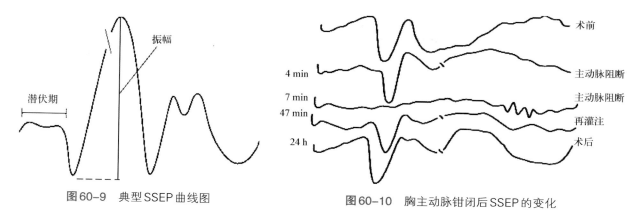

图60-9　典型SSEP曲线图　　　　　　图60-10　胸主动脉钳闭后SSEP的变化

② 重建肋间动脉（T_8～L_1肋间动脉和腰动脉）。③ 目前普遍认为低温仍是大血管手术时保护中枢神经系统最常用的措施。术中采用浅低温（33.5～34℃）。④ 左心转流和远端主动脉灌注，维持钳闭动脉近端和远端灌注压（＞60 mmHg），保持主动脉阻断近端压力比基础值增加30%，钳闭时间小于30 min。⑤ 维持血细胞比容在30%左右，术中不应输注葡萄糖（避免高血糖）。⑥ 腰段脑脊液减压引流，使CSF压力降至10 mmHg以下，可减少脊髓的缺血损伤。⑦ 其他脊髓保护措施包括使用大剂量甲尼松龙静脉注射（30 mg/kg阻断前和阻断后4 h静脉注射）、应用氧自由基清除剂、甘露醇、巴比妥、镁、钙通道阻滞药、酰胺类局麻药及阿片受体拮抗药等保护。但这些措施对脊髓的保护作用均难以肯定。近期文献报告，应用硬膜外间隙局部降温、脑脊液引流、根动脉置换等综合措施，联合体感和运动诱发电位监测，维持较高灌注压（90～110 mmHg），使主动脉钳闭后下肢瘫痪明显降低。

脊髓缺血监测：应用体感诱发电位（SSEP），在运动阈以上微电流刺激踝部胫后神经，通过周围神经到脊髓后束，经脑干、中脑、脑桥、丘脑至大脑皮质感觉区，可记录到SSEP（图60-9），主动脉钳闭后4 min SSEP（图60-10）潜伏期延长，7 min后脊髓传导停止。在主动脉灌注恢复后50 min左右脊髓传导恢复，术后24 h内恢复正常。如SSEP信号消失＞14～30 min，可能发生术后神经并发症。但临床上有时SSEP也不能完全反应脊髓缺血。SSEP曲线可受许多因素影响，包括麻醉药、体温、氧和二氧化碳水平及周围神经病变等。吸入麻醉药使SSEP潜伏期和振幅降低，恩氟烷影响最明显，其次为异氟烷和地氟烷，七氟烷和氟烷影响最小，脊髓手术或胸主动脉瘤手术用SSEP监测时，异氟烷、地氟烷或七氟烷浓度小于1 MAC，用SSEP监测仍有意义。

（二）常温下转流或体外循环

为了减轻高位胸主动脉阻断所产生的剧烈的血流动力学波动，防止严重的心脏并发症如心肌缺血、急性心肌梗死、急性左心衰竭和心律失常，维持主动脉阻断以下部位的血供，减少腹腔内脏缺血和脊髓缺血损伤，避免主动脉开放时产生严重的低血压和出血，延长主动脉阻断的时间，目前常借助于体外转流或体外循环。主动脉-主动脉放置转流管能够有效地减轻左心室后负荷，降低左心室收缩力和舒张末期压力，且方法简便，无须全身肝素化。术中可根据阻断远端压力和尿量等判断转流量。因左锁骨下动脉可能钳闭，不用左桡动脉穿刺插管，可选用右桡动脉或股动脉，上下肢动脉测压，能了解主动脉阻断上下之血压。左心房-股动脉或肺静脉-股动脉转流需要借助体外循环机实施，但不需要氧合装置。右心房-股动脉或股静脉-股动脉转流则不仅需要体外循环机，而且需要氧合器或膜肺。体外转流开始，主动脉阻断后全身血流分成两部分。上身的血液循环由心脏维持，而阻断以下部分的血

液循环则由转流泵维持。血压一般由静脉引流量所决定,比较理想状况是将上半部的血压和下半部的血压均控制在70～80 mmHg。由于回心血量减少,左心室前负荷较直接主动脉阻断时明显下降,但仍有部分患者出现肺动脉压和肺毛细血管楔压增高,可持续静脉输注硝普钠或硝酸甘油治疗。

四、主动脉夹层动脉瘤

主动脉夹层动脉瘤一般属急症手术,为了争取时间,诊断、急救治疗同时并进。如延误手术时机,死亡率高达20%以上。麻醉方案与上述胸主动脉瘤相似。

其处理要点:① 紧急建立至少两条以上大号(＞16 G)静脉通路,其中之一为多腔导管中心静脉通路,便于大量快速输血输液和血管活性药物使用。同时准备血液回收机及快速输液加温装置。② 同时立即桡动脉穿刺插管,进行动脉压监测。如桡动脉搏动不明显则可用肱动脉,必要时用股动脉或腋动脉。但须留一侧股动脉为了急救时置管进行体外循环。③ 插入肺动脉导管用于监测肺动脉压及心排血量。④ 全麻诱导后备用TEE监测。⑤ 力求麻醉诱导平稳和维持适当麻醉深度。⑥ 调控血压,防止血压剧烈波动,应用扩血管药和升压药调控,收缩压维持在100～120 mmHg左右。

第四节 腹主动脉瘤手术的麻醉处理

腹主动脉瘤(abdominal aortic aneurysm, AAA),95%发生在肾动脉以下部位(图60-11),并延伸至髂动脉。近年来,由于外科、麻醉和监测的改进,手术死亡率已降至1.4%～3.9%,动脉瘤破裂急症抢救死亡率仍高达35%～50%。若患者术前有明显心肺疾病,严重肾功能不全或过度肥胖,手术死亡率高达20%～66%。一般认为动脉瘤直径大于5 cm就有手术指征,否则每年可有10%左右的患者发生动脉瘤破裂,一般AAA直径≥5 cm应即手术,有报道在5年内发生破裂可高达80%。随AAA直径增大,4～7 cm时破裂发生率为25%,7～10 cm为45%,大于10 cm为60%。因此,一旦确诊腹主动脉瘤,应定期随访。若患者情况许可,应及早手术。

腹主动脉瘤绝大多数发生在肾动脉以下(肾动脉以上较少)。AAA围术期总死亡率为55%,而选择性手术死亡率仅2%～5%,一般经腹腔手术,少数经后腹膜探查。手术时间为3～5 h。患者全身情况差,手术时间长及出血较多,则危险性大,术后并发症多和死亡率高。

一、手术期间血流动力学改变

腹主动脉阻断后,由于肾素活性增加,儿茶

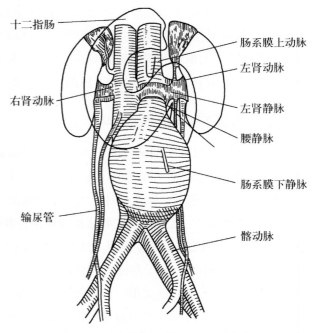

图60-11 腹主动脉瘤的部位及其周围解剖的关系

酚胺、前列腺素和其他血管收缩因子分泌增多,近端动脉压升高,外周血管阻力增加,心脏后负荷加重,心率可无显著改变,心排血量降低,心脏充盈压改变不定。有很多因素可影响主动脉阻断的病理生理改变,如术前患者冠状循环和心功能,主动脉阻断部位,阻断时血容量状况,血容量的再分布,麻醉技术,麻醉药物及外科病变等。主动脉瘤部位不同,术中阻断主动脉引起的血流动力学变化也不同(表60-3)。越是接近心脏的主动脉瘤,术中一旦阻断主动脉则血流动力学变化也越显著。如胸主动脉瘤、胸腹主动脉瘤术中作近端主动脉阻断,其血流动力学变化显著大于肾动脉以下的腹主动脉瘤。若动脉瘤接近双侧髂总动脉分支处,由于已存在侧支循环,阻断近端主动脉时,血流动力学的变化比较轻微。腹腔动脉以上腹主动脉阻断时因容量转移到身体上部,内脏静脉系统容量减少,阻断后心脏前负荷增加,PCWP和LVEDP都明显增加。而LVEF的变化与心脏代偿能力相关。高位阻断胸降主动脉后LVEF降低约35%,心肌缺血的发生率可达92%,有8%的患者发生急性心肌梗死,可能与腹主动脉瘤或胸腹主动脉瘤患者合并冠心病、心功能减退有关。心功能良好,需要高位阻断胸降主动脉患者,阻断主动脉后外周阻力、肺动脉压、PCWP和阻断近端的血压明显增加,而心排血量则有轻度增加,阻断后无明显的心脏并发症。肾动脉以下阻断腹主动脉时,容量从下肢转移到内脏血管,心脏前负荷不变或减少,各项循环参数变化都较小。在冠状动脉粥样硬化性心脏病患者,特别以往曾有心肌梗死,心脏储备低下者,肾动脉以下腹主动脉阻断时,外周阻力骤增,常造成心排血量降低,左心室充盈压(LVFP)和PCWP急剧增高,出现心律失常和心内膜下心肌缺血,与无心脏病患者显著不同。因此,主动脉阻断后若PCWP升高4.5 mmHg以上,表明心脏储备有限。为此,在主动脉阻断前应做好充分准备,采取有效对策,包括调整有效循环容量、控制麻醉深浅以及按需及早使用血管扩张药(如用硝普钠20～50 µg,硝酸甘油80～200 µg或尼卡地平200～600 µg)等。

表60-3 不同阻断水平对血流动力学的影响

	腹腔干以上(%)	腹腔干以下、肾动脉以上(%)	肾动脉以下(%)
平均动脉压增加	54	5	2
PCWP增加	38	10	0
舒张末期面积增加	28	2	9
收缩末期面积增加	69	10	11
LVEF减少	38	10	3
心室壁异常运动	92	33	0
新发生的心肌梗死	8	0	0

当主动脉阻断开放,血流恢复,远端血管开始重新灌注,左心室后负荷降低。外周血管阻力降低伴动脉压下降,心排血量可增加或减少。由于下肢及骨盆区缺血性血管扩张,手术出血量大、血容量不足,造成心排血量减少,以及外周血管阻力降低共同作用引起血压下降,乳酸及其他无氧代谢产物积聚,以往称为"松钳性休克"(declamping shock)。现知,只要及时快速补足血容量,或在松钳前适当增加血容量,使PCWP或CVP处于较高水平,可减少松钳时低血压的程度和时间。腹主动脉阻断后及

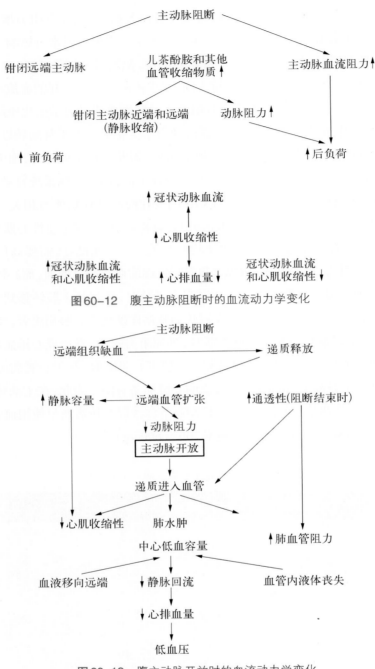

图 60-12　腹主动脉阻断时的血流动力学变化

图 60-13　腹主动脉开放时的血流动力学变化

开放时的血流动力学变化见图 60-12 和图 60-13。

　　主动脉阻断和开放时还存在代谢、神经内分泌功能改变,并影响血流动力学。阻断后肾素活性增加,肾上腺素、去甲肾上腺素浓度增加。由于血液稀释,肾小管受损,再灌注后排泄增加及高能磷酸化合物再合成引起的低磷血症可持续至手术后期。腺苷、黄嘌呤、次黄嘌呤和氧自由基的释放使血管通透性增加,促使主动脉开放后低血压。前列腺素 E 分泌增加,使外周阻力降低,增加心排血量。阻断时血栓素 A_2 及其代谢产物浓度增加,心肌肌浆网 Ca^{2+} ATP 和 Mg^{2+} ATP 酶活性降低引起心脏抑制。补体 C_{3a} 和 C_{5a} 引起平滑肌收缩,增加肺血管阻力和血管通透性;组胺释放,血细胞

及血小板激活损害房室传导,引起冠状动脉收缩。从缺血肠道释放出的内毒素和肿瘤坏死因子可引起肺损伤等。

二、麻醉方法

大血管手术可选用硬膜外阻滞复合全身麻醉。也可单用全身麻醉,不同的麻醉方法各有利弊,但最终并不影响手术的预后。与麻醉方法的选择相比,术中管理更为重要。

(一)硬膜外阻滞复合全身麻醉

腹主动脉瘤置换术采用硬膜外阻滞复合全身麻醉是一种较好的麻醉方法,可发挥各自的优点,降低全麻药的需要量,术后可早期拔除气管插管。硬膜外阻滞扩张血管,可减轻心脏的前、后负荷,维持心肌氧供需平衡,降低应激反应,改善术后高凝状态,减少术后血管栓塞。利用硬膜外导管进行术后镇痛,可以减少各种并发症。通常采用$T_{11\sim12}$作硬膜外穿刺置管,待阻滞平面出现后进行全麻诱导和气管插管。硬膜外用药后全麻诱导用药量应酌情减少。

(二)全身麻醉

精心实施静吸复合全麻,在诱导时注意避免血压骤升造成动脉瘤破裂。大剂量芬太尼类药较易维持稳定的血流动力学状态,并有助于控制手术创伤引起的应激反应。但术后需较长时间的呼吸支持,一般仅用于心功能储备差的患者。

三、麻醉和术中管理

包括循环维持和心、肾等脏器功能保护。硬膜外阻滞复合全身麻醉在全麻诱导期间容易发生低血压,除适当增加容量补充外,可按需静脉注射去氧肾上腺素$0.05\sim0.1$ mg或去甲肾上腺素$4\sim8$ μg,必要时可重复应用。麻醉与手术期间除注意血流动力学变化外,同时应补充与调整血容量,尤其当动脉瘤切开时可发生大量失血,失血量可达$1\,000\sim3\,000$ ml,应使用血液回收并及时补充。阻断、开放主动脉钳时速度要慢,根据血流动力学变化,必要时应立即开放或重新阻断,以便进行调整。主动脉阻断前应控制循环血容量在低水平,保持PCWP在$5\sim15$ mmHg。阻断时调整麻醉深度,必要时用扩血管药使阻断后血压升高不超过20%。在腹腔干以上不建立旁路直接阻断主动脉时,血流动力学影响显著,应积极调控心肌收缩力、血管张力及血容量,避免血压过高,增加心脑血管意外。不同阻断水平对血流动力学的影响见表60-3。虽然动脉压升高有利于远端灌注,增加冠状动脉灌注,但对冠心患者,心脏的前、后负荷增加也可增加心肌氧耗,引起心肌缺血。术中应维持心率在基础水平,心动过缓较心动过速有利,在补足血容量基础上可以用麻醉药或β受体阻滞剂减慢心率。心功能正常的患者一般均能耐受主动脉阻断造成的后负荷增加。而左心室功能减退的患者主动脉阻断后PCWP升高、心排血量降低和(或)心电图呈现心肌缺血改变,此时,可用硝酸甘油或硝普钠降低心脏后负荷,使心肌氧供需平衡获得改善。使用扩血管药控制肺、体循环血压不满意时,可加用磷酸二酯酶抑制剂。术中除注意保护心脏功能外,对肾动脉以下的腹主动脉瘤手术同样要注意对肾脏的保护。由于

手术切口大,腹腔显露范围广,热量和体液丧失多,术中输液量应达 $10 \sim 15$ ml/(kg·h),维持血细胞比容在30%左右。此外,动脉瘤病变接近肾动脉,阻断会引起肾血流降低以及肾血管阻力增加。这类患者伴肾动脉病变的机会多,阻断主动脉时机械性因素影响肾动脉血流,动脉粥样硬化斑块样物质脱落可造成栓塞。因此,术中维持适当尿量极为重要,每小时不少于 $0.5 \sim 1.0$ ml/kg,为此在主动脉阻断前 30 min 应用甘露醇 $0.25 \sim 0.5$ g/kg,增加肾脏皮质血流使尿量充足,同样也可静脉注射呋塞米 $5 \sim 20$ mg。若阻断主动脉期间尿量偏少和血压偏低者可用多巴胺输注。如经上述处理仍无尿,则大多为术前肾功能差或机械性因素影响了双侧肾脏血供,术后可发生急性肾功能衰竭。在阻断期间由于肾血流减少引起肾素-血管紧张素增加且持续较长时间,也可采用血管紧张素转换酶抑制剂或钙离子拮抗剂。患者术前伴慢性肾实质病变,血肌酐增高超过 480 μmol/L,术后急性肾功能不全并发症和死亡率将增高。术中应保持体温在35.5℃以上,低温可引起凝血功能障碍、低心排血量综合征、脏器功能不全及苏醒延迟等,应尽量避免。

四、手术后处理

大多数血管外科手术开放创伤较大,手术时间长,术中血流动力学变化多见以及术前存在各种并存症。因此,术后应严密观察血压、呼吸、神志、头、颈及四肢动脉搏动、肢体活动、胸腔引流量及颜色。应保留术中有关监测措施如直接动脉测压、中心静脉压、肺动脉测压等,待病情稳定后逐渐撤除。

术后处理要点:① 注意血容量变化,保持血流动力学稳定,根据术中失血、失液量进行输血补液,依据血压、脉搏及中心静脉压变化随时调整输血与补液量以及补液速度,尽量做到适度。② 连续心电图监测,注意心律与心率和ST段变化,预防心肌缺血,避免严重心肌氧供需失衡发生心肌梗死。因此维持血压和控制心率显得尤为重要。特别要预防术后高血压和心动过速,常规准备血管扩张药与β受体阻滞药,如硝普钠、硝酸甘油、酚妥拉明、拉贝洛尔和艾司洛尔等。③ 保持充足的尿量,补液量不要欠缺,可按需适当使用甘露醇和利尿剂等,促进肾功能尽快恢复及减轻组织缺氧所致水肿。④ 加强呼吸管理,保持气道通畅,预防肺部并发症发生。术前呼吸功能差、升主动脉瘤或主动脉弓手术,通常术中采用体外循环,术后保留气管内插管进行术后机械支持通气 $8 \sim 24$ h,待患者情况稳定、呼吸功能良好后再拔除气管导管。⑤ 术后良好镇痛对稳定术后血流动力学和预防并发症有益,特别是经硬膜外导管注入吗啡类镇痛药和(或)局部麻醉药镇痛可保持下肢良好的血流,预防下肢静脉血栓形成。⑥ 维持血气、pH、电解质在正常水平,保持血细胞比容在30% $\sim$ 35%。⑦ 加强护理和体疗,鼓励患者尽早起床活动。⑧ 重视体温监测和术中保温,避免体温过低引发寒战,以及低体温引起外周血管收缩、血管阻力增加等现象,后者常是术后高血压原因之一,耗氧增加,影响氧供需平衡,可发生心肌缺血。因此,围术期应避免发生低体温。

第五节 颈动脉内膜剥脱术麻醉

颈动脉内膜剥脱术的适应证和禁忌证取决于对患者血管造影的影像学发现、临床表现及手术危险性的综合考虑:① 病灶部位:造成颈动脉狭窄的硬化斑块多位于颈总动脉分叉部。② 狭窄程

度：动脉直径的最狭窄处小于20 mm（或管腔内径缩小50%）时，应手术。颈动脉内膜剥脱术（carotid endarterectomy, CEA）不仅存在脑缺血的危险性，且大多为高龄常伴有高血压、冠心病、糖尿病和肾功能不全等疾病，因此术前仔细评估患者情况和术中正确处理十分重要。

一、术前评估及准备

（一）脑血管疾病

患者的神经系统症状是决定手术指征、手术效果和手术危险性的重要因素。如近期有否渐进性神经系统功能障碍的临床体征，有否频繁的短暂性脑缺血发作，以及多次脑梗死而造成神经系统功能障碍。麻醉医师应知晓手术侧颈动脉病变，同时了解对侧颈动脉、椎动脉以及其他脑血管尤其是侧支循环情况。颈动脉狭窄通常发生在颈内、外动脉分叉处。若造影发现对侧颈动脉狭窄阻塞、颈内动脉狭窄、颈动脉广泛粥样斑块坏死并伴有血栓等，均提示手术属高危，颈动脉内膜剥脱术围术期病残率和死亡率与脑血管疾病的严重程度相关。依据患者术前状况可分为无症状颈动脉狭窄、短暂性脑缺血发作、轻度卒中、严重卒中和暂时性卒中。有明显神经损害的急性颈动脉阻塞的患者，行急诊颈动脉内膜剥脱，围术期病残率和死亡率相当高，应权衡利弊，考虑是否采用手术治疗。一般认为，由颈动脉疾病引起的急性脑卒中患者，应进行积极的内科治疗2～6周后，若病情稳定，情况良好，无明显神经系统残留障碍，手术指征确切则可考虑手术。

（二）心血管病

冠状动脉病变常与颈动脉内膜剥脱术预后明显相关。在心肌梗死后3～6个月内或伴有充血性心力衰竭的患者施行颈动脉内膜剥脱术死亡率颇高，若无特殊情况，手术应延期并进行合理治疗，待病情稳定和情况改善后才能进行手术。有文献报道将1 546例颈动脉内膜剥脱患者分为三组：Ⅰ组患者无冠状动脉病变史或症状；Ⅱ组患者有症状性冠状动脉病变，如心绞痛、心力衰竭或严重室性心律失常；Ⅲ组患者有症状性冠状动脉病变，但在颈动脉内膜剥脱术前或同时施行冠状动脉旁路术。结果表明上述三组在行颈动脉内膜剥脱术后，Ⅱ组患者心肌梗死、短暂性脑缺血发作和卒中发生率及手术死亡率明显高于Ⅰ组和Ⅲ组患者。根据大量资料分析颈动脉内膜剥脱术患者围术期引起死亡的原因，发现心肌梗死明显比脑出血或脑缺血、脑梗死所导致的死亡率高。由于颈动脉内膜剥脱术患者50%～70%患有高血压，术后发生高血压机会更常见，不仅有潜在脑卒中的危险，也会加重心脏负担，影响心肌氧供需平衡和引起心律失常、心肌缺血和心肌梗死等。因此，高血压患者术前应控制血压低于180/100 mmHg为宜，术前在不同体位下多次测定患者两上臂的血压以及患者清醒和静息时的血压，以确定患者一般情况下的血压范围，此对确定术中和术后可耐受的血压范围极为重要。若术前两上臂血压存在差别，术中和术后采用血压较高值一侧的上臂测定血压似能更好地反映脑灌注压。

（三）其他疾病

颈动脉内膜剥脱患者大多为老年患者，通常手术危险性与围术期病残率和死亡率随年龄增长而增加。由于半数患者可合并有糖尿病，因此对糖尿病患者应在术前制订适当的用药方案，控制血糖于

适当水平。吸烟者常伴有慢性支气管炎、不同程度的气道阻塞、闭合容量增加、分泌物增加以及肺功能不全等表现，术后肺部并发症机会增多，故术前应停止吸烟，使用支气管扩张药和预防性使用抗生素，并教会患者作呼吸锻炼。颈动脉内膜剥脱术的目的是减轻临床症状，预防卒中，增进生活能力和延长寿命。患者有以下情况者有手术指征：① 近期有再发栓塞引起短暂性脑缺血发作。② 可逆性缺血性神经障碍而用抗凝治疗无法良好控制。③ 短暂性脑缺血发作。④ 可逆性缺血性神经障碍伴有颈动脉杂音。⑤ 陈旧性脑卒中而出现新症状。

由于患者术前常服用多种药物如抗血小板、抗高血压、脑血管扩张药，因此要了解患者用药史。抗血小板药目前临床上常用阿司匹林（乙酰水杨酸溶片）和双嘧达莫（潘生丁 dipyridamd）以降低血小板凝集，尤以前者为常用，且以小剂量为宜。由于血小板凝集遭抑制，出血时间可延长，应引起重视。至于抗高血压与其他心血管方面用药，术前要了解用药类型、品种、剂量以及与麻醉之间可能发生的药物相互作用，原则上各种治疗用药均应持续至术日晨，不要随便停药，可按情况适当减量，以保持病情稳定。

二、麻醉

（一）术前用药

目的是使患者镇静，防止因焦虑而引起血压升高，心率加速和心律失常等。但不主张应用大剂量术前药，尤其是阿片类药，一般可选用咪达唑仑 3～5 mg 术前 30 min 肌内注射。术前未应用 β 受体阻滞剂者，则可在术前 2 h 口服美托洛尔 12.5～25 mg，缓和全麻诱导和气管内插管时心血管系统的应激反应。

（二）麻醉选择

麻醉期间总的原则是保持良好平稳的麻醉，保持正常通气，维持正常或稍高的血压，轻度抗凝及正常血容量。常用麻醉方法如下。

1. 颈丛神经阻滞

颈动脉内膜剥脱术可采用单侧颈丛神经阻滞，通常浅颈丛用 1% 利多卡因加 0.1% 丁卡因混合液或 0.375% 罗哌卡因 10～15 ml（不加肾上腺素），以及用 1% 利多卡因加 0.1% 丁卡因混合液或 0.375% 罗哌卡因 8～10 ml，经 C_4 椎神经一点法作深颈丛神经阻滞，待阻滞完全后才开始手术。术中显露颈动脉鞘后由术者在明视下作颈动脉鞘内浸润阻滞，预防由于手术操作引起反射性心动过缓和血压下降。面罩吸氧，并按需静脉注射芬太尼 0.05 mg 和氟哌利多 1.25～2.5 mg 作为辅助。由于操作简单、方便，患者可在清醒状态下接受手术，可反复测定神经系统功能，并保持良好的血流动力学，围术期发生心肌梗死者少见。患者意识均保持清醒，术者在做颈动脉内膜剥脱术前常规做颈动脉钳夹试验，阻断颈动脉 3～10 min，密切观察意识水平，是否有意识消失、嗜睡、对答及计数迟钝和对侧手握力减退等，以决定是否需要建立临时性旁路分流。若患者能良好地耐受此夹闭试验，可接受颈动脉切开内膜剥脱。于颈丛阻滞下手术需要患者充分合作，遇有阻滞不全、长时间体位不适以及外科医师操作等因素常会造成患者不合作，为保证手术进行必然增加辅助用药机会，由此造成意识不清，失去了对脑缺血评判依据。但对重症、CEA 术后再狭窄患者，全麻仍不失为一种安全的

麻醉方法。

2. 全身麻醉

是颈动脉内膜剥脱术常用的麻醉方法。目前尚无确切的证据可以证明何种麻醉技术、麻醉方法以及麻醉药会显著地影响结局。目前多采用小剂量咪达唑仑和丙泊酚诱导,可降低脑代谢、脑组织的氧耗,同时可降低脑血流和颅内压,对脑缺血可能有保护作用。为缓和气管插管时的应激反应可加用芬太尼 $3 \sim 4\ \mu g/kg$ 或艾司洛尔 $0.5\ mg/kg$,可改善因气管插管应激反应引起的血压升高、心率增快以及心肌收缩性的改变。临床实践证明气管插管前用小剂量 β 阻滞剂可使因气管内插管造成的应激反应性心肌缺血发生率从 28% 降至 2%。麻醉维持用异氟烷对脑缺血有保护作用,异氟烷麻醉时,脑血流降低至 $8\ ml/(100\ g \cdot min)$ 时脑电图才显现脑缺血改变,而氟烷、恩氟烷当脑血流降至 $47\ ml/(100\ g \cdot min)$ 即发生脑缺血改变。但有报道在 2 196 例颈动脉内膜剥脱患者分别采用氟烷、恩氟烷和异氟烷,围术期心肌梗死的发生率并无差别。目前大多认为可采用静吸复合麻醉,维持较浅麻醉,吸入麻醉药可选用异氟烷或七氟烷,浓度小于 1 MAC,结合小剂量丙泊酚、麻醉性镇痛药和中短效肌松药以保证血流动力学稳定。此外,采用颈丛神经阻滞加上良好的气管内表面麻醉基础,配合气管插管全麻,操作并不复杂,不仅能维持术中血流动力学平稳且可减少全麻药用量,术毕清醒早有利于神经功能评判。

三、术中处理

(一)控制血压

控制和维持适当的血压对颈动脉内膜剥脱术患者颇为重要。由于缺血区域的脑血管自身调节作用已减退或丧失,平均动脉压与脑血流相关曲线右移,缺血区的脑血管发生代偿性极度扩张,因此脑血流仅与脑灌注压有关。虽然临床上可设法使手术期间血压维持比基础血压高 10% ~ 20% 以增加缺血区的脑血流,但如果侧支循环差,血压升高并不能有效地改善缺血区的脑血流灌注。积极预防和正确治疗低血压就显得很重要,除调整体液容量和麻醉深浅外,若出现低血压而心率基本正常时,可采用去氧肾上腺素 $0.05 \sim 0.2\ mg$ 静脉注射,用药量小,作用时效短,可按需使用。当低血压同时伴心动过缓可用麻黄碱 $5 \sim 10\ mg$ 静脉注射,需要时可用多巴胺 $4 \sim 8\ \mu g/(kg \cdot min)$ 泵注。手术中发生持续高血压多见于颈丛神经阻滞不完全,患者体位不适,而增加辅助用药可能导致意识抑制,可选用静脉注射拉贝洛尔(柳胺苄心定)首剂 $5\ mg$。若历时 5 min 无效则可追加 $10 \sim 20\ mg$,也可采用艾司洛尔负荷量 $0.5 \sim 1\ mg/kg$,然后以 $0.1 \sim 0.2\ mg/(kg \cdot min)$ 维持,必要时可用硝普钠或硝酸甘油控制血压。

(二)氧合和通气

颈丛阻滞麻醉下保持自主呼吸,应充分吸氧,使 SpO_2 维持在 100%,$PaCO_2$ 保持正常范围,给予辅助用药,但须加强监测,不应抑制呼吸,必要时采用面罩供氧或插入喉罩进行辅助通气。全麻使用机械通气,应调节潮气量和呼吸频率,维持 $PaCO_2$ 于正常水平或稍低。因为二氧化碳有强烈的脑血管扩张作用,改变 $PaCO_2$ 可显著改善脑血流。$PaCO_2$ 增高可引起脑血管扩张,但由于缺血区的脑血管已极度扩张,因此 $PaCO_2$ 增高其结果使非缺血区域的脑血流增加而发生脑内窃血现象。此外,高 $PaCO_2$ 可

增强交感神经活动,心率增快,血压升高,增加心肌氧耗,诱发心律失常等。相反,降低$PaCO_2$可引起脑血管收缩,理论上可降低脑正常区域的血流而使缺血区域脑血流增加。

(三)输液、输血

按患者具体情况输液量可适当放宽,除非出血量过多,通常无须输血。主要以晶体液为主,一定程度的血液稀释对脑缺血患者是有益的。手术期间应控制血糖,必须限制含葡萄糖液体的输入。动物实验证明在脑损伤期间输注过量葡萄糖可造成高血糖的动物脑对缺血性损伤更为敏感。脑血管意外患者同时伴有高血糖者神经系统后遗症更为严重。这提示颈动脉内膜剥脱术患者围术期对葡萄糖的应用要有所限制,并随时监测血糖,尤其是伴有糖尿病的患者更应预防高血糖。但出现严重低血糖时也同样不利。总之,应维持正常循环血容量,降低血液黏度,保持适当尿量,可输入一定量的6%羟乙基淀粉或无糖血液代用品。

(四)脑保护

麻醉的基本原则是防止脑缺血,除保持血流动力学稳定,维持适当通气外,阻断颈动脉前静脉注射肝素20 mg可减少脑血栓形成。硫喷妥钠可降低脑代谢率,还可降低颅内压,抑制氧自由基,减轻脑水肿及钠通道阻滞等,具有一定的脑保护作用。但临床上在颈动脉阻断前单次注射硫喷妥钠对脑缺血的保护作用仍有争议,主要是预先应用巴比妥类药并不能确切地降低围术期卒中的发生率和严重性,并认为术中阻断颈动脉引起的脑缺血卒中最主要的原因是栓塞。此外使用硫喷妥钠后特别是较大剂量时,脑电波变成低平甚至等电位,对心血管功能影响明显,甚至发生低血压,还会影响及时升高血压和(或)分流措施的实施。严重颈动脉狭窄时侧支循环供血不足,当作试探性颈动脉阻断时,若立即出现脑电图波幅降低和减慢时应立即解除阻断,并单次静脉注射硫喷妥钠可能有益。丙泊酚呈剂量依赖性脑血流减少,可使脑代谢明显降低,且苏醒快可能也是有利的。钙通道阻滞药尼莫地平对脑保护有益。综上所述,寻找临床上确实能有效地保护脑缺血的药物或措施还需更多的研究。

(五)分流

当颈动脉阻断时,血液供应到同侧大脑皮质主要取决于通过Willis环的侧支血流,若侧支循环血流不足就会引起脑缺血和神经功能障碍。为预防起见,有主张常规在颈动脉内膜剥脱区远近端暂时性放置分流导管。但至今对患者是否使用分流保护措施意见尚不一致。选择性地按需采用分流术,主要依据监测脑电图、诱发电位和颈动脉阻断后远心端动脉压力而做决定。

有下列情况应考虑作分流:① 术前对侧颈动脉闭塞,或颈内动脉颅内段严重狭窄,术前已有神经损害症状,或有明显基底动脉缺血表现。② 术中颈内动脉远端回血差,或估计手术较困难,需较长时间阻断颈内动脉血流。③ 在麻醉状态下颈动脉阻断后远心端动脉压低于50 mmHg。④ 颈动脉阻断后,脑监测显示脑缺血,或脑血流监测发现局部脑血流小于47 ml/(100 g·min)。采用分流术时应特别注意由于手术操作引起粥样斑块物质脱落进入脑循环而引起栓塞的危险。

(六)监测

颈动脉内膜剥脱术的监测主要是心血管和神经系统两方面。心血管方面主要取决于术前患者

情况,由于手术本身对心血管方面影响较小,也无大量体液丧失和转移,一般出血也不多,可常规采用ECG或改良胸导联、NIBP、SpO$_2$监测等。全麻时增加PaCO$_2$监测。由于手术操作会影响颈动脉压力感受器引起心率与血压改变,以及术前存在高血压,血压波动大可采用动脉穿刺置管测压,便于及时调控血压。一般不必行中心静脉或肺动脉压力监测,除非术前有心肌梗死、心功能不全或伴其他严重的并发症。如果需要穿刺对侧颈内静脉,尽可能避免误穿颈动脉,也可选用对侧锁骨下静脉。虽然在颈动脉内膜剥脱术患者监测脑灌注颇为重要,但至今仍无切实可行、绝对准确的方法能及早发现脑缺血和预测术后神经并发症。值得指出的是术中和术后许多神经系统并发症通常不是由于颈动脉阻断后的缺血,而是由于术中、术后栓塞或血栓形成所引起,目前尚无灵敏的可供临床发现脑小栓子的有效方法和措施。脑缺血相关的监测有EEG、SSEP、TCD、颈动脉夹闭后残余压力(stump pressure)和观察清醒患者的神经状态,还可以进行血氧定量和颈静脉氧分压监测。在脑缺血方面监测有很大的变异性。监测指标评价如下:① 对清醒患者神经状态监测虽然可能是个金标准,但缺乏足够的数据来证明它的优势。② EEG与神经病学改变相关联,但是用EEG来辨别缺血有相当高的假阳性,另外EEG不能监测深部脑组织的缺血,并且对于原有或者有不稳定的神经功能受损患者存在假阴性;但在全麻下仍不失为一个好指标。③ SSEP的功效与EEG相当,但是较复杂,对于皮质下缺血可能更有价值。④ 残余压力监测缺乏灵敏度和特异度。⑤ TCD在检测夹闭引起的低灌注状态是有用的,同时在评定分流、栓子情况和过度灌注综合征方面起主要作用,但可靠性不佳。⑥ 颈静脉氧分压的灵敏度、特异度和临界域值不能确定。⑦ 局部脑氧饱和度(rSO$_2$)主要测量局部脑组织混合氧饱和度,测定rSO$_2$的变化能直接反映脑氧供需平衡状态的改变,间接了解额叶脑血流的变化,早期发现局部脑组织脑血流及脑代谢的变化。

四、术后问题

(一)血流动力学不稳定

术后高血压多见于既往有高血压史,手术前血压控制不理想,术中有脑缺血性损伤,颈动脉窦压力感受器功能失调以及术后疼痛等,通常血压大于180 mmHg/100 mmHg。高血压可能通过加剧高灌注综合征引起大脑内出血而使神经学预后变差。高灌注更可能发生在高度狭窄的患者(在手术后脑血流量可以增加100%以上)、没有控制高血压的患者和合并有对侧颈动脉狭窄的患者。由于高血压可引起手术部位出血、心肌缺氧、心律失常、心力衰竭、颅内出血和脑水肿等,应确认原因,并采用艾司洛尔、硝普钠、硝酸甘油以及拉贝洛尔等药物治疗。术后低血压可由于低血容量、残余麻醉药对循环的抑制、心律失常和心肌梗死等原因,应及时确认原因并进行纠正。文献报道颈动脉内膜剥脱术后心肌梗死的发生率约为1%～2%。

(二)术后呼吸功能不全

常见原因为喉返神经损伤导致声带麻痹,喉返神经损伤发生率为12.5%,一般并不多见,多数可完全恢复。局部血肿可压迫气管影响呼吸,应提高警惕,及时处理气道梗阻。此外空气经伤口进入纵隔和胸膜腔导致气胸也可引起呼吸功能不全。

（三）神经并发症

脑血管高灌注的体征和症状包括单侧头痛、癫痫发作或局部性神经功能缺失。为了使出血可能最小化,在手术后有高灌注风险的患者必须尽可能维持血压正常。部分患者术后可发生过度灌注综合征,由于术前颈动脉狭窄,脑血流减少,脑血管自动调节功能失调,而于术后脑灌注压恢复正常,脑血流骤增可发生过度灌注综合征,患者主诉头痛,甚至发生脑出血。颈动脉内膜剥脱术患者,围术期卒中发生率大约为3%,若患者术后出现新的神经功能损害,应立即进行脑血管造影,以确定是否在手术部位形成内膜瓣,一般立即切除此瓣可减轻神经损害的程度。若检查发现手术侧颈动脉已再阻塞,则大多由于栓塞或有技术缺陷,应及早进行手术探查。当患者有突发的症状和难以控制的高血压,怀疑有脑出血可能时,再探查时间最好在1～2 h内。颈动脉内膜剥脱术后可发生神经精神功能紊乱,术后第一天发生率为28%,术后1个月表现认知障碍为9%～23%。

第六节　血管腔内手术的麻醉

一、疾病和手术特点

血管腔内手术已用于包括冠状动脉、颈内动脉和主动脉在内的全身各部位血管,其技术从简单的球囊扩张到带膜内支架、人造血管移植等。颈内动脉狭窄和腹主动脉瘤支架见图60-14和图60-15,腹主动脉瘤放支架后1年内的破裂和死亡危险不到2%。术后30天的死亡率血管内手术为1.4%,而进腹手术为4.6%。血管腔内手术具有创伤小,对心血管和其他脏器功能影响小,术后康复快等优点。腔内手术方式为短时间多次阻断,一般每次阻断时间仅1～2 min,对血流动力学的干扰相对比较轻微,术中机体代谢及神经内分泌基本无变化。围术期的并发症较传统外科手术明显减少。主动脉支架型人工血管介入治疗或其他疾病的支架血管修复(如主动脉夹层、创伤性主动脉破裂等)前,需要通过造影检查对主动脉解剖进行细致研究。必须确定病变的长度和直径、重要分支的位置和远端固定部位的特征等。腔内支架型人工血管通常需要依据患者的主动脉解剖专门定做,每种支架人工血管的推送器具有独特的展开方式,有许多不同的技术可被采用。目前总的趋势是腔内修复术有更低的围术期死亡率,并且血管内的方法使患者住院期缩短,恢复更快。虽然开放手术的效果更持久,但也与术后主要的并发症相

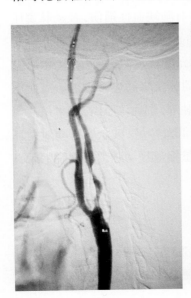 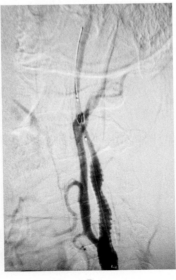

图60-14　颈动脉狭窄支架植入术,术前A与术后B

关。因此,随着新型支架的发展,血管腔内微创手术最有可能成为解剖条件适合的主动脉瘤的首选修复方法。

二、麻醉管理

腔内手术的麻醉相对简单,通常部位麻醉(局麻、神经阻滞或硬膜外阻滞)辅以镇静药即能满足手术要求。早期因为操作时间长,常采用全身麻醉,随着经验积累和新型腔内手术器械的开发使用,手

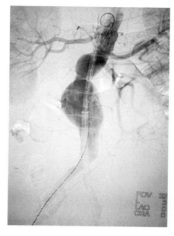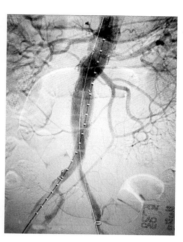

图60-15　腹主动脉瘤支架植入

术时间大大缩短,更多采用局麻和区域麻醉。术前用抗凝药应选用全身麻醉,对术前心血管评估为高危患者、手术有一定难度、预计手术时间较长等,宜选择硬膜外阻滞复合全身麻醉或单纯全麻,虽概率很低(<0.6%),但仍应有大量出血和急诊手术的准备。对于总体预后而言,保持围术期血流动力学稳定从而维持重要生命器官灌注和功能,比麻醉方式的选择更为重要。

所有主动脉腔内血管手术必须常规在桡动脉置管监测动脉血压。由于左侧可能经动脉置管行主动脉造影,一般选择右侧上肢动脉测压。CVP和肺动脉导管监测不作为常规,但由于存在急性主动脉破裂导致快速大量失血的可能性,建议放置大口径的外周静脉导管。需常规监测尿量。有必要采取积极的保暖措施,尤其在长时间手术操作时。

在人工血管张开的过程中,经常需要用药物行控制性降压,即用硝普钠或硝酸甘油使收缩压降低到100 mmHg以下。TEE监测在鉴别支架型人工血管的附着、夹层的出入口、真假腔和动脉瘤隔绝方面均有帮助。

三、并发症和预后

内漏是腔内血管修复术的特有并发症,指术后未能将主动脉瘤腔与主动脉血流完全隔绝。动脉瘤腔内压力的升高将导致动脉瘤扩大和破裂。可采用动脉造影、CT扫描等技术诊断。内漏的发生率取决于支架人工血管类型、张开方式、血管解剖和疾病进展等多种因素。由于内漏是一个动态变化过程,具有多种形式,故推荐对移植血管作定期复查。

一些研究资料证实,内漏、移植血管结构缺陷和移植物移位等并发症,是造成动脉瘤破裂的重要原因。短期预后令人鼓舞,但严重并发症,如截瘫、主动脉破裂、脑卒中、肾功能衰竭和呼吸衰竭等也有报告,且与操作相关或器材相关的严重并发症可高达38%。尽管腔内修复术不需要一段时间的主动脉阻断,但仍存在脊髓缺血的可能,因为重要的肋间动脉被隔绝。硬膜外降温没有作用,但蛛网膜下隙引流对高风险的人群有一定益处,包括曾行主动脉(通常是肾下的)修复术的患者,主动脉夹层患者和稳定的主动脉破裂患者。

腔内血管修复和开放性手术之间最大差别在于死亡和不良事件风险的发生时间不同。腔内血管手术具有降低围术期并发症发病率和死亡率的优点,但其耐久性不及开放手术。有研究显示,尽管术

后早期腔内手术者生活质量更好,但在6个月之后不及开放手术患者。

第七节 大静脉手术麻醉

一、上腔静脉综合征手术麻醉

(一)病因和病理生理

是指上腔静脉因梗阻而引起一系列临床表现,主要是上半身静脉回流受阻,静脉压升高和代偿性形成侧支循环。胸内恶性肿瘤压迫所致者占85%～97%,多需放射治疗。上腔静脉本身病变如先天性上腔静脉梗阻,上腔静脉汇入右心房处膜样狭窄(坚硬薄膜);后天性上腔静脉炎和血栓形成阻塞,还有良性肿瘤压迫所致,统称为良性上腔静脉综合征,往往病程长,可采用手术根治或缓解,预后良好。

上腔静脉综合征的严重程度与侧支循环有关。因此,如果上腔静脉在奇静脉上方阻塞,血液可由胸壁静脉汇入胸静脉和髂静脉,再经下腔静脉流入心脏。头颅部血管也可经椎静脉丛流入心脏。如果上腔静脉阻塞发生在奇静脉和心脏之间,血液只能经下腔静脉回流到心脏。上腔静脉阻塞后,躯干上部包括头、颈、面部静脉扩张,出现水肿,局部皮肤紫红,严重时有进行性呼吸困难、咳嗽、端坐呼吸。上半身静脉回血受阻,静脉压及脑脊液压均升高,下肢静脉压正常。上下腔静脉间形成侧支循环,主要有奇静脉通路、胸廓内静脉通路、胸外侧静脉通路和椎静脉通路,使上半身静脉回流逆行经侧支循环通路流入下腔静脉回右房。急性上腔静脉完全梗阻时,因侧支循环未形成,导致颅内静脉压升高,出现头痛、嗜睡、恶心、憋气及头颈上肢肿胀,甚至颅内静脉破裂,昏迷死亡。慢性梗阻形成丰富的侧支循环,上述症状稍减轻,但头颈、上肢明显淤血肿胀疼痛,眼结膜充血水肿,舌下静脉曲张,颈静脉怒张,上肢及胸腹壁静脉迂回曲张。有时出现吞咽困难、声音嘶哑等,咳痰、咯血、平卧位及头低位症状加重,端坐位减轻。手术治疗即可根治上腔静脉阻塞或缓解阻塞症状,包括肿块切除术、上腔静脉血栓清除术、阻塞段上腔静脉切除重建术和旁路转流术,如奇静脉与上腔静脉、右心耳或下腔静脉吻合术;颈内静脉与右心耳或上腔静脉旁路转流术。病情危重不能耐受开胸手术者也可行大隐静脉与颈外静脉吻合术。

(二)术前评估和麻醉前准备

对上腔静脉阻塞患者首先应检出阻塞部位。由于头颈部肿胀及普遍存在气管黏膜水肿,故应检查头后仰程度,声音有否嘶哑以估计有否气管插管困难,患者能否平卧,有无呼吸困难及胸水,血气分析结果评估氧合和通气功能。还应了解有否颅内压增高症状,如恶心、头痛甚至昏迷等。如为肿瘤压迫所致上腔静脉阻塞则应明确是恶性还是良性肿瘤。另外,术前还应做胃肠道准备,排清大便以控制潜在性感染因素。术前应了解拟行手术方式,便于麻醉选择及采用相关应对措施。

(三)麻醉处理

1.防止脑水肿

上腔静脉阻塞时颈静脉压偏高,麻醉中更应注意避免颅内压升高,必要时可适当过度通气,降低

$PaCO_2$。术前可给地塞米松，术中控制输液量，密切监测上腔静脉压，有升高趋势时应给呋塞米利尿。又因手术切断相当部分侧支循环，剖胸时使用胸廓开张进一步压迫胸壁侧支循环，吻合血管时又要阻断上腔静脉，均可使颈静脉压升高，促进脑水肿的发展，所以应尽早恢复上腔静脉通路。一旦静脉压过高，可自中心静脉导管回抽血液，并将此血液注入下腔静脉。

2. 维持循环稳定

因上腔静脉阻塞，静脉压显著升高，严重损害右心功能，除麻醉用药尽量选用对心功能影响小的麻醉药外，麻醉中应控制输液量及维持酸碱和电解质平衡，维持循环稳定，必要时应用多巴胺静脉滴注提升血压，由于上半身静脉压升高，静脉曲张，手术创口出血显著，应及时补充血容量，包括平衡液、羟乙基淀粉、琥珀明胶及全血。另需准备血液回收机，术中及时回收失血，洗涤后输回自体血细胞，减少或避免输注异体血。

此外，麻醉医师还应密切观察手术步骤，特别在旁路转流接通时，上腔静脉压骤降，可能出现右心衰竭，需用去乙酰毛花苷及呋塞米治疗。

二、下腔静脉综合征和布-加综合征

（一）病因和病理生理

下腔静脉综合征（inferior vena cava syndrome, IVCS）是指下腔静脉因梗阻而引起一系列临床表现，大多为肾静脉汇入处以下的下腔静脉回流障碍及代偿性形成侧支循环。如果病变累及肝静脉或以上的下腔静脉，可出现布-加综合征。

1. 下腔静脉综合征

大多来自下肢深静脉血栓向近侧发展，累及下腔静脉。其次来自盆腔静脉血栓。腹腔或腹膜后组织肿瘤（如肾肿瘤），炎症产生粘连扭曲，压迫下腔静脉阻塞，也有下腔静脉本身炎症导致狭窄。临床表现为下腔静脉所属区域出现肿胀、胀痛，尤以下肢为重。同时侧支循环扩张表现为下肢、外生殖器和肛门区浅静脉曲张，甚至延及腹壁和胸壁。如果病变累及肾静脉或以上平面，则肾静脉压升高，肾血流量减少，肾功能障碍，并可有蛋白尿、血尿、全身水肿、血胆固醇增高等形成所谓肾变性综合征。如果由于下腔静脉综合征静脉本身病变范围较广泛，目前尚无特殊有效的手术方法，都采用抗凝、溶栓、利尿等保守治疗。

2. 布-加综合征 (Budd-Chiari syndrome)

系由肝静脉和（或）肝后段下腔静脉阻塞造成门静脉和（或）下腔静脉高压导致的一系列临床体征。约40%为先天性下腔静脉内纤维膈膜所致的阻塞，少数为下腔静脉外来压迫如肿瘤导致阻塞。多数（55%左右）为下腔静脉血栓形成，逐渐发展为短段机化或纤维化阻塞，肝小叶中央静脉淤血导致肝窦状隙压增高使肝坏死、出血，并降低肝动脉和门静脉血流，所以病理生理的基础为肝静脉流出道阻塞。长期病程可导致肝硬化及进行性肝后性门静脉高压。

临床表现有腹水、黄疸、肝脾肿大、胸腹壁腰背部静脉曲张、下肢、阴囊或阴唇肿胀、食管静脉曲张和消化道反复出血。腹水含高蛋白及红细胞，血浆白蛋白与球蛋白比值倒置，全身营养极差。患者最终可因食管静脉曲张破裂出血或大量腹水、恶病质或肝、肾功能衰竭而死。外科手术可有效地根治或缓解阻塞。

（二）术前评估和麻醉前准备

首先应复习病史、化验结果及影像诊断，了解静脉阻塞部位。肝功能障碍常较肝硬化症为轻，但血浆总蛋白常低于 60 g/L，且白蛋白与球蛋白之比倒置。脾脏增大及脾功能亢进常导致反复消化道出血，血小板如低于 80×10^9/L（80×10^9/mm^3），应准备鲜血或浓缩血小板。还应注意出凝血时间。长期顽固性腹水往往超过 5 000 ml 造成慢性消耗及恶病质，更应在术前加强营养及保肝治疗。如给低钠高蛋白质高热量要素饮食，并可多次静脉输入自体腹水及白蛋白或复合氨基酸。还应正确使用利尿药以减少肝淤血。尽可能在术前纠正水及电解质紊乱，特别是给利尿药后的低血钾症。

术前还应详细了解拟行手术方式，常用的手术方式有下腔静脉膈膜撕裂术，肠系膜上静脉-下腔静脉旁路转流术，右心耳或右心房-下腔静脉旁路转流术或脾-肺固定术等，均能缓解阻塞，有效地减轻症状，但远期易再形成栓塞。近年来已趋向行直视下膈膜切除术或直视下阻塞血管成形术等根治手术。术前应准备体外循环设备。

（三）麻醉处理

1. 防治低血压，保护肝肾功能

布-加综合征由于下腔静脉阻塞，回心血量减少，处于低心排血量状态，麻醉及手术中必须避免血压下降，确保淤血肝脏不再遭受缺血缺氧损害，肾脏血流也不进一步减少。如患者并发严重腹水，应缓慢放出腹水，避免使内脏血管床突然减压后血压骤降，并在上腔静脉压监测下进行液体治疗。

2. 控制输液，防治右心衰竭

由于患者处于静脉系统高容量、低心排血量状态，右房长期处于低前负荷，心胸比例远小于正常，不能耐受对快速输液的负荷变化，所以术中必须参照上腔静脉压，严格控制输液，量出为入，略有所负，特别术前尿量过少，常因肾静脉压升高使肾血流量减少，不宜盲目参照尿量增加输液量，应给利尿药利尿。同样在旁路转流术接通血流瞬间，回心血量骤增，常使上腔静脉压剧升，出现右心衰竭和肺水肿。因此应提醒术者缓慢开放下腔静脉，同时通过调节心肌收缩力、心脏前后负荷、利尿、纠正酸中毒等处理，以防治右心衰竭及静脉压升高。

3. 及时补充失血量

因下腔静脉阻塞导致静脉压升高，侧支循环血管扩张，脾功能亢进，手术创口失血极多，除应用止血剂外，应及时补充血容量，或应用血细胞回收回输装置。大量输血应准备输鲜血或根据需要补充血小板和凝血因子。近年应用深低温停循环不但减少失血，还便于手术操作。

4. 体外循环深低温停止循环

布-加综合征根治术如狭窄阻塞位于肝静脉入口，位置低、病变范围广泛，可应用体外循环直视下手术。但手术野出血极多，妨碍手术操作，近年用深低温停止循环，在无血手术野迅速完成根治术，且根治手术远期很少再发生血栓阻塞。关键是脑耐受循环停止时间与体温成反比，通常鼻咽温 29℃时，可耐受循环停止 8 min，20℃以下可耐受 30 min，如果停止循环前采用重点头部维持低温等脑保护措施，鼻咽温降至 15～20℃时，停止循环 50 min 一般不出现脑缺氧性损伤，完全可以满足此病的根治手术。在体外循环中呼吸囊应保持膨满，即维持静止气道压 10 cmH$_2$O 以保持肺泡扩张。当解除下腔静脉梗阻，恢复循环后，下腔静脉压显著下降。但门静脉和下腔静脉淤血迅速回流入右

心,使上腔静脉压骤升可能导致右心衰竭及肺水肿,也应如旁路转流术接通血流一样,在机内或静脉给呋塞米、去乙酰毛花苷及碳酸氢钠防治。复温及心脏复跳后应及时监测血气及电解质改变,迅速纠正低钾及酸血症,同时用呋塞米利尿及补充浓缩红细胞或全血。

（四）术后监护治疗

布-加综合征手术后血流动力学改变较大,半数患者伴有右心功能不全,并有水及电解质紊乱,所以术毕应延迟气管拔管及机械通气1～2天,以保护心肺功能。继续监测动静脉压、心电图、脉搏血氧饱和度、尿量及血气等。控制输液量,尿量少于30 ml/h应给呋塞米利尿,为增加心肌收缩可应用正性肌力药。

第八节　外周动静脉手术麻醉

一、下肢动脉血管重建手术

下肢血管重建术常用于治疗一侧股动脉栓塞、血栓形成及假性动脉病（见于股动脉置管后）。在该类手术期间,首要的危险是心肌缺血;围术期心肌梗死和心源性病死率的增加,是由于在这类患者人群中冠状动脉疾病极为常见。血供重建术后死亡通常是由于心肌梗死,这些患者具有缺血性心脏疾病的证据。该类患者其他老年性疾病如COPD等,术前也应充分做好术前准备。

（一）麻醉方法

多数可在连续硬膜外阻滞下完成手术,虽然区域麻醉用于下肢血管手术有许多优点,如对呼吸影响小、出血少和应激反应小等,但在抗凝治疗患者应注意避免发生硬膜外血肿而损害神经功能。文献报告低分子肝素化引起血肿可能大,硬膜外置管应在抗凝前和凝血功能恢复正常后拔管。服用阿司匹林抗凝的患者,术前应检查凝血功能,低于正常者不能施行连续硬膜外阻滞,可选用全身麻醉。

上海交通大学医学院附属仁济医院报告腰丛加后路坐骨神经阻滞应用于109例下肢血管手术,取得满意效果。下肢神经阻滞操作简便、容易掌握,不仅降低麻醉费用,而且成功率高,在下肢血管手术或危重患者截肢手术中应用具有明显的优势,同时下肢神经阻滞可以改善下肢血液循环,减少术中下肢血管再栓塞的发生率,与椎管内麻醉相比,可以减少术中出血与术后渗血,更能维持血流动力学的稳定,减少尿潴留的发生。同时神经阻滞作用时间较长,也可减少术后吗啡类镇痛药的用量。对于需同时进行腹部和下肢手术的患者,可采用下肢神经阻滞联合喉罩通气的全身麻醉方式,以减少全麻药用量,保持循环稳定和术后更快清醒。

（二）术中管理

该类手术老年患者居多,区域麻醉后交感神经阻滞、血管扩张,如有失血则易发生低血压,除适当补充容量外,可应用去氧肾上腺素升高血压。

　　肝素通常在血管阻断之前给予,以降低血栓栓塞并发症的危险。然而远端阻塞仍可能在远端的血管床发生,包括肠管或肾。由于主动脉阻断引起的粥样硬化碎片移动,甚至可能发生肾栓塞,为使远端栓塞的可能性最小,应用肝素并不能排除手术中密切监护的重要性。

二、深静脉栓塞取血栓手术麻醉

　　深静脉栓塞(deep vein thrombosis)主要发生在下肢,上肢罕见。常可在术后发生,与手术和麻醉有关。卧床、活动减少、损伤和妊娠等是诱发因素,静脉血淤积、内皮细胞损害和高凝状态使血栓形成,造成静脉栓塞,血栓可位于膝部股静脉,也可在髂股静脉,如血栓脱落可造成威胁生命的肺栓塞。

　　相关文献报道,由于采用了连续硬膜外麻醉而使髋关节、膝关节转换术后的发生率降低达50%左右。与全身麻醉比较,区域麻醉的优点主要是:① 区域麻醉使外周血管扩张,增加局部血供。② PCEA术后具有良好的镇痛。③ 可给予较多的液体负荷,以减少血黏度。④ 减少机械通气所致下肢血栓而引起肺栓塞。⑤ 老年危重患者可选用下肢神经阻滞,在神经刺激器或超声引导下实施腰丛和坐骨神经阻滞,对呼吸和循环功能干扰较小,适用于股动脉或股静脉栓塞的取血栓手术。

三、大隐静脉曲张手术

　　大隐静脉手术包括高位结扎加大隐静脉剥脱术及选择性大隐静脉剥脱术。手术相对较小,一般都可在脊麻、硬膜外阻滞或神经阻滞下进行,可根据患者和手术的具体情况选用。对凝血功能障碍或服用抗凝药以及全身情况较差的患者应选用下肢神经阻滞或全身麻醉。

四、上肢血管手术麻醉

　　如手术部位在肘关节以下,上肢人造血管移植术及动静脉造瘘则可选用肌间沟或腋路臂丛神经阻滞。但腋-肱动脉或颈动脉-锁骨下动脉或腋动脉人造血管移植必须选用全身麻醉或全身麻醉复合颈丛阻滞,麻醉和术中管理可参照其他血管手术。肾功能衰竭和尿毒症患者病情危重,全身用药可参考相关临床指南进行监测和处理。

(陈　杰　杭燕南)

参 考 文 献

[1] Jaffe R A, Samuels S I. Anesthesiologist's mannual of surgical procedure. 3rd ed. Lippincott Williams & Wilkins, 2004.

[2] Shum-Tim D, Tchervenkov C I, Jarnal A M, et al. Systemic steroid pretreatment improves cerebral protection after circulatory arrest. Ann Thorac Surg, 2001, 72(5): 1465−1471.

[3] Akers D L. Endovascular surgery. In Youngberg J A, Lake C L, Roizen M F, et al. Cardiac, vascular, and thoracic anesthesia. 1st ed. New York: Churchill Livingstorn, 2000, 487.

[4] Kaplan J A, Reich D L, Savino J S, et al. Kaplan's cardiac anesthesia. 6th ed. Philadelphia: Saunders, 2015.

［5］ Lubarsky D A, Ossa J A. Abdominal aortic aneurysm repair and endovascular stenting. 60th Annual Refresher Course Lectures American Society of Anesthesiologists, 2009, 120: 1−6.

［6］ Rock P. Regional Versus General Anesthesia for Vascular Surgery Patients. 60th Annual Refresher Course Lectures American Society of Anesthesiologists, 2009, 323: 1−8.

［7］ Sloan T B, Advancing the multidisciplinary approach to spinal cord injury risk reduction in thoracoabdominal aortic aneurysm repair. Anesthesiology, 2008, 108: 555−556.

［8］ Pamnani A. Abdominal aortic aneurysm repair. In Yao & Artusio's ANESTHESIOLOGY, 7th ed. Philadelphia, Lippincott Williams & Wilkins, 2011, 277−307.

［9］ Loeys B L, Dietz H C, Braverman A C, et al. The revised Ghent nosology for the Marfan syndrome. J Med Genet, 2010, 47(7): 476−485.

［10］ Lindholm E E, Aune E, NOien C B, et al. The anesthesia in abdominal aortic surgery (ABSENT) study. A prospective, randomized, controlled trial comparing troponin t release with fentanyl-sevoflurane and propofol-remifentanil anesthesia in major vascular surgery. Anesthesiology, 2013, 119(4): 802−812.

［11］ Araújo M R, Marques C, Freitas S, et al. Marfan syndrome: new diagnostic criteria, same anesthesia care? Case report and review. Braz J Anethesiol, 2016, 66(4): 408−413.

［12］ Soliman R, Zohr G. The myocardial protective effect of dexmedetomidine in high-risk patients undergoing aortic vascular surgery. Ann Card Anaesth, 2016, 19(4): 606−613.

［13］ 杭燕南,俞卫锋,于布为.当代麻醉手册:3版.上海:世界图书出版公司,2016.

［14］ 章明,水华,罗红.不同温度心肺转流方式下胸主动脉瘤手术的麻醉处理.临床麻醉学杂志,2009,25：43−45.

［15］ 米勒.米勒麻醉学:8版.邓小明,曾因明,黄宇光,主译.北京:北京大学医学出版社,2016.

［16］ 朱宇麟,景桂霞.颈动脉内膜剥脱术麻醉方法的进展.国外医学·麻醉学与复苏分册,2003,24：350−353.

［17］ 刘万枫,王珊娟,张马忠.下肢神经阻滞在老年危重患者血管手术中的应用.临床麻醉学杂志,2006,22：595−596.

［18］ Lobato E B, Gravenstein N, Kirby R R, et al. Complications in anesthesiology. 4th ed. Phladelphia: Wolters Kluwer Lippincott Williams & Wilkins, 2008.

［19］ Hines L R, Marschall K E. Stoeiting's anesthesia and co-existing disease. 6th ed. Elsevier, 2012.

第61章
胸腔镜手术与麻醉

随着内镜技术的进步以及胸部微创外科的发展，胸腔镜手术（电视辅助胸腔镜手术）（video assisted thoracic surgery, VATS）为胸部外科手术带来革命性的影响，也为未来机器人手术的发展和应用奠定了基础，在许多良性疾病的诊治及恶性疾病的诊断方面得到了广泛应用。VATS主要适用于胸膜疾病、肺脏病、食管疾病、纵隔疾病、心血管疾病以及脊柱疾病等的诊断、病理活检和治疗。胸腔镜手术的发展也对麻醉提出了更高的要求：除了常规胸外科手术要求外，要保证足够的手术操作空间和充分清晰的术野，患者呼吸、循环的平稳，防止二氧化碳蓄积和严重低氧血症的发生。胸腔镜手术麻醉方式通常为全身麻醉双腔支气管插管，实施单肺通气。近年来加速康复外科（enhanced recovery after surgery, ERAS）理念的提出和发展，也对术中麻醉的管理和监测提出了新的挑战。

第一节　胸腔镜手术的特点

一、胸腔镜手术的特点

胸腔镜手术最早由瑞典医师Jacobeus在1921年应用于肺结核和胸腔积液的诊断和治疗。1992年，北京医科大学第一医院胸外科在我国成功地开展了电视胸腔镜手术。早期胸腔镜经侧胸小切口造成人工气胸，经该小切口插入胸腔镜对胸腔内进行观察，因操作时间较短，故多在局麻保留患者自主呼吸下完成。近几年随着现代电视摄像技术和高科技手术器械装备的发展，以及手术、麻醉技术的进步，电视胸腔镜手术又有了较大进展，应用范围已涉及胸部外科手术的大多数疾病。电视胸腔镜手术与传统开胸术相比具有独特的优势：创伤小、痛苦轻、可以明显改善术后肺部功能障碍、减轻术后疼痛；恢复快、ICU和总住院时间明显缩短；术后早期发病率和死亡率显著下降；对于不耐受开胸手术的高危患者（伴随心脏病、严重肺疾病、肾脏病、外科血管病和糖尿病等）则可以承受VATS下实施手术，从而使更多危重患者得到了及时有效的治疗。

二、胸腔镜手术的适应证

胸腔镜手术的适应证见表61-1。

表61-1　胸腔镜手术的适应证

诊　断		肺和胸膜活检 食管疾病活检和分期 纵隔肿块 心包活检、心包渗出液检查 胸外伤
治　疗		胸膜剥离、胸膜固定术 胸腔积液引流术 肺切除 肺叶切除术 全肺切除术 肺减容术 食管切除术 贲门失弛缓症 食管憩室 纵隔肿块 胸腺切除术 乳糜胸 心包开窗术、心包剥脱术 内乳动脉分离术 动脉导管结扎术 心肌激光打孔术 交感神经切断术 胸椎体手术及胸外伤

第二节　胸腔镜手术的麻醉管理

一、肺隔离技术

电视胸腔镜手术的发展对麻醉提出了更高的要求，肺隔离技术（lung isolation technique, LIT）和单肺通气麻醉的管理是 VATS 的基础。良好的肺萎陷对于胸腔镜手术的顺利完成是至关重要的。肺隔离技术是指将左、右肺的通气路径分隔开，可以有效改善肺、食管、纵隔、心脏、大血管和胸段脊柱外科手术视野，也可以用以预防感染、出血时通气侧肺被污染，更有利于进行双侧肺灌洗和分侧肺通气。

（一）单腔支气管插管

单腔支气管导管（endobronchial tube, ET）最早应用于肺的隔离技术。即用单腔气管内导管插入患者健侧支气管，患侧肺分泌物通过体位引流进入气管和口咽部。单腔支气管插管右侧插管易阻塞右上叶开口、左侧插管不易成功，相对适用于紧急情况下的困难气道。但是隔离肺不能进行支气管镜检查、吸引、供氧加用持续正压通气（continuous positive airway pressure, CPAP）等。此法目前已不常用。

（二）双腔支气管导管

1. 结构

双腔支气管导管（double lumen endotracheal tube, DLT）是胸腔镜手术中最常用的方法。目前国内最常用的双腔支气管导管类型为Robertshaw型。该类型双腔管基本结构是两个侧侧相连的导管，每一侧导管分别为左侧及右侧肺通气。导管远端有支气管套囊，支气管套囊分隔两侧肺，气管套囊将肺与外界隔离；无隆突钩，气管腔开口于隆突之上，而支气管导管延伸于相应主支气管内，便于插管置入。利于全肺切除术或靠近隆突部位手术的操作；管腔较大，降低了气流阻力，便于支气管内吸引；X线可显示导管位置。

2. 双腔支气管导管左/右侧导管的选择

理论上右侧胸部手术选择左侧双腔支气管导管，而左侧胸部手术选择右侧双腔支气管导管。但是由于右主支气管长度较短约2 cm，右肺上叶开口的解剖位置的变异很大，常导致右侧双腔支气管插管时右肺上叶通气不良或不能进行有效肺隔离，而在实际临床工作中绝大多数的单肺通气均可选择左侧双腔支气管导管，除非有左侧双腔支气管插管禁忌。

（1）常见使用右侧DLT适应证　① 左主支气管入口的解剖学异常；② 左主支气管狭窄；③ 外部或管腔内部肿瘤压迫；④ 胸段降主动脉瘤；⑤ 手术部位涉及左主支气管；⑥ 左肺移植；⑦ 左侧气管支气管破裂；⑧ 左肺切除；⑨ 左侧袖状切除术。

（2）双腔支气管导管型号的选择　导管大小的选择以能通过声门并正确到位的最大型号为佳。有利于降低呼吸道阻力和引流分泌物。常用于选择DLT型号的方法有三种：① 临床通常根据患者性别、年龄、身高选择（表61-2）。② 根据气管径测量值选择导管：气管径＞17 mm选41F导管，＞15 mm选39F导管，＞13 mm选37F导管，≤13 mm选35F导管。③ 根据左主支气管径选择导管：CT示左主支气管径＜1 cm选35F；1.0～1.1 cm选37 F；＞1.1 cm选39 F。

表61-2　双腔支气管导管型号的选择

性　别	身高（cm）	DLT型号（F）
男	＞170	41
	160～170	39
	＜160	37
女	＞160	37
	150～160	35
	＜150	32或35

3. 双腔支气管导管的定位

双腔支气管导管准确定位不仅可以实现有效的肺隔离，保证肺通气时足够的肺泡交换面积，防止缺氧和二氧化碳蓄积，而且防止患侧感染性分泌物或坏死组织进入健侧，阻塞健侧支气管和肺，保障患者安全。当双腔支气管导管位置不佳时往往表现为肺顺应性差和呼气量的降低，导致严重

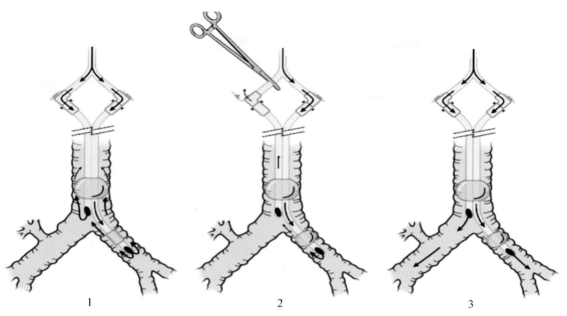

图61-1　听诊法确定左侧DLT的"三步"方式

的低氧血症。目前双腔支气管导管定位方法有很多，但仍以听诊法最常用，纤维支气管镜（fiberoptic bronchoscope, FOB）法是双腔支气管导管定位的金标准。此外还有身高回顾方程法、气泡溢出法、气道峰压和肺顺应性法、呼气末CO_2分压检测法、套囊压力法、吸痰管通过法、X线胸片定位法。

（1）听诊法　是目前双腔支气管导管定位最常用、最简便的方法。插管完成后，给导管气囊充气和听诊双侧呼吸音（图61-1）。但是易受各种因素影响，导致其定位主观性强、盲目性大、准确性低、可靠性差等。

第1步，双肺通气时，气管套囊最低限度地充气，以气体不从声门泄露为限，听诊确定双肺通气。第2步，钳闭DLT气管腔的近端（"短的一侧短管钳闭"），并将钳闭侧管腔的远端开放。在经支气管通气时，支气管套囊充气至以气体从不开放的气管端漏出为限。听诊证实正确的OLV。第3步，松开钳子并接上远端管腔，听诊确认双肺呼吸音恢复。（摘自 Youngberg JA：Cardiac,Vascular and Thoracic Anesthesia.Philadelphia, Churchill Livingstone, 2000）

（2）纤维支气管镜（FOB）法　通过导管的气管内开口，可以看到隆突和另一侧主支气管，导管的支气管套囊刚好位于隆突下；通过导管支气管侧开口，可以看到该侧支气管远端各叶开口未被阻塞（图61-2）。纤维支气管镜在DLT定位检查时直观、准确、可靠，当患者解剖异常、体位变动、手术牵拉影响时可以及时判断导管位置并在明视下调整，能极大地提高定位正确性和安全性。此外，纤维支气管镜还可在术中指导麻醉医师吸除气管及支气管内聚集的痰液、血液等分泌物，从而大大减少患者术后肺部感染的可能。

（三）支气管堵塞法

1. 支气管堵塞器（bronchial blockers, BB）

系将支气管堵塞器通过单腔气管导管送入支气管，选择性阻塞支气管开口实现肺隔离的一种方法。

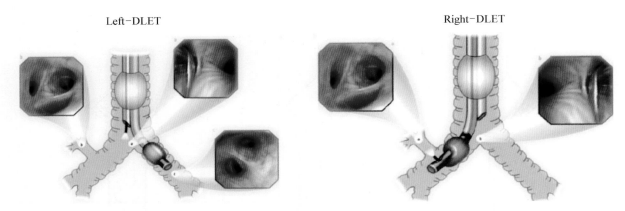

Left-DLET   Right-DLET

图61-2　纤维支气管镜法双腔支气管插管定位图

（1）临床适应证　①困难呼吸道患者的肺隔离，避免更换气管导管，咽喉部手术、气管切开术、气管内肿物或主动脉瘤压迫导致支气管移位，需要经鼻插管的患者。②呼吸道管理需要。患者不能耐受单肺通气时的肺段阻塞，病态肥胖，成人体型瘦小或儿童。③肺以外胸腔外科手术。如食管手术、经胸脊柱手术、微创心脏外科手术等。

（2）当前临床常用支气管堵塞器　Arndt堵塞器（带引导线的支气管堵塞器）、Cohen支气管堵塞器（可尖端偏转的支气管堵塞器）、Fuji联合堵塞器、EZ支气管堵塞器。

（3）支气管堵塞器的优/缺点（表61-3）。

表61-3　支气管堵塞器的优/缺点

优　　点	缺　　点
适合困难气道和儿童	定位需要较多时间且必须使用
型号多,容易选择尺码	相对容易移位
放置时可以通气	隔离肺难以吸痰
术后可以转换为双肺通气	难以双侧交替单肺通气
选择性阻塞肺段	隔离左肺优于右肺

（4）支气管堵塞器的相关并发症　有报道称支气管堵塞器或Arndt堵塞器远端的引导线环线被缝线缝住，导致拔管后堵塞器无法撤出，而需要手术探查取出。因此在放置支气管堵塞器时要及时与外科医师沟通，明确堵塞器是否靠近缝线，并在缝合之前撤回数厘米。另一发生率较高的并发症是充气套囊移位到气管内或意外地在气管内被充气，导致不能进行通气、严重低氧血症甚至心搏骤停。因此在使用支气管堵塞器时应时刻注意套囊到位情况，避免隔离失败甚至窒息。

2. Univent 导管

Univent 导管是支气管堵塞技术中最常应用的一种方法。Univent 导管即单腔双囊支气管堵塞导管。最早出现于1982年，后改造成为一种带扭力控制堵塞装置的 Univent 导管即现在的 TCB Univent 导管（TCBU），该装置可将其内套管轻易地置入任何一级支气管、二级支气管。

（1）Univent 导管的适应证和禁忌证　Univent 导管适用于肺内分泌物少且易于吸引出的肺部手

术,尤其是左侧肺叶切除或左全肺切除手术。左主支气管全长约5 cm,有利于堵塞导管的固定,减少手术牵拉导致的堵塞导管移位。对于食管癌根治术,胸椎、内侧胸壁肿瘤的手术及纵隔肿瘤的手术等胸腔内手术也适用。Univent导管的禁忌证包括痰量较多的肺部疾病,如肺化脓症、支气管扩张、肺结核咯血等;预阻塞右侧肺但右上叶开口距隆突较近或开口于隆突以上;肿瘤位于左或右主支气管内,以及气管、支气管断裂的患者。

（2）Univent导管的置管方法及定位 Univent导管的插管方法主要分为纤维支气管镜法(FOB)和非纤维支气管镜插管法。插管前,抽掉支气管堵塞管气囊中的气体,主管和封堵管充分润滑,同时堵塞管应该退回到主管,保持其尖端和主管尖端水平。FOB法被认为是Univent导管的置管方法及定位的金标准。FOB法:直接喉镜下Univent导管插管成功后,在纤维支气管镜直视下,操控支气管堵塞管进入指定的主支气管内。其最佳位置为主导管顶端在隆突上至少1～2 cm,堵塞气囊在左侧支气管时,充气4～8 ml,检查无漏气后,应位于左支气管开口下0.5～1 cm。堵塞气囊在右侧支气管时,应位于右上肺叶开口之上,且未疝入主气管内(图61-3)。非纤维支气管镜插管法主要包括听诊法、灯杖联合、X线片法以及二氧化碳波形法。新一代Univent导管的支气管堵塞管为转矩控制型,材质为硅胶,置管时更容易到达指定的主支气管。

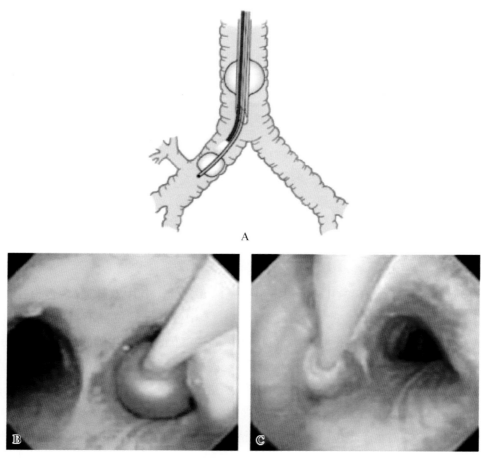

图61-3 Univent导管(A)堵塞器在右(B)与左(C)主支气管内的最佳位置

经许可摘自Campos JH. An update on bronchial blockers during lung separation techniques in adult. Anesth Analg 97; 1269, 2003.

研究表明，与双腔管相比，Univent 导管同样可以实现有效的肺隔离以及达到满意的单肺通气效果。而对于术后需进行机械通气的患者，Univent 导管具有在术后无须更换单腔管的优势。而且对于直接喉镜暴露困难或是意料之外的困难气道患者的肺隔离更具有优势。Campos 等研究认为，在变换体位之前抽出堵塞套囊内气体，体位摆放完毕后重新充气，可减少 Univent 导管堵塞器移位的发生。但是由于 Univent 导管材质硬，在气管内旋转时可能损伤气道，且由于堵塞器内径较小而分泌物或出血较多时不能进行及时有效地吸引。

在实际临床工作中我们可以通过以下方式改善肺萎陷的效果：首先充分的给氧去氮，用纯氧或氧化亚氮代替氮气。其次不要过早的开始单肺通气。通过阻断非通气侧肺后再进行单肺通气，可以避免非通气侧肺的"被动通气"。

二、呼吸功能管理

（一）单肺通气的管理

单肺通气（one-lung ventilation, OLV）对于胸科手术的顺利完成至关重要。随着 VATS 技术的发展，对单肺通气麻醉的要求与日俱增，以便在更加狭小的手术空间里更好的暴露手术野。

1. 单肺通气参数设置（表61-4）

表61-4　单肺通气参数设置

潮气量	5～6 ml/kg	维持	
		气道峰压＜35 cmH_2O 平台压＜25 cmH_2O	
PEEP	5 cmH_2O	COPD 患者：不另加 PEEP	
呼吸频率	12次/min	保持正常 $PaCO_2$，单肺通气时 $Pa-ETCO_2$ 将增加 1～3 mmHg	
通气模式	容量控制或者压力控制	具有肺损伤风险的患者（如肺大疱、全肺切除术、肺移植术后）进行压力控制通气	

2. 单肺通气低氧血症的处理

低氧血症是胸腔镜手术麻醉 OLV 过程中最常见的并发症。其中双肺通气/血流比失衡被认为是 OLV 中低氧血症的主要原因。除此之外，肺隔离技术中气管导管位置不当也是常见原因之一；其次通气侧肺本身的病变以及在长时间手术过程中，非通气侧肺易发生肺间质水肿，能够进一步减少气体交换。因此 OLV 呼吸管理中如何降低分流、提高氧合是胸腔镜手术的麻醉处理重点。

OLV 中低氧血症的防治措施：① 术中应尽量减少 OLV 时间，调整 FiO_2 确保 $SpO_2 \geq 90\%$（$PaO_2 \geq 60$ mmHg）；② 确认 DLT 位置，使用纤维支气管镜重新检查 DLT 或堵塞器的位置是否由于手术牵拉而发生位置变化，必要时重新定位；③ 及时吸引清除气管导管内的分泌物，保持呼吸道通畅；④ 检查患者的血流动力学，确保心排血量无下降，降低挥发性麻醉剂浓度（＜1 MAC）；⑤ 对通气侧肺应用补偿手法（这可能出现短暂性的更严重的低氧血症）；⑥ 对通气侧肺提供 5～10 cmH_2O PEEP（除非患者伴有肺气肿）；⑦ 使用 CPAP 独立呼吸回路对隔离侧肺提供 2～5 cmH_2O 的持续正压通气（CPAP 之前即刻应用补

偿手法）；⑧ 非通气侧肺行间断性再膨胀；⑨ 对非通气侧肺行部分通气技术：氧气吹入法；高频通气；肺叶或肺段萎陷（应用支气管堵塞器）；⑩ 阻断或钳闭非通气侧肺动脉或肺叶动脉减少分流。

　　低氧血症经上述处理无效，或突发血氧饱和度下降，重建双侧肺通气仍是改善氧合的最快速方法。这将导致手术被迫中断，需与外科医师进行良好的沟通，这对于严重或突发的低氧血症十分必要。临床工作中有些患者需要定期充气，甚至整个手术过程中需要双肺手法通气才能维持足够的动脉血氧饱和度。研究表明，食管癌患者OLV期间，肺萎陷侧持续低流量通气有助于提高动脉血氧分压、改善氧合。其次OLV开始后马上施行补偿手法（类似于咽鼓管充气检查法，保持双肺呼气末压力在20 cmH$_2$O，持续15～20 s）会很有用处，可以减少肺不张的发生。这种补偿手法已被证明在随后的OLV期间可增加PaO$_2$的水平。

　　以往主张低潮气量高频通气，因通气效率差而较少应用，但是应用正常潮气量通气时要严密监测气道压。近年来研究表明OLV期间低氧血症的发生率已从最初的20%～30%下降到不足1%。产生这种改善的最可能包括以下几个因素：肺隔离技术的改进如常规使用纤维支气管镜以避免由于DLT造成的肺叶堵塞，麻醉技术的改进使低氧性肺血管收缩（hypoxic pulmonary vasoconstriction, HPV）抑制更少，以及对于OLV期间病理生理知识的更新。

（二）单肺通气模式的选择

1. 容量控制/压力控制

　　气道峰压是临床OLV实施过程中重要的影响因素。然而，对于气道峰压安全范围目前并无共识，部分国外专家认为当气道峰压＜35 cmH$_2$O和气道平台压＜25 cmH$_2$O是相对安全的。其中容量控制通气（volume control ventilation, VCV）和压力控制通气（pressure-controlled ventilation, PCV）是目前临床OLV主要采用的两种通气模式。容量控制通气（VCV）可提供恒定的每分通气量，但OLV期间较高的吸气峰压可能造成肺气压伤及肺内气体分布不均；压力控制通气（PCV）可以限定压力，但潮气量不足可能引起过多的小气道过早关闭，导致低氧血症。近年来有研究者从围术期气道峰压和肺顺应性方面进行研究，认为压力控制模式能够降低气道峰压，提高肺顺应性，优于容量控制模式。也有研究表明压力控制通气模式可以提供更好的氧合，但其吸气初流量高峰也可能会导致肺泡过度牵张造成肺损伤。其中一项关于容量控制通气和压力控制通气对于胸科手术患者血流动力学影响进行比较的临床研究表明，临床胸科麻醉中OLV会引起复杂的血循环和肺生理改变，相比较而言压力控制通气对循环的动态指标影响较小，在临床工作中可能更具优势。最新发表的一项荟萃分析表明，与容量控制通气相比，压力控制通气可为OLV提供较低的峰压和平台压及较高的PaO$_2$，降低气压伤的发生率。至于具体临床OLV过程中哪种通气方式更优，尚需进一步大样本、多中心RCT研究。压力控制通气较容量控制通气可提供较低的气道压，可能是一种较好的通气模式，但仍取决于麻醉医师对患者OLV术中具体情况的评估。

　　压力控制容量保证（PCV-VG）即压力调节容量控制，是一种新型智能化通气模式，兼具容量控制通气及压力控制通气的优势。PCV-VG能够以最低的压力和减速流量输送预设的潮气量，且在通气过程中能连续测定肺顺应性以及气道阻力，并根据呼吸力学的变化自动调整送气流速和气道压力以保证充足的通气量，改善OLV期间的肺内分流及肺顺应性，近年来逐步应用于临床麻醉。研究者针对PCV-VG临床应用的各方面进行了大量的研究表明，PCV-VG可以改善肺的顺应性，促进萎陷肺的肺泡复张，改善肺内分流，在降低气道压的同时也可保证足够的通气、提高氧合。此外，也能够

降低促炎细胞因子的释放,改善患者肺部炎症及愈后,因此OLV时应用PCV-VG可能更合适。

2. 通气侧肺加呼气末正压(positive end expiratory pressure, PEEP)

呼气末正压是指在控制呼吸末,气道压力不降低到零而仍保持一定的正压水平。其产生原理是借助PEEP阀,在呼气相使气道仍保持一定的正压。目前PEEP已广泛地应用于临床成为治疗低氧血症的主要手段。PEEP可以增加功能残气量(FRC)使原来萎陷的肺再膨胀,增加呼气末肺泡的容积和肺的顺应性,可以改善通气和氧合,减少肺内分流,提高PaO_2。既往研究发现PEEP可通过增加肺功能残气量、改善肺顺应性,增加动脉血氧分压,常用以预防OLV期间的低氧血症。在临床工作中常对通气侧肺加用PEEP。研究结果显示单侧肺5 cmH_2O PEEP对血流动力学影响不大,应用在无其他合并症的胸科手术患者时,手术相对安全。但如果PEEP不适当不仅会造成血流动力学明显紊乱,还能导致更多的血流被挤到非通气侧肺,则反而导致动脉血氧饱和度下降。对于有阻塞性肺疾病的患者,过大的PEEP可能导致肺的过度扩张,肺内压增加,影响静脉血液回流,造成低血压。对低血容量的患者也应该谨慎应用。最新一项基于电阻抗断层成像技术(EIT)的个体化PEEP滴定,可改善腹腔镜手术麻醉中病态肥胖患者的氧合、EELV和通气分布,为胸腔镜手术单肺通气PEEP的应用提供了新的思路。但是胸腔镜手术中如何个体化应用PEEP,在有效避免肺不张的同时,避免肺过度扩张并维持血流动力学稳定,仍待进一步研究。

3. 肺通气侧肺连续气道正压(continuos positive airway pressure, CPAP)

OLV期间非通气侧肺应用1～2 cmH_2O的CPAP具有提高氧合作用;给予5～10 cmH_2O的CPAP一般不会影响手术操作视野,可以降低吸入氧浓度,低于10 cmH_2O的CPAP对血流动力学变化影响较小,是预防和纠正低氧血症的有效方法。CPAP在OLV开始术侧肺仍是完全膨胀状态时即可应用。然而有学者进一步研究发现CPAP能减少OLV期间的氧化应激反应,在肺保护方面2 cmH_2O的CPAP优于5 cmH_2O的CPAP。现已研制出专门用于单肺通气时进行非通气肺CPAP的呼吸回路,应用方便。

然而即使在OLV期间很恰当的管理CPAP,其对于改善氧合也不是完全可靠的。当非通气侧肺的支气管阻塞或开放于空气中(如支气管胸膜瘘、支气管内手术)时,则CPAP不能改善氧合。但是胸腔镜手术对于非通气侧肺萎陷的要求更高,因此CPAP胸腔镜手术OLV的过程中CPAP实施难度较大。

4. 高频喷射通气(high-frequency jet ventilation, HFJV)

高频通气定义为通气频率≥正常频率4倍以上的辅助通气,美国食品和卫生监督局(FDA)定义为通气频率>150次/min或2.5 Hz的辅助通气。高频通气用高频率及小于或等于解剖无效腔的潮气量实现了有效的动脉氧合及二氧化碳排出。高频通气(HFV)分为高频正压通气(HFPPV)、高频断流通气(HFFI)、高频喷射通气(HFJV)和高频振荡通气(HFOV)四种模式。临床中,高频喷射通气在气管取异物、支气管胸膜瘘、气管修复的麻醉通气中均有应用,而研究者针对HFJV在胸腔镜手术中的应用进行了一系列研究发现,HFJV能够促进动脉氧合,减少肺内分流,维持血流动力学稳定,效果好,不影响手术进程。同时高频通气能够提供足够的肺气体置换,不会导致气道压力过高。但是HFJV过程中潮气量的控制需要临床麻醉医师注意,避免过度通气以及呼吸性低氧碳酸血症的发生。另一项研究结果显示,高频喷射通气应用于胸腔镜手术麻醉通气,不仅能够改善手术中麻醉通气不足和低氧现象,还可提供较长的手术麻醉时间,为手术开展提供便利。但是也有研究者发现胸腔镜手术中HFJV对于手术操作视野的影响较CPAP更严重。因此对于HFJV在临床工作中应用的实际效果尚需进一

步大样本多中心研究。

（三）保护性肺通气策略

保护性肺通气策略是在实施机械通气时,既考虑患者氧合功能的改善和二氧化碳的排出,同时又注意防止机械通气负面作用的通气策略。可采用小潮气量,低气道正压通气,加用PEEP防止肺萎陷,肺泡复张。2013年《新英格兰医学杂志》发表的一项术中保护通气(IMPROVE)临床研究表明,与非保护性机械通气相比,应用低潮气量、呼气末正压(PEEP)和低的平台压等肺保护通气策略,可明显减少术后肺部并发症。肺保护性通气策略对OLV患者是否有益一直存有争论。有的研究人员研究发现OLV中小VT和较高PEEP可以降低氧合并减少肺损伤的危险,认为肺保护性通气策略更接近人类生理潮气量,配合适度PEEP可以显著减少肺损伤的程度。然而有的研究者却发现肺保护性通气策略与传统通气策略相比并不能改善氧合及炎症因子的释放。

除前面讨论的通气模式的选择外,肺复张策略(alveolar recruitment maneuvers, ARM)作为保护性通气策略的补充手段,可以改善和预防肺不张。其中小潮气量联合肺复张手法的肺保护性通气策略在近年获得广泛认可。研究表明OLV期间肺复张策略的应用可使通气侧肺更多萎陷肺泡复张,改善通气侧肺的V/Q比值,防止小潮气量通气所带来的继发性肺不张,改善术中动脉氧合。经过一系列动物实验及临床研究,证明肺复张策略可以通过改善动脉氧合和呼吸力学而有助于OLV期间低氧血症的预防,然而有的研究人员则得出了不同的结论。目前关于肺复张策略在胸腔镜手术中的应用还有很多不确定性和限制性,在气胸、严重肺大疱、气管断裂患者都不应使用。对于本身肺损伤的患者能否使用仍是个问题。ARM如何应用还缺少很多证据,需要进一步多中心大样本临床研究。吸入氧浓度(FiO_2)以及可耐受性高碳酸血症是目前OLV保护性通气策略的有效措施。

OLV是目前胸腔镜手术最重要的技术手段,肺隔离技术的应用为胸腔镜手术的广泛开展奠定了基础,但这种非生理通气方式带来的肺损伤问题不容忽视。保护性通气策略的使用为减轻或预防OLV带来的损伤提供了有效的解决途径,但是目前仍然没有肺保护性通气策略的确切指南,对于保护性通气策略的研究也尚存在诸多争议,需进一步临床研究证实其安全性和有效性。

第三节　液 体 管 理

单肺通气和液体管理是影响胸科手术氧合的重要因素。以往临床工作中认为肺组织没有第三间隙,胸科手术过程中应该限制液体输入量以免引起肺切除术后肺水肿(postpneumonectomy pulmonary edema, PPE),然而目前仍无直接证据表明液体输注量和PPE的发生率呈正相关。同时研究结果显示限制液体输注对于预防PPE的效果也并不理想,而限制液体带来的有效循环血量减少、全身灌注降低也可导致术后诸多并发症,尤其是肠道灌注由于全身灌注降低和血流再分布而致降低,机体处于缺血缺氧状态。胸科手术后肾功能障碍发生率明显增加,严重者甚至导致全身性炎症反应。围术期容量治疗的相关研究已经成为当前临床医学研究的热点,胸外科手术的液体管理虽然倾向于限制性策略,但是仍是一个颇具争议的话题。

一、肺叶切除术液体管理

有学者认为肺叶切除后肺血管床容积减少,虽然血管外肺水(EVLW)总量不变,单位体积肺组织的EVLW却相对增加了。这说明肺叶切除术本身是增加血管外肺水指数(EVLWI)的过程,临床需慎重补液,控制单位时间内的输液速度,避免循环负荷过重、肺水肿及心力衰竭。因此,肺叶切除术中限制性液体输注可能会减少胸腔渗液和炎症反应以及减少肺水肿发生、降低肺损伤程度,加快术后康复。有学者建议若采用限制性液体管理策略,则需要适当的术前液体管理来预防如前所述相关不良事件的发生。因此,有必要建立一种评估不良条件下液体平衡的准确方法。

二、食管手术液体管理

食管手术涉及区域广泛、步骤多、耗时长,涉及消化道重建以及术后需要较长时间禁食和肠内肠外营养支持,因此液体平衡对食管手术后并发症有较大影响。最近Xu等针对食管癌手术患者的液体管理进行了一项回顾性队列研究,结果表明,术中补液速度和术前3天的补液量是影响食管癌术后肺部并发症发生的重要因素,为降低术后并发症发病率,术中输液速度最好不超过12.07 ml/(kg·h),术前3天补液不超过178.57 ml/kg,在此范围之内,适当增加补液量有助于改善患者体验。但是仍需进一步大样本、多中心、前瞻性研究验证。

三、目标导向液体治疗(GDFT)

近年来,随着加速康复外科(ERAS)、精准医疗等理论的提出和发展,围术期液体治疗对患者术后康复的影响越来越受到关注。传统的补液疗法目标单一,不能满足患者的个体化差异,常常导致患者术中摄入液体过多或输液不足。由此目标导向液体治疗(goal-directed fluid therapy, GDFT)应运而生,是指以某项血流动力学指标为目标,通过实时调整液体负荷、针对不同的个体采取不同的液体管理措施,使机体组织器官获得最好的灌注和氧供。其中生理指标的监测是GDFT的关键所在。反映心脏射血功能的金标准每搏输出量(stroke volume, SV)也是实现GDFT最重要的功能血流动力学指标。随着大量临床试验的开展,已经证实了每搏量变异度(SVV)在反映心脏前负荷的特异性和敏感性方面都是较好的指标,其临床应用也越来越多。

(一)GDFT监测指标(表61-5)

表61-5　GDFT监测指标

项　目	具　体　指　标
基本生命体征	呼吸参数 出入液量 功能血流动力学指标

（续表）

项　目	具　体　指　标
心排血量	每搏输出量（stroke volume, SV） 每搏量变异度（stroke volume variation, SVV） 脉压变异度（pulse pressure variation, PPV） 脉搏灌注指数变异度（PVI）
混合动脉血氧饱和度/中心静脉血氧饱和度（$SvO_2/ScvO_2$）	乳酸 胃黏膜pH

（二）GDFT监测方法

Swan-Ganz导管是过去公认的血流动力学测定的金标准。随着技术的发展，经食管超声多普勒已经逐渐代替Swan-Ganz导管成为临床常用的GDFT监测方法。一系列临床研究显示，食管超声多普勒通过监测患者的CO、校正血流时间（corrected flow time, FTc）、心排血量SVV等指标进行围术期GDFT能够降低围术期并发症的发生，缩短住院时间。此外尚有经肺热稀释法脉搏指示连续心排血量监测（pulse indicator continous cardiac output, PiCCO）和基于生物电阻抗的无创心排血量监测（NICOM）。

（三）GDFT的临床意义

在胸腔镜手术将成为解决围术期液体管理存在问题的有效措施。最新发表在British Journal of Anaesthesia上的一篇单中心RCT研究，将100例接受择期胸部手术的患者随机分为标准血流动力学管理组（对照组）和GDFT组，用食管超声多普勒进行监测，主要终点是术后肺部并发症。研究结果显示，与对照组相比，食管多普勒监测指导的GDFT组患者术后肺部并发症和住院时间显著下降。

第四节　非气管插管保留自主呼吸的胸腔镜手术麻醉

非气管插管胸腔镜手术麻醉是指在区域麻醉的基础上保留自主呼吸、辅以镇静镇痛的状态下行胸腔镜手术，开胸后形成医源性气胸，实现术侧肺塌陷，达到与置入双腔气管导管单肺通气同样的效果，以利于手术进行。患者保留自主呼吸，采用不镇静到使用低度镇静静脉用药到使用喉罩全麻、局部浸润麻醉、肋间神经阻滞、硬膜外阻滞、前锯肌平面阻滞、肋间神经阻滞等技术，利用人工气胸达到OLT的效果。该技术已经涵盖了肺叶切除、肺段切除、肺癌根治术、全肺切除甚至隆突重建等大部分胸腔镜手术方式，可降低气管插管、机械通气以及全身麻醉相关的不利因素，也可应用于合并肺部疾病、高龄等较高风险的患者。该技术试图达到避免双腔管造成的气管、食管、喉部损伤，减少呼吸机相关肺损伤、肌松残余、术后肺部并发症以及术后恶心呕吐等问题，从而达到加速术后康复的目的。

一项关于胸段硬膜外阻滞复合非气管插管保留自主呼吸的麻醉用于胸腔镜手术的观察性研究结果显示，该种麻醉方式可以维持血流动力学的稳定，自主呼吸平稳，术后患者恢复快。但是该研究纳入患者过少，临床应用推广尚需进一步大样本多中心RCT研究。最近一项将ERAS理念和方法与非

气管插管保留自主呼吸的麻醉技术联合应用于胸腔镜围术期管理的临床研究表明,围术期应用ERAS理念优化术前准备及脏器功能、术中实施非气管插管保留自主呼吸麻醉方案、术后多模式镇痛管理、早期下床活动等,可显著降低手术应激引起的内源性激素反应。患者术后VAS疼痛评分及相关并发症发生率也有明显降低,麻醉苏醒时间、住院时间也较对照组显著缩短。另一项在超声引导下椎旁神经阻滞复合非插管胸腔镜手术麻醉的研究同样证明,非气管插管保留自主呼吸的麻醉应用于胸腔镜手术效果良好。台湾学者通过连续285例硬膜外麻醉非气管插管胸腔镜手术研究证实,非气管插管肺切除术是安全可行的。

然而在临床实际应用过程中,麻醉医师要严格掌握适应证和禁忌证,做好备选麻醉方案,术中与外科医师密切沟通,一旦出现中转指征要毫不犹豫转换麻醉方式,一切以保障患者生命安全为重。非气管插管保留自主呼吸麻醉技术存在的问题主要是开胸后引起的纵隔移位和摆动以及肺泡通气/血流比值(V/Q)失调,容易引起低氧血症和高碳酸血症。同时还要兼顾麻醉药物和手术操作对患者自主呼吸的影响。因此,术中良好的呼吸道管理是手术安全进行的重要保证。这种麻醉方式在胸腔镜手术中的推广应用,支持者认为它符合加速康复外科(ERAS)的理念,可以避免全麻带来的多种并发症,加速康复;但反对者对其安全性存在怀疑,认为术中出血、脓液可能会引流到对侧,循环波动时较难处理,呛咳时影响操作,过度镇静又可能抑制呼吸导致缺氧等,一旦手术发生意外,潜在的风险可能也是巨大的,麻醉医师必须做好充分准备,如在不利的体位下快速插入双腔气管导管、快速实施单肺隔离单肺通气的准备等,获益及风险的平衡需要权衡,需要合理选择病例,也需要进一步的评估、多中心大样本RCT研究等临床验证。

第五节　术后镇痛

胸外科手术后的疼痛通常是严重的,可能是由于牵开、肋骨骨折或脱位、肋间神经损伤、胸膜刺激、胸腔置管等原因。疼痛一方面影响神经体液应激反应,另一方面影响患者活动和呼吸,不利于术后呼吸功能的恢复,咳嗽排痰不良,增加肺部感染等术后并发症。急性疼痛的控制不良还可增加术后慢性疼痛的发生率,胸外科术后慢性疼痛十分常见,文献报道开胸术后3个月和6个月慢性疼痛的发生率分别为47%和33%,胸腔镜术后3个月和6个月的慢性疼痛发生率分别为29%和25%。其中大多数患者术后1个月内胸痛最为严重。疼痛管理主要采取的镇痛措施是预防性镇痛和多模式镇痛。

一、术前阶段管理

临床术前准备措施主要包括术前宣教和术前用药等。大多数患者由于担心手术安全及术后疼痛等问题,常伴有不同程度的紧张、恐惧、焦虑等情绪,严重的焦虑可能会引起机体的应激反应,导致相关并发症发生率的增加。因此,ERAS理念强调个性化宣教,重视患者的心理指导,通过各种方式通俗易懂地讲解手术相关知识及围术期镇痛方法,缓解患者紧张、焦虑等情绪,减轻机体应激反应,促进手术的顺利进行和术后快速康复。咪达唑仑是目前常用的术前用药,可以缓解患者焦虑情绪及痛苦体

验,促进术后快速康复。近年来研究表明右美托咪定也能够缓解患者不良情绪并减轻术后疼痛。也有研究表明术前注射加巴喷丁、曲马多和塞来昔布也能够有效减轻术后疼痛。因此,术前给予适量镇静抗焦虑药及镇痛药可以有效改善术后疼痛,促进术后快速康复。

二、镇痛药物

临床常用镇痛药物包括局部麻醉药、非甾体抗炎药、对乙酰氨基酚、NMDA受体拮抗剂、α_2受体激动剂等。非甾体抗炎药(NSAIDs)中酮洛酸(ketorolac)作为辅助的镇痛药被证实有效,但在老年、肾功能不全及有胃出血史的患者中应慎用。值得注意的是临床工作中要特别注意NSAIDs所致的不良反应,其发生率高达25%。已有研究证实,对乙酰氨基酚和非甾体抗炎药联合镇痛效果优于单独用药,且可减少阿片类镇痛药物的使用。2017年我国疼痛管理专家共识指出,阿片类镇痛药或吗啡联合上述镇痛药可实现多靶点镇痛。此外也有临床试验证明联合口服抗惊厥药物普瑞巴林和抗抑郁药物度洛西汀也可减少疼痛和阿片类药物的使用。值得注意的是,上述镇痛药的联合使用目前尚不成熟,不同手术类型药物联合的选择及剂量等尚未形成规范,还需要更多临床数据加以探索。

三、胸段硬膜外镇痛

胸段硬膜外镇痛(thoracic epidural analgesia, TEA)是胸外科手术术后镇痛的"金标准",即术前经特定的胸椎间隙向硬膜外间隙内置管,可以单次或连续注射局麻药物来实现胸或腰的硬膜外镇痛,也可单独或联合给予阿片类药物,用以减少交感神经阻滞产生的低血压或运动神经减弱的可能性。临床实践证明,与传统静脉应用阿片类药物相比,胸外科术后TEA能够更好地缓解疼痛症状,降低低血压、呕吐等不良反应的发生率,降低心律失常、肺部感染、肺不张等围术期并发症的发生率,利于术后肺功能的恢复。然而TEA也存在局限性,如硬膜外血肿、尿潴留、低血压等并发症。胸部交感神经的广泛阻滞会造成心排血量明显下降和严重的低血压,硬膜外阻滞给药应该谨慎。

四、多模式镇痛

多模式镇痛(multimodal analgesia),即联合应用不同作用机制的镇痛药物,或不同的镇痛措施,通过多种机制产生镇痛作用,以获得更好的镇痛效果同时减少阿片类药物的使用。区域镇痛技术是多模式镇痛的基石,NSAIDs是多模式镇痛中的重要药物。阿片类药物和区域阻滞能够减弱中枢神经系统的疼痛信号,NSAIDs则主要作用于外周以抑制疼痛信号的触发为目的。通过应用区域神经阻滞技术和镇痛药物联合使用来控制术后疼痛,减轻围术期应激反应,使患者早期活动、早期恢复肠道营养、早期进行功能锻炼,实现快速康复。

(一)椎旁神经阻滞

研究表明对于开胸手术的患者,椎旁神经阻滞是一种与硬膜外镇痛同样有效的镇痛方法但是较少发生低血压。通常于手术前行神经阻滞,产生从$T_4 \sim T_9$的感觉神经阻滞。通过由麻醉医师术前经

皮肤置入或由外科医师手术中在关胸时直接放置的椎旁导管持续输注局麻药,实施术后镇痛。近年来经超声技术引导下神经阻滞成为热点技术,促进了椎旁阻滞的应用。与硬膜外镇痛相比,椎旁神经阻滞镇痛效果显著,且在术后24 h内镇痛效果更好,能够有效减少交感神经抑制导致的严重低血压等并发症。但是,椎旁神经阻滞也有其不足,如操作不当可引起气胸等,局麻药物可向颈部扩散致阻滞单侧交感神经而引起霍纳综合征表现。

(二)肋间神经阻滞

当连续胸段硬膜外镇痛或椎旁神经阻滞无法实施或无效时,可行肋间神经阻滞。阻滞范围通常为5个肋间:切口处及上下各两个肋间。但是肋间神经阻滞有可能增加术后神经病理性疼痛的发生,另一方面其镇痛效果也不稳定,限制了肋间神经阻滞的应用。

(三)前锯肌平面阻滞及竖脊肌平面阻滞

近年,前锯肌平面阻滞及竖脊肌平面阻滞逐渐应用于胸科手术中,并呈现出安全有效的镇痛效果。前锯肌平面阻滞(serratus anterior plane block, SAP block),即将探头放置在侧胸壁腋中线,进针至前锯肌与肋骨之间注射局麻药物,可以有效减轻肋骨骨折及胸科术后疼痛。与硬膜外镇痛相比,SAP阻滞能够很好地维持血流动力学稳定性,安全性更高,疼痛评分较低和吗啡总用量较少,术后早期在胸廓切开术没有明显的并发症。竖脊肌平面阻滞(erector spinae plane block, ESP block),该阻滞方法将超声探头纵向置于T_5棘突旁开3 cm水平,将局麻药物注射至竖脊肌深面。由于竖脊肌覆盖整个背部,因此ESP阻滞可以使得局麻药物在头尾方向广泛扩散并覆盖多个皮节感觉区域($T_2 \sim T_9$),因此可以达到充分全面的镇痛。临床研究均证实竖脊肌平面内置管持续阻滞能有效减少胸腔镜辅助下肺叶切除术后急性期疼痛。

(四)患者自控镇痛

患者自控镇痛(patient controlled analgesia, PCA)已被临床广泛认同,主要包括静脉PCA(PCIA)、硬膜外PCA(PCEA)、皮下PCA(PCSA)和外周神经阻滞PCA(PCNA)。根据不同的手术方式及范围选择不同的自控镇痛途径。此外随着技术应用的革新,在胸科手术后使用无线远程镇痛泵监控系统结合自控镇痛可以更好地进行围术期疼痛管理,提高患者依从性,有效减轻疼痛,促进术后快速康复。PCA治疗中应用的主要药物是阿片类镇痛药、低浓度局麻药及非阿片类镇痛药,还可以辅助一些镇静药、镇吐药。但是临床工作中应密切观察患者,注意和防范PCA不良反应,主要表现为恶心呕吐、尿潴留、锥体外系症状及皮肤瘙痒等。

术后镇痛是胸腔镜手术麻醉管理中不可或缺的重要组成部分。术后镇痛不仅可改善患者的呼吸功能,增加通气量,还有利于咳嗽、排痰,减少术后肺部并发症。因此强效、优化的术后镇痛模式可以缩短住院时间,减少住院费用,促进患者快速康复。SAP等新型的镇痛方法、多模式复合镇痛的应用等尚处于探索阶段,需要进行多中心大样本RCT研究找到针对不同患者的最优化术后镇痛模式。ERAS理念下疼痛管理实际上是一个系统工程,需要围术期一系列措施的不断优化,ERAS的各项临床措施和研究数据也有待进一步总结和完善,需要得到更多的循证医学证据的支持。

(刘美云 吕 欣)

参 考 文 献

［ 1 ］ Campos J H. An update on bronchial blockers during lung separation techniques in adults. Anesth Analg, 2003, 97(5): 1266－1274.

［ 2 ］ 米勒.米勒麻醉学：8版.邓小明,曾因明,黄宇光,等.主译.北京：北京大学医学出版社,2017.

［ 3 ］ 邓小明,姚尚龙,于布为.现代麻醉学：4版.北京：人民卫生出版社,2014.

［ 4 ］ 摩根.摩根临床麻醉学：5版.王天龙,刘进,熊利泽,等.主译.北京：北大医学出版社,2015.

［ 5 ］ Nestler C, Simon P, Petroff D, et al. Individualized positive end-expiratory pressure in obese patients during general anaesthesia: a randomized controlled clinical trial using electrical impedance tomography. Br J Anaesth, 2017, 119(6): 1194－1205.

［ 6 ］ Khaled M, Amany A, Zeinab K. Comparison between pressure-regulated volume-controlled and volume-controlled ventilation on oxygenation parameters, airway pressures, and immune modulation during thoracic surgery. J Cardiothorac Vasc Anesth, 2017, 31(5): 1760－1766.

［ 7 ］ Kaufmann K B, Stein L, Bogatyreva L, et al. Oesophageal Doppler guided goal-directed haemodynamic therapy in thoracic surgery-a single centre randomized parallel-arm trial. Br J Anaesth, 2017, 118(6): 852－861.

［ 8 ］ 代小探,宋平平,张百江.非气管插管在胸外科 VATS 中的应用.中国肺癌杂志,2016,19(5)：312－316.

［ 9 ］ Mehran R J, Martin L W, Baker C M, et al. Pain management in an Enhanced Recovery Pathway after thoracic surgical procedures. Ann Thorac Surg, 2016, 102: e595－e596.

［ 10 ］ Krediet A C, Moayeri N, van Geffen G J, et al. Different approaches to ultrasound-guided thoracic paravertebral block: an illustrated review. Anesthesiology, 2015, 123: 459－474.

［ 11 ］ Yeung J H, Gates S, Naidu B V, et al. Paravertebral block versus thoracic epidural for patients undergoing thoracotomy. Cochrane Database Syst Rev, 2016, 2: Cd009121.

［ 12 ］ Khalil A E, Abdallah N M, Bashandy G M, et al. Ultrasound-guided serratus anterior plane block versus thoracic epidural analgesia for thoracotomy pain. J Cardiothorac Vasc Anesth, 2017, 31: 152－158.

［ 13 ］ Scimia P, Basso Ricci E, Droghetti A, et al. The ultrasound-guided continuous erector spinae plane block for postoperative analgesia in video-assisted thoracoscopic lobectomy. Reg Anesth Pain Med, 2017, 42(4): 537.

［ 14 ］ Bayman E O, Parekh K R, Keech J, et al. A prospective study of chronic pain after thoracic surgery. Anesthesiology, 2017, 126(5): 938－951.

第62章
单肺通气和呼吸管理

单肺通气（one lung ventilation, OLV）是胸科麻醉的基本技术之一，其应用已经有60多年的历史，往前可以追溯到Carlen发明双腔管的年代。20世纪60年代，上海交通大学附属肺科医院与上海医用橡胶厂合作成功仿制Carlen双腔气管导管，并在全国各地应用于临床。单肺通气早期应用的目的主要在于隔离患侧肺，避免健侧肺被血液、呼吸道分泌物等污染。20世纪90年代以来，随着微创技术的迅猛发展，胸腔镜手术在临床上的比重日益增大，单肺通气的应用也更加广泛，常用于各种胸部手术操作中实现肺隔离和肺保护。非通气侧的肺萎陷可以减少外科操作引起肺组织牵拉所造成的肺损伤，同时提供更好的手术操作空间。在胸腔镜手术中，术侧的肺萎陷至关重要，单肺通气有助于提供更佳的外科手术视野。

第一节　单　肺　通　气

一、单肺通气适应证

单肺通气在临床上的绝对适应证主要包括：① 当一侧肺发生出血或肺部感染时，隔离患侧肺可以保护正常的对侧肺组织免受影响；② 当发生气管胸膜瘘正压通气困难时，单肺通气可防止病肺漏气，保证健侧肺实现正压通气；③ 一些涉及气管或总支气管的特殊手术，如肺袖型切除术或气管隆嵴切除术，肺泡蛋白沉积症需要支气管肺泡灌洗时，同样需要单肺通气肺隔离技术。单肺通气的相对适应证主要包括：术侧肺需要实现肺萎陷的手术操作，应用单肺通气可提供外科手术操作空间，如胸腔镜下的肺部手术、食管手术或纵隔手术等。一些微创心脏外科手术也会使用到单肺通气。

二、单肺通气的方法

临床上单肺通气肺隔离的方法很多，主要包括双腔支气管导管（以下简称双腔管）、支气管堵塞器、单腔支气管导管等。在这些方法中，临床上最常用的是双腔管和支气管堵塞器。

（一）双腔管

1. 双腔管（double lumen tube, DLT）的设计

目前常用的双腔管为Robertshaw双腔导管，由透明塑料（PVC）制成，"D"型管腔大而光滑，无小舌钩，有左、右型。外径型号有26（内径ID=4 mm）；28（ID=4.5 mm）、35（ID=5.0 mm）、37（ID=5.5 mm）、39（ID=6.0 mm）、41（ID=6.5 mm）几种。这种插管优点为：① 无小舌钩，插管容易；② 管腔为"D"型，易通过呼吸管；③ 支气管气囊为蓝色（图62-1），光纤维支气管镜定位识别方便；④ X线可显示导管位置；⑤ 透过透明塑料管可观察呼吸时湿化的气体在管腔内来回移动，清除气管分泌物时方便观察。

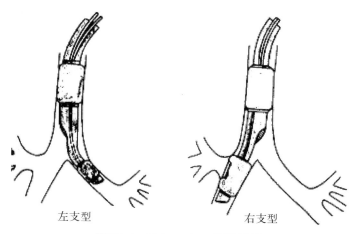

左支型　　　　　　　右支型

图62-1　Robertshaw双腔导管

从气管树的解剖而言，左总支气管与气管的夹角虽然较大，但由于左总支相对较长，支气管套囊充气时不容易阻塞左上叶开口，比较容易固定。相反，右主支气管与主气管夹角较小，插入比较方便，但由于右上叶支气管开口比较早，右总支到右上叶支气管之间的距离较短，因此右侧支气管在设计时，套囊被制作成特殊的形状S型，防止套囊充气时堵塞右上叶气管开口，同时套囊下有一个开口可对准右上叶支气管通气（图62-2），此外右上叶开口位置有3%～5%存在变异，开口于气管，需要注意观察CT片。由于这些解剖上的原因，右支双腔管相对左支而言，放置起来相对不容易准确到位，持续通气期间难以保证右侧所有肺叶的通气，所以一些医疗单位在大多数情况下选择放置左侧双腔管。但是，随着纤维支气管镜的普及，纤维支气管镜下定位越来越方便，右侧双腔管的定位也较以往更加方便和准确。

2. 双腔管的选择

一般认为，右侧开胸手术应选择左支双腔管，左侧开胸手术选择右支双腔管。但由于右侧双腔管常因解剖关系使右上叶通气不良或双肺不能有效分离，故左侧开胸在不涉及左主支气管时也可选左侧管。即使涉及左主支气管，部分病例仍可选左侧管，如左全肺切除时，可在离断左支气管前将双腔管退至总气道。一些特定情况

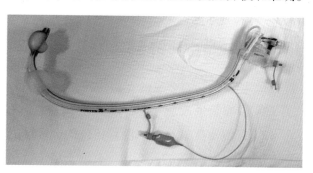

图62-2　右支双腔管实物图

下，如气管、支气管的通畅程度、狭窄、外压、成角等改变对双腔管的选择有重要影响。

常用双腔管的尺寸包括41F、39F、37F、35F、32F、28F。按气管内径测量值预先选定DLT型号的设想源自Mallinckrodt DLT管体外径值，左41 Fr DLT的管体外径为14～15 mm，导管支气管端外径为10.6 mm；左39 Fr DLT的管体外径和导管支气管端外径分别为13～14 mm和10.1 mm；左37 Fr DLT分别为13～14 mm和10.0 mm；左35 Fr DLT分别为12～13 mm和9.5 mm。双腔管大小的选择中，气管内径和拟插侧支气管内径值起着重要作用。对气管内径值的测定，以往研究认为与年龄和身高相关：气管内径值=0.032×年龄（岁）+0.072×身高（cm）-2.043。近些年一些研究表明，根据测量患者术前CT及三维成像下气管、隆突部位双侧支气管的内径值更有助于确定导管的大小。大量的临床实践表明，利用CT片针对患者个体选择双腔支气管导管的方法较为理想，其消除了由于个体差异所致的对导管选择的影响，并预知了可能的困难插管和困难到位。Eberle等（1999年）用CT三维成像测定了48例患者气管支气管的径值后亦认为患者的体形与支气管大小的相关性差（r<0.5），利用身高和年龄选择双腔管的方法比较粗糙。48例患者中有11例选择的导管与利用CT选择的不一致，而利用CT选择的双腔管更适合患者个体，具有如下优点：① 纤维支气管镜证实更为合适；② 套囊大小恰当；③ 完全的肺分隔。故推荐据CT等术前检查结果，针对患者个体选择双腔管。由于支气管径值/气管径值比值变异较大，实际工作中难于选择既最适合于气管又最适合支气管的双腔管，故选择双腔支气管导管大小时，主要看拟插侧支气管的内径。目前男性基本选择37F或35F双腔管，女性选择35F双腔管，部分亚洲矮小女性，可能需要选择32F或28F双腔管，对于这些特殊体型的患者，术前应根据CT影像片中的测量结果进行选择，避免导管过粗无法插管或反复插管，增加气道和咽喉并发症的发生。

3. 双腔管的深度选择

双腔管除了尺寸的选择，还要考虑插入的深度。Brodsky等通过对101例应用Mallinckrodt左DLT的观测，认为患者身高与DLT适合插入深度高度相关，男性插管深度（cm）=0.11×身高（cm）+10.53，女性插管深度（cm）=0.11×身高（cm）+10.94，并认为身高170 cm的患者平均插管深度为29 cm，身高每增加或减少10 cm，平均插管深度增加或减少1 cm。Bahk等认为Mallinckrodt左DLT插管深度与患者的身高和颈长（平卧位时胸锁乳突肌的长度）有关。通过对65例成年患者的观测，获得二元回归方程，左DLT适合插管深度（cm）=6.88+0.09×身高（cm）+0.46×颈长（cm）。这些双腔管深度的选择公式与实际的深度还是存在一些差距，目前临床上判断深度主要是根据听诊或在纤维支气管镜下进行。理性的左支双腔管的深度，是纤维支气管镜下支气管套囊位于左总支，且不堵塞左上叶的开口；而右支双腔管，支气管套囊位于右总支之下，不堵塞右上叶开口，且套囊远端的小孔正对右上叶开口。

4. 双腔管的放置

双腔支气管插管前，需要准备间接喉镜或可视喉镜，几种不同尺寸的双腔支气管导管，纤维支气管镜等器械。

（1）插管前检查套囊的完整性，润滑管腔远端四周。

（2）双腔管进入总气道后，逆时针向左或向右旋转90°即可插入左总支气管或右总支气管。

（3）纤维支气管镜是双腔管定位的金标准，在没有纤维支气管镜的单位，听诊、联合观察气道压力和呼气末二氧化碳的改变均可有助于定位。

（4）纤维支气管镜检查前，镜身从主管进入，观察支气管远端在隆突部位的深浅、鉴别左右方向；

然后从支气管管腔进入,观察套囊在支气管内有无过深堵塞上叶支气管。听诊法鉴别时,首先夹闭非通气侧,鉴别双腔管有无左右方向插反;方向确定好后,听诊下肺呼吸音清晰后,在上肺区域听诊,当上肺区域的呼吸音接近于下肺呼吸音时,基本位置即可确定。当然也存在左侧双腔管插入右中间支的情况,这时就需要纤维支气管镜以准确定位。由于解剖上角度的关系,左侧双腔管插管时,可能会遇到误入右侧支气管的情况,可以采用手法复位或纤维支气管镜下调整。手法复位时,将气囊放空,双腔管刻度退至总气道,将患者头部转向右侧,用手压迫患者颈部气管向右侧,将双腔管向左置入左侧支气管。

（二）支气管堵塞器

尽管双腔支气管在临床上应用广泛,但是由于其外径较粗,有效管腔较小,材质较硬,可选择型号较少,因此在困难气道患者,双腔管插管成功率偏低,较细的导管插管后气道压偏高。支气管堵塞器与单腔气管导管配合用于肺隔离,具有微创、术后入ICU患者不需要换管等优势,适用于困难气道、小儿单肺通气、选择性肺段阻塞等患者。目前使用比较广泛的是Coopdech支气管堵塞器。

1. 支气管堵塞器的设计

Coopdech支气管堵塞器长65 cm,外径2 mm,中间有可用于供氧、吸引、高频通气和排出封堵肺内气体的细小管腔,远端为一个椭圆形低压高容型套囊,对支气管黏膜损伤较轻,有一多开口气道连接器在其近端,可分别与吸引装置、单腔气管导管、纤维支气管镜和供气装置相连。其远端3 cm呈135°弯曲,可导引封堵器进入目标支气管,以达到堵塞单个肺叶或肺段的目的(图62-3,图62-4)。

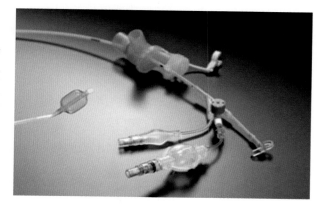

图62-3 支气管堵塞器实物图

2. 支气管堵塞器的放置

Coopdech支气管堵塞器在纤维支气管镜辅助下插管定位更准确、方便、安全,可以精确定位至肺叶支气管,实施肺萎陷,提供良好的手术视野。尤其是在左进胸手术,应用支气管封堵器更有优势。

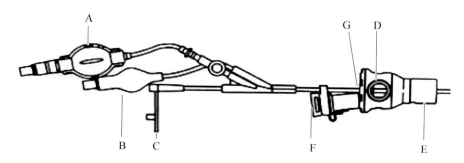

图62-4 支气管堵塞器结构说明图

A. 自动充气气囊:储存经注射器预充在专用充气囊里的气体;B. 指示气囊及放气:检查远端气囊的充气程度,并可充盈或抽取囊内气体;C. 吸引口:用于给萎陷肺供氧,排气和吸引分泌物;D. 气管导管标准接口;E. 封闭支气管导管入口:封闭支气管导管垂直插入接口连接器,使导管尖端和球囊易转动变换方向,同时确保导管上下活动时保持封闭;F. 纤维支气管镜插入接口:纤维支气管镜由此插入进行检查;G. 通风孔。

在右进胸的手术中,放置支气管堵塞器时要注意封堵器套囊的位置,过浅不能阻塞右侧肺叶;套囊过深时,则会出现右中下叶阻塞萎陷,右上叶通气的情况。对于未配备纤维支气管镜的医疗单位,采用听诊的方法放置也可达到满意的单肺通气的效果。

支气管封堵器适应证较为广泛,术中需要单肺通气的患者均可考虑使用,尤其是困难插管或儿童气管管径狭小的患者更为适用。但由于支气管堵塞器中间导管管腔比较细,对于分泌物的吸引比较困难,湿肺和大咯血是其相对禁忌证。同时,如果存在解剖结构异常,譬如右上叶开口在隆突上时,堵塞器的放置也存在困难。

支气管封堵器置入相对简单:① 首先,置入8#单腔气管导管(尽可能插入较粗的单腔气管导管);② 套囊充气,测试套囊的密封完整性,然后放空套囊至完全空瘪,套囊表面涂上石蜡油或润滑剂以避免套囊通过气管导管时破裂或破损;③ 经单腔气管导管插入阻塞导管;④ 纤维支气管镜下观察套囊所在的方向和深浅,将套囊充气(纤维支气管镜下气囊位于气管隆嵴下至少1 cm);⑤ 在没有纤维支气管镜的单位,应仔细进行双肺听诊,通过观察封堵支气管前后麻醉机气道压力的变化来判断支气管封堵器的位置是否恰当;⑥ 摆放患者体位或术中手术操作牵拉左右支气管时,可能会造成堵塞器套囊移位,需要重新进行纤维支气管镜的定位。

需要提醒的一点是,支气管堵塞器在通过单腔气管导管的过程中可能会遇到阻力,这时堵塞器可能进入了单腔管的Murphy孔。单腔气管导管的远端,套囊以下靠近末端0.5 cm的地方,有一个小孔,称为Murphy孔。当单腔管末端斜面开口向左时,Murphy孔朝向右边。堵塞器如果误插入Murphy孔,可能会遇到阻力。这时需要将堵塞器后退,然后反方向插入,直到无阻力为止。

手术开始进胸前,将呼吸机与气管导管暂时脱开,抽瘪支气管堵塞器套囊,打开封堵器吸引口,接负压吸引器持续吸引1～2 min,抽出患侧肺气体或分泌物,以达到使术侧肺快速萎陷的目的。进胸后连接呼吸机正压通气。

3. 支气管封堵器的临床应用

(1)肺部手术 支气管封堵器联合单腔气管导管在肺部手术中的应用,可降低术后咽喉疼痛、声音嘶哑、声带损伤及喉头水肿的发生率,提供有效的术中通气,减少并发症的发生。相对双腔管,支气管封堵器在单肺通气时,对呼吸道力学参数的影响更小,气道峰压和平均压更低,避免了部分肺叶通气,从而改善了单肺通气期间的氧合。同时,支气管封堵器在选择性肺叶隔离通气时可以精确合理控制肺叶隔离。支气管封堵器还可用于胸腔镜下的肺大疱切除术,大咯血窒息中的抢救,儿童患者肺部手术的单肺通气等。

(2)食管手术 食管手术也会经常使用到支气管封堵器。食管手术中最常见为食管癌切除手术,尤其是近年来,微创腔镜下食管癌手术日益增多,胸腔镜下游离食管及周围组织时,需要进行单肺通气以提供良好的手术视野。手术操作清扫隆突及左右支气管周围的淋巴结时,使用支气管封堵器更有利于手术操作,尽管可能会造成套囊移位。在右进胸操作时,支气管封堵器套囊应放置在右总支水平,当右上叶开口异常时,可能影响支气管封堵器的放置,这时使用左支的双腔管可能更有优势。

(3)困难气道患者 支气管封堵器在困难气道时具有更多的优势。需要隔离双肺且明显存在气管插管困难时,最好在清醒状态下由纤维支气管镜引导插入单腔管,然后经单腔管插入气管封堵器。对于单腔气管导管插管困难的患者,还可以考虑先放置喉罩,再放置支气管封堵器。不同类型的喉罩

均可应用,I-gel喉罩和Supreme喉罩联合Coopdech支气管封堵器用于单肺通气时,气道密封性好,通气效果好,拔除后不良反应少。

（4）儿童患者　支气管封堵器在儿童胸外科手术需要单肺通气时也比较适用。由于双腔管导管外径较粗,形状特殊,质地较硬,且导管型号选择较少,限制了它在小儿中的应用。最小型号的Rusch双腔管为26F,只能用于8岁以上的儿童。28F和32F的Mallinckrodt双腔管适合于10岁以上儿童。Tobias认为26F双腔管对于体重小于30～35 kg或年龄小于8～10岁儿童不大适用。Coopdech支气管封堵器作为一种简易支气管封堵器,它利用气囊阻塞术侧主气管的方法来实施单肺通气,在气管导管口径选择上有较大余地,6.5号单腔导管就可置入封堵器,对患者生理干扰小,可减少咽喉肿痛、术后呛咳及喉水肿的发生。

（三）单腔支气管导管及其他策略

单腔支气管插管:有左、右支气管导管,可插入健侧支气管内,气囊充气后行健侧通气。优点是可用于儿童的单肺通气,例如无适宜的双腔支气管导管或支气管阻塞导管可供选用时。主要局限性:当插入右支气管时,可能引起右上肺叶支气管开口堵塞;正确定位较难,且病侧肺在手术后清除分泌物时易引起分泌物堵塞气道的危险。由于技术上难于达到精确定位,现已较少使用。

除了双腔管和支气管封堵器,临床上对于一些特殊情况,如婴幼儿患者或只能插入较细单腔管的患者,术中需要单肺通气时,可将单腔气管导管插入健侧主支气管,使得患侧肺萎缩。优点:操作技术简单,导管型号齐全,管腔较大,通气阻力低,不需要其他设备,只需要支纤镜定位或者听诊定位。但应用带套囊的单腔管插管时,导管前端到套囊尾端的距离要比主支气管长度小,以便套囊在支气管内。由于套囊会增加导管的外径,支气管内经比气管要小,2岁及以上的儿童建议使用带套囊的单腔管,选择比常规号码小1号到半号的导管。带套囊的导管可以防止术侧肺通气,预防污染健侧肺。缺点:① 左侧插管不易成功;② 导管插入右主支气管时,套囊充气后易阻塞右肺上叶开口;③ 非通气侧无法吸引和通气,当导管退入气管时,患儿分泌物和血液可涌入健侧支气管。

在一些涉及隆突、左总支气管或右总支气管的气道手术,术中需要单肺通气时,可以通过台上气管插管的方法来实施。台上操作时,插入单腔气管导管,连接加长导管或消毒的螺纹管进行通气。

第二节　呼　吸　管　理

随着医学技术的不断发展,对于胸外科手术的关注点逐渐从治疗层面转变为整体康复层面。围术期麻醉管理在加速康复中起着至关重要的作用,近年来以减轻围术期肺损伤、加强呼吸管理为代表的综合性加速康复措施应用于临床,促进了胸科手术患者的恢复。

胸科麻醉中,呼吸管理对麻醉医师是很大的挑战。单肺通气（one lung ventilation, OLV）是胸科手术常用的方法,不仅能够为手术提供良好的术野,还可防止患侧肺的分泌物或血液流入健侧肺,确保呼吸道通畅的同时避免了交叉感染和病灶扩散。然而,OLV也是诱发或加重肺损伤的主要原因之一,其机制比较复杂。术侧肺的萎陷和健侧肺的通气可诱发一系列炎性反应。健侧肺即通气侧肺处

于高灌注状态,接受绝大部分的心排血量;机械通气也可导致通气侧肺损伤,譬如容量伤、压力伤、生物伤等一系列综合因素导致的肺损伤。操作侧肺即萎陷肺,有暴露于缺血/再灌注损伤的风险,以及由于切除、再复张导致的应激反应的增加。因此,肺部手术后患者肺功能可能会受损,而急性肺损伤可减少肺顺应性,导致低氧血症,增加炎性因子的释放。

肺保护性通气策略是指机械通气时在维持适当氧合和机体基本氧供的前提下,尽量减少机械通气相关性肺损伤的发生,以保护和改善肺功能、促进病变肺的恢复、降低死亡率。通过加强OLV期间呼吸管理、肺功能保护策略,减轻肺损伤、加速肺功能恢复越来越受到人们的关注。

近些年来,随着手术技术的进步,微创手术的开展,胸外科手术对单肺通气期间肺萎陷的程度和时间要求也越来越高。单肺通气后快速、完全的肺萎陷成为对麻醉医师新的要求。我们将从保护性肺通气策略和加速肺萎陷两个方面阐述单肺通气期间的呼吸管理。

一、保护性肺通气

(一)通气方式

容量控制(VCV)模式是临床麻醉中最常用的通气模式,在吸气相呼吸机向患者送气的过程中流量逐渐增大,气道压力也逐步上升,直到在设定的时间内达到设定的潮气量转换成呼气相。在吸气相中随着气流和气道压力的逐步提升,小气道和肺泡逐步膨胀,但是顺应性高的肺泡组织由于阻力低而能获得更多的通气;在OLV时顺应性高的肺泡组织获得的通气量可能高于双肺通气时的2倍以上,使顺应性高的肺泡组织过度膨胀,容易发生肺部损伤。临床上VCV模式时,常设定双肺通气时潮气量6～8 ml/kg,呼吸频率12～14次/min,监测气道峰压宜<20 cmH_2O;单肺通气时潮气量和呼吸频率不变,监测气道气道峰压宜<25 cmH_2O,通气功能障碍者气道峰压<30 cmH_2O。

PCV模式时吸气气流不变,气道压力逐渐增高,直到达气道峰压值。PCV模式具有其特定的优点,它可以提供更合适的吸气流量,迅速达到并维持设定的气道压。PCV产生的吸气气流逐渐减小,气道峰压相对较低,从理论上来说,潮气量的分布在所有的肺组织更加均匀一致,从而增加了静态肺顺应性和动态肺顺应性,改善了氧合,减少了肺内的无效腔。一般在双肺通气时气道压力设定不超过25 cmH_2O,单肺通气时气道压力设定不超过30 cmH_2O,肥胖患者可以适当放宽指征。

压力控制-容量保证(PCV-VG)模式在通气过程中会连续测定肺顺应性和气道阻力,根据其力学变化自动调整送气流速和气道压力水平保证潮气量。PCV-VG的独特之处是在确保预先设置的潮气量参数的基础上,呼吸机能自动调节吸气压力水平,使气道压尽可能降低,以减少正压通气的容量伤和气压伤。在确保潮气量的前提下,呼吸机通过自动连续测定胸廓肺顺应性和容积压力关系,反馈下一次通气时的吸气压力水平,使气道压力尽可能降低。PCV-VG模式在吸气相是递减气流,在吸气初气道压力就到达最大值并且一直维持在整个吸气相,小气道和肺泡组织能在最短的时间里得到开放,各个小气道和肺泡之间压力相等,使顺应性低的组织也能得到一定量的通气,整个吸气相气道压力为一个平台,更有利于氧的弥散。PCV-VG模式OLV期间气道峰压降低,而肺顺应性增高,术中和术后的肺损伤指标IL-6和TNF-α更低。PCV-VG模式较VCV模式在改善呼吸动力学、保护肺方面具有更高的优势。

（二）吸入氧浓度

根据上海市胸科医院的经验，推荐采用"三段式"的氧浓度控制策略：① 在手术早期双肺通气阶段可以采用纯氧通气，以便手术开始后单肺通气时加速非通气侧肺萎陷；② 术中单肺通气维持阶段则应避免长时间吸入纯氧（一般建议单肺通气吸入氧浓度<80%）；③ 手术后期肺复张后双肺通气则推荐选用吸入氧浓度<60%加用5～7 cmH_2O的CPAP防止肺萎陷、肺不张。单肺通气中出现低氧血症时，首先检查支气管导管的位置，气管导管的移位往往是低氧血症的首要原因；必要时通气侧肺可以加用5 cmH_2O的CPAP，有低氧风险的非通气侧可以加用CPAP或高频喷射通气（3.75～6.00 mmHg、100次/min）；如果术中出现SpO_2明显下降低于85%时，应增加吸入氧浓度为纯氧。

（三）适宜的潮气量和PEEP

肺保护性通气策略，其核心内容是小潮气量和最佳PEEP的应用。一般认为保护性肺通气中，使用4～6 ml/kg的小潮气量。小潮气量通气可减少气道峰压和平台压，但近年有一些研究表明，小潮气量在减少肺泡容量伤和生物伤的同时，可能会由于低通气量造成肺不张的发生，反而降低氧合。有部分研究甚至认为OLV时应用小潮气量（6 ml/kg）和PEEP（5 cmH_2O）的通气模式并不优于单独应用大潮气量（9 ml/kg）的通气模式。

适宜的PEEP使肺处于良好的开放状态，带来理想的气体交换、气体交换所需的最小气道压力、较低的肺内分流、最小的血流动力学不良反应，使肺泡开启和闭合之间的剪切力最小化，更接近正常肺的状态。大多数患者一般可按经验给予3～10 cmH_2O的PEEP，一般从低水平开始，逐渐上调，尽量使平台压不超过30～35 cmH_2O。然而近年来关于最佳PEEP的研究仍没有定论。在氧合方面5 cmH_2O和10 cmH_2O的PEEP并没有差别，但是15 cmH_2O的PEEP却因为过高的压力增加肺内分流反而降低了氧合。另一些研究证明4～5 cmH_2O的PEEP能够提高氧合，但是8～10 cmH_2O不能继续增加氧合，有时反而使其降低。

对于OLV患者，单独应用小潮气量（6 ml/kg）通气会降低肺顺应性；小潮气量（6 ml/kg）联合应用较大的PEEP（10 cmH_2O）的通气模式能明显提高肺顺应性，且不会产生过高的气道峰压。以上的研究和争议一直存在，目前尚无定论，临床选择时应当注意个体化。上海交通大学附属胸科医院的经验是推荐单肺通气时采用6 ml/kg小潮气量和4 cmH_2O PEEP的通气模式，可以获得较好的呼吸动力学参数和肺内通气分布。

（四）非通气侧连续气道正压通气（CPAP）

单肺通气时，非通气肺应用适度的持续正压通气（CPAP）已被证明是一种非常有效的治疗单肺通气期间低氧血症的方法。只要双腔管位置正确，低水平的CPAP纠正严重低氧血症（动脉氧分压小于49.875 mmHg）的有效率达95%。对非通气肺采用3.75～7.5 mmHg的CPAP，这种水平的CPAP既能改善单肺通气期间的氧合，又不会影响血流动力学稳定和手术操作；在胸腔镜手术操作时，由于长时间胸内操作时吸引的使用，对非通气侧肺使用过高的CPAP非但不能进一步增加氧合，反而可能会导致肺膨胀，影响手术操作。因此首选给予低水平的CPAP。其机制可能是通过增加非通气侧肺的通气，从而改善非通气侧的氧合；同时增加非通气侧肺的血管阻力，使更多的血流转移到通气侧肺，进

行有效氧合。

（五）肺复张手法

单肺通气时间过长时，应使萎陷肺间歇通气。Downs等报道，开放肺策略最初需要设定PEEP为30 cmH$_2$O，然后调节以维持最大的肺顺应性。临床上建议，单肺通气时每通气30 min，扩张萎陷的肺，维持气道峰压大于35 cmH$_2$O持续7～10 s；而萎陷侧肺完成手术主要步骤后，经典的复张方法是维持大约35 cmH$_2$O的持续压力作用30 s以上以膨胀肺组织，但实际操作时可能对循环有一定影响，对于不能达到膨肺时间的可以采用分次膨肺或应用PEEP的方法来补偿，譬如35 cmH$_2$O压力持续10～20 s，连续两次。复张时，应将吸入氧浓度降低到50%以下，肺复张后给予6～8 cmH$_2$O的PEEP，维持小气道的开放。

（六）允许性高碳酸血症

高潮气量或高气道压可能造成患者容量伤、压力伤，进而引发肺泡生物伤的发生。因此，允许性高碳酸血症在单肺通气的呼吸管理中也成为保护性肺通气策略的重要因素。临床和动物实验均表明允许性高碳酸血症在减轻肺损伤方面的益处。在肺叶切除术患者单肺通气期间，使用允许性高碳酸血症可抑制局部或全身炎性因子的释放，降低气道平台压，改善肺动态顺应性。允许性高碳酸血症可降低外周血管阻力，增加心搏指数和肺血管阻力，患者术前存在肺动脉高压、颅内压增高时应慎重使用。临床上推荐允许性高碳酸血症时，维持动脉血中二氧化碳分压在50～70 mmHg。

二、快速肺萎陷

微创手术的开展使得术者对非操作侧肺萎陷的质量要求越来越高。高质量的肺萎陷可以为手术操纵提供更大的操作空间及更佳的手术视野。肺萎陷作为一种自然过程，一般经历两个阶段。第一个阶段为快速萎陷阶段，在这一阶段，当术侧肺停止通气后，随着大气进入胸膜腔，非通气侧肺由于自身的弹性回缩力迅速出现肺萎陷，这一阶段维持1 min左右。随着肺快速萎陷，小气道开始关闭，第二阶段的缓慢肺萎陷开始。这一阶段主要是由于肺停止膨胀后，气体缓慢吸收和扩散。总的来说，从自然进程上，肺萎陷平均要经历15～20 min。

如果在胸膜腔通大气前阻断非通气侧肺，会由于对侧肺的呼吸运动使非通气侧肺产生"被动通气"，这时可能会有65～265 ml的气体进入非通气侧肺，从而使肺萎陷不全。因此，不建议在胸膜腔通大气前提前阻断非通气侧支气管。

研究表明，双肺通气时吸入不同的混合气体可加速或延迟肺萎陷过程，从而改善或影响单肺通气时的手术条件。双肺通气时吸入三种不同的混合气体对单肺通气时肺萎陷和氧合的影响：空气/氧气（FiO$_2$=0.4）、氧化亚氮（N$_2$O）/氧气（FiO$_2$=0.4）、氧气（FiO$_2$=1.0）。结果发现双肺通气时混合吸入空气可延迟单肺通气时的肺萎陷，而混合吸入氧化亚氮则可加速肺萎陷。吸入纯氧组的动脉氧合仅在单肺通气开始10 min内显著改善，之后各组间的平均PaO$_2$无显著性差异。因此双肺通气时去除肺内的氮气是改善单肺通气时手术条件的一项重要策略。单肺通气前，双肺通气时吸入纯氧或吸入氧化亚氮与氧气的混合气时，可以加速肺萎陷，而对单肺通气的氧合并没有明显的不利影响，而吸入空气

与氧气的混合气体,可延迟肺萎陷。

除了吸入不同的气体,"断开连接"策略也同样能加速肺萎陷。上海胸科医院的一项临床研究表明,在单肺通气前,将双腔管与呼吸机暂时断开2 min,抽空支气管气囊,可加速肺萎陷,从切皮开始平均肺萎陷的20 min加快到达到完全肺萎陷15 min,显著提高术者对肺萎陷的满意度,且不会影响氧合。

当然,在气道存在分泌物或血液的时候也会影响肺萎陷的时间。在双腔管定位准确后,完善的气道吸引也很重要,可以维持气道的通畅。

三、单肺通气期间的低氧血症

单肺通气期间,除了要维持良好的肺萎陷,改善外科手术视野,维持单肺通气期间良好的动脉氧合及防治低氧血症也很重要。OLV期间,氧饱和度的最低限没有一个被普遍接受的数值,但建议脉搏氧饱和度应高于或等于90%。对于缺氧高风险的患者,譬如冠心病或脑血管疾病的患者,以及携氧能力受限的患者,如贫血、心肺储备低的患者,其最低可耐受的氧饱和度应更高。

单肺通气期间发生低氧血症的原因主要是由于全身麻醉下单肺通气期间肺通气与肺血流不匹配所致。常见原因是双腔管或阻塞导管定位不佳,支气管远端置入过深,导致部分肺叶存在通气不足所致。目前随着各医疗单位电子纤维支气管镜的普及应用,双腔管定位困难的情况日益减少。加强对纤维支气管镜下双腔管的学习使用非常重要。纤维支气管镜观察时,双腔管主支及支气管侧均应逐一查看,保证正确的插管方向和适宜的插管深度。经过良好的定位可预防绝大多数单肺通气期间低氧血症的发生;其次,在单肺通气时,非通气侧肺处于肺萎陷状态,但非通气侧肺组织仍有血流通过,造成这部分血流没有经过气体交换而进入循环,产生静脉血掺杂。而通气侧肺虽然有血流通过,但由于存在侧卧位及全身麻醉后肌肉松弛膈肌上抬的影响,往往通气侧肺组织有所下降,这样也会因通气血流不匹配从而导致氧合不佳的发生。

在一般情况下,人体内存在低氧性肺血管收缩(hypoxic pulmonary vasoconstriction, HPV)的内在调节机制。HPV是控制OLV期间血流重新分布的一个因素。当肺泡氧分压降低时,刺激前毛细血管阻力增加和肺血管收缩,经一氧化碳途径或抑制环氧化酶合成,使肺血管反应性收缩,将血液转移到氧合程度更好的肺组织,从而优化通气/灌注匹配和全身性氧输送。在这一环节,线粒体—钾通道—电压门控钙通道起到了关键作用。在单肺通气时,HPV可减少通向萎陷侧肺组织的血流,从而减少低氧血症的发生。COPD、脓毒症等病理状态,以及氧化亚氮、一些血管扩张药物,都会损害HPV。OLV期间,全凭静脉麻醉与1 MAC的吸入麻醉药的氧合相比,在临床上没有明显差异。

过去,OLV期间低氧血症的发生率很高,近些年随着纤维支气管镜的广泛使用和肺保护通气的开展,OLV期间低氧血症的发生率不足1%。基于以上原因,当单肺通气前,保证准确的纤维支气管镜定位是预防低氧血症发生的关键一步。当然,体位变动、术中手术操作也可能导致双腔管或阻塞导管远端气囊移位,需要进行重新定位检查。下面,我们将就单肺通气发生低氧血症的处理做一介绍。在单肺通气期间一旦发生低氧血症:① 首先应确保氧合安全。迅速调整为纯氧通气,当脉搏血氧饱和度快速降低不能维持时,与台上外科医师沟通后重新行双肺通气。② 待脉搏血氧饱和度恢复到100%,气道分泌物吸引后,使用纤维支气管镜重新进行定位。③ 经过上述处理,绝大多数低氧血症可

得到有效纠治。如果仍不能维持,可使用肺保护通气策略,非通气侧肺给予2～5 cmH$_2$O的CPAP(注意CPAP氧气流量应在5 L/min左右,过低不能达到设定压力)。当对非通气侧肺进行CPAP通气时,有一个需要观察的重要警示,那就是CPAP必须应用于完全膨胀(已补偿)的肺才有效。肺膨胀不全区域的开放压大于20 cmH$_2$O,对这些区域简单地给予5～10 cmH$_2$O的CPAP不能使之恢复膨胀。当CPAP应用于一个完全膨胀的肺时,可以使用低水平的CPAP即1～2 cmH$_2$O,非通气侧过高的CPAP压力可导致肺膨胀过度影响手术进程。通气侧肺应用补偿手法,使肺不张得到救治,然后通气侧肺可给予5～8 cmH$_2$O的PEEP,促进通气侧肺的肺泡全部开放。④ 当以上所有措施都不能改善低氧血症时,应采用小潮气量双肺通气或对非通气侧肺进行高频正压通气。停用一些血管扩张药及高剂量的吸入麻醉药。

(邱郁薇　吴镜湘)

参 考 文 献

[1] Bernasconi F, Piccioni F. One-lung ventilation for thoracic surgery: current perspectives. Tumori, 2017, 103(6): 495−503.

[2] 李明星.双腔支气管导管选择.临床麻醉学杂志,2005,21(12): 866−867.

[3] Eberle B, Weiler N, Vogel N, et al. Computed tomography-based tracheobronchial image reconstruction allows selection of the individually appropriate double-lumen tube size. J Cardiothorac Vasc Anesth, 1999, 13(5): 532−537.

[4] Zani G, Stefano M, Tommaso B F, et al. How clinical experience leads anesthetists in the choice of double-lumen tube size. J Clin Anesth, 2016, 32: 1−3.

[5] Brodsky J B, Macario A, Mark J B. Tracheal diameter predicts double-lumen tube size: a method for selecting left double-lumen tubes. Anesth Analg, 1996, 82(4): 861−864.

[6] Yoon T G, Chang H W, Ryu H G, et al. Use of a neck brace minimizes double-lumen tube displacement during patient positioning. Can J Anaesth, 2005, 52(4): 413−417.

[7] Falzon D, Alston R P, Coley E, et al. Lung isolation for thoracic surgery: from inception to evidence-based. J Cardiothorac Vasc Anesth, 2017, 31(3): 678−693.

[8] 刘国,王忠慧.Coopdech支气管封堵器在单肺通气中的临床应用进展.医学综述.2017,23(8): 1563−1564.

[9] 肖婷,屈双权.小儿单肺通气技术新进展.临床小儿外科杂志.2016,15(6): 625−628.

[10] Bender S P, Anderson E P, Hieronimus R I, et al. One-lung ventilation and acute lung injury. Int Anesthesiol Clin, 2018, 56(1): 88−106.

[11] Song S Y, Jung J Y, Cho M S, et al. Volume-controlled versus pressure-controlled ventilation-volume guaranteed mode during one-lung ventilation. Korean J Anesthesiol, 2014, 67(4): 258−263.

[12] Spadaro S, Grasso S, Karbing D S, et al. Physiologic evaluation of ventilation perfusion mismatch and respiratory mechanics at different positive end-expiratory pressure in patients undergoing protective one-lung ventilation. Anesthesiology, 2018, 128(3): 531−538.

[13] Gao S, Zhang Z, Brunelli A, et al. The Society for Translational Medicine: clinical practice guidelines for mechanical ventilation management for patients undergoing lobectomy. J Thorac Dis, 2017, 9(9): 3246−3254.

[14] Downs J B, Robinson L A, Steighner M L, et al. Open lung ventilation optimizes pulmonary function during lung surgery. J Surg Res, 2014, 192(2): 242−249.

[15] Li Q, Zhang X, Wu J, et al. Two-minute disconnection technique with a double-lumen tube to speed the collapse of the non-ventilated lung for one-lung ventilation in thoracoscopic surgery. BMC Anesthesiol, 2017, 17(1): 80.

第63章
腹腔镜手术与麻醉

近30年来兴起的微创治疗,大大丰富了外科疾病的治疗手段。腹腔镜的应用起于20世纪70年代初期,用于多种妇产科疾病的诊断和治疗,80年代末开始用于胆囊切除。其操作简单,所需时间短暂,术后恢复期短,住院时间短,术后疼痛时间减少。随着仪器设备的改进,特别是光学传导系统的改进,腹腔镜技术迅速发展,临床应用日益广泛,现已成为现代外科学的一门新的分支学科。与开腹手术相比,腹腔镜很快显示出多种优势,并具有较好的维持内环境稳定的特点。目前,腹腔镜已经广泛应用于胃肠(如结肠、胃、脾和肝手术)、妇产科(如子宫切除术)、泌尿科(如肾切除和前列腺切除术)和血管外科(如主动脉)等领域。与此同时,腹腔镜检查也大大提高了临床诊断水平。腹腔镜技术的开展为解除患者的痛苦提供了新的有效的治疗手段。

腹腔镜手术需要在气腹状态下施行,并需将患者置于特殊体位,这可能导致机体病理生理改变,所以必须清醒认识腹内压(intra-abdominal pressure, IAP)增加对机体病理生理的不良影响,并在术前对此做出正确的评价和进行相应的准备,设法阻止或减轻这些异常改变所带来的不良后果。本章将通过介绍腹腔镜手术对机体的病理生理影响以及可能的并发症,探讨其麻醉选择及围术期的管理要点。

第一节　腹腔镜手术的病理生理学

腹腔镜手术的特点之一是需在腹腔内注入气体造成人工气腹。目前临床上使用最广泛的是二氧化碳气体。造成气腹的速度、压力、二氧化碳气体的吸收以及术中体位的改变等均可引起生理功能的变化。

一、对循环系统的影响

(一)气腹压力的影响

腹内压的增加主要会对周围血管阻力、静脉回流以及心脏功能这三方面产生影响。① 腹内压 <20 mmHg时,中心静脉压升高,周围血管阻力增高,心排血量和平均动脉压上升,表明下腔静脉及腹腔内脏血管受压,静脉回流增加。② 腹内压 >20 mmHg时,腹腔内脏血管及下腔静脉回流受阻,回心血量减少,致心排血量下降。同时腹腔内持续正压可使膈肌上移,胸膜腔内压增高,继而回心血量更加减少,心排血量下降,也可影响心脏舒张功能(图63-1)。此外,腹腔快速充气时,由于腹膜受牵

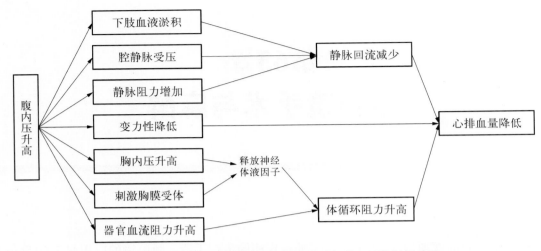

图63-1　腹腔镜气腹中导致心排血量降低的不同机制概略图

拉感受器过度牵拉刺激,迷走神经兴奋可减慢心率乃至诱发室性期前收缩等心律失常,对已合并心脏疾患的患者可诱发心肌缺血、心肌梗死和心力衰竭。

(二)体位改变的影响

在手术操作过程中往往需要改变患者体位以适应手术需要,而往往以头低足高位为多。头低足高位可使回心血量增加,导致中心静脉压升高,心排血量增加,上半身血管内压升高,骨盆脏器的跨壁压降低。并进一步使得膈肌上移,致使肺内通气/血流比值失调,心脑血管循环系统紊乱。头高位时则相反,回心血量减少,心排血量和平均动脉压下降,身体斜度越大,对心排血量的影响就越大。

(三)二氧化碳吸收和动脉血二氧化碳分压对循环的影响

二氧化碳由于对腹腔表面相对无害及在血液中溶解度高而用于腹腔镜手术中建立人工气腹。但是随着手术时间延长(15 min后)和腹腔内压力的增大,二氧化碳吸收增加,$PaCO_2$升高,发展到中至重度高碳酸血症时可直接抑制心肌、扩张末梢血管;同时刺激中枢神经系统,增加交感活性,增加儿茶酚胺的释放,间接兴奋心血管系统。

二、对呼吸系统的影响

(一)通气功能的变化

人工气腹导致的腹内高压可使膈肌上移,肺容量和肺顺应性下降,致使肺内通气/血流比值失调;同时气道内压上升,气道阻力增大,导致低氧和高碳酸血症的发生,可进一步导致肺内通气/血流比值的失调。而常见的头低足高位时,腹腔脏器头向移位,膈肌活动受限,进一步使肺容量和肺顺应性下降,在肥胖、老年患者以及呼吸功能障碍的患者表现更甚。

(二)二氧化碳和$PaCO_2$的变化

人工气腹建立后,随着时间和腹内压的增加,二氧化碳和$PaCO_2$均升高,形成高碳酸血症;而随着

腹内压的进一步上升,腹膜毛细血管受压、血流量减少,可相对减少二氧化碳的进一步吸收。在腹内压减低时,毛细血管重新开放,二氧化碳吸收增加。

三、其他生理的改变

（一）脑循环的改变

随着腹内压的升高和头低足高位的实施,脑血流量流速增加,颅内压增加。

（二）肝脏循环及其功能的改变

由于腹内压升高以及气腹对腹腔交感神经的刺激,可使腹腔及腹膜血管收缩,肝血流量下降,可使患者术后 AST、ALT 及胆红素明显升高,进而影响肝脏功能。

（三）肾脏循环及其功能的改变

气腹压力 <20 mmHg 时,肾脏功能影响轻微;气腹压力 >20 mmHg 时,肾血管阻力增加,肾小球滤过率下降,可损害肾脏功能和减少尿量。

（四）内分泌及代谢的改变

人工气腹时儿茶酚胺、肾素-血管紧张素及血管加压素释放增多。

第二节　腹腔镜手术的麻醉处理

一、麻醉前评估与准备

（一）麻醉前评估

腹腔内病变能影响所有的器官系统,使得麻醉用药、手术和术后恢复过程变得复杂,同时还得兼顾人工气腹对机体的生理影响以及患者对人工气腹的耐受性。应充分了解患者病情,评估在不同手术、不同体位时气腹对患者生理功能的影响。对于高龄、肥胖、高血压、糖尿病、冠心病以及并存肺部疾患等患者,术前应充分检查,并对并存疾病进行治疗,以调整到最佳状态。对心脏病患者,应充分考虑气腹和体位引起的血流动力学变化,认真评估其心脏功能,尤其是对伴有心功能不全者。对呼吸系统疾病患者,腹腔镜手术可减轻术后呼吸功能障碍,具有一定优势。而颅内压增高的患者(如肿瘤、水肿、脑外伤)和血容量不足的患者应列入腹腔镜手术相对禁忌。对较严重的心肺疾病(例如严重慢性阻塞性肺部疾患、肺动脉高压、过度肥胖、严重贫血及凝血功能障碍、心脏衰竭、酸碱失衡、低血容量休克等)且内科治疗不满意的患者,术中可能难以耐受气腹和二氧化碳吸收所引起的呼吸循环改变,应考虑实行剖腹手术。妊娠患者不是腹腔镜手术的严格禁忌证。

（二）麻醉前准备

术前用药应根据手术时间决定,对门诊手术患者,要考虑到术后快速苏醒的需要。术前给予非甾

体抗炎药（nonsteroidal antiinflammatory drugs, NSAIDs）有助于缓解术后疼痛和减少阿片类药物的用量，可乐定和右美托咪定能减轻术中应激反应，维持血流动力学稳定。

术前肠道准备、术后恶心呕吐可以迅速或逐步改变患者的容量状态、酸碱平衡、电解质水平和血糖水平。容量不足的患者不能耐受麻醉前诱导和正压通气，同时会因炎症和外科创伤产生体液转移。术前应及时纠正水电解质紊乱。

营养不良对患者的伤口愈合、肺部感染等具有重要影响。术前全胃肠外营养可以改善某些蛋白质营养不良患者的预后。

急性和慢性贫血通常与腹部病变并存。贫血是如何快速进展的以及患者如何代偿贫血，对这两个问题的考虑可以评估患者是否能耐受进一步的贫血。红细胞输注不是一种良性干预，血红蛋白浓度升高能改善氧供，但应该权衡可能发生的酸中毒、高钾血症、液体容量超负荷、输血相关性的免疫调节、输血相关的急性肺损伤等。接受输血的患者肺炎发病率更高。输注库存血会增加破裂的红细胞和代谢产物，可能给患者带来更多的风险和不利。

患者入手术室后建立静脉通路（并存疾患较严重者亦可同时行颈内静脉置管）监测动脉血压、心率、脉搏血氧饱和度、呼吸末二氧化碳分压和麻醉深度等，老年或并存疾患较严重者可根据需要行有创动脉监测以及体温检测等。

二、麻醉选择

对于任何手术来说，麻醉医师最关心的是患者的安全性和舒适性。腹腔镜手术麻醉的选择原则是：快速、短效、安全，能解除人工气腹的不适，手术麻醉后能尽早恢复其正常活动，这也符合加速康复外科（ERAS）理念下的麻醉管理。一般情况下，全麻、局麻、区域麻醉均可成功安全的用于腹腔镜手术。目前以选择全身麻醉为主。

全身麻醉后进行气管内插管和控制呼吸，是最安全的麻醉选择。其不但能够保证适当的麻醉深度，解除人工气腹的不适，还能控制肌肉松弛程度、控制膈肌活动，有利于手术操作。此外，全麻术中监测呼吸末二氧化碳分压可以及时调节每分通气量，使气腹期间 $PaCO_2$ 维持在 $35 \sim 40$ mmHg。全身麻醉可选用速效、短效的静脉麻醉药（如丙泊酚、咪达唑仑、依托咪酯等）、麻醉性镇痛药（如芬太尼、舒芬太尼、瑞芬太尼等）、肌松药（罗库溴铵、顺阿曲库铵等）进行诱导和气管插管，机械通气。麻醉维持可以采用静脉麻醉或者静吸复合麻醉。静脉麻醉可以丙泊酚-瑞芬太尼配伍：瑞芬太尼术中可以 $0.2 \sim 0.3$ $\mu g/(kg \cdot min)$ 维持，丙泊酚泵主速率可以根据需要设置为 $6 \sim 7$ $mg/(kg \cdot h)$，逐渐下调至理想水平。若丙泊酚通过 TCI 给药，初始靶浓度一般设置为 $3 \sim 5$ $\mu g/ml$，根据手术逐渐减少靶浓度至 $1.8 \sim 2.4$ $\mu g/ml$。静脉麻醉还可以选择丙泊酚-舒芬太尼配伍：舒芬太尼可以选择 0.2 $\mu g/(kg \cdot h)$持续静脉输注。静吸复合麻醉时患者苏醒时间较快。理想的平衡麻醉以吸入低溶解性的吸入麻醉药和即时半衰期较短的阿片类药物为佳，同时应用小剂量阿片类药物时，肺泡气麻醉药浓度则降至 $0.5 \sim 0.8$ MAC。瑞芬太尼为平衡麻醉的最佳选择。

区域麻醉包括硬膜外麻醉和脊髓麻醉，联合头低位可用于妇科腹腔镜手术，对患者的通气功能影响甚微。硬膜外麻醉可降低患者的代谢反应，能减少镇静和镇痛药用量。然而，单用硬膜外麻醉并不能完全阻滞刺激膈肌引起的肩部疼痛和腹部膨胀引起的不适感，因此，可选择全麻气管插管与硬膜外

阻滞复合,该法既能有效地控制呼吸,消除人工气腹的不适,又能获得满意的肌肉松弛,减少全麻药与肌松药的应用,术毕苏醒快,亦可经硬膜外导管给药用于术后镇痛。

局部麻醉有苏醒迅速,术后恶心、呕吐等并发症少,血流动力学变化轻微等优点。但是,局麻下要求手术医师操作精细、轻柔,而且盆腹腔器官手术操作时可加剧患者紧张、疼痛及其他不适。因此,一般不作首选。

三、术中麻醉管理

腹腔镜手术中循环、呼吸等各系统的病理生理改变与人工气腹、患者体位、麻醉以及二氧化碳吸收后的高碳酸血症息息相关。因此,麻醉管理主要以满足手术需要、维持患者生命体征平稳、保护重要器官和防治并发症为原则。

(一)心血管系统

在健康人建立人工气腹时,腹腔内充气腹内压超过 10 mmHg 可以引发显著的血流动力学改变。这些改变特征性的减少心排血量,升高动脉压,并增加体循环和肺循环的血管阻力。心率维持不变或轻微增加。心排血量的减少与腹内压的增加成比例。也有报道表明在气腹时,心排血量增加或不变。这些不一致的结果可能是因为二氧化碳充气的速率、腹内压力、患者倾斜角度、充气和收集数据间的时间间隔,以及获得血流动力学数据的方法不同所致。然而最近的研究表明,无论患者处于头低位或是头高位,在行气腹充气时心排血量都将减少(10%~30%)。心排血量下降的机制可能是多因素的。在低腹内压(<10 mmHg)中,静脉回心血量减少出现在短暂增加后。实际上,增加的腹内压导致腔静脉受压,使静脉血淤滞在下肢,并增加静脉阻力。静脉回流量的减少与心排血量的减少相平行,这可以通过经食管超声检查观察左心室舒张末期容量来确证。然而,心脏充盈压力在气腹过程中是增高的。这种矛盾的压力增高可以解释为气腹引起的胸腔压力增高。因此,右心房和肺动脉楔压在气腹中不再与心脏充盈压力指数相关。事实上尽管肺毛细血管楔压在气腹时升高,心房利尿肽的浓度始终维持较低水平。进一步的研究表明腹腔充气干扰了静脉回流。静脉回流和心排血量的减少,可以被在气腹前增加的循环容量所缓解。鉴于上述原因,可选择在气腹前,通过增加液体负荷和/或将患者置于头低位来增加灌注压,也可以采用间歇式顺序空气压缩装置或弹力绷带防止血液下肢潴留,以维持循环稳定。

尽管心肌肌力的改变较难评估,但是当腹内压增加至 15 mmHg 时,通过超声心电图评估的左心室射血分数并没有显著下降。另一方面,到目前为止,所有研究报告认为在气腹时,全身血管阻力是增加的。这种后负荷的增加不能简单地认为是交感神经对心排血量减少而有的反应。实际上,全身血管阻力的增加在一些没有心排血量下降的病例中同样出现。这种全身血管阻力的增加受术中患者体位的影响,其机制被认为是神经激素的作用。实际上,血流动力学的改变与恢复正常是逐渐的并需要花费数分钟,这也提示神经激素参与了此过程。儿茶酚胺-肾素-血管紧张素系统,特别是血管加压素在气腹时释放增加,可能导致后负荷的增加。然而,只有血管紧张素释放的时间过程与全身血管阻力的增加相平行。血浆血管紧张素浓度的增加与胸腔内压力改变和右心房跨壁压改变相关。此外,腹膜感受器的压力刺激同样导致血管紧张素释放的增加,进而导致全身血管阻力和心房压力的升高。然而,是否腹内压达到 14 mmHg 就足够刺激压力感受器尚不清楚。这种全身血管阻力的升高可

以部分解释心排血量下降的同时，心房压力升高的现象。临床上遇到异常的体循环阻力增加可通过使用具有血管扩张作用的麻醉药如异氟烷，或血管舒张药如硝酸甘油或尼卡地平加以纠正。此时使用 α_2 肾上腺素受体激动剂，如可乐定或右美托咪定则可以显著减少血流动力学的改变和麻醉药物需要量。

大部分患者术前麻醉时存在紧张情绪，人工气腹后可引起血压升高。头高足低位时，下腔静脉及下肢的静脉回流受阻，导致心排血量和平均动脉压的降低，加之患者术前禁饮禁食，血容量存在不足，心室舒张末期充盈不足，可导致心排血量明显降低，而发生血压急剧改变。同时，人工气腹建立时有时可损伤腹主动脉、髂动脉、下腔静脉等大血管。也有可能损伤局部重要脏器的血管，并造成出血。术后出血也是手术后常见并发症。但腹腔内出血很难通过检查和体征诊断，如心动过速、低血压等。这与疼痛、容量不足等其他常见术后并发症的体征类似。术中，人工气腹形成的高碳酸血症可引起心动过缓，情况严重时可导致急性心功能不全，甚至心搏骤停，因此术中维持血中二氧化碳浓度在正常范围可控制心动过速，一旦出现心血管系统不稳定的情况，应积极使用心血管活性药物来维持循环的稳定。有研究显示大剂量瑞芬太尼几乎可以完全抑制气腹引起的血流动力学变化。当腹腔镜手术结束时，患者体位需改变至正常体位，血管内容量重新分布。而在麻醉状态下，循环代偿功能明显减弱，如果突然改变体位，其有效循环血容量降低可引起体位性低血压，进而可引起急性循环功能代偿不全，表现为血压骤然降低，心率明显减慢。术毕应待麻醉清醒逐步恢复患者至正常生理体位。

而高危心脏病患者行腹腔镜手术时，人工气腹建立后血流动力学可产生明显的改变。在轻度至重度的心脏病患者中，平均动脉压、心排血量和全身血管阻力的改变方式在本质上与健康者相似。但在严重程度上，这些改变则更加显著。在对包括 ASA Ⅲ～Ⅳ级患者的研究表明，尽管术前血流动力学已行调整，但是在行肺动脉导管监测 SvO_2 时，50% 的患者其术中 SvO_2 是下降的。这类患者中最严重的血流动力学改变是伴有低氧供的情况下，术前存在心排血量和中心静脉压偏低，平均动脉压和全身血管阻力增高。对此类患者建议术前增加前负荷以代偿气腹时的血流动力学效应。可静脉使用硝酸甘油、多巴酚丁胺和尼卡地平，用于治疗由于腹内压增高引发的心脏病患者的血流动力学改变。硝酸甘油用于纠正肺毛细血管楔压和全身血管阻力增高伴有的心排血量减少。尼卡地平可能比硝酸甘油更适合用于这类患者的治疗。如上所述，在气腹中，右心房和肺毛细血管楔压对心充盈评价指数并不可靠。在气腹的心脏病患者中，后负荷的增加是血流动力学改变的主要因素。尼卡地平选择性作用于动脉阻力血管，并不减少静脉血回流量。所以，这种药物适用于充血性心力衰竭的患者。因为在某些患者中，血流动力学恢复正常至少需要 1 h，充血性心力衰竭可能发生在术后早期。有研究发现腹内压（10 mmHg）和缓慢充气率（1 L/min）时，在老年 ASA Ⅲ级的患者中未观察到血流动力学的损害。此外，气腹对病理性肥胖及具有良好血管功能的心脏移植患者的血流动力学影响微弱，重度肥胖患者对气腹所引起的血流动力学变化耐受良好。

（二）呼吸系统

术中头高足低位、截石位、俯卧位和侧卧位等体位条件下，膈肌移位会造成肺容量和顺应性下降，通气受限。如果患者同时合并有过度肥胖、胸腹水、心肺功能障碍、老年因素存在时，极易发生通气不足或通气障碍，造成低氧血症和高碳酸血症。头低位同时又伴有大量输液时，处于低位的眼睑和其他

头颈部组织易形成水肿,特别是声门以上组织的水肿或者气管导管的位置在术中可能发生改变、压迫或扭折,可造成术中上呼吸道梗阻。人工气腹且气腹压力较高时,膈肌上移可使气管内插管头向移位脱出或者滑入一侧气管内,特别是头低位时更甚,这样就容易形成单肺通气及另一侧肺不张,单肺通气可导致急性低氧血症。因此,术中要加强气道管理,及时发现和处置以避免上述不良事件的发生。腹内压增高和体位改变可增加胃内容物反流误吸的风险,特别是采用非全麻时,全麻中采用喉罩通气亦难完全避免。术前放置胃管可减少反流并能抽吸减压。

腹腔镜术后可能会出现肺功能障碍,以上腹部手术明显,主要表现为FVC、FEV_1和FRC下降,但较传统开腹手术影响小,恢复快。二氧化碳高度的可溶性以及二氧化碳高压力梯度可导致二氧化碳吸收迅速增加,从而引起高碳酸血症和酸中毒。随着腹内压的增加,膈肌上抬,肺功能减退,呼吸顺应性降低,导致生理无效腔增加和通气/血流比值失调,表现为术中低氧血症,影响术后肺功能恢复。有研究报道,长时间气腹患者术中使用PEEP能够改善动脉氧分压。腹腔镜术后第一个24 h期间,FVC下降大约13%～42%,术后2～3天恢复至正常水平;而腹腔镜术后第一个24 h期间FRC平均下降约8%(7.5%～15%),术后3天内基本恢复。术后亦存在发生肺炎的可能性,因此术后应抬高患者床头,鼓励患者早些下床活动,或者采取激励性肺活量测定法,并要求患者术前尽早停止吸烟。

(三)胃肠道系统

腹腔镜手术前,大部分患者存在过长时间的禁饮禁食,造成胃肠道功能些许紊乱。如果合并有胃肠道准备的患者,其肠道菌群严重失调。肠道准备方案要求患者由入院当天开始即给予抗生素抑制肠道细菌生长,通过口服缓泻剂和反复间断地灌肠以促进肠内容物排出,从而达到肠道相对清洁的目的。然而抗生素尤其是广谱抗生素的应用可抑制肠内大部分菌群的生长,使肠道菌群的正常格局被破坏,引起菌群失调或二重感染,肠壁充血水肿、肠黏膜上皮细胞受损,可干扰肠道正常菌群生长,让条件致病菌有机会大量繁殖并穿越屏障,诱发肠源性全身感染。目前,已有大量的研究证明,肠道菌群失调参与许多消化道疾病的发生发展过程。

腹腔镜术后,恶心呕吐是比较棘手的问题,因为一旦发生就很难治疗,尤其是在女性患者,腹腔镜术后恶心呕吐的发生率更高。因此其重点应放在预防上,例如应用致吐少的麻醉技术(如硬膜外阻滞麻醉或者全凭静脉麻醉,并尽量减少阿片类药物的应用)和术中应用止吐药物(如5-HT_3受体拮抗剂配伍地塞米松)。同时术后拔除气管导管吸引口腔内分泌物时,尽量轻柔且简短,切勿极力吸引刺激咽喉部。术后管理主要是药物和正确的液体管理,如果必要的话可进行胃肠减压。

粘连性肠梗阻同时也是术后常见并发症,它能增加患者住院天数和再住院率。有研究显示,早期下床活动及胃肠减压并不会减少粘连性肠梗阻的发生;硬膜外镇痛、避免肠道准备、咀嚼口香糖、早期进食,以及应用阿片类药物拮抗剂可以减少粘连性肠梗阻的发生。

(四)其他系统的改变

随着腹内压的升高,腹腔及腹膜血管收缩,肝血流量下降,可导致高胆红素血症以及转氨酶的升高;同时肾血管阻力随着腹内压的增加而增加,使肾小球滤过率下降,造成少尿及肾损伤,例如在腹腔镜胆囊切除术中尿量、肾脏血流量以及肾小球滤过率可减少基础值的50%甚至更多,在气腹排气后尿量可显著增加。同时气腹可导致内分泌及代谢的改变,造成血糖的变化,甚至还可以造成肾上腺危

象,术中应密切监测血糖,必要时可以使用应激剂量的类固醇。

由于二氧化碳气腹中的$PaCO_2$增高导致脑血流速率的增加。当维持正常二氧化碳分压时,头低位的气腹并不造成颅内动力学危害。术前存在颅内高压或颅内压正常的患者以及行脑室腹腔分流术的儿童,在二氧化碳气腹中颅内压并不升高,此与$PaCO_2$的升高不相关。在青光眼的动物模型中,气腹仅对眼压有轻微影响。同时,摆体位时应防止周围物件对眼睛及面部造成挤压伤,同样头高脚低位加上腹内升高的压力,手术时间如过长可引起耳部出血。

(五)气腹相关并发症的防治

1.气体栓塞

气体栓塞是腹腔镜手术中最为严重的并发症之一,尽管气体栓塞较少发生,但这是最令人害怕和最危险的腹腔镜并发症,如果腹腔镜与宫腔镜合用,气体栓塞发病率就会更高。其原因主要是充气时二氧化碳通过开放的小静脉以及气腹针误入血管所引起。二氧化碳是最常用的腹腔镜气腹气体,因为它在血液中的溶解度高于空气、氧气甚至氧化亚氮。由于碳酸氢盐缓冲对、血红蛋白以及血浆蛋白的原因,二氧化碳的血液携带量较高。这些特性可以解释二氧化碳气栓治疗后临床症状缓解较快的原因。所以,二氧化碳气栓的致死剂量比空气大约5倍。气体栓塞的病理生理改变取决于气栓的大小和气体进入静脉的速率。在神经外科手术中,小气泡缓慢进入血管,会被肺血管截留,然而在腹腔镜手术中,高压下的快速充气可能会在腔静脉或右心房形成"气锁",进而出现静脉回流障碍导致心排血量下降,甚至引发循环衰竭。人群中有20%~30%的患者存在卵圆孔未闭,而急性右心室高压可能导致卵圆孔开放,此时如出现气栓会导致脑和冠状动脉的栓塞,这种栓塞亦可以发生在卵圆孔已闭合的患者中。VA/Q比例失调会增加生理无效腔,并加重低氧血症。二氧化碳气栓伴有空气栓塞并不会导致支气管痉挛或肺顺应性的改变。但是在二氧化碳气栓的报道中存在有气道压增高的现象。

由于二氧化碳进入血管的量与速度以及二氧化碳栓塞位置的不同,临床表现也不尽相同。气栓的诊断取决于右心发现气栓或气栓引发病理生理的表现。初期如气体量小于$0.5\ ml/kg$,多普勒超声即可发现,此时平均肺动脉压力可增加。当气栓逐渐增加时(2 ml/kg气体),临床上会出现心动过速、心律失常、低血压、中心静脉压增高,心音改变(millwheel杂音),发绀,以及右心劳损的心电图改变;所有这些改变很少一致阳性。肺水肿也可以是气栓的早期表现。尽管经食管超声、经食管或心前区多普勒超声,肺动脉导管是病理生理表现前较敏感的探测少量气体的方法,但是因为腹腔镜手术中这类并发症的发生率较低,所以临床上不适宜将这些侵入性或昂贵的检查列为常规。但是脉搏血氧饱和度可以有效地监测低氧血症,呼吸末二氧化碳分压($P_{ET}CO_2$)监测对于气体栓塞可以更为有效地提供早期诊断并确定栓塞程度。$P_{ET}CO_2$的下降是由于心排血量的下降和生理无效腔的增加所造成的。由此,Δa-$ETCO_2$会增加。有趣的是,二氧化碳栓塞可以造成两阶段的$P_{ET}CO_2$改变。起初$P_{ET}CO_2$下降,随后由于二氧化碳吸收入血造成排出增加,而$P_{ET}CO_2$升高。自中心静脉内吸出气体或泡沫样血液可以确定诊断为气体栓塞。同时,我们也可以通过早期的症状和体征来判断气体栓塞的发生。其早期表现有心率增快、心律失常以及室性心动过速等,也有的表现为室性期前收缩或者心动过缓,术中突然出现严重的低血压、发绀和苍白。

$P_{ET}CO_2$能够及时发现二氧化碳栓塞的早期征象,表现为腹腔充气后$P_{ET}CO_2$突然升高,心前区听

诊可闻及磨轮音,第二心音加重;心电图可表现为V1导联R波高耸、肢体导联P波高尖、房颤和右束支传导阻滞;经食管超声心动图监测被认为是心脏内气体最敏感的监测手段,有助于快速诊断。二氧化碳栓塞的治疗应以缓解临床症状、稳定生命体征、控制气体输入和扩散为主,具体措施包括:① 立即停止手术,停止充气和解除气腹。② 吸入纯氧。③ 左侧头低卧位,如果患者处于此体位,气体进入肺循环的量较少,因为气泡会置于心尖一侧远离右心室流出道。停止二氧化碳可以维持100%的纯氧通气纠正缺氧,随后可改变气栓的大小和减轻后续反应。由于生理无效腔的增大,高通气量可以增加二氧化碳的排出量。④ 通过中心静脉插管抽出中央静脉、右心房和肺动脉内气体。⑤ 高压氧治疗,促进气体吸收,缩小气泡体积,提高缺血组织的氧分压。⑥ 紧急情况下行右心房穿刺,抽出气泡。⑦ 若发生心脏停搏,除采取上述措施外,按心肺复苏处理(胸外心脏按压、静脉注射肾上腺素、除颤、血管活性药物应用等),同时胸外心脏按压可以将二氧化碳栓子粉碎成小气泡。二氧化碳血中的高溶解性,导致其会被血流快速吸收,临床上二氧化碳栓塞的症状可迅速缓解。

2. 气肿

气肿是腹腔镜手术过程中常见的并发症之一,常见气肿包括皮下气肿、纵隔气肿、腹膜前气肿和网膜气肿。① 皮下气肿:几乎是腹腔镜手术最为常见的气肿。多见于年龄大、手术时间长、气腹压力高的患者,又以颈部、前胸、后背、大阴唇等部位常见,有时上延到面部眼睑处。一经发现,应严密观察病情变化,并通过采用过度通气等麻醉管理,适当降低腹内压至10 mmHg左右或解除气腹。② 纵隔气肿:腹腔镜手术时,由于腹内压力过高且持续时间过长,二氧化碳沿胸主动脉、食管裂孔通过膈肌进入纵隔,后腹膜间隙气体压力过高也可进入纵隔,引起纵隔气肿。当纵隔积气过多时,患者常感胸闷不适、憋气、胸骨压痛、上腔静脉受压,严重时可引起呼吸困难、发绀、脉搏细弱、血压下降,甚至发生昏迷、颈静脉怒张、心浊音界缩小或消失等。单纯性纵隔气肿不需治疗,可自行吸收恢复;若纵隔气体量多,症状明显或出现呼吸、循环障碍时,可做胸骨上穿刺或切口抽气减压,并注意预防和控制感染。③ 腹膜前气肿:气腹针未穿透腹膜使二氧化碳进入腹膜前造成腹膜前气肿。表现为气腹压力高于正常且注气不畅,一旦发现应重新穿刺。④ 网膜气肿:气腹针穿入大网膜造成,一般不需特殊处理。

3. 气胸

腹腔镜手术时,若发现患者气道压增加,或肺顺应性下降,通气困难;无明确原因的血氧饱和度下降;无法解释的血流动力学改变,血压下降,CVP升高时,应考虑气胸发生的可能。其症状主要表现为患侧肺呼吸音减弱或缺失,叩诊反响过度,气管移位,二氧化碳分压升高,血氧饱和度降低,气道压升高。胸部X线检查可辅助诊断。二氧化碳气胸减少胸肺的顺应性并且增加气道压力。VCO_2、$PaCO_2$增高,此后$P_{ET}CO_2$升高。实际上,不仅仅是二氧化碳的吸收面积增加,并且胸膜的吸收能力也比腹膜强。肺泡破裂造成的气胸,因为心排血量的下降,$P_{ET}CO_2$并不增高反而下降。血流动力学和毛细血管去氧合作用并不是恒定不变的,但张力性气胸会出现心肺功能障碍。腹腔镜手术者观察到的一侧横膈的异常运动对诊断也有帮助。诊断必须通过听诊和X线检查来确认。需要注意的是颈部和上胸部的皮下气肿可以不伴有气胸。

如果气胸的发生不伴有肺部创伤,患者生命体征平稳,则气胸在排气后30～60 min可缓解。腹腔镜手术中发生二氧化碳气胸,可按以下方针执行:① 停止给予二氧化碳。② 调整通气设置,纠正低氧血症。③ 给予呼气末正压通气(PEEP)。④ 尽可能减少IAP。⑤ 与外科医师保持密切沟通。

⑥ 若气胸发生在手术开始时，或者在手术的中途，症状、体征明显，应解除气腹，行患侧胸腔穿刺抽气或行胸腔闭式引流。

4. 心律失常

腹腔镜手术期间心律失常的发生率为5%～47%，可以表现为一般的心率减慢或者心率增快，也可以表现为多源性室性期前收缩，甚至是室颤和心搏骤停。由心动过缓所引发的心搏骤停是最常见的心律失常。其原因可能与充气时腹膜过度牵拉，导致迷走神经兴奋有关。心动过缓也是气体栓塞的早期征象。防治措施包括立即停止充气、适度放气，降低腹内压，给予阿托品静脉注射，必要时可静脉注射肾上腺素。

心动过速和室性期前收缩则是交感神经兴奋的表现，多由于二氧化碳吸收导致高碳酸血症或缺氧致低氧血症，也见于气腹时下腔静脉受压，回心血量减少，心率代偿性加快。防治措施包括尽量使用较低气腹压力和尽快结束手术，适当使用药物控制和容量治疗。

5. 心肌缺血、心肌梗死或者心力衰竭

腹腔充气时，腹主动脉受压，反射性交感神经兴奋，血管收缩张力增加，外周血管阻力升高，同时血浆多巴胺、肾素-血管紧张素、肾上腺素、去甲肾上腺素和血管加压素大量释放，外周总阻力进一步升高。研究发现，二氧化碳气腹可使65%患者外周阻力增加，90%患者肺血管阻力增加，20%～60%患者心脏指数降低，增加后负荷，心肌耗氧量增加，从而诱发心肌缺血、心肌梗死或者充血性心力衰竭。另外，腹内压上升迫使膈肌上移和正压通气，均使胸膜腔内压升高，导致心脏舒张障碍，负荷增加，同时腔静脉受压使得回心血量减少，心率代偿性加快，这些都有可能诱发心肌缺血、心肌梗死或充血性心力衰竭，可以通过控制腹腔内压力、选用血管活性药物以及大剂量瑞芬太尼来防治。

6. 高碳酸血症与酸中毒

人工气腹腹内压过高、患者肺功能不全或病态肥胖、术中不适当的体位或机械通气不当以及长时间的腹内高压均可导致高碳酸血症与呼吸性酸中毒。其产生主要因素有：① 气腹压力：气腹压力在17 mmHg以上，气腹持续1 h后心排血量即有明显下降，周围血管阻力明显增加；而气腹压力在8～12 mmHg时，以上改变则不明显。② 气腹时间的长短：气腹持续时间越长，腹膜吸收的二氧化碳越多。③ 皮下气肿和气胸：腹腔镜手术中若发生了皮下气肿或气胸，常会伴有较明显的高碳酸血症和酸中毒。④ 麻醉的影响：当气腹腹腔镜术中以肌松药和辅助性的正压呼吸进行干预时，可在某种程度上纠正或阻断气腹对肺通气的影响。非气管插管麻醉患者由于通气障碍更容易发生高碳酸血症和呼吸性酸中毒。⑤ 机体的心肺功能代偿能力：腹腔镜手术前心肺功能正常的患者能较好地耐受二氧化碳气腹而不发生高碳酸血症和酸中毒，而心肺功能不全的患者很容易出现术中难以纠正的呼吸性酸中毒。

高碳酸血症及呼吸性酸中毒的防治措施除了严格的术前评估把握手术适应证外，还要在术中进行适当的监测，了解脉率、血氧饱和度、肺通气量、气道压力、血气分析、呼吸末二氧化碳分压等指标的实时变化。一旦发生高碳酸血症可行过度换气排出体内蓄积的二氧化碳，但速度不能过于求快，否则已经适应了高碳酸血症的呼吸、循环中枢因突然失去高碳酸血症的刺激，会出现所谓的"二氧化碳排出综合征"，即因周围血管麻痹、心排血量锐减、脑血管及冠状动脉收缩引起的血压骤降和呼吸抑制。有较重度的二氧化碳蓄积时应尽早结束手术，彻底排出腹内残余的二氧化碳，并应用碱性药物如碳酸氢钠等。对于无法纠正的高碳酸血症和呼吸性酸中毒，必须立即中转开腹。

7. 气管导管移位

人工气腹推动横膈上升,气管隆嵴向头部移位,或能使气管导管进入支气管,在腹腔镜采用头低位的手术中更易出现。这可以引起血氧饱和度的下降和气道平台压升高。

8. 肩部酸痛

双侧肩部酸痛是腹腔镜术后常见并发症之一,发生率为35%~63%,肩部酸痛直接影响患者术后的恢复和活动,其原因可能是二氧化碳气腹后腹腔内二氧化碳全部吸收需要3~7天,残留于腹腔内的二氧化碳刺激双侧膈神经反射所致。当患者体位改变,或取半卧位时肩部酸痛加重,一般在术后3~5天内症状可完全消失。术毕将患者置于平卧位,尽量排出腹腔内残余的二氧化碳,可减轻此并发症。若患者症状较重,可辅用适量镇静剂,必要时行双侧肩部按摩。

9. 下肢静脉淤血和血栓形成

气腹腹内压升高和头高足低位导致的下肢静脉淤血、血管扩张和由此带来的血管壁内皮细胞受损,以及由静脉淤血、酸血症带来的高凝状态。腹腔镜术后患者下床早,有些患者当日即可下床活动,绝大多数患者第二天即可到处行走活动,并进流质饮食,这些均有助于下肢静脉回流,不致形成下肢深静脉血栓。

第三节 腹腔镜手术麻醉后处理

一、麻醉苏醒期的处理

腹腔镜手术行将结束时,术者逐渐把腹腔中二氧化碳放出,为促进患者早期恢复已开始减少或停止麻醉用药。在此过程中麻醉工作的重点是严密监测机体的各项生理指标,如血压、心率、潮气量、每分通气量、呼吸频率和气道压的改变。当患者自主呼吸已恢复,注意观察胸廓运动的幅度、肌张力回复的程度等。患者脱离麻醉机10~15 min期间,同步观察脉氧饱和度,大于95%认为呼吸恢复良好,供氧后脉氧饱和度小于90%应考虑麻醉过深。其可能原因大致为静脉麻醉药或阿片类药物对呼吸中枢抑制,或者存在肌松药的残余作用。如果患者的痛觉、听觉均已恢复,可排除麻醉过深,应着手拮抗肌松药残余效应,若脉氧饱和度仍低于90%,则可能是阿片类药物影响呼吸所致,可静脉注射纳洛酮或纳美芬拮抗。如果患者呼之能有力睁眼或点头示意,清理呼吸道后可拔除气管导管。术毕如患者的呼吸循环不稳定,可将患者转入PACU继续观察,依据监测的各项生理指标对症处理和治疗,直至恢复接近正常水平才可以送回病房。

二、腹腔镜手术后疼痛及处理

(一)腹腔镜手术后疼痛产生的机制

腹腔镜手术后疼痛产生的可能原因不外乎来源于手术直接创伤(穿刺部位、腹腔内创伤)和人工气腹(腹膜的快速扩张伴血管和神经的创伤性牵拉、膈神经刺激和炎症介质的释放),主要表现为穿刺部位的腹壁疼痛,腹腔内创伤引起的内脏痛,腹膜膨胀所致疼痛,特征性的肩部和背部疼痛。手术直

接创伤产生疼痛的机制与普通手术相同或相似,人工气腹产生疼痛的机制主要有:① 膈神经牵拉:人工气腹腹腔过度膨胀牵拉膈神经,使之张力性受伤。② 局部酸中毒:二氧化碳吸收后膈神经周围局部形成酸性环境损伤膈神经,或术后残余二氧化碳在腹膜内层形成局部酸中毒,继而也可引起疼痛。③ 充入二氧化碳气体的温度和湿度可能也是引起术后疼痛的原因。④ 术后腹腔内的残余二氧化碳:残余的二氧化碳可能引起腹膜张力和对腹腔内脏支持的下降引起术后疼痛。气腹放气后,超过90%患者膈下气体持续存在至少48 h。因此,术后尽可能抽空残余二氧化碳能减轻术后疼痛,这也有利于患者尽快恢复。

(二)腹腔镜手术后镇痛方法的选择

目前术后镇痛已经是非常成熟的技术,可供选择的方法和模式主要有:① 硬膜外镇痛,主要适用于区域阻滞麻醉后镇痛;② 静脉给药镇痛或静脉PCA;③ 经皮给药镇痛,芬太尼透皮贴剂已经广泛应用于肿瘤止痛和慢性疼痛治疗,也可以应用于腹腔镜术后镇痛;④ 其他镇痛方法如肌内注射镇痛药,NSAIDs口服给药等镇痛方法。现在亦可采用多模式镇痛,即联合应用不同作用机制的镇痛药物和(或)多种镇痛方法的镇痛治疗,这些药物和方法作用于疼痛机制的不同时相和不同靶位,以求达到完美镇痛并尽可能减少单一药物和方法的不足及不良反应。

三、腹腔镜术后恶心呕吐的防治

尽管腹腔镜手术后不良反应相对传统手术大为减少,但是恶心呕吐的发生率并未有明显降低,腹腔镜手术后恶心呕吐(PONV)的发生率高达53%～70%,仍需积极治疗。

(一)预防PONV的原则

包括:① 应识别中度到高危患者,对中危以上患者即应给予有效的预防;② 尽可能降低PONV的危险因素和促发因素,如积极纠正水电解质的失衡,术后少量多餐进食,避免油炸食物,适当抬高头部等;③ 在高危患者采用局部或区域阻滞麻醉,全麻时避免吸入麻醉,采用丙泊酚+瑞芬太尼全静脉麻醉,可减少PONV的高危险。

选择合适的抗呕吐药物及给药时间,口服类药物如地塞米松、昂丹司琼、多拉司琼等应在麻醉诱导前1 h给予,静脉抗呕吐药物则在手术结束前静脉注射,东莨菪碱贴剂应在手术开始前4 h给予。5-HT3受体拮抗药,糖皮质激素和氟哌利多是预防PONV最有效且不良反应小的药物。

(二)预防PONV的多模式治疗方案

(1)适当地给予预防用药,但及时治疗有时效果好于预防用药。

(2)选择适当的麻醉药或麻醉方法,丙泊酚优于吸入麻醉药;用氮气代替氧化亚氮可减少PONV发生率;瑞芬太尼与芬太尼相比PONV发生率相近。

(3)联合使用不同类型抗PONV药物。

(4)使用一些非药物方法,如针灸、指压、经皮痛点电针刺激和生姜。

(蔡林林　傅海龙)

参 考 文 献

［1］ 邓小明,姚尚龙,于布为,等.现代麻醉学:4版.北京:人民卫生出版社,2014,1464-1477.

［2］ 俞卫锋,石学银,姚尚龙,等.临床麻醉学理论与实践.北京:人民卫生出版社,2017,612-629.

［3］ 杭燕南,王祥瑞,薛张纲,等.当代麻醉学:2版.上海:上海科学技术出版社,2013,593-600.

［4］ 中华医学会外科分会腹腔镜与内镜外科学组.腹腔镜手术麻醉常规.腹腔镜外科杂志,2005(03):192.

［5］ 摩根.摩根临床麻醉学:5版.王天龙,刘进,熊利泽,译.北京:北京大学医学出版社,2015.

［6］ Longo M A, Cavalheiro B T, de Oliveira Filho G R. Laparoscopic cholecystectomy under neuraxial anesthesia compared with general anesthesia: systematic review and meta-analyses. J Clin Anesth, 2017, 41: 48-54.

［7］ Staehr-Rye A K, Rasmussen L S, Rosenberg J, et al. Minimal impairment in pulmonary fuction following laparoscopic surgery. Acta Anaesthesiol Scand, 2014, 58(2): 198-205.

［8］ Park E Y, Kwon J Y, Kim K J. Carbon dioxide embolism during laparoscopic surgery. Ynosei Med J, 2012, 53(3): 459-466.

［9］ 中华医学会外科分会腹腔镜与内镜外科学组.腹腔镜肝脏切除手术操作指南.中华实用外科杂志,2010,30(8): 4-8.

［10］ Dubois P E, Putz L, Jamart J, et al. Deep neuromuscular block improves surgical conditions during laparoscopic hysterectomy: a randomized controlled trial. Eur J Anaesthesiol, 2014, 31(8): 430-436.

［11］ Wong M, Morris S, Wang K, et al. Managing postoperative pain after minimally invasive gynecologic surgery in the era of the opioid epidemic. J Minim Invasive Gynecol, 2017, pii: S1553-4650(17): 31168.

［12］ 郑民华.普通外科腹腔镜手术操作规范与指南.北京:人民卫生出版社,2009,8-11.

［13］ 中国研究型医院学会肝胆胰外科专业委员会.肝胆胰外科术后加速康复专家共识.中华消化外科杂志,2016,15(01):1-5.

［14］ 中国加速康复外科专家组.中国加速康复外科围术期管理专家共识(2016).中华外科杂志,2016,54(6):413-416.

［15］ 成人手术后疼痛处理专家共识(2014)//2014版中国麻醉学指南与专家共识.北京:人民卫生出版社,2014:294-304.

第64章
机器人手术与麻醉

随着外科学微创理念的不断进步,对于手术的精准性和安全性提出了越来越高的要求,目的是最大限度地改善外科患者的术后结局,而机器人手术正是在这样的背景下诞生并逐渐发展的。

第一节　机器人手术简介

在过去10多年里,机器人手术已成功应用于泌尿外科、普外科、妇科、普胸外科、心脏外科、耳鼻喉科及小儿外科等外科亚专科领域。机器人手术不仅保留了腹腔镜手术的众多优势,包括切口更小、术后疼痛减轻、切口并发症更少、术后恢复更快以及住院时间缩短,同时它也克服了传统腹腔镜或内窥镜手术的一些缺陷,比如摄像镜头对手术野的显露不够稳定、二维平面的视野限制、有限的操作范围等。

多种机器人系统曾被尝试应用于外科手术,伊索(AESOP,1994)、宙斯(ZEUS,1999)以及第一代达·芬奇(da Vinci Standard, Intuitive Surgical, 2000)等手术机器人已被逐渐淘汰。迄今为止,唯一一个商业化的机器人系统是达·芬奇系统,其中第二代(da Vinci S, 2005)和第三代达·芬奇(da Vinci Si, 2008)占据了目前临床医疗中手术机器人的主流,而第四代达·芬奇系统(Da Vinci Xi)也已于2014年被FDA批准投入使用。新一代的达·芬奇手术机器人拥有的技术包括:配备供两位外科医师同时操作的双操控台、达·芬奇手术模拟训练器、术中荧光显影技术、单孔手术设备等。达·芬奇手术机器人仍在继续发展中,包括研发与之配套的新设备器械,以便更好地满足外科手术的需求。

达·芬奇机器人系统属于智能型内窥镜微创手术系统,它主要由三个部分组成。

一、医师控制台(console)

外科医师坐在远离患者的控制台中(位于手术无菌区之外),通过两个主控制器(使用双手操作)及脚踏板分别控制机械操作臂和一个三维高清内窥镜。手术器械尖端采用EndoWrist仿真手腕技术,它有类似于人手腕关节7个自由度的活动能力,主刀医师对手柄的操作即被视为与机械臂术端同样的动作,由此实现与外科医师的双手同步运动。

二、机械臂系统(surgical cart)

机械臂系统是外科手术机器人的操作部件,其主要功能是为3个操作臂(用于转换手术所要的分

离器、镊子、超声刀等)和1个摄像臂提供支撑。助手在无菌区内的床旁机械臂系统旁工作,负责更换器械和调整内窥镜,协助主刀医师完成手术。为了确保患者安全,助手比主刀医师对于床旁机械臂系统的活动具有更优先的控制权。

三、视频图像处理系统(vision tower)

视频系统内装有外科手术机器人的核心处理器以及图像处理设备,在手术过程中位于无菌区外,可由巡回护士操作,并可放置各类辅助手术设备。外科手术机器人的内窥镜为高分辨率三维(3D)镜头,对手术视野具有10倍以上的放大倍数,能为操作者提供患者体腔内三维立体高清影像,提升了解剖结构的辨认度和手术精确度。

与普通的腹腔镜手术相比,达·芬奇机器人手术具有以下优势:① 视野角度增加,在同样小切口的情况下可以更好地识别和分离微小的解剖结构;② 消除手术操作者的生理性震颤;③ 机器人"内腕"较腹腔镜更为灵活,能以不同角度在靶器官周围操作;④ 能够在有限的手术空间内工作;⑤ 更符合人体工程学设计的工作平台能减少主刀医师的疲劳;⑥ 可实施远程手术。

第二节 机器人手术的一般问题

机器人手术与传统的腔镜手术相比,尽管在麻醉处理方面有着诸多类似之处,但仍存在一些特殊问题。

一、工作空间受限

机器人手术的设备相对庞大和笨重,其所占据的手术室空间远超过传统外科手术的需要,同时术者对相关辅助器械的位置往往有固定的要求(图64-1),由此大大限制了麻醉医师的工作空间。当机器人设备就位并开始工作后,麻醉医师就不可能随时接近患者。因而在手术开始前应当再次确认所有的管路(包括血管通路和气管导管)、监护设备以及患者保护设施(如体位固定装置、保护垫等)处于合适的位置并保证其能正常使用,尤其避免管路的打折或扭曲变形。

手术过程中,一旦发生紧急情况需要麻醉医师即刻处理时,必须先将机器人的所有机械臂撤离手术区域后才能将患者转换至正常体位实施救治,这显然造成了时间上的延误。对于术前就存在多种并发症的患者,在处理时间上的延误可能引起严重的并发症。因此,麻醉医师在手术过程中应当保持更高的警觉性,这将有助于及早发现任何可能对患者造成伤害的问题。同时,手术团队必须熟悉在紧急情况下如何快速撤除机器人设备,以便提供良好的复苏条件。

二、特殊体位

机器人手术中常需要根据手术部位的不同,采取特殊的体位来改善术野的暴露和增加操作空间。在长时间的极端体位下,机器人的机械臂可能对患者造成压迫或导致挤压伤。以机器人泌尿外科手术为例,据Mills等人报道术中与体位相关的损伤发生率高达6.6%,手术持续时间过长和患者一般情

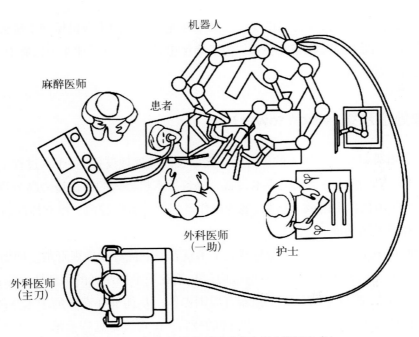

图64-1 机器人手术时手术室布局(腹部手术)

况较差是其高危因素。

　　上腹部的机器人外科手术一般采用头高脚低倾斜30°(反屈氏位),常规予以约束装置来防止患者滑离手术台。下腹部及盆腔的手术常采取极度的屈氏位(steep Trendelenburg position),也就是使患者处于30°乃至45°的头低脚高位,在人工气腹存在的情况下会加剧患者生理功能的改变(表64-1)。

表64-1 屈氏位合并人工气腹对患者生理功能的影响

系统	影响
呼吸系统	肺顺应性↓、功能残气量(FRC)↓ 肺不张↑ 气道压力峰值(PIP)↑ 通气血流灌注比例失调 肺间质水肿 高碳酸血症、呼吸性酸中毒
循环系统	中心静脉压(CVP)↑ 肺动脉压(PAP)↑ 肺毛细血管楔压(PCWP)↑ 心率↓ 体循环血管阻力(SVR)↑ 后负荷↑ 平均动脉压(MAP)↑ 心肌耗氧量↑
中枢神经系统	颅内压(ICP)↑ 脑血流↑
内分泌系统	儿茶酚胺释放↑ 肾素-血管紧张素-醛固酮系统激活
其他	门静脉血流↓ 内脏血流(包括肾血流)↓ 眼压↑

三、人工气腹/气胸

与腹腔镜或胸腔镜手术类似，机器人外科手术通常在二氧化碳人工气腹或气胸条件下完成。与之相关的诸多并发症如皮下气肿、纵隔积气以及气体栓塞等，同样可能发生在机器人手术中，必须引起足够的重视。

四、手术时间长

机器人手术的操作环境和体验有别于传统的腔镜手术，因此大多数外科医师需要一定时间来熟悉操作技巧上的变化。而更精细的操作平台和患者之间的个体差异使得手术的难易程度存在不确定性。因此，完成机器人手术所需的时间相对较长并且较难估计，由此造成麻醉及人工气腹/气胸时间的延长。长时间的气腹/气胸将导致过多的二氧化碳被吸收入血，易引起严重的高碳酸血症。而长时间的气腹内压力（12～15 mmHg）虽然对血流动力学影响不大，但仍会减少腹腔脏器的灌注及阻碍下肢血流，加重机体的酸中毒。术中应监测血气分析，并根据监测结果及时调整通气参数的设置或给予适量的碱性药物来纠正酸碱紊乱。

五、低体温

机器人手术期间易发生低体温，主要原因是长时间的手术和常温的二氧化碳气体交换使机体热量丧失增加。此外，室内环境温度过低、全身麻醉后体温调节功能降低以及患者高龄等因素都增加了低体温的发生率。围术期低体温可导致各种并发症，包括心脏不良事件增加、苏醒延迟、术后寒战、手术切口感染及增加术中失血量等。

第三节　机器人手术麻醉管理的共性

各种机器人手术的麻醉管理虽因手术涉及的操作不同而有所差异，但也有多数共性的方面，将在本节加以叙述。

一、麻醉方案

在机器人手术麻醉诱导前或麻醉诱导后，有必要建立至少一条大口径的静脉通路并适当地将管路延长，否则术中一旦发生超出预期的失血，麻醉医师将很难在受限的工作环境下及时建立血管通路。

术中常规监测项目包括心电图、指脉氧饱和度、无创血压、体温、呼气末二氧化碳、气道压和血气分析。此外，可根据手术类型、患者的并存疾病以及外科的需要选择有创动脉血压、中心静脉压甚至肺动脉压监测。经食管超声心动图（TEE）是围术期进行心功能评估的一种有效方法，对疑似发生心

血管急症的患者具有鉴别诊断意义。

气管插管全身麻醉是机器人外科手术首选的麻醉方式,术中麻醉维持通常采用强效吸入麻醉药(如异氟烷、七氟烷和地氟烷)或者静脉麻醉药(如丙泊酚)复合阿片类药物。在机器人腹部手术中应尽量避免使用氧化亚氮,因为有证据表明长时间气腹时,氧化亚氮在腹腔气体中的比例会随气腹时间的延长而增加。手术麻醉时间过长可能导致患者术后苏醒延迟,故建议有条件时可使用地氟烷维持麻醉,以便达到缩短苏醒时间的目的。高碳酸血症、脑水肿也是机器人手术时常见的引起苏醒延迟的原因,应在准备苏醒阶段积极加以纠正。

全身麻醉诱导完成后,将在接近患者头端的位置安装机器人操作臂系统。患者术中的体位依具体手术方式而定,但均必须使用固定装置防止患者移动。不同的固定措施都存在压迫和损伤周围神经的风险,比如使用肩架支撑肩锁关节时可能引起臂丛神经损伤,这在长时间手术时更易发生。所有固定装置的着力点均需放置软垫(如胶垫或者泡沫垫)来缓冲压力。

机器人手术的操作精密,而且手术过程中操作臂始终固定在患者手术区,轻微的体动或呛咳不仅妨碍手术野的暴露,还可能造成脏器或血管的撕裂或穿破,威胁患者的生命。因此,在手术过程中维持良好的肌松极为重要。目前,大多数学者主张在机器人手术中运用深度神经肌肉阻滞,特别是对于机器人辅助的腹部手术,除了能够有效防止患者在术中发生体动外,还能降低腰腹部肌肉的张力,减轻人工气腹给腹肌带来的压力及其相关的术后疼痛,也有助于术者在更低的气腹压力条件下获得良好的术野暴露和合适的操作空间,甚至有望减少极端体位的使用。而较低的气腹压也可减少对腹腔脏器血流灌注的影响,避免脏器的缺血缺氧。为了达到深度神经肌肉阻滞,常需大剂量(如持续静脉输注)或重复多次小剂量地使用神经肌肉阻滞剂。因此,建议术中持续监测神经肌肉阻滞的深度,既为合理选择肌肉松弛药的剂量提供参考,也能更好地防止或减少术后残余肌松的发生。已有多种肌肉松弛药(如罗库溴铵和顺阿曲库铵)被成功地用于提供持续的深度神经肌肉阻滞,且在手术结束时均满意地实现肌松作用的成功逆转。

二、术中管理

手术开始前,麻醉医师需再次确认所有血管通路均已妥善固定,各种监测探头的位置没有移位或脱落,后者可能造成临床监测结果的伪差。

对于腹部手术,术中常规建立和维持二氧化碳人工气腹,气腹压力不超过20 mmHg(目前临床上常用的气腹压力为15 mmHg)。由于过高的气腹压力会显著干扰患者的循环和呼吸功能、引起内脏器官的缺血,目前提倡深肌松条件下予以较小的气腹压力(10~12 mmHg),同样能够满足外科手术的要求。

气管插管后较大幅度地改变患者体位会增加气管导管移位的可能性,再加上庞大的机器人占据了相当多的工作空间以及术中难以调整患者的体位,常常使得气道远离了麻醉医师的控制范围。因此,在摆放体位前和摆放体位过程中需反复检查气管导管有无过深或者过浅,避免气管导管打折。

术中可以采用容量控制(VCV)或者压力控制(PCV)等机械通气模式。人工气腹期间,容量控制通气时气道压力峰值过高易引起肺损伤,此时可改用压力控制通气。但也有研究显示,除了气道压力峰值较低、肺动态顺应性(Cdyn)较高外,压力控制通气较容量控制通气在呼吸力学和血流动力学上并无明显的优势,两种模式对肺氧合的改善并无明显差异。在气腹条件下,膈肌抬高将减少功能残

气量，使患者易发生肺不张。为了减少人工气腹时的肺不张，推荐术中使用6～8 ml/kg的潮气量和4～7 cmH$_2$O的PEEP（肝脏切除术除外），气道压力峰值控制在35 cmH$_2$O以内。延长吸气时间对改善气体交换和呼吸动力学有一定的作用，吸呼比（I:E）设置为2:1或1:1较传统的1:2能维持更好的氧合和更低的二氧化碳分压水平。

长时间的手术易导致低体温的发生，术中使用液体加温仪、温毯和床垫可以有效预防和治疗术中低体温。

由于更精细的外科操作，机器人手术的失血量通常少于传统腹腔镜手术，但麻醉医师仍应注意可能存在的隐匿性失血。

高龄（＞75岁）、长时间手术（＞45 min）的患者是发生下肢深静脉血栓形成（DVT）的高危人群。建议根据实际条件，使用下肢间歇加压装置和/或药物治疗（如低分子肝素）来预防围术期深静脉血栓形成。

机器人手术后的疼痛程度远轻于传统的开放手术，有报道称此类手术的术后患者自控镇痛中阿片类药物的消耗量减少近30%。围术期采用多模式镇痛如阿片类药物复合NSAIDs药物、阿片类药物复合区域阻滞能进一步减少阿片类药物引起的不良反应，可改善镇痛效果和提高患者满意度。

第四节　机器人泌尿外科手术的麻醉处理

由于泌尿外科手术涉及的器官位置深在，且重建手术复杂，达·芬奇系统可以充分发挥其准确显露和精细重建的优势，故其在泌尿外科领域的应用较早且目前开展广泛。常见的机器人辅助泌尿外科手术有机器人辅助前列腺切除术（robot-assisted laparoscopic radical prostatectomy, RALRP）、机器人辅助膀胱癌根治术（robot-assisted radical cystectomy, RARC）、机器人辅助肾部分切除术（robot-assistedpartial nephrectomy, RAP），而其他泌尿外科手术如肾上腺手术、肾盂输尿管手术等则相对较少。

机器人辅助前列腺切除术是目前临床上实施最多的机器人泌尿外科手术，因其能明显减少术中失血、减轻术后疼痛、缩短住院时间且患者术后排尿功能恢复更快。

一、术前评估及麻醉前准备

接受根治性前列腺切除术的患者以中老年男性居多（40～80岁），该年龄段患者常伴有一些常见的内科并发症，术前应加以仔细评估。由于术中需建立长时间的二氧化碳气腹并维持极度屈氏位，将会影响患者的呼吸、循环功能，故需重点关注患者是否存在严重的心肺疾病。心电图、胸片、血常规、血糖和电解质等检查常被作为潜在心肌缺血、COPD、贫血以及糖尿病的辅助诊断指标。此外，超声心动图可以很好地诊断心肌收缩与舒张功能障碍和心脏瓣膜疾病。

患有慢性阻塞性肺疾病的患者术中气道峰压值常会显著升高，而气腹和极度屈氏体位所导致的腹腔内高压将会使其进一步加剧。中、重度COPD的患者可能需要使用支气管扩张剂、肾上腺皮质激素等药物治疗同时配合物理治疗使其肺功能恢复至能耐受机器人腹腔镜手术。存在长期吸烟史的患者，需要于术前戒烟1～2周。合并肥胖的患者可能存在困难气道和肺功能异常等情况，并且肥胖所致的腹腔内手术操作空间狭小也增加了手术与麻醉管理的难度。有报道指出，与体重正常患者相比，

肥胖患者进行RALRP时有手术时间延长、预计失血量增多和术后并发症增加等不良后果,但并不显著增加围术期并发症、输血率和住院时间。

二、术中管理

机器人辅助前列腺切除术的麻醉管理需重点关注的方面是长时间二氧化碳气腹和极度屈氏位所带来的影响。长时间的二氧化碳气腹加上屈氏位会对患者的呼吸、循环系统产生较大的影响(表64-1)。尤其是对于心、肺功能储备较差的患者,有时难以耐受骤然产生的生理功能紊乱,因而在建立人工气腹时需缓慢充入二氧化碳气体,且术中气腹压力宜维持在此类患者能耐受的相对较低的水平。如患者心、肺功能不能耐受气腹和极度的体位改变时,应及时与外科医师沟通,必要时改变手术方式。

在RALRP手术中,患者首先被放置成膀胱截石位,在建立人工气腹后,进一步调整至极度屈氏位。这种体位能增加腹腔内操作空间,同时肠管也因重力作用向头端滑动,能够更好地暴露骨盆结构以及下腹部脏器。但腹腔内容物受重力作用向下运动和气腹共同作用直接降低患者肺顺应性,减少功能残气量,最终导致患者肺水肿和通气血流比的失调。因此,在此类手术中应采取相应措施预防肺不张的发生。长时间的屈氏位还会导致眼压的增高,少数患者甚至可能出现短暂而严重的视野缺损。此外,患者术后颜面部以及声门上部位(即声带、勺状软骨和会厌部)的水肿也很常见,呼吸道水肿可能导致患者拔管后出现呼吸窘迫,严重者甚至需要紧急插管,但应注意此时插管的难度往往增加。

在此类手术中应采取相对限制性的液体管理策略。理由是与传统的开放性耻骨后前列腺癌根治术相比,RALRP术中的失血量明显减少,且减少输液量必将减少尿量,使得膀胱颈横断面和尿道膀胱吻合口之间的手术视野暴露更加清晰。另外,限制液体补充量也有助于减轻长时间屈氏位以及高碳酸血症造成的脑组织水肿。限制补液期间,有时需使用心血管活性药物来维持适当的平均动脉压和心排血量,以维持重要组织的灌注,减少对术后肾功能等的影响。

虽然RALRP术后的疼痛相对于传统的开放手术大为减轻,但手术操作本身造成的骨盆深部组织损伤引起的疼痛仍不能被忽视。目前多模式镇痛技术已被视为治疗RALRP术后疼痛的有效方法。

第五节 机器人普外科手术的麻醉处理

机器人普外科手术主要应用于胃肠、肝脏和胰腺手术,部分手术在我国尚处于探索起步阶段,其麻醉处理与相应的腹腔镜术式类似,本节将对相关手术及麻醉关注点做一简要介绍。

一、机器人结直肠手术

目前,机器人结直肠手术主要用于结直肠肿瘤的患者。其优势主要在于:更为精细的手术操作;更易克服直杆器械在低位直肠侧方间隙游离中的"相对死角",保障系膜的完整切除;更快的术后胃肠道功能恢复;更好的保护盆腔自主神经功能(排尿功能、性功能等);更少的术中出血,与腹腔镜相比更低的中转开腹率,相似的术后并发症发生率与住院时间。在肿瘤根治方面,机器人手术的淋巴结

检出率和切缘阳性率与腹腔镜和开放手术相似。

机器人直肠癌、乙状结肠癌手术技术已较为成熟,而右半结肠癌手术技术尚在发展。结肠其他部位(横结肠左半、结肠脾曲、降结肠)肠癌的机器人手术目前报道较少,优势也有待进一步评估。由于结直肠癌的局部侵犯(多为直肠癌侵犯膀胱、卵巢、子宫)与远处转移(肝转移、肺转移)均很常见,常常在同期进行相应部位的机器人手术,有时需要重新进行操作孔的穿刺和机器人的定位连接,手术时间将进一步延长。

二、机器人胃部手术

现已开展的机器人胃部手术包括胃癌根治术、胃底折叠术及减肥手术。在胃癌外科领域,自2002年Hashizume等首次报道达·芬奇机器人手术系统辅助胃癌根治术以来,逐渐在临床上得到应用,并取得良好临床效果。机器人胃癌手术相关并发症除了腹腔镜手术特有的并发症外,由于机器人手术系统目前尚无反馈功能,术者无法感知器械操作的真实力度,因而在操作时用力过度很容易导致肝脏或脾脏的挤压伤或撕裂伤。

三、机器人肝脏手术

自Giulianotti教授等人于2003年报道完成了世界首例机器人辅助肝切除术后,该团队又陆续进行了包括全机器人右半肝切除、扩大右半肝切除及胆道重建、活体肝移植右半肝切取等一系列复杂手术。目前大多数机器人辅助肝切除术为肝脏楔形切除或肝段的切除,右肝切除仅在少数医疗中心施行,平均手术时间为200～507 min,术中出血量为50～660 ml。尽管机器人辅助下巨量肝切除被认为是安全可行的,但其所涉及的外科问题和技术相当复杂,包括控制术中出血、气栓,防止术后胆瘘以及遵守肿瘤外科手术原则等,而且在患者的选择方面也有较多限制,所以目前世界范围内采用由机器人辅助的微创方式进行巨量肝切除的病例还较少。

机器人辅助肝切除手术和传统开腹肝脏切除术的步骤基本相同。手术需在腹腔镜下完成,术中常规采取仰卧位和头高足低位,患者双下肢是否需要分开以及助手的位置则根据术者的习惯决定。一般采用四孔法或五孔法切肝,对于肝脏病灶较小的患者也可采取三孔法切肝。观察孔位于脐上或脐下,操作孔位置依照待切除的肝脏病灶所处位置而定。原则上主操作孔应尽可能接近病变部位以利于手术操作,病变在右肝时取剑突下的主操作孔,而在左肝时操作孔宜位于左锁骨中线肋缘下。

由于肝脏组织脆弱且血供丰富,肝切除过程中极易出血。虽然机器人辅助下肝切除术具有视野更清晰直观、操作更精细的优势,但对术者的技术要求反而更高,且同样面临着控制术中出血的问题。肝切除时的出血主要发生在离断肝实质的过程中,肝脏血管壁内外的压力梯度、血管损伤程度等是失血的主要影响因素。目前除了切除小的肝脏病灶或左外叶切除可不阻断入肝及出肝血流外,大的病灶切除或行解剖性肝切除,为减少切肝过程中的出血,常需阻断肝血流。而术中通过使用控制性低中心静脉压(controlled low central venous pressure, CLCVP)技术来降低肝静脉内的压力,可以相应地使肝窦内压力降低,进一步减少离断肝实质时的出血量。适当限制液体输入、使用吸入麻醉药或短效的静脉麻醉药、输注血管活性药物(硝酸甘油)以及采用反屈氏位(头高足低位)等措施可以实现

CLCVP。但对于机器人肝脏手术的患者,使用该技术的安全性仍然存在争议。顾虑之一是术中对补液量的严格控制以及使用血管活性药物扩张外周血管,会减少有效循环血容量和回心血量,加之气腹压力的影响,可能会减少肝肾等重要器官的有效灌注,造成术后脏器功能不全。另外,低CVP的负压抽吸作用使得空气更容易从破裂静脉口进入体内,增加了发生空气栓塞的可能性。而术中二氧化碳气腹的存在,也有潜在导致气体栓塞的可能。以上因素限制了机器人辅助肝脏手术中低CVP技术的应用。

四、机器人胆道手术

在胆道外科领域,1997年比利时的Himpens等医师完成了第一例手术机器人胆囊切除术。由于机器人手术能够精细解剖肝十二指肠韧带的重要结构并轻松完成吻合,特别适合胆总管囊肿、胆管良性狭窄和胆道闭锁的患者,并可取得较好的效果。

五、机器人胰腺手术

目前认为机器人辅助胰腺手术对几乎所有胰腺疾病都是安全可行的,包括胰体尾切除术、胰腺中段切除术、全胰切除术、保留十二指肠胰头切除手术(Beger手术)以及胰十二指肠切除术。与传统开放手术相比,机器人辅助胰腺手术具有相同的甚至更低的术后并发症发生率。胰十二指肠切除的所有重建方式都适合采用机器人手术方式完成(经典Whipple或保留幽门的胰十二指肠切除)。尽管机器人辅助胰腺手术在国内外仍处于起步阶段,但已显示其相对于腹腔镜手术和传统开放手术的临床优势,并有可能成为胰腺肿瘤首选的手术方式。

六、机器人脾脏手术

在脾部分切除术中,使用机器人系统有助于更精确地实施脾门部的解剖和保留残脾血管。但对于脾脏全切手术,传统腹腔镜在手术时间和费用上更优于达·芬奇机器人辅助手术。因此,传统腹腔镜脾脏切除术仍然是目前外科手术治疗特发性血小板减少性紫癜、溶血性贫血及脾亢等疾病的首选方法。机器人系统更适合于手术难度较大的脾脏手术如脾部分切除术、合并肝硬化的脾切除术、脾脏肿瘤以及恶性血液病患者。术中出血是机器人脾脏手术最常见的并发症,也是中转开腹最主要的原因,对于术前存在门脉高压的患者尤易发生。

第六节　机器人普胸手术的麻醉处理

机器人辅助普胸外科手术是当前较为成熟的机器人外科手术之一。此类手术的麻醉管理具有一定的难度和复杂性,特别是术中二氧化碳人工气胸的使用、长时间单肺通气等因素可能对患者的呼吸、循环功能造成显著的干扰。麻醉医师不仅需要熟悉相关的手术操作过程,还应充分理解其对患者

造成的影响以及相应的病理生理改变,以确保患者的安全和手术的顺利进行。

一、术前评估与麻醉前准备

与胸腔镜手术类似,术前访视除常规内容外,还应特别注意评估插管条件,了解患者有无严重的张口困难、面部畸形、气道狭窄等影响双腔支气管导管置入及单肺通气的情况。术前肺功能检查、血气分析及胸片有助于判断患者是否能耐受长时间的单肺通气。术前在静息状态下吸空气时,存在高碳酸血症($PaCO_2 > 50$ mmHg)或低氧血症($PaO_2 < 65$ mmHg)、慢性阻塞性肺疾病、支气管痉挛、哮喘或严重肺气肿的患者通常不能耐受长时间的单肺通气和胸腔内正压(持续二氧化碳注入),这些情况应视为此类手术的相对禁忌。轻、中度COPD的患者应给予物理治疗、支气管扩张剂或激素治疗,待肺功能改善后,再酌情实施手术。长期吸烟者术前需戒烟1～2周。

二、术中管理

(一)长时间单肺通气的管理

肺隔离及单肺通气技术在机器人辅助普胸外科手术中是必需的。通常选用双腔气管内导管实现肺隔离,但对于某些置入双腔气管导管困难的患者,使用普通气管内导管加支气管堵塞器也是合适的选择。在选择双腔气管导管的型号时,应根据患者的性别、身高、体重、术前胸部CT测量结果等因素综合考虑,在不增加气道损伤的前提下,尽量选用较大型号的导管。在气管插管完成后使用纤维支气管镜检查导管的位置,并在完成体位摆放、人工气胸建立后重新确认导管放置适当。单肺通气时,调整呼吸频率和潮气量,在维持血流动力学稳定和不影响手术的前提下尽量保证足够的每分通气量,设置的潮气量不宜过大,维持气道压力在20～30 cmH_2O为宜。术中需密切监测SpO_2、呼气末二氧化碳和动脉血气分析的变化,如果发生低氧血症或二氧化碳明显蓄积,则积极调整呼吸参数,加快呼吸频率,如不能改善,通知术者改为双肺通气,待缺氧纠正后再行单肺通气和手术操作。此外,长时间单肺通气还增加了术后肺损伤的发生率,应常规实施肺保护策略以避免术后严重低氧血症的产生。

(二)二氧化碳气胸的管理

达·芬奇机器人手术机械手臂在胸腔内操作时,除需要对手术侧肺进行单肺通气外,还将持续吹入二氧化碳以实现人工气胸,目的是使术侧肺更好地萎陷并显露术野、防止电烧伤以及减少空气栓塞的发生。人工气胸的压力通常设置在5～10 mmHg,过高的压力可能导致张力性气胸,抑制心脏的收缩及舒张功能,引起静脉回流的明显减少以及低血压。此外,二氧化碳人工气胸造成血二氧化碳水平增加,加之单肺通气的影响,可导致体内二氧化碳的明显蓄积,对于合并严重心肺疾患的患者会造成显著的病理生理影响。人工气胸的其他并发症包括静脉气体栓塞、右心血量减少、急性循环衰竭(低血压、低氧血症和心律失常)、双腔管套囊移位。术中应实时监测气胸压力、气道压、呼气潮气量和中心静脉压。对于出现严重高碳酸血症及呼吸性酸中毒的患者,若并发代谢性酸中毒失代偿,则需要输入适量的碳酸氢钠解除酸中毒。

（三）液体管理

足够的血容量是保证血流动力学稳定和器官充分灌注的前提，而过度的容量负荷会加重肺损伤。目前主张在此类手术中，无大量出血的情况下适量控制输液。

（四）术后疼痛管理

同传统的胸腔镜手术类似，术后宜采用多模式镇痛减轻患者的疼痛。可选用的方法包括胸段硬膜外阻滞、椎旁阻滞、肋间神经阻滞及患者自控的静脉镇痛，可根据患者的实际情况加以应用。

第七节　机器人心脏手术的麻醉处理

与其他机器人手术相比，机器人心脏手术的患者病情更为复杂、操作更为困难、挑战更加巨大。目前机器人辅助心脏手术涉及的领域包括非体外循环下机器人辅助冠脉搭桥手术与体外循环下机器人瓣膜手术、简单先天性心脏病手术、心脏肿瘤手术等。麻醉医师不仅仅需要有坚实的心脏手术麻醉管理基础，还需要具备丰富的普胸外科和腔镜手术围术期麻醉管理经验，更需要掌握机器人手术相关理论知识，以制订合适的麻醉计划保障患者安全。

一、术前访视与术前用药

按心脏手术常规进行，由于机器人心脏手术需要长时间单肺通气，术前访视时需要特别注意患者的气道和肺功能情况。

二、术中管理

（一）体位管理

机器人心脏手术的最佳体位为左侧或右侧抬高30°，同时手臂抬高，自然屈肘，以减少对机器人手臂的干扰。放置体位时应注意避免过度牵拉抬高侧的手臂，以防臂丛神经损伤。机器人机械臂车接近患者头部，若采用经颈静脉上腔静脉置管引流，消毒铺巾范围广，更进一步限制了麻醉医师与患者气道的接触。整个手术过程中，麻醉医师应与外科医师密切沟通，防止患者与机器人发生冲突，并能够及时发现处理气道紧急情况。机器人心脏手术与大部分微创心脏手术一样，进入心脏路径受限，无法通过直接接触心外膜进行电除颤，因此术前必须安放好经胸除颤仪贴片。要注意贴片位置并妥善固定，确保电流能够通过心脏，并避免导电糊渗漏或贴片下其他液体导致的烧伤。

（二）呼吸管理

所有的机器人心脏手术均需要采用单肺通气技术，单肺通气时间可长达3～4 h。一般使用双腔气管导管，在手术结束时更换为普通单腔气管导管。对于双腔气管导管插管定位困难的患者，也可选

择使用支气管阻塞导管进行单肺通气。在患者改变体位前后,应确定插管的位置,保证肺隔离的有效性。一旦在血管吻合等关键步骤出现肺隔离丧失,将导致致命的后果。

机器人心脏手术常使用二氧化碳人工气胸,以压缩肺叶,使纵隔向对侧移动,扩大胸腔中的手术空间,常用的二氧化碳气胸压力为5～10 mmHg。有研究表明,二氧化碳人工气胸对心指数的影响大于单肺通气。

长时间单肺通气与人工气胸可引起呼吸功能与血流动力学的改变。侧卧位可引起通气血流比失调;二氧化碳人工气胸可压缩肺叶、降低肺顺应性、减少肺功能残气量,进一步加重通气血流比失调;通气不足与二氧化碳吸收可引起高碳酸血症。因此,建议在围术期采用"保护性肺通气策略",一旦出现严重低氧血症或气道压力明显增高,应按照"一听二捏三吸四看"的顺序进行听诊、手控呼吸、气道吸引、纤维支气管镜检查,确定双腔气管导管的位置。对非通气侧肺可持续使用气道正压（5～10 cmH$_2$O）,有助于减少分流改善氧合。

与非体外循环下机器人辅助冠脉搭桥手术相比,体外循环下机器人心脏手术患者更容易在体外循环停机后、单肺通气期间发生低氧血症。其原因包括体外循环期间细胞因子介导的炎症反应、肺缺血再灌注损伤等引起的肺间质水肿,及体外循环后通气侧与非通气侧肺内通气/血流比例严重失调等。因此,体外循环停机后单肺通气期间可根据情况对通气侧肺使用呼气末正压（PEEP）,对非通气侧肺使用连续气道正压,必要时间断双肺通气,以改善患者氧合状态。

（三）循环管理

机器人心脏手术的循环监测与传统心脏手术类似。由于患者体位与消毒铺巾范围的不同,放置心电图电极或其他监测装置时应注意避开手术消毒区域。

术中经食管超声心动图（TEE）在机器人心脏手术中的地位举足轻重,上下腔静脉插管建立外周体外循环必须在TEE的指导下完成,所有的心脏瓣膜手术术中都必须使用TEE评估心室负荷、心功能、瓣膜修复等情况。

非体外循环下机器人辅助冠脉搭桥手术通过机器人取乳内动脉并通过左前胸小切口进行冠状动脉吻合。在这个操作过程中,麻醉医师需注意维持血流动力学平稳,心率不易过快,以免增加心肌氧耗并影响外科医师操作。

许多机器人心脏手术无法置入心外膜起搏导丝,因此,若需要使用心脏临时起搏器,可采用经皮球囊起搏器。

（四）液体治疗

足够的血管内容量是保证血流动力学稳定和器官灌注充分的先决条件。长时间手术、心功能不全、体外循环预充、超滤等均严重干扰麻醉医师对患者容量状态的评估,建议使用TEE、肺动脉导管等指导液体治疗。

（五）体温管理

无论是非体外循环下机器人辅助冠脉搭桥手术,还是体外循环下机器人心脏手术,通常耗时较长,容易引起患者低体温。体温过低会损伤患者凝血功能、增加室颤发生率、延长机械通气时间。因此,维持患者合适的体温是机器人心脏手术围术期管理中非常重要的环节。围术期必须监测患者中

心体温、耳温、鼻咽温、膀胱温、肺动脉导管监测血液温度等均可。除了保持手术室温度外，通常可采用加温毯、液体加温器等，维持患者体温在36℃以上。

（六）快通道心脏麻醉

微创手术与机器人辅助手术发展的目的就是减少创伤、减轻疼痛、缩短住院时间、加速康复，因此"快通道心脏麻醉"成为多数学者倡导的机器人心脏手术麻醉管理策略。采用短效镇痛、镇静与肌松药，加强麻醉深度与肌松监测、精准控制用药量、完善多模式镇痛，绝大部分患者可以实现术后早期拔管，部分患者甚至可以在手术室拔管。尽管如此，"超速通道心脏麻醉"技术还有待商榷。

第八节　其他机器人手术

一、机器人妇科手术

自1999年首次报道了采用机器人进行输卵管吻合术后，陆续开展了包括骶骨阴道固定术、膀胱阴道瘘修复、子宫肌瘤切除术、根治性子宫切除术、输卵管卵巢切除术以及妇科恶性肿瘤根治术在内的各种机器人妇科手术。但目前没有足够的证据表明，在并发症发生率及预后方面，机器人妇科手术比传统腹腔镜手术更优越。与其他下腹部及盆腔手术类似，麻醉医师在处理这类手术时也应考虑到极度头低位和气腹造成的生理影响。

二、机器人神经外科手术

机器人外科是首先从神经外科开始的。1985年世界上第一台医用机器人Puma560研制成功，应用于临床立体定向手术。经过20余年的发展，目前虽已有多种手术机器人应用于神经外科领域，但鉴于神经外科的专业特殊性，大部分还处在试用阶段。未来神经外科手术机器人的发展有几个趋势：① 与显微镜整合，提高显微神经外科的精确度及稳定性；② 与术中MRI/CT兼容，实现实时影像导航；③ 实现远程手术或遥控手术。

三、经口机器人手术（transoral robotic surgery, TORS）

TORS主要应用于耳鼻咽喉头颈外科，尤其适合处理口腔、声门上及下咽部多个区域的良、恶性病变，尤其是舌根部的肿瘤。TORS在保证切除肿瘤的前提下，尽可能地保留了器官的功能，减少了术中出血和组织的缺损，缩短了手术时间和术后恢复时间。但由于费用较高，目前该类手术开展相对较少，其成本-效益比尚待评估。

作为第三代微创外科技术，在过去的几十年间机器人辅助手术已在全球范围内得到广泛的应用和飞速发展。麻醉医师必须全面了解这一较新的领域，充分认识到常规腔镜手术和机器人手术之间存在的差异，这对于制订相应的麻醉方案，保证术中患者的安全尤其重要。

（凌晓敏　仓　静）

参 考 文 献

[1] Kroh M, Chalikonda S. Essentials of robotic surgery. Switzerland: Springer International Publishing, 2015.

[2] Paranjape S, Chhabra A. Anaesthesia for robotic surgery. Trends in Anaesthesia and Critical Care, 2014, 4(1): 25-31.

[3] Lee J R. Anesthetic considerations for robotic surgery. Korean J Anesthesiol, 2014, 66(1): 3-11.

[4] Rosendal C, Markin S, Hien M D, et al. Cardiac and hemodynamic consequences during capnoperitoneum and steep Trendelenburg positioning: lessons learned from robot-assisted laparoscopic prostatectomy. J of Clin Anesth, 2014, 26(5): 383-389.

[5] Wang G, Gao C. Robotic cardiac surgery: an anaesthetic challenge. Postgrad Med J, 2014, 90(1066): 467-474.

[6] Kalmar A F, Wolf A M D, Hendrickx J F A. Anesthetic considerations for robotic surgery in the steep Trendelenburg position. Advances in Anesthesia, 2012, 30(1): 75-96.

[7] Awad H, Walker C M, Shaikh M. Anesthetic considerations for robotic prostatectomy: a review of the literature. J Clin Anesth, 2012, 24(6): 494-504.

[8] Ho C M, Wakabayashi G, Nitta H, et al. Systematic review of robotic liver resection. Surg Endosc, 2013, 27(3): 732-739.

[9] Winer J, Can M F, Bartlett D L, et al. The current state of robotic-assisted pancreatic surgery. Nat Rev Gastroenterol Hepatol, 2012, 9(8): 468-476.

[10] 赖俊雄,刘允怡.机器人肝脏手术.实用器官移植电子杂志,2014,2(3): 165.

[11] Giza D E, Tudor S, Purnichescu-Purtan R R, et al. Robotic splenectomy: what is the real benefit? World J Surg, 2014, 38(12): 3067-3073.

[12] Steenwyk B, Lyerly 3rd R. Advancements in robotic-assisted thoracic surgery. Anesthesiol Clin, 2012, 30(4): 699-708.

[13] Irvine M, Patil V. Anaesthesia for robot-assisted laparoscopic surgery. Continuing Education in Anaesthesia, Critical Care & Pain, 2009, 9(4): 125-129.

[14] Soonawalla Z F, Stratopoulos C, Stoneham M, et al. Role of the reverse-Trendelenberg patient position in maintaining low-CVP anaesthesia during liver resections. Langenbecks Arch Surg, 2008, 393(2): 195-198.

[15] Eiriksson K, Fors D, Rubertsson S, et al. High intra-abdominal pressure during experimental laparoscopic liver resection reduces bleeding but increases the risk of gas embolism. Br J Surg, 2011, 98(6): 845-852.

[16] Zhang Y, Wang S, Sun Y. Anesthesia of robotic thoracic surgery. Ann Transl Med, 2015, 3(5): 71.

[17] Campos J H. An update on robotic thoracic surgery and anesthesia. Curr Opin Anaesthesiol, 2010, 23(1): 1-6.

[18] Zaouter C, Imbault J, Labrousse L, et al. Association of robotic totally endoscopic coronary artery bypass graft surgery associated with a preliminary cardiac enhanced recovery after surgery program: a retrospective analysis. J Cardiothorac Vasc Anesth, 2015, 29(6): 1489-1497.

[19] Rodrigues E S, Lynch J J, Suri R M, et al. Robotic mitral valve repair: a review of anesthetic management of the first 200 patients. J Cardiothorac Vasc Anesth, 2014, 28(1): 64-68.

[20] Kaplan J A, Reich D L, Savino J S. Kaplan's cardiac anesthesia: the echo era, 6th ed. Saunders: Elsevier, 2006: 522-614.

[21] Ashrafian H, Clancy O, Grover V, et al. The evolution of robotic surgery: surgical and anaesthetic aspects. Br J Anaesth, 2017, 119 (S1): i72-i84.

[22] Kaye A D, Vadivelu N, Ahuja N, et al. Anesthetic considerations in robotic-assisted gynecologic surgery. Ochsner J, 2013, 13(4): 517-524.

[23] Badawy M, Béïque F, Al-Halal H, et al. Anesthesia considerations for robotic surgery in gynecologic oncology. J Robotic Surg, 2011, 5(4): 235-239.

[24] 赵清爽,王守森,章翔.手术机器人在神经外科的应用及发展.中华神经医学杂志,2013,12(7): 752-755.

[25] Chi J J, Mandel J E, Weinstein G S, et al. Anesthetic considerations for transoral robotic surgery. Anesthesiology Clin, 2010, 28(3): 411-422.

[26] 米勒.米勒麻醉学.邓小明,曾因明,黄宇光,主译.北京: 北京大学医学出版社,2016.

第65章
高危产科麻醉与围术期处理

高危妊娠(high risk pregnancy)的定义是妊娠期的某些病理因素,可能危害孕产妇、胎儿、新生儿或导致难产。高危妊娠产科麻醉要求麻醉医师熟悉相关病理生理知识,以及与麻醉风险关系密切的妊娠并发症和并存症的影响,将许多问题在麻醉前、中、后分别妥善处理。本章重点阐述几种常见高危妊娠的麻醉处理,如产科出血、妊娠期高血压疾病及妊娠合并心血管疾病等。

第一节　产科出血的麻醉管理

一、产后出血

产后出血(postpartum hemorrhage, PPH)是目前全世界产妇死亡的首要原因。如何迅速有效地应对PPH,需要优化的管理、多学科协作,应早期改善子宫收缩,合理补充液体及血液制品,维持血流动力学稳定,适时行介入治疗或子宫切除术。

由于存在羊水等混杂因素,临床上往往会低估分娩过程的出血量。PPH的定义为阴道分娩后出血量超过500 ml或在剖宫产后出血量超过1 000 ml。PPH的病因主要有以下四类(4T): ① 产力(tone):任何原因导致的宫缩乏力; ② 组织(tissue):胎盘残留、粘连或植入; ③ 创伤(trauma):生殖道或子宫损伤或撕裂; ④ 凝血酶(thrombin):先天性或获得性凝血功能异常、弥散性血管内凝血或抗凝剂治疗。

(一)子宫收缩乏力

子宫肌层在分娩后不能维持正常的收缩力,多见于高龄、肥胖产妇、多次妊娠、多胎妊娠、巨大儿、宫内感染、引产或缩宫素使用不当、先兆子痫、PPH病史等。

第三产程超过30 min者PPH的发生率将提高6倍。积极的第三产程处理、单独或联合使用子宫收缩剂可促进子宫收缩、促进胎盘剥离和娩出,防止宫缩乏力和PPH的发生。

(二)胎盘残留

阴道分娩胎盘娩出后仍然有持续不止的出血,娩出的胎盘有残缺,或副胎盘残留宫腔可致出血。

胎盘残留包括以下情况：① 胎盘滞留：胎儿娩出后30 min，已剥离的胎盘尚未娩出。② 胎盘嵌顿：宫腔操作或宫缩剂使用导致子宫形成局部狭窄环或宫颈口收缩，剥离的胎盘嵌顿在局部不能娩出。③ 胎盘剥离不全：宫缩乏力、胎儿娩出后过早过度挤压子宫、粗暴牵拉脐带等导致。④ 胎盘部分粘连：胎盘部分已剥离，部分粘连于宫壁上不能自行剥离致出血，多见于多次人流后及经产妇。⑤ 胎盘部分植入：胎盘部分植入，另一部分与子宫壁分离可引起大出血。

（三）软产道损伤

胎儿娩出后子宫收缩好，胎盘胎膜完整。会阴、阴道或宫颈处有裂伤，并有活动性出血。可能原因如下：① 产程进展过快，胎儿过大，导致产道裂伤出血。② 产程中过早过度挤压子宫致裂伤。③ 保护会阴不当或助产手术操作不当。④ 子宫破裂未及时发现。

（四）凝血功能障碍

产后出血如存在血液凝固障碍。应结合病史、体征和实验室检查以确诊。

（五）剖宫产的产后出血

除胎盘剥离出血外，尚有手术切口出血等产后出血危险因素。子宫切口位置过低或过高，切口弧度欠大，胎头深入盆腔或高浮；暴力娩出胎头；胎位不正或胎儿巨大；引起切口向两侧撕裂并延伸至阔韧带，向下撕裂至宫颈、阴道穹窿或阴道上段，累及宫旁或阴道壁的组织及血管丛，发生难以控制的出血。

前置胎盘如植入子宫下段前壁，在此处切开子宫易损伤胎盘，导致术中术后大量出血。胎儿、胎盘娩出后，由于子宫下段较薄，胎盘植入部位血管丰富，子宫缺乏有力的收缩可导致大量出血。若羊水通过创面进入子宫血窦，引起羊水栓塞可发生急性DIC大出血。

二、产前出血

产前出血主要原因包括前置胎盘（placental presentation）、胎盘早剥（placental abruption）和子宫破裂等。

（一）前置胎盘

前置胎盘指胎盘附着位置异常低，部分或完全覆盖子宫颈内口，根据胎盘与子宫颈口的距离可以分为完全性前置胎盘、部分性前置胎盘、边缘性前置胎盘（图65-1）。常发生于多次妊娠、多次流产、吸烟、亚洲人种、高龄产妇和不孕治疗等孕妇中。部分前置胎盘出现胎盘增生，胎盘异常植入子宫内膜和肌层，产前对胎盘植入的诊断通常需应用超声和MRI（图65-2），可以提示植入区域精确的解剖结构及血液供应（图65-3）。前置胎盘如无胎盘早剥可考虑择期行剖宫产，麻醉医师应尽可能了解前置胎盘位置及植入深度，积极准备应对植入性胎盘手术时可能的大量出血。

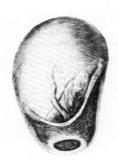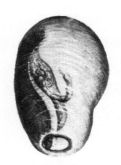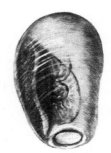

完全性前置胎盘　　　　　部分性前置胎盘　　　　　边缘性前置胎盘

(a) 前置胎盘透视图

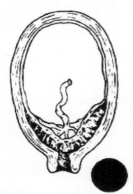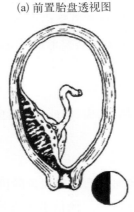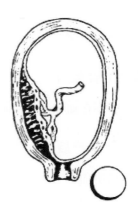

完全性前置胎盘　　　　　部分性前置胎盘　　　　　边缘性前置胎盘

(b) 前置胎盘分类

图 65-1　前置胎盘

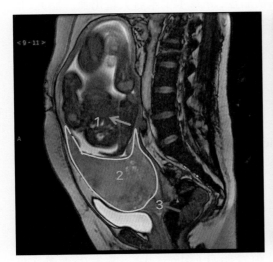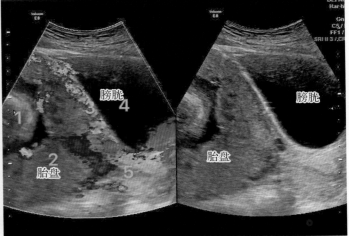

图 65-2　完全性前置胎盘 MRI 图像

1. 胎头；2. 胎盘；3. 宫颈

图 65-3　胎盘植入超声图像

1. 胎头；2. 胎盘；3. 胎盘植入；4. 膀胱；5. 宫颈

（二）胎盘早剥

　　胎盘早剥指妊娠过程中胎盘过早地完全或部分剥离（图 65-4），其高危因素有吸烟、先兆子痫和胎盘早剥史等。超过 50% 面积的胎盘早剥可导致早产，胎儿围生期死亡率增加，且半数以上死亡发生

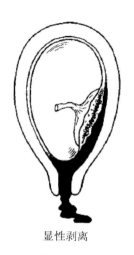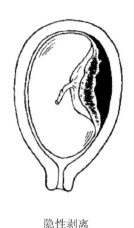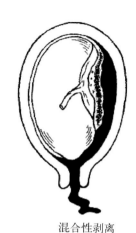

显性剥离　　　　　　　　　隐性剥离　　　　　　　　混合性剥离

图65-4　胎盘早剥分类

在宫内。胎盘早剥时部分患者会出现阴道出血,严重的胎盘早剥常可导致母体DIC、溶血、急性肾功能衰竭和肺水肿等危及生命的严重并发症,一旦确诊常需急症手术。

（三）子宫破裂

子宫破裂指子宫壁与其表面的浆膜全层裂开,多见于瘢痕子宫。临床上主要表现为突然出现与宫缩无关的持续性疼痛、异常胎心及产前出血。在有剖宫产病史并尝试经阴道分娩(trial of labor after previous cesarean delivery, TOLAC)的患者中,子宫破裂发生率为0.5%～4%。对于TOLAC患者,出现频繁的自控给药以及肩痛应高度警惕子宫破裂的发生。

产妇产前失血过多可致胎儿宫内缺氧甚至死亡。若大量出血或保守疗法效果不佳,必须紧急手术治疗。

三、产科出血的麻醉处理

（一）麻醉前准备

1. 严重的产后出血（PPH）

通常指产后24 h内失血量超过1 000 ml,在积极使用药物处理宫缩乏力的同时,需要补充液体,根据出血量、循环功能及贫血程度决定输血时机及输血量。考虑进行人工去除残留胎盘、修补软产道、子宫动脉结扎及子宫切除术时,均需在麻醉下进行。

2. 产前出血发生出血性休克

妊娠37周后反复出血或一次性出血量大于200 ml或临产后出血较多者均需立即终止妊娠,一旦出现胎儿窘迫需立即行剖宫产。该类患者麻醉前应注意评估循环功能状态和贫血程度。除检查血、尿常规、生物化学检查外,应重视血小板计数、纤维蛋白原定量、凝血酶原时间和凝血酶原激活时间检查、DIC过筛试验,有条件的医院应当在术前进行血栓弹力图(TEG)检查,必要时复查血栓弹力图并观察凝血功能动态变化,警惕DIC的发生和多脏器受累。常规在术前预估出血量并配血,大量出血时需预约新鲜全血、新鲜冰冻血浆及冷沉淀、血小板等。

3. 胎盘早剥

胎盘早剥是妊娠期发生凝血障碍最常见的原因，尤其发生在胎死宫内后。循环内纤溶酶原的激活及胎盘凝血活酶触发外源性凝血途径激活，继而发生凝血功能障碍甚至弥散性血管内凝血（DIC）。病情进展十分迅速，一旦诊断明确需立即行剖宫产术，尽快输血，补充凝血因子和血小板，同时动态监测凝血功能变化，及早发现DIC并进行相应治疗。

（二）麻醉选择

（1）产后出血需进行手术操作时，可考虑通过留置的硬膜外导管给药或施行全身麻醉，同时注意维持呼吸循环稳定，及时补充血制品，连续监测贫血及凝血状况。

（2）产前出血较少，无休克表现，胎儿心率正常可选择椎管内麻醉，注意防治仰卧位低血压综合征。麻醉前产妇无休克，但胎儿有宫内窘迫可选用全身麻醉急诊剖宫产术，预防子宫血流量下降影响胎儿氧供。

（3）大量产前出血多属急诊麻醉，准备时间有限，禁食禁饮时间不定。胎盘早剥的症状与体征变异很大，阴道出血量并不能直接体现胎盘剥离面积，胎盘大面积剥离时可直接导致胎儿死亡。

麻醉方式选择应按病情轻重、胎心情况等综合考虑。凡母体有活动性出血，低血容量休克，有明确的凝血功能异常或DIC，全身麻醉是唯一安全的选择；如母体和胎儿的安全要求在5～10 min内进行剖宫产，全麻亦是最佳选择。行分娩镇痛的产妇，术前已放置硬膜外导管，如病情允许，于硬膜外导管给药，可迅速获得满意的麻醉平面，尽快实施手术。

（三）麻醉实施和管理

产前出血以急诊手术为主，产科急诊情况紧急，饱胃、插管条件及急诊医师熟练程度都会导致产妇出现气道问题。产科困难气管插管率远高于非妊娠妇女，我国的妇产专科医院中全麻剖宫产的比例较低，麻醉医师对产妇的插管机会较少；综合性医院中因合并系统疾病及重症产妇较多，全麻比例高于专科医院，麻醉医师有更多的气管插管操作机会。随着国内医院技术和设备条件的改善和对困难气道培训的日益重视，产妇的气道困难问题已经渐渐得到重视和妥善解决。

1. 气道管理

术前需充分评估气道，产妇常存在短颈、下颌短、肥胖、气道黏膜水肿等问题，诱导中易发生上呼吸道梗阻，导致母胎缺氧。饱胃产妇可考虑留置胃管减压，并使用抑酸药物，注意预防反流误吸，宜采用快速顺序诱导，同时调整好压迫环状软骨的力度和方向使导管易于通过，气囊充气后方可放松压迫。麻醉诱导前需进行有效的器械准备，请有经验的医师进行插管，避免反复多次尝试，以免造成局部损伤，加大气道困难并直接导致产妇及胎儿缺氧。

2. 产科输血补液策略

产科出血可危及产妇生命，掌握并实施产科的输血补液策略至关重要。大量失血定义为3 h内失去超过1/2血容量或进行性失血超过150 ml/min。在扩充血容量及维持渗透压后，提高血液携氧能力及改善止血功能是大量输血的目的。产科大量输血策略提倡限制性液体复苏，及时补充红细胞，早期足量使用血浆，及时按照1∶1∶1输注红细胞、新鲜冰冻血浆和血小板可改善预后。另需注意补充纤维蛋白原及冷沉淀，一些止血药物也可作为备用策略使用，同时注意预防大量输血相关并

发症。产科患者年轻,对失血性休克的抢救成功率较高,但若合并DIC、感染和肾衰等并发症则可能危及生命。

(1)产科出血时补液扩容策略　由于产科估计出血量常常小于实际出血量,补液量应适当大于估计量。常规初始扩容选用乳酸钠林格液或平衡盐液,为避免高氯性酸中毒,不推荐使用大量生理盐水扩容。对于危重患者,输注胶体液并不比输注晶体液获得更好的预后,过多的胶体液可影响患者的凝血功能及肾功能。因此,当失血量超过血容量的30%,或晶体液用量超过3 000 ml时,建议加用胶体液维持血浆渗透压。依据限制性液体复苏原则,液体复苏的目标为平均动脉压维持在65 mmHg左右,同时注意补充血液成分,如红细胞、血浆、血小板等。

(2)产科出血时输注血液制品策略　① 当血红蛋白低于70 g/L时,应考虑输注红细胞。如患者伴有活动性出血或伴有妊娠并发症时,输注的阈值可相应提高。此类手术术前应常规备血,输注目标是维持血红蛋白在80～100 g/L或血细胞比容在28%～30%。② 大量输血时,输注红细胞悬液3～5 U后,应及时补充新鲜冰冻血浆(FFP),FFP可补充纤维蛋白原和几乎全部凝血因子。美国麻醉学会推荐FFP输注量为10～15 ml/kg,或与红细胞输注比例为1∶1。③ 大量失血后不可避免稀释性凝血功能障碍以及纤溶亢进的风险,应当重视输注血小板及补充凝血因子或新鲜冰冻血浆。急性出血患者血小板低于50×10^9/L时需要补充1～2单位血小板。当患者存在活动性出血,压迫和电凝止血困难时,输注血小板的阈值应提高至75×10^9/L。早期输注血小板还能减少其他血制品用量,避免循环超负荷。④ 纤维蛋白原是参与凝血过程的重要因子,可以看作产后出血严重程度的相关观察指标,当其含量低于2 g/L时严重出血的阳性预测值为100%。冷沉淀能够提供较高浓度的纤维蛋白原及少量凝血因子,当纤维蛋白原含量<1.0 g/L时,需及时输注冷沉淀。⑤ 凝血酶原复合物包含维生素K依赖的凝血因子Ⅱ、Ⅶ、Ⅸ、Ⅹ,主要用于对抗维生素K拮抗剂以及治疗先天性凝血因子缺乏症等。当大量出血或DIC时,大量输注血浆可导致循环负荷过重,可使用凝血酶原复合物。⑥ 重组人凝血因子Ⅶa用于治疗产科大量出血时疗效褒贬不一,建议当输注血小板、血浆、纤维蛋白原等止血失败时可以作为备用策略。

(3)产科大量输血注意事项　① 国内大部分地区无法及时获得新鲜制备全血,保存时间较长的全血中不含血小板,仅含少量凝血因子,且易经血制品传播相关传染性疾病,因此并不提倡给需要大量输血的患者常规输注全血。② 在大量输液及输注血制品时还需注意体温变化,输注未加温的大量血制品会引起低体温、微循环障碍并加重机体酸中毒,影响凝血酶活性,继而加重凝血功能障碍。大量输血时应进行体温监测,注意体表保温、提高房间环境温度并使用输液加温器避免低体温。③ 大量输血可能导致循环超负荷、水肿、腹腔筋膜室综合征甚至多器官功能衰竭,以及输血相关并发症,例如过敏反应、溶血、病毒感染、输血相关移植物抗宿主病、输血相关急性肺损伤等。④ 产科大量输血时不仅要重视补充血容量,维持血细胞比容和血浆渗透压,保障组织氧供,并且要注意早期足量使用血浆、血小板,及时补充凝血因子及冷沉淀等,合理应用止血药物,成人连续输注红细胞悬液超过15～18 U(或输注红细胞悬液≥0.3 U/kg)时,需复查血常规、凝血功能或血栓弹力图、血气分析,并应每隔1～2 h重复1次,以指导下一步决策。

(4)产科自体血输注　2013年英国在其自体血回收指南中首次将产科手术作为适应证之一。2015年美国ASA产科麻醉指南提出,对于难治性出血患者,当库存血不足或者患者拒绝输注库存血时,可考虑术中采用血细胞回收技术。对于预计术中出血量可能超过1 000 ml的产妇,有条件的医院

可以考虑自体血回收。① 自体输血技术主要包括贮存式自体输血、急性等容血液稀释和回收式自体输血。目前产科应用的主要是回收式自体输血(intra-operative cell salvage, IOCS),指使用血液回收装置,收集患者手术失血,进行抗凝、过滤和洗涤后回输给患者。产科回收式自体输血往往最担心羊水污染继而羊水栓塞的问题,羊水栓塞(amniotic fluid embolism, AFE)是指分娩过程中羊水物质进入母体循环引起肺栓塞、休克、DIC 等综合征。以往认为母体肺循环中存在胎儿鳞状上皮细胞是 AFE 发生的标志之一,但健康妇女产后肺循环中也存在胎儿鳞状上皮细胞,大部分健康妇女产后循环中可存在羊水成分,AFE 主要原因是母体的过敏反应。② 产科回收式自体输血一般推荐使用两套吸引管路,一根吸引管用于吸尽羊水,换另一路吸引血液并进行洗涤回输,以减少羊水的混入。③ 血液回收机不能分辨胎儿或母体红细胞,回输的血液中会混有胎儿红细胞,加用白细胞滤器不能去除自体血中的胎儿红细胞。由于胎儿 ABO 抗原还未很好形成,所以不用担心母婴 ABO 血型不符而导致母体溶血。但如果存在 Rh 等不规则抗体的母体回输血液后可能引起严重迟发型输血反应,因此在 Rh 阴性的母体使用自体血输注后应早期给予抗 D 免疫球蛋白。④ 洗涤式自体血回收仅保留浓缩的红细胞,血液中其他成分大多被滤除,大量自体血回输会导致凝血功能异常。因此,推荐在大量回输自体血时监测凝血功能,并根据需要补充新鲜冰冻血浆和血小板等。⑤ 回收血液中还可能包含脂肪微粒、组织碎屑和微聚体等,在血液回收、洗涤、离心过程中会对细胞成分造成破坏,激活白细胞、血小板和补体级联反应,促进炎症因子的释放而加重全身炎症反应,机器的过滤、洗涤和离心只能去除部分白细胞,因此需要在回输前使用白细胞滤器。⑥ 产科自体血输注禁忌证:血液流出血管外超过 6 h、怀疑流出的血被污染、败血症、大量溶血、镰状细胞贫血等。

(5)预防急性肾功能衰竭　大出血时注意维持体循环灌注血压,如尿量少于 1 ml/(kg·h),应注意补充血容量,防止肾前性因素导致少尿;如尿量少于 0.5 ml/(kg·h),需考虑有否肾衰的可能,除维持灌注压及使用呋塞米外,应即刻检查血尿素氮和肌酐作为诊治依据。

(6)及早防治 DIC　胎盘早剥时剥离处的坏死组织、胎盘绒毛和蜕膜组织可大量释放组织凝血活酶进入母体循环,激活凝血系统导致 DIC。围术期应严密监测出血量及相关凝血指标及动态变化。一旦高度怀疑 DIC,在完成相关检查的同时,可预防性给予小剂量肝素(不大于 1 mg/kg),注意输入足够红细胞、血小板、新鲜冰冻血浆和冷沉淀等,并注意保持体温、纠正电解质紊乱,维持内环境稳定。

第二节　妊娠高血压病的麻醉

妊娠高血压病(hypertensive disorders of pregnancy)是妊娠期特有的疾病,主要包括以下类型:① 妊娠期高血压(gestational hypertension);② 子痫前期-子痫(preeclampsia-eclampsia);③ 妊娠合并慢性高血压;④ 慢性高血压并发子痫前期(chronic hypertension with superimposed preeclampsia)。

一、重度子痫前期

重度子痫前期产妇是临床上剖宫产麻醉最多见且病情复杂、处理较为困难者。

（一）子痫前期

子痫前期（preeclampsia）指妊娠20周后出现收缩压≥140 mmHg和（或）舒张压≥90 mmHg，且伴有下列任一项：尿蛋白≥0.3 g/24 h，或尿蛋白/肌酐比值≥0.3，或随机尿蛋白≥（+）；无蛋白尿但伴有以下任何一种器官或系统受累：心、肺、肝、肾等重要器官，或血液系统、消化系统、神经系统的异常改变，胎盘-胎儿受到累及等，均可诊断为子痫前期。

子痫前期孕妇由于绒毛外滋养细胞浸润、植入子宫螺旋动脉过浅，导致螺旋动脉重塑受损、胎盘着床异常及螺旋动脉血管阻力增高，进而引起胎盘低血流和胎盘梗死，妊娠期易发生胎盘早剥、胎死宫内等。胎盘缺血缺氧后释放活性物质进入母体循环，导致母体全身小动脉痉挛，血管内皮损伤，纤维蛋白等通过损伤的血管内皮而沉积，血管的管腔更加狭小，外周血管阻力增加。小动脉痉挛会导致心、脑、肾、肝重等要脏器相应变化和凝血功能的改变，使母体易于发生脑溢血、肝损害和HELLP（hemolysis, elevated liver enzymes, and low platelets syndrome）综合征、急性肾衰竭等，麻醉医师应充分了解孕妇各脏器功能情况，围术期注意维持脏器灌注，保护脏器功能，根据脏器功能评估麻醉药物代谢状态，精准麻醉用药，避免麻醉药物蓄积。

子痫前期产妇血压和（或）尿蛋白水平持续升高，发生母体器官功能受损或胎盘-胎儿并发症是病情向重度发展的表现。子痫前期孕妇出现下述任意一项表现可诊断为重度子痫前期（severe preeclampsia）：① 血压持续升高：收缩压≥160 mmHg和（或）舒张压≥110 mmHg。②持续性头痛、视觉障碍或其他中枢神经系统异常表现。③持续性上腹部疼痛及肝包膜下血肿或肝破裂表现。④肝酶异常：血丙氨酸转氨酶（ALT）或天冬氨酸转氨酶（AST）水平升高。⑤ 肾功能受损：尿蛋白>2.0 g/24 h；少尿（24 h尿量<400 ml、每小时尿量<17 ml）或血肌酐>106 μmol/L。⑥ 低蛋白血症伴腹水、胸水或心包积液。⑦ 血液系统异常：血小板计数呈持续性下降并低于$100×10^9$/L；微血管内溶血［表现为贫血、黄疸或血乳酸脱氢酶（LDH）水平升高］。⑧心力衰竭。⑨肺水肿。⑩胎儿生长受限或羊水过少、胎死宫内、胎盘早剥等。

（二）子痫

子痫（eclampsia）是指子痫前期患者出现抽搐或昏迷，且不能用其他原因解释，是导致妊高征患者围生期死亡的主要因素。

（三）HELLP综合征

HELLP综合征以溶血、肝酶水平升高及低血小板计数为特点，可以是妊娠期高血压疾病的严重并发症，也可以发生在无血压升高或血压升高不明显或者没有蛋白尿的情况下，可以发生在子痫前期临床症状出现之前，多数发生在产前。典型症状为全身不适、右上腹疼痛、体重骤增、脉压增大。少数孕妇可有恶心、呕吐等消化系统表现，但高血压、蛋白尿表现不典型。主要依靠实验室检查包括血管内溶血、肝酶水平升高、血小板计数减少确诊。

二、妊娠高血压病的治疗

妊娠高血压疾病的治疗包括一般治疗（如休息和饮食等）、降压治疗、硫酸镁防治子痫、扩容、镇

静、利尿、纠正低蛋白血症、促胎肺成熟等。

（一）妊娠期高血压病的降压治疗

降压治疗的目的是预防心脑血管意外和胎盘早剥等严重母胎并发症。收缩压≥160 mmHg和（或）舒张压≥110 mmHg的高血压孕妇应进行降压治疗；收缩压≥140 mmHg和（或）舒张压≥90 mmHg的高血压患者也可应用降压药。常用降压药物有肾上腺素能受体阻滞剂、钙离子通道阻滞剂及中枢性肾上腺素能神经阻滞剂等药物。常用口服降压药物有拉贝洛尔、硝苯地平等；静脉用药有拉贝洛尔、酚妥拉明等；硫酸镁不作为降压药使用；妊娠中晚期禁止使用血管紧张素转换酶抑制剂（ACEI）和血管紧张素Ⅱ受体拮抗剂（ARB）。

（二）硫酸镁防治子痫

硫酸镁是子痫治疗的一线药物，也是重度子痫前期预防子痫发作的常规预防用药。硫酸镁控制子痫再次发作的效果优于地西泮、苯巴比妥和冬眠合剂等镇静药物。硫酸镁使用时需注意血清镁离子有效治疗浓度为1.8～3.0 mmol/L，超过3.5 mmol/L即可出现中毒症状。使用硫酸镁必须注意膝腱反射存在、呼吸频率、尿量并备葡萄糖酸钙。如孕妇同时合并肾功能不全、心肌病、重症肌无力等则更易发生硫酸镁中毒。麻醉科医师在围术期处理时应注意产妇应用硫酸镁的时间、剂量，必要时可监测血清镁离子浓度。

（三）妊娠期高血压病中镇静药物的应用

应用镇静药物可以缓解孕产妇的精神紧张、改善睡眠、预防并控制子痫，一般使用地西泮、苯巴比妥口服或肌内注射，对硫酸镁控制抽搐效果不佳者可使用冬眠合剂。麻醉科医师在应对这类患者时需考虑到药物的用量和代谢情况以及呼吸抑制等，避免出现产妇或胎儿严重缺氧。

三、重度子痫前期产妇的麻醉

重度子痫前期一经诊断应尽快完善各项辅助检查，明确各系统损害程度，对症处理，同时给予解痉、镇静、降压，以及适度扩容和利尿等综合治疗。

重度子痫前期发生母儿严重并发症如重度高血压不可控制、高血压脑病和脑血管意外、子痫、心力衰竭、肺水肿、HELLP综合征、DIC、胎盘早剥和胎死宫内者，需要稳定母体状况后尽早终止妊娠。

（一）麻醉前准备

1. 详细了解病情发展及治疗用药

包括发病孕周、血压波动情况、药物种类和剂量、最后应用降压药的时间，便于选择合适的麻醉方法及应对不良反应。当存在母体器官系统受累时，需评定母体器官系统累及程度和发生严重并发症的紧迫性，同时考虑胎儿安危情况，在术前针对危重因素制订相应预案。

2. 控制惊厥

硫酸镁是重度子痫前期控制惊厥的首选药，必须常规观察用药后的尿量，呼吸情况，膝反射、心率、心电图，如有异常应检查血清镁离子浓度，必要时应给予钙剂拮抗治疗。围术期须注意硫酸镁对

骨骼肌收缩的影响,尤其是全身麻醉使用肌松药物时应适当调整用药剂量,防治肌松药物残余作用。

3. 了解麻醉前患者24 h的出入量,调控围术期液体平衡

子痫前期孕妇术前常限制补液量以避免心力衰竭及肺水肿,如出现少尿或肌酐水平升高者更不建议常规补液,术前的扩容治疗仅用于有严重的液体丢失(如呕吐、腹泻、分娩失血)使血液明显浓缩,血容量相对不足者。所以子痫前期孕妇术前通常处于容量不足的状态,麻醉科医师应当谨慎选择围术期补液种类和速度。

4. 产妇气道评估

由于低蛋白血症等原因,子痫前期产妇比普通产妇更易发生呼吸道水肿且程度更甚。如果术前出现发音困难,烦躁不安或呼吸衰弱,必须尽可能在清醒时检查喉和声带,如紧急手术应备困难气道用具。

(二)麻醉选择

(1)子痫前期最有效的治疗就是终止妊娠。对于重度子痫前期、子痫和HELLP综合征,为稳定母体病情,应迅速娩出胎儿。

(2)麻醉选择的原则应按相关脏器损害的情况而定,依据子痫前期的病理生理改变及母婴安全的考虑,对无凝血异常或抗凝治疗中无DIC、无休克和昏迷及其他椎管内麻醉禁忌的产妇应首选椎管内阻滞。传统认为连续硬膜外阻滞可提供稳定的血流动力学更有利于子痫前期产妇,也有研究表明蛛网膜下隙阻滞亦可安全用于已控制稳定的子痫产妇。随着腰硬联合麻醉在临床上的广泛应用,其在子痫前期产妇的应用也得到认可。相比较单纯连续硬膜外麻醉而言,腰硬联合麻醉起效快,镇痛更完全;由于可以适当降低腰麻用药剂量,腰硬联合麻醉也不会像普通蛛网膜下隙麻醉那样产生严重的循环波动。

(3)椎管内阻滞禁忌者,可考虑选择全身麻醉,诱导期间注意血压控制,围术期应注意保护受损脏器功能,积极治疗原发病,尽快去除病因,使患者转危为安。

(三)麻醉管理

(1)椎管内阻滞 实施麻醉前需建立可靠循环监测,重度子痫前期高血压控制不佳者需建立有创血压监测。严重低蛋白血症者可出现全身水肿,注意穿刺体位的调整以及椎管内穿刺点的定位,如果定位困难,可采用超声辅助下椎管内穿刺,提高穿刺成功率。

(2)全身麻醉 麻醉诱导力求平稳,减轻应激反应,麻醉诱导前注意备气道吸引装置。全麻插管除使用丙泊酚、肌松药物之外,可适当使用艾司洛尔、拉贝洛尔、硝酸甘油等以减少插管引起的心率、血压波动,避免使用氯胺酮,胎儿娩出前麻醉维持可采用吸入麻醉药。呼吸、循环功能应尽力调控在生理安全范围内,血压不应降至过低,避免母体脏器低灌注及子宫胎盘低灌注导致胎儿缺血、缺氧、酸中毒等。

(3)麻醉维持 注意维护心、肾、肺功能,以出血量、血红蛋白、血细胞比容、中心静脉压、尿量、血气分析、电解质数值为参考,适当补充血容量,维持心率、血压波动不大于基础值的30%,注意电解质和酸碱平衡,同时监测及维持体温。

(4)积极处理并发症 凡并发子痫、心力衰竭、肺水肿、脑出血、DIC、肾功能衰竭、HELLP综合征

时,应按相关治疗原则积极处理。

（5）镁与肌肉松弛药　镁离子可抑制神经肌接头处乙酰胆碱的释放,降低接头对乙酰胆碱的敏感度,降低骨骼肌兴奋性。镁离子可缩短非去极化肌松药的起效时间并延长作用时间,对部分全麻患者可能导致肌松残余作用。对接受硫酸镁治疗的患者应调整非去极化肌松药的剂量,并尽量在肌松监测下使用和追加非去极化肌松药。在全麻复苏期间,由于大部分重度子痫前期患者会在术后返回病房继续使用硫酸镁,所以应当在TOF率恢复到90%以上后拔除气管导管,拔管后确认神智、呼吸状况方可送返病房,避免术后肌松残余及呼吸抑制。

（6）重度子痫前期患者部分会伴有胎儿宫内发育迟缓,终止妊娠时通常不到足月妊娠,术前需评估新生儿情况并备新生儿抢救。

（7）对于部分重度子痫患者,累及多系统病变或系统功能失代偿者,麻醉手术后应送入ICU病房继续监护。

（8）提倡多模式术后镇痛,避免术后因疼痛导致的内源性儿茶酚胺分泌增多,交感兴奋而引起术后血压升高等一系列反应。

（9）重度子痫前期孕妇产后应继续使用硫酸镁24～48 h,预防产后子痫;产后高血压、蛋白尿等症状仍可能反复出现甚至加重,此期间仍应持续监测血压并继续降压治疗。

四、HELLP综合征产妇的麻醉

HELLP综合征以溶血（hemolysis）、肝酶升高（elevated liver enzymes）及低血小板计数（low platelets）为特点,可以是妊娠期高血压疾病的严重并发症,也可以发生在无血压升高或血压升高不明显或者没有蛋白尿的情况下,部分患者HELLP综合征发生在子痫前期临床症状出现之前。多数HELLP综合征发生在产前,典型症状为全身不适、右上腹疼痛、脉压增大,少数可有恶心、呕吐等消化系统表现,高血压、蛋白尿表现可以不典型。

（一）HELLP综合征的诊断主要依据实验室检查

1. 血管内溶血

外周血涂片见破碎红细胞、球形红细胞;胆红素≥20.5 μmol/L;血红蛋白轻度下降;LDH水平升高。

2. 肝酶水平升高

ALT≥40 U/L或AST≥70 U/L。

3. 血小板计数减少

血小板计数<100×10⁹/L。血小板是HELLP综合征最好的诊断指标,产前血小板下降的孕妇均应排除是否发生了HELLP综合征。

（二）HELLP综合征的并发症及治疗

HELLP综合征孕产妇的严重并发症与重度子痫前期严重并发症有重叠,包括:心肺并发症,如肺水肿、胸腔积液或心包积液、充血性心力衰竭、心肌梗死或心脏停搏;血液系统并发症,如DIC;中枢神经系统并发症,如卒中、脑水肿、高血压性脑病、视力丧失、后部可逆性脑病综合征（PRES）;肝脏并

发症,如肝包膜下血肿或破裂;肾脏并发症,如血清肌酐水平超过106.8 μmol/L时,伴有急性肾小管坏死或急性肾功能衰竭;胎盘早剥等。HELLP综合征主要治疗是对症支持治疗,包括硫酸镁预防子痫,控制血压等,部分产妇需要输注血小板和使用肾上腺皮质激素,比较罕见的难治型HELLP综合征可采取血浆置换或血液透析疗法。在对HELLP综合征产妇尤其是急诊手术进行术前评估时应注意有无严重并发症、严重程度及用药情况。

　　早期诊断,及时治疗的HELLP综合征产妇母胎预后较好。以往认为一旦诊断HELLP综合征,就应立即终止妊娠。近年来有报道认为,对胎儿延长妊娠时间可缩短其出生后在新生儿ICU的时间,降低坏死性小肠结肠炎、呼吸窘迫综合征的发生,保守治疗并不增加发病率和死亡率,可结合孕妇年龄、母胎条件制订治疗方案。绝大多数HELLP综合征孕妇应在积极治疗后终止妊娠,分娩方式首选剖宫产,对病情稳定,宫颈条件良好,孕周大于32周的轻度HELLP综合征患者可以阴道试产。

（三）麻醉方式选择

　　术前应常规监测血栓弹力图(TEG),如无凝血功能障碍和进行性血小板计数下降,血小板计数>75×10^9/L者,可选椎管内麻醉,其余患者可选气静麻醉。对于同时存在凝血功能障碍及饱胃或气道困难的孕妇,可以考虑在超声引导下行腹横肌平面阻滞(transversus abdominis plane block, TAP)。

（四）麻醉管理

　　术中控制血压较常用的降压药为肼屈嗪、拉贝洛尔和硝苯地平。硝苯地平与硫酸镁有协同作用,故同时使用时应加强监护。利尿剂可以减少胎盘血流量,一般术前不常规用于HELLP综合征的降压治疗,术中根据尿量及电解质、循环容量情况可适当应用。高血压危象者可在有创动脉压监测下持续泵注硝酸甘油或硝普钠。

第三节　妊娠合并心血管病的麻醉

　　风湿性心脏病曾经是妊娠期妇女最主要的心脏疾病,尤其在发展中国家,在我国由于复杂性先天性心脏病治疗技术的进步,使得这部分患者可以生存至生育年龄,妊娠期最主要的心脏疾病已经渐渐转变为先天性心脏病。由于妊娠期生理改变可能使先前存在的心血管疾病进展、恶化,患有心血管疾病的妇女应该在怀孕之前进行评估及处理。随着围术期治疗和监护的进步,对于大多数心脏病孕妇来说,妊娠的结局是理想的;但对于一部分严重的心血管疾病的妇女,仍然会建议避免怀孕。

　　在孕妇中,往往同一种心血管疾病的严重程度有明显的个体差异,也有几种心血管疾病同时存在于同一个体。伴有心血管疾病的产妇应该有个体化的麻醉管理,几乎没有临床数据表明哪一种麻醉方式优于其他麻醉方式。因此,麻醉医师必须对正常妊娠的生理改变,以及患者个体的病理生理改变有全面的掌握,从而制订可以达到最佳血流动力学控制的麻醉管理方法并提供优化的镇痛。

一、妊娠、分娩期对心脏病的影响

（一）心排血量增多，心脏负荷加重

由于胎儿代谢的需求，妊娠期循环血量从6周起逐渐增加，至32～34周时达高峰。心排血量从妊娠早期约5周即开始增加，并在孕中期持续增加直至比正常非妊娠患者高50%。心排血量分配至子宫的血供从非孕期的1%逐渐增加至妊娠后半期的12%，心率增快较非孕期平均达10次/min，体循环阻力随孕期呈进行性下降，可达30%。妊娠期水钠潴留，胎盘循环建立，体重增加，随子宫增大膈肌上升心脏呈横位，因而妊娠期心脏负荷加重。此外，妊娠期血液处于高凝状态，可能需要抗凝治疗，尤其是瓣膜置换术后的患者。

（二）氧耗增加

分娩期由于疼痛、焦虑和宫缩，增加了氧耗；每次宫缩可使300～500 ml血容量注入全身循环，每搏量估计增加约50%，同时外周循环阻力增加，使心脏前、后负荷进一步加重；产程时间长可进一步增加心脏病产妇的风险。

（三）产后易发心力衰竭和肺水肿

胎儿娩出后由于下腔静脉压迫解除和子宫收缩，心排血量在产后即刻增加60%～80%。产褥期体内蓄积的液体经体循环排出，加重心脏负担，是发生心力衰竭和肺水肿的最危险时期。因此，心脏病产妇在产后的风险更大，并发症发生率也更高。

二、心脏病对妊娠的影响

因母体妊娠期活动受限及长期低氧的影响，胎儿易发生早产、宫内生长迟缓、先天畸形、胎死宫内、胎儿窘迫、新生儿窒息等。合并有迪格奥尔格综合征（DiGeorge syndrome）、马方综合征、围生期心肌病的产妇其新生儿先天性心脏病的发病率可高达50%。

三、孕妇心脏疾病风险预估

对妊娠合并心脏病的孕妇麻醉前应进行充分的评估，包括心脏病的类型、心脏病的解剖和病理生理改变特点，重点评估心功能状态以及对手术、麻醉的耐受程度。必要时联合心血管专家会诊，以便做出正确的判断和充分准备。

（一）心功能和心力衰竭评级

纽约心脏协会（NYHA）心功能和心力衰竭评级分类常用于描述非妊娠患者的症状并预估其风险。也有多种分类评估方法被建议用于预估妊娠患者的心脏疾病风险，如CARPREG评价系统（表65-1）、ZAHARA评价系统（表65-2）均有助于在术前预估孕妇的心脏疾病风险。部分中心术前依据

世界卫生组织心脏风险评估（表65-3）来预估心脏病产妇孕期风险,表格中Ⅲ级产妇的发病率和死亡率均显著增加,Ⅳ级的产妇被认为不宜妊娠,一旦发现需及时终止妊娠。

表65-1　CARPREG评价系统预测孕妇心血管不良事件

心脏病病史（1分）
心力衰竭
　　短暂缺血性发作
　　脑血管意外
　　心律失常
NYHA评分＞Ⅱ级或发绀（1分）
二尖瓣瓣口面积＜2 cm²（1分）
主动脉瓣瓣口面积＜1.5 cm²（1分）
左室流出道压力差＞30 mmHg（1分）
射血分数＜40%（1分）

CARPREG分数	心脏并发症发生率
0	5%
1	27%
2	75%

注：分值由相加所得,总分数反应预估的心脏事件发生率。

表65-2　ZAHARA评价系统预测孕妇心血管不良事件

心律失常病史（1.5分）
孕前使用过心脏病药物（1.5分）
NYHA＞Ⅱ级（0.75分）
左室流出道梗阻（峰值压力差＞50 mmHg或者主动脉瓣瓣口面积＜1.0 cm²）（2.5分）
左侧房室瓣反流（中/重度）（0.75分）
右侧房室瓣反流（中/重度）（0.75分）
机械瓣膜（4.25分）
经修复或未经修复的发绀型心脏病（1.0分）

ZAHARA分值	心脏并发症发生率
0～0.5	2.9%
0.51～1.50	7.5%
1.51～2.50	17.5%
2.51～3.50	43.1%
≥3.51	70%

注：分值由相加所得,总分数反应预估的心脏并发症发生率。

（二）心超检查

可以测定左心室功能,即左心室射血分数,评估心室的充盈及收缩情况；温度稀释法和Fick心排血量测量只有通过肺动脉导管才可以获得,在肺动脉高压患者也可以通过右心导管来评估血管反应。

表65-3　世界卫生组织心脏风险评估

分　级	内　容
Ⅰ级（未增加或轻微增加发病率）	轻度肺动脉瓣狭窄 动脉导管未闭 二尖瓣反流 经修复的房间隔缺损、室间隔缺损、动脉导管未闭及异常的肺静脉回流
Ⅱ级（产妇死亡率轻度增加，发病率重度增加）	未经修复的房间隔或室间隔缺损 经修复的法洛四联症 所有类型的心律失常 左心室轻度功能异常 肥厚型心肌病 无主动脉扩张的马方综合征 主动脉瓣二叶型伴随主动脉直径＜45 mm
Ⅲ级（产妇发病率和死亡率均显著增加）	机械瓣膜植入后 系统性右心室 Fontan循环 未经修复的发绀型心脏病 复杂先天性心脏病 马方综合征伴随主动脉直径扩张至40～45 mm 主动脉瓣二叶型伴随主动脉直径扩张至45～50 mm
Ⅳ级（妊娠不被建议或为反指征）	任何原因引起的肺动脉高压 严重的心室功能障碍 围生期心肌病病史伴随残存的左心室功能 严重的二尖瓣狭窄 严重的主动脉瓣狭窄 马方综合征伴随主动脉直径＞45 mm 二叶型主动脉瓣伴随主动脉直径＞50 mm 严重的未经修复的主动脉狭窄

四、心脏药物和妊娠

（一）ACEI

药物的使用与胎儿心血管和中枢神经系统畸形及肾脏功能异常有关。在孕期是禁止使用的（孕期D类药物）。

（二）β肾上腺素受体拮抗剂

常被作为治疗冠心病、心肌梗死、高血压、多种心律失常以及多种心肌病的药物。β肾上腺素受体拮抗剂对胎儿不具致畸性，孕期临床使用风险较小，偶有新生儿心率过缓、低血压以及高血糖。

（三）钙通道阻滞剂

维拉帕米和地尔硫䓬、氨氯地平在孕期使用并不致畸，可安全用于治疗心律失常。

（四）地高辛

可自由通过胎盘屏障，但是它的使用未被报道有先天性胎儿畸形或不利的胎儿效应。地高辛药代动力学在孕期有所改变，因此应注意其血药浓度。

（五）他汀类药物

阻断胆固醇合成，并降低血浆胆固醇水平。由于胆固醇合成在胚胎和胎盘正常的发展中起着十分重要的作用，以及它们潜在的致畸可能性，故属孕期 X 类药物。

（六）利尿剂

噻嗪类利尿剂和袢利尿剂并不具有致畸性，但长期使用该药物可能会导致子宫胎盘灌注下降，从而可能导致胎儿生长受限和羊水过少。

五、先天性心脏病产妇的麻醉

（一）房间隔缺损、室间隔缺损和肺动脉导管未闭

房间隔缺损、室间隔缺损和肺动脉导管未闭等先天性心脏病，为左向右分流型，且分流量小，心功能 I ～ II 级，无缺氧，一般能耐受妊娠期内心血管系统的变化，剖宫产麻醉处理同正常人。

与正常妊娠人群相比，未经修复的房间隔缺损患者发生子痫前期、胎儿死亡以及低体重儿更常见。房间隔缺损的孕妇较未怀孕期更易发生室上性和室性心律失常。房间隔缺损未经修复的患者发生意外血栓的风险增大，确保静脉内置管导管充分排气是至关重要的，同时避免使用空气阻力消失法寻找硬膜外间隙。椎管内神经阻滞和全麻都可以用于无艾森门格综合征的房间隔缺损患者。

（二）法洛四联症

法洛四联症是右向左分流型，占先天性心脏病孕产妇的 5%，畸形包括室间隔缺损、右心室肥厚、肺动脉狭窄和主动脉骑跨。多数患有法洛四联症的孕产妇已经做过纠治手术，包括室间隔缺损修补和右心室流出道增宽手术。然而，肺动脉高压、右心室功能障碍、右心室扩张和/或肺动脉瓣反流等因素仍可继续存在，尤其是妊娠后血容量和心排血量的增加，外周循环阻力的降低可使术后的患者再次出现纠正术前的症状。麻醉前需进行心超检查以评估心脏结构和功能，孕前心脏 MRI 检查可以提供右心更高质量的影像。

1. 麻醉选择

椎管内麻醉可用于法洛四联症矫正术后的患者，在未经矫正的法洛四联症患者，麻醉医师应该尽量避免降低体循环血管阻力，否则将会使得右向左分流更为严重，同时维持足够的循环容量也非常重要。选择小剂量多次椎管内给药（硬膜外或者低剂量脊麻联合硬膜外麻醉）用于剖宫产手术，可以避免单次剂量脊麻后出现的体循环血管阻力突然下降及逆向分流的加重。

2. 麻醉管理

法洛四联症的麻醉应注重以下几点。

（1）保持血流动力学稳定，避免任何可能导致体循环阻力下降的因素，如 PVR/SVR 比率失调，加

重右向左分流。

（2）右心功能不全时，应提高充盈量增强右心射血，以保证肺动脉血流，因此需维持足够的血容量，避免回心血量减少。实施有创动脉压和CVP监测，一旦出现体循环压下降，及时给予处理。应用右心漂浮导管测定右心室舒张期末容量可以准确反映前负荷，且不受心脏顺应性的影响，其作为容量监测指标优于CVP和PCWP。

（3）避免使用可引起心肌抑制的药物。

（三）艾森门格综合征

在心房、心室或者主肺动脉水平有体循环和肺循环之间吻合分流的患者，左向右分流会导致肺血流增加并逐渐形成肺高压。肺血管阻力的增加导致逆向分流（即从左向右分流变为右向左分流），从而导致低氧和发绀的发生，即称为艾森门格综合征。

妊娠的心血管生理改变对于肺高压患者而言是个血流动力学上的挑战，极可能导致右心衰竭。患有艾森门格综合征的患者往往不能满足妊娠期增加的氧需求量，由于其肺高压至少部分是由于血管内皮功能障碍和肺血管床血管重塑而造成，艾森门格综合征产妇的肺血管阻力几乎是固定的，正常妊娠相关的肺血管阻力下降在该疾病患者中并不出现。此外，妊娠相关的系统血管阻力下降进一步加剧右向左分流的严重程度。上述改变伴随着妊娠相关肺残气量下降，使得艾森门格综合征孕妇患者更容易发生低氧，并易导致胎儿生长受限以及死亡率增加。随着当前的药物治疗、心脏影像学检查以及多学科合作，艾森门格综合征患者成功妊娠的病例也有不少报道。

艾森门格综合征孕妇应该在三级甲等综合性医学中心接受多学科的诊疗。患者往往需要利尿剂以控制容量过负荷并一直使用至产后，泵注多巴酚丁胺可能有助于改善心室功能，部分患者需要接受预防性抗血栓治疗。肺动脉高压的治疗包括一般支持治疗、评估血管反应性以及给予血管活性药物治疗。吸入一氧化碳、前列腺素制剂及磷酸二酯酶-5抑制剂均被报道成功地用于肺动脉高压产妇。内皮素受体抑制剂（如波生坦、安贝生坦）有致畸可能，因此禁忌用于孕期。

1. 麻醉选择

目前用于艾森门格综合征患者的麻醉方式选择主要依据病例报道以及高级别医学中心的治疗指南，全身麻醉以及硬膜外麻醉均有报道。以往的指南均认为对于艾森门格综合征产妇应当首选全身麻醉，但也有不少病例报道对这类患者采取硬膜外麻醉下谨慎地给药并不影响分流量。硬膜外麻醉或脊麻复合硬膜外麻醉下缓慢小剂量给药可以消除全麻情况下心肌抑制和正压通气造成的不利影响，同时结合肺血管扩张剂治疗可以预期较好的结局。

2. 麻醉处理原则

（1）维持足够的外周循环阻力。

（2）维持相对稳定的血容量和回心血量。

（3）避免主动脉腔静脉压迫。

（4）充分镇痛，避免低氧血症、高碳酸血症和酸中毒，以防肺循环阻力进一步增加。

（5）避免使用抑制心肌的药物。

（6）麻醉期间要保证充分氧供，建立有创动脉血压和中心静脉压监测。

（7）全麻正压通气期间应避免气道压过高，以免影响静脉回流，使心排血量减少。

（8）对存在三尖瓣反流及右心腔扩大的患者而言,肺动脉导管的置入存在一定困难;经胸壁和经食管心脏超声检查是很必要的。

（9）产妇在术后仍处于高危状态,应继续监护治疗。

（四）其他先天性心脏病

1. 埃布斯坦畸形

埃布斯坦畸形指三尖瓣移位至右心室心尖而导致严重的三尖瓣反流和右心房扩大。埃布斯坦畸形常会伴随房间隔缺损和预激综合征。心室功能保留的患者往往能够很好地耐受妊娠,伴随有房间隔缺损和发绀的患者,其流产和出生低体重儿的风险较大,麻醉处理可以参考相关疾病。

2. 肺高压

肺动脉高压的定义为,静息时平均肺动脉压 > 25 mmHg,肺血管阻力增加导致右心室过度负荷,进一步进展为右心室肥厚,并逐渐演变为右心扩张,最终导致右心室衰竭和死亡。肺高压病因包括特发性肺动脉高压和先天性心脏病导致的肺动脉高压、结缔组织病、HIV感染、门静脉高压、药物/毒物,以及血红蛋白疾病等。肺动脉高压直接导致产妇高死亡率,既往的研究表明其死亡率可高达56%;近年来该疾病相关的产妇死亡率已经有了明显的改善,为17%~33%。对于重度肺高压的妇女仍不建议妊娠。

心超有助于诊断并评价肺高压孕妇的预后,心脏超声可以显示右心室肥厚的程度、评价右心室功能并根据三尖瓣反流速率评估肺动脉压力。漂浮导管置入有助于测量压力,并可使用温度稀释法和Fick法测量心排血量以及评估血管反应。

六、心脏瓣膜疾病产妇的麻醉

妊娠及其相应的生理改变对患有心脏瓣膜疾病的患者而言是一项挑战,是否能维持理想的血流动力学状态及合理化抗凝治疗都会对孕妇及胎儿造成很大影响。瓣膜性心脏病可分为先天性和后天性,风湿疾病是后天性瓣膜病的主要原因。由于妊娠期血容量增加、外周循环阻力降低使心排血量增加,反流性心脏瓣膜病的孕产妇的耐受性较好。相反,狭窄性心脏瓣膜病患者耐受性较差。

（一）二尖瓣狭窄

占妊娠期风湿性心脏病的90%,约25%的患者妊娠期出现症状,肺水肿和心律失常是最常见并发症。最主要的病理生理改变是二尖瓣口面积减小致左室充盈受阻。早期左室尚能代偿,但随病程进展,左室充盈不足,射血分数降低,同时左房容量和压力增加,导致肺静脉压和肺小动脉楔压升高,最终可发展至肺动脉高压、右心室肥厚扩张、右心衰竭。妊娠能加重二尖瓣狭窄,解剖上的中度狭窄可能成为功能性的重度狭窄。孕期由于母体血容量的增加伴随舒张充盈时间减少更易导致肺水肿。此外,二尖瓣狭窄使得患者更容易发生房性快速心律失常（心房颤动、心房扑动）以及血栓栓塞性并发症。妊娠期高凝状态更增加二尖瓣狭窄患者血栓栓塞风险。因此,部分中心推荐在二尖瓣狭窄产妇孕期以及产后给予全身抗凝治疗。

重度的二尖瓣狭窄被定义为瓣口面积小于1.0 cm²,此外还包括平均跨瓣膜压力高于10 mmHg以及平均肺动脉压大于50 mmHg。对于二尖瓣狭窄妇女,孕前治疗中重度二尖瓣狭窄是十分必要的。

对于孕期需要行经皮瓣膜成形术的患者,最佳的介入操作时间为妊娠12～14周,开放的外科二尖瓣瓣膜手术将导致发生胎儿死亡的风险更大。

1. 麻醉选择

剖宫产的麻醉选择要综合考虑麻醉技术、术中失血和产后液体转移所引起的血流动力学变化及潜在风险,大多数患者可选择椎管内阻滞,少数病情危重的产妇施行剖宫产时应用全身麻醉。

2. 麻醉管理

麻醉技术应个体化,处理原则包括以下几点。

(1)维持较慢-正常的心率及窦性心律,避免心动过速,导致心室充盈减少。

(2)保持体循环压力稳定,去氧肾上腺素纠正低血压的同时不会引起心率增快,利于组织器官的灌注。

(3)保持适当的循环血容量;血容量的突然增加可能导致产妇并发房颤、肺水肿和右心衰竭等,应积极治疗房颤。

(4)避免加重肺动脉高压,预防疼痛、低氧、高碳酸血症以及酸中毒等可增加肺血管阻力的因素,尽量避免前列腺素类子宫收缩剂的应用。

(5)应分次、小量、逐步增加硬膜外给药。

(6)避免主动脉和腔静脉压迫,在血流动力学监测的指导下,谨慎管理麻醉并进行合理输液。重度二尖瓣狭窄产妇孕期及产后易发生肺水肿,围术期须建立有创血流动力学监测,肺动脉导管可能会有助于液体管理。

(7)由于术前禁食和β受体阻滞剂以及利尿剂的使用,硬膜外麻醉易导致低血压的发生,麻黄碱可能导致心动过速,此时应避免使用。可使用小剂量的去氧肾上腺素提升产妇血压。

(8)对需要行全身麻醉的产妇,应减少气管导管插管和拔管以及吸痰时的刺激。麻醉诱导期避免使用引起心动过速和心肌抑制的药物。

(二)主动脉瓣狭窄

妊娠患者主动脉瓣狭窄最常见的原因是先天性二叶型主动脉瓣,其次为风湿性疾病,其血流动力学受累情况较相似。正常的主动脉瓣环面积为3.0～4.0 cm²,在正常情况下不存在压力梯度差,瓣口面积小于1.0～1.5 cm²伴平均跨瓣膜压力差为25～50 mmHg的患者通常被定义为主动脉瓣狭窄导致心血管并发症发生的高危组。轻中度主动脉瓣狭窄并不导致不良妊娠结局,重度主动脉瓣狭窄(瓣口面积小于1.0 cm²)时,跨瓣膜压差可达50 mmHg,导致左心室排血受阻,使左心室压力负荷增加、室壁张力增加,最终左室壁肥厚,每搏量受限,妊娠期由于血容量增加及外周阻力下降可增加跨瓣膜压差,易发生肺水肿、充血性心力衰竭、恶性心律失常等不良事件。瓣膜疾病严重程度分类见表65-4。

表65-4　瓣膜疾病严重程度分类

		轻　度	中　度	重　度
主动脉瓣狭窄	瓣口面积(cm²)	>1.5	1.0～1.5	<1.0
	平均压力梯度(mmHg)	<25	25～40	>40
	射血速率(m/s)	<3.0	3.0～4.0	>4.0

（续表）

		轻　度	中　度	重　度
二尖瓣狭窄	瓣口面积（cm²）	＞1.5	1.0～1.5	＜1.0
	平均压力梯度（mmHg）	＜5	5～10	＞10
	肺动脉收缩压（mmHg）	＜30	30～50	＞50

1. 麻醉选择

主动脉瓣狭窄产妇剖宫产麻醉选择一直以来都有争议。对于主动脉瓣狭窄的产妇，麻醉前的评估应该包括体格检查、症状评估、左右心室结构和功能以及其他心脏瓣膜结构和功能的全面评估，同时考虑是否伴有肺动脉高压，心脏超声可提供左右心室射血分数、左心室壁厚度、肺动脉压力、主动脉瓣关闭不全、二尖瓣结构和功能以及主动脉根部大小等信息，正常左右心室功能的患者更能够耐受椎管内麻醉及围术期循环容量变化和全身麻醉药物的心肌抑制，部分主动脉瓣狭窄伴随左心室功能不全的产妇，其超声测定主动脉瓣压力差可能会偏低，不应该单独由跨瓣膜压力梯度或主动脉瓣口面积决定麻醉方式。并存有肺动脉高压、右心室功能不全或二尖瓣反流的患者对椎管内麻醉中前负荷的变化更敏感；如伴有主动脉瓣反流则患者左心室处于压力和容量过负荷，更加影响血流动力学管理及对麻醉的反应，硬膜外阻滞或全身麻醉均应谨慎选用。由于椎管内麻醉一旦发生深度的交感神经阻滞易于导致低血压，使心肌和胎盘缺血，而全身麻醉可避免这些不良反应，提供完善的镇痛，且在临床突发心脏意外时可保证气道通畅、充足氧供，所以对于重度主动脉瓣狭窄或合并肺动脉高压、左右心室功能不全、二尖瓣反流或主动脉瓣反流的患者，全身麻醉更可取。

2. 麻醉管理

处理原则包括：① 避免心动过速和心动过缓；② 维持足够的系统血管阻力，维持足够的前负荷以保证左心室有充足的每搏量；③ 避免主动脉腔静脉受压，避免血压波动过大；④ 避免或减少全麻药物的心肌抑制；⑤ 重度主动脉瓣狭窄的患者应建立有创血压监测，跨瓣压＞50 mmHg时可考虑行肺动脉压监测；⑥ 硬膜外麻醉给药时要多次逐步增加剂量，避免剧烈血压波动。同时尽量缓慢小剂量使用缩宫素。

（三）二尖瓣关闭不全

二尖瓣关闭不全患者大多能耐受妊娠。其主要的病理生理改变是慢性容量超负荷和左心室扩大，随着妊娠期血容量的进行性增加可能导致肺淤血。二尖瓣关闭不全的并发症包括房颤、细菌性心内膜炎、全身栓塞和妊娠期肺充血。

1. 麻醉选择

首选连续硬膜外或腰硬联合阻滞麻醉，椎管内麻醉阻滞交感神经，降低阻滞区域的外周血管阻力，有助于增加前向性血流，减少反流量。椎管内麻醉禁忌者可选用全身麻醉。

2. 麻醉管理

处理原则包括：① 维持正常或略快的心率及窦性心律；② 维持较低的外周体循环阻力，降低后负荷可有效降低反流量；③ 积极治疗房颤；④ 避免主动脉腔静脉受压；⑤ 监测中心静脉压，控制容

量；⑥ 避免全麻过程中的心肌抑制，预防疼痛、低氧、高碳酸血症以及酸中毒等一系列增加肺血管阻力的因素。

（四）主动脉瓣反流

孕妇慢性主动脉瓣反流最常见的原因是退化的二叶型主动脉瓣，在左心功能正常的孕妇中，慢性主动脉瓣反流在妊娠期往往能很好耐受，急性主动脉瓣反流患者一般情况十分严重，并需要手术治疗。心内膜炎是妊娠期急性主动脉瓣反流最主要的原因，患者可能需要在妊娠期完成瓣膜置换术。主动脉瓣反流主要病理生理改变是左心室容量超负荷产生的扩张和心肌肥厚，导致左室舒张末期容量降低以及射血分数降低等，随着疾病的进展可发生左心衰竭、肺充血及肺水肿等。妊娠期心率轻度增加，可相对缓解主动脉关闭不全的症状。

1. 麻醉选择

主动脉瓣功能不全的程度、二尖瓣受累情况、主动脉根部直径有助于共同决定血流动力学目标。对于主动脉瓣反流同时左心室射血分数正常的患者，椎管内麻醉以及全身麻醉都可以安全地实施；伴有左心室功能不全的重度主动脉瓣反流患者，椎管内麻醉可以降低外周血管阻力，建议逐步小剂量实施。

2. 麻醉管理

麻醉处理原则包括：① 避免心动过缓，应维持心率在80～100次/min；② 避免主动脉腔静脉压迫，避免降低前负荷；③ 避免增加外周循环阻力；④ 避免使用加重心肌抑制的药物。合并有充血性心力衰竭的产妇需进行有创监测。

（五）瓣膜置换术后的患者

有许多妊娠合并瓣膜性心脏病患者在孕前施行了瓣膜置换术。对于此类患者围术期应作以下了解。

1. 心功能情况

换瓣术后心功能如为Ⅰ～Ⅱ级，其心脏储备能力可耐受分娩麻醉。如心功能仍为Ⅲ～Ⅳ级者，随时都可发生心力衰竭或血栓栓塞。

2. 复查心脏超声

确认是否有血栓形成、机械瓣启闭情况、有否瓣周漏、瓣膜流出口大小、有否心内膜炎等情况。

3. 机械瓣膜患者的抗凝

所有机械瓣膜患者都需要全身抗凝治疗。妊娠期的机械瓣患者有高血栓栓塞风险。持续抗凝治疗患者禁用椎管内麻醉，以免硬膜外血肿、蛛网膜下隙出血等并发症发生。

（1）华法林　华法林和肝素相比较，机械瓣膜患者使用华法林者血栓栓塞性并发症以及产妇死亡率更低。华法林可通过胎盘屏障，妊娠6～12周使用华法林与胚胎异常有关；因此建议在此期间使用普通肝素或者低分子肝素代替。此外，在妊娠任何阶段使用华法林都与胎儿低体重、中枢神经系统异常以及胎儿出血性并发症有关。

华法林的抗凝效果可通过INR监测，华法林在分娩前应该停止并桥接肝素治疗，华法林抗凝应该在椎管内麻醉3～5天前停止，连续监测直至INR < 1.4～1.5。如遇提早启动临产，停用华法林时间不足，可以使用新鲜冰冻血浆、凝血酶原复合物并补充维生素K_1。产后机械瓣膜的患者需要接受华法

林的桥接治疗。

（2）普通肝素　普通肝素并不透过胎盘,且较华法林对胎儿更安全。然而,孕早期以及接近足月时普通肝素的使用与瓣膜栓塞风险增加有关。普通肝素可通过皮下或持续静脉泵注给药,其治疗有效性可由APTT监测。静脉使用普通肝素治疗应该在接受椎管内麻醉或预计分娩前4～6 h停止。APTT需要继续监测用于确保凝血功能恢复正常,同时需要监测血小板计数以排除肝素介导的血小板减少症。

（3）低分子肝素（LMWH）　低分子肝素并不透过胎盘,一般通过皮下注射给药。LMWH的抗凝效果可以通过抗 X a因子水平监测。妊娠期机械瓣膜患者应该在给予LMWH 4～6 h后监测抗 X a因子水平高峰值,其LMWH的需求量往往比深静脉血栓的预防剂量更大,通过抗 X a因子水平监测可以更细化治疗策略。抗 X a因子水平并不能完全预测出血风险,在最后一次LMWH给药后24 h内是不推荐椎管内阻滞的。LMWH与其他类型的抗凝或抗血小板药物同时治疗会增加出血并发症风险。分娩后,LMWH不应该在椎管内麻醉后24 h内开始。椎管内置管拔除后至少4 h才可以继续给予LMWH治疗。

七、围生期心肌病

围生期心肌病（peripartum cardiomyopathy, PPCM）,是指既往无心脏病史,又排除其他心血管疾病,在妊娠最后1个月或产后5个月内出现以心肌病变为基本特征和充血性心力衰竭为主要临床表现的心脏病。病理生理学改变主要是心肌受损,心肌收缩储备能力下降。心超诊断标准包括：① 左心室射血分数小于45%（和/或M模式缩短分数＜30%）；② 左心室舒张末直径＞27 mm/m^{2}体表面积。在妊娠最后1个月之前发生的心肌病则称为妊娠相关的心肌疾病。其临床表现、症状以及结局都与围生期心肌病相类似。分娩和手术应激都可增加心脏做功如心率增快、心搏量增加、心肌收缩加强等,导致心肌氧耗增加,进一步加剧心肌损害,舒张末期容量增加、心排血量下降,最终导致心室功能失代偿。

（一）麻醉前准备

围生期心肌病有症状的产妇应采用抗心力衰竭治疗,必要时应由多学科联合处理。由于围生期心肌病可增加血栓的风险,可采用抗凝治疗。

（二）麻醉选择

全身麻醉和椎管内阻滞麻醉都可选用。虽然全身麻醉便于气道管理,可提供充分的氧供和完善的镇痛,但多种全麻药物都有加重心肌抑制的作用以及全麻插管和拔管过程增加心脏负荷。因此,PPCM患者选用全身麻醉的比例正在下降。椎管内麻醉可以同时降低心脏前后负荷,非常适合这些患者。硬膜外阻滞时应分次注射小剂量局麻药,控制麻醉平面,避免血流动力学急剧改变。另外,脊麻－硬膜外联合麻醉也非常适用于该类患者,但需降低脊麻的局麻药剂量。

（三）麻醉管理

处理原则包括：① 避免使用抑制心肌的药物；② 控制心率；③ 避免增加心肌氧耗的各种因素；④ 调控心脏前后负荷；⑤ 谨慎使用利尿药和血管扩张药；⑥ 注意监测血栓脱落；⑦ 常规有创血压及中心静脉压监测；⑧ 术中若出现明显的心力衰竭,可使用硝酸甘油和呋塞米,谨慎使用毛花苷C、缩宫素。

八、肥厚型心肌病

肥厚型心肌病是一种常染色体显性遗传疾病,主要病理变化为左心室肥厚;其并发症可分为机械性和电生理性:机械性并发症与左心室流出道梗阻、二尖瓣反流、舒张功能障碍以及心力衰竭有关;电生理并发症包括房性和室性心律失常,存在突发心源性死亡的风险。

(一)麻醉前准备

肥厚型心肌病妊娠患者可出现呼吸困难、心绞痛、心悸和/或晕厥。经胸壁心脏超声对于诊断、评价预后以及指导治疗都是必不可少的,肥厚型心肌病的诊断标准包括室间隔壁增厚超过15 mm且室间隔壁与后壁厚度比值增大,二尖瓣收缩期向前移动对于肥厚型心肌病有98%的特异性,左心室流出道梗阻在心超检查中是十分显著的。心室壁肥厚超过30 mm和(或)压力梯度超过50 mmHg提示高风险。

肥厚型心肌病有发生房颤的高风险,房颤的治疗主要为心律和心率的控制,以及全身抗凝以预防血栓栓塞,β受体阻滞剂治疗以及非二氢吡啶类钙通道阻滞剂(如维拉帕米、地尔硫䓬)可提供较好的效果。有快速心室率以及显著血流动力学影响的患者,应考虑行心脏电复律。

(二)麻醉选择及管理

全身麻醉可以避免前负荷的显著下降,被认为是肥厚型心肌病产妇的首选麻醉方式,同时也有大量肥厚型心肌病患者成功使用椎管内麻醉的报道。在选择麻醉方式时,必须依据左心室流出道梗阻的情况,压力梯度超过50 mmHg或妊娠期出现心力衰竭的患者,由于前负荷下降会导致更为严重的左心室流出道梗阻,行剖宫产手术时全身麻醉更为合理;在压力梯度较低的无症状患者,缓慢小剂量给药的椎管内麻醉是可以选择的。围术期需要常规进行中心静脉压监测及有创动脉压监测,经胸壁心超有助于循环容量的评估。

特殊心血管病产妇麻醉要点见表65-5。

表65-5 特殊心血管病产妇麻醉要点

疾 病	病 理 改 变	麻 醉 要 点	监 护
未经修复的房间隔缺损	PAP < 40 mmHg	耐受妊娠分娩 静脉置管完全排气; 避免使用空气阻力消失法寻找硬膜外间隙	常规
	PAP ≥ 40 mmHg	维持前负荷及体循环阻力 减少应激及疼痛刺激 防止肺高压危象	有创动脉压监测及中心静脉置管
经修复的房间隔缺损	PAP < 40 mmHg	妊娠可很好耐受	常规
	PAP ≥ 40 mmHg	高危	有创动脉压监测及中心静脉置管,可能需要药物降肺高压

（续表）

疾　病	病理改变	麻醉要点	监　护
动脉导管未闭		妊娠可很好耐受	行心超检查以排除肺动脉高压
大动脉转位	完全性/修复后	右心室功能障碍倾向,需注意前负荷	有创动脉压监测及中心静脉置管
埃布斯坦畸形		右心功能正常者可耐受妊娠;可能伴有房间隔缺损	心律失常高发生率 右心功能差者需有创动脉压监测及中心静脉置管
法洛四联症		部分可耐受妊娠 合并艾森门格综合征者不宜妊娠	心脏超声检查评估右心室结构、功能以及肺动脉压情况
肺动脉高压	轻-中度	注意前负荷	动脉压监测及中心静脉置管
	重度	极高危;维持周围血管阻力;维持前负荷/静脉回流;预防/治疗疼痛、低氧、高碳酸血症以及酸中毒;避免心肌抑制	多学科协作;心脏超声检查;肺动脉血管扩张剂;有创动脉压监测;中心静脉压监测;谨慎肺动脉导管置管
主动脉瓣狭窄	跨瓣膜压力差<25 mmHg,瓣环面积>1.5 cm^2,左心功能正常	椎管内麻醉可耐受;维持前后负荷;产后24 h内注意容量	有创动脉压监测
	跨瓣膜压力差≥25 mmHg,瓣环面积<1.0 cm^2,左心室功能异常	高危;考虑权衡椎管内麻醉/全身麻醉利弊;避免使用心肌抑制药物以及扩血管药物;谨慎维持前后负荷;避免周围血管阻力的突然下降以及去交感过程;维持窦性心律;处理新发的房颤(控制速率,考虑心脏复律);产后24 h内严密监测容量负荷	有创动脉压监测及中心静脉压监测
二尖瓣狭窄	瓣环面积>1.5 cm^2,跨瓣膜压差<5 mmHg,不伴有肺动脉高压	椎管内麻醉可很好耐受;维持窦性心率;谨慎补充前负荷;治疗新发的房颤;产后24 h内严密监测血容量	中心静脉置管
	瓣环面积≤1.5 cm^2;跨瓣压差≥5 mmHg;伴有肺动脉高压	高危;维持窦性心率,预防心动过速;前负荷增加不能耐受;治疗新发的房颤;预防/治疗疼痛、低氧、高碳酸血症以及酸中毒	动脉压监测及中心静脉置管
肺动脉瓣狭窄	轻中度	妊娠可很好地耐受	
	重度	高危;预防心动过速;消除使肺动脉压增高因素(低氧等)	动脉压监测及中心静脉置管
肥厚型心肌病	不伴随左心室流出道梗阻	妊娠可很好耐受	
	伴随左心室流出道梗阻	维持β肾上腺素能受体拮抗剂治疗;低前后负荷会加剧压力差;使用去氧肾上腺素治疗低血压;维持窦性心率并预防心动过速;治疗新发的房颤	动脉压监测及中心静脉置管;心脏超声有助于监测流出道压差

ASD：房间隔缺损；LV：左心室；LVOT：左心室流出道；PAP：肺动脉压；RV：右心室；SVR：系统血管阻力；VSD：室间隔缺损。

九、孕期心律失常

由于血容量增加、心率增加及心房和心室扩大，妊娠期心律失常的发生率是升高的，妊娠期自主神经以及激素的改变也可能是部分原因。妊娠前已被诊断有心律失常的患者，其心律失常在孕期会有所加重；先前存在的心律失常反复发作与不良的胎儿事件相关联。

（一）室上性心律失常

原有室上性心动过速病史者其症状在妊娠期可能有所加重。房性期前收缩在孕期十分常见，有症状的患者可使用β受体阻滞剂。

1. 合并房颤

心率和（或）节律控制以及预防血栓栓塞是心房颤动主要的治疗措施。地高辛、β受体阻滞剂或非二氢吡啶类钙通道拮抗剂均可用于控制心室率；维持窦性心率可以降低血栓栓塞的风险，并且在部分患者可能会提供短期血流动力学益处。由于孕期发生房颤大多伴随结构性心脏疾病，因此对于这类孕妇妊娠期应考虑全身抗凝治疗。

2. 心室预激

心室预激综合征在妊娠期也会遇到，部分患者仅接受过短期的口服药物治疗，并未接受过有效的电生理治疗。这类患者可能存在高发生率的妊娠期室上性心律失常，孕期应当接受心内科专科诊治，控制心室率，改善母胎预后。

（二）室性心律失常

室性心律失常常与伴随的结构性心脏疾病有关，需要ECG和心脏超声协助诊断，同时注意与围生期心肌病鉴别。妊娠期新发的特发性室性心动过速较少见，通常使用β受体阻滞剂治疗有效并对钙拮抗剂治疗敏感。

（三）抗心律失常药

β受体阻滞剂可以用于妊娠期特发性室性心动过速，胎儿暴露于胺碘酮（妊娠D类别）与甲状腺功能减退及胎儿生长受限有关，不建议用于孕妇。孕妇存在药物治疗无效且危及生命或血流动力学不稳定的心律失常应该进行心脏电复律治疗。在孕期出现血流动力学显著改变或十分严重的症状性心律失常，可能需要电生理介入治疗。

十、妊娠期心肺复苏

妊娠期发生心脏停搏是少见的，其发生率为1/30 000～1/20 000。妊娠期心脏停搏的总体生存率不及其他临床情况下的心脏停搏。

（一）标准化的基础生命支持（BLS）以及优化的心脏生命支持（ACLS）

原则适用于这些患者。然而，妊娠期解剖及生理的改变需要对急救程序做一些特殊的改变。胸

外按压的双手应该置于胸骨轻度向上部位,静脉通路应该被置于膈肌以上部位。常规建议将患者向左倾斜15°～30°以利于移动子宫并且优化静脉回流,但此体位可能会影响胸外按压的效率。因此建议手法向左侧移动子宫而非整体倾斜患者。

(二)气道管理

考虑到妊娠时期的气道水肿,建立气道需做好困难气道的应急准备;警惕妊娠期功能残气量下降的影响,根据气道压力及氧合情况及时调整辅助呼吸策略。

(三)产科处理

如果心脏停搏后4 min内自主循环还未回复,应行剖宫产,以达到在心跳停搏5 min内完成分娩过程。

(四)除颤与用药

应该根据目前的ACLS过程给予除颤,妊娠期跨胸壁电阻无改变,因此应该使用标准的电流能量。妊娠的任何阶段,心脏电复律和除颤都被认为是安全的。药物心肺复苏使用的药物以及剂量与非妊娠患者基本相同。

(周 洁 刘志强)

参 考 文 献

[1] 中华医学会妇产科学分会产科学组.产后出血预防与处理指南(2014).中华妇产科杂志,2014,49(9): 641－646.

[2] Mehrabadi A, Hutcheon J A, Liu S, et al. Contribution of placenta accreta to the incidence of postpartum hemorrhage and severe postpartum hemorrhage. Obstet Gynecol, 2015, 125(4): 814－821.

[3] Lockhart E. Postpartum hemorrhage: a continuing challenge. Hematology Am Soc Hematol Educ Program, 2015, 2015: 132－137.

[4] Rocke D A, Murray W B, Rout C C, et al. Relative risk analysis of factors associated with difficult intubation in obstetric anesthesia. Anesthesiology, 1992, 77(1): 67－73.

[5] Ekin A, Gezer C, Solmaz U, et al. Predictors of severity in primary postpartumhemorrhage. Arch Gynecol Obstet, 2015, 292 (6): 1247－1254.

[6] 中华医学会妇产科学分会产科学组.妊娠期高血压疾病诊疗指南(2016).中华妇产科杂志,2015,50(10): 721－728.

[7] 杨孜,张为远.剖析子痫前期发病的多因素拓宽临床实践研究的多视角.中华妇产科杂志,2015,50(10): 734－739.

[8] Steegers E A, von Dadeiszen P, Duvekot J J, et al. Pre-eclampsia. Lancet, 2010, 376 (9741): 631－644.

[9] Redman C W, Sargent I L. Latest advances in understanding preeclampsia. Science, 2005, 308: 1592－1594.

[10] Ukah U V, De Silva D A, Payne B, et al. Prediction of adverse maternal outcomes from pre-eclampsia and other hypertensive disorders of pregnancy: a systematic review. Pregnancy Hypertens, 2018, 11: 115－123.

[11] von Dadelszen P, Payne B, Li J, et al. Prediction of adverse matermal outcomes in pre-eclampsia: development and validation of the full PIERS model. Lancet, 2011, 377: 219－227.

[12] Cheng Y, Leung T Y, Law L W, et al. First trimester screening for pre-eclampsia in Chinese pregnancies: case-control study. BJOG, 2018, 125(4): 442－449.

[13] Roberge S, Bujold E, Nicolaides K H. Aspirin for the prevention of preterm and term preeclampsia: systematic review and metaanalysis. Am J Obstet Gynecol, 2018, 218 (3): 287－293.

［14］ Chestnut D H, Wong C A, Tsen L C, et al.Chestnut 产科麻醉学理论与实践：5 版.连庆泉，姚尚龙，主译.北京：人民卫生出版社，2017.

［15］ Santos A C,Epstein J N,Chaudhurl K.产科麻醉.陈新忠，主译.北京：北京大学医学出版社，2017.

［16］ Kuczkowski K M, Reisner L S, Benumof J L. Airway problems and new solutions for the obstetric patient. J Clin Anesth, 2013, 5(7): 552－563.

［17］ Mahendru A A, Everett T R, Wilkinson I B, et al. Maternal cardiovascular changes from pre-pregnancy to very early pregnancy. J Hypertens, 2012, 30(11): 2168－2172.

［18］ Elassy S M, Elmidany A A, Elbawab H Y. Urgent cardiac surgery during pregnancy: a continuous challenge. Ann Thorac Surg, 2014, 97(5): 1624－1629.

［19］ Johnston C, Schroeder F, Fletcher S N, et al. Type A aortic dissection in pregnancy. Int J Obstet Anesth, 2012, 21(1): 75－79.

［20］ Davies G A, Herbert W N. Congenital heart disease in pregnancy. J Obstet Gynaecol Can, 2007, 29: 409－414.

［21］ Hawkins J L, Chang J, Palmer S K, et al. Anesthesia-related maternal mortality in the United States: 1979－2002. Obstet Gynecol, 2011, 117(1): 69－74.

［22］ Karthikeyan G, Sengottuvan N B, Joseph J, et al. Urgent surgery compared with fibrinolytic therapy for the treatment of left-sided prosthetic heart valve thrombosis: a systematic review and meta-analysis of observational studies. Eur Heart J, 2013, 34: 1557－1566.

［23］ Aaronson J, Goodman S. Obstetric anesthesia: not just for cesareans and labor. Seminars in Perinatology, 2014, 38: 378－385.

［24］ 蓝永荣，韩涛，陈同.妊娠期体外循环手术21例临床分析.中国胸心血管外科临床杂志,2016,23（6）: 631－633.

［25］ Franklin W J, Gandhi M. Congenital heart disease in pregnancy. Cardiol Clin, 2012, 30(3): 383－394.

［26］ Lui G K, Silversides C K, Khairy P, et al. Heart rate response during exercise and pregnancy outcome in women with congenital heart disease. Circulation, 2011, 123(3): 242－248.

［27］ 中华医学会妇产科学分会产科学组.妊娠合并心脏病的诊治专家共识（2016）.中华妇产科杂志, 2016, 51(6): 401－409.

第66章
口腔颌面部手术的气道管理

口腔颌面外科学是一门在牙外科基础上发展起来的医学分支学科,近年来发展迅速。口腔颌面外科手术内容广泛,麻醉也具有其独特之处。简单的手术如智齿拔除一般在局麻下即可完成,而诸如唇腭裂畸形整复、颞下颌关节手术、口腔恶性肿瘤切除、颌骨整形等手术其手术部位与麻醉气道关系密切,同时对麻醉和气道管理的要求很高。良好的围术期管理是手术安全的重要保证,口腔颌面部手术要仔细做好手术前评估,特别是气道方面的评估,根据评估情况选择合适的气道工具完成围术期麻醉和气道管理。

第一节　口腔颌面外科患者与手术特点

一、口腔颌面外科患者的特点

（一）患者年龄跨度大

口腔颌面部疾病可发生于任何年龄,小儿与老人比例高,包括刚出生的新生儿到一百多岁的高龄老人。

1. 小儿

总体上说,在口腔颌面外科中,小儿多因先天性颅颌面畸形而实施手术。许多先天性口腔颌面畸形如唇腭裂、颅狭症等都主张早期手术,除了改善外形和功能以外,还能获得术后较佳的发育条件。小儿颞下颌关节强直可导致张口困难甚至完全不能张口而影响进食,长此以往将造成营养不良并严重影响其生长发育,这些患者往往需要早期手术治疗。小儿各时期的解剖生理特点随年龄增长而不断变化,年龄愈小,与成年人之间差别愈大。必须注意采用合适的方法和监测手段以尽可能减小手术麻醉的不利影响,维持其生理内环境的稳态。

2. 青年

青壮年患者以颌面部外伤、炎症治疗以及正颌整复手术居多,气道问题比较突出。近年来,青壮年人群因阻塞性睡眠呼吸暂停综合征而接受手术治疗的患者也日益增多。这类患者由于长期间断的低氧及高碳酸血症可引起体循环、肺循环高压,进而引起心脏损害、动脉硬化及血液黏滞度增高。

3. 老年

老年患者则以各种肿瘤性疾病为主。因年龄增长,老年人全身各器官的生理功能发生退行性变

化甚至出现病理性改变,常伴有高血压、缺血性心脏病、慢性阻塞性肺疾病、水电解质酸碱平衡失调,以及体内药物生物转化和排泄能力下降,对手术和麻醉的耐受力明显降低。老年口腔恶性肿瘤患者全身状况较差,加上进食障碍,常出现消瘦,可伴有贫血、营养不良和低蛋白血症等,术前应尽可能予以改善和纠正。

(二)困难气道十分常见

口腔颌面外科患者中,困难气道十分常见且程度严重。易发生气道困难的常见疾患有先天性口腔颌面畸形,口腔颌面肿瘤,颞下颌关节强直,阻塞性睡眠呼吸暂停综合征,外伤、感染、肿瘤造成的口腔颌面畸形或缺损,手术或放疗引起气道附近解剖结构改变、颌颈部肿瘤压迫致气管移位等。其他如肥胖颈短、颈椎病变、小下颌、门齿前突或松动、高喉头、巨舌等也会给气管插管带来困难,术前应准确预测并选择合适的诱导方法和插管途径。

(三)部分患者伴有严重心理障碍

口腔颌面外科疾病与心理问题密切相关。一方面精神和内分泌因素可诱发口腔颌面肿瘤;另一方面,对于已患肿瘤的患者,在实施肿瘤手术前,也常会因大面积组织切除后可能造成的头面部外观畸形和诸如咀嚼、吞咽、语言、呼吸等生理功能改变而存在明显的心理压力和障碍。先天性口腔颌面畸形的患者往往因颜面丑陋或生理功能障碍而产生各种心理的异常变化。对已接受了多次手术治疗的患者而言,手术麻醉的痛苦体验与不良回忆则会使其在再次手术前存在极度恐惧甚至拒绝心理。老年患者可因对病情发展和健康状况的过分关注而产生焦虑、抑郁等情绪改变。因此,对于可能出现的诸多心理问题,麻醉医师应予以高度重视,术前应做好耐心细致的解释工作,与患者及家属建立起良好的医患关系,尽可能取得他们的合作。不良心理活动的抑制与阻断,无疑对减少麻醉用药量、维持生理状态稳定和减少术后并发症都有着重要意义。

二、口腔颌面外科手术的特点

(一)根治性外科与功能性外科

手术仍是口腔颌面部肿瘤的主要有效治疗手段。根治手术和整复手术相辅相成,只有在完全根治肿瘤后才有必要实施整复手术。总之,应以肿瘤根治手术为主,与整复手术相结合,既使肿瘤得到根治,又能在功能和外形上获得一定程度的恢复。如今,头颈肿瘤外科、整复外科和显微技术的飞速发展,使肿瘤根治术后大面积缺损和功能障碍的修复成为可能,从而可为术后患者生存率和生存质量提高的同时提供前提保障。

(二)综合与序列治疗

目前趋向于在口腔颌面部的肿瘤患者中应用放疗、化疗等其他方法与外科手术合并进行综合治疗,以取得较好的疗效。放疗和化疗可在术前或术后使用。口腔颌面外科中,序列治疗概念的提出是由唇腭裂治疗开始的。无论序列也好,综合也好,都是多学科的排列有序的治疗。它应依托于多学科之间的密切协作,由一个以口腔颌面外科医师为主的协作组来完成,其他有关的还包括麻醉科、耳鼻

咽喉科、放射科等医师。

（三）牙颌面畸形与正颌外科

对牙颌面畸形患者的治疗,可通过正颌外科手术矫正其牙颌面畸形,重建正常的牙颌面三维空间关系和恢复其牙颌面正常功能,使其达到和谐、相对满意的容貌。由于正颌手术多经口内途径施行,在狭窄而又较深的部位进行操作、止血困难,软组织切口和骨切开线均要求十分准确,以免损伤周围重要的解剖结构。由于骨切开的创伤部位难以按常规方法止血,手术后可能会有渗血出现。术后张口困难和口内渗血可使患者在麻醉恢复期内发生上呼吸道梗阻的风险大大增加。对这类患者,麻醉恢复期和术后早期均须加强监测,谨防意外发生。

（四）显微外科技术的广泛应用

显微外科技术已广泛应用于口腔颌面外科的手术中,尤其是小血管吻合游离组织瓣移植手术的成功,使口腔颌面部大面积手术缺损后施行立即修复成为可能。

显微外科手术具有一定的特殊性,其技术条件要求较高、操作精细复杂、手术时间长,手术操作和围术期管理过程中的各环节都会直接影响到手术最终的成败。手术过程中必须使患者保持合适体位并严格制动以便于长时间手术的实施,还应保持充足的循环血容量并根据情况给予扩血管和抗凝处理。术后应尽可能使颈部制动,防止移植皮瓣血管受压形成血栓、压迫静脉导致回流受阻等。此外,维持正常的体温,对预防吻合小血管痉挛、提高游离皮瓣的成活率也十分重要。在小血管吻合重建血循环游离组织移植手术后,不仅要进行全身循环、呼吸等重要系统的监测,而且应加强对局部移植组织的严密观察和护理。

（五）对气道管理的要求高

口腔颌面部手术部位与气道关系密切,是所有外科手术中与气道关系最密切的手术种类之一。手术部位的肿瘤畸形、外伤等都会影响气道的麻醉管理,对气道管理的要求很高。术前要精确评估气道的困难程度,如将一个潜在的困难气道评估为正常气道处理,则在麻醉插管过程中可能会面临插管困难和通气困难的险象。术中要管理好气道,因为手术部位与气道相互干扰,要防止术中气管导管滑脱等险象出现。术毕拔管要严密观察呼吸情况,有些口底、咽壁等大范围肿瘤切除患者往往需要做预防性气管切开,以防止麻醉拔管后手术部位组织肿胀阻塞气道。有些手术后则需气管导管带管数天,如正颌手术或舌根口底肿瘤切除手术,待手术部位水肿减轻后再行拔管。

第二节　口腔颌面部手术的评估和麻醉

一、术前评估和麻醉前准备

麻醉前访视和评估是麻醉医师在术前根据患者病史、体格检查、实验室检查与特殊检查结果、患者的精神状态对外科患者整体状况做出评估,制订麻醉和围术期管理方案的过程。术前访视和术前评估

是围术期管理的基础工作流程,可以减少并发症,缩短患者住院时间,改善临床结局,降低医疗费用。

（一）术前评估

获得病史、体格检查和化验结果以及特殊检查的结果,拟施行的手术情况、处方药和非处方药的使用情况。根据所获资料,分析患者病理生理情况,对其进行术前评估以及 ASA 分级。最后根据评估结果,制订合适的麻醉方案。口腔颌面外科手术前访视在常规内容之外要特别关注患者的气道情况并做出评估。

1. 全身情况评估

全身状态检查是对患者全身健康状况的概括性观察,包括性别、年龄、体温、呼吸、脉搏、血压、发育、营养、意识状态、面容表情、体位、姿势、步态、精神状态、对周围环境的反应和器官功能的综合评估。口腔颌面外科患者中小儿唇腭裂畸形患者要注意是否有发育、营养、体重等问题。对肥胖患者要注意体重和睡眠呼吸暂停问题,体重指数(BMI)是世界公认的一种评定肥胖程度的分级方法,BMI 增加预示可能存在困难气道问题。BMI 数值每增加 2,冠心病、脑卒中、缺血性脑卒中的相对危险分别增加 15.4%、6.1% 和 18.8%。

营养不良患者对麻醉和手术的耐受力均降低。贫血、脱水等术前均应予以纠正。成人血红蛋白不宜低于 80 g/L。对于年龄小于 3 个月的唇裂畸形修补婴儿,术前血红蛋白宜超过 100 g/L,大于 3 个月的婴儿其术前血红蛋白也不应低于 90 g/L。如患者有急性炎症则对麻醉的耐受能力降低,急性炎症越严重,对麻醉的耐受越差。

2. 呼吸系统评估

近期 2 周内有呼吸道感染病史患者,即使麻醉前无任何症状和体征,患者呼吸道黏膜的应激性也增高。麻醉药物可引起腺体分泌物增多,引发气道平滑肌收缩的自主神经兴奋阈值降低,气道敏感性增高,容易发生气道痉挛,围术期患者呼吸道并发症发生率比无呼吸道感染病史者显著增高。呼吸道感染(包括感冒)患者,择期手术宜在呼吸道疾病临床痊愈后 2～4 周施行。

慢性阻塞性肺疾病患者常有不同程度的肺动脉高压,持续肺动脉高压使右心负荷加重,可导致肺源性心脏病。这类患者的麻醉处理应注意合理的呼吸管理,适当地控制或不加重肺动脉高压,维护心功能。哮喘为一种异质性疾病,常以慢性气道炎症为特征,包含随时间不断变化的呼吸道症状,如喘息、气短、胸闷和咳嗽,同时具有可变性呼气气流受限。麻醉、手术中的应激因素易引起哮喘发作或导致严重支气管痉挛。在麻醉前控制呼吸道感染至关重要,应停止吸烟,降低气管、支气管的反应性。此外,还应适当使用解除支气管痉挛的药物作为麻醉前准备。

需要根据临床症状、肺功能异常程度和并发症情况对呼吸系统疾病患者进行综合评估。肺功能是评估患者呼吸系统状态的一项重要内容,特别是患者原有呼吸系统疾病或需进行较大的手术或手术本身可以进一步损害肺功能时更为重要。

3. 心血管系统评估

心脏功能的评定对某些疾病如冠心病的辅助诊断、疗效评定和围麻醉期间评估具有重要价值。根据心脏对运动量的耐受程度而进行的心功能分级是临床简单实用的心功能评估方法,常用评估方法包括纽约心脏病协会心功能分级以及体能状态(运动耐量)测试等。围术期心血管风险高危因素包括:心肌梗死后 7～30 天且伴有严重或不稳定的心绞痛,充血性心力衰竭失代偿,严重心律失常如高度房

室阻滞,病理性有症状的心律失常、室上性心动过速。高危患者围术期心脏事件发生率为10%~15%,其中心源性死亡率>5%。围术期心血管风险中危因素包括不严重心绞痛,有心肌梗死史,心力衰竭已代偿,需治疗的糖尿病。中危患者围术期心脏事件发生率为3%~10%,其中心源性死亡率<5%。围术期心血管风险低危因素包括老年,左心室肥厚、束支传导阻滞、ST-T异常,非窦性心律(房颤),有脑血管意外史,尚未控制的高血压。围术期心脏事件发生率<3%,其中心源性死亡率<1%。

对术前患有高血压的患者,应首先明确其为原发性高血压或继发性高血压,特别要警惕是否为未经诊断的嗜铬细胞瘤,以免在无准备的情况下于麻醉中出现高血压危象而导致严重后果。临床常见的高血压病,其麻醉危险性主要取决于重要器官是否受累以及其受累的严重程度。如果高血压患者其心、脑、肾等重要器官无受累表现、功能良好,则麻醉的危险性与一般人无异。如果病程长、受累器官多或(和)程度严重,则麻醉较困难而风险也增大。择期手术降压的目标:中青年患者血压控制<130/85 mmHg,老年患者<140/90 mmHg为宜。重度高血压(≥180/110 mmHg)宜延迟择期手术,争取时间控制血压。

冠心病患者有不稳定型心绞痛,如近期有发作,心电图有明显心肌缺血表现,麻醉的风险增大,应加强术前准备。对心脏明显扩大或心胸比值>0.7的患者应视作高危患者,注意对其心功能的维护、支持,心脏扩大与死亡率的增加有关。左室肥厚与术后死亡率之间无明显关系,但肥厚型心肌病的麻醉危险性较大。对近期(2个月内)有充血性心力衰竭以及正处于心力衰竭中的患者,不宜行择期手术。

4. 气道评估

口腔颌面外科术前要认真了解患者的张口度、头后仰、颈部活动度、鼻孔通气及鼻道情况,重点了解口腔肿瘤、口腔畸形、口腔外伤的位置及对气道的影响等,综合判断是否存在气管内插管困难,是否存在面罩正压通气困难,并结合手术方法预测术后是否可能存在阻塞性通气障碍,有针对性地在术前做好气管内插管相关准备工作。

(1)提示气道处理困难的体征:张口困难、颈椎活动受限、颏退缩(小颏症)、舌体大(巨舌症)、门齿突起、颈短、肌肉颈、病态肥胖、颈椎外伤、带有颈托、牵引装置。

(2)面罩通气困难在麻醉诱导和苏醒中是最危险的,年龄大于55岁、打鼾病史、蓄络腮胡、无牙、肥胖(BMI>26 kg/m²)是困难面罩通气的五项独立危险因素。Mallampati分级Ⅲ或Ⅳ级、下颌前伸能力受限、甲颏距离过短(<6 cm)也是面罩通气困难的独立危险因素。当具备2项以上危险因素时,提示面罩通气困难的可能性较大。

(3)体检评估气道的方法

1)张口度:最大张口时上下门齿间距离小于3 cm或两横指时无法置入喉镜,导致喉镜显露困难。

2)颞下颌关节活动度:颞下颌关节紊乱综合征、颞下颌关节强直、颞下颌关节脱位等可导致颞下颌关节活动受限,可能插管困难。

3)颏甲距离:即在颈部完全伸展时从下颚尖端到甲状软骨切迹的距离。正常在6.5 cm以上,小于6 cm或小于检查者三横指的宽度,提示用喉镜窥视声门可能发生困难。

4)头颈运动幅度:正常时患者低头应能将其下颌触及自己胸部,头颈能向后伸展,向左或向右旋转颈部时不应产生疼痛或异常感觉。

5)咽部结构分级:即改良Mallampati分级,是最常用的气道评估方法。患者取端坐位,尽可能张大口并最大限度地将舌伸出进行检查。咽部结构分级越高预示喉镜显露越困难,Ⅲ~Ⅳ级提示困难

气道。改良 Mallampati 分级与其他方法联合应用,如与颏甲距离合用可提高预测率：Ⅰ级可见软腭、咽腭弓和悬雍垂,Ⅱ级可见软腭、咽腭弓和部分悬雍垂,Ⅲ级仅见软腭和悬雍垂根部,Ⅳ级仅见硬腭。

6）喉显露分级：Cormack 和 Lehane 把喉镜显露声门的难易程度分为四级。该喉镜显露分级为直接喉镜显露下的声门分级,Ⅲ～Ⅳ级提示插管困难。检查有无气管造口或已愈合的气管造口瘢痕、面、颈部的损伤,颈部有无肿块、甲状腺大小、气管位置等,评价其对气道的影响。

7）对某些患者可能还需做一些辅助性检查,如喉镜（间接、直接的或纤维喉镜）检查、X线检查、纤维支气管镜检查等。

（二）麻醉前准备

1. 积极治疗相关合并内科疾病

不管是心脏病患者行心脏或非心脏手术,麻醉和手术前准备的关键是改善心脏功能,心功能的好坏直接关系到麻醉和手术的安危。长期服用β受体阻滞药治疗心绞痛、心律失常者,一般应持续用药至手术当天。原发性高血压患者（收缩压＞200 mmHg,舒张压＞115 mmHg）推迟行择期手术,直至血压降至180/110 mmHg以下。如果有高血压合并严重的终末器官损伤,术前应尽可能将血压降至正常,但是过快或过低的降压会增加大脑和冠状动脉的缺血。对于恶性肿瘤等限期手术,因高血压而延迟手术应权衡利弊。

对术前有急性呼吸道感染者除非急症,手术应暂停,在感染得到充分控制1周后再手术,口腔颌面外科有些手术后需气管导管带管数天,若呼吸道感染没有控制则术后呼吸系统并发症明显增高。

中枢神经系统疾病多数涉及生命重要部位的功能状态,因此,必须针对原发疾病、病情和变化程度,做好麻醉前准备工作。如急性脑梗死后应推迟4～6周再行择期手术,以等待梗死周边缺血区已消失的自动调节功能有所恢复。帕金森病患者容易出现直立性低血压、体温调节失控和麻醉期间血流动力学紊乱,同时患者因呼吸肌强直可出现限制性肺功能改变。因此,术前需做肺功能检查、血气分析,并指导患者锻炼呼吸功能。抗帕金森病药物需服用至手术前。

对并存不同内分泌系统疾病的患者,依其病理生理学特点,麻醉前准备的侧重点不同。对于甲状腺功能亢进症患者,麻醉前准备的关键在于手术前控制病情、有效降低基础代谢率,防止术中、术后甲状腺危象的发生。对于原发性醛固酮增多症和皮质醇增多症患者,麻醉前应注意纠正水、电解质和酸碱平衡紊乱,特别注意钾的补充。对于糖尿病患者,择期手术应控制空腹血糖不高于8.3 mmol/L,尿糖低于（++）,尿酮体阴性。急诊伴酮症酸中毒者,应静脉滴注胰岛素消除酮体、纠正酸中毒后手术,如需立即手术者,也可在手术过程中补充胰岛素、输液并纠正酸中毒,但麻醉的风险性明显增加。口服短效降糖药或使用短效胰岛素者,应在手术日晨停用。如果服用长效降糖药应在手术前2～3天停服,改为使用短效胰岛素。

轻度肝功能不全的患者对麻醉和手术的耐受力影响不大,中度肝功能不全或濒于失代偿时,麻醉和手术耐受力显著减退。手术前需要经过较长时间的准备,积极护肝治疗,最大限度改善肝功能和全身状态行择期手术,重度肝功能不全如晚期肝硬化,常并存严重营养不良、消瘦、贫血、低蛋白血症、大量腹水、凝血功能障碍、全身出血或肝性脑病前期等征象,则手术麻醉的危险性极高。随着医疗技术的提高肾功能衰竭已不是择期手术的禁忌,术前血液透析的应用,术前准备应最大限度改善肾功能,如果需要透析,应在计划手术24 h以内进行。

2. 既往用药的准备

手术患者因并存内科疾病，术前可能服用各类治疗用药，如抗高血压药、抗心律失常药、强心药、内分泌用药等，一般不主张术前停药。术前需要停用的治疗药物中特别包括某些抗凝药。使用抗凝药已成为治疗心血管疾病和围术期静脉血栓的常规疗法。现在认为对于服用阿司匹林或含有阿司匹林药物的患者，每日 3 ～ 10 mg/kg 的剂量服用似乎并没有出血的危险。建议对于长期大剂量服用阿司匹林每日超过 2 g 的患者，应做凝血功能检查，服用氯吡格雷、华法林术前需停药 5 天。

3. 麻醉前禁食禁饮

择期手术前常规排空胃，严格执行麻醉前禁食、禁饮的要求，以避免麻醉手术期间发生胃内容物的反流、呕吐或误吸，以及由此导致的窒息和吸入性肺炎。目前推荐成人麻醉前禁食易消化固体食物及含脂肪较少的食物至少 6 h，而禁食肉类、油煎制品等含脂肪较高的食物至少 8 h，如果对以上食物摄入量过多，应适当延长禁食时间。新生儿、婴幼儿禁母乳至少 4 h，禁食易消化固体食物、牛奶、配方奶等非人乳至少 6 h。所有年龄患者术前 2 h 可饮清液，包括饮用水、糖水、果汁（无果肉）、苏打饮料、清茶等。

4. 麻醉器械设备、气道工具以及药品准备

为了使麻醉和手术能安全顺利地进行，防止任何意外事件的发生，麻醉前必须对麻醉机、监测仪、麻醉用具及药品进行准备和检查。无论实施何种麻醉，都必须准备麻醉机、急救设备和药品。麻醉期间除必须监测患者的生命体征，如血压、呼吸、ECG、脉搏和体温外，还应根据病情和条件选择适当的监测项目，如 SpO_2、$ETCO_2$、有创动脉压（IBP）、中心静脉压（CVP）等。在麻醉实施前对已准备好的设备、用具和药品等，应再一次检查和核对。主要检查麻醉机密闭程度、气源及其压力、吸引器、麻醉喉镜、气管导管及连接管等，术中所用药品必须经过核对后方可使用。尤其要做好困难气管插管的准备工作，如可视喉镜、纤维支气管镜、喉罩，麻醉前预测可能存在困难气管内插管者应做好气管切开准备，以防不测。

5. 入室后的复核

患者进入手术室后的复核至关重要，如有疏忽可导致极为严重的不良事件。麻醉科医师在任何地点实施任何麻醉（包括局麻镇静监测）前，都应与手术医师、手术护士共同执行手术安全核查制度。核对患者的基本情况，确认手术及麻醉同意书的签署意见。在复核后才可开始监测患者各项生理指标及建立静脉输液通道，再次核对麻醉器具和药品以便麻醉工作顺利进行。

二、口腔颌面外科手术麻醉和气道管理

（一）麻醉选择

口腔颌面外科手术的常用麻醉方法包括局部区域神经阻滞和全身麻醉。选择麻醉时应以患者能接受，手术无痛、安全，术后恢复迅速为原则，根据患者的年龄、体质、精神状况，手术的部位、范围、时间长短等综合考虑。

1. 局部麻醉

一般由手术者自行操作。局部麻醉对生理干扰小、易于管理、恢复快，多用于智齿拔除或短小手术，也可在全身麻醉时复合应用，以减少术中全身麻醉药用量，缩短麻醉恢复时间。它的缺点在于手术区疼痛阻滞不易完善。对于精神紧张、焦虑患者可在局部麻醉的基础上，经静脉辅助应用镇静、镇痛药物以完善麻醉效果。

2. 全身麻醉

由于口腔颌面部手术解剖部位特殊,手术区域毗邻呼吸道、颅底、眼眶和颈部重要的神经血管,手术区血供丰富。因此,气管内插管全身麻醉是理想的麻醉选择。

口腔颌面外科手术全麻插管一般选择鼻腔插管较多,鼻腔插管的优点是气管导管相对不影响手术操作,气管导管固定比较好,缺点是插管过程中鼻腔黏膜可能有一定损伤,术后1～2天鼻腔分泌物中有部分血丝,一般不会有严重并发症。

全身麻醉优点在于能完全消除手术的疼痛与不适,较好地控制机体反应,为外科手术提供理想的手术条件。常用的全身麻醉包括以下几种。

(1)全凭静脉麻醉 多种静脉麻醉药、麻醉性镇痛药复合非去极化肌松药是比较理想的全凭静脉麻醉药组合。全凭静脉麻醉不刺激呼吸道,无手术室污染和燃烧爆炸的危险,起效快、麻醉效果确切。气管内插管有助于维持气道通畅,便于清理气道、实施人工通气。静脉麻醉药首选丙泊酚,起效迅速可控性好。麻醉性镇痛药常选芬太尼、舒芬太尼和瑞芬太尼,镇痛作用强大。肌松药首选中、短效非去极化类,如维库溴铵、罗库溴铵和阿曲库铵等,不仅有助于呼吸管理,而且能松弛口咽部肌肉以利于手术操作。

(2)静吸复合全身麻醉 方法多样,如静脉麻醉诱导,吸入麻醉维持;或吸入麻醉诱导,静脉麻醉维持;抑或静吸复合麻醉诱导,静吸复合麻醉维持等。由于静脉麻醉起效快,患者易于接受,而吸入麻醉便于管理,麻醉深度易于控制,故临床普遍采用静脉麻醉诱导吸入或静吸复合维持麻醉。

(3)氯胺酮麻醉 实施相对简单,主要针对口腔颌面外科小儿手术患者。氯胺酮麻醉对药物输注设备要求不高,对患者骨骼肌张力影响小,也可维持上呼吸道反射,术中能保持自主呼吸,不产生明显的呼吸功能抑制。给药2～3 min后可引起呼吸频率减慢,当快速大剂量给药或与阿片类合用时可产生明显的呼吸抑制。不插管的氯胺酮全身麻醉在口腔颌面外科手术中主要用于小儿浅表和简单的手术,若手术时间长或小儿口腔内手术则应采用常规气管内插管全麻。氯胺酮还可在小儿颞颌关节强直基础麻醉中使用,因其用药后对呼吸抑制作用较小,麻醉效果较稳定,是小儿颞颌关节强直困难气道处理基础麻醉的较好选择。氯胺酮易造成分泌物增多,手术前应给予阿托品。

3. 全身麻醉复合外周神经阻滞

口腔颌面部外周神经阻滞可提供超前及延迟的镇痛。一般在麻醉诱导后、手术开始前是实施神经阻滞的最佳时机。全身麻醉诱导后可行相应手术部位神经阻滞,一旦神经阻滞起效,可减少全身麻醉药物的用量。

(二)麻醉实施

1. 麻醉前用药

麻醉前用药的主要目的包括镇静,消除患者对手术的恐惧、紧张、焦虑情绪,使患者情绪安定、合作,产生必要的遗忘。镇痛,提高患者痛阈,增强麻醉效果,减少麻醉药用量,缓解术前和麻醉前操作引起的疼痛,预防和减少某些麻醉药的不良反应。抗胆碱药,如阿托品、东莨菪碱、长托宁等可减少口腔分泌物,在困难气道纤维支气管镜操作中对干净视野有重要帮助作用。

2. 气管内插管的实施

一般来说,非气管切开手术方式插管具有操作简便、成功率高、风险性小、并发症少的优点,常被

作为建立气道管理的首选方法。插管路径常根据手术需要而定，如无特殊禁忌原则上应避免妨碍手术操作。颅底、眼眶、鼻部、上颌骨、上颌窦手术宜采用经口插管，口腔内、腮腺区、下颌骨、颈部手术宜采用经鼻插管。相对而言，经鼻插管在口腔颌面外科麻醉中更为普遍，但有鼻出血、鼻甲损伤以及鼻翼缺血坏死等并发症的报道。

在口腔颌面外科患者中困难气道的比例高，程度严重，情况复杂。对于严重的困难气道患者往往考虑采用清醒插管，以策安全。清醒插管具有以下优点：保留自主呼吸，维持肺部有效的气体交换，气道反射不被抑制，降低了误吸引起窒息的风险；保持肌肉的紧张性，使气道解剖结构维持在原来位置上，更有利于气管插管操作；不需要使用吸入麻醉药和肌松药，在某些高危患者中可避免这些药物引起的不良反应。清醒插管没有绝对的禁忌证，除非患者不能合作（如儿童、精神发育迟缓患者等），或者患者对所用局部麻醉药有过敏史。对于不合作或同时患有颅内高压、冠心病、哮喘的患者，则应权衡插管困难与清醒插管的风险，给予全面考虑。

（三）麻醉实施的注意事项

1. 监测

除常规监测外，由于穿支皮瓣等显微手术往往时间较长，失血较多，并且患者可能合并有心肺疾病，需行动脉置管监测动态血压。如果需要置入中心静脉导管，需征询外科医师意见，确保颈内或锁骨下静脉置管不会干扰颈部手术，也可选择肘静脉或股静脉置管。如果计划做桡侧前臂皮瓣，动静脉置管不应安置在手术侧手臂。至少要有两路粗针静脉通路及导尿管（最好同时监测体温）。应在下肢铺设充气加温毯来帮助患者维持体温。术中低体温及其导致的血管收缩对游离皮瓣的灌注极为不利。

2. 输血

输血前需衡量患者术中病情需要和输血诱导的免疫抑制引起肿瘤复发率增加的问题。由于流变学因素，游离皮瓣所需的血细胞比容相对较低（27%～30%）。为保证移植的游离皮瓣在术后有足够的灌注，手术期间应避免过度利尿。

3. 心血管不稳定

根治性颈淋巴清扫术中在颈动脉窦及星状神经节附近操作时（右侧多见），可出现血压波动、心动过缓、心律失常、窦性停搏及QT间期延长等情况。局麻药浸润阻滞颈动脉鞘可改善上述症状。双侧颈淋巴清扫术后可能会因颈动脉窦和颈动脉体失去神经支配，导致高血压及缺氧反射减退。

在游离皮瓣吻合后，需将患者血压维持在其基础水平。尽量避免使用血管收缩药物（如去氧肾上腺素）升压，因为局部血管床收缩将减少移植皮瓣的灌注。同样，血管扩张药物也应谨慎使用，因其可降低移植皮瓣灌注压。

4. 控制性降压

目前在口腔颌面手术中控制性降压技术的运用非常普遍。由于整个手术时间相对较长，故只需在截骨、肿瘤切除等出血多的步骤实行控制性降压，而在血管吻合等显微操作时，可控制血压略低于基础，待血管吻合结束后立即复压，一方面有助于移植物的血液供应，另一方面也有助于外科医师判断和止血。

5. 气管切开

部分头颈部肿瘤手术为了预防手术后组织肿胀阻塞气道，通常在术毕前做气管切开。在切开进

入气管前，应将气管导管内及喉咽部分泌物彻底吸引干净，以避免误吸。分离至气管时，将气管导管的气囊放气，以免被手术刀割破。横向切开气管壁时，撤离气管导管，使其尖端位于切口头侧。此时由于气管切开漏气，可能会导致通气不足。将气管切开套管或L形喉切除导管置入气管，充好气囊，并将导管连接至呼吸环路。一旦通气呼气末二氧化碳监测或者双侧胸壁听诊确定导管位置正确，即可拔除原气管导管。气管切开后吸气压力峰值迅速升高可能提示导管位置不佳、支气管痉挛、气道中存在异物或分泌物。若使用金属气管切开套管，须在患者自主呼吸恢复后方可行气管切开。

6. 其他

在进行颈部手术或腮腺切除术时，外科医师可能会要求不使用神经肌肉阻滞药物，以便于术中通过直接刺激来辨认并保护神经（如脊神经分支和面神经）。适度的控制性降压能减少术中出血，但当肿瘤侵犯颈动脉或颈内静脉，将影响脑灌注（后者可增加脑静脉压）。如果采用头高位，动脉换能器需在头部外耳道水平调零，以便准确监测大脑灌注压。另外，头高位有增加静脉空气栓塞的风险。

三、口腔颌面手术麻醉后苏醒与气道管理

（一）麻醉后患者的苏醒

1. 拔管

麻醉后拔除气管内导管在大多数情况下是顺利的，但在有些特殊患者甚至比插管的挑战更大。由于术后组织的水肿、颜面部结构的改变以及术后的包扎使得面罩通气变得困难甚至无法通气。并且由于担心会破坏修补后口咽和鼻咽的解剖，通气道或喉罩可能也无法使用。

拔管前应做好困难气道处理准备，充分供氧并吸尽患者气道分泌物和胃内容物。确认患者已完全清醒并且没有残留肌松作用，潮气量和每分通气量基本正常，SpO_2维持在95%以上方可拔除气管导管。

如果拔管后有舌后坠的可能应先将舌牵出并用缝线固定。对口底、咽侧壁或其他口腔内较大手术，估计拔管后可能有气道阻塞风险的患者，拔管前将气管引导管或其他类似导管如高频喷射通气管、气道交换导管或纤维支气管镜等留置于气管导管中。这样，拔管后一旦患者有呼吸困难或气道梗阻，气管导管还可沿着保留的引导管再次插管。拔管时动作要轻柔，先试将气管导管退至声门下，观察有无气管狭窄或塌陷，然后再将气管导管缓慢拔除。少数患者可能出现短暂的喉水肿或喉痉挛，通过加压供氧，肾上腺素雾化吸入等处理，症状一般都能缓解。如症状持续加重甚至出现呼吸困难应考虑再次插管或气管切开。

拔管后应注意事项：① 拔管前应准备好面罩、喉镜以及气管导管，以备拔管后出现异常需再次插管。② 拔管前应纯氧通气3～5 min，以达到足够的氧储备。③ 将气管导管套囊中气体抽出，避免遗漏放气对声带的挤压，造成声音嘶哑、声带麻痹或杓状软骨脱位，拔管时还应以导管的弯曲度顺应性拔除，以减少对声门的刺激。④ 拔管后应继续面罩吸氧几分钟，观察患者呼吸活动度与拔管前有无异常，若存在舌后坠或口腔内分泌物，应给予及时处理，保持上呼吸道通畅。拔管即刻可能会出现呛咳和（或）喉痉挛，需加以预防，对伴有高血压、冠心病患者不宜在完全清醒情况下拔管，以免发生血压过高、急性心肌缺血和脑出血等严重并发症，可在拔管前1～2 min静脉注射利多卡因50～100 mg，有利于减轻呛咳和预防喉痉挛。⑤ 对于困难气管插管患者，应备好各种抢救用具，一旦需要可再次插管或进行其他相应处理。

2. 预防性气管切开和留置气管导管

某些手术可能需要在术后行预防性气管切开,如:涉及舌根、咽腔和喉等声门上组织的手术,术后咽腔壁失去支撑,气道易塌陷;同期双侧颈淋巴结清扫,术后可有明显的喉头水肿;大范围的联合切除,下颌骨截骨超过中线,大面积的口腔内游离组织瓣修复,术前有呼吸功能不全的患者。选择性气管切开的目的是保障气道的通畅,5～7天后肿胀消退再行堵管,最后拔除气管切开导管。但术后的预防性气管切开也有一定风险和并发症,如气管切开也增加了肺部感染的风险,气管切开后不能说话,会影响到患者的心理康复等。

除非有明确的预防性气管切开适应证,留置气管导管1～2天待手术区域肿胀减轻后再拔管也能有效维持气道通畅,并降低术后气管切开的比例。术后留置气管导管24～48 h并不明显增加插管相关并发症的发生,可以显著缩短住院的时间。留置气管导管时需注意的是:尽可能选择经鼻插管,因为患者对经鼻气管导管耐受较好且容易固定和管理,给予适当的镇静和镇痛,避免过度吞咽增加导管和气道之间的摩擦和喉水肿的发生,要加强气管导管的护理,避免导管部分堵塞,造成低通气。套囊要间断放气,避免对气管壁的长时间压迫。对需要呼吸机治疗的患者,应及时行气管切开。

3. 急性喉痉挛的处理

喉痉挛为拔管后严重的气道并发症,多见于小儿,处理必须争分夺秒,稍有贻误即可危及患者的生命。一旦出现应立即吸除口腔内分泌物,用100%氧进行持续面罩正压通气,同时应注意将下颌托起,以解除机械性梗阻因素,直至喉痉挛消失。此外,也可小剂量丙泊酚(20～50 mg)加深麻醉和辅助呼吸直至喉痉挛消失,如果上述处理无效,可应用短效肌肉松弛药来改善氧合或重新进行气管插管。

4. 术后恶心呕吐

很多因素均会造成术后恶心呕吐(post-operative nausea and vomit, PONV),如术前过度焦虑,麻醉药物影响,缺氧、低血压以及术中大量的血液、分泌物刺激咽部或吞入胃内。呕吐物可污染包扎敷料和创面从而增加感染机会。对术后吞咽功能不全的患者,也增加了误吸的机会。因此,控制PONV对口腔颌面部手术显得尤其重要。

对于PONV高危患者,可采取一些预防措施,如术后清除咽部的分泌物和血液,术后常规胃肠减压,避免术后低氧和低血压,预防和治疗可给予三联抗呕吐药,如昂丹司琼、氟哌利多和地塞米松。

5. 术后寒战

术后寒战能成倍增加患者的氧耗,加重心肺负担,还可增加儿茶酚胺释放并导致外周血管的收缩,非常不利于维持游离皮瓣的血供。因此,手术后注意患者保温,出现寒战时静脉输入可乐定150 μg或哌替啶12.5～25 mg有较好效果。

6. 术后镇静和镇痛

术后镇静、镇痛可减少患者的躁动,减少头部的移动,避免血管蒂扭曲造成游离皮瓣坏死。术后镇静、镇痛还有助于患者对留置气管导管或气管切开的耐受。

用于术后镇静和镇痛的药物包括咪达唑仑、丙泊酚、芬太尼等,目前认为4岁以上的小儿,只要有人监护,即可给予自控镇痛。非甾体类镇痛药对口腔颌面外科患者可提供有效的镇痛,并具有抗炎作用,可经静脉患者自控镇痛(patient-controlled intravenous analgesia, PCIA)给药。但对有亚临床肾损害、出凝血时间延长及使用环孢素、甲氨蝶呤等抗肿瘤药治疗的患者需慎重。

（二）术后重症监测治疗

当患者进入重症监护室后，应对患者进行全身一般情况的全面了解，并对患者进行入室即刻评估，主要内容包括生命体征、意识情况，呼吸道是否通畅，是否留置气管内导管或气管切开套管，皮肤颜色、温度和湿度，引流管是否通畅，伤口情况，静脉通道开放情况等。由于颌面部肿瘤患者术中组织切除范围较大，往往需要接受同期游离皮瓣修复，术后对皮瓣的监护与治疗也有其特殊性。临床监护方面对外露皮瓣加强临床观察，主要包括颜色、温度、充盈情况等。患者术后需保持头部制动 3～7 天，期间观察皮瓣颜色是否与供区一致，如皮瓣颜色变暗发绀或灰白，需及时联系手术医师应急处理。皮瓣温度应不低于 36℃，可给予烤灯照射加温，以确保其维持正常血液循环。另外，注意观察皮瓣表面应有的正常皮纹褶皱，也可进行毛细血管充盈试验、针刺出血实验来辅助判断血管危象的出现。

第三节　口腔颌面部肿瘤手术麻醉

一、口腔颌面部肿瘤手术的特点

口腔颌面部肿瘤好发于颜面部、唇、牙龈、颌骨、颊黏膜、舌及舌根、腭及上颌窦等部位。恶性肿瘤多来源于上皮组织，尤其是鳞状上皮细胞癌多见，约占口腔颌面部恶性肿瘤的 80% 以上；其次是腺源性上皮癌及未分化癌；肉瘤主要为纤维肉瘤和骨肉瘤，间叶组织的来源有恶性淋巴瘤等。其特点是癌多见于老年人，肉瘤多见于青壮年，生长速度快，年龄越小肿瘤生长速度越快，瘤体呈浸润性生长，常侵犯和破坏周围组织，界限不清，活动受限，多有局部疼痛、麻木、头痛、张口受限、面瘫、出血等，常因迅速发展，肿瘤转移，侵犯重要脏器、阻塞性呼吸障碍及恶病质而危及生命。目前，治疗口腔颌面肿瘤最主要和有效的方法仍然是手术切除，对于年龄小或肿瘤位于咽喉部且体积较大、影响通气功能，常实施联合根治和各种骨及软组织瓣移植修复手术。由于口腔颌面部组织血运丰富，手术创伤大，出血量多，肿瘤影响呼吸通路，术后组织肿胀，颌颈部包扎固定及分泌物残留等均不利于气道通畅，甚至引起急性上呼吸道梗阻而危及患者生命。有报道 410 例颌面部手术后，出现急性上呼吸道梗阻 8 例，其中立即行气管切开 2 例，死亡 1 例。因此，做好口腔颌面部肿瘤围术期气道管理，确保呼吸道通畅是保障口腔颌面肿瘤手术成功和患者生命安全的关键因素之一。

二、口腔颌面部肿瘤手术麻醉的气道管理

（一）气管内插管的实施

1. 适宜的插管前用药

患者进入手术室前，成人一般用阿托品 0.3～0.5 mg 肌内或皮下注射，儿童为 0.01～0.02 mg/kg；对于心率快，手术时间长者，可选择对心脏作用弱，对心率变异性和心肌耗氧量影响小的盐酸戊乙奎醚注射液，成人用量为 0.5～1 mg 肌内注射，以减少气道分泌物。进入手术室后给予适当镇静镇痛药物，常用咪达唑仑 0.05～0.08 mg/kg，芬太尼 0.001～0.002 mg/kg。

2. 完善的舌根、咽喉部呼吸道表面麻醉

口腔颌面肿瘤手术多需经鼻腔气管插管,部分舌根、口底、咽侧壁肿瘤较大,为避免插管时喉镜压迫肿瘤,多采用经鼻腔清醒插管,良好的舌根、咽喉部表面麻醉是清醒插管成功的关键。鼻腔点滴呋喃西林麻黄碱可达到收缩鼻孔血管,减少插管出血的目的。利多卡因喷雾剂喷于鼻孔、鼻道、口咽部并要特别注意舌根部和会厌的表面麻醉。无禁忌者推荐行环甲膜穿刺,咽喉部用2%利多卡因2 ml,注射器穿过环甲膜向声门内快速注入气管,嘱患者咳嗽使局麻药沿气道内扩散,使插管通路达到较完善的表面麻醉,以降低呛咳等应激反应并为纤维支气管镜操作带来方便。咽喉、气管内表面麻醉也可用1%～2%利多卡因5～10 ml雾化吸入,但等待时间比较长。

3. 经鼻清醒盲探气管插管

经鼻清醒盲探气管插管导管是解决困难气道的传统方法之一。目前国内大城市医院纤维支气管镜已基本普及,但在一些中小城市、边远地区纤维支气管镜远没有普及,解决某些困难气道可能还要采用这一传统方法。操作时选择鼻腔异型管或带钢丝的气管导管,成人气管导管的型号一般为6.5～7.5号,实际型号比口腔插管小0.5号左右,这可减少鼻腔黏膜损伤。根据手术需要、鼻腔大小、鼻中隔等情况决定导管从哪一侧鼻腔插入,原则上两侧鼻孔均可插管。一般情况下,经右鼻孔插管,导管斜口正对着鼻中隔,可减少对鼻甲的损伤,经左鼻孔插管,导管尖端易接近声门,容易插入气管,常首选。导管前1/3涂润滑剂,左手翻开鼻翼,插管时应缓慢进入,右手持气管导管插入鼻孔后,即使之与鼻纵线垂直沿鼻底经鼻道出鼻后孔,到咽喉壁的时候适当旋转导管,使其斜面和咽后壁一致,并顺圆弧缓慢推进,成人当导管插入17～20 cm时,可感觉到呼气气流,在气流最大时的吸气期缓慢推进导管,有经验的麻醉医师在数次试探后可插入成功。如果多次插入失败,麻醉者可通过适当旋转导管角度、调整患者头的前后位或左右位,依靠导管内的呼吸气流强弱或有无,来判断导管斜口端与声门之间的位置和距离,导管口越正对声门,气流越强,反之,越偏离声门,术者可一边用左手调整头位,一边用右手调整导管前端的位置,当调整至气流最强时快速而轻柔的插入声门。如清醒探插时出现呛咳,证明插管成功,插管成功后导管有连续呼吸气流。如果插管受阻不可用暴力,用力猛插徒劳无益反而会损伤声门或喉头等部位,造成水肿和出血,严重的时候甚至会将导管插入黏膜下组织,造成出血不止。确定导管进入气管后,开始诱导给药。清醒盲探气管插管成功的基础是良好的表面麻醉和一定的插管技巧。

4. 支气管镜完成气管内插管

困难气道借助可视喉镜、纤维支气管镜完成气管内插管已是普遍共识。采用纤维支气管镜插管前期准备和气管导管型号的选择同经鼻清醒盲探气管插管相似,先将气管导管插入一侧鼻腔至咽喉壁,如有分泌物则尽量予以吸净以充分暴露视野,看到声门后将纤维支气管镜缓慢推入声门,直到气管中段,此时可看见气管软骨环和下方的隆突,证实纤维支气管镜在气管内,然后将气管导管顺纤维支气管镜送入气管,并退出纤维支气管镜,确认气管导管长度和位置后固定。纤维支气管镜气管插管和清醒盲探气管插管一样,需反复多次操作才能逐渐掌握其技巧。现在有模拟人体气道,初学者多可在模型上练习操作。

在某些情况下口腔颌面外科手术需施行气管切开术后麻醉,具体如口、鼻、咽部有活动性出血,会厌及声门部炎症、软组织肿胀或异物阻挡而妨碍显露声门,出现上呼吸道梗阻无法维持通气,面部骨折(上、下颌骨和鼻骨复合骨折)者在手术复位过程中需多次改变气管导管径路等。

5. 气管导管固定

在口腔颌面手术中,口内的操作或搬动头部均会引起导管移位。小的移位增加导管和气管黏膜之间的摩擦和喉水肿的危险,大的移位有可能造成手术中导管滑出,或进入一侧支气管内。另一方面由于气管导管经过手术区域,常被手术巾所覆盖,导管的移位、折叠不易被发现,所以导管固定非常重要。

在进行口腔颌面外科手术时意外拔管是手术和麻醉的真正危险。麻醉医师应充分认识到这种可能性,并保持与外科医师的沟通,共同避免意外拔管的发生。当记录下导管距门齿的刻度后应该将导管牢固的固定,以防导管意外滑出。一般经鼻插管比经口插管易于固定。RAE导管和异型导管的特殊弧度能限制气管导管的移动,有利于术中气道管理。为了使导管固定更安全还可用缝线固定导管与鼻翼、口角或门齿上,或使用手术贴膜固定导管于皮肤。

(二)气管内插管的并发症

1. 瘤体及呼吸道损伤

受口腔颌面部肿瘤的影响,正常气道通路发生改变是这类手术患者主要特点,如插管时动作粗暴或用力不当,易导致鼻腔、咽喉部黏膜、肿瘤损伤出血。气管内插管过程中,必须严格遵循操作常规,特别要避免动作粗暴或用力不当。导管过粗、过硬,容易引起喉头水肿,长时间留置导管甚至会出现喉头肉芽肿。应该根据患者性别、年龄和身高,选用与患者气道内径相匹配的气管内导管。

2. 过度应激

在麻醉过程中,气管内插管是对患者最强的刺激之一,清醒插管时当导管进入气管,部分患者可引起剧烈呛咳、憋气或支气管痉挛,有时由于自主神经系统过度兴奋而产生心动过缓、心律失常、血压升高、室性期前收缩、心室颤动,甚至心搏骤停。因此,行气管内插管前应达到足够的麻醉深度,清醒插管时,完善的气管内表面麻醉可减少导管通过声门时对咽喉部和气管内的刺激,减少插管的应激反应,这些措施对于高血压和心脏病患者尤为重要。

3. 呼吸道梗阻或肺不张

气管导管过细、过长、过软会增加呼吸阻力,或因压迫、扭折而使导管堵塞,呼吸道分泌物较多未能及时吸出,时间稍长后,分泌物在导管内积聚、变干,可使导管内径变窄甚至堵塞导管,影响患者正常通气,导致二氧化碳潴留。气管内导管插管过深,误入支气管内,可使一侧肺不通气,引起通气不足、缺氧或术后肺不张。因此,气管内插管完成后,应仔细进行胸部听诊,确保双肺呼吸音正常,避免气管内导管置入过深。

第四节　唇腭裂手术麻醉和气道管理

一、唇腭裂可能伴有的畸形

小儿唇腭裂伴有先天性心脏病的发生率高达3%～7%,以单纯的房间隔和室间隔缺损最为常见。唇腭裂畸形和近150种综合征相关,以颅面、四肢畸形较为常见。有时唇腭裂只是全身性综合征在唇腭部的表现,因此唇腭裂的患儿还应该做全身的系统检查。大多数唇腭裂患者不会合并智力障碍。

二、唇腭裂的影响

唇裂有损患儿的容貌,腭裂会影响患儿的发声,唇腭裂患者可能出现上颌骨的发育不良,出现上颌后缩、面中部凹陷、反颌畸形,牙槽嵴裂的患者由于牙弓的连续性受到破坏,可能存在牙列不齐、咬合异常、牙齿萌出障碍等。唇、腭裂患儿有吸吮困难,有的容易发生上呼吸道感染,有些还容易罹患耳朵的疾病。由于容貌的缺陷、发声的障碍,随着年龄的增长,这些孩子往往出现严重的心理问题。

三、气道管理

全身麻醉是唇腭裂小儿手术最常用的方法,呼吸道管理则是麻醉管理的重点。为建立有效气道并保障通畅,减少麻醉意外与并发症,避免麻醉管理失误,保证小儿围术期的安全,需要注意以下几点。

（1）新生儿、婴幼儿儿头颅大,颈部细软,头部易转动方向,不易固定,面罩通气以及喉镜显露声门较为困难,同时有可能因无意中使用成人托下颌的手法而使手指把气管压扁,造成面罩通气困难。

（2）鼻腔狭窄、仰卧位时患儿多经鼻腔呼吸,头侧静脉回流欠畅,很容易引起鼻黏膜水肿、分泌物阻塞而导致通气障碍。

（3）个别患儿舌体大,麻醉诱导后口咽肌肉松弛,舌体很容易贴近软腭及咽喉壁阻塞口咽腔,造成口咽通气障碍,面罩辅助通气过程中看不到胸廓的抬动并出现氧饱和度下降,此时应放置小儿口咽通气道以解除口咽腔阻塞。

（4）会厌呈倒V或倒U字形,喉镜显露喉头时,会厌易遮住声门,导致插管较为困难,若刺激会厌时间过长,易导致水肿,更易阻塞声门,致使拔管后出现呼吸困难。

（5）喉头呈漏斗型,喉头最狭窄的部位在环状软骨处,在气管内插管时,导管虽可插入声门,但稍粗则难以通过环状软骨狭窄处。

（6）小儿气管导管较柔软,易弯曲,气管内插管建立后,术中稍有不慎导管易在口腔内弯曲、打折,甚至脱出声门(尤其是头面部、颈部及呼吸道手术),有时不易被及时发现,故更应予以重视。

（7）新生儿与婴儿总气管短,仅为4.0～4.3 cm,且无牙齿依托,固定导管较难,因此气管内插管后其尖端很难处于最佳位置,稍深则刺激隆突或进入支气管,稍浅则容易脱出。

（8）腭裂手术中,为充分暴露手术野,方便外科医师操作,患儿常需颈部过伸,此时气管内导管容易移位甚至滑出,因此在摆放体位前后均需听诊双肺,以确定气管内导管处于理想位置。

（9）小儿新陈代谢旺盛,唾液及呼吸道分泌物较多,即使气管插管建立后,也可由此而引起呼吸道阻塞,氧饱和度下降,应密切观察及时吸引。

四、气管拔管的时机

小儿的喉及气管口径狭小,黏膜脆弱,富有血管和淋巴组织,患儿在清醒期频频吞咽,对喉、气管黏膜刺激明显,术后易发生喉水肿;若术毕过早拔管患儿因潮气量不足,同时喉反射未完全恢复,极

易造成误吸而发生气道阻塞。因此确定拔管时机非常重要。据临床观察：术毕患儿肌力基本恢复，自主呼吸正常，呼吸交换满意（潮气量＞8 ml/kg），自主呼吸空气，氧饱和度＞96%，患儿开始烦躁，刺激时有吞咽反射或咳嗽反射以及睁眼反射，即可拔管，拔管时应彻底清除分泌物（吸痰时间不宜过长＜10 s），观察2 h，待生命体征平稳后即可送入病房。

第五节　口腔颌面部外伤手术麻醉和气道管理

一、口腔颌面创伤特点

随着现代交通的飞速发展，因交通事故导致口腔颌面部创伤的病例正日益增多。口腔颌面部处于消化道和呼吸道的入口端，邻近颅脑和颈部，解剖位置的特殊性使这一部位损伤的麻醉处理有别于其他部位。颌面部损伤的伤情与身体其他部位创伤一样，也可分为闭合伤、开放伤、非贯通伤、贯通伤、挫裂伤、切割伤等，但由于解剖和生理上的特殊性，口腔颌面部损伤有其特点。口腔颌面部解剖生理的特殊性是构成损伤特点的重要原因，也是临床上颌面部创伤救治的基础。

（一）口腔颌面部血运丰富

颌面部血液供应来源于颈外动脉及锁骨下动脉，颈内、外动脉和锁骨下动脉之间都有吻合，同时左右两侧同名动脉之间也有吻合。因此，面颈部的血运十分丰富。丰富的血供使组织具有较强再生与抗感染力，利于伤口愈合，在颌面创伤处理中，初期清创缝合的时限则宽于身体其他部位，即使伤后24～48 h或者更长时间，只要伤口无明显感染，清创后仍可作初期缝合。另一方面，丰富的血供使创伤后出血多，容易形成血肿，同时组织水肿反应迅速，如口底、舌根等部位损伤，则可因血肿、水肿压迫呼吸道，甚至引起窒息。

（二）口腔内牙齿与损伤的关系

口腔内牙齿的存在对创伤也有其利弊。颌面创伤常合并颌骨骨折、牙齿移位或者咬合关系的改变。临床上治疗牙槽骨、颌骨创伤时，牙齿可为其提供固定的条件，同时，恢复正常的咬合关系也是治疗颌骨骨折的"金标准"，也就是说，有利于骨折的诊断和复位固定。但另一方面，颌面部创伤常累及牙齿，特别是火器性伤，高速投射物致伤及牙齿，吸收能量而使碎裂的牙齿向四周飞溅，形成所谓的"二次弹片"伤及周围组织并形成异物，此外，颌骨骨折线上的病灶牙（如龋齿、根尖周炎等）可能导致感染，影响骨折愈合。

（三）口腔颌面部外伤与气道的关系

由于口腔与呼吸道和消化道的直接关系，颌面部损伤可因组织肿胀、移位、舌后坠、异物（呕吐物）等阻塞呼吸道通畅，严重者可发生窒息；同时，颌骨骨折或软组织损伤，会不同程度影响张口、咀嚼和吞咽功能，妨碍正常摄食。因此，颌面部创伤的患者应注意和保持呼吸道通畅，并注意口腔卫生和营养的摄取。

（四）口腔颌面部毗邻颅脑

颌面部与颅脑有着密切的解剖关系,特别是颅面诸骨相互嵌合,因此颌面部损伤的患者常伴有不同程度的颅脑损伤,如脑震荡、脑挫伤、颅内出血及颅底骨折等,使伤情加重和复杂,所以在处理颌面部损伤患者时,应高度重视和排除有无合并颅脑损伤,避免漏诊而延误抢救时机。

（五）口腔颌面部解剖结构复杂

口腔颌面部有唾液腺、面神经和三叉神经分布,损伤后可出现涎瘘、面神经功能障碍及面部麻木等症状,在诊治过程中应注意是否合并相应部位的其他重要组织损伤,应认真检查并给予合理的处理。

（六）口腔颌面部腔窦多

口腔颌面部有口腔、鼻腔、咽腔、鼻窦等,在这些腔窦内存在大量细菌,而口腔颌面部损伤常与这些腔窦相通,容易发生感染,因此,在救治患者过程中,应尽早关闭与腔窦相通的伤口,减少感染机会。

二、颌骨骨折与麻醉的气道管理

颌骨骨折包括上颌骨骨折和下颌骨骨折,颌骨骨折后组织移位致软腭下垂或舌后坠、口咽腔及颈部软组织肿胀或血肿形成、咽喉处血液或分泌物阻塞、破碎组织阻挡等均可造成急性上呼吸道梗阻,若不迅速清理气道,有发生窒息的危险。还可影响患者的张口及提颏功能,给麻醉诱导时面罩通气及气管插管操作带来困难。

（一）上颌骨骨折

1. LeFort Ⅰ型骨折

骨折线发生在低位薄弱线上,这条线经过鼻底部的上方,包括鼻中隔下1/3和上颌窦及腭骨之一部分,翼板下1/3是上颌骨水平方向的骨折。骨折端可向后或向前侧移位,也可沿轴线转动移位。很少有并发症,很少威胁生命,多数尚能张口,无呼吸困难症状。这种骨折一般可经口气管插管,也可谨慎经鼻气管插管,但遇有骨折累及鼻中隔时要谨慎从事。

2. LeFort Ⅱ型骨折

骨折线发生在中位薄弱线上,起始于鼻梁底部,向两侧延伸,经过眶内侧壁、眶下孔、上颌骨侧鼻翼板,进入翼上颌凹。从正面看整个骨折部似椎体形状,故称椎体骨折。此型骨折受力相当大,常伴有颅底骨折的可能。如存在颅底骨折,往往有脑脊液流出。此型骨折手术大多数可以经口气管插管,经鼻气管插管应谨慎。

3. LeFort Ⅲ型骨折

发生在高位薄弱线,这是上颌骨骨折最严重的一型。暴力使面部中1/3与颅底完全分离(颅面分离)。骨折线通过鼻额缝横越眶底,经颧额缝及颧弓向后达翼突。巨大暴力的结果常伴有颅底骨折等严重复合伤,患者常有昏迷、误吸或其他原因导致的气道梗阻。此时患者的颅底与鼻道呈开放性连

通，经鼻气管插管可能会带来继发性颅内感染，因此如需经鼻气管插管应非常小心，许多患者可直接做气管切开。

（二）颞下颌关节损伤

颞下颌关节是由颞骨的下颌关节窝、下颌骨的髁状突及关节盘组成。下颌关节窝与旁边的颅骨中凹之间仅有薄骨板相隔。颏部损伤时，除关节本身受累外，还可造成颅脑损伤。颧骨颧弓部位骨折时，会阻碍喙突运动，可造成张口受限。对麻醉医师来说，更加关心颞下颌关节及其邻近组织受损后，患者的张口度能有多大。患者如受伤后不能张口，甚至引起牙关紧闭，可能是直接由于关节本身受伤，骨碎片嵌入关节腔内，或者因为咬肌血肿所致，这是属于机械性原因所致的张口困难。但也可能是因为创伤后疼痛，或咬肌反射性痉挛所致的张口限制，这种非机械性原因所引起的张口限制能够被全身麻醉和肌肉松弛药所解除。也就是说，患者被麻醉后，原来不能张开的口变成能够张开。然而，如果是关节本身受损，亦即上述机械性的原因，则全身麻醉药及肌松药均无法改变其牙关紧闭，经口气管插管是不可能的。颞下颌关节损伤若超过2周，由于咬肌的纤维化，此时张口困难的状态不能被全身麻醉药或肌松药解除。

（三）下颌骨骨折

下颌骨位于面下部突出部位，是颌面部单个骨骼中面积最大者，也是颌面部唯一可活动的骨骼，遭遇外力伤害发生骨折的机会远比其他颌面骨高。下颌骨的外形呈马蹄弓状结构，颏联合、颏孔下颌角及髁突颈是结构上的薄弱部位，遇外力时容易发生骨折。据统计下颌骨骨折的发生率占颌面损伤的第一位，占颌面部骨折的50%～84%。下颌骨上附有强大的咀嚼肌，这些肌肉附着于颌骨的不同部位，在下颌骨骨折后，附着在骨折层上的肌肉牵拉造成骨折移位。下颌骨骨折的特点对麻醉和气道处理有一定影响。

1. 对麻醉插管的影响

下颌骨骨折后麻醉插管的困难程度明显加大，主要与两个因素有关：① 下颌骨变形以致患者张口度受影响，或能张口一部分，或者完全不能张口；② 下颌骨骨折引起舌床狭窄，舌根后缩，咽喉腔变形，用咽喉镜暴露声门时感觉声门"很高"，很难看到声门。不同部位的下颌骨骨折会产生不同的后果。

2. 下颌骨正中颏部骨折

如果是简单的线型骨折，由于骨折线左右两侧的牵拉力量相等，方向相反，所以不会有明显移位现象。但如果是颏部正中的粉碎性骨折，情况就有所不同。这时由于两侧下颌舌骨肌的牵拉力向中线方向移动，使下颌骨前端变窄，此时舌根会向后退缩，可引起呼吸困难，甚或发生窒息。如果下颌骨颏部有两条骨折线，即双发骨折，这两条骨折线之间的骨折段可被牵拉向舌根部移位。舌骨肌、颏舌肌、下颌舌骨肌等都参与这牵拉力量。这种状况也会引起舌根后缩而堵塞呼吸道，致呼吸困难甚或窒息。颏孔区骨折时，其后端骨折段因受升颌肌群牵拉而向上方移位，但前端骨折段则受降颌肌群的牵拉而向下舌根部移位，其结果是使口底明显缩小，舌体随之后退，此时会阻塞上呼吸道，发生呼吸困难甚至机械性窒息。

3. 下颌骨体部骨折

虽然不至于引起舌根明显后缩，但可以发生舌根向左或向右显著移位，左侧骨折时舌根向右侧移

位,反之则向左侧移位。这样也会改变喉部正常解剖关系位置。用咽喉镜会感到声门特别"高",甚至于看不到声门所在。其他如下颌骨角部骨折及髁状突骨折都可能会有张口困难,都会对咽喉镜的使用带来一些困难。

(四)全身麻醉气管内插管

口腔颌面部创伤和骨折的气道管理和其他外科创伤骨折有所不同,其气道处理部位位于创伤或骨折治疗部位。多数患者可采用常规方法麻醉诱导,但部分头面部严重创伤和骨折患者气道处理极其困难,口腔颌面部血肉模糊,有的还有呕吐物、外伤穿刺异物等,这种情况下往往不能使用面罩加压辅助呼吸,一般在患者生命体征允许的情况下,在充分的表面麻醉下行清醒气管插管或慢诱导下经口或鼻气管插管,常用插管方法如下。

1. 经口清醒气管内插管

应用适量镇痛与镇静药物,在保留自主呼吸的前提条件下经环甲膜穿刺,用2%利多卡因行口咽部和声门区充分表面麻醉,然后用可视喉镜或可视硬镜显露咽喉部,如声门显示良好可顺利将气管导管插入气管。如若声门显示不良或见会厌边缘,可借助插管钳或应用可塑型导管芯引导将气管导管插入气管。

2. 经鼻清醒盲探气管内插管

在没有纤维支气管镜的情况下,在合适的镇静镇痛和充分上呼吸道表面麻醉下,实施经鼻清醒盲探气管内插管术。经鼻气管内插管的注意事项:① 重视技术掌握,切忌粗暴。② 气管导管不宜过粗,要能达到有效通气又不增加气道阻力。选择较口插小1~0.5号导管,插管时容易调节导管方向,同时能减少鼻腔黏膜损伤。③ 采用喷壶、喷雾管及环甲膜穿刺实施完善的上呼吸道表面麻醉,这是顺利完成经鼻清醒盲探插管和纤维支气管镜插管的重要步骤,可提高患者对插管过程的耐受性,有效降低应激反应。④ 在清醒状态下实施气管插管,合适的镇静镇痛能使患者达到意识淡漠,疼痛阈值提高,顺行性遗忘,对外界刺激反应迟钝,但需保留自主呼吸,并对指令性语言能做出正确反应。

3. 纤维支气管镜经鼻气管内插管

在插管困难时,有纤维支气管镜的麻醉科室应借助纤维支气管镜完成气管内插管。采用纤维支气管镜插管前准备和气管导管型号的选择同经鼻清醒盲探气管插管,先将气管导管插入一侧鼻腔至咽后壁,然后将纤维支气管镜杆插入气管导管内,如有分泌物则尽量予以吸净以充分暴露视野,看到声门后将纤维支气管镜缓慢推入声门,插至气管中段,此时可看见气管软骨环和下方的隆突,证实纤维支气管镜在气管内,然后将气管导管顺纤维支气管镜送入气管,并退出纤维支气管镜,确认气管导管长度和位置后固定。

4. 气管切开气管内插管

当以上任何一种方法插管失败或因病情需要可采用气管切开气管内插管术。① 在给予适度的镇静镇痛基础上,患者取仰卧位,肩下垫一小枕,头后仰,使气管接近皮肤,暴露明显,并固定头部,保持正中位。② 颈前常规消毒,以2%利多卡因浸润麻醉。③ 在甲状软骨下缘至接近胸骨上窝处,沿颈前正中线切开皮肤和皮下组织,用止血钳沿中线分离肌肉暴露气管,于2~4气管环处,用尖刀片自下向上挑开2个气管环。④ 以弯钳或气管切开扩张器,撑开气管切口,插入大小适合的气管导管或气管切开套管,吸净分泌物,并检查有无出血。⑤ 彻底止血,在气管导管上、下两端适度缝合皮下及皮肤,

并用缝合线固定气管导管。

5. 气管导管拔除及注意事项

全麻手术结束后,当患者自主呼吸频率和潮气量基本达到正常水平,反射比较活跃,主要是吞咽和呛咳功能恢复,能按指令睁眼、抬头,可拔除气管导管。但是口腔颌面部创伤和骨折患者除注意拔管常规事项外,还要注意其手术部位和外伤部位特殊性,患者手术后口腔和咽喉部肿胀明显,活动受限,这类患者为了保证气道安全,往往需要带管数天,当水肿减轻后再行拔管。有的患者颌骨骨折,为了对正咬合关系需要做颌间结扎,对这些患者建议拔管后再行颌间结扎以确保气道安全。

三、颌面创伤合并颅脑损伤的麻醉和气道处理

口腔颌面部创伤合并颅脑损伤患者的围术期处理重点在于尽量避免加重因脑部原发损伤所引起的继发性脑损伤,继发性脑损伤可导致严重不良后果。继发性脑损伤通常都认为是缺血引起的,主要与损伤后的低血压、低氧血症和颅压增高有关。应尽量及早处理颌面创伤合并颅脑损伤的气道问题,以减少低氧血症对继发性脑损伤的影响。

(一)正确地麻醉前治疗与评估

合并颅脑损伤患者术前要及早进行复苏治疗和麻醉前评估,伴有低血压及休克患者早期采取有效治疗措施对预后可产生明显的影响。格拉斯哥昏迷评分(GCS)可提供对预后判断有用的信息。

(二)紧急控制气道

脑损伤患者气管插管可保证全身氧合、二氧化碳清除、防止误吸、维持血压、减少颅内压(ICP)的升高以及避免颅脑损伤加重。要尽早建立人工气道和辅助通气,部分外伤患者需要颈椎保护,气管插管时必须严格保持颈椎制动,若可视喉镜操作不便,可采用纤维支气管镜下气管插管,方法同前述的口腔颌面部外伤、骨折气道处理。若多次操作均不能快速建立人工通气道,则建议尽早做气管切开。

(三)麻醉方法及药物选择

麻醉方法采用静吸复合全身麻醉。对同时伴有休克的患者,吸入麻醉和静脉麻醉药尽可能选择对心血管抑制轻的药物,在不同手术阶段调整麻醉深度和应用血管活性药物、脱水药物和脑保护药物,保持手术中循环稳定以利手术顺利进行。

(四)控制颅内压

术中务必联合应用多种方法使降低颅内压的效果在剪开硬脑膜之前达到峰值,有利于神经外科的手术操作。

(五)术中脑保护

临床研究证实,常规使用巴比妥类药物、糖皮质激素、钙通道阻滞剂、氧自由基清除剂、谷氨酰胺拮抗剂等药物具有一定的脑保护作用。主动或被动降温可降低脑氧代谢率和颅内压,轻度的低温(约

34℃）可改善严重颅脑损伤患者的预后，但也有学者认为颅脑损伤的患者在术中不宜采用降温措施。然而，对于体温升高也应及时发现并处理。

第六节　颞下颌关节疾病手术麻醉和气道处理

颞下颌关节疾病是口腔颌面外科的常见病。许多颞下颌关节疾病都可导致颞下颌关节强直，诸如下颌骨骨折错位、颌面肿瘤根治术后关节外软组织瘢痕挛缩、放疗后口腔颌面部组织广泛粘连、骨关节坏死等，造成张口困难。有些颞下颌关节长期功能紊乱的患者，迁延不愈，最终因器质性病变也可导致张口困难或完全不能张口。发生在幼年的关节强直可造成咀嚼功能减弱和下颌的主要生长中心髁状突被破坏，下颌骨发育畸形随年龄的增长而日益明显。双侧颞颌关节强直患者可形成特殊的小颌畸形面容，严重的甚至伴发阻塞性睡眠呼吸暂停综合征并由此引发心肺功能异常或全身发育不良。而这些均使得其在麻醉和气道处理上具有特殊性。

一、常见颞下颌关节疾病

（一）颞下颌关节功能紊乱综合征

颞下颌关节紊乱综合征是一种慢性退行性疾病，病程长，虽然有自限性，但是不少患者病程迁延，反复发作。其中相当多的患者伴慢性疼痛综合征，症状不断加重，还有行为和心理改变，自觉症状复杂，涉及许多部位和器官，甚至累及整个口腔以及其他部位，是口腔疾病中的难治疾病之一。流行病学的调查资料表明，颞下颌关节紊乱综合征的症状和体征在人群中相当普遍，可发生于任何年龄组。近十几年来，有关该类疾病的基础研究和临床研究已有了很大的进展，但迄今为止其病因机制仍未完全明了。目前，颞下颌关节紊乱综合征主要依靠保守方法治疗，然而，对于部分保守治疗无效或症状严重者，手术治疗仍应是切实可行的有效方法之一。

颞下颌关节紊乱综合征分类如下。

1. 咀嚼肌功能紊乱

为神经肌肉功能紊乱，主要包括咀嚼肌的功能不协调，功能亢进和痉挛、僵硬以及挛缩。实际上是关节外疾病，关节的结构和组织正常。临床表现为张口度（包括张口过大和张口受限）、张口型异常以及受累肌疼痛和功能障碍。

2. 关节结构紊乱

为关节盘、髁状突和关节窝之间的结构紊乱，尤其是关节盘-髁状突这一精细而复杂的结构关系的异常改变。主要临床表现为张口运动中各个不同时期的弹响和杂音，或发展为弹响消失，张口受限。

3. 关节器质性改变

通过X线片和造影可以发现关节骨、关节盘以及覆盖关节骨的软骨有器质性改变。临床表现为除同时出现咀嚼肌功能紊乱和关节结构紊乱的症状外，关节运动时可出现连续的摩擦音或多声破碎声。

（二）颞下颌关节脱位

下颌骨髁状突运动时超越正常限度,脱出关节凹而不能自行复位,即为颞下颌关节脱位。临床上多为前方脱位,可以发生于单侧或双侧。颞下颌关节前脱位常因突然张口过大,如大笑、打呵欠,或因张口过久,如做口咽部检查或手术时,使用开口器过度,使髁状突脱离关节凹、移位于关节结构之前发生脱位。临床表现为下颌运动异常,呈开口状态而不能闭合;语言不清,唾液外流,咀嚼、吞咽困难;下颌前伸、颏部下移,面部相应变长。触诊时耳屏前可扪到凹陷区。单侧前脱位时,下颌微向前伸,颏部中线偏向健侧。

（三）颞下颌关节强直

颞下颌关节强直是由于纤维瘢痕或骨性粘连致使下颌骨运动障碍或下颌骨不能运动。颞下颌关节强直最常见的原因是外伤,关节结构、肌肉及邻近组织的创伤可引起出血和炎症,继而发生的纤维和骨形成可造成永久性的运动受限。在出生时,创伤可以由产钳直接作用于关节区或产钳作用于下颌骨其他部分或臀产引起。随后发生的创伤同样可造成关节强直,常见原因是颏部遭受打击间接形成关节创伤。关节外强直可由于喙突创伤、颧骨凹陷性骨折、烧伤瘢痕、部分口腔肿瘤手术治疗后挛缩等因素引起。

二、颞下颌关节手术麻醉的气道管理特点

（一）气管插管困难或面罩通气困难

颞下颌关节强直可造成张口困难。在儿童期发病者可形成小颌畸形面容(下颌内缩、后移,俗称鸟嘴),睡眠时甚至有鼾声或憋醒现象。全麻诱导可因舌后坠造成气道梗阻,甚至发生面罩无法辅助通气,对这类患者,麻醉前应有充分估计,不应使用快速诱导下麻醉插管。

（二）经鼻插管

颞下颌关节疾病造成张口困难,手术麻醉一般采用经鼻插管。经鼻气管插管能尽量少干扰手术区域并使导管固定稳定,不易滑脱。若遇外伤致鼻骨、上颌骨及颅前窝颅底骨折经鼻通路解剖异常,可实施气管切开术。

（三）成人颞下颌关节手术

成人颞下颌关节功能紊乱和颞下颌关节脱位手术的全身麻醉气管插管一般不会有太大困难,部分患者可有张口受限,这种张口受限往往是疼痛所致,麻醉诱导后大多数都能在口腔安置可视喉镜,少数张口受限较重的一般也可用可视硬镜解决气管插管问题。真正困难的是颞颌关节强直的气管插管问题,这类患者无法张口,解决麻醉气道问题只能经鼻腔插管或气管切开,在没有纤维支气管镜的年代,这些患者只能用盲探气管插管。目前国内纤维支气管镜已较普及,大多数患者都可在纤维支气管镜下完成气管插管。

成人颞下颌关节强直手术麻醉插管应选择在清醒状态下进行,经鼻腔在纤维支气管镜帮助下行气管插管。其基本操作与一般口腔颌面外科手术的困难气道处理相同。这类患者严禁常规情况下的

麻醉诱导插管,一旦诱导插管失败,因为患者张口受限,很容易造成插管失败和面罩通气失败进而引起气道危象。成人一般都能耐受清醒状态下的气管插管,在操作前须向患者详细解释操作过程和可能带来的不适,征得患者的理解和配合,特别是做环甲膜穿刺行咽喉部表面麻醉需患者密切配合。可适量使用镇静、镇痛药物,减缓患者的紧张和焦虑,以浅、中度镇静为宜,深度镇静可能造成呼吸抑制,为原有的困难气道插管带来更大风险。

(四) 小儿颞下颌关节手术

小儿颞下颌关节手术比较少见,但小儿颞颌关节强直的麻醉处理是所有口腔颌面外科手术麻醉气道管理中最困难的一种。最小的小儿颞下颌关节强直患者年仅10个月。小儿不同于成人,他们不能配合麻醉医师在清醒状态下行气管插管,几乎所有小儿颞下颌关节强直患者都需在麻醉状态下行经鼻腔纤维支气管镜气管插管,因而这类手术的麻醉过程中小儿的气道管理存在着巨大风险。麻醉后一旦插管失败或在插管过程中诱发喉痉挛都可能造成插管失败和通气失败的气道危象。小儿紧急气管切开不同于成人,气管很细,操作困难,很难在数分钟内完成。因而麻醉医师在处理这类患者时面临巨大的挑战,气道处理的每一步都如履薄冰。

小儿颞颌关节强直手术麻醉前要做好充分准备,包括器材准备和人员准备。器材准备中备好出现气道危象后所需的紧急气道工具,如紧急环甲膜穿刺针和紧急气管切开器械。人员准备须包含有经验的耳鼻咽喉科医师在场,以便在气道危象时快速建立外科气道。

小儿插管前基础麻醉一般采用氯胺酮静脉注射 1～2 mg/kg,由于氯胺酮可使分泌物增多,影响纤维支气管镜插管,所以在氯胺酮使用前须使用抗胆碱药阿托品。当小儿意识消失后,用1%利多卡因 1～2 ml 行环甲膜穿刺,主要目的是减少纤维支气管镜接近声门时的反射,若无良好的表面麻醉小儿会厌和声门区反射活跃,纤维支气管镜插管不易进入声门,并易诱发喉痉挛。氯胺酮首次剂量后麻醉一般比较浅,过多刺激可诱发喉痉挛,此时须使用氯胺酮少量和多次滴注,每次给予氯胺酮静脉注射 0.5～1 mg/kg,达到既能耐受插管操作不发生喉痉挛,又不因麻醉太深而抑制呼吸。

当麻醉达到一定深度后经鼻腔插入气管导管,尽量使气管导管接近声门区,当气管导管进入咽喉部就能听到气流声,当气流声达到最清晰、气流量最大时,提示气管导管口比较接近声门,此时还需用利多卡因喷雾器连接小儿吸痰管行咽喉部喷雾以加强声门区表面麻醉。吸引器吸除咽喉部分泌物,以利纤维支气管镜观察,然后纤维支气管镜进入气管导管,看到声门后插入纤维支气管镜并引导气管导管插入气管。

小儿颞颌关节强直患者麻醉插管切忌反复多次、长时间操作,最好由经验丰富、熟练掌握纤维支气管镜插管的麻醉医师操作,一旦操作不顺有较严重喉痉挛发生要及时终止操作,让患者苏醒以策安全。如没有纤维支气管镜,不要对小儿颞颌关节强直患者盲目采用盲探气管插管术。

小儿颞颌关节强直基础麻醉中,氯胺酮用药后对呼吸抑制作用较小、麻醉效果较稳定,是较好选择。除氯胺酮外,七氟烷和丙泊酚也是常用小儿麻醉诱导药物。七氟烷吸入麻醉因其在纤维支气管镜操作中不能持续吸入以维持一定的麻醉深度,当操作时间比较长时,麻醉容易诱发呛咳和喉痉挛。小儿丙泊酚静脉注射基础麻醉易引起呼吸抑制,且麻醉作用不全,在小儿纤维支气管镜操作时也容易诱发呛咳和喉痉挛,而呼吸抑制是小儿困难气道处理的大忌。

(徐　辉)

参 考 文 献

［ 1 ］ Kheterpal S, Han R, Tremper K K, et al. Incidence and predictors of difficult and impossible mask ventilation. Anesthesiology, 2006, 105(5): 885－891.

［ 2 ］ Rose D K, Cohen M M. The airway: problems and predictions in 18,500 patients. Can J Anaesth, 1994, 41(5 Pt 1): 372－383.

［ 3 ］ El-Ganzouri A R, McCarthy R J, Tuman K J, et al. Preoperative airway assessment: predictive value of a multivariate risk index. Anesth Analg, 1996, 82(6): 1197－1204.

［ 4 ］ Karkouti K, Rose D K, Wigglesworth D, et al. Predicting difficult intubation: a multivariable analysis. Can J Anaesth, 2000, 47(8): 730－739.

［ 5 ］ Rosenstock C, Gillesberg I, Gatke M R, et al. Inter-observer agreement of tests used for prediction of difficult laryngoscopy/tracheal intubation. Acta Anaesthesiol Scand, 2005, 49(8): 1057－1062.

［ 6 ］ Lee A, Fan L T, Gin T, et al. A systematic review (meta-analysis) of the accuracy of the Mallampati tests to predict the difficult airway. Anesth Analg, 2006, 102(6): 1867－1878.

［ 7 ］ Randell T. Prediction of difficult intubation. Acta Anaesthesiol Scand, 1996, 40(8 Pt 2): 1016－1023.

［ 8 ］ American Society of Anesthesiologists Task Force on Management of the Difficult Airway. Practice guidelines for management of the difficult airway: an updated report by the American Society of Anesthesiologists Task Force on Management of the Difficult Airway. Anesthesiology, 2004, 98(5): 1269－1277.

［ 9 ］ Donati F. Tracheal intubation: unconsciousness, analgesia and muscle relaxation. Can J Anaesth, 2003, 50(2): 99－103.

［10］ Kundra P, Kutralam S, Ravishankar M. Local anaesthesia for awake fibreoptic nasotracheal intubation. Acta Anaesthesiol Scand, 2000, 44(5): 511－516.

［11］ Bein B, Carstensen S, Gleim M, et al. A comparison of the proseal laryngeal mask airway, the laryngeal tube S and the oesophageal-tracheal combitube during routine surgical procedures. Eur J Anaesthesiol, 2005, 22(5): 341－346.

［12］ Miller R D. Anestheia. 5th ed. New York: Churchill Liven-stone, 2004, 2441－2451.

［13］ Pfitzenmeyer P, Musat A, Lenfant L, et al. Postoperative cognitive disorders in the elderly. Presse Med, 2001, 30(13): 648－652.

［14］ Morgan G E. Clinical anesthesiology, 4th ed. McGraw-Hill Medical, 2006: 794－799.

［15］ Kabrhel C, Thomsen T W, Setnik G S, et al. Videos in clinical medicine. Orotracheal Intubation. NEJM, 2007, 356 (17): e15.

［16］ Steward D J. Anesthesia for patients with cleft lip and palate. Seminars in Anesthesia Perioperative Medicine and Pain, 2007, 26 (3): 126－132.

［17］ Michael T. Anesthesia for cleft lip and palate surgery. Current Anaesthesia & Critical Care, 2004, 15(4－5): 309－316.

［18］ Milic M, Goranovic T, Knezevic P. Complications of sevoflurane-fentanyl versus midazolam-fentanyl anesthesia in pediatric cleft lip and palate surgery: a randomized comparison study. Int J Oral Maxillofac Surg, 2010, 39(1): 5－9.

［19］ Wailliams A R, Burt N, Warren T. Accidental middle turbinectomy: a complication of nasal intubation. Anesthesiology, 1999, 90(6): 1782－1784.

［20］ 朱也森,姜红.口腔麻醉学.北京:科学出版社,2012.

［21］ 中华医学会麻醉学分会.困难气道管理专家共识.临床麻醉学杂志,2009,25(3):200－203.

［22］ 张志愿.加强口腔颌面肿瘤的临床科研.口腔颌面外科杂志,2009,19(1):2－5.

［23］ 李逸松,田卫东,李声伟,等.颌面创伤3958例临床回顾.中华口腔医学杂志,2006,7:641.

［24］ 卢玲玲,徐礼鲜.经鼻气管内插管盲探法和明视法用于颌外手术麻醉的比较.陕西医学杂志,1998,4:212.

［25］ 林学正,施更生.口腔颌面部恶性肿瘤手术的麻醉:附300例分析.浙江实用医学,1999,5:59.

［26］ 李源,刘蕊,张惠,等.经鼻盲探气管插管术临床麻醉教学体会.医学理论与实践,2007,1:38.

［27］ 陈强.清醒经鼻盲探气管插管30例体会.山西医药杂志,2008,37(4):323－324.

［28］ 杜桂茹,齐秀云.气管插管患者意外拔管的原因分析及对策.吉林医学,2008,29(10):828－829.

［29］ 王永刚,王冬梅,王志刚,等.头颈部肿瘤术后急性危重并发症的处理.中外医疗,2008,13:65－67.

第67章
老年患者与麻醉

随着出生率降低以及人类平均寿命的延长,20世纪后半叶世界人口的平均寿命正逐渐增长,预计至2050年,全球人口平均寿命将再增10年。老年人数量日趋增长,这便需要公共健康与社会服务提供保障。即使在发展中国家,老年人人均医疗费用比中、青年人高3～5倍。老年人随着机体功能下降及或多或少受慢性疾病影响,生存能力和生活质量都呈下降趋势。生存期的延长在某方面反映出公共健康保障的作用,然而就未来相关的诸多方面,包括面对治疗以及护理慢性疾病、机体创伤和残疾患者所需承担的经济负担等,公共健康部门目前就必须着力实施应对未来挑战的措施。

至2017年,我国60岁以上老年人口总数为2.12亿人,占总人口比重达15.5%,占世界老年人口总量的1/5。目前我国已进入急速老龄化阶段,预计到2020年,老年人口达到2.48亿,老龄化水平达到17.17%,其中80岁以上老年人口将达到3 067万人;2025年,60岁以上人口将达到3亿,成为超老年型国家;2035年,老年人口总数将达4.18亿,占中国总人口数的29%。因此,医疗和社会保障费用占国内生产总值比例将大幅增加。

尽管我国老年人的健康水平正在逐步提高,但仍然有相当比例人群存在伤残或处于慢性疾病状态。在中国,每年需要接受外科治疗的患者中,其中1/3为65岁以上老年人。随着老年患者医疗服务需求的增加,麻醉医师有责任采取相应对策并确保医疗服务质量。与其他人群相比,老年人生理功能下降、慢性疾病和发病风险日渐增高,威胁着老年人的健康,围术期麻醉管理需要引起关注。本章节将针对老年生理学变化及老年人常见疾病逐一进行介绍。

第一节 老年生理学改变

一、神经系统

随年龄增长神经元逐渐减少,神经细胞内的脂褐素也随之逐渐减少。研究表明老年人神经元密度较年轻人减少30%。与此同时,脑内特殊神经元细胞和其相关的神经递质如去甲肾上腺素、多巴胺、5-羟色胺等神经递质的产生也同样减少。交感-肾上腺系统中的重要组成部分肾上腺髓质,其体积随年龄的增加而减少。在应激状态下,老年人去甲肾上腺素和肾上腺素水平较年轻人增高2～4倍,可能是终末器官上α和β肾上腺素能受体减少所致。然而神经元数目的减少与脑功能总体水平并

无直接比例关系，这是因为人类在进入老年阶段前神经元之间具有大量的网状连接。灰质较白质更易发生萎缩，大脑皮质灰质和丘脑的体积随年龄的增长而减少。相比之下，大脑、小脑、胼胝体和脑桥的白质体积从青年到老年几乎无改变。老年人神经系统衰退后的临床表现存在较大个体差异，一般表现为神经系统功能下降，导致认知功能、运动功能、感觉功能受损和出现其他异常行为。某些与年龄相关的、可以导致脑功能下降或神经系统退化的疾病，例如帕金森病等，常常选择性损伤某些脑细胞或脑组织。多数中枢神经系统病变随年龄增长而逐渐发生，包括脑动脉粥样硬化、抑郁、痴呆、帕金森病和谵妄。

老年人自主神经系统功能也同样衰退，衰老影响自主神经系统的特点是限制能力的逐渐下降，副交感神经功能降低，交感神经活性相对提高，从而影响老年患者对麻醉药物的反应。总体而言，老年人对肾上腺素反应性下降，导致体温调节障碍、压力感受器敏感性降低。低体温、发热、直立性低血压和晕厥在老年患者经常出现。如合并糖尿病，则其引起的自主神经功能紊乱可加重上述病情。由于肝肾功能衰退，所以其药物代谢速度减慢。无论采取何种麻醉方式，老年患者术后认知功能障碍的发生率均有所增高。

二、心血管系统

生活中，许多老年人依然积极参与体力活动或体育运动，看起来比实际年龄显得年轻，因此，心血管功能状态的个体差异还是存在的。根据患者实际情况的不同，临床医师应合理恰当的制订功能评估方案。

老年人在静息状态时心排血量降低、每搏输出量减少是否与其年龄因素相关，目前还存在争议，但老年人运动耐力（最大心率、每搏输出量和心排血量）明显降低是显而易见的。在安静状态下，心率不随增龄而改变，但在运动和承受最大负荷时心脏对应激的三个主要因素，即心肌收缩、心率和Starling机制均减弱，因而心肌的工作效率降低，心率和每搏量均降低，心排血量降低，等长收缩时间与等长舒张时间均延长。随着年龄增长，血管弹性逐渐下降，导致左心室代偿性肥大和高血压的出现，血压慢性增高使压力传感器敏感性降低，冠状动脉硬化性心脏病和瓣膜性心脏病的发病率增高。对合并严重心律失常和充血性心力衰竭的老年患者实施麻醉，确实风险增高、难度加大。医师评估心脏风险时，最重要的是了解患者储备功能，尽管心血管功能有时已明显受损，但安静状态下的血流动力学仍可以保持相对稳定。应激状态下，老年人心血管系统反应迟钝，对低血容量和低血压的代偿反应差，在药物作用、失血等情况下容易出现血压骤降、低血压或休克。另当患者出现运动耐力受限或不典型胸痛时，应以应激试验判断病因是否为心源性。如果存在多个心脏危险因素，建议进行特异性更高、更为精准的负荷超声心动及心导管检查，判断心脏病情严重程度。

三、呼吸系统

器官的退化是老年人呼吸系统改变的主要原因，如咽部黏膜萎缩，肌肉及弹性组织萎缩，肌力减退，喉部黏膜变薄，声带弹性因老化而下降等，导致咳嗽、吞咽等保护性反射减弱。肺实质胶原纤维和肺弹性回缩力的逐渐丧失，肺泡逐渐膨大，肺泡间隔逐渐缩小，末梢细支气管因失去肺泡间隔的支持

而塌陷,导致肺泡闭合容量增加。老年人长期微量误吸使肠内微生物进入下呼吸道,导致出现慢性肺内炎症和肺泡表面积减少,在吸烟者、农业劳动者和工业劳动者,由于长期接触有毒有害物质,其肺组织退化可能会更加严重。

老年人脑干、颈动脉化学感受器敏感性降低,导致对高碳酸血症和低氧血症的生理反应减弱。研究表明,70岁以上老年男性对高碳酸血症的通气反应下降40%,对低氧的通气反应下降50%。由于胸壁弹性降低及通过狭窄气道的湍流增多,膈肌运动功能减弱,致使老年人呼吸能力下降且做功增加,肺活量和最大通气量逐年呈直线下降。呼吸做功增加与呼吸肌作用减弱形成矛盾且逐渐加剧,导致老年人在日常生活中,或严重者在静息时亦可能出现呼吸急促,肺功能检查用力肺活量与第1秒用力呼气量逐渐降低。肺泡等肺内薄壁组织弹性减弱,下呼吸道有效通气受限,发生气体潴留使闭合容量增加,残气量和功能残气量增加。20岁年轻人残气量占肺总量的20%,而70岁老年人能够达到40%。

老年人肺换气功能的主要改变为呼吸膜厚度增加,交换面积减少,肺泡通气/血流比例失调,通气时气体分布不均以及肺灌注减少,导致肺氧合作用和二氧化碳排出作用减弱。通气-血流比值失调最常见的两种类型是无效腔通气(通气相对增多、灌注相对减少)和肺内分流(灌注相对增多、通气相对减少)。无效腔样通气使有效通气减少,首先表现为每分通气量增加,以达到相当的肺泡通气并保持动脉血二氧化碳水平。而肺内分流能够影响动脉血氧分压,肺动脉未经氧合的血液依次通过肺内通气不足区域,加之肺泡膜增厚,通透性降低和肺毛细血管血量减少等。最后导致肺气体交换功能降低,动脉血氧分压(PO_2)、动脉血氧饱和度(SaO_2)降低,动脉血氧含量降低。经外周动脉获得动脉血氧分压,20岁年轻人平均动脉血氧分压为90 mmHg,而80岁老年人可降至70 mmHg甚至更低。由于二氧化碳弥散系数高,无肺部疾患的老年人动脉血二氧化碳分压变化不大。

四、肝、肾及胃肠道功能

老年人内脏系统的改变主要为组织萎缩、血管弹性降低和脏器功能障碍等,肝合成及代谢能力减弱、肾血流和清除率降低、胃肠动力下降以及括约肌松弛等。在出现临床表现和具备明确实验室检查异常之前,这些改变在大部分老年人中长期渐进性演变。老年人肝细胞数量显著减少,但通常能够维持基本生理功能。血中必需氨基酸水平随年龄增加而降低,合成功能降低,人血白蛋白逐渐减少而球蛋白逐渐增加。老年人对碳水化合物代谢率降低,总血脂特别是总胆固醇增加,多种酶活性和含量下降。

随着年龄增长,肾脏逐渐萎缩,重量减少,肾皮质减少最为明显,80岁老年人的肾小球数量减少至原先的30%~50%。肾小球出现纤维化、玻璃样变和基底膜增厚等。与年轻人相比,肾小球滤过率每年降低1%~1.5%,肾小管数量逐渐减少,80岁时功能性肾小管数量仅为年轻人的40%。肌酐清除率也随着年龄增长而逐渐减少,但由于骨骼肌数量减少以及肌酐生成减少,所以血肌酐浓度通常保持在正常水平。老年危重患者术后急性肾衰竭病死率极高,故应该严密观察及确保患者术后尿量(每小时>0.5 ml/kg),积极预防肾功能障碍的发生。作为麻醉医师要详细了解和分析能够导致器官功能障碍的所有因素,也许这些因素看似并不具有重要临床意义,但事实上在术前应激阶段,它们却可以成为重大相关风险。

由于肝肾组织和功能随增龄的改变,老年人药效学及药动学发生多种变化,脂溶性药物分布容积升高,药物血浆容积减少、血浆蛋白结合率下降、肝内结合速度减慢以及肾药物清除率降低,对老年人临床药物应用产生影响(表67-1)。

表67-1　不同年龄组药物$t_{1/2}\beta$(清除半衰期)的差异比

药　　物	中　青　年	老　　年
芬太尼	280 min	925 min
咪达唑仑	2.8 h	4.3 h
维库溴铵	16 min	45 min

五、内分泌系统

老年人内分泌腺体(下丘脑、垂体-肾上腺皮质系统、甲状腺和甲状旁腺、性腺、胰腺)等逐渐萎缩,激素生成减少导致内分泌功能障碍,例如维持血糖稳定能力下降。老年人胰岛素、甲状腺素、生长激素、肾素、醛固酮和睾酮通常缺乏,因此出现糖尿病、甲状腺功能低下、阳痿和骨质疏松,常伴有慢性电解质紊乱。30岁以后,基础代谢率每年下降约1%,产热减少,对寒冷的血管收缩反应降低,导致体热容易丧失过多。术中术后如发生寒战可使机体耗氧增加,氧供氧耗失衡。

六、血液系统、肿瘤和免疫功能

与健康年轻人相比,老年人造血应激能力降低,造血储备能力显著低下,肾脏的萎缩导致促红细胞生成素释放减少,因此骨髓红细胞生成减少。同时骨髓造血空间和造血容量进行性萎缩,红骨髓逐渐减少,脂肪组织逐步取代造血组织,因此骨髓和淋巴结内各种细胞的产生均下降。因此老年人都存在一定程度的贫血,贫血导致携氧能力降低,当患者合并冠状动脉性心脏病时,症状尤为明显。

造血系统能力降低也导致细胞免疫障碍(白细胞减少、淋巴细胞减少),致使老年人易患感染性疾病,包括较常见的上呼吸道感染炎症及术后的伤口感染等。年龄增长是肿瘤发生的高危因素,20岁前肿瘤发生率<2%,而65岁后发生率超过25%。另外,老年人产生自我抗体、罹患自身免疫性疾病的风险也同样升高。

第二节　老年人药动学和药效学

老年患者应用大部分麻醉药时都容易产生明显的呼吸和心血管抑制,所以药物剂量需要减量,尽管老年患者用药量减少,但发生不良反应的风险却仍然很高,尤其在应用具有潜在心血管不良反应的药物时,尽量采用"少量、多次、缓慢、持续"的用药方法,最大程度减少药物的不良反应。

一、药动学和药效学降低的原因

（一）脏器功能减退

老年人生理功能减退，对药物敏感性增高，作用增强，药物不良反应发生率也增高。老年人常同时患多种疾病，应用多种药物，药物间相互作用也可影响药效。

1. 神经系统功能减退

高级神经系统功能减退，脑细胞数减少，脑血流量和脑代谢降低，对中枢抑制药物敏感。

2. 心脏功能减退

存在心脏疾病的老年患者心排血量减少，使静脉麻醉药起效时间延长，但吸入麻醉药起效时间缩短。

3. 肝肾功能减退

肝脏是药物代谢的主要场所，随着年龄增长，肝脏代谢解毒功能降低。老年人肝脏重量减轻，肝细胞数减少，肝血流量降低，肝酶活性降低，使药物代谢减慢，作用时间延长。由于肾脏的肾小球数减少，肾小球与肾小管的功能减退，经肾排除的药物或肾毒性大的药物在老年人作用明显延长。

4. 肌肉组织血供减少

肌松药在老年患者体内的药理学发生改变，药物作用不仅依赖于作用部位的药物浓度，还与靶器官受体的数量和功能活性有关，肌肉萎缩、肌肉组织血供减少使肌松药起效慢、肝肾代谢和清除能力降低，使肌松药作用时间延长。

（二）影响药物吸收、分布、代谢和清除

1. 影响药物的吸收

老年人胃壁细胞功能降低，使胃酸分泌减少，由于黏膜及肌肉萎缩，使胃肠蠕动减慢。消化液及消化酶减少，同时胃肠道血流量减少，这些变化随增龄而加重，可能影响药物的吸收。

2. 影响药物分布、代谢和清除

药物血浆浓度与分布容积呈负相关。与年轻患者相比，老年患者体内总液体量减少，特别是细胞内液减少，使亲水性药物分布容积变小，血浆药物浓度增高。同时老年人脂肪成分逐年增加，脂肪与肌肉的比例较年轻患者增高，导致亲脂性药物分布容积增高，致使药物堆积和持续作用时间延长，肝代谢和肾排泄减慢也明显影响清除作用。

3. 血浆蛋白减少、药物与蛋白结合减少

随着年龄增长，血液中白蛋白和α_1酸性糖蛋白等重要的药物结合蛋白减少，使药物游离成分增多及药物作用增强。例如丙泊酚，大部分与蛋白结合，白蛋白轻微降低就可导致丙泊酚游离成分大幅增多和作用增强。老年患者应用与蛋白结合的药物时，其负荷量和维持剂量要减小。

二、老年人麻醉药的药动学和药效学

（一）静脉麻醉药

1. 苯二氮䓬类药

咪达唑仑的清除主要依赖肝肾代谢，咪达唑仑的清除半衰期在老年人为5.6 h，比年轻人（2.1 h）

显著延长,而血浆总体清除率可降低40%。咪达唑仑的血浆蛋白结合率为96%,伴随衰老出现的低蛋白血症,可造成游离活性药物浓度升高,药效增强或作用时间延长,从而影响麻醉诱导和维持剂量。老年人麻醉诱导所需的咪达唑仑剂量(0.02～0.07 mg/kg)明显低于年轻人(0.1～0.2 mg/kg)。

80岁年龄组患者对口头指令发生反应的CE_{50}值比40岁年龄组患者减少25%。老年对咪达唑仑镇静催眠效应的敏感性较高,达到目标镇静程度所需剂量仅为年轻受试者的一半。老年人对咪达唑仑敏感性的提高可用中枢神经系统受体数量和细胞功能的改变来解释。老年人若合用咪达唑仑和其他镇静剂,可能产生协同效应,更应降低咪达唑仑的剂量。有研究表明,年龄大于65岁老年患者POCD发生率是年轻人的2～10倍,年龄大于75岁老年患者POCD发生率比年龄在65～75岁的患者高3倍。

2. 丙泊酚

由于丙泊酚有明显的血管扩张作用,老年人应用丙泊酚时易出现低血压。其原因包括血管平滑肌舒张和心肌负性肌力作用,交感神经抑制以及压力感受器调节机制受损等。有学者比较丙泊酚对不同年龄组患者血流动力学的影响,发现老年人达到收缩压最大下降时的CE_{50}为2 μg/ml,而年轻人为4.5 μg/ml。此外,老年人达到收缩压下降最大效应所需时间为10.2 min,而年轻人仅为5.7 min。总之,老年患者达到与年轻人相同的镇静程度和麻醉深度时,丙泊酚对老年患者血流动力学的影响显著,且低血压及相关并发症将延迟出现。因此,当丙泊酚用于老年人全麻诱导及维持,其剂量应相对减少,注射时间相应延长,宜根据临床效应采用滴定式给药方法,如分级靶控输注技术(TCI),尽量维持老年患者围麻醉期血流动力学稳定。

3. 依托咪酯

依托咪酯是非巴比妥类静脉镇静药,由于其对血流动力学影响较小,目前成为老年患者麻醉诱导的常用药物之一。与其他镇静催眠药一样,依托咪酯诱导需求量随年龄增加而减少,成年人常规诱导剂量为0.2～0.3 mg/kg,而老年人为0.15～0.2 mg/kg。80岁老年人依托咪酯初次分布容积显著降低,与20岁年轻人相比减少了42%,导致静脉注射后血药浓度明显高于年轻人,因此诱导需求量可相应减少。老年人肝脏血流量及肝脏药物代谢酶活性下降,导致依托咪酯清除率随年龄增加而降低。研究显示依托咪酯主要的药效动力学参数如CE_{50}与年龄无明显相关性。临床研究比较四种常用静脉麻醉药(依托咪酯、丙泊酚、硫喷妥钠、咪达唑仑)用于老年患者全麻诱导,发现对老年患者血流动力学的影响由大到小依次为丙泊酚＞咪达唑仑＞硫喷妥钠＞依托咪酯。因此,对心功能较差和血容量不足的老年患者施行全麻时,依托咪酯常作为首选的静脉麻醉诱导药。

值得注意的是对合并心功能受损的老年患者,依托咪酯也可引起明显的负性肌力作用,导致收缩压、舒张压、平均动脉压、心率和心指数均有下降,心、脑等重要脏器的血供和氧供减少。因此,依托咪酯用于严重冠心病和脑血管硬化的老年患者时应更加谨慎。

4. 右美托咪定

虽然右美托咪定的药代动力学特性不随年龄而改变,研究发现年轻(18～40岁)、中年(41～65岁)和老年(≥65岁)受试者右美托咪定的药代动力学无显著差异,然而当其用于老年人时应注意以下问题:① 右美托咪定引起的血流动力学常呈双相变化,一般先出现短时间升压,随后发生持久性降压,可降至低于基础值15%左右,而在老年患者更明显。α_2肾上腺素能受体激动药对心血管系统的主要作用是减慢心率,心肌收缩力、心排血量和血压降低。据研究报道:选择全麻术后入SICU的患者38例,按照年龄分为老年组(年龄65～80岁,n=18)和中青年组(年龄18～64岁,n=20)。在患者术后

Ramsay评分≤3分时持续静脉输注右美托咪定6.0 μg/（kg·h），输注10 min后停药，应用阻抗心动图记录用药前即刻（基础值）及用药后5 min、10 min、30 min和60 min的SBP、DBP、HR、心脏指数（CI）、每搏量（SV）、外周循环阻力（SVR）、心室收缩加速度指数（ACI）及Ramsay评分。结果两组用药后达到Ramsay评分为3分的时间差异无统计学意义，但老年组Ramsay评分持续在3分以上的时间为62.28 ± 24.798 min，长于中青年组的40.57 ± 19.198 min。结果表明持续静脉输注右美托咪定6.0 μg/（kg·h）用于SICU老年患者镇静时，可引起CI、BP下降和HR减慢。因此老年患者使用右美托咪定时需考虑降低剂量。② 体内右美托咪定主要经肝脏代谢，经肾脏排泄，由于老年人肝肾血流量及功能比年轻人减低，导致右美托咪定的清除率下降，药效延长，因此老年患者需减少维持阶段的给药剂量。

（二）吸入麻醉药

随年龄增长，吸入麻醉药MAC值逐渐降低，40岁后患者年龄每增加10岁，MAC值降低约4%。年龄增长使老年患者对某些静脉麻醉药和吸入麻醉药敏感性增高，其原因可能是γ-氨基丁酸A型受体的数量和亚单位结构发生改变。

（三）麻醉性镇痛药

有学者提出术后镇痛时吗啡的剂量随年龄的增加而减少，老年患者的需求量仅为年轻患者的1/3。因此，80岁患者术中阿片类药物的需求量可减少约50%。在实际工作中，临床麻醉医师也习惯性降低老年患者围术期阿片类药的用量，然而到目前为止尚缺乏对此问题系统的药代和药效动力学解释。

1. 吗啡

① 老年患者中央室和外周室容积减少，吗啡的稳态分布容积仅为年轻患者的50%。原则上老年人吗啡需求量仅为年轻人的一半。② 随年龄增长，肝脏血流量和肝脏酶活性降低，同时肾小球滤过率下降，使吗啡的血浆清除率约降低35%，导致老年人吗啡平均消除半衰期（约4.5 h）明显长于年轻人（约2.9 h），活性代谢产物堆积，药效增强且持久。③ 老年人对吗啡的敏感性较高，同一剂量的镇痛效应可为年轻人的3～4倍，呼吸抑制程度是年轻人的4倍。老年患者使用吗啡应谨慎，首次剂量可从年轻人的1/3开始，根据药效逐渐滴定至满意为止，同时给予吸氧和心电监护，避免低氧血症、低血压等呼吸循环系统的不良反应。

2. 哌替啶

哌替啶的蛋白结合率较低（40%～60%），而老年人血浆白蛋白含量及蛋白结合率均较年轻人有所下降，因此有更多的自由型活性药物分布到受体部位，从而增加药效。哌替啶主要通过肝脏代谢，而老年人肝脏代谢率降低，静脉注射哌替啶后清除率下降45%，清除半衰期由年轻人的4 h延长至7.5 h，从而导致药效增强而持久。老年人使用哌替啶时应从小剂量开始，且剂量需个体化调整。

3. 芬太尼

① 有研究发现芬太尼大部分的药代动力学参数不随年龄增加而发生显著变化，唯有房室间的快速清除率随年龄增加而减慢，因此推测年龄对芬太尼的药代动力学影响不大。研究显示单次静脉注射芬太尼后，35岁和90岁患者血药的峰浓度相差不超过3%。② 肝血流量和代谢酶的活性随年龄增加而降低，使老年人芬太尼的清除半衰期延长由年轻人的4.5 h延长至15 h，芬太尼的血浆清除率下降

75%。由于芬太尼脂溶性较高，分布容积广，因此老年人的芬太尼需求量相对较低，重复注射容易发生药物蓄积，导致延迟性呼吸抑制。③ 研究发现达到相同脑电图效应时芬太尼的血药浓度与年龄呈负相关，达到相同程度脑电抑制时，88岁患者芬太尼的血药浓度仅为20岁患者的50%，提示老年人对芬太尼的敏感性明显高于年轻人。老年患者对芬太尼的敏感性较高。芬太尼的另一不良反应是记忆力受损，行为能力减弱。因此，中枢神经系统存在退行性或病理学改变的老年患者在芬太尼麻醉后，其精神状态改变的发生率很高，需加以重视。

4. 舒芬太尼

尽管目前尚缺少完整的舒芬太尼在老年患者应用的药理学研究，但从其他μ阿片受体激动剂的研究结果推断，老年人舒芬太尼的剂量应减少50%，可能涉及以下机制：① 老年患者初始分布容积下降，静脉注射舒芬太尼后易形成较高的血药峰浓度，导致药效增强。② 舒芬太尼存在与其他μ阿片受体激动剂相似的药效学特征，研究发现老年患者对舒芬太尼的敏感性比年轻人高40%。

5. 瑞芬太尼

以80岁以上老年人为研究对象，试图探索高龄对瑞芬太尼药理学的影响，并发现以下药代和药效学改变：① 80岁老年人瑞芬太尼的初始分布容积比20岁年轻人降低约20%，因此单次给予相同剂量瑞芬太尼后，老年人血药浓度比年轻人高，药效相对增强。② 老年人单次静脉注射瑞芬太尼后达到峰效应的时间约为2 min，比年轻人延长1倍，而老年人长时间输注瑞芬太尼后苏醒时间比年轻人延长40%。这主要是由于药物转运速率随年龄增加而降低，药物起效和药效消除均比年轻人延迟。③ 与年轻人相比，老年人血浆和组织中非特异性酯酶的数量和性能降低30%，意味着瑞芬太尼的清除率降低约30%，药效更持久。④ 老年人产生脑电抑制峰效应的CE_{50}较年轻人降低50%。65岁以上老年患者初始剂量约为成人剂量的一半，维持速率为年轻人的40%左右。需警惕可能出现的呼吸循环抑制。

（四）肌肉松弛药

老年人神经肌接头改变包括接头轴突与运动终板距离增加，受体数目和乙酰胆碱释放减少。而对肌松药的敏感性和阻滞深度等与成人相似。但更重要的是肝、肾血流、体液减少和脂肪增多，药代学的影响明显。特点为剂量与中年人相似，肌松起效和消退减慢，易发生阻滞延长。因此，有必要了解肌松药在老年患者的临床应用特点，以减少肌松药相关的并发症和意外，如肌松效应残余导致的呼吸抑制和反流误吸。

（五）局部麻醉药

1. 利多卡因

研究发现年龄可对利多卡因的药代和药效动力学产生影响，发生以下改变。① 老年人脂肪组织含量增加，肝容量降低，肝血流减少，导致脂溶性的利多卡因分布容积增加，清除半衰期随年龄增加而延长。研究发现22～26岁健康人利多卡因的半衰期平均为80 min，而61～71岁健康人的半衰期可延长至138 min。② 老年人常伴有肝功能减退，P-4503A4的活性随年龄增长而降低，使利多卡因的血浆清除率降低。③ α_1-酸糖蛋白是利多卡因结合的主要血浆蛋白，其含量随年龄增加而降低，因此老年人体内呈游离状态有活性的利多卡因的比例较年轻人高。④ 随年龄增长，脊髓背侧和腹侧神经根中有髓神经纤维的直径和数量下降，有髓神经纤维表面可被局麻药阻滞受体部位增加，神经结缔组织鞘

中的黏多糖减少,局麻药通透性增加,导致老年人对利多卡因的敏感性增加。

2. 布比卡因

① 布比卡因的清除半衰期随年龄增加而延长。30～65岁健康人布比卡因的血浆清除半衰期约为145 min,而65岁以上老年人的血浆清除半衰期约为210 min。② 65岁以上老年人布比卡因的血浆清除率约为0.33 ± 0.17 L/min,低于年轻人(0.58 ± 0.23 L/min)。③ 老年人常伴有不同程度肝肾功能减退,易造成药物排泄延迟。重复用药时需减少剂量,否则容易造成药物蓄积,发生中毒反应。④ 布比卡因的蛋白结合率高(约为95%),由于老年人常伴有低蛋白血症,因此使用常规剂量布比卡因往往导致游离血药浓度偏高。⑤ 布比卡因在硬膜外腔和蛛网膜下隙基本不代谢,最终几乎全部被吸收入血。研究发现年龄不影响布比卡因在硬膜外腔的吸收,但是却影响其在蛛网膜下隙的吸收。布比卡因在蛛网膜下隙的吸收速率随年龄增加而降低,老年人达到血浆峰浓度的时间为107 min,而年轻人则为65 min。对于老年人而言,反复给药容易造成药物蓄积,导致延迟性毒性反应。⑥ 局麻药的吸收速率取决于注射部位,吸收速率依次为肋间＞骶管＞硬膜外＞臂丛＞坐骨神经＞蛛网膜下隙。当布比卡因用于老年患者肋间神经阻滞,需降低浓度及剂量,预防过量布比卡因吸收入血导致的毒性反应。⑦ 老年人对局麻药的敏感性较高。研究发现在18～80岁,硬膜外阻滞每个节段所需布比卡应的剂量随年龄增加呈递减的线性关系。另有研究比较发现感觉阻滞(老年人390 min,年轻人150 min)和运动阻滞作用(老年人357 min,年轻人150 min),老年人持续时间较长。

由于布比卡因心脏和神经系统的毒性反应远大于利多卡因,因此老年人使用布比卡因时需特别谨慎,降低布比卡因的浓度和剂量,反复给药时应适当延长给药间隔时间。此外,应充分了解布比卡因毒性反应的临床表现,早期发现,早期治疗。

3. 罗哌卡因

罗哌卡因的脂溶性比布比卡因小,故其效能有所减弱,其神经系统和心脏毒性也比布比卡因低。老年人应用罗哌卡因的药理学改变与布比卡因相似,需根据实际情况,降低药物的浓度和剂量,延长给药间隔时间,预防毒性反应。

第三节　老年人相关特征性疾病

由于个体差异,实际年龄并不可能完全准确的代表老年人生理年龄和指示机体状态。但是随着年龄增长,机体生理功能发生衰退是不可避免的,因此老年人在某些方面有一些常见的、类似的生理和病理改变。老年人某些综合征发生率提高,且存在一定的普遍性,对于麻醉医师来说,熟悉这些相关内容有助于提高老年人围术期管理的质量。

一、骨质疏松症

骨骼肌系统老化和能力下降是随增龄机体发生的变化之一,主要表现为骨骼肌减少,肌肉萎缩,失去弹性,肌群体积减小以及脂肪含量增加。骨质疏松的特点是骨骼微结构退化、骨骼中有机物减少或消失,骨密度降低,导致骨脆性增加并易于发生骨折。老年人骨量下降与种族因素、年龄因素、内

分泌及活动和接触阳光机会减少有关。骨质疏松严重患者在发生骨折之前往往缺乏明显临床症状，能够观察到的是存在身高降低和渐进性脊柱后凸，这是骨质疏松使脊椎压缩，椎间盘老化所导致的结果。就骨质疏松症而言，疾病预防是关键环节。

亚洲人发生骨质疏松的风险较高，70岁以上老年人骨质疏松的发病率最高，除人口种族因素以外，雌激素缺乏、男性功能减退、吸烟、嗜酒、钙缺乏、肿瘤、肢体制动，以及长期应用皮质类固醇药物等均为骨质疏松发生的危险因素。评估骨质疏松的方法有X线检查及骨矿物质密度检查，虽然前者不如后者精确，但对具有临床症状的患者而言，放射线检查有利于快速鉴别诊断骨质减少和骨折。

二、帕金森病

帕金森病（Parkinson's disease, PD）又称震颤性麻痹，是由于锥体外系功能障碍所引起，是最常见的神经退行性疾病之一，其病因目前尚未阐明，可能与遗传因素、环境因素和感染相关的神经退行性改变有关。年龄是帕金森病的独立危险因素，65岁以上人群约3%患有帕金森病，而85岁以上人群至少50%具有帕金森病的相关症状。在中国，患有帕金森病的患者有220万之多，其中接受外科手术的帕金森病患者也不在少数。

帕金森病是脑中黑质纹状体内的多巴胺能神经元在遭受线粒体功能减退，氧化应激损伤，免疫应答等生理改变后，以某种神经元选择性渐进性缺失，导致神经递质多巴胺水平下降为特征的疾病。当80%多巴胺能神经元活性丧失，患者便出现临床症状，多巴胺抑制作用与乙酰胆碱兴奋作用失衡，导致丘脑过度抑制，出现静止性震颤，运动迟缓，肌张力增高与姿态反射的缺失，还可伴有认知功能的减退与抑郁。帕金森病根据病情轻重临床分级可分为五级，此处不予赘述。

帕金森病早期症状轻微，不明显，常被误诊为关节炎或抑郁症，目前尚无特异性检查能够明确诊断帕金森病。其诊断依据主要还是根据临床表现。帕金森病的治疗目的是使患者能够正常进行日常生活，主要采取药物治疗，应用左旋多巴或多巴胺受体激动药。近些年来开始大力倡导外科手段治疗帕金森病，例如被称为丘脑底核脑深部刺激和胚胎中脑黑质脑内移植的外科方法，有改善某些患者的治疗效果。

帕金森病患者在围术期应注意多方面问题：帕金森病带来的上呼吸道功能不全与肌肉强直会导致分泌物潴留，增加吸入性肺炎、肺不张的发生风险。在心血管系统方面，帕金森病患者可伴有心律失常和水肿，体位性低血压是最显著的心血管系统受累表现，但这也许和治疗帕金森病的药物有关，如左旋多巴和多巴胺受体激动剂、抗抑郁药等。帕金森病患者应尽量规律的服用治疗药物，药物应持续至术晨，可有口服、静脉或经皮给药。帕金森病患者的麻醉管理要密切关注围术期呼吸功能，并积极预防发生误吸。患者应避免应用所有可能促发或加重帕金森病症状的药物，例如吩噻嗪、丁酰苯（氟哌利多）和甲氧氯普胺。当发生药物诱发的锥体外系症状或需要镇静时，应用苯海拉明是有效的。帕金森病患者合并自主神经功能紊乱，所以术中应该持续监测血流动力学指标。

三、痴呆

痴呆是衰老带来的一种常见的脑功能紊乱，据报道，到达65岁时，13%的人会有不同形式的痴

呆。导致老年人痴呆的主要病因有两种：阿尔茨海默病（Alzheimer's disease, AD）与血管性痴呆（vasculardementia, VaD）。智力下降是痴呆的早期征象，由于每个人智力水平的基础值不一，所以在判断老年人痴呆情况时所关注的智力水平也存在巨大差异。每位病情缓慢进展的痴呆患者，都可能出现认知、行为或健康状况的突然改变。对于痴呆患者而言，精神状况往往能够反映机体健康情况，故当患者突发精神改变时，需要关注其是否出现其他问题。大宗流行病学调查发现，认知功能下降的老年人其寿命将减少，发病间歇期缩短常预示患者更早死亡。在痴呆治疗过程中，也许最为重要的任务是要与其他不常见因素引起的可逆性痴呆进行鉴别，例如慢性药物中毒、维生素缺乏、硬膜下血肿、重度抑郁症、正常压力脑积水和甲状腺功能减退症等引起的痴呆。

造成痴呆的大部分疾病无法治愈，如阿尔茨海默病等，然而合理应用药物可以缓解某些特异性症状，例如行为异常和睡眠障碍等，并能预防智力水平继续降低和神经元的进一步退行性改变。治疗方法主要包括补充维生素E，应用非甾体抗炎药、雌激素替代疗法和应用胆碱酯酶抑制药等。

麻醉医师在对智力水平下降的老年人进行麻醉管理时，应着重于术前沟通，了解患者及其家庭的总体情况、掌握相关的医学资料，获取真实可靠的信息，治疗过程中医患双方达成一致。对于这类患者，最为关注的是麻醉与手术是否会加重该类人群术后认知功能的进一步下降，是否会加速痴呆的进程，给患者预后带来不良影响。已有很多报道证实，术前的认知障碍（痴呆）与术后苏醒、谵妄以及术后并发症都有直接关系，甚至增加术后的死亡率。当患者术后智力水平可能发生改变时，术前明确和记录智力的基础情况变得尤为重要，如怀疑患者术后可能发生病情急性恶化，建议邀请神经内科医师会诊协助治疗。

第四节　老年患者麻醉策略

随着医学科学的进步、麻醉和医学技术的发展以及人口年龄的增长，相当一部分老年人可以考虑进行大部分常规或高风险手术，年龄已经不再是决定能否手术的唯一因素。前面已述老年人实际年龄和生物年龄常存在差异。年龄增长的生理性改变并不增加老年人围术期并发症发生率及病死率，但老年人常合并多种疾病，影响脏器功能，应激时可能影响尤为明显。生物年龄是生理年龄、疾病状态、器官功能水平和基因条件的共同表现，是判断老年患者手术承受情况和围术期风险的重要因素。麻醉医师掌握好老年人的器官生理学理论知识，发现患者潜在问题，制订安全的麻醉管理策略，才能够有效预防围术期并发症。

一、手术死亡率和发病率

老年患者手术量是其他人群的4倍，而老年患者ASA分级常常可达到3级或者更高等级。事实上，年龄超过70岁且ASA分级达到3级或更高等级的患者占所有患者的2/3。尽管慢性阻塞性肺疾患、糖尿病，冠心病、高血压病和肾衰竭等疾病并不仅仅出现于老年患者，但上述疾病在老年人群中的发病率确实高于其他人群。从上述那些调查中可以发现，70岁以上老年患者中糖尿病者占22%；患缺血性心脏病者占20%；患营养不良者占17%；患肾疾病者占16%；患脑血管疾病者14%；患肺疾病

者8%。这些疾病以及肿瘤等其他疾病的存在,导致老年人需要进行手术的可能性增高。老年患者逐渐增多,使临床麻醉医师面对前所未有的大量老年患者,这些人群常常合并至少一种或者两种甚至多种严重疾病,这势必影响围术期的麻醉管理。

脏器储备功能是指在生理应激的情况下,脏器保持机体稳定状态的能力。年龄造成的生理改变不利于老年患者对抗手术或创伤等应激反应,老年人储备功能受限,在应激原的影响下容易导致机体功能紊乱,与其他人群相比,老年患者即便是受到轻微损伤,也可能带来较为严重的休克、呼吸衰竭和体温调节障碍等。储备功能降低且合并其他疾病对患者围术期预后不利,影响病死率和发病率。面对多器官受损和储备功能降低的患者而言,再微小的临床病情都可能引起棘手问题,关注麻醉管理细节对于高龄患者同样重要。

围术期并发症大多发生在术后,而并非在手术进行中,甚至可能会在麻醉复苏室内发病。围术期心肌梗死、心律失常、心搏骤停、再次置入气管内插管、损伤相关疾病、急性肾功能损害、脑卒中、长期机械通气、败血症和不能预知的重症监护室(ICU)转入的发生率随年龄段增长呈直线上升趋势,80岁及80岁以上老年患者并发症发生率是60岁患者并发症发生率的至少2~3倍,60岁以上老年患者,其30天病死率随年龄段增长呈指数上升,死亡危险因素包括患者年龄超过80岁、男性、低蛋白血症、日常活动受限、机体重要功能状态异常、ASA分级达3级或更高等级和进行急诊手术等。ASA分级在2级以上的患者,ASA分级每增加一级,其30天病死率比值比将增高3倍。研究发现,ASA分级达到3级或更高等级以及进行急诊手术,是围术期病死和并发症发生的最首要危险因素。

二、术前评估

老年患者术前访视与评估是实施麻醉手术前至关重要的一环,客观评价老年患者对麻醉手术的耐受力及其风险,同时对患者术前准备提出建议,是否需要进一步完善检查,调整用药方案,功能锻炼甚至延迟手术麻醉等。在条件允许的情况下尽可能地提高患者对麻醉手术的耐受力,降低围术期并发症和死亡风险。一个需要注意的是,对老年患者仅进行无针对性的常规检查无益于改善围术期管理,应该根据手术类型、合并症及其症状、既往病史和体格检查选择术前检查项目。近期未进行心电图(ECG)检查的老年患者,术前必须进行心电图检查。同时有必要了解术前血红蛋白水平和血细胞比容。麻醉术前评估关键的是,要充分了解患者病史,进行全面详细的体格检查以判断患者系统功能状态,患者术前功能状态是患者术后功能状态的最佳预判因素。麻醉医师对老年患者进行术前访视可能要比对其他患者更耗费时间和更困难,许多老年患者自身对潜在的重要症状也不重视,可能认知还停留在误认为某些疾病只是因衰老而出现的正常反应而已。轻微痴呆、认知功能受损、听力及视力的下降给老年患者的术前访视增加了困难。术前确认患者日常活动能力,计算代谢当量(METs)通常能够充分评估患者系统功能状态。

此外,术前评估还需要注意患者心肺功能、肝肾功能、营养状况和糖尿病控制情况。围术期发生心血管事件的高危因素有不稳定型冠状动脉综合征、充血性心力衰竭、严重心律失常、严重的瓣膜性心脏病,尤其是主动脉瓣狭窄。存在上述疾病的患者,术前应进行心内科医师会诊。无法承受4METs活动的患者和存在3个或更多个冠心病危险因素的患者,在接受中风险或高风险手术前,应进行全面的心脏检查。Lee在1999年提出了Lee风险指数,指出高风险手术、缺血性心脏病、充血性心力衰竭、

脑血管病变的病史、糖尿病且需要胰岛素控制和术前肌酐水平大于176.8 μmol/L，这六点是行非心脏手术患者发生心脏手术事件的高位因素。一般而言，心功能良好、ECG正常或稳定、症状稳定、近2年心脏检查或近5年心脏治疗良好且症状稳定的患者无须进一步检查。

呼吸系统评估包括全面了解病史、体格检查和胸部X线检查等。对已知肺部疾病的患者而言，术前应进行呼吸功能检查。面对存在肺疾病症状和既往并未系统诊治肺疾病的患者，应先就诊呼吸科医师。肺部感染是最常见的术后并发症，老年患者术后低氧血症发生率为20%～60%，促发因素主要包括喉保护性反射减退、机体对低氧及高碳酸状态反应性降低、呼吸肌松弛、通气－血流比值失调和药物导致低通气等。患者一旦出现术后肺内感染，30天病死率可达20%或更高，其危险因素包括术后患者无法活动如常、近6个月内体重减轻10%或更多、脑卒中病史、感觉器官受损、每日饮酒2次或以上、长期应用糖皮质激素、吸烟和潜在肺疾病等。

约30%的老年外科患者伴肾功能不良，增加了围术期急性肾功能不全和衰竭的风险，也影响许多麻醉药的使用。急性肾衰竭占患者术后病死原因的1/5。目前最普遍应用的标准是RIFLE（risk/injury/failure/loss/end-stage），近几年又提出了急性肾损伤的定义，包括48 h内肾功能的急性下降，肌酐绝对值≥26.5 μmol/L或增加50%（基础值的1.5倍）伴尿量减少，排除低血容量和梗阻。老年人群存在肾功能受损的发生率较高，术前应关注其电解质情况和血肌酐水平，判断术后发生急性肾衰竭风险，尤其是接受体外循环、主动脉瘤手术、术中可能出现大量体液丢失或大量失血时。

患者存在肝疾病或既往进行过可能影响肝功能的手术时，术前应进行肝功能检查。与检查血清转氨酶水平相比，进行凝血酶原时间、国际标准化比值和人血白蛋白水平检查能更好地评估肝合成功能。

营养不良是患者术后30天死亡率和1年病死率的独立危险因素，也影响术后并发症发生率和患者自理能力。老年人群营养不良发生率为15%～26%，而在某些特定人群中其发生率可能更高，例如社会经济地位较低的老年人，他们往往还合并多种严重慢性疾病。简单的检查方法是进行人血白蛋白浓度测定，人血白蛋白水平＜30 g/L合并低胆固醇血症和低体重指数时，提示患者存在营养不良和（或）维生素缺乏。

三、麻醉管理计划

资料表明，术前合并症是比麻醉管理更关键的引起术后并发症的决定因素。老年患者制订麻醉计划需要考虑诸多细节，从大量回顾性研究和前瞻性研究中，并未发现全身麻醉和区域麻醉或神经阻滞麻醉对老年患者术后转归情况影响的差异。然而，区域麻醉一些特殊作用可能有一定的优势，区域麻醉药通过减少术后纤溶系统的抑制来影响凝血系统，减少高危手术后患者深静脉血栓形成和肺栓塞的发生率。其次，区域麻醉可减少镇痛镇静药物用量，有利于减少全麻药物蓄积，提高苏醒质量。最后，由于区域麻醉对血流动力学的影响，可使盆部手术及下肢手术中失血减少。在其他事件发病率及病死率中，不同麻醉方法并未存在具有显著意义的差异。在最终制订麻醉计划时，要考虑到患者意愿、麻醉医师经验、患者ASA分级和择期手术本身的情况等。

尽管老年人的围术期监护应比器官功能相对良好的年轻人更为关键，但高龄并非为经食管超声和肺动脉导管等有创操作的标准，选择和应用这些有创监护前应考虑到其利弊，如存在严重术前

心脏疾患、术中有大量失血或大量体液转移的可能、患者合并症病情与ASA分级、择期手术本身情况等。

老年人体温调节功能较差，其原因包括肌肉变薄，静息的肌张力较低，体表面积/体重之比增大，皮肤血管收缩反应能力降低及心血管储备功能低下等。老年患者疾病及创伤本身伴有血容量不住，组织摄取氧能力下降，机体产热减少，导致体温降低。围术期应监测患者体温，降低发生低体温的风险，术中体温降低过多可导致麻醉药清除减慢和术后苏醒延迟。术后低体温的初期表现为寒战，使机体耗氧量增高，对于存在冠心病和其他严重心血管疾病的患者而言，要尽量避免低体温的发生。

老年人皮肤弹性下降，皮肤和软组织血流灌注量减少，皮肤损伤或发生溃疡的风险增高，此外，骨关节炎和骨质疏松症也容易造成组织损伤，骨骼突出部位必须放置软垫加以保护。

尽管临床研究表明痛觉随年龄增加而下降，但老年患者的疼痛更易引起术后并发症如肺部和伤口感染，由于疼痛活动量减少导致深静脉血栓等。但对于老年患者的疼痛评估，由于术后认知功能障碍的存在，始终是一个困难。因此，指导年轻人急性疼痛治疗的基本原则也同样适用于老年人群，但在寻求最佳术后镇痛方法时在老年患者身上更为困难，因为往往疼痛的减轻和消除伴随着增大的药物剂量及与之而来的药物不良反应。在存在缺血性心脏疾病和肺功能受损的老年人，对镇痛不足的生理学反应更为敏感，也更容易出现镇痛药物不良反应。因此，不能单纯认为老年患者术后疼痛减轻及发生率减低。术后镇痛不佳可促进术后认知功能障碍和谵妄的发生，简单易行的疼痛评分方法和多模式镇痛给药方案才是控制术后疼痛的最有效措施。

第五节　老年人术后谵妄和术后认知功能障碍

术后认知功能障碍（postoperative cognitive dysfunction, POCD）是麻醉和手术后出现的一种中枢神经系统并发症，表现为记忆力、精神注意力、语言理解力等多方面认知功能受损，严重者还会出现人格和社会行为能力下降。长持续数天或数周，少数可发展为不可逆的认知障碍。POCD并非为老年患者所特有，但其发生率的确在老年患者中较高。POCD一般认为是自限性的，早期的POCD大多在3个月内可逆转，但一旦发生，不利于患者术后转归和使术后病死率升高。术后谵妄与高龄有关，术后1～3天高发，有时患者术后最初意识清醒，但稍后出现意识障碍，并伴发其他相关症状，如对周围环境的意识减弱；注意力不集中等。

谵妄的诊断标准：① 意识不清（如环境辨认不清），注意力无法集中和维持。② 认知改变（如遗忘、定向力障碍、言语混乱），或感知障碍加重，或逐步发展为痴呆。③ 病情进展快（通常数小时至数天）。④ 结合病史、体格检查和实验室检查，往往可发现意识障碍是由某种全身性疾病状态所直接导致。

据报道，老年患者术后谵妄发生率为10%～15%，高危人群中的发生率可能更高。发生谵妄的危险因素包括患者年龄超过70岁、既往教育文化程度低下或痴呆、术前应用苯二氮䓬类药物、酗酒、既往术后谵妄病史、合并严重疾病、血清尿素氮升高等。与谵妄相关的围术期因素还包括术中大量失血、输注血制品、镇痛不足和术后贫血等。研究表明，老年患者术后谵妄的发生率在全身麻醉或者是区域

麻醉中没有明显区别。

术后谵妄的致病机制目前尚不明确,目前认同比较多的原因是手术应激和炎症反应假说:白细胞迁移至中枢神经系统在术后谵妄的病理生理变化中起到重要作用。住院患者发生谵妄时,并发症的发生率可升高至10倍,患者的住院时间延长,住院费用增加及护理需求提高。但大部分术后谵妄患者可恢复至正常状态。

谵妄的治疗重在预防,要积极对发生谵妄的高危因素进行干预,加强营养和液体治疗,对睡眠障碍的患者进行非药物治疗等。术后谵妄一旦发生,需要对其及时进行诊断,及开始针对病因的治疗,包括纠正脱水、控制感染、治疗低体温、改善乙醇和药物戒断症状等,给予足量镇痛也同样重要。对情绪激动的患者应使用药物控制临床症状,严重情绪激动的谵妄患者应给予身体制动以免伤害自己和他人。氟哌啶醇是控制谵妄症状的首选,可口服、静脉给药或肌内注射,应用氯丙嗪和苯二氮䓬类药物治疗效果不太确定。应用治疗谵妄药物时应给予严密监护,避免过度镇静。

术后认知功能障碍的特点是患者术后认知水平减退,诊断主要靠患者的自述,而判断主要靠神经生理量表的检查。在选择量表应该遵守的原则包括以下几点:① 检测时间控制在 1 h 内,最好 30 min 内;② 量表不受文化因素的影响;③ 量表的敏感度比较高;④ 准确性得到国际公认。大部分认知功能受损患者的病情轻微或在术后 3 个月内能够改善,然而,病情严重者明显影响其生存质量、机体整体功能和术后病死率,有些患者将无法从事工作,丧失自理能力。高龄是术后认知功能障碍的高危因素,无论在出院时还是在出院后 3 个月,老年患者术后认知功能障碍发生率都为中年患者或年轻患者发生率的 2 倍或更高,其他危险因素还包括低文化水平、脑血管意外病史和基础日常活动能力较低等。也有证据表明,长时间麻醉能够促进术后认知功能障碍的发生。患者术前存在痴呆,尤其是被忽视的轻微痴呆,患者术后认知功能障碍的发生率较高。

POCD 的发病原因目前还不是很清楚,临床研究的结果也不尽相同。综合起来可以归结为三个方面,麻醉因素、手术因素和患者因素。麻醉因素是最先受到重视的一个因素。尽管在麻醉对 POCD 的影响方面开展了很多研究,但目前仍无法判断术后认知功能障碍是由全身麻醉引起,还是因为本身存在的疾病所导致。许多假说被用来解释全身麻醉引起术后认知功能障碍的种种可能原因,例如钙稳态破坏直接导致神经毒性,淀粉样肽生成增多造成内源性神经退行性疾病,手术导致系统性炎症介质释放激发神经炎症,神经系统干细胞增殖与分化受到抑制等。

到目前为止,还没有一种方法被证明可以有效地预防 POCD。但是对于麻醉医师来说,一些麻醉的基本原则仍然适用,比如麻醉深度不宜过深或过浅,围术期血压保持平稳,避免长时间低血压和高血压,也尽可能避免缺氧等,这些提高麻醉质量的手段对于预防 POCD 应具有一定的效果。

随着年龄增长逐渐衰老是一个多因素、涵盖多个方面的生理学进程,机体大部分器官及系统功能将呈渐进性减退,导致适应外界变化和应激能力降低。尽管衰老并非一种疾病,但随着年龄增长,某些病变的发生率升高。对于老年患者而言,目前还并不存在"完美的麻醉药物和麻醉技术"。只有关注每个老年患者个体化的生理学改变,了解药物对其药代动力学和药效动力学的变化,才有助于麻醉医师在老年患者麻醉中选择最合适合理的药物和剂量。老年人的生理学改变使他们变得脆弱且敏感,需要临床在围术期更加关注其变化,包括临终患者、肿瘤患者在内,治疗的目的不仅是延长老年患者的生存寿命,维持和保证这些患者良好的生活质量也是重要方面之一。

(王　昕　缪长虹)

参 考 文 献

［ 1 ］ 米勒.米勒麻醉学：8 版.邓小明,曾因明,黄宇光,主译.北京：北京大学医学出版社, 2017.

［ 2 ］ Sieber F E, Gottshalk A, Zakriya, et al. General anesthesia occurs frequently in elderly patients during propofol-based sedation and spinal anesthesia. J Clin Anesth, 2010, 22(3): 179－183.

［ 3 ］ Strøm C, Rasmussen L S, Sieber F E, Should general anaesthesia be avoided in the elderly? Anaesthesia, 2014, 69 (Suppl 1): 35－44.

［ 4 ］ 邓小明,姚尚龙,于布为.现代麻醉学：4 版.北京：人民卫生出版社,2014.

［ 5 ］ Nash D M, Mustafa R A, McArthur E, et al, Combined general and neuraxial anesthesia versus general anesthesia: a population-based cohort study.Can J Anaesth, 2015, 62(4): 356－368.

［ 6 ］ Fabbri L M, Luppi F, Beghe B, et al. Update in chronic obstructive pulmonary disease 2005. Am J Respir Crit Care Med, 2006, 173(10): 1056－1065.

［ 7 ］ Bentov I, Reed M J. Anesthesia, microcirculation, and wound repair in aging. Anesthesiology, 2014, 120(3): 760－772.

［ 8 ］ Ehlenbach W J, Hough C L, Crane P K, et al. Association between acute care and critical illness hospitalization and cognitive function in older adults. JAMA, 2010, 303(8): 763－770.

［ 9 ］ Avidan M S, Searleman A C, Storandt M, et al. Long-term cognitive decline in older subjects was not attributable to noncardiac surgery or major illness. Anesthesiology, 2009, 111(5): 964－970.

［10］ 陈杰,缪长虹.老年麻醉与围术期处理.北京：人民卫生出版社,2016.

第68章
婴幼儿患者与麻醉

婴幼儿是指0～3岁的小儿，其中小于28天为新生儿期，小于1岁为婴儿期，1～3岁为幼儿期。这个阶段的小儿处于生长发育早期，解剖与生理特点与成人大不相同，药物的药代动力学也完全不一样，因而在围术期麻醉管理，不能简单地把婴幼儿按"缩小版"的成人进行处理。这个阶段小儿外科常见病及多发病也与成人不同，麻醉医师必须了解相应疾病的解剖与病理生理特点，从而合理地制订出围术期麻醉管理方案，才能判断和处理好围术期可能出现的一些复杂问题。

第一节　婴幼儿解剖与生理特点

一、呼吸系统

（一）解剖特点

小儿头面部和舌体相对较大，鼻腔狭窄，颈部较短。咽腔壁由软组织构成。其深部周围有附着在骨性结构上的肌肉，这些肌肉的作用是吞咽或呼吸。6个月内小儿主要经鼻呼吸，但其鼻腔易被分泌物或黏膜水肿所阻塞，一旦发生鼻腔梗阻，很难转为经口呼吸。上述结构（包括骨性结构）的异常可导致呼吸道狭窄或易发生上呼吸道梗阻，如小颌畸形、扁桃体肿大和巨舌症等。正常小儿平卧位也较易发生呼吸道梗阻，如睡眠放松状态下、颈部曲屈状态或甲状软骨受压时。喉腔由软骨、连接韧带和肌肉构成。婴幼儿喉头位置较高，位于$C_{3～4}$平面（成人$C_{5～6}$平面），会厌软骨呈U形，较硬且长，与声门成45°角。喉镜暴露过程中，会厌常下垂较易遮挡声门，造成插管困难。喉腔最狭窄处为声门下部、环状软骨处。长期以来，一直认为小儿喉部呈漏斗状。而近几年Litman和Dalal等人研究证实，小儿喉部并非是漏斗状，而是前后径呈圆柱状，横径呈圆锥状，且其形状不随生长发育而明显改变，小儿环状软骨开口处为一横径略短的"近似椭圆形"，即使置入是最"合适"或最"紧密"的无套囊气管导管，有时也会导致通气时漏气或压迫环状软骨黏膜（特别是其横径）。因此，近年来临床上渐趋向选择带气囊气管导管行婴幼儿气管插管。婴幼儿口咽部结构如图68-1和图68-2所示。

婴儿胸廓小，呈桶状，肋骨水平排列。胸廓呼吸运动幅度小，呼吸主要依赖膈肌。婴幼儿喉部至支气管距离短（表68-1），直径小；气管支气管分叉位置较高，新生儿的气管分叉在$T_{3～4}$之间，而

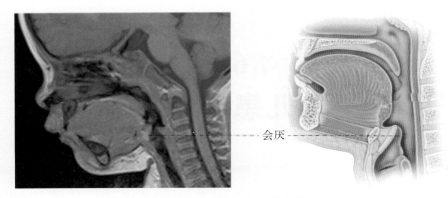

图68-1　婴幼儿口咽部结构

左侧为某21月龄幼儿气道矢状位MRI T_2加权影像,右图为模拟图

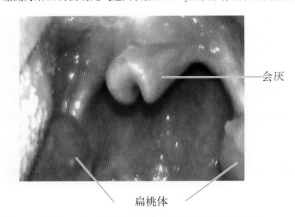

图68-2　喉镜下小儿口咽部(8月龄婴儿)

成人在 T_5 下缘。根据泊肃叶定律,气道阻力与气道直径的4次方呈反比。如果婴幼儿气道狭窄,相对轻的气道炎症、黏膜水肿或分泌物增加就可以堵塞口径小的细支气管,导致气道阻力急剧增加而引起呼吸困难,症状远较成人严重。这也是在选择气管导管时,不宜选择内径偏小的导管的原因。3岁以下的婴幼儿,双侧支气管与气管成角基本相等。气管插管过深时,导管进入左右侧支气管的概率均等。

表68-1　婴幼儿气管参数

年龄(岁)	气管长度(cm)	直径(mm)		
		气　管	右支气管	左支气管
0.5	5.9	5.0	4.5	3.5
0.5～1	7.2	5.5	4.8	3.7
1～2	7.5	6.3	5.1	3.9
2～4	8.0	7.5	6.4	4.9

(二)生理特点

婴幼儿正常呼吸频率随年龄增长而减慢,6周以下婴儿为45～60次/min,6周至2岁大约为40次/min,

2～3岁大约为30次/min。小儿上呼吸道存在一系列保护性反射，如打喷嚏、吞咽以及咽喉部闭合反射。婴幼儿较易发生喉痉挛。喉返神经受刺激时，会导致喉痉挛。低通气、高碳酸血症、低氧血症和深麻醉均可增加喉返神经刺激阈值，减少喉痉挛的发生；反之，则增加喉痉挛的发生。需注意，婴幼儿咽喉部有液体时，容易诱发声门闭合反射和中枢性呼吸暂停。

小儿咽部虽然容易发生机械性梗阻，但自身也存在着一些保护性反射。包括低氧血症和高碳酸血症对化学感受器的刺激，引起气道舒张；鼻腔、咽腔和喉咽的负压刺激咽部肌肉舒张，这种反射在1岁以下小儿表现得更为显著。上呼吸道机械感受器位于气道黏膜表面，所以很容易被局麻药阻滞。

2～3周的新生儿对低氧的反应是出现短暂的呼吸增加后持续呼吸抑制，而4周后则表现为持续的过度通气。相比之下，高浓度氧作用相反。但应避免高浓度吸氧，以免引起婴幼儿氧中毒，故新生儿和早产儿氧饱和度应尽可能维持在90%～95%。高碳酸血症会刺激婴幼儿通气增加，但新生儿表现稍逊。

婴幼儿也存在呼吸减慢反射（Hering-Breuer反射）和增快反射。许多早产儿和一部分足月儿存在周期性呼吸，即快速通气后出现5～10 s呼吸暂停，可能是因为通气反馈回路不协调。这常于44～46周终止，一般不引起严重生理后果。

小儿出生后肺顺应性随着肺的液体流出而缓慢增加。小儿肺容量小，应尽可能减少机械无效腔。对于清醒小儿，其功能残气量通过自身调节呈动态变化。而在全身麻醉状态下，功能残气量显著下降至肺活量的10%～15%。婴幼儿肺容量小，与身体大小不成比例。肺储备量低，低通气或缺氧时更容易发生低氧血症。因为新生儿肺和胸廓回缩不良，麻醉下更容易发生肺萎陷。为了减轻麻醉下功能残气量的下降，可选择头高脚低位和使用较高的呼气末正压通气。婴幼儿纵隔在胸腔内体积较大，吸气时肺扩张受限，使得呼吸储备能力较差；纵隔周围组织比较柔软、疏松，当胸腔内有大量积液或肺不张时，容易引起纵隔内气管、心脏及大血管移位，致呼吸和循环功能障碍。

二、循环系统

出生后，肺循环从出生前的低流高压系统逐步转换为高流低压系统，其主要机制是肺血管床的小动脉中肌层逐步退化。而相应的体循环阻力逐渐增加。通过肺动脉导管的血流方向发生逆转（转变为左向右），使得肺动脉导管内的血氧分压增加，导管肌壁收缩而最终闭合。动脉导管常于出生后1周出现永久的动脉导管闭合，但也有在3周内闭合。在某些病理情况下，如缺氧，可出现动脉导管再开放或持续开放，称为动脉导管未闭。卵圆孔功能性闭合在出生后，解剖学上的闭合在出生后1年内，如果大于3岁仍未闭合，则为卵圆孔未闭。

新生儿右心室壁厚度超过左心室，出生后1周内心电轴为+180°。出生后随着体循环阻力的增加，左心室发育迅速，3～6个月后左右心室厚度关系与成人接近（心电轴约+90°）。出生后，正常小儿心率随年龄增加逐渐下降（表68-2），同时包括PR间期和QT间期在内的各个间期逐渐延长。除了窦性心律不齐外，其他不规则心律均视为心律失常。

表68-2 小儿心率可接受的范围(次/min)

	清 醒	睡 眠	锻炼/发热
新生儿	100～180	80～160	<220
1周至3个月	100～220	80～200	<220
3个月至2岁	80～150	70～120	<220
2～10岁	70～110	60～90	<220

婴幼儿血压个体差异较大,出生时的血压与出生体重呈正相关(图68-3)。随后,血压随年龄和身高的增加而增加(表68-3)。关于小儿血压计袖带的选择,原来的观点是袖带宽带近似上臂长度的2/3。目前认为,小儿袖带宽度应为测量处臂围的40%～50%(约为该处直径长度的125%～155%),而且袖带长度至少能完全包绕该处手臂。

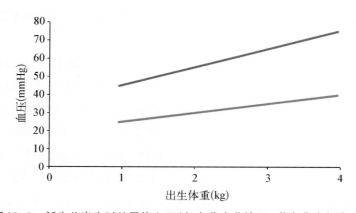

图68-3 新生儿出生时的平均血压(红色代表收缩压;蓝色代表舒张压)

表68-3 1～6岁小儿正常血压中位数(mmHg)

年龄(岁)	男		女	
	收 缩 压	舒 张 压	收 缩 压	舒 张 压
1	85	37	86	40
2	88	42	88	45
3	91	46	89	49
4	93	50	91	52
5	95	53	93	54
6	96	55	94	56

新生儿心脏舒张顺应性差,收缩力较弱。所以新生儿的心排血量很大程度上依赖于心率。心动过缓时,心排血量急剧下降。当婴幼儿心率小于60次/min,伴显著灌注不足时是心肺复苏的指征。而成人心肺复苏的指征则是心跳呼吸停止。同时,因为新生儿心脏舒张顺应性差且收缩力弱,容量负荷

不宜过高,否则容易发生心力衰竭。但是,低血容量又会导致心排血量不足。

婴幼儿氧耗高,缺氧时低氧血症发生迅速,早期可出现心率减慢。缺氧或二氧化碳蓄积会引起肺血管收缩,肺循环阻力增加。卵圆孔或动脉导管未闭时,发生右向左分流,进一步加重缺氧。成人对低氧血症的反应主要是血管扩张,而在新生儿表现为血管收缩。

血液中运输的氧气量,即氧含量=1.34× 血氧饱和度 × 血红蛋白浓度 +0.003 14× 血氧分压。出生时新生儿的血红蛋白以胎儿型血红蛋白为主,与氧的亲和力大于成人型血红蛋白,但同时不易在组织中释放氧气。婴幼儿氧耗高,组织需要足够的氧供,所以血红蛋白浓度要求更高。随着年龄增长,小儿对血红蛋白浓度的依赖逐渐减低。

三、神经系统

婴幼儿颅骨发育不完善,后囟小且闭合时间早,前囟较大而常于1～1.5岁时闭合。颅内组织体积增加或颅内压增高时,能够适当代偿。婴幼儿囟门触诊可以用来粗略评估颅内压。

新生儿出生时脑皮质薄,细胞已有分层。出生后神经元细胞数目不再增加,但分化不全、缺乏树突,直至3岁时细胞分化基本完成。婴儿脊髓下端的位置较成人低,出生时与L_3平对,到1岁时升高至成人水平(即L_1水平)。硬脊膜的下端通常终止于S_2水平,甚至更低。所以,婴幼儿行骶管阻滞时应防止穿破硬脊膜。

脑血流有自身调节作用。但婴幼儿大脑在病态情况下,脑血流自身调节能力减弱。在成人,$PaCO_2$在20～80 mmHg,脑血管随着$PaCO_2$的增加而扩张,反之则收缩。但初生婴儿的脑血管对$PaCO_2$变化的反应不如成人。早产儿脑血管非常脆弱,在缺氧、高碳酸血症、高钠血症等情况下,容易发生颅内出血。

胎儿时期就已经存在痛觉途径,即使是早产儿也能感知疼痛。疼痛刺激时,可表现为心动过速、高血压、颅内压升高或合并神经内分泌反应。此外,婴儿还会表现出对疼痛的行为反应(如哭闹、面部表情和躯体运动等),这些行为反应是婴幼儿疼痛评分(如FLACC量表)的依据。婴儿感受疼痛后可能会导致日后疼痛敏感性的增加。因此,所有婴儿存在疼痛或伤害性刺激时,同样需要最佳的镇痛或麻醉。

动物实验表明,全身麻醉药如氯胺酮和吸入麻醉药,可使发育中动物的中枢神经发生神经凋亡或变性,并影响后期的认知功能。但全身麻醉药对小儿神经系统影响的临床研究不足,或者存在设计缺陷,其结论也存在争议。最近有两项著名的、设计相对严谨的临床试验——"GAS"和"PANDA"研究,表明短期、单次全麻药暴露并不影响婴幼儿神经发育。但美国食品与药品监督管理局(FDA)于2016年底发出的一项"药物安全通告"指出:3岁以下婴幼儿或妊娠晚期孕妇接受手术或医疗操作期间,重复或长时间使用全身麻醉药或镇静药可能影响小儿脑发育。

第二节　围术期补液原则与温度管理

一、体液调节与围术期补液原则

婴幼儿单位体重的体液总量较成人多,细胞外液比例高。其中,早产儿细胞外液超过细胞内液,而成人细胞外液仅为细胞内液的一半。

6个月至1岁的幼儿标准化肾血流量仅为成人的一半,3岁时接近于成人水平。因为肾血流量低,故新生儿肾小球滤过率(GFR)较低,早产儿更低。婴幼儿GFR随液体负荷增加而增加,但能力有限。虽然GFR低,但足月儿已能通过球管平衡维持钠平衡。而早产儿球管平衡失调,容易发生低钠血症。另外,新生儿的尿浓缩能力和排除弱有机酸的能力也较弱。

由于婴幼儿高代谢、生长迅速、体表面积相对大造成不感蒸发量大、肾小管浓缩能力低等,液体需要量相对较大。

围术期补液:有关婴幼儿的围术期补液研究很少,但基本目标包括满足能量需要、补充禁食禁饮及其他因素造成的体液丢失、手术创伤造成的体液丢失或重新分布和维持血压。关键目标是维持足够的血管内容量的同时避免低钠血症的发生。首选等张液补液。葡萄糖是能量的重要来源,术中需补充葡萄糖并防止低血糖带来的危害。但补糖的浓度尚有争议,补糖时要注意监测,避免高血糖。为防止生理盐水引起的酸中毒,可以选择乳酸林格液。推荐新生儿补液速度为 4 ml/(kg·h),小于3岁的幼儿第一小时补液 25 ml/kg,然后以 4 ml/(kg·h)维持。

二、体温调节与围术期温度管理

人体温度调节围绕着中枢"调定点"调控体温,调控的过程包括产热与散热。婴幼儿体表面积相对较大,缺少隔热的皮下脂肪,容易丧失热量。成人和较大的儿童,产热主要靠肌肉寒战反应及肝脏等内脏器官产热。婴儿依赖非寒战机制产热,主要靠燃烧褐色脂肪。褐色脂肪的储存量在出生后几周开始下降。

如果皮肤与环境温度差负值增大,产热将增加并伴氧耗量的增加。当周围环境温度处于某个适当范围,机体仅通过非蒸发生理性体温调节时(如血管收缩或舒张),氧耗量处于最小状态,这就是中性温度环境(thermoneutral zone)。成人为28℃,新生儿为32℃,早产儿为34℃。

非麻醉状态下的婴幼儿暴露于寒冷环境,机体通过血管收缩限制热丢失。当产热低于散热时,中心体温下降。足月儿上述产热和散热机制很快发育完善。在麻醉期间,婴儿对冷刺激的正常温度调节反应丧失,皮肤血管收缩受抑制,散热加快。围术期间应采用保温和减少散热的措施,如使用变温毯、辐射床和增加手术室环境温度等方法。在新生儿手术中,室温应不低于28℃。

第三节　婴幼儿麻醉药理

婴幼儿肾脏和代谢系统发育还不成熟,婴幼儿药代动力学与成人大不相同。但多数药物临床试验是在成人中进行的,缺少小儿数据支持。所以,临床上很大一部分小儿用药,特别是婴幼儿用药,是超说明书用药(off-label use)。鉴于此,最近国家食品药品监督管理局发文鼓励积极开展小儿药物临床研究。

一、婴幼儿药代动力学

药代动力学过程包括吸收、分布、代谢、转运和清除等过程。最主要的参数包括分布容积、清除率以及半衰期。

（一）药物分布

高水溶性的药物分布到组织中的量少，主要在血管中，那么其分布容积接近血管内容量。而脂溶性药物分布到组织多，其分布容积相对就较大。婴幼儿单位体重细胞外液量相对较大，但肌肉和脂肪组织摄取药物少，特别是早产儿。所以对婴幼儿而言，水溶性药物分布容积较大，而脂溶性药物分布容积较小。婴儿血脑屏障的通透性较成人高，药物易进入脑内。

（二）清除率

清除率表示单位时间内机体将多少体液量中的药物完全清除出去，单位为 ml/min 或 L/h。药物清除包括肾脏、肝脏以及其他代谢途径。肾脏是水溶性药物清除途径，并取决于肾小球滤过、肾小管重吸收和主动分泌排泄能力。1.5 岁以下婴幼儿肾小球和肾小管发育尚不完善，肾小球发育快于肾小管，早产儿发育更慢。所以经肾脏清除的药物延缓。

肝脏是很多麻醉药包括镇静药、阿片类药物和肌松药的主要清除途径。清除能力主要取决于肝脏血流、肝脏内在清除能力和药物-血浆蛋白结合力。对于肝脏摄取较高的药物而言，药物清除速度主要与肝血流有关；对于肝脏摄取较低的药物而言，药物清除速度主要依赖于肝脏内在清除能力，包括肝酶活性、药物转运和胆管分泌等。婴幼儿血浆蛋白浓度低，血浆结合率低，游离药物多，清除减慢。

（三）代谢

肝脏的生物转化过程是很多药物的唯一消除途径。该过程包括 I 相反应（氧化、还原和水解）和 II 相反应（结合），最终结果是增加药物亲水性，以允许肾脏清除并终止药物作用。I 相反应主要通过细胞色素 P450 家族酶（即 CYP 家族）催化药物的生物转化，增加药物的水溶性。自胎儿开始直至成人，肝脏代谢清除药物的生物活性呈双峰型。其中，出生前后 1 个月的活性非常低，1 岁时接近成人，青春期前达高峰，然后下降到成人水平。因为在生长发育过程中，细胞色素 P450 家族酶的亚型也在变化。其中，CYP3A 家族酶是最重要的药物代谢酶，很多重要的麻醉药都是经该家族酶代谢，如阿片类（除外瑞芬太尼）、苯二氮䓬类药物和局部麻醉药。CYP3A4 刚开始表达低，出生 6 个月后逐渐增加。所以新生儿咪达唑仑的清除率非常低，尤其是早产儿。II 相反应通过结合反应（比如乙酰化、糖脂化和谷胱甘肽结合）进一步增加药物的水溶性。新生儿的上述三种结合反应均不足，出生时仅依靠硫酸化。

许多麻醉药物遵循三室模型药代动力学。单次注射药物作用的终止取决于药物的首次再分布而不是药物的代谢清除。如果需要延长麻醉作用时间，持续输注的量要补充药物清除量的同时，还要补充经再分布至外周室的量。小儿群体麻醉药物的时量相关半衰期和递减时间数据有限，婴幼儿的数据更为罕见。

二、全身麻醉药

（一）静脉麻醉药

1. 丙泊酚

目前丙泊酚在婴幼儿中应用仍属超说明书用药，虽然婴幼儿相关药代动力学数据不足，但应用很

广泛。丙泊酚药代动力学特点是稳态分布容积大、消除半衰期短、清除快。肝肾损伤及功能不全不改变丙泊酚的药代学,该药还存在部分肝外清除途径。可同时降低先天性心脏病患儿体循环和肺循环压力,但不影响心内分流。也可降低婴幼儿脑血流速度。

丙泊酚的全麻诱导剂量随年龄增长而减少。3岁以上的小儿诱导剂量为2.5～3 mg/kg,而一些研究表明婴幼儿所需的诱导剂量更大,为2.6～3.4 mg/kg。ASA分级较差患者酌情减量。目前暂无较适合小儿的丙泊酚TCI输注模型,更没有适用于婴幼儿的输注模型。静脉输注或重复单次注射,给药速率小儿间差别较大。需注意的是,婴幼儿注射痛的发生率高于成人。脂肪代谢紊乱及估计有脂肪超载者,建议监测血脂水平,随时调整用量。同时合用其他含脂肪药物时,要酌减其量。

2. 氯胺酮

氯胺酮在婴幼儿麻醉中应用相对广泛。婴幼儿分布容积与年长儿相似,但婴儿消除半衰期相对较长。氯胺酮经肝代谢主要产物为去甲氯胺酮,具有30%的氯胺酮活性。正常情况下,氯胺酮可以兴奋交感系统,增加心率、血压和肺动脉压。氯胺酮有一定镇痛作用,非常适用于小儿基础麻醉。氯胺酮麻醉的特征之一是血压和呼吸维持很好,但大剂量容易抑制婴幼儿呼吸,甚至导致呼吸暂停。婴幼儿也可见到伴有角弓反张的全身伸肌痉挛,偶有精神不良反应。给药方式包括静脉注射、肌内注射、口服。静脉诱导常用剂量为1～2 mg/kg。作为术前用药,口服剂量为6～10 mg/kg,肌内注射为3～7 mg/kg。

3. 依托咪酯

依托咪酯较适用于血流动力学不稳定的小儿全麻诱导,但在小儿和婴儿的应用经验尚不足。依托咪酯的小儿常用诱导剂量为0.3 mg/kg,静脉注射负荷量对小儿心脏前负荷、后负荷和肺动脉压影响甚微。依托咪酯具有抗惊厥和预防惊厥作用,诱导后癫痫样活动的发生率为30%～75%,诱导后肌阵挛与癫痫样活动不相关。但依托咪酯能抑制肾上腺皮质功能,感染性休克的小儿应慎用。注射部位疼痛可达20%(1.2%～42%)。

4. 硫喷妥钠

硫喷妥钠是短效巴比妥类静脉麻醉药,婴幼儿全麻诱导剂量随年龄波动,新生儿早期所需诱导剂量低,1个月后增加,6个月后又下降。巴比妥类麻醉药在新生儿中的代谢相对较慢。硫喷妥钠具有抗癫痫和降低颅内压的优点,所以适合脑外科手术。

5. 咪达唑仑

咪达唑仑是水溶性、短效苯二氮䓬类镇静药,具有心血管稳定性、呼吸抑制弱、逆行性遗忘等特点。主要在肝脏代谢,只有不到1%以原形从尿排出,新生儿半衰期长达6～12 h,足月儿清除率高于早产儿。咪达唑仑是目前美国FDA唯一批准同意用于新生儿的苯二氮䓬类药物。静脉诱导剂量大、个体差异大,可靠性不足。可以静脉使用负荷量0.2 mg/kg,给予2 μg/(kg·min)维持输注。咪达唑仑口服给药常作为小儿麻醉术前用药方式,利于小儿与父母分离。但咪达唑仑味苦,必须与糖浆或果汁同时服用。常用口服剂量为0.25～0.5 mg/kg,起效时间为15～30 min。其他给药方式还包括经鼻和经直肠给药等。经鼻和舌下黏膜给予咪达唑仑也可作为麻醉前用药途径。0.2～0.3 mg/kg经鼻给药可用于学龄前儿童麻醉前镇静及CT检查时镇静。

(二)吸入麻醉药

婴幼儿吸入麻醉药的摄取和分布较成人快,可能因为婴幼儿血流丰富的组织分布较高、肺泡通气

量/功能残气量比值大、血/气分配系数低和组织/血流分配系数低等原因。挥发性麻醉药物过量是引起严重并发症的首要因素,高浓度的强效吸入麻醉药可引起婴幼儿严重低血压。早产儿和低月龄新生儿MAC值较低,特别是早产儿,可能是由于神经发育不成熟有关。1岁以内升高到顶峰,然后随年龄增加又逐渐下降。婴幼儿吸入麻醉期间心动过缓、低血压和心搏骤停的发生率高于成人。

1. 氧化亚氮 (N_2O)

氧化亚氮常用于儿科麻醉,有较强的镇痛和遗忘作用。可加速麻醉诱导,也可用于麻醉诱导前镇静和镇痛。新生儿和小儿应用氧化亚氮时有心血管系统的影响,但相对于其他吸入麻醉药较为轻微。氧化亚氮可降低新生儿心血管压力反射,并增加肺血管阻力。氧化亚氮在手术结束后的快速清除可能导致"弥散性缺氧",这是由于较多的氧化亚氮从血液中快速撤出至肺部,超出了肺吸收氮的速度,引起肺泡内氧的稀释;当患者呼吸空气时,肺泡气可能为低氧,导致氧饱和度降低。手术结束时应至少吸纯氧2~3 min,大多数患者就不会发生弥散性缺氧。氧化亚氮可在任何空腔内快速达到平衡且使气体膨胀,因而有气体扩大效应,因此氧化亚氮禁用于肺囊肿、气胸、大脑叶硬化症、坏死性小肠炎和肠梗阻等手术。

2. 氟烷

氟烷略带水果味而易被小儿接受,麻醉诱导平稳、对呼吸道无刺激。氟烷有较弱的肌松作用,能抑制气道的反射活动,所以适用于气道高反应的婴幼儿麻醉及气管镜检查麻醉。但浅麻醉时,仍然容易发生喉痉挛。氟烷可抑制心肌,尤其是新生儿和小婴儿,可引起心动过缓和严重低血压。氟烷是迄今为止使用的吸入麻醉药中最易溶解且摄取最慢的,因而诱导时间较长但却较平稳,在相同的时间内可达到足够的麻醉深度,麻醉维持也相对容易。因为苏醒缓慢,苏醒期谵妄发生率较低,术后恢复相对较为平静。

3. 异氟烷

异氟烷有刺激性气味,不适宜小儿吸入诱导(用于诱导时会引起强烈的呼吸道刺激和分泌物增加,喉痉挛发生率高达30%)。异氟烷对心血管作用与氟烷不同,在等效浓度下,异氟烷使小儿血压降低的程度与氟烷相似,但对心率影响较小,对心排血量的影响较氟烷轻。

4. 七氟烷

七氟烷是目前用于婴幼儿的最佳吸入麻醉诱导药,对心血管影响轻微。虽然轻度影响心率和心肌收缩力,但同时降低外周血管阻力,因而心排血量仍能维持。足月新生儿七氟烷MAC值最高,达3.3,随后逐渐下降。七氟烷对新生儿心血管抑制较年长儿更显著,但与氟烷不一样的是,常可使心率加快。影响临床上七氟烷的安全使用与药物本身无关,而与年龄相关的MAC及蒸发罐最高允许麻醉药浓度有关。小儿应用七氟烷麻醉时,钠石灰中产生的复合物A较少。目前已有一系列措施用于减少复合物A的产生,比如使用新型钙石灰吸收剂和避免低流量麻醉。七氟烷麻醉苏醒快速,因而可缩短拔管时间和加快恢复,但也因此术后疼痛发生较早且较剧烈,麻醉苏醒期常有躁动和谵妄。

5. 地氟烷

地氟烷"洗入"和"洗出"速度非常快,用于婴幼儿麻醉呈逐渐增多的趋势。地氟烷对呼吸道有较强刺激,容易引起频繁屏气、喉痉挛,故不建议用于麻醉诱导,而主要用于全麻维持。早期应用地氟烷在停用后由于苏醒过快而引起手术患者突发性剧烈疼痛。由于地氟烷麻醉苏醒快,手术结束前不必减浅麻醉,应待手术结束、自主呼吸恢复后,再关闭麻醉蒸发器。过早清醒可因疼痛引起躁动,为了有效地预防苏醒期的疼痛,应考虑在停止地氟烷吸入前加用静脉镇痛药。

三、肌肉松弛药

（一）去极化肌松药（琥珀胆碱）

琥珀胆碱是唯一用于临床的超短效去极化肌松药，其起效和消除较任何其他肌松药都迅速，给药途径有静脉注射和肌内注射。新生儿血浆胆碱酯酶活性较低，3个月以后与成人相似。新生儿和婴儿所需琥珀胆碱的量约为年长儿和成人的2倍，因此婴幼儿的插管剂量为2～3 mg/kg。连续使用后可能发生 II 相阻滞。应用时，应注意询问患儿有无恶性高热家族史以及是否存在高钾血症。

（二）非去极化肌松药

1. 米库氯铵

短时效的米库氯铵代谢通过血浆胆碱酯酶快速水解，半衰期短、清除快。婴幼儿麻醉过程中，米库氯铵可以像琥珀胆碱一样快速达到肌松作用，但插管条件不如琥珀胆碱，其量效反应的个体差异较大。作用时间比琥珀胆碱长1倍，优点是可以长时间输注不容易引起蓄积和停药后恢复时间的延迟。小儿插管剂量为0.2～0.25 mg/kg，完全恢复需要15～20 min。需注意，米库氯铵有引起组胺释放的作用。血浆胆碱酯酶缺陷时，其作用时间延长。

2. 阿曲库铵和顺阿曲库铵

中效肌松药阿曲库铵通过非特异性酯酶代谢和Hofmann降解代谢。药代谢动力学在婴儿、儿童及青少年各不相同，与儿童相比，阿曲库铵在婴儿体内的容积分布更广，清除速率更快，半衰期更短。婴幼儿阿曲库铵的ED_{95}为0.15～0.26 mg/kg，新生儿ED_{95}相对较低。阿曲库铵也有引起组胺释放的作用。顺阿曲库铵是阿曲库铵的代谢产物，主要通过Hofmann降解代谢，比阿曲库铵肌松作用强6倍，长时间持续输注也不会产生N-甲基罂粟碱的蓄积。由于阿曲库铵组胺释放作用明显（由组胺引起的不良反应在儿童少于成人），美国已用顺阿曲库铵替代了阿曲库铵。婴幼儿顺阿曲库铵ED_{95}略低于成人，约为0.043 mg/kg。

3. 罗库溴铵

中效肌松药罗库溴铵不释放组胺，主要经肝脏代谢。不同年龄群体罗库溴铵的ED_{50}和ED_{95}的关系为：婴儿＜儿童＜成人。起效快、作用时间中等及引起轻微的心动过速，使得其成为极其适用于小儿患者神经肌肉阻滞的药物。婴幼儿静脉注射0.6 mg/kg罗库溴铵，即2倍ED_{95}，50～80 s后即产生完全肌松作用，同时使心率加快15次/min左右。这个剂量下，肌松恢复至TOF＞0.7需要1～1.5 h，远长于儿童和成人。随着剂量增加，起效时间缩短。应用0.8 mg/kg时，完全起效时间缩短至30 s左右。其支气管痉挛发生率较一般肌松药高，通常这种痉挛为轻度且对吸入麻醉药有较好反应。

4. 维库溴铵

中效肌松药维库溴铵主要经肝脏代谢，没有组胺释放作用。婴幼儿维库溴铵的ED_{95}与成人接近，为0.043～0.047 mg/kg，而儿童却高达0.081 mg/kg。0.1 mg/kg剂量下，婴幼儿的起效时间是儿童的1.6～1.8倍，恢复时间更慢。维库溴铵较长的体内停留时间和较低的清除敏感性是其在婴儿作用时间较长的原因所在。

四、阿片类镇痛药

关于新生儿期伤害性刺激和躯体感觉的相关研究主要建立在动物模型上，但婴幼儿，即便是早产儿也能感受到疼痛。下面介绍几个常用于婴幼儿的阿片类药物。

（一）吗啡

主要激动 μ 受体发挥药理作用，具有很强的亲水性，不易透过血脑屏障。婴幼儿吗啡的清除率随月龄增大而增加，此外还与发育程度、肝肾功能状态有关。由于新生儿葡萄糖醛酸代谢酶尚未成熟，主要经硫酸盐化代谢。早产儿和足月新生儿中，高达80%的吗啡以原形从肾脏排出，而成人仅仅约为10%。考虑吗啡有效性及安全剂量的同时，还必须考虑患者的年龄和发育成熟程度。推荐静脉输注的剂量：早产儿每 4 h 8 μg/kg，或每 2 h 4 μg/kg；足月的新生儿每 4 h 30 μg/kg，或每 2 h 15 μg/kg；婴儿和儿童每 4 h 80 μg/kg，或每 2 h 40 μg/kg。无论单次注射还是持续输注都需要由专业人员进行操作，同时还需要严密监护，以防止给药后几小时可能延迟发生的一些严重并发症。

（二）芬太尼

主要在肝脏代谢。新生儿芬太尼清除率随出生天数增加而增加，2周达高峰。早产儿随生长发育，清除率增加而消除半衰期缩短。临床上多用于小儿麻醉诱导和术后静脉镇痛，也可联合镇静药物应用于小儿术前镇静。使用小剂量芬太尼（1～4 μg/kg），气管插管过程血流动力学稳定。在麻醉期间，大剂量（12～15 μg/kg）可预防手术所致的心血管反应，60～90 min 内可不必再追加剂量。小婴儿术后不能给予太大剂量，除非已有通气支持或具备密切的监护条件。芬太尼血药浓度可达二次高峰从而引起呼吸抑制，如果给予了大剂量，必须密切监护。

（三）舒芬太尼

目前尚无新生儿可靠的药代动力学数据。舒芬太尼也可用于婴幼儿麻醉镇痛。1～2 μg/kg 滴鼻可产生镇静作用，足以作为术前镇静或局部麻醉的辅助用药。单次静脉注射 0.2 μg/kg 后，再以 0.05 μg/(kg·h) 维持，心率、血压变化耐受性好。联合应用吸入麻醉药时，静脉注射剂量需减至 0.5～1 μg/kg。大剂量可以用于心脏手术麻醉。舒芬太尼用药后 1 h 内会发生阿片类药物所致的呼吸抑制，尽管持续时间短于芬太尼，然而此不良反应可被吸入麻醉药、巴比妥类和苯二氮䓬类等作用于中枢的药物放大。不足 2 岁的小儿接受大剂量静脉注射（>1 μg/kg）舒芬太尼可出现心动过缓或血压下降，这反映出舒芬太尼迷走优势作用明显，该作用可被阿托品逆转。

（四）瑞芬太尼

瑞芬太尼是超短效阿片类药物，由非特异性胆碱酯酶水解代谢，代谢不受肝、肾功能影响。与其他阿片类药物药代学特性不同，即使新生儿也能迅速消除瑞芬太尼，半衰期不随年龄而改变。瑞芬太尼的持续输注半衰期为 3.2 min，与输注速率无关。其药代动力学参数几乎不受患者性别、年龄和脏器功能的影响，需要复合使用静脉或吸入麻醉药以完善麻醉。快速推注瑞芬太尼可以导致明显的胸壁

强直,用于小儿斜视手术可以引起明显的眼心反射。

五、局部麻醉药

局部麻醉药已经广泛应用于婴幼儿,尤其在术后疼痛管理方面。与较大儿童和成人相比,局部麻醉药在婴幼儿中的药物代谢动力学不同:药物吸收迅速(心排血量和局部组织血流量较高,硬膜外腔脂肪含量低,摄取少,通过气道喷雾给药吸收也非常迅速且生物利用度高)、分布容积较大、蛋白结合率低、代谢率低。布比卡因3 mg/kg硬膜外腔注射后,其血浆药物浓度在婴儿明显低于儿童和成人,药物分布容积大的同时,消除半衰期也延长。由于新生儿血浆白蛋白和α1-糖蛋白酸水平较低,故蛋白结合较少,胆红素可进一步减少蛋白结合,因此局部麻醉应慎用于新生儿黄疸患者。婴幼儿肝酶发育不成熟,血浆蛋白水平低,更易发生神经毒性反应。局部麻醉药代谢率在小婴儿中较低,血浆胆碱酯酶活性低下可延长酯类局麻药的代谢。例如,普鲁卡因和氯普鲁卡因的血浆半衰期在新生儿明显延长,酰胺类局麻药的肝内结合能力在小儿尚不成熟,新生儿对布比卡因的代谢能力低。而在1～6个月的婴儿,布比卡因的清除率与成人相似。稍大的婴儿和儿童药物代谢更快,可能由于其肝脏体积相对大有关。婴幼儿长时间输注后的毒性反应并非出现在注射后当时,而是发生在术后数小时或数天后。小儿发生心脏毒性前可能没有神经毒性表现。婴幼儿椎管内麻醉和神经阻滞时应采用较低浓度的局麻药。

第四节　术　前　准　备

一、术前评估

（一）病史

应重视询问拟手术婴幼儿的病史,特别是呼吸系统相关病史。有哮喘病史或近期存在呼吸道感染的患儿容易在浅麻醉时,特别是插管和拔管期间发生支气管痉挛和喉痉挛。但是存在上呼吸道感染的婴幼儿,也不宜过于草率地暂停手术,因为婴幼儿容易反复发作。如果仅仅是流清鼻涕,可考虑不推迟手术。非化脓性、近期(4周以内)上呼吸道感染如果存在体温＞38℃、咽部不适、咽喉痛、打喷嚏、流鼻涕、咽炎、鼻充血、干咳其中两个及以上症状时可以暂停麻醉以策安全。有鼾症的患儿围术期容易发生呼吸道梗阻。婴幼儿围术期可能会因为禁食禁饮或其他原因而出现容量不足。所以应注意询问禁食禁饮时间,有无呕吐或腹泻等。新生儿和婴儿存在心功能不全时,可能存在发汗和喂养困难。还应注意询问婴幼儿家族史,比如恶性高热和各种肌病家族史。存在先天性畸形的婴幼儿,要注意是否为某种综合征,如Apert综合征、唐氏综合征,除了并指尖头畸形外,还可能并存气管狭窄和先天性心脏病。

（二）体格检查

婴幼儿较难配合体格检查,需要一些技巧。注意观察患儿营养发育情况,有无畸形。哭闹时可以检查口咽,安静时可以听诊两肺呼吸音和心音。触诊前囟可以间接判断颅内压和有无发育迟缓。体

格检查时,应避免长时间身体暴露造成的体温丧失,注意保温。

此外,还要结合辅助检查结果全面评估。很多外科疾病是新生儿所特有的,应事先熟悉相关外科疾病的病理生理特点。比如食管闭锁的新生儿,诱导时容易发生误吸;膈疝的婴儿,诱导期可能因为气体进入胃而加重对胸腔心、肺的压迫;右位主动脉弓的患儿可能存在气管狭窄。在术前访视过程中,可以通过玩具或小游戏,顺便和幼儿建立感情,减少术前恐惧。目前提倡家长陪伴诱导,最大程度消除患儿恐惧感。所以术前应和家属充分沟通,有利于诱导时家属的配合程度,又可以缓解家长的焦虑。

二、术前禁食禁饮

长期以来,小儿术前禁食禁饮的时间存在争议。但明确的是,麻醉诱导2h前可以饮用适量清饮料。也不提倡禁食禁饮时间过长,婴幼儿不易耐受饥饿,而且过久会出现低血容量和低血糖。目前推荐的禁食禁饮时间标准是:固体食物8h以上,配方奶或奶制品6h以上,母乳4h以上,清饮料2h以上。

三、术前用药

理想的术前用药应是小儿容易接受、起效迅速、疗效可靠、能口服。以前较常使用氯胺酮肌内注射的基础麻醉方式,但肌内注射引起的疼痛记忆是长期的。所以,目前在万不得已的情况下才使用肌内注射。抗胆碱药可以抑制迷走反射,减少婴幼儿口腔分泌物。小于3个月的婴儿迷走张力高,全麻过程中容易发生呼吸道和心血管不良事件,可以使用阿托品预防。阿托品常用剂量为0.02 mg/kg。需注意,小剂量阿托品可阻断副交感神经节纤维突触前膜上的M1受体而出现反常性心率减慢。

6个月以下婴儿很少需要镇静药。6个月以上婴幼儿会对陌生人产生恐惧,可让家长陪伴诱导或给予镇静剂。目前常用的是咪达唑仑口服糖浆,常用剂量为0.25～0.5 mg/kg。新的α_2肾上腺受体激动剂右美托咪定作为麻醉辅助用药,兼具镇静和镇痛作用,已代替可乐定广泛用于临床麻醉。右美托咪定滴鼻或颊部给药除了用于小儿镇静,同时有助于患儿与父母分离、减少手术恶心呕吐和减少镇痛药的使用。国内目前右美托咪定滴鼻或者颊部给药(1～2.5 μg/kg)的无创镇静方式越来越被大家应用。芬太尼是美国FDA唯一批准可用于小儿口服的阿片类麻醉前用药。已有口腔黏膜用芬太尼(OTF)做成棒棒糖的产品,小儿比较容易接受。已建立静脉通道的婴幼儿,可以静脉给药。如果没有静脉通道需提前建立的话,可在穿刺部位涂用局麻药软膏,以减轻小儿穿刺疼痛,避免形成痛苦记忆。

第五节　五官颌面手术

一、扁桃体和腺样体肥大

(一)疾病特点

扁桃体和腺样体肥大常引起幼儿上呼吸道阻塞,患儿常因鼾症而就诊。可出现阻塞性睡眠呼吸暂停和低通气综合征,长期的张口呼吸最终影响面部的正常发育,形成"腺样体面容"。随着病程持续以

及病情加重,患儿长期处于慢性持续缺氧状态,影响孩子全身多系统功能发育。扁桃体切除术和腺样体刮除术是小儿五官科最常见的手术。扁桃体术常在直视下摘除,腺样体切除常在鼻内窥镜下进行。

(二)麻醉要点和注意事项

(1)麻醉前需气道评估判断是否存在潜在的困难气道,急性感染或淋巴组织极度肥大时,可能导致插管困难。

(2)因为手术经口鼻操作,围术期需注意气道保护。注意导管固定,避免术中导管滑脱、扭曲、折弯等意外。术后应确保外科止血彻底,严格把握拔管指征,谨慎拔管。避免血液、痰液误吸。

(3)重视围术期镇痛,避免苏醒期躁动引起的血压升高而增加术野出血风险。

(4)拔管后,把患儿摆成侧卧位(也称"扁桃体位"或"复苏位")并头稍下倾,以便残余的血和分泌物聚集于口咽面颊部从而流出口角。

二、气道异物

(一)疾病特点

按照异物所处的解剖位置分为:① 鼻腔异物;② 声门上(声门周围)异物;③ 声门下及气管异物;④ 支气管异物。异物吸入在5岁以下儿童多见,特别是1~2岁儿童,大部分的异物位于右主支气管。异物机械梗阻后的病理生理状态会导致不同的阀门效应(图68-4):① 双向阀效应,指气流可进可出但部分受限。② 止回阀效应,指气流进入多于流出,导致阻塞性肺气肿。③ 球阀效应,特点是部分阻塞,且异物不时脱落阻碍支气管,气流能进入但不能流出,导致阻塞性肺气肿。④ 截止阀效应,指支气管完全阻塞,气流无法进出,肺内气体吸收导致支气管肺段塌陷、阻塞性肺不张。

(二)麻醉要点和注意事项

(1)患儿的麻醉管理取决于梗阻水平、程度和持续时间。

(2)术前应了解患儿的禁食禁饮情况,吸入的异物种类。如果患儿是饱胃状态,应留置胃管。

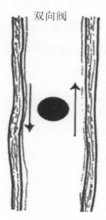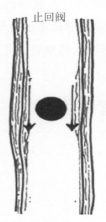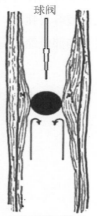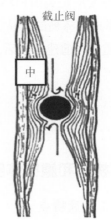

双向阀	止回阀	球阀	截止阀
气体能进能出 X线可正常	气体进大于出 阻塞性肺气肿	气体能进不能出 阻塞性肺气肿	气体进、出均阻塞 阻塞性肺不张

图68-4 异物机械梗阻后会导致不同的阀门效应

（3）鼻腔和声门上（声门周围）异物　① 位置较浅：麻醉诱导后达到一定深度（下颌松弛）即可手术取出，继续面罩吸氧待醒。② 位置较深：取出困难或有出血、移位等风险，可加深麻醉后置入合适的可弯曲喉罩、插入气管导管。术中七氟烷或静脉输注丙泊酚维持。③ 异物进入气管者：则按照声门下异物或支气管异物来处理。④ 术毕调整患儿至侧卧位，待其苏醒、肌张力恢复、自主呼吸通气量满意后拔出喉罩或气管导管。

（4）声门下及气管异物　① 常选用七氟烷麻醉诱导，达到足够深度时，暴露声门，2%利多卡因经喉麻管在声门上和声门下行喷雾表麻。继续吸氧至呼吸平稳、氧饱和度稳定于满意数值（原则上应在95%以上，特殊情况时达到患者能达到的最佳值）时，置入硬质支气管镜，支气管镜侧孔连接麻醉机供氧，氧流量5～8 L/min。取出异物。② 一般全程保留自主呼吸，在吸入或静脉诱导完成后，近年应用右美托咪定在10 min内输注0.5～1.0 μg/kg，以后继续输注0.5～1.0 μg/（kg·h）维持，可较好保留自主呼吸。③ 控制呼吸时使用特殊装置进行手控喷射通气。支气管镜多次进出可能损伤气管，造成气压伤，术后并发水肿，可能发生呼吸困难，应注意防治。④ 异物取出后可发生负压性肺水肿，应用持续正压通气（CPAP）及呋塞米利尿。⑤ 手术结束后停药，患儿侧卧位，经面罩或放置鼻咽/口咽通气管吸氧至苏醒。

（5）支气管异物　① 充分预给氧后静脉麻醉诱导和维持，丙泊酚持续输注或效应室靶控输注。使用或者不使用琥珀胆碱或米库氯铵，纯氧通气。② 术中采用控制通气方式（经支气管镜侧孔行控制通气、经喷射通气导管行手动喷射通气）或自主呼吸方式。③ 出现低氧血症时，可请手术医师将支气管镜退至总气道，待通气改善、氧饱和度上升后再行手术。④ 术毕可插入喉罩，将小儿侧卧位；待自主呼吸恢复，潮气量、呼吸频率、呼气末二氧化碳等指标达到理想值时拔出喉罩，继续观察至苏醒。也可面罩通气至自主呼吸恢复。

（6）术毕应注意气道水肿和肺复张性肺水肿的发生。可预先给予适量激素。必要时需气管插管通气过度。

三、唇腭裂

（一）疾病特点

早产儿中唇腭裂（cheilopalatognathus, cleft lip and palate）发生率较高。唇腭裂畸形和近150种先天性综合征相关，以颅颌面畸形综合征较为多见，最常见的是Pierre-Robin综合征，具有小颌、腭裂和舌后坠等畸形。所以要注意此类患儿存在困难气道的可能。还有部分综合征伴有先天性心脏病，或因喂养困难而造成的营养不良和发育迟缓。目前国内外多公认早期修复的理念，主张畸形修复的整个手术治疗过程在小儿时期完成。单侧唇裂修复术在3～6月龄施行（有特殊手术需要者，提前至出生后2周），双侧唇裂修复术在6～12月龄施行，腭裂修复术在12～18月龄进行。

（二）麻醉要点和注意事项

（1）麻醉前访视了解患儿是否合并其他的先天性畸形；评估有无气道困难存在；有无呼吸和循环代偿功能减退；有无营养不良和发育不全等。

（2）术前用药　可视具体情况在麻醉前给予镇痛镇静药物。麻醉诱导前给予咪达唑仑糖浆口服

0.50～0.75 mg/kg或右美托咪定1～2 μg/kg滴鼻即可使患儿很好地配合。腭裂患儿口服术前药时注意避免呛咳。

（3）麻醉选择　全麻行气管内插管最常用，气管插管有助于维持气道通畅，便于清理气道、实施吸入麻醉和人工通气。插管后再加行眶下神经阻滞可以明显减少麻醉药用量，减轻术后疼痛。

（4）麻醉诱导　对于麻醉前预测无气道困难的患儿，麻醉诱导后确认面罩通气无异常后使用肌松药进行气管插管。对可能产生困难气道的患儿麻醉诱导时不能使用肌松药，尽量保持自主呼吸进行气管插管。制订一整套气道管理方案，准备好多种气道管理工具（可视喉镜、纤维支气管镜、多型号的喉罩或插管型喉罩）。特殊的Ring-Adair-Elwyn（RAE）导管适宜在唇腭裂手术中使用。麻醉维持可以保留自主呼吸或控制呼吸。

（5）注意导管固定，避免术中导管滑脱、扭曲、折弯等意外。

（6）严格掌握拔管指征，术毕应确保术野无明显出血方可拔管。

（7）腭裂手术后，应尽可能减少经鼻或口做口咽部吸引，也不主张放置口咽通气道，以免损伤缝合修补的部位。术前已有中重度气道阻塞的患儿，常需在其舌体上用一缝线悬吊，以在发生舌后坠时可牵拉缝线使舌根远离咽后壁。

（8）强调术后多模式镇痛和对乙酰氨基酚镇痛栓剂的应用。

第六节　神经外科手术

一、一般颅脑手术的麻醉原则

术前评估应注意颅内压、反流误吸风险和特殊药物治疗情况（如脱水药和止惊药）等。应了解神经系统损伤情况、脱水程度和手术体位等。一般采用静脉诱导，对于清醒婴幼儿，静脉通路难以开放的情况下可采用吸入麻醉诱导，但吸入麻醉药不宜超过1.0 MAC，以免颅内压过度升高。常用全凭静脉麻醉或静吸复合麻醉维持（如七氟烷＜1 MAC）。过度通气可减小脑体积及颅内压。建议使用平衡液而避免使用低渗液（会加重脑水肿，可用生理盐水）、含糖液体（会加重神经系统的缺血后再损伤，如果考虑有低血糖应行血糖监测）。对于术中出血多、创伤大的手术，建议行中心静脉置管和动脉穿刺有创测压。应提防空气栓塞的发生，尤其是坐位颅脑手术及有心脏右向左分流的先天性心脏病患儿。因为术中患儿大部分身体被无菌巾覆盖而不便观察，应注意保护眼角膜避免角膜干燥损伤，避免四肢过度外展或挤压而引起的神经损伤或肢体受压。其他包括颅内压的调控和神经外科麻醉药物选择等与成人相似。

二、脑积水

（一）疾病特点

脑积水可因先天性（如阿-基畸形、导水管狭窄）或后天性（如出血、感染、肿瘤）形成。在新生儿，脑积水常继发于阿-基畸形（Arnold-Chiari畸形）。对于非交通性脑积水，常用脑室-腹腔分流，可为以后留有很大的空间。对于交通性脑积水，可以选用腰腹分流（腰蛛网膜下隙到腹腔）。

（二）麻醉要点和注意事项

（1）部分患儿因颅内压升高而呕吐，可能存在水、电解质、酸碱紊乱。

（2）麻醉前应评价患儿意识水平，颅内压增高的患儿可能随时需要紧急处理。如果呼吸暂停应马上气管插管，过度通气，即刻行脑室引流。

（3）出血一般不多，但是也可能有大静脉出血，需要有一可靠有效的静脉通路。

（4）脑脊液引流时低血压　如果高血压是继发于颅内高压，且麻醉较深时，当引流后颅内压下降时，很容易发生血压急剧下降，应减浅麻醉，对症处理。

（5）脑室内放置导管后，可能发生心动过缓和其他心律失常。

（6）脑室-心房分流术中可能发生空气栓塞，现已很少使用这种方法。

（7）可用0.125%布比卡因（1：200 000肾上腺素）作切口局部浸润，既可以减少失血，又有助于保持血流动力学稳定。

三、脊髓发育不良

（一）疾病特点

常见脊髓发骨不良（myelodysplasia）包括脊髓脊膜膨出及脑脊膜膨出。脊髓脊膜膨出及脑脊膜膨出是由于胎儿时期神经管闭合异常所致。80%的脊髓脊膜膨出或脑脊膜膨出患儿可发生脑积水或阿-基畸形的常见伴随症状，通常无颅内压升高。脊髓脊膜膨出患儿可合并有短气道。为避免感染及大便失禁、尿潴留等，神经受压或进一步神经组织损伤应尽早手术切除膨出部分并修复缺损。

（二）麻醉要点和注意事项

（1）患儿可能存在短气道，气管导管容易进入一侧支气管。

（2）注意失血情况，部分患者需广泛切除皮肤，这会导致大量失血，监测收缩压和血细胞比容指导输血。

（3）术中注意保温。

（4）注意术后发生呼吸抑制或呼吸暂停的可能，特别是合并脑积水和阿-基畸形的患儿。婴儿脊髓脊膜膨出一般不需呼吸机支持。

（5）琥珀酰胆碱用于婴儿脊髓脊膜膨出，一般不引起高血钾。因术中可能要用神经刺激器来确定神经根，术中不要用肌松药。

第七节　胸　科　手　术

一、先天性膈疝

（一）疾病特点

膈肌在妊娠第7～10周发育形成，膈肌解剖上的缺损会使腹腔内容物进入胸腔，导致先天性膈

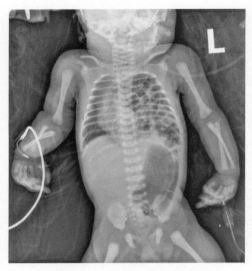

图68-5　新生儿膈疝胸部平片
该新生儿左侧胸腔可见大肠管影，左肺显示不清，纵隔和气管被挤压向右移位

疝（congenital diaphragmatic hernia）。约90%患儿膈肌缺损位置在后外侧。膈疝的新生儿可伴有其他缺陷，如先天性心脏病、泌尿系统或胃肠道畸形。由于疝入胸腔的内容物压迫，导致肺表面活性物质缺乏，明显影响肺的发育。还可影响胎儿肺循环向新生儿肺循环转变，从而可出现肺动脉高压、卵圆孔和肺动脉导管持续开放。临床表现为呼吸窘迫、心动过速、发绀、纵隔移位和腹部凹陷。胸部平片可以辅助诊断膈疝（图68-5），超声心动图可以诊断有无并存先天性心脏病和肺动脉高压。

（二）麻醉要点和注意事项

（1）面罩正压通气时避免压力过高，以免过多的气体进入胃而引起胃扩张。如果此时胃疝入胸腔，扩张的胃可能压迫胸腔肺、心脏或大血管，甚至发生心搏骤停。

（2）建立气管插管后，应常规留置胃管减压。

（3）不建议使用氧化亚氮，因为可能加重缺氧以及胃肠道积气。

（4）术中常需高频率低潮气量机械通气，必要时手控辅助通气。

（5）存在难治性肺动脉高压的新生儿，可吸入一氧化氮降低肺动脉压力。

（6）适当给予阿片类药物，减少儿茶酚胺的释放，预防肺动脉压进一步升高。

（7）修补结束后，不宜给发育不全的肺以高压力通气（建议压力≤15 cmH$_2$O），不宜急于使不张的肺快速膨胀。一般1周后患侧肺会逐渐恢复。

（8）术后多数患儿需要继续呼吸机支持过渡，所以不应早拔管。

二、先天性食管闭锁和气管-食管瘘

（一）疾病特点

先天性食管闭锁和气管-食管瘘（congenital esophageal atresia and tracheoesophageal fistula）是严重的新生儿消化道畸形，常合并出现，也可能是某些综合征的一个表现，多见于早产儿。先天性食管闭锁和气管-食管瘘分为四型（图68-6）。

Ⅰ型：食管闭锁不伴有瘘管，闭锁的近远端均为盲端，所以鼻胃管不能插入到胃中，胃内没有气泡。

Ⅱ型：食管上段与气管相通，形成食管-气管瘘，下段呈盲端，两段距离较远。

Ⅲ型：最常见，大约占90%。食管近端闭锁使唾液吞咽困难，盲袋内积聚的大量唾液反流入气管和支气管，造成吸入性肺炎或肺不张。远端食管与气管有瘘管相连，高酸度的胃液经过食管-气管瘘进入肺，引起化学性肺炎。患儿出生后表现为唾液分泌增加，喂养后发生呛咳，呼吸困难和青紫。听诊两肺有明显的痰鸣音。胸部X线片可见胃管在食管近端盲袋中卷曲，胃内有气泡。

Ⅳ型：食管上下段分别与气管相通连。也是极少见的一种类型。

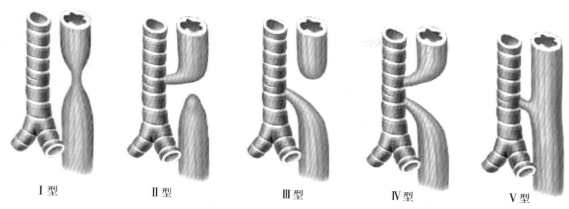

Ⅰ型　　　　　Ⅱ型　　　　　Ⅲ型　　　　　Ⅳ型　　　　　Ⅴ型

图68-6　先天性食管闭锁和气管-食管瘘分型

Ⅴ型：表现为H型气管-食管瘘而没有食管闭锁。诊断困难常延误病情,患儿有反复呼吸道感染史。

（二）麻醉要点和注意事项

（1）术前访视应确定患者属于先天性食管闭锁和气管-食管瘘何种分型。

（2）完善相关检查,包括食管造影和超声心动图。

（3）吸引食管上端盲袋。

（4）诱导插管　对于Ⅲ型、Ⅳ型、Ⅴ型患儿,尽量避免插管前正压通气或高压力通气,否则气体可能会通过瘘口进入胃,造成误吸风险。建议保留自主呼吸的同时、咽喉部表面麻醉后气管插管。插管同时,可以用纤维支气管镜辅助检查瘘口位置。气管导管前端最好超过瘘口。可以先将导管插入一侧支气管,然后缓慢地退出到隆凸位置,直到听诊两侧呼吸音强弱相近为止。

（5）自主呼吸不足可以适当地辅助通气,同时注意观察是否发生胃膨胀。尽可能保留自主呼吸直至开胸。开胸后给予肌松药,尽快结扎瘘管。

（6）术中手术操作压迫肺组织或胸腔心脏以及大血管,可能造成通气不足和循环剧烈波动,此时应加快呼吸频率或手控辅助通气。如果血压显著下降或氧合无法保证时,应提醒外科医师暂停操作。

（7）术后多数患儿需要继续呼吸机支持过渡,所以不应早拔管。

三、先天性肺疾病

（一）疾病特点

先天性支气管囊肿(congenital bronchial cyst)及肺囊肿(pulmonary cyst)可能位于隆突处阻塞气管,或表现为活瓣作用而使远端肺组织过度充气。若位于气管旁或肺实质内,可继发感染、肺脓肿等。先天性肺气肿最常累及左上肺,约15%的患儿合并先天性心脏病。患儿通常表现为进行性呼吸衰竭、单侧胸腔扩张、纵隔移位和对侧肺不张等。

（二）麻醉要点和注意事项

囊肿的囊腔可能与气道相通,麻醉时尽量避免囊腔进一步扩大。避免使用氧化亚氮,正压通气

压力不宜过高。可适当镇静或吸入麻醉诱导下保留自主呼吸气管插管，以减少囊腔突然增大的风险。先天性肺气肿麻醉处理原则与其类似。

四、肥厚性幽门狭窄

（一）疾病特点

肥厚性幽门狭窄（hypertrophic pyloric stenosis）通常表现为出生后2～6周内非胆汁性呕吐，男婴多见。表现为幽门肌层肥厚，在腹部中线和右上象限间可触及一橄榄形包块。幽门狭窄新生伴有呕吐，应注意是否存在电解质紊乱，如低钾低氯血症和代谢性碱中毒。液体丢失过多，则可能出现低血容量休克和代谢性酸中毒。

（二）麻醉要点和注意事项

（1）术前纠正内环境紊乱。

（2）经口或经鼻留置胃管，尽可能粗一点。麻醉诱导前吸引胃内容物。

（3）建议快速顺序诱导，避免误吸。

（4）手术结束前，外科医师常需要麻醉医师经胃管向胃内注入空气，以判断十二指肠黏膜的完整性。

（5）切口可采用长效局麻药镇痛。

第八节　普通外科手术

·

一、先天性肠闭锁和肠梗阻

（一）疾病特点

先天性十二指肠及回肠梗阻（闭锁、狭窄、胎粪性肠梗阻）常合并其他畸形。20%～30%先天性十二指肠闭锁（congenital duodenal atresia）的新生儿为唐氏综合征患儿。肠闭锁的新生儿通常是早产儿，或者合并其他畸形，如肠旋转不良、肠扭转和腹壁缺损等。十二指肠闭锁表现为出生后24～48 h内出现呕吐，含胆汁。腹部平片出现"双泡征"，即胃和十二指肠充气。近端回肠狭窄时，平片可见全腹液气平面；远端回肠梗阻时，钡餐造影可见细小的结肠。

（二）麻醉要点和注意事项

（1）纠正内环境紊乱，补充容量。

（2）诱导前留置胃管，吸引胃内容物。

（3）解剖结构正常且血流动力学稳定的可采取快速顺序诱导插管。

（4）避免使用氧化亚氮。

二、坏死性小肠结肠炎

（一）疾病特点

坏死性小肠结肠炎（necrotizing enterocolitis）常见于低体重新生儿，其原因包括短肠综合征、败血症和肠梗阻。早期表现为体温波动、喂养困难、呕吐、营养不良、血糖升高和便血等。进一步出现腹胀和严重中毒症状。患儿通常存在代谢和血液系统紊乱，如高血糖、代谢性酸中毒、肾前性氮质血症、血小板减少和凝血功能异常等。

（二）麻醉要点和注意事项

（1）术前准备　禁食，补液，纠正内环境紊乱，低压间断胃管吸引，抗感染等。

（2）备血　包括红细胞、新鲜冷冻血浆和血小板。

（3）输注血管活性药，如多巴胺，增加肾脏、胃肠道血供和心排血量。

（4）建议采用快速顺序诱导插管。

（5）避免使用氧化亚氮和高浓度吸入麻醉药。

三、先天性巨结肠

先天性巨结肠（congenital megacolon）是新生儿肠梗阻的最常见病因。巨结肠处蠕动差，出现功能性肠梗阻。肠管扩张到一定程度时可影响其血管，造成肠穿孔，进一步可发展为中毒性巨结肠综合征。首先应维持容量稳定。轻至中度肠梗阻的患儿，可采取快速顺序诱导插管或清醒气管插管。严重的容量不足的患儿，应避免深麻醉。避免使用氧化亚氮。

四、急腹症

（一）疾病特点

婴幼儿常见的急腹症除上述一些新生儿急腹症外，还包括阑尾炎、肠套叠和梅克尔憩室等。转移性右下腹痛是阑尾炎的典型症状，结合临床体征和辅助检查较易诊断。肠套叠指肠管的一部分及其附着的肠系膜一起套入邻近的肠腔内，是小儿肠梗阻的常见病因。患儿表现为阵发性哭吵、腹部绞痛、呕吐、血便、腹部有腊肠样肿块。钡剂灌肠和结肠注气X线检查可作为肠套叠早期病例的首选治疗方法。梅克尔憩室临床表现为无痛性黑便和肠梗阻。由于异位胃黏膜位于憩室处，可以引起严重的出血，甚至是低血容量性休克。

（二）麻醉要点和注意事项

（1）对于一般情况较好的阑尾炎患儿，可采用全麻联合椎管内麻醉（包括骶麻、蛛网膜下隙麻醉和硬膜外麻醉）。

（2）对于有弥漫性腹膜炎和显著脓毒血症的患者，则应选择全麻。

（3）对于有阑尾穿孔、肠套叠和梅克尔憩室的患儿，均需胃肠减压。

（4）存在内环境紊乱的患儿，应予以纠正。

（5）注意预防反流误吸的发生。

（6）术中注意体温监测和体温保护措施。

五、小儿疝

（一）疾病特点

腹股沟斜疝是由于腹膜鞘状突闭塞时发生异常，使得肠管进入未闭的鞘状管，是小儿外科的常见病。临床表现为在腹股沟部或阴囊内出现一个有蒂柄的可复性包块。活动加剧、哭闹或用力排便后增大，平卧、晨起或安静时消失。

（二）麻醉要点和注意事项

（1）一般疝囊高位结扎术和斜疝修补术时间短、切口小，可选择全麻联合髂腹下、髂腹股沟神经阻滞，或联合骶麻，可置入喉罩，术中可保留自主呼吸。局麻药可使用0.15%罗哌卡因、0.8%利多卡因。

（2）一旦腹股沟斜疝发生嵌顿，应按饱胃处理。建议快速顺序诱导，诱导前尽可能放置粗大的胃管进行胃肠减压，插管时按压环状软骨。

（3）如果采用腹腔镜修补，则应气管插管或喉罩全麻。小儿腹腔手术中气腹压力不宜过大，注意观察血流动力学和$P_{ET}CO_2$变化。

第九节　泌尿外科手术

一、隐睾和鞘膜积液

（一）疾病特点

隐睾（cryptorchidism）是指未下降的睾丸位于腹腔内、腹股沟管内或接近阴囊的外环处，发生率约占1岁男婴的0.8%。小婴儿睾丸有自行下降的可能。一般经腹股沟切口进行睾丸下降术，有时需切开阴囊进行睾丸固定。睾丸不能扪及者，可能需要探查腹股沟管、腹腔镜或剖腹探查。小儿鞘膜积液（hydrocele of tunica vaginalis）是小儿泌尿外科常见病，2岁以下婴儿的鞘膜积液一般可自行吸收，但当积液量大而无明显自行吸收者需手术治疗。

（二）麻醉要点和注意事项

（1）隐睾手术根据手术切口和手术方式选择合适的麻醉方法。如果切口位于腹股沟和阴囊处，可选择全麻联合髂腹下、髂腹股沟神经阻滞，或联合骶麻，可置入喉罩，术中可保留自主呼吸。如果需要剖腹探查或腹腔镜探查隐睾，则应气管插管或喉罩全麻，也可联合骶麻。

（2）鞘膜积液的患儿，可选择全麻联合髂腹下、髂腹股沟神经阻滞，或联合骶麻，可置入喉罩，术

中可保留自主呼吸。

二、包皮过长、包茎和隐匿阴茎

（一）疾病特点

包皮环切术是婴幼儿最常见的泌尿外科手术，用于治疗包茎或包皮过长。尿道下裂是先天性尿道口异位，位于前尿道或海绵体尿道的不同部位。隐匿阴茎指患儿阴茎体缩藏于体内，凸出外面的只有小小尖尖的包皮。尿道下裂和隐匿阴茎患儿常需阴茎整形。

（二）麻醉要点和注意事项

（1）包皮环切手术时间短，而阴茎整形时间较长，均可采用全麻联合阴茎背神经阻滞或骶麻。

（2）在联合神经阻滞或骶麻的情况下，术中可采用喉罩通气并保留自主呼吸。

三、肾母细胞瘤

（一）疾病特点

肾母细胞瘤又称Wilms瘤（nephroblastoma, Wilms tumor），是儿童时期最常见的恶性肿瘤之一，约占到小儿腹膜后肿瘤的50%。肿瘤可能侵犯到下腔静脉，术中可能发生肺栓塞。常见的症状包括腹部肿块、发热、腹痛和高血压，高血压可能是由于肿瘤压迫邻近的肾组织造成缺血坏死而引起。肿瘤最常转移到肺。

（二）麻醉要点和注意事项

（1）腹腔内巨大肿瘤可能使胃排空延迟，麻醉诱导时容易引起反流和误吸，应注意评估和预防。

（2）患儿常处于贫血状态，术前要做好输血准备。

（3）60%的患儿由于肾素分泌增加引起高血压，一些患儿可以表现为严重高血压，需要进行术前和术中的治疗。

（4）因为肿瘤可能侵犯腔静脉和肾静脉，手术当中可能发生难以制止的出血。应放置中心静脉导管，注意监测中心静脉压和有创动脉压。

（5）外科操作时可能会压迫下腔静脉，造成血压的突然下降，必要时要暂停操作。

（6）术中注意保暖，加热静脉输注的液体和血液，以防止体温明显下降。

第十节　围术期镇痛和麻醉恢复期管理

一、围术期镇痛

早在胎儿时期，痛觉途径就已存在。早产儿和新生儿也能感知疼痛。婴幼儿疼痛的识别，以及与

其他原因所致的应激反应的鉴别，一直是个难题。婴幼儿表达能力差，甚至不能表达疼痛。虽然有一些可用于婴幼儿的疼痛量表，但仍不能准确反映婴幼儿疼痛状态。常用的有脸谱量表、FLACC量表、CHEOPS量表（包括哭、面部表情、语言反应、体位、腿部动作和胳膊运动）、新生儿和早产儿疼痛评估量表（NIPS和PIPP量表）等。也可结合婴幼儿生理反应综合判断，如血压、心率和呼吸的变化、出汗等。

婴幼儿常用的镇痛药物包括NSAID类和阿片类。其中，对乙酰氨基酚可安全用于婴幼儿。经直肠给药是常用给药途径，其常用剂量为20～40 mg/kg。其他可用于小儿的NSAID类药还有酮咯酸、布洛芬和双氯芬酸。对于中重度疼痛，单独阿片类药物或联合NSAID类药物是常用方法。吗啡、芬太尼和舒芬太尼均可用于婴幼儿镇痛。常用剂量为吗啡15～20 μg/（kg·h），芬太尼0.15 μg/（kg·h）。对于小婴儿，吗啡剂量应减量，为常用剂量的1/4～1/2。

婴幼儿疼痛评估困难，给药剂量难以准确把握。应充分利用局部麻醉技术，预防术后疼痛，减少静脉药物的使用。随着超声可视化神经阻滞技术的普及，神经阻滞的并发症大大减少。例如，上肢手术可联合臂丛阻滞；下肢手术可联合骶麻或股神经、坐骨神经阻滞；下腹部、会阴部手术可联合骶麻或髂腹下/髂腹股沟神经阻滞。

在积极镇痛的同时，应注意鉴别各种婴幼儿术后躁动。禁食禁饮所致饥饿、口渴，导尿管刺激，恐惧等均是婴幼儿术后躁动的常见原因。必要时，可让家属安抚。

二、麻醉恢复期管理

由于婴幼儿气道的特殊性，术后气道梗阻发生率远比成人高。由于气道梗阻，特别是术前已存在呼吸道感染的婴幼儿，术后低氧血症也不少见。相对于成人，婴幼儿全麻恢复期间心率和血压波动较少，但仍需注意监测心率，判断心动过缓的原因并积极处理。婴幼儿不能表达恶心感觉，但仍需像成人一样，预防术后恶心呕吐的发生。麻醉恢复期需对体温丧失过多或低体温的婴幼儿特别是小婴儿进行积极保温。婴幼儿苏醒期躁动发生率较高，包括上面所提到的疼痛、体腔管道刺激、恐惧焦虑等原因，其他还包括内环境紊乱、缺氧和二氧化碳蓄积等。

婴幼儿离开恢复室的标准可参考改良Aldrete评分（9分以上）分和Steward评分（4分以上）。离开恢复室至少符合以下标准：患儿清醒；呼吸道通畅、保护性反射存在；SpO_2维持在95%以上或术前水平；没有低体温；疼痛和恶心呕吐得到控制；没有活动性出血；生命体征平稳。

（袁开明　李　军）

参考文献

［1］　Davis P J, Cladis F P, Motoyama E K. Smith's Anesthesia for Infants and Children. 8th ed. Philadelphia: Mosby, 2011.

［2］　Miller R D, Cohen N H, Eriksson L I. Miller's Anesthesia. 8th ed. Philadelphia: Elsevier Saunders, 2015.

［3］　陈煜，连庆泉.当代小儿麻醉学.北京：人民卫生出版社，2011.

［4］　连庆泉，张马忠.小儿麻醉手册：2版.上海：世界图书出版公司，2017.

［5］　Litman R S, Weissend E E, Shibata D, et al. Developmental changes of laryngeal dimensions in unparalyzed, sedated children. Anesthesiology, 2003, 98(1): 41-45.

［ 6 ］ Dalal P G, Murray D, Messner A H, et al. Pediatric laryngeal dimensions: an age-based analysis. Anes Analg, 2009, 108(5): 1475－1479.

［ 7 ］ Adams F H, Emmanouilides G C. Moss and Adams' heart disease in infants, children, and adolescents. 3rd ed. Baltimore: Williams & Wilkins, 1983.

［ 8 ］ National High Blood Pressure Education Program Working Group on High Blood Pressure in Children and Adolescents. The fourth report on the diagnosis, evaluation, and treatment of high blood pressure in children and adolescents. Pediatrics, 2004, 114(2 Suppl 4th Report): 555－576.

［ 9 ］ Versmold H T, Kitterman J A, Phibbs R H, et al. Aortic blood pressure during the first 12 hours of life in infants with birth weight 610 to 4,220 grams. Pediatrics, 1981, 67(5): 607－613.

［ 10 ］ Davidson A J, Disma N, de Graaff J C, et al. Neurodevelopmental outcome at 2 years of age after general anaesthesia and awake-regional anaesthesia in infancy (GAS): an international multicentre, randomised controlled trial. Lancet, 2016, 387(10015): 239－250.

［ 11 ］ Sun L S, Li G, Miller T L, et al. Association between a single general anesthesia exposure before age 36 months and neurocognitive outcomes in later childhood. JAMA, 2016, 315(21): 2312－2320.

［ 12 ］ Miller T L, Park R, Sun L S. Report on the fifth PANDA symposium on "Anesthesia and Neurodevelopment in Children". J Neurosurg Anesthesiol, 2016, 28(4): 350－355.

［ 13 ］ Victor C B, Jennifer E O.麻醉相关的小儿遗传和代谢性疾病综合征：2 版.连庆泉,主译.北京：人民卫生出版社, 2014.

［ 14 ］ Jun J H, Kim K N, Kim J Y, et al. The effects of intranasal dexmedetomidine premedication in children: a systematic review and meta-analysis. Can J Anaesth, 2017, 64(9): 947－961.

［ 15 ］ 邓小明,姚尚龙,于布为.现代麻醉学：4 版.北京：人民卫生出版社,2014.

［ 16 ］ Houck C S, Vinson A E. Anaesthetic considerations for surgery in newborns. Arch Dis Child Fetal Neonatal Ed, 2017, 102(4): F359－F363.

［ 17 ］ Martin L D, Jimenez N, Lynn A M. A review of perioperative anesthesia and analgesia for infants: updates and trends to watch. F1000Res, 2017, 6: 120.

［ 18 ］ Ahuja S, Cohen B, Hinkelbein J, et al. Practical anesthetic considerations in patients undergoing tracheobronchial surgeries: a clinical review of current literature. J Thorac Dis, 2016, 8(11): 3431－3441.

［ 19 ］ Nichols J H, Nasr V G. Sternal malformations and anesthetic management. Paediatr Anaesth, 2017, 27(11): 1084－1090.

［ 20 ］ Jöhr M. Regional anaesthesia in neonates, infants and children: an educational review. Eur J Anaesthesiol, 2015, 32(5): 289－297.

第69章
肿瘤患者与麻醉

肿瘤正以前所未有的速度影响着人类的健康,各种新的治疗方法及理念应运而生,然而在临床实践中,手术切除依然是治疗肿瘤最主要的方法,尤其是实体肿瘤,而如影随形的麻醉方法、麻醉药物及围术期管理对肿瘤生物学特性的影响已越来越得到国内外研究者的印证,并成为新的关注方向,为此本章将就肿瘤患者麻醉相关问题做一简述。

第一节　肿瘤的概述

一、肿瘤的概述

肿瘤(tumor)是机体在各种致癌因素作用下,局部组织的某一个细胞在基因水平上失去对其生长的正常调控,导致其克隆性异常增生而形成的新生物,因为这种新生物多呈占位性块状突起,也称赘生物(neoplasm)。一般认为,肿瘤细胞是单克隆性的,即一个肿瘤中的所有瘤细胞均是一个突变的细胞的后代。肿瘤的肉眼观形态多种多样,并可在一定程度上反映肿瘤的良恶性。一般将肿瘤分为良性和恶性两大类。良性肿瘤细胞的异型性不明显,一般与其来源组织相似。恶性肿瘤常具有明显的异型性,所有的恶性肿瘤总称为癌症(cancer)。

二、肿瘤的流行病学

2017年2月,国家癌症中心发布了中国最新癌症报告。这份汇总了全国347家癌症登记点的报告显示:在中国,每年新发癌症病例达429万,也就是说全国每日约1万人确诊癌症,每1 min约7人确诊患癌。若中国人均预期寿命是85岁,那么每个人的累计患癌风险高达36%。在世界范围内,大约22%的新增癌症病例和27%的癌症死亡发生在中国。

依据另一份重量级报道《2015年中国癌症统计数据》,死亡率排前列的癌症主要是肺癌和消化系统癌症。我国肺癌的发病率和死亡率都是最高的,已与发达国家水平相当。同时消化道癌症是我国居民发病和死亡的主要负担。前列腺癌随城市化发展程度逐渐上升,大城市男性应提高警惕。另外,甲状腺癌发病率上升趋势快,需格外引起重视。

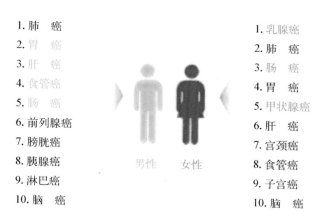

1. 肺 癌

1. 乳腺癌

2. 胃 癌

2. 肺 癌

3. 肝 癌

3. 肠 癌

4. 食管癌

4. 胃 癌

5. 肠 癌

5. 甲状腺癌

6. 前列腺癌

6. 肝 癌

7. 膀胱癌

7. 宫颈癌

8. 胰腺癌

8. 食管癌

9. 淋巴癌

9. 子宫癌

10. 脑 癌

10. 脑 癌

图69-1 城市地区前10位癌症

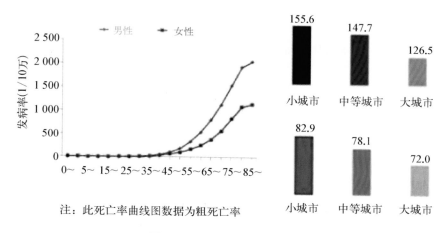

注：此死亡率曲线图数据为粗死亡率

图69-2 城市地区癌症死亡率

男性中最普遍的5种癌症依次为肺癌、胃癌、食管癌、肝癌、结直肠癌，这些占到所有癌症病例的2/3；女性中最普遍的5种癌症依次为乳腺癌、肺癌、胃癌、结直肠癌、食管癌（图69-1），这些占到所有癌症病例的60%。其中乳腺癌占到所有女性癌症的15%。男性和女性死亡率最高的癌症均为肺癌、胃癌、肝癌、食管癌、结直肠癌，占到了所有癌症死亡率的3/4。

对于所有的癌症，男性的发病率较为稳定，女性有显著上升（图69-2）。与此相反，两性的死亡率都有显著下降。尽管这个趋势令人高兴，但实际上在此期间癌症的死亡人数增加了，增加了73.8%，从2000年的51 090人到2011年的88 800人，这主要是由于人口增加和老龄化。

第二节 肿瘤患者的术前评估

对于实体肿瘤，外科手术是目前最主要的治疗手段之一。术前精细化麻醉评估，是保障肿瘤手术安全进行和提供舒适化麻醉的基础。肿瘤患者的术前评估除了患者病史、体格检查、心肺情况、血液学检测、肝肾功能检测及相关的影像学检查等，以判断患者身体的基本状况，有无基础病，对各类手术的耐受程度之外，还需注意如下几方面。

一、肿瘤患者营养代谢与评估

（一）肿瘤患者营养代谢普遍存在异常

临床研究发现，恶性肿瘤患者属于发生营养不良的高危人群。肿瘤患者发生营养不良的原因在于体内营养代谢异常，主要表现为碳水化合物、蛋白质及脂肪等三大物质代谢的异常改变。

肿瘤组织主要依靠碳水化合物获得能量，首先是葡萄糖的利用率上升，乳酸生成增加。正常人乳酸循环占葡萄糖转换的20%，而肿瘤患者乳酸循环可增加到50%，占乳酸总量的60%，最终导致碳水化合物大量丢失。

肿瘤组织大量消耗宿主的蛋白组织，合成肿瘤自身蛋白，与机体竞争循环中的谷氨酰胺。晚期肿瘤患者发生恶病质的主要原因是骨骼肌内源性氮丢失导致蛋白质代谢改变，继而炎性介质产生导致机体营养不良发生。

肿瘤细胞缺少利用脂肪酸的酶，不能很好地利用游离脂肪酸。不过，晚期肿瘤患者往往进入恶病质状态，脂肪组织亦消耗殆尽。肿瘤患者脂肪代谢异常改变与某些细胞因子和代谢因子有关。

（二）营养风险筛查与营养状况评估

营养风险的筛查就相当于机场安检门进行一般性的筛选，而营养状况的评定类似于个体化的进一步扫查。

营养状况评估旨在早期发现营养不良及营养风险并给予积极的营养支持治疗。临床医师、护士及营养师通过询问病史、体重变化、进食、不良症状等情况进行营养风险筛查，判断患者是否存在营养不良及其营养状态，重视肿瘤患者的体重下降因素及进食量的变化，积极地寻找原因，针对不同的情况制订合理的营养膳食、开展营养支持治疗。

目前，可用于肿瘤患者营养状态评估的方法有多种，最常用的方法是患者体重的动态测定，简便易行。一般认为，如果在3个月内体重下降超过平常5%，6个月内下降超过10%，即可认定存在有营养不良。较为精确地营养评估及营养不良诊断，需通过测定血清蛋白质浓度、外周血淋巴细胞计数等方法。白蛋白、前白蛋白的半衰期为18天，转铁蛋白的半衰期为8～9天，而视黄醇结合蛋白半衰期仅12 min，均可作为评估营养不良的指标。

患者主观整体评估（scored patient-generated subjective global assessment, PG-SGA）（表69-1）是一种有效的肿瘤患者特异性营养状况评估工具。美国营养师协会、中国抗癌协会肿瘤营养与支持治疗专业委员会均强力推荐临床应用。国人常见恶性肿瘤营养状况与临床结局相关性研究项目计划调查50 000例常见恶性肿瘤患者的营养状况，研究结果将对国内肿瘤临床营养起到推动和指导作用。

1. PG-SGA评分工作表

表69-1　PG-SGA评分工作表

工作表1　体重丢失的评分

1个月内体重丢失	分　　数	6月内体重丢失
10%或更大	4	20%或更大
5%～9.9%	3	10%～19.9%

（续表）

1个月内体重丢失	分　数	6月内体重丢失
3%～4.9%	2	6%～9.9%
2%～2.9%	1	2%～5.9%
0～1.9%	0	0～1.9%

评分使用1个月的体重数据，若无此数据则使用6个月的体重数据。使用以下分数积分，若过去2周内有体重丢失则额外增加1分。

评分（Box 1）

工作表2　疾病和年龄的评分标准

分　类	分　数	分　类	分　数
癌症	1	压疮、开放性伤口或瘘	1
艾滋病	1	创伤	1
肺性或心脏恶病质	1	年龄≥65岁	1

评分（Box 2）

工作表3　代谢应激状态的评分

应　激　状　态	无（0）	轻度（1）	中度（2）	高度（3）
发热	无	37.2～38.3℃	38.3～38.8℃	≥38.8℃
发热持续时间	无	<72 h	72 h	>72 h
糖皮质激素用量（泼尼松/d）	无	<10 mg	10～30 mg	≥30 mg

评分（Box 3）

工作表4　体格检查

		无消耗：0	轻度消耗：1+	中度消耗：2+	重度消耗：3+
脂　肪	眼窝脂肪垫	0	1+	2+	3+
	三头肌皮褶厚度	0	1+	2+	3+
	肋下脂肪	0	1+	2+	3+
肌　肉	颞肌	0	1+	2+	3+
	肩背部	0	1+	2+	3+
	胸腹部	0	1+	2+	3+
	四肢	0	1+	2+	3+
体　液	踝部水肿	0	1+	2+	3+
	骶部水肿	0	1+	2+	3+
	腹水	0	1+	2+	3+
总体消耗的主观评估		0	1	2	3

评分（Box 4）

工作表5　PG-SGA整体评估分级

	A级营养良好	B级中度或可疑营养不良	C级严重营养不良
体重	无丢失或近期增加	1个月内丢失5%（或6个月10%）或不稳定或不增加	1个月内＞5%（或6个月＞10%）或不稳定或不增加
营养摄入	无不足或近期明显改善	确切的摄入减少	严重摄入不足
营养相关的症状	无或近期明显改善	存在营养相关的症状	存在营养相关的症状
	摄入充分	Box 3	Box 3
功能	无不足或近期明显改善	中度功能减退或近期加重 Box 4	严重功能减退或近期明显加重 Box 4
体格检查	无消耗或慢性消耗但近期有临床改善	轻至中度皮下脂肪和肌肉消耗	明显营养不良体征，如严重的皮下组织消耗、水肿

2. PG-SGA病史问卷（表69-2）

表69-2　PG-SGA病史问卷

PG-SGA设计中的Box 1～4由患者来完成，其中Box 1和Box 3的积分为每项得分的累加，Box 2和4的积分基于患者核查所得的最高分。

1. 体重（见工作表1）

我现在的体重是＿＿＿＿＿＿＿千克

我的身高是＿＿＿＿＿＿＿米

1个月前我的体重是＿＿＿＿＿＿＿千克

6个月前我的体重是＿＿＿＿＿＿＿千克

最近2周内我的体重：

☐ 下降（1）　　☐ 无改变（0）　　☐ 增加（0）

Box 1评分：＿＿＿＿＿＿＿

2. 膳食摄入（饭量）

与我的正常饮食相比，上个月的饭量：

☐ 无改变（0）
☐ 大于平常（0）
☐ 小于平常（1）

我现在进食：

☐ 普食但少于正常饭量（1）
☐ 固体食物很少（2）
☐ 流食（3）
☐ 仅为营养添加剂（4）
☐ 各种食物都很少（5）
☐ 仅依赖管饲或静脉营养（6）

Box 2评分：＿＿＿＿＿＿＿

3. 症状

最近2周我存在以下问题影响我的饭量：

☐ 没有饮食问题（0）
☐ 无食欲，不想吃饭（3）
☐ 恶心（1）　　　　☐ 呕吐（3）
☐ 便秘（1）　　　　☐ 腹泻（3）
☐ 口腔疼痛（2）　　☐ 口腔干燥（1）
☐ 味觉异常或无（1）☐ 食物气味干扰（1）
☐ 吞咽障碍（2）　　☐ 早饱（1）
☐ 疼痛；部位？（3）＿＿＿＿＿
☐ 其他**（1）
　　**例如：情绪低落，金钱或牙齿问题

Box 3评分：＿＿＿＿＿＿＿

4. 活动和功能

上个月我的总体活动情况是：

☐ 正常，无限制（0）
☐ 与平常相比稍差，但尚能正常活动（1）
☐ 多数事情不能胜任，但卧床或坐着的时间不超过12 h（2）
☐ 活动很少，一天多数时间卧床或坐着（3）
☐ 卧床不起，很少下床（3）

Box 4评分：＿＿＿＿＿＿＿

Box 1～4的合计评分（A）：＿＿＿＿＿＿＿

5. 疾病及其与营养需求的关系（见工作表2）
　　所有相关诊断（详细说明）：
　　原发疾病分期：Ⅰ Ⅱ Ⅲ Ⅳ 其他
　　年龄

　　　　　　　　　　　　　　　　　　　　　　　　　　　评分（*B*）：＿＿＿＿＿＿＿

6. 代谢需要量（见工作表3）

　　　　　　　　　　　　　　　　　　　　　　　　　　　评分（*C*）：＿＿＿＿＿＿＿

7. 体格检查（见工作表4）

　　　　　　　　　　　　　　　　　　　　　　　　　　　评分（*D*）：＿＿＿＿＿＿＿

总体评量（见工作表2）
A级　营养良好
B级　中度或可疑营养不良
C级　严重营养不良

PG-SGA 总评分

　　评分 *A*+*B*+*C*+*D*

患者姓名：　　　年龄：　　　住院号：　　　临床医师签名　　　记录日期：

营养支持的推荐方案
根据PG-SGA总评分确定相应的营养干预措施，其中包括对患者及家属的教育指导、针对症状的治疗手段如药物干预、恰当的营养支持。
0～1　此时无须干预，常规定期进行营养状况评分
2～3　有营养师、护士或临床医师对患者及家属的教育指导，并针对症状和实验室检查进行恰当的药物干预
4～8　需要营养干预及针对症状的治疗手段
≥9　迫切需要改善症状的治疗措施和恰当的营养支持

二、术前新辅助治疗患者的麻醉评估注意事项

　　新辅助治疗（neoadjuvant therapy）是指术前采用的一些治疗方法，包括新辅助放疗和化疗。放射治疗对肿瘤的杀伤作用包括对肿瘤细胞核中DNA链的直接裂解作用和产生氧自由基的间接杀伤作用，其中氧自由基的杀伤作用依赖于照射区域组织的氧合情况。肿瘤手术后由于手术部位纤维瘢痕组织形成，局部氧合欠佳，直接影响到放疗疗效；加之手术的影响，手术部位周围组织可以粘连、固定于手术部位，反复的放疗可以加重放射性炎症，甚至造成脏器穿孔、内瘘等严重并发症。而术前放疗则可以完全避免上述情况的发生，提高疗效，降低并发症发生率。新辅助化疗是指在实施局部治疗方法（如手术或放疗）前所做的全身化疗，目的是使肿块缩小、及早杀灭看不见的转移细胞，以利于后续的手术、放疗等治疗。德国Sauer等对402例Ⅱ期和Ⅲ期直肠癌病例进行的随机前瞻研究显示，术前放化疗组的术后局部复发率为8%，较对照组的13%明显降低。因此，目前肿瘤患者术前新辅助放化疗治疗日趋常见。

　　对于新辅助治疗患者，麻醉评估应了解患者接受放疗或化疗的时间及剂量和心、肺、肝功能以及造血功能等，并注意患者有无贫血、白细胞缺乏、血小板减少和凝血功能情况。其次应了解患者使用

的化疗药,术中注意减少或者避免某些麻醉药与抗癌药间可能发生的相互作用。例如丙卡巴肼有强化巴比妥类、吩噻嗪类的中枢作用,同时抑制单胺氧化酶,致使术中应用麻黄碱时可使血压骤升;环磷酰胺可使琥珀胆碱作用延长;硫唑膘呤使筒箭毒碱作用减弱;烷化类因抑制胆碱的摄取而强化神经肌阻滞。新辅助治疗患者可能存在有放射脊髓病或凝血障碍,该类患者术中应避免椎管内麻醉,可使用神经阻滞麻醉。选用全麻要注意心肺功能的维护。肝功能有损害者应用经肝代谢的麻醉药和镇痛药用量宜小。凝血障碍者术野渗血增多,需严密观测血小板变化,必要时监测血栓弹力图,采用成分输血补充血小板。新辅助治疗患者免疫功能可能降低,感染机会增加,故各种麻醉操作及所用器械均应特别注重消毒及无菌技术。术中应酌情应用皮质激素和抗生素。有放疗或化疗性肺炎者,尽量不用高浓度氧。

三、肿瘤的评估

手术治疗肿瘤时,术前不但要准确评价手术的可切除性,还要评价手术的器官及其全身对手术、麻醉的耐受性。

从解剖学角度分析:① 周围大血管浸润的情况,包括浸润的位置、程度、类型、性质、数目、血管腔内容物性质等;② 淋巴结浸润的情况包括站别、范围;③ 周围器官浸润的情况以及有无远处转移器官等。上述因素决定了肿瘤手术的范围,有助于我们更好地选择麻醉方式。

术前应对患者进行认真的诊断性评估,尤其是对于巨大、侵犯周边血管和神经或压迫气管的肿瘤。即便是对于没有症状的患者也要认真评估,以决定病变的范围。大多数患者术前需要扫描来显示病变的范围和位置,三维重建有利于判断肿瘤和周边组织关系以及手术方案的完善。麻醉医师术前应该评价气道受压的程度,血管的结构有没有改变、是否有肿瘤的侵犯或者癌栓形成。气管受压的程度是预测麻醉中是否会遇到困难气道的可靠因素。有研究发现所有在麻醉诱导或清醒时出现完全或接近完全气道梗阻的患者,术前CT检查气管横断面积下降均大于50%。比如头颈部肿瘤虽然手术范围不太广泛,但因毗邻气管、颈部大血管和神经,故应根据疾病的病理生理特点,充分做好术前评估和准备,尤其是评估肿瘤和气管的关系。

对于胸部肿瘤麻醉评估需要注意上腔静脉综合征。上腔静脉综合征在肺癌患者的发生率是6%～7%。其他可能导致上腔静脉综合征的原因有支气管癌、恶性淋巴瘤和一些良性肿瘤,如多结节甲状腺肿、纵隔肉芽肿、特发性纵隔纤维化和静脉导管造成的上腔静脉血栓。上腔静脉梗阻导致头部和上肢静脉回流障碍。患有上腔静脉综合征的患者,可因为肿瘤水肿或外科操作引起急性喉痉挛、支气管痉挛和气道水肿,导致气道危象的风险增加。体位变化(平卧位和头低位)和静脉输液,尤其是上肢静脉输液可以加剧静脉怒张的程度和静脉梗阻症状。所有静脉通路都应该放在下肢,留置动脉导管用以监测血气和动脉血压。静脉充血增大了气道并发症、出血和低血压等意外发生的风险。对患者的术前评估应该包括对气道风险的认真评估。口咽、喉以及气管的水肿比外部的水肿和面颈部的水肿危害更大。静脉充血和肿瘤可能累及喉返神经,或从外部压迫气道。这些患者应该与纵隔肿瘤患者同样对待。术前药物只用止涎剂,患者运送过程中保持半坐位,以降低气道水肿,促进静脉回流。如果存在严重气道水肿,应该半坐位诱导,也许需要光纤支气管镜的辅助建立气道。术中肌松剂的使用可能会因为副肿瘤性肌无力综合征而比较复杂。许多此类患者术后依然带管,直到

气道和咽喉部水肿消失。

第三节　肿瘤患者麻醉选择的考量

围术期的特征是产生循环的肿瘤细胞和残留微小病灶,这可能导致肿瘤复发。理论上,围术期内环境稳态的最佳状态应该是最大限度地提高患者免疫系统来对抗肿瘤细胞。围术期麻醉管理在确定某种方式和类型的癌症手术中可能更有利。

一、肿瘤患者免疫系统的调节机制

完整的机体免疫系统可通过细胞免疫机制识别并靶向杀伤突变细胞,使突变细胞在未形成肿瘤之前即被清除,从而维持机体稳态。人体免疫系统防止肿瘤抗原产生和肿瘤生长的机制分为三个阶段:清除、相持及逃逸。免疫细胞中,自然杀伤细胞(natural killer cell, NK cell)、CD4$^+$Th1细胞、CD8$^+$细胞毒性T细胞(cytotoxic T-lymphocyte, CTL)是主要的抗肿瘤免疫效应细胞,而Th2细胞、肿瘤相关巨噬细胞(tumor-associated macrophage, TAM)、髓系来源免疫抑制细胞(myeloid-derived suppressor cell, MDSC)、调节性T细胞(regulatory T cell, Treg cell)可促进肿瘤生长。此外,促炎细胞因子、儿茶酚胺、前列腺素及信号转导和转录活化因子3(signal transducer and activator of transcription 3, STAT3)、丝裂原活化蛋白激酶(mitogen-activated protein kinase, MAPK)、核因子κB(nuclear factor-κB, NF-κB)等信号传导通路也与术后肿瘤转移复发有关。

NK细胞是主要的抗肿瘤细胞,NK细胞活性与肿瘤的发展和转移呈负相关。CTL可通过表面的T细胞受体(T cell receptor, TCR)特异性地识别并结合靶细胞表面呈递的Ⅰ类主要组织相容性复合体(major histocompatibility complex, MHC)分子−抗原多肽复合物,杀伤靶细胞。因此,CTL抗肿瘤作用受限于肿瘤细胞表面MHC Ⅰ类分子的表达。CD4$^+$T细胞可根据微环境的不同分化为Th1、Th2、Th17和Treg细胞。Th1细胞分泌白细胞介素(interleukin, IL)−2、IL−12、干扰素−γ,激活抗原呈递细胞,增强CTL及NK细胞的活性。Th2细胞分泌IL−4、IL−10,主要调节体液免疫反应,并可诱导Th17、Treg细胞、TAM及MDSC的产生,上述细胞可通过抑制CTL和NK细胞的活性促进肿瘤生长及转移。

二、手术对肿瘤患者免疫功能的影响

手术主要通过激活交感神经系统和下丘脑−垂体−肾上腺皮质轴(hypothalamic-pituitary-adrenal axis, HPA axis)影响机体免疫功能。交感神经系统兴奋,释放儿茶酚胺,可与T细胞、NK细胞及巨噬细胞表面的β$_2$受体结合,增加细胞内环腺苷酸(cAMP)水平,抑制NK细胞的活性,使Th1/Th2平衡向Th2方向转移。HPA轴激活后,糖皮质激素水平增加,与术后免疫抑制程度呈正相关。动物实验表明,术前应用糖皮质激素受体拮抗剂或切除肾上腺能减少术后T细胞凋亡及肿瘤转移,减轻糖皮质激素对巨噬细胞活性的抑制。

三、麻醉对肿瘤患者免疫功能的影响

（一）麻醉药物对肿瘤患者免疫功能的影响

大量研究结果表明，麻醉药物对肿瘤的发生、发展、转归存在影响。现有证据表明，人体免疫细胞可表达麻醉药物作用的受体，如γ-氨基丁酸（GABA）受体、N-甲基-D-天冬氨酸（NMDA）受体及阿片受体等。受体主要集中表达于麻醉药发挥麻醉作用的脑、脊髓及中枢神经系统所在区域。在临床应用麻醉药如静脉麻醉药物、吸入麻醉药物及阿片类药物时，这些药物除产生镇静镇痛、催眠及麻醉作用外，还与免疫细胞上存在的其相对应的受体结合、发挥作用，这势必会引起免疫细胞的结构和功能改变，影响到由免疫细胞构成的免疫系统功能（也包括肿瘤免疫），并影响到肿瘤免疫中著名学说——免疫编辑学说的每一个环节：清除阶段（elimination）、平衡阶段（equilibrium）和逃逸阶段（escape），即"肿瘤免疫编辑3个E"。既然影响到肿瘤免疫编辑的三个环节（图69-3），就会对肿瘤的发生、发展以及患者的预后和转归产生影响。

另一方面，肿瘤细胞具有十大生物学特征，这十大特征在不同的肿瘤、不同的个体及不同的病程阶段表现各有侧重，这也是造成肿瘤这种疾病一直无法被人类完全攻克的原因之一。国内外学者大量的基础研究结果表明，静脉麻醉药物、吸入麻醉药物、阿片类药物、局部麻醉药乃至非甾体抗炎药（NSAIDs）等都可影响肿瘤的十大生物学特征。

在临床麻醉实践中，无论多么精准的麻醉管理及高超的麻醉技术都无法避免手术创伤带来的应激反应和炎症反应，而炎症反应与人体的免疫系统密切相关，炎症反应程度的变化必然也会影响到免疫细胞的功能，而免疫细胞功能的改变必将引起肿瘤患者转归和预后的改变。一项于2015年发

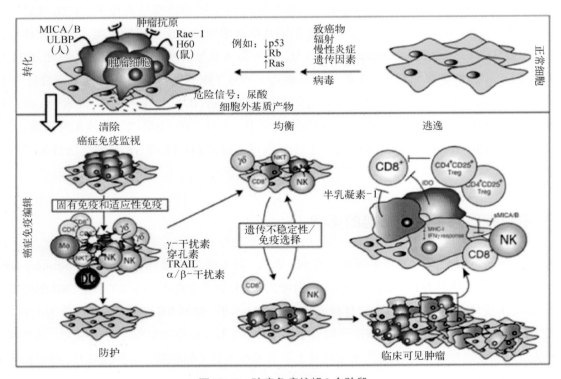

图69-3　肿瘤免疫编辑3个阶段

表在《自然》杂志的文章强调了围术期管理的重要性，特别是肿瘤患者围术期管理的重要性，文章强调，围术期管理不仅可以改善肿瘤患者的预后，而且能够改善肿瘤患者的长期预后。这也是近年来为何麻醉与肿瘤的相关研究成为国内外前沿热点的缘由之一。下面将介绍常见麻醉药物对肿瘤患者的作用。

1. 静脉麻醉药

丙泊酚可抑制中性粒细胞、单核细胞和巨噬细胞的功能，但对 NK 细胞及淋巴细胞的功能无影响，这可能与丙泊酚的脂质载体有关。临床剂量的丙泊酚通过调节 Rho A、MAPK 信号通路、细胞内转录因子 Slug 抑制癌细胞的侵犯和转移，增强癌细胞对化疗药物的敏感性；丙泊酚能够抑制肿瘤生长，增强 CTL 细胞抗肿瘤活性。丙泊酚-DHA、丙泊酚-EPA 能够抑制乳腺癌细胞黏附（黏附率降低 15%～30%）和转移（转移率降低约 50%），并能够诱导癌细胞凋亡（凋亡率约为 40%）。

依托咪酯是咪唑羧酸酯类衍生物，起效快，特别适用于老年、心血管疾病、危重休克患者的麻醉诱导。在体外试验中，较高剂量依托咪酯可以降低巨噬细胞的活性。依托咪酯通过激活 PI3K/Akt 信号通路和诱导上皮细胞间质转型（EMT）促进了肠癌细胞转移进程。

氯胺酮可以通过抑制 RAGE/TLR9-NF-κB 通路来减少炎症细胞和炎症介质的产生，如肿瘤坏死因子-α、IL-6、高迁移率族蛋白 b1 等。另外，氯胺酮可呈剂量依赖性增加 $CD4^+/CD8^+$ 比值和 Treg 细胞比值，从而抑制胃癌患者的免疫功能。然而，还有一项研究表明，亚麻醉剂量的氯胺酮可以诱导活性依赖神经保护因子（ADNP）表达，能抑制肿瘤生长，并延长荷瘤动物的生存时间；而在人类结肠癌患者中，ADNP 作为肿瘤抑制基因和良好的预后标记物，或可作为一种治疗方法，改善结肠癌患者的预后。非甾体抗炎药（NSAID）抑制环氧化酶（COX）有利于抗肿瘤免疫，理论上对肿瘤患者有益；一项前瞻性研究分析发现，预防性使用阿司匹林、非甾体抗炎药、选择性 COX-2 抑制剂可以降低乳腺癌的复发率。

右美托咪定作为一种新型 α_2 肾上腺素受体激动剂，不仅可以降低老年患者非心脏手术术后谵妄、高血压、心动过速、低氧血症的发生率，还可以通过激活 α_2 肾上腺素受体/ERK 信号通路降低乳腺癌细胞的增殖、迁移、侵袭能力。最近一项临床研究证实，静脉全麻复合应用右美托咪定可以抑制手术引起的应激反应，其降低应激反应的程度同全麻复合硬膜外麻醉相近。

2. 阿片类药物

阿片类药物在临床治疗中有着非常广泛的应用，尤其在围术期。一方面，吗啡可不依赖于内皮细胞作用于血小板源性生长因子（PDGF）-BB，并通过自分泌系统作用于 PDGF-β 受体，使 c-Src 酶磷酸化并作用于血管内皮生长因子（VEGF）受体，导致血管生成增加。同时也有研究者发现，对乳腺癌细胞，吗啡在临床治疗浓度下一方面通过诱导肥大细胞脱颗粒，释放促血管生成激酶，促进血管生成；另一方面作用于乳腺癌细胞，可以增强乳腺癌中 COX-2 的表达和前列腺素 E_2（PGE_2）的合成，PGE_2 可以进一步诱导 VEGF 的表达，从而促进血管形成。另外，有研究团队发现，高浓度吗啡可以减少肺癌细胞表达 VEGF，并减少 VEGF 引起的免疫细胞浸润。此外，一些研究表明，吗啡可能通过增强 CTL 细胞活性、激活 μ 受体、抑制 NF-κB 信号通路减少肿瘤细胞播散。纳呋拉啡通过激活 κ 受体，减少内皮细胞表达 VEGF 受体。合成阿片类药物对免疫功能影响较小，芬太尼、瑞芬太尼、阿芬太尼对中性粒细胞呼吸爆发功能无影响。虽然动物实验表明，大剂量芬太尼可抑制 NK 细胞的细胞毒性作用，促进肿瘤播散及转移，但在健康志愿者研究中，芬太尼能增强 NK 细胞活性，增加外周血 NK 细胞、

CD8$^+$细胞比例。

既然免疫细胞表面表达阿片类受体以及TLR-4受体,阿片类药物可以直接作用于免疫细胞。阿片类药物也可以通过中枢神经系统发挥免疫抑制作用。单次注射阿片类药物可以激活导水管周围灰质(PAG)并进一步激活交感神经系统。交感神经系统支配一些淋巴器官,如脾脏,可以促进其释放具有抑制脾脏淋巴细胞增殖和自然杀伤(NK)细胞毒性的生物胺。此外,长期使用阿片类药物增加了下丘脑-垂体-肾上腺皮质(HPA)轴的活性以及糖皮质激素的产生,可以降低NK细胞活性。吗啡也可以激活伏隔核(NAS)中的多巴胺D1受体,增加神经肽Y的释放,从而抑制NK细胞活性。

当然,围绕这一问题开展的不同研究还存在很多争议。一项于2017年发表的研究表明,在体外试验中,同一种阿片类药物,低浓度时对肿瘤生长有促进作用,随着药物浓度升高则会产生抑制作用,正是这种争论和研究结果的不一,进一步激发了人们研究的热情。

3. 局麻药

局麻药的作用机制主要通过阻滞细胞膜上的钠离子通道,使可兴奋的细胞不能发生去极化,暂时阻断神经冲动的产生和传导。电压门控钠通道在多种肿瘤细胞中高表达,其中包括乳腺癌、肺癌、前列腺癌、宫颈癌、卵巢癌、结肠癌及黑色素瘤等。肿瘤细胞内钠离子浓度增高,容易发生去极化,局麻药作为电压门控钠通道阻滞剂可抑制内分泌耐药乳腺癌细胞的侵袭。多药耐药(MDR)的存在,是肿瘤化疗失败的主要原因。多药耐药的主要机制是P-糖蛋白(P-gp)的过度表达。最近的研究表明,局部麻醉药不仅可以抑制传统的钠离子通道还可以作用于其他受体,还可以抑制癌细胞的增殖,通过对P-gp的抑制可以逆转MDR。例如,利多卡因可抑制ABCB1编码的P-gp的表达从而使MDR逆转。另外,局部麻醉药可以通过调节肿瘤坏死因子/Akt信号通路、肿瘤坏死因子/Src通路、表皮生长因子受体、Wnt信号通路和RASSF1A/MDM2/p53通路影响P-gp的功能。这意味着局部麻醉药在逆转肿瘤MDR时可能存在作用。利多卡因可以抑制受体电位离子通道亚家族成员6(V基因,TRPV6)的表达,TRPV6表达下调抑制了乳腺癌、前列腺癌等癌细胞的侵袭和转移。对于TRPV6基因表达的肿瘤患者,在临床中使用局部麻醉药可能会带来益处。一项体外实验发现,使用布比卡因可以通过影响裂解半胱天冬酶和GSK-3β3, 8, 9、pGSK-3βtyr216及pGSK-3βser9等凋亡相关蛋白的表达,诱导卵巢癌、前列腺癌细胞的凋亡。此外,局麻药物对肿瘤细胞的毒性机制还包括激活p38-MAPK信号通路和Wnt抑制因子-1信号通路,抑制炎症性Src、NAD+、糖酵解和肝素结合性表皮生长(HB-EGF)等信号通路。

4. 吸入麻醉药

一项于2016年发表在 *Anesthesiology* 的临床回顾性文章共纳入了10 000多例患者,研究者发现,与其他全身麻醉药物相比,吸入麻醉药物对肿瘤的影响更大,这一结论引起麻醉学界对肿瘤患者如何选择麻醉药物的思考。

目前普遍观点认为,吸入麻醉药物可以抑制NK细胞和T细胞免疫功能,其效应呈剂量和时间依赖性。体外实验表明,吸入麻醉药物不仅可以破坏人外周血淋巴细胞的DNA,而且还可以上调低氧诱导因子(HIFs)的表达。HIFs的表达上调会刺激Treg细胞的分化和增殖,通过增加白介素(IL-10)表达,抑制NK细胞和CTL细胞的作用,与肿瘤的恶性进程有关。吸入麻醉药不仅可引起外周循环中NK细胞数量减少,而且还可通过上调HIF-1的方式抑制IFN诱导的NK细胞毒性反应效应;体

外研究还发现，七氟烷和异氟烷可以降低受NK敏感型肿瘤细胞刺激的外周血单核细胞内IL-1β和TNF-α的释放。对于T细胞来说，吸入麻醉药可以上调HIF-1因子的表达，促使T细胞分化向Th2型漂移，并刺激Treg细胞的分化和增殖，通过增加IL-10表达抑制NK细胞和CTL细胞的作用，导致机体的肿瘤免疫力下降。吸入麻醉药物还可通过诱导凋亡、抑制线粒体膜电位和线粒体异常释放细胞色素C、干预MAPK信号，以及诱导内质网钙离子的异常释放等途径干预淋巴细胞对肿瘤的抑制效应。当然也有研究表明，吸入麻醉药物（如七氟烷和地氟烷）可以减弱结直肠癌细胞的侵袭能力。此外，异氟烷可作用于胰腺β细胞膜ATP敏感钾通道，抑制胰岛素分泌及葡萄糖利用，增强结肠癌细胞对抗癌药物介导的细胞凋亡作用的抵抗。氧化亚氮可抑制外周血单核细胞增生，抑制中性粒细胞的趋化作用。因此，吸入麻醉药物对肿瘤的作用涉及一个或多个环节，在临床实践中影响的最终结果和对患者的预后和转归亟待进一步基础和临床研究来证实。

5. 非甾体抗炎药（NSAIDs）

NSAIDs是一类具有解热、镇痛和消炎作用而非类固醇结构的药物，在临床上应用范围极为广泛，是仅次于抗感染药物的第二大类药物。在麻醉过程中，NSAIDs是目前多模式镇痛的一线用药，在围术期镇痛中扮演着重要的角色。NSAIDs的主要作用机制是抑制COX的活性，从而抑制花生四烯酸最终生成前列环素（PGI$_1$）、前列腺素（PGE$_1$、PGE$_2$）和血栓素（TXA2）。COX至少有两种亚型，COX-1和COX-2，两种酶都可以产生前列腺素，诱导炎症产生。COX-1被认为是一种管家基因，产生基础水平的前列腺素保护胃黏膜。流行病学证据、临床试验及动物实验研究表明，阿司匹林及其他NSAIDs能够抑制肿瘤的发生发展。一方面，COX-2被发现过表达于多种恶性肿瘤，其诱导PGE$_2$的生成。PGE$_2$通过EP受体激活Tcf/lef转录因子，并激活WNT信号通路主要成分。PGE$_2$诱导β-catenin磷酸化减少，使其在细胞核内积聚，进一步激活核内转录因子PPAR、CREB结合蛋白、NR4A2、HIF1，从而促进肿瘤细胞的增殖、侵袭转移、促血管新生、抗凋亡等生物学特性。此外，PGE2可诱导免疫抑制性微环境，可通过抑制树突状细胞（DC）的分化、浸润、激活，亦可诱导巨噬细胞由M1型向M2型转变，其次，PGE$_2$还诱导骨髓来源的抑制性细胞（MDSCs）的分化成熟。免疫抑制性微环境使得肿瘤细胞可逃避T细胞的攻击。另一方面，NSAIDs可不依赖COX发挥抗肿瘤作用。在较高浓度下，NSAIDs可抑制IKKβ的活性，使NF-κB降解不能入核进行靶基因的转录翻译，亦可直接促进线粒体凋亡发生。因此，NSAIDs及COX-2抑制剂在一定程度上可减少肿瘤发生的风险。

（二）麻醉方法对肿瘤免疫功能的影响

1. 静脉全麻与吸入全麻比较

新近有一项回顾性研究发现，所有肿瘤手术患者的1年生存率为91.2%；全凭静脉麻醉（TIVA）患者1年生存率为94.1%，吸入麻醉（INHA）患者1年生存率为87.9%；所有患者随访时间的中位数为2.66年，总体病死率为18.5%（1 300/7 030），其中静脉麻醉组病死率为13.6%（504/3 714），明显低于吸入麻醉组的病死率为24%（796/3 316）。此研究结果提示，丙泊酚全凭静脉麻醉可以减少围术期炎症因子的产生，较少影响免疫功能，降低肿瘤手术患者病死率，改善患者预后。

分析其可能的原因和依据。丙泊酚可抑制中性粒细胞、单核细胞和巨噬细胞的功能，但对NK细胞及淋巴细胞的功能无影响，这可能与丙泊酚的脂质载体有关。丙泊酚可以降低某些肿瘤生长因子的活性，如缺氧诱导因子（HIF-1α），肠癌细胞在丙泊酚复合硬膜外麻醉后患者的血清中增殖

和侵袭能力受到了抑制,并且诱导了肠癌细胞凋亡;有研究发现,丙泊酚全凭静脉麻醉可以降低乳腺癌根治术后患者5年内复发率,改善生存。临床剂量的丙泊酚通过调节Rho A、MAPK信号通路、细胞内转录因子Slug抑制癌细胞的侵犯和转移,增强癌细胞对化疗药物的敏感性;丙泊酚能够抑制肿瘤生长,增强CTL细胞抗肿瘤活性。丙泊酚-DHA、丙泊酚-EPA能够抑制乳腺癌细胞黏附(黏附率降低15%～30%)和转移(转移率降低约50%),并能够诱导癌细胞凋亡(凋亡率约为40%)。目前的研究显示,吸入麻醉药物对肿瘤的预后具有负面影响。目前所进行的研究发现,其中的一条通路可能是通过上调缺氧诱导因子-1α(HIF-1α)的表达,从而促进肿瘤细胞的增殖及转移。缺氧诱导因子在肿瘤的发生、增殖、血管生成及EMT过程中都扮演着重要的作用。此外,吸入药物对免疫系统的影响目前也已成为研究热点。在一项体外试验中,七氟烷、异氟烷、地氟烷上调血管内皮生长因子A(VEGF-A)、基质金属蛋白酶11(MMP11)、转化生长因子β_1(TGF-β_1)和趋化因子受体-2(CXCR-2)等与肿瘤转移相关的细胞信号转导和蛋白表达,直接促进卵巢癌肿瘤细胞的转移。吸入麻醉药物能够抑制NK细胞活性,以及增强某些肿瘤生长因子的活性,如HIF-1α和胰岛素样生长因子(IGF),促进肿瘤细胞生长。因此,吸入麻醉药能从多方面影响肿瘤细胞的增殖、侵袭,并且对于不同类型肿瘤的影响也不完全相同,其机制有待进一步的研究。现阶段的研究结果显示,不同的麻醉药物对免疫系统的影响是不同的。目前大家对肿瘤患者麻醉的认识是尽可能使用全凭静脉麻醉(TIVA),但对此还缺乏明确的证据。

2. 区域麻醉复合全麻与全麻比较

荟萃分析和回顾性研究提示,区域麻醉(硬膜外或椎旁阻滞麻醉)可改善肿瘤尤其是结直肠癌手术患者总体生存率,但不降低癌症的复发。硬膜外麻醉复合全麻并不改善胃癌手术患者生存率,而另一项研究表明,围术期硬膜外镇痛可以降低胃食管癌手术患者复发。在我们一项大样本回顾性研究中,全麻组有患者2 856例(67.7%),而硬膜外复合全麻组1 362例(32.3%),两组的平均随访时间分别为42.5个月和38.7个月;发现硬膜外复合全麻组患者的平均生存时间为40.2个月,而全麻组患者的平均生存时间为35.1个月,硬膜外麻醉复合全麻组患者总体生存率明显高于全麻组。此研究提示,围术期硬膜外镇痛可能改善胃癌手术患者3年和5年生存率。

在5项卵巢癌手术麻醉研究中,有4项表明硬膜外麻醉复合全麻改善卵巢癌手术患者3年和5年生存率或者有潜在的益处。在8项结直肠癌手术麻醉研究中,有7项表明硬膜外麻醉复合全麻改善结直肠癌手术患者总体生存率或者有潜在的益处。在5项乳腺癌手术麻醉研究中,有2项表明椎旁阻滞复合全麻降低乳腺癌手术患者复发和转移或者有潜在的益处。椎旁阻滞复合丙泊酚全麻降低乳腺癌手术患者转移和疾病进展。这些研究提示,对于肿瘤手术患者预后,椎旁阻滞复合全麻优于全麻。

一般认为,在围术期,手术应激通过刺激交感神经系统和HPA轴,引起儿茶酚胺、前列腺素和皮质醇等的释放增加,使得NK细胞、Th1细胞和CTL细胞的数量减少并抑制其活性,并抑制IL-12、IFN-γ等Th1型细胞因子的分泌。硬膜外麻醉或镇痛可以减弱细胞因子和细胞免疫应答反应,减轻神经内分泌应激反应,能够阻滞手术创伤所致的传入刺激产生的经脊髓上传的神经冲动,使交感-肾上腺髓质轴的兴奋性减低,减少皮质醇生成,改善B细胞和T淋巴细胞的免疫功能;硬膜外麻醉或镇痛还可以通过减少伤害性刺激减轻手术应激反应,从而降低全身麻醉药、镇静药和围术期阿片类药物的需要量,减轻免疫系统的抑制作用,同时减轻疼痛反应,抑制肿瘤转移等不良预后。区

域麻醉技术可能降低术后肿瘤细胞转移。酰胺类局麻药可以通过电压门控钠通道（VGSC）抑制结肠癌细胞的转移。区域麻醉能够减少全麻药和阿片类镇痛药使用量，直接或间接影响肿瘤手术患者的预后和生存率。

以目前镇痛模式中寻求平衡点，既具有良好的镇痛效果，对肿瘤有正影响，又可减少对肿瘤的负影响，是肿瘤麻醉目前的难点。一方面，阿片类药物可能导致肿瘤进展；但另一方面，镇痛不足所导致的机体应激状态，也不利于肿瘤患者的预后。全麻复合硬膜外或者神经阻滞镇痛，加以多模式镇痛，特别是COX-2选择性抑制剂的使用，能够一定程度的解决目前的问题。目前的多模式镇痛理念，倡导由阿片类药物为主的镇痛模式，转变为以区域神经阻滞及NSAIDs类药物为主的镇痛模式。

（三）患者术中生理指标变化及麻醉管理对免疫功能的影响

围术期除了手术、麻醉药物、麻醉方式等可对肿瘤患者产生影响，血压、体温、输血等因素也是围术期肿瘤微环境的一部分（图69-4），对肿瘤患者的预后也产生了一定的影响。

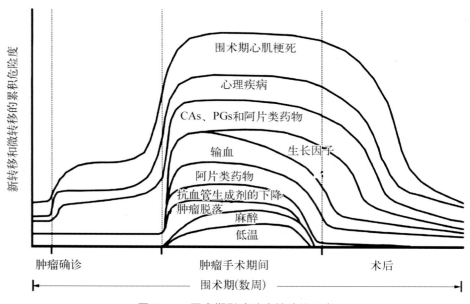

图69-4　围术期影响肿瘤转移的因素

1. 低血压、低血容量、低氧

由于术前营养不良、脱水及术中出血等原因，肿瘤患者术中常出现低血压，低血压或低血容量不仅激活交感神经系统和HPA轴，而且降低组织灌注，导致细胞缺氧，从而诱导黏附分子如细胞间黏附因子-1（intercellular adhesion molecule-1, ICAM-1）、血管细胞黏附因子-1（vascular cell adhesion molecule-1, VCAM-1）表达增加，激发全身炎症反应综合征，抑制Th1细胞反应，激活肿瘤细胞缺氧诱导转录因子（hypoxia inducible transcription factor, HIF），诱导Treg细胞增生，促进肿瘤血管生成。因此，缺氧与肿瘤进展和转移密切相关。Younes等已经证实手术期间低血压发生次数是结直肠癌肝转移灶切除术后复发的独立危险因素。

2. 低体温

研究表明，围术期患者低体温现象仍然明显，可高达39.9%。动物实验表明，低体温可抑制NK细

胞活性,在人类健康志愿者外周血体外培养实验中,低温(34℃)可抑制单核细胞抗原呈递功能,延缓肿瘤坏死因子-α(TNF-α)清除,促进IL-10释放,临床研究表明,低温可抑制IL-2生成,促进促炎细胞因子产生,从而抑制机体免疫功能。因此,对于肿瘤患者围术期应预防低体温。

3. 高血糖

急性高血糖可抑制机体固有免疫功能,如抑制中性粒细胞的趋化、吞噬功能,抑制活性氧的产生。糖尿病患者血糖控制不佳(空腹血糖 ≥ 11.1 mmol/L)是肝细胞癌射频消融术后复发和预后差的危险因素,前列腺癌患者术前血糖水平是患者术后复发的独立预测指标。

4. 异体输血

围术期异体输血引起的输血相关免疫抑制可能是术后肿瘤复发的原因。异体输血可抑制CTL及单核细胞的活性,抑制IL-2的产生,增加抑制性T细胞活性,促进前列腺素释放。研究证明围术期输血可增加膀胱癌、肺癌、结直肠癌、肝细胞癌的术后转移和复发,但与前列腺癌的复发和转移无关。

总之,如何根据肿瘤手术患者的特性选择合适的麻醉方法和麻醉药,既可以降低药物本身对机体的免疫抑制,又可缓解由手术和疼痛应激引起的免疫抑制,以最小的不良反应获得最大效果,尽可能预防肿瘤复发和转移,改善术后患者预后,施行理想的肿瘤手术麻醉镇痛的管理和治疗。尽管实现这些目标尚需进一步探索和寻求科学依据,但是基于目前的研究证据,认为:① 丙泊酚是应用于恶性肿瘤手术患者较为理想的麻醉药物,复合镇痛药达到良好的镇痛对患者至关重要;② 区域麻醉技术可能在一些类型肿瘤如结直肠癌和卵巢癌等手术中是较理想的麻醉和镇痛方法;③ 尽可能少用或慎用阿片类药物;④ 镇痛可以选择非甾体抗炎药、COX-2抑制剂;⑤ 麻醉方法、麻醉镇痛药物的选择对不同肿瘤患者术后复发、转移及长期生存率均有不同的影响,患者对手术创伤的应激反应也可能会增加肿瘤细胞的生长和侵袭,同时降低免疫系统的防御、监视能力;⑦ 虽然有大量临床证据提示手术、麻醉和镇痛可能导致肿瘤的复发和转移,但是尚不能得出明确的结论或者视其为指南。

麻醉学科建立不过150多年的历史,国内从外科学科分离出来也仅有70多年的历史,针对手术患者,尤其对肿瘤手术患者潜在的益处方面,麻醉学科走向围术期医学科是其发展方向和目标,国内已有几家医院将麻醉科改为围术期医学科,其意义深远。尽管目前受多种因素制约尚难达成一致认识,但还是有无限的前景。诚然,未来麻醉学科发展之路任重而道远。目前,国内外正在进行多中心大样本前瞻性研究,期待有更多的研究成果来证实上述对肿瘤手术患者有益的观点。

(孙志荣　缪长虹)

参 考 文 献

[1] 刘光伟,龚守良.siRNA与肿瘤放射治疗.国外医学:放射医学核医学分册,2004,(4):169-172.

[2] Sekandarzad M W, van Zundert A A J, Lirk P B, et al. Perioperative anesthesia care and tumor progression. Anesth Analg, 2017, 124(5): 1697-1708.

[3] Bharati S J, Chowdhury T, Bergese S D, et al. Anesthetics impact on cancer recurrence: what do we know. J Cancer Res Ther, 2016, 12(2): 464-468.

[4] Kim R. Anesthetic technique and cancer recurrence in oncologic surgery: unraveling the puzzle. Cancer Metastasis Rev, 2017, 36(1): 159-177.

［ 5 ］ Piegeler T, Beck-Schimmer B. Anesthesia and colorectal cancer: the perioperative period as a window of opportunity. Eur J Surg Oncol, 2016, 42(9): 1286－1295.

［ 6 ］ Hu Y, Qin X, Cao H, et al. Reversal effects of local anesthetics on P-glycoprotein-mediated cancer multidrug resistance. Anticancer Drugs, 2017, 28(3): 243－249.

［ 7 ］ Wang J, Guo W, Wu Q, et al. Impact of combination epidural and general anesthesia on the long-term survival of gastric cancer patients: a retrospective study. Med Sci Monit, 2016, 22: 2379－2385.

［ 8 ］ Byrne K, Levnis K J, Buddy D J. Can anesthetic-analgesic technique during primary cancer surgery affect recurrence or metastasis. Can J Anaesth, 2016, 63(2): 184－192.

［ 9 ］ Wigmore T J, Mohammaed K, Jhanji S. Long-term survival for patients undergoing volatile versus IV anesthesia for cancer surgery: a retrospective analysis. Anesthesiology, 2016, 124(1): 69－79.

［ 10 ］ Xu Y J, Li S Y, Cheng Q, et al. Effects of anaesthesia on proliferation, invasion and apoptosis of LoVo colon cancer cells in vitro. Anaesthesia, 2016, 71(2): 147－154.

［ 11 ］ Lee J H, Kang S H, Kim Y, et al. Effects of propofol-based total intravenous anesthesia on recurrence and overall survival in patients after modified radical mastectomy: a retrospective study. Korean J Anesthesiol, 2016, 69(2): 126－132.

［ 12 ］ Liu S, Gu X, Zhu L, et al. Effects of propofol and sevoflurane on perioperative immune response in patients undergoing laparoscopic radical hysterectomy for cervical cancer. Medicine (Baltimore), 2016, 95(49): e5479.

第70章
移植外科与麻醉

器官移植改变了医学的现状。随着手术技术的改进,加上免疫抑制疗法的进步,大大提高了终末器官衰竭患者的存活率。本章重点介绍肝移植、心脏与肺移植、肾移植手术及麻醉管理。

第一节　肝移植手术与麻醉

肝脏移植对于治疗终末期肝病是一种非常成功和有效的手段。随着手术、麻醉管理、供体器官获取保存、免疫抑制和围术期管理技术上的改善,患者存活率大幅提高。自1963年第一例人体原位肝移植在美国移植成功以来,肝移植发展迅速,已成为各种病因导致的急慢性肝衰竭的标准治疗,至2015年已完成超过80 000例。我国有80家医院开展肝移植,其中规模较大的有20余家。肝移植1年生存率达80%以上,5年生成率为50%左右,目前全世界肝移植最长成活时间已超过30年。2017年上海交通大学医学院附属仁济医院实施肝移植手术801例,其中小儿肝移植456例。

欧洲肝病协会(EASL)发布的《2015年肝移植临床实践指南》,从患者选择、器官捐献、肝移植手术、免疫抑制剂、并发症和长期随访等方面,全面阐述了肝移植(liver transplantation, LT)过程中可能出现的情况,并推荐多项意见,可为肝移植临床研究提供指导意见。该指南推荐意见使用的分级系统按照GRADE系统进行(表70-1)。

表70-1　EASL临床实践指南中使用的分级系统

证 据 等 级	研 究 方 法
I	随机、对照试验
II-1	非随机对照试验
II-2	队列或病例对照分析研究
II-3	多时间点、无对照研究
III	尊重权威的观点,流行病学描述

肝硬化任何一个主要并发症发生时就应考虑LT评估(II-2);MELD评分(表70-2)可很好地预测移植前短期死亡风险(II-2);MELD基于客观实验室数据,可用于器官分配(II-1);MELD存在

局限性,有时不能反映需肝移植患者的病情,需专家重新评估,给他们不同程度的优先(Ⅱ-3/Ⅲ);肝癌有专门的MELD特例,需要额外评分。每个国家必须对其标准化,并考虑到病灶大小、数量、AFP水平和治疗后早期复发(Ⅱ-1)。

表70-2　MELD特例评分

肝硬化表现	多 种 肝 病	恶 性 肿 瘤
顽固性腹水 复发性消化道出血 复发性肝性脑病或慢性肝性脑病 肝肺综合征 门脉性肺动脉高压 药物治疗抵抗的难治性皮肤瘙痒	布-加综合征 家族性淀粉样多发性神经病 囊性纤维化 遗传性出血性毛细血管扩张症 多囊肝 原发性草酸尿症 复发性胆管炎 罕见代谢性疾病	胆管癌 肝细胞癌 罕见肝肿瘤

一、肝移植手术特点

(一)出血量大

肝移植标准术式可分为四个阶段,即受体肝切除期、无肝期、再灌注期和新肝期。受体肝切除和再灌注期常是出血最多的时期。尤其是多次肝脏移植患者肝脏与周围组织粘连,分离时出血量更大。再灌注期出血常与血管吻合不佳及凝血功能异常有关。术中出血量因病种、手术方式及技巧、患者凝血功能等而变异很大,一般1 000～5 000 ml,偶有上万甚至几万毫升。

(二)血流动力学变化大

标准式肝移植时,需阻断门静脉、肝上/下的下腔静脉进入无肝期,切下病肝直至移植上新肝,开放血管恢复肝血流灌注。受体肝切除时可能会牵拉、压迫大血管,无肝期的血管阻断,再灌注综合征,出血及术中出现的电解质和酸碱平衡紊乱等因素影响,引起显著的血流动力学变化,出现低血压、心律失常。

(三)凝血功能异常

肝移植患者术前往往就已存在凝血功能障碍,表现为凝血因子和血小板减少,术中大出血使凝血因子消耗及血液稀释,无肝期凝血因子进一步消耗。随着再灌注开始,新肝释放的组织纤溶酶原激活因子和肝素,再加上低温等因素,可使凝血功能进一步损害。

(四)电解质和酸碱平衡紊乱

部分患者因腹水利尿治疗等,术前就已存在低钠、低钾血症。术中大量输血可出现低钙、低镁血症。血钾可降低或升高,由于出血量较大,需大量输血和输液,常引起低血钾,部分患者血钾低至3 mmol/L以下。无肝期下腔及门脉系统的血回流受阻,有效血灌注减少,甚至出现无氧代谢。再灌注期新肝蓄积的代谢产物及门脉和下腔静脉系统的血液进入全身循环,可出现短暂高血钾及代谢性酸中毒。开放循环时易发生心律失常甚至心搏骤停。

二、肝移植手术适应证

（一）肝硬化患者的管理（无肝细胞癌）

1. HBV 感染相关性肝病

恩替卡韦和替诺福韦是失代偿期乙型肝炎肝硬化的首选治疗，可使HBV DNA阴性并改善肝功能，可能避免LT；严重HBV激活需尽快使用核苷类似物（NUCs）；肝衰竭进展期在行抗病毒治疗的同时，也应迅速进行LT评估；病毒复制、肝癌、单纯乙肝免疫球蛋白预防（相对于联合预防）是移植术后乙型肝炎复发的危险因素；暴发性或重症肝炎患者应使用恩替卡韦或替诺福韦治疗并可能获益；抗HBV治疗后肝功能仍恶化，应排除活动性HDV感染。HDV复制不是LT禁忌证。

2. HCV 相关性肝病

为了减少LT患者HCV复发的风险，应在移植前接受治疗；肝移植前或移植后使HCV RNA阴转可改善肝功能；无干扰素抗病毒治疗耐受性较好，有希望用于失代偿期肝硬化，索非布韦（sofosbuvir）、雷迪帕韦（ledipasvir）和达卡他韦（daclatasvir, DCV）可用于治疗失代偿期肝病，西咪匹韦（simeprevir）则用于Child B患者；肝移植前不能接受抗病毒治疗患者需在移植之后接受治疗。

3. 酒精性肝病

移植前戒酒6个月能改善肝功能并可避免不必要的LT，也可提高依从性；需LT的酒精性肝病患者必须接受精神和社会心理学评估及移植前后的支持；激素治疗无效的急性酒精性肝炎患者可进行LT，但应对患者进行严格筛选。

4. 非酒精性肝病

合并肥胖、高血压、糖尿病和血脂异常可增加并发症发生率，需在移植术前后进行评估并加以控制。肝癌有专门的MELD特例，需要额外评分。每个国家必须对其标准化，并考虑到病灶大小、数量、AFP水平和治疗后早期复发。

5. 原发性胆汁性胆管炎（primary biliary cholangitis, PBC）

失代偿期PBC患者，合并门脉高压和难以控制、无法忍受并所有药物无效的瘙痒，有肝移植指征。

6. 原发性硬化性胆管炎（primary sclerotic cholangitis, PSC）

失代偿期PSC患者合并门静脉高压症或反复发作的胆管炎，有肝移植指征；PSC是一个胆管癌的危险因素。因此，移植术前应通过影像学和生物标志物排除胆管癌；由于患结肠癌的风险较高，PSC和溃疡性结肠炎患者在LT术前术后应每年接受结肠镜检查。

7. 自身免疫性肝炎（autoimmune hepatitis, AIH）

对药物治疗不应答的自身免疫性肝炎引起的失代偿期肝硬化和暴发性自身免疫性肝炎患者适于行肝移植。

8. 遗传病

肝实质损伤的遗传性疾病和以肝脏为基础的遗传缺陷伴常见肝外表现的疾病均有肝移植指征；如果遗传缺陷影响其他器官，无明显LT适应证，应由专家讨论决定；Wilson病患者LT的指征为急性肝衰竭或终末期肝病患者。LT可以改善神经系统症状，但症状也能在移植后加重。移植前必须强制性进行神经系统评估；遗传性血色病有LT的指征，特别是合并肝癌。移植之前需行心脏评估，需准确

考虑铁过载的心肌病；1型原发性高草酸尿症移植的时间和方法仍有争议。肾脏移植后疾病可以复发，一种可能是肝肾联合移植或肾功能衰竭前肝移植；对于家族性淀粉样多神经病（familial amyloid polyneuropathy, FAP）患者，应建议尽快在症状出现前行肝脏移植治疗。如果移植患者没有疾病进展的表现，结局较好。常常使用多米诺肝移植。FAP肝移植受者，相较于FAP患者，可能在较短时间出现多神经病病变症状，后者可通过再次肝移植逆转。

（二）肝恶性肿瘤患者的治疗

符合米兰标准的HCC患者接受肝移植效果良好。所有新模型都应与米兰模型相比较；由于预后非常差，胆管癌或混合性肝细胞/胆管细胞癌通常不推荐进行LT。在辅助治疗的临床研究中心，肝门部胆管癌可行LT；纤维板层癌和上皮样血管内皮瘤患者可行LT；非肝肿瘤肝转移，如神经内分泌肿瘤，在特定患者、对此有经验的肝移植中心可行LT；结直肠癌肝转移通常是LT的禁忌证，但特定的临床试验患者可在对这类肝移植指征有经验的中心进行治疗。

三、肝移植

（一）不同类型的肝移植

按照供肝种植部位不同，可分为原位肝移植术和异位肝移植术，目前开展最多的是同种异体原位肝移植术，即通常意义上的肝移植。原位肝移植按照供肝的静脉与受体下腔静脉的吻合方式不同，又可分为经典肝移植和背驮式肝移植。在条件允许的情况下，为尽可能地维持血流动力学的稳定，建议行保留下腔静脉的背驮式肝移植。

而为了解决供肝短缺和儿童肝移植的问题，又相继出现了活体部分肝移植、减体积肝移植、劈裂式（劈离式）肝移植、多米诺肝移植等。只要移植肝的体积足够大，儿童肝移植接受包括Ⅱ段和Ⅲ段的移植肝；而在成人LT中，劈离式LT的使用可作为器官短缺的补救，但移植左肝的受体必须是低体重者，并且有证据表明，采用左叶移植患者的预后更差。多米诺肝移植可用于治疗家族性淀粉样多发性神经病变，对于年龄大于55岁而接受移植的患者，多米诺肝移植能够减少疾病进展的风险。

除此之外，还有辅助性肝移植、肝脏与心脏、肾脏等其他器官联合移植等。其中，辅助肝移植适用

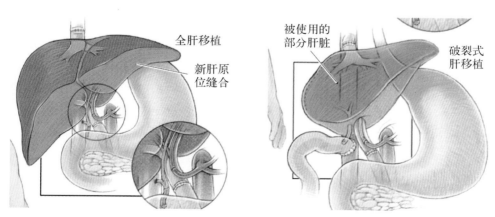

图70-1　不同肝移植术式示意图

左：原位经典肝移植，右：劈裂式（劈离式）肝移植

于急性肝功能衰竭或影响正常肝脏的功能性、先天性或代谢性疾病,并具有一旦原来的肝脏恢复正常功能,可能除去移植物和停止免疫抑制剂治疗的优点。

(二)肝移植并发症

除移植手术本身之外,有必要预防LT和术后肝动脉血栓的形成。术前发生的门静脉血栓并不是LT的绝对禁忌证,但术中或术后肝动脉血栓一旦发生,50%需要再次移植。在广泛的血栓形成的情况下,可以进行非解剖位门脉血管重建技术,诸如肾门吻合。

如果在移植后出现胆道吻合口瘘,建议行括约肌切开的原始ERCP,如果胆瘘仍然存在,可暂时使用胆道支架。对凝血功能严重受损的患者,必要时可行48 h的临时填塞。如果缺血性胆道病变持续进展,最终只能进行再次移植予以解决。在经保守治疗后胆道吻合口狭窄没有改善的情况下,建议进行肝管空肠吻合术。对于部分胆管吻合口狭窄或渗漏的接受肝移植的患者,介入放射学起着重要的作用(扩张、支架插入),但50%的患者最终需要行肝管空肠吻合术。

(三)再次移植

再次移植与首次移植比预后较差,但在急性或慢性移植物衰竭的情况下应该考虑再次移植;再次移植的候选人应像首次移植一样进行评估;丙型肝炎复发不是再次移植的禁忌证。

四、肝移植患者术前准备

肝移植患者应做好各项准备,肝功能不全患者各系统改变和相应术前准备,详见表70-3。

表70-3　肝功能不全对各系统的影响及相应术前准备

系　统	异　常　情　况	术　前　准　备
呼吸系统	① 肝肺综合征 ② 腹水致肺不张、FRC降低 ③ 胸腔积液 ④ 通气/灌注比例失调	① 胸、腹水引流 ② 氧治疗,如吸纯氧时$PaO_2<200$ mmHg,手术风险极大 ③ ARDS需机械通气
循环系统	① 心排血量增加 ② 全身阻力降低 ③ 门脉高压 ④ 肺动脉高压 ⑤ 曲张静脉出血 ⑥ 心包积液(少见)	① 全面评价心功能 ② 调整有效循环血容量 ③ 治疗曲张静脉破裂出血 ④ 前列腺素、一氧化氮降低肺脉压 ⑤ 心包穿刺抽液 ⑥ 冠心病、严重肺动脉高压不宜肝移植
肾　脏	① 肝肾综合征 ② 低钠血症或高钠血症 ③ 利尿引起低钾血症 ④ 肾衰或醛固酮升高引起高钾血症 ⑤ 急性肾小管坏死	① 纠正血容量的不足或容量过负荷 ② 纠正电解质、酸碱平衡紊乱 ③ 前列地尔、保肾利尿 ④ 必要时血液透析 ⑤ 严重肾功能衰竭时可行肝肾联合移植
血液系统	① 贫血 ② 血小板减少 ③ 血小板功能异常 ④ 凝血因子缺乏	① 术前TEG和凝血6项 ② 加强营养、补充铁和维生素 ③ 严重贫血需输血 ④ 输凝血因子、血小板或维生素K

（续表）

系　统	异　常　情　况	术　前　准　备
代谢异常	① 低糖血症（严重肝功能不全） ② 低镁血症 ③ 低蛋白血症 ④ 代谢性酸中毒（严重肝功能不全） ⑤ 激素肝内灭活作用减弱	① 补充糖,增加术前糖原储备 ② 补充白蛋白 ③ 严重肝功能不全,必要时可进行人工肝治疗,尽可能改善术前患者情况
神经系统	① 意识模糊 ② 肝性脑病 ③ 脑水肿 ④ 颅内压升高	① 积极治疗肝性脑病 ② 降低颅内压 ③ CRRT/CVVH以清除毒性物质 ④ 尽快进行肝移植

五、肝移植手术的麻醉管理

（一）麻醉前准备

受体麻醉实施前需充分镇静,可采用短效苯二氮䓬如咪达唑仑口服或静脉注射;使用质子泵抑制剂如奥美拉唑抑制胃酸分泌。充分的麻醉前准备是保证手术顺利进行的前提,所有的抢救药物、麻醉诱导和用于保温的水毯等设备也应该事先在手术床边放置好。患者入手术室后首先给予开放外周静脉,外周静脉条件好的患者可以使用16 G的套管针,开放两路（或以上）上肢静脉,最好先行桡动脉穿刺并在吸空气下做动脉血气分析和常规实验室检查,而后予吸氧。术中除需常规监测心电（ECG）、有创血压（ABP）、脉搏血氧饱和度（SpO$_2$）、中心静脉压（CVP）、体温（鼻咽温或肛温）、动脉血气分析及血糖、尿量等以外,有条件的单位尚可开展Swan-Ganz监测CO、PCWP、SVR、PVR、S$_v$O$_2$等参数,或采用PICCO、Flow Trac等新一代血流动力学监测、麻醉深度监测如脑电双频指数（BIS）、经食管超声心动图（TEE）等高级监测。肝脏移植术中加强监测十分重要,因为麻醉医师需要根据各种监测结果及时调控患者的生理功能状态及内环境的稳定。上述监测有助于当患者出现紧急或意外情况帮助麻醉医师快速准确判断病情和及时处理。输血管道加温系统有助于维持术中正常体温,手术分离困难、出血多或大量输注血液制品时应考虑使用。适当的血液制品的准备,包括浓缩红细胞、新鲜血浆和血小板等应在术前与血库联系并准备好。尤其入室时患者的血红蛋白水平低者应事先准备少量红细胞悬液。实验室检查项目包括血常规、肝肾功能和凝血功能,在无肝前期、无肝期和新肝期至少检测1次。有明显凝血功能障碍的患者需行血栓弹力图（TEG）及其他特殊凝血功能测定。

（二）麻醉选择

肝移植麻醉的前提是安全有效,因此也需从镇静、镇痛和肌松三方面考虑。麻醉方法一般选用全身麻醉或硬膜外复合全身麻醉,后者因潜在的硬膜外血肿的发生尚有待商榷。可使用镇静药中的咪达唑仑、依托咪酯和丙泊酚,镇痛药中的芬太尼和舒芬太尼以及各种肌松药包括非去极化类肌松药,而麻醉维持多在非去极化类肌松药的基础上以吸入麻醉药或辅以阿片类镇痛药为主。丙泊酚TCI技术维持麻醉在肝移植中也不乏报道。

快通道麻醉在20世纪90年代开始应用于肝脏移植患者并逐渐被许多国际上的大型移植中心所接受。该法中咪达唑仑和芬太尼的应用趋于减少,不经肝脏代谢的药物,如瑞芬太尼和顺阿曲库铵的应用增多。有学者建议采用七氟烷吸入、瑞芬太尼和顺阿曲库铵维持的麻醉方法,可以达到术毕患者的快速清醒和拔管,这也是目前国际上采用的主流肝移植快通道的麻醉方法。

(三)术中麻醉管理

肝脏移植手术一般可分为三个阶段,即无肝前期(病肝分离期)、无肝期和新肝期。无肝期以受体门静脉阻断、病肝血供停止为开始,以门静脉开放、新肝再灌注作为结束。针对手术各个阶段的特点,麻醉管理的侧重点有所不同,但共同点都在于维持机体呼吸循环和内环境的稳定。整个肝移植中最显著的循环改变莫过于短时间大量的出血,因此快速扩容是常规的处理方法,开放充足的静脉通路在麻醉中是不可或缺的先决条件。建议成人应使用14 G套管针,开放1～2条外周静脉。麻醉诱导后于中央静脉置入双腔、三腔或导管鞘,以满足监测需求。

1. 无肝前期的处理

手术开始至门静脉阻断前称为无肝前期或病肝分离期。此时需注意三个方面:① 麻醉深度;② 放腹水的影响;③ 术中出血。因为手术刺激在不同阶段的差异,如切皮和腹腔探查刺激较大,应加深麻醉。麻醉诱导后患者有可能出现低血压,但也应维持足够的麻醉深度,以避免手术开始后尤其是进腹腔后麻醉深度不足引起机体的过度应激反应。大量腹水的患者有可能在快速放腹水时出现低血压,需及时补充容量或使用血管活性药。大部分患者在放完腹水后肺部氧合通常明显改善。在这一阶段,肝脏将被完全游离,包括肝动脉和部分肝静脉分支离断,门静脉和肝后段下腔静脉解剖直至可以钳夹阻断。此时应注意术中大出血的可能,及早纠正低血容量状态,包括限制晶体液输入,应用白蛋白、血制品以及凝血因子,补足血容量并尽可能维持白蛋白在正常水平、血红蛋白在80 g/L以上以及较好的机体凝血功能。目前国内外较推荐采用低中心静脉压技术(low central venous pressure, LCVP)以减少肝静脉回流而致的出血。可应用扩血管药将CVP控制在3～5 cmH$_2$O,此时应注意LCVP技术的前提是前述的具备快速扩容条件,以便在大量失血的情况下能够及时有效维持血容量。但也有学者认为肝脏移植患者的手术是接受全肝切除,低中心静脉压技术并不适合肝脏移植患者;同时,低中心静脉压技术对降低门静脉系统压力的作用有限,低中心静脉压技术增加大出血时的血流动力学不稳定性,围术期风险增加,且有文献报道低中心静脉压增加肝脏移植患者术后肾功能衰竭的发生率,因此,不推荐在肝脏移植患者中实施该技术。相反地,建议在无肝前期适当补充血容量至相对高容量状态,有利于整个手术期间的血流动力学稳定。病肝分离期还应维持中心体温不低于36℃,可采用的保温措施包括使用水温毯、输液加温管道和热风机等。

2. 无肝期的处理

无肝期是指从门静脉阻断至重新开放,新肝血流再灌注前的手术时期。手术方式分为经典原位肝脏移植和背驮式肝脏移植,前者需完全阻断下腔静脉,而后者可不阻断或部分阻断下腔静脉。下腔静脉阻断时心脏回心血量骤减,心排血量下降50%左右,需要预先适度扩容结合血管活性药物支持以维持血流动力学的稳定。国外很多中心采用体外静脉-静脉转流技术(veno-venous bypass, VVB)来应对无肝期下腔被阻断对全身循环和肾灌注的影响,但同时也带来凝血紊乱及血液成分破坏等不利影响,因此国内大多数中心不常采用VVB技术,这就给麻醉医师提出了更高的要求。无肝期供肝血

管重建的顺序依次为肝上下腔静脉、门静脉和肝动脉，在小部分情况极差的患者，肝动脉也可以在门静脉开放后重建。在维持循环稳定后，麻醉医师应再次对患者的血容量状态、血气电解质和凝血功能等进行重新评估，尤其是血钾浓度应尽量维持在4.0 mmol/L以下，根据血气结果应用碳酸氢钠纠正酸中毒，并至少在门静脉开放前10 min左右复查1次血气和电解质。在门静脉开放前数分钟准备好各种药物，包括去氧肾上腺素、肾上腺素、钙剂和降压药，调高血管活性药的泵注速率或单次静脉注射以提升血压至较高值。无肝期由于缺乏肝脏产热，即使有保温措施往往也不能有效维持正常体温，体温可快速下降2℃以上，在瘦弱患者以及快速输入大量低于体温的液体和血制品时更明显，下降幅度甚至可能超过3℃，须引起充分重视。

3. 新肝期的处理

当门静脉、腔静脉吻合完毕，供肝血流恢复即进入新肝期。新肝期的最初5 min内许多患者会出现短暂低血压和再灌注综合征（postreperfusion syndrome, PRS），定义为移植肝再灌注即刻就可出现血流动力学的显著变化，包括动脉压下降、心动过缓、室性和室上性心律失常，严重者引起心搏骤停。文献报道再灌注后综合征发生率可高达30%，如果再灌注前机体处于相对较高的容量状态，则再灌注后综合征发生率较低。目前对移植肝再灌注后低血压仍没有明确的解释，PRS可能的常见原因为血液再分布、酸中毒、低钙血症和低温等。该阶段使用血管活性药物可能会出现短暂的不敏感的现象，预防再灌注综合征的处理要点包括：① 无肝期结束前尽量纠正低钙及高钾血症；② 充分防止血容量过低；③ 尽量减少无肝期时间；④ 供肝血流恢复前弃去门脉系统淤积的部分血液；⑤ 如出现明显低血压，即予以强心药物，如肾上腺素静脉注射；⑥ 过度通气，降低$PaCO_2$。

移植肝再灌注后血流动力学恢复稳定，新肝期剩余部分时间所发生的问题就基本是可预期的，处理也相对简单。在这一阶段，机体仍处于高排低阻状态，有时仍需要持续应用血管活性药物维持血压，以保证机体良好的灌注。注意调整机体酸碱平衡和内环境稳定，及时输注红细胞悬液保证血红蛋白浓度在80～100 g/L以上，根据实验室检查结果和临床出凝血情况及时补充各种凝血物质、血浆和血小板以维持良好的凝血功能，密切监测血糖变化，及时应用胰岛素的同时防止低血钾的发生。在腹腔冲洗和手术临近结束时给予一定剂量的强效镇痛药如芬太尼，同时在合适时机停止肌松药的使用，为术毕患者的苏醒和拔管做准备。

六、肝脏移植术中一些特殊问题的考虑

（一）凝血功能的维持

人体正常的凝血功能由凝血系统和纤溶系统构成并处于平衡状态，慢性终末期肝病患者术前通常有凝血功能异常，且凝血异常问题常见于肝移植手术各期，在新肝期尤为突出。肝脏移植术中凝血功能的变化经历了一个动态的、复杂的过程，凝血异常可能导致术中及术后难以控制的出血和大量输血且呈恶性循环，是决定肝移植成败的一个关键问题。无肝前期凝血系统的问题以原有存在或稀释性的凝血病为主，常表现为凝血因子Ⅱ、Ⅴ、Ⅶ、Ⅸ不足，纤维蛋白原缺乏且激活凝血物质能力下降，因此肝移植前即应积极纠正治疗凝血因子不足。无肝期肝脏完全缺乏产生和清除各种凝血相关因子的能力，因此凝血因子迅速减少，可能发生血管内凝血，血小板计数下降（部分由于稀释和门静脉阻断后脾中血小板积聚），这种低凝状态导致手术出血。新肝期供肝再灌注伴随严重凝血病和纤溶，主

要变化是低凝状态，凝血酶原时间（PT）、激活部分凝血酶原时间（APTT）、凝血酶时间（TT）延长，凝血因子Ⅱ、Ⅴ、Ⅶ、Ⅸ等普遍减少，组织纤溶酶原激活剂突然增高，血小板数量减少、功能障碍，优球蛋白溶解时间缩短，纤维蛋白降解产物中度增加。这些变化可以由多种原因引起，如稀释、出血、肝脏保护液、组织因子释放、氧自由基、白细胞介质、血小板活化因子、蛋白酶释放。另外，低温、低钙血症和酸中毒也是产生凝血病的原因。肝移植术中积极维持凝血应采取综合措施，包括维持体温，补充钙离子，根据凝血检查结果输入促凝和抗纤溶因子。常用的补充含凝血成分的血制品包括新鲜冰冻血浆（FFP）、冷沉淀和血小板。血小板低于30×10^9/L的患者需输入血小板，以进一步改善止血功能。钙离子在凝血过程中起重要作用，术中应加强监测血钙浓度，尤其是离子钙浓度，及时补充。由于低温可以加重凝血功能的障碍，故整个围术期应使用保温毯、加温输血仪等保温措施，尽量维持患者的体温不低于36℃。肝脏移植期间应用小剂量抗纤溶剂，可安全地控制纤溶并减少血制品的输入。无肝期后期和新肝期的早期，纤溶酶原激活因子的血浆浓度增加而纤溶酶原激活抑制因子的浓度降低；而蛋白C中和了纤溶酶原激活物抑制因子，上述因素抑制了内源性凝血途径，这在促纤溶过程中可能是个重要因素，与术中凝血因子Ⅱ、Ⅶ、Ⅸ、Ⅹ、Ⅺ、Ⅻ血浆浓度逐渐降低相对应的是Ⅷ因子浓度急剧下降。因此，在无肝后期及新肝期需给予富含凝血因子的新鲜冰冻血浆、含有纤维蛋白原与Ⅷ因子的冷沉淀及凝血酶原复合物等。

术中定期监测凝血系统有助于血流动力学的处理和适时、有效地输入血制品。由于凝血系统的变化是复杂和难以预期的，到目前为止肝脏移植术中除常规监测凝血酶原时间（PT）、国际标准化比值（INR）、活化部分凝血酶原时间（APTT）、纤维蛋白原浓度和血小板计数外，有条件的中心还使用血栓弹力图仪（TEG）和Sonoclot凝血和血小板功能分析仪。TEG作为肝移植术中患者凝血功能的检测指标，能够观察血液凝固的动态变化，包括纤维蛋白的形成速度、溶解状态以及凝血块的坚固性、弹力等变化。

（二）围术期体液管理

肝移植的围术期体液管理是重要环节，肝移植围术期体液治疗应有针对性，分别处理才可能达到较为有效的治疗效果。针对前述该类患者人体的体液变化特点，麻醉手术期间的液体治疗可针对分成五部分：① 围术期每日生理需要量；② 手术前禁食缺失量；③ 额外体液再分布需要量或第三间隙补充；④ 麻醉药物导致血管扩张补充量；⑤ 手术期间失血量。Flow Trac是目前监测血容量的有效方法之一。围术期失血和血管扩张主要考虑三方面：① 红细胞丢失以及对症处理；② 凝血因子丢失以及对症处理；③ 血容量减少以及对症处理。肝移植在病肝分离阶段和新肝期初期都可能有明显失血。维持正常组织的氧供和氧耗就需要维持血管内一定的红细胞浓度（血红蛋白）。目前多数学者认为肝移植围术期血红蛋白应维持在70～80 g/L以上，而在心肌缺血、冠状血管疾病和危重症患者应维持在100 g/L或血细胞比容为30%以上。因此肝移植围术期应及时监测动脉血气或血红蛋白，及时了解血红蛋白和血细胞比容变化，针对性补充浓缩红细胞（PREC）或全血，避免滥用血液制品。笔者认为一般情况尚可的移植患者可以耐受的最低血细胞比容可以到23%～24%，此时在基本保证机体携氧的前提下，可以减少吻合口血栓形成的概率。由于麻醉方法、麻醉药物作用以及手术操作等因素，肝移植围术期血容量需要及时监测和有针对性补充。这部分血容量补充主要参考胶体液。术中若患者的血浆白蛋白低于25 g/L，则考虑输入白蛋白，手术当天白蛋白输入量可为2 g/kg。低蛋白血症患者采用血浆容量治疗也是较为有利的处理办法。

（三）术中体温的变化

肝脏移植手术耗时长且步骤复杂，术中液体出入量多，因此，患者术中低体温很常见。低温（≤34℃）减缓氧传输，加剧代谢性酸中毒、低钙、高钾和凝血异常，还可引起心血管抑制和心律失常。低温还导致内脏血流减少，肾浓缩功能下降。在无肝前期和新肝期，患者中心温度下降常发生于大量出血和随后输入大量冷的液体时。无肝期主要是由于吻合移植肝血管时，腹腔内大量使用碎冰屑。尽管使用多种措施包括保温毯、加热所有输入的液体和提高室内温度等，患者的体温仍可能下降，尤其是大出血和在无肝期时。笔者观察到，绝大多数患者在无肝期体温下降1～2℃属于正常现象，因此需事先做好准备，防止新肝开放时体温过低。在新肝期后期，患者中心温度可逐渐恢复至正常水平，目前认为新肝期体温回升也是供肝功能良好的一个有力证据，若体温持续不升，应注意移植物功能和急性排异反应的可能。

第二节　心脏及肺移植手术及麻醉

1967年12月，南非开普敦Barnard医师成功地进行了世界第1例人的原位心脏移植手术，开创了心肺移植的新纪元。1981年Reitz第1次成功地进行了心肺移植，1983年Coper第1次成功进行了单侧肺移植。2年后，针对严重阻塞性通气障碍的患者，人们成功进行了双侧肺移植术。目前有3种不同的肺移植术式可作为难治性心肺疾病的外科治疗方法：单侧肺移植术、双侧肺移植术、心肺联合移植术。

近年来由于供体受限减慢了心脏移植的发展，而患有终末期心脏病且需要移植治疗的患者数量持续增加。美国移植名单上的患者大概只有35%最终可得到移植治疗，这种供需之间的巨大差距使得等待心脏移植的患者每年病死率为17%。除外供体的短缺，影响心脏移植患者生存率的相关因素很多，其中对供体和受体、特别是对受体合理的围术期麻醉管理起着重要的作用。

一、心肺移植术

心肺移植术必须在体外循环的条件下进行，麻醉技术与心脏手术相同。术中经正中线切开胸骨。经主动脉、上下腔静脉插管，充分肝素化后，首先切除心脏，依次切除左肺、右肺，剥离气管分叉，保留气管隆凸以上的气管软骨。随后，供体器官整体移植入受体胸腔。

（一）单侧肺移植术

单侧肺移植对麻醉有特殊要求，因为肺切除以后肺血管阻力增高而使心脏负担急剧加重。单侧肺移植胸腔切开时由第5肋骨根部向移植侧切开。当显露肺动静脉及主支气管后，可尝试夹闭肺动脉，以检测肺切除后对循环及氧供的影响。如果在运用如儿茶酚胺或血管扩张剂时机体不能耐受，则必须经胸主动脉及相应静脉行体外循环。在切除肺以后，依次以端端方式吻合支气管、肺动脉及支撑肺动脉的左心房袖状皮瓣。

（二）双侧肺移植术

本术常行双侧横行胸腔切开方式，由于右肺体积较大，故多先从右侧开始移植。术中须行肺部压力监测，可以不运用体外循环。由于在夹闭肺动脉时机体可能出现急性失代偿，故应预备心肺抢救设备。当左肺被切除后，刚被移植的右肺的负担极为沉重，因为它要承担全心血流量及全部通气功能。迅速地移植左肺对于手术能否成功极为关键。

二、手术禁忌证及适应证

近年来对于大多数患者多优先考虑行单侧肺移植术，如果行该术式有困难则考虑双侧肺移植术，只有在上述两种术式都难以实施时才考虑心肺移植术，以尽可能高效地利用供体器官。因为运用单侧肺移植可使一个供体的两只肺分别供给两位患者。当然还有其他一些原因使单侧肺移植术被优先考虑。然而，长期以来对于肺气肿及肺动脉高压患者，行双侧肺移植的效果优于单侧肺移植。如为肺纤维性变等肺实质性疾病则应首选单侧肺移植。

（一）一般禁忌证

1. 营养及一般情况

身体的一般状况对手术预后起决定性作用。当身体状况很差时，可表现为体重急剧下降，如肺恶病质。为此在临床上对于呼气性呼吸困难患者可经鼻十二指肠插管来帮助增加体重。体重不足使许多疾病成为手术禁忌证，但肺黏稠物阻塞症患者却是一个例外，虽然这类患者一般情况及营养状况较差，但仍能耐受手术。当然严重的肥胖症同样不利于手术，所以必须在术前尽可能将患者体重调整到一定水平。肺移植术的年龄限制：用年龄来衡量一个患者是否可行移植手术时，生物学年龄要优于生理学年龄。目前，大多数肺移植术年龄的上限为50～55岁，下限为8～10岁。单侧肺移植术的年龄限制并不严格，心肺移植术及双侧移植术则相反。

2. 精神情况禁忌证

当患者有这样一种错误认识时，即认为术后可完全恢复健康，应将其视为一种相对禁忌证。患者应该对可能的并发症有心理准备，并能积极配合医师的治疗。对一些患者的精神状况进行判断是很困难的，所以应该有心理医师在场，这样做出的评价会更有意义。

3. 手术技术禁忌证

对于严重脊柱后凸导致的呼吸困难如肺移植不能改善，移植后呼吸障碍持续存在，移植器出现扩张，反而造成严重后果，应视为禁忌证。严重的胸膜粘连对于心肺移植术是一种相对禁忌证。对于气管已行造口术的患者仍可行单侧或双侧肺移植，但在心肺移植术时由于气管吻合常靠近气管造口部，故常引起严重感染，应视为禁忌证。

4. 内科疾病禁忌证

在术后常需要大量药物治疗，这就要求整个机体有较强的承受能力，如并发有其他严重的内科疾病则对移植不利。当患者合并肾功能不全时，在考虑肺移植的同时应考虑是否需行肾移植。黏稠物阻塞症常同时有肺与肝脏功能不全，故应考虑同时做双肺及肝脏移植。还应考虑内科疾病对移植术

的其他影响,如是否引起排斥反应、感染,是否会影响患者术后的活动及康复。某些在术前无症状的心脏疾病常可在术后表现出相应症状。所以,应该全面地考虑合并的内科疾病是否为禁忌证。

5. 其他情况

淀粉样肺病变常为肺移植的禁忌证。原发性肺肿瘤导致肺功能不全,在肿瘤没有肺外转移前可行肺移植术进行治疗,但不能保证完全根治。

(二)单侧或双侧肺移植适应证

单侧肺移植术自应用于临床以来一直是无不可逆性右心损伤肺纤维病变的首选移植术式。单侧肺移植也作为少数肺气肿患者的治疗手段。当有肺气肿时首先考虑双侧肺移植术,因为后者术后较少发生支气管管腔闭塞。肺黏稠物阻塞症患者优先考虑双侧肺移植。在肺动脉高压时如无不可逆性右心损伤则可行单侧肺移植术。由于单侧肺移植存在较大的再灌注损伤或早期移植失效的风险,所以如果不是缺少供体的情况下,多优先考虑双侧肺移植。对于所有考虑行移植术的疾病来说,术前必须讨论是否还有其他治疗手段可以代替移植术,同时应论证移植术的可行性。

(三)心脏移植术的适应证

所有的Ⅳ级(NYHA分级)终末期心力衰竭患者,在经严格的内科治疗无效,预期寿命小于12个月者都可考虑实施心脏移植。心脏移植的具体适应证有:① 内、外科治疗无效的终末期心脏病;② 年龄<60岁;③ 治疗后心功能仍为Ⅲ~Ⅳ级(NYHA);④ 1年存活率<75%;⑤ 无影响患者术后存活的其他疾病;⑥ 患者精神状态稳定、积极配合,要得到家人的支持。

(四)心肺移植术的适应证

当单侧或双侧肺移植难以成功时可考虑心肺移植术。从根本上讲只有当肺与心脏同时发生不可逆性损伤的疾病才考虑该术式。一种较典型的适应证就是肺动脉高压,无论是原发性还是继发性,只要合并严重右心室损伤及严重的三尖瓣关闭不全就应考虑。原则上讲单独的右心功能不全不是心肺移植术的禁忌证。还有其他一些肺实质病变及血管性病变合并继发性右心功能不全时,也应被考虑为适应证。囊性纤维增殖症比较特殊,它通过慢性感染及破损过程进而导致右心功能衰竭,只有在双侧肺移植术效果不能肯定时,才将其视为心肺移植的典型适应证。由于心肺移植的供体远远少于肺移植供体,所以在某些紧急情况下可考虑单侧肺移植。

三、手术并发症

(一)急性排斥反应

急性排斥反应常发生于术后1周,约在术后10天达到高峰。大剂量的激素治疗能迅速起作用。发生急性排斥反应时,常会出现胸腔积液及肺部阴影,肺功能检查可发现有周围气道阻塞的发生。在某些情况下,患者可无任何临床表现。只有肺功能动力学参数有所改变,特别是第1秒最大呼气量占肺活量百分比及呼气流量曲线具有诊断意义。此外,还可经支气管镜检查来诊断排斥反应的发生。

（二）感染

急性细菌性肺炎很容易根据临床症状及X线片做出诊断。目前，革兰阴性菌感染较多，患者常出现高热、呼吸困难、脓痰等症状。此外，真菌及病毒感染也不容忽视。

（三）支气管并发症

当患者术后发生支气管吻合不良时是十分痛苦的，常表现为吻合口狭窄或裂开。尽管手术技术不断改进，但此并发症仍时有发生。对此，可以在纤维支气管镜下用球囊导管进行扩张，还可以植入硅胶印模治疗。

（四）阻塞性细支气管炎

肺移植术后发生排斥反应时，常常出现闭塞性细支气管炎，病变早期用大剂量激素治疗有效，晚期效果不佳。目前常把特征性肺功能参数改变作为该并发症的诊断标准。当阻塞性细支气管炎缺乏组织学依据时，称为阻塞性细支气管炎综合征。

四、心脏移植的麻醉

（一）麻醉前病情评估

心脏移植通常是急症手术，麻醉医师没有充足的时间进行详细的麻醉前评估，只能了解患者当前的症状、活动能力、用药问题、手术麻醉史、最后进食进水时间及相关系统的疾病，可以对患者进行身体检查、呼吸道评估、回顾血液及放射和超声检查结果。患者的情况不尽相同，必须要依赖多种药物、主动脉内球囊反搏及心室辅助装置行心血管功能评估是重点，NYHA IV级终末期心力衰竭的晚期，心脏四腔都普遍扩大，每搏量低而固定，射血分数小于20%，对进一步增加前负荷不敏感，后负荷增加则每搏量和心排血量会显著降低。因此，需要足够的前负荷、适当偏快的心率来维持边缘状态的心室功能。术前需判定肺血管的病变程度和肺高压是否可逆。

术前需进一步评估肺、脑、肾脏等其他重要脏器功能。此外，左心衰竭主要引起肺水肿，右心衰竭主要引起全身水肿。其典型表现是皮下水肿，严重时可有腹水、胸腔积液和心包积液。心力衰竭时易出现缺钠性低钠血症和稀释性低钠血症。因长期使用排钾利尿药可致患者显示为低钾血症和低镁血症。心力衰竭时低氧血症使有氧代谢减弱，往往发生代谢性酸血症。

（二）心脏移植的术中麻醉管理

1. 麻醉前用药

心脏移植常为急诊手术，禁食时间难以得到保证，麻醉前用促进胃排空和抗酸的药物，可减少反流误吸的发生。麻醉前适当的镇静可解除患者恐惧心理，避免心动过速、血压升高等情况，可选用苯二氮䓬类如咪达唑仑等药物口服或静脉注射，但用量需酌情减少。

2. 麻醉前准备

心脏移植受体手术组和供体组之间必须保持密切联络，以确定供体到达受体手术室时间，便于及

时建立各种监测及静脉通道并对受体施行麻醉诱导。避免CPB前等待时间过久或长时间CPB运转，使衰竭的心脏更加恶化。麻醉前应做好器械、药物及输血等各种准备，所有心脏移植患者都要接受免疫抑制治疗，感染往往是心脏移植失败的原因之一，除了患者需要预防应用广谱抗生素外，无菌控制也极为重要，麻醉医师应重视并严格执行无菌操作。

3. 围术期常规监测

麻醉前需常规监测ECG、无创血压、桡动脉穿刺置管测压、颈内静脉置管测压、经皮脉搏氧饱和度、呼气末二氧化碳分压、体温、尿量、血常规、血糖、动脉血气、电解质和凝血活酶激活时间等常规实验室检查。心脏移植的特殊监测项目包括肺动脉导管（Swan-Ganz），肺动脉导管在体外循环后阶段非常重要，可监测CO、PAWP、PVR和SVR，指导体外循环后心血管治疗。此外，经食管超声心动图（TEE）是心脏移植患者另一有效的监测手段，连续多普勒波形可以测定吻合处的压力梯度。有条件的单位还可考虑Flow-Trac、PICCO及麻醉深度监测等新型监测。

4. 麻醉诱导

麻醉诱导是整个手术过程中最关键的阶段，诱导时应避免使用对心肌有抑制或增快心率的药物，减少影响心肌功能的药物，保证充分供氧，保证体循环和冠脉灌注压以及体、肺循环间的有效平衡。由于循环迟滞，诱导药起效迟缓，诱导药应分次缓慢注入，以免造成循环不稳定。此外，诱导用药顺序很重要，因为这些患者高度依赖于内源性交感张力和麻醉药的作用，恰当的诱导顺序可以减轻药物引起的心肌收缩功能下降，如果前负荷过多则会导致突发的心血管虚脱。不管麻醉诱导用何种药物，必须要使其负性肌力作用最小、维持正常心率和血管内容量、避免全身血管阻力降低，同时要使误吸的风险降到最低。阿片类药物是诱导时的主要用药，芬太尼用量为 $10 \sim 15\ \mu g/kg$（最大到 $60 \sim 75\ \mu g/kg$），其用量还要取决于受体的肝肾功能情况。在垂危患者中应用咪达唑仑或东莨菪碱来产生遗忘作用，一些患者也可以辅助使用低浓度的吸入麻醉药。肌松药可选用对循环影响小的罗库溴铵或顺阿曲库铵。

5. 麻醉与心血管功能的维持

麻醉的目标是保持血流动力学稳定和终末器官灌注。为保持血流动力学稳定，应维持合适的心率和心肌收缩力、避免前负荷和后负荷的急性改变、严防PVR升高，必要时用正性肌力药物维持。麻醉维持用芬太尼或舒芬太尼，可有效减少术中应激反应，并且对心脏抑制轻，术中低血压发生率低。由于吸入麻醉药对心肌有抑制作用，一般不宜使用或使用低浓度。此类患者常常对浅麻醉的交感神经反应比较迟钝，因此依靠血流动力学反应对麻醉深度进行评估比较困难，而且，以阿片类药物为主的麻醉方案也会减少术中知晓的发生率，在体外循环开始及升温时应该补充芬太尼类药，并追加咪达唑仑。如体外循环阻力增加，心肌收缩力下降，需及时加用血管活性药物，考虑到心力衰竭患者的循环时间延长，药物起效可能较慢，给药要慢，并随时注意调整剂量。

心脏移植者因为术前的心力衰竭造成明显的限制性通气功能障碍、肺顺应性下降和气道压力升高，为防止通气压力过大影响静脉回流和增加肺血管阻力，需采用较低潮气量，较快的频率达到适当的 $PaCO_2$。在体外循环前，应该尽量维持重要脏器有效的灌注，继续使用正性肌力药物和机械辅助设备。诱导后由于体内儿茶酚胺的水平下降，可能会出现血流动力学的不稳定，需及时调整正性肌力药物的剂量和配伍，常用多巴胺、多巴酚丁胺、肾上腺素、异丙肾上腺素和米力农增强心肌收缩力。心率对体外循环前循环的维持至关重要，宜保持相对偏快的心率来代偿固定的低输出量。应注意移植后心脏去神经、心脏自主神经的调节均失去作用。

去神经支配的心脏依赖于内在的固有节律性、循环中的儿茶酚胺、Frank-starling机制、外源性激素来维持基本的心排血量。心脏复跳后心率可能较慢，使用阿托品无效。因此，常用异丙肾上腺素增快心率。难以脱离体外循环最常见的原因是右心功能衰竭。肺动脉压力梯度和肺血管阻力指数更能准确反应肺血管的功能状态，因为二者不受心排血量的影响，直接反映肺血管的流量变化，尤其对已经发生心力衰竭的患者，除了常规的过度通气外，主要根据肺血管的阻力大小和左、右室的收缩状况选择合理的治疗方案，包括：① 合适的容量负荷；② 保持窦性心律；③ 正性肌力支持；④ 血管扩张药降低PVR；⑤ 血管收缩药维持冠脉灌注压；⑥ 机械辅助设备。PDE-Ⅲ抑制剂改善右心衰竭患者的右室收缩功能较血管扩张药更有效。而血管收缩药在冠状动脉灌注压下降时可以改善右室的功能。一氧化氮吸入可以改善急性右心衰竭时的血流动力学。有学者建议经中心静脉输注血管扩张药可降低肺动脉压，经左心房（左心导管）输注去甲肾上腺素升高血压，维持冠脉灌注，但此法仅适用于严重肺动脉高压、右心衰竭且难以脱离体外循环的患者。经上述综合治疗如右心衰竭仍无法控制，可采用右心辅助装置（从右房引出血液，经辅助装置返回主肺动脉）。另外可用肺动脉球囊反搏设备和体外膜肺设备，有时可以渡过难关。

总之，在当今医学时代，心脏移植水平在不断提高，应用不断推广，已经成为大型医疗中心治疗终末期心脏病的一种手段。影响心脏移植患者生存率的相关因素很多，其中对供体和受体、特别是对受体合理的围术期麻醉管理起着重要的作用。

五、肺移植的麻醉

（一）麻醉前病情评估

肺移植（lung transplantation）的发展至今虽已有50多年，但直至20世纪80年代末期，肺移植在全世界才得到公认，技术得到飞速进步。肺移植发展到今天，普及趋势加快，已经成为胸心外科领域最新、最有前途的课题之一。肺移植是治疗晚期肺实质疾病及晚期肺血管疾病的唯一有效方法。临床上肺移植有三种主要方式：单肺移植（包括肺叶移植）、双肺移植（包括整体双肺移植和序贯式双肺移植）以及心肺移植。从广义上讲，这三种方式都可达到移植肺的目的。从狭义上讲，肺移植是指单肺及双肺移植。无论心肺移植还是单/双肺移植，现均已获得临床上的成功。肺移植的适应证为终末期呼吸衰竭患者，其原发病因包括：① 肺阻塞性疾病：慢性阻塞性肺气肿和α_1抗胰蛋白酶缺乏症。② 肺纤维化疾病：间质性纤维化及特发性肺纤维化疾病。③ 肺感染性疾病：结核毁损肺及双肺弥漫性支气管扩张进展为囊性纤维化。④ 肺血管疾病：原发性肺动脉高压和/或合并心内畸形致艾森门格综合征患者等。其禁忌证包括：① 两年内发生过恶性肿瘤，免疫抑制治疗可能诱发、促进恶性肿瘤的形成与复发。② 无法治愈的另一主要器官系统功能障碍，如心、肝、肾等脏器功能衰竭。③ 无法治愈的慢性肺外感染，如慢性活动性乙型肝炎、丙型肝炎、HIV感染乙肝抗原。④ 严重的胸廓或脊柱畸形。⑤ 缺乏稳固可靠的社会支持系统等。

肺移植受体手术麻醉准备除了与常规心胸外科手术麻醉相同的准备外，还需注意准备双腔气管导管（一般选用左支）、纤维支气管镜及经食管超声（TEE）。特殊药物的准备包括前列腺素E_1（PGE_1）、多巴胺、米力农、吸入一氧化氮等。麻醉前应建立全面监测。完善细致的监测，体、肺循环的药理学管理配合合理的单肺通气技术可使单肺通气的氧合效能最大化。常规监测外重要的监测包

括：① 中心静脉压（CVP）和肺动脉导管PAP、PAWP压力监测，后者对术中循环功能的调控具有直接指导意义。② 心排血量监测和持续心排血量监测：了解术中的心功能情况，并可根据血流动力学公式计算体循环阻力和肺循环阻力，借以了解末梢血管和肺血管张力，指导血管活性药物的应用。③ 经食管超声心动图监测：TEE监测更有利于观察心脏活动和大血管情况。在肺移植术中，TEE监测可观察肺动脉阻断时心功能的变化，以判断心脏是否能耐受；也可在移植后观察肺静脉与左心房的吻合是否恰当，也可发现是否出现气栓等。④ 脑电双频指数及脑电图监测：由于肺移植术中循环功能波动较大，容易出现浅麻醉而发生术中知晓，脑电双频指数监测可以预防术中知晓。⑤ 纤维支气管镜检查应贯穿于整个围术期，术中纤维支气管镜检查可确定双腔气管导管的准确位置。也可在直视下清理气道分泌物。移植肺支气管吻合后开放前观察支气管吻合口质量，排除吻合口漏气、狭窄等可能，并再次清理呼吸道。⑥ 监测呼吸动力学，包括呼吸频率、潮气量、气道压力、气道阻力、肺胸顺应。实时监测呼吸动力学可以反映患肺和供肺的功能状况，调整最佳通气参数，实现通气和换气。⑦ 脑氧饱和度监测利用近红外光谱技术持续监测局部脑氧饱和度，术中也可作为是否需要体外循环支持的一个指标。

（二）肺移植的术中麻醉管理

肺移植可采用单纯全身麻醉或者全身麻醉联合硬膜外阻滞麻醉。采用后者的优点是可减轻术中及术后应激反应、减少全身麻醉的用药量、延续至术后镇痛可减少阿片类药物的应用，避免呼吸抑制而促进呼吸功能的恢复。其弊端在于硬膜外穿刺将增加硬膜外穿刺相关的并发症。此外，部分患者难以配合硬膜外穿刺需要的患者特殊体位。

麻醉管理：重点在于麻醉诱导和维持、麻醉初期正压通气、单肺通气的建立与维持、肺血管钳夹和移植肺再灌注时呼吸循环的维持、再灌注前后处理、全程内稳态的调控等。而对序贯双肺移植的另一挑战为先移植一侧肺水肿的防治与功能维护。麻醉诱导是整个麻醉中最关键的阶段。常采用头高位，可选快速诱导。可缓慢注射咪达唑仑、芬太尼和依托咪酯等药物避免血压骤降，从诱导到插管完毕要保持回路内压力，避免通气不足和高碳酸血症以及浅麻醉导致肺动脉高压。麻醉维持通常是静脉麻醉药物的联合持续输注。全程强调个体化，麻醉用药应选择对生理干扰小、对心肺功能无明显影响的药物。

呼吸管理：宜采用双腔支气管导管，并确保整个手术过程中导管位置正常、有效分隔双肺。应选用合理的机械通气，可能需随时调整通气参数与呼吸模式。通气模式的选择有赖于患者基础病变的生理学改变，限制性通气功能障碍需要更长的吸/呼比、更小的潮气量和更快的呼吸频率；阻塞性通气功能障碍则相反，需要更低的吸/呼比、更高的潮气量和较低的呼吸频率。术前动脉血气的测量可以指导术中机械通气的管理。严重的气道阻塞常常造成术中肺的过度充气，降低静脉回流，压迫心脏而导致严重的低血压。因此机械通气后造成持续低血压或原因不明的低血压，可尝试脱开呼吸机连接管，如果血压回升，循环得到改善，则可以明确诊断并治疗动态过度肺通气。终末期的肺疾病患者，术前双肺通气下可能已经存在严重的呼吸功能下降甚至衰竭。因此，此类患者单肺通气的管理对于麻醉医师最具有挑战性。

循环管理：也是肺移植麻醉的重要内容，循环管理的目标为血流动力学稳定。合理的循环容量与质量是调节重点。移植肺植入前的麻醉前半阶段，因术前禁食，麻醉用药引起的扩容状态需要补充液体，避免容量不足；移植肺植入后应以防治肺水肿为处理重点，由于该肺水肿不仅与缺血再灌注损

伤有关,而且移植肺缺乏淋巴回流。因此,应在保证机体最低有效循环血量的基础上尽可能限制液体输入,必要时还需利尿以防移植肺失功能。多巴胺、去甲肾上腺素、肾上腺素等血管活性药物可灵活使用,有时还需要前列腺素 E_1、一氧化氮吸入(10～40 ppm)等。

肺移植受体一般都有不同程度的肺动脉高压,原因是一种突然的急性反应(如一侧肺动脉阻断)造成动力性肺血管阻力增加、右心室负荷增加引起急性右心衰竭。缩血管药物、高碳酸血症、酸中毒、激动或疼痛等也可引起急性肺血管阻力增加而损害右心室功能,术中应注意避免上述因素的影响。处理包括在有创压力监测下调整血管活性药物,以使心肌收缩力、血管张力、血容量对维持循环更为适宜。应避免右心室前负荷超过15 mmHg,防止增加右心室的室壁压对心肌灌注的不利。血管扩张药物如前列环素或前列腺素或吸入氧化亚氮可改善右心功能,但同时可引起体循环低血压,这样不得不降低扩血管药物的滴注速率而增加应用正性肌力药物,而后者又同时增加肺血管阻力。因此,需要权衡利弊。治疗严重低血压危急状态的方法是用缩血管药物去氧肾上腺素或去甲肾上腺素,旨在增加体循环压力而改善右心室灌注,以阻断因右心室缺血引起的恶性循环。

术毕一般应更换单腔气管导管带管送达ICU,原则上呼吸支持至移植新肺可能出现的水肿期结束。术毕近期的呼吸支持利于移植新肺的功能恢复,并利于双肺的协调活动。但需呼吸支持的时间可能存在较大的个体差异。术毕于手术室内早期拔管,拔管后24 h内可能会因为通气不足、肺水肿、出血或气胸再插管,大多数单肺移植患者可在手术室拔管,但仍需进一步的研究及探讨。肺移植术后的疼痛和常规胸科手术的疼痛治疗目的一样,适度的疼痛治疗有利于维持患者术后足够的呼吸深度和咳嗽能力,以防止术后肺部的并发症。

总之,肺移植麻醉对大多数有经验的麻醉医师仍然是一种挑战,麻醉管理中仍存在很多值得探讨的问题和研究的热点,如供体肺IR损伤的保护,围术期保护性肺通气及控制肺动脉高压和右心衰竭的发展,限制容量,抑制机体炎性反应,合理应用激素和免疫移植药物等均成为决定肺移植手术成败的关键因素。此外,对于终末期呼吸衰竭的肺移植患者,如何选择合理的通气模式和做出凝血方面的调整仍有待进一步探索。

第三节　肾移植的麻醉

一、终末期肾病的病理生理

各种原发性或继发性慢性肾脏疾病将导致肾功能进行性减退,体内代谢废物潴留,水、电解质、酸碱平衡失调等内环境紊乱和内分泌异常,进而出现一系列临床症状,最终发展为慢性肾功能衰竭。慢性肾功能衰竭是一个缓慢而渐进的过程,根据肾功能损害的程度,我国学者将慢性肾功能衰竭分为4个阶段:① 肾功能不全代偿期:此阶段患者虽肾脏储备能力已降低,但通常无临床症状。实验室检查:肌酐清除率(Ccr)＞50%,血肌酐(Scr)＜133 μmol/L。② 肾衰竭期:又称尿毒症早期,临床上多会出现明显的贫血及恶心呕吐等消化道症状,出现轻中度代谢性酸中毒和水钠潴留、钙磷代谢紊乱,可伴有乏力、精神不振等神经系统症状。实验室检查:Ccr为10～25%,Scr为211～422 μmol/L。③ 肾功能不全失代偿期:此阶段患者可出现轻度贫血、乏力、夜尿增多等临床表现。实验室检查:Ccr

为25%～50%，Scr为133～211 μmol/L。④ 尿毒症期：又称尿毒症晚期，临床上表现出各种尿毒症的症状，如严重贫血、恶心呕吐、水钠潴留、低钙血症、高钾等，并因全身多器官受累而出现相应的临床表现。患者通常需要接受透析治疗。实验室检查：Ccr＜10%，Scr＞422 μmol/L。

慢性肾功能衰竭患者早期通常无明显的临床症状，而仅仅表现为蛋白尿、夜尿增多等基础疾病的症状。终末期才会出现一系列的临床症状，最终引起全身多个器官系统的功能异常。具体包括：① 代谢的改变，肾衰竭患者由于其排泄功能障碍，常引起不同程度的水钠潴留，而水钠潴留又会进一步造成细胞外液增多和低钠血症。按体内钠的情况及引起低钠血症的原因可以分为稀释性低钠血症和缺钠性低钠血症两种常见类型。高钾血症是慢性肾衰竭患者最致命的电解质紊乱。慢性肾衰竭患者由于肾单位减少，机体对钾的排泄减少，当摄入量超过排泄速度时可迅速出现高钾血症。其他离子如钙、镁、磷的紊乱也十分常见。患者主要表现为代谢性酸中毒。酸中毒可引起心肌收缩力降低以及儿茶酚胺反应性降低。酸中毒亦可导致氧离曲线左移，组织的氧供减少。② 心血管疾病是引起终末期肾病患者死亡的首要原因，高血压、高血容量、酸中毒、贫血及血液透析引起的大量动静脉瘘等均可导致心包炎、心脏向心性肥大、心功能不全和充血性心力衰竭。③ 慢性肾衰竭患者水钠潴留可引起肺水肿，导致限制性通气功能障碍和氧弥散功能降低，造成低氧血症。④ 绝大多数慢性肾衰竭患者都伴有贫血，主要与患者促红细胞生成素减少及红细胞寿命缩短有关。其他造成慢性肾衰竭患者贫血的因素包括消化道出血、叶酸和维生素摄入不足及尿毒症毒素对骨髓的抑制等。此类患者还常伴有白细胞功能受损、免疫力低下及血小板功能异常和凝血缺陷。⑤ 慢性肾衰竭患者神经系统病变可分为中枢神经系统病变和周围神经系统病变。中枢神经系统病变早期可表现为淡漠、记忆力减退、扑翼样震颤、嗜睡昏迷等。周围神经病变主要表现为下肢远端感觉异常。伴有自主神经病变的患者常出现体位性低血压、发汗障碍等，全麻诱导时易出现低血压。

二、肾移植手术要点

（1）手术切口应该充分暴露好 由于肾移植手术需要把一个异体的肾脏种植在体内，因此要使切口内留有较大的位置安放供肾。为使肾脏放置妥当，应充分游离后腹膜，使供肾能较好地放在后腹膜与腰大肌之间，并要保证当腹压增大时不会发生肾脏移位，继而造成血管扭曲和输尿管受压。

（2）游离髂血管时进行血管吻合的必要步骤 在沿髂静脉打开血管鞘时要认真结扎其表面的淋巴管，髂外动脉表面不需游离。如见到髂外动脉扭曲影响肾静脉与髂外静脉作端侧吻合时，可缝合1针进行牵引。检查术后是否发生局部的淋巴囊肿和淋巴瘘。

（3）髂外静脉与肾静脉作侧端吻合时要充分游离好，留有足够的长度进行控制及吻合。当髂外静脉位置比较深时（特别是左侧的髂外静脉），可以结扎和切断后面牵拉着的髂内静脉，这样可使髂外静脉明显抬高表浅化，不但有利于与供肾静脉的吻合操作，而且给肾脏的放置带来方便，不易因静脉吻合口的过度牵拉而影响血液回流。在切开髂外静脉壁时，应稍偏向外侧，这样在肾脏放平以后不会发生静脉吻合口处的扭曲，保证静脉血流的通畅，也避免了影响下肢血液的回流。

（4）利用髂内动脉与供肾动脉作端端吻合时，髂内动脉要游离到根部，向后的几个小分支要仔细结扎。此种处理在行肾动脉吻合时方便操作，吻合后不易成角扭曲。更主要的是在动脉吻合时需要控制髂内动脉的血流，以减少髂总动脉到髂内动脉控制段之间盲端血栓的产生。髂内动脉远端的结

扎应牢靠,最好在分叉以下,以减少结扎线滑脱出血的发生。

(5)血管吻合　供肾在进行血管吻合时应保持持续低温状态,避免因温缺血时间过长而影响供肾质量。通常采用冰或冰水表面降温,也可通过肾动脉插管向肾内灌注冷保存液进行降温。这种降温法不但可以减少温缺血时间,也方便肾静脉与髂外静脉的端侧吻合。

(6)仔细检查吻合口　血管吻合的方法很多,无论连续或间断缝合,在肾血流开放前应分别检查动静脉吻合口的缝合。尽量避免开放血流后再阻断,此时要按热缺血时间来计算。

(7)吻合口出血时的处理　在结扎缝合线时要适当控制血流,防止由于血流冲击使结扎线松脱而影响效果。应该注意的是,在动脉吻合口见到小的喷射状出血时,有时不一定是缝合技术问题,而是由髂内动脉表面的营养支引起,这种小血管往往有1～2根。区别的方法是用镊子轻轻控制出血点以上髂内动脉侧相应的血管壁,如出血停止,说明是营养支的问题,可在此处做与血管壁垂直的缝合。

(8)开放血流后,注意肾脏血供恢复情况　观察搏动、色泽、弹性等,应注意肾门处有无活动性出血,因为在修肾时,容易遗漏掉肾门处1～2根小的静脉,它包裹在肾门附近的脂肪内。肾表面出血点一般用热盐水纱布压迫一会即可止血。

(9)应尽早将其放置在合适的部位　在确定肾脏无明显出血后,此时要特别注意防止动脉成角扭曲及静脉牵拉过度。肾脏放置的位置应主要根据血管的情况而定,特别是静脉的位置要适当。

(10)输尿管与膀胱的吻合　应注意输尿管的留用不要太长或过短,一般以到达膀胱吻合口的距离再增加3～5 cm即可。输尿管残端要仔细止血,因为残端出血往往是术后血尿的主要原因之一。输尿管与周围组织处最好固定1～2针,由于术后大量的尿液排出会促使输尿管蠕动加快加强,牵拉输尿管-膀胱吻合口极易发生漏尿。

(11)在切开膀胱前,一般均留置导尿管注水充盈膀胱。但对于长期无尿的患者不能充水过多,最好少于150 ml,不然易发生膀胱黏膜出血,从而引起术后血尿。

(12)切口引流问题　肾脏移植术后局部均有较多的渗出,要充分地进行引流,为防止发生局部感染,最好采用闭式引流,一般引流3～4天即可拔除。

(13)肾移植术中及术后早期应留置导尿管　因为麻醉及大量的尿量使患者不便自行排尿,但是导尿管又容易使患者发生尿路感染。因此,除了应用刺激性小的导尿管外,在患者有自制能力以及尿量每小时小于200 ml后可拔除导尿管,让患者自行排尿,一般为术后2～4天。

三、肾移植手术的麻醉

(一)麻醉前评估

麻醉医师需在术前对接受肾移植手术的患者进行全面的医学回顾及评估,从而制订相应的防治措施。终末期肾病常合并多器官和系统的病变,这些潜在的病变通常与肾功能衰竭之间存在协同作用,可增加麻醉和手术后的死亡率。

终末期肾病患者多数有各种心血管疾病的危险因素,因此,肾移植术前应检查患者是否患有心血管疾病。心血管疾病严重程度的初步评价包括仔细的临床检查、心电图、胸片等。拟接受肾移植手术的患者通常正在接受透析治疗,麻醉医师应根据透析的类型、透析频率及最后一次透析的间隔时间判断患者是高容量还是低容量。如果术前血钾超过6.0 mmol/L,应推迟手术,采取透析等治疗方式。术

前应明确血红蛋白水平。如果有出血史或者其他可能的凝血疾病,应进行出凝血检查。

（二）术前准备

良好的术前准备是肾移植后长期存活的重要因素之一。近年来研究发现,在改善患者全身基本状况的前提下,患者接受透析治疗的时间越短,越有利于移植肾的长期存活。拟接收肾移植手术的患者必须经过充分的透析治疗,使患者的病情得到改善,有利于麻醉实施和术中管理。肾衰竭患者尤其是尿毒症患者胃排空时间明显延长,并且可能存在消化系统的其他病变。因此,慢性肾衰竭患者肾移植术前禁食时间至少20 h。肾衰竭患者常合并严重贫血,术前可使用叶酸、促红细胞生成素改善贫血,使血红蛋白升至70 g/L以上。慢性肾衰竭合并高血压患者应积极进行抗高血压治疗。心功能不全的患者手术危险大,术前应积极治疗,减轻心脏前后负荷,加强心肌收缩力。

（三）肾移植的术中麻醉管理

1. 椎管内麻醉

肾移植麻醉的方法包括椎管内麻醉和全身麻醉。椎管内麻醉主要包括蛛网膜下隙麻醉(腰麻)、硬膜外阻滞和腰麻-硬膜外联合阻滞。对于拟接受肾移植的患者,只要无明显凝血功能障碍及其他椎管内麻醉禁忌证,均可选用椎管内麻醉。椎管内麻醉用药少,对机体生理干扰相对较小,局麻药中不应添加肾上腺素,以防止肾血流较少导致肾损害。

2. 全身麻醉

静脉麻醉诱导药的选择取决于患者的整体健康状态、容量状态及心血管功能等,可选用对血流动力学影响较小的药物组合进行快诱导插管。诱导时给药速度不宜太快,用药剂量不宜过大。全麻维持多采用吸入麻醉剂地氟烷或异氟烷。七氟烷很少用于肾移植手术的麻醉,因为七氟烷经肝脏代谢后会产生一种无机氟化物,已经被证明具有肾脏毒性。麻醉过程中应给予芬太尼等麻醉镇痛药物,减少吸入麻醉剂的用量。顺阿曲库铵代谢方式为不依赖肝肾功能的血浆霍夫曼消除,不会延长肾衰竭患者的作用时间。

3. 术中管理主要事项

维持血流动力学:慢性肾衰竭患者均伴有高血压,术中既要控制高血压,又应避免发生低血压。一般情况下宜维持血压在正常较高水平,特别是血管吻合完毕开放血流前扩充血容量可增加移植肾血流,提高移植肾的即时功能,从而提高移植肾的成活率和患者的生存率。血压偏低时,给予少量多巴胺静脉持续输注。

液体治疗:必须监测中心静脉压,以判断体内血容量是否充足。贫血的患者需及时输血。利尿剂通常用于促进移植肾生成尿液。渗透性利尿剂如甘露醇通常用于增加尿量和减少多余的体液,因渗透性利尿剂并不依赖于肾的浓缩功能而达到有效利尿。并且,研究表明甘露醇的渗透效应能够减少肾小管的肿胀,降低急性肾小管坏死及移植肾功能恢复延迟的发生率。术中由于药物、输血以及移植肾的含钾保存液都会使血清钾升高,因此应监测钾离子浓度,避免高血钾。

尿量监测:移植肾再灌注后,应重新记录尿量。低血容量、低血压、急性肾小管坏死、急性排斥反应或者外科引起的机械性原因都会引起少尿或无尿。评价肾移植术后的尿量通常要先明确患者的容量状况。肾活检有助于判断是否发生急性肾小管坏死或者急性排斥反应。

四、儿童肾移植的麻醉管理

近年来随着外科技术的进步及新型免疫抑制剂的应用,儿童肾移植的成功率及移植肾的5年存活率已明显提高,已经成为儿童终末期肾病的首选治疗。儿童终末期的主要原因是各种原发性肾小球肾炎、先天性泌尿系统畸形及遗传性疾病。

儿童肾移植通常接受的肾源是成人肾脏而不是年龄相似的儿童肾脏,因此存在移植物大小和髂窝空隙不成比例的情况,通常将移植肾置于后腹膜。随着受者年龄减小,外科手术技术的难度逐渐增高,尤其是2岁以下的受者,术后病死率较高。若引起患儿肾功能衰竭的原因是尿道先天畸形,则必须在移植前或移植的同时进行相应的处理,以恢复尿道的正常解剖和功能。一般认为2岁以下儿童肾移植的围术期麻醉管理十分复杂。儿童的有效血容量相对较少,接受成人肾脏移植的儿童术中应密切监测血流动力学。在开放移植肾血流时应考虑小儿心搏量难以满足成人供肾血流动力学要求以及成人供肾将储存大量血液的情况,因此移植肾再灌注前应充分扩充容量以防止突然出现低血压。通常使用白蛋白等胶体提高中心静脉压。此外,由于在进行血管吻合时需钳夹大动脉,再灌注时由于远端肢体缺血可引起酸中毒。再灌注时大量器官保存液进入血液也会引起高钾血症。

(杨立群　殷苏晴)

参 考 文 献

[1] 周霞,刘鸿凌.《2015年EASL肝移植临床实践指南》摘译.实用肝脏病杂志,2016,19(03):385-388.

[2] European Association for the Study of the Liver. EASL clinical practice guidelines: liver transplantation. J Hepatology, 2016, 64 (2): 433-485

[3] Feltracco P, Cagnin A, Carollo C, et al. Neurological disorders in liver transplant candidates: pathophysiology and clinical assessment. Transplant Rev (Orlando), 2017, 31(3): 193-206.

[4] Krowka M J, Fallon M B, Kawut S M, et al. International liver transplant society practice guidelines: diagnosis and management of hepatopulmonary syndrome and portopulmonary hypertension. Transplantation, 2016, 100(7): 1440-1452.

[5] Lamattina J C, Kelly P J, Hanish S I, et al. Intraoperative continuous veno-venous hemofiltration facilitates surgery in liver transplant patients with acute renal failure. Transplant Proc, 2015, 47(6): 1901-1904.

[6] De Gasperi A, Feltracco P, Ceravola E, et al. Pulmonary complications in patients receiving a solid-organ transplant. Curr Opin Crit Care, 2014, 20(4): 411-419.

[7] Spiro M D, Eilers H. Intraoperative care of the transplant patient. Anesthesiol Clin, 2013, 31(4): 705-721.

[8] Feltracco P, Falasco G, Barbieri S, et al. Anesthetic considerations for nontransplant procedures in lung transplant patients. J Clin Anesth, 2011, 23(6): 508-516.

[9] Ayoub T. Pulmonary hypertension in liver transplant. Curr Opin Organ Transplant, 2011, 16(3): 331-337.

[10] Blasco L M, Parameshwar J, Vuylsteke A. Anaesthesia for noncardiac surgery in the heart transplant recipient. Curr Opin Anaesthesiol, 2009, 22(1): 109-113.

[11] Williams G D, Ramamoorthy C. Anesthesia considerations for pediatric thoracic solid organ transplant. Anesthesiol Clin North America, 2005, 23(4): 709-731, ix.

[12] Diaz G, O'connor M. Cardiovascular and renal complications in patients receiving a solid-organ transplant. Curr Opin Crit Care, 2011, 17(4): 382-389.

第71章

脊柱手术与麻醉

脊柱手术（spinal surgery）主要包括椎间盘退行性疾病、脊柱创伤、脊柱畸形、脊柱肿瘤等疾病的各类手术。其中椎间盘退行性疾病手术较常见，脊柱畸形和肿瘤手术的麻醉难度较高。椎间盘退行性疾病手术麻醉，如颈椎病、腰椎间盘突出和脊柱韧带骨化手术较常见，多数患者需在全身麻醉下完成，同时此类手术患者多为老年患者，并存疾病较多，围术期并发症发生率较高。脊柱畸形、肿瘤手术相对较少，但是手术时间长、术中出血多等因素加大了麻醉管理的难度。

第一节　脊柱疾病特点

一、椎间盘退行性疾病

此类疾病是目前脊柱外科中最常见的疾病，主要表现为颈椎病、颈胸椎后纵韧带骨化、腰椎间盘突出、腰椎滑脱、腰椎椎管狭窄等疾病。颈椎病引起的上肢麻木、腰椎疾病导致的下肢疼痛等临床症状是手术的主要指征。

颈椎病（cervical spondylosis）的定义为颈椎椎间盘组织退行性改变及其周围组织结构（神经根、脊髓、椎动脉、交感神经等）出现相应的临床表现，也是目前造成颈肩臂痛的最常见原因。临床分为神经根型颈椎病、脊髓型颈椎病、交感型颈椎病、椎动脉型颈椎病和其他类型。各型颈椎病的治疗策略也是不一样的，脊髓型颈椎病对人的功能影响较大且保守治疗一般无效，多数患者一旦确诊，应尽早手术治疗。神经根型颈椎病约占60%，保守治疗是首选的治疗方法，一般预后较好，经保守治疗无效且症状进行性加重的可考虑手术治疗。交感型和椎动脉型颈椎病临床表现类似易混淆，大多数保守治疗可获得满意效果，对于无效的患者可给予颈部神经封闭明确诊断，或通过CT、磁共振椎动脉造影明确病因，可以采用微创或手术的方式治疗，但应当谨慎把握指征。手术方式较多，主要有颈椎前路椎间盘切除椎体间植骨融合术、颈椎前路椎体次全切除椎体间植骨融合术、颈椎单开门椎板成形术、颈椎椎板切除术等式式。

腰椎间盘突出症（lumbar intervertebral disc herniation）是临床常见的脊柱退行性疾病，腰腿痛则是该类疾病的主要临床症状。引起疼痛的原因主要是髓核突出物对神经根的机械性压迫，同时包括对周围组织产生的化学刺激及自身免疫反应。椎间盘突出的病理类型主要分为膨出、突出、脱出、游

离椎间盘、Schmorl结节。此类疾病的治疗主要包括手术治疗和保守治疗,保守治疗主张患者卧床休息,口服非甾体抗炎药以缓解疼痛,口服神经营养药物如维生素B_{12}支持治疗,还有其他一些方法如中医中药、牵引、局部封闭等。然而,保守治疗无效者或反复发作甚至影响生活和工作的患者则需要手术治疗。手术方式主要有椎板间开窗间盘切除术、微创治疗如经皮穿刺椎间盘切除术、椎间孔镜等。

退变性腰椎管狭窄:随着人口老年化,退变性椎管狭窄的患者也逐渐增多,50岁以上的人群中发生率为1.7%～8%,女性高于男性。临床表现以间歇性跛行为主要特点。此类疾病的分型为:解剖学分型有中央椎管狭窄、神经根管狭窄、侧隐窝狭窄,病因学分型有原发性和继发性。治疗方法包括非手术治疗如药物、功能锻炼、侵入性非手术治疗,手术治疗方法主要有半椎板减压融合术、全椎板减压融合术等。

腰椎滑脱:定义为在退变的基础上出现上位椎体相对下位椎体的滑移,不伴有椎弓根峡部的缺损。临床可长期无症状,而有症状者主要表现为腰痛、神经源性间歇性跛行、下肢的放射性疼痛等。根据患者的影像学表现,可将患者的严重程度分为Ⅰ度、Ⅱ度、Ⅲ度、Ⅳ度。治疗方法包括保守治疗和手术治疗。

二、脊柱创伤

由于交通事故、外伤、运动等因素造成的脊柱创伤中,颈椎损伤较胸腰椎损伤常见,同时可造成不同程度的脊髓损伤。脊柱脊髓损伤造成的瘫痪等并发症,给个人及社会造成了巨大的经济负担。

颈椎损伤(cervical spine injury)包括上颈椎损伤和下颈椎损伤,上颈椎损伤包括寰枕关节、韧带脱位损伤,寰椎骨折,枢椎齿状突、峡部、椎体骨折,下颈椎损伤根据受伤时的方向及损伤后的解剖变化、严重程度分为不同类型。颈椎外伤患者的抢救与早期治疗对预后有很大的影响,包括事故现场的搬运和体位固定,遵循心肺复苏的抢救原则,早期使用激素冲击、脊髓脱水、神经保护等治疗。手术治疗的目标是达到复位与稳定,复位可行颅骨牵引复位、手术切开复位。应尽早手术治疗解除脊髓压迫,稳定脊柱结构,主要手术方式包括前路、后路、前后联合入路,椎间盘切除植骨,椎体次全切除等。

胸腰段脊柱骨折最常见的是T_{11}～L_2,主要原因是交通事故、建筑工地事故,常伴有脊髓功能损伤。主要分类有压缩骨折、暴散骨折、屈曲分离骨折、骨折脱位,其中压缩骨折较为常见。脊髓损伤的程度主要以感觉、运动功能状态进行分类。根据不同的指征进行治疗是合理的,保守治疗是胸腰段脊柱骨折的基本治疗方式,主要用于无脊髓损伤患者,包括支具外固定和卧床休息。手术治疗可以解除脊髓和神经的压迫,增强脊柱稳定性,加速患者康复,减少长期卧床引起的并发症。

脊髓损伤(spinal cord injury)往往伴随于脊柱损伤,常引起严重的并发症。脊髓损伤的原因包括脊髓间接暴力损伤和脊髓直接暴力损伤。根据其损伤的不同程度,脊髓可出现挫伤、断裂、脊髓组织水肿、脊髓缺血缺氧等病理变化。脊髓损伤后表现为完全性和不完全性脊髓损伤,临床表现以脊髓休克为主。脊髓休克早期可呈现出损伤节段以下脊髓功能消失,包括感觉功能丧失,肌肉呈迟缓性瘫痪,深浅反射消失。脊髓休克期结束后,脊髓功能恢复,可表现出上神经元损伤症状,例如痉挛性瘫痪。脊髓休克可持续数小时至数周。脊髓损伤的治疗原则分为早期治疗和晚期治疗,早期提倡积极进行手术减压治疗,同时使用激素、神经节苷脂、维生素B_{12}等药物治疗,保护残存的脊髓功能及防止

脊髓进一步损伤。晚期治疗主要通过康复锻炼措施、高压氧治疗,恢复患肢的功能,改善患者的生活质量。脊髓损伤的并发症治疗也是救治的重点,上颈椎损伤导致的呼吸肌、膈肌麻痹会引起一系列的呼吸系统并发症,包括早期的通气功能减弱造成的死亡,后期的肺不张、肺炎、呼吸衰竭等。循环系统主要表现为脊髓损伤早期的高血压,随即由于心脏交感神经的抑制而出现低血压、心率慢、心排血量减少等症状。泌尿系统功能受损可导致膀胱、尿道功能障碍,尿失禁、尿潴留并发尿路感染,最后出现肾功能衰竭。还包括高钾血症等电解质、酸碱平衡异常、自主神经功能紊乱等并发症。

三、脊柱畸形

脊柱畸形以脊柱侧凸(scoliosis)为主要表现,由于椎体的先天性发育异常而产生脊柱三维畸形,可造成脊柱生长过程中的失衡。其中特发性脊柱侧凸是最常见类型,顾名思义,特发性原因未明,为多种原因造成,其中遗传因素起重要作用。神经肌肉性脊柱侧凸主要由上下运动神经元疾病和肌肉疾病造成。先天性脊柱侧凸由一些先天性结构异常造成,如半锥体等。还有一些是由神经纤维瘤病或者马方综合征、外伤等原因引起。临床主要根据患者的影像学结果进行严重程度分型,包括Cobb角的测量、Nash-Moe分型、Lenke分型等。非手术治疗方法中支具治疗是重要手段,对于早期轻度脊柱侧凸的矫正是至关重要的。对于Cobb角大于50°或支具控制不佳的患者则需要手术治疗,手术治疗往往需要截骨矫形。

脊髓畸形常见的有脊髓空洞症、脊髓纵裂、脊髓栓系、脊髓脊膜膨出等,临床需要结合症状及影像学检查进行诊断,对于不同脊髓的畸形,手术治疗可以达到良好的效果。

四、脊柱肿瘤

骨肿瘤定义为发生在骨内或起源于各种骨组织成分的肿瘤,主要有原发性、继发性、转移性肿瘤。脊柱肿瘤(spinal tumor)常常破坏骨质,造成脊髓、神经功能受损,致死亡率和致残率较高。脊柱肿瘤有多种分期方法,例如Enneking分期系统、WBB分期系统,Enneking主要从肿瘤分级、解剖位置、远处转移三方面进行分期,WBB(图71-1)主要描述肿瘤侵犯的解剖范围,为手术切除提供依据,临床较常用。而脊柱肿瘤的分类主要有良性肿瘤、恶性肿瘤、转移性肿瘤。良性肿瘤主要有骨样骨瘤、骨软骨瘤、血管瘤、巨细胞瘤等。恶性肿瘤包括骨肉瘤、软骨肉瘤、脊索瘤等。转移性肿瘤多由乳腺、肺、甲状腺、肾肿瘤转移而来。脊柱肿瘤的主要临床表现以疼痛和神经症状为主,结合影像学、组织学、实验室检查可给予诊断。脊柱肿瘤手术治疗的主要目的是

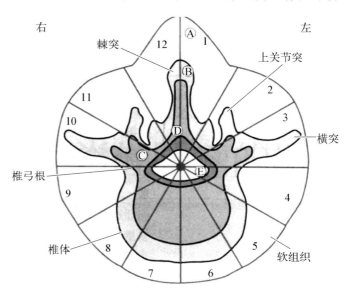

图71-1　WBB脊柱肿瘤分区示意图

切除肿瘤组织并建立脊柱稳定性。切除方法有刮除、边缘切除、椎体切除、全脊柱切除、脊柱稳定性重建。对于不同的肿瘤类型,可给予患者放疗和化疗作为辅助治疗。

第二节　术前评估与准备

一、术前评估

术前评估是完善术前准备和制订合适麻醉方式的基础,主要包括三方面内容:了解患者有关病史、检查资料、拟行手术;与患者及家属交流沟通,缓解患者及家属的焦虑情绪;根据手术情况与外科医师进行交流。对于脊柱手术的患者,应根据患者的疾病特点进行针对性的术前诊疗评估。

（一）呼吸系统

脊柱手术患者的呼吸系统评估除了常规患者的评估外,还要重点关注一些特殊的患者。对于颈椎退行性疾病手术的患者,术前麻醉医师要充分掌握患者的疾病累及节段,向外科医师了解手术方案。对于C_3以上节段或者颈椎后路的手术需行经鼻气管插管术,因此麻醉医师必须了解患者的鼻腔情况,包括有无隆鼻、鼻部手术史、额面部外伤史、鼻中隔偏曲等情况。腰椎退行性疾病手术的患者年龄多较大,常伴有慢性肺部疾病,俯卧位手术后肺部并发症发生率高。因此术前要加强患者呼吸功能的锻炼,纠正肺部的炎症。而颈椎外伤的患者术前多伴有脊髓神经功能损伤,由于损伤平面的不同,对呼吸功能的影响也有差异。因此麻醉医师需要评估患者的神经损伤范围,预测术后患者拔除气管导管的时间。同时为了保护患者的脊髓功能,其颈椎后仰度较小,可能需要行清醒气管插管术。临床工作中常常会遇到颈椎术后再手术的患者,特别是颈椎多节段、颈椎枕骨融合固定患者,此类患者颈椎活动度差,可伴有后仰困难。颈胸段畸形患者也是一类特殊的患者,术前麻醉医师要结合患者的X线检查、磁共振成像、3D打印结果评估患者的气道情况。肺功能也是呼吸系统评估的一项重要内容,特别是脊柱侧弯的患者。了解患者的Cobb角大小,有无呼吸急促、呼吸困难等病史,通过肺功能检查了解患者用力肺活量（FVC）、第1秒用力呼气量（FEV_1）等指标。

（二）心血管系统

脊柱手术的患者多为老年患者,高血压、心功能异常等并存疾病常见。围术期高血压可以使患者手术出血增加,诱发加重心肌缺血,并导致脑卒中等并发症发生率增高,甚至引起死亡。术前应了解患者的血压值（表71-1）和终末期器官功能状态,进行高血压严重程度和心血管风险评估,以及手术的危急程度评估,权衡是否需延迟手术,并进行合理的围术期处理。对于高血压药物围术期使用的问题一直是学术界争论的焦点,ACEI类和ARB类是临床常见的降血压药物,为减少术中低血压的发生率,建议手术当日停用此类药物。其他的部分抗高血压药物如β受体阻滞剂、钙通道阻滞剂术前不建议停药。合理的使用降压药物不仅可以良好的控制围术期患者血压,而且可以提高患者的预后。

表71-1　血压的定义和分级

类　　别	收缩压（mmHg）		舒张压（mmHg）
正常血压	＜120	和	＜80
正常高值	120～139	和（或）	80～89
高血压	≥140	和（或）	≥90
1级高血压	140～159	和（或）	90～99
2级高血压	160～179	和（或）	100～109
3级高血压	≥180	和（或）	≥110
单纯收缩期高血压	≥140	和	＜90

　　心功能状态的评估也是脊柱手术患者术前评估的重要内容,包括心脏的电和机械功能状态、冠脉血供等问题。评估患者围术期发生心血管事件的独立危险因素,包括:① 高危手术(大血管手术及开胸、开腹手术)。② 缺血性心脏疾病史(心肌梗死史、缺血性心痛、病理性Q波等)。③ 心力衰竭史。④ 脑血管疾病。⑤ 需要胰岛素治疗的糖尿病。⑥ 术前肌酐＞177 μmol/L。对于合并症较多的患者应警惕围术期不良事件的发生。术前评估患者的心脏功能,术中优化心脏的管理,术后注重患者心功能的监护。术前心功能的评估主要包括对患者心脏运动量的耐受程度进行心功能分级,如采用经典的美国NYHA心功能分级(表71-2)、Goldman心功能分级等。对于既往发生过冠心病、心肌梗死的患者,目前的观点已不把3～6个月内发生心肌梗死看作心肌梗死的绝对禁忌证,只是把术前30天内发作过心肌梗死列为严重增加围术期心脏危险性的一个主要的临床预见因素。冠心病患者需要进行全面系统的术前评估,严格按相关指南评估流程执行临床措施。对于已经确诊冠心病或具有冠心病危险因素的患者,首先应确定手术的紧迫性,脊柱手术一般多为择期手术,而脊髓脊柱损伤的手术往往需要紧急实施。其次是了解患者的临床症状和药物治疗情况,评估手术中发生心血管并发症的风险。对于较小手术如颈椎手术等,发生心血管并发症的风险降低,而对于脊柱大手术如脊柱侧凸或脊柱肿瘤,心血管并发症的风险则增加。对此类患者功能耐量的评估也是很重要的,若患者功能耐量大于4METs,无须更多的检查。而功能耐量较差小于4METs时,麻醉医师应建议患者进行运动负荷试验甚至是冠状动脉造影检查,结果阳性的患者需要合理的药物治疗,严重者可能需要延期手术。

表71-2　NYHA心功能分级

分　级	症　状　表　现
Ⅰ级	患者有心脏病,但日常活动量不受限制,一般体力活动不引起过度疲劳、心悸、气喘或心绞痛
Ⅱ级	心脏病患者的体力活动轻度受限制。休息时无自觉症状,一般体力活动可引起过度疲劳、心悸、气喘或心绞痛
Ⅲ级	患者有心脏病,以致体力活动明显受限制。休息时无症状,但小于一般体力活动即可引起过度疲劳、心悸、气喘或心绞痛
Ⅳ级	心脏病患者不能从事任何体力活动,休息状态下也出现心力衰竭症状,体力活动后加重

（三）内分泌系统

拟行脊柱手术的患者年龄多较大，在内分泌系统评估中最常见的疾病是糖尿病。围术期血糖的异常增加手术患者的死亡率和并发症发生率，影响患者预后。对于术前已经确诊的糖尿病患者，麻醉医师应充分了解疾病的类型、病程、治疗方案以及是否伴有并发症。术前应完善患者的各项检查，特别是糖化血红蛋白水平，不仅可以了解糖尿病患者的血糖控制情况，还可以对糖尿病可疑患者进行诊断。糖尿病患者术前的药物准备对术中的血糖影响也较大，手术当日应停用口服降糖药和非胰岛素注射剂。对于长期使用胰岛素的患者需要根据患者的手术大小、术后饮食的情况进行调整。术前血糖控制不佳，或由于术前应激造成血糖异常，同时合并其他心脑血管疾病的患者建议选择最佳手术时机。而术前患者合并高血糖危象如糖尿病酮症酸中毒、高血糖高渗性综合征的患者建议推迟手术。

（四）中枢系统

大量研究表明，高龄、高血压病、糖尿病、腔隙性脑梗死是导致术后中枢神经系统并发症的危险因素。脊柱退行性疾病患者一般会伴有上述危险因素，术前应了解该类患者腔隙性脑梗死的病史，对于60岁以上的患者建议行颈部血管彩超检查，排除颈动脉斑块或狭窄。对于存在颈动脉斑块或狭窄的患者，应积极地进行抗凝、抑脂治疗，严重影响大脑血供的患者需手术治疗。术前存在房颤的患者，必须合理的控制心室率，术前未使用抗凝等药物控制的房颤患者围术期发生脑卒中的风险加大。因而建议择期脊柱手术的房颤患者合理使用β受体阻滞剂控制心率，围术期不建议停用此类药物。使用华法林的患者不应完全停用抗凝药物，应给予低分子肝素给予替代治疗。

术后认知功能障碍（postoperative cognitive dysfunction）和谵妄（postoperative delirium）是围术期重要的神经系统并发症之一，尤其在老年患者中发病率高，严重影响患者术后的生活质量和远期转归。围术期谵妄是中枢系统常见的并发症，是一种急性发作的综合征，特征主要为意识清醒程度降低、注意力变差、失去定向感、情绪激动或呆滞、睡眠-清醒周期混乱、有时清醒有时又变得昏睡，常常伴随着妄想、幻觉等；病程具有波动性。高龄、术中低血压、低氧血症、术中出血、术后疼痛等都是术后谵妄的危险因素，研究表明术前患者认知功能的缺陷和大脑功能的异常是术后发生谵妄的危险因素，因而术前必须评估患者的认知功能情况，包括简易心智状态评估、数字广度测试、谵妄评估量表（CAM）等。对于存在认知功能改变的患者应给予合理药物和心理治疗，缓解术前焦虑和疼痛。

第三节　脊柱退行性疾病麻醉

一、颈椎手术与麻醉

颈椎手术主要包括颈椎退行性疾病手术如颈椎椎间盘切除、颈椎韧带骨化症等，颈椎手术方式又包括前路和后路手术，不同的手术方式对麻醉的要求也不相同。由于颈椎退行性疾病患者年龄较大、合并症较多的特点，同时术中脊髓保护也不单单是外科医师的任务，所以对麻醉医师也提出了较大的挑战。

（一）麻醉方式的选择

随着颈椎手术技术和内植物的进步与发展,麻醉方式也发生了较大的变化,从局部麻醉到颈丛神经阻滞,以及目前流行的静吸复合全身麻醉。颈丛阻滞麻醉可适用于颈前路手术,年轻体健,无脊髓压迫或压迫较轻的患者,前径路颈椎手术采用颈丛神经深浅丛联合阻滞术,同时联合右美托咪定等药物镇静,操作简便、用药剂量小、麻醉效果满意、安全性强,可避免全身麻醉引起的咽痛、呼吸道感染及其导致的术后呼吸困难和咳嗽带来的伤口疼痛,同时可减少气管插管导致的脊髓损伤,从而保证患者良好的预后。而全身麻醉因其效果稳定、患者更加舒适配合,逐渐取代颈部神经阻滞。对于颈椎手术的患者行全身麻醉时,麻醉诱导期尤为关键,气管插管造成的颈部活动可能引起脊髓压迫损伤,已有文献报道在插管过程中因未制动而引起颈髓损伤。对于高位(C_3及其以上节段)的颈椎病患者,颈部后仰拉伸可以缩短脊髓的直径。因此必须优化颈椎手术患者的气管插管过程,首先要使用颈托或手法固定患者颈椎,其次需选择合适的可视化气管插管工具。全身麻醉的维持除了要满足合适的肌松、无痛、抑制应激等要求外,脊髓功能的保护也尤为重要。维持合适的麻醉深度从而避免血压的大幅度波动,要求平均动脉压大于65 mmHg以满足脊髓的血供。加强术中脊髓功能的监护,包括体感诱发电位(somatosensory evoked potential, SSEP)、动作诱发电位(motor evoked potential, MEP)、肌电图等,积极发现异常并分析处理诱因。术中行脊髓功能监测的患者要选择合适的麻醉维持方式,由于吸入麻醉药主要作用于中枢神经系统,会造成检测结果的假阳性,因此术中建议使用静脉药物维持。肌肉松弛药物同样会对动作诱发电位、肌电图造成影响,所以术中麻醉医师应加强与监测医师的交流,同时建议术中使用肌松监测。

（二）手术体位的影响

颈椎手术根据病情的需要存在前路和后路手术两种方式。前路手术患者多为仰卧位,对生理影响较小。但是由于术者多在患者头端操作,麻醉医师要做好患者眼睛的保护工作,术前加强气管导管的固定,防止术中出现气管导管人为的脱落甚至脱出。然而后路颈椎手术对患者影响较大,同时也需要麻醉医师格外的关注。后路手术患者麻醉后体位的变动可能会加重脊髓的损伤,所以变动体位前要加强颈部的固定如颈托,其次摆体位时应以麻醉医师为主导轴性搬动患者。由于患者需要俯卧位暴露手术视野,所以患者使用石膏床、头架等设施时注意防止颜面部的损伤。对于俯卧位而言更容易发生气管导管脱落,因而要制订好紧急事件发生的预案。此类俯卧位手术后出现缺血性视神经病变较少见,但后果较为严重,患者甚至有失明危险,脊柱术后失明发病率高达0.2%。由于手术时间较长,以及眼压升高,使得一些高危患者(高血压病史、青光眼、术中高血压、糖尿病、大量失血)可能出现此类并发症。因此麻醉医师必须做好预防措施,俯卧位时注意防止眼部受压,同时使头部高于心脏平面以降低眼压,维持术中血灌注压,积极补充血容量,防止视神经缺血缺氧。由于俯卧位造成胸廓顺应性、功能残气量等生理变化,术中容易出现低氧血症、高气道压等情况,术中行肺保护性通气则显得尤为重要。

（三）并发症的识别与预防

颈椎手术并发症主要变现在神经系统和气道方面,早期识别和处理对于患者的预后是至关重要

的。神经系统方面的并发症主要为脊髓神经根损伤、视神经损伤、喉返神经损伤。术中由于术者操作等原因造成的脊髓神经根损伤时有发生,因而通过观察麻醉初醒患者的四肢活动情况可予判断,同时应注意与围术期脑卒中相鉴别。喉返神经在分离颈部组织过程中容易遭到直接损伤,是颈椎前路手术中常见的并发症。可造成患者术后声音的嘶哑、双侧损伤甚至影响患者呼吸。研究还发现术中使用颈椎撑开器是喉返神经损伤的原因之一。颈椎手术造成的气道并发症更为紧急,麻醉医师须积极发现并给予处理。由于术中出血、压迫、创伤等原因可造成气道水肿、梗阻、食管瘘等情况发生,全面的评估拔管指征显得尤为重要。

二、腰椎手术与麻醉

腰椎手术是腰椎退行性疾病的根治性手段,主要包括腰椎后路椎间盘切除与内固定术、腰椎滑脱、腰椎骨折等。虽然微创成为目前腰椎手术的主要发展方向,但是长节段的腰椎手术创伤大、出血多,手术风险依然较大。

(一)麻醉方式选择

1. 局部麻醉

局部麻醉手术简便、经济、安全,对于脊柱微创手术或全麻禁忌的患者尤为适用。目前的局麻方法多为术区皮肤、肌肉、椎板的广泛浸润,用药量较大,虽然一般效果满意,但是局麻药中毒的危险性较大。而利用神经阻滞的局部麻醉方法越来越得到患者和医师的认可,不仅可以维持术中的无痛状态,对于术后的镇痛也是大有裨益的。神经阻滞主要是阻滞手术区域的脊神经后支,脊神经后支由脊神经发出,在下位椎体横突的上缘,上关节突的外侧向后下走行,分为内、外侧支,可超声下给予局麻药阻滞。

2. 椎管内麻醉

蛛网膜下隙麻醉、硬膜外麻醉、腰硬联合麻醉在临床上都可用于腰椎手术的患者。椎管内麻醉行腰椎手术,不仅可以提供无痛、肌松等条件,而且可以通过收缩硬膜外血管减少手术区域出血,维持患者清醒状态,及时发现手术中的并发症,减少全身麻醉带来的呼吸道等并发症,但是长时间俯卧位使呼吸运动受限,可造成患者发生低氧血症。术中的手术操作可增加患者的应激状态,从而引起患者的不适及围术期并发症。腰椎退变性疾患和有腰椎手术史者由于脊柱组织结构的改变,使得硬膜外麻醉操作失败和效果不理想的概率大大增加。

3. 全身麻醉

由于腰椎手术时间长、俯卧位、出血多等原因,使得全身麻醉成为腰椎手术的主要麻醉方式。全身麻醉不仅可满足手术的要求,而且术中可以加强对呼吸道的控制,同时减少患者的不适感,便于术中实行控制性降压等血液保护策略。

(二)术中呼吸道管理

腰椎手术体位多为俯卧位,该体位会造成胸腹部受压,限制了呼吸时胸廓的运动,引起限制性通气障碍,特别是在肥胖患者可引起肺活量下降,严重时可致二氧化碳蓄积、低氧血症等并发症,因此术

中必须加强对呼吸道的管理和监测。患者体位改变时要保护好气管导管,麻醉插管应选择加强钢丝导管,可避免发生导管的扭曲和压瘪。俯卧位下由于胸廓顺应性的变化,机械通气时气道压往往有不同程度的升高,对其他的通气性呼吸参数也会造成影响;肺保护性通气策略适合于该类患者,即采用小潮气量联合低水平呼气末正压通气、间断的肺复张可以改善俯卧位下通气引起的问题。同时,俯卧位时要积极清理患者的呼吸道分泌物,一方面可减少其对机械通气的影响,另外可防止手术结束后体位变化造成分泌物误吸。

(三)术中循环管理

行腰椎手术的患者多伴有不同程度的术前基础疾病,包括高血压、糖尿病、心功能不全等,整个围术期应给予合理的治疗。术中循环系统的优化管理可减少此类患者心脑血管并发症的发生。手术中应根据平均动脉压(MAP)=心排血量(CO)× 外周血管阻力(SVR)+中心静脉压(CVP)的基本原则合理的管控血压,术中应根据患者的基础血压合理的控制循环参数,防止围术期脑卒中的发生。首先,充足的容量是术中稳定血压的基础,术中的补液可行目标导向的液体治疗,不仅可以维持足够的灌注,也可以避免高灌注或容量不足带来的并发症。对于手术节段较长、创伤较大的患者应给予自体血回输,可以减少术中异体血的使用。其次,腰椎疾病患者长期的卧床可使得自主神经调节系统减弱,全麻后外周阻力下降造成患者低血压状态。对于此类患者可持续给予α_1受体激动剂,指南推荐甲氧明,此药主要作用于外周血管,不会引起冠脉收缩。最后,对于并存心功能不全疾病的患者,术前应完善相关的检查,明确患者的主要疾病原因。术中若出现顽固性的心因性低血压,应谨慎使用强心药物改善心功能状态。

第四节　脊柱侧凸手术麻醉

一、脊柱侧凸手术概述

脊柱矢状面存在生理性弯曲,一旦额状面出现两侧弯曲或者椎体的旋转,则称为脊柱侧凸。病因主要有特发性、先天性、神经肌肉性、外伤性等,其中特发性脊柱侧凸最常见,好发于儿童、青少年,女性多于男性。对于Cobb角大于一定程度且保守治疗无效时,则需要手术治疗。手术过程主要包括脊柱椎弓根螺钉的置入和畸形椎体的截骨、矫形等过程。由于手术过程时间较长,出血较多,患者较特殊等原因,使得脊柱侧凸手术麻醉挑战较大。

二、术前心肺功能优化与评估

脊柱侧凸的患者心肺功能一般都会受到影响,麻醉医师应进行病情严重程度评估,同时给予不同的处理措施优化心肺功能。脊柱侧凸可引起一系列心肺功能的生理病理变化,由于长期的低氧、缺氧和胸廓变形等因素引起肺血管收缩,最终导致肺动脉高压,随之造成右心功能不全甚至心功能衰竭。而心血管方面的主要变化是合并一些心脏疾病,如常见的二尖瓣脱垂,肌肉性的脊柱侧凸常合并隐匿

性的心肌炎症状,马方综合征的患者常合并二尖瓣、主动脉瓣关闭不全等症状。完善术前检查是术前评估的重要内容,脊柱X线和CT可评估患者Cobb角大小及对胸廓的压迫情况,同时CT还可以了解颈胸段畸形患者的气道情况,近年超声也逐渐用于儿童患者的气道评估,以便选择合适的气管导管型号。肺功能的检查同样重要,多表现为限制性的通气功能障碍,结合患者的血气结果可了解患者的缺氧情况。麻醉医师应根据患者的肺功能情况进行术前优化,辅导患者进行术前呼吸功能锻炼包括吹气球、呼吸健身操等,对于侧凸角度较大者术前可行头环重力牵引治疗,减小Cobb角的同时改善肺功能。心功能评估包括临床症状和实验室检查,临床症状包括运动耐量等心功能储备情况,结合心电图和心脏超声检查,积极发现心脏疾病并与心内科同事会诊讨论,制订合理的优化措施。

三、合理的麻醉方案

脊柱侧凸手术的麻醉方案不存在唯一的标准,合理、个体化的麻醉方案将有利于患者的转归。虽然可以存在不同的麻醉组合方法,但是一些脊柱侧凸手术麻醉的原则是不能改变的。首先,对于存在恶性高热高危因素的患者如神经肌肉型侧弯、基因检测阳性等,术中要避免使用琥珀胆碱、卤族类吸入麻醉药;其次,为配合术中进行脊髓电生理监测,避免使用高浓度的卤族类吸入麻醉药物维持麻醉,以免造成假阳性结果;同时,术中进行肌松监测很有必要,但是经常被忽视,肌松监测不仅可以减少肌松药物对肌电图等监测的影响,而且便于做到平衡麻醉。

四、术中监护

脊柱侧凸手术中除了常规的心电图、有创动脉血压、脉氧饱和度等监测,呼气末二氧化碳、食管体温、血栓弹力图、脊髓功能监测尤为重要。术中唤醒是术中监测脊髓功能的金标准,临床工作中经常实施。

(一)呼气末二氧化碳、体温监测

术中呼气末二氧化碳、体温的监测在脊柱侧凸手术中显得很有意义,呼气末二氧化碳不仅可以指导呼吸参数的调节,而且呼气末二氧化碳快速增高是恶性高热的早期临床表现,对于早期发现恶性高热也是必不可少的。术中体温监测可取食管温度或经肛中心温度,术中体温的变化对患者的预后都会产生较大影响,术中体温的降低对患者的凝血功能将产生负面影响,增加术中的出血。恶性高热早期症状包括体温的急剧升高,因此体温监测在恶性高热的预防中同样重要。

(二)脊髓功能监测

脊髓功能监测是目前术中进行脊髓功能状态评判的主要方式,也是外科医师和麻醉医师较为关注的指标,及时处理和识别阳性与假阳性结果关系到手术的成功与否。术中脊髓功能监测指标主要为体感诱发电位(SSEP)、运动诱发电位(MEP),它们定位于不同的区域、不同的皮质血供区、不同的脑干和延髓部位。MEP相对SSEP对脊髓缺血的监测更敏感。术中对于阳性指标的定义是不尽相同的,通常临床以潜伏期增加10%或波幅强度下降50%作为阳性阈值。术中生理变化和麻醉因素对

SSEP和MEP都会产生影响,体温的变化、脊髓组织灌注的减少、低血压、低氧血症、二氧化碳异常都会对监测结果造成影响。吸入麻醉药、静脉麻醉药、肌松药、阿片类药物等都会影响SSEP、MEP。卤族类吸入麻醉药剂量依赖性的降低SSEP波幅并延长其潜伏期,对皮质的抑制作用更加明显,这与卤族类吸入麻醉药的作用部位有关,氧化亚氮也会对SSEP产生显著影响。卤族类吸入麻醉药对MEP也会产生相同的影响。除依托咪酯、氯胺酮外,静脉麻醉药对SSEP的影响较小,绝大多数静脉麻醉药对皮质下SSEP的影响可忽略不计,依托咪酯会增强皮质的SSEP波幅,对皮质下不造成影响,同时对MEP的影响很小,但应注意依托咪酯的肾上腺功能抑制作用。氯胺酮会增加皮质的SSEP,所以其通常成为术中全凭静脉麻醉的一员。鉴于上述药理原因,对于脊柱侧凸术中脊髓监测手术的麻醉推荐低浓度的吸入麻醉药复合静脉麻醉药维持,对于特殊的患者可行全凭静脉麻醉。术中阿片类药物对SSEP、MEP均会产生影响,而且单次给药影响较大,持续输注给药影响较小。肌松药物对SSEP几乎不会产生影响,但是对于MEP的影响较大,所以术中应该与设备监测人员沟通好时间,以便合理的使用肌松药物。当术中出现异常情况时,麻醉医师应做出合理的解释与病因的辨析,若为单侧的监测指标异常有助于排除麻醉因素。对于双侧的异常,麻醉医师应该确保脊髓充足的灌注和氧供,纠正低血容量和血色素状态,调整的患者体温至正常范围,维持患者的呼气末二氧化碳在正常水平。血压较低者应该进行升血压以满足脊髓血供。同时外科医师也要寻找可能的操作因素,包括牵拉过度、内固定钉的置入损伤、脊柱矫形过程的损伤等,发现后应尽快处理。从发现异常到解除诱因的时间间隔越短,脊髓功能预后越好。

(三)术中唤醒

对于术中脊髓功能监测出现明显异常且对处理没有反应的患者,术中唤醒是很有必要的措施。唤醒可以用来评估脊髓运动通路的完整性,通常通过减浅麻醉让患者配合完成指令性动作。首先让患者握紧麻醉医师手指以判断其意识恢复情况,然后让其活动脚和脚趾头。若患者不能完成下肢的指令性动作,此时需要调整内固定钉的位置或者是脊髓的牵拉角度。当患者完成活动后,麻醉医师可给予吸入麻醉药、丙泊酚、肌松药使患者快速入睡,术后很少发生术中知晓。在唤醒期间必须保证患者的镇静和无痛,不然患者将出现烦躁体动,甚至造成脊髓的再次损伤。右美托咪定用于患者的唤醒期镇静作用很好,尽量避免使用镇痛拮抗剂。

五、术中血液保护策略

脊柱侧凸手术需要后路脊柱截骨、融合、矫形等操作,这些操作往往伴随大量的出血,再加上手术节段较长、时间较久等因素,使得血液保护性策略在脊柱侧凸手术中显得尤为重要。这些血液保护性措施包括:等容性血液稀释、自体血回输、血栓弹力图监测凝血功能、控制性降压等。

(一)血液稀释

临床主要实行急性等容性血液稀释和急性高容量血液稀释。急性等容性血液稀释指在手术前无菌抽取一定量的患者血液保存,使患者的血细胞比容降低到20%～25%,用3倍的平衡液或同等剂量的人工胶体补偿抽取的血液。术中再将抽取血液回输给患者,这样可以减少手术中红细胞和血红蛋

白的丢失，同时减少异体血的使用。目前，由于这一过程的烦琐及替代方法的增多，使得急性等容性血液稀释在临床上很少使用。而急性高容量血液稀释需要大量使用晶体液或人工胶体液稀释红细胞和血红蛋白，同时可造成心脏负荷增加，特别是在严重脊柱侧凸心肺功能下降的患者。研究发现高容量可破坏血管内皮下的多糖蛋白质复合物，从而使第三间隙液体增多，引起肺水肿等并发症。但是，血液稀释对于耶和华见证会或不愿异体输血的患者还是很适用的。

（二）自体血液回输

由于脊柱侧凸手术过程通常伴有大量出血，而术中术后血液回输不仅可以节约血液资源，更重要的是减少异体血输注可能带来的并发症。这种自体血液回输方式主要包括回收、洗涤、浓缩、回输过程，具有快速安全高效的特点，经过血液回收机处理后的血液含较高浓度的红细胞，同时洗涤掉了回收血液中血浆、血小板、凝血因子、骨质、脂肪组织等，减少了栓塞的发生。但是大量凝血物质的丢失会对患者凝血功能造成影响，因而大量输入自体血同时应加输新鲜冰冻血浆，甚至需补充血小板和凝血因子，以免发生凝血障碍。而大量自体血回收后清洗可使蛋白丢失过多，造成低蛋白血症、胶体渗透压降低，术中还应适当补充胶体液或白蛋白，以维持正常胶体渗透压。自体血回输对患者免疫功能影响较小，并可调节术中手术创伤和应激造成的免疫抑制，而输注异体血会抑制患者免疫效应细胞或激活免疫抑制细胞，引起特异性和非特异性免疫抑制。自体血回输的红细胞浓度和质量较高、携氧能力未受影响，可明显改善血液氧合和代谢。对于术中回收的血液若超过 6 h 或者可能发生污染、凝血的，不能够回输给患者使用。术中负压吸引器压力太大、术者暴力操作、回输机器破损等原因可造成收集的回输血中存在大量的破碎红细胞，因而在大量输注时应观察患者小便情况，积极碱化尿液纠正血红蛋白尿，检查血气结果预防高钾血症。

（三）控制性降压

控制性降压是脊柱侧凸手术中血液保护的主要方法之一。脊柱侧弯矫正手术时间长，手术切口长，创面大，出血多，止血困难。控制性降压可减少出血，使手术视野干净暴露良好，便于手术操作。随着平均动脉压的降低，术中的失血量也会随之减少。控制性降压的方法很多，包括联合使用高剂量强效吸入麻醉药、大剂量阿片类镇痛药、血管扩张药物（硝普钠、硝酸甘油）、β受体阻滞剂等药物。由于高剂量吸入麻醉药物的使用会干扰术中脊髓监护的结果，所以此方法很少使用。硝酸甘油对舒张压影响较小，有利于冠脉灌注，作用时间短，无毒性作用，单独使用可达到一定的降压效果，但降压效果较弱，同样具有快速耐药性。硝酸甘油会引起反射性心动过速、心肌收缩力增强以及停药后反跳性血压上升，硝普钠与其相似，但是使用硝普钠时应预防氰化物中毒。丙泊酚能降低儿茶酚胺的血浆浓度，引起血管平滑肌对外源性和内源性儿茶酚胺的反应性降低，从而引起血压下降，同时对术中电生理监测影响较小。瑞芬太尼可降低血压，减慢心率，引起轻至中度平稳持续的控制性低血压，减弱微循环的自我调节能力，并能提供良好的术野条件而不需加用强效的降压药物。右美托咪定是新型 α_2 肾上腺素能受体激动剂，具有抑制交感神经张力、降低血压、减慢心率的作用，术中和不同药物合用可达到理想的降压效果。不管使用何种药物进行降压，血压降低的幅度一直存在争议，应以不影响重要器官的血流灌注为前提条件。在脊柱侧凸手术中，脊髓功能保护的重要性不言而喻，所以降压的同时要考虑到手术牵拉等因素会加重脊髓缺血性损

伤。通常术中平均动脉血压不应低于60 mmHg或65 mmHg，脊柱侧凸的患者多为青少年，此标准可适度放宽。

六、恶性高热预防与识别

恶性高热通常由于挥发性麻醉药物、琥珀酰胆碱促发，引起骨骼肌异常高代谢状态的临床综合征。中心体温升高、呼吸急促、高碳酸血症、肌肉强直、酸中毒和高钾血症等特征为临床主要表现，发生率较低，死亡率较高。恶性高热家族史是本病的主要预测因素，而脊柱侧凸手术也是恶性高热发病的高发手术类型之一。恶性高热的患者是由于骨骼肌肌浆网膜上的钙通道蛋白缺陷引起的，多为斯里兰卡肉桂碱（RYR）受体的钙通道。当恶性高热发生时，斯里兰卡肉桂碱受体钙通道处于持续开放状态，钙离子持续释放，细胞内钙水平升高及ATP持续分解，最终引起一系列的临床症状。对于存在恶性高热家族史、脑和肌肉相关疾病史等高危因素的患者，应积极进行氟烷/咖啡因挛缩试验，该试验灵敏度较高，可用于恶性高热易感性的排除性诊断。同时基因检测在临床也逐渐展开，与恶性高热相关的基因较多，RYR-1基因可能是大多数恶性高热的主要致病因素。但是，RYR-1基因中有多种突变与恶性高热发病有关，因而此检测的灵敏度不高。脊柱侧凸特别是先天性的脊柱病变，术前应做好预防和处理恶性高热的预案。首先，麻醉方案的选择时应避免使用氟烷类和琥珀酰胆碱等药物。其次，术中必须配备二氧化碳监护仪，中心体温监测是术中及时发现恶性高热最为重要的措施，同时应准备好降温毯、碎冰等降温物品。一旦术中发生恶性高热，应积极的对症处理临床症状。关闭挥发罐，更换呼吸管路及钠石灰罐，合理的使用特效药物丹曲林，处理可能发生的肌红蛋白尿、肾功能衰竭及弥散性血管内凝血（disseminated or diffuse intravascular coagulation, DIC）等并发症。

七、术后镇痛

脊柱侧凸手术时间长、融合节段多、切口创伤大等特点使得术后疼痛剧烈，而且患者多为青少年，对疼痛的敏感性较强，因此完善的术后镇痛对此类患者至关重要。多模式镇痛是脊柱侧凸矫形手术后镇痛的主要方案，即联合不同作用机制的镇痛药物或不同的镇痛方式，通过多种机制产生镇痛作用的多模式镇痛可达到更好的镇痛效果，使不良反应减少到最小程度。静脉自控镇痛为此类手术后阵痛的主要镇痛方式，通过联合使用右美托咪定、非甾体抗炎药等药物，减少阿片类药物的使用，使阿片类药物带来的呼吸抑制、恶心呕吐等不良反应减少，同时保证了良好的镇痛效果。

第五节 脊柱肿瘤手术麻醉

一、脊柱肿瘤手术治疗

在明确脊柱肿瘤的诊断和分期后，外科医师需要对患者进行相应的治疗，而手术治疗是目

前主要的治疗手段。由于脊柱肿瘤疾病是脊柱外科和肿瘤的交叉学科,手术部位解剖较复杂,肿瘤性质多样化,因而手术难度较大,需要脊柱外科、肿瘤科、麻醉科、介入科等单位的多学科合作诊疗。

脊柱肿瘤的外科原则是尽量完整切除肿瘤组织,同时保留患者的神经功能。但是做到这一点往往是困难的,手术边缘无瘤比保留神经功能、保持稳定性更有临床意义。临床需要根据患者的Enneking分期或者是WBB分期制订合理的手术方案,脊柱肿瘤化疗效果欠佳,最理想的是根治性切除。对于恶性或者侵袭性脊柱肿瘤,目前公认的治愈方法是经包膜外的整块切除(en-bloc excision),但此术式难度较大。而在实际的临床工作中,多采用包膜外游离肿瘤,再分块切除,这样即可以降低手术难度又能达到彻底的治疗效果。单纯地强调"整块"或者"分块"并不能排除肿瘤的复发,也不能延长患者的生存期,重要的是区分并分离肿瘤的边界,包括瘤内切除、肿瘤假包膜外切除、广泛性切除。而根治性切除肿瘤很难达到。

二、脊柱肿瘤手术的麻醉

(一)术前评估与麻醉实施

脊柱肿瘤的患者术前一般要评估心肺功能、凝血功能等,颈椎肿瘤患者还得评估气道情况。长期卧床或有高位脊髓压迫的患者,自主神经功能有一定的失调,心肺储备功能差,麻醉诱导、体位改变、大量补液都会引起并发症。由于肿瘤患者多处于高凝状态,同时伴有长期卧床,围术期应加强静脉血栓的预防。颈椎肿瘤的患者应当结合影像学结果评估脊柱的稳定性,关注患者的3D打印结果了解肿瘤与气道的关系。对于脊柱稳定性差或气道受压的患者应在清醒状态下纤维支气管镜插管。

麻醉对肿瘤的预后和转移存在一定的影响,所以麻醉方式和麻醉药物的选择应尽量减少肿瘤的复发和转移。围术期的应激状态和免疫功能的抑制是肿瘤转移、复发的危险因素。脊柱原发性肿瘤的复发率较高,因此围术期应减少对患者免疫功能的抑制,控制应激。动物实验表明大多数吸入全麻药如氟烷、氧化亚氮、恩氟烷、异氟烷对免疫功能均有一定的影响。而各种静脉全麻药对恶性肿瘤患者的免疫力有较强的损害,增加恶性肿瘤复发、转移的概率和肺转移的能力。阿片类药物似乎是全麻手术中必不可少的镇痛药物,但是其可能会促使肿瘤复发,但是区域镇痛和非甾体抗炎药很少引起免疫抑制及肿瘤转移复发。由此可见,脊柱肿瘤患者的麻醉需要减少术中麻醉药物的过度使用,合理的采用多模式镇痛方案,减少阿片类药物的使用。只有控制好整个围术期的应激状态,提高患者的免疫功能,方可优化脊柱肿瘤患者的预后。

(二)术中失血与血液保护

脊柱肿瘤常与周围重要脏器或大血管毗邻或粘连,椎板内静脉丛甚为丰富,手术操作极易损伤血管造成大量出血。脊柱肿瘤手术当中一个最为严重的并发症是大量失血,大都出现在肿瘤的切除阶段,一般都要达到1 000～3000 ml以上,骶尾部肿瘤的手术出血甚至可达到5 000 ml左右,不同的肿瘤性质出血量也不相同。其出血的特点是在切除肿瘤的短时间内就可能有大量失血,造成血流动力学剧烈波动,如果处理不及时可能导致心搏骤停,因此做好血液保护是至关重要的。首先,由于自体

血回输在肿瘤患者禁忌，所以术前需备好充足的血液。其次，麻醉后开放足够的外周及中心静脉，以备术中的快速补液、输血。最后，术前要充分与外科医师交流，通过3D打印模型了解肿瘤血供和手术步骤，对术中出血时段进行预估。

术中主张进行目标导向的液体治疗（goal-directed fluid therapy, GDFT），以心排血量变异度（stroke volume variation, SVV）或脉搏压变异度（pulse pressure variation, PPV）作为目标导向，合理地进行晶胶体输注。不推荐高容量血液稀释，因为机体的容量高负荷状态对患者的心肺功能可造成负面影响，特别是对老年患者。同时高容量状态对血管内皮下结构造成损伤，从而引起肺水肿、组织水肿等并发症。在分离瘤体前还应综合应用各种降压方法将血压降至合理的范围内，合理的控制性降压可以减少术中失血量。可联合多种药物进行控制性降压，如高浓度吸入麻醉药、阿片类药物、血管活性药物等。其中，尼卡地平只扩张动脉血管，对静脉容量血管缺乏效应，具有降压平稳、可控性强、无液体潴留等特点，还有良好的脊髓保护作用，可以有效预防术后的脊髓血管痉挛。多学科合作在该类手术血液保护中也起到很大作用，术前可根据患者肿瘤的血供情况，与介入科合作栓塞肿瘤的主要血管。同时，对于腰骶部的肿瘤，可在腹主动脉内放置球囊，于切除肿瘤时短暂的阻断血流，减少出血。骨肿瘤手术往往需要大量输血，在此过程应注意输血并发症，包括输血引起的过敏反应、电解质紊乱、肺损伤等。

（三）术后管理

骨肿瘤患者的手术时间较长，一般达4～6 h，甚至更长。术中的液体出入量较大，手术创伤也较强，术后的并发症发生率随之增高。此类患者术后多送至ICU观察监护24～48 h，对于颈椎巨大肿瘤切除的患者，由于肿瘤较大，手术涉及节段较多，手术时间过长，颈部暴露广泛，术后必须严格把握气管拔管的指征，预防术后气道并发症的发生。此类患者的拔管属于"高风险"拔管，拔管关键是能否保证患者拔管后安全，必须拥有安全有效的拔管后通气方案，对于无法安全拔管的患者可考虑气管切开或延迟拔管。术后气道护理也关系到患者的康复与预后，二氧化碳和脉氧饱和度监测应常规实施，积极的使用激素雾化吸入减轻水肿和炎症，适时的进行排痰预防肺部的感染。

上胸椎肿瘤患者术后容易发生气胸、血胸、肺不张、胸腔积液等并发症。由于肿瘤侵犯椎体前壁或者胸膜，手术操作时为完整切除肿瘤组织可造成胸膜的撕破。术中外科医师虽然进行了胸膜修补，术后血气胸还是时有发生。建议该类患者术后尽早进行胸部X线检查，手术结束后放置胸腔闭式引流装置可用于术后血气胸的观察和治疗。

术后液体的管理也关系到患者转归，液体的补充应根据患者的出量如小便量、血液引流量进行，丢失的液体可用平衡液如乳酸林格液补充，电解质的紊乱可根据学检验结果进行调整。脊柱肿瘤手术中出血量往往较大，术后人血白蛋白常降低，适量的补充白蛋白及胶体有助于患者的康复。

（四）骨癌痛的管理

国际疼痛研究学会对疼痛的定义为：由实际的或潜在的组织损伤所造成的一种不愉快的感觉和情感体验。而癌症相关的疼痛在全球的发生率也是较高的，因而骨癌痛会造成患者复杂、持久、不愉快的心理和生理的痛苦，对患者疾病的恢复和生活质量都产生巨大的负面影响。

肿瘤直接侵犯、放疗或化疗损伤神经或神经周围组织以及手术均可导致患者疼痛。此类患者的

疼痛问题在围术期尤为突出，需根据疼痛的性质、严重程度、原因等综合治疗。骨癌痛的发生机制较为复杂，痛觉敏化在其中扮演重要作用，临床骨癌痛患者可表现为双侧肢体痛觉过敏（hyperalgesia）和异常性疼痛（allodynia）等疼痛相关行为。此类患者目前临床依然应用三阶梯的治疗方案，主要是依据患者的疼痛程度及机制应用不同作用强度的止痛药物。患者自控镇痛（patient controlled analgesia, PCA）是慢性骨癌痛患者的合适给药方式，可以持续的给予患者安全有效剂量，最大限度地缓解疼痛。PCA 可通过皮下、神经旁、鞘内等多途径给药方式。

椎管内镇痛包括硬膜外腔阻滞、蛛网膜下隙阻滞、脊髓电刺激疗法等，根据疼痛的节段选择穿刺点，在硬膜外腔注入药物或置管的治疗方法较长使用，而蛛网膜下隙阻滞方法较少使用。脊髓电刺激疗法的原理是基于 Melzark 和 Wall 的闸门学说，通过电流刺激阻断疼痛信号的传递，可用于慢性顽固性的癌痛。

随着超声可视化的发展和临床的应用，对于顽固性的脊柱肿瘤疼痛患者，可给予超声引导下神经毁损或者药物治疗，一般效果较好且不良反应较小，同时可以减少口服药物的使用量。胸椎旁和腰椎旁神经阻滞可以很好地缓解脊神经节段受累造成的疼痛，对于慢性持续性疼痛可考虑神经置管阻滞镇痛。对于肿瘤侵犯严重，阻滞效果不佳的患者，可给予乙醇等毁损相应的神经节段。

阿片类药物是癌痛药物治疗中的主要药物，大剂量、长时间的使用会造成一些并发症。常见并发症包括 μ 受体相关的镇静和呼吸抑制，恶心呕吐、瘙痒、便秘等。阿片类药物拮抗剂如纳洛酮可逆转部分不良反应，其他的并发症对症处理即可。而阿片药物耐受是指需要逐渐增加剂量以获得同样的镇痛效应，可于用药后 14 天左右出现。更长时间的使用可能会造成阿片类药物的依赖性或成瘾性，主要表现为使用阿片拮抗剂或突然停药时出现的戒断综合征。阿片类药物如吗啡缓释剂、羟考酮缓释剂应使用滴定法，滴定合适的剂量。

（华　通　李玮伟）

参 考 文 献

［1］ Yao F-S F.YAO & ARTUSIO 麻醉学：问题为中心的病例讨论，6 版.王天龙，张利萍，Lee C C，等，主译.北京：北京大学医学出版社，2009.

［2］ 陈仲强，刘忠军，党耕町.脊柱外科学.北京：人民卫生出版社，2013.

［3］ Fleisher L A, Fleischmann E, Auerbach A D, et al. 2014 ACC/AHA guideline on perioperative cardiovascular evaluation and management of patients undergoing noncardiac surgery: a report of the American College of Cardiology/American Heart Association Task Force on Practice Guidelines. Journal of the American College of Cardiology, 2014, 64(22): e77-e137.

［4］ Koht A，Sloan T B，Tolekis J R.围术期神经系统监测.韩如泉，乔慧，主译.北京：北京大学医学出版社，2013.

［5］ Mauricio F, Sanjib A, Hector L, et al. The erector spinae plane block: a novel analgesic technique in thoracic neuropathic pain. Reg Anesth Pain Med, 2016, 41: 621-627.

［6］ 池玲媚，连庆泉.硝普钠控制性降压在脊柱侧弯矫正术中的应用.温州医科大学学报，1991（4）：211-213.

［7］ 郭曲练，姚尚龙，等.临床麻醉学：3 版.北京：人民卫生出版社，2013.

［8］ 中华医学会麻醉学分会，刘进，邓小明，等.2014 版中华麻醉学指南与专家共识.北京：人民卫生出版社，2014.

［9］ 贺小涛，魏燕燕，李云庆，等.骨癌痛的发生发展研究现状.神经解剖学杂志，2015，31（3）：374-378.

［10］ Sauër A C, Veldhuijzen D S, Ottens T H, et al. Association between delirium and cognitive change after cardiac surgery. Br J Anaesth, 2017, 119(2): 308-315.

［11］ 朱秋峰,袁红斌,蒋京京,等.546例脊柱肿瘤手术的麻醉经验总结.第二军医大学学报,2006,27(5):569-571.

［12］ Chappell D, Bruegger D, Potzel J, et al. Hypervolemia increases release of atrial natriuretic peptide and shedding of the endothelial glycocalyx. Crit Care, 2014, 18(5): 538.

［13］ 覃兆军,占乐云,吕恩.自体血回输对机体的影响.临床麻醉学杂志,2013,29(8):823-825.

［14］ Mauricio F, Manikandan R, Sanjib A, et al. Continuous erector spinae plane block for rescue analgesia in thoracotomy after epidural failure: a case report. A&A Case Reports, 2017, 8 (10): 254-256.

［15］ 贾东林,郭向阳.麻醉对术后肿瘤生长和转移的影响.临床麻醉学杂志,2013,29(3):300-302.

［16］ 马宇,熊源长,邓小明,等.颈椎手术围术期的麻醉处理.中国脊柱脊髓杂志,2009,19(1):69-71.

［17］ 张和,葛卫红,谢茵,等.儿童脊柱手术后镇痛的临床研究进展.中国疼痛医学杂志,2016,22(6):461-464.

［18］ 裴剑波,孙璐,仲琴,等.腰椎退变性疾病行内固定手术的麻醉处理.临床军医杂志,2009,37(2):290-292.

［19］ 靳安民,陈仲,李奇,等.脊神经后支形态特点及其阻滞麻醉下腰椎间盘手术4 063例报告.中国临床解剖学杂志,2002,20(5):391-393.

第72章
腹部和泌尿外科手术与麻醉

腹部外科包括以消化器官为主的胃、肠道、胆道、肝、脾、胰和女性生殖系统有关的腹、盆腔脏器手术以及绝大部分的泌尿系统疾病手术，涉及的相关脏器发病率高，手术及麻醉数量极大，而患者的病情严重程度以及并发症又不尽相同。因此，麻醉医师掌握此类病种的发病特点、手术方式及相关麻醉技能非常重要，既要保证患者无痛、腹肌松弛等满足手术操作要求，又要确保患者安全，同时还要兼顾患者的舒适度和快速康复等麻醉管理技巧，以提高医疗质量。

第一节　胃、十二指肠常见外科疾病

一、胃、十二指肠溃疡

（一）临床表现

胃溃疡的高峰年龄为40～60岁，95%的胃溃疡位于胃小弯。十二指肠溃疡好发年龄则更为年轻，20～35岁居多，多发生在十二指肠球部（95%），以前壁居多，其次为后壁、下壁、上壁。十二指肠溃疡较胃溃疡多见，据统计前者约占70%，后者约占25%，二者并存的复合性溃疡约占5%。

上腹部疼痛是本病的主要症状。多位于上腹部，也可出现在左上腹部或胸骨、剑突后。常呈隐痛、钝痛、胀痛、烧灼样痛。胃溃疡的疼痛多在餐后1 h内出现，经1～2 h后逐渐缓解，直至下餐进食后再复现上述节律。部分患者可无症状，或以出血、穿孔等并发症作为首发症状。十二指肠溃疡典型表现为轻度或中度剑突下持续性疼痛，可被制酸剂或进食缓解。临床上约有2/3的疼痛呈节律性：早餐后1～3 h开始出现上腹痛，如不服药或进食则要持续至午餐后才缓解；餐后2～4 h又痛，进餐后可缓解。

（二）诊断

根据临床表现、辅助X线钡剂灌肠示龛影及黏膜皱襞集中等直接征象或纤维胃镜检查见圆形或椭圆形、底部平整、边缘整齐的溃疡即可明确诊断。

（三）治疗

目前一般情况下内科药物治疗溃疡非常有效，因此胃十二指肠溃疡需手术的患者大大减少，除

非是以下情况则考虑手术治疗：① 严格内科治疗8～12周，溃疡不愈合。② 内科治疗后溃疡愈合且继续用药，但溃疡复发者，特别是6～12个月内即复发者。③ 发生溃疡出血、幽门梗阻及溃疡穿孔。④ 胃十二指肠复合溃疡。⑤ 直径2.5 cm以上的巨大胃溃疡或疑为恶性病变者。

手术可分为3类：一是各种胃大部切除术；二是各种迷走神经切断术；三是穿孔修补术，这些手术也可在腹腔镜下完成。

二、常见胃肿瘤

（一）胃癌

胃癌（gastric carcinoma）是起源于胃黏膜上皮的恶性肿瘤，在我国各种恶性肿瘤中发病率居首位，好发年龄在50岁以上，男女发病率之比为2∶1。

1. 临床表现

早期胃癌多数患者无明显症状，少数出现上腹不适、嗳气、恶心、呕吐等，缺乏特异性症状，常与胃炎、胃溃疡等胃慢性疾病症状相似，易被忽略。因此，目前我国胃癌的早期诊断率仍较低。

疼痛与体重减轻是进展期胃癌最常见的临床症状。患者常有较为明确的上消化道症状，如上腹不适、进食后饱胀，随着病情进展上腹疼痛加重，食欲下降、乏力。贲门胃底癌可有胸骨后疼痛和进行性吞咽困难，幽门附近的胃癌有幽门梗阻表现。

当肿瘤破坏血管后，可有呕血、黑便等消化道出血症状；如肿瘤侵犯胰腺被膜，可出现向腰背部放射的持续性疼痛；如肿瘤溃疡穿孔则可引起剧烈疼痛甚至腹膜刺激征象；肿瘤出现肝门淋巴结转移或压迫胆总管时，可出现黄疸；远处淋巴结转移时，可在左锁骨上触及肿大的淋巴结。晚期胃癌患者常可出现贫血、消瘦、营养不良甚至恶病质等表现。

2. 诊断

根据病史、体格检查及实验室检查符合胃癌特点，且X线钡餐双重造影或内镜发现占位性病变，即可临床诊断胃癌，但最终确诊胃癌必须根据活组织检查或细胞学检查结果。通过胃镜检查及活检获得胃癌定性诊断后，还需进行一系列影像学检查，进行胃癌的分期诊断（TNM分期）。准确的分期对制订合理的治疗方案、判断预后、评价疗效甚为重要。

3. 治疗原则

① 手术是目前唯一有可能治愈胃癌的方法，应按照胃癌的严格分期诊断及个体化原则制订治疗方案，争取及早手术治疗。② 对中晚期胃癌，因有较高的复发及转移率，必须积极地辅以术前、术后的化疗、放疗及免疫治疗等综合治疗以提高疗效；治疗方法应根据胃癌的病期、生物学特性以及患者的全身状况选择。③ 如病期较晚或主要脏器有严重并发症而不能做根治性切除，应视具体情况争取做原发灶的姑息性切除以利进行综合治疗。④ 对无法切除的晚期胃癌，应积极采用综合治疗，多能取得改善症状、延长生命的效果。

（二）胃间质瘤

由于胃间质瘤和其他消化道部位的间质瘤是同一种疾病，故不再分开阐述，统一称为胃肠道间质瘤（gastrointestinal stromal tumors, GIST），它是一类起源于胃肠道间叶组织的肿瘤，占消化道肿瘤的

1%～3%，75%发生于50岁以上人群，男女发病率无明显差异。GIST大部分发生于胃（60%～70%）和小肠（20%～30%），结直肠约占10%，也可发生在食管、肠系膜、网膜等部位。

1. 临床表现

主要症状与肿瘤的部位、大小和生长方式有关。常见症状有腹痛、包块、出血及胃肠道梗阻等。腹腔播散可出现腹水，恶性GIST可有体重减轻、发热等症状。

2. 诊断

根据患者病史、体格检查，结合胃镜可帮助明确腔内肿瘤大小以及病理学诊断。超声内镜对于胃外生性肿瘤可协助诊断，协诊其位置、大小、起源、局部浸润状况、转移等，部分患者可获得病理学诊断。CT消化道三维重建也可协助判断肿瘤位置、大小、局部浸润状况、转移等。也可考虑X线钡餐检查。

3. 治疗

手术切除是胃肠道间质瘤首选且唯一可能治愈的方法，原则上尽可能切除。根据肿瘤位置、大小、局部浸润情况选择相应的术式。术后根据肿瘤的生物学行为以及分子生物学诊断来判断是否需要使用选择性kit/PDGFRA受体酪氨酸激酶抑制剂伊马替尼作为术后预防性化疗，也可应用于手术不可切除及转移性病例的治疗。部分不能手术切除的患者先行伊马替尼治疗4～12个月，在达到药物最大疗效后及早行手术治疗，手术后继续伊马替尼的药物治疗，也可一定程度上改善胃肠道间质瘤患者的预后。临床研究表明对于伊马替尼耐药的患者可使用舒尼替尼作为对伊马替尼耐药的一线替代药物。

第二节　下消化道的常见外科疾病

一、肠梗阻

任何原因引起的肠内容物通过障碍统称肠梗阻。它是常见的外科急腹症之一。

（一）分类

对肠梗阻的分类是为了便于对病情的认识、指导治疗和对预后的估计，通常有下列几种分类方法。

1. 按病因分类

（1）机械性肠梗阻　临床上最常见，是由于肠内、肠壁和肠外各种不同机械性因素引起的肠内容通过障碍。

（2）动力性肠梗阻　是由于肠壁肌肉运动功能失调所致，并无肠腔狭窄，又可分为麻痹性和痉挛性两种。前者是因交感神经反射性兴奋或毒素刺激肠管而失去蠕动能力，以致肠内容物不能运行；后者系肠管副交感神经过度兴奋，肠壁肌肉过度收缩所致。有时麻痹性和痉挛性可在同一患者不同肠段中并存，称为混合型动力性肠梗阻。

（3）血运性肠梗阻　是由于肠系膜血管内血栓形成，血管栓塞，引起肠管血液循环障碍，导致肠蠕动功能丧失，使肠内容物停止运行。

2. 按肠壁血循环分类

（1）单纯性肠梗阻 有肠梗阻存在而无肠管血循环障碍。

（2）绞窄性肠梗阻 有肠梗阻存在同时发生肠壁血循环障碍，甚至肠管缺血坏死。

3. 其他分类方式

（1）按肠梗阻程度分类 可分为完全性和不完全性或部分性肠梗阻。

（2）按梗阻部位分类 可分为高位小肠梗阻、低位小肠梗阻和结肠梗阻。

（3）按发病轻重缓急分类 可分为急性肠梗阻和慢性肠梗阻。

（4）闭袢型肠梗阻 是指一段肠袢两端均受压且不通畅者，此种类型的肠梗阻最容易发生肠壁坏死和穿孔。

肠梗阻的分类是从不同角度来考虑的，但并不是绝对孤立的。如肠扭转可既是机械性、完全性，也是绞窄性、闭袢性。不同类型的肠梗阻在一定条件下可以转化，如单纯性肠梗阻治疗不及时，可发展为绞窄性肠梗阻。机械性肠梗阻近端肠管扩张，最后也可发展为麻痹性肠梗阻。不完全性肠梗阻时，由于炎症、水肿或治疗不及时，也可发展成完全性肠梗阻。

（二）临床表现

1. 腹痛

腹痛是机械性肠梗阻最先出现的症状，是由于梗阻以上肠管内容物不能向下运行，肠管强烈蠕动所致。呈阵发性剧烈绞痛，且在腹痛发作时，患者自觉有肠蠕动感，且有肠鸣，有时还可出现移动性包块。腹痛可呈全腹性或仅局限在腹部的一侧。绞窄性肠梗阻由于有肠管缺血和肠系膜嵌闭，腹痛往往呈持续性腹痛伴有阵发性加重，疼痛也较剧烈，也常伴有休克及腹膜炎症状。

2. 腹胀

腹胀的发生在腹痛之后，低位梗阻的腹胀较高位梗阻明显。麻痹性肠梗阻的腹胀明显，腹痛不明显。

3. 呕吐

呕吐是机械性肠梗阻的主要症状之一。高位梗阻的呕吐出现较早，在梗阻后短期即发生，呕吐较频繁。在早期为反射性，呕吐物为食物或胃液，其后为胃液、十二指肠液和胆汁。低位小肠梗阻的呕吐出现较晚，初为内容物，静止期较长，后期的呕吐物为积蓄在肠内并经发酵、腐败呈粪样带臭味的肠内容物。如肠系膜血管有绞窄，呕吐物为有血液的咖啡色、棕色，偶有新鲜血液。在结肠梗阻时，少有呕吐的现象。

4. 排便排气停止

在完全性肠梗阻，排便排气停止是肠梗阻的一主要症状，但在梗阻发生的早期，由于肠蠕动增加，梗阻部位以下肠内积存的气体或粪便可以排出。另外需注意在肠套叠、肠系膜血管栓塞或血栓形成时，可自肛门排出血性黏液或果酱样粪便。

5. 继发的病理生理改变

高位小肠梗阻易有水、电解质与酸碱失衡。低位肠梗阻容易出现肠腔膨胀、感染及中毒。绞窄性肠梗阻易引起休克。结肠梗阻或闭袢型肠梗阻则易出现肠穿孔、腹膜炎。如治疗不及时或处理不当，不论何种类型肠梗阻都可出现上述各种病理生理改变。

（三）诊断

详细询问病史、体格检查、临床表现并结合腹部平片或CT一般能诊断。但需强调的是肠梗阻的诊断重在病因诊断，并需要判断梗阻部位和类型，这对患者的治疗策略至关重要。

（四）治疗

1. 非手术疗法

对于单纯粘连性、不完全性肠梗阻，特别是广泛者，一般选用非手术治疗。包括禁食及胃肠减压，纠正水、电解质紊乱及酸碱平衡失调，防治感染及毒血症。

2. 手术疗法

除粘连性肠梗阻外大多数的肠梗阻需手术治疗。根据患者病因、是否肠坏死、梗阻部位等同时结合患者全身状况选择不同的手术方案。

二、阑尾炎

阑尾炎是因多种因素而形成的炎性改变，为外科常见病，以青年最为多见，男性多于女性。临床上急性阑尾炎较为常见，各年龄段及妊娠期妇女均可发病。慢性阑尾炎较为少见。

（一）临床表现

1. 急性阑尾炎

（1）腹痛　典型的急性阑尾炎初期有中上腹或脐周疼痛，数小时后腹痛转移并固定于右下腹。当炎症波及浆膜层和壁腹膜时，疼痛即固定于右下腹，原中上腹或脐周痛即减轻或消失。因此，无典型的转移性右下腹疼痛史并不能除外急性阑尾炎。

（2）胃肠道症状　单纯性阑尾炎的胃肠道症状并不突出。在早期可能由于反射性胃痉挛而有恶心、呕吐。盆腔位阑尾炎或阑尾坏疽穿孔可有排便次数增多。

（3）发热　一般只有低热。高热多见于阑尾坏疽、穿孔或已并发腹膜炎。

（4）压痛和反跳痛　腹部压痛是壁腹膜受炎症刺激的表现。阑尾压痛点通常位于麦氏点，即右髂前上棘与脐连线的中、外1/3交界处。反跳痛也称Blumberg征，在肥胖或盲肠后位阑尾炎的患者，压痛可能较轻，但有明显的反跳痛。

（5）腹肌紧张　阑尾化脓即有此体征，坏疽穿孔并发腹膜炎时腹肌紧张尤为显著。但老年或肥胖患者腹肌较弱，须同时检查对侧腹肌进行对比。

（6）皮肤感觉过敏　在早期，尤其在阑尾腔有梗阻时，可出现右下腹皮肤感觉过敏现象，范围相当于$T_{10\sim12}$节段神经支配区，位于右髂嵴最高点、右耻骨嵴及脐构成的三角区，也称Sherren三角，它并不因阑尾位置不同而改变，如阑尾坏疽穿孔则在此三角区的皮肤感觉过敏现象即消失。

2. 慢性阑尾炎

（1）腹痛　右下腹部疼痛其特点是间断性隐痛或胀痛，时重时轻，部位比较固定。多数患者在饱餐、运动、劳累、受凉和长期站立后，诱发腹痛发生。

（2）胃肠道反应　患者常有轻重不等的消化不良、食欲下降。病程较长者可出现消瘦、体重下降。一般无恶心和呕吐，也无腹胀，但老年患者可伴有便秘。

（3）腹部压痛　压痛是唯一的体征，主要位于右下腹部，一般范围较小，位置恒定，重压时才能出现。无肌紧张和反跳痛，一般无腹部包块。

（4）体征　各种特定的压痛点如麦氏点、兰氏点及腰大肌征、罗氏征阳性。

（二）诊断

急性阑尾炎结合病史以及症状如典型的转移性右下腹痛、发热、麦氏点压痛反跳痛、白细胞升高等一般可诊断，需注意小儿、老年人等人群临床表现不典型者易漏诊，而女性患者易与妇科疾病如急性盆腔炎、输卵管炎等误诊。而诊断慢性阑尾炎并不容易，其确诊必须首先排除一切可以引起右下腹疼痛和压痛的疾病。对曾有急性阑尾炎发作史，以后症状体征比较明显的反复（间歇）发作性阑尾炎患者，诊断并不困难；对于无急性阑尾炎发作史的慢性（梗阻性）阑尾炎，钡灌肠检查有助于诊断。

（三）治疗

1.急性阑尾炎

（1）非手术治疗　可用抗生素抗感染治疗。当急性阑尾炎诊断明确，有手术指征，但因患者周身情况或客观条件不允许，也可先采取非手术治疗，延缓手术。若急性阑尾炎已合并局限性腹膜炎，形成炎性肿块，也应采用非手术治疗，使炎性肿块吸收，再考虑择期行阑尾切除。

（2）手术治疗　原则上急性阑尾炎，除黏膜水肿型可以保守后痊愈外，都应采用阑尾切除手术治疗。

2.慢性阑尾炎

慢性阑尾炎确诊后，治疗原则上应手术，特别是有急性发作史的患者，更应及时手术。

三、结肠癌

结肠癌是常见的发生于结肠部位的消化道恶性肿瘤，好发于直肠与乙状结肠交界处，以40～50岁年龄组发病率最高，男女之比为（2～3）：1。

（一）临床表现

早期可以没有任何症状，中晚期可表现为腹胀、消化不良，而后出现排便习惯改变、腹痛、黏液便或黏血便。肿瘤溃烂、失血、毒素吸收后，常出现贫血、低热、乏力、消瘦、下肢水肿等症状。肿瘤如阻塞肠腔则出现不全性或完全性肠梗阻症状。若肿瘤与网膜、周围组织浸润粘连形成不规则包块，晚期可出现肝、肺转移征象，恶病质，锁骨上淋巴结肿大等肿瘤远处扩散转移的表现。结肠癌部位不同，临床表现有所不同，分述如下。

1.右半结肠癌

右半结肠腔大，粪便液状，肿瘤很少形成环状狭窄，不常发生梗阻。若癌肿溃破出血，继发感染，伴有毒素吸收，可有腹痛、大便改变、腹块、贫血、消瘦或恶病质表现。

2. 左半结肠癌

左半结肠的肠腔细，粪便干硬，肿瘤常为浸润型，易引起环状狭窄，主要表现为急、慢性肠梗阻。包块体积小，既无溃破出血，又无毒素吸收，罕见贫血、消瘦、恶病质等症状，也难触及包块。

（二）诊断

结肠癌早期症状多不明显，常被漏诊。对中年以上患者，当主诉疑似症状时应仔细询问病史和体格检查，粪便隐血试验可作为一筛查指标，阳性须警惕，必要时行结肠镜明确诊断。

（三）治疗

早期癌内镜下可以根治的病变可以采取内镜微创治疗，中晚期癌治疗方法是以手术为主、辅以化疗、免疫治疗、中药以及其他支持治疗的综合方案，以提高手术切除率，降低复发率，提高生存率。手术治疗的原则：尽量根治，保护盆腔自主神经，保存性功能、排尿功能和排便功能，提高生存质量。手术方法包括：① 右半结肠切除术：适用于盲肠、升结肠及结肠肝曲部的癌肿。② 左半结肠切除术：适用于降结肠、结肠脾曲部癌肿。③ 横结肠切除术：适用于横结肠癌肿。④ 乙状结肠癌：除切除乙状结肠外，还应做降结肠切除或部分直肠切除。⑤ 伴有肠梗阻的手术原则：患者情况允许，可做一期切除吻合。如患者情况差，可先做结肠造口术，待病情好转后行二期根治性切除术。⑥ 不能做根治术的手术原则：肿瘤浸润广泛，或与周围组织、脏器固定不能切除时，肠管已梗阻或可能梗阻，可做短路手术，也可做结肠造口术。如果远处脏器转移而局部肿瘤尚允许切除时，可用局部姑息切除，以解除梗阻、慢性失血、感染中毒等症状。

四、直肠癌

直肠癌是指从齿状线至直肠乙状结肠交界处之间的癌，是消化道最常见的恶性肿瘤之一。我国直肠癌发病年龄中位数在45岁左右。青年人发病率有升高的趋势。

（一）临床表现

早期直肠癌多数无症状。肿瘤生长到一定程度时出现排便习惯改变、血便、脓血便、里急后重、便秘、腹泻等。肿瘤侵犯膀胱、尿道、阴道等周围脏器时出现尿路刺激症状、阴道流出粪液、骶部及会阴部疼痛、下肢水肿等。

（二）诊断

一般在临床上应对大便出血的患者予以高度警惕，不要轻率地诊断为"痢疾""内痔"等，必须进一步检查以排除癌肿的可能性，如直肠指检、直肠镜，必要时使用乙状结肠镜检查。而盆腔磁共振检查（MRI）、腹盆腔CT等可了解肿瘤的部位，与周围邻近结构的关系以及直肠周围及腹盆腔其他部位有无转移等，有助于术前临床准确的分期，制订合理的综合治疗策略。

（三）治疗

直肠癌的治疗是以外科手术为主，辅以化疗、放疗的综合治疗。手术治疗分根治性和姑息性两种。

1. 根治性手术

（1）经腹会阴联合切除（Miles手术） 适用于距肛缘不足7 cm的直肠下段癌，切除范围包括乙状结肠及其系膜、直肠、肛管、肛提肌、坐骨直肠窝内组织和肛门周围皮肤、血管在肠系膜下动脉根部或结肠左动脉分出处下方结扎切断，清扫相应的动脉旁淋巴结。腹部做永久性结肠造口（人工肛门），此手术切除彻底，治愈率高。

（2）经腹低位切除和腹膜外一期吻合术 也称直肠癌前侧切除术（Dixon手术），适用距肛缘12 cm以上的直肠上段癌，在腹腔内切除乙状结肠和直肠大部，游离腹膜反折部下方的直肠，在腹膜外吻合乙状结肠和直肠切端。此手术的损伤性小，且能保留原有肛门，较为理想。若癌肿体积较大，并已浸润周围组织，则不宜采用。

（3）保留肛括约肌的直肠癌切除术 适用于距肛缘7～11 cm的早期直肠癌。如癌肿较大，分化程度差，或向上的主要淋巴管已被癌细胞梗死而有横向淋巴管转移时，这一手术方式切除不彻底，仍以经腹会阴联合切除为好。现用的保留肛括约肌直肠癌切除术有借吻合器进行吻合、经腹低位切除-经肛门外翻吻合、经腹游离-经肛门拖出切除吻合，以及经腹经骶切除等方式，可根据具体情况选用。

2. 姑息性手术

如癌肿局部浸润严重或转移广泛而无法根治时，为了解除梗阻和减少患者痛苦，可行姑息性切除，将有癌肿的肠段做有限的切除，缝闭直肠远切端，并取乙状结肠做造口（Hartma手术）。如不可能，则仅做乙状结肠造口术，尤其是在已伴有肠梗阻的患者。

第三节 常见妇科肿瘤

腹部手术中包括了一部分妇科生殖系统疾病的手术，而肿瘤手术占了大半，因受篇幅限制仅介绍如下常见疾病。

一、子宫肌瘤

子宫肌瘤是女性生殖器官中最常见的一种良性肿瘤。由于子宫肌瘤主要是由子宫平滑肌细胞增生而成，其中有少量纤维结缔组织作为一种支持组织而存在，故称为子宫平滑肌瘤较为确切，简称子宫肌瘤。

（一）临床表现

1. 症状

多数患者无症状，仅在盆腔检查或超声检查时偶被发现。如有症状则与肌瘤生长部位、速度、有无变性及有无并发症关系密切。常见的症状有以下几种。

（1）子宫出血 为子宫肌瘤最主要的症状，出现于半数以上的患者。其中以周期性出血为多，可表现为月经量增多、经期延长或周期缩短。亦可表现为不具有月经周期性的不规则阴道流血。子宫出血以黏膜下肌瘤及肌壁间肌瘤较多见，而浆膜下肌瘤很少引起子宫出血。

（2）腹部包块及压迫症状 肌瘤逐渐生长，当其使子宫增大超过3个月妊娠子宫大小或为位于宫

底部的较大浆膜下肌瘤时,常能在腹部触及包块。包块呈实性,可活动,无压痛。肌瘤长到一定大小时可引起周围器官压迫症状,子宫前壁肌瘤贴近膀胱者可产生尿频、尿急;巨大宫颈肌瘤压迫膀胱可引起排尿不畅甚至尿潴留;子宫后壁肌瘤特别是峡部或宫颈后唇肌瘤可压迫直肠,引起大便不畅、排便后不适感;巨大阔韧带肌瘤可压迫输尿管,甚至引起肾盂积水。

(3)疼痛　一般情况下子宫肌瘤不引起疼痛,但不少患者可诉有下腹坠胀感、腰背酸痛。当浆膜下肌瘤发生蒂扭转或子宫肌瘤发生红色变性时可产生急性腹痛,肌瘤合并子宫内膜异位症或子宫腺肌症者亦不少见,则可有痛经。

(4)白带增多　子宫腔增大,子宫内膜腺体增多,加之盆腔充血,可使白带增加。子宫或宫颈的黏膜下肌瘤发生溃疡、感染、坏死时,则产生血性或脓性白带。

(5)不孕与流产　有些子宫肌瘤患者伴不孕或易发生流产,对受孕及妊娠结局的影响可能与肌瘤的生长部位、大小及数目有关。

(6)贫血　由于长期月经过多或不规则阴道流血可引起失血性贫血。

(7)其他　极少数子宫肌瘤患者可产生红细胞增多症、低血糖,一般认为与肿瘤产生异位激素有关。

2. 体征

(1)腹部检查　子宫增大超过3个月妊娠大小或较大宫底部浆膜下肌瘤,可在耻骨联合上方或下腹部正中扪及包块,实性,无压痛,若为多发性子宫肌瘤则肿块的外形呈不规则状。

(2)盆腔检查　妇科双合诊、三合诊检查,子宫呈不同程度增大,欠规则,子宫表面有不规则突起,呈实性,若有变性则质地较软。妇科检查时子宫肌瘤的体征根据其不同类型而异,带蒂浆膜下肌瘤若蒂较长,于宫旁可扪及实质性包块,活动自如,此种情况易与卵巢肿瘤混淆。黏膜下肌瘤下降至宫颈管口处,宫口松,检查者手指伸入宫颈口内可触及光滑球形的瘤体,若已脱出于宫颈口外则可见到肿瘤,表面呈暗红色,有时有溃疡,坏死。较大的宫颈肌瘤可使宫颈移位及变形,宫颈可被展平或上移至耻骨联合后方。

(二)诊断

根据病史、临床表现、妇科检查再辅以超声检查,大部分可明确诊断。诊断性刮宫、宫腔镜检查、磁共振检查对于鉴别一些易混淆的妇科疾病如子宫内膜病变、子宫肉瘤等具有重要价值。

(三)治疗

1. 随访观察

适合于患者无明显症状,且无恶变征象,可定期随诊观察。

2. 药物治疗

(1)促性腺激素释放激素激动剂(GnRH-a)　目前临床上常用的GnRH-a有亮丙瑞林、戈舍瑞林、曲普瑞林等。GnRH-a不宜长期持续使用,仅用于手术前的预处理,一般用3～6个月,以免引起低雌激素引起的严重更年期症状;也可同时补充小剂量雌激素对抗这种不良反应。

(2)米非司酮　是一种孕激素拮抗剂,近年来临床上试用以治疗子宫肌瘤,可使肌瘤体积缩小,但停药后肌瘤多再长大。

(3)达那唑　用于术前用药或治疗不宜手术的子宫肌瘤。停药后子宫肌瘤可长大。服用达那唑可造成肝功能损害,此外还可有雄激素引起的不良反应(体重增加、痤疮、声音低钝等)。

（4）他莫昔芬（三苯氧胺） 可抑制肌瘤生长。但长时间应用个别患者子宫肌瘤反见增大,甚至诱发子宫内膜异位症和子宫内膜癌,应予以注意。

（5）雄激素类药物 常用药物有甲睾酮（甲基睾丸素）和丙酸睾素（丙酸睾丸素）,可抑制肌瘤生长。应注意使用剂量,以免引起男性化。

3. 手术治疗

子宫肌瘤的手术治疗包括肌瘤切除术及子宫切除术,可经腹部亦可经阴道进行,也可行内镜手术（宫腔镜或腹腔镜）。术式及手术途径的选择取决于患者年龄、有否生育要求、肌瘤大小及生长部位、医疗技术条件等因素。

（1）肌瘤切除术 将子宫肌瘤摘除而保留子宫的手术,主要用于40岁以下年轻妇女,希望保留生育功能者。

（2）子宫切除术 症状明显者,肌瘤有恶性变可能者,无生育要求,宜行子宫切除术。子宫切除术可选用全子宫切除或次全子宫切除,年龄较大,以全子宫切除为宜。术前须除外宫颈恶性疾病的可能性。

（3）子宫动脉栓塞术 通过放射介入的方法,直接将动脉导管插至子宫动脉,注入永久性栓塞颗粒,阻断子宫肌瘤血供,以达到肌瘤萎缩甚至消失。在选择子宫肌瘤介入治疗时应慎重,尤其是盆腔炎症未控制者,希望保留生育功能者、动脉硬化患者及本身有血管造影禁忌证的患者,应列为该项治疗的禁忌证。5%的患者术后有发生卵巢功能早衰的可能,也有罕见的盆腔感染的报道。

（4）聚焦超声治疗 通过将超声波聚集,局部在肿瘤内部将温度提升到65℃以上导致肿瘤发生凝固性坏死而起到治疗的作用,治疗可以使得肌瘤发生萎缩,缓解症状。

二、子宫颈癌

宫颈癌是最常见的妇科恶性肿瘤,近年来其发病有年轻化的趋势。近几十年宫颈细胞学筛查的普遍应用,使宫颈癌和癌前病变得以早期发现和治疗,宫颈癌的发病率和死亡率已有明显下降。

（一）临床表现

早期宫颈癌常无明显症状和体征,宫颈可光滑或难与宫颈柱状上皮异位区别。颈管型患者因宫颈外观正常易漏诊或误诊。随病变发展,可出现以下表现。

1. 症状

（1）阴道流血 早期多为接触性出血;中晚期为不规则阴道流血。出血量根据病灶大小、侵及间质内血管情况而不同,若侵袭大血管可引起大出血。年轻患者也可表现为经期延长、经量增多;老年患者常为绝经后不规则阴道流血。一般外生型较早出现阴道出血症状,出血量多;内生型较晚出现该症状。

（2）阴道排液 多数患者有阴道排液,液体为白色或血性,可稀薄如水样或米泔状,或有腥臭。晚期患者因癌组织坏死伴感染,可有大量米汤样或脓性恶臭白带。

（3）晚期症状 根据癌灶累及范围出现不同的继发性症状,如尿频、尿急、便秘、下肢肿痛等;癌肿压迫或累及输尿管时,可引起输尿管梗阻、肾盂积水及尿毒症;晚期可有贫血、恶病质等全身衰竭症状。

2. 体征

原位癌及微小浸润癌可无明显肉眼病灶,宫颈光滑或仅为柱状上皮异位。随病情发展可出现不

同体征。外生型宫颈癌可见息肉状、菜花状赘生物,常伴感染,肿瘤质脆易出血;内生型宫颈癌表现为宫颈肥大、质硬、宫颈管膨大;晚期癌组织坏死脱落,形成溃疡或空洞伴恶臭。阴道壁受累时,可见赘生物生长于阴道壁或阴道壁变硬;宫旁组织受累时,双合诊、三合诊检查可扪及宫颈旁组织增厚、结节状、质硬或形成冰冻状盆腔。

(二)诊断

强调早期诊断。根据病史、症状、妇科检查和/或阴道镜检查,对于可疑患者进行宫颈组织活检以确诊。

(三)治疗

根据临床分期、患者年龄、生育要求、全身情况、医疗技术水平及设备条件等综合考虑制订适当的个体化治疗方案。采用以手术和放疗为主、化疗为辅的综合治疗方案。

1. 手术治疗

手术主要用于早期宫颈癌患者。常用术式有:全子宫切除术;次广泛全子宫切除术及盆腔淋巴结清扫术;广泛全子宫切除术及盆腔淋巴结清扫术;腹主动脉旁淋巴切除或取样。年轻患者卵巢正常可保留。对要求保留生育功能的年轻患者,属于特别早期的可行宫颈锥形切除术或根治性宫颈切除术。根据患者不同分期选用不同的术式。

2. 放射治疗。

3. 化疗。

三、子宫内膜癌

子宫内膜癌是发生于子宫内膜的一组上皮性恶性肿瘤,好发于围绝经期和绝经后女性,是导致死亡的第三位常见妇科恶性肿瘤(仅次于卵巢癌和宫颈癌)。子宫内膜癌的发病率亦逐年升高,目前仅次于宫颈癌,居女性生殖系统恶性肿瘤的第二位。

(一)临床表现

1. 症状

极早期患者可无明显症状,仅在普查或妇科检查时偶然发现。一旦出现症状,多表现为以下几种。

(1)出血　不规则阴道出血是子宫内膜癌的主要症状,常为少量至中等量的出血。在年轻女性或围绝经期妇女常误认为是月经不调而被忽视。在绝经后女性多表现为持续或间断性阴道出血。有些患者仅表现为绝经后少量阴道血性分泌物。晚期患者在出血中可能混有溃烂组织。

(2)阴道排液　部分患者有不同程度的阴道排液。在早期可表现为稀薄的白色分泌物或少量血性白带,如果合并感染或癌灶坏死,可有脓性分泌物伴有异味。有时阴道排液中可伴有组织样物。

(3)疼痛　癌灶和其引发的出血或感染可刺激子宫收缩,引起阵发性下腹痛。绝经后女性由于宫颈管狭窄导致宫腔分泌物引流不畅,继发感染导致宫腔积脓,患者可出现严重下腹痛伴发热。肿瘤晚期时癌组织浸润穿透子宫全层,或侵犯子宫旁结缔组织、宫颈旁韧带、膀胱、肠管,或浸润压迫盆壁

组织或神经时可引起持续性,逐渐加重的疼痛,可同时伴腰骶痛或向同侧下肢放射。

（4）腹部包块 早期内膜癌一般不能触及腹部包块。如内膜癌合并较大子宫肌瘤,或晚期发生宫腔积脓、转移到盆腹腔形成巨大包块(如卵巢转移)时可能在腹部触及包块,一般为实性,活动度欠佳,有时有触痛。

（5）其他 肿瘤晚期病灶浸润压迫髂血管可引起同侧下肢水肿疼痛;病灶浸润压迫输尿管引起同侧肾盂、输尿管积水,甚至导致肾萎缩;持续出血可导致继发贫血;长期肿瘤消耗可导致消瘦、发热、恶病质等全身衰竭表现。

2. 体征

（1）全身表现 长期出血患者可继发贫血;合并宫腔积脓者可有发热;晚期患者可触及腹部包块,下肢水肿或出现恶病质状态。晚期患者可于锁骨上、腹股沟等处触及肿大或融合的淋巴结等转移灶。

（2）妇科检查 早期患者常无明显异常。宫颈常无特殊改变,如果癌灶脱落,有时可见癌组织从宫颈口脱出。子宫可正常或大于相应年龄,合并肌瘤或宫腔积脓时,子宫可有增大。晚期宫旁转移时子宫可固定不动。有卵巢转移或合并分泌雌激素的卵巢肿瘤时卵巢可触及增大。

（二）诊断

根据患者的病史、症状和体征需考虑子宫内膜癌,结合B超、宫腔镜检查、细胞学检查及MRI等辅助检查,确诊内膜癌的依据是组织病理学检查。

（三）治疗

子宫内膜癌的治疗原则,应根据患者的年龄、身体状况、病变范围和组织学类型等实施个体化治疗。

1. 手术治疗

手术是子宫内膜癌最主要的治疗方法。手术步骤一般包括腹腔冲洗液检查、筋膜外全子宫切除、双侧卵巢和输卵管切除、盆腔淋巴结清扫+/-腹主动脉旁淋巴结切除术。对于早期患者,手术目的为明确手术-病理分期,准确判断病变范围及预后相关,切除病变的子宫和可能存在的转移病灶,决定术后辅助治疗的选择。对于低危组(Ia期,G1-2)的患者是否需行淋巴结清扫术尚有争议,支持者认为术前、术后病理类型和分化程度可能不一致,且术中冰冻对肌层浸润判断也可能有误差;反对者认为早期癌淋巴结转移率低,不行淋巴结清扫可以避免更多手术并发症。手术可采用开腹或腹腔镜来完成。相当一部分早期子宫内膜癌患者仅通过规范的手术即可得以治愈,但对经手术-病理分期具有复发高危因素的或者晚期患者,术后需要给予一定的辅助治疗。

对于Ⅱ期患者,术式应为改良子宫广泛切除(子宫颈癌子宫切除术Ⅱ类术式),应行盆腔淋巴结和腹主动脉旁淋巴结清扫术。术后根据复发因素再选择放疗。

Ⅲ期或Ⅳ期亦应尽量缩瘤,为术后放化疗创造条件。应根据患者的年龄、身体状况、病变范围和组织学类型给予个体化治疗。

2. 放射治疗。

3. 化学治疗。

4. 激素治疗

适应证:① 晚期或复发患者;② 保留生育能力的子宫内膜癌患者;③ 保守性手术联合大剂量孕

激素保留卵巢功能；④ 具有高危因素患者的术后辅助治疗。目前尚无公认的激素治疗方案，一般主张单独应用大剂量孕激素，如醋酸甲羟孕酮、醋酸甲地孕酮、17-羟己酸孕酮和18-炔诺孕酮等。一般认为应用时间不应少于1～2年。大剂量孕激素在病理标本免疫组化孕激素受体阳性者中效果较好，对保留生育功能者有效率可达80%，对治疗晚期或复发患者总反应率为15%～25%。对于孕激素受体阴性者可加用三苯氧胺，逆转受体阴性情况，提高治疗效果。

四、卵巢肿瘤

卵巢肿瘤是指发生于卵巢上的肿瘤。它是女性生殖器常见肿瘤之一。卵巢恶性肿瘤还是妇科恶性肿瘤中死亡率最高的肿瘤。

（一）临床表现

1. 良性肿瘤

较小的包块一般不产生症状，往往是B超体检发现。偶有患侧下腹沉坠或牵痛的感觉。肿瘤较大时可触及腹部肿块，表面光滑，无压痛，有囊性感，触之移动性较大，常可将包块自下腹一侧推移至上腹部。

2. 恶性肿瘤

生长迅速，包块多不规则，无移动性，可伴腹水，短期内出现全身症状如发热、食欲不振等。

3. 功能性卵巢肿瘤

如粒层细胞瘤，因产生大量雌激素，可引起性早熟的症状。女性特征如体格、乳腺、外生殖器均发育迅速，并出现月经但不排卵。骨骼发育可超越正常范围。尿中雌激素增高，同时尿中促性腺激素亦升高，超出一般规律而达成人水平。

4. 其他

中等大小、蒂部较长的卵巢肿块可发生瘤体和蒂部扭转。一旦扭转，可发生出血和坏死，临床上表现为急腹症，腹痛，恶心或呕吐，肿瘤部位腹肌紧张，压痛明显，可有体温升高和白细胞计数增多。肿瘤较大时，压迫邻近器官可致排尿及排便困难。

（二）诊断

根据病史、临床表现、妇科检查辅以超声检查临床诊断准确率高达90%以上。有时通过X线检查、激素测定等辅助判断肿瘤性质，大部分临床诊断卵巢肿瘤后需手术治疗，故最终细胞学诊断往往是手术后取得，也有通过腹水穿刺确定。

（三）治疗

1. 良性卵巢肿瘤的治疗

临床确诊后原则上一律行手术治疗。年轻或要求保留生育功能且肿瘤不大者，可行肿瘤剔除（剥出）术，较大肿瘤行患侧附件切除术。

2. 恶性卵巢肿瘤的治疗

卵巢恶性肿瘤因病理类型不同而治疗方案不同，多用手术治疗联合化疗等综合治疗。

（1）手术治疗　手术时首先应详细探查，包括腹腔冲洗液或腹腔积液的细胞学检查、横膈、盆腹腔脏器、盆腔淋巴结、腹膜后淋巴结的触诊，以进行准确的肿瘤分期。早期患者的手术方式分为全面分期手术和保留生育功能的分期手术。全面分期手术的范围包括双侧附件、子宫、大网膜切除和盆腔及腹膜后淋巴结清扫术。对于肿瘤在盆腔有广泛种植转移的晚期患者，主张尽可能做肿瘤细胞减灭术。

（2）化学治疗。

（3）放射治疗。

第四节　泌尿外科常见手术疾病

腹部外科手术中还包括相当一部分泌尿系统疾病，主要包括泌尿系统肿瘤、结石、先天性畸形等类型手术，占手术麻醉量的10%～20%。

一、肾癌

（一）临床表现

相当一部分肾癌患者是由于健康体检时发现的无症状肾癌。有症状的肾癌患者中最常见的症状是血尿和腰痛。血尿多为无痛、间歇性、全程肉眼血尿，间歇发生，可自行停止，间歇时间随病变发展而缩短，出现血尿表明肿瘤已侵犯肾实质、肾盂。有时肾癌也表现为持久的镜下血尿。腰痛多为钝痛，局限在腰部，由于包膜膨胀所致。肿瘤侵犯周围脏器和腰肌时疼痛较重且为持续性。肾癌出血堵塞输尿管可产生肾绞痛。部分患者腰腹部发现质硬、不易活动的肿块。血尿、腰痛、腰腹部肿块称为"肾癌三联征"。

（二）诊断

肾癌的临床诊断主要依靠影像学检查，确诊则需病理学检查。首选B超检查，可作为常规体检项目。CT是目前诊断肾癌最主要、最可靠的方法，能显示肿瘤大小、部位以及邻近器官有无受累。MRI对肾癌价值与CT相似。

（三）治疗

治疗原则：对局限性或局部进展性（早期或中期）肾癌患者采用以外科手术为主的治疗方式，对转移性肾癌（晚期）应采用以内科为主的综合治疗方式。肾癌对放化疗不敏感。

1. 保留肾单位手术（保留肾脏的手术）

对早期肾癌患者可采用。适用于孤立肾癌、双侧肾癌、肾癌伴对侧肾疾病或肾功能不全、肿瘤位于肾边缘、单发癌肿≤4 cm，切除范围应距肿瘤边缘0.5～1.0 cm。对年老体弱或有手术禁忌证的小肾癌（肿瘤直径≤4 cm）患者可选用能量消融（射频消融、冷冻消融、高强度聚焦超声）治疗。

2. 根治性肾切除术

中期肾癌患者通常采用此术，范围包括肾周筋膜、脂肪、肾和（或）同侧肾上腺。这些手术大多可

以采用腹腔镜手术、机器人手术或传统的开放性手术进行。

二、膀胱癌

（一）临床表现

大部分膀胱癌患者最常见和最早出现的症状是血尿，通常为无痛性、间歇性、全程肉眼血尿，有时也可为镜下血尿。出血量与血尿持续时间的长短，与肿瘤的恶性程度、大小、范围和数目并不一定成正比。部分患者可出现膀胱刺激症状，表现为尿频、尿急、尿痛，而无明显的肉眼血尿。肿瘤阻塞膀胱出口可引起排尿困难、尿潴留。肿瘤浸润输尿管开口，造成梗阻引起肾积水。

（二）诊断

结合患者症状进一步行尿常规检查、尿脱落细胞学、尿肿瘤标记物、腹部和盆腔 B 超等检查。根据上述检查结果决定是否行静脉尿路造影、CT 或 / 和 MRI、膀胱镜等检查明确诊断。其中，膀胱镜检查是诊断膀胱癌的最可靠方法，不仅可以确诊，还可以确定病理类型及分级。

（三）治疗

治疗原则：手术切除辅以化疗，减轻患者病痛，减少并发症，减少复发可能。

1. 手术治疗

（1）非肌层浸润性尿路上皮癌患者多采用经尿道膀胱肿瘤电切术，术后用膀胱灌注治疗预防复发。其他治疗有经尿道激光手术、膀胱部分切除术。

（2）肌层浸润性尿路上皮癌和膀胱鳞癌、腺癌患者多采用全膀胱切除术治疗，尿流改道（回肠或结肠等代膀胱）造口术。有些患者可以采用膀胱部分切除加输尿管再植术治疗。

（3）肌层浸润性尿路上皮癌患者也可先进行新辅助化疗＋手术治疗的方法。

2. 放射治疗

膀胱放射治疗多是配合手术前、手术后进行。对于病期较晚，失去手术时机或拒绝手术以及术后复发的病例行姑息性放疗也能获得一定疗效。

3. 化学药物治疗

主要用于转移性膀胱癌。

三、前列腺增生

（一）临床表现

1. 储尿期症状

是最早出现的症状。主要包括尿频、尿急、尿失禁，尤其是夜尿次数增多。

2. 排尿期症状

随着腺体增大，机械性梗阻加重，排尿困难加重。表现为进行性排尿困难，如排尿等待、迟缓、尿线细而无力、射程缩短、排尿时间延长、尿流中断、慢性或急性尿潴留等。

3. 排尿后症状

表现为排尿不尽,尿后滴沥、尿不净感,可出现于病程的各个时期。合并感染或膀胱结石时,还可出现尿痛或终末血尿。

(二)诊断

诊断前列腺增生需要根据病史、症状、直肠指诊、影像学检查、尿流动力学检查等综合判断。血清前列腺特异抗原(PSA)检查是筛查前列腺癌的重要项目,在诊断前列腺增生中必须进行。B超检查可观察前列腺的大小、形态及结构,有无异常回声、突入膀胱的程度,以及残余尿量。1995年国际泌尿外科学会(SIU)推出了IPSS评分体系,该体系通过6个问题回答确定分数,最高达35分,目前认为7分以下为轻度,7~18分中度,18分以上为重度,需外科处理。IPSS是目前国际公认的判断BPH患者症状严重程度的最佳手段,但主要是对BPH患者下尿路症状严重程度的主观反映,与最大尿流率、残余尿量以及前列腺体积无明显相关性,临床工作中可采取此评分体系协助诊疗,也可作为治疗后评价标准。

(三)治疗

1. 等待观察

症状轻微,IPSS评分7分以下;或中度以上症状,IPSS评分7分以上,但患者生活质量未受明显影响;这些患者可等待观察,无须治疗。

2. 药物治疗

治疗的药物包括:① 5α-还原酶抑制剂如非那雄胺、度他雄胺等;② α_1受体阻滞剂如多沙唑嗪、阿夫唑嗪等;③ 其他包括M受体拮抗剂、植物制剂、中药等。

3. 手术治疗

手术仍为前列腺增生的重要治疗方法,适用于具有中、重度下尿路症状并已明显影响生活质量的前列腺增生患者。经典的外科手术方法有经尿道前列腺电切术(transurethralresection of the prostate, TURP)、经尿道前列腺切开术(transurethralincision of the prostate, TUIP)以及开放性前列腺摘除术。现在还出现其他一些微创治疗,包括经尿道前列腺电汽化术、经尿道前列腺激光切除术或剜除术等。

四、泌尿结石

泌尿结石是泌尿系统的常见病。结石可见于肾、膀胱、输尿管和尿道的任何部位。但以肾与输尿管结石为常见。男性发病多于女性,多发生于青壮年。

(一)临床表现

临床表现因结石所在部位不同而有异。

1. 肾与输尿管结石

典型表现为肾绞痛与血尿。结石较大,移动度很小,表现为腰部酸胀不适,或在身体活动增加时有隐痛或钝痛。较小结石多引起平滑肌痉挛而出现绞痛,常骤然发生腰腹部刀割样剧烈疼痛,呈阵发

性,突然出现一侧腰部剧烈的绞痛,并向下腹部、外阴部和大腿内侧放射,伴有腹胀、恶心、呕吐。血尿常伴随疼痛出现,结石直接损伤肾和输尿管的黏膜,常在剧痛后出现镜下血尿或肉眼血尿,血尿的严重程度与损伤程度有关。结石引起梗阻,可引起该侧肾积水和进行性肾功能减退。

2. 膀胱结石

主要表现是排尿困难和排尿疼痛,排尿中断伴尿频、尿急、尿痛的膀胱刺激症状,改变排尿姿势后能缓解和继续排尿。合并感染时可出现脓尿,急性发作时可有畏寒、发热、腰痛、尿频、尿急、尿痛症状。

(二)诊断

根据临床症状体征,结合影像学检查可明确诊断。B超检查是常规和首先检查方法,表现为特殊声影,能发现平片上不能显示的小结石和透X线结石。X线检查是诊断尿路结石重要的方法,包括尿路平片、排泄性尿路造影、逆行肾盂造影、经皮肾穿刺造影等。X线腹平片,可以看到大部分的泌尿系结石。X线造影,对于可疑的输尿管结石,可以判断是结石还是狭窄。平扫CT能显示较小的输尿管中、下段结石。

(三)治疗

1. 对症治疗

如绞痛发作时用止痛药物,若发现合并感染或梗阻,应根据具体情况先行控制感染,必要时行输尿管插管或肾盂造瘘,保证尿液引流通畅,以利控制感染,防止肾功能损害。

2. 病因治疗

尿路梗阻患者只有解除梗阻才可避免结石复发。

3. 药物治疗和溶石治疗

结石较小有希望自行排出时可使用一些排石药物如坦索罗辛等,还可服用枸橼酸氢钾钠或碳酸氢钠片碱化尿液。

4. 外科治疗

疼痛不能被药物缓解或结石直径较大时,应考虑采取外科治疗措施。包括:① 体外冲击波碎石(ESWL)治疗。②经输尿管镜碎石取石术。③经皮肾镜碎石术。④腹腔镜切开取石术。

五、嗜铬细胞瘤

嗜铬细胞瘤通常发生于肾上腺髓质(约90%),少数(10%)发生于肾上腺以外的嗜铬细胞组织,主要位于腹膜外、腹主动脉旁。多为良性,恶性者占10%。

(一)临床表现

1. 心血管系统

(1)高血压为本症的主要和特征性表现,可呈间歇性或持续性发作。典型的阵发性发作常表现为血压突然升高,可达200~300/130~180 mmHg,伴剧烈头痛,全身大汗淋漓、心悸、心动过速、心律失常,心前区和上腹部紧迫感、疼痛感、皮肤苍白、恶心、呕吐、视力模糊、复视,严重者可致急性左心衰竭或心脑血管意外。此外,约15%的患者血压正常。

（2）低血压、休克　本病也可发生低血压或直立性低血压,甚至休克或高血压和低血压交替出现。

（3）大量儿茶酚胺可致儿茶酚胺性心脏病,可出现心律失常如期前收缩、阵发性心动过速、左右束支传导阻滞等。长期、持续的高血压可致左心室肥厚、心脏扩大和心力衰竭。

2. 代谢紊乱

高浓度的肾上腺素作用于中枢神经系统,尤其是交感神经系统而使耗氧量增加,基础代谢率增高可致发热、消瘦。肝糖原分解加速及胰岛素分泌受抑制而使糖耐量减退,肝糖异生增加。少数可出现低钾血症,也可因肿瘤分泌甲状旁腺激素相关肽而致高钙血症。

3. 其他表现

过多的儿茶酚胺使肠蠕动及张力减弱,故可致便秘、肠扩张、胃肠壁内血管发生增殖性或闭塞性动脉内膜炎,致肠坏死、出血或穿孔;胆囊收缩减弱,Oddi括约肌张力增强,可致胆汁潴留、胆结石。

（二）诊断

1. 定性诊断

嗜铬细胞瘤的诊断是建立在血、尿儿茶酚胺及其代谢物测定的基础上的。

2. 定位诊断

利用各种影像学检查可协助对嗜铬细胞瘤进行定位,来指导治疗。

（1）B超　可以检出肾上腺内直径＞2 cm的肿瘤,但B超对于过小或是肾上腺外一些特殊部位的肿瘤(如颈部、胸腔内等)不能显示。

（2）CT　是目前首选的定位检查手段。CT诊断肾上腺内嗜铬细胞瘤的敏感性达到93%～100%,但特异性不高,只有70%。对于肾上腺外嗜铬细胞瘤,如腹腔内小而分散的肿瘤不易与肠腔的断面相区分,因此有可能漏诊。

（3）MRI　MRI诊断嗜铬细胞瘤的敏感性及特异性与CT相似,其优势在于是三维成像,有利于观察肿瘤与周围器官及血管的解剖关系。

（4）放射性核素[131]I标记MIBG扫描　MIBG(间碘苄胍)是去甲肾上腺素的生理类似物,可被摄取和贮存于嗜铬细胞瘤内,经放射性核素[131]I标记后,能显示瘤体。

（三）治疗

充分术前准备后及时切除肿瘤,可行开放或腹腔镜手术。

第五节　腹部和泌尿外科手术麻醉

近20年左右,腹部和泌尿外科手术的发展有两大变化。其一,腹腔镜或腔内手术技术发展迅猛。随着20世纪七八十年代冷光源、玻璃纤维内镜等工业制造技术的突飞猛进,相关学科的融合为腹腔镜或腔内手术这项新技术、新方法奠定了坚实的基础,加上外科医师越来越娴熟的操作,使得许多腹部和泌尿外科的开放性手术已被内镜手术取而代之。其二,加速康复外科(enhanced recovery after surgery, ERAS)的理念已深入人心。1997年丹麦的外科医师Kehlet初步提出ERAS理念,其核心思想

是指通过对一系列医疗行为的改进,在术前、术中及术后应用各种已证实有效的方法,最大限度地减少患者围术期的应激反应、减少患者的痛苦、促进器官功能的早期恢复,从而促使患者机体尽快恢复到术前状态。经过20年的实践,ERAS的临床意义和促进术后康复的效果得到了循证医学的支持和肯定。因此,对于腹部和泌尿外科手术的麻醉而言,麻醉医师应熟知这些变化趋势,不仅要掌握腹腔镜手术的麻醉特点(详见63章),而且应在整个围术期自始至终贯彻ERAS理念,充分施展麻醉管理技巧,为患者早日康复尽心尽责,做一个称职的围术期医师。本小节将重点围绕ERAS的目标,阐述麻醉医师在腹部和泌尿外科患者中的围术期管理策略,主要有如下几个方面。

一、术前准备

术前准备涉及患者心理及生理两方面,旨在使患者在手术前处于最充分的准备状态。

(一)术前宣教

个体化宣教是ERAS效果的独立预后因素,此部分由麻醉和外科病区医护人员共同承担主要角色。有条件的单位也可考虑心理医师提供60～90 min的心理咨询,如基于视觉想象的放松训练和呼吸训练等。术前关于手术方式和麻醉过程的细致教育旨在完善患者心理准备,缓解术前恐惧心理和焦虑情绪,预防不良应激反应,加强患者在治疗过程中的配合程度,以达到快速康复目的。ERAS管理中强调早期麻醉介入,建议在麻醉门诊为患者进行全面的评估与宣教。

(二)术前给药和禁食

传统意义的术前用药一般具有抑制焦虑、镇静以及减少患者呼吸道分泌物的作用,而ERAS则更注重患者自身的舒适感,减少疼痛和并发症,提高麻醉效果和质量。关于麻醉前用药,术前12 h内应避免使用长效镇静药物,因为可能会妨碍患者早期术后进食和活动。建议在术前麻醉门诊,麻醉医师对患者进行健康及风险评估,回顾并优化术前用药,并调整最佳的用药及健康状态。传统的术前禁食在术前1天夜间开始,主要目的是保证胃排空,减少择期手术发生误吸的风险。但循证医学证据提示患者术前2 h仍可以饮水,并不增加胃容量,也未降低胃液pH。欧洲麻醉协会目前推荐的临床指南是术前2 h禁水,6 h禁固体食物。通过术前2～3 h给予含有碳水化合物的液体,使患者在非饥饿状态下度过手术,可以加快术后恢复,缩短住院时间。

(三)基础疾病的评估与控制

基础疾病的评估与控制也是ERAS术前准备的主体部分,旨在规避相关高危因素,如血栓形成、肺部感染等,为患者术后快速康复提供基础保障,因而术前心肺功能评估及锻炼显得格外重要。对于拟行腹部手术的患者,通常于术前4～8周开始,每周至少运动3次,每次运动总时间大于50 min,运动内容包括有氧运动和抗阻训练。

(四)营养状态评估

营养状态评估是术前准备的重要环节。营养状态是术后并发症的独立预后因素之一。纠正患者

营养状态,重视术前营养支持,是降低手术并发症及住院时间的重要手段。长期禁食患者处于代谢应激状态,可导致胰岛素抵抗,增加术后并发症发生率。对于无糖尿病史患者建议术前2 h饮用400 ml含12.5%的碳水化合物饮料,可降低术后胰岛素抵抗发生率,减少手术并发症。

二、麻醉选择

腹部和泌尿外科手术的麻醉有多种选择,主要包括区域阻滞(椎管内麻醉和神经阻滞)、局部麻醉(狭义)、全身麻醉以及这些麻醉方法的复合麻醉,现分述如下。

(一)椎管内麻醉

椎管内麻醉包括硬膜外阻滞,脊麻或硬膜外阻滞联合腰麻等,因痛觉阻滞完善,腹肌松弛满意;对呼吸、循环、肝、肾功能影响小;交感神经被部分阻滞,肠管收缩,使得手术野显露较好;持续硬膜外阻滞作用不受手术时间限制,并可用于术后镇痛,气道反射仍存在,降低误吸的危险性,是盆腹腔手术较理想的麻醉方法。椎管内麻醉能够有效地抑制麻醉本身和手术带来的前后负荷,减少术后肺部的并发症。另外,椎管内麻醉在达到胸腰水平抑制交感神经后,可促进胃肠蠕动,缩短术后肠麻痹的时间,减少术后肠梗阻的发生率,有利于肠道功能的尽早恢复。硬膜外穿刺间隙、置管方向以及阻滞范围具体见表72-1。须指出的是,硬膜外穿刺间隙、置管方向以及阻滞范围应根据具体手术情况灵活掌握,例如一般经腹妇科手术选择$L_{2\sim3}$间隙穿刺,向头侧置管,阻滞平面达$T_8\sim S_4$即可,而对于宫颈癌扩大根治术而言,可能选择两点法更为合理。即一点经$L_{3\sim4}$间隙穿刺,向尾侧置管,另一点在$T_{12}\sim L_1$间隙穿刺,阻滞平面控制在$T_6\sim S_4$范围。

表72-1 常见腹部手术硬膜外阻滞

手 术	穿 刺 点	置 管 方 向	阻 滞 范 围
疝修补	$L_{2\sim3}$	头向置管	腰、骶～T_{10}
阑尾手术	$T_{12}\sim L_1$	同上	$L_1\sim T_6$
肠手术	$T_{9,10}\sim T_{11,12}$	同上(范围广可置双管)	$L_1\sim T_6$
泌尿系统	$L_{3,4}\sim T_{9,10}$	同上(范围广可置双管)	腰、骶～T_6
胃、肝、胆、胰、脾	$T_{8\sim9}$	头向置管	$T_{12}\sim T_4$
女性盆腹腔	$L_{2,3}$	头向置管(范围广可置双管)	腰、骶～T_8

但椎管内麻醉抑制内脏牵拉反应作用差,时有肌肉松弛不良影响手术野的暴露;硬膜外阻滞有一定的失败率,有时需术中改全麻;易受凝血功能限制;阻滞平面过高,如达上胸段可抑制呼吸功能,尤其是复合麻醉性镇静药、镇痛药时更易发生;存在神经损伤、局麻药毒性反应等风险,因而近年来已较少单独使用。另外腹腔镜手术量的增加,一定程度上也降低了单用椎管内麻醉占所有麻醉方式的比例。

硬膜外阻滞联合腰麻则是近10余年发展起来的麻醉技术,兼有腰麻和硬膜外阻滞的双重特点,以腰麻起效快、阻滞完善、镇痛肌松效果满意,有效抑制内脏牵拉反应和硬膜外阻滞的不受时间限制、

可术后持续镇痛等优点,特别适合下腹部外科手术;对于高龄、有心血管疾病的患者,要注意控制阻滞平面,防治平面过高和低血压的发生。

(二)腹壁神经阻滞

腹壁神经阻滞主要包括腹横肌平面阻滞和腹直肌鞘阻滞。腹横肌平面阻滞(transversus abdominis plane block, TAP)是将局麻药注入腹内斜肌与腹横肌之间的平面,阻断经过此平面的感觉神经,从而达到镇痛效果。腹壁的解剖学基础:腹部前外侧的肌肉由外及里依次为腹外斜肌、腹内斜肌、腹横肌,肌肉之间为筋膜层;腹内斜肌与腹横肌之间的平面称为TAP。前腹部皮肤、肌肉及壁腹膜由 $T_7 \sim L_1$ 脊神经前支支配,这些脊神经离开椎间孔后发出前支穿过侧腹壁肌肉,沿腹横肌平面走行支配前腹部肌肉、皮肤和壁腹膜; $T_{7\sim9}$ 前支由腋前线内侧进入TAP层, $T_9 \sim L_1$ 前支则在腋前线外侧走行进入TAP层。尸体解剖发现肋间、肋下、髂腹下神经在经侧腹壁向前内侧移形过程中在腰三角区域有一段共同的通路;且不同节段的神经在TAP存在广泛的分支和交通,尤其是 $T_9 \sim L_1$ 分支组成的TAP神经丛。因此,在TAP平面注射局麻药,可以成功阻滞相对应神经疼痛信号的传导,产生有效的镇痛作用。

腹直肌鞘阻滞(rectus sheath block, RSB)是根据腹壁神经解剖特点,利用局麻药阻滞走行于腹直肌和其后鞘之间的神经,达到腹壁正中区域的镇痛目的。它的解剖学基础:第8、9、10、11肋间神经前皮支走行于腹直肌和腹直肌鞘后壁之间的空隙内,在腹中线附近穿出腹直肌鞘,最后向前发出皮下分支走行于腹直肌前方的皮下组织,并支配腹中部。根据这些解剖特点,可以在腹直肌下或腹直肌上注射局麻药阻滞这些神经。

近年来,超声技术被麻醉医师广泛地使用,超声引导下神经阻滞的成功率明显提高,减少了并发症。因此TAP阻滞以及腹直肌鞘阻滞也逐渐在腹部外科手术中得到应用,作为全身麻醉的辅助以改善术后疼痛,也有报道腹壁阻滞单用于腹部小手术如TAP阻滞下放置腹透管、腹直肌鞘阻滞应用于脐疝修补术,阻滞效果良好。

(三)全身麻醉

随着全身麻醉药物和设备条件的改善发展,全身麻醉在腹部大手术中的应用逐渐增加,已成为腹部大手术的首选方法。全麻具有诱导迅速,能保护气道和保证足够通气,给氧充分,容易控制麻醉深度与麻醉持续时间,肌松满意等优点。但是吞咽反射与气道反射的消失或减弱,导致诱导和插管时有引起呕吐误吸的危险性,在腹部手术麻醉中尤为常见。因此对未禁食或有胃内容物潴留的患者,采用清醒插管更为安全。另外需注意全麻药物可能导致循环抑制,低血压等不良血流动力学变化,尤其对于高龄及危重患者,应选择合适的麻醉药物种类和剂量,加强围术期的血流动力学监护。

(四)全身麻醉复合区域阻滞

无论全身麻醉还是区域阻滞麻醉(包括椎管内麻醉和周围神经阻滞)都不是尽善尽美,存在各自的优缺点,因此全麻复合区域阻滞麻醉应运而生。此方法可充分发挥全麻和区域阻滞的长处,避免二者的不足之处被广泛地用于腹部大手术麻醉。

全麻的可控性好,肌肉松弛满意,牵拉反应少,气道管理方便。如果复合椎管内麻醉可阻滞手术

区域的传入神经和交感神经,从而阻断该区域内伤害性刺激向中枢的传导,使脑垂体和肾上腺髓质分泌的儿茶酚胺减少,有效降低外科手术操作引起的应激反应,可显著减少阿片类等全麻药以及肌松药的用量,苏醒时间显著缩短,可提早拔管。另外,硬膜外置管给药尚可提供良好的术后持续镇痛,有利于患者早期咳嗽、排痰,改善术后早期的肺功能,减轻肺不张、肺部感染等并发症,促进患者早期康复。在欧洲ERAS学会制订的结直肠手术指南中提出,腹部开放性手术使用椎管内麻醉技术有利于围术期镇痛,减少术后恶心呕吐和肺部并发症,提早进食和运动以促进快速康复等诸多优势,因此在腹部开放性手术中全身麻醉复合椎管内麻醉值得提倡。然而二者复合麻醉可能增加低血压风险,另外减少全麻药物易发生术中知晓。因此椎管内麻醉和全身麻醉需要合理协调,用药必须个体化,并在术中根据手术的进程和患者的生命体征以及监测麻醉深度随时调整麻醉用药,并通过容量治疗和适当应用麻黄碱或去氧肾上腺素等缩血管药物来帮助减少低血压和术中知晓的可能性,确保手术顺利进行和患者的安全。

随着超声在围术期的广泛使用,TAP阻滞和腹直肌鞘阻滞的效果得以保证,全身麻醉复合腹壁神经阻滞逐渐在腹部外科手术麻醉中推广应用。与椎管内麻醉相比,其操作简单、方便,创伤小、不需要侧卧,受凝血功能限制影响小。虽然它的镇痛效果没有椎管内麻醉强,阻滞范围也有限,但对交感神经抑制影响小,低血压少见,非常适合老年人腹部外科的复合麻醉,减少了全麻复合椎管内麻醉低血压的发生。随着腹腔镜手术的大力开展,手术创伤所致的疼痛程度有所减轻,TAP阻滞和腹直肌鞘阻滞非常迎合这些患者的围术期镇痛。虽然已有的ERAS指南并没有明确提出腹腔镜手术应复合腹壁神经阻滞,但从目前的临床研究观察提示,在腹腔镜手术中开展周围神经阻滞复合全身麻醉相对于椎管内麻醉复合全身麻醉在老年患者中尤其值得推广,当然它是否有利于患者快速康复还需要更多的循证医学支持。

三、术中麻醉管理

术中ERAS要求麻醉医师应处理好三大要素:手术的应激反应,液体治疗以及疼痛。因此,麻醉医师应在术中确保患者安全的前提下,围绕这三方面积极处理。

(一)麻醉监测

术中的监测包括心电图、血压、氧饱和度等常规监测。全身麻醉患者则增加呼气末二氧化碳监测以及潮气量、气道压力等一系列呼吸管理的参数(根据使用的麻醉机功能条件而定)。

对于围术期可能发生血流动力学不稳定的患者无论手术大小都应该使用有创动脉压(invasive arterial pressure, IBP)监测,这些患者是否需要中心静脉压(centralvenouspressure, CVP)监测目前存在争议。在ERAS方案中,中心静脉压对液体反应性的指导意义有限,除非需要中心静脉通路使用药物或术后需胃肠外营养等,否则不建议放置中心静脉导管。由于ERAS的管理强调目标导向液体治疗(goal-directed fluid therapy)方案,因此能反映每搏量变异度(stroke volume variation, SVV)、心排血量(cardiac output, CO)、心脏指数(cardiac index, CI)、动脉脉压变异度(pulse pressure variation, PPV)等参数的监测仪器如经食管多普勒超声、Flotrac/Vigileo等建议在腹部外科中使用以指导液体治疗。

在ERAS管理中也非常强调体温的监测和保护。研究证实,轻度的低体温与围术期心肌缺血、凝血功能异常以及切口感染等并发症相关,其可使心脏不良事件发生率增加3倍,出血和异体输血风险提高1/5,同时会减慢麻醉药物的代谢,从而导致麻醉苏醒延迟,并延长患者在麻醉恢复室的滞留时间。由于全身麻醉期间患者的体温调节中枢反射性调节功能受麻醉药物的抑制,包括寒战反应也受到抑制,加之麻醉药对全身血管的扩张作用、手术室的低温环境、手术野的长时间暴露、消毒液体蒸发等均可导致患者散热增加,体温降低,因此所有的全身麻醉患者都可能会出现低体温。麻醉医师应常规对腹部和泌尿外科患者行术中保温,并运用到各个环节,如采用预加温、提高手术室室温、术中使用液体加温装置、加温毯、暖风机等,从而促进快速康复。根据国内最新的ERAS指南,提出围术期患者术中中心体温应维持>36℃。

另外ERAS管理提倡合适的镇静、镇痛、肌松,如果有条件建议麻醉深度监测和肌松监测以达到快速康复的目的。腹部外科手术患者在围术期时常出现低氧、电解质紊乱、酸碱失衡、血糖波动等问题,因此应重视血气分析监测。

(二)合理控制应激反应

ERAS术中管理的核心就是最大程度降低手术应激反应。应激反应是机体对外界刺激的非特异性防御反应,其本质具有保护性和防御性,其发生时间越短,对机体产生的影响越小。应激可导致机体免疫功能降低,这对于肿瘤患者术后抗肿瘤免疫功能产生重要影响,甚至影响预后。因此麻醉医师在术中保证患者生命体征稳定的前提下,维持足够的镇静、镇痛,为手术提供良好手术条件,以尽可能减少手术应激。为了加速患者术后康复,相关ERAS指南多推荐使用短效麻醉药物,例如静脉持续泵注超短效阿片类药物瑞芬太尼等。为减少术中知晓、麻醉深度过深以及肌松残余的危害,建议提供麻醉深度和肌松监测以达到精准麻醉的效果,有利于术后的快速康复。

(三)液体治疗

ERAS围术期管理专家共识中提倡使用目标导向液体治疗。所谓目标导向液体管理,是指输注晶体/胶体应当在血流动力学监测下以最佳心排血量为原则。麻醉医师在术中根据不同病患不同病理生理情况下血流动力学的变化实施与之相应变化的液体治疗策略,以做到因人而异、因时而异的优化治疗。在建立心排血量、每搏输出量、收缩压变异率、脉压变异率及每搏输出量变异率等血流动力学监测后,以1~2 ml/(kg·h)平衡盐晶体液为基础,根据监测指标进行补液。这种液体治疗策略保障了患者微循环的灌注,组织的氧供需平衡;也避免了术中发生急性心力衰竭,急性肺水肿,胃肠道水肿,组织灌注不足;同时降低了术后消化道功能障碍并发症的发生。

四、术后镇痛

ERAS方案强调优化的术后镇痛,其目标是缓解疼痛、促进早下地活动、促进胃肠功能恢复及进食、无并发症。

对于开腹手术,硬膜外镇痛在多方面优于传统阿片类药物为基础的镇痛,包括胃肠功能恢复、疼痛评分,不增加肠梗阻发生率,减少术后恶心呕吐的发生率等,故推荐使用硬膜外镇痛方式。而对于

腹腔镜手术后镇痛方式选择存有争议。有研究指出相对于使用阿片类药物为主的静脉镇痛而言，使用硬膜外镇痛并不可取，因为其并不能使患者受益更多，如减少并发症或缩短住院时间，反而可能存在降低患者血压等风险。而在欧洲对于结直肠手术的ERAS专家共识则认为二者的镇痛获益相同，故两种镇痛方式选择皆可。

可以肯定的是ERAS提倡根据患者的个体情况及手术创伤，实现术后多模式镇痛。包括术前超前非甾体抗炎药镇痛、硬膜外镇痛、静脉患者自控镇痛泵、静脉利多卡因、持续伤口浸润渗透、鞘内注射、神经阻滞等方法。通过多模式镇痛实现减少阿片类药物用量，提高镇痛效果，促进患者生理和心理的尽快恢复。

五、术后恶心呕吐的防治

术后恶心呕吐（postoperative nausea and vomiting, PONV）会影响患者术后经口进食和胃肠蠕动的恢复，仍是影响患者术后康复的重要问题。有数据显示术后恶心、呕吐的发生率占全部住院手术患者的20%～37%。

ERAS指南多推荐预防性使用地塞米松和5-羟色胺受体拮抗剂。对于一些女性、有晕动病史、PONV史的患者应积极预防术后恶心、呕吐。例如尽量避免使用全身麻醉；必须全身麻醉时可考虑复合区域阻滞以减少阿片类药物使用，同时使用全凭静脉麻醉避免使用吸入麻醉药物。术后镇痛使用硬膜外镇痛、神经阻滞和（或）置管、非甾体抗炎药等策略以取代或减少阿片类镇痛药使用。

对于已经发生PONV的患者，则应联合使用多种不同机制的抗呕吐药物进行治疗，将患者的不适症状减轻至最低。

总之，随着微创技术的普及、循证医学模式建立及多学科团队合作模式的开展，为腹部和泌尿外科ERAS理念的临床应用夯实了基础。而麻醉医师在ERAS理念的实施中扮演着举足轻重的角色，其作用贯穿于整个围术期，麻醉医师的职责已经从原先的规避麻醉风险、最小化疼痛、提供最佳手术条件提高至最佳围术期处理，包括全面的术前评估和宣传教育，减少禁饮、禁食时间，以患者为中心选择区域麻醉或联合麻醉，生命安全的保障，术中以目标导向的液体治疗，体温监控等，根据患者的个体情况及手术创伤实施术后多模式镇痛等，实现改善围术期麻醉管理和患者转归的目标。当然实现ERAS的目标除麻醉医师外，还需要外科医师、护理、康复等团队的共同参与合作完成，有赖于综合医疗措施日新月异的进步和发展。同时ERAS理念的实施在我国尚处于起步和不均衡发展阶段，种族和国情的差异也提醒我们不能完全照抄照搬欧美国家的模式，还需要国内多中心大样本的临床研究得以证实、完善和发展。

第六节　腹部外科的麻醉处理

一、腹部手术疾病特点

（1）腹部脏器的功能主要是消化吸收、排泄、免疫、内分泌等，腹部脏器的疾病必将导致全身营养

状况下降和机体生理功能减退,使手术和麻醉危险增加。

(2)严重的消化道疾病引起的呕吐、腹泻或肠梗阻等,可导致大量水、电解质丢失,造成酸碱平衡失调及水电解质紊乱。

(3)消化道肿瘤、溃疡或食管胃底静脉曲张,可继发大出血,围术期可能存在低血容量甚至失血性休克。

(4)消化系统的感染性疾病导致严重的脓毒血症可发展为感染性休克,而引起的全身炎性反应可波及重要脏器引起多脏器功能衰竭如 ARDS、急性肾衰竭等,尤其是老年患者,死亡率较高。

(5)腹部手术中急症的比例较高,病情急而重,且有可能存在饱胃、困难气道等,却往往需要麻醉医师在短时间内判断患者的全身情况。

(6)消化道疾病导致胃肠蠕动异常,胃排空减慢,麻醉诱导及维持易发生呕吐及误吸。

(7)大量腹水、巨大肿瘤等,在腹膜打开时会引起腹内压的突然变化,以及部分手术操作可能压迫下腔静脉等导致血流动力学的异常改变。

(8)腹腔脏器受交感神经和副交感神经的双重支配,腹腔脏器受到牵拉时,往往会出现一系列的内脏牵拉反射。

(9)腹部外科手术方式从开放到微创的转变可能带来新的麻醉管理问题如特殊体位、气腹的影响等。

(10)腹部外科疾病发病率高,涉及年龄段广泛,例如腹部肿瘤患者中老年患者居多,往往合并多种内科疾病例如高血压、糖尿病、心肺疾病、帕金森综合征等,给麻醉医师的监测管理带来巨大挑战;而先天性的胃肠道疾病小儿居多,麻醉医师不仅要掌握这些疾病特点还须具备老年人、小儿麻醉管理经验。

(11)大多数腹部外科手术后存在重度疼痛,需要麻醉医师采取应对措施,积极处理术后的疼痛。

二、常见腹部外科的麻醉处理

(一)胃肠道手术的麻醉

1. 麻醉前准备

任何手术的麻醉前准备可参阅第六节腹部外科的麻醉处理,除此之外根据疾病手术情况做相应准备。

(1)全身情况的准备 胃肠道手术患者易出现慢性贫血和消化吸收不良,因此应全面了解评估患者的贫血,营养不良和低蛋白血症状况。择期手术,血红蛋白纠正到 80 g/L 以上,血浆总蛋白 60 g/L 以上。

(2)内环境准备 消化道疾病可发生呕吐、腹泻或肠内容物潴留,易出现脱水、血液浓缩、低钾血症、酸碱失衡。术前应积极纠正水、电解质及酸碱平衡紊乱。长期呕吐伴有手足抽搐者,术前术中应适当补钙和镁。

(3)预防反流误吸 对于饱胃、肠梗阻以及胃、十二指肠存在梗阻者,术前常规置入鼻胃管,麻醉前应尽可能吸除胃内容物,以减少围术期呕吐、误吸的发生。随着 ERAS 观念的更新,其他胃肠道手术可以不必常规放置鼻胃管。

2. 麻醉方法选择

（1）硬膜外阻滞　可单用于下腹部手术,不宜单用于上腹部手术。注意:① 控制麻醉平面,以不超过 T_4 为宜,以免影响呼吸功能。② 术中牵拉反应严重,可给予辅助用药,如适量的依诺伐或右美托咪定等。③ 当硬膜外阻滞效果欠佳不能满足手术要求时,应及时改为全身麻醉,切忌盲目追加局麻药或静脉麻醉药。

（2）全身麻醉　① 适用于所有的腹部手术患者,特别是高龄和危重患者。② 危重与心血管系统疾病患者以及老年患者,应使用对血流动力学影响小的药物,同时注意药物剂量。③ 有肝肾损害的患者,应尽可能使用非肝肾代谢的药物。

（3）全身麻醉复合区域阻滞　包括全身麻醉复合椎管内麻醉和全身麻醉复合腹壁神经阻滞。根据患者年龄、全身情况、是否腹腔镜手术、是否存在凝血功能问题、设备条件以及麻醉医师的技术水平等抉择。一般而言,开放性手术推荐全身麻醉复合椎管内麻醉,腹腔镜手术则全身麻醉复合腹壁神经阻滞是值得推广的麻醉方案。

3. 麻醉管理

① 麻醉监测:包括常规监测,大手术及危重患者用 IBP、SVV、CVP 以及血气分析监测等,需要时可作凝血功能监测。② 腹部手术切口大,易造成水分丢失和体温下降,故在手术中应注意保温,对输注的血制品和补液应进行加温。③ 注意纠正贫血、水及电解质、酸碱平衡紊乱,建议使用目标导向液体治疗方案。④ 麻醉后患者应在 PACU 完全清醒,待生命体征稳定后再送回病房,转运过程中应继续监测。⑤ 重危患者或术中血流动力学不稳定者术毕应考虑送至监护室治疗。⑥ 此类患者术后疼痛程度较重,根据患者开放手术或腹腔镜手术常规使用硬膜外或静脉自控镇痛。

（二）急腹症手术的麻醉

急腹症手术是急症手术中最常见类型。急腹症患者发病急,病情较重,涉及病种较多。常见的急腹症有消化道出血,穿孔,腹膜炎,急性阑尾炎,急性胆囊炎,急性胰腺炎,化脓性胆管炎,肠梗阻,肝,脾破裂,腹部外伤,宫外孕等。有些患者合并出血性休克,感染性休克等,有些患者可能还存在心肺疾病如 COPD、冠心病等,一些患者常常饱胃或麻醉前禁食时间有限,因此此类患者麻醉意外以及麻醉手术后并发症的发生率均较择期手术高。

对于急腹症手术,麻醉医师应尽可能在术前短时间内对病情做出全面综合估计和优化术前准备,以保证患者生命安全和手术顺利进行。急腹症手术的麻醉非常能考验一个麻醉医师的综合素养,因此麻醉医师在日常工作中要熟练掌握基本麻醉操作技能,注重各种手术麻醉管理经验的积累,同时要非常熟悉各类急腹症疾病的病理生理,分清轻重缓急,才能对这些危重患者的麻醉管理驾轻就熟。

1. 麻醉前准备

（1）积极术前评估　① 快速从手术医师及患方处了解疾病情况。② 抓紧时间重点评估患者的心,肺,肝,肾等重要脏器功能以及既往相关病史。③ 了解相关实验室检查,尤其是最近的血气分析、电解质情况,便于掌握患者当前的病情状态。④ 快速气道评估、是否存在反流误吸问题。

（2）积极抗休克治疗和对症治疗　急腹症患者常常合并各种类型的休克。对休克患者须进行综合治疗,积极纠正患者脱水、血容量不足,控制感染,并使用一些血管活性药物维持循环稳定。通常情况下休克是外科疾病所致,因此应尽快实施麻醉和手术。另外,如合并有电解质及酸碱平衡紊乱或其

他一些严重疾病,也应当同时予以纠正和处理。

（3）胃肠减压　呕吐、反流误吸是急腹症患者围术期常见并发症,易导致急性呼吸道梗阻、吸入性肺炎等严重后果。因此凡是存在反流误吸风险的急腹症患者,麻醉前必须放置鼻胃管,吸净血液及胃内容物,降低麻醉风险。

2. 麻醉选择

（1）椎管内麻醉　可用于下腹部非休克患者手术,例如开腹阑尾炎、嵌疝。不宜单独用于上腹部手术。穿刺间隙、置管方向和阻滞范围可参考上述表72-1。

（2）全身麻醉　① 适用于所有急腹症患者,特别是休克患者。② 休克患者应使用对血流动力学影响小的药物（如依托咪酯诱导）,同时适当减少麻醉药物剂量。③ 对于饱胃或存在反流误吸风险的患者应实施"快顺序诱导气管插管（rapid sequence intubation, RSI）"。目前急腹症手术麻醉选择以全身麻醉居多,主要是由于全身麻醉诱导耗时短,可以争取时间让手术医师快速进行手术救治患者。

（3）全身麻醉复合区域阻滞　如果患者没有休克,时间、设备等条件允许可以考虑使用此项技术。紧急情况下也可以先考虑全身麻醉,待手术解除病因、病情改善之后在苏醒期给予腹壁神经阻滞以改善术后疼痛。

3. 麻醉管理

① 麻醉监测:包括常规监测,休克患者或合并多个系统疾病以及危重患者应常规使用有创动脉压（IBP）和中心静脉压（CVP）以及血气分析监测,强烈推荐使用Flotrac/Vigileo等动态血流动力学指标以更精准地指导液体治疗。如失血性休克严重大量输血时应做凝血功能检查以指导成分输血。② 麻醉诱导:除要注意反流误吸问题外,还要排除有无气道困难可能,外伤患者要排除有无颈椎损伤;休克患者建议在建立IBP后再诱导,除非需要快顺序诱导,否则建议慢诱导,以减少血流动力学的剧烈波动。③ 术中应根据动态IBP、SVV、CVP监测、血气分析结果等积极纠正贫血、水及电解质、酸碱平衡紊乱。④ 休克患者术中维持的麻醉药物根据患者血流动力学情况酌情减量,但须注意避免术中知晓。⑤ 持续血流动力学不稳定患者除积极纠因治疗外,可考虑使用血管活性药,感染性休克以去甲肾上腺素为主,失血性休克给予多巴胺、去甲肾上腺素均可,严重者可二者联合使用,此时也可考虑使用肾上腺素提升血压以维持基本灌注。⑥ 除非有感染高热,应常规采取保温措施。⑦ 术后患者可在PACU完全清醒,待生命体征稳定后再送回病房,休克患者即使血流动力学已经稳定仍建议送至监护室观察。除血流动力学不稳定患者应酌情采取合理镇痛措施。

（三）经腹妇科手术的麻醉

1. 手术和病情特点

① 盆腔自主神经丰富,手术牵拉子宫可反射性引起心动过缓和低血压;② 卵巢巨大囊肿或恶性肿瘤并发大量腹水,减压时易诱发严重低血压;③ 异位妊娠是妇科的急腹症,严重者出现出血性休克;④ 妇科肿瘤相当一部分是老年人,常常合并多种内科疾病增加麻醉风险;⑤ 妇科腹腔镜手术普及率高,故全身麻醉比例增加;⑥ 妇产科手术及术后镇痛期间,恶心呕吐发生率高。

2. 麻醉前准备

麻醉前准备可参阅第六节的麻醉概论,除此之外根据疾病手术情况作相应准备。

（1）部分子宫肌瘤或恶性肿瘤患者存在贫血,需纠正至80 g/L以上。

（2）巨大卵巢肿瘤可能压迫胃肠道，致患者营养不良，继发贫血、低蛋白血症和水、电解质代谢紊乱，麻醉前应尽可能予以纠正。

（3）如并存高血压、冠心病、糖尿病、慢性支气管炎等，麻醉前应予积极控制，必要时相关科室会诊。

3. 麻醉选择

（1）椎管内麻醉 非腹腔镜手术可以使用，一般经$L_{2\sim3}$间隙穿刺，向头侧置管。如果是恶性肿瘤根治术，由于耗时长易增加患者紧张情绪，且切除范围广可能有牵拉反应，不建议单独用椎管内麻醉。如果单纯使用椎管内麻醉，建议两点穿刺硬膜外阻滞，一点可经$T_{12}\sim L_1$间隙穿刺，向头侧置管；另一点经$L_{3\sim4}$间隙穿刺，向尾侧置管，阻滞平面控制在$T_6\sim S_4$，建议适当辅助镇静药物。

（2）全身麻醉 ① 腹腔镜手术应常规使用全身麻醉。② 椎管内禁忌者。③ 患者要求全身麻醉。

（3）全身麻醉复合区域阻滞 对于恶性肿瘤需行扩大根治术的患者可考虑全身麻醉复合椎管内麻醉。而其他腹腔镜手术可以考虑复合TAP阻滞作为全身麻醉的辅助以改善术后的疼痛。有研究对50例子宫切除的患者在麻醉诱导后两侧均用0.2 ml/kg的0.75%罗哌卡因进行TAP阻滞，结果TAP阻滞组术后疼痛评分降低，首次镇痛时间延迟，术后48 h内吗啡用量从对照组中的（55±17）mg减少到（22±20）mg。该研究者认为TAP阻滞作为多模式镇痛方案中的一种，能有效降低子宫全切术、正中切口剖腹探查术等手术后疼痛评分以及减少术后吗啡用量。

4. 麻醉管理

① 麻醉监测：包括常规监测，恶性肿瘤根治术及危重患者建议使用IBP、CVP、Flotrac/Vigileo等动态血流动力学指标监测，以更精准地指导液体治疗。时间过长者需血气分析检测。② 据笔者所在上海交通大学医学院附属仁济医院的经验，目前经腹的妇科手术绝大部分为腹腔镜手术。因此麻醉医师应掌握腹腔镜手术的麻醉特点，注意妇科截石位对腓总神经压迫性损伤，气腹对机体的影响等（详见第63章）。③ 根据手术时间和手术出血情况酌情输液，恶性肿瘤扩大根治术患者推荐目标导向液体治疗。④ 女性患者是术后恶心、呕吐的高危人群，尤其还存在其他高危因素的患者如晕动病、PONV史等要注意调整麻醉策略，首选椎管内麻醉，必须全身麻醉者考虑全凭静脉麻醉，预防性使用抗呕吐药等。另外，如果是椎管内麻醉的患者术后镇痛采取硬膜外镇痛，全麻患者则采取多模式镇痛，不用或减少阿片类药物使用。⑤ 腹腔镜手术推荐腹壁神经阻滞和/或静脉自控镇痛或单静脉自控镇痛，开放性手术推荐硬膜外镇痛。

第七节 泌尿外科手术麻醉

一、病情和手术特点

（一）病情特点

（1）老年患者手术居多，应了解老年患者术前生理变化及其与麻醉的关系（详见67章）。

（2）老年患者并存症较多，如高血压、冠心病、糖尿病、COPD等，尤其应注意围术期呼吸和循环功能变化。

（3）泌尿系统肿瘤可能存在贫血以及术前全身情况较差的患者，应给予适度支持治疗。

（二）手术特点

（1）泌尿系统肿瘤开展腹腔镜手术日益增加。

（2）疾病或手术可能造成肾功能损害，围术期应注意保护和改善肾脏功能。

（3）泌尿系结石碎石过程中可能导致原有感染扩散，导致围术期感染性休克。

（4）特殊手术需特殊围术期麻醉管理，例如嗜铬细胞瘤、TURP手术可能发生TURP综合征、经皮肾镜碎石手术冲洗液有可能进入胸腔致术中低氧等。

二、常见泌尿科手术的麻醉处理

（一）泌尿系统内镜诊治手术的麻醉

内镜检查主要用于诊断或治疗患者肾、输尿管、膀胱、尿道等多种疾患。膀胱活检、膀胱肿瘤切除、前列腺增生切除、输尿管支架置入、肾或输尿管结石激光碎石手术等均可借助内镜。

1. 麻醉前准备

此类手术麻醉前准备参阅第六节麻醉概论，主要根据患者年龄、手术方式、并存疾病等作相应准备。

2. 麻醉选择

（1）表面麻醉　部分患者可在2%～4%利多卡因或0.5%～1%丁卡因表面麻醉下行检查术。

（2）椎管内麻醉　应用小剂量低平面蛛网膜下隙阻滞，不但能满足手术和体位的要求，而且对生理功能影响轻微。

（3）全身麻醉　这里包括部分不作气道插管的静脉麻醉。相对椎管内麻醉而言，全身麻醉诱导迅速、效率高，不需要等阻滞平面，麻醉效果确切，不受凝血功能限制，无神经并发症顾虑等诸多优点，目前愈来愈受麻醉和手术医师的青睐，在笔者单位绝大部分泌尿系内镜检查在喉罩全身麻醉下完成，如果操作时间不超过15 min可以考虑单纯静脉麻醉。当喉罩通气效果不好、存在反流误吸风险则行气管插管全身麻醉。

3. 麻醉管理

（1）此类手术多采用截石位。易致神经损伤，需注意保护。

（2）部分老年患者截石位可能引起功能残气量减少，出现肺不张和低氧血症等症状。术中应注意观察，椎管内麻醉时应持续供氧。

（3）在体位的转换过程中，患者血管内血容量出现重新分布。这对于老年患者尤其当实施椎管内麻醉时易发生低血压需多加防范。故术毕先放下一侧下肢，观察几分钟再放另一侧下肢。

（4）手术常使用灌洗液使视野清晰，这些灌洗液多为低渗液，可能大量被吸收导致低钠血症，另外手术时间偏长还要注意患者体温保护。

（二）经尿道前列腺切除术的麻醉

1. 术前准备

此类手术的患者大多是老年人，甚至有超过90岁的高龄患者，常常合并心肺功能不全、糖尿病、

脑卒中史等系统疾病,对麻醉和手术的耐受力低,要注意术前检查应全面,充分做好术前准备。

2. 麻醉选择

(1) 椎管内麻醉　低位椎管内麻醉能完全满足其手术操作,麻醉平面一般控制在T_{10}以下,使膀胱松弛容积增大,防止膀胱痉挛,改善手术视野。且患者清醒易及时发现TURP综合征的症状和体征。老年患者硬膜外腔相对较窄,血管壁薄,所以少量分次给药,预防广泛硬膜外阻滞,同时用药浓度要低,谨防局麻药中毒。

(2) 全身麻醉　一般而言,该手术时间可控,全麻选择喉罩通气更为合适。

3. 麻醉管理

(1) 麻醉监测　包括常规监测,应常规行CVP、血气分析监测以及时发现TURP综合征。

(2) 前列腺电切术也是截石位,其麻醉注意事项见内镜麻醉管理内容。

(3) 防治前列腺电切综合征　前列腺电切综合征是指TURP术中灌洗液经手术创面静脉窦大量、快速吸收所引起的以稀释性低钠血症及血容量过多为主要特征的临床综合征。临床表现为清醒患者头痛、头晕和呼吸短促,继而可出现吐白色或粉红色泡沫痰,颈外静脉怒张、双肺湿啰音、恶心呕吐、视力障碍或意识模糊,当血钠 < 125 mmol/L时,水分进入脑细胞出现不同程度的脑水肿,进一步发展为昏睡、昏迷、抽搐、心血管虚脱甚至死亡。灌洗液吸收量主要与下列因素有关:静脉系统开放的数量,尤其是静脉丛被切开时以及包膜穿孔时;灌洗的压力,液柱高度不应高出患者70 cm;手术时切除前列腺组织的量和时间;外科医师经验和技术等。

预防包括以下几个方面:① 低压持续灌洗;② 尽量缩短手术时间,控制液体入量等;③ 术中加强监测,早发现、早处理。除常规监测BP、ECG、SpO_2、CVP外,对手术时间长的患者,定时监测电解质、血浆渗透压、血糖、血细胞比容、体温、凝血功能。患者一般生命体征变化、CVP动态值的变化、Na^+浓度变化、5%葡萄糖液作灌洗液时的血糖值变化、清醒患者主诉以及全麻时气道压力变化等这些指标均可有助于麻醉医师及早发现TURP综合征。

一旦发生,治疗措施如下:① 告知手术医师尽快停止操作、停止灌洗液冲洗;② 椎管内麻醉患者充分供氧维持呼吸,必要时插管;③ 限制液体量利尿、强心;④ 纠正低钠血症,补充高渗氯化钠,常用5% NaCl 5 ml/kg;⑤ 纠正酸碱平衡;⑥ 预防脑水肿,应用渗透性利尿剂和激素。

(4) 体温保护　① 室温保持在22～24℃;② 术中常规监测体温;③ 灌洗液加温;④ 缩短手术时间。

(5) 其他并发症的防治　TURP手术有可能发生出血、膀胱穿孔等并发症,有时可能在恢复室苏醒期或回病房后才发现而再次手术。TURP过程中出血很常见。由于大量灌洗液和血液混合在一起,而导致术中出血量难于估计。有条件单位通过血气中的血红蛋白变化估计出血量,但受输液或灌洗液吸收致血液稀释,其准确性有限,仅作参考。膀胱穿孔在全麻患者术中较难发现,常常在恢复室苏醒时发生不明原因躁动,心率增快、高血压(后期是低血压)腹部膨隆而发现。麻醉医师作为围术期的医师应严密监测,当全身麻醉时虽然没有"问诊",但千万不要忘记还有"望、触、叩、听"这些基本功,及早发现这些并发症,以及时处理改善患者预后。

(三)经腹泌尿系统恶性肿瘤切除术的麻醉

包括肾癌、肾盂癌、输尿管癌、膀胱癌、前列腺癌等,这些肿瘤切除手术可开放、腹腔镜下或机器人

行术中置入经食管超声心动图（trans-esophageal echocardiography, TEE）探头，进行TEE监测；或置入肺动脉导管，监测肺动脉压及肺动脉楔压（pulmonary artery wedge pressure, PAWP），用以评估患者术中容量状态及心室收缩功能。前者能够即时监测术中心室前负荷、心肌收缩功能、瓣膜功能，并有助于及时发现心室肌运动异常，早期诊断心肌缺血。后者可即时监测左室前负荷及心排血量（cardiac output, CO）。此外也可选择Flotrac/Vigileo、PICCO等其他监测仪器监测每搏量变异度（SVV）、心排血量（CO）、心脏指数（CI）、动脉脉压变异度（PPV）等参数以指导液体治疗。嗜铬细胞瘤患者体内过量的儿茶酚胺会通过激活α_2肾上腺素受体抑制胰岛素的分泌，从而导致约60%的患者伴有术前及术中血糖升高而在切除嗜铬细胞瘤后，患者血液中儿茶酚胺迅速减少，10%～15%的患者会出现低血糖，部分患者会表现为全麻后苏醒延迟、嗜睡、出汗、癫痫发作等。因此，围术期需定期监测患者血糖以及时调整。

（2）血管活性药物准备　麻醉前根据本单位所具备的药物、用药经验等选择所准备的药物，可选择的降压药：酚妥拉明，硝普钠，尼卡地平，硝酸甘油；升压药：去甲肾上腺素，肾上腺素，去氧肾上腺素；抗心律失常药：艾司洛尔，拉贝洛尔，利多卡因。用药方式有持续泵注和间断静脉推注。

（3）全麻诱导和维持　建议在诱导前行有创动脉压监测以力求诱导平稳。可静脉注射利多卡因1～1.5 mg/kg，以减轻气管插管的心血管反应。必要时也可加用短效的降压药、β受体阻滞剂等抑制插管时心血管不良反应的药物，确保诱导平稳。静脉诱导的镇静药物中，应用丙泊酚进行嗜铬细胞瘤手术麻醉相对安全，丙泊酚也是目前嗜铬细胞瘤手术麻醉中最常用的静脉镇静药物。存在低血容量风险或心功能不全的患者，可以考虑应用依托咪酯进行麻醉诱导，以避免丙泊酚导致的血管扩张致患者血压显著下降。阿片类药物中，可选择芬太尼、舒芬太尼诱导，吗啡由于可能导致组胺释放，因此在嗜铬细胞瘤手术中应尽量避免使用。瑞芬太尼作为维持镇痛阿片类药物的首选。肌肉松弛剂中，维库溴铵、罗库溴铵、顺阿曲库铵在嗜铬细胞瘤手术麻醉中应用较多，它们对于自主神经的影响较小，导致组胺释放的概率低于其他肌肉松弛药。虽然有琥珀胆碱安全应用于嗜铬细胞瘤手术麻醉的案例报道，但琥珀胆碱会导致肌肉束颤以及自主神经节刺激，这些均可能引起瘤体释放儿茶酚胺增多，导致高血压、心动过速及心律失常，因此应尽量避免应用。阿曲库铵可导致组胺释放，泮库溴铵会抑制迷走神经，从而导致儿茶酚释放增加，因此在嗜铬细胞瘤手术麻醉中应避免应用。维持的吸入麻醉药物中，七氟烷相对于氧化亚氮、地氟烷、异氟烷导致心律失常的风险更低，且对心血管抑制更轻，因此建议若选择吸入麻醉维持，应优先考虑应用七氟烷。也有报道显示在嗜铬细胞瘤麻醉中，可以安全地应用异氟烷、氧化亚氮进行全麻维持。地氟烷可能导致高血压、心动过速、刺激气道等反应，这些对于嗜铬细胞瘤患者均可能带来严重影响，因此建议避免应用地氟烷进行麻醉维持。

（4）高血压的处理　在麻醉诱导、体位改变、术中探查、分离和挤压肿瘤时，常发生高血压，甚至高血压危象。一旦发生高血压，即起动降压药输注泵。降压药物的用法如下：硝普钠为1～8 μg/（kg·min），一般总量不超过1～1.5 mg/kg。酚妥拉明静脉注射1～5 mg，继以1～10 μg/（kg·min）维持，或直接静脉注射。硝酸甘油静脉注射40～100 μg，继以1～8 μg/（kg·min）维持，或直接静脉注射。尼卡地平静脉注射10～30 μg/kg，继以2～5 μg/（kg·min）维持，或直接静脉注射。上述药物用量仅供参考。维持剂量根据患者血压变化趋势作调整，血压剧烈反跳时亦可反复间断推注，以避免过高的血压损害重要脏器功能。由于患者高血压的同时常伴有心率增快，或降压药用后心率反射性

增快,应使用β受体阻滞剂,首选短效的艾司洛尔。亦可使用小剂量拉贝洛尔不仅能减慢心率,而且也有助于降压。

(5)低血压处理 肿瘤切除或其血管结扎后,循环中儿茶酚胺浓度剧降,引起血压下降。立即启动升压药输注泵,并同时补充血容量。以分泌去甲肾上腺素为主的嗜铬细胞瘤患者泵注去甲肾上腺素或去氧肾上腺素。用法:去甲肾上腺素 $0.1\sim1\,\mu g/(kg\cdot min)$,紧急时先静脉注射 $0.1\sim0.2\,\mu g/kg$。去氧肾上腺素静脉注射 $100\sim200\,\mu g$,继以 $1\sim5\,\mu g/(kg\cdot min)$ 维持。以分泌肾上腺素为主的嗜铬细胞瘤患者泵注肾上腺素或多巴胺。用法:肾上腺素 $0.1\sim1\,\mu g/(kg\cdot min)$,紧急时先静脉注射 $0.1\sim0.2\,\mu g/kg$。多巴胺 $0.5\sim1.5\,mg$ 静脉注射,继以 $3\sim10\,\mu g/(kg\cdot min)$ 维持。如不是血压急剧下降,或收缩压 $\geq80\,mmHg$,各种升压药均不必先单次静脉注射,而直接以微量泵输注,这样可减少血压的波动。有些患者对各种升压药反应不佳,即使用较大剂量,也难以恢复到较理想的血压水平,尤其是双侧肾上腺切除患者,应给予肾上腺皮质激素,可使血压恢复至正常水平。

(6)心律失常的处理 最常见的是心动过速,其次是室性期前收缩等。通常用短效艾司洛尔控制心率,利多卡因抑制室性期前收缩。

(7)术中液体管理 嗜铬细胞瘤手术中补液问题一直未有标准的指南进行指导。在2017版的中国麻醉学指南与专家共识中关于嗜铬细胞瘤患者的液体治疗给予如下意见:在术前扩血管及充分补液后,有条件的情况下建议进行术中目标导向的液体治疗,在监测血流动力学的同时对补液进行指导。传统术中监测的方法包括:肺动脉导管(pulmonary artery catheter, PAC)脉搏指数连续心排血量(pulse-indicated continuous cardiac utput, PICCO)即热稀释法、经食管超声心动图(TEE)等。目前也可以选择基于有创动脉压的容量监测方法,包括 Flotrac/Vigile 监测及 LIDCO 监测。通过对前负荷心肌收缩力及后负荷即血管阻力的综合分析来指导液体治疗及维持血流动力学的平稳。如不具备以上条件,可进行补液试验,根据血压及CVP等监测指标的反应来决定下一步补液方案。

(8)反射性低血糖 由于肿瘤切除后儿茶酚胺浓度的下降,解除了儿茶酚胺对胰岛素的抑制,可在3h后出现低血糖,甚至是低血糖休克,应注意监测并及时补充葡萄糖。

(9)该疾病在术后24h仍可能存在血流动力学或内环境不稳定,尤其是术前准备不充分者或术中意外发现为嗜铬细胞瘤者更易发生,因此为增加患者术后的安全性,建议送至重症监护室内严密监测。

(朱 浩 朱 辉)

参 考 文 献

[1] Grandhi R K, Lee S, Abd-Elsayed A. The Relationship Between Regional Anesthesia and Cancer: A Metaanalysis. Ochsner J, 2017, 17(4): 345-361.

[2] Lester L. Anesthetic Considerations for Common Procedures in Geriatric Patients: Hip Fracture, Emergency General Surgery, and Transcatheter Aortic Valve Replacement. Anesthesiol Clin, 2015, 33(3): 491-503.

[3] Yu N, Long X, Lujan-Hernandez J R, et al. Transversus abdominis-plane block versus local anesthetic wound infiltration in lower abdominal surgery: a systematic review and meta-analysis of randomized controlled trials. BMC Anesthesiol, 2014, 14: 121.

［ 4 ］ Sharma K, Kumar M, Batra U B. Anesthetic management for patients with perforation peritonitis. J Anaesthesiol Clin Pharmacol, 2013, 29(4): 445−453.

［ 5 ］ Florio P, Puzzutiello R, Filippeschi M, et al. Low-dose spinal anesthesia with hyperbaric bupivacaine with intrathecal fentanyl for operative hysteroscopy: a case series study. J Minim Invasive Gynecol, 2012, 19(1): 107−112.

［ 6 ］ Hwang G, Marota J A. Anesthesia for abdominal surgery. Hurford WE, Bailin MT, Davision JK. Clinical Anesthesia Peocedures of the Massachusetts General Hospital. 5thed. Philadelphia: Lippincott-Raven1997, 330−346.

［ 7 ］ Dorotta I, Basali A, Ritchey M, et al. Transurethral resection syndrome after bladder perforation. Anesth Analg, 2003, 97(5): 1536−1538.

［ 8 ］ Gray R A, Moores A H, Hehir M, et al. Transurethral vaporisation of the prostate and irrigating fluid absorption. Anaesthesia, 2003, 58(8): 787−791.

［ 9 ］ Hon N H, Brathwaite D, Hussain Z, et al. A prospective, randomized trial comparing conventional transurethral prostate resection with PlasmaKinetic vaporization of the prostate: physiological changes, early complications and long-term followup. J Urol, 2006, 176(1): 205−209.

［10］ Ozmen S, Koşar A, Soyupek S, et al. The selection of the regional anaesthesia in the transurethral resection of the prostate (TURP) operation. Int Urol Nephrol, 2003, 35(4): 507−512.

［11］ Rassweiler J, Teber D, Kuntz R, et al. Complications of transurethral resection of the prostate (TURP)--incidence, management, and prevention. Eur Urol, 2006, 50(5): 969−979.

［12］ Trépanier C A, Lessard M R, Brochu J, et al. Another feature of TURP syndrome: hyperglycaemia and lactic acidosis caused by massive absorption of sorbitol. Br J Anaesth, 2001, 87(2): 316−319.

［13］ Jan Jokobsson. Anaesthesia for Day Case Surgery. Revised edition. OUP Oxford, 2012.

［14］ Relland L M, Tobias J D, Martin D, et al. Ultrasound-guided rectus sheath block, caudal analgesia, or surgical site infiltration for pediatric umbilical herniorrhaphy: a prospective, double-blinded, randomized comparison of three regional anesthetic techniques. J Pain Res, 2017, 10: 2629−2634.

［15］ Aarts M A, Okrainec A, Glicksman A, et al. Adoption of enhanced recovery after surgery (ERAS) strategies for colorectal surgery at academic teaching hospitals and impact on total length of hospital stay. Surg Endosc,2012,26(2): 442−450.

［16］ Broadbent E, Kahokehr A, Booth R J, et al. A brief relaxation intervention reduces stress and improves surgical wound healing response: a randomised trial. Brain Behav Immun, 2012, 26(2): 212−217.

［17］ Smith I, Kranke P, Murat I, et al. Perioperative fasting in adults and children: guidelines from the European Society of Anaesthesiology. Eur J Anaesthesiol, 2011, 28(8): 556−569.

［18］ Nygren J, Thorell A, Ljungqvist O. Preoperative oral carbohydrate nutrition: an update. Curr Opin Clin Nutr Metab Care, 2001, 4(4): 255−259.

［19］ Gustafsson U O, Scott M J, Schwenk W, et al. Guidelines for perioperative care in elective colonic surgery: Enhanced Recovery After Surgery (ERAS®) Society recommendations. Clin Nutr, 2012, 31(6): 783−800.

［20］ Levett D Z, Grocott M P. Cardiopulmonary exercise testing, prehabilitation, and Enhanced Recovery After Surgery (ERAS). Can J Anaesth, 2015, 62(2): 131−142.

［21］ Zhong J X, Kang K, Shu X L. Effect of nutritional support on clinical outcomes in perioperative malnourished patients: a meta-analysis. Asia Pac J Clin Nutr, 2015, 24(3): 367−378.

［22］ Pöpping D M, Elia N, Van Aken H K, et al. Impact of epidural analgesia on mortality and morbidity after surgery: systematic review and meta-analysis of randomized controlled trials. Ann Surg, 2014, 259(6): 1056−1067.

［23］ Levy B F, Scott M J, Fawcett W J, et al. Optimizing patient outcomes in laparoscopic surgery. Colorectal Dis, 2011, 13 Suppl 7: 8−11.

［24］ Hübner M, Blanc C, Roulin D, et al. Randomized clinical trial on epidural versus patient-controlled analgesia for laparoscopic colorectal surgery within an enhanced recovery pathway. Ann Surg, 2015, 261(4): 648−653.

［25］ Chatterjee S, Rudra A, Sengupta S. Current concepts in the management of postoperative nausea and vomiting. Anesthesiol Res Pract, 2011, 2011: 748031.

［26］ Ljungqvist O. ERAS—enhanced recovery after surgery: moving evidence-based perioperative care to practice. JPEN J Parenter Enteral Nutr, 2014, 38(5): 559−566.

［27］ 刘子嘉,黄宇光.临床麻醉在快速康复外科方面新进展.中国医学科学院学报,2015,37(6):750−754.

［28］ 杨逸,项建斌,钦伦秀.快速康复理念在外科围术期中的应用.上海医药杂志,2017,38(12):3−6.

［29］ 江志伟,黎介寿.我国加速康复外科的研究现状.中华胃肠外科杂志,2016,19(3):246-249.

［30］ 李军.腹横筋膜阻滞临床应用进展. 现代实用学,2016,28(2):144-147.

［31］ 中国研究型医院学会肝胆胰外科专业委员会.肝胆胰外科术后加速康复专家共识(2015版).临床肝胆病杂志,2016,32(6):1040-1045.

［32］ 叶芳,黄文起.加速康复外科发展与完善麻醉管理. 广东医学,2016,37(18):2692-2694.

［33］ 陈孝平,汪建平.外科学:8版.北京:人民卫生出版社,2013.

［34］ 沈铿,马丁.妇产科学:3版.北京:人民卫生出版社,2015.

［35］ 杭燕南,俞卫锋,于布为,等.当代麻醉手册:3版.上海:世界图书出版公司,2016.

［36］ 米勒.米勒麻醉学:8版.邓小明,曾因明,黄宇光,主译.北京:北京大学医学出版社,2016.

［37］ 田玉科,梅伟.超声定位神经阻滞图谱.北京:人民卫生出版社,2011.

［38］ 杭燕南,王祥瑞,薛张纲,等.当代麻醉学:2版.上海:上海科学技术出版社,2013.

［39］ 俞卫锋.肝胆麻醉和围术期处理.上海:世界图书出版公司,2016.

［40］ 吴新民.麻醉学.北京:人民军医出版社,2014.

［41］ 刘进,熊利泽,黄宇光.麻醉学.北京:人民卫生出版社,2014.

［42］ 郭曲练,姚尚龙.临床麻醉学:3版.北京:人民卫生出版社,2011.

［43］ 陈江华,王子明.泌尿系统疾病.北京:人民卫生出版社,2015.

［44］ 柏树令.系统解剖学.北京:人民卫生出版社,2005.

［45］ 熊利泽,邓小明.中国麻醉学指南与专家共识.2017版.北京:人民卫生出版社,2017.

第73章
眼、耳鼻喉科手术与麻醉

20世纪80年代以前，眼科疾病的手术治疗范围较窄，基本上是由眼科医师独自在表面麻醉、局部浸润麻醉或神经阻滞麻醉下完成相关操作而并不需要麻醉医师的参与，这个时期局麻药的相关不良反应发生较多。随着影像技术与麻醉学的发展，眼科手术治疗范围不断拓展，患者对舒适的要求及眼科医师对手术安全的需求也越来越高，局部麻醉已经很难满足临床需求。为确保患者安全和手术顺利开展，麻醉监测管理（monitored anesthesia care, MAC）和全身麻醉先后应用在眼科手术中。耳鼻喉科手术麻醉的特点患者年龄跨度大，手术类型涵盖从微创到重大创伤类型。麻醉医师既要经常面临困难气道（difficult airway, DA）的建立和维持，又要与术者共享狭小的气道，此外还需应对无法预期的DA和高敏性气道，以及防范术后恶心呕吐（post operative nausea and vomiting, PONV）和术后多种气道并发症。上述挑战要求麻醉医师必须建立严密的术前访视制度并制订谨慎的麻醉后备方案，力求将气道不良反射控制在最低范围，在保证手术最佳视野的情况下维持有效通气和氧合，对术后并发症的高危因素要有所认识，并熟练掌握多种气道管理工具，熟悉各种特殊患者及特殊手术的麻醉要求。

第一节　眼科手术与麻醉

按照解剖部位，眼科手术分可为眼睑和泪器手术、结膜手术、角膜手术、眼前房手术、玻璃体视网膜手术、眼肌手术和眼眶手术等，不同眼科手术的麻醉管理要求差别较大，但作为一个整体而言，眼科麻醉又有相别于其他亚专科麻醉的许多共性，本节将以此展开讨论。

一、术前评估与准备

由于眼科手术通常周转较快，一般入院当日或次日即安排手术，缺乏足够的评估时间给术前访视带来一定困难。虽然眼科疾病本身一般不会危及患者生命，但眼科手术在围术期仍有一定的死亡率，主要与其合并的全身疾病，尤其是心血管疾病有关。因此麻醉医师必须重视患者的术前评估与准备。

（一）一般情况评估

术前需要认真了解患者的病史资料和实验室检查结果，了解患者日常体能情况，了解既往有无并

发症,熟悉相关疾病所用药物的种类和剂量以及知晓目前疾病的控制程度。要了解患者本人和家庭成员的手术麻醉史以及当时有无特殊事件发生,了解有无麻醉和其他药物过敏、过敏后的症状表现以及其严重程度和预后。

(二)心脑血管系统评估与准备

眼科手术患者有很大一部分是老年人,常合并心脑血管疾病,包括高血压、缺血性心脏病、瓣膜病、心律失常、脑梗死、脑出血等。因此在术前发现有问题的患者,可要求其在内科做进一步检查和治疗。对于高血压患者,排除术前焦虑因素,一般要求血压控制在140/90 mmHg以下。对于有器质性心脏病病变伴心功能不全的患者,术前应积极治疗原发病,改善心功能。对于有脑出血或脑梗死史伴肢体运动障碍的患者,常伴有高血压,这类患者术前需评估全身肢体运动能力和血压控制情况。术前心血管药物如抗高血压和抗心绞痛药物可照常服用,对于恐惧、焦虑不能自控的患者,可在术前口服适量安定类药物。

(三)呼吸系统评估与准备

注意患者有无限制性或阻塞性通气障碍。脊柱后突、胸廓凹陷和肋骨运动受限是限制性通气障碍的最常见原因,常见于先天发育不良、肥胖和怀孕的患者。阻塞性通气障碍常见于喉气道新生物、甲状腺肿大、扁桃体肿大、慢性支气管炎、肺气肿和哮喘等疾病。这类患者在全身麻醉后易发生插管困难和通气困难,可能情况下应尽量选择局部麻醉;如果患者不能耐受局麻,对于上气道梗阻患者可考虑清醒插管后全身麻醉。老年和吸烟者常伴有慢性支气管炎和肺气肿,术前如咳嗽伴咳痰加重,应通过禁烟、理疗、解痉祛痰或者抗生素治疗,情况好转再予手术。哮喘患者急性发作期亦推迟手术,待解痉处理症状缓解后进行;若术前已用激素维持治疗,围术期激素不应停用。

(四)内分泌系统评估与准备

眼科手术老年患者多,合并糖尿病者占据相当比例,长期、严重糖尿病患者会因为糖尿病性视网膜眼底血管病变接受手术。术前要求患者近期血糖控制平稳,空腹血糖一般控制在8.3 mmol/L以下且无大幅波动。如为急诊手术,可根据血糖进行胰岛素治疗。

甲状腺功能亢进会引起突眼症,严重凸眼症患者会因此接受眶减压术。患者术前如有心动过速、心悸颤抖、怕热、多汗等症状需警惕甲亢未得到控制,此时仓促手术有可能发生甲状腺危象。如检测T3、T4、TSH指标异常,需在内分泌科进一步治疗后再择期手术。

二、麻醉选择原则

除了小儿或创伤比较大的眼科手术患者必须选择全身麻醉外,大多数成年患者在局部麻醉下即可完成手术。当患者术前比较焦虑怕痛时,还可采用麻醉监测管理(monitored anesthesia care, MAC),适量给予镇静及镇痛药。在欧美发达国家,该技术已作为常规用于每一位局部麻醉患者。当患者无法控制自身行为或手术要求绝对制动时,可选择全身麻醉。

三、局部麻醉

因为局部麻醉对患者循环影响小,生理干扰少,因此成年可配合的患者更倾向于选择局部麻醉下完成眼科手术。常用的局麻技术有表面麻醉、局部浸润麻醉、球周阻滞和球后阻滞等。眼科手术常用局麻药物及方法见表73-1。

表73-1 眼科手术常用局麻药物及方法

	药物名称	浓 度	用 量	极 量	起效时间	维持时间	用 法
表面麻醉	丁卡因	1%	每次1～2滴	200 mg	10～15 min	3 h以上	每隔3～5 min滴1次,共3～5次
	利多卡因	4%（幼儿2%）			5 min	15～30 min	
	盐酸奥布卡因	0.4%			1 min	20～30 min	
局部浸润麻醉	普鲁卡因	0.5%～1.0%	每个部位2 ml	1 000 mg	5 min	45～60 min	将局部麻醉药注入手术部位的组织中
	布比卡因	0.25～0.75%		225 mg	6～12 min	60～80 min	
	利多卡因	0.5%～1.0%		400 mg	5 min	120～400 min	
神经阻滞麻醉	普鲁卡因	1.5%～2%	根据部位1.5～8 ml	1 000 mg	5 min	45～60 min	按眼部组织麻醉区域要求注入局麻药
	利多卡因	1%～2%		400～500 mg	5～10 min	60～120 min	
	布比卡因	0.25%～0.5%	150 mg	225 mg	10～20 min	180～360 min	

（一）表面麻醉

单纯的表面麻醉是将局麻药直接滴入眼内,该技术适合手术操作轻柔、对眼位要求低且速度较快的手术,主要应用于眼前房手术和简单青光眼手术。常用的表面麻醉药包括丁卡因、利多卡因、奥布卡因等,向结膜囊内滴入上述局麻药即可阻断神经末梢,达到麻醉效果。操作时嘱患者头稍后仰或平卧,眼向上注视,滴药者用手指牵拉下睑,将药液滴入下穹隆处,轻提上睑使药液充分弥散。每3～5 min滴眼1次,共3～5次。滴药后让患者轻轻闭合眼睑数分钟,并用干棉球拭去流出眼睛的药液。需要注意的是,结膜囊容积有限,不能因为提高疗效而过多滴用药液。在滴用多种药物时,应在两种药之间间隔10 min。

（二）局部浸润麻醉

局部浸润麻醉是将该区域的神经干和神经末梢进行阻滞,使手术区下方的组织达到麻醉效果。常用的局麻药有利多卡因、布比卡因等,加1%的肾上腺素可减轻出血,延长麻醉作用时间。局部浸润麻醉适合于眼睑、泪器、结膜、角膜、虹膜、眼外肌等手术,泪囊、眼睑及眼眶区的浅表肿瘤都可以在这种麻醉下切除。操作时嘱患者仰卧或坐位,以手指拉开眼睑,进针点为预切开部位球结膜下,针头应与角膜缘平行刺入结膜下,不能朝向角膜或距角膜缘太近,缓缓注入药液。注射时避开球结膜和巩膜表层血管,谨防针头穿通眼球壁。

（三）球后阻滞

此法需要将麻醉药注入球后的肌锥内，达到神经干阻滞的效果，适合于要求眼球固定、时间较长的手术，如最常用该麻醉方法的玻璃体视网膜手术。操作时嘱患者向鼻侧上方注视，自下睑眶缘中、外1/3交界处进针，沿矢状面紧贴眶底缓慢进针，进针方向指向眶尖部，直至针头穿过眶膈时出现穿空感，然后改变进针方向，向枕骨大孔方向缓慢进针，直至出现第二个穿空感，即进入球后肌锥内，开始注射药液（图73-1）。注射后要压迫眼球10 min，这样不仅防止球后出血，还促进麻醉药扩散。注射时需注意防止针头穿通眼球壁。注射过程中如果伤及血管，会引起眶内出血，眼球会迅速突出，眼睑紧绷，结膜或眼睑皮下出血。予以压迫止血和热敷有助于出血的吸收。

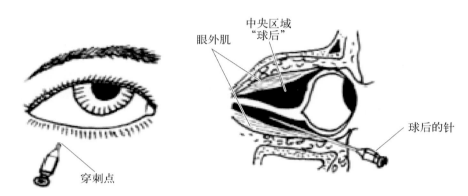

图73-1　球后阻滞麻醉

通过锐利的穿刺针将麻醉剂注入球后肌锥内

（四）球旁阻滞

球旁阻滞相比球后阻滞，针头不用穿过眼外肌形成的肌椎体。此方法既能取得良好的麻醉效果，又能避免球后阻滞所致的严重并发症，在国内外已被广泛应用。操作时嘱患者仰卧位，从颞下眶缘中、外1/3交界处进针，紧贴眶底，沿矢状面前行达眼球赤道部。以相同的方法在颞上或鼻上1/3眶缘进针，沿眶壁向后直到眼球赤道部附近注射药液（图73-2）。整个过程应嘱患者向前注视，针头的斜面应面向眼球。注射时也可能会伤及血管，引起眶内出血，同样也需注意防止针头穿通眼球壁。

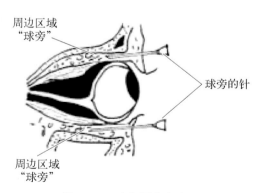

图73-2　球旁阻滞麻醉

通过锐利的穿刺针将麻醉剂注入肌锥外

（五）Tenon囊下阻滞

Tenon囊下阻滞技术需在Tenon囊和巩膜之间用锐针或置管注射局麻药。Tenon囊包绕眼球和眼外肌，将局麻药注射至其下方巩膜外间隙，药液环绕巩膜扩散至眼外肌鞘内。该技术与神经阻滞相比，并发症更少，且没有那么严重。操作时嘱患者注视外上方，暴露鼻下方结膜，用镊子提起结膜，显微剪剪开结膜及其下方的Tenon囊，暴露其下的白色巩膜，将穿刺针或套管置入Tenon囊下

（图73-3），注射局麻药。该操作同样需注意防止伤及血管和刺伤眼球。

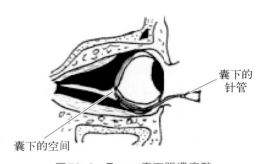

囊下的针管

囊下的空间

图73-3　Tenon囊下阻滞麻醉

通过穿刺针或钝性导管将麻醉剂注入Tenon囊与巩膜之间

（六）局部麻醉的并发症

1. 中毒反应

当局麻药吸收后，在血液中的浓度超过了机体所能耐受的能力时，即可发生中毒反应。在使用局麻药时，药量过大、浓度过高，或将局麻药注入血管内，都会引起中毒反应。中毒反应主要表现在中枢神经系统和心血管系统。前者的主要症状为兴奋、烦躁不安、肌肉震颤、惊厥等，随即进入抑制状态，呼吸停止，血压下降和昏迷。后者是对心脏和血管平滑肌的抑制作用，直接扩张血管，降低血压，抑制心脏收缩力及心脏传导系统，甚至会发生循环衰竭，心脏停搏。因此，局麻前应观察患者有无明显不适和恐惧，注射局麻药时要注意观察有无中毒反应，一旦出现异常，应立即停止注药。使用局麻药的原则是采用最低有效剂量、最低药物浓度。一旦出现中毒反应，抢救原则是先解决呼吸抑制问题防止机体缺氧，发生循环抑制则用升压药麻黄碱、去氧肾上腺素等提升血压。

2. 高敏反应

当用很小剂量的局麻药即会发生上述中毒反应时，可称为高敏反应。因此需密切观察患者，一旦出现立即停药，进行紧急救治。

3. 过敏反应

酯类局麻药普鲁卡因等易发生过敏反应，目前临床上已很少使用。眼科手术大多使用极少发生过敏的利多卡因、布比卡因等酰胺类局麻药。一般的过敏反应症状有皮肤瘙痒、皮疹、支气管痉挛、心率急剧增快或降低、低血压等。轻度过敏症状在停局麻药或给予抗过敏治疗后能很快恢复。对有低血压的患者可给予升压药。对呼吸抑制的患者，应及时进行气道管理，防止缺氧。

4. 球后阻滞并发症

球后注射是眼科局部麻醉操作中风险最高的操作，产生的并发症也最多。常见的并发症有球后血肿、视神经萎缩、眼球穿通伤、三叉神经阻滞、眼心反射、抽搐、呼吸暂停，甚至有急性神经源性肺水肿。考虑发生的原因可能有，局麻药注射入眼动脉，导致其逆流入脑，可造成短暂的抽搐。局麻药注射入视神经鞘内后扩散至脑脊液，当中枢神经系统暴露在高浓度的局麻药中，可导致精神状态改变，甚至发生意识丧失、抽搐或呼吸停止。该症状可发生在注药后20 min内，轻重程度不等，一般1 h内缓解。一旦发生需给予正压通气治疗以防止缺氧、心动过缓和心搏骤停。越来越多的球后阻滞是在超声引导下执行，以避免针尖进入视神经鞘，同时患者也需在心电监护的监测下进行操作。

四、麻醉监测管理（monitored anesthesia care, MAC）

美国麻醉医师协会（ASA）对MAC的定义是：患者在局部麻醉或无麻醉下接受诊治时需要麻醉医师提供特殊的麻醉服务，监护和控制患者的生命体征，并根据需要给予适当的麻醉药物或其他治疗。具体包含以下一些内容：① 它是一项对患者实施诊断和治疗操作中要求麻醉医师参与的工作，

在整个治疗过程中麻醉医师必须在场；②MAC应包括术前访视、术中管理和术后管理等各方面麻醉处理；③在MAC的实施过程中，麻醉医师应对患者进行无创呼吸和循环功能监测，维持气道通畅，并连续评估生命体征。为确保患者生命安全和舒适，可以按需使用镇静、镇痛药物，必要时能够对紧急事件做出及时的诊断和处理。

许多眼科手术出血少，手术时间短，且大多能在局部麻醉下完成。MAC这种在麻醉医师监测下、以区域阻滞麻醉-镇静-镇痛相结合的技术，在手术操作范围较小的眼科手术中应用可以使患者获得满意的镇静、镇痛和抗焦虑的效果，这使得其在眼科手术中的应用越来越普及。在欧美发达国家，几乎所有局麻眼科患者都接受MAC技术。

对拟施行MAC的患者，术前评估内容与全身麻醉和局部麻醉相同，禁食时间也与普通全麻患者相同。由于MAC的患者在整个过程中基本处于清醒状态，因此术前需与患者进行充分的沟通，了解患者能否在术中始终保持制动以配合医师完成手术。

MAC的要求是手术整个过程中麻醉医师的全程监测和配合用药，目前还没有一种药物可以完全满足MAC的所有需求。因此，实施MAC最好的方式是将几种具有镇痛、镇静、抗焦虑和遗忘特性的药物复合使用，做到既能满足临床镇静、镇痛要求，又能随时调节深度，产生最小不良反应，手术完成后又能迅速恢复到清醒状态。常用镇静或静脉麻醉药物如咪达唑仑（0.03～0.05 mg/kg）、右美托咪定（0.5～1 μg/kg）、丙泊酚［1～2 mg/（kg·h）］等均可单独或配伍适量芬太尼、瑞芬太尼、舒芬太尼等阿片类药物用于MAC。手术整个过程需麻醉医师全程监测心电图、脉搏氧饱和度、血压等生命体征，有条件的建议使用微旁流技术监测呼气末二氧化碳，以及时发现并处理药物导致的呼吸及循环抑制。

MAC的复苏管理主要是监测和评估术中所给药物的残留作用，然后决定患者何时可以撤离复苏室。一般要求患者生命体征平稳、完全清醒合作、定向力恢复正常、能自主行走不伴头晕头痛、无明显恶心呕吐等不良反应，则可返回病房。

五、全身麻醉

（一）眼科手术全身麻醉特点

需要做全身麻醉的眼科手术患者起初大多是不能配合的小儿，但是伴随着人们生活水平提高而来的对镇痛、舒适的需求增加，成人患者要求在全身麻醉下实施手术的比例也越来越高。另外，由于更多眼科手术方式的精细化要求，眼科医师希望手术过程中患者绝对制动，这也带来了对全身麻醉需求的不断增加。

（二）眼科手术全身麻醉药物选择

眼科手术操作范围小，对肌松的要求相对较低，但眼科手术又是精细显微手术，整个手术过程中要求绝对无体动，这就要求麻醉医师在整个手术过程中需严密监测患者，不能有丝毫疏忽。

眼科手术时，眼压（正常值在10～21 mmHg）的增高不利于手术操作，尤其是在眼球开放的手术中，任何增加眼压的因素都可能导致房水从伤口流出以及晶状体、虹膜和玻璃体的脱出。因此，在选择麻醉药物时，应尽量使用降低眼压的药物。常用吸入麻醉药七氟烷、地氟烷和氧化亚氮等均会降低眼压。静脉麻醉药中的丙泊酚、苯二氮䓬类和阿片类药物等会降低眼压。神经肌肉阻滞药中，琥珀胆碱会增加眼

压5～10 mmHg，非去极化肌松药可能不影响或轻度降低眼压。一些麻醉相关操作，如置入喉镜、气管插管、头低脚高位、球后阻滞出血、面罩通气用力压迫眼睛、血压升高、呛咳、术后恶心呕吐等都会升高眼压。

眼科全身麻醉手术中婴幼儿居多，部分患者常合并特殊的先天性综合征，如马方综合征、戈尔登哈尔综合征、唐氏综合征等。这类患儿全身情况差、麻醉耐受性低，常需选择简单、可控性强的麻醉药物以减少对心血管及其他系统的损害。静脉麻醉药物多经肝肾排泄，由于小儿药物代谢相关的酶系统发育不全、肝肾功能发育不完善，因此药物的血浆半衰期较长、药物代谢慢、麻醉恢复时间长。吸入麻醉药由于经患儿的肺部排出，可以极大地减轻药物对肝肾功能的依赖，因此相对比静脉麻醉药更加安全有效。由于七氟烷和氧化亚氮还适合做麻醉诱导，因此目前已成为眼科小儿麻醉最常用的全麻药物。

（三）眼心反射的防治

眼科手术时牵拉眼肌、压迫眼球或者球后阻滞可引起迷走神经兴奋，发生心动过缓、心律失常甚至心搏停搏和心室颤动等一系列心率异常事件称为"眼心发射"。它是由三叉神经传入通路和迷走神经传出通路构成，在斜视、视网膜修复和眼球摘除手术中常见，尤其在斜视手术中牵拉下斜肌时最容易发生。眼心反射在全身麻醉和局部麻醉时都可发生，小儿较老人多见，清醒患者还常伴有恶心呕吐。浅麻醉、缺氧、迷走神经张力增加等都会增加眼心反射的发生率。

术前可以预防性用抗胆碱能药如阿托品来防止眼心反射的发生，但术后易发生口干、面色潮红、尿潴留等不良反应，因此并不推荐作为常规预防性用药，青光眼手术患者更是要禁用。术中一旦发生心率减慢，应立即嘱手术医师停止操作，松开眼肌，在确认麻醉深度和氧合足够后，等患者心率恢复正常再进行操作。一般眼肌在进行第二、第三次牵拉时会反射疲劳，如在数次牵拉后仍旧心率减慢，则可暂停手术操作，静脉注射阿托品 10 μg/kg（单次量不宜超过 0.5 mg）。

（四）控制性降压

控制性降压是指利用药物或改变患者体位等方法，在保证重要器官不出现缺血缺氧的情况下，人为将平均动脉压减低至基础血压的 70% 左右。当终止降压后可迅速回升至正常水平，不产生永久性的器官损害。

控制性降压主要目的是保持"相对无血"的手术视野以利于手术的精细操作。该技术主要应用于眶内肿瘤、血管瘤及眶骨折复位等有一定出血量的手术。同时，血压下降，眼球内血量减少，也使眼压降低，更利于手术医师的操作。

六、气道管理

眼科全麻手术中小儿与老年患者居多，尤其患者头面部被遮挡，麻醉医师远离患者头部。因此，保持呼吸道通畅和良好的通气是全身麻醉期间呼吸管理的第一要务，需要根据患者情况、手术大小、时间长短来采用不同的气道管理方案。

（一）经面罩吸入麻醉

在一些手术时间短于 15 min 且不需要消毒铺巾的门诊小手术如小儿拆线等，麻醉方式只需采取

面罩七氟烷吸入麻醉、保留自主呼吸即可,由于手术有局麻药镇痛,因此甚至不需要开放静脉。

(二)保留自主呼吸的静脉麻醉

在21世纪初之前,在一些对眼位要求不高的手术如斜视纠正、角膜穿孔修复术等会采取静脉麻醉方式,常用药物有氯胺酮、安定类等。单纯静脉麻醉的优点是操作简单,只需开放静脉而不需建立其他人工气道,通常只需一名麻醉医师就能独立完成操作;缺点是由于此方式头面部遮住,又没有建立人工气道,麻醉医师缺乏对气道的掌控,因此目前此方法已经很少使用。但在一些基层医院,由于麻醉医师的短缺和经济成本核算的原因,保留自主呼吸下的静脉麻醉仍还在被广发使用。

(三)气管插管麻醉

气管插管是传统眼科全麻的气道管理方式,因其可以确保呼吸道通畅、便于辅助呼吸和控制呼吸,因此也是最安全有效的方式。眼科手术一般采取经口气管插管法,在遇到需取唇颚黏膜的手术时则采用经鼻插管法。在气管插管前需常规作气道评估,眼科手术小儿患者多,需根据患儿的年龄、体重选择合适的气管导管及合适的插管深度。

(四)喉罩麻醉

随着患者对舒适度需求的提高以及麻醉医师对喉罩气道应用的经验越来越成熟,应用喉罩进行眼科手术全麻气道管理已成为多数一流医院的选择。对于大多数眼科手术而言,应用喉罩全麻可以取得与气管插管全麻一样的安全通气效果。

1. 喉罩的优势

在遇到困难气道的患者时,气管插管常需要可视化技术或纤维支气管镜的帮助,而喉罩作为困难气道工具直接使用就可轻松解决问题。学龄前儿童平均每年会发生上呼吸道感染5～6次,而喉罩插管麻醉无论患儿术前是否有上呼吸道感染症状,围术期呼吸相关不良事件(喉痉挛、支气管痉挛、低氧、屏气、持续性呛咳、再次插管等)发生率都比气管插管麻醉低得多。因此,越来越多的麻醉医师会选择喉罩来进行眼科手术气道管理。

2. 喉罩的选择

由于是头面部手术,为不影响眼科医师手术操作,具有加强钢丝的可弯曲喉罩是目前比较理想的工具选择。如果外科医师操作范围小的话,也可选择普通硬质喉罩。肥胖、伴有胃肠道疾病或单管喉罩失败的患者,可选择双管喉罩。喉罩型号的大小可以根据患者性别、年龄和体重等来选择。就小儿来说,实际体重大于标准体重的就按实际体重来选择喉罩,而实际体重小于标准体重的则按标准体重来选择。实际操作时应和气管导管使用一样,需要备用比所选型号大一号和小一号的喉罩。

3. 喉罩麻醉的管理

放置喉罩时,麻醉诱导可选择静脉药物或吸入药物,可以控制呼吸或保留自主呼吸。在婴幼儿或困难气道患者诱导时,建议采取七氟烷保留呼吸吸入诱导来放置喉罩,其优势在于一旦发生置入困难或通气困难,保留自主呼吸就能有更充足的时间来选择其他方式建立气道或直接放弃等待患者清醒,减少或避免严重低氧事件。因眼科术中需遮挡头面部,麻醉医师在消毒铺单前必须确认喉罩位置良好,保证通气通畅后才能允许外科医师手术。在麻醉诱导和麻醉维持时可不使用肌松药,但必须保持

足够的麻醉深度。喉罩是声门上通气工具，一旦发生浅麻醉就会出现声门闭合、通气困难，这时需立即加深麻醉。术后拔除喉罩可根据患者情况或麻醉医师习惯选择清醒或深镇静下拔除，但清醒拔除喉罩可减少气道的意外丢失，对于婴幼儿相对较安全。

第二节　耳鼻喉科手术与麻醉

一、耳鼻喉科手术麻醉的特点及处理

（一）耳鼻喉科手术麻醉与困难气道管理

1. 上气道解剖

熟悉上气道的解剖是实施耳鼻喉科麻醉基础。上气道包括鼻、咽和喉三部分，维持着呼吸、发声和吞咽这些基本生理功能（图73-4）。当存在上气道先天性解剖异常或病理性改变导致支配咽喉部神经肌肉的功能发生异常时，气道阻力会改变，困难气道的发生率增加。喉部的前、矢状面、后面的解剖图谱见图73-5。

2. 耳鼻喉科手术困难气道

常见接受耳鼻喉科手术尤其是耳鼻喉科肿瘤手术的患者发生困难气道的比例较高，因此需要熟悉

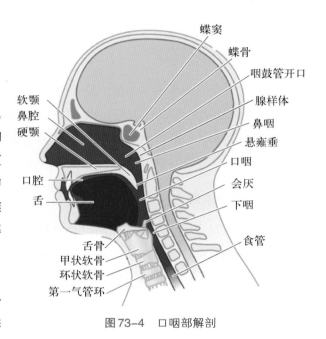

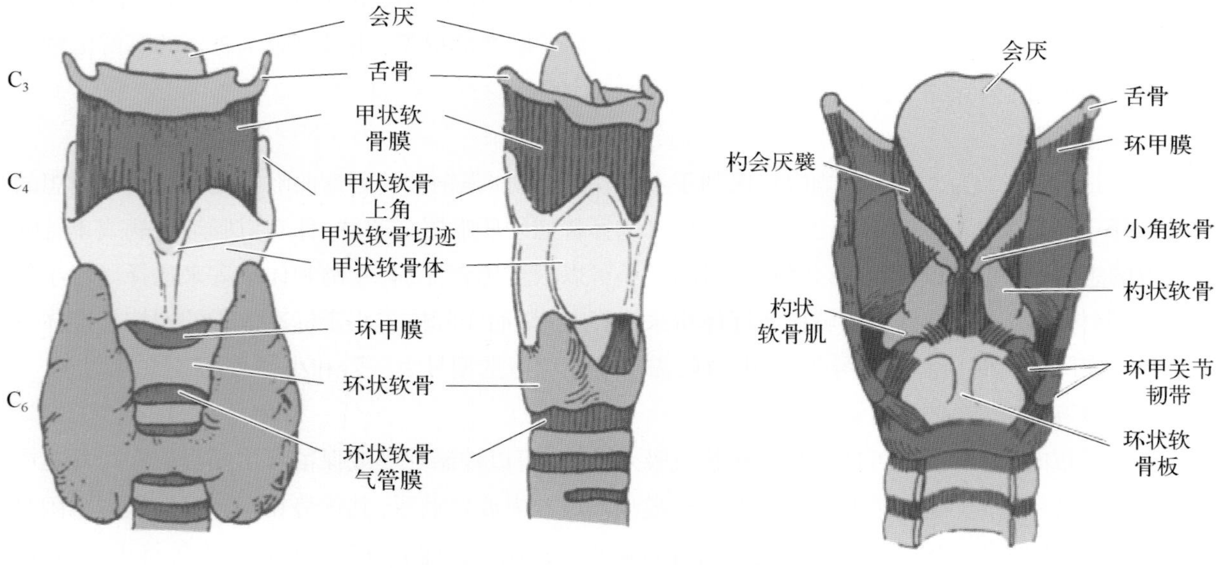

图73-4　口咽部解剖

图73-5　喉部的前、矢状面、后面的解剖图谱

左图：喉部前面观；中图：喉部侧面观（注意：环甲膜、甲状腺与甲状软骨和舌骨的关系）；右图：喉部后面观：软骨和韧带（注意：小角软骨的位置在杓会厌襞）

不同类型患者发生气道困难的流行病学资料(表73-2),熟悉不同气道工具尤其是可视喉镜及其他可视化插管工具的,掌握各种困难气道的应对策略(表73-3),特别是要掌握经纤维支气管镜或电子软镜行清醒气管插管的流程(图73-6),还要熟知拔管风险(表73-3)和掌握高风险患者的拔管策略(图73-7)。

表73-2　按照年龄分层困难气道发生率的流行病学资料

困 难 类 型	儿 童	成 人
插管困难	0.12%～0.57%	1.5%～6%
面罩通气困难	2.8%	2.2%
喉镜放置困难	1.35%	4.9%

表73-3　不同类型困难气道的应对策略

插管困难策略	通气困难策略
选择不同喉镜片	经口或鼻的通气道
清醒插管	双人面罩通气
盲插(经口或鼻)	喉罩
纤维支气管镜插管	硬质通气支气管镜
插管导芯或换管器	食管气道联合管
通过插管型喉罩插管	气管内喷射探针通气
光棒	经皮穿刺气管内喷射通气
逆行插管	气管切开
气管切开	

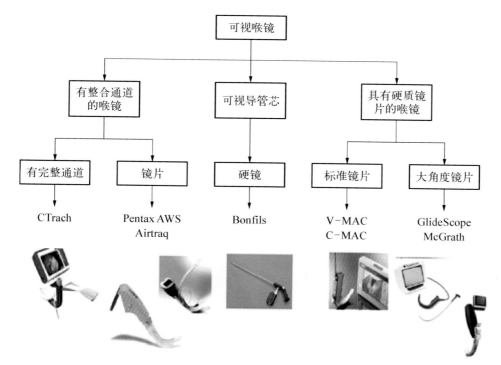

图73-6　可视喉镜的种类

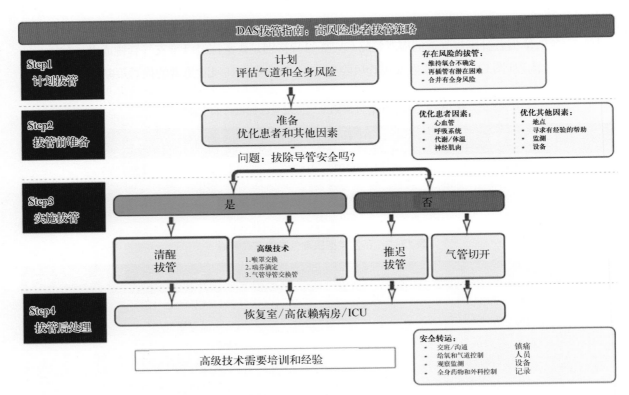

图73-7 高风险患者的拔管策略

3. 耳鼻喉科手术困难气道管理策略

（1）掌握不同气道工具和插管技术 临床上目前成熟的困难气道处理工具包括插管型喉罩、不同类型的视频喉镜、弹性探条、硬质、软质纤维喉镜等，而困难插管技术包括了可视喉镜技术、逆行插管、盲探经口和鼻插管等。每个从事耳鼻喉科麻醉的专科医师都应该在不同概念性气道管理工具中掌握至少一种，比如要熟练掌握至少一种视频喉镜操作、至少一种管芯类技术、至少一种声门上气道工具、至少一种软镜插管工具以及至少一种"外科气道"技术。这样就能从容应对日常工作中常见的未预料的困难气道处理。

（2）掌握耳鼻喉科手术麻醉特殊的气道管理策略 除了一般的困难气道管理共识，实施耳鼻喉科麻醉还需掌握以下特殊的困难气道管理策略：① 当面对可预计的困难气道时，清醒气管插管仍是气道管理的金标准；② 处理存在严重气道阻塞的患者要格外谨慎，并更倾向于清醒状态下建立外科气道；③ 准备工作包括详细了解病史及体检，复习相关的影像学检查资料，并与耳鼻喉科医师商讨制订详细的麻醉计划；④ 麻醉前用药的目的是减少焦虑，提供干燥清晰的气道，预防误吸发生，并确保表面麻醉的效果；⑤ 多数情况下，采用局部麻醉药实施气道表面麻醉足以完成清醒插管，镇静并非必需；⑥ 如确实需要镇静，可以选用苯二氮䓬类、阿片类及其他静脉催眠药物，可单用或复合使用；用药时需逐步静脉滴注，目的是使患者合作且能维持足够通气；⑦ 当表面麻醉效果不佳时，可采用神经阻滞来完善麻醉；⑧ 在实施清醒气管插管的众多麻醉方案中，安全是首要考虑的因素；⑨ 接受耳鼻喉科手术，尤其是鼻喉科肿瘤手术的患者中，困难气道的发生率要明显增加；⑩ 清醒插管无绝对禁忌证，除非患者拒绝，或无法合作（如小儿、智力低下、中毒、有暴力倾向等），或已有正式文书表明患者对所有已知局麻药过敏；⑪ 清醒插管的潜在并发症包括：局麻药中毒，气道损伤，不适，术中知晓，以及控制气道失败

等；⑫ 无论选用哪种设备，必须在操作前准备到位并可随手取用；操作者心中要有若干候选方案，备用设备准备到位，以备首选方案失败时之用；⑬ 鼻黏膜和鼻咽部血管极其丰富，当需要实施经鼻插管时，选用合适的血管收缩剂十分必要，因为一旦出血喉部显露会异常困难；⑭ 清醒插管选用局部麻醉药时，一定要熟悉药物的起效和持续时间、最佳浓度、毒性反应的症状和体征以及最大推荐剂量。

（3）掌握清醒插管技术　基于现有对困难气道管理的专业共识，清醒插管依然被认为是最为安全的气管插管方式，原因包括：① 保留上咽部肌肉的张力可以维持气道通畅；② 容易维持自主通气；③ 清醒并接受了完善表面麻醉的患者，与接受麻醉诱导后相比，咽部位置更靠前，插管更为容易；④ 可以保护气道防止误吸；⑤ 可以监测患者的神经功能症状，以防出现手术破坏神经系统功能完整性的情况（如患者合并有颈椎的病理学改变）。

除了患者明确拒绝、无法配合（如小儿、智力障碍或醉酒、好斗）或陈述对所有局部麻醉药物过敏之外，清醒插管并没有绝对的临床禁忌证。

对合并有严重气道阻塞的患者实施清醒插管要格外当心，即使实施表面麻醉这一操作也可会导致气道失控，还有可能发生其他并发症（如气道出血及喉痉挛），对这些患者实施清醒插管，需要麻醉医师与耳鼻喉科医师共同配合，且必须做好紧急情况下建立外科气道的准备。

（4）熟悉拔管并发症和掌握应对策略　对高危患者，尤其是口面部涉及气道的手术，拔管的风险显著增高，表73-4列出了耳鼻喉科手术后拔管常见的并发症。

表73-4　拔管的风险

原　　因	风　　险
非特殊原因	咳嗽，咬管，误吸，呼吸暂停，鼻胃管意外脱出，意料外拔管（患者自行拔除）
声带受损	误吸，咳嗽无力，发音障碍
血流动力学改变	心动过速、高血压、心动过缓、心律失常、心肌损害
喉痉挛	气道阻塞（完全性、部分性），低氧，高碳酸血症，负压性肺水肿，喘鸣
药物	喉功能不全
喉部损伤	声门上水肿，声带水肿，声门下狭窄，杓状软骨脱位，声带麻痹，气管内出血

2011年，英国困难气道管理学会（difficult airway society，DAS）发布了对于高风险患者的拔管策略，可以作为耳鼻喉科手术后气管拔管的参考。

（二）耳鼻喉科手术麻醉与喉痉挛

喉痉挛是麻醉苏醒期常见的并发症，耳鼻喉科手术由于头面部或咽喉周围创面、敷料包扎等因素，苏醒期如果发生喉痉挛处理更加困难，而处理不当则更易发生严重后果。因此，实施耳鼻喉科麻醉要特别熟悉喉痉挛的诊断与处理原则。

喉痉挛（laryngospasm）是由于喉咽部刺激使颈部和咽喉部的肌肉强力收缩，从而使声门关闭所致。小儿喉痉挛的临床表现一般与成人不同，成人可见严重"三凹"征，小儿尤其是婴儿则表现为没有呼吸动作，面罩加压给氧胸廓亦无起伏。一般人群中喉痉挛的发生率为0.87%，小于9岁的为1.74%，而1～3个月的婴儿为2.82%。一旦发生喉痉挛，传统的处理方法是立即静脉注射琥珀胆碱，

静脉注射丙泊酚一样有效,并且通常不需要再次气管插管,因为再次插管必然会再次拔管,而再次拔管又将面临喉痉挛和喉头水肿的风险。

严重喉痉挛可导致心搏骤停、复张性负压性肺水肿(postobstructive negative pressure pulmonary edema)、心动过缓(bradycardia)和血氧饱和度下降。临床上需注意鉴别喉痉挛、支气管痉挛(bronchospasm)与声门上梗阻(supraglottic obstruction)。声门上梗阻与不完全性喉痉挛都可表现为吸气性喘鸣(inspiratory stridor)及肋间隙内凹,伴有SpO_2的急剧下降。托起下颌或头后仰可以部分改善声门上梗阻与喉痉挛(部分通气)患者的通气情况;如果此项操作无效,则考虑为完全性喉痉挛,需要立即启动针对喉痉挛的治疗流程:停止不良刺激、托举下颌、置入通气道、纯氧正压通气。如经此处理通气梗阻明显解除,可判断为不完全性喉痉挛;如无效,考虑为完全性支气管痉挛,需要加深麻醉(静脉或吸入),首选丙泊酚0.25～0.8 mg/kg,或给予吸入麻醉药;如仍无好转,可给予肌松药(氯化琥珀胆碱0.1～0.5 mg/kg);再无好转,则需面罩给氧后行气管插管。

(三)耳鼻喉科手术麻醉与PONV

由于手术部位的因素,耳鼻喉科患者发生PONV的后果较其他部位手术更易加重患者的不适,头面部、口内以及颈部包扎等会带来患者自我保护能力的下降,因此,更需要重视PONV的预防和处理。

1. 预防

术前合理的禁饮可以有效减少PONV。术中减少阿片类药物的用量,辅以其他非阿片类镇痛药或其他镇痛措施(如NSAIDs、对乙酰氨基酚、加巴喷丁、局麻药浸润等),亦可降低PONV的发生。在BIS监测下避免过深的吸入麻醉药,使用静脉麻醉药丙泊酚维持麻醉状态,或者辅助使用α_2受体激动药右美托咪定[0.2～0.8 μg/(kg·h)],以上均可减少PONV的发生。

2. 治疗

Habib等发现,5-HT$_3$受体阻滞剂与氟哌利多或地塞米松复合使用在降低PONV方面要比5-HT$_3$单用受体阻滞剂的效果好,但两组配伍的差异并不显著。Apfel等发现预防性联合使用三种药物(昂丹司琼4 mg,氟哌利多1.25 mg,地塞米松4 mg)、注意麻醉药物配伍(丙泊酚TIVA,瑞芬太尼来替代芬太尼,不使用氧化亚氮)可以有效预防PONV。针对高危患者(如女性,无吸烟史,有晕动病史及五官科方面的手术等),可以采用多模式的方法来预防PONV,如采用丙泊酚和瑞芬太尼的TIVA,避免使用氧化亚氮或肌松剂,足量静脉补液(25 ml/kg),三联药物复合使用(昂丹司琼1 mg,氟哌利多0.625 mg和地塞米松10 mg)。临床证明复合使用昂丹司琼和东莨菪碱贴(transdermal scopolamine,TDS)可以在术后48 h内有效预防PONV对于术后6 h出现的PONV,使用昂丹司琼4 mg比甲氧氯普胺10 mg更为有效,而对于术后6 h后出现的PONV,可以采用除地塞米松或东莨菪碱(起效时间长)以外的其他药物来治疗。

二、麻醉前评估和准备

(一)病史复习

有可能的话需要对患者之前的麻醉记录做回顾,尤其是涉及气道管理方面的内容,麻醉医师应当了解之前气管插管的难易程度,喉镜放置时的体位及选用的哪种喉镜设备,其他有价值的信息包括患

者面罩通气的难易程度及对对药物的耐受情况,特别要警惕患者曾经发生过的局麻药过敏反应史及使用极低量阿片药物后出现呼吸暂停的病史。需要关注患者有无长期吸烟酗酒史,有无因为扁桃体增殖体肥大、鼻腔新生物、误吸异物、白喉、会厌炎、喉部新生物、气道出血、喉痉挛、气道水肿、气道损伤等原因而合并的气道阻塞,是否合并肥胖或阻塞性睡眠呼吸暂停(obstructive sleep apnea, OSA),是否有慢性缺氧导致的肺动脉高压存在。要特别关注涉及患者气道特征的描述以及手术之前(尤其是近期)所做的所有鼻咽喉镜检查(preoperative endoscopic airway examination, PEAE)和气道CT检查。虚拟内窥镜(virtual endoscopy, VE)技术结合CT检查对有喉部病理学变化的患者特别是对于声门下肿物患者较之于经鼻软质窥镜能够提供更为精确和有价值的术前气道判断,对于气道控制方式的选择,需要和外科医师达成共识,详细可参表73-5的推荐。

表73-5　气道通气方式的选择

通气方法	具体操作	适应证(耳鼻喉科手术)	注意事项
气管内插管	清醒镇静插管	张口受限,喉内巨大新生物,双侧声带麻痹、甲状腺巨大肿块	注意患者术前气道评估情况,选用合理的气道工具和麻醉诱导方案
	快诱导麻醉插管	大多数耳鼻喉科手术	
	慢诱导保留呼吸插管	小儿喉乳头状瘤,成人喉部巨大新生物无法配合清醒插管	
气管切开	局部麻醉下气管切开	喉阻塞Ⅱ度以上	需要平时的模拟操作训练,并发症包括:出血,皮下气肿,气胸,感染
	紧急环甲膜切开	出现"无法通气无法氧合"的情况	
自主呼吸	表面麻醉+镇静	小儿喉软化症	可能会出现呛咳、体动、支气管痉挛、喉痉挛和低氧血症
喷射通气	声门上	显微喉镜手术	需要采用全凭静脉麻醉(TIVA);有气压伤存在的风险;无法监测呼气末二氧化碳,可能合并有二氧化碳潴留导致的高碳酸血症、低氧血症
	气管内	无法插管,无法通气的情况	气压伤(气胸)、出血,气管后壁损伤
	声门下	硬质支气管镜下气道异物取出术	注意确保呼出道无梗阻,否则会导致气压伤(气胸)、高碳酸血症
呼吸暂停	常见于气管导管妨碍术野暴露,在手术过程需要退出导管、暂停通气	声门下的新生物摘除,或者声门区新生物摘除,喉部激光手术	有分泌物、血、碎片污染气道的可能;需要反复置管,存在高碳酸血症、低氧血症
声门上通气	鼻咽通气道,喉罩通气,魏氏鼻咽通气道(图73-8)	气管切开前麻醉通气维持,或者显微喉镜下声门脂肪注射/支气管异物取出术后需过渡到自主呼吸状态	声门区无明显新生物,无双侧声带麻痹,无气道活动性出血

(二)术前甄别哮喘

许多耳鼻喉科疾患(特别是鼻科、咽喉科以及头颈部疾患)以某种程度的通气困难为临床主要表现,伴或不伴有喘鸣。这使得与哮喘的甄别成为术前评估的重要一环。

哮喘指可变的(通常是可逆的)气道阻塞和支气管高反应性(bronchial hyperreactivity, BHR),有炎症细胞参与其中,是伴有气道重塑的气道炎症性病变。在美国儿童发病率高达5%~10%。气道易感性(airway susceptibility)是指围术期呼吸不良事件(perioperative respiratory adverse events, PRAEs)

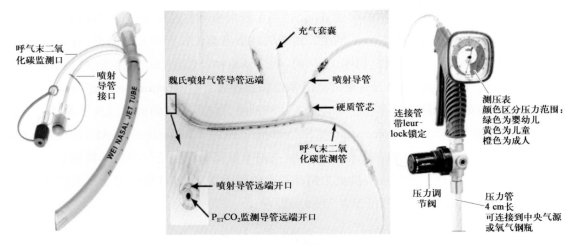

图73-8　声门上喷射装置

左图：魏氏鼻咽通气管；中图：魏氏鼻喷射气管导管；右图：Manujet Ⅲ手动喷射装置（VBM，德国）

发生的可能性增加，尤其是当气道受刺激下会发生支气管痉挛和喉痉挛。急性上呼吸道感染和慢性哮喘会增加呼吸道易感性，诱发PRAEs。应警惕的是，部分患者即使无合并咳嗽、哮喘症状，气道易感性仍可持续存在。哮喘的诊断根据症状做出，包括咳嗽、反复喘鸣、气促或胸壁僵直。上述症状通常伴有哮鸣音、呼气相延长等体征。有许多疾病会与哮喘相混淆，如气道异物、支气管炎、肺的囊性纤维化等，而大约只有50%的喘鸣者被确诊为哮喘。其他可合并喘鸣的疾病包括感染（病毒，真菌）、气道解剖异常、免疫异常以及发育不良等。

哮喘控制评分（asthma controlled test, ACT）是临床上用来作为哮喘控制情况的评分表，分五大项共25小项，是由患者对于最近4周来哮喘发作对工作学习生活的影响、气促情况、发作频率、使用药物情况和症状控制共五项指标进行自我评分后得到的结果，分值最低5分（控制差）、最高25分（完全控制），19分以下被认为控制效果比较差（表73-6）。哮喘的术前评估和处理重点针对未诊断和控制不佳的患者，可能的话需要对这些患者延期手术。

表73-6　哮喘严重程度及控制分级

症状（过去4周内）	严重程度				
	1分	2分	3分	4分	5分
在工作学习或家中，因哮喘发作而妨碍日常工作	所有时间	绝大部分时间	有的时候	很少的时候	几乎没有
您有多久感到气促	每日不止1次	每日1次	每周3~6次	每周1~2次	完全没有
您有多少次因为哮喘症状（喘息、咳嗽、呼吸急促、胸闷或疼痛）在夜间醒来或比平时早醒	每周≥4晚	每周2~3晚	每周1次	有过1~2次	完全没有
您有多少次使用急救药物（如沙丁胺醇）	每日≥3次	每日1~2次	每周2~3次	每周<1次	完全没有
您如何评价过去4周的哮喘控制情况	没有控制	控制不佳	有点控制	控制较好	完全控制

术前可以给哮喘患者口服咪达唑仑 0.5 mg/kg，但是并不推荐预防性静脉给予抗组胺药或糖皮质激素。对控制良好的哮喘患者可以在术前 1～2 h 吸入 β_2 受体激动剂；中等控制的在术前 1 周给予吸入糖皮质激素和 β_2 受体激动剂；控制不佳的患者需要术前 3～5 天给予口服泼尼松 1 mg/（kg·d）（最大剂量不超过 60 mg）或术前 48 h 口服甲泼尼龙（1 mg/kg）或地塞米松（0.6 mg/kg）。

（三）合理评估合并上呼吸道感染患者的手术时机

小儿咽喉部敏感，易因不良刺激而激发喉痉挛。小儿单纯上呼吸道感染 2～4 周内呼吸道的应激性均较高，所以传统上认为合并上呼吸道感染的患儿应推迟手术到 2～4 周以后。近年来这一观点已有所改变，临床实践中对于小儿择期手术是否需要推迟到 2～4 周以后一般考虑患儿上呼吸道感染的严重程度和发生的频繁程度以及外科病情的紧急程度。如果上感累及支气管且分泌物较多（咳嗽且痰多）或者小儿体温在 38℃以上最好推迟手术；对经常感冒的小儿，只能避开其发热和肺炎时期而选择相对安全的时机实施手术；患儿的外科疾病是否会因手术的推延而加重和影响预后是另外一个需要权衡的因素。一旦决定为上呼吸道感染患儿实施麻醉，无论用药还是操作，均应遵循"对呼吸道干扰越少越好"的处理原则。

（四）人员监测和设备的准备

根据 ASA 困难气道处理流程，应当有"至少有一位额外人员，当出现困难气道时能迅速作为助手实施辅助通气"，也可以帮助对患者实施监测、通气及药物治疗，并在纤维支气管镜插管（FOI）过程中提供援手。在严重气道阻塞考虑实施外科气道时，耳鼻喉科医师应当在场，同时备好合适的器械。

在清醒插管过程中，应在术中常规监测基础生命体征，包括心电图（ECG）、脉搏血氧饱和度（SpO_2）、无创血压（NIBP）及呼气末二氧化碳波形。

在气道管理的各个环节均应强调充分预氧合及供氧通道。除了标准的供氧方法（鼻导管或面罩）以外，其他方式还包括通过纤维支气管镜的吸引侧孔给氧、通过雾化器或局部麻醉药喷雾装置给氧、经气管内喷射通气（TTJV）给氧以及经鼻加湿快速给氧通气技术（transnasal humidified rapid insufflation ventilatory exchange，THRIVE）。

需要准备的气道设备包括口咽通气道、鼻咽通气道、直接喉镜、可视喉镜、插管型喉罩、软质或硬质纤维支气管镜（FOB）、逆行导引装置、光棒、喷射装置、环甲膜穿刺装置等。所需设备都要在术前准备好，麻醉实施者也应熟稔几套备选方案（如方案 B，C 等），并且确保在首选插管技术失败后备用设备可随时取用。

（五）术前用药

1. 镇静药

苯二氮䓬类药物通过作用于"GABAA 受体-苯二氮䓬受体-Cl-通道"复合体来发挥催眠、镇静及遗忘作用。代表药物咪达唑仑通常由静脉给予 1～2 mg，必要时可重复使用，直至达到理想的镇静程度。该药起效迅速，静脉给药达到峰浓度的时间为 2～3 min，维持时间为 20～30 min。

2. 制酸剂

并不推荐常规用药以预防误吸性肺炎，但是对存在如饱胃、胃食管反流症状、食管裂孔疝、放置鼻胃管、病态肥胖、糖尿病所致胃动力下降、食管切除术后恢复期，以及妊娠患者等高危因素时，使

用药物减少胃液分泌和增加胃液pH可能使患者获益。常用药物有非颗粒状制酸剂（如Bicitra）、胃促动力药（如甲氧氯普胺）以及H2受体拮抗剂（雷尼替丁）。这些药物可以单独或联合应用。

3. 止涎剂

最常用的是抗胆碱能药物，通过其抗毒蕈碱作用可以抑制唾液腺和支气管腺体的分泌。给药时间应尽可能提前（保证至少30 min的起效时间），因为药物仅能阻止腺体分泌而对已有的腺体无清除作用。临床上经常选用的止涎剂包括格隆溴铵、东莨菪碱和阿托品。格隆溴铵（0.1～0.3 mg静脉给药）由于止涎效果确切且静脉注射起效快（1～2 min），适用于大多数临床情况。东莨菪碱（0.4 mg静脉给药）是止涎剂中抗迷走神经作用最轻的，适用于那些需避免出现动过速的患者（如存在老年性冠状动脉疾病时）。东莨菪碱除了强效止涎作用外，还有中枢效应，即镇静和遗忘作用。有些患者使用东莨菪碱可能会焦躁不安、谵妄及短时间手术后出现苏醒延迟。阿托品（0.4～0.6 mg静脉给药）可提供轻度的止涎作用，但其明显的抗迷走作用会导致显著的心动过速。

4. 鼻腔黏膜血管收缩剂

当患者需要实施经鼻腔插管时前15 min就应该给予收缩剂。常规推荐的药物是4%的可卡因（最大剂量为1.5～3 mg/kg），兼有血管收缩和局麻效应。其他配伍包括3%利多卡因与0.25%去氧肾上腺素的混合物（4%利多卡因与1%去氧肾上腺素按3∶1的比例混合），0.05%羟甲唑啉（afrin）或0.5%去氧肾上腺素。儿童对这些药物可能特别敏感，需要相应降低药物浓度。

5. 右美托咪定

右美托咪定是一类α_2受体高度选择性的中枢神经类药物，具有镇静、镇痛、抗焦虑、止咳、止涎的作用，而且即使大剂量用药对呼吸抑制的作用也很小。右美托咪定镇静给患者提供了类似自然睡眠的状态，很容易被唤醒，且在操作刺激下比较容易合作，可成功用于实施清醒FOI，常用的负荷剂量是1 μg/kg（注射时间大于10 min），静脉维持剂量为0.2～1 μg/(kg·h)。对老龄、心脏收缩功能降低及肝肾功能损害的患者可考虑适当减量。血流动力学相关的不良反应包括激活外周突触后α_{2B}肾上腺素受体引起血管收缩，从而发生心动过缓、低血压及高血压。

三、耳科手术麻醉

（一）手术特点

耳科解剖如图73-9。耳科手术按照手术部位可分为外耳手术（如外耳道异物取出术）、中耳手术（如鼓膜置管术）、乳突手术（乳突切除术）和内耳手术（如人工耳蜗置入术）。上述手术中既包括类似包括鼓膜置管这样的简短手术，也包括如听神经瘤、中耳胆脂瘤等复杂性手术，麻醉管理的复杂程度也差别很大。近年来国内外许多治疗中心采用喉罩气道下完成全麻手术。所选用的喉罩可以是可弯曲喉罩，也可以是双管喉罩。喉罩

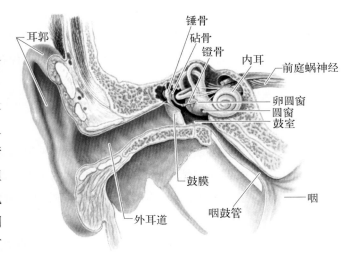

图73-9　耳部解剖图

的使用对于提高患者苏醒期的质量十分有帮助。

（二）控制性降压（deliberate hypotension, DH）的应用

耳科手术特别是耳显微手术需要一个清晰的显微镜下视野，控制性降压是达到这一目的经常采用的麻醉管理技术。通常实施方法是在全麻状态下通过调节麻醉药物摄入量来将血压降至收缩压80～90 mmHg或平均动脉压（MAP）50～65 mmHg。实施控制性降压要注意在血容量正常或已补足循环丧失容量的基础上实施，注意体位调整的作用，同时要尽可能维持呼气末二氧化碳在正常水平。当手术主要步骤完成、在缝合切口时要恢复至正常血压。

心肌缺血、脑血管疾病、主动脉硬化、肾功能不全、颅内压增高、严重的肺部疾病及重度低血容量或贫血等患者禁止使用控制性降压。需要关注的是，控制性降压技术在现代麻醉中并不是唯一降低手术野出血的手段，耳部渗血也与局部静脉血管的压力、炎症等有关。另外，要注意控制性降压可能会带来干净的手术野，但也有带来重要脏器灌注不足的风险，使用不当会而增加麻醉和围术期并发症。因此，要慎重选择患者、药物和监测手段。

控制性降压的方法：可采用挥发性麻醉药、血管扩张药、自主神经节阻滞剂、β受体阻滞剂、复合α受体和β受体阻滞剂、钙离子拮抗剂。新型的α_2激动剂右美托咪定[0.5 μg/(kg·h)]可以减少控制性降压过程中吸入麻醉药用量，维持稳定的血流动力学和"干燥无血"的手术视野，并且不显著延长苏醒时间。

（三）几个需要特殊关注的问题

1. 头位旋转

耳科手术时需要将头向非手术侧旋转，使手术耳良好显露。旋转颈部时应注意保护颈椎。另外还需注意双眼和面部的保护。

2. PONV的诱因和治疗

耳科手术特别是内耳手术是PONV的高发人群（表73-7），这类患者全麻后一般需要针对PONV进行预防性和联合药物治疗（表73-8）。

表73-7　术后恶心呕吐的常见原因

分　类	原　因
患者相关	● 肥胖 ● 有膈疝 ● 女性 ● 有过术后恶心病史 ● 有晕动病史 ● 非吸烟的患者
手术相关	● 耳鼻咽喉科手术，口腔科妇产科，腹部手术 ● 行眼外肌牵拉术 ● 中耳手术
麻醉相关	● 麻醉诱导时，面罩加压给氧有较多气体入胃 ● 使用氧化亚氮，依托咪酯及胃肠外使用的阿片类药物 ● 过度低血压
术后影响因素	● 静脉阿片类药物 ● 过早下床或禁食禁饮

表73-8　PONV的治疗药物

药 物 机 制	代 表 药 物
$5HT_3$-受体拮抗剂	昂丹司琼,格拉司琼
抗组胺药	异丙嗪
抗胆碱药	东莨菪碱
激素类	地塞米松
多巴胺受体拮抗剂	甲氧氯普胺,氟哌利多

3. 面神经保护

中耳乳突手术可采用NIM-RESPONSE-2（Medtronic Xomed公司）进行面神经监测,避免手术损伤面神经。通常第一次给予0.7 mA刺激,第二次给予0.3 mA。术中面神经阈值能有效地预测术后面神经功能,阈值小于0.1 mA者提示术后面神经功能可能恢复良好。必须注意,在评估面神经监测反应时需排除肌松药作用,通常保留肌颤搐值在10%～20%,以确保面神经肌电图监测（facial nerve electromyography monitoring, FNM）可以顺利引出。

四、鼻科手术

（一）手术特点

鼻部的解剖如图73-10。随着内窥镜技术的发展和普及,鼻科手术的领域不断拓展,从简单的功能性鼻窦炎内镜治疗（FESS）、扁桃体-腺样体切除术到复杂的鼻腔肿瘤（鼻咽癌、鼻咽纤维血管瘤、颅内垂体瘤或斜坡肿瘤）等都有涉及。随着影像导航技术的发展,可以将患者术前

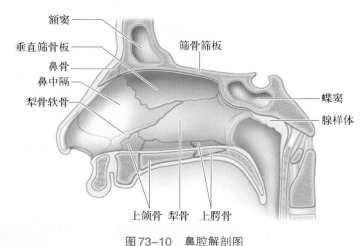

图73-10　鼻腔解剖图

CT或MRI影像学资料输入计算机系统进行三维重建,模拟术中的三维图像（横断面、矢状面和横断面）,结合实时的内窥镜图像帮助定位病灶和对手术器械在手术视野的位置进行定位。由于鼻部毗邻的重要解剖位置,鼻内镜下手术需警惕以下风险：损伤眶底和视神经、筛动脉、颈内动脉以及造成脑脊液鼻漏等。术后应及时评估脑神经和神经功能状态,发现问题及时做进一步检查以排除危及生命的并发症。

（二）麻醉关注点

1. 气道问题

鼻咽癌患者放疗后可能损伤颞颌关节导致张口困难；合并肢端肥大的垂体瘤患者可能存在面罩通气困难以及插管困难。包括"鼻窦支气管综合征""鼻后滴漏综合征"及未经确诊的哮喘患者,术

前常有反复咳嗽、分泌物较多或正在使用支气管扩张剂治疗，气道管理应当尽量选择喉罩通气，在围术期维持合适的麻醉深度，避免对声门的不良刺激。对需要术后行鼻部填塞的患者，在麻醉诱导前需要告知患者苏醒后需要张口呼吸。

许多鼻科手术（特别是FESS）可以采用喉罩通气全麻，可以降低苏醒期咳嗽和再出血的发生。如果患者术中通气采用的是气管导管，在拔管时可以采用小剂量瑞芬太尼持续泵注 [$0.01 \sim 0.05$ μg/ (kg·min)] 来降低呛咳的发生。

部分鼻窦炎、鼻息肉患者合并有哮喘，并且可能对非甾体抗炎药过敏，如术中误用非甾体镇痛药可能会导致严重气道痉挛，术前病史采集应格外重视。

2. 术中液体管理

部分鼻科手术出血量，比如青少年特发性鼻咽纤维血管瘤，可以有数百至数千毫升的出血量，此类手术要重视术中体液管理，必须建立中心静脉通路和有创动脉压监测，术中及时关注出血量。进行急性血液稀释等节约用血技术对于此类年轻患者效果良好。

3. 控制性降压和手术视野清晰度

FESS手术强调"干燥无血"的内镜下手术野以便于关键手术部位的精细手术操作。实施控制性降压可提供清晰的手术视野。

鼻科手术可以使用Fromm和Boezzart等的评分法对FESS手术视野进行出血程度评判（表73-9）。共设5个分值：0分为最佳视野，分值越高即手术视野质量评分越差。

4. 注意脑神经的功能评价

鼻部的手术操作不仅涉及鼻旁窦的解剖，还与颅底结构密切相关，因此术前需要关注脑神经功能是否有异常，麻醉苏醒后应确认是否有脑神经功能的改变。

表73-9　Fromm和Boezzart手术视野质量评分表

分　值	手术视野情况
0分	没有出血
1分	轻微出血，血液不需持续吸引
2分	轻微出血，血液需间断吸引
3分	少量出血，血液吸引几秒钟后视野是可见和清晰的，需经常吸引
4分	均量出血，血液需持续吸引才可见清晰视野，需不间断吸引
5分	大量出血，需持续吸引，经常无法看见清晰的手术视野，出血超过所能吸引的量

五、咽喉部手术

（一）扁桃体腺样体切除手术的麻醉处理

这类手术的病患大多数是学龄前儿童，麻醉前要关注气道阻塞的严重程度及有无合并高敏气道的表现，术中要特别关注气道问题，苏醒期要注意避免苏醒期躁动（emergency agitation，EA），麻醉后要关注术后出血、术后镇痛以及术后恶心呕吐的预防。

1. 术前评估和准备

长期气道阻塞合并有OSA的患者，需关注全身并发症，如肺动脉高压、左心室肥大以及心肌受损等情况。对于小儿患者需要特别关注是否合并气道感染，有无哮喘或其他过敏史（如湿疹，变应性鼻炎，或有家庭成员吸烟的暴露史），OSA严重程度。麻醉前用药可选用咪达唑仑（$0.2 \sim 0.5$ mg/kg），阿托品（0.01 mg/kg）和对乙酰氨基酚（15 mg/kg）配伍剂口服或肛栓置入。

2. 气道管理

对单纯扁桃体摘切除术患儿气道的管理可行经鼻插管。插管前双鼻先滴入血管收缩剂，如呋麻滴鼻药液，或使用羟甲唑啉（使用单胺氧化酶抑制剂的患者需避免使用）。导管前端涂抹水溶性的润滑剂，借助Magil插管钳将导管轻柔送入声门，注意不要损伤声门前联合，如遇阻力可适当调整头位使之略屈前倾，并将气管导管固定在中间位置。无论经口或鼻插管均需注意导管有否受压或打折，尽量采用钢丝加强气管导管，尤其要关注手术医师放置张口器时气道压力及$ETCO_2$的变化，一旦发现导管受压扭曲，要即刻通知术者重新放置。

对此类手术亦可选用可弯曲型喉罩（flexible laryngeal mask airway, FLMA）。相比气管导管能更有效地预防血液和组织碎片引起的反流误吸，但需要手术医师在放置Boyle-Davis张口器时特别注意，调整好喉罩位置，在暴露视野的同时不阻碍通气；如经过调整仍无法改善气道阻塞，需要及时更换气管导管。对合并URI的患者，研究表明选用LMA要优于ETT。Peng等所做的研究显示，与气管导管组相比，使用FLMA组在术后喉痉挛的发生方面两组无显著差异，但是喉罩组拔管时间显著缩短，且苏醒期平稳，发生支气管痉挛、低氧血症、咳嗽、声嘶和咽痛的概率低。对有URI的患者术后呼吸不良事件的发生，采用LMA为2倍，采用ET为11倍。

3. 麻醉维持

麻醉维持的方案可选用超短效的麻醉药物组合。小于4岁的患儿常常无法配合开放静脉操作，可使用七氟烷进行吸入诱导和维持，而大于4岁配合良好的患儿可选用TIVA，使用丙泊酚与瑞芬太尼配伍。肌松药可选用米库氯铵、顺阿曲库铵等中、短效药物。对合并有重度OSA的患者，围术期并发症的发生率增加，且在下午手术比清早手术发生概率高。这些并发症主要包括诱导时的气道阻塞、术后低氧血症及喉痉挛，需要加强监测。此类患儿对镇静剂及阿片类药物敏感性增强，尤其是高CO_2对呼吸中枢的刺激阈值上调。

4. 恢复期及术后管理

（1）术后发生呼吸道不良事件的危险因素包括：① 对<5岁的患儿实施气管内插管；② 早产儿；③ 有气道高反应表现；④ 父母吸烟史；⑤ 有气道内手术史；⑥ 有脓性分泌物和鼻部充血等。

（2）术后镇痛剂可选用乙酰氨基酚，在术前口服单次剂量，或在手术结束前经直肠或静脉给予。Capici等报道选用40 mg/kg的对乙酰氨基酚栓剂可提供比静脉注射15 mg/kg更持续长久的效果。其他常用的药物如地塞米松$0.1 \sim 0.5$ mg/kg或其他非甾类抗炎药（NSAIDs）。随着新型药NSAIDs的广泛应用，临床上对其使用可能带来术后出血增加的担忧已逐渐减少，但仍要避免选用酮咯酸等干扰血小板聚集的药物。

（3）患儿术后发生PONV的比例要高于其他类型手术。目前证实有效的预防办法包括：尽量避免使用氧化亚氮，减少禁食时间，联合使用5-羟色胺拮抗药昂丹司琼和地塞米松可发挥有效预防作用。

（4）如果行日间手术，需重视扁桃体-腺样体切除术后出血的问题，特别是对于合并重症OSA患者术后要密切观察。四小时内的原发性出血（如止血剥离不彻底）及术后28天内的继发性出血（如手术创面白膜脱落）是扁桃体切除术再次出血的高危期。对大量出血的患儿再次手术要评估低血容量、贫血及困难插管等情况。诱导时注意避免低血压等心血管事件，注意血红蛋白及凝血指标；插管时备好双吸引装置及不同型号的气管导管，注意误吞的血液碎片反流误吸，即应当做饱胃来处理，采用快诱导程序插管；插管时头位略下抬，出血量多时可尝试在左侧卧位下插管。

（二）喉癌手术的麻醉处理

喉癌是来源于喉黏膜上皮组织的恶性肿瘤，以鳞状细胞癌多见，多见于老年人，与长期吸入有害气体、吸烟酗酒和喉乳头状瘤病毒感染等有关。

1. 术前评估与准备

这类手术需关注术前患者有无COPD等慢性阻塞性肺部疾患史。对晚期肿瘤患者，需仔细评估术前气道情况和全身状况，并采用安全有效的气道管理方案，比如按照气道阻塞情况来做出采用气管切开、清醒插管还是麻醉快诱导下气管插管的决策。麻醉医师需熟知手术进程，在气管切开、气管造口及术后放置气管筒（或全喉筒）三个阶段需要更换气管导管时，与外科医师充分配合，保证气道通畅。重要手术操作时需保证足够麻醉深度，减少血流动力学波动。长时间手术还需关注患者动脉血气和电解质情况。由于术后患者至少一段时间内不能发音，术前需和患者就沟通方式达成一致（手语、写字等），另外需做好术后镇痛，预防术后持续性咳嗽，并采用优化药物配伍等方式促进术后快速康复。

2. 颈部分区

颈部以胸锁乳突肌为标志划分为三区，即颈前区、胸锁乳突肌区和颈外侧区。颈前区的境界是胸锁乳突肌前缘、前正中线和下颌骨下缘，呈尖向下、底朝上的三角形，故又名颈前三角。颈前区又可分为下列四个小（三角）区，即由二腹肌前后腹和下颌骨下缘围成的下颌下三角，容纳下颌下腺；由左、右二腹肌前腹和舌骨体围成的颏下三角；由胸锁乳突肌前缘、颈前正中线和肩胛舌骨肌上腹围成的肩胛舌骨肌气管三角（即肌三角），内有甲状腺和气管等；由胸锁乳突肌前缘、肩胛舌骨肌上腹和二腹肌后腹围成的颈动脉三角，内有颈总动脉、颈内动脉、颈外动脉及其分支。颈外侧区的边界是胸锁乳突肌后缘、斜方肌前缘和锁骨，是一个底朝下、尖向上的三角形，又名颈外侧三角。颈外侧区可分为二个小（三角）区，即以斜行的肩胛舌骨肌下腹划分为上方的枕三角和下方的肩胛舌骨肌锁骨三角（锁骨上大窝）。枕三角内有副神经从中点向外下方斜过。肩胛舌骨肌锁骨三角的深部有锁骨下动脉越过，并有肺尖和胸膜顶自胸腔突入。

3. 手术类型

按照肿瘤的部位（声门上型、跨声门型、声门型和声门下型）以及肿瘤有无淋巴结转移和远处转移的情况来决定手术方式（TNM分级）：全喉切除、部分喉切除、颈淋巴结清扫、喉功能重建等，其中部分喉切除又可以分为垂直半喉切除、水平半喉切除以及环状软骨上喉部分切除术中的环状软骨舌骨固定术（cricohyoidopexy, CHP）、环状软骨舌骨会厌固定术（cricohyoidoepiglottopexy, CHEP）。

（1）全喉切除　需要麻醉医师3次实施气道建立操作。第一次气道建立操作为全麻气管插管，根据术前评估方案选择合适的气道建立方式。术中需剪断舌骨，切断甲状软骨上角，切断气管（环

状软骨下缘与气管上缘之间,也可选二三气管环之间,由肿瘤位置决定),此时需要更换麻醉插管(第二次气道建立,改为经气管切开导管通气)。由下而上游离喉体直至杓状软骨水平,沿杓会厌皱襞和会厌舌面剪开,完全游离喉体后切除;放置胃管,缝合肌肉后放置负压引流,气管断端造口,等患者呼吸恢复后放置14 mm金属全喉筒。也可经全喉筒放置4.5 mm气管导管,套囊注气后采用正压机械通气,直至患者呼吸恢复(第三次气道建立操作,即将气管导管更换为术后长期留置的金属全喉筒)。

(2)半喉切除术 目的是最大程度保留术后发音、呼吸和吞咽功能。术式主要包括水平、垂直半喉切除(针对声门上型癌,切除声带以上的半喉,包括舌骨和会厌前隙内组织一并切除,然后利用保留的部分甲状软骨骨膜修补喉咽部创口、会厌和杓状软骨)、CHP和CHEP术。水平半喉和CHP因为切除会厌,会导致术后的呛咳不适。

(3)垂直半喉 气管内插管全麻后(第一次放置气管导管),手术医师一般先做气管切开,需进行第二次更换插管到气管切开口,再根据肿瘤侵犯情况决定切除范围。从杓状软骨、声带下缘和部分环状软骨连同会厌、舌骨和会厌前间隙切除,切断环咽肌,用软骨瓣修复声门裂,封闭喉咽腔,放置引流管,换气管套管,后者分为带套囊硅胶管(标准接口,不需更换麻醉气管导管,可以直接连接螺纹管)或者金属套管(第三次更换气管导,通气管理可参考全喉手术)。

(4)环状软骨舌骨会厌固定术(CHEP) 切除甲状软骨、会厌软骨的同时完全切除声门旁间隙和会厌前间隙,保留环状软骨,视情况保留一侧或两侧杓状软骨。此时切除范围包括声门、声门上区、甲状软骨、会厌软骨、会厌前间隙和声门旁间隙,视情况看是否切除一侧杓状软骨,做环-舌骨吻合。术后可达到完全恢复喉功能的目的。

(5)颈部淋巴结清扫 主要可以分为根治性颈清(切除胸锁乳突肌、颈内静脉和副神经等颈部重要组织结构)和功能性颈清(保留以上重要结构)(图73-11)。

4.麻醉要点

(1)术前评估应格外重视病变对气道径路的影响,必要时与耳鼻喉科医师一起评估,确定最安全和患者能接受的气管插管方式。

(2)术中密切关注手术进展,在气管切开过程前需要降低氧气浓度,最后切开气管时避免用电刀

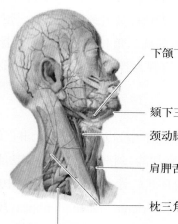

下颌下三角(内有下颌下腺)

颏下三角

颈动脉三角(内有颈总动脉、颈内动脉、颈外动脉)

肩胛舌骨肌气管三角(内有甲状腺、气管)

枕三角(有副神经通过)

锁骨上大窝(内有锁骨下动脉)

图73-11 颈部淋巴结分区和解剖位置

或电凝,避免导致气道燃爆。在气管切开后需要协助外科医师完成气管导管更换。

（3）更换气管导管后关注气管导管的深度,需提醒外科医师用无菌纱条扎缚于气管导管黑线处,并用血管钳固定在手术单上,以免气管导管滑入过深造成单肺通气,引起低氧血症。强调需胸部呼吸音听诊确认气管导管位置不会过深。

（4）术后注意预防咳嗽所致的气切套管脱出,观察气切口有无皮下气肿,并关注负压吸引球,如果出现引流量过多或漏气情况,需要及时通知外科医师处理。

（三）悬雍垂腭咽成形术（uvulopalatopharyngoplasty, UPPP）

阻塞性睡眠呼吸暂停综合征（obstructive sleep apnea syndrome, OSAS）患者的诊断可参考STOP-BANG问卷（表73-10）,共包括8个临床问题。患者除了可能合并困难气道外,还需考虑术前并存血流动力学障碍包括持续性的高血压、肺动脉高压、心肌缺血等。

1. 气道管理

术前评估需对气道建立方案做出详细准备。实施全麻诱导前应备好不同类型的声门上气道管理工具,如各种喉罩和气管-食管联合导管,对有预计的困难气道可采用清醒局部麻醉下纤维支气管镜插管。如果患者无法平卧,可采用坐位下面对面清醒插管,此过程中可以选用专用纤维支气管镜插管面罩实施全程供氧。如果患者无法配合,需要实施镇静情况下的纤维支气管镜插管,可以采用窒息无通气氧合技术。一旦发生气道阻塞于声门水平所导致的无法通气,此紧急状况需尽早采用环甲膜穿刺喷射通气或气管切开。

2. 围术期镇痛

阿片药物的使用应格外警惕,尽可能采用NSAIDs及局部麻醉药镇痛,若无法缓解时再考虑使用阿片类镇痛药。在不得不使用阿片药物时,应尽量选用短效的药物滴定。当患者采用自控方式镇痛时,应尽量避免使用持续给药模式,因为在缺乏疼痛感知的情况下患者容易发生严重呼吸不良事件。

3. 术后并发症

此类患者术后如呼吸抑制及呼吸暂停可能会引发严重呼吸系统不良事件,需加强监测。术后氧疗也要谨慎给予,因为这类患者的呼吸驱动长期依赖低氧驱动,而过度提高氧浓度反而会导致呼吸暂停及低氧事件的发生。只要患者有危险因素存在,就应当持续监测血氧饱和度。对于重症患者推荐术前采用经鼻CPAP治疗,可显著减少术后呼吸抑制的发生。

表73-10　STOP-BANG问卷

问　　题	描　　述
S—Snoring	是否打鼾,隔着房门可以听到,或高于谈话声
T—Tired	白天是否感到困倦（如开车时睡着）
O—Observed	是否有人观察到你睡觉时憋气
P—Pressure	你是否有高血压,或者接受降压药物治疗
B—BMI	BMI指数 > 35 kg/m²
A—Age	是否超过50岁

问　　题	描　　述
N—Neck	颈围是否大于40 cm
G—Gender	是否为男性

（四）显微喉镜（激光）手术麻醉

主要是在显微支撑喉镜下进行操作，实施包括声带息肉、囊肿、小结、声带粘连、会厌新生物、咽侧壁喉室肿物等病变治疗。联合激光手术时主要用于治疗声带白斑、早期喉癌，还可以进行包括腹壁脂肪声带内注射术（用于治疗继发于甲状腺、胸外科手术等所致喉返神经损伤后的声带麻痹）、喉腔血管瘤平阳霉素注射术等。联合窥镜技术可以进行喉乳头状瘤切割术。

1. 手术关注点

（1）大多数情况在显微镜下操作，手术短小，注意选择短效肌松药。

（2）需要声带固定不动，对手术视野的干扰尽可能小，需要保证麻醉深度。

（3）共享气道，需要视野内选用内径偏细的气管导管。

（4）有发生迷走反射（心动过缓、心搏骤停）的可能，尤其在麻醉过浅情况下更容易发生。需要中断手术、给予阿托品同时加深麻醉，再次开始手术前可用喉麻滴管给予声门区2%利多卡因1 ml以完善表面麻醉。

2. 麻醉关注点

（1）困难气道　喉部新生物可以导致困难气管插管，后者不同于非喉部病变所致的困难气道，因此术前需要认真评估。可以借鉴表73-11对于是否存在经口气管插管困难进行预测，评分≥5分时预测效能最高，即灵敏度和特异度最高（分别为94%和76%）。

表73-11　喉显微手术患者经口气管插管的危险因素

危 险 因 素	相对危险度（简化评分值）	危 险 因 素	相对危险度（简化评分值）
Mallampati Ⅱ	—	牙齿排列不齐	3
Mallampati Ⅲ	3	上颌骨畸形	5
Mallampati Ⅳ	4	颈部活动度＜90°	2
甲颏距离＜6.5 cm	2	小下颌	3
张口度＜40 mm	8	喉功能障碍症状	4
颞下颌关节活动受限	—	声门上肿瘤	5

（2）关于喉窥镜　正常喉部横断面解剖结构如图73-12，但对于实施喉部显微喉镜手术的患者，需要有近期的喉窥镜报告，另外还需要结合患者的临床症状进行判断。患者本人提供的近期病史中尤其是呼吸道有无梗阻的表现以及饮食习惯的改变等，都可能预示着新生物目前与气道的相对位置较前发生了改变。因为软质窥镜成像和我们直接喉镜窥视的角度不同，摄像时距离肿物的相对位置

［8］ Ellis H, Feldman S, Harrop-Griffiths. Anatomy for anaesthetists. 6th ed. Oxford: Blackwell Scientific, 1993.

［9］ Heinrich S, Birkholz T, Ihmsen H, et al. Incidence and predictors of difficult laryngoscopy in 11219 pediatric anesthesia procedures. Pediatr Anesth, 2012, 22(8): 729−736.

［10］ Healy D W, Maties O, Hovord D, et al. A systematic review of the role of videolaryngoscopy in successful orotracheal intubation. BMC Anesthesiology, 2012,12: 32.

［11］ Basem Abdelmalak. Anesthesia for otolaryngologic surgery. New York: Cambridge University Press, 2013.

［12］ Collins S R, Blank R S. Fiberoptic intubation: an overview and update. Respir Care, 2014, 59(6): 865−878.

［13］ National Asthma Education and Prevention Program. Expert Panel Report 3 (EPR-3): Guidelines for the Diagnosis and Management of Asthma-Summary Report 2007. J Allergy Clin Immunol, 2007, 120(Suppl 5): S94−S138.

［14］ Chung F, Subramanyam R, Liao P, et al. High STOP-Bang score indicates a high probability of obstructive sleep apnoea. Br J Anaesth, 2012, 108(5): 768−775.

［15］ Ostermeier A M, Roizen M F, Hautkappe M, et al. Three sudden postoperative respiratory arrests associated with epidural opioids in patients with sleep apnea. Anesth Analg, 1997, 85(2): 452−460.

［16］ Zhang X, Li W. Misguidance of peroral rigid laryngoscopy in assessment of difficult airway: two comparable cases in microlaryngeal surgery. BMJ Case Reports, 2013, 2013. pii: bcr2012008423.

第74章
肝胆胰脾手术与麻醉

肝胆胰脾手术是腹部外科中的一大类手术,在腹部外科中占有非常重要的地位。随着麻醉与监护技术的不断进步,外科手术的类型越来越丰富,技术难度越来越高;微创手术、机器人手术和器官移植手术也得到了普及和发展。本章主要介绍肝脏手术与麻醉;胆道手术与麻醉;胰腺手术与麻醉以及脾脏手术与麻醉。和肝胆胰脾手术与麻醉相关的腹腔镜手术与麻醉、机器人手术与麻醉、移植外科与麻醉、婴幼儿患者与麻醉等详见相关章节。

第一节 肝脏手术与麻醉

一、肝脏手术的特点

(一)肝癌手术

可以分为原发性和继发性肝癌,可在肝硬化或肝炎的基础上发生,亦可继发于其他部位的原发性恶性肿瘤。手术治疗包括肝动脉结扎、插管化疗或肝叶切除等。肝脏手术是肝脏肿瘤患者的有效治疗手段,肝部分切除术已经成为常规术式。一般患者肝功能尚好,但要注意有无肝硬化的存在。半肝或半肝以上肝叶切除时,大出血和气体栓塞是严重威胁患者生命的需紧急处理的严重并发症。

(二)肝血管瘤手术

肝血管瘤是肝脏最常见的良性肿瘤,占肝脏切除肿瘤的11%～14%。海军军医大学附属东方肝胆外科医院自1960—1997年共收治1 120例肝血管瘤患者,男女之比为1∶1.27;年龄在13～68岁,其中以30～60岁居多,占88%;其中单发770例,多发350例。

肝血管瘤的临床表现取决于肿瘤的大小、部位、生长速度、患者全身情况及肝功能损害程度。肿瘤小时可无任何症状,多在体检时意外发现。大于4 cm的血管瘤40%出现症状,最常见的症状为肝区持续性胀痛或刺痛。大于10 cm时可出现上腹胀等症状,尤其是位于肝左叶及肝右叶脏面的血管瘤压迫消化道从而引起上腹饱胀,进食后症状更加明显;如果压迫下腔静脉则会引起下肢水肿、腹水等症状。小于5 cm的血管瘤无任何临床症状者可暂不处理,定期行B超等检查即可,如果发现血管瘤生长速度较快或增大明显,可考虑手术治疗。大于10 cm以上的血管瘤多伴有疼痛和压迫症状,应及

早手术。大小在5～10 cm的血管瘤,可以根据肿瘤生长情况及患者自身情况决定。

肝血管瘤的手术治疗包括肝血管瘤切除术、肝血管瘤缝扎术、肝动脉结扎术等。肝血管瘤切除术是最有效、最彻底的治疗方法。

(三)肝包虫病和肝脓肿手术

肝包虫囊肿多见于牧区,我国内蒙古、西北、四川北部和西藏等地区较常见。由细粒棘球绦虫的蚴侵入肝脏所致。犬绦虫寄生在狗的小肠内,随粪便排出的虫卵常黏附在犬、羊的毛发上,人吞食被虫卵污染的食物后即被感染。虫卵经肠内消化液作用,蚴脱壳而出,穿过肠黏膜,进入门静脉系统,大部分被阻留于肝脏内。蚴在体内经3周即发育为包虫囊。包虫囊肿在肝内逐渐长大,依所在部位引起邻近脏器的压迫症状,并可发生感染。手术治疗是肝包虫病的主要治疗手段。手术方法包括内囊摘除术、外囊敞开术、袋形缝合术和肝叶切除术等。术中最重要的是预防囊液破溃进入腹腔引起过敏性休克。

肝脓肿可由于胆管炎上行或菌血症,细菌通过门静脉或肝动脉侵犯肝脏所致,待脓肿成熟后可以行脓肿切除或引流术。阿米巴肝脓肿多为单个,好发于肝右叶上部,可继发细菌感染或脓肿穿破侵入膈下或肝下间隙,亦可上升至胸部形成胸、肺脓肿、肝支气管瘘。

(四)肝脏外伤手术

肝外伤是腹部外伤中较常见而严重的损伤,其发生率仅次于脾破裂而居第2位。其中严重肝外伤的伤情复杂,并发症多,病死率高。肝外伤在战时多为火器伤或锐器伤,主要是开放性损伤。在平时多为钝性伤,如挤压伤、交通事故伤、钝器打击伤、跌伤等,主要是闭合性损伤,而以交通事故伤最为多见。

肝外伤患者的抢救应在事故现场即开始复苏、开放气道、抗休克等,当肝损伤比较严重时,患者在到达医院前即死亡。大约5%的患者到达医院后,在手术前由于缺血而死亡。但在出血控制后,即使肝脏严重损伤仍可维持生命。早期死亡率与损伤严重程度和出血性休克持续时间相关,后期死亡率也和有无休克及持续时间相关,可导致MOSF和脓毒血症。

肝外伤患者的手术方式一般为肝脏缝合修补和肝叶切除术。

二、肝脏手术的麻醉

(一)术前准备

肝脏手术的术前准备取决于手术切除肝脏的范围和患者术前的整体情况。肝脏手术术中存在大出血的风险,所以必要的有创监测是非常有必要的。中心静脉置管不仅可用于术中快速输血补液,还可以用于监测中心静脉压(CVP),指导低中心静脉压麻醉;建立有创动脉压监测以实时反映患者血流动力学变化,保证手术期间的器官灌注,并可方便地进行动脉血气分析以保证足够的氧合和通气。漂浮导管和唯捷流技术也经常被用于肝脏手术的监测。

由于肝脏手术中肝癌切除术占有相当的比例,而这部分患者中原发性肝癌占比例较大,在我国原发性肝癌患者往往合并肝硬化和肝功能障碍,所以保肝就成为术前准备的重要内容。

肝脏是人体内最大的实质性脏器,它有非常重要和复杂的生理功能。当进行肝叶切除术,特别是合并肝硬化或需剖胸的患者,手术创伤大,出血多,术前必须有良好的准备,要尽量改善患者的全身情况和肝功能。即使是急症手术,在病情允许的情况下,亦应积极进行以保肝为主的术前准备,包括:① 加强营养,给予高蛋白质、高碳水化合物、低脂肪饮食,口服多种维生素。因胃纳差、进食少者,必要时可经静脉途径补充,以求改善肝功能。糖的补充不仅供给热量,还可增加糖原贮备,有利于防止糖原异生和减少体内蛋白质的消耗。② 改善凝血功能。如维生素 K_3 口服,紧急情况下可以静脉注射维生素 K_1,其作用时间快,效果好,是多种凝血因子的必需原料。③ 血浆蛋白低者,应予以足够重视,如总蛋白低于45 g/L,白蛋白低于25 g/L或白、球蛋白比例倒置,术前准备要积极,必要时应输给适量血浆或白蛋白。④ 贫血患者,必要时可多次少量输血,争取血红蛋白高于120 g/L,红细胞在3×10^{12}/L以上,血清总蛋白高于60 g/L,白蛋白在30 g/L以上。⑤ 对有腹水的患者,应采用中西医结合治疗,待腹水消退后稳定两周再进行手术治疗。必要时于术前24～48 h内行腹腔穿刺,放出适量的腹水,以改善呼吸功能,但量不宜过多,要根据患者具体情况。一般一次量不超过3 000 ml为原则。⑥ 术前1～2天,给予广谱抗生素治疗,以抑制肠道细菌,减少术后感染。⑦ 根据手术切除范围,备好术中用血。一般镇静、镇痛药物均经肝脏代谢降解,麻醉前用药量宜小。对个别情况差或处于肝性脑病前期的患者,术前仅给予阿托品或东莨菪碱即可。

(二)麻醉实施

选用麻醉药和麻醉方法需要了解:① 所患肝脏疾病;② 肝脏在药物解毒中的作用;③ 药物对肝脏的影响。麻醉医师必须亲自了解肝病类型,肝细胞损害程度以及其他可使手术复杂的因素,特别是那些促进出血的因素。不同的麻醉方法各有其优缺点,选用时应根据手术的类型,结合患者肝功能情况作全面考虑。药物的选用应选择直接对肝脏毒性和血流影响较小的药物,要了解施行麻醉的技术和术中对患者的管理往往比个别药物的选择更为重要,如术前用药、术中供氧、补充血容量、纠正酸中毒、维持循环稳定等。

连续硬膜外阻滞麻醉适用于许多肝脏外科手术。硬膜外阻滞有良好的肌肉松弛作用,术中镇痛比较完善,可以减少镇痛药物的用量,而且可以用于术后镇痛。但要注意凝血功能不良时防止硬膜外血肿。单纯使用硬膜外阻滞有时患者会感到非常不适,随着国内医院麻醉设备的完善和更新换代,现在已经极少使用单纯硬膜外阻滞麻醉来完成肝脏手术。

全身麻醉是肝脏手术的主流麻醉方法。氟烷麻醉后有极少量的患者出现肝功能损害,所以对吸入麻醉药能否用于肝脏手术一直存在争议。现在的观点认为,吸入全麻药用于肝脏手术不应列为禁忌。现在使用的吸入麻醉药如异氟烷、七氟烷及地氟烷在体内的代谢率极低,肝毒性很小。如果患者有活动性肝炎或严重肝功能不全,还是不用氟烷(国内现在基本不用)为好。

近年来,静脉复合或全凭静脉麻醉日益受到重视,可应用于长时间的各种手术,使静脉全麻的适应范围显著扩大,成为全身麻醉的两种主要方法之一。其最突出的优点在于诱导快,麻醉过程平稳,无手术室空气污染,苏醒也快,是一种较好的麻醉方法。丙泊酚是快速、短效静脉麻醉药,除镇静催眠作用外,适当深度短时间有一定的镇痛作用;丙泊酚还是外源性抗氧化剂,其对肝脏缺血再灌注损伤有一定的保护作用,所以肝脏手术全凭静脉麻醉中使用丙泊酚比较合适,术中辅以麻醉性镇痛药和肌肉松弛药定能达到满意的镇痛和肌松效果。

近年来海军军医大学附属东方肝胆外科医院较多采用持续硬膜外阻滞复合气管内吸入全身麻醉用于肝脏手术的麻醉。在提供完善的肌肉松弛和镇痛作用的同时，大大减少了全身麻醉药物、肌肉松弛药和麻醉性镇痛药的使用，而且可以用于术后镇痛。但凝血功能差的患者应避免进行硬膜外穿刺。

（三）术中管理

虽然行肝叶切除的患者大都存在肝硬化的基础，但临床肝功能检验一般均在正常范围，术前凝血状态、肝代谢功能以及麻醉药物与其他药物的药代动力学状态也接近正常。因此，术中管理的要点是维持血流动力学的稳定、尽可能维持有效的肝脏血流以保持较好的肝氧供耗比、保护支持肝脏的代谢。

由于肝叶切除术中血流动力学及液体平衡往往波动显著，所以对这些患者应有比较充分的术前准备和良好的术中监测。动脉置管监测动脉压和采集动脉血样，中心静脉压、肺动脉压、心排血量、尿量监测对血容量和心功能评估均是有益的，同时体温和神经肌肉阻滞程度的监测也是有必要的。心前区多普勒可以监测有无空气栓塞。

大号静脉穿刺针是必要的，中心静脉置管以备大量输血、输液及CVP监测。另外，应备好快速输液系统，准备充足的血源包括新鲜冰冻血浆、血小板和冷沉淀。血红蛋白＞100 g/L时不必输血；血红蛋白＜70 g/L应考虑输入浓缩红细胞；血红蛋白为70～100 g/L时，根据患者代偿能力、一般情况和其他脏器功能决定是否输血。急性大出血如出血量＞30%血容量，可输入全血。一般来说失血≤1 000 ml可用胶体晶体液补充血容量，不必输血。失血达到1 000～5 000 ml可输洗涤红细胞。失血≥5 000 ml在输注洗涤红细胞的同时还应输入适量的新鲜冰冻血浆和失血≥8 000 ml还应加输血小板。

术中液体的管理包括输注晶体液、胶体液和血制品。当急性失血时，晶体液能快速有效地补充血管内容量和组织间液缺失。但晶体液过多会导致周围性水肿而致伤口愈合及营养物质运输不良和出现肺水肿。胶体液在避免低蛋白血症发生的周围性水肿中效果较好。尽管输注白蛋白可以显著增加淋巴回流，而很好地防止肺水肿，但当这种机制失代偿或毛细血管膜通透性发生改变，导致液体渗透至肺间质从而不可避免地发生肺水肿。怎样维持足够的胶体渗透压和肺动脉楔压以防止肺水肿尚无定论。在液体潴留的早期，肺和毛细血管通透性可能并不发生改变。但当脓毒症等并发症发生时，会出现弥漫性毛细血管渗漏。因此在早期输注白蛋白以降低周围性水肿和肺水肿的程度，同时避免发生长期术后低蛋白血症。

（四）特殊情况处理

1. 大出血处理

大量出血是指紧急输血量超过患者血容量的1.5倍以上，或者1小时内输血量相当于患者血容量的1/2。常常会导致各种并发症，包括凝血障碍、酸中毒、高钾血症等。

（1）凝血障碍　大量输血时由于稀释性血小板减少、凝血因子缺乏以及原发性纤维蛋白溶解等原因导致凝血障碍，从而发生出血倾向。临床表现为手术野渗血、静脉穿刺点渗血、血尿、瘀点和瘀斑。大量输血引起的凝血障碍应根据凝血成分缺乏情况进行补充，常规包括新鲜冰冻血浆、凝血酶原复合物、血小板和新鲜全血等，必要时可直接补充凝血Ⅶ因子。

（2）酸中毒　贮存3周的库血为酸性，pH约为6.6。大出血时输入大量库血会引起代谢性酸中毒。如果输血后组织灌注良好，酸性代谢产物将很快代谢；但是存在长时间的低血压时，大量代谢产物蓄积，导致代谢性酸中毒进一步加重。一般建议输库血1 000 ml以上时需常规行血气分析，根据具体结果补充碳酸氢钠。

（3）高钾血症　库血保存7天后，血钾为12 mmol/L，保存21天可达25～30 mmol/L。大量输入库血后，极易引起高血钾。高血钾可加重低血钙对心肌的抑制，引起心律失常，甚至发生心搏骤停。对于高血钾患者，尤其是显著的高血钾，可缓慢静脉推注5～10 ml 10%葡萄糖酸钙或者3～5 ml 10%氯化钙以拮抗高血钾导致的心脏毒性作用，钙剂具有起效快的特点，同时其作用时间短。如果同时合并代谢性酸中毒，则可以静脉滴注5%碳酸氢钠，促进钾离子向细胞内转移，起效时间约15 min。β受体激动剂同样具有促进钾离子向细胞内转移的作用，尤其适用于大量输血引起的急性高血钾。泵注小剂量的肾上腺素不仅能快速降低血钾浓度，还能发挥正性肌力作用。静脉输注极化液（30～50 g葡萄糖中加入10 U胰岛素）能促进细胞对钾离子的摄取，降低血钾浓度，达到峰作用所需时间较长，约1 h。

（4）低温　成人输注200 ml冰冻红细胞或1 000 ml室温晶体液，体温平均约降低0.25℃，因此大量输入冷藏库血后会引起体温下降。低体温会对机体产生诸多的影响：抑制心肌收缩力，降低心排血量，影响心内传导系统，导致心肌缺血和心律失常；内脏血流减少，肝脏功能降低，肾血流及肾小球滤过率减少，导致药物代谢减慢，作用时间延长，苏醒延迟；低体温还会影响凝血功能，一方面可使循环血中血小板数目减少，血小板黏附、聚集能力下降，降低凝血因子活性，导致出血时间延长；另一方面激活纤维蛋白溶解系统，使凝血酶原时间延长。大出血时避免低体温以预防为主，治疗为辅。主要采用充气式加温毯经体表加温，以及采用输液加温装置经液体加温。

2. 空气栓塞

肝脏占位靠近下腔静脉或肝静脉时，手术过程中可能会损伤肝静脉，导致空气栓塞。其早期临床表现为呼气末二氧化碳下降，如进气量较多或持续进气，则很快出现血氧饱和度下降，血压下降以及心率增快。气栓的发生与空气进入的量和速度密切相关，因肺能少量清除静脉内气泡，故缓慢进入的少量空气一般无临床意义；中等量的气体主要滞留在肺循环中，最终会被吸收。当进入气体的量超过肺清除的速度时，肺动脉压显著升高，随着右心室后负荷增加，心排血量下降。氧化亚氮能弥散到气泡内并增加其体积，会显著加重哪怕是少量空气的不良反应。有实验证明，接受氧化亚氮麻醉的动物，导致死亡的空气的量是不接受氧化亚氮动物的1/3～1/2。

静脉空气栓塞是一种严重的、可能危及生命的并发症，如果短时间内大量气体进入静脉，导致心腔堵塞，影响血液流出，可发生急性心血管功能衰竭。如果肝脏占位位于第二肝门区，与肝静脉关系比较密切，在分离或切除过程中，主干静脉撕裂或破损，以及小的肝静脉分支破损均可能使破口成为潜在的进气口。当心室舒张期肝后腔静脉处于负压时，空气经破口进入静脉，导致空气栓塞。或者是下腔静脉血流速度快，若肝静脉与腔静脉会接处在术中受压迫，或术者过度牵拉肝脏，使会接处下腔静脉段狭窄，狭窄段两侧腔静脉压力差增大，经过会接处下腔静脉的血流速度比平时快，从而在此产生负压，通过创面上的肝静脉破口将空气吸入到体内。

如果怀疑气体栓塞首先要第一时间与外科医师沟通，询问是否有肝静脉或其他小静脉破损，明确后应尽快采用湿盐纱或手盖住静脉破损处；然后调整体位，将患者调成左低右高以及头低脚高

位,尽量使进入的气体留在右心系统,避免大量气体短时间内进入左心冠状动脉开口处,以免阻塞冠状动脉导致心脏停搏;改为纯氧,调整呼吸参数,一般是增加呼吸频率,减少潮气量,通过肺的运动挤压心脏将大气泡震荡为小气泡;如血氧饱和度下降明显,可改为手控辅助通气;给予血管活性药物支持循环功能。如果进气量较多,可在初步明确诊断后经中心静脉抽吸空气,但是多数情况下无法抽出气体。

第二节　胆道手术与麻醉

一、胆道手术的特点

胆道外科手术是临床最常见的手术之一,胆道系统疾病多数为胆囊、肝总管和胆总管等炎症、结石、肿瘤、畸形等,由于胆道解剖变异多、病程复杂多变、胆道手术并发症多等原因,临床上某些患者手术效果不尽人意,可因术后发生并发症、胆道结石残留或复发、胆管狭窄等因素而不得不再次或多次手术。此类患者病情差异和年龄跨度大、复杂多变、意外发生率高,麻醉处理难度与风险较大。因此,术前需充分评估与处理,麻醉处理需根据病情差异、手术变化及时调整,确保患者安全。

（一）急性化脓性胆管炎

急性化脓性胆管炎(acute purulent cholangitis, APC)又名急性梗阻性化脓性胆管炎(acute obstructive suppurative cholangitis, AOSC),泛指由阻塞引起的急性化脓性胆道感染,是胆道外科患者死亡的最重要、最直接的原因,多数继发于胆管结石和胆道蛔虫症。本病好发于$40\sim60$岁,病死率$20\%\sim23\%$,老年人的病死率明显高于其他年龄组,在非手术病例可高达70%。腹痛比较常见,为本病的首发症状。常有反复发作的病史。疼痛的部位一般在剑突下和(或)右上腹部,为持续性疼痛阵发性加重,可放射至右侧肩背部。发热是最常见的症状,除少数患者因病情危重,出现感染中毒性休克,体温可以不升外,一般APC患者均有发热,体温可高达$40℃$以上,持续高热。

中国的急性胆道感染用重症急性胆管炎一词来描述,其意特指急性化脓性胆道感染的严重类型,它突出强调了原发性肝内外胆管结石、胆管狭窄的病理与临床的严重性,也强调了胆道梗阻在感染发生、发展中的重要意义,并提出了相应的治疗要求。一旦确立重症急性胆管炎的诊断,临床上即应有足够的认识与重视,及时有效地帮助患者度过可能面临的威胁、减少死亡的危险是胆管外科临床与科研的首要问题。导致患者死亡的主要原因是败血症、中毒性休克、胆源性肝脓肿、胆道出血和多器官功能衰竭等。这些严重病变的病理改变可由急性胆管炎引起,已不是或不再完全是其病变本身,而是续发病变或损伤的结果。胆管梗阻和感染这两个因素互相作用可使病情进一步加重,若未得到有效的处理或处理不及时、不恰当,就可能导致上述一系列严重后果,因此,早期诊断和治疗才是有效降低临床病死率的关键,它涉及多学科、大范围、高难度的研究,需要不间断地探索、积累和总结,从理论到实践求得新的突破。

一般起病急骤,突然发作剑突下和(或)右上腹部持续性疼痛,伴恶心及呕吐,继而出现寒战和发热,半数以上的患者有黄疸。典型的患者均有腹痛、寒战及发热、黄疸等Charcot三联征,近半数患者

出现神志淡漠、烦躁不安、意识障碍、血压下降等征象。

腹痛比较常见,为本病的首发症状。常有反复发作的病史。疼痛的部位一般在剑突下和(或)右上腹部,为持续性疼痛阵发性加重,可放射至右侧肩背部。疼痛的轻重程度不一,因胆管下端结石和胆道蛔虫引起的腹痛非常剧烈,而肝门以上的胆管结石,以及肿瘤所致胆道梗阻继发感染所致的APC,一般无剧烈腹痛,仅感上腹部或右上腹部胀痛、钝痛或隐痛,通常可以忍受。

发热是最常见的症状,除少数患者因病情危重,出现感染中毒性休克,体温可以不升外,一般APC患者均有发热,体温可高达40℃以上,持续高热。部分患者有寒战是菌血症的征象,此时做血培养阳性率较高,其细菌种类与胆汁中的细菌相同。肝脏—叶内胆管结石所致的APC常常仅有发热,而腹痛和黄疸可以很轻,甚至完全不出现。黄疸是APC另一个常见症状,其发生率约占80%。黄疸出现与否及黄疸的程度,取决于胆道梗阻的部位和梗阻持续的时间。一般来讲胆道梗阻的时间越长,胆道内压力越高,梗阻越完全,黄疸就越深。肝总管以下的胆管梗阻容易出现黄疸。肝内某一支胆管梗阻,反复胆管炎发作可引起该叶肝脏纤维化萎缩,但黄疸可以不明显,甚至不出现。恶心及呕吐是Charcot三联征以外的常见的伴发症状。体格检查可以发现:巩膜和皮肤黄染,皮肤有抓痕,80%的患者剑突下和右上腹有压痛及反跳痛,腹肌紧张通常不明显。在胆囊未切除及胆囊没有萎缩的患者,可触及肿大的胆囊。在胆囊同时有急性炎症时,右上腹则出现压痛、反跳痛及肌紧张,墨菲征阳性,有炎性渗出的患者,右下腹有腹膜炎的征象,应与急性阑尾炎相鉴别,但本病仍以右上腹部压痛明显,鉴别起来并不困难。伴有肝脓肿的患者,可出现右季肋部皮肤水肿,压痛及肝区叩击痛阳性。

引起APC的原因很多,但是,胆道梗阻和细菌感染是2个基本条件,常见的病因有以下几种。

1. 胆管结石

胆管结石是引起APC的最常见原因,占80%以上。

2. 胆道寄生虫

胆道寄生虫是引起APC的又一个常见原因,常见的寄生虫有胆道蛔虫,胆道华支睾吸虫等,其中最常见的是胆道蛔虫症,它是肠道蛔虫病的并发症。在中国,尤其是农村地区肠道蛔虫的感染高达50%~90%。

3. 肿瘤

肿瘤是引起APC的重要原因,主要是胆道及壶腹周围的肿瘤,以恶性肿瘤居多。

4. 胆管狭窄

在手术和尸检中通常可见到APC患者存在有胆管狭窄,常见的有:胆总管下端狭窄,肝门部胆管及肝内胆管狭窄,狭窄可以是一处,也可以有多处狭窄,狭窄的轻重程度不等,在狭窄的上段胆管扩张,多伴有结石存在。胆管狭窄还见于医源性胆管损伤,胆肠吻合口狭窄及先天性胆管囊状扩张症等。

正常胆道系统呈树枝样结构,肝脏分泌的胆汁经各级胆管汇流至胆总管,最后通过Oddi括约肌内注射入十二指肠。在胆道梗阻时,梗阻以上的胆管扩张,胆囊增大,以暂时缓冲胆管内的高压。但是,胆管壁的弹力纤维有一定的限度,因此,胆管的扩张和缓冲能力也有一定的限度,如果胆管梗阻不能解除,胆管内的压力继续升高,超过了肝脏的分泌压时,肝脏停止分泌胆汁,胆管内的胆汁淤积,化脓性细菌感染,造成胆管壁、邻近器官和身体各重要器官损害。APC时,患者肝内和(或)肝外胆

管壁充血水肿、增厚；胆管黏膜充血、水肿、糜烂、出血，并有散在的小溃疡形成，有的溃疡较深，内有小结石嵌顿，胆管壁形成许多微小脓肿，少数患者发生局灶性坏死，甚至穿破。由于胆道梗阻，胆管内压力升高，当压力超过36 cmH$_2$O时，肝内的毛细胆管上皮细胞坏死，毛细胆管破裂，胆汁经胆小管静脉逆流入血，产生高胆红素血症。临床检查血清总胆红素及直接胆红素均升高，尿中胆红素及尿胆原呈阳性。肝脏毛细胆管上皮坏死，毛细胆管破裂，胆汁还可以经肝窦或淋巴管逆流入血，从而细菌进入血循环，引起菌血症和败血症。临床上表现有寒战和高热。进入血循环中的细菌量与胆汁中的细菌量成正比，其中大部分细菌仍停留在肝脏，引起肝脓肿，称为胆原性肝脓肿。脓肿可为多发，主要位于胆管炎所累及的肝叶，多发性肝脓肿可融合成较大的脓肿。反复发作的胆管炎及散在的肝脏脓肿久治不愈，最后形成胆汁性肝硬化，局灶性肝萎缩，以肝脏左外叶最为常见。APC时除引起胆管及肝脏损害外，炎症还可波及其周围组织及脏器，手术及尸检中可见到胆原性肝脓肿附近出现化脓性感染、膈下脓肿、局限性腹膜炎。有时炎症可波及胸腔引起右侧急性化脓性胸膜炎及右下肺炎等。APC还可以引起急性间质性肺炎、急性间质性肾炎、局灶性化脓性肾炎及膀胱炎、急性脾脏炎及急性化脓性脑膜炎等各重要脏器的损害，并可以发生弥散性血管内凝血（DIC）及全身性出血等严重损害。

急性化脓性胆管炎的治疗原则是手术解除胆管梗阻、减轻胆管内压力和引流胆汁。治疗方案应根据住院时患者的具体情况而定。多数学者认为该病应在严重休克或多器官功能未发生衰竭之前就及时采用手术治疗。但手术治疗必须结合有效的非手术疗法，才能取得较为理想的效果。非手术治疗在疾病早期，尤其是急性单纯性胆管炎，病情不太严重时，可先采用非手术方法。有75%左右的患者，可获得病情稳定和控制感染，而另25%患者对非手术治疗无效，并由单纯性胆管炎发展成急性梗阻性化脓性胆管炎，应及时改用手术治疗。手术治疗对病情较严重，特别是黄疸较深的病例，应及早手术治疗。手术死亡率可高达25%～30%。手术方法应力求简单有效，主要是胆管切开探查和引流术。应注意的是引流管必须放在胆管梗阻的近侧，在梗阻远侧的引流是无效的，病情并不能得到缓解。如病情条件允许，还可切除有炎症的胆囊，待患者度过危险期后，再彻底解决胆管内的病变。

（二）复杂多次胆道手术

1.阻塞性黄疸

由于胆道系统疾病导致胆汁不能正常分泌、排入肠道导致不同程度的阻塞性黄疸，产生一系列病理生理变化。复杂胆道手术或需要再次手术患者常有阻塞性黄疸。在肝外阻塞性黄疸的病例中，90%以上是由胆管结石、胆管癌以及壶腹周围癌等病变所致。引起梗阻性黄疸的疾病大体分两类，即良性疾病和恶性疾病。良性疾病以胆道结石最为常见，其次还有胆道炎症性狭窄，胆道良性肿瘤。恶性疾病包括各种发生于胆总管部位的原发和转移癌，常见的蚴胆管癌、胰头癌、十二指肠乳头癌等。恶性肿瘤的病变一般都呈慢性过程，为无痛性黄疸，不易引起患者重视，往往就医很晚。

由于胆汁不能正常排出，淤积于肝脏，损害肝脏功能。肝脏功能受损，导致一系列病理生理变化，主要有代谢、消化、解毒、免疫、凝血等功能受损。代谢方面出现糖原贮备下降、蛋白质合成减少、脂代谢紊乱、维生素代谢异常、激素灭活能力降低，尤其人体一些重要蛋白质合成减少，对围术期患者产生严重影响。维生素K合成减少将导致凝血功能障碍。胆汁生成和排泄障碍导致高胆红

素血症,除了影响消化吸收功能外进一步损害肝功能。肝脏是人体最大的解毒器官,肝功能受损导致人体代谢过程中所产生的一些有害废物及外来的毒物、毒素、药物的代谢和分解产物不能解毒,危害全身。肝脏是最大的网状内皮细胞吞噬系统,它能通过吞噬、隔离和消除入侵和内生的各种抗原。肝功能受损必将影响机体免疫能力。人体几乎所有的凝血因子都由肝脏制造,肝脏在人体凝血和抗凝两个系统的动态平衡中起着重要的调节作用。肝功能破坏的严重程度常与凝血障碍的程度相平行,随着梗阻性黄疸加重,凝血功能不断恶化。肝脏参与人体血容量的调节,热量的产生和水、电解质的调节。如肝脏损害时对钠、钾、铁、磷等电解质调节失衡,常见的是水钠在体内潴留,引起水肿、腹水等。

2. 手术相关问题的外科处理

(1) 残余结石　肝外胆管结石手术后残余结石率已经由20年前的17%下降到现在的7%。而肝内胆管结石的术后残余结石率则比肝外胆管结石术后残余结石率显著增高。目前肝内胆管结石的术后残余结石率高达23%左右。导致胆管残余结石的原因各不相同,如胆道先天或后天性变异、手术取石器械不完善、术者技能限制、患者手术时病情危重等,都可能造成术后胆管残余结石存在。在这些可能的原因中,胆道解剖的变异最为多见,由于胆道解剖的变异术前诊断较为困难,给术中确诊和选择正确和合理的手术方式带来困惑。

后天性的胆道解剖变异导致胆管残余结石也十分常见,最多见的原因为反复的胆道炎症。这种状况一旦发生,处理更为棘手。在后天性的肝外胆道变异可见于反复发作的胆管结石或炎症、多次胆道手术或右上腹胆管周围脏器肿瘤性病变及炎症性病变。

在后天性的肝内胆管变异现象中,仍以胆管炎症所致的胆管狭窄为最常见,处理正确与否与胆道残余结石和再发结石都存在密切的关系。肝内胆管结石病例中1/3患者合并胆管狭窄,而再次胆道手术患者合并胆管狭窄约40%,3次以上胆道手术合并胆管狭窄约2/3。同样,肝内胆管狭窄是肝内胆管结石残留、复发和手术的重要原因之一。

(2) 胆管炎性狭窄　又称为胆管良性狭窄。胆管内径变细影响胆汁通畅排出,称为胆管狭窄。胆管炎性狭窄多见于胆总管下端及左、右肝管。发病原因与反复的胆道感染,也和自然排石或多次胆道手术探查等有关。临床表现主要是反复发作的胆管炎,合并胆结石者其症状与胆管结石合并胆管炎相同。狭窄的近侧胆管多扩张,常伴有结石。治疗原则是及时解除狭窄,使胆管引流通畅。对治疗方法的选择取决于胆管狭窄的部位、范围和程度。

(3) 胆囊和胆道穿孔　是胆道疾病的严重并发症,常需紧急手术。穿孔部位多见于胆囊底部或颈部、胆总管或肝总管。病因多由于胆囊或胆总管梗阻、合并感染、内压升高、血运障碍、黏膜溃疡、结石压迫等因素所致。如穿孔过程较急则表现为急性胆汁性腹膜炎;如穿孔过程缓慢,被周围组织包裹则形成脓肿(如胆囊周围脓肿)。个别与邻近器官穿通形成内瘘。及时正确处理胆道疾病是预防胆道穿孔的关键。一旦穿孔发生,需要急诊手术,切除胆囊,修补胆管及瘘口,胆道引流,冲洗并引流腹腔。加强抗感染治疗,控制毒素吸收,减轻全身炎症反应。术后合理使用抗生素。

(4) 胆道出血　由于损伤或感染等原因导致肝内外血管与胆管之间形成病理性内瘘,血液经胆管流入十二指肠,称为胆道出血。胆道出血在上消化道出血中居第五位。病因包括:① 胆道感染或结石是造成胆道出血的首位原因;② 损伤致胆道出血见于肝暴力伤或锐器伤,术中取石损伤胆管壁可发生术中胆道出血,肝胆管U形管引流也可造成胆道出血;③ 其他原因,如肝动脉瘤、肝癌等。肝

内胆管与肝动脉和门静脉分支密切伴行是造成胆道出血的解剖基础。肝锐器伤、PTBD及U形管引流时，均可能造成肝内血管分支与胆管分支穿通发生胆道出血。由于胆道蛔虫或胆结石诱发的胆管炎，可并发肝内多发小脓肿或局限性脓肿，脓肿多发生在肝汇管区，腐蚀门静脉分支或肝动脉分支造成出血，尤其门静脉分支壁薄，易发生出血。胆道出血的临床表现与出血量及速度有关。患者多有外伤、胆管结石感染、蛔虫、肿瘤或肝胆手术史。

（5）胆瘘　各种原因引起胆道系统穿破形成异常通道，导致胆汁通过非正常途径流出。如流入肠道为胆内瘘，如流向体外或腹腔称为胆外瘘，常需手术治疗。原因多数为医源性损伤，如胆囊切除术、胆总管探查术、肝切除术、肝移植术等。临床表现为引流管或伤口引流出胆汁，易并发感染，引起膈下脓肿、肝下脓肿或弥漫性腹膜炎。胆内瘘可反复出现胆管炎，出现发热、腹痛、黄疸等。

二、胆道手术的麻醉

胆道常因炎症、结石、肿瘤、畸形和感染等病变接受外科手术，由于胆道病变位置特殊，尤其肝内胆管疾病，手术复杂、难度大。常需多次手术，疾病进展可以引起重要脏器功能受损、手术难度增加、麻醉风险增大，特别是围术期麻醉处理要非常谨慎。

（一）麻醉前评估与准备

1.麻醉前详细了解全身状况

疾病的轻重缓急，重要脏器受损程度，手术部位与手术时间长短等。了解术前并发症与胆道疾病的相关性。是否存在严重感染、胆道梗阻、黄疸及严重程度、肝功能是否受损及严重程度等。仔细评估凝血功能。是否存在饮食问题、禁食情况，是否存在营养问题、低蛋白血症，营养支持情况及效果等。

2.麻醉前准备

（1）重点检查心、肺、肝、肾功能。对并存疾病特别是高血压病、冠心病、肺部感染、肝功能损害、糖尿病等应给予全面的内科治疗。

（2）胆囊、胆道疾病多伴有感染，胆道梗阻多有阻塞性黄疸及肝功能损害，麻醉前都要给予消炎、利胆和保肝治疗。阻塞性黄疸可导致胆盐、胆固醇代谢异常，维生素K吸收障碍，致使维生素K参与合成的凝血因子减少，发生出凝血异常，凝血酶原时间延长。麻醉前应给予维生素K治疗，使凝血酶原时间恢复正常。

（3）阻塞性黄疸患者，术前应加强保肝治疗，术中术后应加强肝肾功能维护，预防肝肾综合征的发生。

（4）梗阻性黄疸患者，自主神经功能失调，表现为迷走神经张力增高，心动过缓。麻醉手术时更易发生心律失常和低血压，麻醉前应常规给予阿托品。

（5）胆囊、胆道疾病患者常有水、电解质、酸、碱平衡紊乱，营养不良，贫血，低蛋白血症等继发性病理生理改变，麻醉前均应作全面纠正。

（6）急性化脓性胆管炎患者术前就存在严重感染和血流动力学不稳定状况，术前和急诊术中应尽量纠正。

3. 麻醉方案的选择

麻醉方法选择通常根据患者病情、手术方案、麻醉设备条件与麻醉医师的业务技术水平等综合考虑来选择适当的麻醉方法。

胆道手术首选全身麻醉或全身麻醉复合椎管内麻醉，很少单独选择椎管内麻醉。椎管内麻醉抑制内脏牵拉反应作用差，时有肌肉松弛不良影响手术野的暴露；硬膜外阻滞还有一定的失败率，有时需术中改全身麻醉。阻滞平面过高，如达上胸段可抑制呼吸功能，尤其是复合麻醉性镇静药、镇痛药时更易发生。局麻药毒性反应也是椎管内麻醉尤其是硬膜外阻滞的风险所在，因而近年来已较少单独使用。全身麻醉复合硬膜外阻滞能扬长避短，是很好的麻醉选择。椎管内麻醉痛觉阻滞完善，对呼吸、循环、肝、肾功能影响小；持续硬膜外阻滞作用不受手术时间限制，并可用于术后镇痛。椎管内麻醉能够有效地抑制麻醉本身和手术带来的前后负荷，减少术后肺部的并发症。另外，椎管内麻醉在达到胸腰水平抑制交感神经后，促进胃肠蠕动，缩短术后肠麻痹的时间，减少术后肠梗阻的发生率，有利于肠道功能的尽早恢复。

（二）麻醉实施

全身麻醉诱导可用快速诱导气管插管，麻醉维持可用吸入全身麻醉、全凭静脉麻醉或静吸复合全身麻醉。拟行全身麻醉复合椎管内麻醉时在麻醉诱导前置入硬膜外导管，全身麻醉诱导后手术开始前椎管内用药。全身麻醉具有诱导迅速，保护气道和保证足够通气，给氧充分，容易控制麻醉深度与麻醉持续时间，肌松满意等优点。但是，全身麻醉药物对心血管功能有抑制作用，尤其是对于高龄及危重患者，应选择合适的麻醉药物，加强围术期的血流动力学监护。

胆道手术患者术前常有多种并发症，术中病情变化多，加强围术期监测对保证患者的安全有重要意义。除了常规监测心电图、心率、血压、脉搏氧饱和度、呼气末二氧化碳等无创监测外，有条件时应积极做好有创动脉压、中心静脉压、体温监测。失血多或术前有凝血功能障碍的患者需监测凝血状态。对患者监测项目的选择取决于患者术前的一般状态和拟行手术的大小，还包括预计失血量的多少。有创动脉监测可用于反复采集血液样本或监测可能发生的血流动力学的急剧变化。中心静脉通路可用于输注药物和控制中心静脉压，使用一些无创监测技术（如经食管超声多普勒或唯捷流等）可以有效帮助实现补液量最佳化。间断血液生化监测对术中出血量大、有显著血流动力学波动的患者有重要意义，可迅速发现贫血、凝血障碍、代谢异常和呼吸功能障碍。

全身麻醉用药要充分考虑患者术前的一般状况以及麻醉药物对肝脏功能的影响。在镇静催眠药物中，依托咪酯完全依靠肝脏代谢，在单次注射后其清除率并不改变，但由于分布体容积扩大，半衰期延长。丙泊酚在持续泵注时清除率也没有变化，但当肝功能有障碍时，其清除半衰期和作用时间将有所延长。病情危重或低血容量患者应谨慎使用丙泊酚，因为丙泊酚有心血管抑制作用，会引起血压下降。苯二氮䓬类药物如咪达唑仑应用于肝功能障碍患者时其清除率也会下降，所以小剂量使用能带来较持久的抗焦虑和遗忘作用，但对血流动力学影响较小。

麻醉性镇痛药中吗啡、哌替啶等完全经肝脏代谢的药物血浆半衰期将延长，对于肝功能受损患者，这些药物的使用剂量应该比正常减少一半甚至更少。芬太尼也完全经肝脏代谢但受肝脏影响较小，长时程输注时药代动力学个体差异较大，瑞芬太尼是一种短效强效的麻醉性镇痛药，它可被血中或组织中酯酶分解，不受肝功能障碍的影响，可以持续输入。

神经肌肉阻滞药中，琥珀胆碱和米库氯铵对肝功能受损患者作用时间显著延长，主要原因是突触间隙胆碱酯酶减少所致。维库溴铵和罗库溴铵经肝脏代谢或经肝原形排出，肝功能受损时清除减慢，作用时间延长。阿曲库铵和顺阿曲库铵不依赖肝肾代谢，很少受肝功能障碍的影响，而顺阿曲库铵无组胺释放作用，更适合于各种肝胆手术的麻醉。

近年来，七氟烷或地氟烷全凭吸入、丙泊酚全凭静脉或者静吸复合全身麻醉已经广泛应用于长时间的各种手术的麻醉，使全身麻醉的选择更加灵活适应范围也显著扩大。吸入麻醉有麻醉深度调节方便、麻醉作用全面、全身血流动力学控制平稳等优点。丙泊酚全凭静脉麻醉最突出的优点是诱导快，麻醉过程平稳，无手术室空气污染，苏醒迅速，是一种比较好的麻醉方法。胆道手术也可以在持续硬膜外麻醉复合气管内或喉罩吸入全身麻醉下完成。

（三）麻醉管理

胆囊和胆道部位迷走神经分布密集，并且有膈神经分支的参与，在游离胆囊床、胆囊颈和探查胆总管时可以发生胆心反射和迷走-迷走反射，引起反射性冠状动脉痉挛，心肌缺血和心律失常，血压下降。应采取预防措施，如局部神经封闭，静脉注射阿托品或依诺伐等。吗啡可引起胆总管括约肌和十二指肠乳头部痉挛，促使胆道内压上升达 $30\ cmH_2O$ 或更高，持续时间可达 $15 \sim 30\ min$，且不能被阿托品解除，故麻醉前应禁用。阿托品可使胆囊、胆总管括约肌松弛，应及时使用。全身麻醉可保证充足的通气与氧供；麻醉中严密监测 SpO_2、呼吸、体温以及有创动脉血压、中心静脉压等血流动力学指标，及时发现血流动力学变化及其他并发症，输入血浆代用品、血浆和全血以恢复有效循环血量以及适当使用血管活性药物，纠正休克，监测血气电解质，及时纠正水、电解质和酸碱平衡紊乱；注意呼吸管理、维护肝功能，防治 ARDS 和循环衰竭，对少尿、无尿患者经过快速输液无效者，宜使用利尿剂等措施，防治肾功能不全；做好围术期体温监测和保温工作。

复杂胆道与多次手术患者手术难度大，手术区粘连、解剖变异等易造成术中大量出血，凝血功能差的患者容易出现大量渗血。由于术前血容量可能已经存在严重失衡，黄疸患者循环功能存在严重异常，术前有严重感染或已有感染性休克的患者血流动力学更为复杂。复杂胆道手术术中常有血流动力学及液体平衡显著波动，所以对这些患者应有较充分的术前准备和比较完善的术中监测。直接动脉压、中心静脉压、心排血量、尿量等监测对血容量和心功能评估均是有益的，需要常规监测。

术中血流动力学稳定主要靠有效血容量来维持。血容量受术中失血和大血管阻断与放松的影响。有些患者在手术过程中，常常难以维持正常血压以保证器官灌注，常需使用心血管活性药物。正性心力作用药物如 β 受体激动剂、多巴酚丁胺或磷酸二酯酶抑制剂米力农等收效甚微，因为这些患者心排血量已经过度增加，但动脉扩张严重，在这种情况下，纯粹的 α 激动剂去氧肾上腺素对平均动脉压作用明显，因此常用于胆道手术中。其他外周血管张力药物如去甲肾上腺素、垂体加压素等也可以使用，但都要注意由于血管收缩导致的器官血供不足。

术中应及时补充血容量。根据不同情况分别输注晶体液、胶体液或血液制品。注意大量输血补液引起的凝血功能障碍和低体温的发生。术中凝血功能障碍大多以稀释性血小板减少为原因。凝血改变的程度取决于术前血小板的数量、失血量和血小板的功能。临床上显著的血小板减少见于输血量达血容量的 1.5 倍以上的患者。常输注血小板以维持血小板数量在 $50 \times 10^9/L$ 以上。术中低体温可导致术中低心排、低血压、凝血障碍及术后苏醒延迟等一系列问题的发生。即使轻度体温下降也可加

重失血,尽管低温状态下血小板计数并未改变,但是低温可损伤血小板功能。术前和术后应进行体温监测,注意对患者及其所有输入液体的保温,调节适当的手术室温度、覆盖体表暴露部位、使用温毯机等保温设备。通过输注温热液体以减少术中低体温在快速输血中是有益的,术中应备输血加温器和快速输血装置。

梗阻性黄疸不仅表现为胆红素升高引起的皮肤巩膜黄染,而且是一组表现极其复杂的特殊临床症候群。由于胆红素对其他脏器的直接毒性作用、淤胆对肝脏的直接损害、低血容量低灌注,以及黄疸伴随的内毒素血症等原因可导致心、脑、肝、肾等重要器官功能的下降。麻醉过程中突出的问题就是患者对麻醉药的敏感性增高和血流动力学的波动。

总之,胆道手术在麻醉和围术期管理中应遵循如下原则:① 做好充分术前准备,尽一切可能纠正机体的内环境紊乱;② 术中减少一切不必要的用药;③ 选用对肝胆功能影响最小的药物;④ 术中力求血流动力学平稳;⑤ 加强监测,特别是生化和凝血功能的监测。

第三节　胰腺手术与麻醉

一、胰腺手术的特点

胰腺是位于后腹膜的一个狭长的器官,胰腺病变的表现往往比较深而隐蔽。胰腺疾病主要包括急慢性胰腺炎、胰腺囊肿、胰腺癌和壶腹周围癌。胰十二指肠切除术是治疗胰头、十二指肠、胆总管下段和壶腹周围肿瘤的主要的手术方式。对于急性重症胰腺炎,外科治疗主要针对胰腺局部并发症继发感染或产生压迫症状,如消化道梗阻、胆道梗阻等,以及胰瘘、消化道瘘、假性动脉瘤破裂出血等其他并发症。

(一)胰十二指肠切除术

胰十二指肠切除术是一种复杂且创伤很大的腹部手术,切除范围包括部分胰腺、邻近的十二指肠、胆管下端、部分胃及空肠上端,并且需作胆总管、胰管、胃与空肠的吻合。手术方式包括胰头十二指肠切除术、扩大胰头十二指肠切除术、保留幽门的胰十二指肠切除术、全胰腺切除术等。

胰腺癌的发病率正在增高,据报道在美国最常见的因癌症死亡的病例中胰腺癌超过胃癌而居第四位。胰头癌、胆总管下段癌、乏特壶腹癌或乏特壶腹周围的十二指肠黏膜癌等均发生在胰头部3 cm直径范围内。这几种肿瘤的症状和体征都很相似,但预后则不尽相同。虽然胰头十二指肠切除术是治疗这类肿瘤比较有效的疗法,但其疗效仍不能使人满意。胰头癌最差,其他几种类型癌略好些,但总的手术切除率仅30%,手术死亡率和切除术后五年治愈率均仅10%左右。

胰头部包括下部胆管与十二指肠,从胚胎发生学和解剖学来看关系密切,行胰头切除时合并十二指肠切除曾被认为是不可避免的。胰十二指肠切除术(PD)及保留幽门的胰十二指肠切除术(PPPD)被认为是慢性胰腺炎胰头部肿块和良性肿瘤的经典术式。但手术创伤大,破坏了消化道的连续性。Beger等于1972年倡导保留十二指肠的胰头切除术治疗慢性胰腺炎胰头部肿块。其后有许多学者在Beger手术期的基础作了改进。1990年文献报道有人对胰头部低度恶性肿瘤及良性病变采用保留十二

指肠的胰头全切除术以降低胰漏的发生率。但当前在国内尚未普遍开展。

胰头十二指肠切除术是治疗胰腺癌的主要术式。第1例壶腹周围癌切除术是德国外科医师Kausch于1909年分两期进行的。1935年，Whipple用相似的方式进行了此手术，并在1942年改进为一期切除手术，切除后吻合顺序为胆、胰、胃与空肠吻合，即形成今天的胰头十二指肠切除术。1944年Child将空肠断端和胰腺断端吻合，然后行胆总管空肠端侧吻合及胃空肠端侧吻合，即胰、胆、胃与空肠吻合，称为Child法。Child法和Whipple法是目前较常用的手术方式。目前国内外该手术的死亡率最低的为≤2%。

1. 胰十二指肠切除术的适应证

（1）胰头部癌、乏特壶腹癌、胆总管下段癌、壶腹周围的十二指肠癌。其中，胰头癌疗效较差，对壶腹周围癌的疗效较好。

（2）其他如十二指肠平滑肌肉瘤、类癌、胰腺囊腺癌等疾病，必要时可选用此术。

（3）不适行此手术的情况是：肝已发生转移；胆总管和肝管转移；肝门、胆总管周围和胰腺上方淋巴结广泛转移；肿瘤已侵及门静脉和肠系膜上静脉；胰头或壶腹周围已与下腔静脉或主动脉紧密粘连。

（4）对长期严重黄疸，条件极差的患者，可先行胆囊空肠近段端侧吻合或先行PTCD、ERCP引流后，待病情好转后再行二期或择期根治切除。二期手术一般争取在第1期手术后10日左右施行，最迟不得超过2周。二期手术常因粘连造成困难，故原则上应尽量争取一期根治手术。

拟行胰十二指肠切除术的患者应进行充分的术前准备：改善全身情况，进高热量、高蛋白质饮食，辅以胆盐和胰酶，以助消化吸收。术前反复多次少量输血；治疗黄疸，主要是保护和改善肝、肾功能。术前几日每日静脉滴注10%葡萄糖1 000 ml。有条件时先行PTCD或ERCP引流是最好的减黄措施；改善凝血功能，除反复输新鲜血外，应给予足量的钙和维生素K_1和维生素C，术前3天肌内注射止血药物；胆道梗阻后常引起肝内感染，术前应常规应用抗生素、甲硝唑等，以预防感染。

2. 胰十二指肠切除术的主要并发症与防治

（1）胰瘘 常是胰腺切除术后致命和最常见的并发症。多发生于术后5～7天。患者出现腹胀、腹痛、高热，腹腔引流液增加，如腹腔引流液淀粉酶升高，可确定为胰瘘。一般采用非手术疗法，因手术难以修复。不同的消化道重建方法对预防胰瘘的发生有重要意义。中国医科大学附属医院总结胰头十二指肠切除术118例，采用Whipple法的42例中10例发生胰瘘，其中6例死亡；而采用Child法75例中2例发生胰瘘，1例死亡。Child法胰瘘发生率明显低于Whipple法。目前国内较少采用Whipple法重建消化道。手术中注意胰肠吻合的严密，特别是主胰管内导管的放置及引流，腹腔引流要充分，最好采用潘氏引流管，必要时加双腔引流管引流。早期持续应用抑制胰液分泌的药物，如生长抑素及其衍生物。

（2）腹腔出血 分原发性和继发性两种。原发性出血常在手术早期，多为鲜血自引流管流出，多由于术中止血不彻底或凝血功能障碍所致；应严密观察，立即输液和输血，应用止血药物，若病情不见好转，应立即开腹探查。继发性出血多发生于术后1～2周，多由于胰瘘胰液流入腹腔，消化腐蚀周围组织所致，应积极采取非手术治疗；如有活跃出血时，可考虑血管造影检查，但有时仍难以发现出血部位，手术止血常难以成功，应持慎重态度。原发性出血还可发生在胰腺或空肠的切缘，主要是手术中止血不彻底，造成手术后局部出血和形成血肿，血肿压迫更进一步使吻合口血运不好，造成吻合

口瘘或胰瘘,所以局部出血常常和各种瘘相关联,需密切观察引流管情况,如有持续性出血,应立即再次手术。预防主要是手术中止血彻底,另外还可将生物蛋白胶涂于胰腺断端和吻合口周围,一方面止血,另一方面还可有适当的黏合作用。

(3)胃肠道出血 术后早期出血可考虑胃黏膜下止血不彻底或凝血功能障碍。术后1周左右出血多认为是应激性溃疡出血,可按应激性溃疡出血处理,手术后早期常规应用抗酸药。

(4)腹腔内感染 是一种严重并发症,多由胰瘘、胆瘘或腹腔渗血合并感染所致。可有腹痛高热,身体消耗,发生贫血、低蛋白血症等。加强全身支持治疗,应用高效广谱抗生素。

(5)胆瘘 较少发生,一旦发生主要靠通畅引流,一般可以治愈,引流不畅及有腹膜刺激征者应手术探查。

(二)急性重症胰腺炎手术

外科治疗主要针对胰腺局部并发症继发感染或产生压迫症状,如消化道梗阻、胆道梗阻等,以及胰瘘、消化道瘘、假性动脉瘤破裂出血等其他并发症。手术治疗及手术次数增加术后并发症发生率及病死率。胰腺和胰腺周围感染性坏死的手术方式可分为微创手术和开放手术。微创手术主要包括小切口手术、视频辅助手术等。开放手术包括经腹或经腹膜后途径的胰腺坏死组织清除并置管引流。对于有胆道结石患者,可考虑行胆囊切除术或胆总管切开取石术,术中常放置空肠营养管,胰腺感染性坏死病情复杂多样,各种手术方式需遵循个体化原则单独或联合应用。

二、胰腺手术的麻醉

胰腺具有外分泌和内分泌两种功能,胰腺发生病变必定导致相应的生理功能改变及内环境紊乱。因此需要接受良好的麻醉前准备,尽可能使并存的病理生理变化得到纠正后再进行麻醉和手术,以增加安全性。胰腺疾病的病因及病理生理较为复杂,术前必须明确诊断并拟定麻醉方案。如慢性胰腺炎患者由于胰腺功能低下,近40%患者出现糖尿病,又因外分泌功能不全,机体缺乏必需的胰酶而导致严重的营养不良,术前均需给予营养支持及控制血糖。胰头癌及壶腹周围癌压迫胆管可出现黄疸,迷走张力增高导致心动过缓并增强内脏牵拉反射,必要时可先行经皮胆道置管引流(PTCD),这不仅有助于诊断,而且胆道引流有利于感染控制及减轻黄疸,改善肝功能。因胰十二指肠切除术是最主要的胰腺手术,所以下面就主要谈谈胰十二指肠切除手术的麻醉处理。

(一)胰十二指肠手术麻醉特点

(1)胰十二指肠肿瘤多呈浸润性生长,易侵犯神经和门静脉、肠系膜上静脉、下腔静脉,手术操作复杂,历时长,易损伤周围器官,创伤大。

(2)胰十二指肠肿瘤患者继发慢性出血和贫血,长期饮食不佳使患者伴有营养不良,一般情况较差。

(3)患者常伴有胃肠道梗阻和功能紊乱,导致水、电解质和酸碱平衡紊乱。

(4)患者常伴有胆道梗阻,引起阻塞性黄疸和肝功能损害,导致凝血障碍。术中应注意保护肝功能,改善凝血功能。

（5）腹腔脏器受交感神经和副交感神经双重支配，内脏牵拉反应与内脏神经支配有关。

（6）手术需要良好的肌肉松弛，尤其在腹腔探查和关腹等操作时肌松要求更高。

（二）胰十二指肠手术的麻醉选择

1. 椎管内麻醉

椎管内麻醉包括硬膜外阻滞，腰麻和硬膜外阻滞联合腰麻。椎管内麻醉的优点是：痛觉阻滞完善，腹肌松弛满意，对呼吸、循环、肝、肾功能影响小；交感神经被部分阻滞，肠管应激，使得手术野显露较好，促进胃肠蠕动，缩短术后肠麻痹的时间，减少术后肠梗阻的发生率，有利于肠道功能的尽早恢复；持续硬膜外阻滞平面控制在$T_4 \sim L_1$，阻滞作用不受手术时间限制，气道反射存在，降低误吸的危险性，减少术后肺部的并发症；硬膜外阻滞可用于术后镇痛。椎管内麻醉也有其缺点：椎管内麻醉有一定失败率，需改全身麻醉；阻滞平面过高，如达上胸段可抑制呼吸功能，尤其是复合麻醉性镇静药、镇痛药时更易发生；局部麻醉药毒性反应；椎管内穿刺导致的神经损伤。

2. 全身麻醉

全身麻醉的优点是：诱导迅速，容易控制麻醉深度与麻醉持续时间，肌松满意；保护气道和保证足够通气，供氧充分；便于维持血流动力学稳定。全身麻醉的不足有吞咽反射与气道反射的消失或减弱，导致诱导和插管时有引起呕吐误吸的危险；全身麻醉药物对心血管系统的抑制作用。

3. 全身麻醉复合硬膜外阻滞

具有全身麻醉和硬膜外阻滞的优缺点，目前已经成为上腹部大手术的首选麻醉方式。该麻醉方法的优点有：患者意识消失，麻醉深度可控，苏醒迅速、舒适；减少阿片类镇痛药和肌松药用量，减少了全身麻醉药物的不良反应，苏醒及拔管时间缩短，降低了并发症；阻滞手术区域的传入神经和交感神经，阻断伤害性刺激向中枢的传导，使脑垂体和肾上腺髓质分泌的儿茶酚胺减少，有效降低了全身麻醉诱导期、术中手术操作以及拔管期的应激反应；术后镇痛完善，有利于患者早期咳嗽、排痰，改善术后早期的肺功能，减轻肺不张，肺部感染等并发症，促进胃肠功能恢复。缺点有：与单独实施硬膜外阻滞和全身麻醉相比，全身麻醉复合硬膜外阻滞更易出现低血压，术中通过容量治疗和适当使用血管活性药物以及监测麻醉深度来减少发生低血压和术中知晓的可能性；操作复杂、费时；存在穿刺并发症的风险。

（三）麻醉管理

1. 麻醉前准备

（1）全面评估患者的营养不良、贫血和低蛋白血症状况；纠正全身情况，采用高热量、高蛋白质饮食，辅以胆盐和胰酶，以助消化吸收；胰腺肿瘤慢性出血患者多并存贫血，如择期手术，可以术前少量多次输血或补充白蛋白；对于急性失血患者，应在补充血容量治疗休克的同时实施麻醉和手术。

（2）胰腺肿瘤伴胆道梗阻的患者常引起肝内感染，术前应常规应用抗生素、甲硝唑等抗感染。

（3）伴梗阻性黄疸及肝功能损害的患者，术前应给予消炎、利胆和保肝治疗；阻塞性黄疸可导致胆盐、胆固醇代谢异常，维生素K吸收障碍，致使维生素K参与合成的凝血因子减少，可导致凝血功能异常，凝血酶原时间延长，围术期容易发生出血、渗血，术前除了输新鲜血外，应该补充维生素K和钙剂改善凝血功能。

（4）纠正水、电解质和酸碱平衡紊乱；胰十二指肠疾病患者常有脱水、血液浓缩、低钾血症、代谢性碱中毒等紊乱，术前应予以纠正。

（5）胰十二指肠手术应术前常规置入鼻胃管，麻醉前应尽可能排空胃内容物，以减少围术期呕吐和误吸的发生，有利于术后胃肠功能的恢复和及时的肠内营养。

（6）评估患者心、肾、肝、肺功能，对并存疾病特别是高血压、糖尿病、冠心病、肺部感染、肝功能损害、肾功能不全等给予全面的治疗。

2. 术中麻醉管理

（1）麻醉监测　术中常规监测 ECG、SpO_2、$P_{ET}CO_2$，有创动脉血压、CVP，尿量和体温。间歇性血糖监测对胰腺手术尤为重要，胰腺功能不全引发的高血糖及胰岛素瘤导致的低血糖，均需根据血糖监测有效地控制血糖在 10 mmol/L 以下。

（2）维持有效循环血量　胰十二指肠手术由于肿瘤多呈浸润性生长，易侵犯神经和门静脉、肠系膜上静脉、下腔静脉，手术操作复杂、时间长，易损伤周围脏器，创伤大，可由于大量的出血、液体丢失、组织创伤水肿造成血容量不足，应及时补充液体、血浆以及浓缩红细胞维持有效循环血量，适当使用血管活性药物维持血流动力学稳定；避免血容量不足或过多，预防低血压和右心功能不全；输液时不可大量使用乳酸钠林格溶液或生理盐水，否则钠负荷增加可导致间质性肺水肿，伴肾功能损害者更需避免。

（3）保持血浆蛋白量和胶体渗透压　低蛋白血症患者麻醉时应将白蛋白提高到25 g/L 以上，不足时应补充白蛋白，以维持血浆胶体渗透压和预防间质水肿。

（4）维持内环境稳定　这类患者由于长期饮食不佳而致体质消瘦、脱水、电解质紊乱，术中应严密监测动脉血气，及时纠正水、电解质和酸碱失衡。快速大量输血患者应防治代谢性酸中毒、高钾血症、低钙血症。胰腺手术患者应重视血糖的控制，间断监测血糖和尿糖。努力控制血糖在 10 mmol/L 以下。

（5）纠正凝血功能　麻醉前有出血倾向者，应输注新鲜血浆或血小板。由于维生素 K 缺乏引起的凝血障碍可输注新鲜冰冻血浆。术中一旦发生异常出血，应及时检查纤维蛋白原、血小板，并给予抗纤溶药物或纤维蛋白原。

（6）高龄、长时间手术、术中大量输血的患者术中体温可能降低，使患者术后出现寒战，造成苏醒延迟，对心血管系统、凝血功能和免疫机制造成严重影响，故术中应注意监测体温和采取液体加温等保温措施。

（7）保护肝肾功能　胰十二指肠切除手术患者由于长时间胆道系统梗阻，肝内胆汁淤积，阻塞性黄疸，肝功能损害严重，应禁用对肝肾有损害的药物，维持肾脏灌注，对少尿、无尿患者经过快速输液无效者，应使用利尿剂等措施防治肾功能不全。

（8）消除不良神经反射　胆囊、胆道部位迷走神经分布密集，且有膈神经分支参与，在游离胆囊床、胆囊颈和探查胆总管时可发生胆心反射，患者不仅出现牵拉痛，而且可引起反射性冠状动脉痉挛，心肌缺血导致心律失常，低血压甚至心搏骤停，应采取措施预防。

（9）维持肌肉松弛，为外科操作创造良好条件　腹腔探查及关腹时对肌松要求高，可追加局部麻醉药维持阻滞平面或给予肌肉松弛药。

（10）加强呼吸管理，避免出现低氧和二氧化碳潴留，避免长时间高浓度氧的吸入，防止肺损伤。

（11）保证镇痛完善，预防血栓栓塞。

第四节　脾脏手术与麻醉

脾脏是人体最大的免疫器官,是机体细胞免疫和体液免疫的中心。虽然脾脏手术在各个医院都只占很小的比例,但几乎所有的麻醉医师都会在职业生涯中遇到脾破裂行急诊脾切除的手术,都有可能遇到腹部大手术中脾脏意外受伤破裂的情况。脾脏手术麻醉有其特殊性。本节将探讨脾脏手术的特点和麻醉管理。

一、脾脏手术的特点

(一)脾脏切除术的适应证

1.外伤性脾破裂

腹部闭合性损伤中,脾破裂占20%～40%,开放性损伤占10%左右,死亡率约10%,约85%为被膜和实质同时破裂的真性破裂,少数为中央型或被膜下破裂,其被膜尚完整,但可在2周内突然转为真性破裂而大量出血,称为延迟性脾破裂,需警惕。

外伤性脾破裂常合并有其他脏器损伤,如肝、肾、胰、胃、肠等,增加围术期处理的难度。自发性脾破裂很少见,多有外伤史,而且这类患者的脾脏常有基础病因引起的病理性肿大,如有血吸虫病、疟疾或伤寒等。脾破裂会导致严重的大出血,是能够致死的腹部急症之一,必须紧急抢救。较小的破裂可以缝合修补,但绝大部分都是行脾切除术。

2.脾原发性疾病及占位性疾病

游走脾,也称异位脾,约20%会发生脾蒂扭转,使脾充血坏死,甚至会引起休克;脾囊肿,真性脾囊肿有皮样囊肿、淋巴管囊肿、寄生虫性囊肿,假性囊肿多为损伤后陈旧性血肿;脾肿瘤,原发性肿瘤极其少见,良性多为血管瘤、内皮瘤,恶性多为肉瘤;脾脓肿,多为全身感染的并发症。

3.造血系统疾病

许多血液系统疾病如遗传性球形红细胞增多症、遗传性椭圆形红细胞增多症、丙酮酸激酶缺乏、地中海贫血、自身免疫性溶血性贫血、免疫性血小板减少性紫癜、慢性粒细胞性白血病、慢性淋巴细胞性白血病、多毛细胞白血病、霍奇金病等,由于其病理生理改变,会引起脾脏肿大,或由于血细胞破坏严重,在药物控制不佳的情况下,会选择手术切除脾脏的方法。但此类患者手术只是缓解血细胞破坏这一问题,根本治疗还是应结合药物与放化疗。

4.门静脉高压症

门静脉高压症患者几乎全部有脾大现象,多数合并有不同程度的脾功能亢进。凡患者有明显的脾脏肿大及显著的脾功能亢进者,应争取做脾切除术。临床上已经证明,单纯的脾动脉结扎不能彻底纠正脾功能亢进现象,而脾切除后则不仅脾功能亢进能得到矫正,且对食管静脉曲张及腹水等也有间接的帮助。随访结果发现凡手术前未曾有过呕血史者,手术后亦多不出血,似乎有预防出血或延缓病程的作用。脾切除术后,除了可能发生一般大手术后发生的并发症外,还有一些特殊的并发症需要妥善预防与处理:① 腹腔内出血:巨脾症切除后之腹腔内出血为术后常见严重并发症之一,有时可导

致死亡。出血的原因不一定是由于脾蒂大血管的处理不善，更多的是因脾与膈肌等周围组织粘连，分离后粘连渗血不止。此种细小的渗血因暴露不佳可能在手术时没有发现，而术后由于脾窝空虚，膈肌活动，加上患者凝血功能障碍，往往可造成大量出血，甚至引起休克。因此，在脾切除术时对脾周围组织如膈肌、胰尾、脾蒂等处的小出血点应仔细止血，在脾切除术后应加强引流，以利于即时发现出血；② 血栓形成：脾切除后血小板常有明显升高，有时可高达 $100 \times 10^9/L$ 以上，持续时间可达 $2 \sim 3$ 周之久；加之手术时静脉壁可能损伤，术后腹内有时可能发生感染，又由于患者术后往往长期卧床不活动，都可能造成脾静脉内之血栓形成，甚至延及肠系膜上静脉、门静脉，诱发腹水、肝衰竭等。因此患者术后血小板升高过多者，应考虑抗凝治疗，并注意防治感染；③ 长期发热：脾切除后高热不退（39℃以上，持续2周左右）比较常见，大约占10%以上，发热的原因较多，如膈下血肿的继发感染和静脉内的血栓形成就是重要原因之一，胰尾损伤后胰液外渗，附近组织被消化后产生吸收热，也有可能。

（二）脾脏切除的优缺点

通过手术适应证我们发现，所有脾脏切除术除本身的疾病外，都是脾脏肿大。脾大能引起机体不良的生理反应，所以切除脾脏可以纠正脾大对人体的危害，但有时脾脏切除术后对治疗原发病的疗效欠佳。

既往认为治疗脾破裂的首选方法是全脾切除，但全脾切除后将改变患者的免疫功能，出现脾脏滤过功能消失、IgM减少、调节素和调理素水平降低、T淋巴细胞系统出现紊乱、外周血淋巴细胞数量以及淋巴细胞转换率明显下降，导致暴发性脾切除术后感染（overwhelming postsplenectomy infection，OPSI）的机会显著增加。近年来，随着免疫、分子生物学等的发展，以及对脾脏解剖、生理、病理等方面的深入研究，提出了"生理状态下脾应尽量保留，病理状态下脾应合理切除"的观点。根据脾脏的解剖结构和现有的止血措施，脾部分切除已经可以安全进行。

（三）脾脏手术后常见并发症

脾脏手术后常见并发症有腹腔内大出血、膈下感染、血栓-栓塞性并发症。

二、脾脏手术的麻醉

（一）术前准备

择期脾脏手术需要全面评估患者的一般情况。对于肝功能、凝血功能异常的患者，需要了解其异常是原发疾病引起还是继发性的生理反应。由于肝脾疾病患者往往术前病程较长，营养状况不佳，此类患者需要术前纠正贫血和低蛋白血症；严重贫血，特别是溶血性贫血患者应输注新鲜血。全面评估和保护肝功能；合并有肝损害、低蛋白血症者，应加强保肝及多种氨基酸治疗。血小板减少、出凝血时间及凝血酶原时间延长者，应少量输注新鲜血或浓缩血小板，并辅以维生素K治疗。择期手术待贫血基本纠正、肝功能改善、出血时间及凝血酶原时间基本恢复正常后再行手术。

原发性脾功能亢进者除有严重的出血倾向和贫血外，大都已长期服用肾上腺皮质激素和ACTH。麻醉前除应继续服用外，需检查肾上腺皮质功能代偿情况；术前不要突然停药，否则可能发生肾上腺皮质危象影响预后。术中出现不明原因的低血压或休克，在抗休克的同时需补充激素。

外伤性脾破裂除积极治疗出血性休克外,还应注意有无肋骨骨折、胸部挫伤、左肾破裂及颅脑损伤等并存损伤,以防因漏诊而发生意外。对于有充分的证据显示轻度脾破裂患者外,均需要在术前即按大出血可能进行术前准备。

除了麻醉药物器具等准备外,应与外科医师及血库沟通,了解手术方式、大小,保证备血充分,对于巨脾患者,有条件的医院可以开展术中血液回收。

(二)麻醉选择

麻醉方法的选择应根据患者的年龄,全身状况,疾病的轻重缓急,是否合并其他重要脏器损伤,手术时间长短与复杂程度,麻醉设备条件与麻醉医师的业务技术水平等综合考虑来选择适当的麻醉方法。一般而言,全身麻醉或全身麻醉复合椎管内麻醉均可。

1. 椎管内麻醉

椎管内麻醉对呼吸、循环、肝肾功能影响小;交感神经被部分阻滞;可用于术后镇痛;气道保护性反射存在,降低了误吸的风险。但椎管内麻醉抑制内脏牵拉反射作用弱,有时肌松不佳影响外科操作;麻醉操作过程会延长,硬膜外阻滞有一定的失败率,有时需改全身麻醉。阻滞平面过高可能会抑制呼吸,特别是合用麻醉性镇静药和镇痛药时更易发生。很多脾脏手术患者由于肝功能受损造成凝血功能异常,对于此类患者椎管内麻醉是禁忌的。目前已经不再单独使用椎管内麻醉行脾脏手术。

2. 全身麻醉

随着麻醉技术水平和设备条件的改善,全身麻醉已经成为脾脏手术的首选方法。全身麻醉诱导可用快速诱导或清醒插管,维持可用吸入全身麻醉、全凭静脉麻醉或静吸复合全身麻醉。

全身麻醉具有诱导迅速,保护气道,保证足够通气,给氧充分,容易控制麻醉深度和时间,肌松满意等优点。但是吞咽反射和气道保护性反射消失或减弱,导致诱导和插管时有引起呕吐误吸的危险,对未禁食或有胃潴留的患者,应采用清醒插管更安全。大部分外伤性脾破裂手术是急诊手术,如果对患者禁食状态没有把握应按照饱胃患者处理。另外,全身麻醉药物对心血管系统的抑制作用也应该予以充分考虑。

3. 全身麻醉复合硬膜外阻滞

全身麻醉复合硬膜外阻滞用于腹部大手术可充分发挥全身麻醉和硬膜外麻醉的优势,有效避免二者的不足之处。全身麻醉的可控性好,肌肉松弛满意,牵拉反射少,气道管理方便;硬膜外阻滞可阻断手术区域的传入神经和交感神经,阻断伤害性刺激向中枢的传导,使脑垂体和肾上腺髓质分泌的儿茶酚胺减少,有效降低了围麻醉期的应激反应,减少阿片类等全市麻醉药物的用量,减轻了对心血管和大脑的抑制,苏醒快,拔管早,减少了并发症;特别适用于合并有呼吸、心血管疾病的患者,高龄患者以及创伤大、手术时间长、内脏探查牵拉反射明显、机体应激反应剧烈的腹部手术。硬膜外置管可用于术后镇痛,有利于患者早期咳嗽、排痰、改善术后早期的肺功能、减轻肺不张、肺部感染等并发症,促进患者早期康复。

(三)麻醉监测

围术期需严密监测呼吸、动脉血压、中心静脉压、脉搏、尿量、体温、意识、皮肤色泽。如果情况紧急,可在基础监测下边手术边完善其他监测,择期手术应完善全面监测后再开始手术。

有创监测的准确性和即时性有助于麻醉医师随时了解和掌握患者的生命体征变化,便于麻醉医师即时处理可能出现的意外情况。

(四)术后注意事项

(1)患者尚未完全清醒或循环、呼吸功能尚未稳定时,应加强对生命体征的监测,并给予相应处理。术后常规给予吸氧,预防术后低氧血症。危重患者和感染性休克未脱离危险期者,麻醉后应送至麻醉恢复室或ICU继续进行严密监护治疗,直至脱离危险期。

(2)术后应常规进行动脉血气、血常规、血生化等检查,并依据结果作相应处理。

(3)严密观察引流量,即时发现和处理出血和渗血。

(4)继续保肝、保肾治疗,预防肝肾综合征。预防肺部感染。

(5)加强抗感染治疗,警惕暴发性脾切除后感染(OPSI)的发生。

(孙玉明)

参 考 文 献

[1] 杨甲梅.实用肝胆外科学.上海:上海人民出版社,2009,161-168.

[2] 郭曲练,姚尚龙.临床麻醉学:3版.北京:人民卫生出版社,2011.

[3] 庄心良,曾因明,陈伯銮.现代麻醉学:3版.北京:人民卫生出版社,2008.

[4] Hayashi H, Beppu T, Okabe H, et al. Functional assessment versus conventional volumetric assessment in the prediction of operative outcomes after major hepatectomy. Surgery, 2015, 157(1): 20-26.

[5] Szelkowski L A, Puri N K, Singh R, et al. Current trends in preoperative, intraoperative, and postoperative care of the adult cardiac surgery patient. Curr Probl Surg, 2015, 52(1): 531-569.

[6] Pillai A L, Andring B, Patel A, et al. Portal hypertension: a review of portosystemic collateral pathways and endovascular interventions. Clin Radiol, 2015, 70(10): 1047-1059.

[7] Sabate A. Dalmau A, Koo M, et al. Coagulopathy Management in Liver Transplantation. Transplant Proc, 2012, 44(6): 1523-1525.

[8] Stanley A J, Hayes P C. Portal hypertension and variceal haemorrhage. Lancet, 1997, 350(9086): 1235-1239.

[9] Kiamanesh D, Rumley J, Moitra V K. Monitoring and managing hepatic disease in anaesthesia. Br J Anaesth, 2013, 111 (S1): 50-61.

[10] Luo Y G, HU C L. Treatment for pulmonary artery hypertension in liver transplantation. Journal of Clinical Rehabilitative Tissue Engineering Research, 2008, 12(53): 10563-10566.

[11] Schuppan D, Afdhal N H. Liver cirrhosis. Lancet, 2008, 371(9651): 838-851.

[12] Aldenkorrt F, Aldenkorrt M, Caviel L, et al. Portopulmonary hypertension and hepatopulmonary syndrome. World J Gastroenterol, 2014, 20(25): 8072-8081.

麻醉与围术期相关并发症

第六篇

第75章
全麻恢复期管理

随着危重疑难患者施行复杂手术量的增加，全麻恢复期的管理显得格外重要。手术的结束并不意味着全麻作用的消失和主要生理功能的完全恢复，需要经历安全和平稳的恢复过程。由于麻醉和手术等各种原因在全麻恢复期间易发生呼吸道梗阻、通气不足、恶心呕吐、误吸或循环功能不稳定等各种并发症，虽然通过严密监测，仍可能有并发症发生。另外，手术苏醒后患者处于非舒适状态，如长时间手术固定体位导致躯体不适；手术室温度及手术创伤导致的低温、寒战；术后伤口疼痛；术前禁食水及术中体液丢失导致的术后口腔干燥；对手术的焦虑、恐惧等，需要专业的舒适化护理。因此，设备精良、管理制度完善的PACU，是麻醉科的重要组成部分。为了提高围术期患者的安全，目前国内绝大多数医院都配备了专业的医护团队保障麻醉恢复室的安全运作。运作良好的恢复室，不仅能保障患者安全，同时还可加快接台手术的周转，提高手术台的利用率，也是快速康复的重要一环。

第一节　PACU的管理

一、PACU的历史和国内外现状

（一）PACU的历史

尽管全身麻醉的历史已有160余年，但PACU的普及是在第二次世界大战之后。早期PACU的雏形可以追溯到1800年的英国，在毗邻手术室的区域开设了五间双人房，有专门的值班护士，用于护理手术后的危重患者以及刚刚经历重大手术的患者。事实上，1846年现代化乙醚麻醉的诞生伴随着开设康复套房的需求。在当时患者被乙醚麻醉，一旦完成外科手术，就被带入邻近的恢复区，评估患者麻醉后是否有发绀、喘鸣和窒息，还描述了麻醉相关不良反应，是否有恶心呕吐和皮疹等。1863年，弗洛伦斯·南丁格尔确定了一个与手术室相关的小房间，患者一直待在床上，直到他们从麻醉和手术中康复出来。

在20世纪上半叶，手术的复杂性和麻醉知识不断扩展，与此同步的是恢复室的数量也在不断增加。自1923年，美国的约翰·霍普金斯大学医院出现了类似目前的现代化PACU之后，美国各个大学医院陆续开设了麻醉恢复室。随着第二次世界大战的爆发，护理资源的短缺，为了让较少的护士可以为更多的术后患者提供更安全的护理，建立了许多麻醉后恢复室。以后，随外科手术复杂性增加和

危重手术患者数量的增多,恢复室收治患者的时间由原先的术后几小时延长到整夜留观。早在1947年,一项发表于JAMA的回顾性研究具有里程碑的意义,明确麻醉后死亡的重要原因(如缺氧、喉痉挛、拙劣的仪器设备等),同时展示了麻醉恢复室集中管理和优质护理的优势,认为至少1/3的麻醉后24 h内的死亡事件是可以预防的。麻醉恢复室应由麻醉部门指导,配备经过专门培训的护士,并备有复苏患者的设备。纽约医院手术室委员会在1949年指出任何医院开展现代手术都需要适当的恢复室治疗。1988年,美国麻醉医师学会发布了一系列麻醉后监护治疗的标准。

(二) PACU 的国内外现状

20世纪90年代,随着日间手术的发展,门诊手术患者的恢复也纳入PACU的工作范畴。国外一些PACU目前也用于电休克治疗、选择性心脏转流、献血、内镜检查、疼痛中心和术前控制。近20年来,我国各大医院已经建立和逐渐普及PACU,卫生行政部门及麻醉质量控制中心把PACU的管理作为评定麻醉科质量的重要组成部分。上海麻醉质量控制中心要求二级甲等以上医院必须设置PACU医疗单元。PACU的建立和发展,适应了现代外科学在广度和深度方面的迅速发展之需要,解决了手术的难度和风险增大而潜在危险危害状态,切实减少了围术期并发症,提高了手术质量和围术期的安全。

当今PACU的发展与麻醉学和手术领域的稳步提高是平行的。近年来,舒适化护理服务概念的提出,让PACU进行一次转型升级,不仅保证患者手术麻醉后的生命安全,而且力求为患者营造一个舒适的就医环境,使患者在生理、心理、社会等方面达到愉快的状态或降低不愉快的程度,即护理人员要给所有人一个最舒适的状态。由此,患者对PACU的需求以及受益变得更加明显。舒适是患者最希望通过护理得到的基本需求之一。舒适化护理理念包括床头抬高15°~30°改良卧位护理、柠檬水口腔喷雾护理、术后急性疼痛健康教育、音乐治疗等创新性护理措施,极大地缓解了患者的不舒适症状,使患者麻醉恢复过程更加安全、平稳、舒适。

二、PACU 的总体要求及人员配备

PACU应位于手术室的中心或手术室出口处,PACU设计应便于同时观察所有患者,但至少应有一小间供病情极其危重或有特殊感染患者使用。理想的PACU床位与手术室的比率是1.5:1。每张病床应光线充足,床间距2 m,病床四周均不靠墙,头项端需留有同样空间供气管插管、颈静脉穿刺等使用。应有多个电源插座、中心供氧、压缩空气源和负压吸引装置。应选用舒适、坚固、可推动,能调节高度和体位的病床,床底坚实适于行心脏按压,床边护栏包括头端栏边均可活动起落,有静脉输液架插孔。PACU一般不接受感染患者,以避免交叉感染的发生。每日擦洗一次台面,每日2次湿式拖地,每个月1次进行空气菌落培养。

PACU应配备麻醉后监护治疗的专业护士,必须具有气道管理和二期心肺复苏的经验,还有伤口处理、引流管和术后出血处理的专业知识。专业护士与患者的比率是1:2~1:3,每间术后恢复室至少应有2名护士。当手术室的日常工作包括小儿患者术后恢复或短小手术较为频繁时,需再配备一备班护士。PACU必须在麻醉医师的指导下,联系手术医师协调合作,处理有关手术引起的问题。由麻醉医师处理镇痛、气道、心肺和代谢等问题。

三、PACU的仪器设备和药物

（一）PACU的仪器设备配置

严密监测患者的意识状态、呼吸和外周灌注是非常重要的。根据患者的需要定时监测和记录生命体征。标准监测包括：测定呼吸频率以及潮气量，连续监测心电图和体温，手动或自动血压测定、脉搏以及血氧饱和度。必要时，可进行呼气末CO_2的监测；对血流动力学不稳定，需要血管活性药物和采血样的患者，应留置动脉导管进行有创监测血压，同时进行中心静脉压的测定。如果患者监测和处理需要加强，应送到ICU。PACU的仪器设备配置见表75-1。

表75-1　PACU的仪器设备配置

仪器设备	配　　　置
监测仪器	ECG、IBP、NBP、HR、SpO_2、$P_{ET}CO_2$、CVP和体温计等
呼吸治疗仪器	呼吸机、雾化器和纤维支气管镜等
急救设备	吸氧装置、负压吸引装置、口咽通气道、鼻咽通气道、咽喉镜、气管内导管、简易呼吸器、起搏器和除颤器等
其他设备	肌松药监测仪、麻醉深度监测仪、中心静脉导管、有创动脉、监测换能器等

（二）PACU的常备药物

室内应备有各种急救药物，并分门别类放置于急救车内，药品应有明显标记。表75-2为PACU常备药物。

表75-2　PACU常备药物

分　类	药　　　物
正性肌力药	肾上腺素、去甲肾上腺素、麻黄碱、多巴胺、间羟胺、异丙肾上腺素等
负性肌力药	酚妥拉明、硝酸甘油、硝普钠、乌拉地尔（压宁定）等
抗心律失常药	利多卡因、胺碘酮、普罗帕酮（心律平）、氯化钾、维拉帕米（异搏定）、硫酸镁等
强心药	去乙酰毛花苷C（西地兰）、地高辛、多巴酚丁胺、米力农等
抗胆碱药	阿托品、东莨菪碱
抗胆碱酯酶药	新斯的明
平喘药	氨茶碱、喘定等
镇静、镇痛药及拮抗药	咪达唑仑、丙泊酚、哌替啶、芬太尼、吗啡、曲马多、可待因、纳洛酮、氟马西尼等
肌肉松弛药	琥珀胆碱、阿曲库铵、维库溴铵、罗库溴铵等
凝血药及抗凝药	维生素K、酚磺乙胺、纤维蛋白原、肝素等

（续表）

分　类	药　　物
利尿脱水药	呋塞米、甘露醇等
其他及液体	激素（琥珀酸氢化可的松、氢化可的松、地塞米松、甲泼尼龙等）、50%葡萄糖、10%氯化钠、10%氯化钙、10%葡萄糖酸钙、5%碳酸氢钠、生理盐水、乳酸钠林格液、5%葡萄糖、10%葡萄糖及各种人工胶体液等

四、常规工作

（一）监护和治疗

所有患者应吸入30%～40%的氧气，常规监测ECG、SpO_2和BP，用呼吸机患者还需监测FiO_2和$P_{ET}CO_2$。术后第1 h内至少每隔5 min记录一次患者的生命体征。未清醒患者应放置口咽或鼻咽通气道，鼓励清醒患者咳嗽、深呼吸及必要的活动。

（二）拔管指征和注意事项

1. 拔管指征

（1）患者基本清醒，血流动力学稳定，血压基本正常。脑电双频指数（BIS）＞80时，50%以上患者清醒；BIS＞90时，几乎全部患者能唤醒。

（2）自主呼吸恢复，咳嗽反射、吞咽反射活跃；意识恢复，能完成睁眼，抬头，握手等指令；自主呼吸频率≤20次/min，潮气量≥8 ml/kg，SpO_2≥95%，可考虑拔管。

（3）必要时拔管前后进行血气分析，指导围拔管期处理。

2. 拔管方法

（1）拔管　吸净气管内、口、鼻、咽喉部存留的分泌物，气管内吸引的时间一般每次不宜超过10 s，否则可导致低氧，可按间歇吸引、轮换吸氧的方式进行。

（2）常规拔管　先将吸引管前端略超过导管前端斜口，避免过度刺激患者呛咳。放入后将吸引管与气管导管一同徐徐拔出。然后再吸净咽喉、口腔内分泌物。

（3）拔管困难　有困难插管患者以及肥胖睡眠呼吸暂停综合征患者可能发生拔管困难。在拔管前应有充分准备。不然在拔管后可能发生呼吸道梗阻。对此类患者必须更严格掌握拔管指征，待患者完全清醒合作，各项呼吸指标已达到正常水平，并分析和预防各项拔管后可能发生气道梗阻的因素，并准备困难插管工具，准备再行气管插管或气管切开。

3. 特殊情况的气道管理

口鼻腔以及颌面部手术后气道管理：维持呼吸道通畅很重要。严格掌握拔管指征：① 完全清醒，能明确回答问话；② 安静状态下患者的通气量应达满意程度，呼吸频率应大于12次/min（小儿20次/min）；③ 喉反射及咽反射完全恢复；④ 拔管后患者清醒能取半坐位；⑤ 拔管时麻醉医师和外科医师在场，以便随时抢救或气管切开等。

4. 拔管后注意事项

即使是常规拔管后，都应严密监测患者的呼吸运动、频率、SpO_2及血压、心率，待患者神志清醒，

各项呼吸和循环监测指标正常,并有足够的观察时间,符合PACU出室标准,才能考虑送回病房。

(三)PACU疼痛管理

PACU患者的疼痛是手术后即刻发生的急性疼痛,其性质为伤害性疼痛,主要由手术部位的感受器受到损害而引起。这种疼痛会引起自主神经活动异常,不仅会造成心动过速、血压升高、心律失常,增加心血管意外的发生;而且会导致术后恶心呕吐、谵妄躁动发生率升高。术后疼痛如果不能在初始状态下被充分控制,可能发展为难以治疗的慢性疼痛(术后持续3个月以上的疼痛)。

有研究显示术后镇痛可以减低手术并发症和死亡率,因此目前强调术后早期疼痛治疗,PACU干预疼痛显得至关重要。从伦理及人道主义角度考虑,应该倡导积极而有效的术后镇痛。目前有观点认为,缓解疼痛是基本人权。据统计,目前我国50%以上的患者术后都经历了中度以上的疼痛,仅小部分患者对术后疼痛的处理感到满意,有些患者抱怨未得到及时的镇痛治疗。国外研究也表明,患者术后疼痛的控制仍不理想,严重影响了患者的预后。影响疼痛的因素:① 手术:手术部位以及手术损伤的性质;术中创伤的性质和麻醉方式;术前给药和准备;术后状态,如有无引流管、留置导尿管、胃管等;② 患者:年龄、性别、疼痛阈值、社会经历、宗教信仰、性格、焦虑抑郁、学历等;③ 环境:术前准备、与医护人员的关系、患者自主性等。

由于群体之间存在个体差异,也正是个体差异导致不同个体对镇痛药物的敏感性和不良反应有所不同,个体化镇痛治疗方案尤为重要。多模式镇痛是术后镇痛的主要趋势,能够保证镇痛效果的同时降低不良反应。阿片类药物是多模式镇痛中重要组成部分,术后静脉镇痛药物包括吗啡、氢吗啡酮、芬太尼家族、美沙酮等强效阿片类镇痛药物,安全性更高的激动拮抗药物如纳布啡和混合机制镇痛药物曲马多等。静脉给药方式包括单次静脉注射、静脉滴注、静脉患者自控镇痛(patient controlled intravenous analgesia, PCIA)。也有研究显示在患者全麻苏醒前进行超前镇痛,使用小剂量镇痛药物(如芬太尼、帕瑞昔布钠等)对患者平稳苏醒、防止躁动、减轻疼痛有一定作用。

(四)手术室转送至PACU

转送前对患者做出正确估计,判断能否承受搬动和运送,应从安全角度确定运送时间及最佳途径。参加运送人数由病情而定。患者具备转送的基本条件如下:

1. 循环基本稳定

① 收缩压大于90 mmHg或MAP大于60 mmHg;② 心率、心律稳定或接近正常;③ 血容量足够,中心静脉压、左房压或肺毛细血管楔压接近正常范围;④ 用升压药者输注速度稳定,但应用硝普钠者因病情需要继续应用则减少剂量,允许情况下最好暂停输注,以免使血压骤降;⑤ 输血或输液通路保持通畅;⑥ 安装起搏器必须确保仪器运转良好。

2. 保持呼吸道通畅和通气良好

术毕通气良好,符合拔气管导管适应证者,可在手术室内拔管,但不符合条件者在经清除气管内分泌物后可保留气管导管,并继续进行人工呼吸,维持PaO_2大于80 mmHg,$PaCO_2$小于50 mmHg。

3. 无继发出血、无凝血异常

术毕应注意胸导管引流量、胸腔或心包腔和纵隔内引流管总引流量小于2 ml/(kg·h),若引流量超过200 ml/h,应及时鉴别继发出血或凝血机制障碍,首先要测定血常规、凝血功能以及凝血因子,以

排除继发出血或凝血机制障碍。

4. 其他

要注意患者的神志、各种反射、肢体活动和其他神经系统变化、体温、尿量等。在运送中应密切观察患者的体征，包括神志、口唇与甲床色泽、血压与脉搏。使用生理监测仪，观察心电图、血压和血氧饱和度均有数字和波形显示。搬运时保持平稳，避免颠簸震动或急剧改变体位。

5. 交接班

全身麻醉患者送至PACU，在最初的生命体征记录后麻醉医师应就以下事宜向PACU的医师和护士交班（表75-3）。并交代在PACU中应使用的药物及其方法。

表75-3 患者送至PACU时麻醉医师应交代事宜

事　　宜	内　　容
患者姓名，简要病史	药物、过敏史
手术情况	手术部位、出血、可能在PACU中遇到的问题
麻醉情况	麻醉药、镇静药、镇痛药，清醒程度，肌松药及恢复
补液	输血和体液补给，尿量和失血量
可能发生的问题和计划	氧疗，体液治疗，疼痛治疗计划

五、离开PACU指征

所有的患者在离开PACU前都必须由一位麻醉医师评估，将离开PACU的标准记录在病史上。

（一）全身麻醉

若患者静脉注射或肌内注射镇痛剂，必须经严密观察是否有呼吸抑制达30 min。全麻患者离开PACU的最低标准应包括：① 容易唤醒；② 定向力完全恢复；③ 咳嗽、吞咽恢复；④ 生命体征稳定至少1 h；⑤ 在需要的情况下有能力呼救；⑥ 无明显手术并发症。同时在离开PACU前，最好对术后疼痛有良好的控制，体温达到正常。根据皮肤色泽、清醒程度、循环、呼吸和运动能力评分，大部分患者在PACU 60 min后能达到标准（表75-4）。转至重症监护室的患者不需满足出PACU的全部标准，唯一的离开PACU标准是患者可以耐受从PACU至ICU的转送。

表75-4 麻醉后恢复期评分

项　　目	评　　分	标　　准
活动	2	四肢可活动
	1	二肢可活动
	0	不可活动
呼吸	2	可深呼吸，可咳嗽
	1	呼吸浅，但通气足够
	1	窒息或气道梗阻

（续表）

项　目	评　分	标　准
循环	2	血压变化为术前20%左右,无ECG变化
	1	血压变化为术前20%～50%左右,ECG轻微变化
	0	血压变化为术前59%左右,ECG明显变化
清醒	2	完全清醒
	1	能唤醒
	0	无反应
皮肤色泽	2	红润
	1	苍白或灰暗
	0	发绀
总分	0～10	

注：理想的离开PACU的评分为10分。

（二）部位麻醉

局部麻醉的患者应有感觉神经或运动神经阻滞平面恢复的迹象,无并发症者可不必常规进入PACU。理想的是全部恢复,以防运动乏力或感觉缺失所致的损害。麻醉平面的恢复应有记录。蛛网膜下隙和硬膜外麻醉恢复顺序从头到脚,感觉阻滞先恢复,若麻醉后6 h仍无恢复,有可能为脊髓或硬膜外血肿,需通过神经系统检查或CT、MRI摄像来排除是否有神经系统损伤。

（三）日间手术

日间患者必须始终有人陪伴,术后继续观察1～3 h,待生命体征稳定,行走平稳,符合标准后方可离开PACU。由于所有的麻醉技术均可影响患者的心理运动功能,故在8～24 h内不得尝试驾驶或操纵机械。

第二节　麻醉后早期并发症及其防治

全身麻醉后由于麻醉药物的影响、手术后的直接创伤,以及患者原有病理生理的变化等,均可导致某些并发症的发生,手术结束后,麻醉作用并未完全消失,即使患者已经清醒,药物作用却未必完全消除,保护性反射也没有恢复正常,此时仍有可能发生各种并发症。因此应积极防治全麻恢复期并发症。谢刚等对贵阳医院2009年5月至2011年7月麻醉手术后进入麻醉恢复室的11 174例患者的监测和治疗的情况进行报告,11 136例(99.66%)患者生命体征都在正常范围内,麻醉恢复评分达到8分以上安全转回病房,38例(0.34%)较危重的患者不能维持正常的生命体征,保留气管插管返回至ICU。10 168例患者术后留置于PACU的时间为60～90 min,占91%;1 006例术后患者90～240 min,占

9%。30 min内拔除气管导管的患者占92%，60 min内拔管的患者占5.8%，带管转ICU的患者仅占2.2%。2 392例患者在恢复室因手术切口疼痛静脉给镇痛剂，1 743例给予镇痛泵镇痛治疗；11 174例术后患者发生不良反应6 807例次，主要有术后急性疼痛、留置尿管不适、寒战、心律失常、低氧血症、呼吸抑制、恶心呕吐、高血压、低血压，以及拔管后呼吸抑制等。

一、呼吸系统并发症

呼吸系统问题是在PACU中最常遇到的并发症。上海交通大学附属仁济医院东部麻醉科2010—2011年PACU呼吸并发症统计结果：患者11 478例（气管插管9 379例，喉罩2 099例），其中发生舌后坠91例、分泌物堵塞9例、喉痉挛51例、喉水肿3例、支气管痉挛17例、呼吸抑制210例、呼吸遗忘54例、喉罩移位197例、呕吐38例、误吸3例。这些问题绝大多数与气道梗阻、通气不足或低氧血症有关。因为并发症导致的低氧增加术后死亡率，所以对呼吸系统并发症做出早期判断，可以减少不良后果的发生。

（一）气道梗阻

麻醉恢复期间，气道梗阻最常见的原因是舌后坠，其次为气道水肿、喉痉挛、气道分泌物、颈部血肿、喉梗阻等。气道部分梗阻常表现为呼吸时喘鸣；完全梗阻时可导致气流停止，无呼吸音和显著的胸廓反常运动。

1. 舌后坠

常见原因为全麻和（或）神经肌肉组织恢复不完全，气道本身和外部肌肉张力降低和不协调引起舌后坠及气道梗阻。最简单有效的处理方法是：① 使患者头部尽量往后过仰，托起下颌；② 行经鼻或经口放置通气道，辅助吸氧，必要时行气管插管。小儿的肩部应垫高，充分开放气道，并置侧卧位或者放置口咽通气道。若上述处理无效，应考虑可能发生了喉痉挛。

2. 喉痉挛

喉痉挛是喉头肌肉痉挛使声门关闭而引起上呼吸道的功能性梗阻。多发生于术前有上呼吸道感染而未完全愈合者，这类患者气道应激性增高，咽喉部充血，在麻醉变浅时，因分泌物过多刺激声门引起；有时在吸痰或放置口咽通气道时也可诱发。其次是长期大量吸烟患者；小儿手术也常常发生喉痉挛。为防止喉痉挛的发生，应掌握好拔管时机，同时在插管与拔管过程中，动作轻柔，避免过度刺激或损伤咽喉部。防治误吸，有过敏病史者术中或拔管前后可给予地塞米松5～10 mg或甲泼尼龙40 mg。处理除使头后仰外，还要去除口咽部放置物，发生重度喉痉挛导致上呼吸道完全梗阻，应快速静脉内注射氯琥珀胆碱，同时尽快建立人工气道，进行控制通气。

3. 气道水肿

以小儿多见，术前有上呼吸道感染者，过敏反应史，头低位长时间手术，支气管镜检查及头颈、口腔、鼻腔、下颌和口底手术者尤其注意观察；其次为反复插管，可导致咽喉及气管周围软组织水肿。拔管瞬间出现呼吸困难、口唇发绀，面、颈胸前青紫者应尽快诊治。处理方法是雾化吸入0.25%肾上腺素。麻醉机纯氧吸入，同时静脉内注射地塞米松或甲强龙，必要时紧急气管切开。

4. 颈部手术切口血肿压迫

甲状腺及甲状旁腺手术等手术后早期可能由于手术部位出血而并发血肿。颈部血肿压迫可引起

静脉和淋巴回流受阻、严重水肿。麻醉医师用面罩给予吸入纯氧,随后行气管内插管;不能迅速完成气管插管,切口必须重新打开,以暂缓组织受压充血和改善气道通畅。

5. 声带麻痹

声带麻痹可能是一过性的,是由于喉返神经受累引起的;或者是永久性的,由于喉返神经切断所致。一过性单侧声带麻痹较常见,主要的危险是可能引起误吸。双侧声带麻痹是严重的并发症,可能导致上呼吸道完全梗阻,需要气管内插管,如果为永久性,还需要气管造口。

(二) 通气不足

通气不足是指 $PaCO_2$ 高于 46 mmHg,常出现于全身麻醉之后。多数情况下,通气不足较轻。明显的通气不足通常表现为 $PaCO_2$ 高于 60 mmHg,或者动脉血 pH < 7.25。轻中度呼吸性酸中毒导致心动过速和高血压或心脏兴奋性增高(刺激交感神经所致),但严重的酸中毒会抑制循环系统。如果高度怀疑是通气不足,可行动脉血气分析确诊进行进一步治疗。

1. 常见原因

包括:① 残留麻醉药的呼吸抑制作用;② 拮抗不充分,肌松药用药过量,低体温,药理学相互作用(如氨基糖苷类抗生素和镁剂),药代动力学改变(由于低温、分布容积变化、肝肾功能障碍),或代谢因素(低血钾或呼吸性酸中毒)都会影响在 PACU 中的肌松药残留作用;③ 手术切口疼痛或胸部手术之后膈肌功能障碍导致的肌僵直,腹部膨隆,腹带过紧等都会导致通气不足;④ 寒战、高热或败血症导致二氧化碳产量增加,即使在全麻恢复正常的患者也会使 $PaCO_2$ 增高;⑤ 患者本身存在肺部疾患,神经系统疾病。

2. 预防和处理

治疗时应首先考虑针对原因处理,但显著的通气不足必须进行控制通气,直到通气不足的原因确定并纠正。感觉迟钝、循环抑制和严重酸中毒(动脉血 pH < 7.15)是应立即行气管插管的适应证。慎重应用阿片类镇痛药物,通常可有助于减轻上腹部疼痛或胸科手术之后的肌僵直。但阿片类镇痛药应用过量可导致呼吸抑制,可用纳洛酮拮抗,有助于增加通气。成人小剂量纳洛酮(0.04 mg)滴注能够使呼吸抑制慢慢减轻,且可避免阿片类作用逆转出现急剧的疼痛。由于纳洛酮作用时间较大多数的阿片类药物短,对应用纳洛酮的患者,应密切注意观察阿片类呼吸抑制作用的复发(再麻醉化)。

(三) 低氧血症

由于手术和麻醉的影响,手术后患者常存在不同程度的低氧血症,其原因有通气和换气功能不全,通气血流比例(V/Q)失调。造成 V/Q 失调的原因有:① 麻醉药物的作用,抑制了缺氧和高二氧化碳的呼吸驱动,减少功能余气量(FRC),削弱了缺氧性肺血管收缩反射;② 术后肺不张;③ 气胸导致肺组织压缩;④ 误吸酸性胃内容物;⑤ 气胸;⑥ 各种原因引起的通气不足、肺水肿、肺栓塞、肺淤血。低氧血症的诊断主要通过脉搏氧饱和度及血气分析,主要表现有呼吸困难、发绀、意识障碍、躁动、迟钝、心动过速、高血压和心律失常。

1. 常见原因

① 肺不张:是功能残气量下降的结果。小面积肺泡萎陷经深呼吸和咳嗽即可迅速再扩张,纤维

支气管镜检查和治疗,使不张的肺泡再复张;胸部 X 线片显示肺段或肺叶萎陷;② 通气不足:可由于肺泡萎陷引起低氧血症和肺泡气中二氧化碳张力增加;③ 弥散性缺氧:可能发生于全身麻醉期快苏醒时,面罩吸入高浓度氧可预防低血压;④ 上呼吸道梗阻;⑤ 支气管痉挛:支气管痉挛可能引起通气不足、二氧化碳蓄积和低氧血症;⑥ 误吸综合征;⑦ 肺水肿可发生于手术后,可能由于心力衰竭或肺毛细血管通透性增加所致。心源性水肿多发生与有心脏疾病病史的患者,其特点为低氧血症、呼吸困难、端坐呼吸、颈静脉怒张喘鸣、第三心音奔马律。可能是由于液体超负荷、心律失常、心肌缺氧诱发的。应进行查体、胸部 X 线片、动脉血气分析和心电图。处理主要采用正性肌力药物、利尿剂、血管扩张剂。通透性肺水肿可能发生于脓毒症、头部外伤、误吸、输血输液反应、过敏反应、上呼吸道梗阻,其特点为低氧血症,而无左心室超负荷征象。急性呼吸衰竭的治疗一般需要在 ICU 进行;⑧ 气胸可能导致通气不足、低氧血症和血流动力学不稳定;⑨ 肺栓塞在手术后即刻很少发生。在深部静脉血栓形成、癌症、多发外伤和长期卧床的患者发生不明原因的低氧血症时,在鉴别诊断时应考虑肺栓塞的可能。

2. 预防和处理

在恢复室内对低氧血症的治疗主要是给氧,一般吸入氧浓度在 24% ~ 28% 即可。给氧的途径包括鼻咽管、气管插管、通气道、面罩等。

二、循环系统并发症

(一)低血压

低血压是手术后常见并发症之一,常因静脉回心血量减少和心排血量下降所致。静脉回流减少多由于手术中出血较多而未及时补充血容量,麻醉药物所致外周血管扩张使血液滞留于外周,引起血容量绝对或相对不足;其次是创面出血或渗血量大引起血容量不足;心排血量的减少除心外因素(血容量不足)外,心肌收缩功能减弱也是很重要的原因,由于麻醉药物和其他有心肌抑制作用的药物的影响,苏醒过程中发生心律失常、急性心肌缺血缺氧等也可导致心排血量下降。原有心脏疾病或心功能不全者,手术后更容易发生低血压。收缩压、舒张压较手术前下降 20% 甚至 30% 以上,即为术后低血压。治疗措施主要是针对低血压的原因进行处理,如根据失血量补充血容量;对心功能不全者,重点支持心功能,增强心肌收缩或改善心肌缺血;纠正心律失常;纠正严重酸中毒等。发生低血压时,在治疗引起低血压原因的同时,应合理使用升压药和增强心肌收缩药,使血压回复至正常水平,以便防止重要脏器血流灌注减少而发生严重后果。

(二)高血压

全麻恢复期,随着麻醉药物的消退、痛觉与意识恢复,患者逐步感觉疼痛和不适,此时如处理不当,再加上拔管刺激,易引起高血压。在原有高血压患者中更明显。全麻恢复期高血压发生率为 4% ~ 65%。剧烈血压波动,如不及时处理可危及重要脏器功能。

1. 常见原因

① 患有原发高血压的患者由于交感神经系统活性较高,在手术麻醉时血压波动范围较大。在手术时进行控制性降压的患者,突然停用降压药可发生反跳性高血压;② 除手术切口引起的疼痛外,

其他造成不适感还来自胃肠减压管、手术引流等，同时还伴有恐惧、焦虑等精神因素的影响。血浆肾上腺素、去甲肾上腺素显著升高，一般为诱导期2倍；③ 吸痰管对口咽、气管隆嵴的刺激，尤其操作粗暴或超时限吸引更易引起患者的呛咳和躁动、挣扎，则使循环系统更趋显著；④ 低氧血症与高碳酸血症 轻度低氧血症引起循环系统反应性心率增快与血压升高，以高动力的血流动力学来补偿血氧含量不足。二氧化碳分压的升高，可直接刺激颈动脉和主动脉化学感受器，以及交感–肾上腺系统反应，则呈现心动过速和血压的升高；⑤ 术后恶心、呕吐发生率为20%～30%。术后呕吐时交感神经系统活性增加，导致心率增快和血压升高；⑥ 低血压时选用升压药不当或剂量偏大，可使血压剧烈上升；⑦ 其他原因如术中补液不当、术后寒战，尿潴留膀胱高度膨胀也会引起血压的升高。

2. 预防和处理

对术后持续重度高血压，若不能及时消除其发生原因和必要的处理，则可因心肌氧耗量的增高，而导致左心室衰竭，心肌梗死或心律失常，高血压危象则可发生急性肺水肿或脑卒中，应有效控制。

（1）全麻复合硬膜外阻滞　不仅镇痛良好，且能减少全麻药的用量，有效控制手术时有害刺激的传入。另外，还有利于患者早期拔管，患者清醒后，手术区无疼痛，可保持患者安静合作。不但对减轻术后疼痛有效，而且抑制应激反应，有利于血流动力学稳定。

（2）充分镇静、镇痛　在吸痰和拔管前5 min及3 min分别注射安定或咪达唑仑1～2 mg和1%利多卡因（1 mg/kg），不仅可消除气管内吸引及拔管时的心血管反应，使循环稳定，且可避免咳嗽反射，降低耗氧量。

（3）一旦呼吸功能恢复正常，循环稳定，应考虑尽早拔管。吸痰操作时，动作应轻柔，滞留时间不要过长。

（4）针对发生躁动的原因作相应的处理，若原因较为明确，应立即予以消除力求使患者安静，解除有害刺激，使用小剂量镇静药，可使苏醒期平稳。

（5）去除可能的原因后血压仍持续升高，MAP＞90 mmHg，若无呼吸循环紊乱和低氧血症，可给以血管扩张药。对年老、体弱、心功能不全的患者可用硝酸甘油降压，因硝酸甘油对心脏无抑制作用，可扩张冠状血管，心排血量增加，并且停药后血压恢复较缓慢，较少发生反跳性血压升高；对顽固性高血压患者，用硝酸甘油降压可能无效，可采用硝普钠。硝普钠降压作用迅速，药效强，但个体差异较大，并注意血压监测；亚宁定具有外周和中枢两部分的扩血管作用。它主要通过减少外周阻力降低血压，一般不影响心率和心排血量。在全麻拔管时用亚宁定0.5 mg/kg可有效地预防拔管引起的短暂高血压反应，维持循环功能稳定；艾司洛尔为选择性β_1受体阻滞剂，可减慢心率和降低术后高血压。尼卡地平为钙通道阻滞剂，10～30 μg/kg静脉注射，或每分钟5～15 μg/kg连续输注，也可控制血压。另有研究表明，术毕静脉注射可乐定3 μg/kg，可使拔管后血浆皮质醇、β内啡肽、心钠素呈下降趋势，维持全麻恢复期循环相对稳定。

三、麻醉苏醒延迟

全身麻醉后超过预期苏醒的时间仍未苏醒者，称苏醒延迟（delayed recovery）。如全麻后超过2 h意识仍不恢复，即可认为麻醉苏醒延迟，应立即查明原因，即时处理，以防意外。

（一）常见原因

1. 麻醉药的残余作用

（1）药物过量　单位时间内过量或总剂量过大，是麻醉后苏醒延迟的常见原因。大多数是相对过量，如患者因肝功能障碍致使药物不能正常降解，肾功能障碍者则呈排泄能力低下，使药物在体内蓄积，或因患者对麻醉药的高敏性，以及对药物的耐受性差也可导致苏醒延迟。如甲减患者和严重肾上腺功能不全患者正常麻醉药物用量即可出现苏醒延迟；重症肌无力患者对非去极化肌松药的敏感性大大增加。

（2）麻醉用药种类和给药时机不当　对吸入麻醉药，苏醒速度与肺泡通气程度直接相关，苏醒时间也取决于麻醉药的组织吸收量、平均吸入、呼出浓度以及作用时间。对静脉麻醉药物而言，恢复快慢主要决定于药物从血浆和脑组织向肌肉和脂肪的再分布。

（3）其他药物加强麻醉药物作用　术前应用巴比妥类（如苯巴比妥）或苯二氮䓬类（如地西泮）、术前饮用酒精类饮料可加强麻醉镇痛药中枢神经系统抑制作用，导致苏醒延迟。

（4）肌松药残留作用　正常情况下患者应能抬头超过5 s；如果麻醉后患者不能完成，表示患者乙酰胆碱受体占据超过30%。如患者肌松药作用部分消退，且可能表现出呼吸窘迫及躁动。

2. 低氧血症

低氧血症是苏醒延迟的常见原因。老年人对低氧耐受力差，婴儿较强，且与体温有直接关系。一般认为呼吸空气时，呼吸停止后发生意识消失时间约为90 s。常见的低氧原因：① 低血压：若血压<60 mmHg患者可呈烦躁不安，<50 mmHg时即可引起意识障碍。对伴有动脉硬化的高血压患者，术中如发生低血压，更易出现苏醒延迟；② 吸入低浓度氧、呼吸抑制、呼吸道部分梗阻或慢性低氧。当动脉血氧分压<60 mmHg时，或血氧饱和度下降至75%以下时，可致脑低氧和意识障碍；③ 贫血：若急性血红蛋白降低至20～50 g/L，即可出现意识障碍；慢性贫血时脑耐低氧能力虽较强，但其术后苏醒多呈缓慢。

3. 代谢失调

潜在的代谢失调可导致麻醉苏醒延迟，包括以下情况。

（1）低血糖　麻醉和手术应急反应血糖浓度一般升高，术中危险性低血糖罕见，但当小儿血糖<2.8 mmol/L时；成人<2.2 mmol/L时亦可出现意识不清。

（2）高血糖　可见于糖尿病患者出现酮症酸中毒。一般多发生在重症糖尿病患者胰岛素用量不足的情况。

（3）高渗性昏迷　昏迷的原因是脑细胞脱水，多发生在过分利尿、脱水或大量高渗糖溶液的输入。如术后发生苏醒慢、多尿、瞳孔散大、反射迟钝、肢体抽动的症状，且血糖在22～110 mmol/L、血浆渗透浓度达350 mmol/L以上，则应考虑为高渗性昏迷。应立即纠正脱水和血液的高渗状态，在静脉输注生理盐水2 000～3 000 ml的同时补充钾，不宜用大量胰岛素，以免出现细胞水肿、脑肿胀。

（4）电解质紊乱　当血钠高至160 mmol/L或<100 mmol/L时均可引起意识不清。此外，血清钾<2 mmol/L时还可并发心律失常；当血清镁<2 mmol/L（正常值3～4.4 mmol/L）时亦可出现意识障碍。

（5）酸中毒或碱中毒。

4. 神经系统并发症

如肝性脑病、肾性脑病、氮质血症等代谢性脑病患者对麻醉药的敏感性增加或者容易形成麻醉药在中枢神经蓄积引起苏醒延迟。或因各种原因所致的脑水肿和脑血管意外（如脑出血和脑梗死等）所致的意识障碍苏醒延迟可依据定位性症状，CT扫描检查或腰穿脑脊液检查，即可明确诊断。

5. 低体温

低体温通过降低药物的生物转化、增加吸入麻醉药溶解度而使术后麻醉苏醒延迟。中心体温低于33℃会产生明显的麻醉效应，并可加强麻醉药的中枢神经系统抑制作用。高温（＞40℃）也可导致意识丧失。

（二）预防和处理

1. 一般治疗

加强护理，维持呼吸道通畅和血流动力学稳定。手术结束前尽早停止麻醉，若是吸入性麻醉，可提前加大通气量，加速麻醉药排除。静脉复合麻醉，则需根据药物作用时间、手术时间、药物间的相互作用和患者情况等决定用药剂量。

2. 使用拮抗药

① 如因麻醉性镇痛药所致，可用纳洛酮拮抗；② 巴比妥类药物则可用哌甲酯拮抗；③ 苯二氮䓬类药物（如咪达唑仑、地西泮等）可用氟马西尼拮抗。单次注射氟马西尼0.5 mg，1 min内起效，持续15～40 min。氟马西尼的清除半衰期为1 h，由于氟马西尼的半衰期比咪达唑仑短，因此，在给予氟马西尼后有些患者会出现"再度镇静"。然而，患者仅在氟马西尼作用消失后恢复到使用氟马西尼前的镇静状态。所以称"残余镇静"比"再度镇静"更为确切。但要注意排除其他并存的原因。

四、术后躁动

全麻后患者常可较快唤醒，但也可出现意识模糊、嗜睡、定向障碍等脑功能障碍。通常是某种境况下，患者意识恢复后，大脑高级中枢的功能仍未全面恢复，影响其对感觉的反应和处理，这种脑功能完整性的缺失可表现为多种形式，大多数患者呈安静、嗜睡，并且轻度定向障碍，脑功能反应有迟钝逐渐正常。有些患者则经历较大的情感波动，表现为不能控制的哭泣及明显的躁动不安。苏醒期躁动（agitation）诊断标准：采用Riker镇静、躁动评分，根据患者表现评为7个等级，1～4分为无躁动，5～7分诊断为苏醒期躁动（表75-5）。

表75-5　Riker镇静、躁动评分表

评　分	患　者　表　现
7	患者试图拔除气管导管或导尿管，翻越床栏，攻击医务人员，在床上翻来翻去
6	反复言语提示劝阻，但不能平静；需要保护性束缚，经常咬气管导管
5	焦虑或适度的躁动，尝试着坐起来，听从口头指令
4	平静，容易唤醒，服从指令

（续表）

评 分	患 者 表 现
3	难于唤醒,语言刺激或轻轻摇动可唤醒,但停止后又入睡,能服从简单指令
2	可以本能移动,身体刺激可唤醒,但不能交流和服从指令
1	对伤害性刺激反应没有或很小,不能交流或服从指令

注:1～4分为无躁动,5～7分诊断为苏醒期躁动。

（一）影响术后躁动的因素

（1）年龄　术后躁动多见于儿童和年轻人,老年患者较少见。

（2）术前脑功能障碍　有脑疾患、精神病病史者术后发生谵妄、躁动的危险因素。

（3）药物　术前用药中东莨菪碱可致术后定向障碍及躁动不安。麻醉用药中依托咪酯、氯胺酮、丙泊酚和高浓度吸入麻醉药,均可引起术后躁动,肌松药残留作用也可导致术后严重的焦虑和躁动。

（4）呼吸、循环功能障碍　低氧血症、高碳酸血症、低血压都可引起术后意识模糊、定向障碍和躁动不安。

（5）其他　代谢紊乱、中枢神经系统并发症以及体位不适和制动不恰当及尿出溜、胃胀等也可导致术后躁动。

（二）预防和处理

（1）维持合适的麻醉深度、充分的术后镇痛,保持充分通气氧供和血流动力学的稳定,避免不良的刺激,外环境的安静对患者平稳的恢复也很重要。

（2）去除可能的原因,如不能耐受气管导管者尽早拔管。必要时可适当使用小剂量,作用时间短的镇静催眠药物和镇痛药,如咪达唑仑、哌替啶等。右美托咪定在处理躁动方面亦有很好的效果。

（3）注意保护、防止发生意外伤害等严重并发症,并注意维持呼吸和循环功能,避免缺氧和二氧化碳潴留。

（4）小儿术后躁动强烈时可适当运用约束带。

五、术后恶心呕吐

术后恶心呕吐（postoperative nausea and vomiting, PONV）是全麻后很常见的问题,尽管不是很严重的并发症,但仍造成患者的不安不适感觉。

（一）发生 PONV 的危险因素

1. 患者因素

手术后发生恶心、呕吐与患者的情况、手术及麻醉均有关系。统计表明,女性发生率明显高于男性,可能与成年女性患者血浆内性激素及黄体酮水平升高有关,男、女儿童则无此差别。小儿较成人手术后更容易发生恶心、呕吐。70岁以上老年发生率显著低于年轻者,与老年人各种反射均不甚活跃

有关。肥胖患者则因吸入麻醉药物存积于脂肪内较多以及胃内残存物较多有关。

2. 麻醉用药与方法

麻醉前用药,术中使用芬太尼、吗啡或术后用吗啡镇痛等可增加术后恶心、呕吐发生率。原因可能麻醉药物直接作用于呕吐中枢有关。另外吸入麻醉药氟烷、异氟烷、恩氟烷等也可引起恶心、呕吐;静脉麻醉药氯胺酮、依托咪酯均可诱发术后的呕吐,而丙泊酚和咪达唑仑则可降低术后恶心呕吐发生率。

(1)静脉麻醉药 目前所用的静脉麻醉药,由于作用时间快而短,常用于诱导。其中芬太尼及阿芬太尼均属于阿片类药物,和吗啡一样均具有较强的致吐活性。依托咪酯也可使术后恶心呕吐发生率明显增加。有人认为氯胺酮有较强的致吐作用,但目前仍缺乏有力证据。恶心呕吐高危人群(如小儿)使用丙泊酚诱导和维持,围术期恶心呕吐发生率明显下降,说明丙泊酚可能有抗呕吐活性。咪达唑仑对围术期恶心呕吐无明显影响。

(2)吸入麻醉药 目前常用的吸入麻醉药,既可用于诱导,又可用于维持,但主要还是用于麻醉维持。有关氧化亚氮对术后恶心呕吐发生率的影响仍有争议,但可肯定氧化亚氮麻醉与术后恶心呕吐有关,其机制可能是由于氧化亚氮作用于中枢阿片受体,使肠道扩张对中耳压力平衡的影响。

(3)局麻药及麻醉方式 硬膜外阻滞平面超过T5,呕吐发生率增加3.9倍。基础心率超过60次/min,呕吐发生率增加2.3倍。低血压使呕吐发生率增加1.7倍。有研究表明,椎管内麻醉恶心呕吐的发生率为21.2%,而局部阻滞麻醉恶心呕吐发生率仅为8.8%。

(4)气管插管及拔管 气管导管插入时,咽喉部的机械刺激是不可避免的。这些刺激可引起呕吐反射,持续刺激可诱发干呕甚至呕吐。气管导管插好后,呕吐反射反而平息,这可能是对传入冲动的适应。清醒患者充分做好表面麻醉亦可有效地预防插管时呕吐。拔管时恶心呕吐发生率也较高,这也是由气管导管对咽喉刺激所致。有学者认为麻醉恢复期一旦自主呼吸恢复,无须控制呼吸时,就应考虑尽早拔管,以减少拔管时高血压及恶心呕吐。

3. 手术部位、时间与方式

前庭、头颈部上腹部手术及腹腔镜手术容易发生呕吐,宫颈扩张术后亦多见。手术后的因素如疼痛,应用阿片类药物、运动、低血压和大量饮水等。胃肠减压刺激也常引起呕吐。手术麻醉时间越长,更易于发生恶心呕吐。麻醉时间持续30～90 min,术后恶心呕吐发生率为17%,若麻醉时间持续150～200 min,则恶心呕吐发生率增加至46%。其机制仍不清楚。

麻醉恢复过程中,易于引起呕吐或胃内容物反流的几种情况:① 胃膨胀除了与术前进食有关外,麻醉前用药,麻醉和手术也将减弱胃肠道蠕动,胃内存积大量的空气和胃液或内容物,胃肠道张力下降。② 用肌松药后,在气管插管前用面罩正压吹氧,不适当的高压气流不仅使环咽括约肌开放,使胃快速胀气而促使其发生反流;同时喉镜对咽部组织的牵扯,又进一步使环咽括约肌机能丧失。肌松药本身并不影响术后恶心呕吐发生率。但肌松药拮抗剂新斯的明可增加胃肠收缩性,因而增加术后恶心呕吐发生率。若使用半衰期短的肌松药,如阿曲库铵及维库溴铵,术后不用新斯的明可显著减少恶心呕吐发生率。③ 患者咳嗽或用力挣扎;以及晚期妊娠的孕妇,由于高水平的黄体酮也影响到括约肌的机能。④ 带有套囊的气管内导管,在套囊的上部蓄积大量的分泌物未及时清除也易引起误吸。⑤ 药物对食管括约肌功能的影响。⑥ 体位移动:无论是主动的,还是被动的,均是术后恶心呕吐的触发因素,临床经验表明,将患者从恢复室移至病房时不可避免的剧烈移动常可导致恶心呕吐。

（二）预防和处理

1. 非药物措施

① 减少患者移动；② 清醒患者避免过度的咽部刺激：咽部吸引最好在肌松作用恢复前进行，同样，气管导管也应在患者自主恢复后尽早拔除；③ 避免胃部过度膨胀：诱导期面罩加压给氧时，正确地托下颌，保持呼吸道通畅，同时在胃部适当加压，有助于避免气体进入胃内，减少术后恶心呕吐发生率；④ 维持呼吸循环稳定：由于低氧血症、低血压也可致恶心呕吐，故在整个麻醉手术过程中，以及手术后应维持呼吸循环稳定，确保充分氧合；⑤ 适当镇痛：由于某些镇痛药如阿片类药物也可致恶心呕吐，因此要权衡利弊，选择适当的镇痛药、给药途径及给药剂量。

2. 药物治疗

常用预防术后恶心呕吐药主要为氟哌利多、昂丹司琼、甲氧氯普胺。

（1）氟哌利多　丁酰苯类药物，有很强的镇静、镇吐作用，同时也可产生嗜睡、低血压和锥体外系反应，该药物是通过阻滞中枢神经系统的多巴胺受体而发挥作用。静脉注射后 $5 \sim 8$ min 起效，最佳效应持续时间 $3 \sim 6$ h。其预防作用要强于抗术后呕吐作用。氟哌利多预防术后恶心症状无剂量相关性，常用剂量为 $0.25 \sim 0.3$ mg。而氟哌利多抗术后呕吐作用则与剂量有关，目前认为氟哌利多术中 $1 \sim 2.5$ mg 单次静脉注射或肌内注射，即可产生抗呕吐作用，而 < 0.75 mg 可能无效，> 2.5 mg 也不能进一步增加其作用，术后可重复作用。氟哌利多用于儿童术后抗呕吐剂量为 75 μg/kg。

（2）昂丹司琼　$5-HT_3$ 受体阻滞药，昂丹司琼半衰期为 3.5 h，起效较氟哌利多慢。近年来用昂丹司琼预防和治疗全麻后恶心、呕吐取得比较明显效果。文献报道昂丹司琼 4 mg 和 8 mg 静脉注射后均明显降低术后恶心、呕吐的发生和术后抗呕吐药物的应用。< 8 mg 的昂丹司琼是安全有效的，不会引起血流动力学变化，也不会引起其他严重的并发症。但也有文献报道昂丹司琼和氟哌利多合用，比单独应用昂丹司琼或氟哌利多更有效，两药合用后可降低各自的不良反应。昂丹司琼静脉注射后可能会引起术后头痛，而氟哌利多则可预防术后头痛。因此，两药合用可降低昂丹司琼术后头痛的发生率。而氟哌利多则因合用后剂量减少，其相应的不良反应发生率也明显减少。两药合用较理想剂量为昂丹司琼 4 mg、复合氟哌利多 1.25 mg 术中静脉注射，持续时间约为 24 h。

（3）甲氧氯普胺　该药同时作用于多巴胺和 $5-HT_3$ 受体，因此理论上应该兼有氟哌利多和昂丹司琼的抗呕吐作用，但术中常规剂量，如 10 mg 应用，不出现相应的抗呕吐作用。因此，通常用于术后恶心、呕吐的预防和治疗，一般剂量为 $10 \sim 20$ mg 肌内注射。

六、麻醉后寒战

麻醉后寒战（shivering）是指麻醉后患者苏醒期间出现不随意的肌肉收缩。全麻和椎管内麻醉后均会发生，据报道全身麻醉苏醒过程中寒战的发生率为 6%～53%，如果不处理可持续数分钟或数小时。一般先表现为外周血管收缩和中心体温下降。它的主要不利影响是患者强烈的不适感、血管收缩、组织低灌注和代谢性酸中毒等；损害血小板功能和心脏复极，降低许多药物的代谢。严重时可导致窦房结抑制，心肌细胞对缺氧的反应敏感，降低心室颤动的阈值，导致各种心律失常。寒战可增加代谢率，也使眼压和颅内压增加。对危重患者可导致心肺功能衰竭，因此预防全麻术后寒战的发生对

于促进患者恢复具有重要的作用(表75-6)。

表75-6　寒战 Wrench 分级表

寒战分级	临 床 表 现
0	没有出现寒战
1	竖毛和(或)外周血管和(或)外周发绀,但无肌颤
2	仅一组肌群肌颤
3	超过一组肌群肌颤
4	全身的肌颤

(一)引起寒战的因素

1. 体温

尽管麻醉后寒战与体温和外界温度的关系无明显相关,但控制和调节热信息的输入可影响寒战的发生,其机制可能是由麻醉恢复期大脑中枢对寒冷反应减低,而脊髓反应正常引起。

2. 患者因素

寒战的发生率男性患者高于女性患者,择期手术患者高于急诊患者,ASA Ⅰ级患者高于其他 ASA 分级患者,青壮年高于小儿和老年人。

3. 麻醉用药

术前使用抗胆碱药与苯二氮䓬类药物的患者可减少寒战的出现,而术前给镇痛药的患者寒战的发生率高于不给镇痛药的患者。挥发性麻醉药易产生寒战,局部麻醉药中毒反应可发生寒战,芬太尼和哌替啶可减少寒战的发生。

4. 麻醉及手术因素

三种麻醉方式全吸入、静吸复合以及全凭静脉麻醉术后寒战发生率无显著差异、但吸入麻醉后出现寒战的时间比静脉组显著缩短,寒战级别三种麻醉方式无明显差异。手术时间越长,寒战的发生率越高。

(二)预防和处理

1. 注意保温,防治体温下降

尽管麻醉后寒战与体温的关系尚无定论,但是围术期注意患者的保暖对防治麻醉后寒战还是有效的。高热的原因包括感染(特别是处理感染和坏死的组织后),输液输血反应,甲状腺功能亢进,恶性高热。对症治疗只应当用于高热有潜在危险的情况,心脏储备功能降低的患者。常用的处理方法是先物理降温。

2. 药物治疗

常见的有哌替啶、曲马多、氯胺酮等。以哌替啶为主的阿片类药物能有效治疗麻醉后寒战,其有效率在73%以上。芬太尼对寒战的治疗效果比哌替丁差,且维持时间短,并且阿片类药物有呼吸抑制作用,限制了其在临床中的使用。而曲马多属于弱阿片类镇痛药,研究显示曲马多(1 mg/kg)对各种

程度的寒战均有一定的治疗作用,对术后轻中度的寒战效果较好,对重度寒战有一定效果,需要追加剂量才能达到满意的临床效果。另外,新型的高选择性α_2肾上腺素能受体激动剂右美托咪定也开始应用于术后预防寒战的治疗中,右美托咪定(1 μg/kg)可以通过抑制大脑体温调节中枢,降低寒战阈值,在脊髓水平抑制体温传入信息,从而抑制寒战。联合应用舒芬太尼和曲马多对治疗术后寒战也有一定效果。

七、术后低体温

人体核心部位包括中枢神经系统、内脏和大血管,其内部的温度变化很小。启动对温度或寒战调节反应的中心温度阈值的范围很小,一般不超过0.5℃。但麻醉可降低机体对低体温的反应,阈值范围可扩大至3~4℃,因而麻醉状态下患者的中心体温易随着热量的丢失而降低。中心体温降低可影响全身多个系统的功能状态,比如对中枢神经系统,可引起脑电波下降,嗜睡,当体温达31~32℃时,部分个体可进入深睡眠状态;对心血管系统可引起外周循环系统阻力增加,窦房结功能抑制,发生严重心律失常、重要脏器和组织缺血缺氧、酸碱失衡;对呼吸系统,可引起高二氧化碳血症等。此外,低温可降低抑制性药物的生物转化、增加吸入麻醉药的溶解度。以上因素均可导致全麻术后苏醒延迟。是大多数麻醉后苏醒延迟和寒战发生的最主要原因。高温(>40℃)也可导致意识丧失。

(一)术后体温异常影响因素

(1)手术时间长,尤其在冬季手术,手术中静脉输入大量冷液体、库血及体腔内冷液体冲洗、胸腹腔暴露时间长等;机械通气可造成体热丧失,对小孩、老年人及消瘦患者尤其明显。

(2)麻醉前用药、麻醉剂、辅助用药及肌松药的外周作用也可通过以下几个方面对体温产生影响:降低基础代谢率,抑制产热过程;扩张血管,增加体热向外环境的丧失;抑制寒战反应,减少体热的产生。

(3)手术室的环境温度也很重要,手术室的适宜温度为(25±1)℃,湿度应在65%~75%,而且应无气流干扰,因气流所造成的空气对流也可降低体热。

(二)预防和处理

防止麻醉后体温降低的最根本原则是:限制体热的再分布、减少和弥补热量的散失。因为低温可引起窦房结直接受寒冷的抑制,从而导致心率、心排血量、平均动脉压的下降,密切监测瞳孔、意识、血氧饱和度、尿量、心率、中心静脉压(CVP)等生命体征相当重要。低温时维持正常的酸碱平衡对防治室颤也非常重要。术后高温可以用物理降温方法降低体温。

1. 被动外部加温法复温

采用取暖器、调高空调温度等方式将外界环境温度调至28℃,加温补液,缓慢复温。复温时注意体温恢复速度,如果过快,可能导致局部烫伤。复温开始至完全清醒时间为1~1.5 h。

2. 选择适当时机拮抗肌松和催醒

低温时肝脏的耗氧量降低,代谢明显下降,各种麻醉药物在肝脏解毒速度减慢,因而手术结束时虽然给予肌松拮抗药和催醒药但无效。而当体温恢复到32℃时,再次给予新斯的明拮抗肌松和催醒

药物后,患者很快苏醒,恢复了意识、自主呼吸和肌张力。

3. 合理使用血管活性药物和抗氧化剂

低温后,微血管血流缓慢,造成组织及重要脏器缺血、缺氧、酸性产物堆积。在严密监测CVP确保有效循环血量的前提下,在复温过程中采用山莨菪碱10 mg静脉注射,以疏通微循环增加组织血液灌注,减少血液淤积。协助组织灌注,并使用抗氧化剂维生素C以清除自由基,地塞米松10 mg静脉注射以防止缺血－再灌注损伤。

4. 做好心理护理和术后指导

复温治疗时,患者苏醒后感到燥热、不安。这时必须向患者说明情况,强调复温的必要性和配合的重要性,指导其进行平稳的呼吸,四肢给予恰当的约束,使患者情绪稳定,配合各种操作。

（黄　萍　陆治杏　王珊娟）

参 考 文 献

[1] Barone C P, Pablo C S, Barone G W. A History of the PACU. J PeriAnesth Nurs, 2003, 18(4): 237−241.
[2] Jan Odom-Forren. The PACU as Critical Care Unit. J PeriAnesth Nurs, 2003, 18(6): 431−433.
[3] G.Edward Morgan.摩根临床麻醉学:4版.岳云,译.北京:人民卫生出版社,2007,803−819.
[4] 杭燕南,王祥瑞,薛张纲,等.当代麻醉学:2版.上海:上海科学技术出版社,2013.
[5] 刘进,邓小明.中国麻醉学指南与专家共识(2014版).北京:人民卫生出版社,2014.
[6] 王珊娟,杭燕南.全麻恢复期并发症及其处理.中华麻醉学杂志,2000,20: 574.
[7] 赵延华,王祥瑞.麻醉后恢复室患者的疼痛问题.上海医学,2012,35（6）: 461−463.
[8] 谢刚,蒋柯,刘艳秋,等.11 174例手术后患者在麻醉恢复室的监测治疗.贵阳医学院学报,2012,37（6）: 654−655.
[9] Gritsenko K, Khelemsky Y, Kaye A D, et al. Multimodal therapy in perioperative analgesia. Best Pract Res Clin Anaesthesiol, 2014, 28(1): 59−79.
[10] Savoia G, Gravino E, Loreto M, et al, Analgesia in PACU: Indications, Monitoring, Complications. Curr Drug Targets, 2005, 6(7): 755−765.
[11] Pandharipande P, Ely E W, Maze M. Alpha−2 Agonists: Can they Modify the Outcomes in the Postanesthesia Care Unit? Current Drug Targets, 2005, 6(7): 749−754.
[12] De W J, Sessler D I. Perioperative shivering: physiology and pharmacology. Anesthesiology, 2002, 96(2): 467−484.
[13] Cavallone L F, Vannucci A. Reviewarticle: Extubation of the difficult airway and extubation failure. Anesth Analg, 2013,116(2): 368−383.

第76章
全麻恢复期并发症防治

全身麻醉的并发症涉及外科、麻醉和患者自身情况等诸多方面因素,即便拥有先进的器械、设备以及更好的药物,各种并发症还是难以避免。因此,麻醉医师必须时刻保持高度警惕,全面掌握和分析患者的一般状况,充分认识各种治疗和干预手段、药物对机体的影响,对可能出现的并发症做好预案,尽量避免围麻醉期并发症的发生;一旦发生并发症应即时正确诊断、处理和治疗。

麻醉恢复期患者具有独特的病理生理特点,不同于普通住院患者和重症监护室患者,因此需要有专门的病区即PACU、特殊监测(如肌松剂残余效应监测与$P_{ET}CO_2$监测等)及专业化训练的医务人员来管理。一旦管理疏漏会造成严重后果。欧美国家手术患者在PACU恢复是常规程序,均制订了PACU工作指南,且基本原则相同。强调了对麻醉恢复期并发症早期发现并及时处理的重要性,以及制订患者标准化评估系统的必要性。

麻醉恢复期并发症是多方面的。Hines等的研究表明,PACU并发症发生率为23.7%,其中前3位分别是术后恶心呕吐(构成比41.3%)、上呼吸道梗阻(构成比29.1%)、低血压(构成比11.4%),其他并发症包括苏醒延迟、低氧血症(吸空气时$SpO_2 < 90\%$)、疼痛、严重高血压(舒张压> 110 mmHg)、心律失常、少尿、低体温及谵妄等。因此一个设备完善的PACU,一支训练有素的医疗团队和一套严密、科学的患者评估系统是麻醉恢复期患者安全的保障,也是现代麻醉的基本要求。

在美国,PACU经常是手术室周转的瓶颈。术后患者因等待PACU床位而无法出手术室的情况时有发生,因此如何在严格执行PACU工作标准及高效周转床位之间取得平衡是PACU工作面对的难题。在美国PACU一般分为Ⅰ期和Ⅱ期。日间手术患者全麻苏醒及生命体征稳定后或椎管内麻醉患者肌张力恢复后,可由Ⅰ期转入Ⅱ期;另外丙泊酚麻醉患者恢复迅速,一般可直接送入Ⅱ期。这种分流方式可减轻Ⅰ期PACU的工作压力并加快患者周转。一般由麻醉科医师决定患者在Ⅰ期和Ⅱ期的分流,常用的评估标准见表76-1。麻醉恢复期患者进入"快通道"(fast track,跳过Ⅰ期直接进入Ⅱ期)需要评分至少达12分(任一单项评分均不低于1分)。

表76-1　Ⅰ期PACU和Ⅱ期PACU分流评分

评分项目	评 分 标 准	分　值
意识水平	清醒,定向力完整	2
	轻刺激可唤醒	1
	仅对触觉刺激有反应	0

（续表）

评分项目	评 分 标 准	分 值
肢体活动能力	能遵照指令活动所有肢体	2
	肢体活动较无力	1
	不能自主活动肢体	0
循环状态	MAP波动幅度＜基础值的15%	2
	MAP波动幅度在基础值的15%～30%	1
	MAP波动幅度＞基础值的30%	0
呼吸状态	能深呼吸	2
	呼吸过快,但能正常咳嗽	1
	呼吸困难,咳嗽微弱	0
氧合状态	吸空气时SpO_2＞90%	2
	需要吸氧(鼻导管)	1
	吸氧时SpO_2＜90%	0
术后疼痛	无疼痛,或轻微不适	2
	中重度疼痛,需要使用静脉镇痛药	1
	持续重度疼痛	0

　　在北美国家,各医院一般都按一定的标准对术后患者进行评分,并以此作为PACU转出标准。PAR(post anesthesia recovery)评分系统是北美国家各医院使用广泛的术后患者评分系统,虽然各医院的评分标准不完全相同,但均是以PAR评分系统为参考制订的。PAR是Aldrete J A和Diane Kroulik于1970年借签Apgar评分思路提出来的麻醉恢复评分系统,故此PAR评分系统又被称为"Aldrete评分"。该评分系统最初从5个方面进行评分:活动、呼吸、循环、意识和皮肤与黏膜的颜色。每项包括0～2分,一般评分达到9分以上者符合PACU转出标准。为提高患儿麻醉恢复期缺氧的诊断敏感度,Aldrete J A于1995年对PAR评分系统做了修改,以血氧饱和度替代皮肤与黏膜颜色的观察(表76-2)。该评分系统统一了麻醉恢复期患者的评估标准,明显缩短了患者PACU停留时间,在临床上被广泛接受,美国JCAHO(joint commission for accreditation of healthcare organizations)、加拿大麻醉医师学会和其他许多国家与地区的相关组织均支持使用此评分系统对患者进行PACU转出前的评估。

表76-2　PAR评分

评估项目	评 分 标 准	分 值
肢体活动能力	自由活动四肢	2
	只能活动双上肢	1
	不能活动任何肢体	0
呼吸状态	可深呼吸和咳嗽	2
	呼吸困难	1
	无呼吸	0

（续表）

评估项目	评 分 标 准	分 值
循环状态	BP波动幅度＜基础值的20%	2
	BP波动幅度为基础值的20%～50%	1
	BP波动幅度＞基础值的50%	0
意识状态	清醒	2
	可唤醒	1
	不可唤醒	0
氧合状态	呼吸空气时SpO$_2$＞92%	2
	呼吸氧气时SpO$_2$ 90%～92%	1
	呼吸氧气时SpO$_2$＜90%	0
总 分		

PADSS（post anesthetic discharge scoring system）是1995年由Frances Chung针对日间手术患者提出的一种术后出院评分系统,在北美国家日间手术患者出院评分体系中具有重要的参考价值。该评分系统以生命体征、活动能力、术后恶心呕吐、术后疼痛和外科伤口出血情况,对术后患者进行评分。每项0～2分,最高10分。以9分为达到转出标准,见表76-3。

表76-3 PADSS评分

评分项目	评 分 标 准	分 值
血 压	血压波动幅度＜基础值的20%	2
	血压波动幅度为基础值的20%～40%	1
	血压波动幅度＞基础值的40%	0
活动能力	步态稳定,无眩晕感,与术前状态一致	2
	需要帮助	1
	无法行走	0
术后恶心呕吐	轻度,不需治疗	2
	中度,治疗后可控制	1
	重度,治疗无效	0
术后疼痛	视觉模拟评分（VAS）=0～3分	2
	视觉模拟评分（VAS）=4～6	1
	分视觉模拟评分（VAS）=7～10分	0
外科伤口出血情况	轻度,无须处理	2
	中度,敷料更换2次以后无继续出血	1
	重度,敷料更换3次以上仍然有出血	0
总 分		

第一节　全麻苏醒延迟

　　全身麻醉以后生理功能全面恢复的时期称为全麻苏醒期,可以分为四个阶段:① 麻醉深度减浅,感觉和运动功能逐渐恢复期。② 出现自主呼吸,通气量逐渐能够满足机体需要期。③ 呼吸道反射恢复期。④ 神志清醒,定向力、记忆力及思维能力逐渐恢复期。现代麻醉技术能使多数患者在手术结束不久意识就恢复清醒,对语言等刺激有反应。临床上通常将全麻停止2 h以上患者意识没有恢复,对外界刺激不能做出有效反应称为麻醉苏醒延迟。

　　全身麻醉手术后患者苏醒延迟后果严重,是可危及患者生命的一种严重并发症。它不仅危害患者的健康,也给患者增加了经济和精神负担。因此,积极寻找发生原因、探索有效的处理方法,尽量减少其发生,对于临床避免其可能导致的严重后果是有重要意义的。

　　全麻苏醒时间除了与患者个体生理和病理状态有关外,还与麻醉药物血/气分配系数和肺泡通气功能直接相关,患者肺泡通气不足是苏醒延迟最常见的原因。另外,麻醉前用药,诱导和维持麻醉的药物,复合用药如阿片类、肌松药、神经安定药的剂量和持续时间等也是影响因素。但对苏醒延迟还应该考虑其他的影响因素,以排除电解质紊乱、伴发疾病或并发症引起神志昏迷之可能,及时予以生命支持和纠正。

一、引起全麻后苏醒延迟的常见原因

(一)药物作用时间延长

1. 用药过量

　　是全麻后苏醒延迟的最常见原因。吸入全麻在相同吸入浓度下,控制性呼吸要比自主呼吸更易于加深麻醉。为了避免麻醉过浅,会频繁追加咪达唑仑等镇静药或阿片类药物。在静吸复合麻醉中,应用咪达唑仑的患者苏醒时间要比丙泊酚延迟。在这些因素中药物消除排出时间的延长,也是常见的原因。脂溶性强的吸入麻醉药如甲氧氟烷、氟烷自体内排出时间>异氟烷、恩氟烷>地氟烷,全麻苏醒也与麻醉持续时间成正比。手术后通气不足,减少了肺泡内与静脉内麻醉药的浓度梯度,使药物排出时间延长。

2. 高龄、营养不良、低温或多种药物的复合使用

　　这些都将影响肝代谢功能,降低药物在肝内代谢的速率。如氯胺酮在肝内生物转化影响着对中枢神经系统的效应,因此肝功能异常患者也使其苏醒延迟。同样,肾功能障碍患者使非极化肌松药作用延长。

(二)代谢障碍

1. 全身代谢紊乱

　　会引起麻醉后期的中枢神经系统的抑制,应与麻醉药的残留效应相鉴别。代谢性脑病也会提高机体对麻醉药物的敏感性。

2. 低氧血症、高碳酸血症和酸中毒

常见于手术麻醉的后期，此时患者可能已经恢复自主呼吸，但通气量显得不足，麻醉人员也容易疏于观察。特别是当患者60岁以上、糖尿病、肥胖、急诊手术、手术时间大于4 h。这些因素不仅影响呼吸功能的恢复，也延缓了吸入麻醉药的排出。某些慢性肺部疾病患者可因吸入高浓度氧而出现高碳酸血症，发生二氧化碳麻醉而不伴有低氧血症。

3. 肝、肾功能障碍

会影响全麻后的苏醒时间，延长巴比妥类的镇静催眠时间；对严重肝功损害患者即使用正常剂量的吗啡，也有诱发昏迷之可能。还有甲状腺功能低下或肾上腺功能严重障碍，也将延迟患者的苏醒时间。

4. 糖尿病患者发生低血糖性昏迷

尽管在手术和麻醉的应激下易于发生高血糖，但由于应用胰岛素和口服抗血糖药物作用时间的重叠，或由于禁食和术中过度限制含糖溶液的输入而造成低血糖，造成神志昏迷和代谢性酸中毒。所以在手术过程中，监测患者的尿糖和血糖十分重要。高糖高渗性非酮症昏迷也应引起足够的重视。

5. 严重的水、电解质紊乱

也会引起苏醒延迟。当血清钠高至160 mmol/L 或低于100 mmol/L 时均可引起意识不清；血钾低于2 mmol/L 时还可并发心律失常；血镁低于2 mmol/L 时也可导致意识障碍。

（三）中枢神经系统损害

1. 大脑缺血缺氧

全麻后苏醒的延迟或神志昏迷，也可能是大脑缺血缺氧，脑出血或脑栓塞引起的损害。脑缺血多与患者原来的疾病有关，如糖尿病、高血压和脑血管疾病，尤其是老年人。当患者术中头高位或坐位时，如血容量不足更易引起脑缺血。此外，其他不当的体位如颈极度屈曲或后仰、旋转、甚至手术器械的牵拉等都会影响到椎动脉或颈部血流的供应，而导致脑的缺血缺氧。

2. 脑水肿和脑血管意外（如脑出血、脑梗死等）

对这些患者可依据定位性体征、CT扫描检查或腰穿脑脊液检查明确诊断。

（四）体温过低

由于麻醉药影响正常体温调节、手术室温度低、术中输入冷冻血、输液、冷水冲洗等原因，使患者体温过低。低体温会抑制中枢神经系统，同时使肝、肾血流量明显减少，从而减慢麻醉药的代谢及清除，导致苏醒延迟。

二、全麻恢复期苏醒延迟的预防和处理

（一）一般治疗

1. 寻找病因

检查血糖、电解质、体温和血气，针对原因进行处理。

2. 加强护理

维持呼吸道通畅和血流动力学稳定。

3. 尽早停止麻醉

手术结束前尽早停止麻醉,如吸入麻醉可加大通气量,加速麻醉药排出;如静脉复合麻醉,则需根据药物作用时间、手术时间、药物间的相互作用和患者情况等决定用药剂量。

(二)对因治疗

(1)使用拮抗药物　因麻醉性镇痛药所致,可用纳洛酮拮抗;苯二氮䓬类药物可用氟马西尼拮抗;非去极化肌松药可用新斯的明加阿托品拮抗。

(2)适当高流量吸氧和过度通气,尽快排出吸入麻醉药。

(3)针对病因治疗后,经多种方法尝试患者仍无苏醒迹象,应考虑行颅脑CT检查,请神经内外科医师会诊并进行特殊检查以进一步查清原因。

综上所述,苏醒延迟在经过正确的处理后可以避免不良事件的发生。患者术后要密切观察,发生苏醒延迟要积极寻找病因并采取措施。但是,我们也认识到,苏醒延迟往往并非由单一因素引起,而是多种原因混合的结果。因此,在全麻手术中,监测血压、呼吸、体温、血气、血糖、肌肉松弛度以及个体化使用麻醉药,都有助于减少或者避免苏醒延迟的发生。同时,加强麻醉管理,做好麻醉医师会诊,详细了解病史,做好术前准备,一旦发生,积极处理。

第二节　循环系统并发症

经大样本统计学研究,在全麻恢复期循环系统并发症的发生率是1.2%。其中低血压、心律失常、心肌缺血是最常见的并发症。本节主要介绍低血压、心律失常和心搏骤停,高血压、心肌缺血、心肌梗死、肺水肿、肺栓塞等见本书相关章节。

一、低血压

麻醉恢复期发生的低血压,主要是心脏前负荷减少(容量不足),全身血管阻力(SVR)降低以及心肌收缩力减弱。迅速诊断和对症处理是非常重要,否则低血压减少重要脏器灌注,会继发缺血损害。麻醉恢复期发生的低血压标准:低于术前基础血压的25%。

(一)低血压原因

全麻恢复期发生低血压主要有3个方面的原因。

(1)麻醉因素　① 麻醉药物或麻醉辅助药物对心肌的直接抑制作用及引起的血管扩张;② 过度通气引起的低二氧化碳血症;③ 缺氧造成的酸中毒;④ 低体温对心血管系统的抑制;⑤ 术中利尿过多造成的低血容量和低血钾等。

(2)手术因素　① 术中失血较多未及时补充;② 手术操作压迫心脏、大血管等。

（3）患者因素　①患者术前有明显的低血容量未予及时纠正；②患者肾上腺皮质功能低下；③患者发生低血糖；④患者血浆儿茶酚胺水平低，如嗜铬细胞瘤切除术后；⑤患者存在心律失常或心肌梗死等。

（二）低血压的预防和处理

（1）术前充分补液，纠正水电、酸碱失衡。

（2）积极纠正患者术前贫血。

（3）对于心肌梗死患者，除非急症，应等到6个月后再行择期手术。

（4）对于心力衰竭患者应在心力衰竭控制2周后再行择期手术。

（5）对于Ⅲ度房室传导阻滞或病窦综合征患者术前放置起搏器。

（6）长期激素治疗患者术前和术中加大激素用量。

（7）加快输液补充血容量，必要时使用血管活性药物。

二、心律失常

常见的心律失常主要为窦速、阵发性室上性心动过速、窦缓和室性心律失常等。常见原因有：①二氧化碳蓄积和缺氧；②某些药物作用；③手术操作刺激；④神经反射；⑤电解质紊乱；⑥低温等。需要紧急处理的心律失常有两类：一为完全性房室传导阻滞，另一为频发性期前收缩和室性心动过速。前者用阿托品、异丙肾上腺素或安装起搏器治疗。后者用利多卡因或电击转复治疗。至于常见的窦性心动过速或过缓，则应针对病因而不难处理。

三、心搏骤停

是麻醉和手术中最严重的并发症，一般都有明显的原因，如病情危重、低血容量、冠心病、严重缺氧和高碳酸血症、电解质或酸碱平衡紊乱、低温、麻醉药逾量或中毒、神经反射、手术刺激等。应针对各种原因积极预防，早期发现和及时抢救以减少死亡。

第三节　呼吸系统并发症

研究发现，全麻恢复期患者中呼吸系统并发症发生率为2.2%。主要包括上呼吸道梗阻、通气不足、高碳酸血症、低氧血症和反流误吸。迅速发现和有效处理这些并发症能够挽救患者生命。

一、呼吸道梗阻

包括部分呼吸道梗阻：出现呼吸困难，有鼾声，仍有气体交换；完全呼吸道梗阻：鼻翼翕动，有三凹征，无气体交换。

（一）上呼吸道梗阻

1. 舌后坠

由于全麻患者尚处于苏醒时期，舌部肌肉缺乏张力，容易舌根后坠阻塞咽喉部，造成气道梗阻，导致术后通气不足，这是最常见的气道梗阻原因。处理：侧卧，避免口中分泌物误吸；托起下颌，将头偏向一侧，或将肩部垫高，使头过度后仰，必要时放置口咽或鼻咽通气道。

2. 喉痉挛

多为气道内操作所诱发，吸氧和适当镇静后常可缓解；如因缺氧刺激喉头引起，面罩供氧辅助呼吸，需及时纠正缺氧；多种因素混合导致严重喉痉挛且经初步处理无效时可给予肌松药并行气管内插管。

3. 喉头水肿

因气管内插管、刺激喉头或手术牵拉引起。轻者吸氧并可雾化吸入 β_2 受体兴奋药如沙丁胺醇 $100 \sim 200\ \mu g$ 和静脉注射利多卡因糖皮质激素；严重者应行紧急气管内插管或气管切开术。

4. 声带麻痹

常为甲状腺手术误伤、气管周围手术操作及气管插管或拔管过于粗暴引起。一侧麻痹通常仍可维持呼吸道通畅，但双侧麻痹可致严重呼吸道梗阻，需再次气管插管。

5. 局部压迫

主要为颈部手术后血肿压迫气管。评估气道受压程度，立即通知外科医师，并以面罩加压给氧行气管插管或气管切开；紧急情况下，床旁开放伤口，解除气道压迫。

（二）下呼吸道梗阻

常为呼吸道分泌物、血液、呕吐物等堵塞气道所致，如耳鼻喉科及口腔科术后出血容易导致患者误吸，出现三凹征、支气管痉挛等表现，应立即清除呼吸道异物，出现支气管痉挛时立即行气管插管并按哮喘急性发作处理。

二、通气不足

主要为每分通气量不足，导致二氧化碳排出障碍，引起高碳酸血症、急性呼吸性酸中毒，甚至呼吸停止。

（一）中枢性呼吸抑制，通气驱动降低

包括吸入麻醉药、镇痛药和镇静药的残余作用。给予机械通气维持呼吸直至呼吸功能完全恢复，必要时给予相应拮抗药逆转；如考虑颅脑手术损伤所致，应即时通知手术医师，必要时行气管切开或转ICU进一步治疗。

（二）肌松药的残余作用

高龄、电解质紊乱、肝肾功能不全、术中吸入麻醉维持时间过长及应用抗生素等，均会使肌松药的代谢减慢，应辅助或控制呼吸直至自主呼吸恢复，必要时予以新斯的明加阿托品拮抗。

（三）术后低肺容量综合征

胸腹部手术后、疼痛刺激、胸腹带过紧、大量腹水及过度肥胖等因素，可限制肺膨胀，导致通气不足，尤其是合并COPD患者，应加强术后镇痛治疗，鼓励和协助患者咳嗽排痰和深呼吸，必要时行机械通气治疗。

（四）气胸

中心静脉穿刺或手术操作所致，行胸部检查及床边胸片可确诊。如肺部压缩超过30%应立即行胸腔闭式引流。

（五）支气管痉挛

合并哮喘、COPD或近期呼吸道感染者更易发生。可予以氨茶碱5 mg/kg静脉滴注，0.5～1.0 mg/（kg·h）维持或氢化可的松100 mg快速静脉滴注。

三、低氧血症

低氧血症不仅是全身麻醉后常见的并发症，而且导致严重后果。根据丹麦的文献报告：术后发生一次或一次以上低氧血症（$SaO_2 < 90\%$）的患者占55%，并指出其发生是与全麻时间、麻醉药物应用及吸烟史有关。自20世纪80年代早期以来，脉搏血氧饱和度测定法（SpO_2）已经成为评估患者动脉血氧合情况的安全可靠、简便易行的方法，能及时发现低氧血症。

（一）全麻恢复期低氧血症的易患群体

（1）术后患者存在氧合差的危险是由于麻醉药物的残余效应，疼痛限制呼吸运动，止痛药物引起的呼吸抑制及卧床休息等引起。腹部或胸部大手术，或任何上呼吸道区域手术的患者被认为危险性增加。另外，那些有明显围术期氧合缺陷或术前存在肺部疾患的患者在术后发生低氧血症的危险性也显著增高。

（2）疼痛或接受镇痛治疗的患者疼痛及镇痛均可导致低氧血症。疼痛会限制胸壁的扩张，影响患者的活动度与运动。镇痛药物可能会引起呼吸抑制。

（3）确诊有梗阻性睡眠呼吸暂停或病态肥胖的患者睡眠呼吸暂停的发生明显与低氧血症的形成有关。通气不足是阿片类应用期间主要的呼吸系统不良反应，有睡眠呼吸暂停的患者在术后应用阿片类药物镇痛时发生呼吸暂停相关的低氧血症的风险更高。

（4）已存在心肺功能障碍的患者，指的是那些至少有一次记载的缺氧发作并需氧气治疗病史的患者，是最易发生低氧血症的群体。

（5）接受镇静治疗的患者，镇静可以导致保护性反射丧失，从而导致低氧血症产生。

（6）新生儿、儿童及老年患者，这类患者的肺储备一般是减少的，尤其相对于他们较高的氧需求来说。这些患者比一般成年人去饱和更快，增加了他们发生低氧血症及相关并发症的危险。

（7）产科患者分娩生产过程中疼痛引起的呼吸改变，手术分娩后硬膜外给予吗啡或其他麻醉剂导致的去饱和作用，都是产科患者发生低氧血症的危险因素。

（8）依赖于医疗技术支持的患者,医疗技术相关的失误或并发症,例如有创性及无创性呼吸机及氧气治疗会导致低氧血症。

（二）全麻恢复期低氧血症发生的原因

（1）吸入气体中氧浓度的低下或因设备的故障引起吸入氧浓度<0.21,尽管发生意外并不多见,但有可能发生氧源供应中断或混合气体装置失灵等,不能失于大意。

（2）通气不足,如呼吸道梗阻、肌松药和麻醉药对呼吸的抑制,肺顺应性降低、肺泡萎缩,急性药物中毒,手术及体位的影响,支配呼吸肌的神经受累,呼吸肌疾病、慢性肺源性心脏病等。

（3）术后肺内右向左的分流增加,如术后发生肺不张、急性气胸或急性肺梗死等,使经肺的静脉血得不到充分的氧合,提高了动脉内静脉血的掺杂,造成低氧血症的发生。

（4）肺通气/灌流（V/Q）的失衡,如因麻醉药物影响损害了低氧下肺血管收缩的补偿,V/Q的失衡加重。同时,术后患者的心排血量低下也促进了这种失衡。

（5）采用不正确的吸痰方法,是易被忽视的原因。应用过高的吸引负压、过粗的吸痰管和超时限的吸引,可以引起患者SaO_2显著下降,尤其是危重和大手术后患者。

（6）机体氧耗增加术后患者的高热、寒战可使氧耗量增高500%。

（三）全麻恢复期低氧血症的危害

1. 低氧血症与脑功能

脑组织细胞对缺氧耐受性较差,尤其是大脑皮质,缺氧时大脑皮质首先受损,其次影响皮质下及脑干生命中枢。所以缺氧时最早出现神经精神症状。急性缺氧可引起头痛、情绪激动、思维力、记忆力、判断力降低或丧失以及运动不协调等。缺氧严重时,可导致烦躁不安,谵妄、癫痫样抽搐、意识丧失以致昏迷死亡。

2. 低氧血症与心肌缺血

低氧时常表现为心率增快,血压升高。缺氧严重时可出现各种类型的心律失常如窦性心动过缓、期前收缩、心室颤动等。循环系统以高动力状态代偿氧含量的不足,同时产生血流再分配。如进一步加重,可发展为心率变缓,周围循环衰竭,四肢厥冷,甚至心脏停搏。

3. 低氧血症与呼吸

缺氧时患者感到呼吸困难,胸部有重压感或窘迫感,兴奋、烦躁、端坐呼吸等。严重缺氧会出现呼吸变浅、变慢甚至呼吸停止。

4. 低氧血症与伤口愈合/感染

氧气在伤口愈合及感染中起重要作用,组织氧供水平低会削弱伤口愈合及对感染的抵抗力,导致住院时间延长。

5. 低氧血症与无益的健康花费

低氧血症的后果会造成痊愈需要额外的医疗手段,减弱患者器官功能,导致昂贵的治疗花费。

（四）全麻恢复期低氧血症的处理

低氧血症可在手术后最初的几个小时内发生,是需紧急抢救的急症。对它的处理要求迅速、果断

有效。数小时或更短时间的犹豫、观望或拖延，均可造成心、脑、肾、肝等重要器官的功能障碍，甚至发生不可逆的损害。因此，PACU 的医护人员应有高度的责任意识，加强全麻恢复期患者的巡视、管理和监护与防范，将低氧血症的发生率及风险减少到最低限度。

1. 氧疗

氧疗是治疗低氧血症的一项基本措施。麻醉手术后任何类型的低氧均是氧疗的明确指征。许多人主张 PaO_2 降低到 60 mmHg 以下时才需要氧疗。但应当认识到麻醉与手术对机体来说是一次较大的打击，麻醉手术后机体内存在较大的机体反应。组织细胞耗氧量增加，况且麻醉手术后早期病情尚可能不稳定。有相当数量的麻醉患者在麻醉手术后早期容易进入更加活跃的快速眼运动睡眠状态，这种活跃的睡眠状态常伴随一些生理变化如呼吸不规则、低氧、心率血压剧烈波动等。皆可给予氧疗，尤其是老年患者，其目的是一方面适当地增加氧供，以适应耗氧量增加的应激状态，另一方面增加氧的储备，增加机体耐受缺氧能力，预防一些难以预测的病情变化下可能出现的机体严重缺氧。

临床上根据对吸氧浓度控制程度的要求不同，可将氧疗分为控制性和非控制性两大类；又可根据吸氧浓度的高低，将氧疗分为低浓度氧疗（$FiO_2 < 30\%$）中浓度氧疗（$FiO_2 < 50\%$）和高浓度氧疗（$FiO_2 > 50\%$）；也常常根据所用氧流量大小将氧疗简单分为低流量（氧流量 < 4 L/min）和高流量氧疗（氧流量 ≥ 4 L/min）两大类。氧疗的方法通常采用鼻导管法或面罩给氧法。

2. 维持气道通畅

对于麻醉手术后并发急性呼吸道梗阻而引起的低氧血症患者，最急迫的处理应当是解除呼吸道梗阻（可用提下颌法或清除口咽分泌物等解除），而不是吸氧。通畅的气道是进行各种呼吸支持治疗的必要条件。

3. 纠正存在的低氧状态

对轻度低氧血症者可用鼻导管给氧。重度低氧血症者，用面罩及高浓度氧。用以提高肺泡氧分压，降低呼吸做功及心血管做功。对氧分压降低造成的低氧血症或是通气/血流（V/Q）比例失调引起的氧分压下降，给氧治疗可以改善，因为氧气也是一种治疗用药。使用时应根据患者病情特点，选择适宜的给氧方式，以避免并发症，并充分了解机体对氧的摄取与代谢以及它在体内的分布情况。

4. 支持呼吸和循环功能

机械通气是治疗严重低氧血症的最主要的有效措施。可以借助麻醉呼吸机或治疗用呼吸机实施完成。机械通气一般需要进行气管插管或气管切开造口。全身麻醉后自主呼吸恢复到一定程度后常用 IMV（间歇指令性通气）方式进行脱机前的呼吸支持治疗。机械通气可按 10～15 ml/kg 计算潮气量。呼吸频率成人 10～16 次/min，小儿 16～20 次/min，呼吸比率一般常用 1:（1.5～2）。吸入氧气浓度一般在 60% 以下，要定时根据动脉血气分析结果调整呼吸参数设置，防止通气不足或明显过度通气。

5. 循环功能不稳定

如血容量过低患者，应及时补充血浆和全血，在严密观察平均动脉压等血流动力参数下，应考虑采取降低后负荷的措施，如静脉点滴硝酸甘油、硝普钠等；可减少心脏做功，增加射血分数。

麻醉手术后低氧血症作为围术期高发生率并发症已为广大麻醉、手术医师所重视。在现代的监测、治疗手段支持下该病的防治已无根本上的技术障碍。然而，此病症有效而合理的防治更多地取决于麻醉医师的综合评估判断能力及医护人员的责任心。早判断、早预防、早处理能最大限度左右麻醉手术后低氧血症的发生与预后，而降低麻醉手术后低氧血症的发生率也是麻醉质量和麻醉水准的良

好体现,更是广大患者的福音。

四、呕吐反流、误吸

呕吐是通过反射性动作迫使胃内容物排出。反流为胃内容物受重力作用或因腹内压力的影响而逆流入咽喉腔。呕吐或反流物易造成误吸,而引起呼吸道阻塞、窒息或吸入性肺炎等,为全麻主要危险之一。呕吐及反流常发生于饱食后、腹内压增高(如肠梗阻、产妇)、创伤、失血、休克、高颅压及昏迷患者。某些药物如乙醚、硫喷妥钠的作用,腹腔内脏及咽喉部操作的机械刺激,缺氧和二氧化碳蓄积等都有影响。

为预防呕吐和反流引起误吸的意外,全麻前应严禁饮食,使用镇静、镇吐或抗胃酸类药,必要时作胃肠减压。对饱胃患者的全麻应先行清醒气管插管或快速插管,亦可用食管堵塞器,麻醉诱导力求平稳。

全麻下发生呕吐和反流时,应立即取头低位,使声门高于食管入口,头偏向一侧,便于及时清除呼吸道分泌物。如因误吸酸性胃液,尤其是出现胃酸误吸综合征时,除气管内吸引外,应使用地塞米松、氨茶碱、抗生素等药物治疗,为稀释并中和胃酸可用生理盐水10 ml进行气管内冲洗和清吸,同时进行人工呼吸。

第四节　体温并发症

麻醉恢复期体温并发症包括低体温和术后寒战。

一、低体温

临床上一般将中心体温34～36℃称为轻度低体温,低体温是麻醉和外科常见的并发症。在实施外科手术的患者中,50%～70%可发生轻度低体温。全麻或区域阻滞后的患者中心体温往往会低于36℃,超过10%的患者体温低于35℃。

以前人们只注意到低体温对手术患者有利的一面,如降低机体代谢率,减少耗氧量,增加组织器官对缺血、缺氧的耐受力等,却忽视了它对机体不利的影响,如低体温可降低患者对手术伤口感染的抵抗力,可导致机体凝血功能障碍,使患者术后苏醒延迟等。近年来,人们已经逐渐认识到术中低体温对患者机体造成的危害,所以,医护人员在术前及术中会采取相应的预防措施来避免患者出现低体温。

(一)低体温的原因

1. 环境温度过低

手术室的低温环境和术中部分身体的裸露及胸腹腔内脏器的暴露,尤其是腹部手术,导致了大量的热量丢失。手术时间越长对体温影响越大,有研究证实,若手术室温度低于21℃,患者容易出现体温过低。

2. 产热不足

大部分的手术要求患者术前禁食禁饮,而术前禁食禁饮会使机体减少化学能的释放;另外灌肠和服用导泻剂过早,使患者空腹等待手术时间延长,增加焦虑感及不适感,降低机体抵抗力,影响患者的睡眠,还容易导致麻醉诱导期低血压及术后低体温的发生。

3. 低体温液体的使用

由于输入了与室温相同的液体,特别是输入了大量的低温库血,可使机体温度明显降低。成人静脉输入1 L环境温度下液体或每输入200 ml 4℃库血,中心体温约下降0.25℃。

4. 麻醉

麻醉期间体温降低与麻醉药物有关,全身麻醉药物抑制了下丘脑体温调节中枢,干扰了中枢性体温调节;多数麻醉药物有血管扩张作用,致机体散热增加;肌松药物使骨骼肌麻痹,丧失了增大肌张力的产热作用。

5. 气管插管

气管插管后低温干燥的气体不经鼻腔、上呼吸道的加温加湿作用直接进入肺部,可使中心体温下降了1～2℃。

6. 生理因素

肌肉量的减少,静息肌张力降低,体表面积与体重之比升高,皮肤血管收缩反应减退及心血管储备功能有限,使其对冷的耐受力差更易发生低体温。

(二)低体温的危害

1. 影响凝血功能

凝血功能检查常不能早期发现低温患者的异常改变。研究表明,常温(37℃)动物血样在低温测试,各项凝血值均可明显延长;而低温动物血样在37℃下测试,其值可接近正常值,在低温测试则明显延长。

2. 增加切口感染率

低体温直接损害机体免疫功能,主要抑制中性粒细胞的氧化作用,并减少白细胞向感染部位移动;同时减少皮肤血流和氧供,抑制组织对氧的摄取,增加伤口的感染率。

3. 苏醒延迟

低温使肝血流减少,肝功能受损,延缓多种药物在体内的代谢,体温降低时所有的麻醉药物代谢和排泄均延长,麻醉药物的抑制作用增强,低体温使挥发性麻醉药的组织溶解度提高,从而使苏醒时间延长。

4. 增加心血管并发症

轻度低温时,交感神经兴奋,心率加快,心收缩力增强,心排血量增加,外周血管收缩,血压上升。中度低温时,开始出现心肌传导障碍,心肌细胞复极化延迟导致心肌细胞动作电位时限延长;重度低温时,将出现严重的心功能异常,心室激惹明显,甚至出现心室颤动,导致死亡。

5. 寒战发生率增加

人体的中心体温接近37℃,患者中心体温降低1℃,就出现寒战。寒战增加围术期的氧耗和二氧化碳的生成,还可引起心脏传导阻滞的加剧和心肌收缩力的降低;寒战增加患者的不适感和伤口疼痛。

（三）低体温的预防和治疗

1. 保守复温

保守复温的目标提供温暖的环境和防止热量的继续丢失,利用自身的温度调节系统来提高体温。其具体措施有:① 防止传导失热,辐射失热,温暖毛毯遮盖皮肤面,隔绝患者与金属、塑料或木料等低温物体的接触;② 环境温度控制,控制手术室温度在25～28℃。

2. 积极复温

积极复温方法包括:① 应用充气温毯遮盖全身;② 输入加热的液体是复温中常用的方法,但血液加热不要超过43℃,否则会引起血细胞破坏;③ 气道复温法,清醒患者的吸入气体温度不能超过40℃;昏迷患者不能超过50℃;④ 心肺体外循环是一种高效和快速的复温方法,常用于低温导致循环衰竭的患者。

总之,目前复温方法很多,但单独使用其中一种往往不能得到满意的复温效果。临床多采用几种方法联合的方式复温。创伤和大手术后的低体温可导致严重的机体内环境紊乱,影响患者预后。老年患者低体温时,复温不宜过快。临床应提高对低体温危害性的认识,积极防治。

二、术后寒战

术后寒战是全身麻醉术后常见并发症之一,是机体对中心体温降低的一种生理反应。麻醉药物的使用、大量冷盐水术中冲洗、血液及体温的丧失、输入大量冷液体以及麻醉后体温的重新分布等众多因素导致机体散热增加、产热减少,中央室温度降低,引起寒战反应。术中出血量多、手术时间长和术后疼痛评分高是术后寒战的高危因素。

（一）术后寒战的常见原因

1. 手术因素

开胸开腹手术,使脏器直接暴露在室温环境下;术中大量灌洗液,带走体内大量热量,也会造成肾重吸收增加,使大量低温灌洗液进入体内,以至产生体温变化及血流动力学的改变。

2. 麻醉因素

患者接受全身麻醉后,临床所有的全身麻醉药都可明显抑制正常的自主体温调节机制,使发汗阈值轻度升高、寒战阈值明显降低。全麻会抑制机体体温调节中枢,从而引起体温下降,导致寒战的发生。

3. 其他因素

术中静脉输液也是导致体温丢失的重要因素,术中大量输注低温液体也会导致体温丢失。

（二）术后寒战对机体的危害

（1）寒战时患者肌肉痉挛或强直致代谢率增加。

（2）寒战时患者耗氧量明显增加,并伴有二氧化碳和每分通气量增加。

（3）寒战时患者心率增快,心排血量增加,混合静脉血氧饱和度明显下降。

（4）寒战严重时还可引起患者颅内压及眼压增高。

（5）寒战时肌肉收缩对切口的牵拉可加重切口疼痛，不能自控的肌肉颤动带来的不适感会加重患者在围术期的焦虑。

（6）寒战会影响医护人员对血压、心电图、脉搏血氧饱和度的监测，不利于患者术后病情的正确判断。

（7）寒战时无氧酵解增加，使乳酸生成增多导致酸碱失衡；寒战时肝肾血流减少，延长麻醉复苏时间。

（三）术后寒战的治疗

1. 基础治疗

保温，包括手术室环境温度控制，使用保温床、温毯、暖风机、液体的加温等。

2. 药物治疗

镇静镇痛，常用的药物包括地西泮、曲马多、皮质激素类药物、噻嗪类镇静剂等，其他如哌替啶、氯胺酮、布托菲诺、右美托咪定等也有报道用于术后寒战的治疗。

第五节　术　后　躁　动

术后麻醉苏醒期躁动是十分常见的并发症，苏醒期躁动可使患者循环系统剧烈波动，引发气管痉挛、呕吐反流误吸等导致呼吸困难，增加手术创面出血，严重者导致心脑血管意外的发生；躁动患者的肢动与挣扎可使引流管、导尿管、输液管及气管导管脱出，甚至可发生自伤及坠床等意外伤害，是围术期全麻处理的一个重要环节。全麻苏醒期躁动（emergence agitation，EA）为麻醉苏醒期的一种不恰当行为，表现为兴奋，躁动和定向障碍并存，出现不适当行为，如肢体的无意识动作、语无伦次、无理性言语、哭喊或呻吟、妄想思维等。至今为止，EA 的发生机制尚未明了。

有数据表明，EA 大多在麻醉苏醒期急性出现，多发生于拔管后 15 min 左右，流行病学的研究数据成人发生率为 5.3%，儿童为 12%～13%，尤其在学龄前儿童，老年人的发生率亦较高。相当一部分患者需要药物的干预。

EA 不论是对患者本身以及某些需要术后安静的手术造成了极大的危害，也对医护人员的人员配置产生了极大的干扰。一些患者躁动非常严重时会有暴力倾向，例如拔除引流管、尿管、胃管，肢体的不自主运动以及抬高身体有可能会造成手术切口裂开、手术部位出血，而医护人员亦需要较多的人力来处理。并且在患者躁动时，循环系统不稳定，血压升高，心率增快，在一些心功能较差或合并有其他心脑血管疾病的患者是极其不利的。此外，在一些术后要求患者安静的手术，例如脊柱外科的手术、脑外科的手术、耳鼻喉科的一些手术，一旦患者躁动而未得到及时处理或处理不得当，将对手术效果造成极大的影响。

一、术后躁动（EA）发生的因素

（一）麻醉原因

1. 术前用药

抗胆碱类药物的应用与麻醉后的兴奋呈正相关，氟哌利多、大剂量的甲氧氯普胺、咪达唑仑等苯二氮䓬类药品，以及阿片类药物如哌替啶等。

2. 诱导及维持用药

包括咪达唑仑、依托咪酯、硫喷妥钠、氯胺酮,均有相关文摘提出可致苏醒期躁动。至于挥发性吸入麻醉药物,目前大多都认为这是引起躁动的一个比较重要的原因,氟烷、乙醚以及新一代的吸入麻醉药七氟烷、地氟烷、异氟烷等皆可引起术后躁动。吸入麻醉药引起躁动机制至今未明。

3. 快速苏醒

Cravero 等认为快速的苏醒所导致的 EA 延长了患者停留于麻醉复苏室的时间,因此利弊相抵,并无特别优势。吸入性麻醉药物短期内浓度急剧下降,拔管的时机掌握不合适,患者感觉已经恢复,但是意识尚未恢复,对外界刺激呈高敏状态。也有相当一部分学者认为,快速的苏醒和 EA 并无太大关联。

4. 肌松药的残留作用

肌松药残留可导致严重的焦虑和躁动,有条件时可行肌松监测,或者常规拮抗肌松药。

5. 术后镇痛不完善

每个患者对麻醉药物的反应不一,不同个体存在对麻醉药物的敏感性差异,某些生理、病理以及药理因素会影响脑组织对麻醉药物的敏感性,常规的用药不能满足所有患者的要求,在麻醉苏醒期有相当多的患者诉说伤口疼痛难忍,这也是比较明确的一种引起躁动的原因。

6. 生化及呼吸循环系统的不稳定

气道梗阻、低氧血症、低血容量、酸中毒、高碳酸血症、低钠血症、低血糖、脓毒血症等,这些均可引起躁动或谵妄。

7. 其他的原因

低温,膀胱膨胀,尿管的刺激等。

(二)手术原因

(1)可能与手术部位有关,在耳鼻喉科手术、呼吸道、乳腺以及生殖系统等与情感关系较密切的部位进行手术操作,在儿童既往有耳、扁桃体、鼻、颈、喉等部位手术病史时,苏醒期躁动及情绪不稳发生率较高。

(2)体外循环等手术操作所致的微量空气造成脑血管的栓塞,可以引起术后精神运动以及神经功能障碍,此类手术时间越长术后发生谵妄的概率越高。

(三)患者自身原因

1. 患者的年龄

流行病学的研究表明,EA 发生率以学龄前儿童和老年人发生为多见。老年患者的发生率较高可能和褪黑素的异常分泌有关。

2. 术前的焦虑状态

术前过度紧张,对手术及麻醉风险过度担忧,均可增加 EA 的发生。在儿童这方面的研究比较多,研究表明术前焦虑和术后 EA 有一定的正相关性;而在成人,由于缺乏术前焦虑状态的评估标准,因此在这方面的研究尚缺乏。

3. 患者对麻醉药物的特异性兴奋反应

包括吸入麻醉药物,术中一些催眠镇静药物以及阿片类药物的使用,这可能与患者的遗传有关,

需要做进一步的研究。

4. 药物使用史

既往有酒精成瘾、阿片类药物成瘾,麻醉苏醒期会出现类似戒断症状的表现。有长期服用抗抑郁药物的患者,长期服用会减少去甲肾上腺素和5-羟色胺的重摄取,阻断乙酰胆碱受体和组胺受体(H_1受体和H_2受体),在吸入全麻时易引起惊厥或心律失常,EA发生率较一般患者高。

二、术后躁动(EA)的预防和处理

对于EA的发生我们可以根据以上相关高危因素来预防处理,对于易感人群谨慎用药,尽量避免术后躁动的发生,并做好充分准备,以便能得到及时恰当的处理。以下几个方面的工作可能有助于术后躁动的预防和处理。

(一)术前的访视工作

需要耐心细致,除了评估患者的麻醉风险及耐受能力以外,应该和患者进行良好沟通,尽量消除其对麻醉和手术的恐惧心理。对于小儿患者,则应该和其家长进行沟通,嘱其对患儿进行耐心的解释和安抚工作。

(二)术前访视时根据患者情况给出合理的术前医嘱

对一些精神紧张难以配合的患者、老年患者以及小儿慎用苯二氮䓬类镇静催眠药物和抗胆碱能药物(减少东莨菪碱的使用,尽可能使用阿托品替代)。此外有报道术前使用咪达唑仑可以减少EA,认为咪达唑仑抵消了七氟烷所致的快速复苏,患者的复苏的总时间并不会延长。做到个体化用药,尽量避免由于术前用药不当所致的EA。

(三)诱导及术中维持用药

如果患者为EA发生的高危人群,那么诱导所用静脉药物应该尽量避免使用依托咪酯,硫喷妥钠等。在国外吸入性麻醉药物除了全麻维持使用外在小儿诱导的使用是非常广泛的,而在国内尽管诱导使用较少,但是由于吸入麻醉药物的苏醒快速,优点明确,因此使用也是非常广泛的。因此我们在使用吸入性全麻药物的同时应该考虑如何能够减少其所导致的EA。S Kubo等认为术中复合使用丙泊酚或许是一个有效的方法。此外芬太尼的使用或许可以减少EA的发生,有研究表明在儿童2.5 μg/kg的芬太尼静脉注射应用于静吸复合全麻可减少EA。也有较多文献指出可乐定在麻醉诱导后使用,无论静脉使用还是硬膜外使用,都可以减少EA。

(四)良好的术后镇痛

不可否认,手术对患者来说是一个较大的创伤,因此尽量将这个创伤所致的痛苦减少到最低,需要我们合理恰当地使用术后止痛,无论是静脉还是硬膜外或者其他的给药方式,都需要根据患者的情况来"滴定"给药,观察患者对药物的反应,在良好止痛的同时防止苏醒延迟以及毒副作用的发生。理想状态是在安全剂量范围内达到一个良好的止痛效果。

（五）维持系统平衡

保持呼吸道通畅，维持循环、呼吸、水电解质及各个系统的稳定以及平衡。在一些手术时间较长，患者情况较差，或者手术所致创伤较大的情况下，防止因为低氧血症，高碳酸血症以及其他的水电解质紊乱导致躁动、谵妄。

（六）术后躁动出现后的处理

首先要排除心脑血管意外、癫痫等脑部器质性病变。① 保证供氧以及呼吸道的通畅，严密监测呼吸循环功能。② 镇静药物的使用：在成人较常使用的药物有以下几种，安定或者劳拉西泮，如果躁动持续存在可以加大药量；氟哌啶醇，此药争议较大，因为有部分患者使用后可以出现椎体外系症状。在临床工作中较常用到的还有丙泊酚。③ 阿片类药物的使用：包括吗啡、芬太尼、哌替啶等，这类药物在临床中使用也是比较普遍，使用时要根据患者情况谨慎用药，采用滴定用药，以防发生中枢性呼吸抑制。④ 其他用药：例如氯诺昔康，曲马多等，亦可减少EA的发生。

全麻苏醒期躁动是一个比较常见的临床现象，它所导致的不良反应各位临床医师在工作中也是深有体会。我们应该积极探讨和研究术后躁动发生的机制和有效的处理方法，这样才能真正地解决这个困惑我们的临床问题，进一步提高麻醉质量。

（孙玉明）

参 考 文 献

［1］ 杭燕南,俞卫锋,于布为,等.当代麻醉手册:3版.上海:世界图书出版公司,2016.
［2］ 米勒.米勒麻醉学:8版.邓小明,曾因明,黄宇光,主译.北京:北京大学医学出版社,2016.
［3］ 杭燕南,王祥瑞,薛张纲,等.当代麻醉学:2版.上海:上海科学技术出版社,2013.
［4］ 俞卫锋,石学银,姚尚龙,等.临床麻醉学理论与实践.北京:人民卫生出版社,2017.
［5］ 郑红梅,边竞,刘培.右美托咪定在全麻术后寒战中的应用.湖北医药学院学报,2011,30:308-309.
［6］ 许先成,冯慧,柯昌斌.舒芬太尼联合曲马多对全麻苏醒期躁动与寒战的预防作用.湖北医药学院学报,2011,30:137-140.
［7］ 王珊娟,杭燕南.全麻恢复期并发症及其处理.中华麻醉学杂志,2000,20(9):574-576.
［8］ Choussein S, Srouji S S, Missmer S A, et al. Perioperative Outcomes and Complications of Robot-Assisted Laparoscopic Myomectomy(RALM). J Minim Invasive Gynecol, 2015, 22(6): S70.
［9］ Cole J W, Murray D J, McAllister J D, et al. Emergence behaviour in children: defining the incidence of excitement and agitation following anaesthesia. Paediatr Anaesth, 2002, 12(5): 442-447.
［10］ 李艳丽,何杨,郑艳.全麻后苏醒延迟的原因分析及处理体会.中国医学创新,2010,7(21):177-178.

第77章
围术期过敏反应

　　围术期过敏反应是围术期出现的一种多系统受累的临床综合征，可累及皮肤、心血管系统及呼吸系统，一般于用药后数分钟内迅速发生。过敏反应（anaphylactic reaction）和类过敏反应（anaphylactoid）因临床表现几乎无区别，在著作中多有争议。目前，欧洲过敏与免疫学会（European academy of allergy and immunology, EAACI）将过敏反应定义为严重的、威胁生命的、全身性或系统性的速发变态反应，主要通过IgE抗体介导发生。对于非免疫机制引起的具有类似临床表现的反应，建议用非变态反应性过敏反应（nonallergic anaphylaxis）表示。围术期多种药物或使用的物品可以诱发过敏反应，这类反应可以是药物剂量依赖型的，也可能是非剂量依赖型的。而对于非剂量依赖型过敏反应通常临床症状较严重，且有较特异的变应原。

　　近年来，随着手术中各种合成药物的应用，以及日常多种化学物质的使用和接触增多，临床中围术期过敏反应逐年增多。据国外大规模流行病学调查统计，在澳大利亚和法国，麻醉中过敏反应的发生率分别为1/10 000和1/20 000，在西班牙发生率约为1/10 263。文献报道麻醉过程中发生过敏反应者有90%～100%会出现低血压和循环衰竭，37%～39%可发生支气管痉挛。麻醉药物诱发的过敏反应致死率可达3%～10%，是围术期死亡风险增高的重要因素。目前，国内尚无关于围术期过敏反应相关的流行病数据，需要进行相关的流行病学调查。

第一节　围术期过敏反应的高危因素

　　由于围术期过敏反应的诊断率较低，并且缺乏大规模流行病学资料提供高危因素，因此术前对于高危人群的鉴别尚缺乏足够的理论依据和方法。目前，既往曾有麻醉相关的过敏反应史是确切的高危因素。既往过敏反应的严重程度对于评价再次发生反应的危险性很重要。然而，有资料表明既往仅有轻微症状的儿童也可能发生严重的过敏反应。

一、既往过敏反应史

　　哮喘史是发生危及生命的围术期过敏反应的主要危险因素，几乎所有致死性的围术期过敏反应均发生于哮喘患者。但哮喘史作为一个敏感指标，其并不具有特异性，无哮喘病史的患者也可能发生

危及生命的围术期过敏反应。总的来说，既往曾有麻醉相关的过敏反应史或同时有哮喘病史提示，此类患者为围术期过敏反应的高危群体。

此外，合并特异性疾病（如肥大细胞病、慢性荨麻疹-血管性水肿等），也是围术期过敏反应的高危因素之一。轻度的呼吸系统变态反应性疾病（变态反应性鼻炎和轻度支气管哮喘），若无症状恶化或控制不佳，不能归为高危因素（表77-1）。

表77-1　围术期过敏反应的高危因素

危险因素或事件	围术期相关物质
对鸡蛋/大豆乳剂过敏	丙泊酚
明胶过敏	人工代血浆制品
既往全身麻醉后过敏史	所有药物
多种药物过敏综合征	所有药物
既往全麻史	肌松药
全麻过敏的家族史	所有药物
对化妆品过敏	肌松药
脊柱裂	乳胶

二、围术期用药过敏

围术期常规应用的多种麻醉药物、诊断试剂、含有乳胶的器械、抗生素，以及血液制品等均可能导致过敏反应，同时某些药物之间还存在交叉过敏现象。围术期最常见的诱发过敏反应的药物有抗生素、肌松药及其他生物制剂。

（一）抗生素

青霉素和头孢菌素占围术期抗生素所致过敏反应的70%以上。据统计，β-内酰胺类抗生素的过敏反应发生率为0.7%～10%，过敏性休克发生率为0.004%～0.04%，美国每年有400～800人死于青霉素所致的过敏性休克。

（二）非甾体解热镇痛抗炎药

既往无哮喘病史，当口服阿司匹林等非甾体抗炎药后数分钟内或数小时内出现诱发的哮喘发作，称阿司匹林哮喘。在这些阿司匹林性哮喘的患者中约有半数以上伴有鼻息肉、鼻窦炎、鼻炎等鼻部症状。

据中国医学科学院北京协和医院变态反应科的一项调查，阿司匹林性哮喘占哮喘患者群的2.2%，国外报道为1.7%～5.6%，实际发病率可高达8%～22%，伴有鼻部症状的阿司匹林性哮喘发病率更高，为30%～40%。主要诱发药物有以阿司匹林为代表的解热镇痛药，如阿司匹林、非那西丁、对乙酰氨基酚、氨基比林、安乃近、安替比林等，以及非甾体抗炎药，如布洛芬、芬必得，保泰松，氟芬那酸、吡罗昔康等。

（三）肌松药

研究显示肌松药是麻醉用药中最常见的引起过敏反应的药物,麻醉药物引起过敏反应中50%～70%是由肌松药引起。所有肌松药均可能诱发过敏反应,其中去极化肌松药琥珀酰胆碱风险最高,其次是阿曲库铵和罗库溴铵。有学者认为罗库溴铵诱发过敏反应增多与其临床应用大大增加、研究的方法和统计学不同等原因有关,还需要多中心的大样本研究来进一步证实。

肌松药引起的过敏反应可以是IgE介导的也可以是非IgE介导的,其中IgE介导的过敏反应症状较为严重。肌松药之间的交叉反应比较常见,即患者对一种肌松药过敏时,对另一种肌松药往往也可能发生过敏反应,这与它们之间化学结构中有类似的季铵基基团有关。而药物福尔可定和生活中许多日用品如牙膏、洗发液等均有类似的季铵基基团,许多第一次使用肌松药就发生过敏反应的患者可能在生活中就已经被致敏了。但对所有肌松药均发生过敏者是很罕见的。几乎所有的肌松药都可直接诱发肥大细胞和嗜碱粒细胞释放组胺,其释放量与剂量、输注速度和患者特异性等因素有关。D-筒箭毒的组胺释放率最高,约为70%,琥珀胆碱为40%。文献指出,具有两个以上乙酰胆碱分子的化合物能触发过敏性休克,琥珀胆碱最易引起这类严重的肌松药过敏反应。

（四）生物制剂

1. 鱼精蛋白

鱼精蛋白为肝素拮抗剂,从鲑鱼类精子中提取,因此,对鱼过敏的患者往往对鱼精蛋白也容易发生过敏反应。糖尿病患者长期使用含鱼精蛋白的胰岛素,其过敏反应的发生率也可能增高。在使用鱼精蛋白和肝素时,偶尔可出现支气管痉挛和肺动脉高压,可能为补体激活和血栓素释放所致。

2. 抑肽酶

首次使用抑肽酶引起过敏性休克的发生率为0.7%,再次使用时的过敏性休克率明显增高,约为10%。过敏反应在体外循环过程中即可发生,表现为颜面潮红水肿、球结膜水肿、血压下降、术后烦躁,偶有抽搐、苏醒延迟。

（五）其他药物

1. 阿片类药物

阿片类药物诱发的过敏反应非常少见。但吗啡的组胺释放率可达100%,为直接刺激肥大细胞和嗜碱粒细胞释放组胺所致,注射吗啡后常见皮肤潮红和荨麻疹,临床证明吗啡静脉注射后的血浆组胺浓度与全身血管阻力和平均动脉压下降幅度之间存在直接关系。哌替啶和芬太尼很少引起过敏反应。

2. 局部麻醉药

较其应用的广泛程度,局麻药诱发的过敏反应可称为"非常罕见"。酯类局部麻醉药普鲁卡因较易引起过敏反应,与其分解代谢产物——氨苯甲酸具有高度抗原性和复合性有关。此外,局麻药溶液中含有防腐剂(可抑制细菌和真菌生长)如对羧基苯甲酸甲酯或对羟基苯甲酸丙酯,其化学结构与对氨苯甲酸相似,故可形成半抗原而产生特异性IgE抗体。酰胺类局麻药引起过敏反应者确实少见,并且与酯类局麻药之间几乎无交叉反应。

3. 镇静催眠药

此类药物诱发过敏的概率较低。比如,硫喷妥钠所致的过敏反应发生率低于1%,丙泊酚所致的过敏反应发生率低于2.5%,依托咪酯、氯胺酮所致过敏者更少。

第二节　围术期过敏反应的机制

围术期过敏反应中60%属于IgE介导的Ⅰ型变态反应。另一部分为非IgE介导的免疫途径引起的过敏反应,这类过敏反应主要由IgG、IgM介导,或抗原抗体复合物激活补体引起。还有一小部分为非免疫途径,由变应原直接引起肥大细胞和嗜碱性粒细胞释放组胺和其他介质。

经典的Ⅰ型变态反应机制为变应原进入机体后,经抗原递呈细胞(antigen presenting cell, APC)摄取并处理,其核心肽段与主要组织相容性复合体(major histocompatibility complex, MHC)分子相结合,表达于APC细胞膜表面,供T细胞识别,主要为Ⅱ类T辅助细胞(Th2类细胞)参与应答,血中高表达IL-4及IL-13等细胞因子,诱导B细胞表达高水平的IgE,IgE与肥大细胞和嗜碱性粒细胞表面的IgE高亲和力受体(FcεRI)结合,使机体处于致敏状态。已致敏状态的机体,一旦再次接触变应原,则会激活肥大细胞和嗜碱性粒细胞,使其发生脱颗粒反应,快速释放组胺、嗜中性粒细胞趋化因子、血小板激活因子、前列腺素和白三烯等细胞因子,进而产生一系列相应的临床症状(图77-1)。而非IgE介导的过敏反应不容易与Ⅰ型变态反应相鉴别,通常认为这类非IgE介导的过敏反应是肥大细胞和嗜碱性细胞直接释放组胺等介质导致的。此外多种致敏原如肌松药能够通过多种途径和机制引发过敏反应。无论是什么途径或机制引起的过敏反应,最初的诱发因素均是相同的,即变应原进入机体诱发,

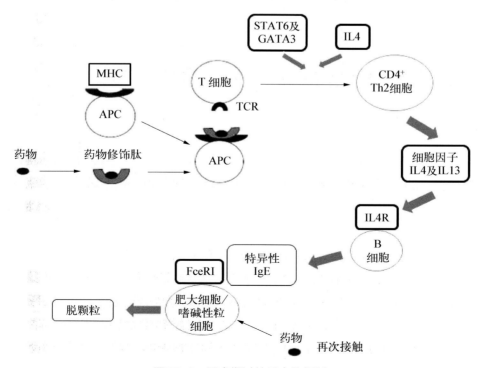

图77-1　围术期过敏反应的机制

而且临床表现也都相似。相关的区别在于，只有IgE介导的过敏反应可以用皮肤试验来检测。IgE介导的过敏反应的严重程度与进入机体的变应原有剂量依赖关系。IgE介导的过敏反应通常存在之前与变应原接触的情况或先前发生交叉反应。而非IgE介导的过敏反应，可以不需要先前与变应原接触致敏。非IgE介导的过敏反应可以通过提前预防用药，如提前给予肥大细胞稳定剂来减轻。

其中，Th2细胞分化及Th2类细胞因子释放增多是Ⅰ型变态反应发生的关键。变应原特异性初始CD4$^+$T细胞被相应变应原激活后，在IL-4的作用下，增殖分化为变应原特异性CD4$^+$Th2细胞，该细胞及其分泌的IL-4及IL-13等细胞因子，可诱导B细胞增殖分化为能够产生特异性IgE抗体的浆细胞，从而促进IgE抗体合成。

IL-4受体（IL-4R）属造血因子受体家族，广泛分布于各种类型的细胞表面。IL-4与IL-4R结合后，可以诱导免疫球蛋白γ和ε重链的转录，进而促进B细胞增殖生长和合成IgE抗体，使未定型的Th细胞向Th2型细胞分化。另外IL-4、IL-13均可使用IL-4Rα链作为自己受体系统的一部分，所以IL-4R在IL-4和IL-13信号转导上也起到关键作用。

在CD4$^+$T细胞向CD4$^+$Th2细胞分化的过程中，一些重要的转录因子对Th2细胞的程序性基因表达有启动作用，决定Th2细胞分化的转录因子主要有STAT6和GATA3。其中STAT6可介导Th2细胞因子IL-4及IL-13诱导的基因表达，特别是在促进IL-4诱导的MHCII类抗原及免疫球蛋白受体等的表达以及Th2细胞的发育上发挥了重要的作用，是介导Th2细胞分化的关键转录因子之一。作为决定Th2细胞分化的另一重要转录因子GATA3一方面对IL-5和IL-13在转录水平上进行调节，IL-5和IL-13的启动子区域都具有GATA结合位点，GATA3能特异性地结合到这些位点上并激活相应靶基因的转录；另一方面则通过染色质重塑的过程来调节IL-4的表达。

第三节　围术期过敏反应诊治的新进展

一、围术期过敏反应的诊断

围术期过敏反应最常见发生在麻醉诱导之后的数秒或数分钟，但可发生在任何时间静脉注射麻醉药物后。根据大不列颠及北爱尔兰麻醉医师协会（association of anaesthetists of great britain and ireland, AAGBI）于2009年修订的新版围术期麻醉相关过敏反应指南，过敏反应的最初诊断依赖于既往病史和临床表现，进一步的变应原诊断则依赖于皮肤试验和血清学试验。

（一）判断过敏反应

1. 既往病史

目前，根据AAGBI工作组的回顾性研究，既往曾有麻醉相关的过敏反应史以及合并特异性疾病（如肥大细胞病、慢性荨麻疹-血管性水肿等）是明确的高危因素。肌松药和乳胶手套过敏多见于女性患者，抗生素过敏在吸烟患者中多见，对牙膏、化学洗涤剂、洗发水和止咳药过敏的人群可能对肌松药具有过敏易感性。轻度的呼吸系统变态反应性疾病（变应性鼻炎和轻度支气管哮喘）不是高危因素。

2. 临床表现

麻醉过程中发生的过敏反应大部分均有心血管系统表现、支气管痉挛和皮肤黏膜三个系统的症状,也有部分患者仅有其中1～2种表现(表77-2)。由于患者处于无意识或镇静状态中且全身覆盖于手术单下,其皮肤征象往往不易发现,导致支气管痉挛和循环衰竭常常成为首先发现的症状。皮肤症状往往是过敏反应最早且最常(80%)出现的征兆。

目前国际指南认为出现以下三种临床症状中的两种即可诊断为过敏反应:① 皮肤黏膜:皮肤潮红、各种皮疹(尤其是大风团样丘疹)、皮下血管神经性水肿、全身皮肤黏膜水肿。② 呼吸系统:唾液及痰液分泌增多、喉痉挛、支气管痉挛、肺内出现哮鸣音及湿啰音。③ 心血管系统:低血压、心动过速、严重心律失常、循环衰竭。

表77-2 围术期过敏反应症状分级

分 级	临 床 症 状
Ⅰ级	仅表现为皮肤潮红、出现斑丘疹和荨麻疹
Ⅱ级	除皮肤症状外,出现低血压、心动过速;呼吸困难和腹痛及腹泻等胃肠道症状
Ⅲ级	出现皮肤症状;心动过速或心动过缓和心律失常;支气管痉挛以及胃肠功能紊乱
Ⅳ级	心脏停搏

3. 血清类胰蛋白酶 (tryptase)

血清类胰蛋白酶的测定可以帮助确诊过敏反应。血清类胰蛋白酶是一种肥大细胞蛋白酶,在过敏反应发生时浓度升高,提示该反应由免疫机制介导。在过敏反应的临床表现出现后30 min,血清中即可测得此酶,约1 h达高峰,并缓慢下降,半衰期为90～120 min。围术期发生过敏反应症状后,在条件允许的情况下,尽量留取血样以进行类胰蛋白酶测定。通常取三个抽血时间点,分别为过敏反应症状出现后即刻、1 h及2 h,抽血各5 ml。与类胰蛋白酶基础值比较,判断其是否增高。

(二)判断变应原

1. 皮肤试验

皮肤试验包括皮肤点刺试验(skin prick test, SPT)和皮内试验(intradermal test, IDT)两种技术。目前,围术期出现过敏反应的疑似症状,结合皮肤试验结果阳性是诊断某种变应原诱发过敏反应的金标准。虽然皮肤试验的假阳性率较高,但在有过敏反应病史的病例中,阳性结果对判断变应原有很高的提示价值。

皮肤试验需要用以生理盐水及盐酸组胺液(其中:SPT=10 mg/ml, IDT=0.1 mg/ml)做阴性对照液及阳性对照液来确定。SPT试验需使用一次性点刺针在前臂皮肤点刺药液,15～20 min后出现直径至少3 mm(无论有无红晕)的风团且直径大于阳性对照反应的1/3,即可视为阳性。IDT试验则是向患者前臂或背部注射0.02～0.05 ml稀释药液,以直径2～3 mm的皮丘为标准,15～20 min后注射部位周围出现风团(直径等于或大于5 mm)且周围伴红晕视为阳性。若初次IDT试验阴性,则可以在最高浓度允许的范围内,间隔15～20 min后提高10倍浓度再次注射(表77-3)。

　　由于过敏反应会消耗肥大细胞释放的炎性介质,为了避免出现假阴性结果,皮肤试验宜在过敏反应发生后4～6周再进行。此外,皮肤试验有诱发全身过敏反应的潜在风险,因此应由受过训练的专业医师在有足够复苏设备的环境中进行。

表77-3　皮肤试验所需麻醉药物最大浓度

麻醉药物		点刺试验		皮内试验	
商品名	浓度（mg/ml）	稀释倍数	最大浓度（mg/ml）	稀释倍数	最大浓度（μg/ml）
顺阿曲库铵	2	未稀释	2	1/100	20
罗库溴铵	10	未稀释	10	1/100	100
维库溴铵	4	未稀释	4	1/10	400
琥珀胆碱	50	1/5	10	1/500	100
依托咪酯	2	未稀释	2	1/10	200
咪达唑仑	5	未稀释	5	1/10	500
丙泊酚	10	未稀释	10	1/10	1 000
芬太尼	0.05	未稀释	0.05	1/10	5
舒芬太尼	0.005	未稀释	0.005	1/10	0.5
雷米芬太尼	0.05	未稀释	0.05	1/10	5
吗啡	10	1/10	1	1/1 000	10
布比卡因	2.5	未稀释	2.5	1/10	250
利多卡因	10	未稀释	10	1/10	1 000
罗哌卡因	2	未稀释	2	1/10	200

　　2. 放射性变应原吸附试验 (radioallergosorbent test, RAST)

　　RAST试验通过将变应原吸附于固相载体,加入一定量患者血清,血清中如果存在所吸附的变应原特异性IgE,将与变应原结合。在加入放射性标记的抗IgE抗体后,形成抗原-IgE-抗IgE抗体复合物,通过检测其放射活性,可证实该抗原的特异性IgE抗体的存在,从而判断过敏试验阳性。RAST试验用于诊断IgE介导的过敏反应,具有很高的特异性,但不能用于非IgE介导的过敏反应的变应原诊断。目前,由于缺乏麻醉药物相关的RAST试剂盒,需要在实验室进行放射性同位素检测。操作复杂且价格昂贵,因此未作为临床检测方法使用。

　　3. 嗜碱性粒细胞活化试验 (basophil activation test, BAT)

　　BAT是近年开始应用的变态反应学检查方法,可检测出被变应原激活的嗜碱性粒细胞(图77-2)。由于IgE介导和非免疫介导的过敏反应均可发生嗜碱性粒细胞的脱颗粒,导致嗜碱性粒细胞上的标记分子CD63明显增加,可直接反映嗜碱性粒细胞的活化程度。BAT利用以上原理,在嗜碱性粒细胞受到变应原刺激后,用流式细胞技术观测其标记分子CD63表达的增加,检测嗜碱性粒细胞的特异性活化,有效识别诱发过敏反应的药物,国外已有研究显示该试验的灵敏度和特异度分别可达89.7%和93.3%。

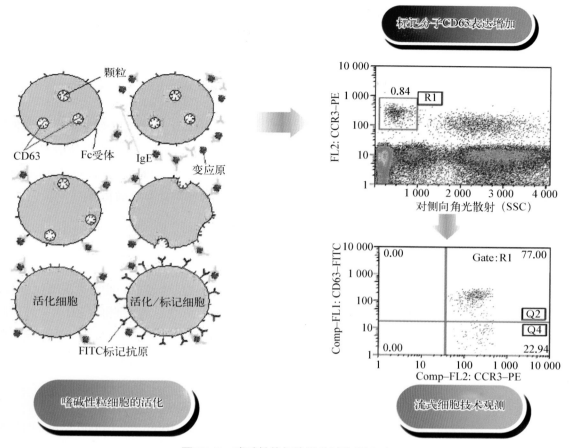

图 77-2　嗜碱性粒细胞活化试验（BAT）

引自 Monneret G, Benoit Y, Debard A L, et al. Monitoring of basophil activation using CD63 and CCR3 in allergy to muscle relaxant drugs. Clin Immunol 2002；102：192-199.

4. 特异性 IgE（specific IgE, sIgE）检测

sIgE 检测是公认可靠的过敏性疾病体外检测方法，常用的检测手段有放射性变应原吸附试验（radioallergosorbent test, RAST）和 ImmunoCAP 系统等。ImmunoCAP 系统是目前最先进的 sIgE 定量检测系统，它是在 RAST 基础上发展起来的荧光酶免疫检测法（RAST FEIA），其检测原理是抗原或致敏原在固定相上与特定的人类抗体 IgE 结合，样品中的抗原与固定相上的抗原竞争性结合 IgE，再将酶标抗 IgE 二抗加入到固定相中，最后测定荧光并与标准曲线比较。ImmunoCAP 对 sIgE 的检测准确可靠，结果与临床相关性好。ImmunoCAP 检测常用于食物和吸入性变应原的检测，具有较高的诊断敏感度和特异度，目前国外已将 ImmunoCAP 用于肌松药等药物诱发围术期过敏反应的致敏原检测，具有较高的诊断准确性，而国内目前尚未开展相关应用。

第四节　围术期过敏反应的处理

围术期过敏反应发生需要进行快速治疗。首先要迅速评估患者的气道、呼吸和循环。如果发生心搏骤停，应该按标准抢救程序施救。严密观察患者状况，在达到临床稳定之前，需要反复使用肾上

腺素。对于有呼吸道症状或体征的患者,应严密监控至少6～8 h。有低血压或循环衰竭的患者应该住在ICU病房至少24 h。

一、应用肾上腺素

首选药物为肾上腺素,其他药物均作为辅助治疗。早期使用肾上腺素可以改善预后。在准备治疗时要考虑到肾上腺素的治疗窗相对窄(效应/危险比)。α肾上腺素能药物的作用是增加周围血管阻力、使血压升高和冠脉灌注充盈,可减轻荨麻疹和血管性水肿。β_1肾上腺素能药物的作用是增加心率及心肌收缩力;β_2肾上腺素能药物的作用是介导血管扩张并抑制炎症介质的释放。

(一)用药途径

1. 肌内注射

肌内注射用药后10 min达峰浓度,比静脉用药更加安全,不良反应较少。注射针需要足够长,确保肾上腺素进入肌肉内。注射的最佳部位在股外侧肌(大腿中三分之一的外侧面),因大腿外侧肌部位皮下脂肪少,肌束厚,可操作面积大,方便患者自行注射。欧洲变态学与临床免疫学会建议应肌内给予10 μg/kg体重的肾上腺素(1 mg/ml),最大剂量为0.5 mg。可在大约5 min的间隔时间后,根据患者的反应进一步确定所需追加的剂量。

2. 静脉注射

高级心脏生命支持时成人肾上腺素初始剂量为1 mg静脉注射(10 ml,1:10 000 溶液)即标准剂量1 mg,把1 mg肾上腺素稀释在生理盐水10 ml静脉注射,再继续推注生理盐水20 ml,每2～3 min给1次1 mg。应有血压(最好是有创血压)监测及持续的心电监护以防发生高血压危象及心室颤动。

3. 呼吸道途径

吸入或雾化吸入肾上腺素因剂量低不足以产生全身效应。定量吸入或雾化吸入的肾上腺素对于口腔肿胀或水肿可能有效。

4. 其他途径

如果儿童无法建立静脉通道,可以考虑骨内途径用药。舌下制剂正在研究中;动物模型舌下用肾上腺素时,其全身吸收比肌内注射稍慢。

(二)用药剂量

如果是肌内注射,建议给予1:1 000的肾上腺素(1 mg/ml)0.3～0.5 ml;若为儿童,则以0.01 ml/kg体重的剂量给予(单次最大剂量为0.5 mg),且每隔5～10 min可以重复此剂量给药,直到患者的状况稳定。如果是静脉给药,建议根据患者的基础血压、是否有脑血管病史以及当时的循环情况,静脉注射肾上腺素50～200 μg;若为儿童,建议以0.1 μg/(kg·min)的剂量给予。

二、液体支持

围术期过敏反应常常累及心血管系统.导致心动过速及动脉血压降低。治疗既需要肾上腺素又

需要液体支持。可以用晶体或胶体溶液,起始量为10～20 min内输入20 ml/kg的液体。必要时可以重复使用。如果效果不明显要考虑使用多巴胺或肾上腺素等升压药支持,但最好具备有创血压监测。此时可能需要通气支持。

三、吸入β₂受体激动剂

雾化或干粉吸入β₂受体激动剂能辅助治疗由过敏反应引发的支气管痉挛。然而,急性支气管痉挛时这些药物很难抵达气道,因此全身运用肾上腺素仍是一线治疗的首选。

四、氧气

有呼吸系统症状或低血压的过敏反应患者都应该进行高流量吸氧。

五、H₁受体拮抗剂

如果患者暴露于变应原后仅出现了皮肤症状,应及早用H₁受体拮抗剂。但H₁受体拮抗剂对过敏性休克的作用并不确切,所以一定不要延迟应用肾上腺素。苯海拉明或氯苯那敏是唯一能用于静脉途径的抗组胺药。

六、皮质激素

不应该把皮质激素作为严重过敏反应的一线治疗。激素起效不够快,尚未充分证实其能否降低迟发反应的危险。氢化可的松或甲泼尼龙通常用于静脉途径。

第五节　围术期过敏反应的分子生物学治疗进展

过敏反应有明显的个体差异和一定的遗传倾向,一般认为过敏反应是遗传因素和环境因素共同作用的结果。一方面,利用候选基因的方法,分析比较各等位基因及单体型频率的差异,可筛选与围术期药物诱发过敏反应相关的易感基因。另一方面,从与围术期药物诱发过敏反应相关的差异表达基因中选择新发现的相关基因进行测序,通过患者与正常人之间的比对,可发现与其相关的新的基因多态性位点。在此基础上,可进一步查找与围术期药物诱发过敏反应相关的基因标记,从而在一定程度上实现利用基因多态性位点预防和治疗围术期过敏反应的目的。

目前有学者对青霉素、非甾体抗炎药(NSAIDs)等诱发的过敏反应进行了基因多态性研究,发现HLA-DRB₁、IL-4Rα亚基、IL-13、FcεIβ亚基等基因的遗传多态性位点分布频率与过敏反应有一定关系。

一、HLA 基因群

HLA 按其分布和功能分为 Ⅰ 类抗原和 Ⅱ 类抗原,其中 HLA-Ⅱ 类分子为外源性抗原的递呈分子,将经过处理的抗原肽递呈给 CD4$^+$ T 细胞,引起免疫应答。其抗原多态性取决于 β 轻链,由 Ⅱ 类基因区(主要包括 HLA-DP、DQ、DR 三个亚区)的 B 基因编码。群体及家族研究表明,大多数过敏反应及过敏性疾病与 HLA Ⅱ 类基因密切相关,如 DR4 和 DR7 等位基因与特异性反应明显相关;DR9 基因可能为青霉素类过敏反应的易感基因;DRl4.1 基因可能为青霉素抗体阳性过敏反应的保护基因等。但 HLA Ⅱ 类基因区的等位基因众多,能确定与过敏反应及过敏反应性疾病相关的 HLA 易感基因并不多。

二、IL-4 基因

IL-4 的基因转录主要由 IL-4 基因启动子进行调节,因而有学者指出 IL-4 启动子区的基因序列变异可能与 Ⅰ 型变态反应的发生密切相关,但这一假说仍存在争议。已有研究指出,IL-4 启动子区的多态性位点 -1098G/T、-590C/T、-589 C/T、-34 C/T 及 -33 C/T 与哮喘易感性及血清 IgE 水平升高有关,但 Guglielmi L 等的研究显示 -589 C/T 及 -34 C/T 位点的基因多态性与 β- 内酰胺类药物诱发的过敏反应无相关性。在不同种族群体进行的相关研究所得结果不尽相同,这可能与不同种族的遗传背景和疾病的免疫遗传学特征有关。

三、IL-13 基因

IL-13 基因与 IL-4 基因紧密连接,既往研究发现,IL-13 基因多态性与特异质及哮喘儿童体内的 IgE 水平升高相关,其中转座子基因 R130Q 和启动子基因 -1055C/T 位点是提示 IgE 水平升高的两个最重要的基因多态性位点,与 β- 内酰胺类药物诱发的过敏反应也有一定相关性。

四、IL-4R 基因

IL-4R 的基因编码区存在多个多态性位点,其中 IL-4Rα I50V、S478P、Q551R、Ile75Val 和 Gln576Arg 位点的碱基突变与特应性反应、哮喘易感性及血清 IgE 水平升高密切相关。Guéant-Rodriguez 等的研究还发现 IL-4Ra I50V 和 Q551R 位点的基因多态性与 β- 内酰胺类药物诱发的过敏反应相关,而 S478P 位点的基因多态性则与其无关。

五、FcεRIβ 基因

IgE 高亲和力受体(FcεRI)是一个由 α、β 和 γ 3 种亚单位组成的异型多聚复合物,有 7 个外显子和 6 个内含子,FcεRIβ 基因突变可促进 IL-4 的产生进而调节血清 IgE 水平。研究发现,FcεRIβ 基因 6 号

外显子的181、183位点和7号外显子的237位点的基因突变,可引起所编码氨基酸顺序的改变,使受体对配体的敏感性增高,从而影响FcεRIβ的细胞内信号转导功能,与哮喘易感性及IgE水平增高显著相关。Qiao等的研究指出FcεRIβ基因多态性位点E237G与青霉素诱发的过敏反应有相关性。

六、STAT6和GATA3基因

目前,尚无围术期药物诱发过敏反应与STAT6和GATA3基因的相关性研究。既往有研究提示,STAT6基因非编码区的G2964A位点多态性与特异性反应、哮喘易感性及血清IgE水平相关,但近年在其他人群进行的研究则提示G2964A位点多态性与哮喘易感性及血清IgE水平无关联性。其他研究的位点还包括STAT6基因的第一外显子GT串联重复序列遗传多态性及GATA3基因启动子区和非编码区的位点。

总结:手术期过敏反应可危及生命,在我国,诊断过敏反应的手段较国外还相对落后,一方面应提高麻醉医师对过敏反应的认识,正确识别围术期过敏反应;另一方面,应积极开展麻醉学与变态反应学科之间的合作,建立有效的实验室检测方法,提高致敏原的诊断率,避免再次暴露于"犯罪"变应原,诱发不良事件。从而为逐步建立国人围术期过敏反应的预防体系,有效降低其不良影响提供基础。

另外,随着分子生物学技术应用的推广和对过敏反应发生机制研究的不断深入,未来有望在分子水平上拮抗或消除有关致敏及致敏过程的中介因素,矫正特异质患者的异常基因,使围术期过敏反应在基因水平上得以防治。

(赵　晶)

参 考 文 献

[1] Johansson S G, Hourihane J O, Bousquet J, et al. A revised nomenclature for allergy. An EAACI position statement from the EAACI Nomenclature Task Force. Allergy, 2001, 56(9): 813−824.

[2] Dewachter P, Mouton-Faivre C. What investigation after an anaphylactic reaction during anaesthesia? Curr Opin Anaesthesiol, 2008, 21(3): 363−368.

[3] Mertes P M, Alla F, Tréchot P, et al. Anaphylaxis during anesthesia in France: an 8-year national survey. J Allergy Clin Immunol, 2011, 128(2): 366−373.

[4] Harper N J, Dixon T, Dugue P, et al. Suspected anaphylactic reactions associated with anaesthesia. Anaesthesia, 2009, 64(2): 199−211.

[5] Ewan P W, Dugué P, Mirakian R, et al. BSACI guidelines for the investigation of suspected anaphylaxis during general anaesthesia. Clin Exp Allergy, 2010, 40(1): 15−31.

[6] Muraro A, Roberts G, Clark A, et al. The management of anaphylaxis in childhood: position paper of the European academy of allergology and clinical immunology. Allergy, 2007, 62(8): 857−871.

[7] Berroa F, Lafuente A, Javaloyes G, et al. The incidence of perioperative hypersensitivity reactions: a single-center, prospective, cohort study. Anesth Analg, 2015, 121(1): 117−123.

[8] Karila C, Brunet-Langot D, Labbez F, et al. Anaphylaxis during anesthesia: results of a 12-year survey at a French pediatric center. Allergy, 2005, 60(6): 828−834.

[9] Mertes P M, Demoly P, Malinovsky J M. Hypersensitivity reactions in the anesthesia setting/allergic reactions to

anesthetics. Curr Opin Allergy Clin Immunol, 2012, 12(4): 361－368.

［10］ Schnyder B, Pichler W J. Mechanisms of drug-induced allergy. Mayo Clin Proc. 2009, 84(3): 268－272.

［11］ Berrío Valencia M I. Perioperative anaphylaxis. Braz J Anesthesiol, 2015, 65(4): 292－297.

［12］ Guglielmi L, Fontaine C, Gougat C, et al. IL－10 Promotor and IL4－Ralpha gene SNPs are associated with immediate beta-lactam allergy in atopic women. Allergy, 2006, 61(8): 921－927.

［13］ Guéant-Rodriguez R M, Romano A, Béri-Dexheimer M, et al. Gene-gene interactions of IL13 and IL4RA variants in immediate allergic reactions to betalactam antibiotics. Pharmacogenet Genomics, 2006, 16(10): 713－719.

［14］ Guéant-Rodriguez R M, Guéant J L, Viola M, et al. Association of tumor necrosis factor-alpha-308G>A polymorphism with IgE-mediated allergy to betalactams in an Italian population. Pharmacogenomics, 2008, 8(2): 162－168.

［15］ Schnyder B, Pichler W J. Mechanisms of Drug-Induced Allergy. Mayo Clin Proc, 2009, 84(3): 268－272.

［16］ Mertes P M, Malinovsky J M, Jouffroy L, et al. Reducing the risk of anaphylaxis during anesthesia: 2011 updated guidelines for clinical practice. J Investig Allergol Clin Immunol, 2011, 21(6): 442－453.

［17］ Yang J, Qian H L, Zhang Y W, et al. HLA-DRB genotype and specific IgE responses in patients with allergy to penicillins. Chin Med J, 2006, 119(6): 458－466.

［18］ 杨静,邹丹,乔海灵.青霉素过敏反应与HLA-DRB基因多态性.中国药理学通报,2007,23(11): 1497－1501.

［19］ Rosenwasser L J, Klemm D J, Dresback J K, et al. Promoter polymorphisms in the chromosome 5 gene cluster in asthma and atopy. Clin Exp Allergy, 1995, 25(Suppl 2): 74－78.

［20］ Amirzargar A A, Movahedi M, Rezaei N, et al. Polymorphisms in IL－4 and iLARA confer susceptibility to asthma. J Investig Allergol Clin Immunol, 2009, 19(6): 433－438.

［21］ Li Y, Wu B, Xiong H, et al. Polymorphisms of STAT 6, STAT 4 and IFN-gamma genes and the risk of asthma in Chinese population. Respir Med, 2007, 101(9): 1977－1981.

［22］ Pykäläinen M, Kinos R, Valkonen S, et al. Association analysis of common variants of STAT6, GATA3, and STAT4 to asthma and high serum IgE phenotypes. J Allergy Clin Immunol, 2005, 115(1): 80－87.

［23］ Tamura K, Arakawa H, Suzuki M, et al. Novel dinucleotide repeat polymorphism in the first exon of the STAT 6 gene is associated with allergic diseases. Clin Exp Allergy, 2001, 31(10): 1509－1514.

［24］ Brockow K, Garvey L H, Aberer W, et al. Skin test concentrations for systemically administered drugs—an ENDA/ EAACI Drug Allergy Interest Group position paper. Allergy, 2013, 68(6): 702－712.

［25］ 吴新民,薛张纲,王俊科,等。围术期过敏反应诊断专家共识.中国继续医学教育,2011,03(10): 129－130.

第78章
高血压危象

高血压是常见的心血管疾病，是由多种病因相互作用所致的复杂、进行性的心血管综合征，是引起脑卒中、冠心病、心力衰竭等疾病的重要危险因素。2010年中国高血压防治指南将高血压重新定义为一种以动脉血压持续升高为特征的进行性"心血管综合征"。而高血压危象是一种恶性高血压，患者多伴有不同程度的靶器官损伤。围术期高血压明显增加心、脑血管事件及死亡率，高血压患者的围术期风险管理成为麻醉医师必须面对的重要课题。良好的围术期血压管理可减少并发症、降低死亡率及总住院费用。

第一节　高血压及高血压危象

一、高血压

（一）发病机制

参与人体血压调节的机制很多，有诸多的神经、活性因子的作用，有中枢神经和周围反射的整合作用，还有体液和血管因素的影响。因此，血压水平的维持是一个复杂的过程。高血压的病因和发病机制虽有不少假设得到一些实验室和临床材料的支持，但至今未明。目前认为本病是在一定的遗传易感性基础上多种后天因素综合作用的结果。

遗传易感性体现在明显的家族集聚性，国内调查发现双亲一方有高血压，其患病率高1.5倍；双亲均患高血压其患病率高2～3倍，有遗传背景的患者占患病总人群的比率高达30%～50%。后天因素中具有代表性的包括钠过多钾过少、肾素–血管紧张素–醛固酮系统（RAAS）平衡失调、高胰岛素血症/胰岛素抵抗、精神神经作用。近年来加压素、内皮肽等肽类物质与高血压的关系也引起人们的广泛关注，此外缺乏运动、吸烟、酗酒和睡眠呼吸暂停也易患高血压。

（二）病理改变

1. 动脉

小动脉病变是本病最重要的病理改变，早期阶段全身小动脉痉挛，长期反复使得小动脉内膜玻璃样变，出现血管重构，最后管壁纤维化、管腔狭窄呈不可逆病变。急进型高血压患者小动脉可在短时

间内出现纤维样坏死。大动脉随着年龄增长逐渐硬化,顺应性下降,这是老年人收缩期高血压的重要原因。高血压后期,主动脉可发生中层囊样坏死和夹层分离,此时高速血液将主动脉内膜撕裂,大量血液进入中膜,形成动脉夹层。高血压还促进动脉粥样硬化的发生发展,除大动脉外可有颈动脉内中膜增厚,冠状动脉和周围血管病变等。

2. 心脏

左心室肥厚是本病心脏最特征性的改变,全身小动脉管腔狭窄导致周围血管阻力上升是左心室肥厚的原因之一,但心肌肥厚并不一定与血压升高的程度呈正相关。儿茶酚胺类物质刺激心肌细胞蛋白质合成,RAAS激活可使心肌细胞间的胶原增生,也是心肌肥厚的原因。心肌肥厚时冠脉血流储备下降,加之高血压时易有冠状动脉粥样硬化更促使心肌缺血而加重心脏病变。

3. 中枢神经系统

脑部小动脉在长期高血压病理生理改变下易发生微小动脉瘤改变,脑血管结构较薄弱,血管腔内压力波动时破裂出血,常发生在内囊和基底节区。也可在小动脉硬化基础上形成血栓而发生脑梗死,梗死后周围脑组织软化可出现周围脑组织出血。

4. 肾

最为明显的小动脉改变就是肾小动脉,主要发生在入球小动脉,叶间小动脉也可涉及。病变血管腔狭窄甚至闭塞,造成肾实质缺血、肾小球纤维化、肾小管萎缩、间质纤维化。早期正常的肾单位可代偿性肥大,病变进展到一定程度体积可随病情发展逐渐萎缩变小,最后导致肾功能衰竭。

5. 视网膜

高血压逐渐进展的过程中,视网膜小动脉起初痉挛,随着血管病变加重,小动脉出现硬化,严重时视网膜可出现出血、渗出及视神经盘水肿。

(三)定义与分类

1. 诊断标准

中国高血压诊断标准将正常血压的范围明确为120～129/80～84 mmHg,正常高值为130～139/85～89 mmHg,而< 120/80 mmHg者称为理想血压,具体见表78-1。整体而言,35岁以上中国成年人中有近一半的人患有高血压,患病率随年龄增加而增加。高血压患者病情知晓率低,血压达标率低,这是中国高血压病的现状。

表78-1　中国高血压的定义与分级

类　别	收缩压(mmHg)	舒张压(mmHg)
正常高值	120～139	80～89
高血压	≥140	≥140
1级高血压	140～159	90～99
2级高血压	160～179	100～109
3级高血压	≥180	≥110
单纯收缩期高血压	≥140	<90

2017年11月美国ACC、AHA发布最新高血压管理指南,对高血压定义和分级也做了相应改变。此次是高血压定义近二十年来首次更改,高血压前期的概念被血压升高取代,具体见表78-2。

表78-2　2017年ACC、AHA成人高血压指南

类　　别	收缩压(mmHg)	舒张压(mmHg)
正常血压	<120	<80
血压升高	120～139	<80
高血压1期(stage1)	130～139	80～90
高血压2期(stage2)	≥140	≥90

2. 危险分层

(1) **低危组**　男性年龄<55岁、女性年龄<65岁、高血压1级、无其他危险因素者。10年随访患者发生心血管事件的概率<15%。

(2) **中危组**　高血压2级或1～2级同时有1～2个危险因素。该组患者10年内发生主要心血管事件的概率为15%～20%。

(3) **高危组**　高血压1级或2级同时有3种或以上的危险因素、有靶器官损伤或糖尿病,高血压3级但无危险因素。该组患者10年内发生主要心血管事件的概率为20%～30%。

(4) **极高危组**　高血压3级同时有1种以上危险因素或兼患糖尿病或靶器官损伤,或高血压1～3级合并有关临床并发症。该组患者10年内发生主要心血管事件的概率≥30%。

3. 原发性高血压与继发性高血压

(1) **原发性高血压**　多为青中年起病,有家族史,发病年龄可较年轻。起病隐匿,病情发展慢,病程长,早期患者血压波动,血压时高时正常,在劳累、精神紧张、情绪波动时可有血压升高,休息或去除上述因素后血压可正常。随着病情的发展,血压可持续升高或波动幅度变小,平素无明显症状,在体检或因其他疾病就医时才发现有高血压,少数患者出现心、脑、肾等器官的并发症时才明确高血压的诊断。

(2) **继发性高血压**　此种高血压亦称症状性高血压,且存在明确的病因,高血压仅为临床表现之一。当原发病的其他症状不多或不明显时,容易被误诊为原发性高血压而忽视原发病的治疗,二者的治疗方式不尽相同。某些继发性高血压伴发代谢异常或血压波动显著,此类患者心血管事件的致残率或致死率明显升高,因此围术期评估需要麻醉医师与内科医师联合评估。

继发性高血压的病因可有以下几种。

1) **肾脏疾病**　肾脏疾病引起的高血压,是症状性高血压中最常见的一种,超过90%以上的慢性肾脏疾病(chronic kidney disease, CKD)患者会在其病程中出现高血压。

2) **内分泌疾病**　肾上腺皮质疾病、腺垂体功能亢进、甲状腺功能亢进或低下、甲状旁腺功能亢进、类癌综合征、围绝经期综合征等。

3) **血管病变**　主动脉缩窄、多发性大动脉炎等主要引起上肢血压升高。

4) **使用导致血压增高的各种药物**　① 激素类;② 麻醉药与毒品;③ 拟交感类药物;④ 抗抑郁药;⑤ 其他:如非甾体类消炎药、中草药等。

5）阻塞性睡眠呼吸暂停低通气综合征　与高血压密切相关，不仅可作为血压正常个体将来发生高血压的预测因子，而且是顽固性高血压的常见原因。

6）颅内疾病　颅内肿瘤、脑炎、颅脑创伤等引起颅内压增高，均可以引起高血压。

二、高血压危象

高血压危象是指加剧性的恶性高血压，收缩压＞220 mmHg，舒张压常＞140 mmHg，伴有眼底乳头水肿、出血、渗出，患者可出现头痛、呕吐、昏睡、迷糊、失明、少尿甚至抽搐昏迷等；血压明显升高并有心、脑、肾等严重病变以及其他紧急情况。高血压危象分为高血压急症和高血压亚急症两种。临床上将有靶器官的急性损害的高血压危象称为高血压急症（hypertension emergency）。无靶器官的急性损伤的称为高血压亚急症（hypertension urgency）。因其严重程度不同，临床处理策略也不同。高血压危象的病因见表78-3。

（一）高血压急症

高血压急症是一种急性严重血压升高，伴有急性（或快速进展）靶器官功能障碍的疾病状态。例如心肌或脑缺血或梗死，肺水肿或肾功能衰竭。其典型临床表现为：患者病情危重，血压＞220/140 mmHg，伴头痛，意识模糊，视力下降，恶心，呕吐，抽搐，肺水肿，尿少，有3级或4级高血压性视网膜病变。高血压急症患者需要立即进入ICU病室，连续血压监测，静脉注射降压药，使血压逐渐地下降。

表78-3　高血压危象的病因

急进型-恶性高血压	循环儿茶酚胺过多
脑血管病变	嗜铬细胞瘤
高血压脑病	食物或药品与单胺氧化酶抑制剂发生相互作用
粥样硬化血栓性脑梗死伴严重高血压	拟交感神经药物应用（可卡因）
脑内出血	突然停用降压药后高血压反跳
蛛网膜下隙出血	子痫
头部创伤	外科情况
心脏病变	严重高血压须立即进行手术
急性主动脉夹层	手术后高血压
急性左心衰竭	血管缝合处发生术后出血
急性心肌梗死	严重烧伤
CABG术后	严重鼻出血
肾脏病变	血栓性血小板减少性紫癜
急性肾小球肾炎	
肾血管性高血压	
胶原-血管病所致肾危象	
肾移植后严重高血压	

（二）高血压亚急症

高血压亚急症是一种血压高度升高但无严重临床症状或进行性靶器官严重损害的临床疾患。应使血压在数小时内降低，通常用口服降压药。这类患者目前没有证据表明紧急降压会带来益处，因此

一般不需要紧急静脉用药。上述表格中列出的有些情况属于高血压亚急症而非高血压急症，包括有些急进型－恶性高血压，围术期或反跳型高血压，中度烧伤或鼻出血患者，如果其病情不太严重，也不需要紧急使用药物降压。

三、降压药物

（一）利尿药

主要以噻嗪类、帕胺类、祥利尿类为代表。其降压机制主要是先使血浆和细胞外液容量减低，心排血量降低，经数周后恢复正常。以后可能使血管壁内钠离子减少，毛细血管前阻力血管的阻力降低。常用制剂及口服量：氢氯噻嗪25 mg，每日1～2次；氯噻酮50 mg，每日1次；吲达帕胺2.5～5 mg，每日1次。可单用于轻度高血压。更常与其他降压药合用以协同降压和减少水钠潴留的不良反应。尤适用于合并心力衰竭或血浆肾素低活性的患者。主要有低血钾，血糖和血尿酸、胆固醇增高的不良反应。盐皮质激素受体抑制剂禁用于高血钾和肾功能不全者并且注意患者高血钾和男性患者乳房发育的不良反应。

（二）β受体阻滞剂

主要有阿替洛尔、美托洛尔、比索洛尔等。主要通过竞争性抑制交感神经β肾上腺素能受体，影响调节血压的多种功能包括减慢心率、减弱心肌收缩力、降低心排血量和血浆肾素活性，周围血管阻力先增高，后恢复正常。降压作用缓慢，作用通常需要1～2周才能起效。可作为轻中度高血压患者的首选治疗药，尤其是伴有高动力循环、冠心病等，还可与利尿剂和扩血管药合用。不良反应主要有心动过缓、心力衰竭、支气管痉挛、恶心、腹泻、抽搐、头晕、乏力、雷诺现象等。可升高血清甘油三酯、胆固醇水平和降低高密度脂蛋白胆固醇水平。冠心病患者突然停药可诱发心绞痛。不宜与地尔硫䓬、维拉帕米、利血平合用。充血性心力衰竭、哮喘、糖尿病、慢性阻塞性肺部病变、病窦综合征、Ⅱ度或Ⅲ度房室传导阻滞、外周动脉病变禁用。

（三）肾上腺素能受体阻滞剂

1. α受体阻滞剂

哌唑嗪、特拉唑嗪、多沙唑嗪为交感神经突触后α_1受体的竞争性拮抗药，选择性地阻滞节后α_1受体被儿茶酚胺激活，降低外周血管阻力而不影响心排血量。酚苄明和酚妥拉明非选择性地阻滞α_1和α_2肾上腺素能受体，使小动脉扩张。酚妥拉明作用短暂；酚苄明作用维持24 h以上；哌唑嗪起效缓慢，用药4～8周后作用达高峰。酚苄明主要用于嗜铬细胞瘤高血压的治疗。哌唑嗪和特拉唑嗪适用于轻中度高血压，主要有体位性低血压，头痛、头晕、乏力、心动过速等不良反应，在血容量不足患者身上尤为明显。

2. α、β受体阻滞剂

以拉贝洛尔和卡维地洛为代表，能不同程度阻断α_1和β肾上腺素能受体，兼具扩血管作用，口服或静脉给药可用于治疗高血压急症和急性主动脉夹层。不良反应与禁忌证与β受体阻滞剂相似，体位性低血压多见于用药起始阶段给予大剂量时出现。该类药物最严重的不良反应为肝脏毒性，对血

脂的影响小于β受体阻滞剂。

3. 中枢 α_2 受体激动剂

可乐定、甲基多巴、右美托咪定可兴奋中枢神经的α受体,从而减少交感神经的传出冲动,使心率减慢,心排血量降低,外周血管阻力减小。抑制肾素、醛固酮分泌。服用可乐定后30 min血压开始下降,2～4 h降压作用最大,作用维持4～24 h。对不同体位的收缩压和舒张压都有降低作用。甲基多巴服后2～5 h起效,作用可维持24 h。适用于中重度高血压,尤适用于伴有肾功能不全和血浆肾素活性增高者,主要不良反应有体位性低血压、心动过缓、可逆性肝损伤、口干、嗜睡等,突然停药可引起血压反跳(撤药反应)。妊娠患者不宜使用可乐定,肝病患者不宜用甲基多巴。右美托咪定是高选择性 α_2 肾上腺素能受体激动剂,具有中枢性抗交感作用,能产生近似自然睡眠的镇静作用;同时具有一定的镇痛、利尿和抗焦虑作用,对呼吸无抑制,还具有对心、肾和脑等器官功能产生保护的特性。可用于气管内插管重症患者的镇静、围术期麻醉合并用药和有创检查的镇静。主要不良反应有低血压、心动过缓、呼吸抑制。主要用于ICU镇静,围术期合并用药,用药起始阶段血压会有一过性小幅度升高,随后下降,此药并不是降压一线用药。

4. 利血平

通过阻断交感神经末梢儿茶酚胺的储存,干扰肾上腺素能的神经传递,导致周围血管阻力降低,同时也有中枢抑制作用,因其降压作用强而持久,价格低廉在农村及基层地区仍有广泛使用,主要不良反应有鼻塞、心动过缓、胃酸过多、腹泻、乏力、嗜睡、水肿等,大量或长期服用可致严重忧郁和消化道出血,有溃疡病、精神抑郁者慎用。不宜与单胺氧化酶抑制剂合用。

5. 直接血管扩张剂

肼屈嗪、米诺地尔直接作用于小动脉平滑肌,使动脉扩张。肼屈嗪降低血压的同时反射性兴奋交感神经导致心率加快,心排血量增加,增加肾素分泌和水钠潴留。冠心病、心力衰竭、脑血管病变或肾功能减退者慎用,由于增加心排血量和脑血流,不宜用于主动脉夹层和近期脑出血患者,青光眼患者亦不宜使用,与非甾体抗炎药或拟交感类同用可削弱该药的降压作用,也不宜与单胺氧化酶抑制剂合用。

(四)钙通道阻断药

分为二氢吡啶类:氨氯地平、硝苯地平、尼卡地平、拉西地平;非二氢吡啶类:维拉帕米、地尔硫䓬。抑制钙通过细胞质膜的钙通道进入周围动脉平滑肌细胞,降低外周血管阻力,使血压下降。非二氢吡啶类在扩张血管的同时减慢心率、抑制心肌收缩和房室传导。二氢吡啶类主要扩张血管,改善血管内皮功能,对心肌收缩的抑制作用弱于非二氢吡啶类。第二代二氢吡啶类(氨氯地平、非洛地平和尼卡地平)的扩血管作用强于抑制心肌收缩和传导的作用。

硝苯地平为过去最常用的口服降压药,其不良反应越来越受到重视。舌下含服该药起效迅速,曾是门急诊和住院患者治疗高血压急重症的常用药物。但是舌下含服硝苯地平严重不良事件发生率高达5.4%～7.5%,包括心绞痛、恶性、眩晕、脑卒中、视物模糊。主要机制为含服硝苯地平导致血压骤降,老年患者心脑血管动脉粥样硬化,迅速降压将加重心脑缺血。其次,硝苯地平存在缺血现象,外周血管扩张血流增加,病变血管扩张受限,心脑病变处血流相对减少,加重缺血。另外,血压骤降,反射性引起交感神经兴奋,儿茶酚胺类分泌增加,使心动过速,心肌耗氧量增加,加重心肌缺血。

重度主动脉狭窄患者禁用钙离子拮抗剂,有窦房结功能低下或心脏传导阻滞者以及充血性心力衰竭患者慎用地尔硫䓬和维拉帕米。预激综合征伴心房颤动者禁用维拉帕米。

(五)血管紧张素转换酶抑制剂

血管紧张素转换酶抑制剂(angiotensin converting enzyme inhibitors, ACEI)通过抑制血管紧张素转换酶(ACE)及缓激肽,减少血管紧张素 I 转换为血管紧张素 II 和减慢有扩血管作用的缓激肽的降解,促进有扩血管作用的前列腺素的释放,最终导致血管扩张,血压降低。该类降压药为一线降压药,对高血压患者具有良好的靶器官保护和心血管终点事件预防作用。尤其适用于高血压伴慢性心力衰竭、心肌梗死后心功能不全、心房颤动预防、糖尿病,也适用于老年人稳定型冠心病的二级预防、伴有脑血管病、颈动脉粥样硬化和血脂异常的高血压患者。对孤立肾、移植肾、双侧肾动脉狭窄、严重肾功能减退、妊娠或哺乳期妇女禁用。

(六)血管紧张素 II 受体阻断药(angiotensin receptor blocker, ARB)

选择性阻断血管紧张素 II 对血管紧张素 II 受体1的作用,导致剂量依赖性的外周血管阻力降低,血压下降,无明显的心率或心排血量变化。不良反应包括高血钾、皮疹、血管性水肿。其不良反应少于其他各类降压药。可降低有心血管病史(冠心病、脑卒中、外周血管病)和高血压患者的心血管事件发生率,降低糖尿病或肾病患者的蛋白尿及微量蛋白尿。尤其适用于伴左心室肥厚、心力衰竭、心房颤动的预防,冠心病、脑血管病、颈动脉粥样硬化、血脂异常者,以及不耐受ACEI的患者。对孤立肾、移植肾、双侧肾动脉狭窄、严重肾功能减退、妊娠或哺乳期妇女禁用。

(七)硝普钠

硝普钠可以同时扩张动脉和静脉,因此使心脏前后负荷均降低,其结果是外周阻力下降而不增加静脉回流。硝普钠是治疗高血压急症的常用药,对于血容量正常的患者,硝普钠的降压作用具有很好的剂量依赖性,使其易于滴定而且疗效明显。硝普钠是强效药物,数秒内起效,作用时间为 $1 \sim 2$ min,血浆半衰期为 $3 \sim 4$ min。因此,使用硝普钠时最好需动脉内监测血压。另外,该药遇光分解,应避光给药。硝普钠减低脑血流而增加颅内压,特别不利于高血压脑病或脑血管意外的患者。患者使用硝普钠可增加颅内压,而脑灌注压降低,引起脑缺血。在冠心病患者中可以引起冠状动脉灌注压减低(冠状动脉缺血)。硝普钠的另一缺点是含有氰化物和硫氰酸。硝普钠所致的氰化物中毒可能很快发生,甚至早至用药后 $6 \sim 8$ h。由于硝普钠易发生严重中毒,仅用于不能使用其他静脉降压药物时,而且需要患者具有正常的肾功能和肝功能。

第二节 围术期评估

高血压危象患者的围术期评估可以遵循高血压患者的术前评估原则,但重点在于评估患者的发病史和有无靶器官损害。

一、临床表现及靶器官受损评估

（一）临床表现

大多数起病缓慢，缺乏特殊临床表现，导致诊断延迟，仅在测量血压或发生心、脑、肾等并发症时才被发现。常见症状有头晕、头痛、颈项板紧、疲劳、心悸等，严重的也可出现视力模糊、鼻出血等症状，典型的高血压头痛在血压下降后即可消失。如果突然出现严重头晕与眩晕，要注意可能是脑血管病或者降压过度或直立性低血压。高血压患者还可能出现受累器官的症状，如胸闷、气促、心绞痛、多尿等。高血压一般体征较少。周围血管搏动、血管杂音、心脏杂音等是重点检查的项目。应该重视颈部、背部两侧肋脊角、上腹部脐两侧、腰部肋脊角处的血管杂音，较常见。心脏听诊可有主动脉瓣区第二心音亢进、收缩期杂音或收缩早期喀喇音。有些体征是继发性高血压的表现，例如腰部肿块提示多囊肾或嗜铬细胞瘤；股动脉搏动延迟出现或缺如，下肢血压明显低于上肢，提示主动脉狭窄；向心性肥胖、紫纹与多毛，提示皮质醇增多症。

（二）靶器官受损评估

1. 神经精神系统

本病并发的脑血管病统称为脑血管意外，俗称脑卒中或卒中，可分为：① 缺血性脑卒中，其中有动脉粥样硬化血栓形成、间隙梗死、栓塞等；② 脑出血，有脑实质和蛛网膜下隙出血。大部分脑血管意外仅涉及一侧半球而影响对侧身体的活动，约15%发生在脑干，从而影响两侧身体，重者出现偏瘫、昏迷，甚至短时间内死亡。

2. 心血管系统

高血压时心脏最先受影响的是左心室舒张功能，左心室肥厚时舒张期顺应性下降和充盈功能受影响。出现临床心功能不全的症状多发生在高血压起病十余年后，心功能代偿期仅有心悸症状，其他症状可不明显，失代偿期可出现左心衰竭的症状。高血压可促进动脉粥样硬化，部分患者可因合并冠状动脉粥样硬化心脏病而有心绞痛、心肌梗死的表现，也可有期前收缩、心房颤动等心律失常。

3. 肾脏表现

肾血管病变的程度和高血压程度密切相关。随病程进展可先出现微量白蛋白尿，继而出现蛋白尿，血压控制可减少蛋白尿。肾功能失代偿时，肾浓缩功能受损，可出现夜尿、多尿、多饮等。当肾功能进一步减退时，尿量可减少，血中尿素氮、肌酐升高，最终发展至终末期。然而患者在发展至尿毒症前多数已经死于心脑血管并发症。

4. 其他

出现急性大动脉夹层者根据病变部位可有剧烈的胸痛；下肢周围血管病变者可出现间歇性跛行。

二、实验室与辅助检查

实验室检查可帮助原发性高血压的诊断和分型，了解靶器官功能状态以及有无合并的疾病，有利于治疗时选择恰当的药物。血常规、肾功能、尿酸、血脂、血糖、电解质、心电图、胸部X线片与眼底检

查应作为高血压患者的常规检查。

（一）血常规

红细胞和血红蛋白一般无异常，急进型高血压病可有微血管病性贫血，伴畸形红细胞，血红蛋白高者血液黏度增加，易形成血栓，导致不良心血管事件。

（二）尿常规

早期患者尿常规正常，微量尿蛋白/肌酐比增加是肾脏损害的早期标志。肾浓缩功能受损时，尿比重逐渐下降，可有微量尿蛋白、红细胞、管型等。24 h尿蛋白＞1 g者提示预后差，围术期可能需要肾内科医师协助诊治，指导围术期风险评估与合理用药。

（三）肾功能

多采用血尿素氮和肌酐来评估。早期患者检查无异常，成人肌酐＞114.3 μmol/L，老年人和妊娠者＞91.5 μmol/L提示肾功能损害。肾小球滤过率是敏感而实用的肾功能监测方法。

（四）胸部X线片

可见主动脉，尤其是升、弓部迂曲延长，其升、弓或降部可扩张。可有左心室增大，全心力衰竭时左右心室都增大，并有肺淤血征象。肺水肿时则可见肺门明显充血，呈蝴蝶形模糊阴影，围术期访视可调取患者不同时期的胸部X线片比较变化。

（五）心电图

有研究认为，随着血压的升高，心电图会出现ST-T改变、P波改变、左心室肥厚、束支传导阻滞及期前收缩等异常表现，左室肥大兼有劳损是新发心力衰竭和心力衰竭死亡的不良预后指标。当左心室舒张期顺应性下降，左心房舒张期负荷增加时，心电图可呈现P波增宽、切凹，此表现可出现在心电图发现左心室肥大之前。

（六）超声心动图

与心电图比较，超声诊断左心室肥厚更加敏感可靠。室间隔或左室后壁厚度＞13 mm者为心室肥厚。高血压时左心室肥大时对称性的，但有1/3是以室间隔肥厚为主。需要注意的是左心室肥厚早期虽然心脏的整体功能（左心室射血分数、心排血量）仍然正常，但可有左心室收缩期和舒张期顺应性减退，例如心肌收缩最大速率下降，等容舒张期延长、二尖瓣开放延迟等。失代偿后，表现为心力衰竭，超声可见心腔扩大，左心室壁收缩活动减弱。

（七）动态血压监测

动态血压监测（ambulatory blood pressure monitoring, ABPM）观察24 h的血压变化，并将血压信息连成曲线。可以进行早期高血压病的诊断；协助鉴别原发性、继发性和复杂高血压；指导合理用药，更好地预防心脑血管并发症的发生，预测高血压的并发症和死亡的发生和发展。有如下优点：

① 去除了偶测血压的偶然性,避免了情绪、运动、进食、吸烟、饮酒等因素影响血压,较为客观真实地反映血压情况。② 动态血压可获知更多的血压数据,能实际反映血压在全天内的变化规律。③ 对早期无症状的轻高血压或临界高血压患者,提高了检出率并可得到及时治疗。④ 动态血压可指导药物治疗。在许多情况下可用来测定药物治疗效果,帮助选择药物,调整剂量与给药时间。⑤ 判断高血压患者有无靶器官(易受高血压损害的器官)损害。有心肌肥厚、眼底动态血管病变或肾功能改变的高血压患者,其日夜之间的差值较小。⑥ 预测一天内心脑血管疾病突然发作的时间。如在凌晨血压突然升高时,最易发生心脑血管疾病。

(八)眼底检查

高血压患者眼底可见如下变化:Ⅰ级:视网膜动脉痉挛;Ⅱ级A:视网膜动脉轻度硬化;Ⅱ级B:视网膜动脉显著硬化;Ⅲ级:Ⅱ级+视网膜病变(出血或渗出);Ⅳ级:Ⅲ级+视神经盘水肿。

(九)其他

患者可有其他代谢疾病,可伴有总胆固醇、甘油三酯、低密度脂蛋白胆固醇、血尿酸增高和高密度脂蛋白胆固醇降低。也可伴有糖耐量受损或糖尿病。部分患者血浆肾素活性、血管紧张素Ⅱ的水平升高。

第三节　围术期高血压疾病及相关处理

高血压危象本身并不会作为一种疾病进行外科手术,只是作为某一疾病的伴随症状,给进行围术期麻醉管理带来挑战,本章节选择下列易发高血压危象的疾病,就围术期麻醉管理分别论述,麻醉管理的总原则是保持血压的稳定,保证重要脏器的正常灌注。

一、妊娠期高血压疾病

妊娠期高血压疾病包含了一系列的疾病,包括慢性高血压、慢性高血压合并子痫前期、妊娠期高血压、子痫前期和子痫、这些疾病在所有孕产妇中的发生率为8%~12%。在发达国家,高血压是导致孕产妇死亡的第二大主要原因,仅次于血栓栓塞性疾病。全球范围内,每年有5万例孕产妇因高血压相关疾病死亡。对于妊娠期高血压唯一有效的治疗方法就是分娩。如出现产妇条件恶化可不考虑胎龄立即娩出胎儿。出现过妊娠期高血压的妇女其以后发展为原发性高血压的风险将会增加。

(一)妊娠期高血压

妊娠期高血压定义为既往健康的妇女,在妊娠19周后至少2次或2次以上出现高于139/89 mmHg,2次记录的时间间隔至少为6 h,且未出现蛋白尿,于产后12周恢复正常。血压维持在159/109 mmHg以上且超过6 h时妊娠引起的高血压被归为重度。

（二）子痫前期和子痫

1. 疾病特点

妊娠20周后出现血压高于139/89 mmHg，且伴有下列任一项：尿蛋白≥0.3 g/24 h，或尿蛋白/肌酐比值≥0.3，或随机尿蛋白≥（+）（无法进行尿蛋白定量时的检查方法）；无蛋白尿但伴有以下任何一种器官或系统受累：心、肺、肝、肾等重要器官，或血液系统、消化系统、神经系统的异常改变，胎盘-胎儿受到累及等。

血压和（或）尿蛋白水平持续升高，发生母体器官功能受损或胎盘-胎儿并发症是子痫前期病情向重度发展的表现。子痫前期孕妇出现下述任一表现可诊断为重度子痫前期：① 血压持续升高：收缩压≥160 mmHg和（或）舒张压≥110 mmHg；② 持续性头痛、视觉障碍或其他中枢神经系统异常表现；③ 持续性上腹部疼痛及肝包膜下血肿或肝破裂表现；④ 肝酶异常：血丙氨酸转氨酶或天冬氨酸转氨酶水平升高；⑤ 肾功能受损：尿蛋白＞2.0 g/24 h；少尿（24 h尿量＜400 ml或每小时尿量＜17 ml）或血肌酐＜106 μmol/L；⑥ 低蛋白血症伴腹水、胸水或心包积液；⑦ 血液系统异常：血小板计数呈持续性下降并低于100×10⁹/L；微血管内溶血（表现有贫血、黄疸或血乳酸脱氢酶水平升高）；⑧ 心功能衰竭；⑨ 肺水肿；⑩ 胎儿生长受限或羊水过少、胎死宫内、胎盘早剥等。

子痫前期是一种胎盘疾病，发生在葡萄胎妊娠期间。子痫前期以异常胎盘植入为标志，浅表血管入侵阻碍了滋养层细胞与内皮细胞相互作用。螺旋动脉持续收缩，高阻力血管无法为胎盘和胎儿生长提供充分的氧气和养分。胎盘释放出血管活性物质，导致母体血管出现严重的内皮功能障碍，进一步损害胎盘血流。患者可出现促血管生成因子和抗血管生成因子的严重失衡。在正常妊娠期间，血管受体对血管紧张素Ⅱ的敏感性降低。而在子痫前期是其敏感性增加，也促成血管收缩和胎盘功能不全。继发于蛋白尿的低蛋白血症及有时发生的肝的合成功能损害会导致胶体渗透压下降。内皮损害和胶体渗透压降低会导致第三间隙的液体量增加和血管内的容量减少。

2. 重度子痫

子痫前期的治疗目的是预防重度子痫前期和子痫的发生，降低母儿围生期病率和死亡率，改善围生结局。治疗基本原则是休息、镇静、预防抽搐、有指征地降压和利尿、密切监测母儿情况，适时终止妊娠。应根据病情的轻重缓急和分类进行个体化治疗。产妇子痫前期程度较轻且距临产期较远，除非患者及其胎儿情况恶化，否则推荐卧床休息和监测的非手术治疗直至孕37周。应注意休息，以侧卧位为宜；保证摄入足量的蛋白质和热量；适度限制食盐摄入。保证充足睡眠，必要时可睡前口服地西泮。

分娩方式取决于胎儿胎龄、宫颈检查结果、胎儿健康的评估及胎先露的部位等。出现重度子痫前期的产妇仅有14%～20%可经产道分娩。重度子痫前期的诊断标准：① 随机2次血压＞159/109 mmHg，至少间隔6 h。② 24 h蛋白尿≥5 g，或≥+++，2次间隔4 h。③ 少尿（24 h少于500 ml）。④ 肺水肿或低氧血症。⑤ 肝功能异常。⑥ 上腹部腹痛。⑦ 脑血管意外。⑧ 血小板减少。

3. 麻醉风险

子痫前期因产妇存在特殊的病理生理状态，也给围术期麻醉管理带来一定的挑战。产妇自身存在的麻醉风险因素包括：① 肥胖。② 颜面及颈部水肿。③ 身材极度矮小。④ 张口困难。

⑤颈部关节炎/颈短/小下颌。⑥颜面/口腔/牙齿畸形。⑦甲状腺肿大。⑧肺部疾病。⑨心脏病。妊娠期高血压疾病的病情复杂、变化快，分娩和产后的生理变化以及各种不良刺激等均可导致病情加重。对产前、产时和产后的病情进行密切监测和评估十分重要，目的在于了解病情轻重和进展情况，及时合理干预，早防早治，避免不良妊娠结局的发生。注意头痛、眼花、胸闷、上腹部不适或疼痛及其他消化系统症状，检查血压、体质量、尿量变化和血尿常规，注意胎动、胎心等的监测；特殊检查包括眼底、凝血功能、重要器官功能、血脂、血尿酸、尿蛋白定量和电解质等检查，有条件的单位建议检查自身免疫性疾病相关指标、动脉血气分析、心脏彩超及心功能测定、头颅 CT 或 MRI 检查。胎儿的特殊检查包括胎儿电子监护、超声监测胎儿生长发育、羊水量，如可疑胎儿生长受限，有条件的单位注意检测脐动脉和大脑中动脉血流阻力等。

4. 药物治疗

（1）硫酸镁　是子痫治疗的一线药物，也是重度子痫前期预防子痫发作的预防用药。硫酸镁控制子痫再次发作的效果优于地西泮、苯巴比妥和冬眠合剂等镇静药物。除非存在硫酸镁应用禁忌证或者硫酸镁治疗效果不佳，否则不推荐使用苯巴比妥和苯二氮䓬类药物（如地西泮）用于子痫的预防或治疗。对于非重度子痫前期的患者也可酌情考虑应用硫酸镁。其机制尚不清楚。其抗惊厥的解释包括竞争性阻断 NMDA 受体（N-甲基-D-天冬氨酸受体）、防止钙离子进入缺血细胞、保护内皮细胞免受自由基损伤，以及选择性扩张大脑血管等。

（2）常用降压药　对于轻度的子痫前期的产妇没有必要对其高血压进行处理。抗高血压治疗主要针对预防胎盘早剥和脑血管意外（占孕产妇死亡总数的 15%～20%）。治疗目标是维持血压< 160/110 mmHg。常用降压药物有肾上腺素能受体阻滞剂、钙离子通道阻滞剂及中枢性肾上腺素能神经阻滞剂等药物，难治性高血压可能需要持续性输注抗高血压药。硝酸甘油、硝普钠和尼卡地平均可用于短期治疗（表78-4）。

表78-4　子痫前期相关的高血压危象治疗

治疗目的	具 体 方 案
降压目标：舒张压< 110 mmHg	硝苯地平 10 mg 口服，每日 3～4 次，不推荐舌下含服 拉贝洛尔 50 mg 静脉注射或 100 mg 口服或 20～160 mg/h 连续静脉输注 硝酸甘油 10 μg/min 逐步静脉滴注至起效 硝普钠 0.5～0.8 μg/(kg·min) 缓慢静脉滴注（仅适用于其他降压药效果不佳的情况） 尼卡地平 1 mg/h，根据血压情况每 10 min 调整剂量 酚妥拉明 10 μg/min 开始静脉滴注，根据血压情况每 10 min 调整剂量
预防癫痫发作	硫酸镁 2.5～5.0 g 静脉注射，随后以 1～2 g/h 的速度静脉持续输注 维持硫酸镁血药浓度 1.8～3.0 mmol/L 硫酸镁使用条件：①膝腱反射存在；②呼吸≥16次/min；③尿量≥25 ml/h（即≥600 ml/d）；④备有 10% 葡萄糖酸钙 镁离子中毒时停用硫酸镁并缓慢（5～10 min）静脉推注 10% 葡萄糖酸钙 10 ml

（3）液体管理　产妇液体管理较为复杂，这是由于既要为血管内液体缺乏的患者补充液体又必须避免给血管存在"渗漏"的患者补液，这二者之间存在矛盾。子痫前期的患者液体容易进入第三间隙，易发生肺水肿。有创血流动力学监测有助于指导子痫前期的患者进行液体治疗。此外，有一点需要记住，围生期产妇置入颈内静脉导管的并发症风险比非妊娠患者更高。

5. 麻醉方法

（1）硬膜外镇痛　患者采用分娩镇痛除了具有硬膜外镇痛的常规优点，还具有控制分娩时血压的好处。此外还可以增加子痫前期患者绒毛间血流，这将改善子宫胎盘的功能，改善胎儿健康。由于这些患者剖宫产率很高，早期置入硬膜外导管有助于实施剖宫产手术的硬膜外麻醉，避免了全身麻醉的风险。

（2）脊髓麻醉　是该类患者可选的麻醉方式，有凝血功能障碍患者禁忌采用。健康产妇可因脊麻后交感神经阻滞出现低血压，而子痫前期患者血管紧张素Ⅱ受体的活性增强导致高血压，子痫前期产妇出现低血压的情况较正常产妇要轻。

（3）全身麻醉　这类产妇需要面对严重上呼吸道水肿增加困难插管的风险，也要面对一般产妇接受全麻的常见风险，通常这类产妇误吸的风险增加。对拟交感类药物和麦角新碱的反应也增加。使用硫酸镁后，产妇对非去极化肌松药的敏感性也会增加，更重要的是，使用硫酸镁后造成子宫平滑肌松弛，发生宫缩乏力和围术期出血的风险极高。

（4）HELLP综合征　最明确的治疗方式为娩出胎儿。美国妇产科医师协会建议该类患者应该立即引产，不必考虑胎龄。可以使用硫酸镁预防癫痫并纠正凝血障碍。地塞米松较倍他米松提高血小板的效果好。凝血功能障碍、弥散性血管内凝血、肝包膜下血肿引起腹腔内出血等风险对HELLP综合征患者应特别注意。

二、嗜铬细胞瘤与高血压危象

（一）病因及发病机制

嗜铬细胞瘤位于肾上腺者占80%～90%，大多为一侧性，少数为双侧性或一侧肾上腺瘤与另一侧肾上腺外瘤并存，多发性者较多见于儿童和家族性患者。肾上腺外嗜铬细胞瘤称为副神经节瘤，主要位于腹部，多在腹主动脉旁（占10%～15%），其他少见部位为肾门、肾上极、肝门区、肝及下腔静脉之间、近胰头部位、髂窝或近髂窝血管处如卵巢内、膀胱内、直肠后等。腹外者甚少见，可位于胸内（主要在后纵隔或脊柱旁，也可在心脏内）、颈部、颅内。肾上腺外肿瘤可为多中心的，局部复发的比例较高。

（二）临床表现

由于大量的儿茶酚胺间歇地进入血液循环，使血管收缩，末梢阻力增加，心率加快，心排血量增加，导致血压阵发性急骤升高，收缩压可达200 mmHg以上，舒张压也明显升高。发作时可伴有心悸、气短、胸部压抑、头痛、面色苍白、大量出汗、视力模糊等，严重者可出现脑溢血或肺水肿等高血压危象。发作缓解后患者极度疲劳、衰弱，可出现面部等皮肤潮红。发作可由体位突然改变，情绪激动、剧烈运动、咳嗽及大小便等活动引发。发作频率及持续时间个体差异较大，并不与肿瘤的大小呈正相关。

心血管系统临床表现主要有：① 高血压为本症的主要和特征性表现，可呈间歇性或持续性发作。典型的阵发性发作常表现为血压突然升高，可达200～300/130～180 mmHg，伴剧烈头痛，全身大汗淋漓、心悸、心动过速、心律失常、心前区和上腹部紧迫感、疼痛感、焦虑、恐惧或有濒死感、皮肤苍白、恶心、呕吐、腹痛或胸痛、视力模糊、复视，严重者可致急性左心衰竭或心脑血管意外。② 低血压、休

克　本病也可发生低血压或直立性低血压,甚至休克或高血压和低血压交替出现。③ 心脏病变大量儿茶酚胺可致儿茶酚胺性心脏病,可出现心律失常如期前收缩、阵发性心动过速、心室颤动。部分病例可致心肌退行性变、坏死、炎性改变等心肌损害,从而发生心力衰竭。长期、持续的高血压可致左心室肥厚、心脏扩大和心力衰竭。

代谢系统主要是高浓度的肾上腺素作用于中枢神经系统,尤其是交感神经系统而使耗氧量增加,基础代谢率增高可致发热、消瘦。肝糖原分解加速及胰岛素分泌受抑制而使糖耐量减退,肝糖异生增加。少数可出现低钾血症,也可因肿瘤分泌甲状旁腺激素相关肽而致高钙血症。

其他系统表现为过多的儿茶酚胺使肠蠕动及张力减弱,故可致便秘、肠扩张、胃肠壁内血管发生增殖性或闭塞性动脉内膜炎,致肠坏死、出血或穿孔;胆囊收缩减弱,Oddi括约肌张力增强,可致胆汁潴留、胆结石。病情严重而病程长者可致肾衰竭。膀胱内副神经节瘤患者排尿时,可诱发血压升高。在大量肾上腺素作用下血细胞发生重新分布,使外周血中白细胞计数增多,有时红细胞也可增多。此外,本病可为 Ⅱ 型多发性内分泌腺瘤综合征的一部分,可伴发甲状腺髓样癌、甲状旁腺腺瘤或增生、肾上腺腺瘤或增生。

(三)术前评估

主张多学科协作,共同制订围术期管理方案。主要根据病史、临床症状、实验室检查如ECG、眼底检查、尿中儿茶酚胺类及其代谢产物的测定,必要时可作酚妥拉明抑制试验,对病情可做出正确的评估。若是以高血压为主要症状者,应考虑以分泌去甲肾上腺素为主的肿瘤;若高血压不明显或伴有其他代谢方面的改变,则考虑分泌肾上腺素为主的肿瘤。凡发作频繁或持续严重高血压,并有明显心脑肾血管并发症和视力障碍、电解质紊乱、代谢异常等临床表现者,术前应进行充分准备。对于临床上无任何症状,术前未预料的嗜铬细胞瘤患者,麻醉、手术刺激可使肿瘤突然释放大量儿茶酚胺,引起血压骤升或心力衰竭,而且患者、手术医师、麻醉医师都没有准备,患者死亡率高。术中难以解释的血压急剧升高或剧烈波动,应该考虑嗜铬细胞瘤可能。

(四)术前准备

嗜铬细胞瘤一旦确诊,应及早手术,术前应争取时间进行充分的准备,其核心是通过药物控制血压及临床症状,同时积极扩容,避免围术期血流动力学的剧烈波动。

1. 控制血压的药物

(1)α肾上腺素能受体阻滞剂　① 酚妥拉明:用于高血压的鉴别诊断,治疗高血压危险发作或手术中控制血压。② 酚苄明:常用于术前准备,术前口服,直至血压接近正常,服药过程中应严密监测卧、立位血压和心率的变化。③ 哌唑嗪、特拉唑嗪、多沙唑嗪:均为选择性突触后α$_1$肾上腺素能受体阻滞剂。应用时易致严重的直立性低血压,故应在睡前服用,尽量卧床。④ 乌拉地尔(压宁定):可阻断α$_1$、α$_2$受体,并可激活中枢5-羟色胺1A受体,降低延髓心血管调节中枢的交感反馈作用,故在降压的同时不增加心率。

(2)β肾上腺素能受体阻滞剂　因使用α受体阻滞剂后,β受体兴奋性增强而致心动过速、心肌收缩力增强、心肌耗氧量增加,应使用β受体阻滞剂改善症状,需注意这类药物需要待α肾上腺素能受体阻滞剂起效后方可使用。

（3）钙通道阻滞剂　可用于术前联合治疗，尤适用于伴冠心病或儿茶酚胺心肌病患者，或与α受体、β受体阻滞剂合用进行长期降压治疗。常用硝苯地平。

（4）血管扩张剂　硝普钠是强有力的血管扩张剂，主要用于嗜铬细胞瘤患者的高血压危象发作或手术中血压持续升高者。严密监测血压，调整药物剂量，以防血压骤然下降，并监测氰化物的血药浓度。

2.2014年中国嗜铬细胞瘤治疗相关指南

（1）所有嗜铬细胞瘤患者手术前均应该接受适当的药物治疗，围术期评估患者有无靶器官损害。

（2）术前准备至少1～2周。

（3）围术期主要控制患者的血压和血管内容量。

（4）酚苄明是围术期常用的非选择α受体阻滞剂，起效缓慢，半衰期长，通常从10～30 mg/d开始，逐渐加量，直至血压接近正常，不超过100 mg/d。

（5）哌唑嗪、特拉唑嗪这类选择性突触后α_1受体阻滞剂，对肿瘤切除后血压维持更有利，先比较酚苄明，可能更适合这类患者围术期使用，并且注意患者围术期直立性低血压问题。

（6）血压控制目标　坐位血压低于160/90 mmHg，直立性血压不低于80/45 mmHg，无明显心律失常。

（7）容量恢复目标　术前血细胞比容下降≥5%，末梢皮温由湿冷变温暖，伴有体重增加，术前可行高钠饮食。

（五）术中血流动力学管理

血流动力学管理是嗜铬细胞瘤手术麻醉的关键。在探查和分离肿瘤时常出现血压骤然上升，收缩压可达200～280 mmHg，甚至更高。一旦切断肿瘤的周围血管后，常发生血压骤降，甚至测不到。对手术中的这种血压升降，在麻醉处理中必须加以主动控制，麻醉前利用外套管穿刺针开放二条静脉通路，包括一路中心静脉，其一供输液输血用，另一作为控制血压的用药途径。麻醉医师必须与手术者保持密切沟通，连续监测血压、脉率的变化，随时了解手术分离肿瘤的进展程度，力求紧密配合手术的血压骤升和骤降的过程，以取得降压和升压的最佳效果。

探查分离肿瘤时，血压常突然上升，如果超过原血压水平的20%，应立即开始降压。降压方法除复合硬膜外腔注射低浓度利多卡因降压方法外，常用血管活性药（如硝普钠、尼卡地平、酚妥拉明等）静脉滴注降压，滴速先慢，根据降压效果随时调整滴速。降压的理想程度为：降至原最高血压水平的20%～30%。心动过速者可使用艾司洛尔或拉贝洛尔控制心率，减少心肌氧耗。手术野渗血往往明显，必须及时补足血容量，不能因为血压高而忽略补液。

当肿瘤的周围组织和血管全部切断时，常出现血压突然剧降，因此麻醉医师必须了解手术步骤，提前停止一切降压措施，并给以充分补充液体，也可静脉泵注去甲肾上腺素升压。去甲肾上腺素的泵注速度及持续时间取决于患者术前药物准备程度，以及术中血容量的补足程度。术前准备满意和术中血容量补足者，一般仅需慢速短时间泵注，使血管张力恢复正常。一旦血压回升并已维持稳定，应尽早逐步减慢滴速，直至完全停用去甲肾上腺素。

（六）术后并发症

高血压是该类患者常见的术后并发症，通常是原发性高血压造成的。其他原因还包括儿茶酚胺

的残余效应,容量超负荷,肿瘤残余的影响。术前无原发性高血压患者,术前服用α、β受体阻滞剂进行长期降压治疗或没有足够的容量治疗者会发生术后低血压,应该严密监护并补足血容量、撤除抗高血压药物。术前没有充分扩容而术中需要使用扩容维持血压的或儿茶酚胺心肌病患者易发生术后心力衰竭,这时可能需要心内科医师指导规范的心力衰竭治疗。术后儿茶酚胺的抑制解除,可能会出现反跳性高胰岛素血症,该类患者术后可出现低血糖。

三、慢性肾脏病(CKD)高血压与围术期管理

心血管系统疾病是CKD患者最常见的并发症和死亡原因。心血管并发症与并发症包括高血压、动脉粥样硬化、心肌炎、心肌病和心功能不全,其主要原因是由CKD本身发展过程代谢异常引起,加上肾脏替代治疗的并发症以及引起CKD之前的心血管系统基础病变。CKD患者高血压发生率达80%以上,且多数作为CKD的首发临床表现。需要肾脏替代治疗的患者则几乎均有高血压。高血压与心血管疾病密切相关,而后者是导致CKD患者死亡的主要原因之一,因此,CKD中的高血压处理尤为重要。其中3/4患者用低盐饮食和透析治疗除去体内过剩的细胞外液后,即能控制高血压。另外,1/4的患者用透析去除体内过剩的钠和水后,血压反而升高。

(一)高血压的主要机制

主要发病机制涉及以下几点:① 钠平衡失调:CKD患者肾脏排钠能力受损及钠盐摄入相对过多,导致钠水潴留,机体为维持钠平衡使得细胞外液总量增加,血压升高,钠排泄增加,这种新的钠盐稳态平衡需要持续高血压来维持。② 内源性洋地黄类因子增加,导致肾小管上皮钠钾ATP酶受到抑制,减少钠盐重吸收,细胞内钠离子水平增加,抑制钠钙交换,细胞内钙外流减少,血管平滑肌张力增加,并且对缩血管物质敏感性增加。③ 肾素-血管紧张素-醛固酮系统(RAAS)及交感神经系统的激活,患者血液中存在高浓度的肾素、醛固酮及去甲肾上腺素,后者不仅仅导致血管收缩,同时还抑制扩血管物质释放,如一氧化氮。④ 肾脏分泌的抗高血压物质减少,如PGE_2、PGI_2、激肽和肾髓质降压脂质等不仅能扩张血管、利钠排水,还能对抗RAAS作用。长期高血压还促进动脉粥样硬化,损害心脏。

(二)综合治疗

1. CKD 1~2期

患者尿毒症症状往往不常见,治疗应该积极控制血压(130/80 mmHg)、治疗原发病、降低蛋白尿、延缓肾功能进展,注意饮食限盐。对于单用ACEI或ARB难以控制的高血压,多数患者需要联用钙拮抗剂或利尿药。

2. CKD 3~4期

CKD 3期患者应积极寻找可治疗的病因,并加强防护性措施。当达到CKD 4期时,应了解透析及肾移植的相关优缺点,做好肾脏替代治疗准备。这两期患者服用经肾脏排泄药物时应注意调整剂量避免过量,积极治疗CKD并发症,包括高血压、继发性甲状旁腺功能亢进、酸中毒、肾性贫血等,并尽量避免应用肾毒性造影剂的影像学检查。控制饮食蛋白质少于$0.8 \text{ g}/(\text{kg} \cdot \text{d})$以维持机体蛋白质储存并减少其他并发症出现的可能。限制蛋白质摄入的同时应接受多种维生素制剂以维持水溶维生素水

平,但只有当明确缺乏时才需要服用脂溶性维生素。

3. 高血压治疗

严格控制高血压是干预慢性肾脏病进展的最重要的措施,血管紧张素转换酶抑制剂(ACEI)、血管紧张素 II 受体拮抗药(ARB)、利尿药、钙拮抗药、β受体阻滞剂、α受体阻滞剂、血管扩张药及中枢降压药均可以使用。常需要多种药物联合使用。目标血压 < 130/80 mmHg。为有效控制高血压,常常需要数种药物联合运用,剂量往往高于原发性高血压。最多见的药物联合是 ACEI 或 ARB+CCB/ 利尿药,有不少患者常常需要合并应用肼屈嗪或哌唑嗪。

(三)术前评估

对 CKD 患者术前评估包括肾功能,主要是病理过程和其他并存疾病评估。除了确诊已患有的肾功能损害,对在围术期病情极易发展成为肾衰竭的患者进行评估也非常重要。对患者血浆肌酐浓度的变化趋势进行评估可以有效判断患者的肾功能是否稳定。对于患者血容量状态的评估可以从透析前后体重变化、有无直立性低血压、心动过速和监测心房充盈压来实现。抗高血压治疗通常需要持续进行,术前需停用 ACEI 和 ARB 以降低在手术过程中患者出现低血压的风险。术前用药必须要根据患者的不同情况给予。建议 CKD 患者血清钾控制在 5.5 mmol/L 以下,术前重组促红细胞生成素的使用减少了因严重贫血而取消手术的情况。规律透析的患者需要在择期手术前做透析治疗。

(四)麻醉诱导与维持

大多数终末期肾病的患者在麻醉诱导时出现低血容量的临床表现,尿毒症本身和抗高血压药物的使用也会增加低血压出现的概率。患者代谢废物无法正常排出体外,加重了低血容量症。CKD 患者交感神经系统敏感性下降会损害代偿性末梢血管收缩,因此,患者血容量的少量减少,正压通气,体位的突然变化或药物引起的心肌抑制会导致血压的大幅下降,尤其可能发生在急性手术失血或椎管内麻醉过程中。

吸入麻醉药不需要经过肾脏清除,并且也无直接证据表明七氟烷会增加 CKD 患者肾功能受损的风险。加之,七氟烷有强效的扩张血管和抑制心肌收缩的功能,对术中伤害性刺激引起的高血压有良好的调控作用,还可以减少肌松药的用量。有研究显示,非诺多泮(一种多巴胺-1 受体激动剂)对接受心脏、血管或移植手术的高危患者具有肾保护作用,可以考虑给予。

对于透析患者围术期液体管理需要格外谨慎,肾功能缺失缩小了液体不足和液体过剩间的安全范围。避免对患者的动静脉瘘管侧的肢体进行动静脉穿刺操作。在患者股动脉进行穿刺操作有可能会引起管路感染,特别是这些患者免疫功能已经受损的情况。足背及胫后动脉也不常用,主要由于 CKD 患者外周动脉硬化,导致这两处动脉穿刺困难。值得注意的是,如果动脉导管放置在瘘管一侧肢体,则动脉血压和动脉血气值都将会不准确。除此以外,要尽一切可能预防瘘管受损,做好垫护以防压损。这类患者进行静脉压监测非常必要,在有限的参数指导下,中心静脉压联合 Flotrac/Vigileo 系统指导补液显得十分有效。

(五)术后管理

对这类患者进行心电监护有助于及时发现患者心律失常,以及发现潜在的高钾血症。因为 CKD

患者常存在贫血的情况,氧疗也是一项术后患者需要的治疗措施。术后也需要复查患者电解质水平、尿素氮、血肌酐检查。如果怀疑患者术后液体过多,发生肺水肿,可行床旁胸部X线进行确认。其次,何种液体更适合CKD患者,至今没有定论,传统观念更倾向于生理盐水,但生理盐水可能会增加患者酸中毒的风险。

（季　节　徐海涛）

参 考 文 献

［1］ Miller R D, Cohen N H, Eriksson L I, et al. 米勒麻醉学：8版. 邓小明,曾因明,黄宇光,主译. 北京：北京大学医学出版社,2016.

［2］ Hines R L, Marschall K E. 斯都廷并存疾病麻醉学：6版. 于泳浩,喻文立,主译. 北京：科学出版社,2017.

［3］ 孙宁玲,喜杨. JNC8高血压管理指南要点概述. 中国循环杂志,2014,29：21−23.

［4］ van den Born B J, Beutler J J, Gaillard C A, et al. Dutch guideline for the management of hypertensive crisis-2010 revision. Neth J Med, 2011, 65(5): 248−255.

［5］ 陈灏珠,林果为,王吉耀. 实用内科学：13版. 北京：人民卫生出版社,2013.

［6］ Patel H P, Mitsnefes M. Advances in the pathogenesis and management of hypertensive crisis. Curr Opin Pediatr, 2005, 17(2): 210−214.

［7］ 郭树彬. 解析高血压危象：挑战和治疗. 中华急诊医学杂志,2009,18(6)：575.

［8］ 范振兴,华琦. 高血压危象的诊疗进展. 中国卒中杂志,2013,8(8)：648−652.

［9］ 刘进,李文志. 麻醉学临床案例分析. 北京：人民卫生出版社,2014.

［10］ James P A, Oparil S, Carter B L, et al. 2014 evidence-based guideline for the management of high blood pressure in adults: report from the panel members appointed to the Eighth Joint National Committee (JNC 8). JAMA, 2014, 311(5): 507−520.

［11］ Whelton P K, Carey R M, Aronow W S, et al. 2017 ACC/AHA/AAPA/ABC/ACPM/AGS/APhA/ASH/ASPC/NMA/PCNA Guideline for the Prevention, Detection, Evaluation, and Management of High Blood Pressure in Adults: A Report of the American College of Cardiology/American Heart Association Task Force on Clinical Practice Guidelines. Hypertension, 2017. pii: HYP.0000000000000065. Epub ahead of print

［12］ 中华医学会妇产科学分会妊娠期高血压疾病学组. 妊娠期高血压疾病诊治指南(2015). 中华妇产科杂志. 2015, 50(10)：721−728.

［13］ 中国心胸血管麻醉学会,北京高血压防治协会. 围术期高血压管理专家共识. 临床麻醉学杂志,2016,32(3)：295−297.

［14］ Taylor D A. Hypertensive Crisis: A Review of Pathophysiology and Treatment. Crit Care Nurs Clin N Am.2015, 27(4): 439−447.

［15］ Too G T, Hill J B. Hypertensive crisis during pregnancy and postpartum period. Semin Perinatol, 2013, 37(4): 280−287.

［16］ 孙宁玲,霍勇,王继光,等. 难治性高血压诊断治疗中国专家共识. 中华高血压杂志,2013,21：321−326.

［17］ 王天龙,王国林,邓小明,等. 成人嗜铬细胞瘤手术麻醉管理专家共识2017版. 中国麻醉学指南与专家共识,2017,112−121.

［18］ 中华医学会内分泌学会肾上腺学组. 嗜铬细胞瘤和副神经节瘤诊断治疗专家共识. 中华内分泌代谢杂志,2016,32(3)：207−210.

第79章
心脏电生理与心律失常

围术期麻醉过程中，循环系统的变化最为常见，不同的麻醉方法、不同的麻醉药物都会对循环产生不同程度的影响。现代循环的概念最早于1928年由Harvey提出，心脏是循环的动力起源。心脏生理包括泵机械功能、心肌细胞、心肌细胞的分子生物、神经和体液调节等多方面的内容。其中心律失常是指心律起源部位和心律频率、节律以及冲动传导等任何一项或多项出现的异常。围术期心律失常非常常见，严重可引起心源性猝死，临床可以应用心电图作为常规监测项目，与血流动力学指标、动态多普勒超声影像学检查相结合，使得处理更准确。本章的重点集中讨论心电生理、心电病理以及心律失常，从基础到临床，从而对心脏节律性病变的电生理特性和对抗心律失常药物治疗及机械性治疗产生更广泛和深入的认识，降低围术期因心律失常而导致的死亡率。

第一节 正常心电生理

心脏由3种重要成分组成：心肌组织，传导组织，细胞外结缔组织。心肌细胞自我兴奋的特性和它们独特的组织结构使心脏具有高效率的泵功能。心肌细胞之间串联的低电阻的连接——闰盘，允许电活动在每个泵室快速有序的传播。电活动可以通过专门的传导途径从一个心房传到另一个心房，从一个心室传到另一个心室。电活动在心房和心室之间的传导存在延迟，保证了心房收缩发生在心室收缩之前。

一、心肌细胞

心肌细胞按其结构和功能特点，可分为两大类：一类为普通的心肌细胞，又称为工作细胞，只有收缩和舒张功能，如心房肌和心室肌，这类细胞缺乏自律性，也称为非自律细胞，但能接受外来刺激而产生和传导兴奋。另一类为一些特殊分化的心肌细胞，这些心肌细胞构成心脏内特殊传导系统，主要功能是产生和传播兴奋，包括窦房结、房室交界、房室束（希氏束）及其分支和浦肯野纤维，大多具有自律性，称为自律细胞，但因其肌浆中肌原纤维甚少或完全缺乏，故无收缩性。

二、心动周期和心电图

心动周期是指一次心脏跳动过程中的电和机械活动。而其中一次心动周期的电活动,临床上由心电图表示。体表心电图(图79-1)表示起搏点和特殊传导系统的电活动,它是由心脏产生,在体表位置记录到的电势差。动作电位起始于窦房结,由特殊传导组织传导至双心房,引起心房收缩并产生心电图上的P波。在房间隔和室间隔的连接处,心房的特殊传导组织会聚在房室结,它的远端与希氏束连接。房室结传导相对较慢,电位传导至心室收缩延迟。心电图上可用PR间期表示房室结水平房室收缩之间的时间差。电脉冲通过粗大的左右束支从希氏束传导至特殊传导系统中最小的分支,浦肯野纤维。最终电信号由浦肯野纤维传导至每一个心室肌细胞并去极化,心电图上显示为QRS波。去极化后的心室复极化,在心电图上表现为T波。S-T段是自QRS波群的终点至T波起点间的线段,代表心室除极刚结束尚处于缓慢复极的一段时间。Q-T间期是自Q波起点至T波终点的时间,表示心室肌除极和复极全过程所需的时间。

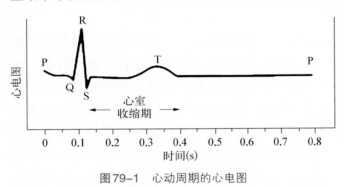

图79-1 心动周期的心电图

引自 Cardiovascular Physiology, 8th ed. 2001, 55-82.

三、心肌细胞的生物电活动

心肌细胞的生物电活动有两种表现形式:安静时的静息电位和兴奋时的动作电位。不同类型的心肌细胞的静息电位和动作电位差异较大,因而具有不同的电生理特性。

(一)静息电位

静息状态下细胞膜内外两侧存在电位差,称为静息电位(resting potential)。正常人心室肌细胞的静息电位约为-90 mV。静息电位的产生主要与细胞内K^+外流所形成的K^+平衡电位(E_k)有关。细胞外与细胞内K^+浓度的比值是决定静息电位大小的主要因素。高血钾时,由于膜两侧K^+浓度梯度减小而使K^+外流减少,静息电位绝对值降低,发生除极化。但低血钾时,细胞膜由于某种尚未阐明的原因,对K^+的通透性降低,细胞内K^+外流也减少,发生除极化。乙酰胆碱可提高膜对K^+的通透性有利于K^+外流,静息电位增大。

(二)动作电位

心肌细胞兴奋过程中产生的并能传播出去的电位变化称为动作电位(action potential)。始发于特殊传导组织的细胞动作电位传递到每个细胞引起细胞内的活动,并通过肌纤维兴奋偶联系统引起收缩。

以心室肌细胞为例,心肌动作电位可分为5个时期:0、1、2、3、4期(图79-2)。

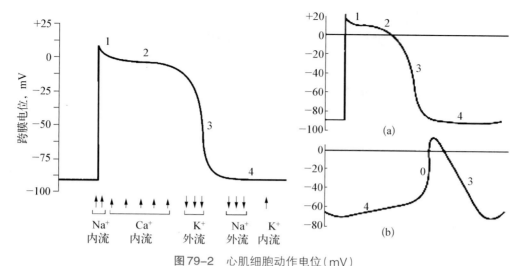

图79-2　心肌细胞动作电位（mV）

a为心室肌细胞，b为窦房结细胞（扫描速度为a的一半）

1. 0期（除极期）

当心室肌细胞受刺激使膜内电位由 –90 mV 除极至阈电位（约 –70 mV）时，膜 Na^+ 通道大量开放，通透性剧增，Na^+ 快速内流涌入细胞，使膜内电位升高至 +30 mV，完成0期。Na^+ 通道开放 1～2 ms 后即关闭。0期上升的幅度和速度主要取决膜对 Na^+ 的通透性的大小和膜内外 Na^+ 浓度梯度，0期占 1～2 ms。

2. 1期

Na^+ 内流终止后出现一种短暂的外向离子电流（I_{to}，主要为 K^+ 外流），膜电位快速复极到 0 mV 左右，完成1期，时长约占 10 ms。

3. 2期

心肌细胞膜上的 Ca^{2+} 通道有 L 型和 T 型两种形式，与 2 期发生有关的为 L 型 Ca^{2+} 通道。Ca^{2+} 通道开放，Ca^{2+} 跨膜内流，同时也存在低水平的 K^+ 外流，二者相互抗衡，复极过程缓慢，电位停滞于 0 mV 左右，又称为平台期。激活 L 型 Ca^{2+} 通道的阈电位约为 –40 mV，因其激活、失活慢，故 L 型 Ca^{2+} 电流（I_{Ca-L}）起始慢、持续时间长，持续 100～150 ms。平台期是心肌细胞动作电位持续时间较长的主要原因。部分钙通道拮抗剂可阻断 L 型 Ca^{2+} 通道，可使平台期缩短。

4. 3期

平台期末 L 型 Ca^{2+} 通道失活关闭，Ca^{2+} 内流停止，K^+ 通过 I_K 通道和 I_{K1} 通道外流逐渐增强，使膜内电位迅速降到 –90 mV，形成3期，占时 100～150 ms。在平台期内流的 Ca^{2+} 使胞质内 Ca^{2+} 浓度增高也可提高膜对 K^+ 的通透性。部分钙通道拮抗剂抑制平台期 Ca^{2+} 内流，可使3期复极化速度减慢，动作电位时间延长。

5. 4期

此期是一个逆浓度梯度进行的主动转运过程，心室肌细胞已恢复到静息电位水平，但膜内外离子的分布尚未恢复，需要通过肌细胞膜上 Na^+-K^+-ATP 酶维持，Na^+-K^+ 泵的活动增强，Na^+-Ca^{2+} 交换，使内流的 Na^+、Ca^{2+} 排出膜外，并将外流的 K^+ 回收到细胞内，恢复正常的离子分布，需要消耗 ATP 能量。

浦肯野细胞的动作电位与心室肌细胞相似，但4期膜电位不稳定。在3期复极至最大复极电位后逐渐自动除极化。

窦房结、房室交界细胞的动作电位的波形和形成机制不同于心室肌细胞，无明显的1期和2期（图

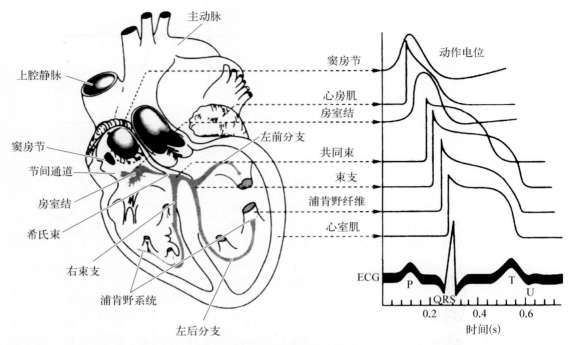

图79-3　心脏不同部位动作电位的特征

79-3），0期除极速度慢、幅度低（一般只上升到0 mV左右），0期除极主要由L型Ca^{2+}通道开放，Ca^{2+}内流（I_{Ca-L}）引起。3期复极主要是K^+通道开放，K^+外流所致。窦房结细胞4期膜电位也不稳定可自动发生除极化。

因此，由于窦房结和房室结细胞的0期去极化速度慢，称为慢反应细胞，其动作电位称为慢反应电位；而心室肌、心房肌、浦肯野细胞的0期除极速度快，称为快反应细胞，其动作电位称为快反应电位。

第二节　心脏的解剖学基础与心律失常

一、心脏的传导系统

心脏的传导系统是心脏特殊分化的，功能高度专一的心肌组织，专门负责心脏内激动的产生和传导。

（一）窦房结

由四种细胞构成，分别是P细胞、过渡细胞、浦肯野细胞及普通心肌细胞。P细胞是窦房结的起搏细胞，集中在中间。虽然中间的P细胞是激动的起源，但不同的P细胞簇，其自律性频率不同，因此可出现窦性心律不齐。当窦房结的各部位的P细胞簇轮流发出冲动时，除频率改变外，还可有P波形态不同，形成窦房结内游走心律。病理状态下，窦房结及其周围组织由于供血不足、炎症、纤维化、退行性变等原因，造成窦性激动形成和（或）传出障碍，形成病态窦房结综合征（病窦综合征，sick sinus syndrome，SSS）。

（二）结间束

窦房结和房室结之间存在着的特殊传导束。当结间束或心房间传导通路损伤或被切断时，易引起交界性心律、房室分离及房内传导阻滞等心律失常。

（三）房室结

房室间传导的唯一通道。房室结的细胞种类和窦房结一样，但以过渡细胞为主。过渡细胞细而长，细胞间连接无闰盘，加上房室结的上部传导纤维彼此交错成网状，形成迷路样结构，因此，激动通过房室结时传导减慢，形成40～50 ms的生理延搁，保证心房收缩后心室再收缩。房颤及其他室上性激动经房室结下传时，部分被阻滞不能下传，因此，是保护心室过早激动的一道天然屏障。但也是容易发生房室传导阻滞的部位。房室结的下部，被分隔的传导纤维之间，不应期及传导速度可有很大的差异，在某些生理或病理因素影响下，形成房室结双径路或多径路传导。此外，房室结具有双向传导的功能，这些都是产生房室结内折返性心律失常的基础，阵发性室上性心动过速大都由此引起。

房室交接区各组成部分均有自律性，为心脏的第二起搏点，是形成房室交界性期前收缩和逸搏的基础。

（四）房室束和左、右束支

房室束又称为希氏束（His），为房室结的延续，穿过右纤维三角，沿室间隔膜部后下缘下行，在室间隔肌部的顶端分成左右束支。右纤维三角内长约1 mm并变细，故当结缔组织变性硬化时，可压迫造成房室传导阻滞。右束支较左束支细小易折，因此，临床上右束支传导阻滞多见。

（五）浦肯野纤维

左右束支的末梢逐渐分成细小的分支。浦肯野纤维互相交织成网，直接与普通心肌纤维相连，将激动传入心肌。由于浦肯野纤维成网状，激动传导的速度不均，易造成折返形成心律失常。

（六）旁路传导束

变异的传导束。旁路传导束的存在，是产生预激综合征和房室折返性心动过速的基础。

二、心脏传导系统的供血与神经分布

（一）心脏传导系统的供血

由窦房结动脉供血，发自右冠状动脉居多。房室交接区由三条互相吻合、侧支循环丰富的动脉供血。冠状动脉及其分支的狭窄、损伤或梗死，不仅可引起心肌缺血坏死，同时也可引起心律失常。

（二）心脏传导系统的神经分布

窦房结、房室结和房室束均接受交感神经和副交感神经的支配。正常生理状态下，交感神经与副交感神经对传导系统的作用是相互制约并协调的调节传导系统的活动，当二者功能失调时，可产生心律失常。

第三节　心肌细胞的电生理特性与心律失常

心肌细胞的电生理有兴奋性、自律性和传导性三大特性。

一、兴奋性

兴奋性（excitability）是指心肌细胞受到刺激时发生除极和产生动作电位的能力。兴奋性的高低通常用阈强度的大小来衡量，即能引起心肌细胞兴奋的最小刺激强度。阈强度越大，表示兴奋性越低，反之则兴奋性越高。

（一）兴奋性的周期性变化

心肌在一次兴奋过程中，其兴奋性会发生一系列周期性变化，分为有效不应期（effective refractory period, ERP）、绝对不应期、相对不应期、超常期四个不同的阶段（图79-4）。有效不应期内，任何强度的刺激都不能引起动作电位。心室肌细胞的有效不应期为200～300 ms。就整个心室而言，其有效不应期相当于心电图中R波到T波尖峰稍前这一段时间。而相对不应期和超常期，兴奋性会分别低于和高于正常，但在这两期内所产生的动作电位的0期除极化幅度和速度均低于正常。慢反应细胞没有超常期。

（二）决定兴奋性的因素

Na^+、Ca^{2+}通道处于何种状态，静息电位与阈电位的差距的大小，决定了心肌细胞兴奋性的高低。

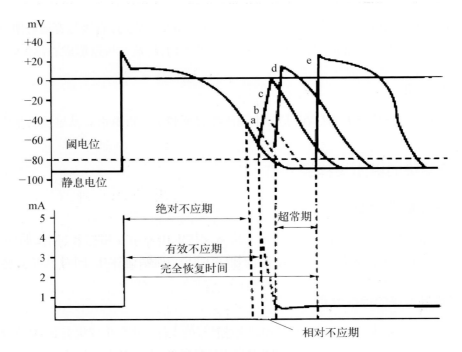

图79-4　心室肌的不应期和兴奋性的恢复过程

Na^+通道有三种功能状态,分别为备用、激活和失活。Na^+通道从失活状态恢复到备用状态的过程依从于膜电位的复极化程度。在有效不应期,Na^+通道处于完全失活或大部分失活状态中,故不能接受任何刺激而暴发动作电位。在相对不应期(复极$-60\sim-80$ mV),由于复活的Na^+通道尚少,故需要较强的刺激才能引起兴奋。在超常期(复极$-80\sim-90$ mV)内,由于Na^+通道已基本复活,且此时膜电位与阈电位的差距较正常静息状态小,故兴奋性高于正常。乙酰胆碱使静息电位增大(超极化)或奎尼丁等抑制Na^+通道的激活使阈电位负值减小,均可加大二者间的差距而降低兴奋性。心肌缺血时,细胞内K^+外漏而使细胞内K^+降低和细胞外K^+增高,引起心肌细胞除极化。若持续除极化于-50 mV或更低时,Na^+通道均处于失活状态而丧失产生快反应动作电位的能力。因此在心脏手术中,可以采用高钾的停跳液让心肌除极化至-50 mV,由于此时心肌不能产生和传导动作电位,从而处于舒张期停搏状态,达到停跳和心肌保护的目的。

(三)兴奋性与心律失常

1.兴奋性的不均一性与心律失常

在整个心房或心室中,在相对不应期开始之初有一个短暂的时间,称为易损期(vulnerable period)。心房和心室都有易损期,心房的易损期位于QRS波末到ST段开始后20 ms。心室的易损期在心电图的T波升支到达顶峰以前约30 ms的时间内。在此期间应用较强的刺激(阈上刺激)容易发生纤维性颤动。这可能是在兴奋性恢复之初,心肌细胞群之间兴奋性恢复的程度不一,差异较大,使兴奋性、不应期和传导性处于很不均匀一致的电异步状态(electrical asynchrony)。在这种状态下,如果加入一个较强的刺激,则由于正电极下的复极化作用和负电极下的除极化作用,使心肌细胞电异步状态和电生理差别更加扩大。此时由于兴奋在某些部位易于通过,而在另一些部位则难以通过,较易发生传导延缓和单向阻滞而形成兴奋折返。如果许多微折返同时出现,则可形成纤维性颤动。临床上采取电击复律术治疗心律失常时,常用心电图R波触发并经一定时间延迟放出的直流同步电击,使刺激不致落入心室的易损期内,以免引起心室颤动。在某些病理情况下,当期前兴奋出现在心电图的T波内时,也易引起心室颤动,称为"R落入T现象"(R-on-T phenomenon),相当于刺激落入复极化过程的易损期内,容易诱发心室颤动,应紧急处理。

2.动作电位与心律失常

从0期除极化开始到3期复极化完毕而恢复静息电位的时间称为动作电位时程(action potential duration, APD)。心室肌细胞为$200\sim300$ ms。APD代表心肌细胞膜电位复极时间,反映膜的复极化速度,主要取决于复极化过程中内向电流和外向电流之间的平衡,也即Ca^{2+}通道的失活过程和K^+通道的激活过程。ERP代表心肌细胞兴奋性恢复过程,反映膜的再除极化能力。快反应细胞和慢反应细胞的ERP分别取决于Na^+通道和Ca^{2+}通道的复活过程。由于Na^+、Ca^{2+}通道的复活是电位依从性的,因此,膜复极化的快慢可影响复活过程。APD和ERP的长短变化常呈平行关系。APD延长ERP也延长,APD缩短则ERP也缩短。但二者延长或缩短的程度可以有所不同。奎尼丁可抑制Na^+通道而延长ERP,也可抑制K^+外流而延长APD,但ERP的延长大于APD的延长,使ERP/APD比值增大。利多卡因则使ERP和APD均缩短,但ERP的缩短小于APD的缩短,也使ERP/APD比值增大,ERP相对延长。在APD内ERP的延长或相对延长不仅可以减少期前兴奋引起反应的机会,还能阻断兴奋的折返,具有抗心律失常作用。

二、自律性

心肌细胞能够在没有外来刺激的条件下自动地发生节律性兴奋,产生动作电位,导致心脏有节律的收缩舒张的特性,称为自律性(auto-rhythmicity)。自律性的高低可以用自动兴奋的频率来衡量。心脏内特殊传导系统的各部位中(除结区外),都存在具有自律性的自律细胞,其中以窦房结的自律性最高,它所发出的冲动直接控制整个心脏的电活动,是正常心脏兴奋的起源部位,称为正常起搏点,而其他心肌组织的自律性不能显现出来,称为潜在起搏点。若潜在起搏点也引起部分或全部心脏搏动,则称为异位起搏点,严重引起心律失常。

(一)自律性的产生

所有的心脏起搏细胞均具有电压依从性通道,自律细胞动作电位的4期膜电位并不稳定,在3期复极末达最大值(最大复极电位)之后,膜电位$-50\sim-60$ mV时被激活,开始自动除极,起搏电流(I_f)的通过从而形成内向电流。当除极达阈电位后又可暴发新的动作电位。因此,4期自动除极是产生自律性的基础。具有自律性的快反应细胞,如希氏束、浦肯野纤维等称为快反应自律细胞,其4期自动除极主要是由于I_f通道开放而引起内向离子电流(主要是Na^+内流)所致。具有自律性的慢反应细胞,如窦房结、房室交界处的细胞,称为慢反应自律细胞。窦房结4期自动除极主要是由于4期内K^+外流逐渐衰减及I_f电流、Ca^{2+}经T型钙通道内流共同作用所致。

(二)影响自律性的因素

自律性的高低由4期自动除极的速度和最大复极电位与阈电位间的差距决定,其中以前者最为重要(图79-5)。4期自动除极速度增快或最大复极电位与阈电位间的差距减小,均可使自律性增高。

乙酰胆碱可提高窦房结细胞对K^+通透性,一方面可抑制4期K^+外流的衰减,4期自动除极减慢;另一方面可使细胞最大复极电位增大,均可降低窦房结细胞自律性。去甲肾上腺素可加强I_f电流和Ca^{2+}内流,4期自动除极的速度加快,自律性增高。心脏缺血时浦肯野细胞的最大复极电位降低,可因其自律性增高而产生室性异位节律。

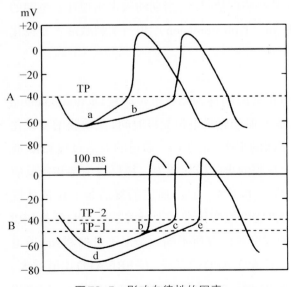

图79-5 影响自律性的因素

A:4期自动除极速度由a减少到b,自律性降低;B:阈电位由TP-1上升到TP-2,自律性降低。最大4期电位由a降到d,则自律性降低。TP为阈电位

(三)自律性与心律失常

1. 正常自律性的改变

窦房结是心脏的正常起搏点。当窦房结细胞自律性改变时,可引起窦性心动过速(安静时心率>100次/min)、窦性心动过缓(安静时心率<60次/min)及窦性心律不齐。当窦房结冲动频率低于潜在起搏点(如房室结和浦肯野细胞)的固有频率,这些潜在起

搏点会暂时控制心脏,出现逸搏或逸搏心律,以保证心脏及机体的基本生理功能。此外,潜在起搏点自律性增高,导致异位搏动,也可引起心律失常,如期前收缩、心动过速等。

2 异常自律性

正常情况下心室肌、心房肌细胞无自律性,但当膜内电位由正常水平升至-60～-50 mV时,可发生4期自动除极而表现出自律性,这种现象称为异常自律性。异常自律性的高低可随膜电位除极化的幅度加大而增高。异常自律性的4期自动除极是由于膜电位降低(除极化)导致的Ca^{2+}内流的激活和K^+外流的衰减所致。浦肯野细胞也存在异常自律性。在一些病理情况下,如心肌梗死会使普通工作细胞的细胞膜除极,I_k失活,导致自动除极,产生自律性。

3. 触发活动

触发活动(trigger activity)不是心肌细胞膜的4期自动除极活动,由后除极引起。后除极(after depolarization)是指在动作电位复极化过程中或复极化完毕后出现的膜电位振荡,又称为震荡性后电位。若除极达到阈电位即可产生单个或一连串的动作电位,即触发性活动(图79-6)。触发性活动不同于正常的自律活动,必须由一个动作电位触发,并非由其本身的自动除极化所致,不可能自发地产生。当后除极发生于动作电位复极化过程中,即复极化2期和3期,称为早期后除极(early after-depolarization, EAD),具有慢频率依赖性;发生于动作电位复极完毕后的4期称为延迟后除极(delayed after-depolarization, DAD),具有快心率依赖性。酸碱平衡、电解质紊乱、缺氧、低温、缺血再灌注、选择性影响离子通道的药物、毒物和心肌细胞损伤等因素可诱发早期后除极,早期后除极的离子机制目前尚未阐明。洋地黄、儿茶酚胺、缺氧、缺血再灌注等因素可诱发延迟后除极,这些因素均可引起细胞内Ca^{2+}浓度升高而激活,引起DAD。

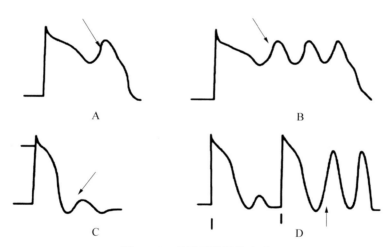

图79-6 几种后除极的表现

A:触发一次早期后除极;B:触发一串早期后除极;C:触发一次延迟后除极,但未达到阈电位;D:第二个动作电位后触发的后除极达到阈电位,产生一串触发性异位激动。A、B为早期后除极;C、D为延迟后除极

三、传导性

心肌细胞膜一处兴奋后,以动作电位的形式将兴奋由该处沿细胞膜向外传播,直至整个心肌细胞,称为传导性(conductivity)。传导性的高低用兴奋的传导速度来衡量。

（一）兴奋在心脏内的传导途径

正常情况下，窦房结产生的兴奋，经心房肌传至房室交界，进而经房室束及左右束支传到浦肯野纤维网，最终传到心室肌，产生协调有序的兴奋和收缩。整个心内传导时间约为0.22 s，其中心房内、心室内传导各0.06 s，房室交界内传导0.1 s。房室交界内兴奋传导慢，延搁时间长，可使心房兴奋和收缩先于心室，有利于心室的血液充盈；同时该处传导慢，也容易发生传导阻滞。由于房室交界的细胞为慢反应细胞，其有效不应期长。当心房传来快速兴奋（如室上性心动过速、心房颤动、心房扑动）时，房室交界较长的不应期可阻断部分下传的兴奋，是保护心室免受过快波动的天然屏障，对心室节律有保护作用。兴奋在心房和心室内传导快，有利于兴奋迅速传至所有的心房肌或所有的心室肌细胞，使心房或心室肌几乎同步发生收缩，产生较好的射血效果。

在心室浦肯野纤维网的远端，兴奋时APD和ERP时程最长，一方面它可阻止过早的激动传至心室，另一方面也可防止心室肌的兴奋向浦肯野纤维逆向传导，这被称为浦肯野纤维的闸门机制（gating mechanism）。

（二）影响传导性的因素

兴奋的传导是细胞膜依次兴奋的过程，它是由已兴奋部位与邻近未兴奋部位之间的电位差而引起的局部电流刺激了邻近未兴奋部位的结果。生理影响因素包括动作电位0期除极化的幅度和速度，静息电位水平和邻近膜部位的兴奋性。动作电位的0期除极化是形成局部电流的动力。0期除极化的速度和幅度越大，局部电流的形成越快，强度越大，则传导越快。由于兴奋前膜电位水平可影响Na^+通道的性状，当静息电位减少时Na^+通道将逐步失活，动作电位0期除极的速度和幅度均将降低而发生传导减慢。同时，静息电位（或最大复极电位）与阈电位的差距的大小可改变邻近未兴奋膜的兴奋性，也可影响传导速度。此外，解剖因素如心肌细胞的直径，也可影响细胞内电阻而影响局部电流的向前流动。细胞直径越大，细胞内电阻越小，传导越快。

（三）传导性与心律失常

冲动传导异常可表现为传导速度和传导途径的异常。冲动传导延迟或阻滞可导致缓慢型心律失常，传导途径异常导致兴奋折返，形成快速型心律失常。

1. 传导障碍

由于生理或病理的原因引起的冲动传播过程中传导减慢或中断，按其程度可分为传导延迟和传导阻滞（conduction block）。下列因素可引起传导阻滞：① 膜电位降低。兴奋前膜电位降低可使通道失活而影响0期除极的速度和幅度，使传导减慢。若心肌组织膜电位降低程度不一，在兴奋传导过程中因前方组织的膜电位越来越低，0期除极的速度和幅度逐渐减慢，则传导速度越来越慢，形成递减性传导（decremental conduction）。② 不应期传导。心肌组织在有效不应期内不能产生扩布性兴奋和传导，在相对不应期内兴奋的传导减慢。因此，如果提前传来的兴奋落在前一次兴奋的有效不应期或相对不应期内，就可引起传导中断（落在有效不应期）或减慢（落在相对不应期）。③ 不均匀传导。若心肌细胞间的传导性不同，则可使兴奋的传导不均匀而失同步性，称为不均匀传导（inhomogeneous conduction）。不均匀传导所形成的失同步兴奋对前方静息部位的刺激

作用减弱,可使兴奋传导减慢或终止,形成阻滞。生理情况下房室交界区内的传导纤维粗细不匀,分支散漫,不同纤维的传导性能互不一致,故此区在病理条件下容易发生不均匀传导而引起房室传导阻滞。

2. 兴奋折返

某处传出的兴奋沿一条途径传出,又从另一条途径折返回原处,使该处再次兴奋,称为折返(reentry)。折返的形成有三个基本条件:① 有一折返通路;② 折返通路中存在单向阻滞(unidirectional block);③ 传导减慢或不应期缩短。这样当兴奋沿折返通路返回时,原兴奋部位已脱离不应期才能发生再次兴奋(图79-7)。此外,邻近心肌细胞ERP长短不一也会导致折返。如图所示,若AC支ERP延长,兴奋到达落在ERP内不能下传,但可通过AB支下传而后逆行的冲动因ERP已过而折回AB处,形成折返。若AC支ERP缩短,则一个期前兴奋在AB支遇到正常ERP而不能通过,却可经AC支下传,经BA支折回AC支形成折返。因此,凡能延长不应期、抑制传导(变单向阻滞为双向阻滞)或增快传导(消除单向阻滞)及促进邻近细胞ERP从不均一趋向于均一的因素,都可打断折返。

折返是引起心室颤动的主要机制。心脏电击复律是通过给予心脏外源性电击使绝大部分心肌瞬间同时除极,然后让自律性最高的窦房结重新控制心脏的节律,达到除颤电击复律的目的。因此,对于窦房结本身病变,心脏电击复律难以恢复正常窦性心律。

折返可发生在心脏的各个部位,包括窦房结、心房、房室结及心室内,以及由旁道参与的心房和心室间的大折返,引起心动过速。

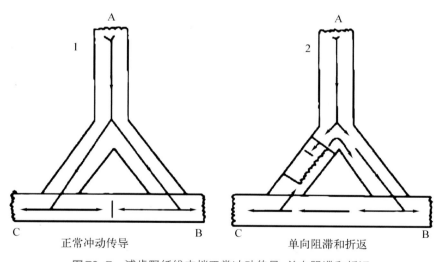

图79-7　浦肯野纤维末梢正常冲动传导、单向阻滞和折返

第四节　心律失常的类型

目前心律失常的分类方法可按发生机制、起源部位、心率的快慢、引起循环障碍的严重程度和预后等进行分类。

一、根据发生机制进行分类

（一）折返机制引起的心律失常

包括房室结内折返性心动过速、经旁道折返性心动过速、心房扑动、心房颤动、持续性单形性室性心动过速、束支折返性室性心动过速、房内折返性心动过速等。

（二）异常自律性引起的心律失常

包括多源性房性和室性心动过速等。

（三）触发活动引起的心律失常

各种快速性心律失常、加速性和心室自主节律以及某些类型的室性心动过速。

（四）传导异常引起的心律失常

1. 传导阻滞

包括窦房传导阻滞、房室传导阻滞，束支传导阻滞，房内或室内传导阻滞等。其中窦房和房室传导阻滞可分为一度、二度、三度；束支传导阻滞可分为左、右束支传导阻滞，根据其QRS波宽度，进一步分为完全性和不完全性。

2. 旁路传导

如W-P-W综合征，L-G-L综合征等。

3. 窦室传导

P波消失，窦性激动直接传入房室结后再传入心室，引起QRS波群。

二、根据起源部位进行分类

（一）窦性心律失常

包括：① 窦性心动过速；② 窦性心动过缓；③ 窦性心律不齐；④ 窦房传导阻滞；⑤ 窦性停搏；⑥ 病态窦房结综合征。

（二）房性心律失常

包括：① 房性期前收缩；② 房性心动过速；③ 心房扑动；④ 心房颤动；⑤ 房内传导阻滞；⑥ 房性逸搏和逸搏心律。

（三）结性心律失常

包括：① 结性期前收缩；② 结性（房室交界性）心动过速（包括阵发性和非阵发性）；③ 结性逸搏和逸搏心律；④ 房室传导阻滞。

（四）室性心律失常

包括：① 室性期前收缩；② 室性心动过速（包括阵发性和非阵发性）；③ 室性逸搏和逸搏心

律；④ 室内传导阻滞（包括希氏束、左右束支和左前后分束支）；⑤ 心室扑动；⑥ 心室颤动；⑦ 心脏电静止。

（五）其他

包括：① 干扰及房室分离；② 预激综合征。

三、根据心律失常的速率进行分类

（一）快速心律失常

1. 期前收缩

（1）房性。

（2）房室交界性。

（3）室性。

2. 心动过速

（1）窦性。

（2）室上性　① 阵发性室上性心动过速；② 非阵发性房性心动过速；③ 非阵发性交接性心动过速室性；④ 室性心动过速（阵发性、持续性）；⑤ 尖端扭转型；⑥ 加速性心室自主心律。

3. 扑动和颤动

包括：① 心房扑动；② 心房颤动；③ 心室扑动；④ 心室颤动。

4. 可引起快速性心律失常的预激综合征。

（二）缓慢性心律失常

（1）窦性缓慢性心律失常　① 窦性心动过缓；② 窦性停搏；③ 窦房阻滞；④ 病态窦房结综合征。

（2）房室交界性心律。

（3）心室自主心律。

（4）可引起缓慢性心律失常的传导阻滞。

（5）房室传导阻滞：一度；二度（Ⅰ型、Ⅱ型）；三度。

（6）心室内传导阻滞　① 完全性右束支传导阻滞；② 完全性左束支传导阻滞；③ 不完全性左或右束支传导阻滞；④ 左前分支阻滞；⑤ 左后分支阻滞；⑥ 双侧束支阻滞；⑦ 右束支传导阻滞合并分支传导阻滞；⑧ 三分支传导阻滞；⑨ 四分支传导阻滞。

四、根据电生理学特性进行分类

（一）激动形成异常

1. 慢纤维自律性变化（其4相自发性除极坡度呈现变化）

（1）增强的自律性（4相除极坡度上升）。

（2）降低的自律性（4相除极坡度下降）。

2. 快纤维自律性变化

（1）浦肯野起搏细胞呈现快纤维的4相自发除极。

（2）浦肯野纤维在药物或病理影响下，由快动作电位转变为慢动作电位。

3. 触发的自律性（triggered autom autom atieity）

（1）早期后除极现象（after depolarization）。

（2）迟发的后除极现象　①无效的阈下电位；②后电位继续上升达阈电位——4相振荡电位。

（二）激动传导异常

1. 折返激动（re-entry）

（1）反复心律（reciprocal rhythm）。

（2）反复性心动过速（reciprocal tachycardia）。

（3）晚电位（late potential）在QRS后的碎裂微型电活动。

（4）复发性连续的室性心动过速（repetitive sustained VT）晚电位构成微型的循环折返激动。

2. 传导障碍

可发生于传导系统多层水平

（1）传导延迟和传导阻滞（3相阻滞及4相阻滞）。

（2）递减性传导（decremental conduction）。

（3）不均匀性传导（inhomogeneus conduction）。

（4）差异性传导（abcrrant conduction）。

3. 超常传导（supernormal conduction）。

4. 空隙现象（gap phenomena）。

5. 干扰与脱节。

6. 隐匿性传导（concealed conduction）。

（三）激动的形成异常和激动传导异常并存

（1）并行心律（parasystole）。

（2）异位心律伴外出传导阻滞（4相阻滞 ectopic rhythm with exit block）。

（3）颤动及扑动。

五、根据发病机制进行分类

（一）激动发源不正常所引起的心律失常

1. 激动自窦房结发出

（1）窦性心动过速。

（2）窦性心动过缓

（3）窦性心律不齐。

2.激动自异位节律点发出

（1）被动性异位心律　①房性心律；②交界性逸搏及交界性自搏心律；③心室性逸搏及心室自搏心律。

（2）自动性异位心律　①期前收缩（房性、交界性、室性、窦房结性）；②阵发性心动过速（室上性、室性）；③非阵发性心动过速（室上性、室性）；④心房扑动（慢性、阵发性）；⑤心房颤动（慢性,阵发性）；⑥心室扑动,颤动。

（二）激动传导不正常所引起的心律失常

1.干扰及干扰性房室脱节。

2.心脏传导阻滞

（1）窦房传导阻滞。

（2）房内传导阻滞。

（3）房室传导阻滞　①房室传导延迟（即一度 AVB）；②不完全房室传导阻滞（二度 AVB）；③完全性房室传导阻滞（三度 AVB）。

（4）心室内传导阻滞（束支传导阻滞）；阵发性、永久性或间歇性。

1）左束支传导阻滞（LBBB）　①完全性 LBBB；②不完全性 LBBB；③左前分支阻滞（LAH）；④左后分支阻滞（LPH）；⑤左中隔支阻滞（LSB）。

2）右束支传导阻滞（RBBB）　①完全性 RBBB；②不完全性 RBBB。

3）双侧束支传导阻滞、三分支传导阻滞及四分支传导阻滞。

3.房室间附加途径的传导

各种类型的预激综合征；近年来又发现隐匿性房室间逆行传导束。

4.折返心律

（1）阵发性心动过速：①窦房结折返；②房内折返；③房室结折返；④房室性心动过速折返；⑤束支内折返（大型循环折返激动）；⑥心室肌层折返（微型循环折返激动）。

（2）反复心律及反复性心动过速。

（三）自律性异常与传导异常并存

1.并行心律

（1）并行性自搏性心律（房性、交界性、室性）。

（2）并行性心动过速（房性、交界性、室性）。

（3）双重性心动过速（心房、交界区、心室内各有一个并行的心动过速,形成两个或两个以上的并行节奏点）。

（4）成双心动过速（多见于交界区内有两个并行节奏点）。

2.异位节律伴外出传导阻滞。

3.扑动或颤动（房性、室性）。

（四）人工起搏器引起的心律失常。

六、根据引起循环障碍的严重程度和预后进行分类

（一）良性心律失常

无器质性病变或非持续性室性心动过速（时长＜30 s）。

（二）恶性心律失常

存在明确的心脏病基础，并发生严重血流动力不稳的持续性室性心动过速或心室颤动。

第五节　围术期与心律失常

围术期心血管事件常常发生，术前、麻醉手术中和术后，不同的阶段引起心律失常的病因和诱因均不一样。采用连续心电图监测发现，心律失常的发生率可达60%以上，而心脏手术时心律失常的检出率更是高达90%～100%。熟知围术期间发生心律失常的原因，加强预防，及时处理，可有效提高麻醉的安全性。

一、手术和麻醉前已存在的心律失常

术前心律失常可发生于健康人，如精神紧张、焦虑、失眠等因素，这部分患者通常对麻醉手术耐受较好。也有部分患者本身就存在疾患，这些疾病本身的病理变化也可诱发心律失常，应加强术前访视，做好麻醉预案。患者合并的疾病分为心源性疾病和非心源性疾病两大类。器质性的心血管疾病如高血压、缺血性及瓣膜性心脏病、心力衰竭等，可能存在心律失常；非心源性疾病，如中枢神经系统疾病（如颅内高压、颅脑外伤、脑血管意外、脊髓损伤）、各种严重感染、肺部疾病、内分泌疾病（如甲亢、嗜铬细胞瘤等）、肾功能障碍、烧伤、动脉栓塞、水电酸碱平衡紊乱、药物服用史等，这些疾病也会存在心律失常的并发症。

二、麻醉手术期间发生的心律失常

在麻醉手术过程中，任何一个时段都有可能发生心律失常，原因如下。

（一）自主神经平衡失调

自主神经平衡失调是麻醉期间发生心律失常的常见原因之一。临床工作中，交感神经过度兴奋较为多见，肾上腺素能神经末梢去甲肾上腺素增多和肾上腺髓质分泌的儿茶酚胺增多，作用于心肌β受体，提高窦房结和浦肯野细胞4期自动除极速度，使其自律性增加，导致窦性心动过速和异位节律。儿茶酚胺还可诱发早期后除极和延迟后除极引起自律型心律失常。术前恐惧和焦虑、手术创伤的应激反应、疾病（如心力衰竭）、麻醉操作（如气管内插管）、缺氧和二氧化碳蓄积均可引起交感神经兴奋。1岁以内的婴儿由于神经系统未发育完全，交感活动占优势，常常诱发心律失常的发生。副交感迷走神经

兴奋也可发生,主要降低窦房结自律性、减慢房室传导,但发生率相对较少。手术麻醉过程中发生自主神经平衡失调,最主要是麻醉深度不当(主要是麻醉偏浅)、缺氧、血容量不足等原因造成的。

(二)电解质紊乱

心肌的电活动极易受细胞外液中 K^+、Ca^{2+}、Na^+、Mg^{2+} 的影响。麻醉手术期间因电解质紊乱导致心律失常最多见的是血钾浓度的变化。严重高钾血症时静息电位显著降低,引起传导减慢。高钾血症使细胞膜对 K^+ 通透性增高,复极加快,导致不应期缩短。传导减慢和不应期缩短有利于兴奋折返形成,引起包括心室颤动在内的各种折返型心律失常。高血钾时浦肯野细胞对钾的通透性增高,4期自动除极速度慢,自律性降低,因此,高血钾时可因传导严重受阻和潜在起搏点自律性降低,使心室停搏于舒张期。低钾血症时,由于细胞膜对 K^+ 通透性降低引起静息电位减小,4期自动除极加快。静息电位减小导致传导减慢;4期自动除极加速导致自律性增高,可引起异位节律。低钾血症时有效不应期缩短,加之传导减慢也可产生兴奋折返。

Ca^{2+} 增高,心肌动作电位时程缩短,去极化过程加强,可使心肌兴奋收缩偶联增强,心肌收缩力增加。

Na^+ 在体液中的主要作用是维持细胞内外的渗透压平衡,但是,如血 Na^+ 改变过大,超过其总量的10%时,亦可导致心律失常。细胞外血 Na^+ 降低时可使心肌应激性降低,传导减慢,导致心动过缓甚至心脏停搏。

细胞外 Mg^{2+} 减少时心肌应激性增加,心肌不应期缩短,易发生心律失常。当血 Mg^{2+} 超过 5 mmol/L 时,则可抑制窦房结功能,减慢房室和室内传导,可出现心动过缓和传导阻滞。

(三)麻醉用药

麻醉用药对心脏电活动的影响可通过直接作用于心肌细胞及通过神经体液因素间接影响心肌。

1. 局麻药

对心肌的自律性和传导性均有抑制,抑制程度与血中浓度成正比。利多卡因可阻滞钠通道,降低动作电位0期上升速率,减慢快反应细胞的传导。当超剂量使用局麻药或者过量局麻药直接注入血液循环使血药浓度骤然升高,可引起心率减慢甚至停搏。

2. 静脉麻醉药

氯胺酮可直接抑制窦房结的起搏功能,但又可兴奋交感神经,提高循环中儿茶酚胺水平,而呈现其心血管兴奋效应,临床多表现为心率增快。γ-羟丁酸钠则可使副交感神经元活动亢进,导致心率减慢。临床依托咪酯对心脏的影响很小,对心脏的自律性和传导性均无影响。观察发现丙泊酚、布比卡因、利多卡因能引起心电改变,其心电图特征主要表现为V1~V3导联心肌缺血样改变或长Q-T间期,继而发生室性心动过速和心室颤动。丙泊酚作为临床上常见的静脉麻醉药,使用时应注意其可能出现的严重并发症,即长时间(>48 h)、大剂量[>5 mg/(kg·h)]输注丙泊酚后出现的原因不明的心律失常、难治性心力衰竭、高钾血症、高脂血症、代谢性酸中毒、肝大或肝脏脂肪浸润、横纹肌溶解、肾功能衰竭等严重并发症,甚至死亡的一种罕见的临床综合征,称为丙泊酚输注综合征(propofol infusion syndrome, PIS)。

3. 吸入麻醉药

氟烷、恩氟烷、异氟烷、七氟烷和地氟烷,若作为麻醉的唯一用药,已证实对复极有直接影响,从

而延长健康人群的Q-T间期。氟烷可使心肌细胞阈电位上移,最大复极电位增大,4期自动除极速度减慢而致心动过缓。氟烷也可抑制房室传导及心室内传导。吸入麻醉药还可通过增加心肌对儿茶酚胺的敏感性,降低肾上腺素致心律失常作用的阈值而间接诱发心律失常的发生,其作用强弱程度依次为:氟烷＞恩氟烷＞七氟烷＞异氟烷＝地氟烷。临床麻醉时心律失常发生较少。恩氟烷麻醉下,肾上腺素引起室性期前收缩的阈剂量约为氟烷麻醉时的5倍。而异氟烷、七氟烷对心律的影响更轻微。

4. 小剂量肌松药

琥珀胆碱可兴奋交感神经节的N受体和交感神经纤维,引起儿茶酚胺类释放,导致心动过速。大剂量琥珀胆碱则主要兴奋心脏胆碱受体引起心动过缓,甚至窦性停搏。琥珀胆碱还可促进肌肉细胞释放K^+引起高血钾,而出现心律失常。

5. 其他阿片类镇痛药

可抑制交感神经,使迷走神经张力增加,发生心动过缓。纳洛酮作为麻醉性镇痛药的拮抗药,应用后由于痛觉突然恢复,刺激交感神经兴奋,可造成心律失常,需慎用。镇静药氟哌利多可使心肌的绝对不应期延长,4期除极坡度减少,因而对肾上腺素-氟烷诱发的室性期前收缩和室性心动过速有预防作用。

(四)外科手术操作

许多外科手术部位的操作常会引起心律失常,如直接刺激心脏,或者是其他部位的神经反射,如胆囊胆总管区的手术刺激造成的胆心反射,眼科手术或压迫眼球造成的眼心反射,还有颈动脉窦刺激、肠系膜牵拉、腹腔探查均可反射性引起迷走神经兴奋,导致心动过缓、期前收缩、心搏骤停。神经外科手术中,刺激脑干等重要部位,在心脏手术和移植手术中,还会发生再灌注心律失常,在大血管手术、介入心内导管手术均可引起心律失常。因此,麻醉医师在麻醉的同时仍需关注手术的进展,和外科医师沟通协作。

(五)低温

低温的最主要的并发症之一就是心律失常。当体温下降时,心率进行性减慢,P-R间期延长,QRS波增宽,Q-T时间延长,降至30℃以下时,窦房结起搏受到抑制,潜在起搏点开始活跃,可出现房性逸搏或房室期前收缩,严重时出现室颤、心搏骤停。

此外,中心静脉导管穿刺操作、术中急性心肌供血不足、缺氧、洋地黄等药物均可诱发心律失常。

三、术后发生的心律失常

术后发生心律失常的病因和诱因很多,归纳如下:① 术后水电酸碱平衡紊乱,是术后心律失常发生的最常见的原因之一。② 麻醉药的残余或肺功能的异常致缺氧、二氧化碳蓄积。③ 手术创伤后应激反应,手术致心脏损伤,心肌保护差,以及心肌缺血再灌注损伤等。④ 术后疼痛,气管导管、导尿管刺激,造成交感神经过度兴奋,氧耗增加,造成心肌缺血缺氧。⑤ 循环功能的异常,造成重要脏器供血不足,诱发心律失常。⑥ 某些药物的影响。如术前长期应用β受体阻滞剂,围术期易出现心率减慢、心力衰竭。⑦ 术后低温、感染、高热、内分泌失常等其他因素。

第六节　围术期常见的心律失常的处理

围术期中,并不是所有的心律失常都需要立即进行治疗和处理,首先要明确发生的心律失常的性质和类型,判断病因和诱因,再决定是否治疗,如何治疗。针对需要治疗和处理的心律失常,应决定治疗策略和治疗目标,制订治疗方案和具体方法,并对预后进行评估。

一、治疗及处理原则

(一)正确判断发生的心律失常是否需要治疗和处理

一般来说,经过一段时间观察,病情稳定,无演变,不会产生严重后果的心律失常,如窦缓、窦速、各种期前收缩或自主节律,都不必积极地进行治疗和处理。但如果出现以下情形则要考虑采取有效必要的措施进行纠正:室性心动过速,有恶化的趋势;严重血流动力学障碍,生命体征不稳;多种阵发性室上性心动过速,多次发作;患者自感症状重,并出现严重并发症。

(二)连续、动态的监测心电图

观察趋势,正确判断,找到病因和诱因,及时治疗和纠正。

(三)起搏、射频消融术、转复除颤

选用合适的人工起搏、射频消融术(radiofrequency catheter ablation, RFCA)、植入型心律转复除颤器(implantable cardioverter-defibrillator, ICD)/心脏再同步化治疗(resynchronization therapy, CRT)或药物治疗。

(四)药物治疗

重点在于控制急性发作的心律失常,长期治疗要治疗病因和诱因,辅助用药。药物疗效不确定、无效或禁忌时,可选择其他方法,有时效果和预后更好。

(五)抗心律失常药

所有的抗心律失常药物都有不同程度的致心律失常作用,因此积极药物治疗的同时,要密切观察不良反应,实行个体化用药。

(六)改善心脏功能

改善心肌缺血,纠正血流动力学异常。改善心脏功能,是治疗的核心。

二、常见心律失常的处理

围术期心律失常治疗的目的是治疗病因和诱因,控制并阻止其恶化,维持血流动力学稳定,最终

消除心律失常。

(一)窦性心动过速

临床上大部分是由于患者术前精神紧张、焦虑,术中浅麻醉,低血容量引起的,积极治疗病因的同时,若患者术前合并心肌缺血的隐患,可在补足血容量的基础上应用β受体阻滞剂;若合并心力衰竭,可选用正性肌力药物;难治性的窦速,可应用窦房结导管消融术;对窦房结折返性心动过速的患者,可以行迷走神经刺激、腺苷、胺碘酮、β受体阻滞剂、钙通道阻滞剂等血管活性药。

(二)窦性心动过缓

病因为功能性、病理性、药物引起、迷走反射等。围术期中尤其以麻醉中多见,治疗方法首先去除病因,静脉应用阿托品,阿托品无效可考虑使用异丙肾上腺素。

(三)窦房阻滞和窦性静止

应及时应用阿托品、异丙肾上腺素等药物治疗,也可使用多巴胺,症状严重时需及时心肺复苏,安装人工心脏起搏器。

(四)病态窦房结综合征

是指不可逆的窦房结功能障碍引发的一系列临床症状。可以描述为继发于窦房结自律性不足的窦性停搏、窦性静止或窦性心动过缓。异位心房起搏点也会导致心动过速的发生。24 h Holter监测对于该病的诊断是必需的。当心动过速与心动过缓同时存在的时候,则被称作快-慢综合征。严重时可发生阿斯综合征,如药物无效或患者症状显著时可安装心脏起搏器。

(五)阵发性室上性心动过速

这类心律失常通常是由房室折返和房室结折返引起,可应用迷走神经刺激法(Muller法、Valsalva法、颈动脉窦压迫法、压迫眼球法);药物治疗有腺苷、胺碘酮、β受体阻滞剂、钙通道阻滞剂、正性肌力药物,如伴有低血压,可以应用去氧肾上腺素;同步电复律;射频消融术。

(六)心房扑动

大多数为大折返性心律失常。应根据病情采取不同的处理方法。如发作时血流动力学稳定,可以选择应用药物控制心室率,若出现低血压,可同步直流电复律(<50 J),常是恢复窦性心律最快最有效的措施。应用心房超速起搏可有效终止房扑,尤其是在心脏术后,联合应用抗心律失常药物治疗,有助于转律。还可选择导管射频消融术治疗。治疗的同时,特别要注意抗凝治疗。

(七)心房颤动

临床上最常见的心律失常之一,目前房颤的治疗策略如下。

(1)控制心率(<100次/min) 应用β受体阻滞剂,合并心力衰竭、左心功能不全时应用洋地黄类药物或胺碘酮控制心室率,可联合用药、个体化用药。

（2）控制节律 包括药物和电复律两种，当患者出现明显不良反应，血流动力学不稳或合并预激时，应尽快进行同步电复律。直流电复律是房颤患者长期治疗策略中恢复窦性心律的一项有效措施。

（3）维持窦性心律 只要心功能稳定，首选决奈达隆，无效时才用胺碘酮，但在重症心力衰竭时，只能选用胺碘酮。

（4）抗凝治疗 房颤后脑卒中发病率显著增高，只要没有抗凝禁忌，都应接受抗凝治疗，维持INR 2.0～3.0。对于持续48 h以上的房颤，因血流不稳需紧急复律的患者，可静脉使用肝素，维持活化部分凝血激酶时间较正常对照延长1.5～2倍。

（5）导管射频消融术。

（八）交界性心动过速

择期手术前应常规由心内科医师会诊。局灶性交界性心动过速非常少见，常见于年轻人，多与运动或应激有关。患者心脏结构多正常或有房间隔、室间隔缺损，这类患者常常症状明显，如果不治疗，可出现心力衰竭。一般对β受体阻滞剂有一定的效果。静脉注射氟卡尼可以减慢或终止心动过速，导管射频消融可以根治。但是，消融房室结附近的局灶起源点有导致房室传导阻滞的危险（5%～10%），也有一定的复发率。非阵发性交界性心动过速的起源是病理性的，如洋地黄中毒、低钾血症、心肌缺血、心脏术后、慢性阻塞性肺病伴低氧血症，发作时QKS波窄，心率在70～120次/min。其发生机制可以是高位交界区自律性增高或者是触发活动。有典型的"温醒"及"降温"现象（心动过速发作时逐步加快，终止时逐步减慢），不能被起搏终止。主要纠正基础病因，联合β受体阻滞剂和钙通道拮抗剂治疗。

（九）室性心动过速

血流动力学稳定的情况下选用药物终止发作，如出现血流动力学不稳，立即同步电复律。

（1）无器质性心脏病变时，有不适症状的非持续性室性心动过速，首选β受体阻滞剂，也可选用普罗帕酮、美西律、莫雷西嗪等抗心律失常药物。

（2）存在器质性心脏病时发生的非持续性室性心动过速不可用Ic类抗心律失常药物，而应针对基础心脏病进行治疗，以保护和改善心室功能。急性心力衰竭患者出现的非持续性室性心动过速应尽快控制心力衰竭，注意查找和纠正低钾血症、低镁血症、洋地黄中毒等可致室性心律失常的原因；急性心肌梗死应尽快实施再灌注治疗（溶栓、直接PTCA或支架），起病早期如无明显低血压状态或心源性休克，应尽早开始使用血管紧张素转换酶抑制剂（angiotensin converting enzyme inhibitors, ACEI）以及β受体阻滞剂；慢性充血性心力衰竭，在无洋地黄中毒的前提下应提倡使用ACEI、利尿剂、洋地黄类药物和β受体阻滞剂或胺碘酮治疗；陈旧性心肌梗死合并的室性期前收缩或非持续性室性心动过速主要用阿司匹林、β受体阻滞剂、ACEI、硝酸酯类以及他汀类药物调脂治疗，改善血管的内皮功能及心肌供血；严重心力衰竭的频发非持续性室性心动过速患者也可考虑使用胺碘酮，如果伴有血流动力学不稳定可考虑电复律。

（3）存在器质性心脏病时发生的持续性室性心动过速，药物首选胺碘酮，伴有血流动力学不稳时首选电复律，并联合用药。

（4）尖端扭转型室性心动过速，应纠正钾、镁等电解质紊乱，改善缺血缺氧等诱因，可使用硫酸镁静推，无效可使用胺碘酮，也可使用异丙肾上腺素提高心率，缩短Q-T间期。无效可使用心脏起搏。

（十）心室颤动

最危险的心律失常，危及生命，必须立即进行心肺复苏，尽早实施电除颤。应用直流除颤器进行非同步电除颤，能量宜逐渐增加，为200～300 J。在危急情况下可以用两个串联式跨胸壁除颤器，一个采用前后位，另一个放置在左腋中线至右腋中线方向。两个除颤器同时放电以提高除颤成功率。目前认为，除颤前给予肾上腺素使室颤的波形变粗有利于除颤成功。血管加压素也可以作为室颤处理的药物，单次40 U静脉注射。如果给予血管加压素，则应在给药后5 min后才能再给予肾上腺素。其他支持药物包括利多卡因、胺碘酮、溴苄胺、普鲁卡因胺、苯妥英钠或艾司洛尔等。

（十一）房室传导障碍

一度房室传导阻滞指PR间期超过0.20 s。二度房室传导阻滞分为两种类型。莫氏 I 型，又称为文氏阻滞，表现为PR间期进行性延长，直至一个P波经房室结向下传导，QRS波脱失。阻滞的位点通常在房室结。莫氏 II 型无PR间期进行性延长的现象，而是以一个房室传导丢失、QRS波突然脱失为特征。阻滞位点通常在房室结以下，希氏-浦肯野系统内。三度房室传导阻滞，也称为完全性心脏传导阻滞，当心房的电信号无法传至浦肯野系统时即发生。阻滞位点位于房室结或希氏-浦肯野系统。心房与心室的收缩没有关联。在完全性房室结传导阻滞中，QRS波形正常。在完全性结下阻滞中，QRS波通常较宽，室率减慢，平均40次/min。若患者没有下壁心肌梗死发作而心电图提示右束支传导阻滞（right bundle branch block, RBBB）并电轴左偏则可以诊断为RBBB并左前分支阻滞。若患者没有侧壁心肌梗死或右心衰竭出现，心电图表现为完全性RBBB并电轴右偏则提示RBBB合并左后分支阻滞。对于莫氏 II 型或三度房室传导阻滞并伴有明显症状的患者一般考虑安装人工心脏起搏器。

（十二）室内传导阻滞

左束支阻滞多见于左心负荷过重，如高血压、主动脉狭窄、冠心病等，右束支阻滞则多见于右心负荷过重，如二尖瓣狭窄，房间隔缺损、肺心病等，药物也可引起室内传导阻滞。处理原则以治疗病因为主。

第七节　人工心脏起搏器和植入型心律转复除颤器

一、人工心脏起搏器

（一）安装心脏起搏器的指征

通常用于治疗各种病因所致、有临床症状表现的心动过缓。安装永久性心脏起搏器（permanent pacemaker, PPM）有两大指征，分别是脉冲形成障碍和心脏传导受阻。临床上，病态窦房结综合征和完全性心脏传导阻滞是最常见的安装起搏器的两大病因。以下几种心律失常是安装心脏起搏器的常见指征。

（1）窦房结（sinoatrial, SA）　病态窦房结综合征，快-慢心律失常，有症状的窦缓，颈动脉窦过敏

综合征或血管迷走神经性晕厥。

（2）房室结（atrioventricular, AV） 有症状的Ⅱ度Ⅱ型及Ⅲ度房室传导阻滞。

（3）三分支阻滞或双分支阻滞合并结下传导延长。

（4）有血流动力学症状的RBBB合并左前分支阻滞。

（5）有血流动力学症状的RBBB合并左后分支阻滞。

（6）交替性左、右束支传导阻滞。

（7）先天性长QT综合征或有持续的停搏依赖性室性心动过速病史的高危患者。

（8）未经心电图（ECG）诊断的晕厥。

（9）心肌病 医学上诊断为难治性肥厚型梗阻性心肌病，或在最佳治疗情况下仍发生失代偿性心力衰竭的扩张性心肌病患者（如双室起搏）。

（二）起搏器的标识码

1987年，根据北美起搏和电生理学会（North American Society of Pacing and Electrophysiology, NASPE），英国起搏和电生理组织（British Pacing and Electrophysiology Group, BPEG）通用（generic, NBG）的起搏器编码用三个字母和五个字母的标识码来描述植入型起搏器的工作原理（表79-1）。

表79-1 NASPE/BPEG（NBG）起搏器标识码

第一字母 起搏腔室	第二字母 感知腔室	第三字母 响应方式	第四字母 程控频率 调制功能	第五字母 抗心动过速功能
O=无	O=无	O=无	O=无	O=无
A=心房	A=心房	T=触发	P=简单编程	P=起搏
V=心室	V=心室	I=抑制	M=多功能程控	S=电击
			C=遥测	
D=双腔（A+V）	D=双腔（A+V）	D=双（T+I）	R=频率应答	D=双腔（P+S）

BPEG，英国起搏和电生理组织；NASPE，北美起搏和电生理学会；NBG，北美和英国通用。

（三）起搏器的起搏模式

现代的程控起搏器有下列三种模式：非同步化起搏、单腔起搏、双腔房室顺序起搏。

非同步化起搏，也称为固定节律模式起搏（如AOO、VOO、DOO），不依赖心脏固有的节律而按照起搏器预设的节律工作。有心房、心室和双腔起搏三种。当心脏自身节律重现后，就有可能出现人机竞争、室颤等潜在并发症。由于起搏的脉冲有可能在心室复极化阶段传递过来，导致"R-on-T"现象，所以理论上存在发生心室颤动的可能，当然其发生还是很罕见的。

单腔起搏（如AAI、VVI）预设了一个起搏阈值，只有当心脏自身的节律低于该阈值时才工作。心室抑制起搏器最为常见，其起搏功能能够被正常电活动产生的QRS综合波抑制。例如，患者的VVI起搏器设定的起搏心率为70次/min，那么当其心脏的自身节律低于70次/min时，起搏器开始起搏工作；当自身心室率达到70次/min以上时，起搏器感受到该电活动从而抑制仪器的起搏功能。心房单腔起搏器的功能与之类似，较单独心室起搏能增加心排血量达26%以上，这是因为心室舒张期充盈量

有 15% ～ 25% 依靠心房的收缩。有研究显示单独心房起搏时，冠脉血流量增加、阻力下降。已有研究显示单独心房起搏能够降低房颤的发生率。在美国很少单独使用心房起搏，通常在房室传导阻滞时与心室起搏器联合应用。

双腔顺序起搏器需要两个起搏电极导线，一个位于右心房，一个位于右心室，起搏器首先刺激心房收缩，经过一个合适的 PR 间期，再刺激心室收缩。例如，患者的起搏器程序设定为 DDD70 次 /min，PR 间期（AKA：AV 延迟）200 ms。当患者自身的窦房结率低于 70 次 /min 后，该起搏器将首先行心房起搏。心房被起搏后，起搏器将等候 200 ms，感受心室的固有节律，若 200 ms 内未感知到心室自身电活动，起搏器将行心室起搏。DDD 起搏器还能对心房内在节律产生反应，从而起搏心室。例如当心房的固有节律为 80 次 /min 时，因为起搏器设定的起搏阈值是 70 次 /min，仪器将不行心房起搏，但因为该双腔起搏器能够同时感知和起搏两个心腔，它会在心房内源性节律发生后等待 200 ms，考察心室是否存在内源性电活动，若在心房自身起搏后 200 ms 内心室无自发活动，起搏器将行心室起搏。当单独应用心室起搏器无法维持适当的心排血量、而单独使用心房起搏器也不恰当时，如完全性房室传导阻滞，就是应用房室顺序起搏器的指征。

自 1980 年以来，程控起搏器开始广泛应用。起搏频率、脉冲宽度、电压输出和 R 波感知都是最常见的程控功能。现代的起搏器还可以设定不应期、PR 间期、起搏模式、滞后和心房跟踪频率等参数。

心房起搏的心电图表现为：在 P 波之前存在一个起搏波，QRS 复合波通常正常。心室起搏的心电图表现为：起搏波后即刻跟随一个加宽的 QRS 复合波。房室顺序起搏的心电图表现为两个起搏波，一个在 P 波之前，另一个在 QRS 复合波之前。

双室起搏器的适应证包括严重心肌病患者（EF ≤ 35%）、在最佳治疗下纽约心脏协会（New York Heart Association, NYHA）分级仍为 Ⅲ 级或 Ⅳ 级的 LBBB 患者。

二、植入型心律转复除颤器

ICDs 由脉冲发生器和电极导线两部分组成，能够检测和治疗快速型心律失常。ICD 能够进行抗心动过速和抗心动过缓起搏、同步化（心脏复律）或非同步化（除颤）电击、遥测、诊断（包括对储存的病史和发病时的心电图进行诊断）。

最初，ICDs 用于纠正室性心动过速或室颤导致的血流动力学异常，后来又有了如下的应用指征，其应用范围还在拓宽：① 非一过性或可逆性原因引起的室颤或室性心动过速所致的心搏骤停。② 伴有器质性心脏病的自发的持续性室性心动过速。③ 原因不明的晕厥，在心电生理检查（electrophysiology study, EPS）时能诱发有血流动力学显著临床表现的持续性室性心动过速或室颤。④ 近期（4 周内）无心肌梗死发作或近 3 个月未接受血管重建的缺血性心肌病（EF ≤ 30%）。⑤ 缺血性或非缺血性扩张性心肌病（EF ≤ 35 K），NYHA 心力衰竭分级 Ⅱ 级或 Ⅲ 级，且病情近 9 个月稳定。⑥ Brugada 综合征——RBBB 和 V1 ～ V3 导联 ST 段抬高。⑦ 致心律失常性右室发育不全。⑧ 长和短 Q-T 综合征。⑨ 肥厚型梗阻性心肌病。

（一）ICDs 的编码

与起搏器类似，ICDs 也有自身编码来显示电极导线放置的部位和功能。表 79-2 显示了 NBD 编码。

当然,最容易识别的方式被称作"商标形式",即把NBD的第四个字母改为适当的通用起搏器编码。

表79-2　NASPE/BPEG通用除颤器(NBD)编码

第一字母 电击腔室	第二字母 抗心动过速起搏腔室	第三字母 心动过速检测	第四字母 抗心动过缓起搏腔室
O=无	O=无	E=心电图	O=无
A=心房	A=心房	H=血流动力学(尚不可用)	A=心房
V=心室	V=心室		V=心室
D=双腔(A+V)	D=双腔(A+V)		D=双腔(A+V)

BPEG,英国起搏和电生理组织;NASPE,北美起搏和电生理学会;NBG,北美和英国通用。

(二)心脏再同步化治疗

长期以来对于心室内传导异常的患者,尤其是发生左束支传导阻滞(left bundle branch block,LBBB)时,患者左室的收缩功能容易受到损害。实际上,充血性心力衰竭患者常发生的心室传导延迟就是LBBB。从机械学角度来说,患有LBBB的患者表现为心室不同步,这一现象使得左室逐步收缩。正常人的左室间隔和左室游离侧壁几乎是同时收缩的;与之不同的是,LBBB患者左室游离侧壁收缩存在延迟。因此左室收缩功能明显受损,而心肌工作量和氧耗量增加。纠正不同步收缩的一种方法是通过安装双腔起搏器/ICD来使心肌收缩"再同步"。这两种装置能够同时起搏左室间隔(通过位于右室的起搏电极)和左室游离侧壁(通过位于冠状窦的起搏电极),从而使得整个左室同时激活。

三、围术期应用起搏器和ICDs的注意事项

(一)安装临时起搏器

不是所有双束支阻滞的患者在接受全身麻醉之前都需要安装临时起搏器,只有一小部分的患者会发生一过性或永久性的完全性心脏传导阻滞,需要安装PPM。没有症状的患者疾病进展到完全性心脏传导阻滞的风险非常小,不需要植入PPM,但是,建议在手术室预备体外起搏器。

(二)术前访视

术前评估包括对各系统功能进行常规评估,尤其要评估患者的心血管功能。还要特别关注患者的胸部X线片和心电图、既往史,留意其症状,是否有心肌梗死、充血性心力衰竭和心律失常的症状出现。血清电解质,尤其是钾离子的水平应该保证在正常范围。对于已经安装了心脏节律管理装置(cardiac rhythm management device, CRMD)的患者,还应对以下几项进行术前评估:患者是否装有CRMD,安装的是何种类型,患者是否对CRMD有依赖性,CRMD的功能如何。

(三)围术期监测

包括持续心电图监测和持续外周脉搏监测。外周脉搏的监测可以通过触诊——搭脉搏、听诊——听心音、脉搏体积描记或血氧定量法、动脉波形示踪或行外周脉搏超声监测。只有当患者的心

室功能非常差的时候才考虑行动脉导管监测和中心静脉压或肺动脉压监测。为了检测起搏波,应当把心电图监测仪的"伪影滤波"功能关闭。而且应当把心电图监测仪的监测模式改为诊断模式。手术中机械过度通气,安装的起搏器会逐渐增加起搏心律。

(四)调节起搏功能

所有的现代起搏器都能够依据患者自身的活动水平来调节起搏心率,以便更符合患者活动的生理要求。这被称作频率-应答型(适应性)起搏,用NBG标识码的第四个字母描述,以"R"表示。为研制一个更可靠的频率-应答型起搏器,近年来研发了多种活动检测系统。检测内容包括肌肉运动、呼吸节律、每分通气量,中心静脉温度、QT间期、心肌收缩性(dp/dt)、混合静脉血的氧饱和度、pH以及心室除极阶差。目前在美国使用的PPMs依赖运动传感器(Medtronic, St. Jude Medical, Guidant-Boston Scientific)或每分通气量变化传感器(Medtronic, Guidant-Boston Scientific)。若使用PPMs依赖每分通气量变化传感器,患者在全身麻醉状态下接受机械高通气时(如行神经外科手术),起搏心率便会增加。因此,很多厂家建议在患者手术之前,关闭起搏器的频率-应答功能。如果不能够即刻重新设定起搏器的话,可以在起搏器之上放一块磁铁,临时把起搏模式调为非同步化起搏。在美国,大多数起搏器都可通过这种使用磁铁的方法来调节起搏功能。

(五)电刀干扰

电刀会对心电监测产生强大的电磁干扰(electromagnetic interference, EMI),且EMI也会抑制PPM的起搏功能,因此,在使用电刀的时候,心电图通常无监测作用,确定起搏功能是否受到抑制的最好办法是用手搭患者的脉搏。也可以用胸前或食管听诊器听诊,或通过脉氧监测或测量血压来判断。

(六)手术和麻醉准备

在手术和麻醉过程中,为了保证患者的安全并维持起搏器正常工作,应作如下的准备。

(1)确定手术和麻醉过程中,起搏器是否有可能受到电磁干扰。

(2)确定是否需要将CRMD的起搏功能重新程控为非同步化起搏模式,或关闭某些特定程序,包括频率适应性功能。

(3)如已开启抗快速性心律失常功能则需关闭。

(4)建议外科医师在手术操作时使用双极电刀或超声(谐波)刀,以对脉冲发生器或电极导线产生最小的电磁干扰。

(5)确保备有临时起搏器和除颤器。

(6)评估麻醉对CRMD功能的影响,以及患者与CRMD之间的相互作用。

(七)避免使用氧化亚氮麻醉

近期刚安装植入型起搏器的患者应避免使用氧化亚氮麻醉。有报道指出氧化亚氮能够增加起搏器囊袋内的气体,导致起搏器功能障碍。通常情况下,这些少量的气体没有临床意义。然而氧化亚氮的血溶性比氮气大35倍,当使用氧化亚氮气体麻醉时,氧化亚氮通过血弥散至囊袋内的量远多于氮气由囊袋弥散至血的量,使囊袋内的气体扩增,导致起搏器与正极的接触脱落,功能障碍。

（八）重新设置起搏器程控的模式

对某些特殊的操作和检查手术，如体外冲击波碎石术、经尿道膀胱或前列腺切除手术、宫腔镜，应需要重新设置起搏器程控的模式。若起搏器的发生器安装在了腹部，则不能进行体外冲击波碎石术。MRI检查是安装CRMD患者的禁忌证，若必须行MRI检查，应与下这项医嘱的医师、患者的心内科医师、诊疗放射科的医师，以及仪器生产厂家进行协商。MRI会导致快速起搏、抑制、重设DDD起搏器，一过性地转为非同步起搏。有时会发生严重的并发症使心脏无输出或快速起搏。近期的研究提示MRI在某些类型的起搏器或植入型心律转复除颤器中可能是安全的，但前提是确保CRMD的发生器和导线并不在磁场范围之内。当患者有足够的固有节律，必需行MRI检查时，可以将起搏器调为最小电压和脉宽或OOO模式。对起搏器依赖的患者，要紧密监测其脉搏波形，预备好体外起搏器与除颤器，在MRI检测完毕后应立即重新设定和确认起搏器的功能。

（九）射频消融

行射频消融术时，应避免射频消融导管与CRMD发生器或导线接触，射频消融电流通路应远离CRMD发生器或导线。

（十）检测和恢复心脏节律管理装置

术后检测和恢复CRMD的功能是术后管理的基础环节。首先应对CRMD进行检测，评估术后仪器的功能。如果检测表明CRMD的设定不合理，则要仪器进行重新设定。对植入型心律转复除颤器而言，所有抗心动过速治疗都要重新恢复。

（徐文韵　邹　最）

参 考 文 献

［1］ Al-Khatib S M, Stevenson W G. 2017 AHA/ACC/HRS Guideline for Management of Patients With Ventricular Arrhythmias and the Prevention of Sudden Cardiac Death: Executive Summary: A Report of the American College of Cardiology/American Heart Association Task Force on Clinical Practice Guidelines and the Heart Rhythm Society. Heart Rhythm, 2017.

［2］ 罗自强，闵苏. 麻醉生理学：4版. 北京：人民卫生出版社，2016.

［3］ 熊利泽，邓小明. 2017版中国麻醉学指南与专家共识. 北京：人民卫生出版社，2017.

［4］ Barnett A S, Kim S, Fonarow G C, et al. Treatment of Atrial Fibrillation and Concordance With the American Heart Association/American College of Cardiology/Heart Rhythm Society Guidelines: Findings From ORBIT-AF (Outcomes Registry for Better Informed Treatment of Atrial Fibrillation). Circ Arrhythm Electrophysiol, 2017, 10(11): pii: e005051.

［5］ Gómez-Outes A, Suárez-Gea M L, Garcia-Pinilla J M. Causes of death in atrial fibrillation: Challenges and opportunities. Trends Cardiovasc Med, 2017, 27(7): 494−503.

［6］ Dobrzynski H, Boyett M R, Anderson R H. New insight into pacemaker activity: promoting understanding of sick sinus syndrome. Circulation, 2007, 115(14): 1921−1932.

［7］ Zipes D P, Libby P. Braunwald's heart disease, a textbook of cardiovascular medicine, 6th ed. Philadelphia: WB Saunders, 2005.

［8］ 邓小明，姚尚龙，于布为，等.现代麻醉学：4版.北京：人民卫生出版社，2014.

［9］ Issa Z F，Miller J M，Zipes D P.临床心律失常与电生理学：2版.吴永全，张树龙，主译.北京：北京大学医学出版社，2014.

［10］ Emilio B. Lobato, Nikolaus Gravenstein, Robert R. Kirby. Complications in Anesthesiology. Lippincott Williams & Wilkins. 2007.

［11］ Yao.YAO & ARTUSIO麻醉学：问题为中心的病例讨论.王天龙，张利萍，Lee CC，等，主译.北京：北京大学医学出版社，2009.

［12］ Kaplan J A, Reich D L. Kaplan's Cardiac Anesthesia. 6th ed. Philadelphia: Saunders, 2015.

［13］ Kusumoto F M, Hao S C, Slotwiner D J, et al. Arrhythmia care in a value-based environment: Past, present, and future: Developed and endorsed by the Heart Rhythm Society (HRS). Heart Rhythm. 2017, 15(2): e5−e15.

［14］ 杭燕南，俞卫锋，于布为，等.当代麻醉手册：3版.上海：世界图书出版公司，2016.

［15］ Hood R E, Shorofsky S R. Management of arrhythmias in the emergency department. Cardiol Clin, 2006, 24(1): 125−133.

［16］ Miller R D, Cohen N H, Eriksson L I, et al.米勒麻醉学：8版.邓小明，曾因明，黄宇光，主译.北京：北京大学医学出版社，2016.

［17］ Hines L R, Marschall K E. Stoeiting's Anesthesia and Co-Existing Disease. 6th ed. St.Louis: Saunders/Elsevier, 2012.

［18］ 杨跃进，华伟.阜外心血管内科手册：2版.北京：人民卫生出版社，2013.

［19］ Hensley F A，Martin D E，Gravlee G P，实用心血管麻醉学：5版.王锷，王晟，黄佳鹏，等，主译.北京：人民卫生出版社，2017.

［20］ Salukhe T V, Dob D, Sutton R. Pacemakers and defibrillators: anesthetic implications. Br J Anesth, 2004, 93(1): 95−104.

第80章
哮喘与支气管痉挛

哮喘（asthma）是一种由肥大细胞、嗜酸性粒细胞等多种炎症细胞参与的慢性气道变应性炎症，主要临床表现为可逆性呼气性呼吸困难，肺部可闻及哮鸣音，近年来已成为国际临床常见疾病之一，发病率和死亡率有上升趋势。在手术麻醉过程中多种因素均可诱发哮喘发作，导致支气管痉挛（bronchospasm），是麻醉中常见的呼吸系统的并发症，一旦发生即造成呼吸道的急性阻塞、严重缺氧，情况十分紧急，如不能快速诊断和处理，会危及患者的生命。虽然近十年来麻醉技术水平有了很大的提高，但对于围术期支气管痉挛发生的快速诊断与防治存在不足，支气管痉挛的发生率并未有明显的降低，因此预防和处理围术期支气管痉挛的发生对于麻醉医师来说仍然具有重要意义。

第一节　病理机制

人类所有正常气道均保持轻度张力性收缩，且这种支气管平滑肌张力主要通过迷走传出神经来维持，应用抗毒蕈碱药物如阿托品或格隆溴铵可有效地消除这种张力。哮喘的本质是以嗜酸性粒细胞、淋巴细胞和肥大细胞为主的气道炎症以及所引起的气道高反应性，气管平滑肌收缩、血管渗出增多分泌物增加、气道堵塞等。哮喘与支气管痉挛可有多种因素引起，其发病机制非常复杂，目前已被广泛接受的是气道炎症学说和气道高反应性学说。也有研究指出，哮喘的免疫学机制也是其重要组成部分。

一、气道炎症学说

哮喘是一种涉及多种炎性细胞及炎性介质、细胞因子、黏附分子和神经肽相互作用的一种气道炎性疾病。气道炎症（airway inflammation）病理表现为：气道上皮损伤及脱落，以嗜酸性粒细胞为主的多种炎性细胞浸润，气道微血管扩张，通透性增高和渗出物增多。气道内炎性介质（如组胺、白三烯、血小板活化因子，前列腺素和多种炎性生物趋化因子）增多。以嗜酸性粒细胞为主的多种炎性细胞介导了气道炎症过程，肥大细胞和嗜碱性粒细胞是炎症反应的始动细胞。这些炎性细胞释放出的化学介质及趋化因子等引起的支气管收缩、气道分泌亢进、血浆渗出、气道高反应性以及气道结构改变。气道炎症是气道高反应性的病理性基础。

二、气道高反应性学说

气道高反应性（airway hyper reactivity, AHR）是指气道对各种刺激物如药物、变应原、冷空气、机械刺激（如气管内插管）等呈高敏感状态，表现为非特异性（非过敏性）反应。当存在气道高反应时，各种对正常人无影响的刺激都可引起气道强烈收缩，哮喘发作，其气道敏感性可为正常人的100～1 000倍，哮喘患者几乎均存在气道高反应性，但非哮喘患者也可能存在气道高反应性，如高敏体质、长期吸烟、接触臭氧、病毒性上呼吸道感染、慢性阻塞性肺疾病、ARDS、左心衰竭以及类癌综合征等。其发生机制较为复杂，尚未完全阐明。与气道炎症、自主神经调节及平滑肌异常因素有关。

（一）气道炎症

如上所述，气道炎症是引起气道高反应性的主要机制，包括气道上皮炎性损伤；黏膜水肿渗出增多，导致气道狭窄；肥大细胞脱颗粒释放活性酶，破坏结缔组织层，使刺激物易于接近平滑肌受体，导致气道高反应性。气道高反应性多发生在嗜酸粒细胞浸润后，用糖皮质激素抑制嗜酸粒细胞浸润和活性，可抑制气道高反应性。

（二）自主神经调节支气管平滑肌张力

1. β肾上腺素能受体

现已证明肺和支气管内有大量高密度 β_2 肾上腺能受体，受体兴奋使支气管扩张。气道反应性增高的患者，气道平滑肌细胞上 β_2 受体数目减少和功能减弱，导致平滑肌处于失迟缓状态。

2. α肾上腺素能受体

正常人气道平滑肌对 α_1 肾上腺素能受体无反应，而哮喘患者对 α_1 肾上腺素能反应增加。

3. 迷走神经系统

迷走神经兴奋可引起支气管平滑肌收缩、腺体分泌增加。

4. 非肾上腺素能非胆碱能神经系统

该系统分为抑制性神经和兴奋性神经。抑制性神经兴奋可释放活性肽，使支气管平滑肌松弛，兴奋性神经兴奋则可释放P物质，使平滑肌收缩，两种神经功能的平衡和失调具有重要作用。

（三）支气管平滑肌异常

1. 支气管平滑肌细胞敏感性和活性

与气道高反应性密切相关。平滑肌细胞的蛋白激酶C信息通道的开放、细胞内钙离子浓度增加和钙通道开放均可使哮喘患者的气道平滑肌处于无收缩的状态，此时，平滑肌虽然没有收缩，但处于一触即发的高敏感情况下，轻微的刺激就可以诱发气道痉挛。

2. 支气管平滑肌肥大

哮喘患者支气管平滑肌较正常人明显增厚、肥大，对刺激呈过度反应，其机制与气道重塑有关。气道炎症可导致上皮损伤脱落、纤维化、胶原沉积、基底膜增厚、平滑肌细胞增生，平滑肌束肥厚形成气道重塑，使气道处于易激状态，同时支气管管壁增厚，管腔变小，导致气道阻力增加。

3. 气道平滑肌类型

气道平滑肌分单单位和多单位两类。正常人以多单位型为主，多单位平滑肌无活动电位，细胞间电阻大，兴奋传导慢。哮喘患者以单单位型为主，平滑肌细胞间电阻小，兴奋传导快，对致痉挛刺激的收缩反应迅速而强烈。

三、免疫学机制

哮喘的免疫学改变涉及体液免疫和细胞免疫，当特异性体质患者首次接触变应原时，活化的辅助性 T 细胞（主要是 Th2 细胞）被激活并释放 IL-4、IL-5、IL-10、IL-13 等细胞因子，刺激 B 细胞产生特异性 IgE，附着在气道内肥大细胞、嗜碱性粒细胞表面，形成致敏状态。若变应原再次进入体内，可与结合在细胞表面的 IgE 交联，使该细胞合成并释放多种活性介质，导致平滑肌收缩、黏液分泌增加、血管通透性增高和炎性细胞浸润等。血清中总 IgE 和特异性 IgE 增高是特征性标志，也是哮喘的主要特征之一。

第二节　诱发及危险因素

一、诱发因素

引起围术期支气管痉挛的原因复杂多样，目前临床主要认为与手术麻醉操作引起的副交感神经功能亢进、药物等引起的变态反应、刺激物诱发等有关，还与应用了具有兴奋迷走神经、增加气道分泌物的麻醉药、肌松药或其他药物等有关。此外，支气管痉挛也可因低氧血症、体温升高、支气管外压力、充血性心力衰竭、肺水肿和肺栓塞等原因引起。

（一）副交感性神经功能亢进

与麻醉手术有关的神经反射，如牵拉反射、疼痛反射，乃至咳嗽反射和肺牵张反射都可成为诱发气道收缩的因素。气管插管、气管拔管、吸痰等局部刺激也是麻醉诱导期间发生气道痉挛最常见以及最主要的原因。由于气道上皮下富含迷走神经传入纤维，尤其隆突部位。气管插管过深或移位直接刺激隆突，或浅麻醉下行气管插管、吸痰也都可引起反射性支气管痉挛。一般认为，其反射途径除了经迷走神经中枢反射外，还有轴反射和释放的神经介质如 P 物质、神经激肽 A 和降钙素基因相关肽受体（CGRPR）、色胺受体的参与。

（二）超敏反应

支气管痉挛是超敏反应中最威胁生命的表现。围术期药物使用、输血输液等均有可能引起超敏反应，超敏反应很少引起死亡，如有，最大可能是由于顽固的支气管痉挛或伴有喉水肿所引起的动脉低氧血症。

（三）刺激物诱发

手术室内温度过冷、消毒气体气味的刺激、干燥低温的麻醉气体、气道分泌物增多、胃内容物反流

刺激等是支气管痉挛发生的常见原因。此外,围术期手术麻醉过程引起机体产生组胺、前列腺素等介质也是支气管痉挛的常见诱发因素。

(四)药物因素

应用了具有兴奋性迷走神经、增加气道分泌物促使组胺释放的麻醉药、肌松药或其他药物。如支气管哮喘患者应避免应用有兴奋性迷走神经药物如硫喷妥钠、γ-羟丁酸钠,或促进组胺释放的肌松药(筒箭毒碱),以及肾上腺受体拮抗剂等。

(五)低氧血症

术中低氧血症可损害肺泡上皮和血管内皮细胞,使肺毛细血管通透性增加,导致肺水肿,减少肺泡Ⅱ型细胞分泌表面活性物质,使肺泡表面张力增加引起肺不张,增大肺内分流量进一步加重低氧。低氧还可使支气管黏膜上肥大细胞增多,介质(组胺、5-羟色胺等)分泌增多,引起支气管痉挛。

二、危险因素

(一)患者体质与麻醉期气管痉挛的发生关系

有报道指出:目前无症状的哮喘患者,其术中发生呼吸系统并发症的概率很低,但在近2年中有哮喘发作史者,术中哮喘发作的概率明显升高,且发作史越近,支气管痉挛的发生率越高。对嗜烟患者,麻醉诱导期出现喘鸣的发生率为8%;出现支气管痉挛的相对危险程度为不抽烟人群的5.6倍。

(二)近期上呼吸道感染是围术期支气管痉挛的主要诱发因素

呼吸道感染可使迷走神经反射性支气管收缩增加,严重上呼吸道感染所致的支气管反应性增加将持续3～4周。

(三)用药、过敏史和特异性皮炎史

近期曾使用气管收缩药或分泌物增加药,以及有过敏史、特异性皮炎史等患者,术中支气管痉挛的发生率将增加。

(四)患者的体格状态

ASA Ⅲ～Ⅳ级、器质性心脏病、慢性阻塞性肺疾病(COPD)及有呼吸道梗阻病史的患者,支气管痉挛的发生率增高。

(五)高危手术类型

胸外科手术、上腹部手术、开放性主动脉瘤修复、神经外科手术及头颈部手术等在术中诱发支气管痉挛的概率更高。

（六）支气管痉挛加重因素

吸入地氟烷、术后使用新斯的明拮抗肌松剂作用、使用β受体阻滞剂、反复吸痰和反复气管插管、患者清醒而未拔管等可加重支气管痉挛。

第三节　临床表现、诊断与鉴别诊断

一、临床表现

全麻期间,哮喘临床表现主要是肺部出现哮鸣音,支气管平滑肌痉挛性收缩,气道变窄,气道阻力骤然增加,再加上黏膜水肿,小支气管黏稠痰栓堵塞,造成呼气性呼吸困难,呼吸功增加,血氧饱和度降低,引起严重缺氧和CO_2蓄积。

气管插管正压通气时,呼吸道阻力增高,峰值吸气压逐渐上升,在麻醉呼吸机上的吸气潮气量未改变的情况下,呼气潮气量明显下降,呈现可逆性呼气梗阻及喘鸣;人工呼吸挤压呼吸囊时阻力很大,甚至不能进气呈现下呼吸道阻塞,也可并发大量黏稠痰液。

轻度支气管痉挛仅仅为肺部可闻及哮鸣音,重度发作形成哮喘危象时,肺部听诊无呼吸音亦无哮鸣音,形成所谓的沉默肺或寂静肺,表现为呼吸困难,呼气时间延长,患者血氧饱和度急速下降;黏膜肿胀,气管内分泌物增多形成痰栓,使支气管变得非常狭小,肺泡内气体呼出尤为困难,肺泡气不能完全呼出,形成肺泡内压升高,并使胸膜腔内压上升,影响腔静脉血回流,心排血量减少导致动脉压下降,甚至引起心律失常和心搏骤停。这种情况在麻醉中偶尔可能遇见,特别是有些患者术前并无明显的哮喘病史。这些患者多在应用硫喷妥钠诱导气管插管后产生强烈的速发型反应,致使支气管极度痉挛、肿胀和黏液栓形成,支气管腔极度狭窄甚至完全阻塞。

二、诊断

自主呼吸时出现呼气性呼吸困难,机械通气时气道压升高;双肺闻及广泛哮鸣音,以呼气时为著;痉挛严重时,哮鸣音反而减轻,甚至消失(寂静肺)。动脉血气分析结果及呼吸机参数示低氧血症、$P_{A-a}CO_2$增加,$PaCO_2$急剧上升,$P_{ET}CO_2$升高且呈梗阻波形,似鲨鱼鳍。第1秒用力呼吸量(FEV_1)及最大呼气流率(FEV 25%～75%)往往分别小于35%及20%的预计值。血检时可发现嗜酸性粒细胞明显增高等。

三、鉴别诊断

术中如出现哮鸣音,不能仅认为是支气管痉挛发作,首先要对肺水肿、肺栓塞、误吸、气管导管梗阻做出鉴别诊断,以免误诊或漏诊。

（一）气管导管位置不当

气管导管插入一侧支气管，可能出现气道压力显著增高，气管导管位于隆突时亦可能刺激该部位富含的敏感性刺激物受体，产生反射性支气管痉挛。这种刺激在临床上更常见持续性咳嗽和肌紧张。给予肌松药可与支气管痉挛加以鉴别。

（二）导管阻塞

肺通气压力过高亦可能由于气管导管机械性阻塞，如导管扭曲、分泌物黏稠或气囊充盈过度。这种阻塞一般在通气的吸气相与呼气相均可听见声音。吸痰管不能通过气管导管可能提示该诊断，但是亦可能只有通过纤维支气管镜才得以证实。

（三）肺水肿

肺水肿早期间质液在细支气管周围呈袖带样蓄积。一般认为该现象是肺充血时气道阻力增高的原因，可以引起喘鸣，主要在近呼气末。应该指出的是，支气管痉挛可能是急性肺水肿早期唯一的症状，远比啰音或泡沫痰出现得更早。必须采取有效治疗措施，包括纠正心力衰竭和（或）非心源性病因，而不是扩张支气管。

（四）张力性气胸

张力性气胸的临床体征亦可能类似于支气管痉挛，而且许多气胸患者有慢性阻塞性气道疾病。气胸的喘鸣可能是由于病变侧肺容积下降使细支气管受压所致。低血压和心动过速是气胸的早期体征，可能有助于鉴别。确诊和治疗有赖于胸部X线片或前胸第二肋间大号针穿刺有气体逸出。

（五）胃内容物吸入

胃内容物吸入气管支气管树亦是支气管痉挛的原因之一。误吸入物可兴奋刺激物受体，导致大气道收缩。大多数患者气道收缩呈自限性，治疗目标是纠正气体交换异常。

（六）肺栓塞

一般认为肺栓塞时喘鸣是由于胺类释放入周围气道所致支气管收缩，喘鸣音作为肺栓塞的一个主要体征尚有争议。

第四节　围术期支气管痉挛急性处理

正确快速做出诊断，立即面罩给氧，必要时施行辅助或控制呼吸，已插管患者应用吸痰管排除气道机械梗阻诱发支气管痉挛，核查气管插管位置勿触及隆突，去除病因，加深麻醉并应用扩支气管药及控制支气管炎症药物，纠正缺氧和二氧化碳蓄积，选择合适的通气模式和通气参数，必要时可手控通气，以克服气道阻力所致的通气不足，密切监测血氧及血流动力学指标。

一、给氧

吸入纯氧,加大气流量,立即手控加压面罩给氧,必要时施行辅助或控制呼吸;已插管患者立即调整呼吸机参数,小潮气量正压通气,酌情选用非侵入性正压通气(HPPV)、间歇正压通气(IPPV)或呼气末正压通气(PEFP),必要时改用 ICU 专用呼吸机。由于呼吸机呼吸环路的可压缩容量较大,在气道阻力明显增加时难以保证患者获得足够的通气,且最大工作压力一般难以超过 $60 \sim 70$ cmH$_2$O。而 ICU 专用呼吸机的工作压力可高达 120 cmH$_2$O,且呼吸环路的可压缩容量较低,严重支气管痉挛患者在换用 ICU 专用呼吸机后通气和氧合功能可以明显改善,内源性 PEEP 降低,反而有利于循环功能的改善。

二、去除病因

由药物或生物制剂诱发的变态反应性支气管痉挛,应立即停止使用。停止相关手术麻醉操作,吸痰并检查气管导管位置等。

三、加深麻醉和应用抗炎解痉药物

(一)加深麻醉

全麻情况下,提高吸入麻醉药浓度,给予丙泊酚、氯胺酮、利多卡因等解痉和加深麻醉,患者即使出现血压下降,也应适当加深麻醉。

1. 吸入麻醉药

目前常用的吸入麻醉药恩氟烷、异氟烷、氟烷等均能抑制平滑肌的收缩,扩张支气管,降低气道阻力,使气道反应性降低。

2. 静脉麻醉药

首选氯胺酮和丙泊酚,注意,有研究指出大剂量丙泊酚可能会诱发痉挛,因此需控制用量,也可使用氯胺酮联合抗胆碱类药物,有效减轻支气管痉挛。

3. 镇痛药

阿片类药物如芬太尼,可阻断气道反射,有解痉作用,多可选用;但大剂量吗啡因增加血浆组胺水平而诱发支气管痉挛。

4. 安定抗焦虑药物使用

地西泮或咪达唑仑有效减轻支气管痉挛,有研究指出,右美托咪定也有扩张支气管的作用。

(二)抗感染解痉药物

1. 糖皮质激素

治疗哮喘急性发作的糖皮质激素要求起效迅速,抗炎作用强,半衰期适中,不良反应轻,常用药物包括氢化可的松、泼尼松、甲泼尼龙和地塞米松等。如氢化可的松 100 mg 静脉注射/甲泼尼龙 80 mg 静脉注射。值得注意的是,糖皮质激素只能缓解症状,没有治疗作用,还需联合使用其他扩张支气管

药物,如β受体阻滞剂等。

2. 拟肾上腺素能药物

首选β2受体激动剂,代表性药物包括沙丁胺、特布他林和双甲苯苄醇,通常选用选择性β2受体激动最强的沙丁胺醇吸入,用剂量喷雾器每3～4 h喷2次以上,或用0.5 ml/2 ml生理盐水每4～6 h雾化吸入。也可用β2选择性较低的异他林0.5 ml/2 ml生理盐水每3～4 h吸入1次。当患者出现严重的支气管痉挛,特别是出现"寂静肺"时,静脉注射肾上腺素或异丙肾上腺素,往往可迅速起效。

3. 抗胆碱能药

目前常用溴化异丙托品气雾剂,山莨菪碱雾化吸入,也可用格隆溴铵(glycopyrrolate)0.2～0.8 mg雾化吸入,气雾剂吸入后3 min达最大作用的50%,30 min达80%,90～120 min达100%,可维持4～6 h。注意,该药可用于急性哮喘发作,但不主张作为第一线药物,其扩张支气管作用弱于β受体激动剂。有人认为该药特别适用于存在严重气道阻塞的哮喘患者。

4. 抗组胺类抗过敏药

当发现患者有过敏风险时,联合使用抗过敏药物也可有效缓解支气管痉挛。主要药物包括氮卓斯汀、二盐酸西替利嗪、氯雷他定和阿司咪唑。

5. 肌松剂

尚未肌肉松弛的全麻患者,呼吸用力过度可能加重气道阻塞,此时应给予肌松药。肌松亦有助于判定气道压力是否升高,通气困难是由于支气管痉挛或只是由于气管内导管反应性用力屏气和咳嗽。如果通气随肌松而改善,那么通气障碍的原因不可能是支气管收缩。

6. 茶碱类药物

尽管茶碱类药物有舒张支气管的作用,但因其也有拟交感效应,目前已不作为一线治疗用药,可在静脉注射利多卡因和抗胆碱能药物之后的二线或三线药物。

7. 其他

临床上还有其他用于预防和治疗支气管痉挛的药物,如利多卡因。脂皮素、炎性介质阻释剂和介质拮抗剂等均可用于支气管痉挛的防治。

血压偏低时,静脉注射麻黄碱,心率不快时,可静脉注射阿托品。在十分紧急的情况下,可使用肾上腺素能激动剂如肾上腺素少量分次静脉注射,每次0.1 mg,每隔1～3 min重复1次。同时,应积极防治常常伴随严重支气管痉挛而出现的低氧血症、高碳酸血症以及水、电解质平衡紊乱等。

第五节　围术期麻醉管理

一、术前评估

(一)病史

1. 有哮喘史和支气管痉挛史

应对患者特别重视积极采取预防措施,详细了解患者既往的发病情况、控制程度及治疗情况(表80-1),分析可能存在的诱因。哮喘发作期的择期手术患者宜在病情控制后进行手术,根据术前不同

程度的哮喘控制水平,给予不同术前治疗(图80-1),原已应用抗哮喘药者术前不必停用,并在麻醉前吸入沙丁胺醇1~2掀。对于COPD或持续性哮喘发作患者,应术前吸入地布奈德1周。

表80-1　支气管哮喘控制分级

项　　目	控　　制	部　分　控　制		未　控　制
日间症状	无(或≤2次/周)	>2次/周		任何一周内出现部分控制中的3项或以上
活动受限	无	有		
夜间症状/憋醒	无	有		
需要使用缓解药物的次数	无(或≤2次/周)	>2次/周		
肺功能(PEF或FEV$_1$)	正常	占预计值(或本人最佳值)百分比<80%		

注:控制:达到所有条件;部分控制:任何1周内出现1~2项特征;PEF:呼气峰流量;FEV$_1$:第1秒用力呼气容积。

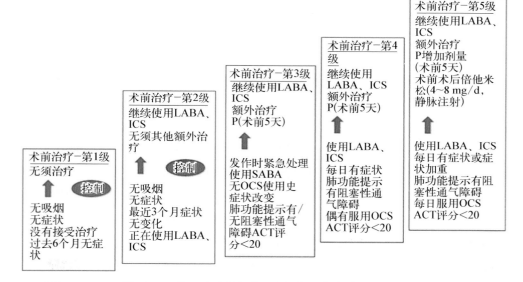

图80-1　基于哮喘控制水平的择期手术术前分级治疗

注释:ICS:吸入性糖皮质激素,LABA:长效β$_2$受体激动剂,OCS:口服糖皮质激素,P:泼尼松,SABA:短效β$_2$受体激动剂;ACT:哮喘控制测试评分

2. 过敏史

哮喘的发作与过敏反应密切相关,有的患者属于高敏体质,对大多数药物,甚至莫名其妙地对多数日常生活中的物品过敏,这样的患者则需要进行麻醉药物过敏试验,把在麻醉中有可能接收到的所有药品分别进行检验,观察患者对哪种药物高度敏感,以便指导麻醉医师术中的用药。

(二)基础状态调整

术前戒烟至少4~8周以上,若近期有感染、炎症急性发作,则应延缓择期手术2~3周,合理利用抗生素,慢性呼吸道疾病或慢性炎症患者为防止肺部感染术前3天常规应用抗生素。伴有大量痰液者,合理使用祛痰药,应于痰液减少后2周再行手术。

（三）肺功能

患者应行呼吸功能的检查及实验室检查，并加强肺功能锻炼，使FEV$_1$提高15%，可请呼吸专科医师会诊，必要时应用激素、支气管扩张药、抗生素等作为手术前准备。糖皮质激素可作为预防性用药，但需要提前3天开始用药才能发挥最大效应。对已用激素治疗的患者，术前需要增加剂量以预防肾上腺皮质功能不全和减轻炎症反应。对刚开始用气道舒张药物者，需与抗胆碱药合用以减少气道分泌物和拮抗迷走神经张力。

（四）术前宣教

精神紧张也可诱发哮喘，术前宣教并给予抗焦虑药物如地西泮或咪达唑仑，可使患者情绪平稳，减少紧张，心理应激。

二、麻醉方法和麻醉药物

（一）麻醉方法

1. 区域麻醉

气管内插管是麻醉中喘鸣发作的主要诱因，最好能避免气管插管操作。有报道，全麻插管后6.4%哮喘患者出现哮鸣音，而不插管全麻或区域麻醉仅有2%。因此，在情况允许范围内应避免气管插管，采用喉罩通气（laryngeal mask airway, LMA），麻醉方法尽量选择局麻和神经阻滞方式，对呼吸功能影响很小，能够保留自主呼吸，可以主动咳出气道分泌物，用于合并呼吸系统疾患的患者较为安全，但在使用上有一定局限性，神经阻滞只适用于颈部及四肢手术。椎管内阻滞镇痛和肌松的效果好，适用于下腹部，下肢手术。硬膜外麻醉阻滞范围与麻醉药种类浓度、剂量都有关系，麻醉平面不宜高于T$_6$水平，否则一方面影响呼吸肌功能，另一方面阻滞肺交感神经丛，易诱发哮喘。在区域麻醉术中和术后给以鼻导管吸氧、局麻药中加用肾上腺素、静脉给予类固醇类激素、辅以完善镇静及施行术后镇痛等措施，均有助于预防支气管痉挛。

2. 全身麻醉

已有呼吸功能储备下降的患者，如高龄、体弱、盆腹腔巨大肿瘤、上腹部、开胸手术及时间较长复杂的手术宜选用全身麻醉。在气管插管前需对气道进行充分的麻醉，是防止支气管痉挛急性发作的最重要原则。麻醉诱导需平稳，合理选用氯胺酮、丙泊酚，禁用硫喷妥钠，达到充分麻醉深度后进行气管插管，插管前可用利多卡因（1～2 mg/kg）和胆碱能拮抗剂如格隆溴铵（0.5～1.0 mg），有助于防止气道收缩。全身麻醉前1～2 h应用β肾上腺素能气雾剂如沙丁胺醇可能亦有利。采取肺保护性通气策略，减少空气滞留（延长呼吸时间，减少吸呼比，降低呼吸频率及潮气量），使用小潮气量正压通气方式。但是对于PEEP的使用目前还存在争议，外源性PEEP可能加重空气滞留，加剧肺过度通气。另一观点认为，PEEP可以通过维持气道开放、防止气道塌陷从而减少空气滞留。因此，还需根据患者情况调整PEEP并慎用。气管拔管时，同样，气管拔管刺激也是支气管痉挛的常见诱因。应注意气道疾病患者的拔管时机。所谓"深"麻醉下拔管以最大限度地减轻支气管痉挛往往并不安全。对于"早一点"与"晚一点"拔管争议不断。目前有专家提出拔管时机和技巧：①拔管前使用丙泊酚、瑞芬太尼、沙丁胺醇、利多卡因等维持气道的"安宁"；②逐渐恢复患者的呼吸功能达理想状态，然后迅速停用药物；③待患者稍有体动、呛咳或吞咽反应

后立即拔除气管导管,并给以面罩吸氧或适度辅助呼吸,以确保患者安全顺利苏醒。

(二)麻醉药物

1. 静脉麻醉药

(1)丙泊酚　具有保护气道的功效,抑制麻醉诱导插管期的支气管收缩,与其间接抑制迷走神经张力有关,如果采用大于临床血药浓度时则有直接舒张作用。应用丙泊酚2.5 mg/kg施行诱导气管插管,其气道阻力显著低于应用硫喷妥钠5 mg/kg或依托咪酯0.4 mg/kg者。丙泊酚诱导后支气管哮鸣音的发生率显著低于巴比妥类药。但是丙泊酚对于哮喘患者的气道影响尚有不同的观点,有报道可诱发哮喘。丙泊酚对特异性过敏患者甚至正常人有可能诱发组胺释放而导致支气管痉挛,这可能与大豆油及卵磷酪有关。过敏史患者应用丙泊酚的支气管痉挛发生率为15%,故应慎用。

(2)氯胺酮　研究建议氯胺酮作为支气管痉挛患者的诱导用药,特别是必须快速诱导时。预防性应用抗催涎剂如格隆溴铵可抑制氯胺酮的气道黏膜分泌增加作用。加大格隆溴铵剂量(0.5～1.0 mg,静脉注射)可进一步防止刺激性支气管痉挛反射。不少学者认为氯胺酮可能是治疗支气管痉挛患者可选用的药物,尤其是需要快速气管内插管的急诊患者。但氯胺酮增加肺血管阻力,使肺动脉压升高,禁用于有肺动脉高压者。丙泊酚、氯胺酮可明显降低气道阻力,作用有赖于其拟交感效应和抑制肥大细胞释放作用,宜用于快速麻醉诱导;对于大多数接受全身麻醉的血流动力学稳定患者,我们建议用丙泊酚而不是其他药物(2c级)诱导。氯胺酮或依托咪酯可作为血流动力学不稳定患者的首选。与依托咪酯不同,氯胺酮具有支气管扩张特性。

(3)硫喷妥钠　本身并不增加气道反应性,但由于镇痛作用有限,在麻醉深度不足时易出现痉挛;硫喷托纳通过释放组胺引起支气管痉挛,还可通过抑制交感神经使副交感神经相对兴奋而引起支气管痉挛,由于硫苯妥钠可引起强烈的支气管痉挛,因此哮喘及气道高反应性的患者不宜使用。

(4)γ-羟基丁酸钠　具有抑制交感神经使副交感神经兴奋性相对增强的作用,使气道反应性增加,应用γ-羟基丁酸钠行气管插管或支气管镜检时,易诱发支气管痉挛。

2. 麻醉性镇痛药

哌替啶可引起相对高水平的组胺释放,吗啡可通过迷走神经诱发轻度哮喘患者的支气管痉挛。一般认为大剂量麻醉性镇痛药可能类似于其抑制心血管反射的方式阻断气道反射。但是大剂量吗啡与血浆组胺增高有关,因此全身麻醉辅助应用芬太尼或舒芬太尼似乎更合理。氧化亚氮与麻醉性镇痛药平衡麻醉较浅,可能并不适合用于气道高反应性患者。

3. 吸入麻醉药

吸入麻醉药均有舒张气管平滑肌的作用,被推荐用于哮喘患者的全身麻醉,公认对于传统方法治疗无效的哮喘持续状态,采用吸入麻醉药(氟烷、异氟烷、七氟烷)往往取得良好的临床效果。麻醉浓度下的氟烷可产生支气管扩张作用,以往认为这种作用是由于β肾上腺素能反应增强,但是最近一些研究表明气道反射抑制和气道平滑肌直接松弛作用亦是其重要机制。但氟烷的心肌抑制作用以及儿茶酚胺应用下心律失常作用令人担忧。恩氟烷、异氟烷和七氟烷达到明显麻醉水平(1.5 MAC)时亦具有防止和逆转支气管收缩作用。吸入麻醉药对离体气管平滑肌的舒张强度为:地氟烷>氟烷>异氟烷>恩氟烷>七氟烷,但用于活体情况则有所不同。此外,哮喘患者麻醉是否采用吸入麻醉药仍有不同的观点。资料报道,麻醉诱导采用吸入麻醉药的患者,其术中哮喘发生率高于

静脉麻醉。因此,尽管吸入麻醉药有舒张气管平滑肌的作用,但用于哮喘患者麻醉仍需谨慎。

4. 肌松药

对于有慢性喘息性支气管炎或哮喘的患者,肌松药选择应避免组胺释放较强的药物。

(1)长效肌松药 箭毒可引起组胺释放,诱发支气管收缩,所以一般不用于哮喘患者,避免用于明显气道阻塞性疾病患者。泮库溴铵对气流阻力无明显影响,杜什溴铵、哌库溴铵不会引起组胺释放。

(2)中效肌松药 较大剂量或快速注射阿曲库铵和米库氯铵后可引起组胺释放,宜避免。维库溴铵不诱发组胺释放,最适用于较短时手术和(或)气管插管。

(3)胆碱酯酶抑制剂 新斯的明的毒蕈碱作用可能引起气道阻塞患者气道分泌增加,诱发支气管痉挛。较大剂量格隆溴铵(>0.5 mg)或阿托品(>1.0 mg)可明显减轻这种反应。

5. 抗炎解痉药物

哮喘属炎性疾病的观点,使哮喘的治疗从过去单纯强调应用茶碱类药物,转而强调应用糖皮质激素抗炎和支气管扩张药物的综合治疗。一般认为凡能升高3/5环磷酸腺苷(cAMP),或降低环磷酸鸟苷(cGMP),从而使cAMP/cGMP比值增高的药物均具有支气管扩张效应。cAMP稳定肥大细胞,抑制其释放介质。cAMP抑制气道平滑肌的肌浆球蛋白轻链激酶而使平滑肌松弛,支气管扩张。可提高cAMP/cGMP比值的药物有以下10类:糖皮质激素;β₂受体激动剂;茶碱类;炎性介质受体拮抗剂,如H1受体、白三烯受体和PAF拮抗剂;抗胆碱能药物;H₂受体拮抗剂;钙离子通道阻滞剂;肾上腺素类;某些前列腺素类,如PGE₂等;色甘酸钠等。

(1)糖皮质激素 可在多个环节阻断气道炎症,具有抗炎、抗过敏、抗渗漏、松弛气道平滑肌以及降低气道反应性的效应。糖皮质激素抑制气道黏膜中炎性细胞的趋化、聚集、活化,特别是抑制炎症反应中几种重要的炎性介质的形成、释放和致炎致痉活性。通过对细胞免疫抑制和减少气道中的肥大细胞数,减少免疫球蛋白的合成而发挥过敏作用。糖皮质激素可减少气道微血管的通透性和上皮细胞黏液的分泌,减少肺血管渗漏,促使支气管黏膜水肿消退。通过增加平滑肌β受体的表达,抑制平滑肌收缩介质的合成,使气道平滑肌松弛。经呼吸道吸入剂静脉应用激素均可降低高气道反应性。常用药物包括氢化可的松、泼尼松(强的松)、甲泼尼龙(甲强龙/美卓乐)和地塞米松等。

临床良好效果的建议剂量为氢化可的松$1\sim2$ mg/kg,糖皮质激素治疗患者剂量一般增加1倍,麻醉诱导前$1\sim2$ h给药。严重急性哮喘(支气管痉挛)发作时,应经静脉及时给予大剂量琥珀酸氢化可的松($400\sim1500$ mg/d)或甲泼尼龙($80\sim500$ mg/d)。无糖皮质激素依赖倾向者,可在短期($3\sim5$天)内停药;有激素依赖倾向者应延长给药时间,控制哮喘症状后改为口服给药,并逐步减少激素用量。地塞米松抗炎作用较强,但由于血浆和组织中半衰期长,对脑垂体-肾上腺轴的抑制时间长,故应尽量避免使用或不较长时间使用。

短期大剂量糖皮质激素应用的潜在不良反应包括:暂时性糖代谢紊乱、胃纳增加、水潴留、体重增加、满月面、精神异常、高血压、胃溃疡、股骨头无菌坏死。长期口服或注射则可引起骨质疏松、高血压、糖尿病、下丘脑-垂体-肾上腺轴抑制、白内障、青光眼、肥胖、皮肤变薄、肌萎缩。应注意观察,并避免长期使用。

(2)NSAIDs药 阿司匹林等非甾体抗炎药物能够加重呼吸系统疾病,可能跟促发急性支气管收缩有关。

(3)拟肾上腺素能药 首选β₂受体激动剂,代表性药物包括沙丁胺醇、特布他林和双甲苯苄醇,

后者气雾吸入后作用时间超过 8 h，特布他林一般仅用于口服和肠道外给药，均可伴有心动过速和肌颤。沙丁胺醇是目前应用最广的短效 β_2 受体激动剂（SABA），吸入后 $5 \sim 6$ min 起效，$30 \sim 60$ min 达到最大作用，持续 $3 \sim 4$ h，是缓解轻至中度哮喘及支气管痉挛急性发作的首先要药物。长效 β_2 受体激动剂（LABA），持续时间可达 12 h 以上，代表性药物有沙美特罗、福莫特罗等；当患者出现严重的支气管痉挛，特别是出现"寂静肺"时，静脉注射肾上腺素（$25 \sim 100$ μg）往往可迅速起效。

（4）茶碱类药　现认为其主要是通过拮抗腺苷受体和释放内源性儿茶酚胺的作用舒张支气管，是哮喘患者维持治疗的标准用药。但对于急性支气管痉挛是作用已备受质疑，其安全剂量范围较窄，在最大剂量出现前即已可能出现中毒反应；同时，在围术期应用时，可能与吸入麻醉药（如氟烷）或拟交感药物产生相互作用，而增加不良反应发生的风险，因此，虽然尚无明确的循证医学证据支持，但目前多数已不主张将其作为围术期急性支气管痉挛的一线治疗用药，或者认为皮下注射或气雾吸入拟肾上腺素能药物的效果优于静脉注射氨茶碱。所以目前有人将氨茶碱列为吸入拟交感药物，静脉注射利多卡因和抗胆碱能药物之后的二线或三线药物。

（5）抗胆碱能药　通过气道平滑肌上的 M_1 受体，抑制细胞内 cGMP 的合成，降低迷走神经张力，使支气管扩张，并减少气道分泌物。该药可用于急性哮喘发作，但不主张作为第一线药物，其扩张支气管作用弱于 β 受体激动剂因而用于支气管痉挛的预防作用要优于治疗作用。异丙托溴铵气雾剂（爱全乐）吸入给药的作用于阿托品相似，而不良反应较少。格隆溴铵（胃长宁）逆转支气管痉挛所需的剂量较大（静脉注射 1 mg），因而多用于痉挛的预防（术前较小剂量即可）而不是治疗。作为一种选择性的抗胆碱能药物，戊乙奎醚（长托宁）静脉注射对支气管痉挛的预防作用已被普遍接受，且心血管不良反应较阿托品明显减少，但用于急性支气管痉挛的治疗仍需进一步研究。阿托品因其心血管不良反应较大，多不用于支气管痉挛的治疗。

（6）抗组胺类抗过敏药　抗感染治疗的药物主要包括糖皮质激素和抗过敏药物两大类。后者不良反应小，临床上已成为治疗轻度哮喘的主要药物和治疗中度哮喘的重要辅助药物。现已证实抗组胺药物具有明显的抗气道炎症作用，服用氮卓斯汀等第二代抗组胺药物，可抑制变应原诱发的速发相及迟发相哮喘，并可使气道高反应性降低，同时，还可抑制气道内嗜酸粒细胞的趋化和浸润。第二代抗组胺药，除可直接拮抗组胺、白三烯、5-羟色胺等炎性介质外，还可抑制肥大细胞、嗜酸粒细胞释放介质。某些新型抗过敏药（如 cetirzine）还可抑制黏附分子的表达。由于抗组胺药具有明显的支气管扩张效应及抗炎效应，比 β_2 激动剂具有更积极的意义。主要药物包括氮卓斯汀、二盐酸西替利嗪、氯雷他定和阿司咪唑。

（7）其他药物　利多卡因、脂皮素、介质拮抗剂（如血小板激活因子和白三烯受体拮抗剂）和肥大细胞膜稳定剂等已开始试用于支气管痉挛的预防，具体应用前景尚待观察。① 利多卡因：气管插管前 $1 \sim 2$ min 静脉注射 $1 \sim 2$ mg/kg 可有效预防支气管痉挛反射，但气道内途径给药有刺激痉挛发作的风险，用于预防的价值更大。② 脂皮素（lipocortin）：糖皮质激素抗感染抗过敏机制之一是通过脂皮质素介导的。直接应用合成的脂皮素可能有较好效果，可避免糖皮质激素的不良反应。③ 介质阻释剂（炎症细胞稳定剂）：色甘酸钠、酮替酚、利喘平等通过稳定炎症细胞膜，减少介质释放而起到防治支气管痉挛的作用。这类药物适用于变态性或类过敏性反应所致支气管痉挛的预防。④ 介质拮抗剂：H_1 受体拮抗剂、PAF 拮抗剂、白三烯受体拮抗剂等多种特异性受体拮抗剂可有效地阻断其相关介质的作用，而起到抗某些支气管痉挛的作用。⑤ 硫酸镁：静脉滴注 20 min 以上对难治性支气管痉挛

可能有帮助。一项荟萃分析支持其在哮喘急性发作期的应用。高剂量和高水平的镁会导致骨骼肌无力和中枢神经系统抑郁。镁可能会引起低血压,因为全身血管阻力减少。

(周焕平　吕　欣)

参 考 文 献

[1] 中华医学会呼吸病学分会哮喘学组.支气管哮喘防治指南(2016年版).中华结核和呼吸杂志,2016,39(9):675-697.

[2] Reddel H K, Bateman E D, Becker A, et al. A summary of the new GINA strategy: a roadmap to asthma control. Eur Respir J, 2015, 46(3): 622-639.

[3] 韩传宝,周钦海,孙培莉,等.哮喘患者围术期麻醉管理.临床麻醉学杂志,2013,29(8):820-822.

[4] 中华医学会呼吸病学分会哮喘学组.支气管哮喘控制的中国专家共识.中华内科杂志,2013.52(5):440-443.

[5] Lancet Respiratory Medicine. A new identity for asthma. Lancet Respir Med, 2015, 3(10): 735.

[6] Iammatteo M, Keskin T, Jerschow E. Evaluation of periprocedural hypersensitivity reactions. Ann Allergy Asthma Immunol, 2017, 119(4): 349-355.

[7] 程慧华,江山平.支气管哮喘患者的围术期管理.中华结核和呼吸杂志,2016,39(1):73-76.

[8] Liccardi G, Salzillo A, Sofla M, et al. Bronchial asthma. Curr Opin Anaesthesiol, 2012, 25(1): 30-37.

[9] Sellers W F. Inhaled and intravenous treatment in acute severe and life-threatening asthma. Br J Anaesth, 2013, 110(2): 183-190.

[10] Kew K M, Kirtchuk L, Michell C I. Intravenous magnesium sulfate for treating adults with acute asthma in the emergency department. Cochrane Database Syst Rev, 2014, (5): Cd010909.

第81章

肺 栓 塞

肺栓塞是围术期威胁患者生命安全的首要因素,美国每年有100 000～150 000例VTE相关死亡事件,其中大约1/3发生在术后。在发病率和死亡率方面,几乎没有健康问题可以与深静脉血栓形成(DVT)和肺栓塞(PE)[统称为静脉血栓栓塞症(VTE)]相对抗。VTE死亡率预计高于乳腺癌,心肌梗死和卒中。住院和手术显著增加了VTE的风险。实际上,大手术可能是唯一最重要的危险因素。在接受手术的6周内,接受住院手术的患者接受VTE的可能性是非手术患者的70倍。术后VTE也被认为是住院患者中最可预防的死亡原因。目前的指南对每个患者和手术程序进行一定程度的调整,平衡VTE与出血风险之间的风险。麻醉医师对生理学,药理学和每位患者的病史都有详细的了解。此外,他们对患者并发症,手术和麻醉风险因素之间的动态相互作用具有独特的视角。因此,作为专科的麻醉科在确保每个患者围术期管理的优化方面处于领先地位,目的是安全地将VTE风险降至最低。本章的目的不是评估目前的循证预防指南,而是检查深静脉血栓形成中出现的概念,并将其作为一个框架来更好地评估不同的治疗方案,以达到合理的最佳预防效果。第二个目标是进一步提高对这种常常不引人注目但有潜在致命的疾病风险的认识。敏锐地意识到VTE风险,将能够更有利于改善患者的预后。

第一节 流行病学、易患因素及自然病程

肺栓塞是由内源或外源性栓子阻塞肺动脉引起肺循环和右心功能障碍的临床综合征,包括肺血栓栓塞、脂肪栓塞、羊水栓塞、空气栓塞、肿瘤栓塞等。肺血栓栓塞症(pulmonary thromboembolism, PTE)是最常见的急性肺栓塞类型,由来自静脉系统或右心的血栓阻塞肺动脉或其分支所致,以肺循环和呼吸功能障碍为主要病理生理特征和临床表现,占急性肺栓塞的绝大多数通常所称的急性肺栓塞即PTE。深静脉血栓(deep venous thrombosis, DVT)是引起PTE的主要血栓来源,DVT多发于下肢或骨盆深静脉,脱落后随血流循环进入肺动脉及其分支,PTE常为DVT的并发症。静脉血栓栓塞症(venous thromboembolism, VTE)由于PTE与DVT在发病机制上存在相互关联,是同一疾病病程中两个不同阶段的临床表现,因此统称为VTE。

一、流行病学

急性肺栓塞年发病率为 100～200/10 万人。急性肺栓塞可没有症状,经偶然发现确诊,部分患者首发表现为猝死,因而难以获得准确的流行病学资料。根据现有流行病学模型估计,2004 年总人口为 4.54 亿的欧盟六国,与急性肺栓塞有关的死亡超过 317 000 例。其中,突发致命性急性肺栓塞占 34%,死前未能确诊的占 59%,仅有 7% 的早期死亡病例死前确诊。急性肺栓塞的发生风险与年龄相关,40 岁以上人群,每增龄 10 岁发生风险增加约 1 倍。我国急性肺栓塞防治项目对 1997—2008 年全国 60 多家三甲医院的急性肺栓塞患者进行登记注册,16 792 182 例住院患者中共有 18 206 例确诊为急性肺栓塞,发生率为 0.1%。

VTE 的真实发病率具有相当的不确定性,但 VTE 可能影响高达 25% 的住院手术患者。虽然大手术可能是 VTE 的唯一最重要的危险因素,但手术后 VTE 的风险差异很大,在髋关节和膝关节置换术以及癌症手术中报道的发生率最高。据报道,与自发性 VTE 相比,手术后 VTE 的风险显著增加了 8～70 倍。估计年度致命 PE 事件从 10 万到 30 万不等,VTE 事件的发生范围也从 35 万到 200 万不等,这些与手术和麻醉相关的部分尚不清楚,但估计在 20%～30%。这种不确定性的一个重要原因是研究一般只报道有症状的 DVT,而忽视了无症状的 VTE。事实上,由于 PE 导致的院内死亡率可达 70%～80%,甚至有些患者死亡之前都没有考虑到这种诊断。此外,手术后几周内均可能出现 VTE,导致 VTE 发生率在术后随访时间延长的情况下增加。

二、易患因素

VTE 的易患因素包括患者自身因素(多为永久性因素)与获得性因素(多为暂时性因素)。6 周到 3 个月内的暂时性或可逆性危险因素可诱发 VTE。不同的易患因素有着不同的相对危险度(odds ratio, OR)。常见的易患因素中,强易患因素(OR > 10, S)包括重大创伤、外科手术、下肢骨折、关节置换和脊髓损伤等;中等易患因素(OR 2～9, M)包括膝关节镜手术、自身免疫疾病、遗传性血栓形成倾向、炎症性肠道疾病、肿瘤、口服避孕药、激素替代治疗、中心静脉置管、卒中瘫痪、慢性心力衰竭或呼吸衰竭、浅静脉血栓形成;弱易患因素(OR < 2)包括妊娠、卧床 > 3 天、久坐不动(如长时间乘车或飞机旅行)、老龄、静脉曲张。随着研究深入,不断发现新的易患因素,VTE 与动脉疾病尤其是动脉粥样硬化有着共同的危险因素,如吸烟、肥胖、高脂血症、高血压、糖尿病等。3 个月内发生过心肌梗死或因心力衰竭、心房颤动或心房扑动住院等心内科常见临床情况的患者 VTE 风险显著增加。VTE 风险贯穿妊娠全程,包括体外受精、妊娠初期 3 个月、产后 6 周。除了肿瘤本身,化疗及应用促红细胞生成因子等肿瘤相关治疗也增加 VTE 风险。感染(尤其是呼吸系统、泌尿系统感染或 HIV 感染)是住院期间 VTE 的常见诱发因素,一些临床常规操作如输血和腹腔镜手术如腹腔镜下胆囊切除术也增加 VTE 风险。但在缺少任何已知获得性危险因素的情况下仍可发生急性肺栓塞。这些患者中部分可检测到遗传缺陷,涉及血管内皮、凝血、抗凝、纤溶等系统相关基因的变异,称为遗传性血栓形成倾向,或遗传性易栓症。目前,蛋白 C、蛋白 S 和抗凝血酶 III 缺乏以及凝血因子 V Leiden 突变和凝血酶原 G20210A(PT G20210A)突变为明确的 VTE 危险因素。此外,β_2 肾上腺素能受体(ADRB2)、脂蛋白酯酶(LPL)

基因多态性、纤维蛋白原Thr312Ala及G-455A多态性、亚甲基四氢叶酸还原酶（MTHFR）C677T及A1298C多态性都有报道提示与VTE相关。

三、自然病程

肺栓塞或VTE患者30天全因死亡率为9%～11%，3个月全因死亡率为8.6%～17%。VTE存在复发风险，早期复发的累计比例2周时为2.0%，3个月时为6.4%，6个月时为8%。复发率在前2周最高，随后逐渐下降，活动期肿瘤和抗凝剂未快速达标是复发风险增高的独立预测因素。VTE晚期复发（6个月后多数在停用抗凝剂后）的累计比例1年时为13%，5年时为23%，10年时为30%。有VTE复发史的患者更易反复发作，无明显诱因的VTE较有暂时性危险因素的VTE更易复发。抗凝治疗期间或停药后D-二聚体水平升高者复发风险增加。

第二节　病理生理学过程

急性肺栓塞导致肺动脉管腔阻塞，血流减少或中断，引起不同程度的血流动力学和气体交换障碍。轻者几无任何症状，重者因肺血管阻力突然增加，肺动脉压升高，压力超负荷导致右心室衰竭，是急性肺栓塞死亡的主要原因。

一、血流动力学改变

急性肺栓塞可导致肺循环阻力增加，肺动脉压升高。肺血管床面积减少25%～30%时肺动脉平均压轻度升高；肺血管床面积减少30%～40%时肺动脉平均压可达30 mmHg以上，右心室平均压可升高；肺血管床面积减少40%～50%时肺动脉平均压可达40 mmHg，右心室充盈压升高，心脏指数下降；肺血管床面积减少50%～70%时可出现持续性肺动脉高压；肺血管床面积减少＞85%时可导致猝死。此外，急性肺栓塞时血栓素A等物质释放可诱发血管收缩。解剖学阻塞和血管收缩导致肺血管阻力增加，动脉顺应性下降。

二、右心功能改变

肺血管阻力突然增加导致右心室压力和容量增加、右心室扩张，使室壁张力增加、肌纤维拉伸，通过Frank-Starling机制影响了右心室的收缩性，使右心室收缩时间延长。神经体液激活引起右心室变力和变时效应。上述代偿机制与体循环血管收缩共同增加了肺动脉压力，以维持阻塞肺血管床的血流，暂时稳定体循环血压。但这种即刻的代偿程度有限，未预适应的薄壁右心室无法产生40 mmHg以上的压力以抵抗增高的肺动脉阻力，最终可发生右心功能不全。右心室壁张力增加使右冠状动脉相对供血不足，同时右心室心肌氧耗增多，可导致心肌缺血，进一步加重右心功能不全。

三、心室间相互作用

右心室收缩时间延长,室间隔在左心室舒张早期突向左侧,右束支传导阻滞可加重心室间不同步,致左心室舒张早期充盈受损,加之右心功能不全导致左心回心血量减少,使心排血量降低,造成体循环低血压和血流动力学不稳定。

四、呼吸功能改变

急性肺栓塞时呼吸衰竭主要为血流动力学紊乱的结果。心排血量降低引起混合静脉血氧饱和度降低。此外,阻塞血管和非阻塞血管毛细血管床的通气/血流比例失调,导致低氧血症。由于右心房与左心房之间压差倒转,约1/3的患者超声可检测到经卵圆孔的右向左分流,引起严重的低氧血症,并增加反常栓塞和卒中的风险。

第三节　围术期VTE的管理

一、围术期风险的预测

尽管在高危手术中可采用很多预防方法,但对于某些患者,预防出血和术后感染的相关的风险可能超过预防VTE的风险。因此,精确的术前VTE风险评估对于适当的预防性选择至关重要。但是,如上所述,缺乏准确的结果数据,风险预测工具不够精确。VTE风险通常被粗略分配为低,中等,高或极高风险。Caprini评分可以说是最广泛使用的VTE风险预测工具如表81-1所示,将独立风险因子放入Caprini评分中,以便更好地观察。

表81-1　Caprini评分与相关风险因素比较

条　　件	Caprini评分	相　关　风　险
年龄＞75岁	3	90
产后	1	20
大创伤	5	13
住院	0	8
肿瘤	3	6.5
外科手术	3	6
妊娠	1	5.5
长期卧床	1	5.5
口服避孕药	1	4

（续表）

条　件	Caprini评分	相　关　风　险
莱登Ⅴ因子（杂合子）	3	4
激素替代治疗	1	3
凝血酶原20210G（杂合子）	3	2.5
肥胖（BMI＞30）	1	2.5
家族史	3	2.5
旅行＞4 h	0	2
高半胱氨酸血症	3	1.1

二、预防围术期VTE

为了预防VTE，已经出版了一些指导意见。采纳和遵守这些指导意见进一步地为医疗保健的改善提供了难得的机遇。实施提高合规性的策略应该是所有机构的关注要点。采用简化的更通用的协议，提高依从性的策略可能不会为所有患者服务。在麻醉学的临床实践中，患者管理通常是个体化的，视患者情况和手术情况而定。麻醉医师有机会确保每位患者都接受个体化的最佳预防措施，目标是预防围术期的VTE。与围术期心肌梗死、卒中或肾损伤相似，麻醉医师也应该敏锐地意识到VTE危险因素，以便在手术过程中对患者进行个体化管理。尤为重要的是，即使绝大多数VTE不是在手术室开始发生，也常常是在麻醉诱导开始时萌芽了。与急性和慢性术后疼痛类似，涉及多种发病途径，多模式治疗方法是必要的，越来越多的凝血途径级联反应参与围术期VTE，仅仅依靠抗凝剂是不够的。

（一）间歇式气动压缩装置

间歇性气动压缩装置（ICD）应该是VTE预防的基础。

VTE预防的第一道防线应尽量减少无脉动时间，这可通过以下方法来实现：① 便携式ICD的诱导和延长时间使用；② 手术后早期下床活动；③ 定期进行足部和小腿运动，至少每2 h 1次。

虽然关于ICDs在降低手术后VTE发生率的有效性方面存在广泛的共识，但关于其达到这种有益效果的确切机制仍存在一些不确定因素。研究表明，ICDs的优势是不仅能增加脉动流，而且还能增加纤维蛋白溶解得活性。使用ICD应该努力达到18 h或更长时间的日常依从性。

一些研究表明，长期便携式ICD治疗（至少10天）对VTE预防的有效性不逊于华法林、利伐沙班、达比加群或依诺肝素。这些临床试验提供了有利于ICD长期使用的有力论据。他们还能保证高的VTE风险外科手术，如髋关节和膝关节手术，可以在不使用有效的抗凝血剂的情况下安全执行（例如髋关节和膝关节手术），这可能增加手术出血风险并且禁止使用椎管内麻醉技术。需要明确的是，我们并没有建议使用抗凝血剂来预防VTE的预防，而仅仅是质疑强抗凝剂作为无脉动流所诱发的并发症的一线治疗的作用。尤其是在手术当天，出血并发症的风险最大。在我们看来，除非有禁忌，否则应定期对所有VTE风险的患者进行机械ICD血栓预防治疗。

（二）阿司匹林

与抗凝剂相比，阿司匹林被认为与出血和感染并发症低发生率相关，这是阿司匹林在VTE预防中应用增加的原因。

最近发表的荟萃分析——围术期缺血评估-2（POISE-2）研究、肺栓塞预防（PEP）研究、抗血小板试验协作均显示，阿司匹林的应用使住院手术患者症状性VTE风险约减少近1/3。与抗血小板药物有效地防止血栓增长而不是血栓发生的假设一致，这些研究的探索性分析发现阿司匹林能更有效地预防大血栓，并且有可能降低PE的严重程度。作者还报道，联合应用阿司匹林和抗凝剂并没有改变阿司匹林对VTE或出血的影响。因此，机械预防与抗凝血剂或阿司匹林联合使用，阿司匹林和抗凝剂的作用可能不会被累加。

（三）新型口服抗凝剂

新型口服抗凝血剂可有效地抑制因子Xa（如利伐沙班和阿哌沙班）或凝血酶（达比加群），无须进行血药浓度监测，为围术期预防VTE提供了极具吸引力的、可替代现有抗凝剂的选择。

（四）术前基因组分析

随着我们进入精密医学时代，术前基因组分析将可能会改善术前的危险分层，并有望带来新的治疗干预措施的发展。在VTE病例中，遗传性易栓症可能多达40%。表81-2列出了与这些条件相关的风险因子。与预防性策略中观察到的联合治疗的不同，VTE的危险因素可能协同增强了VTE风险。例如，口服避孕药的患者发生VTE的风险增加4倍，而莱登V因子缺乏的患者风险增加7倍。然而，在一个莱登V因子缺乏并口服避孕药的患者，风险增加了36倍。这些患者如果没有进行VTE的预防，即使在小手术后也可能发展为围术期VTE。最后，全基因组关联研究在鉴定更重要的单核苷酸多态性方面的价值是有限的。未来的研究有可能会发现与VTE高风险相关的罕见变异。

表81-2　VTE的各种易栓因素的相对发病风险

基 因 因 素	首次VTE的相关风险
莱登V因子（纯合子）	80
抗凝血酶缺乏	50
凝血酶原20210G（纯合子）	30
蛋白C缺乏	15
蛋白S缺乏	10
莱登V因子（杂合子）	7
凝血酶原20210G（杂合子）	3～4
非O型血	2

近年来，VTE的复杂发病机制已经取得了很大的进展。在掌握发病机制的基础上，麻醉师理想的定位是为降低VTE发病率做出重大贡献。预防抗凝药物不能预防静脉淤滞或静脉瓣膜内皮活化。因

此,我们主张以ICD的形式对所有处于危险中的患者进行机械预防,作为防止血栓形成的第一道防线。麻醉和镇痛方案应能早期进行积极的动员,干预措施(如ICD)应始终在全身麻醉或深度镇静诱导之前开始(可行)。研究工作的方向应以通过麻醉技术减弱大手术相关的TF和P-选择素释放为主,并研究这种干预对VTE的影响。阿司匹林的血小板抑制作用可在预防血栓增长和减少PE风险方面发挥重要作用,同时能够减少手术出血或感染。术前基因组分析,结合标准的术前评估,可能有助于指导合适的围术期预防。

第四节 外科手术的静脉血栓栓塞的预防推荐意见

一、Caprini 评分表(表81-3)

表81-3 Caprini评分表

危险因素 得分:1分	
年龄41～60岁	败血症(1个月内)
小手术	静脉曲张
BMI＞25 kg/m²	肺功能异常
下肢水肿	急性心肌梗死
严重肺部疾病,包括肺炎(1个月内)	充血性心力衰竭(1个月内)
妊娠期或产后	肠炎病史
不能解释或二次自然流产病史	口服避孕药或激素替代治疗
需要卧床休息的患者	

危险因素 得分:2分	
年龄61～74岁	恶性肿瘤
关节镜手术	卧床(＞72 h)
开放式手术(＞45 min)	石膏固定
腹腔镜手术(＞45 min)	中央静脉通路

危险因素 得分:3分	
年龄≥75岁	狼疮抗凝物阳性
VTE病史	抗心磷脂抗体阳性
VTE家族史	血清同型半胱氨酸升高
莱登V因子阳性	肝素诱导的血小板减少症
凝血酶原20210A阳性	其他先天性或获得性血栓症

危险因素 得分：5分	
脑卒中（1个月内）	髋关节、骨盆或下肢骨折
择期关节置换术	急性脊柱损伤（1个月内）

	普外科手术	整形外科手术	其他手术（未使用Caprini评分）
非常低危	Caprini 0	Caprini 0～2	大多数门诊手术
低　危	Caprini 1～2	Caprini 3～4	脊柱手术（非恶性肿瘤）
中　危	Caprini 3～4	Caprini 5～6	妇科非肿瘤手术；心脏手术 大多数胸部手术 脊柱手术（恶性肿瘤导致）
高　危	Caprini ≥5	Caprini 7～8	减肥手术；妇科肿瘤手术 全肺切除术；开颅手术 创伤性脑损伤；脊柱损伤 其他大创伤

二、推荐意见

（一）腹盆腔外科手术

（1）对于VTE风险低的腹盆腔手术患者（Caprini评分0）推荐除尽早下床活动外，无须药物（1B级）或机械预防（2C级）。

（2）对于VTE风险低的腹盆腔手术患者（Caprini评分1～2分），建议使用机械性预防，最好用间歇充气加压泵（IPC），而不是不预防（2C级）。

（3）对于VTE风险为中度的腹盆腔患者（Caprini评分3～4分），没有大出血高风险，建议选择下列3种措施中的1种进行预防，而不是不采取预防措施：低分子肝素（LMWH）（ACCP 2B），如依诺肝素40 mg，皮下注射，每日1次，手术前2 h开始（如果肌酐清除率＜30 ml/min，30 mg，皮下注射，每日1次）。低分子普通肝素（LDUH）（2B级）如，肝素，每8～12 h 5 000 U。机械预防，最好用间歇充气加压泵（2C级）。

（4）对于VTE风险为中度的腹盆腔手术患者（Caprini评分3～4分），且有大出血高风险，或者出血可以导致特别严重的后果，建议机械预防，最好是间歇充气加压泵（2C级），而不是不采取预防措施（2C级）。

（5）对于VTE风险高的腹盆腔手术患者（Caprini评分≥5分），且没有大出血的高风险，推荐用低分子肝素（1B级）或LDUH（1B级）预防，而不是不预防。建议辅以弹力袜或间歇充气加压泵（2C级机械预防。

（6）对于VTE风险高的腹盆腔肿瘤手术患者，其他方面没有大出血的高风险，推荐延长低分子肝素预防治疗（4周），而不是短时间预防（1B级）。

（7）VTE风险高的腹盆腔手术患者，同时大出血风险高，或者出血能导致特别严重后果的，建议使用机械性预防，而不是不采取预防措施。最好是应用间歇充气加压泵，直到出血风险降低，可以用

药物预防为止（2C级）。

（8）VTE风险高（Caprini评分≥5分）的腹盆腔手术患者，同时有低分子肝素、普通肝素禁忌，没有大出血的高风险，建议选择下列三种措施中的一种进行预防，而不是不采取措施。

1）低剂量的阿司匹林（2C级），如阿司匹林160 mg，口服，每日1次。

2）磺达肝癸钠（2C级）2.5 mg，皮下注射，每日1次，术后6～8 h开始，肌酐清除率＜30 ml/min者禁用。

3）机械性预防，最好用间歇充气泵（2C级）。

（9）对于普通腹部-盆腔外科手术患者，不建议采用下腔静脉滤器用于特发性VTE的预防（2C级）；不建议定期静脉加压超声检查（CUS）（2C级）。

（二）心脏手术

对于术后过程顺利的心脏手术患者，建议使用机械性预防，最好是用间歇性充气加压泵，而不是药物预防（2C级）或不预防（2C级）。

对于心脏手术后出现一种或多种非出血性并发症，导致住院时间延长的患者，建议在机械预防的基础上，加用低分子肝素或者低剂量普通肝素药物预防（2C级）。

（三）胸科手术

（1）对于VTE风险为中度，没有围术期出血高危的胸科手术患者，建议选择下列3种措施中的1种进行预防，而不是不采取预防措施：低剂量普通肝素（2B级）：如肝素5 000 U，每8～12 h 1次。LMWH（2B级）：如依诺肝素40 mg皮下注射，每日1次，手术前2 h开始（如果肌酐清除率＜30 ml/min，30 mg，皮下注射，每日1次）。机械预防，最好用间歇充气加压泵（2C级）。

（2）对于VTE风险高，没有围术期出血高危的胸科手术患者，建议使用低剂量普通肝素（1B级）或低分子肝素（1B级）预防血栓，而不是不预防。在药物预防的基础上建议加用机械预防——弹力袜或间歇充气泵（2C级）。

（3）对于大出血风险高的胸科手术患者，建议使用机械预防，最好是间歇充气加泵，直到出血风险降低可以用药物预防为止（2C级）。

（四）颅脑手术

（1）对开颅手术患者，建议使用机械性预防，最好是间歇充气加压泵（2C级），而不是不预防或者用药物预防。

（2）对于VTE风险非常高的患者（例如，因恶性肿瘤而手术的患者），一旦已经充分止血，出血风险降低，建议在机械预防的基础上增加药物预防（2C级）。

（五）脊柱手术

（1）对于脊柱外科手术患者，建议使用机械方法预防血栓，最好是间歇充气加压泵，而不是不预防（2C级）或者用普通肝素预防（2C级）或低分子肝素预防（2C级）。

（2）对于VTE高风险的脊柱外科手术患者（包括恶性肿瘤，手术时需要同时采取前-后进路），一

且已经充分止血,出血风险降低,建议在机械预防基础上加用药物预防(2C级)。

(六)妇产科手术

(1)剖宫产术后妇女的血栓风险评估,如果有下列主要危险因素的1个或者次要危险因素2个,产后VTE风险>3%。

1)主要危险因素:不动(分娩期间严格卧床休息≥1周);产后出血,手术出血量>1 L;既往VTE病史;先兆子痫并胎儿发育不良;抗凝血酶缺乏症;凝血因子V莱登突变(纯合子或杂合子);凝血酶原G20210A突变(纯合子或杂合子);系统性红斑狼疮;心脏病;镰状细胞病;输血;产后感染。

2)次要危险因素:急性剖宫产;BMI>30 kg/m² 多次妊娠;产后出血>1 L;吸烟>10支/d;胎儿发育不良(出生体重小于根据胎龄和性别调整的体重的第25百分位);蛋白C缺乏症;蛋白S缺乏;先兆子痫。

(2)如果除了妊娠和剖宫产之外,没有其他VTE高危因素,推荐除了早离床活动外,不采取其他预防血栓的措施(1B级)。

(3)如果存在1个主要的或2个以上的次要的危险因素,建议采取下列措施预防,而不是不预防(2B级):

1)低分子肝素:低分子肝素(LMWH)(2B级),如依诺肝素40 mg,皮下注射,每日1次,手术前2 h开始(如果肌酐清除率<30 ml/min,30 mg,皮下注射,每日1次)。

2)机械预防:弹力袜或间歇充气泵。

(4)如果发生VTE的风险很高(产褥期持续存在多个额外的危险因素),建议低分子肝素(剂量如上)加机械预防,而不是单用低分子肝素(2C级)。

(5)对持续存在危险因素的高危妇女,建议在分娩后延长预防长达产后6周,可出院后继续用药(2C级)。

(6)易栓症妇女围生期肺栓塞的预防

1)对既往没有VTE病史,但已知有纯合子莱登V因子或凝血酶原20210A突变和VTE家族史的孕妇,建议产前用预防剂量或中等剂量的低分子肝素预防,产后用预防剂量或中等剂量的低分子肝素,或维生素K拮抗剂将INR维持至2～3,预防6周,而不是不做预防(2B级)。

2)对既往没有VTE病史,但已知有其他所有易栓症和VTE家族史的孕妇,我们建议产前提高警惕,产后用预防剂量或中等剂量的低分子肝素预防,或者对于不是蛋白C或S缺乏的妇女,维生素K拮抗剂目标INR 2～3,预防6周,而不是常规治疗(2C级)。

3)对既往没有VTE病史,但已知有纯合子莱登V因子或凝血酶原20210A突变,没有VTE家族史的孕妇,建议产前临床提高警惕,产后用预防剂量或中等剂量的低分子肝素,或维生素K拮抗剂目标INR 2～3,预防6周,而不是常规治疗(2C级)。

4)对既往没有VTE病史,但已知有其他所有易栓症,没有VTE家族史的孕妇,建议产前产后临床提高警惕,而不是药物预防(2C级)。

(七)创伤

(1)对于严重创伤患者,包括脑损伤、急性脊髓损伤、创伤性脊柱损伤等的患者,建议选择下列3

种措施中的1种进行预防,而不是不采取预防措施。

1)低分子肝素(LMWH)(2C级),如依诺肝素40 mg,皮下注射,每日1次(如果肌酐清除率<30 ml/min,30 mg,皮下注射,每日1次)。

2)低剂量普通肝素(LDUH)(2C级)如肝素5 000单位,每8～12 h 1次。

3)机械预防,最好用间歇充气加压装置(2C级)。

(2)对于VTE风险高的严重创伤患者(急性脊髓损伤、脑外伤,因创伤而需做脊髓手术),如果没有下肢损伤的禁忌证,建议在药物预防的基础上增加机械性预防(2C级)。

(3)对于使用低分子肝素或普通肝素有禁忌的严重创伤患者,如果没有下肢损伤的禁忌证,建议机械性预防,最好用间歇充气加压泵,而不是不作预防(2C级);一旦出血风险降低,或者使用肝素的禁忌证已不存在,建议加用低分子肝素或普通肝素预防(2C级)。

(4)对于严重创伤的患者,我们建议不用下腔静脉滤器作为初始的VTE预防(2C级)。

(5)对于严重创伤的患者,我们不建议定期做静脉超声检查(2C级)。

(6)对于只有小腿受伤需要腿部固定的患者,不建议药物预防(2C级)。

第五节　临床表现

急性肺栓塞缺乏特异性的临床症状和体征,易漏诊。

一、症状

急性肺栓塞临床表现缺乏特异性,其表现取决于栓子的大小、数量、栓塞的部位及患者是否存在心、肺等器官的基础疾病。多数患者因呼吸困难、胸痛、先兆晕厥、晕厥和(或)咯血而疑诊为急性肺栓塞。胸痛是急性肺栓塞的常见症状,多因远端肺栓塞引起的胸膜刺激所致。中央型急性肺栓塞胸痛表现可类似典型心绞痛,多因右心室缺血所致,需与急性冠脉综合征(acutecoronarysyndrome, ACS)或主动脉夹层鉴别。呼吸困难在中央型急性肺栓塞患者中急剧而严重,而在小的外周型急性肺栓塞患者中通常短暂且轻微。既往存在心力衰竭或肺部疾病的患者,呼吸困难加重可能是急性肺栓塞的唯一症状。咯血提示肺梗死,多在肺梗死后24 h内发生,呈鲜红色,数日内发生可为暗红色。晕厥虽不常见,但无论是否存在血流动力学障碍均可发生,有时是急性肺栓塞的唯一或首发症状。急性肺栓塞也可完全无症状,仅在诊断其他疾病或尸检时意外发现。

二、体征

主要表现为呼吸系统和循环系统的体征,特别是呼吸频率增加(>20次/min)、心率加快(>90次/min)、血压下降及发绀。低血压和休克罕见,但一旦发生常提示中央型急性肺栓塞和(或)血流动力学储备严重降低。颈静脉充盈或异常搏动提示右心负荷增加。下肢静脉检查发现一侧大腿或小腿周径较对侧大超过1 cm,或下肢静脉曲张,应高度怀疑VTE。其他呼吸系统体征还包括肺部听诊

湿啰音及哮鸣音、胸腔积液等。肺动脉瓣区可出现第二心音亢进或分裂,三尖瓣区可闻及收缩期杂音。急性肺栓塞致急性右心负荷加重,可出现肝脏增大、肝颈静脉反流征和下肢水肿等右心衰竭的体征。

分析1 880例急性肺栓塞患者的临床表现发现,上述症状和体征出现频度分别为呼吸困难(50%)、胸膜性胸痛(39%)、咳嗽(23%)、胸骨后胸痛(15%)、发热(10%)、咯血(8%)、晕厥(6%)、单侧肢体肿胀(24%)和单侧肢体疼痛(6%)。

第六节 辅 助 检 查

一、动脉血气分析

血气分析指标无特异性。可表现为低氧血症、低碳酸血症、肺泡-动脉血氧梯度$[P(A-a)O_2]$增大及呼吸性碱中毒。但多达40%的患者动脉血氧饱和度正常,20%的患者$P(A-a)O_2$正常。检测时应以患者就诊时卧位、未吸氧、首次动脉血气分析的测量值为准。

二、血浆D-二聚体

D-二聚体的特异度随年龄增长而降低,80岁以上的患者降至约10%。建议使用年龄校正的临界值以提高老年患者D-二聚体的评估价值。年龄校正的临界值(50岁以上为年龄×10 g/L)在保持敏感度的同时,特异度从34%～46%增加到97%以上。使用年龄校正的D-二聚体临界值,代替以往的标准500 g/L临界值,排除急性肺栓塞的可能性由6.4%升至29.7%,无其他假阴性结果。

三、心电图

表现无特异性。可表现为胸前导联V1～V5及肢体导联Ⅱ、Ⅲ、aVF的sT段压低和T波倒置,V呈QR型,$S_IQ_{III}T_{III}$(即Ⅰ导联S波加深,Ⅲ导联出现Q/q波及T波倒置),不完全性或完全性右束支传导阻滞(图81-1)。上述改变为急性肺动脉阻塞、肺动脉高压、右心负荷增加、右心扩张共同作用的结果,多见于严重急性肺栓塞。轻症可仅表现为窦性心动过速,约见于40%的患者。房性心律失常,尤其心房颤动也较多见。

四、超声心动图

在提示诊断、预后评估及除外其他心血管疾病方面有重要价值。是基层医疗机构诊断急性肺栓塞的常用技术,而且便于急诊使用。超声心动图可提供急性肺栓塞的直接和间接征象。直接征象为发现肺动脉近端或右心腔血栓,如同时临床表现疑似急性肺栓塞,可明确诊断,但阳性率低。间接征

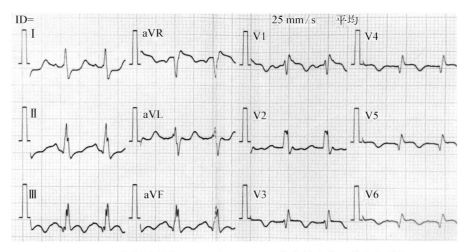

图81-1　急性肺栓塞心电图（S_I Q_{III} T_{III}，完全性右束支传导阻滞）

象多是右心负荷过重的表现，如右心室壁局部运动幅度下降，右心室和（或）右心房扩大，三尖瓣反流速度增快以及室间隔左移，肺动脉干增宽等。既往无肺血管疾病的患者发生急性肺栓塞，右心室壁一般无增厚，肺动脉收缩压很少超过35～40 mmHg，因此在临床表现基础上结合超声心动图特点，有助于鉴别急、慢性肺栓塞。

五、肺部影像学检查

（一）胸部X线检查

急性肺栓塞如引起肺动脉高压或肺梗死，X线平片可出现肺缺血征象，如肺纹理稀疏、纤细，肺动脉段突出或瘤样扩张，右下肺动脉干增宽或伴截断征，右心室扩大征。也可出现肺野局部浸润阴影、尖端指向肺门的楔形阴影、盘状肺不张、患侧膈肌抬高、少量胸腔积液、胸膜增厚粘连等。胸片虽缺乏特异性，但有助于排除其他原因导致的呼吸困难和胸痛。

（二）CT肺动脉造影

CT具有无创、扫描速度快、图像清晰、较经济的特点，可直观判断肺动脉栓塞的程度和形态，以及累及的部位及范围。急性肺栓塞的直接征象为肺动脉内低密度充盈缺损（图81-2），部分或完全包围在不透光的血流之内的"轨道征"，或者呈完全充盈缺损，远端血管不显影；间接征象包括肺野楔形条带状的高密度区或盘状肺不张，中心肺动脉扩张及远端血管分布减少或消失等。同时可对右心室形态、室壁厚度进行分析。CT肺动脉造影是诊断急性肺栓塞的重要无创检查技术，敏感度为83%，特异度为78%～100%，主要局限性是对亚段及亚段以下肺动脉内血栓的敏感度较差，在基层医疗机构尚无法普及。在临床应用中，CT肺动脉造影应结合PSI临床可能性评分。低危患者如CT结果正常，可排除急性肺栓塞；临床评分为高危的患者，CT肺动脉造影结果阴性并不能除外单发的亚段肺栓塞。如CT显示段或段以上血栓，能确诊急性肺栓塞，但对可疑亚段或亚段以下血栓，则需进一步结合下肢静脉超声、肺通气灌注扫描或肺动脉造影等检查明确诊断。CT静脉造影是诊断DVT的简易方法，可与CT肺动脉造影同时完成，仅需注射1次造影剂。联合CT静脉和肺动脉造影使急性肺栓塞诊断的

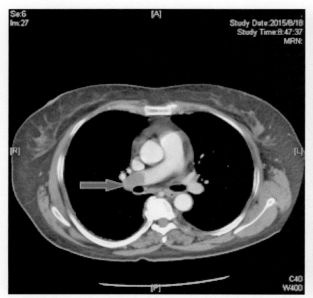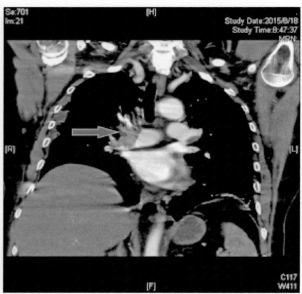

图81-2　急性肺栓塞CTPA

右侧肺动脉主干栓塞,箭头为血栓

敏感度由83%增至90%。但CT静脉造影明显增加放射剂量,用于年轻女性需慎重。加压静脉超声成像(compression venous ultrasonography, CUS)与CT静脉造影对DVT患者的诊断价值相似,建议采用CUS代替CT静脉造影。

（三）放射性核素肺通气灌注扫描

典型征象是与通气显像不匹配的肺段分布灌注缺损。诊断急性肺栓塞的敏感度为92%,特异度为87%,且不受肺动脉直径的影响尤其在诊断亚段以下急性肺栓塞中具有特殊意义。但任何引起肺血流或通气受损的因素如肺部炎症、肺部肿瘤、慢性阻塞性肺疾病等均可造成局部通气血流失调,单凭此项检查可能造成误诊,部分有基础心肺疾病的患者和老年患者由于不耐受等因素也限制了其临床应用。此检查可同时行双下肢静脉显像,与胸部X线平片、CT肺动脉造影相结合,可显著提高诊断的特异度和敏感度。

（四）磁共振肺动脉造影（MRPA）

在单次屏气20 s内完成MRPA扫描,可确保肺动脉内较高信号强度,直接显示肺动脉内栓子及急性肺栓塞所致的低灌注区。相对于CT肺动脉造影,MRPA的一个重要优势在于可同时评价患者的右心功能。既往认为该法对肺段以上肺动脉内血栓诊断的敏感度和特异度均较高,适用于碘造影剂过敏者。但近期2项大规模临床研究(IRM-EP、PIOPED II)结果表明MRPA敏感度较低,尚不能作为单独检查用于排除急性肺栓塞,目前国际上正在进行多中心临床试验探讨MRPA联合CUS排除急性肺栓塞的可行性。

（五）肺动脉造影

肺动脉造影是诊断急性肺栓塞的"金标准",直接征象有肺动脉内造影剂充盈缺损,伴或不伴"轨

道征"的血流阻断；间接征象有肺动脉造影剂流动缓慢，局部低灌注，静脉回流延迟。在其他检查难以确定诊断时，如无禁忌证，可行造影检查。对于疑诊ACS直接送往导管室的血流动力学不稳定的患者，排除ACS后，可考虑肺动脉造影，必要时可同时行经皮导管介入治疗。

六、下肢深静脉检查

由于急性肺栓塞和DVT关系密切，且下肢静脉超声操作简便易行，其在急性肺栓塞诊断中有一定价值，对可疑急性肺栓塞的患者应检测有无下肢DVT形成。除常规下肢静脉超声外，对可疑患者推荐行CUS检查，即通过探头压迫静脉等技术诊断DVT，静脉不能被压陷或静脉腔内无血流信号为DVT的特定征象。CUS诊断近端血栓的敏感度为90%，特异度为95%。

七、遗传性易栓症相关检查

根据2012年"易栓症诊断中国专家共识"，建议存在以下情况的患者接受遗传性易栓症筛查：① 发病年龄较轻（＜50岁）；② 有明确的VTE家族史；③ 复发性VTE；④ 少见部位（如下腔静脉，肠系膜静脉，脑、肝、肾静脉等）的VTE；⑤ 无诱因VTE；⑥ 女性口服避孕药或绝经后接受雌激素替代治疗的VTE；⑦ 复发性不良妊娠（流产，胎儿发育停滞，死胎等）；⑧ 口服华法林抗凝治疗中发生双香豆素性皮肤坏死；⑨ 新生儿暴发性紫癜。抗凝蛋白缺陷是中国人群最常见的遗传性易栓症，建议筛查的检测项目包括抗凝血酶、蛋白C和蛋白S的活性。哈萨克、维吾尔等高加索血统的少数民族人群除了筛查上述抗凝蛋白，还应检测凝血因子V莱登突变和PTG 20210A突变。上述检测未发现缺陷的VTE患者，建议进一步检测血浆同型半胱氨酸（MTHFR突变），血浆因子Ⅷ、Ⅸ、Ⅺ和纤溶蛋白缺陷等。

第七节 临床诊断

急性肺栓塞不仅临床表现缺乏特异性，常规检查如胸片、心电图、血气分析、超声心动图等也缺乏特异性。多排螺旋CT、放射性核素肺通气灌注扫描、肺动脉造影常能明确诊断，但费用高，尤其肺动脉造影具有侵入性，许多基层医院尚不具备检查条件。结合我国实际情况，参照欧洲心脏病学学会（ESC）2014年急性肺栓塞诊疗指南，我们推荐对怀疑急性肺栓塞的患者采取"三步走"策略，首先进行临床可能性评估，然后进行初始危险分层，最后逐级选择检查手段明确诊断。

一、临床可能性评估

常用的临床评估标准有加拿大Wells评分和修正的Geneva评分，二者简单易懂，所需临床资料易获得，适合基层医院。最近，Wells和Geneva评分法则均进一步简化，更增加了临床实用性，有效性也得到证实（表81-4，表81-5）。

表81-4　急性肺栓塞临床可能性评估的Wells评分法

项　　目	原始版（分）	简化版（分）
既往肺栓塞或是DVT病史	1.5	1
心率≥100次/min	1.5	1
过去4周内有手术或制动史	1.5	1
咯血	1	1
肿瘤活动期	1	1
DVT临床表现	3	1
其他鉴别诊断的可能性低于肺栓塞	3	1

注：临床可能性根据各项得分总和推算；三分类法（简化版不推荐三分类法）中总分0～1分为低度可能，2～6分为中度可能，≥7为高度可能；二分类法中，对于原始版评分标准而言0～4分为可能性小，≥5分为可能，对于简化版评分标准而言0～1分为可能性小，≥2分为可能，DVT为深静脉血栓形成。

表81-5　急性肺栓塞临床可能性评估的Geneva评分标准

项目		原始版（分）	简化版（分）
既往肺栓塞或DVT病史		3	1
心率	75～94次/min	3	1
	≥95次/min	5	2
过去1个月内手术史或骨折史		2	1
咯血		2	1
肿瘤活动期		2	1
单侧下肢痛		3	1
下肢深静脉触痛和单侧肿胀		4	1
年龄＞65岁		1	1

注：临床可能性根据各项得分总和推算；三分类法，对于原始版评分标准而言，总分0～3分为低度可能，4～10分为中度可能，≥11分为高度可能；对于简化版评分标准而言0～1分为低度可能，2～4分为中度可能，≥5分为高度可能；二分类法中，对于原始版评分标准而言0～5分为可能性小，≥6分为可能，对于简化版评分标准而言0～2分为可能性小，≥3分为可能，DVT为深静脉血栓形成。

二、初始危险分层

对可疑急性肺栓塞的严重程度进行初始危险分层以评估其早期死亡风险（住院或30天病死率）。主要根据患者当前的临床状态，只要存在休克或持续低血压即为可疑高危急性肺栓塞。休克或持续性低血压是指收缩压＜90 mmHg和（或）下降＞40 mmHg，并持续15 min以上，排除新发心律失常、血容量下降、脓毒血症。如无休克或持续性低血压则为可疑非高危急性肺栓塞。此分层意义重大，需据此决定下一步的诊疗策略。如果有血流动力学障碍则为高危，否则为非高危（图81-3）。非高危者

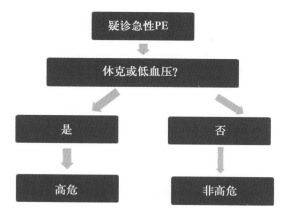

图81-3 急性肺栓塞的初始危险分层

又可分为中危和低危,中危又可分为中高危和中低危(表81-6)。

表81-6 肺栓塞危险度分层

风险评估和评分				
早期死亡风险	休克或低血压	PESI评分Ⅲ～Ⅳ级或sPESI＞1	右心功能不全的表现	心肌损伤标志物
高　危	+	+	+	+
中危　中高危	−	+	均阳性	
中低危	−	+	有一项阳性	
低　危	−	−	可选择进行评估；如评估均为阴性	

三、诊断流程

伴休克或持续性低血压的可疑急性肺栓塞:此类患者临床可能性评估分值通常很高,为可随时危及生命的可疑高危急性肺栓塞患者。诊断首选CT肺动脉造影,应与急性血管功能障碍、心脏压塞、ACS和主动脉夹层进行鉴别诊断。如因患者或医院条件所限无法行CT肺动脉造影,则首选床旁超声心动图检查,以发现急性肺高压和右心室功能障碍的证据。对于病情不稳定不能行CT肺动脉造影者,超声心动图证实右心室功能障碍即可启动再灌注治疗,无须进一步检查,如发现右心血栓则更支持急性肺栓塞的诊断。如果经胸超声心动图检查时声窗不理想,可选择经食管超声心动图,以查找肺动脉血栓进一步支持急性肺栓塞的诊断。床旁影像学检测还推荐采用CUS检查下肢静脉。一旦患者病情稳定应考虑CT肺动脉造影以最终确诊。对可疑ACS而直接送往导管室的不稳定患者,冠状动脉造影排除ACS后,如考虑急性肺栓塞可行肺动脉造影。诊断流程见图81-4。

不伴休克或持续性低血压的可疑急性肺栓塞:首先进行临床可能性评估,在此基础上决定下一步诊断策略。对于临床概率为低、中或急性肺栓塞可能性小的患者,进行血浆D-二聚体检测,可减少不必要的影像学检查和辐射,建议使用高敏法。临床概率为低或急性肺栓塞可能性小的患者,如高敏或中敏法检测D-二聚体水平正常,可排除急性肺栓塞;临床概率为中的患者,如中敏法检测D-二聚体阴性,需进一步检查;临床概率为高的患者,需行CT肺动脉造影明确诊断。诊断流程见图81-5。

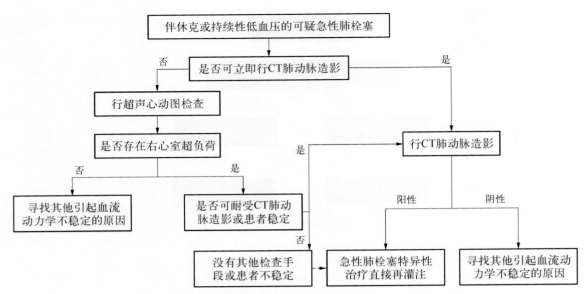

图81-4 可疑高危急性肺栓塞患者的诊断流程图

虚线箭头所示路径证据欠充分

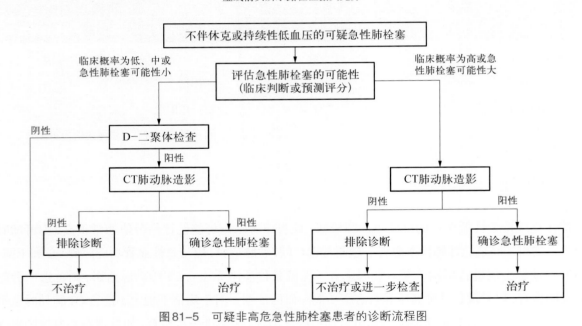

图81-5 可疑非高危急性肺栓塞患者的诊断流程图

第八节 治 疗

一、制订治疗策略

危险度分层治疗方案应根据病情严重程度而定,必须迅速准确地对患者进行危险度分层,然后制订相应的治疗策略(图81-6)。

首先根据是否出现休克或持续性低血压对疑诊或确诊急性肺栓塞的患者进行初始危险度分层,

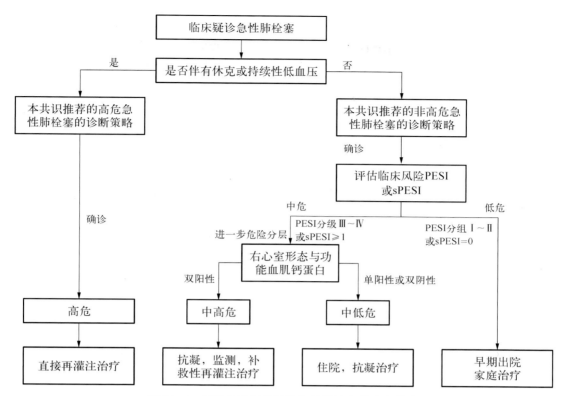

图81-6 基于危险度分层的急性肺栓塞的治疗策略

PESI：肺栓塞严重指数，sPESI：简化版肺栓塞严重指数

识别早期死亡高危患者。出现休克或持续性低血压的血流动力学不稳定为高危患者，立即进入紧急诊断流程（图81-4），一旦确诊，应迅速启动再灌注治疗。对不伴休克或持续性低血压的非高危患者，需进行有效临床预后风险评分，采用肺栓塞严重指数（pulmonary embolism severity index, PESI），或其简化本（sPESI），以区分中危和低危患者。原始版PESI较烦琐，本共识建议采用简化版，即sPESI（表81-7）。对中危患者，需进一步评估风险。超声心动图或CT血管造影证实右心室功能障碍，同时伴有心肌损伤生物标记物肌钙蛋白升高者为中高危，应严密监测，以早期发现血流动力学失代偿，必要时启动补救性再灌注治疗。右心室功能和（或）血肌肌钙蛋白正常者为中低危。

表81-7 肺栓塞严重指数（PESI）及其简化版本（sPESI）的评分标准

项　　目	原　始　版　本	简　化　版　本
年龄	以年龄为分数	1（若年龄＞80岁）
男性	10	—
肿瘤	30	1
慢性心力衰竭	10	1
慢性肺部疾病	10	1
脉搏≥110次/min	20	1
收缩压＜100 mmHg	30	1

（续表）

项　　目	原　始　版　本	简　化　版　本
呼吸频率＞30次/min	20	—
体温＜36℃	20	—
精神状态改变	60	—
动脉血氧饱和度＜90%	20	1

原始版本中危险分层Ⅰ级：≤65分，30天死亡率极低（0～1.6%）；Ⅱ级：66～85分，低死亡率（1.7%～3.5%）；Ⅲ级：86～105分，中等死亡率（3.2%～7.1%）；Ⅳ级：106～125分，高死亡率（4.0%～11.4%）；Ⅴ级：＞125分，极高死亡率（10%～24.5%）。简化版本0分=30天死亡率1.0%（95%CI为0～2.1%）；＞1分=30天死亡率为10.9%（95%CI为8.5%～13.2%）。

二、急性期治疗

（一）血流动力学和呼吸支持

急性右心衰竭导致的心排血量不足是急性肺栓塞患者死亡的首要原因。急性肺栓塞合并右心衰竭患者的支持治疗极其重要。临床证据表明，积极扩容不仅无益，反而有可能因过度机械牵张或反射机制抑制心肌收缩力而恶化右心功能。对心脏指数低、血压正常的急性肺栓塞患者，给予适度的液体冲击（500 ml）有助于增加心排血量。在药物、外科或介入再灌注治疗的同时，通常需使用升压药。去甲肾上腺素通过直接正性变力性作用可改善右心室功能，同时通过刺激外周血管Ⅸ受体升高体循环血压，也能改善右心室冠状动脉灌注，但应限于低血压患者。多巴酚丁胺和（或）多巴胺对心脏指数低、血压正常的急性肺栓塞患者有益，但心脏指数超过生理范围可导致血流由阻塞血管向未阻塞血管的进一步重新分配，从而加重通气/血流比失调。肾上腺素兼具去甲肾上腺素和多巴酚丁胺的优点，而无体循环扩血管效应，可能对急性肺栓塞伴休克的患者有益。血管扩张剂降低肺动脉压力和肺血管阻力，但缺乏肺血管特异性，经体循环给药后可能导致体循环血压进一步降低。吸入一氧化氮可能改善急性肺栓塞患者的血流动力学状态和气体交换。急性肺栓塞患者常伴中等程度的低氧血症和低碳酸血症，低氧血症通常在吸氧后好转。当给予机械通气时胸腔内正压会减少静脉回流，恶化血流动力学不稳定的急性肺栓塞患者的右心功能。因此，机械通气时呼气末正压要慎用，应给予较低的潮气量（约6 ml/kg去脂体重）以保持吸气末平台压力＜30 cmH$_2$O，尽量减少不良血流动力学效应。

（二）抗凝

肝素、低分子量肝素或磺达肝癸钠均有即刻抗凝作用。初始抗凝治疗，低分子量肝素和磺达肝癸钠优于普通肝素，发生大出血和肝素诱导血小板减少症（heparin-induced thrombocytopenia, HIT）的风险也低。而普通肝素具有半衰期短，抗凝效应容易监测，可迅速被鱼精蛋白中和的优点，推荐用于拟直接再灌注的患者，以及严重肾功能不全（肌酐清除率＜30 ml/min）或重度肥胖患者。低分子量肝素和普通肝素主要依赖抗凝血酶系统发挥作用，如有条件，建议使用前和使用中检测抗凝血酶活性，如果活性下降，需考虑更换抗凝药物。

1. 普通肝素

首先给予负荷剂量2 000～5 000 IU或80 IU/kg静脉注射，继之以18 U/（kg·h）持续静脉滴注。

抗凝必须充分，否则将严重影响疗效，增加血栓复发率。在初始24 h内需每4～6 h测定活化的部分凝血活酶时间（APTT）1次，并根据APTT调整普通肝素的剂量，每次调整剂量后3 h再测定APTT，使其尽快达到并维持于正常值的1.5～2.5倍。治疗达到稳定水平后，改为每日测定APTT 1次。应用普通肝素可能会引起HIT，在使用的第3～5天必须复查血小板计数。若需较长时间使用普通肝素，应在第7～10天和14天复查血小板计数，普通肝素使用2周后则较少出现HIT。若患者出现血小板计数迅速或持续降低＞50%，或血小板计数＜100×10⁹/L，应立即停用，一般停用10天内血小板数量开始恢复。

2. 低分子量肝素

所有低分子量肝素均应按体重给药。一般不需常规监测，但在妊娠期间需定期监测抗Xa因子活性，其峰值应在最近一次注射后4 h测定，谷值应在下次注射前测定，每日给药2次的抗Xa因子活性目标范围为0.6～1.0 U/ml，每日给药1次的目标范围为1.0～2.0 U/ml。

3. 磺达肝癸钠

磺达肝癸钠是选择性Xa因子抑制剂，2.5 mg皮下注射，每日1次，无须监测。其清除随体重减轻而降低，对体重＜50 kg的患者慎用。严重肾功能不全（肌酐清除率＜30 ml/min）的患者，可造成磺达肝癸钠体内蓄积而增加出血风险，应禁用。中度肾功能不全（肌酐清除率30～50 ml/min）的患者应减量50%。

4. 口服抗凝药

应尽早给予口服抗凝药，最好与肠道外抗凝剂同日。50多年来，维生素K拮抗剂（vitamin K antagonist, VKA）一直是口服抗凝治疗的基石，包括华法林、硝苄丙酮香豆素、苯丙香豆素、苯茚二酮等，其中华法林国内最常用。近年来，一些新型口服抗凝药也开始用于临床。

（1）华法林　VKA类药物，通过抑制依赖维生素K凝血因子（Ⅱ、Ⅶ、Ⅸ、Ⅹ）合成发挥抗凝作用。通常初始与普通肝素、低分子量肝素或磺达肝癸钠联用。亚洲人华法林肝脏代谢酶与西方人存在较大差异，中国人的平均华法林剂量低于西方人。根据2013年"华法林抗凝治疗的中国专家共识"，不建议给予负荷剂量，推荐初始剂量为1～3 mg，某些患者如老年、肝功能受损、慢性心力衰竭和出血高风险患者，初始剂量还可适当降低。为达到快速抗凝的目的，应与普通肝素、低分子量肝素或磺达肝癸钠重叠应用5天以上，当国际标准化比值（INR）达到目标范围（2.0～3.0）并持续2天以上时，停用普通肝素、低分子量肝素或磺达肝癸钠。目前，国外指南不推荐对所有服用华法林的患者常规进行基因检测，如有条件其可作为华法林剂量调整的辅助手段。

（2）非维生素K依赖的新型口服抗凝药　近年来大规模临床试验为非维生素K依赖的新型口服抗凝药（non.vitaminK-dependentneworalanticoagulants, NOAC）用于急性肺栓塞或VTE急性期治疗提供了证据，包括达比加群、利伐沙班、阿哌沙班和依度沙班。达比加群是直接凝血酶抑制剂。RE.COVER试验比较了达比加群（150 mg，每日2次）与华法林对VTE患者的疗效，主要终点事件为有症状、客观确诊的VTE患者的6个月复发率，共纳入2 539例，仅21%的患者有急性肺栓塞，9.6%的患者同时有急性肺栓塞和DVT，二者均给予肠道外抗凝剂，平均10天，有效性终点达比加群不劣于华法林（HR 1.10，95%CI 0.65～1.84），大出血事件差异无统计学意义，但达比加群的所有出血事件较少（HR 0.71，95%CI 0.59～0.85）。RE-COVER 1研究纳入了患者2 589例，进一步验证了这一结果。利伐沙班是直接Xa因子抑制剂。依据EIN STEIN.DVT和EINSTEIN-PE试验，以依诺肝素桥接华法

林为对照,验证了利伐沙班单药口服(15 mg,每日2次,3周;继以20 mg,每日1次)在控制VTE复发方面的有效性不劣于依诺肝素桥接华法林的标准治疗(HR 1.12,95% CI 0.75～1.68),二者主要安全性事件(大出血或临床相关的非大出血)发生率相当,而利伐沙班大出血发生率更低。目前我国已批准其用于VTE治疗。阿哌沙班是直接Xa因子抑制剂。依据AMPLIFY研究,阿哌沙班单药口服治疗(10 mg,每日2次,7天;继以5 mg,每日2次)在减少有症状的VTE复发或其相关死亡方面不劣于依诺肝素桥接华法林(RR 0.84,95%CI 0.60～1.18)。安全性方面,阿哌沙班大出血发生率及大出血合并临床相关的非大出血的复合事件发生率更低(RR 0.31,95%CI 0.17～0.55)。依度沙班是直接xa因子抑制剂。Hokusal-VTE研究显示,依度沙班在主要有效性事件(复发症状性VTE或致死性急性肺栓塞)方面不劣于华法林,而主要安全性事件(大出血或临床相关的非大出血)发生率更低。上述试验结果提示NOAC治疗VTE的疗效不劣于甚或优于标准的肝素桥接华法林方案,且更安全L3。目前,NOAC可替代华法林用于初始抗凝治疗。利伐沙班和阿哌沙班可作为单药治疗(不需合用肠道外抗凝剂),但急性期治疗的前3周(利伐沙班)或前7天(阿哌沙班)需增加口服剂量。达比加群和依度沙班必须联合肠道外抗凝剂应用。以上4种新型口服抗凝药均不能用于严重肾功能损害的患者。新型口服抗凝剂价格昂贵,且无拮抗剂,虽然利伐沙班2009年就已经批准预防关节置换后的DVT形成,但2015年刚在中国批准治疗DVT预防急性肺栓塞的适应证,因预防和治疗剂量不同,目前仅在少数大的医学中心使用,尚需积累更多的安全性和疗效的数据。

(三)溶栓治疗

溶栓治疗可迅速溶解血栓,恢复肺组织灌注,逆转右心衰竭,增加肺毛细血管血容量及降低病死率和复发率。建议急性肺栓塞尿激酶的用法为20 000 U/(kg·2 h)静脉滴注。目前我国大多数医院采用的方案是rt-PA 50～100 mg持续静脉滴注,无须负荷量。rt-PA的化学名称是瑞替普酶,是目前国内临床上唯一的第3代特异性溶栓药,广泛应用于急性心肌梗死、卒中、急性肺栓塞、下肢深静脉栓塞等血栓性疾病的溶栓治疗。目前大多数研究推荐rt-PA 18 mg(相当于10 MU)溶于生理盐水静脉推注>2 min,30 min后重复推注18 mg。也有研究推荐rt-PA 18 mg溶于50 ml生理盐水静脉泵入2 h,疗效显著优于静脉推注rt-PA和静脉尿激酶的疗效。

溶栓禁忌证:① 绝对禁忌证:出血性卒中;6个月内缺血性卒中;中枢神经系统损伤或肿瘤;近3周内重大外伤、手术或头部损伤;1个月内消化道出血;已知的出血高风险患者。② 相对禁忌证:6个月内短暂性脑缺血发作(TIA)发作;应用口服抗凝药;妊娠或分娩后1周;不能压迫止血部位的血管穿刺;近期曾行心肺复苏;难以控制的高血压(收缩压>180 mmHg);严重肝功能不全;感染性心内膜炎;活动性溃疡。对于危及生命的高危急性肺栓塞患者大多数禁忌证应视为相对禁忌证。

溶栓时间窗:急性肺栓塞发病48 h内开始行溶栓治疗,疗效最好,对于有症状的急性肺栓塞患者在6～14天内溶栓治疗仍有一定作用。溶栓注意事项:① 溶栓前应行常规检查,血常规、血型、APTT、肝肾功能、动脉血气、超声心动图、胸片、心电图等作为基线资料,用以与溶栓后资料对比判断疗效。② 备血,并向家属交代病情,签署知情同意书。③ 使用尿激酶溶栓期间勿同时使用普通肝素,rt-PA溶栓时是否停用普通肝素无特殊要求,输注过程中可继续应用。④ 使用rt-PA时,可在第1 h内泵入50 mg,如无不良反应,则在第2 h内序贯泵入另外50 mg。溶栓开始后每30 min做1次心电图,复查动脉血气,严密观察生命体征。⑤ 溶栓治疗结束后,每2～4 h测定APTT,水平低于基线值的2

倍（或＜80 s）时,开始规范的肝素治疗。常规使用普通肝素或低分子量肝素。由于溶栓的出血风险,以及有时可能需立即停用并逆转肝素的抗凝效应,推荐溶栓治疗后数小时继续给予普通肝素,然后可切换成低分子量肝素或磺达肝癸钠。如患者在溶栓开始前已接受低分子量肝素或磺达肝癸钠,普通肝素输注应推迟至最近一剂低分子量肝素注射后12 h（每日给药2次）,或最近一剂低分子肝素或磺达肝癸钠注射后24 h（每日给药1次）。

（四）外科血栓清除术

1924年成功实施了第1例外科肺动脉血栓清除术。近来,包括心脏外科医师在内的多学科综合团队再次将血栓清除术引入高危急性肺栓塞和选择性的中高危急性栓塞的治疗,尤其对于溶栓禁忌或失败的患者。在血流动力学失稳前,多学科迅速干预并实施个体化血栓清除术,可使围术期的死亡率降低至6%或更低。术前溶栓增加出血风险,但不是外科血栓清除术的绝对禁忌证。研究表明,术后患者存活率、世界卫生组织（WHO）心功能分级和生活质量均有所提高。

（五）经皮导管介入治疗

经皮导管介入治疗可去除肺动脉及主要分支内的血栓,促进右心室功能恢复,改善症状和存活率,适用于溶栓绝对禁忌证的患者。介入方法包括猪尾导管或球囊导管行血栓碎裂,液压导管装置行血栓流变溶解,抽吸导管行血栓抽吸以及血栓旋切。对无溶栓禁忌证的患者,可同时经导管溶栓或在机械捣栓基础上行药物溶栓。

汇总35项介入治疗的非随机研究资料表明,在纳入的594例患者中,介入治疗的临床成功率为87%。由于67%的患者同时接受辅助局部溶栓治疗,单纯导管机械性干预本身的作用尚难以确定。介入相关并发症发生率约为2%,主要包括右心功能恶化导致的死亡、远端栓塞、肺动脉穿孔并肺出血、体循环出血、心脏压塞、心脏传导阻滞或心动过缓、溶血、对比剂肾病以及穿刺并发症。

（六）静脉滤器

不推荐急性肺栓塞患者常规置入下腔静脉滤器。

（七）早期出院和家庭治疗

应筛选不良事件风险低的急性肺栓塞患者早期出院和行院外治疗。PESI是迄今最有效的多风险预测模型。低PESI分级（Ⅰ级或Ⅱ级）可作为急性肺栓塞患者接受家庭治疗的标准。N末端B型利钠肽原（NT-proBNP）可用于筛选适于家庭治疗的患者,有研究显示临床评估为低危急性肺栓塞,同时NT-proBNP水平＜500 ng/L的152例患者,随访3个月,无1例发生死亡、VTE复发或大出血。

三、抗凝治疗时程

急性肺栓塞患者抗凝治疗的目的在于预防VTE复发。目前证据表明急性肺栓塞患者应接受至少3个月的抗凝治疗。抗凝治疗6个月或12个月与3个月相比患者急性肺栓塞复发风险相似。长期抗凝可降低VTE复发风险约90%,但同时大出血风险每年增加1%以上,长时程抗凝治疗应因人而异。

（一）有明确诱发危险因素的急性肺栓塞

一些暂时性或可逆性危险因素，如手术、创伤、制动、妊娠、口服避孕药或激素替代治疗，可诱发VTE，称为有明确诱发危险因素的急性肺栓塞。此类患者，如已去除暂时危险因素，推荐口服抗凝治疗3个月。

（二）无明确诱发危险因素的急性肺栓塞

无明确诱发危险因素的急性肺栓塞患者的复发风险较高，应给予口服抗凝治疗至少3个月。此后，根据复发和出血风险决定抗凝治疗时程。可根据下列情况鉴别患者是否具有长期高复发风险：① 既往有1次以上VTE发作；② 抗磷脂抗体综合征；③ 遗传性血栓形成倾向；④ 近端静脉残余血栓；⑤ 出院时超声心动图检查存在持续性右心室功能障碍。

此外，VKA停用1个月后D-二聚体阴性预示VTE不易复发。目前，尚无评价接受抗凝治疗的VTE患者出血风险评分体系。基于现有证据，出血危险因素主要有：① 高龄（尤其＞70岁）；② 既往胃肠道出血史；③ 既往出血性或缺血性卒中史；④ 慢性肾脏疾病或肝脏疾病；⑤ 联用抗血小板治疗；⑥ 其他严重急性或慢性疾病；⑦ 抗凝治疗管理不善；⑧ 未严格监测凝血功能。对于首次发作的无诱因急性肺栓塞且出血风险低者，可考虑长期抗凝治疗。对于复发的无诱因DVT或急性肺栓塞患者，建议长期抗凝治疗。血栓形成倾向分子携带者、系统性红斑狼疮患者、蛋白C或蛋白S缺陷者、纯合型凝血因子V莱登突变或纯合型凝血酶原G20210A（PTG20210A）突变者，在首次无诱因VTE发作后均需长期抗凝治疗。目前尚无对杂合型凝血因子V莱登突变或杂合型PTG20210A突变者长期抗凝治疗临床获益的证据。长期抗凝并不意味终生抗凝，仅指抗凝治疗时程不限于急性发作后3个月，对于这些患者需定期评估，根据复发和出血风险决定是否停止抗凝治疗。

（三）肿瘤合并急性肺栓塞

活动期肿瘤是VTE复发的重要危险因素，最初12个月的复发率约20%，肿瘤患者发生急性肺栓塞后应接受长期抗凝治疗。随机试验显示，DVT合并肿瘤患者给予达肝素（前4～6周200 U/kg每日1次，随后减量为75%初始剂量维持至6个月）比华法林更能有效预防VTE复发，建议给予VTE合并肿瘤患者至少3～6个月的低分子量肝素治疗。6个月后给予何种治疗方案尚不明确，建议只要肿瘤仍处于活动期，即应长期给予低分子量肝素或华法林治疗。

（四）长期抗凝治疗的药物选择

大部分患者可长期应用华法林，肿瘤患者长期应用低分子量肝素更为安全有效。RE-MEDY、RE-SONATE、EINSTEIN研究和AMPLIFY扩展研究分别评估了新型口服抗凝剂达比加群、利伐沙班和阿哌沙班治疗VTE的长期抗凝效果，结果显示有效，且较常规华法林治疗更安全，可替代后者用于长期抗凝治疗。近期2项纳入1 224例患者的临床试验结果显示，标准口服抗凝治疗结束后，长期阿司匹林治疗可使无诱因DVT或急性肺栓塞患者复发风险降低30%～35%。虽然降低复发风险的效果不及口服抗凝剂的一半，但阿司匹林相关的出血发生率很低，对不能耐受或拒绝口服抗凝药者，可考虑口服阿司匹林。

（朱　彪）

参 考 文 献

［ 1 ］ 中华医学会心血管病学分会肺血管病学组.急性肺栓塞诊断与治疗中国专家共识(2015).中华心血管病杂志，2016,44（3）：197－211.

［ 2 ］ Gordon R J, Lombard F W. Perioperative venous thromboembolism: a review. Anesth Analg, 2017, 125(2): 403－412.

［ 3 ］ Konstantinides S V. 2014 ESC Guidelines on the diagnosis and management of acute pulmonary embolism. Eur Heart J, 2014, 35(45): 3145－3146.

［ 4 ］ Buesing K L, Mullapudi B, Flowers K A. Deep venous thrombosis and venous thromboembolism prophylaxis. Surg Clin North Am, 2015, 95(2): 285－300.

［ 5 ］ Fuchs T A, Brill A, Wagner D D. Neutrophil extracellular trap (NET) impact on deep vein thrombosis. Arterioscler Thromb Vasc Biol, 2012, 32(8): 1777－1783.

［ 6 ］ Albayati M A, Grover S P, Saha P, et al. Postsurgical inflammation as a causative mechanism of venous thromboembolism. Semin Thromb Hemost, 2015, 41(6): 615－620.

［ 7 ］ Nakazawa K R, Egorova N N, Power J R, et al. The impact of Surgical Care Improvement Project measures on in-hospital outcomes following elective vascular procedures. Ann Vasc Surg, 2017, 38: 17－28.

［ 8 ］ MacLean S, Mulla S, Akl E A, et al. Patient values and preferences in decision making for antithrombotic therapy: a systematic review: Antithrombotic Therapy and Prevention of Thrombosis, 9th ed: American College of Chest Physicians Evidence-Based Clinical Practice Guidelines. Chest, 2012, 141(2 suppl): e1S－e23S.

［ 9 ］ Doughtie C A, Priddy E E, Philips P, et al. Preoperative dosing of low-molecularweight heparin in hepatopancreatobiliary surgery. Am J Surg, 2014, 208(6): 1009－1015.

［ 10 ］ Venker B T, Ganti B R, Lin H, et al. Safety and efficacy of new anticoagulants for the prevention of venous thromboembolism after hip and knee arthroplasty: a meta-analysis. J Arthroplasty, 2017, 32(2): 645－652.

［ 11 ］ Maynard G. Preventing Hospital-Associated Venous Thromboembolism: A Guide for Effective Quality Improvement. 2nd ed. Rockville, MD: Agency for Healthcare Research and Quality, 2016.

［ 12 ］ Mackman N. New insights into the mechanisms of venous thrombosis. J Clin Invest, 2012, 122(7): 2331－2336.

［ 13 ］ Martinod K, Wagner D D. Thrombosis: tangled up in NETs. Blood, 2014, 123(18): 2768－2776.

［ 14 ］ Nelson D W, Simianu V V, Bastawrous A L, et al. Colorectal Writing Group for Surgical C, Outcomes Assessment Program-Comparative Effectiveness Research Translation Network C, Thromboembolic complications and prophylaxis patterns in colorectal surgery. JAMA Surg, 2015, 150(8): 712－720.

［ 15 ］ Flanders S A, Greene M T, Grant P, et al. Hospital performance for pharmacologic venous thromboembolism prophylaxis and rate of venous thromboembolism: a cohort study. JAMA Intern Med, 2014, 174(10): 1577－1584.

［ 16 ］ Swanson E. Caprini scores, risk stratification, and rivaroxaban in plastic surgery: time to reconsider our strategy. Plast Reconstr Surg Glob Open, 2016, 4(6): e733.

［ 17 ］ Pannucci C J, Swistun L, MacDonald J K, et al. Individualized venous thromboembolism risk stratification using the 2005 Caprini score to identify the benefits and harms of chemoprophylaxis in surgical patients: a meta-analysis Ann Surg, 2017, 265(6): 1094－1103.

［ 18 ］ Eikelboom J W, Kearon C, Guyatt G, et al. Perioperative aspirin for prevention of venous thromboembolism: The PeriOperative ISchemia Evaluation-2 Trial and a Pooled Analysis of the Randomized Trials. Anesthesiology, 2016, 61(6): 1121－1129.

［ 19 ］ Smith N L, Harrington L B, Blondon M, et al. The association of statin therapy with the risk of recurrent venous thrombosis. J Thromb Haemost, 2016, 14(7): 1384－1392.

第82章
急性肺水肿

　　肺内正常的解剖和生理机制保持肺间质水分恒定和肺泡处于理想的湿润状态,以利于完成肺的各种功能。如果某些病因引起肺腔组织液的生成和重吸收的动态平衡失调,导致大量组织液在较短时间内不能被肺脏淋巴和肺静脉系统重吸收,水肿液积聚在肺泡、肺间质以及细小支气管内,造成肺通气与肺换气的严重功能障碍,称为肺水肿(acute pulmonary edema)。急性肺水肿是一个突发的紧急医疗事件,患者通常会出现严重的呼吸困难、端坐样呼吸、咳嗽、口唇发绀以及心率增快等症状,严重者可出现晕厥以及心搏骤停。因此,急性肺水肿始终受到人们的关注,是危重病医学的重要课题。

第一节　肺水肿的生理和解剖基础

一、肺微循环的解剖和生理学

　　(1)肺毛细血管总面积约70 m²,其管壁由一层内皮细胞相互连接而成,各细胞间有裂缝,由胞质连接,连接处有小裂隙可通过液体及蛋白质。肺毛细血管壁菲薄,易受各种有害因素损害,当肺毛细血管静水压增高或内皮细胞受损,导致通透性增加,液体易通过裂隙外漏入间质和肺泡内。

　　(2)肺泡壁由扁平的 I 型和立方的 II 型肺泡上皮细胞组成。90%的肺泡细胞表面是脆弱的 I 型细胞。II 型细胞更坚固,并产生表面活性物质,运输离子,及调节流出肺泡的液体。II 型细胞也可以增殖并分化成 I 型细胞。II 型肺泡上皮细胞的作用是利用肺泡上皮的阿米洛卡-特异性钠通道(ENaC)和 Na^+/K^+ 交换泵将钠转运至间质,从而将肺泡中液体清除。儿茶酚胺作用(受到 β_2 受体的调节)和自身调节机制调控着 Na^+/K^+-ATP 酶泵。通过 Na^+ 的渗透作用,水随之发生流动。紧紧贴在一起的肺泡上皮和血管内皮的基底膜使得气体可以快速通过,间质中的蛋白聚糖阻止了毛细血管的塌陷。液体和溶质穿过肺毛细血管内皮进入相邻的间质中。在毛细血管和肺泡壁之间的薄层段进行气体交换。该处的(血管)内皮和上皮细胞的基底膜(基底层)变得紧密并融合为单层(细胞)。

　　(3)肺泡上皮细胞和肺毛细血管内皮细胞下层各有基底膜,平时相互融合而不留裂隙,有利于防止液体和蛋白漏出,保持肺泡相对干燥和有效的气体交换防止液体流入肺泡,肺水肿发生时,可使液

体易于漏过。

（4）基底膜之间存在的间质为疏松结缔组织，在肺毛细血管周形成一薄鞘，相互连贯沟通，当肺毛细血管的液体漏入其间，形成间质性肺水肿，漏入肺泡形成肺泡性肺水肿。

（5）淋巴管在间质中，它有导流间质液体入体循环的作用，当淋巴管阻塞加速肺水肿的发生。

二、影响肺内液体运转的生理性因素

肺脏在结构上分为肺血管腔、肺泡、间质腔和淋巴管腔4个分隔的腔室，彼此之间进行液体的移动和交换。各腔室间液体转运之所以保持平衡，主要取决于毛细血管静水压、肺间质静水压、渗透压和毛细血管通透性之间复杂的相互作用（图82-1）。

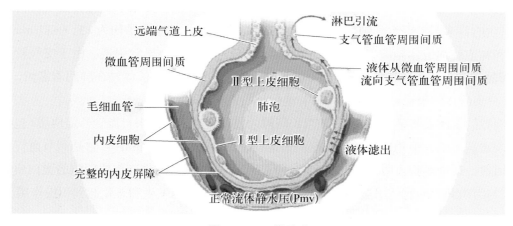

图82-1　正常肺脏

（一）肺泡上皮屏障和肺毛细血管屏障

肺泡是气体交换的场所，从肺泡到血液的界面，至少有两层细胞，即肺泡上皮细胞和血管内皮细胞（也称为肺泡上皮屏障和肺血管内皮屏障）。肺毛细血管壁的屏障作用是机体对抗肺水肿的第一道防线，肺泡上皮作为第二屏障，则可以阻止水肿液由肺组织间隙到肺泡腔。

肺毛细血管具有肌性毛细血管的特点，内皮细胞间的连接较紧密，只有水和某些溶质可经裂隙渗出血管外。但因其胞质的伸展较差，故较其他组织的肌性毛细血管具有较高的通透性，除钠、钾、氯等离子外，不带电荷的代谢物如尿素也可通过。

与肺血管内皮屏障相比较，肺泡上皮屏障最显著的特点之一是细胞间的连接非常紧密（紧密连接），对水和蛋白质的通透性远低于毛细血管壁。肺泡上皮具有清除肺泡内过多的液体的功能，这对于维持肺泡腔内相对干燥的环境、进行有效的气体交换具有非常重要的意义。肺泡上皮细胞较肺血管内皮细胞更具有抗损伤的能力，而且损伤后修复和功能恢复也较血管内皮细胞快。

（二）肺毛细血管内静水压与血浆胶体渗透压

在毛细血管本身，肺毛细血管静水压与血浆胶体渗透压是决定肺毛细血管内外液体交换的两种相互抗衡的力量。肺毛细血管静水压为4～12 mmHg，可以使水和溶质自由穿过疏松的内皮细胞间

隙进入肺间质；血浆胶体渗透压25 mmHg，由溶质的胶质成分产生的胶体渗透压，是一种内向的压力，是防止血管内液体外渗的主要因素。它与肺毛细血管静水压间的梯度为 $10 \sim 18$ mmHg。显然，人体内既要保持肺的正常功能，使肺泡处于湿润状态，又不至于出现液体的积聚，并不单纯取决于这两种力量。

一般可把肺分为三个不同的功能区域。Ⅰ区（相当于肺尖部）血流动力学与肺泡压相关的特点：$P_A > Pa > Pv$（肺泡压>肺动脉压>肺静脉压）；Ⅱ区（肺中部）：$Pa > P_A > Pv$；Ⅲ区（肺下部）：$Pv > Pa > P_A$。可见在肺下垂部，由于重力的影响使该区域的肺毛细血管静水压和血流量都有着明显增加。可用来解释为何在坐位、立位时肺下部或其他体位时肺下垂部较易发生肺水肿的原因。

（三）肺组织间隙的静水压与胶体渗透压

肺间质处于肺毛细血管内皮细胞基底膜和肺泡上皮之间，主要分布于动脉和支气管树周围的间隙结构，其内有许多弹性纤维。肺血管周围间质呈独特的负压，静水压平均为 $-3 \sim -17$ mmHg，故肺毛细血管和肺泡腔内液体倾向于向肺组织间隙渗出或转移，并经淋巴管引流。由于支气管血管周围鞘、肺叶间隔和胸膜均为疏松的结缔组织，肺水肿早期肺泡壁间隙的液体易在肺间质潴留，往往先有间隔水肿，只当液体的聚积超过500 ml时，肺泡内才出现积液。

组织间隙的液体大多呈胶滞状态，肺组织间隙的胶体渗透压主要来自血管外蛋白质（包括凝胶），以及能影响渗透压的其他物质如透明质酸。正常的胶体渗透压为12 mmHg，它是调节血管内液体滤出的重要因素。动物实验表明，当肺毛细血管静水压递增时，其渗液使肺组织间隙的蛋白质含量相应减低，血浆与组织间隙的胶体渗透压的梯度减低，对防止肺水肿的发生和恶化起到积极作用。

（四）淋巴引流

肺部有广泛的淋巴管分布，对保证正常的肺换气功能至关重要。正常淋巴管内静水压低于大气压，有利于肺组织间隙和肺泡内液的引流。当肺组织间隙的静水压上升接近于大气压时，此时静水压再稍有升高，就可使淋巴引流增加20倍左右。当静水压达 +2 mmHg 时，则肺泡破裂，使淋巴引流的效应大为削弱。所以，当肺组织间隙静水压接近大气压时，不仅说明肺组织间隙顺应性和容量达到峰值，而且也使淋巴达到最有效的引流。

三、肺水肿机制

（一）肺水肿形成和消散的被动机制

无肺泡液体清除时，控制水分通过生物半透膜的各种因素可用Starling公式概括当将其应用到肺并考虑到滤过面积和回收液体至血管内的机制时，可改写为：$EVLW = \{(S_A \times Lp)[(Pmv - Ppmv) - \sigma_f (\pi_{mv} - \pi_{pmv})]\} - F_{lymph}$。

EVLW：肺血管外液体含量；S_A：滤过面积；Lp：水流体静力传导率；σ_f：反射系数，表明肺毛细血管膜对蛋白的屏障作用；F_{lymph}：淋巴流量。

（1）Pmv　肺毛细血管静水压，与肺毛细血管外的静水压即肺间质静水压 $Ppmv$ 相抗衡，二者之差越大，毛细血管内液体渗出越多。肺毛细血管平均静水压为 $7 \sim 8$ mmHg，当压力达 $15 \sim 20$ mmHg，血

管膨胀,当压力超过25 mmHg,高于胶体渗透压,可产生间质肺水肿,如超过35～40 mmHg,可产生肺泡性肺水肿,特别是压力的急骤升高,是发生急性肺水肿的一个重要因素。

（2）π_{mv}　肺毛细血管胶体渗透压,是对抗 Pmv 的主要压力,血浆蛋白质是渗透压的主要维持者,总蛋白为70 g/L时,胶体渗透压为25～30 mmHg。当血浆总蛋白下降至55 g/L,白蛋白下降至25 g/L,渗透压下降低于毛细血管静水压,液体外漏。

（3）π_{pmv}　肺间质胶体渗透压。主要取决于间质中具有渗透性、活动的蛋白质浓度,它受反射系数 σ_f 和毛细血管内液体净滤过率 Q_f 的影响,是调节毛细血管内液体流出的重要因素。临床可通过测定支气管液的胶体渗透压以区别肺水肿的发病机制。

（4）肺毛细血管壁十分菲薄,易受缺血、缺氧、有毒气体、感染、毒素、酸性代谢物质、组胺、儿茶酚胺等因素损害,使肺泡壁破坏,血管内皮细胞损伤,组织间裂隙增宽,通透性增加。

（5）淋巴引流　正常淋巴管内静水压低于大气压,有利回流。如淋巴液回流障碍,有利于肺水肿的产生。

（6）肺组织间隙负压增高　迅速排出胸腔积液、气胸或急性上气道梗阻会导致组织间隙静水压降低(毛细血管与组织间隙压力差增大),从而导致流量的增加。临床常见的有两种情况,即上呼吸道梗阻后肺水肿和复张后肺水肿,与此机制关系密切。

（二）肺水肿消散的主动机制

上述的机制不能解释肺泡上皮具有主动清除肺泡内液体的能力。生理状态下,肺泡对液体的清除机制处于动态平衡,当出现肺水肿时,由于肺泡液体分泌、吸收及肺间质内液体回流的动态平衡机制被打破,液体聚集于肺泡内导致氧气交换障碍。维持肺泡内液体的清除机制对于促进肺泡内多余液体吸收、加速肺泡内积聚液体清除、恢复肺泡的气体交换功能具有重要意义。目前,肺水肿消散的主动机制的研究集中在上皮钠通道(ENaC)、水通道蛋白(AQP)、β受体激动剂、上皮 Cl^- 通道、α受体激动剂、酸敏感离子通道、γ-氨基丁酸受体等方面。

肺毛细血管静水压的急速增高导致跨血管的液体渗漏增加是急性心源性肺水肿的主要发病机制(图82-2A)。导致肺毛细血管流体静力压升高的原因通常是肺静脉压升高,后者往往又是左室舒张末压和左房压升高的结果。左房压轻度升高(18～25 mmHg)导致微血管周围和支气管血管周围的质间水肿。左房压进一步升高(＞25 mmHg),蛋白质含量少的水肿液突破肺泡上皮,涌入肺泡腔。由于毛细血管内皮的通透性仍保持正常,从血循环滤出的水肿液蛋白含量不高。肺泡腔内水肿液的清除速度取决于通过肺泡上皮屏障的钠和氯化物的主动转运。钠和氯化物重吸收的主要部位是上皮离子通道,该通道位于Ⅰ型和Ⅱ型肺泡上皮细胞和远端气道上皮细胞的顶膜。依靠位于Ⅱ型肺泡上皮细胞基侧膜的 Na^+/K^+-ATP 酶,钠被主动排入肺泡间隙。水被动流动,可能通过水通道蛋白,此蛋白是水通道,已发现主要位于Ⅰ型肺泡上皮细胞。

相反,发生非心源性肺水肿(图82-2B)是由于微血管膜通透性的增加,导致从血管腔移出的液体和蛋白量显著增加。非心源性肺水肿的水肿液蛋白含量较高,是因为微血管膜的通透性增加,限制较大分子(例如血浆蛋白)外流的能力降低。肺泡充溢程度取决于间质水肿的程度、肺泡上皮有无损伤以及肺泡上皮主动清除肺泡内水肿液的能力。急性肺损伤造成的肺水肿,肺泡上皮受损通常导致对肺泡水肿液的清除能力降低,肺水肿消散较慢。

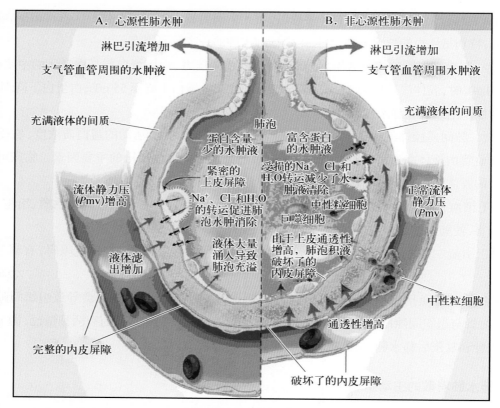

图82-2　肺水肿发病机制

四、机体拮抗肺水肿的生理机制

（一）淋巴回流增加

液体的滤过增加导致组织间隙静水压和淋巴回流增加来移除液体。但由于淋巴管汇入静脉系统，静脉压的增高也会限制淋巴液回流。

（二）组织间隙胶体渗透压降低

增加的淋巴回流带走组织间隙的白蛋白从而降低组织胶体渗透压（胶体缓冲）。淋巴回流的增加和组织液白蛋白的稀释降低了胶体渗透压，从而增加了毛细血管和组织间隙的胶体渗透压梯度，有利于将水保留在毛细血管内。

（三）间质的高顺应性

高的间质顺应性可以使大量的液体（300～400 ml）留滞在组织间隙而不引起间质压力的增高。

第二节　急性肺水肿的病理和病理生理改变

肺脏表面呈苍白色，湿重明显增加，切面有大量液体渗出。镜下可见广泛的肺充血，间质间隙、肺泡

和细支气管内充满含有蛋白质的液体,肺泡内有透明膜形成,有时可见间质出血和肺泡出血,肺毛细血管内可见微血栓形成,亦有时可见灶性肺不张。显微镜下观察,可将其分为间质期、肺泡壁期和肺泡期。

间质期是肺水肿的最早表现,液体局限在肺泡外血管和传导气道周围的疏松结缔组织中,支气管、血管周围腔隙和叶间隔增宽,淋巴管扩张。液体进一步潴留时,进入肺泡壁期。液体蓄积在厚的肺泡毛细血管膜一侧,肺泡壁进行性增厚。发展到肺泡期时,可见充满液体的肺泡壁丧失了环形结构,出现皱褶。无论是微血管内压力增高还是通透性增加引起的肺水肿,肺泡腔内液体的蛋白均与肺间质内相同,提示表面活性物质破坏,而且上皮丧失了滤网能力。

第三节　急性肺水肿的病因

临床上通常将急性肺水肿分为两大类:收缩和(或)舒张功能不全引起的肺静脉高压致心源性肺水肿和由于多种心外病因所致肺毛细血管通透性改变,肺血容量过高,血浆渗透压过低,淋巴回流障碍等原因所致的非心源性肺水肿。二者临床表现相似,但发病机制却并不相同。急性肺水肿的发病因素甚多,归纳起来,不外乎有液体产生过多或消除减少,或二者兼有。明确急性肺水肿的病因对其治疗有重要意义。

一、心源性肺水肿

在正常情况下,左右侧心血液排出量保持平衡,但在某些特殊情况下,如因输液量过大或者周围小血管收缩等,导致回心血量或右心室血液排出量大量增加或左心室血液排出量短时内大量减少,使得大量血液无法进入体循环而淤滞于肺循环中,能够快速升高肺毛细血管内静脉压,当上升至高于肺毛细血管内血液胶体渗透压,会发生两方面变化,一方面是毛细血管内的血流动力学会发生变化;另一方面由于肺循环淤血,升高肺毛细血管壁的液体渗透性,更多的液体将途径毛细血管壁渗出至组织间。当心肌严重受损和左心负荷过重而引起心排血量降低和肺淤血,过多的液体从肺泡毛细血管进入肺间质甚至肺泡内,则产生急性肺水肿。是左心衰竭最严重的表现,多见于二尖瓣狭窄,左心室衰竭,左心房黏液瘤,三腔心,心肌病等。

二、非心源性肺水肿

通常是由于各种伤害刺激损伤了肺泡上皮细胞或肺泡毛细血管内皮细胞,导致肺泡-毛细血管屏障受损,通透性增加所产生。按发生原因分为7类。

(一)肺毛细血管静水压增高

1.肺静脉的狭窄、闭锁性疾病

如先天性肺静脉根部狭窄,纵隔肉芽肿、纵隔肿瘤所引起的肺静脉狭窄。主要表现为肺动脉压显著升高,右心室功能减退,但左心功能仍可正常。尽管肺动脉楔压尚属正常,仍可出现进行性肺水肿。

2. 液体负荷过重

围术期输血补液过快或输液过量时,使右心室负荷增加。当输入胶体液达血浆容量的25%时,心排血量可增多至300%;经25～30 min后,心排血量又恢复到正常水平,但血容量仍处于增多状态。此时通过压力感受器和应激松弛机制,可降低心缩力和周身静脉张力。若存在有急性心力衰竭,虽通过交感神经兴奋性增高,使心排血量得以维持,但神经性静脉舒张作用已大为削弱,对肺血管压力和容量的骤增已起不到有效的调节作用,以致出现肺组织间隙的水肿。晶体液可增加血管内静水压,但容量的增加不如胶体液显著。同时,因血管内渗透压的下降,增加液体从血管内滤出,使肺组织间隙的液量增加。

(二)肺毛细血管壁通透性增高

(1)感染性肺水肿　系因全身和(或)肺部的细菌、病毒、真菌、支原体、原虫等感染所致。

(2)吸入性肺损伤　如光气、臭氧、一氧化氮、烟雾、吸入气过热等引起的过敏和损害。

(3)血管活性物质和血液循环毒素增多　如组胺、激肽、前列腺素、四氧嘧啶、α萘硫脲、内毒素、蛇毒液等。

(4)弥散性毛细血管渗漏综合征　如脓毒血症发生周身性血管通透性增加,甚至纤维蛋白原也可见于水肿液内。

(5)弥散性血管内凝血(DIC)　见于感染后免疫复合疾病、中暑、羊水栓塞和子痫等。

(6)免疫反应　如药物特异性反应。

(7)尿毒症　涉及左心室衰竭、高血容量、胶体渗透压下降等因素,但以毛细血管通透性增加为其主因。

(8)严重烧伤、外伤、休克、急性出血性胰腺炎。

(9)误吸、食物、淹溺等引起的误吸性肺炎。

(10)使用大剂量放射性物质治疗肺部肿瘤引起的急性放射性肺炎。

(11)氧中毒　长时间(12～24 h)吸入高浓度氧(＞60%),可能引起氧自由基增多。

(12)热射病。

以上诸病因均可能激活机体免疫系统,产生多种细胞因子,释放多种血管活性物质,如组胺、5-羟色胺、激肽、前列腺素、一氧化氮、内皮素、血小板活化因子等导致急性肺损伤,进而发展为急性呼吸窘迫综合征。

(三)血浆胶体渗透压减低

严重肝、肾疾病、蛋白丢失性肠病、营养不良性低蛋白血症等。

(四)淋巴管系统引流障碍

如肺移植后、矽肺症等使淋巴引流障碍,势必增加肺组织间隙液体容量和蛋白质含量。

(五)组织间隙负压增高

临床常见的有两种情况,即上呼吸道梗阻后肺水肿和复张后肺水肿,与此机制关系密切。

1. 负压性肺水肿（negative-pressure pulmonary edema, NPPE）

是一种在全身麻醉过程中因急性或慢性上呼吸道梗阻导致的并发症，早在1977年就有文献报道它在麻醉中的发生情况。有研究报道，NPPE在成年患者全身麻醉中的发生率约为0.1%，而在儿科患儿中，发生率则为9.4%～9.6%。其临床病因可以是急性，也可是慢性的，如表82-1。

表82-1　上呼吸道梗阻常见原因

急　　性	慢　　性
喉痉挛	增殖体或扁桃体肥大
异物误吸	梗阻性睡眠呼吸暂停综合征
支气管痉挛	鼻咽肿瘤
呼吸道创伤 　外力压迫（如绞勒） 　支气管插管阻塞 　喉罩移位 　声门炎症 　肿瘤	甲状腺肿大 　肢端肥大症
假膜性喉炎 　过度镇静	
咽后壁或扁桃体周围脓肿	
喉气管支气管炎	

全麻后发生上呼吸道梗阻最常见的原因是喉痉挛，其他较少见的原因包括在全麻苏醒过程中气管导管或喉罩通道闭合（如被患者咬住），麻醉中强烈的呃逆，误吸，或双侧声带麻痹等。通常认为全麻过程中一些不恰当的刺激导致了喉痉挛，但喉痉挛发生的具体机制却依然不清楚。负压性肺水肿的发生关键是肺循环内液体负荷过多，导致其流体静水压增高。而NPPE发生时导致肺循环内液体负荷过多的原因主要有以下几点：① 喉痉挛后，患者持续用力地吸气对抗闭合的声门，犹如改变后的Mueller手法，这样导致了过高的胸腔内负压，使回到右心和肺循环的静脉血流量增加；② 上呼吸道梗阻使患者缺氧，而后者会引起肺循环和体循环的血管收缩，体循环血压增高导致左心室后负荷增加；③ 交感神经兴奋后儿茶酚胺的释放进一步促进了上述作用。最终，体循环的液体大量转移到了肺循环，使肺循环内液体负荷量加重。

正常人呼吸时胸腔内负压大概波动于-2.5～-10 cmH$_2$O，而发生上呼吸道梗阻且用力吸气时，成人的胸腔内负压可达到-50～-100 cmH$_2$O，儿童可达-24～-50 cmH$_2$O。年轻，男性，尤其是运动员，由于胸廓肌群发达，更容易产生更高的胸腔内负压，被认为是NPPE发生的高危人群。儿童患者由于胸壁顺应性好，也容易产生更高的负压。

2. 复张性肺水肿（reexpansion pulmonary edema, RPE）

慢性塌陷受压的肺组织快速复张后所出现的急性肺水肿。通常继发于气胸、液胸大量抽气、抽液时或胸腔负压引流后，也可见于胸内巨大肿瘤摘除或腹腔镜、胸腔镜手术麻醉后肺复张时。虽然发生

概率较小，一旦发生却能危及生命。RPE的病理生理改变与急性呼吸窘迫综合征相似，其中主要包括肺毛细血管的通透性增大及流体静水压的升高。在二者的作用下，肺血管中的水和蛋白质能够溢出至肺泡间隙从而导致肺水肿。

RPE的病因及发病机制仍不清楚，然而也有相关的致病因素已被提出，包括：① 塌陷肺的快速膨胀；② 大量抽液后与使用负胸膜内压力；③ 肺表面活性物质活性降低；④ 由于伤害到肺微血管而致血管通透性增大；⑤ 气道阻塞；⑥ 肺动脉压的改变和慢性肺萎陷。快速复张，排水与利用负胸腔内压力，长期的肺萎陷则被认为是RPE的主要危险因素。RPE的病理生理改变与急性呼吸窘迫综合征相似，其中主要包括肺毛细血管的通透性增大及流体静水压的升高。在二者的作用下，肺血管中的水和蛋白质能够溢出至肺泡间隙从而导致肺水肿。

（六）其他原因肺水肿

1. 神经源性肺水肿 (neurogenic pulmonary edema, NPE)

神经源性肺水肿（NPE）是指在无心肺原发疾病情况下，由颅脑损伤或中枢神经系统疾病引起的肺水肿。NPE与常见肺水肿不同，其兼有肺血管或肺间质压力升高和肺毛细血管通透性增加的特点。NPE的发病机制，主要有动力性学说、通透性学说和冲击伤学说。临床特征表现为肺淤血、肺泡内充填富含蛋白的渗出液和红细胞聚集。颅内压（ICP）升高和许多神经系统疾病均可导致NPE，包括蛛网膜下隙出血（SAH）、新生儿颅内出血（ICH）、创伤性颅脑损伤、脑卒中、急性脑积水、抽搐或癫痫、脑炎等。近年肠道病毒71型（EV71）感染引起的NPE令人关注。

2. 高原性肺水肿 (high-altitude pulmonary edema, HAPE)

是一种特发于高原低氧环境的肺水肿，多发生于平原人群初次进入高原或高原居民进入更高海拔地区者（时），多见于海拔2 500 m以上地区。发病率为0.4%～2%，因其起病急、进展快、对机体的危害大，如果救治不及时，可在较短的时间发展至昏迷，甚至死亡，严重威胁生命健康。目前，公认的HAPE发病机制是：① 由于低氧性肺血管收缩导致的肺动脉高压引起不均一的肺部毛细血管内压升高；② 缺氧和炎症介导的肺血管内皮细胞损伤致内皮细胞通透性改变；③ 肺泡液体清除功能受限。在某些阶段上述机制可能全部参与HAPE的发生、发展。

3. 药物性肺水肿

某些药物引起机体的过敏反应，肺毛细血管通透性增加；某些药物直接损失肺组织或种树神经系统而引起肺损伤。这些药物包括阿司匹林、海洛因、利多卡因、美沙酮、特布沙林等。

4. 肺移植和肺叶切除后

其机制包括：① 肺缺血再灌注损失；② 再灌注高灌注压使血管侧壁压力增加、肺毛细血管内皮细胞间隙加大；③ 供肺长期吸烟，质量欠佳；④ 切除后保留的肺组织要接纳全部的心排血量，淋巴泵容量大为削弱。

（七）麻醉期间肺水肿

麻醉手术期肺水肿常发生在手术后30 min左右，为严重的围术期并发症。如果稍有耽误，则可危及生命。造成围麻醉期肺水肿，患者的心肺功能是主要因素。对于心脏功能异常的患者，在麻醉选择和麻醉期间的管理上应倍加小心。引起肺水肿的因素很多，通常认为输液过量或过快也是主

要原因。术中输血、补液过快或过量易使心脏负荷增加,对心肾功能不全、静脉压升高的患者易致肺水肿。

麻醉诱导期心功能不全的患者可能诱发肺水肿,原因包括:① 患者的焦虑与不安;② 体位变换(例如从坐位改为平卧位);③ 用药不当,如应用阿托品、泮库溴铵、氯胺酮诱发心动过速;④ 应用具有抑制心肌的麻醉药或α受体兴奋药;⑤ 心功能不全,术前缺乏充分的准备;⑥ 气管插管时引起心血管应激反应。

术后肺水肿多与如下因素有关:① 术中输液过多过快;② 撤除正压通气;③ 心排血量增加;④ $PaCO_2$ 升高;⑤ $PaCO_2$ 下降;⑥ 呼吸道梗阻;⑦ 高血压。

第四节　临床表现和检查

一、临床表现

临床上常把急性肺水肿分为5期。

(一)Ⅰ期

细胞水肿期:临床表现轻微,常有烦躁、失眠、心慌、血压升高等。

(二)Ⅱ期

间质性水肿期:表现为口唇面色发绀,出冷汗,躁动不安,阵发性呼吸困难,端坐位呼吸,心率加快,动脉压升高。此时细支气管可因壁受压而变窄,肺间质水肿,缺氧导致细支气管痉挛,肺毛细血管内压力升高,双肺可闻及干啰音或哮鸣音。

(三)Ⅲ期

肺泡性水肿期:主要表现皮肤及口唇明显发绀,呼吸极度困难,呈端坐呼吸,皮肤湿冷,伴恐惧及窒息感,咳嗽,咳痰,可为粉红色泡沫样。两肺可突然闻及广泛湿啰音,如为心源性问题导致肺水肿者,心率升高,于心尖部听诊第一心音减弱,心律失常,可闻及病理性第三心或第四心音,大小便可出现失禁。

(四)Ⅳ期

休克期:由于大量血浆快速外渗,导致机体血容量迅速减少,继而出现低血容量性休克;由于缺氧、酸碱失衡、全身炎性反应等原因导致心肌收缩力明显下降,心排血量继续降低,并发心源性休克,出现神志不清,血压降低,皮肤厥冷,少尿以及无尿等循环衰竭表现。

(五)Ⅴ期

终末期:患者深度昏迷,各项生理指标明显恶化,弥散性血管内凝血,因多脏器功能衰竭而死亡。

急性肺水肿常常病情发展快,临床表现变化迅速,上述分期并无明确界限。间质肺水肿和肺泡肺水肿只是疾病发展的两个序贯的阶段,在心源性及非心源性肺水肿均可出现,或混合存在于同一患者不同部位。

二、检查方法

(一)影响学检查

1. X线检查

胸部X线检查通常是临床判断是否存在肺水肿及肺水肿严重程度的最常用的无创手段。只有当肺含水量量增多超过30%时,胸部X线才出现异常阴影,肺野密度增高。而当血管外肺水增加到60%时,临床上才会出现异常征象。尤其对于不易移动的危重患者,床旁胸片的作用也就显得更加重要。

(1)间质性肺水肿 大多见于心脏病患者,X线表现较为特殊:① 小叶间隔中的积液使间隙增宽,形成小叶间隔线,即克氏B线和A线。B线为长1～2.5 cm,宽1～2 mm的水平线,多见于肋膈角区。A线为自肺野外中带斜行引向肺门的线性阴影,长2～5 cm,最长可达10 cm以上,宽0.15～1 mm,且不分支、不与支气管血管走行一致,多见于上叶。B线常见于慢性左心衰竭,为最常见的间隔线;A线则较多见于急性左心衰竭,且比较少见并不容易观察到。② 中下肺野出现网状阴影,边缘模糊,称为C线。③ 肺门阴影轻度增大、模糊、肺纹理增粗,肺部透亮度减低。④ 心影多有增大现象。⑤ 胸膜下和胸腔可有少量积液。

(2)肺泡性肺水肿 多种多样,分布和形态在不同患者中各有差异,一般将其分为3种:① 中央型肺水肿:呈大片状模糊阴影,聚集于以肺门为中心的肺野中心部分,两侧较对称,其密度以在肺门区最高,向外逐渐变淡,形似蝶翼状,肺尖、肺底及肺外围部分清晰。② 弥漫型肺水肿:为两肺广泛分布的大小不一、密度不均、边缘模糊的阴影,常融合成片,分布不对称,以肺野内中带为主。③ 局限型肺水肿:仅累及单侧或局限于一叶。

2. CT检查

CT较胸部X线片能更清晰显示肺水肿范围、胸腔积液及心包积液量的多少、水肿类型和程度,同时对于鉴别诊断具有重要价值。肺水肿的CT影像表现如下。

(1)间质性肺水肿 主要表现为:① 中轴支气管血管束增厚、模糊,可呈袖套样改变;② 肺小叶间隔增厚;③ 不同程度的心脏增大、心包积液和(或)双侧胸腔积液等。

(2)肺泡性肺水肿 主要表现为:除间质性肺水肿CT表现外,主要表现为沿双侧中轴支气管血管束呈中央型分布的腺泡状或斑片状模糊阴影,典型者呈蝶翼状磨玻璃影,肺外周清晰。部分病变分布可以不对称或局限于肺一侧。

3. 心脏超声

床旁超声因操作方便、无创伤、可快速反复进行等优点,非常适合肺水肿的早期筛查。对于通过病史、体检、实验室检查和胸部X线片不能确定肺水肿病因的患者,应首选经胸超声心动图来评估左室和瓣膜功能。虽然超声心动图检查对于确定左室收缩功能障碍和瓣膜功能障碍有效,但确定左室舒张功能障碍的敏感性较差。因此,常规超声心动图检查结果正常不能除外心源性肺水肿。

（二）实验室检查

1. 血气分析

由于肺间质、肺泡水肿积液，肺泡闭合、气道阻塞、通气阻力增大和支气管痉挛等原因，使通气量降低、通气与血流比例失调，肺内分流增加，PaO_2下降，并随病情加重而渐趋严重。$PaCO_2$在肺水肿早期，因通气加强，其值降低或正常；后期因通气、弥散功能严重障碍，其值常呈增高。非心源性肺水肿患者常较心源性肺水肿患者表现更为严重的氧合障碍。

2. 水肿液成分分析

非心源性肺水肿由于肺泡毛细血管膜通透性增加，导致肺泡内水肿液常为渗出液，而心源性肺水肿的水肿液性质常为漏出液。水肿液的性状常与肺间质液体性状相近。与血浆相比，如果水肿液蛋白含量：血浆蛋白含量＞0.7，常代表渗出液，提示非心源性肺水肿。如果水肿液蛋白含量：血浆蛋白含量＜0.5，则代表漏出液，常提示心源性或静水压性肺水肿。

3. 肺动脉导管（pulmonary artery catheter, PAC）检查

主要用于判断左心功能不全的程度及鉴别心源性肺水肿和非心源性肺水肿。用肺动脉漂浮导管测量肺动脉、肺毛细血管压力，心源性肺水肿时肺毛细血管楔压大于20～25 mmHg，非心源性肺水肿压力仅为5～10 mmHg（除非合并心力衰竭或输液过量）。应用肺动脉导管测量肺动脉压被认为是判断急性肺水肿病因的"金标准"。同时通过肺动脉导管还可以在治疗的过程中监测心室充盈压力、心排血量以及全身血管阻力。

4. 血管外肺水（extravascular lung water, EVLW）的测定

脉搏轮廓曲线连续心排血量（PiCCO）监测管外肺水指数（EVLWI）、肺毛细血管渗透性指数（PVPI），用于鉴别静水压性和通透性肺水肿，以及评估病情严重程度和预后有一定的临床意义。

5. 血浆脑钠肽

血浆脑钠肽（brain natriuretic peptide, BNP）的水平常常被用于肺水肿的鉴别诊断。BNP水平高于500 pg/ml常提示心力衰竭（阳性预计值＞90%）。快速测定急性肺水肿患者的BNP水平是鉴别心源性和非心源性肺水肿患者的有效手段。

第五节　诊断及鉴别诊断

对于肺水肿的诊断至今没有临床常用的量化金标准。诊断肺水肿需要结合患者的临床症状、体征、实验室检查及相关影像学检查综合分析才能诊断（表82-2）。

表82-2　心源性肺水肿和非心源性肺水肿的鉴别

	心源性肺水肿	非心源性肺水肿
心脏事件病史	有	一般无
发病速度	突然发作	相对较缓

（续表）

	心源性肺水肿	非心源性肺水肿
发病机制	肺毛细血管静水压增高	肺毛细血管通透性增高
体征	有心脏病体征	一般无心脏病体征
心电图	心肌梗死变化等	一般正常或特异性改变
X线	肺门蝶形浸润多见	双肺散在弥漫阴影多见
肺部听诊	湿性啰音	干性啰音为主
心排血量	下降	正常
肺毛细血管楔压	> 12 mmHg	< 12 mmHg
水肿液	蛋白含量低	蛋白含量高
血浆脑钠肽（BNP）	> 500 pg/ml	< 100 pg/ml

第六节 治 疗

急性肺水肿发病比较急速，发病原因比较多，发病机制也各不相同，因此，我们在对此病患者进行急救时，既要针对其发病原因进行治疗，又要进行对症抢救。

一、原发病的治疗

病因治疗是缓解和消除肺水肿的积极措施，对预后至关重要。对急性心肌梗死患者开通梗死相关冠状动脉血管；对重度二尖瓣狭窄患者条件允许时可紧急施行二尖瓣分离术；对发作性快速心律失常者，应紧急抗心律失常治疗；对输液过多过快者，应减少减慢输液；对感染性肺水肿应积极控制感染；将高原性肺水肿患者送回低海拔地区；抢救休克或大出血患者时避免过量过快输液输血；对麻醉药物过量者，应给予相应的拮抗药；胸腔排气排液治疗中速度宜慢等；对血液循环毒素过多者，应给予持续性血液净化，既可以清除体内大量毒素及细胞因子，通过可以通过过滤作用清除体内多余的液体进而减少血管外肺水。

二、纠正低氧血症

急性肺水肿过程中伴随着缺氧，而严重的缺氧又会促进肺水肿病情进一步恶化，故纠正缺氧在治疗过程中至关重要。

（一）吸氧

当只有缺氧（$PaO_2 < 60$ mmHg），而不存在二氧化碳潴留时，才可采用鼻导管或者面罩吸氧。开始吸氧时氧流量不易过高，$2 \sim 3$ L/min，患者适应之后，才可逐渐将氧流量提高至 $5 \sim 6$ L/min。若存

在重度缺氧时,高浓度氧气便可采用,但应预防氧中毒发生。在吸入的氧气混入50%~70%的酒精可有效减少肺泡内液体泡沫,如应用1%硅酮,则会有更好的抗泡沫效果。肺水肿病情严重时,普通氧疗的效果一般较差,动脉血氧气分压难以快速升高到安全水平,非心源性肺水肿尤甚。此时需给予机械通气治疗。

(二)机械通气治疗

1.无创机械通气

当吸氧不能纠正低氧血症时,采用NPPV,以改善肺水肿症状,避免气管插管带来的不良反应,减少患者住院天数和住院成本。无创机械通气常用的一般有两种模式,连续气道正压(continuous positive air way pressure, CPAP)和双水平气道正压通气(bilevel positive airway pressure, BiPAP)。

无创机械通气的作用机制为:① 使肺泡内压力增高,肺水肿液体减少;② 压力传导至肺间质,水肿减少;③ 回心血量减少;④ 改善缺氧引起的血管收缩;⑤ 改善心脏缺氧,从而使心肺功能得以改善。

适应证:① 急性肺水肿患者出现呼吸困难,呼吸频率>20次/min;② 在经过药物、常规吸入氧疗法缓解不满意者;③ 意识状态较好、具有咳痰能力和自主呼吸能力;④ 血流动力学稳定;⑤ 良好的配合无创正压通气的能力。

禁忌证:① 意识不清;② 没有自主呼吸;③ 血流动力学不稳定,低血容量性低血压;④ 气道和消化道分泌物过多,频繁呕吐;⑤ 严重心律失常,例如快速心率引起的心力衰竭;⑥ 面部损伤或手术而面罩佩戴困难者,例如鼻骨骨折;⑦ 合并有上气道梗阻的患者;⑧ 近期接受过胃肠手术者。

2.气管插管

对无创机械通气仍不能有效缓解的患者,尤其是ARDS,则需要气管插管,应用呼气末正压通气(PEEP)。加用PEEP,能有效阻止呼气时肺泡萎陷,防止肺毛细血管液渗出,但因胸腔和肺泡内于吸气相和呼气相均为正压,易导致血压下降和气胸。

三、减轻心脏前负荷

(一)坐位垂腿

通过让患者坐位垂腿,使回心的血液集聚于下肢,可减少500 ml左右的回心血量。此方法对休克患者需谨慎使用,以免加重病情。

(二)吗啡

吗啡能抑制中枢性交感神经,从而降低心脏周围血管的张力,促进血液由肺部转移至周围血管,以进行循环。该药还能扩张动脉血管,使射血分数增加,减轻心脏后负荷。吗啡能有效治疗心瓣膜疾病、高原性肺水肿以及左心衰竭,但对老年、昏迷、休克及具有严重肺部疾病的患者,不宜使用吗啡。吗啡药物的使用剂量为静脉注射3 min使用5 mg,必要情况下,要间隔15 min左右再使用1次。在非紧急情况下,可通过皮下注射或肌内注射10~15 mg。

（三）快速利尿剂

一旦诊断肺水肿，应立即使用快速、强效的利尿剂静脉注射，如呋塞米或依他尼酸钠。以期可迅速排出大量水、钠，降低血容量，有效降低左心室充盈压，肺血管楔压和，减缓肺水肿发生。对于心源性的肺水肿或者因高血容量导致的肺水肿特别适用。但对于肺水肿晚期患者，已经有相当多的液体渗出，甚至因血容量不足而出现休克症状时，应用利尿剂会导致血容量继续下降，加重休克的发生。应注意，使用利尿剂要预防电解质紊乱。

（四）硝酸甘油

通过释放与舒张因子相同的一氧化氮，发挥扩张静脉血管的作用。外周小静脉得到扩张后，回心血量便可减少，肺循环血量也将逐渐减少，继而减小左心室的容量和室壁张力。本类药物是从减轻心肌耗氧量和心脏负荷方面发挥作用。

四、减轻心脏后负荷

（一）硝普钠

该药物能够使患者的平滑肌得到松弛，并使其心脏前后负荷均等地降低，从而使心肌耗氧量降低，有效地降低患者的心脏排血量和心脏周围血管的阻力，首选用于治疗急性心源性肺水肿。此药物在开始使用时，剂量应控制在每分钟 $16 \sim 62$ μg，然后根据患者的实际反应，适当增加剂量。治疗时，需要对患者的血压变化情况进行认真的观察，若血压较低，可联合使用多巴酚丁胺或多巴胺药物。

（二）酚妥拉明

为α肾上腺素能受体阻滞剂，扩张血管作用良好，通过扩张外周小动脉，使小动脉阻力降低，使心脏后负荷得到减轻；又可通过扩张外周小静脉，使心脏前负荷得到减轻；还能降低外周毛细血管前括约肌和后括约肌的张力扩张，从而增加心肌代谢，改善微循环，避免休克的进一步发生；更能透过阻滞支气管上的α肾上腺素能受体，使细支气管扩张，呼吸道的阻力得到减轻。

（三）血管紧张素转换酶抑制剂

能够减轻血管紧张素 II 对全身血管的收缩作用，减轻心脏的后负荷；能够增加前列腺素在血液内的含量，增加其扩张血管的作用，减轻左室充盈压，还能改善肾功能，增加排尿，进而降低心脏的前负荷；能够交感神经兴奋性降低，扩张外周静脉，增加静脉容量，进一步减轻心脏前负荷；另作用于肾素-血管紧张素-醛固酮系统，降低醛固酮含量，减轻其致水钠潴留的作用。故急性肺水肿患者接受血管扩张剂治疗后，可继续使用本类药物维持或巩固疗效。

五、增强心肌收缩力

洋地黄类药物，本类药物可使心肌收缩力增强从而增加心脏排血量；通过减慢心室率使心跳间

歇延长,增加冠脉供血,改善心功能;或可有利尿作用等,从而治疗急性肺水肿。主要应用在心源性的肺水肿,对于快速型房颤、心房扑动、急性室上性心动过速等心律失常引发的肺水肿尤其适用。若利尿剂治疗效果良好,则无须再使用本类药物。若患者有右心三尖瓣狭窄并肺动脉高压,则不宜给予洋地黄类强心药,否则会增加患者右心输出,使肺淤血和水肿加重。

六、降低肺毛细血管的渗透性

(一)糖皮质激素的作用

(1)阻断α受体的兴奋作用,使外周血管扩张,降低外周血管阻力,改善微循环。

(2)保护细胞内溶酶体,防止溶酶体破裂。

(3)增强心肌的收缩力,提高心排血量。

(4)增强线粒体功能,防止白细胞凝集。

(5)促进糖异生,促进乳酸转化为葡萄糖,减轻酸中毒。

(6)减少炎性细胞释放炎性因子,避免肺毛细血管在其作用下通透性继续增加。

(7)促进肺泡Ⅱ型上皮细胞产生肺泡表面活性物质等作用。药物最好在患者发病早期大剂量使用,常用氢化可的松。

(二)控制肺部感染

若患者因为肺毛细血管的通透性较高,支气管内的分泌物增多,液体渗出较多,会导致炎症扩散,从而使病情恶化。因此,当出现原发性或继发性肺内感染时,应及早使用有效抗生素。

七、提高血浆胶体的渗透压

为了减少从肺毛细血管渗出的水分量,提高患者血浆胶体的渗透压,可给通过静脉方式为其输入适量的人体白蛋白或新鲜血浆。由于上述物质的输入会增加患者的血容量,加重其心脏前负荷,因此,可对患者联合使用减轻心脏前负荷的药物,防止其出现不良反应。

(徐亚军 缪长虹)

参 考 文 献

[1] Ware L B, Matthay M A. Acute Pulmonary Edema. N Engl J Med, 2005, 353(26): 2788-2796.

[2] 刘大为.实用重症医学:2版.北京:人民卫生出版社,2017.

[3] Maciver D H, Clark A L. The vital role of the right ventricle in the pathogenesis of acute pulmonary edema. Am J Cardiol, 2015,115(7): 992-1000.

[4] 庄心良,曾因明,陈伯銮.现代麻醉学:3版.北京:人民卫生出版社,2003.

[5] 邓小明,姚尚龙,于布为,等.现代麻醉学:4版.北京:人民卫生出版社,2014.

第83章
围术期气胸的诊断和处理

胸膜腔由壁层胸膜和脏层胸膜构成,是不含空气的、密闭的、负压的潜在性腔隙。胸膜腔内积气称为气胸,多由肺组织、气管、支气管或食管破裂,空气溢入胸膜腔,或因胸壁伤口穿破胸膜,外界空气进入胸膜腔所致。此时胸膜腔内压力升高,负压变成正压,使肺脏压缩,静脉回心血流受阻,产生不同程度的呼吸和心脏功能障碍。围术期患者可因外伤、机械通气不当、手术或麻醉操作损伤、肺部本身疾病等原因发生气胸。围术期气胸的发病急,发生在手术过程中往往比较隐蔽,如发现较晚或处理不及时可能对患者造成严重的后果。因此,在围术期及时发现、正确诊断及处理气胸至关重要。

第一节 气胸的病理生理及分类

一、气胸的病理生理

在呼吸运动过程中,肺随胸廓运动而扩张和萎陷,肺容积的变化又造成肺内压和大气压之间的压力差,此压力差直接推动气体进出肺。肺之所以能随胸廓而运动,除了肺本身具有弹性外,重要的是在肺和胸廓之间存在一个密闭的、潜在的、负压的胸膜腔。胸膜腔由两层胸膜构成,即紧贴于肺表面的脏层和紧贴于胸廓内壁的壁层。胸膜腔内的负压作用于肺,牵引其随胸廓而扩张。

胸膜腔的密闭性和负压对维持肺的扩张状态和肺通气具有重要的生理意义。如果胸膜破裂,胸膜腔与大气相通,空气将立即进入胸膜腔内,形成气胸,此时两层胸膜分开,肺将因其本身的弹性回缩力而塌陷,肺压缩后其通气功能发生障碍。另外,胸膜腔负压也作用于胸腔内其他器官,特别是壁薄而可扩张性大的腔静脉和胸导管等,有利于静脉血和淋巴液的回流。因此,气胸时,血液和淋巴液回流也将受阻,重者可危及生命。

二、气胸的分类

根据胸膜腔压力情况气胸可以分为闭合性气胸、开放性气胸和张力性气胸。

(一)闭合性气胸

闭合性气胸胸膜腔内压仍低于大气压。气胸形成后,胸膜腔内积气压迫肺裂口使之封闭,或者

1696

破口自动闭合,不再继续漏气。胸膜腔积气量决定患侧肺的萎陷程度。患侧肺萎陷使肺呼吸面积减少,将影响肺通气和肺换气功能,通气血流比率也失衡。患侧胸腔内负压减少可引起纵隔向健侧移位。

(二)开放性气胸

胸壁伤口可成为胸膜腔与外界相通的开口,以致空气可随呼吸而自由出入胸膜腔内,形成开放性气胸。空气出入量与裂口大小有密切关系,胸壁缺损直径大于3 cm时胸膜腔内压与大气压相等。由于患侧胸膜腔内压显著高于健侧,纵隔向健侧移位,使健侧肺扩张也明显受限。呼气、吸气时,两侧胸膜腔压力出现周期性不均等变化,吸气时纵隔移向健侧,呼气时又移回患侧。这种纵隔扑动和移位会影响静脉回心血流,引发循环障碍。

(三)张力性气胸

张力性气胸胸膜腔内压力高于大气压,又称为高压性气胸。张力性气胸时,患侧肺严重萎陷,纵隔显著向健侧移位,健侧肺受压,导致腔静脉回流障碍。由于胸膜腔内压高于大气压,使气体向支气管、气管周围疏松结缔组织或壁层胸膜裂伤处进入纵隔或胸壁软组织形成纵隔气肿或面、颈、胸部的皮下气肿。甚至发生心包积气和后腹膜积气(图83-1)。

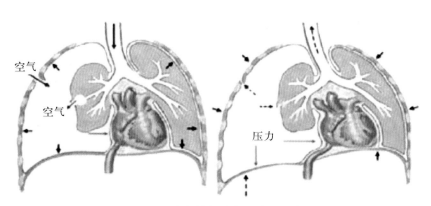

图83-1　张力性气胸病理生理示意图

第二节　围术期气胸的常见病因

一、胸部创伤

胸部创伤是患者术前发生气胸的常见病因。胸部创伤时肋骨骨折的断端、刀刃锐器或弹片火器等刺破胸膜均可导致气胸。如胸膜腔与外界相通,空气漏入胸膜腔内则为开放性气胸;如患者胸部创伤后,气管、支气管或肺损伤处形成活瓣,气体随每次吸气进入胸膜腔并积累增多,可导致胸膜腔内压力高于大气压,则为张力性气胸。

二、肺部疾病

部分患者因先天发育不良或患有肺气肿、支气管扩张等肺部疾病,病变的肺泡较薄弱,即形成肺大疱。肺大疱平时可以没有任何症状,但在突然用力,如剧烈咳嗽、提重物或体育运动时,气道压力突然增加,可导致肺大疱破裂,发生气胸。在手术、麻醉过程中,如对该类患者施以过高压力的辅助或控制呼吸,可使肺大疱破裂导致气胸发生。慢性支气管炎的患者气道内有痰液阻塞,使机械通气时产生的气道压力不均匀,非阻塞局部的肺泡承受的压力更大,以致使局部的肺泡承受的压力过大引起肺泡破裂发生气胸。

三、麻醉操作不当

(一)气管插管损伤

气胸为气管插管较少见的并发症,多与导管芯的使用不当有关。气管插管时,如果使用导管芯,管芯不能超过气管导管的侧孔,而且应在导管斜口进入声门1 cm时及时抽出。如未及时取出可能导致气管、食管破裂,发生纵隔、皮下气肿和气胸。另外,双腔支气管插管由于管径相对较粗,更容易引起气道损伤,双腔插管引起气道损伤的危险因素有:① 套囊过度或快速充盈,及带充盈套囊的导管突然移动,充盈套囊与气管膜部黏膜之间的摩擦引起破裂;② 导管在气管腔内向前推进过程中对气管后壁黏膜部造成划伤;③ 气管内压突然升高。Chen等认为50岁以上女性,身高165 cm以下采用双腔气管插管或/和套囊压力过高被认为是"高危人员"。

(二)胸部硬膜外麻醉与神经阻滞

多见于臂丛神经阻滞、肋间神经阻滞、椎旁神经阻滞时,进针深度过深,伤及胸膜、肺组织而发生气胸。

胸部硬膜外麻醉导致气胸的病例报道并不少见,在胸部硬膜外穿刺操作中,当针头与矢状面成角超过30°时,针头可以穿破对侧胸膜形成气胸。另外硬膜外置管穿过椎间孔也会导致气胸。

此外行肋间神经阻滞时,由于操作不当以及熟练度的不同由此引发的气胸的发生率从0.073%～19%不等。Shanti等对161名患者进行的249次肋间神经阻滞的回顾性研究显示气胸的发生率为5.6%。

锁骨周围的神经阻滞为上肢手术提供了良好的麻醉与镇痛。可以在四个位置进行臂丛神经阻滞:肌间沟、锁骨上、锁骨下和腋路。由于臂丛接近胸膜,靠近锁骨进行阻滞时易发生气胸。臂丛阻滞时气胸发生率因阻滞路径不同而不同(表83-1)。

表83-1 各种神经阻滞的气胸发生率

神 经 阻 滞	发生率(%)
肋间神经阻滞	0.073～19
锁骨上臂丛神经阻滞	0.5～6
锁骨下臂丛神经阻滞	0.2～0.7
胸椎周围阻滞	0.5

（三）中心静脉穿刺

中心静脉置管是现代麻醉和重症监护必不可缺的。它可以进行中心静脉压监测、给药和快速补液。锁骨下、颈内和颈外是常用的置管静脉。气胸的发生率与置管位置，操作者技术水平和局部解剖有关。Mansfield等人指出锁骨下静脉置管气胸发生率为1.5%。进行单变量分析，发现性别，体重指数和穿刺次数与气胸发生率有关。颈内静脉置管气胸发生率较低。Shah等人对超过6 000名进行肺动脉支架术患者进行的研究显示气胸的发生率为0.5%。颈内静脉置管气胸的发生率为0.2%～0.5%。颈内静脉或锁骨下静脉穿刺均可导致气胸发生。中心静脉穿刺引发的气胸的发生率为1%～10%，其中以锁骨下静脉穿刺的发生率较高，多与穿刺点、进针的方向和深度选择不当有关。

四、手术操作的并发症

（一）颈部、气管手术

气管造口术、甲状腺切除手术（下极部位较低）、颈部广泛解剖（尤其累及颈深筋膜）手术有损伤胸膜、气管导致气胸的可能。

（二）胸内手术

一侧胸内手术时损伤了对侧胸膜或肺组织没有及时发现和修补可导致对侧气胸。

（三）膈肌下手术

脾、肾脏、腹腔镜手术都有伤及胸膜、膈肌的可能。胸膜损伤后，在全麻正压通气时，正压气体不断进入胸膜腔并积累增多，导致胸膜腔内压力高于大气压，发生张力性气胸。如果术中有膈肌损伤，缝合又不严密，易造成胸腔通过膈肌损伤缝隙及膈下引流管与大气相通而形成开放性气胸。腔镜手术气腹压力过高、时间过长，腹腔内气体可经膈肌主动脉裂孔和食管裂孔周围的疏松组织进入纵隔，进而引起纵隔气肿和气胸。

五、麻醉设备故障或使用不当

围术期麻醉设备使用不当或失灵也可以导致一系列的肺损伤。麻醉机提供的氧和空气大约为2 586 mmHg。快速充氧阀供氧为35～75 L/min。在吸气相按快速充氧阀会导致气道压峰值巨大的升高，增加气胸的风险。

有时，在间歇正压通气时痰也会产生活瓣作用，导致肺过度充盈和气压伤。带有活瓣的简易呼吸器常常被各种护理人员使用，使用不当会导致气道压 > 135 cmH$_2$O。如这种情况，当高流量供氧和从氧气瓶提供的低流量供氧，出现在吸气时阻塞设备而且妨碍呼吸时就会发生。

六、机械通气并发症

肺组织在呼吸末处于功能残气位，吸气即刻进入压力-容积曲线的陡直段，跨肺压非常小，肺损伤的发

生率非常低。一旦肺容积接近或者达到高位拐点,进入压力-容积曲线平坦段,少量增加通气量将引起跨肺压的显著升高,肺泡和周围血管间隙压力梯度明显增大,致使血管周围肺泡基底部破裂,导致肺泡内气体溢出,从而形成间质气肿、纵隔气肿、皮下气肿、气胸。高位拐点相当于平台压 $35\sim40\,cmH_2O$ 或吸气末肺容积 20 ml/kg。机械通气时,如果气道压力过高或潮气量太大,或患者肺顺应性差,或原有肺气肿、肺大疱、哮喘和肺脓肿等慢性肺部病变,可导致肺泡过度膨胀、跨肺压增高,有发生肺泡破裂引起气胸的风险。一旦发生气胸,在正压的作用下,吸气期气体极易进入胸腔迅速发展至张力性气胸,严重威胁患者生命。

第三节　围术期气胸临床表现与诊断

一、围术期气胸的临床表现

根据气胸的不同类型及肺萎陷程度的不同而表现不同。

(一)闭合性气胸

闭合性气胸的临床表现取决于胸膜腔内积气的量与速度。小量气胸,肺萎陷在30%以下者,影响呼吸和循环功能较小,多无明显症状;大量气胸,患者可出现胸闷、胸痛和气促症状,体检可能发现伤侧胸廓饱满,呼吸活动度减低,气管向健侧移位,伤侧胸部叩诊呈鼓音,呼吸音降低。胸部X线检查可显示不同程度的胸膜腔积气和肺萎陷,伴有胸腔积液时可见液平面;但其显示的胸内积气征象,往往比实际气胸量程度低。

(二)开放性气胸

临床表现主要为患者明显呼吸困难、鼻翼翕动、口唇发绀,颈静脉怒张。患者呼吸困难的严重程度与胸壁缺损的大小密切相关。体检气管向健侧移位,伤侧胸部叩诊呈鼓音,呼吸音消失,严重者伴休克。胸部X线检查显示伤侧胸腔大量积气、肺萎陷,纵隔移向健侧。

(三)张力性气胸

患者表现为严重或极度呼吸困难、烦躁、意识障碍、大汗淋漓,不少患者还有脉搏细数、血压降低等循环障碍表现。全麻状态下,患者则表现为 SpO_2 降低,气道压力增高、心动过速、低血压等。查体气管明显移向健侧,颈静脉怒张,多有皮下气肿。伤侧胸部饱满,叩诊呈鼓音;听诊呼吸音消失。胸部X线检查显示伤侧胸腔严重积气、肺完全萎陷,纵隔移向健侧,并有纵隔气肿和皮下气肿征象。胸腔穿刺时高压气体可将针芯向外推移。

二、围术期气胸诊断

全麻下,气胸很难诊断,在正压通气时会导致血流动力学的巨大波动。如有气道压监测,峰值和平台期的升高先于呼吸或血流动力学改变出现。麻醉过程中应仔细观察、监测,在进行中心静脉置管、臂丛阻滞和胸段硬膜外麻醉时要有高度的警惕性。当患者有胸闷、胸痛和呼吸困难的表现,或患者发生原因不明

的缺氧表现,气道阻力增大,呼吸音低或消失,即使在充分供氧下氧分压仍低,特别是出现皮下气肿时应考虑气胸。

(一)胸部X线片

气胸是危及生命的围术期并发症,因此快速准确地识别气胸对麻醉医师来说意义重大。除了肺部听诊等基本体格检查方法外,胸部X线片是传统的气胸诊断方法,但其灵敏度较低漏诊率较高;由于围术期患者多为卧位,卧位时气体移向肋膈角,大约30%的气胸在胸部X线片不易被发现。卧位气胸的胸部X线片表现有:"深角征",单侧胸廓透光度下降,患侧膈肌受压,纵隔界限和心周脂肪垫清晰(图83-2)。

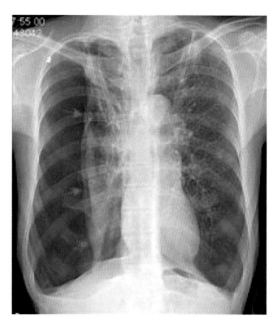

图83-2　典型气胸的X线表现

(二)胸部CT

胸部CT检查则是目前气胸诊断的金标准,CT可以帮助围术期患者和病重的患者诊断气胸。也可用于优化引流治疗;Tagliabue等人通过CT发现在ARDS患者中胸管放置无效的发生率为65%。在此项研究中,利用CT发现胸片没有发现的气胸的率为40%。但CT检查耗时较多,且将围术期患者转运至CT室行胸部CT检查也存在相当风险(图83-3)。

(三)超声

床旁超声具有便携、快速、实时等特点,特别适合围术期气胸的检查与诊断,已被广泛地应用。床旁肺超声下可见正常肺与胸膜滑动征,此征象一旦消失,此诊断气胸的阴性预测值可达100%。肺点(lung point)则是另一个诊断气胸的征象,其对气胸诊断的特异度也达到100%。正常肺叶随呼吸周期膨胀萎缩的特异性超声伪像如彗尾征(B-line)的消失对气胸的诊断也有相当的价值。Rowan等人的前瞻性研究显示在发现创伤性气胸方面,胸部超声和CT一样敏感,好于胸片。当胸膜滑动受限时,胸部超声的使用受限,例如胸膜粘连。另外,皮下气肿会降低胸部超声的敏感性(图83-4)。

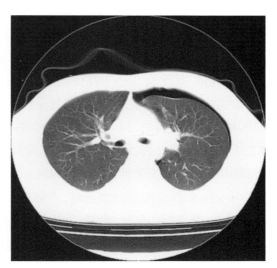

图83-3　气胸在CT上的表现很清晰

(四)心电图

气胸和张力性气胸时会出现ECG的非特异性改变。

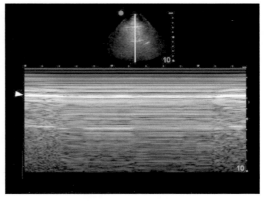

图83-4　气胸的超声征象
"海岸沙滩征"消失呈"平流层征"

Brock-Utn等人报道了一例围术期气胸病例,在出现临床症状之前ECG幅度降低。左侧张力性气胸下壁导联PR段升高,相反aVR导联PR段压低。另一个张力性气胸的ECG改变为电轴右偏,T波倒置和每次心搏QRS波幅都改变。

第四节　围术期气胸的预防与处理

围术期气胸的处理应能做到早发现、早诊断、早处理,以免耽误患者病情,造成严重后果。

一、围术期气胸的预防

要高度重视常见易发诱因并加以预防。麻醉前应详细询问病史,仔细阅读胸片,了解患者有无慢性支气管炎、支气管扩张、肺大疱等呼吸系统疾病及胸部创伤病史。有呼吸系统疾病患者,择期手术术前要禁烟1～2周,减少痰液和咳嗽,充分排痰。麻醉诱导前给予抗胆碱药。诊断有气胸的胸部外伤患者,术前应及时行闭式引流术。

麻醉前应检查麻醉机限压阀的压力设置是否正确。气管插管后应仔细听诊呼吸音,确保气管导管的深度合适,避免导管位置过深,单侧肺潮气量过大,肺泡过度膨胀。控制通气时,应限制通气压力及潮气量,使平台压小于高位拐点,防止肺组织过度扩张;对于支气管哮喘等严重气道阻塞性疾病,应适度减少潮气量,采用小潮气量(4～7 ml/kg)通气,降低气道压力,延长呼气时间,以限制跨肺压和吸气末肺容量,同时允许一定程度的二氧化碳潴留,$PaCO_2$(60～80 mmHg)和pH的下降(pH 7.25～7.30),即允许性高碳酸血症。另外,机械通气时如患者发生"人机对抗"或呛咳可使气道压力瞬间增高,亦有发生肺泡破裂的风险。因此,机械通气时,应予患者充分镇静避免此类问题发生。

有创麻醉操作时应仔细熟练,严格按规程操作。气管插管时应在导管斜口进入声门1 cm后及时抽出导芯,避免损伤气管、食管,发生纵隔、皮下气肿或气胸。中心静脉穿刺或神经阻滞穿刺时应定位准确,避免进针过深、反复穿刺。近年来,超声技术已应用到麻醉的许多方面,超声的应用有助于中心静脉穿刺的定位,提高穿刺成功率,减少气胸等并发症的发生率,可视技术在深静脉穿刺置管逐渐成为一种趋势。另外,对于不能配合的患者,如小儿,应在适当镇静、镇痛下操作,避免发生意外。

手术过程中应避免损伤膈肌、胸膜,若有损伤必须充分排气,确认修复。同时,术中、术后要加强监测、仔细随访,早期的正确诊断,及时的排气、引流对患者的预后非常重要。

二、围术期气胸治疗

气胸治疗的目的是:① 防止空气进入;② 引流,促进肺复张;③ 防止复发。具体治疗方案要基于空气进入的原因,气胸的大小。

(一)闭合性气胸的处理

小量闭合性气胸不需治疗,可在1～2周内自行吸收,保守治疗可以吸氧(100%)。严格的病房和

影像随访,确定气胸有无变化,通过吸纯氧,使毛细血管和胸膜腔的氮气的压力梯度增加,促进气体体积减小。当患者中量、大量气胸需积极进行胸膜腔穿刺术,或闭式胸腔引流术,尽早排出胸膜腔积气,促使肺早期膨胀。另外,当患者需使用机械通气或人工通气时,比如麻醉前为防止闭合性气胸转变为张力性气胸,控制通气前须行闭式胸腔引流术,并保证胸腔引流管通畅无阻塞。

（二）开放性气胸的处理

开放性气胸的急救处理应将开放性气胸立即变为闭合性气胸,赢得抢救时间,并迅速转送。使用无菌敷料或清洁器材制作不透气敷料和压迫物,在伤员用力呼气末封盖伤口,并加压包扎。转运途中如患者呼吸困难加重,应在呼气时开放密闭敷料,排出高压气体后再封闭伤口。急诊入院后应给氧,补充血容量,纠正休克;清创、缝合胸壁伤口,并作闭式胸腔引流;给予抗生素预防感染等治疗。如疑有胸腔内脏器严重损伤或进行性出血,应开胸探查。

（三）张力性气胸的处理

张力性气胸是可迅速致死的危急重症。院前或院内急救需迅速使用粗针头穿刺胸膜腔减压,在紧急时可在针柄部外接剪有小口的柔软塑料袋或气球等,使胸腔内高压气体易于排出,而外界空气不能进入胸腔,进一步处理应安置闭式胸腔引流,使用抗生素预防感染。全麻术中一旦发生张力性气胸,应及时行闭式胸腔引流,降低胸腔内压力。闭式引流装置的排气孔外接可调节恒定负压的吸引装置,可加快气体排出,促使肺复张。如持续漏气而肺难以复张时,需考虑开胸手术探查或胸腔镜手术探查。

（四）闭式胸腔引流术

1. 闭式胸腔引流术的适应证

中量、大量气胸,开放性气胸,张力性气胸;胸腔穿刺术治疗下肺无法复张者;需使用机械通气或人工通气的气胸或血气胸者;拔除胸腔引流管后气胸或血气胸复发者。

2. 闭式胸腔引流术的方法

气胸引流一般在前胸壁锁骨中线第二肋间隙。取半卧位,消毒后在胸壁全层做局部浸润麻醉,切开皮肤,钝性分离肌层,经肋骨上缘置入带侧孔的胸腔引流管。引流管的侧孔应深入胸腔内 $2 \sim 3$ cm。引流管外接闭式引流装置,保证胸腔内气体、液体克服 $3 \sim 4$ cmH$_2$O 的压力能通畅引流出胸腔,而外界空气、液体不会吸入胸腔,当需要胸腔闭式引流负压吸引时,负压应小于 10 cmH$_2$O,以避免肺表面裂口愈合困难或愈合后再开放。引流后肺复张良好,气体和液体排出,可在患者深吸气后屏气时拔除引流管,并封闭伤口。

第五节　围术期气胸治疗的并发症及注意事项

一、操作相关并发症

操作相关并发症包括出血和位置不当。出血是由于肺组织损伤或血管裂伤造成的,尤其是在应

用套管针时。肋间血管在肋骨下缘的下方,老年患者可能变得扭曲而易于受伤。胸腔外置入导管,若误入实质性脏器中,可以导致较高的死亡率。位置不当常见于肥胖和全身水肿的患者。通过手指在放置引流管时的探查动作可以确定引流管在胸腔的位置。

二、复张性肺水肿

复张性肺水肿的特点是长期塌陷的肺部在复张后发生急性肺水肿。发生率为0.9%～20%,尤其好发于20～30岁的患者,危险因素包括气胸未得到治疗超过72 h,塌陷的肺组织完全快速复张。病因目前还不完全清楚。肺表面活性物质下降,毛细血管通透性增加,突然产生的胸膜腔负压导致液体平衡的紊乱,导致肺水肿。其他因素还有复张后心排血量增加导致肺血管压力增加,加重毛细血管漏出。复张性肺水肿可以通过间断夹闭引流管使长期塌陷的肺组织缓慢复张。一旦发生复张性肺水肿,治疗方法是PEEP或间歇正压通气,适当利尿。

(朱颖霞　张晓庆)

参 考 文 献

[1] 庄心良,曾因明,陈伯銮.现代麻醉学:3版.北京:人民卫生出版社,2003,1023-1024.

[2] Sandra L. Kopp. Supraclavicular and Infraclavicular Block: Pneumothorax. Complications in Anesthesia. 2nd ed, 2007, 251-253.

[3] Dark J F. Tension Pneumothorax Following Tracheotomy. The Lance, 1952, 1(6704): 398-399.

[4] Tai Y P, Wei C K, Lai Y Y. Intraoperative pneumothorax during laparoscopic cholecystectomy. Acta Anaesthesiol Taiwan, 2006, 44(4): 231-234.

[5] Craig S A K, Atkinson D. Pathophysiology of respiratory disease and its significance to anaesthesia. Anaesthesia and intensive care medicine, 2010, 11(10): 397-402.

[6] van B V, Kuo E, Meyers B F. Pneumothorax, bullous disease, and emphysema. Surg clin North Am, 2010, 90(5): 935-953.

[7] 杭燕南,庄心良,蒋豪.当代麻醉学.上海:上海科学技术出版社,2002:1241-1245.

[8] Yamamoto M, Ono A, Moriguchi K, et al. Central venous catheterization by using ultrasound guidance to patients with terminal stage malignant tumors. Gan To Kagaku Ryoho, 2008, 35(12): 2277-2279.

[9] Sabate A, Koo M. Quality improvement: ultrasonography-guided venous catheterization in organ transplantation. Curr Opin Organ Transplant, 2009, 14(3): 281-285.

[10] Emilio B L,Nikolaus Gravenstein,Robert R K.麻醉并发症.岳云,主译.北京:人民卫生出版社,2009,128-137.

第84章
围术期急性心力衰竭的防治

急性心力衰竭（acute heart failure, AHF）是心脏结构性或功能性疾病所导致的一种临床综合征，为各种心脏病的严重阶段及最后共同通道，其特征包括：左室功能和神经激素调节异常，主要表现为呼吸困难、疲乏、体液潴留和血流动力学障碍。心室腔压力高于正常即为心功能不全（cardiac insufficiency）。心力衰竭还表现为渐进性心室重构（ventricular remodeling）。

在围术期，心力衰竭有特殊的含义，既作为增加麻醉和术中负面心脏事件的危险因素，又是其他术中不良事件的并发症，例如缺血、低氧及容量过负荷。因此，避免围术期促发心力衰竭的危险因素，进行有效的干预，有助于降低围术期心力衰竭的发生率和死亡率。

第一节　术前心力衰竭的评估与治疗

一、术前心力衰竭的评估

（一）心脏病性质及程度判断

收缩性心力衰竭的临床表现为：① 左室增大、左室收缩末期容量增加及LVEF ≤ 40%；② 有基础心脏病的病史、症状及体征；③ 有或无呼吸困难、乏力和液体潴留（水肿）等。

1. 病史及体格检查

可提供各种心脏病的病因线索，如冠心病、瓣膜性心脏病、高血压、心肌病和先天性心脏病。需询问吸烟、饮酒、血脂异常、睡眠呼吸障碍、胸部放射史、接触心脏毒性药物。应特别关注非心脏疾病，例如结缔组织病、感染、肥胖、甲状腺功能亢进症或甲状腺功能减退症、淀粉样变，以及嗜铬细胞瘤等病史。根据临床症状及体征判断左心衰竭、右心衰竭或全心衰竭。

2. 超声心动图及多普勒超声

可用于诊断：① 心包、心肌或瓣膜疾病。② 定量或定性房室内径、心脏几何形状、室壁厚度、室壁运动，以及心包、瓣膜和血管结构；定量瓣膜狭窄、关闭不全程度，测量LVEF，左室舒张末期和收缩末期容量（LVEDV, LVESV）。③ 区别舒张功能不全和收缩功能不全。④ 估测肺动脉压。⑤ 为评价治疗效果提供客观指标。

3. 核素心室造影及核素心肌灌注显像

前者可准确测定左室容量、LVEF及室壁运动。后者可诊断心肌缺血和心肌梗死（myocardial infarction, MI），并对鉴别扩张型心肌病或缺血性心肌病有一定帮助。

4. 胸部 X 线片

提供心脏增大、肺淤血、肺水肿及原有肺部疾病的信息。

5. 心电图

提供既往 MI、左室肥厚、广泛心肌损害及心律失常信息。有心律失常时应作 24 h 动态心电图记录。

6. 冠状动脉造影

适用于有心绞痛或 MI，需血管重建，或临床怀疑 CHD 的患者；也可鉴别缺血性或非缺血性心肌病。

（二）心功能不全的程度判断

1. NYHA 心功能分级

Ⅰ级，日常活动无心力衰竭症状；Ⅱ级，日常活动出现心力衰竭症状（呼吸困难、乏力）；Ⅲ级，低于日常活动出现心力衰竭症状；Ⅳ级，在休息时出现心力衰竭症状。反映左室收缩功能的 LVEF 与心功能分级症状并非完全一致。

2. 6 min 步行试验

此方法安全，临床应用简便、易行，不但能评定患者的运动耐力，而且可预测患者预后。6 min 步行距离短的和距离长的患者，在 8 个月的随诊期间，死亡率分别为 10.23% 和 2.99%；心力衰竭的住院率分别为 22.16% 和 1.99%。如 6 min 步行距离 < 300 m，提示预后不良。根据 US Carvedilol 研究设定的标准：6 min 步行距离 < 150 m 为重度心力衰竭；150～450 m 为中重度心力衰竭；> 450 m 为轻度心力衰竭，可作为参考。

（三）液体潴留及其严重程度判断

短时间内体重增加预示液体潴留，每次随诊应记录体重，注意颈静脉充盈的程度、肝颈静脉回流征、肺和肝充血的程度（肺部啰音，肝脏肿大），检查下肢和骶部水肿、腹部移动性浊音，以发现腹水。液体潴留对决定利尿剂治疗十分重要。

（四）其他生理功能评价

1. 有创性血流动力学检查

主要用于严重威胁生命，并对治疗无反应的心力衰竭患者，或需与呼吸困难和低血压休克作鉴别诊断的患者。

2. 血浆脑钠肽（BNP）测定

有助于心力衰竭诊断和预后判断。慢性心力衰竭（chronic heart failure, CHF）包括症状性和无症状性左室功能障碍，患者血浆 BNP 水平均升高。研究证实，BNP 诊断心力衰竭的敏感性、特异性、阴性预测值和阳性预测值分别为 97%、84%、97% 和 70%。血浆 BNP 可用于鉴别心源性和肺源性呼吸困难，BNP 正常的患者如发生呼吸困难，基本可除外心源性。血浆高水平 BNP 预示严重心血管事件。心力衰竭经治疗时，血浆 BNP 水平下降提示预后改善。大多数心力衰竭呼吸困难的患者 BNP 在

400 pg/ml以上。BNP < 100 pg/ml时不支持心力衰竭的诊断；BNP在100～400 pg/ml还应考虑其他原因，如肺栓塞、慢性阻塞性肺部疾病、心力衰竭代偿期等。

NT-proBNP是BNP激素原分裂后没有活性的N-末端片段，与BNP相比，半衰期更长，更稳定，其浓度可反映短暂时间内新合成的而不是贮存的BNP释放，因此更能反映BNP通路的激活。正常人血浆BNP和NT-proBNP的浓度相似。在左室功能障碍时，血浆NT-proBNP的水平超过BNP水平可达4倍。血浆NT-proBNP水平与年龄、性别和体重有关，老龄和女性升高，肥胖者降低，肾功能不全时升高。血浆NT-proBNP水平也随心力衰竭程度加重而升高，在急性冠脉综合征、慢性肺部疾病、肺动脉高压、高血压、心房颤动（AF）时也会升高。BNP亦有类似变化。50岁以下的成人血浆NT-proBNP浓度450 pg/ml诊断急性心力衰竭的敏感性和特异性分别为93%和95%；50岁以上的人血浆浓度900 pg/ml诊断心力衰竭的敏感性和特异性分别为91%和80%。NT-proBNP < 300 pg/ml为正常，可排除心力衰竭，其阴性预测值为99%。心力衰竭治疗后NT-proBNP < 200 pg/ml提示预后良好。肾功能不全，肾小球滤过率< 60 ml/min时NT-proBNP 1 200 pg/ml诊断心力衰竭的敏感性和特异性分别为85%和88%。

3. 左右心室不同步收缩

心力衰竭常并发传导异常，导致房室、室间和（或）室内运动不同步。房室不同步表现为心电图中P-R间期延长，使左室充盈减少；左右心室间不同步表现为左束支传导阻滞，使右室收缩早于左室；室内传导阻滞在心电图上表现为QRS时限延长（> 120 ms）。以上不同步现象均严重影响左室收缩功能。

二、术前心力衰竭的药物治疗

麻醉医师应了解常规治疗心力衰竭的三大类药物，即利尿剂、血管紧张素转换酶抑制剂（ACEI）或血管紧张素Ⅱ受体拮抗剂（ARB）和β受体阻滞剂。此外，为进一步改善症状、控制心率等，地高辛是第4个联用的药物。醛固酮受体拮抗剂可应用于重度心力衰竭患者。

（一）利尿剂

利尿剂通过遏制心力衰竭时的钠潴留，减少静脉回流和降低前负荷，从而减轻肺淤血，提高运动耐量。对有液体潴留的心力衰竭患者，利尿剂是唯一能充分控制心力衰竭患者液体潴留的药物。合理使用利尿剂是成功治疗心力衰竭的关键因素之一。如利尿剂用量不足造成液体潴留，会降低对ACEI的反应，增加使用β受体阻滞剂的风险。另一方面，不恰当的大剂量使用利尿剂则会导致血容量不足，增加ACEI和血管扩张剂发生低血压，以及ACEI和ARB出现肾功能不全的风险。

1. 适应证

所有心力衰竭患者有液体潴留，均应给予利尿剂，且应在出现水钠潴留的早期应用。利尿剂缓解症状最为迅速，数小时或数天内即见效，而ACEI、β受体阻滞剂则需数周或数月，故利尿剂必须最早应用。应用利尿剂后即使心力衰竭症状得到控制，临床状态稳定，亦不能将利尿剂作为单一治疗。利尿剂一般应与ACEI和β受体阻滞剂联合应用。

2. 围术期应用

在心力衰竭患者，当发现有体液潴留体征时应该增加剂量。有低血容量、低血压和电解质紊乱时

应减少剂量。通常,利尿药用于控制心力衰竭时应该持续到手术当天,到能进食后再继续用药。在围术期,心力衰竭患者应该严密监测血容量,使用静脉注射髓袢利尿剂来控制容量过多。在用了利尿剂的患者都应考虑到电解质紊乱的可能,因为利尿剂会增加钾离子和镁离子的排泄。众所周知低钾血症会显著增加室性心动过速和室颤发生的风险。低钾血症和低镁血症必须在手术前得到及时纠正。保钾类利尿药如醛固酮拮抗剂(螺内酯和依普利酮)可以明显减少严重心力衰竭患者的死亡率。术前就应评估钾和镁的动态平衡,使用利尿剂时应特别关注易发生心律失常的患者。

3. 不良反应

包括电解质丢失、神经内分泌激活、低血压和氮质血症。当出现利尿剂抵抗时(常伴有心力衰竭症状恶化)处理对策为静脉注射呋塞米40 mg,继以持续静脉滴注(10~40 mg/h),2种或2种以上利尿剂联合使用,或短期应用小剂量的增加肾血流的药物如多巴胺100~250 μg/min。

2014年中国心力衰竭诊断和治疗指南托伐普坦的推荐应用:① 慢性心力衰竭:托伐普坦为一种新型利尿剂,其作用特点是利水不利钠,尤其适用于伴低钠血症的患者,也可与其他利尿剂合用,以加强利尿作用。② 急性心力衰竭:托伐普坦推荐用于充血性心力衰竭常规利尿剂治疗效果不佳、有低钠血症患者,可改善充血相关症状且无明显短期和长期不良反应。心力衰竭伴低钠血症患者EVEREST实验结果显示托伐普坦能快速有效降低体重,并在整个研究期维持肾功能正常,对长期死亡率和心力衰竭相关患病率无不良影响。对低钠伴心力衰竭的患者能降低心血管所致死亡率。

(二)血管紧张素转换酶抑制剂

ACEI是证实能降低心力衰竭患者死亡率的药物。

1. 适应证

所有慢性收缩性心力衰竭患者,NYHA Ⅰ、Ⅱ、Ⅲ、Ⅳ心功能各级患者(LVEF<40%),都必须使用ACEI,而且需要终身用药,除非有禁忌证或不能耐受。对于心力衰竭高发危险人群可考虑用ACEI预防心力衰竭。

2. 禁忌证和须慎用

(1)对ACEI曾有致命性不良反应的患者,如曾有血管性水肿导致的喉头水肿、无尿性肾功能衰竭或妊娠妇女,绝对禁用。

(2)以下情况须慎用 ① 双侧肾动脉狭窄;② 血肌酐显著升高(>265.2 μmol/L);③ 高钾血症(>5.5 mmol/L);④ 有症状性低血压(收缩压<90 mmHg);⑤ 左室流出道梗阻的患者,如主动脉瓣狭窄,梗阻性肥厚型心肌病。

3. 围术期应用

使用ACEI,特别同时用β受体阻滞剂,诱导后增加发生严重低血压的风险。在手术前一天停用ACEI可以减少低血压的发生。尽管其存在争议,还是建议在术前24 h停用ACEI来预防低血压的发生。血管紧张素受体拮抗剂导致的低血压风险与ACEI所引起的大致相仿,都会影响升压药的反应能力。临床症状稳定的左室收缩功能障碍患者,在围术期继续使用ACEI是比较合理的,但是得密切监视。根据ESC心力衰竭指南所建议的,在术前评估时发现有左室功能障碍的患者,应该在术前使用ACEI和β受体阻滞剂治疗。

4. 不良反应

① 与Ang Ⅱ抑制有关的不良反应包括低血压、肾功能恶化、钾潴留；② 与缓激肽积聚有关的不良反应，如咳嗽和血管性水肿。

（三）β受体阻滞剂

CHF时肾上腺素能受体通路的持续、过度激活对心脏有害。人体衰竭心脏去甲肾上腺素的浓度已足以产生心肌细胞的损伤，且慢性肾上腺素能系统的激活介导心肌重构，而β_1受体信号转导的致病性明显大于β_2、α_1受体。这就是应用β受体阻滞剂治疗CHF的根本基础。

β受体阻滞剂是一种很强的负性肌力药，临床试验亦表明，该药治疗初期对心功能有明显抑制作用，LVEF降低；但长期治疗（＞3个月时）则改善心功能，LVEF增加；治疗4～12个月，能降低心室肌重构和容量、改善心室形状，提示心肌重构延缓或逆转。这种急性药理作用和长期治疗截然不同的效应被认为是β受体阻滞剂具有改善内源性心肌功能的"生物学效应"。β受体阻滞剂之所以能从心力衰竭的禁忌药转而成为心力衰竭常规治疗的一部分，就是因为走出了"短期药理学"治疗的误区，发挥了长期治疗的"生物学"效应。

1. 适应证

（1） 所有慢性收缩性心力衰竭，NYHA Ⅱ、Ⅲ级病情稳定患者，以及无症状性心力衰竭或NYHA Ⅰ级的患者（LVEF＜40%），均需应用β受体阻滞剂。NYHA Ⅳ级心力衰竭患者需待病情稳定（4天内未静脉用药，已无液体潴留并体重恒定）后，在严密监护下由专科医师指导应用。

（2） 应尽早开始应用β受体阻滞剂，不要等到其他疗法无效时才用，因患者可能在延迟用药期间死亡。

（3） 一般应在利尿剂和ACEI的基础上加用β受体阻滞剂。

2. 禁忌证

（1） 支气管痉挛性疾病、心动过缓（心率＜60次/min）、Ⅱ度及以上房室传导阻滞（除非已安装起搏器），均不能应用。

（2） 心力衰竭患者有明显液体潴留，需大量利尿者，暂时不能应用，应先利尿，达到干体重后再开始应用。

3. 围术期应用

在左室收缩功能障碍所致的稳定性心力衰竭患者，其治疗用β受体阻滞剂不应停药。在失代偿性心力衰竭患者，β阻滞剂治疗可能需要减少，或者暂时停药。如果可能的话，非心脏手术应该延迟以便在积极的药物治疗下获得稳定的病情。

4. 不良反应监测

包括：① 低血压：一般在首剂或加量的24～48 h内发生。首先停用不必要的扩血管剂。② 液体潴留和心力衰竭恶化：起始治疗前，应确认患者已达到干体重状态。如在3天内体重增加＞2 kg，立即加大利尿剂用量。如病情恶化，可将β受体阻滞剂暂时减量或停用。但应避免突然撤药。减量过程也应缓慢，每2～4天减一次量，2周内减完。病情稳定后，必需再加量或继续应用β受体阻滞剂，否则将增加死亡率。如需静脉应用正性肌力药，磷酸二酯酶抑制剂较β受体激动剂更为合适。③ 心动过缓和房室阻滞：如心率＜55次/min，或伴有眩晕等症状，或出现Ⅱ度、Ⅲ度房室阻滞，应将β受体

阻滞剂减量。

（四）地高辛

长期以来，洋地黄对心力衰竭的治疗均归因于正性肌力作用，即洋地黄通过抑制衰竭心肌细胞膜Na^+/K^+-ATP酶，使细胞内Na^+水平升高，促进Na^+-Ca^{2+}交换，提高细胞内Ca^{2+}水平，从而发挥正性肌力作用。然而，洋地黄的有益作用可能部分是与非心肌组织Na^+/K^+-ATP酶的抑制有关。副交感传入神经的Na^+/K^+-ATP酶受抑制，提高了位于左室、左房与右房入口处、主动脉弓和颈动脉窦的压力感受器的敏感性，抑制性传入冲动的数量增加，进而使中枢神经系统下达的交感兴奋性减弱。此外，肾脏的Na^+/K^+-ATP酶受抑，可减少肾小管对钠的重吸收，钠向远曲小管的转移增加，导致肾脏分泌肾素减少。即洋地黄并非只是正性肌力药物，而是通过降低神经内分泌系统的活性起到治疗心力衰竭作用。

DIG试验主要观察NYHA Ⅱ、Ⅲ级的心力衰竭患者，应用地高辛治疗2～5年，结果地高辛对总死亡率的影响为中性。是正性肌力药中唯一的长期治疗不增加死亡率的药物，且可降低死亡和因心力衰竭恶化住院的复合危险。因此，地高辛治疗心力衰竭的主要益处是改善临床状况，在不影响生存率的情况下降低因心力衰竭住院的危险。其次，肯定了地高辛的长期临床疗效，特别是对重症患者；与传统观念相反，地高辛是安全的，耐受性良好。不良反应主要见于大剂量时，但治疗心力衰竭并不需要大剂量。

1. 临床应用

① 适用于已在应用ACEI（或ARB）、β受体阻滞剂和利尿剂治疗，而仍持续有症状的慢性收缩性心力衰竭患者。重症患者可将地高辛与ACEI（或ARB）、β受体阻滞剂和利尿剂同时应用。② 先将醛固酮受体拮抗剂加用于ACEI、β受体阻滞剂和利尿剂的治疗上，仍不能改善症状时，再应用地高辛。③ 如患者已在应用地高辛，则不必停用，但必须立即加用神经内分泌抑制剂ACEI和β受体阻滞剂治疗。④ 地高辛适用于心力衰竭伴有快速心室率的房颤患者，但加用β受体阻滞剂对控制运动时的心室率效果更佳。⑤ 由于地高辛对心力衰竭死亡率的下降没有作用，不推荐应用于NYHA Ⅰ级心功能的患者。⑥ 急性心力衰竭并非地高辛的应用指征，除非并有快速室率的房颤。

2. 禁忌证和慎用

① 伴窦房传导阻滞、Ⅱ度或高度房室阻滞患者，应禁忌使用地高辛，除非已安置永久性心脏起搏器。② 急性心肌梗死（AMI）后患者，特别是有进行性心肌缺血者，应慎用或不用地高辛。③ 与能抑制窦房结或房室结功能的药物（如胺碘酮、β受体阻滞剂）合用时必须谨慎。奎尼丁、维拉帕米、胺碘酮、克拉霉素、红霉素等与地高辛合用时，可使地高辛血药浓度增加，增加中毒的发生率，地高辛应减量。

3. 围术期应用

除了出现地高辛中毒或怀疑依从性，一般不是常规检测地高辛水平。术前应评估。地高辛维持量为每日0.25 mg。70岁以上，肾功能减退者宜用0.125 mg，每日或隔日1次。术前需要持续用至手术当日。谨防地高辛中毒，阵发性房性心动过速和2∶1房室传导阻滞是地高辛毒性的特征性表现。

4. 不良反应

主要见于大剂量时，自从改用维持量疗法后，不良反应已大大减少。不良反应包括：① 心律失常（期前收缩、折返性心律失常和传导阻滞）；② 胃肠道症状（厌食、恶心和呕吐）；③ 神经精神症状（视

觉异常、定向力障碍、昏睡及精神错乱）。不良反应常出现在血清地高辛浓度＞2.0 ng/ml时，但也可见于地高辛水平较低时。无中毒者和中毒者血清地高辛浓度间有明显重叠现象，特别在低血钾、低血镁、甲状腺功能低下时。

（五）其他药物

1. 醛固酮受体拮抗剂（MRA）

醛固酮有独立于Ang II和相加于Ang II的对心肌重构的不良作用，虽然短期使用ACEI或ARB均可以降低循环中醛固酮水平，但长期应用时，循环醛固酮水平却不能保持稳定。因此，如能在ACEI基础上加用醛固酮受体拮抗剂，进一步抑制醛固酮的不良作用，可望有更大的益处。醛固酮受体拮抗剂在心力衰竭应用的要点：① 适用于中、重度心力衰竭，NYHA III或IV级患者，AMI后并发心力衰竭，且LVEF＜40%的患者亦可应用。目前还推荐在NYHA II级心力衰竭患者中应用。② 螺内酯起始量10 mg/d，最大剂量为20 mg/d，酌情亦可隔日给予。③ 该药主要危险是高钾血症和肾功能异常。入选患者的血肌酐浓度应在176.8（女性）～221.0（男性）μmol/L以下，血钾低于5.0 mmol/L。④ 一旦开始应用醛固酮受体拮抗剂，应立即加用袢利尿剂，停用钾盐，ACEI类药物减量。

2. 血管紧张素II受体拮抗剂（ARB）

ARB可阻断所有经ACE途径或非ACE途径生成的Ang II与AT1（血管紧张素II的I型受体）结合，从而阻断因AT1过度兴奋导致的诸多在心力衰竭发生发展中的不良作用，如血管收缩、水钠潴留、组织增生、胶原沉积、促进细胞坏死和凋亡等。ARB还可能通过加强Ang II与AT2（血管紧张素II的II型受体）结合来发挥有益的效应。

ARB在心力衰竭临床应用的要点：① 可用于心力衰竭高发危险的人群，以预防心力衰竭的发生；已有心力衰竭症状的患者，不能耐受ACEI者，可替代ACEI作为一线治疗，以降低死亡率和并发症发生率；对于常规治疗（包括ACEI）后心力衰竭症状持续存在，且LVEF低下者，可考虑加用ARB。② ARB中的坎地沙坦和缬沙坦明确证实可降低死亡率和病残率（表84-1）。③ ARB应用中需注意监测低血压、肾功能不全和高血钾等。

表84-1　治疗慢性心力衰竭的ARB及其剂量

药物	起始剂量（mg/d）	推荐剂量
坎地沙坦	4～8	32 mg/d
缬沙坦	20～40	160 mg，2次/d
氯沙坦	25～50	50～100 mg/d
厄贝沙坦	150	300 mg/d
替米沙坦	40	80 mg/d
奥美沙坦	10～20	20～40 mg/d

3. 重组人脑利钠肽

有利于钠、利尿和扩管作用，可明显改善血流动力学。奈西利肽是美国FDA批准的重组人脑利钠肽。FUSION-I研究初步表明奈西利肽能改善慢性失代偿性心力衰竭患者的症状和血流动力

学状态,但随后的FUSION-Ⅱ研究采用奈西利肽序贯疗法治疗慢性失代偿性心力衰竭却得出了中性的结果,提示序贯疗法可能不适合慢性心力衰竭患者。新活素是我国自主研发的重组人脑利钠肽,从目前已经完成的阶段性Ⅳ期临床研究结果来看,新活素用于治疗急性心力衰竭和慢性心力衰竭急性发作的患者,具有改善呼吸困难、利尿等作用;同时还可以提高左室射血分数(LVEF),降低NT-proBNP。

(六)神经内分泌抑制剂的联合应用

1. ACEI和β受体阻滞剂的联合应用

① 在应用β受体阻滞剂前,ACEI并不需要用至高剂量,应用低或中等剂量ACEI加β受体阻滞剂的患者,对改善症状和降低死亡的危险性更为有益。② 关于ACEI与β受体阻滞剂的应用顺序:CIBIS Ⅲ试验比较了先用比索洛尔或依那普利的效益,结果显示,两组的疗效或安全性均相似。事实上,先后并不重要,关键是二药合用,才能发挥最大的益处。临床试验已证实二者有协同作用,可进一步降低CHF患者的死亡率。

2. ACEI与醛固酮受体拮抗剂合用

醛固酮受体拮抗剂的临床试验均是与以ACEI为基础的标准治疗作对照,证实ACEI加醛固酮受体拮抗剂可进一步降低CHF患者的死亡率。

3. ACEI加用ARB

临床试验的结论并不一致。ARB是否能与ACEI合用以治疗心力衰竭,目前仍有争论,ESC指南和ACC/AHA指南分别将其列为Ⅱa类和Ⅱb类推荐,B级证据。根据VALIANT试验,AMI后并发心力衰竭的患者,不宜联合使用这两类药物。

4. ACEI、ARB与醛固酮受体拮抗剂三药合用

专家一致认为三药合用的安全性证据尚不足,会进一步增加肾功能异常和高钾血症的危险,故不能推荐。ACEI与醛固酮受体拮抗剂合用的循证医学证据是有利的,为Ⅰ类推荐。而ACEI与ARB合用,为Ⅱ类推荐。因此,ACEI与醛固酮拮抗剂合用,优于ACEI与ARB合用。

第二节　围术期心力衰竭的病因和诱因

一、心力衰竭的病因

(一)原发性心肌舒缩功能障碍

1. 原发性弥漫性心肌病变

病毒性心肌炎、心肌病、心肌梗死等,由于心肌结构的完整性遭到破坏,心肌的收缩性减弱。是否出现心力衰竭,关键取决于心肌病变的程度、速度和范围。病变重、范围广、发展迅速,可导致急性心力衰竭。

2. 能量代谢障碍

冠状动脉粥样硬化、重度贫血以及心肌肥大时,心肌因长期供血绝对减少或相对不足而缺氧,心肌能量生成障碍,从而导致心肌收缩性逐渐减弱,以致最后引起心力衰竭。维生素B_1是丙酮酸脱羧酶

的辅酶,当体内含量不足时,ATP生成减少,同时伴有能量利用障碍,则易发生心力衰竭。

(二)心脏负荷过度

1. 压力负荷过度

左心压力负荷过度时,主动脉压增高,见于高血压、主动脉缩窄、主动脉瓣狭窄等;右心压力负荷过度时,肺动脉压升高,见于肺动脉高压、肺动脉狭窄等。压力负荷过度的心脏,经历代偿肥大阶段,最后转向心力衰竭。

2. 容量负荷过度

容量负荷过度,见于二尖瓣或主动脉瓣关闭不全时引起的左心室容量负荷过度;三尖瓣或肺动脉瓣关闭不全时引起的右心室容量负荷过度。心脏对容量负荷过度较对压力负荷过度的适应代偿能力大,故发生心力衰竭的时间较晚。

二、诱因

约有90%的心力衰竭病例伴有诱因。这些诱因通常是增加耗氧和/或减少供氧,或者降低心排血量或抑制心肌收缩力。

(一)感染

感染加重心脏负荷,易诱发心力衰竭。主要机制为:① 发热时,交感神经系统兴奋,代谢增加,加重心脏负荷;② 交感神经兴奋,心率加快,既加剧心肌耗氧,又通过缩短舒张期降低冠脉血液灌流量而减少心肌供血供氧;③ 内毒素直接损伤心肌细胞;④ 若发生肺部感染,则进一步减少心肌供氧。

(二)妊娠与分娩

孕妇在妊娠期血容量可增加20%以上,加之心率加快、心排血量增多,心脏负荷加重;分娩时,精神紧张等因素兴奋交感-肾上腺髓质系统,除增加静脉回流血量、加剧心脏前负荷,尚可通过收缩外周阻力血管、加剧心脏的后负荷,心率加快导致耗氧增多及冠脉血流不足,从而引发心力衰竭。

(三)心律失常

房颤、室性心动过速、室颤等快速型心律失常也是心力衰竭的常见诱因。其诱发心力衰竭的机制主要为:① 房室协调性紊乱,导致心室充盈不足,射血功能障碍;② 舒张期缩短,冠脉血流不足,心肌缺血缺氧;③ 心率加快,耗氧量增加,加剧缺氧。心律失常既是心力衰竭的基本病因,也可使心功能不全患者从代偿期转向失代偿,发生心力衰竭。

(四)其他

手术过程中输液过多、过快,可以引起急性肺水肿;电解质紊乱诱发和加重心力衰竭,常见于低血钠、低血钾、低血镁。心力衰竭的主要病因和诱因见表84-2。

表84-2　心力衰竭的主要病因和诱因

病因	原发性心肌舒缩功能障碍	心脏负荷过度
基本病因	1. 缺血性心肌病 2. 心肌炎和心肌病 3. 心肌代谢障碍性疾病（常见糖尿病心肌病）	1. 压力负荷过重（高血压、主动脉瓣狭窄、肺动脉瓣狭窄、肺动脉高压等） 2. 容量负荷过重（主动脉瓣/二尖瓣关闭不全、动脉导管未闭、房间隔缺损等）
诱因	感染、心律失常、血容量增加、过度体力劳累或情绪激动、治疗不当、原发性心肌病变加重或并发其他疾病	

第三节　围术期急性心力衰竭的诊断与治疗

围术期心力衰竭以急性心力衰竭为主，是发生在原发心脏病或非心脏病基础上的急性血流动力学异常，导致以急性肺水肿、心源性休克为主要表现的临床综合征。通常与心肌缺血有关，有以下心血管危险因素至少1种的患者：年龄 > 70岁、心绞痛、心肌梗死史、充血性心力衰竭、治疗的室性心律失常、治疗的糖尿病、运动耐量受限、高脂血症或吸烟等。围术期心脏并发症包括心肌梗死，其死亡率约5%，术后3天内发病率最高。

一、临床表现

（一）症状

发病急剧，患者突然出现严重呼吸困难、端坐呼吸、烦躁不安，呼吸频率达30～40次/min，频繁咳嗽，严重时咳白色泡沫状痰或粉红色泡沫痰，患者有恐惧或濒死感。全麻气管插管患者，气管导管内可吸出大量血性分泌物。

（二）体征

患者面色灰白、发绀、大汗、皮肤湿冷。心率增快、心尖部第一心音减弱、舒张期奔马律（S3）、P2亢进。开始肺部可无啰音，继之肺部可满布湿啰音和哮鸣音。或有基础心脏病的相关体征。心源性休克时血压下降（收缩压 < 90 mmHg，或平均压下降 > 30 mmHg）、少尿（尿量 < 17 ml/h）、神志模糊。急性右心衰竭主要表现为低心排血量综合征，右心循环负荷增加，颈静脉怒张、肝大、低血压。

二、实验室和辅助检查

（一）心电图

了解有无急性心肌缺血、心肌梗死和心律失常，可提供急性心力衰竭病因诊断依据。

（二）胸部X线片

提供心脏增大，肺淤血、肺水肿及原有肺部疾病信息。虽不能作为诊断依据，但有参考意义。

（三）负荷超声心动图

运动或药物负荷超声心动图可用于检测缺血是否为可逆性或持续性心功能不全的病因。有助于评价急性心肌梗死的机械并发症、室壁运动失调、心脏的结构与功能、心脏收缩/舒张功能的相关数据，了解有否心包压塞。

（四）检测血浆脑钠肽（BNP）和氨基末端脑钠肽前体（NT-proBNP）

有助于心力衰竭诊断和预后判断。阴性预测值可排除急性心力衰竭。诊断急性心力衰竭的参考值：NT-proBNP > 300 pg/ml 和 BNP > 100 pg/ml。

（五）心肌标志物检测

心肌肌钙蛋白（cTnT或cTnI）和CK-MB异常有助于诊断急性冠脉综合征。

（六）有创导管检查

置入SWAN-GANZ漂浮导管进行血流动力学监测，有助于指导急性心力衰竭的治疗。

（七）其他实验室检查

包括：① 血常规：血红蛋白降低、贫血为心力衰竭加重因素；白细胞增加、中性粒细胞增多提示感染；② 尿常规和肾功能：少量蛋白尿、透明或颗粒管型、红细胞，血尿素氮和肌酐升高，有助于与肾脏疾病和肾病性水肿相鉴别；③ 电解质和酸碱平衡：低钾、低钠血症和代谢性酸中毒是难治性心力衰竭的诱因。电解质要根据检查结果补充，急性心力衰竭时常有低氧血症，酸中毒与组织灌注不足可有二氧化碳潴留；④ 肝功能：丙氨酸氨基转移酶、γ-谷氨酰转肽酶和总胆红素轻度升高，有助于与非心源性水肿鉴别，低蛋白血症也见于右心衰竭晚期；⑤ 内分泌功能：心力衰竭晚期可见甲状腺功能减弱、皮质醇降低，是心力衰竭诱发加重和难治的原因。

三、一般性治疗

包括：① 去除或缓解基本病因；② 去除诱发因素，控制感染，治疗心律失常特别是心房颤动并快速心室率，纠正贫血，电解质紊乱，注意是否并发肺梗死等；③ 观察病情演变及定期随访。

四、改善血流动力学的药物治疗

（一）利尿药

用于急性左心衰竭、急性肺水肿的利尿药物首选呋塞米，0.5～1 mg/kg静脉注射；布美他尼的利尿作用更强，可用于呋塞米无效的患者，急性肺水肿时用量为静脉注射1～3 mg/(kg·次)。利尿剂可使体内潴留的液体排出，减轻器官组织水肿，减少体液容量和血容量，从而减轻心脏前负荷。应用时需避免水电解质平衡失调尤其是低钾血症和循环血容量减少，前者可诱发洋地黄中毒的心律失常，

后者可加重心力衰竭。

（二）正性肌力药

1. 洋地黄的应用

一般而言，急性心力衰竭并非地高辛的应用指征，除非伴有快速心室率的心房颤动。急性心力衰竭可使用快速洋地黄制剂，去乙酰毛花苷（西地兰）0.2～0.4 mg静脉注射。

2. 儿茶酚胺

儿茶酚胺类药物包括多巴胺、多巴酚丁胺、肾上腺素、去甲肾上腺素和异丙肾上腺素。各种儿茶酚胺类的优势血流动力学作用依赖于其对不同的α、β、多巴胺受体的激活程度，对心率、心律和心肌收缩力有多种影响（表84-3）。推荐剂量的儿茶酚胺药物参见表84-4。

表84-3　儿茶酚胺和磷酸二酯酶抑制剂的血流动力学效果

药　　物		CO	dp/dt	HR	SVR	PVR	PCWP	MVO$_2$
多巴酚丁胺	2～12 μg/(kg·min)	↑↑↑	↑	↑↑	↓	↓	↓	↑
多巴胺	0～3 μg/(kg·min)	↑	↑	↑	↓	↓	↑	↑
	3～8 μg/(kg·min)	↑↑	↑	↑↑	↓	↓	↑	↑
	＞8 μg/(kg·min)	↑↑	↑	↑↑	↑	-(↑)	↑或-	↑↑
异丙肾上腺素	0.5～10 μg/min	↑↑	↑↑	↑↑	↓↓	↓	↓	↑↑
肾上腺素	0.01～0.4 μg/(kg·min)	↑↑	↑	↑	↑(↓)		↑或-	↑↑
去甲肾上腺素	0.01～0.3 μg/(kg·min)	↑	↑	-(↑↓)	↑↑	-	-	↑
磷酸二酯酶抑制剂		↑↑	↑	↑	↓↓	↓↓	↓↓	↓

CO心排血量；dp/dt心肌收缩性；HR心率；SVR体血管阻力；PVR肺血管阻力；PCWP肺毛细血管压；MVO$_2$心肌氧耗。

表84-4　儿茶酚胺的应用

药　　物	输注剂量［μg/(kg·min)］
多巴胺*§	2～10
多巴酚丁胺§	2～10
肾上腺素#	0.03～0.20
去甲肾上腺素#	0.03～0.20
异丙肾上腺素#	0.02～0.10

* 低于2 μg/(kg·min)（肾和肠系膜动脉扩张）。
§ 如果10 μg/(kg·min)无效，改用肾上腺素或去甲肾上腺素。
# 发挥作用剂量，可能需要比推荐剂量更高的剂量。

3. 磷酸二酯酶抑制剂

充血性心力衰竭的患者β$_1$受体下调，受体密度降低，对儿茶酚胺的反应性发生改变。米力农、氨力农通过选择性抑制磷酸二酯酶片段Ⅲ（或片段Ⅳ），一种cAMP特异性磷酸二酯酶，增加细胞内cAMP。可以增加心排血量，降低肺毛细血管压，降低双心室功能衰竭患者的体循环阻力和肺循环阻力。研究

证明静脉应用米力农对充血性心力衰竭和体外循环后心室功能不全短期内有益。临床应用建议：对心脏移植前的终末期心力衰竭、心脏手术后心肌抑制所致的急性心力衰竭，以及难治性心力衰竭可考虑短期支持应用3～5天。注意事项：米力农不可长期使用。可引起心室异位节律，在特发性肥厚性主动脉瓣下狭窄的患者中加重流出道梗阻。可导致低血压。不建议在急性心肌梗死中应用。

4. 联合治疗

儿茶酚胺和磷酸二酯酶抑制剂联合用药，儿茶酚胺的治疗效应依赖于心肌细胞对β_1激动剂的反应能力。术前有充血性心力衰竭的患者有效地β_1受体数量因为下调而减少，意味着密度降低或解偶联，这样只有少数受体可与β_1激动剂结合。术后治疗心功能不全时，增加单一的β_1激动剂的剂量会出现药理学上的封顶效应。儿茶酚胺和磷酸二酯酶抑制剂联合应用可以明显增加β_1受体下调患者的cAMP水平。两种形式的治疗可以降低彼此的不良反应，在右心衰竭时很有效。

（三）血管扩张剂

目前治疗急性心力衰竭时，正性肌力药应用过多，而扩血管药使用转少，所以应掌握适应证，平衡这两类药物的使用。常用的血管扩张剂如硝酸甘油和硝普钠，主要用于急性或严重失代偿的慢性心力衰竭，处理围术期体循环或肺循环高压、心肌缺血、压力或容量过负荷导致的心室功能不全。二者共同的特征是起效快、超短效、可控性以及容易滴注。然而，它们的药理学差别还是很大的。缺血患者首选硝酸甘油，因其选择性扩张冠脉而不引起冠脉窃血。主要作用于静脉血管床，因而造成前负荷下降，而不会显著危及体循环动脉压力。硝酸甘油从 50 μg/min 开始静脉滴注，依效果调定剂量。硝普钠是作用更强的动脉扩张剂，由于冠脉窃血现象或降低冠脉灌注压，可能会加重心肌缺血。然而，其有效的降压作用可用于处理围术期高血压性疾病，以及在反流性瓣膜病术中或术后用来降低后负荷。硝普钠以 0.1 μg/(kg·min) 开始静脉滴注，然后根据患者反应调节剂量。高剂量可引起过度低血压、反射性心动过速；肝功能异常可出现氰化物堆积；肾功能异常可出现硫氰酸盐堆积；长期使用可使氰化物水平升高；溶液和粉剂均对光敏感，必须用不透光的材料包装。

五、主动脉球囊反搏术（IABP）

（一）基本原理

主动脉内球囊充气膨胀及放气萎陷与心脏的舒张及收缩同步。当心脏舒张时，主动脉瓣关闭，气囊迅速膨胀（时间与ECG上T波的后半部一致），促使血液反流到主动脉根部，舒张压提高 10～20 mmHg，增加冠状动脉血流。当心脏开始收缩时（主动脉瓣开放前瞬间），气囊突然萎陷，造成主动脉腔内瞬间减压，降低了主动脉开放前所需的压力和左心室射血阻力，减轻左心室收缩负荷，心肌氧供需平衡和心室功能得以改善。

（二）适应证

急性心肌梗死并发心源性休克、顽固性快速性室性心律失常药物治疗无效者、难治性左心衰竭或弥漫性冠状动脉疾病伴顽固性心绞痛、心脏直视术后严重低心排血量综合征、心脏移植术前需要IABP辅助作为过渡手段。

（三）禁忌证

严重主动脉瓣关闭不全、主动脉瘤或主动脉夹层动脉瘤、心脏停搏、室颤、严重低血压、不可逆的脑损伤、周围血管疾病、心动过速超过130次/min或严重心律失常等。

（四）并发症

插管侧下肢缺血、切口部位感染、插管部位出血、血栓形成、动脉破裂、血小板减少、气囊破裂而发生气栓等。

第四节　舒张性心力衰竭的诊断及治疗

舒张功能的传统概念是指心室收缩后，在静脉回流正常时，心室恢复到原来容量及压力的能力。当舒张功能受损，心室压力和容量不能正常回复，而且不能满足机体需要时，则发生舒张性心力衰竭（diastolic heart failure）。

近几年，舒张性心力衰竭先后出现了几种新的诊断名称，包括收缩功能正常的心力衰竭（heart failure with preserved systolic function, HF－PSF）以及射血分数正常的心力衰竭（heart failure with normal ejection fraction, HF－NEF）等。尽管上述诊断新名称的应用有增多趋势，但仍是描述患者心脏射血分数正常或接近正常（＞0.50或＞0.45），并存在心力衰竭的症状、体征和临床表现。

舒张性心力衰竭的基础原因包括老龄，此外，肥胖、高血压病、肥厚型心肌病、浸润和限制型心肌病、肺动脉高压、心包疾病和房颤患者发生舒张性心力衰竭的人数明显高于收缩性心力衰竭，而冠心病和心脏瓣膜病患者更多发生收缩性心力衰竭。

一、发病机制

（一）心肌细胞舒张障碍的分子学基础

1. 钙超载

试验与临床资料都已证明，存在舒张功能障碍的动物和人体都存在心肌细胞的钙超载。任何引起Ca^{2+}的再摄入和排出细胞外障碍的因素都能引起钙超载和舒张功能障碍，包括肌浆网再摄入Ca^{2+}的能力和速率下降，cAMP介导的磷酸化障碍，受磷蛋白的磷酸化下降等。而处于缺血、心肌肥大的心肌细胞容易发生钙超载。

2. 心肌细胞的僵硬

心肌的硬度与心肌细胞直接有关，而心肌细胞的僵硬度进行性增加是舒张功能障碍向舒张性心力衰竭发展的重要因素。正常时，心肌细胞的弹性与肌联蛋白（Titin）密切相关，肌联蛋白横跨肌小节，在心肌细胞内起到分子弹簧链的作用。心肌细胞收缩时，肌联蛋白处于弹簧被压的状态，因而储存着弹性回复的势能（图84－1）。心肌细胞收缩结束时，肌联蛋白储存的势能将转化为弹性回复的动能，促进心肌细胞的舒张，心室肌的舒张使心房血液更易回流到心室，实现心室的早期充盈。当肌联

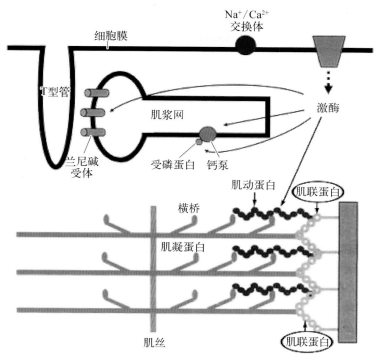

图84-1 肌联蛋白及其作用

蛋白的表达和数量受损时,心肌细胞的弹性将下降,僵硬度增加,并引起舒张功能减退。

(二)左室压力/容积机制

心室压力/容积机制是从整体心脏宏观的视角进行阐述。舒张末期压力与容量的关系曲线在收缩性和舒张性两种类型的心力衰竭显著不同。慢性容量负荷过重或扩张型心肌病患者常伴发收缩性心力衰竭,发生后左室容积明显增大,心室扩张伴一定程度的左室舒张末压升高,但升高不十分明显,心室形态学此时的变化称为离心性重构(图84-2A),使舒张末期压力与容量曲线右移。而高血压病、肥厚型心肌病、主动脉瓣狭窄的患者,长期存在压力负荷过重而可能发生舒张性心力衰竭。表现为心室舒张末压的明显升高,左室容量明显缩小,影响了心室充盈,使压力与容量曲线左移,形成向心性重构(图84-2B)。

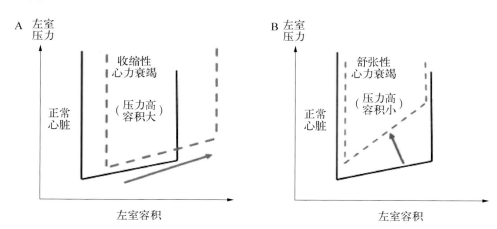

图84-2 收缩性和舒张性心力衰竭心室压力/容积关系

从图84-2可以看出，不论收缩性还是舒张性心力衰竭，均有左室舒张末压的升高，只是二者引发的原因截然不同。换言之，收缩性心力衰竭是因左室收缩功能障碍，不能有效射血而使舒张压升高，而舒张性心力衰竭则是舒张功能障碍引起左室舒张末压升高，后者升高的程度更为明显。显然，左室舒张末压的升高将引起左房压升高，左房衰竭，进而引起肺静脉压升高，引起肺淤血、呼吸困难，甚至心室衰竭，这种殊途同归的过程可解释两种不同类型的心力衰竭引起相同临床表现的机制。

二、临床诊断

舒张性心力衰竭的诊断模式可简单归纳为1+1+1的诊断模式。具体而言：第一个1是指患者确有心力衰竭的症状或体征，第2个1是指患者左室射血分数＞45%～50%，第3个1既代表有客观的实验室诊断依据而且诊断依据的积分需要达到1分。舒张性心力衰竭的实验室诊断方法分成有创和无创两种（图84-3）。

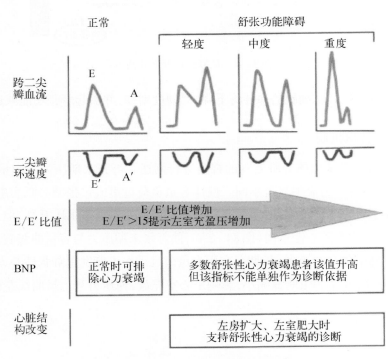

图84-3　舒张性心力衰竭诊断的示意图

（一）临床表现

1. 左心衰竭

舒张性心力衰竭患者存在肺淤血时，可使患者出现心悸、气短、劳力性呼吸困难，夜间阵发性呼吸困难，甚至肺水肿。

2. 右心衰竭

右室舒张功能障碍发生后，患者将出现体循环淤血的多种临床表现：颈静脉怒张、肝大、下肢水肿等。临床充血性心力衰竭综合征中，约70%由收缩性心力衰竭引起，30%由舒张性心力衰竭引起。

3. 心力衰竭时的体征

仔细观察可以发现,收缩性心力衰竭与舒张性心力衰竭的体征存在一定的差别。

(1)舒张性心力衰竭患者的面色常呈暗红色、口唇暗紫,而收缩性心力衰竭患者的面色苍白、口唇青紫。

(2)呼吸困难　舒张性心力衰竭的早期,患者安静或轻度活动时无明显不适,运动加大时则明显胸闷、气短、唇紫、下肢水肿,但颈静脉充盈、怒张不明显。而收缩性心力衰竭患者休息时就有乏力,活动后心悸、气短加剧,乏力更明显。

(3)S3和S4奔马律　急性左心衰竭时,听诊可闻奔马律。收缩性心力衰竭时心室(S3)奔马律常见(+++),心房(S4)奔马律少见(+),舒张性心力衰竭时相反,心房(S4)奔马律多见(+++),心室奔马律少见(+)。

(4)孤立性"左房扩大"　当超声心动图或其他影像学检查发现患者,尤其是老年人,存在"孤立性左房扩大"时,应当考虑是否存在舒张性心力衰竭。对于有频发呼吸困难,体循环淤血而无肺部疾病者,都应考虑是否是舒张性心力衰竭引起的肺淤血及相关症状。

(二)有创性检查

应用有创性心腔内压力测定技术时,当肺动脉楔压＞12 mmHg或左室舒张末压＞16 mmHg时,则实验室诊断指标积满1分而满足了第3个1的标准,使诊断成立(图84-4)。

(三)无创性检查

(1)应用多普勒技术测定的E/E'比值＞15时,则积1分而使诊断成立。

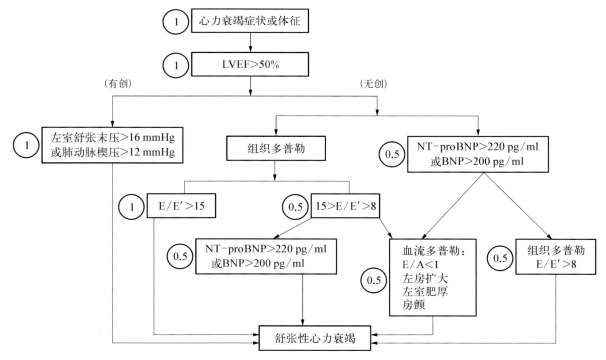

图84-4　2007年欧洲心脏病学会舒张性心力衰竭的诊断流程

（2）当多普勒测定 E/E′ 比值 < 15 而 > 8 时，该结果仅积 0.5 分，需再积 0.5 分才能满足累积 1 分的诊断条件。实验室检查能积 0.5 分的其他项目包括 NT-proBNP > 220 pg/ml、BNP > 200 pg/ml，超声血流多普勒检查 E/A 比率 < 1、左房扩大、左室肥厚、存在房颤等，其中每项阳性均可获另外的 0.5 积分，使诊断成立。

（3）当心力衰竭血液生化标记物检查结果 NT-proBNP > 220 pg/ml 或 BNP > 200 pg/ml 先获 0.5 积分时，还需获另外的 0.5 积分，此时，血流多普勒检查结果一项阳性或组织多普勒 E/E′ 比值 > 8 时，均可使实验室诊断的积分达到 1 分而满足诊断条件。

1+1+1 的诊断模式提示，舒张性心力衰竭的临床诊断一定要有客观的、实验室的辅助诊断依据。其中有创性技术进行血流动力学测定的结果稳定而可靠，但有创性检查的费用高，检查过程复杂，患者不能普遍接受，不易重复检查，限制了临床使用。因此，诊断舒张性心力衰竭目前临床应用最多的主要是超声心动图的各种检查。

测定 E/E′ 比值时，E 指血流多普勒测定的舒张早期 E 峰值，而 E′ 峰则是经组织多普勒技术测定的二尖瓣环的运动速度（m/s），测定时的取样容积位于二尖瓣环。该方法测定的二尖瓣环运动速度肯定与左室舒张期的充盈直接相关，能反映左室舒张早期充盈容积的变化。正常时，该值较高，幅度较大，随着左室舒张功能障碍的加重，E′ 值呈稳定的进行性下降，结果使 E/E′ 比值随左室舒张功能的下降呈稳定性升高。一般认为，E/E′ 比值 > 15 是舒张性心力衰竭的肯定诊断指标，< 8 时提示舒张功能正常。而 8 < E/E′ 比值 < 15 时为可疑舒张功能障碍，还需增加其他诊断指标。

研究认为，E/E′ 比值是十分理想的左室舒张功能的评价指标：① E′ 峰值随年龄的增加而逐渐降低；② 左室舒张功能受损时，E/E′ 比值稳定上升，不受射血分数的影响，不受房颤或窦速的影响，也很少受左室充盈压和跨二尖瓣压力阶差的影响；③ 与有创血流动力学测定结果相关性高，E/E′ 比值 > 15 时左房压力可能 > 15 mmHg，该比值 < 8 时左房压力可能正常，比值在 8～15 为可疑阳性，还需更多的指标评估左房压力和舒张功能。其局限性是当二尖瓣环有病变时，例如二尖瓣环钙化和缩窄性心包炎时，应用该指标判定左室舒张功能存在一定的局限性。

除超声心动图指标外，心力衰竭的血液生化标记物 BNP（脑钠肽）的测定对舒张性心力衰竭的诊断也有重要价值，BNP 值正常时，不能做心力衰竭的诊断，而 BNP 值升高时则支持心力衰竭的诊断，但不能依据 BNP 值的单独升高而做舒张性心力衰竭的诊断。

三、舒张性心力衰竭的治疗

舒张性心力衰竭有效的药物治疗尚未肯定，可以参考的资料仍然有限，无统一的规范化治疗方案。但目前临床应用治疗收缩性心力衰竭的药物（洋地黄类除外）均能缓解舒张性心力衰竭的症状，为了证实二者药物治疗类同的循证医学研究正在进行之中。

舒张性心力衰竭的治疗的原则包括控制血压，减慢心室率，利尿减轻体液潴留，减少充血的症状和体征。而小剂量联合用药已成为舒张性心力衰竭目前治疗的主要策略，治疗要点有以下几种。

（1）积极控制血压　舒张性心力衰竭患者的达标血压宜低于单纯高血压患者的标准，即收缩压 < 130 mmHg，舒张压 < 80 mmHg。

（2）控制 AF 心率和心律　心动过速时舒张期充盈时间缩短，心搏量降低。建议：① 慢性 AF 应

控制心室率；②AF转复并维持窦性心律,可能有益。

（3）应用利尿剂　可缓解肺淤血和外周水肿,但不宜过度,以免前负荷过度降低而致低血压。

（4）血运重建治疗　由于心肌缺血可以损害心室的舒张功能,CHD患者如有症状性或可证实的心肌缺血,应考虑冠脉血运重建。

（5）逆转左室肥厚,改善舒张功能　可用ACEI、ARB、β受体阻滞剂等。维拉帕米有益于肥厚型心肌病。

（6）地高辛不增加心肌的松弛性,不推荐应用于舒张性心力衰竭。

（7）如同时有收缩性心力衰竭,则以治疗后者为主。

第五节　严重心功能不全患者的麻醉处理

一、处理原则

心力衰竭有很多病因造成,因而每个患者的临床表现也各不相同。有些患者很快出现心肌受损的表现,而有些患者尽管存在病理生理改变却仍能很好地代偿。只有在术前掌握冠状动脉的条件（包括旁路移植或支架术）、可能存在的瓣膜关闭不全或狭窄及是否存在明显的肺动脉高压才能保证在麻醉诱导和维持时维持血流动力学稳定。此外,心功能不全患者都应在术前评估重要脏器（特别是肝、肾、中枢神经系统）的受损程度。

二、术前准备

心力衰竭患者在术前应用利尿剂、β受体阻滞剂及用药物调节SVR（降低后负荷）。除了是否停用ACEI及利尿剂由个体差异决定,大多数用药在围术期可继续使用。

心力衰竭患者经常需在术前调节血容量状态,药物调节心肌收缩力及后负荷,如果有起搏器还要调整起搏器的设置,有时还要放置IABP。

术前给氧和监测生命体征是很明智的选择。尤其是术前使用抗焦虑药的患者,因为交感神经张力突然降低、贫血及使用抗焦虑药后通气不足导致呼吸性酸中毒而增加肺血管阻力,心力衰竭患者不能耐受。

三、麻醉药物及麻醉方法

（一）全身麻醉

轻度心功能不全患者能够耐受常用的镇静催眠药,衰竭的心脏通过交感神经水平上调来代偿,在麻醉诱导时如果削弱交感神经张力会导致心脏快速失代偿。心脏重度衰竭的患者如果出现生理或血流动力学异常（如高碳酸血症、缺血、低血压、心动过速/缓、血容量突然改变及窦性节律改变）都会导致心脏快速失代偿,因此要尽可能选择能对心血管功能抑制较轻的麻醉药;此外在选择药物时要考

虑到同时存在的肝肾功能不全；认识到血容量的影响并针对每个患者仔细调整。一旦发现血流动力学不稳定难以控制，应该正确地选择血管活性药和正性肌力药，如麻黄碱、去氧肾上腺素、多巴胺、肾上腺素、米力农、血管加压素、硝酸甘油及硝普钠等。

尽管心力衰竭患者彼此之间症状相似，但是仍然要认真处理好每个患者潜在的病理生理改变，正确选择麻醉药和剂量，维持血流动力学稳定。

对于严重心功能不全的患者，传统的麻醉方法是采用大剂量阿片类药物联合肌松药的方法。这种方法可以维持血流动力学稳定很长时间，但其不足之处在于镇静不够、诱导时会出现心动过缓或胸壁强直。

诱导时也可以选择对SVR及心肌收缩力无明显影响的依托咪酯（0.2～0.3 mg/kg）。丙泊酚可以降低血管张力、抑制心肌收缩力，因此不适于严重心力衰竭的患者。所有的吸入麻醉药（包括氧化亚氮）都有一定程度的心肌抑制作用，术前准备充分、血流动力学稳定的患者可以使用异氟烷、七氟烷和地氟烷，但是由于异氟烷和地氟烷可以降低SVR，所以在使用时应该小心谨慎。与其他的吸入麻醉药相比七氟烷的心肌抑制及降低SVR的作用最弱。吸入麻醉药除了有直接心肌抑制和血管扩张作用外，还会影响心肌自律性、传导性导致折返现象及心律失常。

近年来氯胺酮的使用已大大减少，但是对于心功能重度受损的患者氯胺酮仍是很有用的药物。静脉注射氯胺酮以1～2.5 mg/kg，然后以50～100 μg/(kg·min)维持输注，一般可以维持血流动力学稳定，保证镇痛和镇静充分。在使用氯胺酮之前使用咪达唑仑可以减轻患者清醒后的精神症状。持续使用氯胺酮时可以将咪达唑仑以0.5 μg/(kg·min)速度持续输注或每2～3 h注射1～2 mg。成人或老年人可以使用小剂量格隆溴铵（如0.2 mg）减少分泌物；新生儿和儿童可以使用10 μg/kg阿托品减少分泌物。

（二）神经阻滞麻醉

充血性心力衰竭患者行外周表浅手术时可选用神经阻滞麻醉，如臂丛神经阻滞或下肢神经阻滞，术中辅以适当镇静，不仅可以提高麻醉效果，使患者舒适，也有利于保持循环稳定。应该指出，如果神经阻滞麻醉下完成手术有困难，而不适当地或勉强采用神经阻滞，将增加患者心脏负担和危险性。

（三）椎管内麻醉

骶麻适用于肛门、会阴区手术和膀胱镜检查等，对血流动力学影响小，但在老年患者有时可能会出现阻滞不完全。蛛网膜下隙阻滞，若阻滞平面欠妥，对循环影响大，可致血压剧降，对心力衰竭患者有一定危险，因此仅适用于肛门、会阴和下肢手术，且麻醉平面必须控制在T10以下。连续硬膜外阻滞，应用分次小量注药，阻滞范围可适当控制，麻醉后外周血管阻力因交感神经阻滞而适度降低，心排血量因而得以增加。适用于腹腔和下肢手术，术后可保留导管进行镇痛治疗，效果确切。

急性心力衰竭新进展体现在出现了新的理念、新的流程、新的药物。强调消除液体潴留的重要意义，为此可应用托伐普坦、新活素和超滤技术。新活素作为血管扩张药也适用于大多数患者，慢性稳定性心力衰竭的基本治疗为金三角，新药如伊伐布雷定和LCZ696可发挥良好的作用。心率管理也是重要举措，伊伐布雷定可以发挥积极作用。

　　总之,围术期心力衰竭是一个严重的并发症,其在致死率、住院时间和花费方面都有负面影响。因此需要围术期麻醉医师完善和提高他们的诊断和监测技能,手术期间心力衰竭诊断的重要性值得强调,一旦患者被诊断为心力衰竭,那么导致心力衰竭的原发情况就变得不如心力衰竭的诊断重要了。手术期间的超声心动图为许多患者提供了无价的信息,因此在出现低血压情况时始终应该考虑使用超声心动图,迅速地诊断结合早期的积极治疗,可以给患者带来较好的预后。

(朱颖霞　张晓庆)

参 考 文 献

［1］ Bamani G V, Uber P A, Mehra M R. Chronic heart failure：contemporary diagaosis and management. Mayo Clin Proc, 2010, 85(2): 180−195.

［2］ Dickstein K, Cohen-Solal A, Filippatos G, et al. ESC Guidelines for the diagnosis and treatment of acute and chronic heart failure. Eur Heart J, 2008, 29(19): 2388−2442.

［3］ Metra M, Ponikowski P, Dickstein K, et al. Advanced chronic heart failure: a position statement from the Study Group on Advanced Heart Failure of the Heart Failure Association of the European Society of Cardiology. Eur J Heart Fail, 2007, 9(6−7): 684−694.

［4］ Stiefelhagen P. Heart risk patient before surgical intervention: how to keep him safe through operation? MMW Fortschr Med, 2011, 153(45): 18−20.

［5］ Urbinati S, Faggiano P, Colivicchi F, et al. After ACC/AHA and ESC guidelines: preoperative cardiological evaluation in non-cardiac surgery: certainties, controversial areas, and opportunities for a team approach. Monaldi Arch Chest Dis, 2011, 76(3): 121−131.

［6］ Wetsch W A, Lahm T, Hinkelbein J, et al. Cardiac insufficiency: acute right heart failure. Anasthesiol Intensivmed Notfallmed Schmerzther, 2011, 46(11−12): 718−725.

［7］ Mairesse S, Blacher J, Safar M E. Focus on beta-blockers for vascular specialists in 2012. J Mal Vasc, 2011, 36(6): 339−347.

［8］ Krzych L J, Szurlej D, Kołodziej T, et al. Diagnostic accuracy of pre-operative NT−proBNP level in predicting short-term outcomes in coronary surgery: a pilot study. Kardiol Pol, 2011, 69(11): 1121−1127.

［9］ von Homeyer P, Schwinn D A. Pharmacogenomics of β−adrenergic receptor physiology and response to β−blockade. Anesth Analg, 2011, 113(6): 1305−1318.

［10］ Kortekaas K A, Lindeman J H, Versteegh M I, et al. Preexisting heart failure is an underestimated risk factor in cardiac surgery. Neth Heart J, 2012, 20(5): 202−207.

［11］ Pirracchio R, Cholley B, De Hert S, et al. Diastolic heart failure in anaesthesia and critical care. Br J Anaesth, 2007, 98(6): 707−721.

［12］ Zile M R, Gaesch W H, Anand I S, et al. Mode of death in patients with heart failure and a preserved ejection fraction：results from the Irbesartan in Heart Failure With Preserved Ejection Fraction Study(I-Preserve) trial. Circuhtion, 2010, 12l(12): 1393−1405.

［13］ Maederl M T, Kaye D M. Heart failure with normal left ventricular ejection fraction. J Am Coll Cardiol, 2009, 53(11): 905−918.

［14］ 中华医学会心血管病分会.急性心力衰竭诊断和治疗指南.中国医刊,2010,38(10):70−75.

第85章
心肌缺血与心肌梗死

全世界范围内的手术量从2004年2亿多例到2012年超过3亿例,在不断增加,预计到2030年,每10万人口每年至少将接受5 000例手术,而目前一些发达国家,例如瑞士已经达到每10人每年接受1例手术的程度。尽管手术技术不断进步,术后30天内仍有1%~2%患者死亡,心血管系统并发症,尤其是心肌梗死和心肌损伤占围术期死亡原因的30%~40%。围术期心肌梗死和心肌损伤是围术期心肌缺血导致的不同阶段的后果。预防和治疗非心脏手术围术期心肌梗死和心肌损伤一直是麻醉领域高度关注的内容之一,本章将围绕围术期心肌梗死和心肌损伤诊断和治疗进行回顾,并介绍相关进展。

第一节 定义和分型

一、定义

围术期心肌梗死(perioperative myocardial infarction, PMI)的定义为术前、术中及术后阶段即刻罹患新的心肌梗死(一般非心脏手术后的30天被认为是术后阶段)。欧洲心脏病学学会(ESC)、美国心脏病学学会(ACC)、美国心脏协会(AHA)、欧洲高血压协会(AHA)和世界心脏联盟(WHF)组成联合工作组,在2000年时共同合作,对世界卫生组织于1979年制订的心肌梗死诊断标准进行了修订,推出第一版心肌梗死通用定义,后来经过2007年和2012年两次修改,目前采用的是第三版心肌梗死通用定义:即在临床背景下同时存在与急性心肌缺血相一致的心肌坏死的证据。

长期以来,心肌梗死的诊断主要依据心肌缺血症状、心电图改变和以肌酸激酶(CK)及其同工酶(CK-MB)为主的血清心肌酶学改变。随着敏感性和特异性更高的心肌坏死生化标志物——心脏肌钙蛋白(cTn)的推广和应用,以及更加准确的无创性影像学技术的发展,人们对心肌梗死有了新的认识。新的定义对以往急性和陈旧性心肌梗死的诊断标准进行了更新。急性心肌梗死的定义标准为:① 检测到心肌坏死的生化标志物(最好是cTn)升高超过参考值上限(URL)99百分位值并有动态变化,同时伴有以下一项心肌缺血的证据:缺血性症状、ECG提示新发的缺血性改变[新发的ST段变化或左束支传导阻滞(LBBB)]、心电图提示病理性Q波形成或影像学证据提示新发的节段性室壁运动异常;② 突发的心源性死亡(包括心脏停搏),通常伴有心肌缺血的症状、新发ECG缺血性改变或

LBBB 和（或）经冠状动脉（冠脉）造影（或尸检）证实的新发血栓证据，但死亡常常发生在获取血标本或发现心肌酶学标志物升高之前；③ 基线 cTn 水平正常者接受经皮冠状动脉介入治疗（PCI）后，如果心脏标志物水平升高超过 URL99 百分位值，则提示围术期心肌坏死；如果心脏标志物水平超过 URL99 百分位值的 3 倍，则定义为与 PCI 相关的心肌梗死；④ 基线 cTn 水平正常者接受冠状动脉旁路移植术（CABG）后，如果心脏标志物水平升高超过 URL99 百分位值，则提示围术期心肌坏死；如果心脏标志物水平超过 URL99 百分位值的 5 倍，同时伴有以下任何一项：新发的病理性 Q 波、新发的 LBBB、冠脉造影证实新发桥血管或自身冠脉闭塞、新出现的存活心肌丢失的影像学证据，则定义为与 CABG 相关的心肌梗死；⑤ 病理检查时发现急性心肌梗死。陈旧性心肌梗死的定义标准为：① 新出现的病理性 Q 波，伴或不伴症状；② 影像学证据提示心肌变薄或瘢痕化，失去收缩力或无存活性；③ 病理检查时发现已经或正在愈合的心肌梗死。

二、分型

按照第三版全球定义，心肌梗死的分型为 5 型。

（一）1 型：自发性心肌梗死

由于动脉粥样斑块破裂、溃疡、裂纹、糜烂或夹层，引起一支或多支冠状动脉血栓形成，导致心肌血流减少或远端血小板栓塞伴心肌坏死。患者大多有严重的冠状动脉病变，少数患者冠状动脉仅有轻度狭窄甚至正常。

（二）2 型：继发于心肌氧供需失衡的心肌梗死

除冠状动脉病变外的其他情形引起心肌需氧与供氧失平衡，导致心肌损伤和坏死，例如冠状动脉内皮功能异常、冠状动脉痉挛或栓塞、心动过速/过缓性心律失常、贫血、呼吸衰竭、低血压、高血压伴或不伴左心室肥厚。

（三）3 型：心脏性猝死

心脏性死亡伴心肌缺血症状和新的缺血性心电图改变或左束支阻滞，但无心肌损伤标志物检测结果。

（四）4a 型：经皮冠状动脉介入治疗（PCI）相关心肌梗死

基线心脏肌钙蛋白（cTn）正常的患者在 PCI 后 cTn 升高超过正常上限 5 倍；或基线 cTn 增高的患者，PCI 术后 cTn 升高 ≥ 20%，然后稳定下降。同时发生：① 心肌缺血症状；② 心电图缺血性改变或新发左束支阻滞；③ 造影示冠状动脉主支或分支阻塞或持续性慢血流或无复流或栓塞；④ 新的存活心肌丧失或节段性室壁运动异常的影像学表现。

（五）4b 型：支架血栓形成引起的心肌梗死

冠状动脉造影或尸检发现支架植入处血栓性阻塞，患者有心肌缺血症状和（或）至少 1 次心肌损

伤标志物高于正常上限。

(六) 5型：外科冠状动脉旁路移植术(CABG)相关心肌梗死

基线cTn正常患者，CABG后cTn升高超过正常上限10倍，同时发生：① 新的病理性Q波或左束支阻滞；② 血管造影提示新的桥血管或自身冠状动脉阻塞；③ 新的存活心肌丧失或节段性室壁运动异常的影像学证据。

围术期心肌梗死主要是1型和2型心肌梗死，而且随着时间推移，围术期心肌梗死的性质也在发生变化，逐渐从1型心肌梗死向2型心肌梗死转变。

第二节　流行病学和病理生理

一、流行病学

围术期心肌梗死的发生率在低风险的无冠心病病史患者中为0.3%～3%，但在高风险的有冠心病史的患者中可达33%。如果缺乏心电监测、肌钙蛋白检测、围术期心肌梗死可能会被漏诊。此外年龄也是一大风险因素，全球每年约10亿人接受非心脏手术，其中一半患者年龄大于50岁，而此类患者围术期心脏不良事件包括心肌缺血、围术期心肌梗死、心力衰竭、心律失常、非致死性心搏骤停和心源性死亡发生率较高。大型前瞻性队列研究表明，年龄大于50岁的接受非急诊心脏手术患者发生围术期严重心脏事件的概率为1.4%，而具有心血管风险因素的患者，发生围术期严重心脏事件的概率为2%～6%。急诊手术高于非急诊手术，涉及动脉血管的手术则为高危，其围术期心脏事件发生率为9%～11%，甚至有研究报道发生率可以高达34%。围术期心肌梗死常常被称为围术期的"隐性杀手"。普通人群中，总体围术期心肌梗死的死亡率为10%～15%。其是非心脏手术后6个月内心血管死亡和非致死性心肌梗死的独立危险因素。非心脏手术患者中发生围术期心肌梗死的，男性发生率要高于女性(1.1% vs 0.8%, OR, 1.14; 95% CI, 1.13～1.16; $P < 0.001$)，围术期心脏病发症造成平均住院时间延长11天。根据国际多中心POISE研究报道，74.1%的围术期心肌梗死发生在手术后48 h以内，发生围术期心肌梗死患者术后30天死亡率11.6%，远远大于未发生者(2.2%)。有心脏危险因素的患者如果术后发生心肌梗死，院内死亡率高达15%～25%，围术期心搏骤停院内死亡率为65%，并且是术后5年内心源性死亡的主要风险因素。

二、病理生理

围术期心肌梗死的起因和病理生理机制尚未完全明确。目前认为其主要机制包括两个：围术期氧供需不匹配导致心肌需求性缺血和围术期冠状动脉血流中断(如斑块脱落)导致的心肌细胞坏死。在第三版心肌梗死通用定义中5型中：1型为自发性心肌梗死，如斑块脱落；2型为氧供不足；非心脏手术围术期心肌梗死的两大机制正好符合这两型，但哪一型占主导，目前尚不明确。有研究表明，大于65%围术期心肌梗死与长时间心肌氧供需失衡有关，属于2型心肌梗死。然而，也有病理学研究表

明，接近一半的围术期心肌梗死后死亡患者冠状动脉发生斑块破裂和血小板聚集，形成血栓，这属于1型心肌梗死。因此，确切的围术期心肌梗死病理生理有待于进一步研究确定。心肌缺血与心脏不良事件之间存在密切的联系，且缺血时间以及缺血严重程度可能也增加了心脏不良事件的发生率。研究表明，非心脏手术后出现心脏不良事件的平均缺血时间是 21～30 min，高危患者术后 ST 段压低时程超过 30 min 则往往会发生心脏不良事件。围术期导致动脉粥样硬化斑块不稳定的因素有疼痛、贫血、低体温等，这些因素可致使冠状动脉痉挛，增加血管应激，使不稳定的斑块破裂。此外促凝物质的增加如纤维蛋白原，抗凝物质的减少如蛋白C以及血小板聚集能力的增强，纤维蛋白溶解减弱等共同造成高凝反应，增加了冠脉血栓形成的概率。

另一方面，围术期心肌氧耗增加和/或氧供减少的常见原因包括：心动过速、急性出血、低血压、低氧血症、高血压（心肌室壁应力增加）、发热与脓毒症等。临床上，这种围术期心肌梗死与非ST段抬高型心肌梗死（NSTEMI）类似，围术期心肌梗死发生时心肌损伤标志物（如肌钙蛋白）的增加比由于血栓造成的急性冠脉闭塞要少。

第三节　围术期心肌梗死的危险因素与风险预测

下列原因均是围术期急性心肌梗死的高危因素：① 高龄患者；② 合并糖尿病、高血压、高脂血症等导致动脉粥样硬化形成；③ 有冠心病史或发生过心肌梗死的患者；④ 长时间麻醉和手术；⑤ 长时间低血压或高血压，血流动力学状态不稳定；⑥ 围术期严重贫血。

一直以来，许多接受重大非心脏手术的患者有发生围术期心血管事件的风险。该风险与患者特异性特征及手术特异性特征均相关。识别出风险升高能够为患者（及外科医师）提供信息，帮助其更好地了解手术的获益-风险比，并可能因此采取降低风险的干预措施。目前最常用的是改良心脏风险指数（又称为Lee指数），于1999年发布，此后在全球广泛使用。该指数在除了腹主动脉瘤以外的非心脏手术中预测术后包括心肌梗死在内的心脏并发症价值显著。该指数包含的量表项目有高风险手术类型、缺血性心脏病史、充血性心力衰竭史、脑血管病史、需要胰岛素治疗糖尿病和肌酐 ≥ 176.8 μmol/L。评分 =0，Ⅰ级，风险非常低，并发症发生率约0.4%；评分 =1，风险低，并发症发生率约1%；评分 =2，风险中，并发症发生率约2.4%；评分 ≥ 3，风险高，并发症发生率高于5.4%。

第四节　围术期心肌梗死的诊断、预防与治疗

一、围术期心肌梗死的诊断

围术期心肌梗死不同于急诊室常见的自发性心肌梗死，其临床表现也有所不同。典型的心肌梗死症状包括梗死前驱症状（梗死前几天或几周出现胸闷胸痛、疲倦乏力、呼吸困难、头晕等）和持续性的心前区压榨性疼痛，且休息或使用硝酸甘油不能缓解。但围术期心肌梗死无胸痛者常见，发病更加隐蔽，这与围术期心肌梗死本身临床症状不典型有关且很多情况下镇静镇痛药物也会掩盖或导致症

状不典型,容易发生漏诊。很多情况下,术中或术后发生的急性心肌梗死主要表现为不明原因的低血压,同时多伴有室性心律失常。因此,需要临床医师加强对这类患者的血流动力学、心电监测和心肌酶谱的检测,有研究表明对高危人群进行心肌肌钙蛋白检查可使这类患者获益。

目前临床最常使用的诊断标准是:① 升高和/或降低的心脏标志物(推荐肌钙蛋白)至少一次超过参考值上限的99百分位值;② 与急性心肌缺血相一致的心电图变化(如新的ST段或T波改变以及新发的左束支传导阻滞)或超声心动图提示新发的室壁运动异常。

二、围术期心肌梗死的预防与治疗

目前还没有找到理想的预防围术期心肌梗死的药物,β受体阻滞剂作为有效减少"心脏应激"的药物,在POISE研究之前,围术期使用β受体阻滞剂是预防围术期心肌梗死的"金标准",美国心脏学会将其作为1级证据推荐在心脏病患者非心脏手术指南中。β受体阻滞药的抗缺血机制与降低心率和心肌收缩力有关,心率的降低使舒张期延长,可增加冠脉灌注的时间,增加心内膜下血流;同时,心率的降低亦能降低心肌氧耗;β受体阻滞药降低心肌氧耗后,正常部位的冠脉张力增加,在某种程度上可逆转冠脉窃血。在大部分患者,通过Starling机制,β受体阻滞药引起的心率降低,能被增加的每搏量所补偿,心排血量可维持不变。β受体阻滞药还有重要的抗心律失常作用,一般术前不应停药,围术期控制心率时,一般推荐至少在手术前7天开始服用,使心率减慢至60次/min左右,应用至手术当日。术中应用常以短效的艾司洛尔为首选。但POISE实验中,8 000多例非心脏手术合并动脉硬化的患者随机分成美托洛尔缓释剂组与安慰剂组,结果表明美托洛尔非常有效地减少了围术期心肌梗死的发生,但同时也显著增加了脑卒中和死亡发生的风险。

作为减少"心脏应激"的另一种常用药物,α_2受体激动药如可乐定,右美托咪定、米伐折醇(mivazerol)等能降低中枢交感神经系统活性产生心血管保护效应。可预防术中、术后发生的心动过速、高血压和交感神经紧张度的增强,然而这些药物降低心率的程度难以预测,且伴随支配动脉血管的交感神经活性降低的同时可能引起冠脉灌注压的降低。但在预防心肌缺血方面、α_2受体激动药可能要好于β受体阻滞剂,因为前者既可降低外周α受体介导的、也可降低β受体介导的交感神经兴奋所产生的不良反应。可乐定目前被用来在围术期预防心肌梗死的发生,但POISE-2实验表明小剂量可乐定不但没有减少围术期心肌梗死的发生,而且使围术期低血压的发生增加。同样在POISE-2研究中发现,冠心病患者常用的阿司匹林用于围术期也起不到预防围术期心肌梗死的作用。

硝酸盐是治疗心肌缺血的主要药物,硝酸甘油通过降低左室前负荷和舒张末压可降低心肌氧耗,能扩张心外膜下大的冠状动脉和并行血管,增加冠脉的灌注。硝酸甘油是一氧化氮的供体,而后者可能具有直接的心血管保护作用。然而,预防性地应用硝酸甘油能否降低冠心病患者术中心肌缺血的发生率,目前尚难确定;相反,如果使用该药后冠脉灌注压降低,则反而可产生不利影响,尤其是对相对低血容量的患者。因此,该类药物也许应该局限于治疗正在发生的心肌缺血。在预防术中心肌缺血上作用不大。

钙通道阻滞剂可以逆转冠脉痉挛所致的缺血,但应当注意心率的影响如尼莫地平和尼卡地平主要影响外周动脉紧张度,通过压力反射可能使心率增加,反而增加心肌氧耗量;相反,盐酸地尔硫䓬能降低心率,也可用于治疗术中发生的心肌缺血。

围术期管理当中,预防围术期心肌梗死的主要原则是要力求防止心肌供氧不足和心肌氧耗增加,在围术期维持心肌的氧供需平衡。为达到这一目的,我们尤其要注意:① 保证氧供,采用合理的通气方式方法和策略,防止低氧血症;② 维持血流动力学状态的稳定,避免血压的剧烈波动和心率的突然增快;③ 减少围术期的应激反应,完善镇静镇痛;④ 及时纠治贫血。

在过去的几十年中,大多数的研究都集中在预防围术期MI,而不是如何治疗。过去认为患有急性心肌梗死的术后患者应与非手术急性心肌梗死患者同样治疗,也就不用对围术期心肌梗死患者的管理设计特别的指南,但围术期心肌梗死的治疗又有其特殊性,治疗的矛盾在于,目前所有的治疗策略都需要采取一定方式和程度的抗凝,可能导致手术部位大量出血和血肿形成。

对于围术期肌钙蛋白升高或MI的治疗还是根据最新的AHA急性冠脉综合征的通用治疗指南,包括以下几种。

(一)药物治疗

吗啡、氧气、硝酸酯类用于处理急性心肌梗死导致的急性左心衰竭,抗血小板治疗包括阿司匹林、噻吩吡啶、替罗非班和氯吡格雷等。氯吡格雷与阿司匹林可联合用于急性冠脉综合征和近期置入冠状动脉内支架的患者,但是联合应用会使围术期大出血危险增加50%,择期手术前5天停药。急诊外科手术不应因为患者服用氯吡格雷和阿司匹林而拖延。低分子量肝素治疗后会出现少量出血增加。对于围术期心肌梗死,普通肝素为最佳选择,因为它容易被鱼精蛋白拮抗。另外,还应给予β受体阻滞剂、血管紧张素转换酶抑制剂(ACEI)和他汀类药物等。

(二)急性心肌梗死溶栓治疗

适用于心肌梗死发病后12 h内的患者,已进行手术者由于存在严重出血危险而不适用。直接PCI可降低心肌梗死病死率,且优于溶栓治疗,应作为再灌注治疗的首选,大量出血危险很小。极高危患者包括:① 血流动力学不稳定或心源性休克;② 顽固性心绞痛;③ 危及生命的心律失常或心脏停搏;④ 心肌梗死机械性并发症;⑤ 急性心力衰竭伴难治性心绞痛和ST段改变;⑥ 再发心电图ST-T动态演变,尤其是伴有间歇性ST段抬高。推荐进行紧急冠状动脉造影(<2 h)。高危患者,包括:① 肌钙蛋白升高;② 心电图ST段或T波动态演变(有或无症状);③ GRACE评分>140分。推荐早期行冠状动脉造影,根据病变情况决定是否行侵入策略(<24 h)。中危患者,包括:① 糖尿病;② 肾功能不全,eGFR<60 ml/(min·1.73 m²);③ 左心室功能下降(LVEF<40%)或慢性心力衰竭;④ 心肌梗死后早发心绞痛;⑤ 近期行PCI治疗;⑥ 既往行CABG治疗;⑦ 109分<GRACE评分<140分;⑧ 无创性负荷试验时再发心绞痛症状或出现缺血性心电图改变,推荐侵入策略(<72 h)。低危缺血患者,先行非侵入性检查(首选心脏超声等影像检查),寻找缺血证据,再决定是否采用侵入策略。

(三)冠状动脉旁路移植术

及时发现和诊断围术期心肌梗死并采取治疗措施是关键。

(四)冠心病患者双联抗血小板治疗

冠心病患者在血流再通治疗(例如冠状动脉支架植入术)后一般推荐使用双联抗血小板治疗(英

文缩写DAPT)，2016年3月29日，AHA及ACC发布了关于冠心病患者双联抗血小板治疗的指南更新（即2016版ACC/AHA指南），其主要更新内容如下。

1. P2Y12抑制剂推荐

包括：① 支架植入术后的ACS患者DAPT治疗和单纯药物治疗的ACS患者，可使用替格瑞洛替代氯吡格雷治疗（Ⅱa级）；② 支架植入术后DAPT维持的ACS患者如若不是出血高危人群且既往无卒中或者TIA病史的患者，可考虑选用普拉格雷代替氯吡格雷治疗（Ⅱa级）；③ 既往有卒中或者TIA病史的患者不应使用普拉格雷治疗（Ⅲ级）。

2. 质子泵抑制剂（PPIs）和DAPT

包括：① 既往有消化道出血的患者进行DAPT治疗时应服用PPIs（Ⅰ级）；② 具有高危消化道出血风险的患者（包括老年人、服用华法林、激素或者非甾体抗炎药等），推荐服用PPIs（Ⅱa级）；③ 不推荐低危消化道出血患者服用PPIs（Ⅲ级）。

3. DAPT治疗阿司匹林剂量

DAPT治疗患者，推荐阿司匹林剂量为81 mg（75～100 mg）（Ⅰ级）。

稳定型缺血性心脏病患者PCI术后DAPT推荐时间：① 稳定型缺血性心脏病（SIHD）患者裸支架（BMS）植入术后行DAPT治疗，P2Y12抑制剂氯吡格雷推荐不少于1个月（Ⅰ级）；② SIHD患者药物支架（DES）植入术后的DAPT治疗，P2Y12抑制剂氯吡格雷推荐使用时间应不少于6个月（Ⅰ级）；③ SIHD患者DES植入术后DAPT治疗，患者若有高危出血风险或者有明显出血，推荐治疗3个月后中断P2Y12抑制剂的使用（Ⅱb级）。

4. 急性冠脉综合征（ACS）患者PCI术后DAPT治疗时间

包括：① BMS或者DES植入的ACS患者DAPT治疗，推荐服用P2Y12抑制剂至少12个月（Ⅰ级）；② DAPT治疗的患者推荐的阿司匹林剂量为81 mg（75～100 mg）（Ⅰ级）；③ 冠脉支架植入术后的ACS患者DAPT治疗，建议使用替格瑞洛代替氯吡格雷作为P2Y12抑制剂维持治疗（Ⅱa级）；④ 冠脉支架植入术后的ACS患者行DAPT治疗，如若患者出血风险不高且既往无卒中或TIA病史，推荐使用普拉格雷代替氯吡格雷作为P2Y12抑制剂维持治疗（Ⅱa级）；⑤ 冠脉支架植入术后的ACS患者的DAPT治疗中，若患者出血风险不高且无出血并发症，推荐大于12个月的DAPT治疗（Ⅱb级）；⑥ 药物支架植入术后行DAPT治疗的ACS患者，如果患者具有高出血风险或合并重度出血并发症，推荐DAPT治疗6个月后中断P2Y12抑制剂治疗（Ⅱb级）；⑦ 既往有卒中或者TIA病史的患者不应服用普拉格雷（Ⅲ级）。

5. 冠状动脉搭桥术（CABG）后抗凝治疗

包括：① PCI术后DAPT治疗且行CABG治疗的患者，术后应重新恢复P2Y12抑制剂治疗直至完成疗程。（Ⅰ级）；② DAPT治疗的ACS患者行CABG手术，术后应重新开始开始P2Y12抑制剂治疗，直至治疗时间窗满足12个月（ACS后）（Ⅰ级）；③ DAPT治疗的患者，推荐阿司匹林剂量为81 mg（75～100 mg）（Ⅰ级）；④ 中重度稳定性缺血性心脏病（SIHD）的患者中，推荐CABG术后至少行DAPT治疗12个月（Ⅱb级）。

6. SIHD治疗方案推荐

包括：① BMS植入后的SIHD患者，建议DAPT治疗中的P2Y12抑制剂治疗应至少使用1个月（Ⅰ级）；② DMS植入后的SIHD患者，DAPT治疗中的P2Y12抑制剂治疗推荐至少使用6个月（Ⅰ级）；③ 推荐阿司匹林治疗剂量为81 mg（75～100 mg）（Ⅰ级）；④ 既往1～3年有心肌梗死病史的SIHD

患者DAPT治疗后如患者无明显出血倾向或者出血风险不高,推荐延长DAPT治疗时间(Ⅱb级);
⑤ BMS或者DES治疗的SIHD患者如耐受DAPT治疗,推荐BMS治疗患者的氯吡格雷治疗时间至少
为1个月,而DES植入患者氯吡格雷治疗时间至少6个月(Ⅱb级);⑥ DES植入后的SIHD患者如处于
高危出血风险,或者发生明显出血事件,推荐在治疗3个月后中断P2Y12抑制剂治疗(Ⅱb级);⑦ 稳定
型缺血性心脏病患者CABG术后行为期12个月的DAPT治疗可提高移植静脉效能(Ⅱb级);⑧ 既往无
ACS病史、冠脉支架植入或者近期CABG手术(近12个月)的患者,DAPT治疗并无明显益处(Ⅲ级)。

7. ST段抬高型心肌梗死溶栓后DAPT治疗时间

包括:① DAPT治疗的STEMI患者如若联合溶栓,推荐使用P2Y12抑制剂至少14天,最佳时间
是12个月(Ⅰ级);② DAPT治疗的患者,阿司匹林剂量为81 mg(75～100 mg)(Ⅰ级);③ 如若能耐
受DAPT治疗的STEMI患者,推荐DAPT治疗时间至少为12个月(Ⅱb级)。

8. 围术期治疗

PCI和DAPT治疗患者非心脏手术治疗时机:① 非心脏手术应推迟在BMS植入后30天后,DES
植入6个月后(Ⅰ级);② DAPT治疗的冠脉支架植入术后的患者如需中断P2Y12抑制剂治疗,推荐继
续阿司匹林治疗,且术后尽早启用P2Y12抑制剂治疗(Ⅰ级);③ P2Y12抑制剂治疗中的患者如行非
心脏手术,需根据临床评估结果决定是否中断或者继续抗血小板治疗(Ⅱa级);④ DES植入术后需中
断P2Y12抑制剂治疗的非心脏治疗术应推迟3个月(Ⅱb级);⑤ BMS术后30天内及DES至术后3个
月内不宜进行需停用DAPT的非心脏手术(Ⅲ级)。

第五节　围术期心肌梗死的并发症

围术期急性心肌梗死的并发症主要取决于心肌梗死的程度、部位和范围。

一、心律失常

可以表现为快速性和缓慢性。快速性心律失常以室性心律失常为主,包括室性期前收缩、室性心
动过速、室颤。也有出现房颤。缓慢性心律失常包括窦性心动过缓、房室传导阻滞以及室内传导阻滞
等。多发生于下壁心肌梗死,一般见于右冠状动脉阻塞。

二、心力衰竭和心源性休克

多数围术期心肌梗死影响到左心泵血功能而表现为急性左心衰竭,而下壁心肌梗死患者可出现
右心衰竭表现。

三、动脉栓塞

附壁血栓脱落导致脑栓塞或其他内脏栓塞,为远期并发症,围术期极罕见。室间隔穿孔及乳头肌

功能障碍为极其严重的并发症,极易发生左心衰竭,病死率高,有条件者应积极手术治疗。

四、心脏破裂和心包压塞

死亡率极高,应急诊手术治疗。

第六节　非心脏手术后心肌损伤

围术期心肌梗死一直是围术期关注的焦点,但它只是心肌缺血事件的一种。研究表明,许多接受非心脏手术围术期患者并未达到第三版通用定义的急性心肌梗死标准,但是却检测出心肌损伤标志物的释放。例如,POISE研究中,697名患者(8.3%)出现单纯肌钙蛋白增高但没有达到心肌梗死标准。而在VISION研究中,1 200名患者(8%)出现肌钙蛋白增高,但其中只有不到一半的患者符合急性心肌梗死的标准。但是所有这些研究结果也显示,围术期单纯肌钙蛋白增高的患者与不增高的患者相比具有更差的短期和长期预后。因此,近年来提出一个新的概念"非心脏手术后心肌损伤"(MINS)。这一概念的提出,基于以下几点考虑:① 很多围术期心肌缺血事件并不满足心肌梗死通用定义标准,但是显著影响患者的短期和长期生存率;② 很多具有预后影响的围术期心肌缺血事件并未造成心肌坏死;③ 新的定义也可以降低治疗过程中简单地将非手术性心肌梗死(1型心肌梗死占主导)的治疗运用于这类心肌缺血患者所带来的风险。

一、非心脏手术后心肌损伤的定义

根据VISION研究,非心脏手术后心肌损伤的定义为:围术期发生的,对术后30天生存率有独立影响的,由心肌缺血导致的心肌损伤(不一定发生心肌坏死),即便是患者并未出现通常定义的心肌梗死的症状和体征。该定义表明,其包含范围要大于围术期心肌梗死,但是不包括由非缺血性事件(肺栓塞、脓毒血症、心脏电复律等)导致的心肌损伤。

二、非心脏手术后心肌损伤的诊断

长期以来有多种心肌标志物被用来诊断心肌损伤,常见的是乳酸脱氢酶(LDH1)、谷草转氨酶(AST)、肌酸激酶(CK-MB)和肌钙蛋白等。目前最常用的是肌钙蛋白。肌钙蛋白包括3个亚基:C、I、T,其中I和T亚基为心肌细胞特有,也是目前运用最广泛的心肌损伤标志物。值得注意的是目前各实验室的肌钙蛋白试剂盒尚无统一标准,因此各实验室间测得的肌钙蛋白绝对值不能拿来比较。随着技术的进步,高敏肌钙蛋白T(hscTnT)也被开发用于临床,逐渐成为围术期心肌损伤监测的重要工具。

非心脏手术后心肌损伤的诊断只需要检测到单纯的肌钙蛋白升高,而无须其他支持心肌缺血的临床症状体征或心电图。但是需要排除非心肌缺血(肺栓塞、脓毒血症、心脏电复律等)导致的心肌损伤。

目前尚缺乏明确的诊断非心脏手术后心肌损伤的肌钙蛋白升高阈值。VISION研究揭示了45周岁以上患者,术后高敏肌钙蛋白T峰值与术后30天死亡率的关系:高敏肌钙蛋白T峰值＜0.01 ng/ml时,术后30天死亡率为1%;高敏肌钙蛋白T峰值0.02 ng/ml时,术后30天死亡率为4%;高敏肌钙蛋白T峰值0.03～0.29 ng/ml时,术后30天死亡率为9%;高敏肌钙蛋白T峰值＞0.3 ng/ml时,术后30天死亡率为17%。因此,推荐高敏肌钙蛋白T峰值0.03 ng/ml以上时寻找心脏专科医师会诊,而无须其他症状或心电图阳性表现。由于还有很多医疗机构尚未开展高敏肌钙蛋白T检测项目,我们还需要进一步工作来确定肌钙蛋白I的阈值。

三、非心脏手术患者肌钙蛋白筛查

非心脏手术后心肌损伤患者30天内死亡率增高,且随着术后肌钙蛋白峰值浓度的增加呈指数级增长。此外,不仅仅是死亡率上升,对于非心脏手术后没有发生心肌损伤的患者,其发生非致命性心搏骤停、充血性心力衰竭、卒中以及死亡的概率为2.4%,而对于非心脏手术后心肌损伤的患者这些事件的发生率为18.8%,增加了8倍。

关于心肌缺血的第三版通用定义指南推荐对高龄患者大手术后常规检测心脏标志物,事实上越来越多的研究表明肌钙蛋白筛查也许不应该局限于高危患者。如果不行肌钙蛋白筛查,非心脏手术后65%的心肌梗死以及84%的心肌损伤就不会被发现,事实上,约80%的肌钙蛋白升高可完全无症状,这与非手术心肌梗死常出现胸痛或呼吸困难不同。近期发布的加拿大心血管协会(CCS)的围术期心脏风险评估和非心脏手术患者的管理指南就推荐对于发生心血管死亡或术后30天非致死性心肌梗死的风险大于5%的患者应在非心脏术后48～72 h每日监测肌钙蛋白。这类患者包括:术前NT-proBNP/BNP升高;校正的心脏风险指数≥1;年龄在45～64岁且存在明显心血管疾病;年龄≥65岁。

肌钙蛋白筛查的时机也很重要。应包括患者术后第1、第2、第3天的常规晨血检测,而此后的筛查意义不大,因为75%的术后心肌梗死发生在术后48 h,而术后30天内死亡病例约80%发生在术后初期。当然,术前的血浆肌钙蛋白基础值也很重要,可以帮助临床医师解释非缺血性病因导致的肌钙蛋白升高以及判断术后肌钙蛋白的升高程度。

四、非心脏手术后心肌损伤的治疗

非心脏手术后心肌损伤作为近年来提出的新概念,其相应治疗措施相关研究数据还很少,如何治疗非心脏手术后心肌损伤目前无明确指南或共识可以参考。目前尚未发表随机对照研究结果来指导针对性治疗非心脏手术后心肌损伤。有研究表明非心脏手术后心肌损伤患者,很多并未得到相应治疗。

尽管如此,肌钙蛋白筛查仍然可以给心内科会诊和患者带来很多好处:告知患者心脏损伤和未来可能有心脏病发作风险;考虑开始使用阿司匹林、他汀类药物治疗。根据POISE试验的数据分析表明,非心脏手术后心肌损伤患者使用阿司匹林和他汀类药物可以减少术后30天死亡率;必要时改善高血压的控制;以此为契机进行更好的健康教育,鼓励生活方式的改变,如戒烟、合理饮食及体育锻炼。

同时,一旦发现非心脏手术后心肌损伤,围术期管理的原则是增加氧供,减少氧耗。增加氧供的

措施包括：① 吸氧；② 保持血流动力学稳定，纠正低血压（平均动脉压＜65 mmHg）；③ 保持内环境稳定，纠正酸中毒和电解质紊乱；④ 合理用药，防治麻醉和镇静镇痛药物对呼吸循环的抑制。减少氧耗的措施包括：控制血压和心率，防止高血压和心动过速，减少心脏应激也是重要的处理措施。

非心脏手术后心肌损伤的治疗急需大型临床研究来建立有效策略。可喜的是，目前越来越多医疗机构和临床中心关注到这一领域。目前一项研究正在实施中，MANAGE（The Management of myocardial injury After NoncArdiacsurGEry）研究关注抗凝药达比加群对非心脏手术后心肌损伤的治疗效果。

（蒋琦亮　吴镜湘）

参 考 文 献

［1］ Lienhart A, Auroy Y, Pequignot F, et al. Survey of anesthesia-related mortality in France. Anesthesiology, 2006, 105(6): 1087－1097.

［2］ Thygesen K, Alpert J S, Jaffe A S, et al. Third universal definition of myocardial infarction. Nature reviews Cardiology, 2012, 9(11): 620－633.

［3］ Devereaux P J, Guyatt G, Yang H, et al. Essay for the CIHR/CMAJ award: impact of the Perioperative Ischemic Evaluation (POISE) trial. CMAJ 2011, 183(6): 351－353.

［4］ Auerbach A D. Changing the practice of perioperative cardioprotection: perioperative beta-blockers after POISE (PeriOperative ISchemic Evaluation). Circ Cardiovas Qual and Outcomes, 2008, 1(1): 58－61.

［5］ POISE Trial Investigators, Devereaux P J, Yang H, et al. Rationale, design, and organization of the PeriOperativeISchemic Evaluation (POISE) trial: a randomized controlled trial of metoprolol versus placebo in patients undergoing noncardiac surgery. Am Heart J, 2006, 152(2): 223－230.

［6］ Henderson W G, Khuri S F, Mosca C, et al. Comparison of risk-adjusted 30-day postoperative mortality and morbidity in Department of Veterans Affairs hospitals and selected university medical centers: general surgical operations in men. J Am CollSurg, 2007, 204(6): 1103－1114.

［7］ Semel M E, Lipsitz S R, Funk L M, et al. Rates and patterns of death after surgery in the United States, 1996 and 2006. Surgery, 2012, 151(2): 171－182.

［8］ Bartels K, Karhausen J, Clambey E T, et al. Perioperative organ injury. Anesthesiology, 2013, 119(6): 1474－1489.

［9］ Devereaux P J, Sessler D I. Cardiac complications in patients undergoing major noncardiac surgery. N Engl J Med, 2015, 373(23): 2258－2269.

［10］ Devereaux P J, Goldman L, Yusuf S, et al. Surveillance and prevention of major perioperative ischemic cardiac events in patients undergoing noncardiac surgery: a review. CMAJ, 2005, 173(7): 779－788.

［11］ The Vascular Events InNoncardiac Surgery Patients Cohort Evaluation (VISION) Study Investigators, Devereux P J, Chan M T. Association between postoperative troponin levels and 30-day mortality among patients undergoing noncardiac surgery. JAMA, 2012, 307(21): 2295－2304.

［12］ Botto F, Alonso-Coello P, Chan M T, et al. Myocardial injury after noncardiac surgery: A large, international, prospective cohort study establishing diagnostic criteria, characteristics, predictors, and 30-day outcomes. Anesthesiology, 2014, 120(3): 564－578.

［13］ Ioannidis J P. Contradicted and initially stronger effects in highly cited clinical research. JAMA, 2005, 294(2): 218－228.

［14］ Elmore J R, Franklin D P, Youkey J R, et al. Normothermia is protective during infrarenal aortic surgery. J VascSurg, 1998, 28(6): 984－992.

第86章
围术期中枢神经并发症

围术期中枢神经并发症包括术后谵妄、术后认知功能障碍、围术期脑卒中、围术期癫痫及术后视力障碍等，其中以谵妄及术后认知功能障碍最为常见。

第一节 脑 卒 中

脑卒中是指由于急性脑循环障碍所致的局限或全面性神经功能异常。围术期脑卒中可发生于术中或术后，是一个潜在的破坏性极大的并发症。其总体发病率为0.1%，而在心脏、颅脑及颈动脉等手术中的发病率更高达2.2%～5.2%。围术期脑卒中可分为缺血性卒中（88%）和出血性卒中（12%），在脑血管疾病、高凝状态和房颤的患者，缺血性脑卒中更为常见，可能与术中低血压有关；继发于长骨骨折的脂肪栓塞也可引起脑卒中。而在患有凝血性疾病、未控制的高血压、脑动脉瘤或动静脉畸形以及头部创伤的患者，出血性脑卒中更为常见。

一、脑卒中的分类

脑卒中的分类目前尚未得到完全统一，按照病理机制的不同，目前多数仍习惯于将脑卒中分为缺血性脑卒中和出血性脑卒中两大类。另外，当神经功能障碍持续时间短于24 h，则为短暂性脑缺血发作（TIA）。TIA是指某一血管区域的可逆性缺血导致的短暂的脑功能缺失，临床症状一般持续10～20 min，多在1 h内缓解，不遗留神经功能缺损症状。TIA是脑卒中的高危因子，10%的TIA患者在30天内会发生卒中，同时这些卒中患者中超过半数是在TIA后48 h内发作。

最近，一种新型的卒中类型日益受到关注，即"隐匿性卒中"（covert stroke）（图86-1）。这是一种无症状性的缺血性脑血管事件，研究发现其可能显著影响患者的认知功能和生活质量。目前及时诊断隐蔽性卒中较困难，弥散加权磁共振成像技术（diffusion-weighted magnetic resonance imaging，DW-MRI）有一定诊断价值。DWI在临床上主要用于早期诊断脑卒中，它可在脑卒中发生后1～6 h内即可显示病灶所在，而常规SET$_2$WI要到6～10 h后才能显示病灶，所以它要比常规SE方法敏感得多。

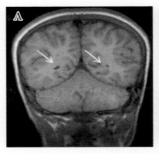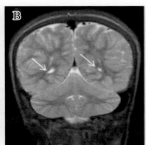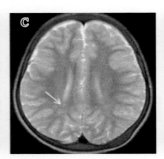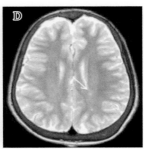

图86-1　隐匿性卒中MRI图像

A～C.顶叶白质隐匿性脑卒中（白色箭头）；D.后期进展为脑萎缩（白色箭头）

（一）缺血性脑卒中

缺血性脑卒中主要分为：① 动脉粥样硬化性血栓性脑卒中；② 脑栓塞；③ 腔隙性脑卒中；④ 隐匿性脑卒中；⑤ 其他原因所致的缺血。

（二）出血性脑卒中

由颅腔内任何部位的出血聚集而导致出现临床症状，主要分为轴内出血（intra-axial hemorrhage）和轴外出血（extra-axial hemorrhage）两类。

（1）轴内出血主要包括脑实质内出血或脑室内出血。

（2）轴外出血主要包括硬膜外血肿、硬膜下血肿和蛛网膜下隙出血。

对卒中进行分类是十分必要的，因为在不同的卒中亚类，卒中的结局、复发率和卒中后次级预防都有所不同。例如，对于血栓性脑卒中或脑栓塞，病情的恶化和进展可发生在几分钟或几小时内，相反，腔隙性脑卒中的病情不会迅速恶化，有可能缓慢恢复。

二、常见的脑卒中类型及病因

（一）血栓形成性脑卒中

血栓形成性脑卒中是缺血性脑卒中最常见的类型，约占60%。是在各种原因引起的血管壁病变基础上，脑动脉主干或分支动脉管腔狭窄、闭塞或血栓形成，引起的脑血流中断和脑组织的缺血坏死。部分病例有TIA前驱症状如肢体麻木、无力等，局灶性神经症状变异较大，与血管闭塞的程度、闭塞血管大小、部位和侧支循环的好坏有关。患者一般意识清楚，当发生基底动脉血栓或大面积脑梗时，可出现意识障碍。血栓形成性脑卒中最常见的病因为动脉粥样硬化，由于动脉粥样硬化斑破裂或形成溃疡，血小板、血液中其他有形成分及纤维黏附下受损的粗糙的内膜上，形成附壁血栓，在血压下降、血流缓慢、血流量减少、血液黏度增加和血管痉挛等情况影响下，血栓逐渐增大，最后导致动脉完全闭塞。糖尿病，高脂血症和高血压等可加速脑动脉粥样硬化的发展。脑血栓形成的好发部位为颈总动脉、颈内动脉、基底动脉下段、椎动脉上段，椎-基底动脉交界处、大脑中动脉主干、大脑后动脉和大脑前动脉等。

（二）栓塞性脑卒中

栓塞性脑卒中即脑栓塞,是指各种栓子随血流进入颅内动脉使管腔急性闭塞,引起相应区域脑组织缺血坏死和功能障碍,约占脑卒中的15%～20%。脑栓塞多急骤发病,无前驱症状,局灶性神经体征在数秒至数分钟达到高峰,多表现为完全性卒中,意识障碍有无取决于栓塞血管的大小和梗死的面积。与脑血栓形成相比,脑栓塞易导致多发性梗死,并容易复发和出血。可能病因包括来源于近端血管(通常是颅外血管、颈内动脉颅内段或椎动脉)的粥样硬化斑块造成的动脉-动脉栓塞、心脏或主动脉弓栓子以及长骨骨折或手术后的脂肪栓塞。如果患者TIA或卒中反复发生在同一侧,影响脑前部(大脑前动脉或大脑中动脉)或后部(大脑后动脉)的血液循环,可推测最可能的病因是颈内动脉或椎动脉粥样硬化造成的远端栓塞,因为每次心脏栓子脱落进入同一血管的概率很低。相反,如果在不同的时间或同一时间栓子进入不同的血管,提示心脏或主动脉弓是栓子的最可能来源。确认栓子的来源十分重要,因为卒中后的次级预防因病因不同而异。例如,华法林抗凝可使大多数心源性栓塞得到有效治疗,然而,在一些情况下是禁忌的(如细菌性心内膜炎或心房黏液瘤),因为这些情况下的栓塞,出血的风险较高。另外,这些情况下也有可能伴有脑动脉瘤,从而增加了出血的风险。心源性栓子的来源主要有:① 心房颤动;② 内源性或机械性瓣膜病;③ 扩张性心肌病;④ 卵圆孔未闭合并房间隔缺损;⑤ 细菌性心内膜炎。

（三）腔隙性脑卒中

腔隙性脑卒中指大脑半球或脑干深部的小穿通动脉,在长期高血压基础上,血管壁发生病变,最终管腔闭塞,导致缺血性微梗死,缺血、坏死和液化的脑组织由吞噬细胞移走形成空腔,腔隙较小,大多在2 mm左右(0.2～15 mm不等)。临床表现为无力、感觉缺失或构音障碍(说话含糊不清),通常无皮质症状,大约占所有缺血性卒中的25%。临床研究(Fisher CM)已经揭示了经典的腔隙性卒中综合征,如共济失调-半身轻偏瘫(脑桥梗死)、构音障碍-笨手综合征(脑桥或内囊梗死)、单纯半身不遂(内囊或基底脑桥梗死)和单纯感觉性卒中(丘脑腹后外侧核梗死)。然而,腔隙性脑卒中并不局限于上述综合征。由于这类卒中的病因是脑内深穿支动脉的慢性进展性粥样硬化,因此通常合并有慢性高血压、糖尿病、高脂血症和吸烟导致的血管病变(如脂透明性变),涉及的血管通常有大脑前动脉和大脑中动脉的豆状核纹状体动脉、Willis环的后支的发出的丘脑穿支动脉和基底动脉旁正中支动脉。这些小的穿支血管以锐角发自较粗的母血管,降低了栓子进入的可能性。总体上讲,腔隙性脑梗死的患者临床结局较好,但也会遗留有发音障碍或脑神经缺陷。

（四）分水岭脑梗死

分水岭脑梗死(cerebral watershed infarction, CWI)是指相邻血管供血区之间分水岭区或边缘带的局部缺血(图86-2)。它可以发生在单侧,也可以发生在双侧,约占全部脑梗死的10%。CWI是动脉粥样硬化性卒中的亚型,通常发生于因动脉严重狭窄或阻塞而致脑循环流量低下的患者。分水岭梗死发生在动脉远端侧支分布区域、脑内大动脉供应的边界区域。体循环长时间低血压时容易发生分水岭梗死,如心搏骤停期间或手术期间血压控制不平稳时,这种情况下不能维持足够的脑灌注压,致使大动脉远端边界供应区域血流减少。影像学检查有时可见到对称性皮质分布。分水岭梗死部位也受皮质侧

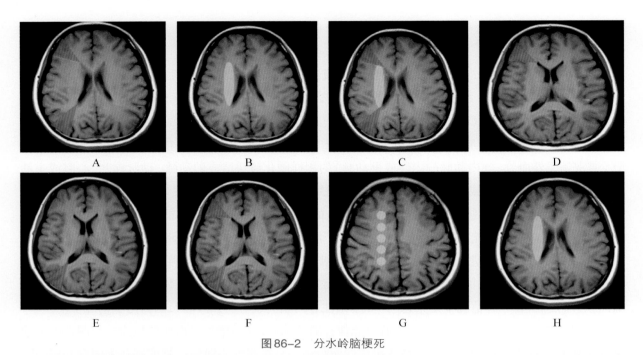

图86-2 分水岭脑梗死

A. 皮质型梗死；B. 皮质下型梗死；C. 混合型梗死；D～F.皮质型梗死的亚型,分别为皮质前型梗死,皮质后型梗死和皮质混合型梗死；G～H.皮质下型梗死的亚型,分别为皮质下型部分梗死和皮质下型完全梗死

支供应的影响,侧支循环主要源于以下3个区域：① 通过 Willis 环建立的侧支循环,已经明确的是,超过 1/3 的患者没有完整的 Willis 环,不能通过前交通动脉建立左右大脑半球之间的侧支循环,或者不能通过后交通动脉建立大脑前后的侧支循环；② 软脑膜侧支循环,是大脑半球内动脉末梢之间的侧支；③ 颅内外侧支循环,例如,通过面动脉建立的颈外动脉系统和颈内动脉系统之间的交通。

（五）隐匿性脑卒中

隐匿性脑卒中(concealed stroke, CS),亦称无症状脑卒中或沉默性脑卒中。通常颅脑一定功能部位出现卒中会引起相应临床表现,但有时卒中出现的部位,在临床上无相应的表现或临床症状轻微,不足以引起患者及医师注意,这类卒中称为CS。由于CS缺乏定位体征,只有头疼、头晕、智力减退等非特异性症状,既往未引起人们的重视,临床诊断率亦较低。由于CS患者的大脑血流量明显下降,因此其存在使其后发生的症状性脑卒中病情恶化,病死率增高,并增加脑卒中复发的可能性。

（六）出血性脑卒中

出血性脑卒中是指非外伤性脑实质内血管破裂引起的出血或脑底部出血流入蛛网膜下隙,主要与脑血管的病变有关。常见病因包括高血压、颅内动脉瘤或血管畸形、脑淀粉样血管病、烟雾病以及凝血障碍性疾病等。其中脑出血(ICH)多见于高血压合并脑动脉硬化患者,出血前多无预兆,半数患者出现头痛并很剧烈,常见呕吐,出血后血压明显升高,临床症状常在数分钟至数小时达到高峰,临床症状体征因出血部位及出血量不同而异,基底核、丘脑与内囊出血引起轻偏瘫是常见的早期症状；少数病例出现癫痫性发作,常为局灶性；重症者迅速转入意识模糊或昏迷。而蛛网膜下隙出血(SAH)最常见病因是颅内动脉瘤,尤其是先天性粟粒样动脉瘤患者。动脉瘤主要位于 Willis 环及其主要分支血管,尤

其是动脉分叉处。SAH临床表现差异较大,患者多有头痛、脑膜刺激征等,重者可突然昏迷甚至死亡。

三、脑卒中的病理生理机制

栓子常脱落阻塞于血管的远端分叉处。来源于心脏、主动脉、颈内动脉或椎动脉的栓子尤其如此。当血流量界值18 ml/(100 g·min)以下,就会发生不可逆性神经损伤。神经损伤的程度取决于脑血流量减少到界值以下的程度和持续的时间。除了缺血时间外,其他因素如脑自身调节能力、脑灌注压、脑侧支血流、血红蛋白浓度和动脉氧饱和度等在决定梗死灶大小上起重要作用。脑灌注压、血红蛋白浓度和动脉血氧饱和度在围术期可有明显变化,可能缓和或加剧次级损伤,尤其在有术前或术中卒中的患者。

脑的不同区域对缺血的耐受性不同。脑干的耐受性高于皮质脑组织,海马锥体细胞最易被缺血损伤。脑组织对缺血的耐受性也取决于以前脑组织有无损伤。既往有过卒中的患者脑组织储备下降,易为复发性卒中损伤。脑血流量严重下降的区域将会梗死,这些区域是卒中的核心区。核心区的周围脑组织称为缺血半暗带,血流量在15～23 ml/(100 g·min)。缺血半暗带脑组织受损伤的风险很大,同时也是可以补救的脑组织。在半暗带区域,由于脑的自身调节,阻力血管最大限度地扩张,脑血流量与灌注压呈线性关系。因此体循环血压的下降可明显增加梗死灶的体积。加速恢复脑血流可拯救脑组织、限制卒中的发展。新的成像技术如灌注CT或灌注MRI已经用于"高危脑组织"的成像,有助于预测卒中结局(图86-3)。

四、围术期脑卒中

围术期脑卒中一直是一个令人担心的问题,其病死率是院外卒中病死率的2倍,全身麻醉后脑卒中的病死率约为26%(非手术患者卒中的病死率约为12.6%),有卒中病史的患者围术期卒中的病死率更高达87%。围术期卒中多发生于颅内手术、颈动脉内膜切除术、心脏手术或多发外伤后,其发病率常以外科手术来分类,这些手术类型包括普外科手术(0.08%～0.7%)、外周血管手术(0.8%～3.0%)、头颈部肿瘤切除术(4.8%),有症状的颈动脉狭窄患者施行颈动脉内膜切除术(5.5%～6.1%),单独冠脉搭桥术(CABG)(1.4%～3.8%),冠脉搭桥联合瓣膜手术(7.4%),单独瓣膜手术(4.8%～8.8%),双瓣或三瓣膜手术(9.7%)以及主动脉修补术(8.7%)。其中心脏非体外循环冠脉搭桥术的围术期脑卒中发病率低于体外循环冠脉搭桥术的发病率(分别为1.9%和3.8%)。

围术期脑卒中的早期诊断可能比较困难,因为麻醉药的残余作用和脑卒中症状发生部分重叠,如发音含糊不清、视觉改变、眩晕、躁动、精神错乱、麻木、肌无力和瘫痪等。如怀疑脑卒中,应请神经科会诊,并进行脑CT和MRI检查,以进行及时的治疗。

(一)围术期脑卒中的病理生理机制

现在认为围术期脑卒中的机制包括血栓形成、栓塞性、腔隙性、血源性(高凝状态)、低灌注及出血性。Likosky等研究了388例冠脉搭桥术后脑卒中患者,研究结果显示62.1%的脑卒中是栓塞性,8.8%为低灌注,3.1%称为腔隙性,1.0%为血栓形成,1.0%为出血性,10.1%为多重原因造

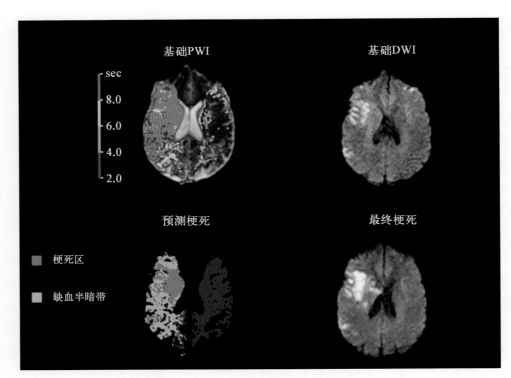

图86-3　梗死核心区和缺血半暗带的MRI模型

PWI. 灌注脑成像；DWI. 弥散脑成像

成，13.9%则属于无法分类。约有45%的脑卒中是在术后第1天发现，随时间的推移发现的概率逐渐降低（约20%在术后第2天发现，约12%在术后第3天发现，在术后10天之后发现的可能性少于5%）。

1. 血栓及栓塞性形成

为单一或多个大小血管的梗死，可同时伴有皮质症状。栓子的来源（心脏-动脉或动脉-动脉）可能包括心律失常如房颤，主动脉弓动脉粥样硬化，围术期心肌梗死，以及对心肌或是颈动脉的各种操作以及心肺转流泵中释放的颗粒物等。罕见的术中栓子来源包括因卵圆孔未闭从肺循环进入体循环系统的反常栓塞以及骨科手术中的脂肪栓塞。术中的组织损伤产生血栓前状态，这种状态可以在术后持续14～121天。

2. 腔隙性脑卒中

多由脑内大血管的小分支堵塞而引起，由于小血管常分布于脑组织深部，而脑组织的特定区域与一定的脑功能有关，根据血管堵塞受累的区域和症状，这类脑卒中被分为五种类型：纯运动型（pure motor strokes），纯感觉型（pure sensory lacunar strokes），感觉运动型（sensorimotor lacunar strokes），共济失调不全偏瘫型（ataxic hemiparesis），口吃手拙综合征（dysarthria clumsy-hand syndrome）。

3. 血源性（高凝状态）

血浆中组织型纤溶酶原激活物水平的降低，纤溶酶原激活物Ⅰ型抑制物活性的增加，以及纤维蛋白原降解产物、凝血酶—抗凝血酶复合物、血栓前体蛋白、D-二聚体的增加都促成这种状态。其他诸如全身麻醉、不完全的容量复苏等导致的术后脱水及卧床休息都会加重血液高凝状态。通常，抗血小板及抗凝药物会在围术期停用，它们可能使得血液的高凝状态恶化，并进一步增加围术期脑卒中发生

的风险。近年来的观点认为,在大多数手术中使用这些药物是基本安全的。

4. 低灌注

全脑低灌注(即可导致双侧分水岭脑梗死)或因血管狭窄引起的相对低灌注(即可因颈动脉狭窄引起单侧分水岭脑梗死)。脑血流量的相对稳定,是保证脑功能稳定的重要前提。而脑的血流量是由脑的有效灌注压和脑血管阻力决定,而灌注压为平均动脉压与颅内压之差,血管阻力主要决定于血管口径。正常情况下,当血压在一定范围内波动时,脑血管自动调节功能发挥作用,血压升高时,脑小动脉管腔内压力增高而发生小动脉收缩,反之,血压下降可发生小动脉扩张。因此,血压变化时动脉灌注压虽有变化,但总的血流量维持不变。但当血压过低超过脑血流量自动调节范围时,脑灌注压降低,当达到临界值时即引起脑组织不可逆性损伤。另一方面,研究认为灌注不足(例如体外循环时平均动脉压降低或动脉狭窄,如颈动脉狭窄等)也可能妨碍了来自心脏手术中脱落的微栓子的冲洗,而这些微粒特别容易沉积在分水岭区域。临床上低灌注引起的围术期脑卒中发生较少,多数合并其他病理生理机制,如陈旧性脑卒中或脑动脉粥样硬化,在动脉管壁病变基础上导致脑血流自动调节系统障碍,血流缓慢而形成脑卒中。

5. 出血性脑卒中

发病率很低,可能因高血压、颅内动脉瘤破裂,脑血管畸形以及缺血性梗死病灶转化为出血性病变等因素引起。抗血小板治疗和抗凝治疗可能会增加出血性卒中的风险。

(二)围术期脑卒中的高危因素

1. 术前因素

围术期脑卒中的风险因素与普通人群一致(表86-1)。患者所具有的风险因素数目及其程度影响围术期脑卒中的发生概率。例如,无症状的颈动脉杂音和颈动脉狭窄大于50%可使围术期脑卒中的概率从基础发生率0.089%～0.4%增加到1%～3.6%。

表86-1　脑卒中风险因素

种　类	风　险　因　素
体质因素	高龄
	高血压
	糖尿病
	心脏病,瓣膜病、心房颤动、持续性的房间隔缺损和卵圆孔未闭、动脉瘤、射血分数小于30%的心肌病、心房或心室黏液瘤
	既往卒中或TIA史
基因因素	性别:男＞女
	家庭因素
	血红蛋白病:镰状细胞病、地中海贫血、红细胞增多症
	高凝状态:抗凝血酶Ⅲ缺陷、莱登Ⅴ因子、凝血酶原G20 210突变、高纤维蛋白原血症、亚甲基四氢叶酸酯还原酶突变、抗磷脂酸抗体综合征

（续表）

种　类	风　险　因　素
其　他	高胱氨酸血症
	颈动脉杂音
	吸烟
	药物滥用可卡因诱发的血管痉挛

2. 术中因素

（1）手术类型　在所有可能导致围术期卒中的手术中，心脏手术和颈动脉内膜剥脱术研究得最为清楚。心脏手术中，卒中的风险随着手术的复杂性而增加。冠脉搭桥术、单一瓣膜手术和更复杂手术中卒中风险分别为1.5%～5%，2.8%～8.4%和6.5%～9.2%。进一步研究其机制发现，栓塞性卒中多于血流动力学卒中，比例大约是3∶1。Mackensen等通过术中经颅超声证明脑中的栓子与升主动脉及主动脉弓上的脂质斑块有显著性关系，而与降主动脉的无关。这些栓子除了可以引起术中脑卒中，也可能造成其他脑损伤，从而导致术后谵妄或长期认知功能障碍。在术前无症状和有症状而欲行颈动脉内膜剥脱术的患者中，围术期卒中的发生率大约分别是3%和6%。与心脏手术一样，这些卒中仅有很小一部分是由术中低血压导致的，大多数术中和术后卒中在性质上是血栓栓塞性的。Whitney等总结认为低灌注缺血在颈动脉内膜切除术（CEA）中发生率很低，即使对侧的颈动脉是闭塞的。

（2）麻醉因素　麻醉中所用的药物、麻醉技术以及麻醉管理都能使颅内压（intracranial pressure，ICP）、脑代谢率（cerebral metabolic rate，CMR）、脑血流量（cerebral blood flow，CBF）、脑血管压力调节机制和脑血管对CO_2的反应性等发生变化而影响脑循环。

尽管麻醉药本身对脑灌注和功能产生多方面的影响，但这些影响都是可逆和有限的，麻醉因素对围术期脑卒中的影响大多仍是通过继发性低血压引起的。

（3）血压　术中低血压与多种因素相关，如术前长时间禁食，术中失血失液过多、麻醉药物的心血管抑制作用、高龄或合并心功能不全。对于无明显并发症的患者，术中低血压尚不足以对脑血流及脑代谢产生明显影响。但如果术前已存在脑血管病变或单侧颈动脉狭窄等高危因素，短时间的低血压即可对脑组织造成不可逆的损伤，对于这些患者应积极处理和控制术中低血压。

另一方面，术中因血压过高而引起出血性脑卒中的发病率很低，但对于一些合并颅内动脉瘤，脑血管畸形或是既往有卒中史而遗留脑血管结构或功能异常的患者来说，仍应避免血压一过性升高。

（4）心房颤动　心房颤动是围术期卒中的独立风险因素，但对个体的患者而言，这并不会改变患者围术期处理的基本原则。

（5）体温　体温在中枢神经系统对缺氧的耐受中起重要作用。已明确高温能够恶化卒中后的神经学结局。大量的研究已经提供了令人信服的需要控制术中体温的证据，因此术中要避免过分地温暖患者，并积极治疗卒中患者的发热。另一方面，目前尚没有证据表明低温在围术期卒中的治疗中有益处。研究表明。低温能延长脑组织的缺血耐受，但在颅内动脉瘤手术患者预先降低体温并无神经保护作用。目前，低温用于治疗卒中尚在研究之中。

（6）机械通气　术中低氧或二氧化碳蓄积可明显增加CBF，使脑血流容量（cerebral blood volume，

CBV)增加、ICP升高,特别是在$PaCO_2$升高的情况下。过度通气作为降低ICP的措施之一,现已广泛应用于临床。虽然低二氧化碳分压降低颅内压,但有关创伤性脑损伤的研究表明,高通气量与高氧耗、无氧代谢/乳酸释放和恶化的神经学结局相关。

(三)围术期卒中的预防

脑卒中是一个有严重破坏性的并发症,围术期脑卒中发生后最明显的结果是临床结局变差,特别是增加医院内死亡率。另外,在重症监护室的监护时间、住院时间及医疗费用支出都有明显增加。

围术期脑卒中重在预防,既要注意术前存在的危险因素,同时也要考虑手术本身的因素和术后复杂的病程(电解质紊乱、脱水、心律失常、感染、再次手术等)。

1. 近期卒中患者的择期手术时机

患者卒中后行外科手术的理想时间间隔尚不确定。一方面,卒中后脑缺血的病理生理过程仍然在持续,卒中后2周,脑血流的调节仍然异常,血-脑脊液屏障的损伤和炎症反应持续超过4周。另一方面,有报道无残障的卒中患者在卒中后2周安全接受了颈动脉内膜剥脱术。其意义可能在于颈动脉内膜剥脱术去除了卒中的栓塞源,增加卒中半暗带血流,提高了预后。但目前谨慎的方案仍是对于卒中体积较大的患者在神经学状态稳定后4～6周再行择期手术比较合适,这是因为梗死区形成瘢痕组织需要较长的时间。对于卒中后有功能障碍的患者,应更为重视,因为围术期患者脑缺血损伤的加重进一步降低了生活质量。相反,对于小范围的卒中,手术延迟可以短一些。卒中后行心脏手术的理想时间间隔也未见研究,根据上面提到的一些因素,卒中后4～6周再行择期手术治疗是必要的。去除卒中病因的心脏手术可以适当放宽,尤其对无残障的小卒中患者。

2. 心脏手术

关于心脏手术的大量研究发现只要适当使用不同的操作技术和多种现有的科技手段,不断改善脑卒中的发病率是非常可行的。研究发现,非体外循环冠脉搭桥术很可能比传统冠脉搭桥术的脑卒中风险更小。一项研究发现非体外循环冠状动脉搭桥术围术期脑卒中/短暂性脑缺血发病率仅为0.14%。

对于如何处理升主动脉及主动脉弓上的斑块,研究者认为可通过改变操作技术("无接触",非体外循环)、仔细选择主动脉管位置和最小限度的夹闭(单钳夹闭)来降低术后神经系统并发症。另外,主动脉表面超声、经食管超声心动图和主动脉内过滤器也可进一步评估和治疗主动脉及主动脉弓上的斑块,从而明显改善主动脉手术患者的临床结局。

3. 颈动脉手术

颈动脉手术的改进可能更集中在最佳患者、手术时机以及干预措施的选择。Naylor等回顾文献做了关于颈动脉狭窄作为冠状动脉旁路移植术(coronary artery bypass grafting, CABG)围术期脑卒中危险因素等综述。其中91% CABG患者术前检查颈动脉无严重疾病,其发生脑卒中等危险性低于2%。无症状的单侧颈动脉狭窄在50%～99%的患者的危险性是5%,而一侧颈动脉完全闭塞的患者危险性为7%～11%,依据以上的数据,现在的临床做法是在CABG术前或术中开始冠脉搭桥之前行颈动脉内膜切除术。现在普遍认为有严重症状颈动脉狭窄(70%～99%)的患者从手术中获益最多(5年绝对风险降低16%);其次是中等程度闭塞(50%～69%)的有症状的颈动脉狭窄患者(5年绝对风险降低4.6%);最后是无症状的颈动脉狭窄患者,他们获益较少。此外,现在的做法是在非致残性

颈动脉相关的脑卒中后6周内行颈动脉内膜剥脱术。

在过去没有足够证据支持的情况下,颈动脉支架(CAS)已被广泛用于各个患者群体。然而,现在的研究则更注重于考虑颈动脉支架的最佳应用时机。最近一个纳入7个试验的荟萃分析表明,颈动脉内膜切除术组围术期死亡及并发症发生率均优于颈动脉血管成形术组(包括放置支架与不放置支架)。然而,颈动脉支架植入术可能比较适用合并冠心病等待血管重建,以及对侧颈动脉闭塞的患者。

4. 麻醉药物

尽管研究表明大多数全麻药(除了依托咪酯、氧化亚氮和氯胺酮)能够减小局灶性缺血动物模型梗死体积,但尚没有特异性的干预措施被证明能提高人围术期卒中的神经学结局。原因之一可能是大多数围术期卒中发生在术后,而这时麻醉药的效应已经消失。另一个原因是,虽然全麻药可通过降低缺血脑的代谢,影响脑缺血早期病理机制,但是围术期卒中可激活多种病理机制,单一机制的全麻药尚不能完全阻断卒中的多种病理机制。在这方面,全麻药类似于其他在动物模型上被证明有脑保护作用的药物,应用这些药物治疗临床卒中时,尚需进一步研究。

5. 心房颤动

术前接受抗心律失常或心率控制药物治疗的心房颤动患者,围术期应维持治疗,必要时可以静脉给药。术后应及时纠正水电解质平衡紊乱。对于高危患者以及有卒中或TIA病史的,可以考虑采用肝素抗凝治疗,新近发生心房颤动的患者,应检查超声心动图,并考虑采用电复律治疗。

6. 血压

35%～40%的脑卒中与高血压有关,应治疗严重高血压以减少出血和脑水肿的风险。流行病学调查发现,即使轻度的降压(收缩压下降5～6 mmHg,舒张压下降2～4 mmHg),卒中的发病率即可下降40%。何谓"低血压"的定义尚未统一,因此,有关术中血压调控的靶目标的问题仍不能达成共识。通常采用的方法是将术中血压波动控制在基础血压(患者入手术室前即刻测量的血压)的20%范围内。对于高危患者,采用该相对保守的做法是较为合理的,对于相对较健康的患者,术中将血压调控在接近患者睡眠状态下的水平(较基础值低约25%～35%)是可以接受的。

7. 抗凝或抗血小板治疗

对于术前采用抗凝或抗血小板治疗的患者,尤其是进行脑卒中二级预防的患者,围术期相关药物的应用问题仍未达成共识。临床停药或继续用药的决策多是在权衡栓塞和出血风险的利弊的基础上做出的,相关大样本的研究正在进行中,值得密切关注。

8. 血糖

控制有关围术期"理想"的血糖控制水平亦未达成共识。新近的随机对照研究结果表明,严格控制血糖(4.4～6.1 mmol/L)较传统的血糖控制方法并未能降低患者的总体死亡率,心脏手术患者严格控制血糖更可能增加患者发生CVA的风险。最近美国糖尿病协会和内分泌医师协会联合发布的指南中推荐将危重病患者的血糖控制在7.8～10.0 mmol/L。该水平也同样适用于其他的手术患者。

9. 其他药物

他汀类药物有卒中病史的患者在作二级预防时常使用他汀类或其他降血脂的药物。围术期中断他汀类药物的使用是有害的,可能会造成急性的血管功能障碍。β受体阻滞剂研究显示,在心脏手术围术期使用β受体阻滞剂能减少心肌梗死、心房颤动和并可能降低卒中发生率。

第二节　癫痫发作

癫痫是多种原因导致的脑部神经元高度同步化异常放电的临床综合征，临床表现具有发作性、短暂性、重复性和刻板形性的特点。异常放电神经元的位置不同及异常放电波及的范围差异，导致患者发作形式不一，可表现为感觉、运动、意识、精神、行为、自主神经功能障碍或兼有之。术后癫痫发作常见于神经外科手术、颈动脉及心脏手术，围术期的感染、内分泌和代谢紊乱以及一些药物或毒物等，也是围术期癫痫发作的高危因素。

一、癫痫的分类

癫痫分类非常复杂，有癫痫发作分类及癫痫综合征分类，癫痫发作分类是指根据癫痫发作时的临床表现和脑电图特征进行分类（表86-2）。

表86-2　ILAE癫痫分类

ILAE癫痫分类	
全面性发作（抽搐性和非抽搐性）	失神
	典型失神发作
	非典型失神发作
	肌阵挛发作
	阵挛性发作
	强直性发作
	强直-阵挛发作
	失张力性发作
部分性发作（局灶性发作）	单纯部分性发作
	运动体征
	身体感觉或特殊感觉体征
	自主神经症状或体征
	精神性症状
	复杂部分性发作
	单纯部分发作开始后继发出现意识损害
	发作开始即出现意识损害
	部分性发作继发全面性发作
	单纯部分性发作进展为全面性发作
	复杂部分性发作进屋为全面性发作
	单纯部分性发作进展为复杂部分性发作继而进为全面性发作
不能分类的癫痫发作	

二、临床常见的癫痫类型

（一）全面强直-阵挛性发作（大发作）

全面强直-阵挛性发作或癫痫大发作指全身肌肉抽动及意识丧失的发作，是各种癫痫中最常见的发作类型。其典型发作可分为先兆期、强直期、阵挛期、恢复期四个临床阶段。癫痫大发作之前有先兆期，意味着全身性癫痫大发作的来临，在此期间患者可以预期到发作，可能发生肌肉阵挛的增加。患者随即意识丧失，如果站立可能大叫一声摔倒在地。短时间后，患者出现关节弯曲，在经过稍长的时间后发展为强直，并且轴向延展，伴有牙关紧闭和眼睛向上凝视。患者会出现四肢僵直并采取屈曲或伸展体位，伴双拳紧握。在这期间，患者呼吸抑制并经常出现发绀。强制期持续30 s继而进入阵挛期，这通常影响到所有的关节，下颌和面部肌肉，可能出现唾液分泌过多和部分呼吸阻塞，也可能因为患者咬伤自己的舌头或嘴唇而并发出血。伴随这些运动肌肉表现的是自主神经现象，包括心率和血压的改变以及皮肤潮红，将持续30～60 s。在恢复期（持续数分钟到半小时），会出现全身肌肉松弛。癫痫大发作期间脑电图为典型的爆发性多棘波和棘-慢综合波，每次棘-慢综合波可伴有肌肉跳动。当癫痫持续时，抽搐频率会下降并可能稳定在4 Hz左右，但抽搐的幅度会增加。

（二）单纯部分发作

是指脑的局部皮质放电而引起的与该部位的功能相对应的症状，包括运动、感觉、自主神经、精神症状及体征。分为四组：① 伴运动症状者；② 伴躯体感觉或特殊感觉症状者；③ 伴自主神经症状和体征者；④ 伴精神症状者。单纯部分性发作时程短，一般不超过1 min，发作起始与结束较突然，无意识障碍。

（三）复杂部分发作

习惯上又称精神运动性发作，伴有意识障碍。复杂部分性发作病灶多在颞叶，故又称颞叶癫痫，也可见于额叶、嗅皮质等部位。先兆多在意识丧失前或即将丧失时发生，故发作后患者仍能回忆。

（四）失神发作（小发作）

典型失神发作表现为突然短暂的（5～10 s）意识丧失和正在进行的动作中断，双眼茫然凝视，呼之不应，可伴简单自动性动作如擦鼻、咀嚼和吞咽等，或伴失张力如手中持物坠落或轻微阵挛，一般不会跌倒，事后对发作全无记忆。其发作时EEG呈双侧对称3 Hz棘-慢综合波。不典型失神的起始和终止均较典型失神缓慢，除意识丧失外，常伴肌张力降低，偶有肌阵挛。EEG显示较慢的（2.0～2.5 Hz）不规则棘-慢波或尖-慢波，背景活动异常。多见于有弥漫性脑损害的患儿，预后较差。

（五）癫痫持续状态

是指单次癫痫发作超过300 min，或者癫痫频繁发作，以致患者尚未从前一次发作中完全恢复而又有另一次发作，总时间超过30 min者。癫痫持续状态是一种需要抢救的急症。

三、病因及诱因

癫痫不是独立的疾病,而是一组疾病或综合征,引起癫痫的病因非常复杂,大致可分为代谢性因素,感染性因素和结构性因素等(表86-3)。

表86-3　癫痫病因

分　类	病　因
代谢性	先天性
	获得性
	低血糖
	高血糖
	低钠血症
	低氧血症
	低钙血症
	尿毒症
	毒性物质
	药物(戒断或中毒)
感染性	全身性(热性惊厥/体温过高)
	颅内
	脑膜炎
	脑炎
	脓肿
结构性	神经胶质细胞瘢痕化
	颞叶硬化
	创伤后
	感染后
	先天畸形
	血管畸形
	肿瘤

四、围术期癫痫发作

当患者术后出现不明原因的全身肌肉抽动及意识丧失,应怀疑其是否癫痫发作。注意区分癔症发作和癫痫,另外无抽搐性癫痫很难做出诊断,因此表现为昏迷的患者只能通过脑功能定量成像(ETG)来诊断。围术期癫痫发作的危险因素主要有以下几个方面。

（一）麻醉因素

1. 局部麻醉药

局麻药可能是与麻醉相关的最常见的围术期癫痫发作的病因，其引起的癫痫发作往往发生在静脉注射局麻药溶液之后。局麻药引起的癫痫发作事实上可以发生在任何使用局麻药的过程中，但是从区域阻滞到神经丛阻滞时风险将会增加。由于神经往往和动静脉伴行于神经血管束中，所以不可避免地存在意外血管内注射的风险。行腋路臂丛神经阻滞时可能出现意外注射至腋静脉中，进而高浓度药物快速进入至脑。实施颈丛阻滞的风险不仅是注射入颈静脉血管系统中，还有可能进入颈动脉或其他颈部动脉中。因为它都可们都可以直接进入脑循环，所以只需要注小的剂量就可以引起癫痫发作。放置中心静脉导管时使用的局麻浸润，是另一种可能在穿刺部位注射局麻药而出现血管内注射风险的操作。然而，不只是意外血管内注射是引起癫痫发作的风险，更准确地说，大脑中的局麻药的毒性决定了其毒性。即使在正确的位置注射药物，只要局麻药的吸收达到了引发癫痫发作的水平都可以发生。

局麻药的中枢神经系统毒性可表现为一些兴奋症状，例如初期症状包括头晕和眩晕，然后是视觉和听觉异常（如注意力不集中、耳鸣），一些患者表现为兴奋、寒战、肌肉抽搐、面部肌群和四肢远端震颤，最终发生强直阵挛性惊厥。

2. 全身麻醉药

几种常用的麻醉药有引发癫痫的可能，特别是对有此倾向的患者。临床上恩氟烷有致癫痫性，特别是对有癫痫倾向或阻塞性脑血管疾病的患者更容易发生。恩氟烷的这种特性被用于癫痫病灶切除术，术中可以利用恩氟烷激活 EEG 进行癫痫病灶定位。其他如氯胺酮、依托咪酯等也有诱发癫痫的报道。

值得注意的是在麻醉和肌松下癫痫很难发现，而如果长时间氧和葡萄糖的需求（CMR）超过供给，则将导致神经元损伤。另一个值得注意的问题是，致癫痫作用将持续到麻醉后阶段，往往癫痫在出手术室后发作，而且不如在手术中容易控制。实际上，在麻醉中或麻醉后出现的自发癫痫极为少见。尽管如此，对患者进行可能诱发癫痫的操作时，如果有合适的替代药物，应避免使用可能致癫痫作用的药物。

（二）手术因素

1. 神经外科手术

神经外科手术类型不同，其发生率不一，例如脑脓肿引流手术患者癫痫发生率高达 92%，神经胶质瘤手术和脑膜瘤移除手术约为 20%，立体定向术或脑室引流术则小于 5%。但是对于脑膜瘤患者来说，在切除了他们的肿瘤之后，有 30%~60% 的病例不再出现癫痫发作。创伤性脑损伤包括闭合性头部损伤和开放性头部损伤，其中，有 2%~6% 的闭合性头部损伤患者会出现继发癫痫发作，虽然早期的癫痫发作预示着更严重的损伤，但它并不意味着这些患者在远期更可能发展成为癫痫患者。对于开放性头部损伤的患者，如果以早期癫痫发作为特点，那么随后发展为癫痫病的风险大约为 25%，相比较而言没有早期癫痫发作的患者只有 3%。如果合并有凹陷性颅骨骨折伴硬脑膜损伤、颅内血肿或一段时间的创伤后记忆缺失，那么癫痫发作的风险会进展性的增加，如果合并了这三种情况将会超过 50%。遗憾的是，创伤后癫痫发作很难治疗，一些研究者认为有一半的患者在 10 多年后仍有可能出现癫痫发作。神经外科手术中

有一个特殊情况,是清醒开颅下优势半球癫痫灶点切除术。在这一过程中,会进行皮质电刺激以标示出运动回和语言中枢,然后加以保护。重复的皮质刺激引发了癫痫发作的风险。

2. 颈动脉及心脏手术

颈动脉内膜剥脱术会因为多种原因而增加癫痫发作的风险,可能是动脉粥样硬化斑块或血栓脱落并栓塞至大脑,从而引发癫痫发作;也可能在处理或是关闭颈动脉后出现脑灌注不足;又或者是有空气进入脑循环中。同样的,行心脏手术的患者也可能出现栓塞而导致术后癫痫发作,可能是来自心脏内的微气泡或是通过侧支循环进入的空气。随着血管内介入治疗的范围不断地增加,现在有大量的不同手术都具有材料(支架、线圈、胶、药物等)形成脑血管栓塞、并最终导致癫痫发作的风险。

3. 其他手术

其他类型的手术也可能通过显著改变患者的生化状态而引起癫痫发作,最常见的是低钠血症,当血清钠降至115 mmol/L以下时,会出现癫痫发作。很多外科手术患者可能存在低钠血症,并有癫痫发作的风险,更为复杂的是低钠血症可能合并低血容量或高血容量。泌尿外科手术、如经尿道前列腺切除术,可以出现继发于吸收膀胱冲洗所用的甘氨酸后产生的稀释性低钠血症。肠梗阻、肠炎症性疾病或其他存在大量液体转移的手术,术后也往往合并低钠血症等电解质紊乱,从而使他们出现癫痫发作的风险增加。

(三)围术期其他因素

1. 中枢神经系统感染

中枢神经系统感染可继发于各种神经外科手术后,也可为原发,例如疟疾、脑囊虫病和颅内结核,中枢神经系统的广泛感染可能引起癫痫发作。

2. 内分泌和代谢紊乱

如上文提到的低钠血症,其他许多不同的代谢紊乱也可能引起癫痫发作,如高钠血症、低钾血症和高钾血症、低钙血症和高钙血症、低血糖和高血糖和低镁血症。同样,肝性和肾性脑病、甲状腺功能异常,包括甲状腺功能减退和桥本甲状腺炎均可伴有抽搐发作。

3. 药物与毒物

临床上的很多药物都有致惊厥风险(表86-4)。从本质上来说,某些药物就是致惊厥剂;有的药物可与患者服用的抗癫痫药物相互作用或者当肝肾功能不全时直接诱发抽搐。有时由于停药引发戒断症状或服药或服毒过量时,因药物或毒物的直接中枢神经系统毒性均可表现为抽搐。另外,值得重视的是,常规剂量的精神类药品也有致惊厥风险。

表86-4　诱发惊厥的常见药物

类　　型	代　表　药　物
精神类药品	吩噻嗪类
	三环类抗抑郁药(TcAs)
	单胺氧化酶抑制剂(MAOI)
	选择性血清素再摄取抑制剂(SSRIs)

（续表）

类　型	代　表　药　物
毒麻药品（撤药诱发戒断症状）	哌替啶
	可卡因
抗生素类	β-内酰胺类抗生素［由于γ-氨基丁酸（GABA）拮抗作用］
	异烟肼（拮抗磷酸吡哆醛）
	氨基糖苷类
	甲硝唑
心血管药物	β受体阻滞剂
	抗心律失常药物
	噻嗪类利尿剂
其他	抗惊厥药突然撤药
	静脉造影剂
	化疗药物
	茶碱类
	胰岛素（低血糖）

4. 反射性癫痫

反射性癫痫的特点是光刺激诱发的惊厥，如闪光灯（尤其是频闪灯光），移动的彩色图形或图像——如移动的自动扶梯、闪烁的电视屏幕或电脑游戏，均可以诱发癫痫。

5. 心血管事件

老年患者多见，很多引起脑缺氧的心血管疾病均可表现为抽搐，如血管迷走神经性晕厥（颈动脉窦综合征）、心律失常和病态窦房结综合征等，其主要致病机制为一过性脑缺血或脑血管意外。

6. 其他

除了上文提及的危险因素以外，以下情况也可促发惊厥发作：发热性疾病、同时伴有感染等并发症、酗酒、应激、疲乏和睡眠剥夺等。

五、围术期癫痫的防治

（一）防治原则

对于围术期癫痫，既要注意识别各种高危因素又要进行积极的抗惊厥药物治疗。应加强术中管理，减轻脑水肿，保证脑灌注，避免脑组织缺血缺氧。使用局麻药过程中，密切关注患者症状体征变化，避免局麻药中毒；对于有癫痫倾向或合并脑血管疾病的患者，不应使用可能致癫痫发作的全麻药物。另外，应加强术后监护，维持内环境和代谢的稳定，避免感染和高热等。

发生癫痫发作时，强直期治疗的首要原则是避免进一步损伤（例如坐位腰麻或硬膜外麻醉时

突发惊厥），尤其避免患者从手术床或轮床跌落。紧急处理措施包括立即给氧，保持气道通畅，保证呼吸和循环功能。如果已经窒息，即刻开始面罩加压手控通气或呼吸机机械通气。尽早控制频发抽搐可以避免病情恶化，预防癫痫持续状态，癫痫持续状态对心血管和神经系统影响极大，预后往往不良。

（二）抗惊厥药物

抽搐发作时，如有以下情况之一，则需要抗惊厥药物治疗：① 频繁抽搐；② 持续时间大于10 min；③ 发作时间较平时延长（已知既往癫痫病情），根据癫痫发作类型选择用药（表86-5）。

表86-5　癫痫患者的药物治疗

类　型	药　物　治　疗
早期癫痫持续状态（0～30 min）	劳拉西泮4 mg Ⅳ或地西泮10～20 mg（Ⅳ或直肠给药）
癫痫持续状态（30～60/90 min）	苯妥英钠15 mg/kg Ⅳ（最大剂量50 mg/min）或磷苯妥英15 mg PE/kg Ⅳ（最大剂量100 mg PE/kg）或2-丙戊酸钠25 mg/kg Ⅳ（速度3～4 mg/min）
顽固性癫痫（>60/90 min）	推注诱导剂量的丙泊酚后持续静脉泵注，可产生暴发性EEG抑制或适量硫喷妥钠控制抽搐发作后持续静脉泵注，可产生暴发性EEG抑制或咪达唑仑0.1～0.4 mg/kg Ⅳ，随后持续静脉泵注。可产生暴发性EEG抑制

PE.苯妥英钠等同；EEG.脑电图；Ⅳ.静脉推注。

第三节　视力障碍

一、术后视力障碍

术后视力障碍的并发症并不多见，目前很少有相关的临床研究，多数病例以个案报道的形式出现，所以其确切的发生率尚不清楚。最近，美国麻醉医师协会进行了全国范围的登记以确定和评估非眼科手术术后视力损害的风险。根据已收集到的数据发现，俯卧位脊柱手术、心脏手术及头颈部手术是与术后视力损害相关的最常见手术，缺血性视神经病变是术后视力损害最常见的临床表现。

二、视力障碍类型及病理生理机制

视觉传入和传出系统的解剖和生理情况非常复杂，非眼科手术的围术期视力损害可由角膜，视网膜，视觉前（视神经）、后（枕叶皮质）通路损害导致。围术期视力障碍根据其损伤部位及机制分为视网膜动脉闭塞（retinal arterial occlusion, RAO），缺血性视神经病变（ischemic optic neuropathy, ION），皮质盲和青光眼等。总的来说，视力障碍典型的初始主诉是视觉模糊、视觉丧失甚至完全失明，但不同损伤部位的临床表现特点有所不同。在ION和RAO患者，视觉呈急性且无痛性丧失，二者还可出

现视野缺损,有时合并中央视野缺损;相反,球后出血和窄角性青光眼常出现眼周剧烈疼痛。完全或不完全性皮质盲是视路外侧膝状体以上或枕叶视皮质损伤引起的病变,常伴局部神经系统症状如单侧肢体无力,可能提示脑卒中。这类患者视盘和瞳孔正常,但对视威胁没有反应,或虽有正常眼球活动但丧失视动性眼球震颤能力。

(一)视网膜缺血

网膜中央动脉主干和分支闭塞。视网膜缺血是各种血管疾病(如视网膜血管闭塞、早产儿视网膜病和糖尿病)导致的失明和严重视觉障碍的共同机制。视网膜血管阻塞包括动脉阻塞和静脉阻塞,视网膜动脉阻塞常表现为突然出现的无痛性视力损害,或与阻塞血管支配区一致的单侧视野缺;在多数病例中,详细的眼底检查会发现视网膜水肿和樱桃红色斑点,偶尔可于动脉系统中见到栓子(图86-4)。视网膜中央静脉阻塞发生于围术期较少见,常伴有明显视网膜出血和血管扩张迂曲。

RAO可分为视网膜中央动脉主干闭塞(central RAO, CRAO)和视网膜分支动脉闭塞(branch RAO, BRAO),文献报道中约75%的病例在鼻腔鼻窦或脊柱手术中出现有症状的视网膜分支或中央动脉闭塞。CRAO降低整个视网膜血供;BRAO是局限性损伤,仅影响部分视网膜。某些CRAO患者伴有眼肌麻痹、眼周水肿、青肿或眼球突出等症状,而BRAO患者则几乎没有。短期视网膜缺血后恢复的程度不一,BRAO后视觉的恢复情况估计与CRAO相似,但更有可能保留部分视觉功能。Wray和Rettinger及其同事总结了CRAO的各种病因,包括:① 栓子;② 动脉粥样硬化合并血栓和出血;③ 炎症(如颞动脉炎);④ 血管痉挛;⑤ 高眼压导致的血管阻塞或视网膜低压灌注。BRAO主要由各种来源的栓子引起,但个别病例有血管痉挛的报道。

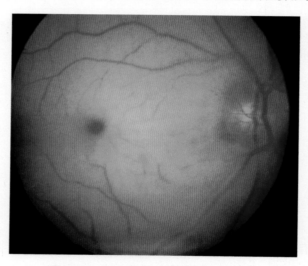

图86-4　视网膜中央动脉阻塞樱桃红斑

(二)缺血性视神经病

ION是50岁以上老年人突发视觉丧失的最主要原因,也是围术期视力障碍最常见的类型。主要表现为中心视力损害、视野缺损、色觉障碍及相应瞳孔传入受损。ION可发生于各种手术后,最常见于心胸手术、脊椎融合固定术、头颈部手术和鼻/鼻窦手术,但也偶发于血管手术、普通外科手术、尿道手术、剖宫产、妇科手术和脂肪抽吸术后。

ION是由视神经血供障碍所致,根据血管受累类型,表现为两种形式:前段缺血性视神经病(anterior ischemic optic neuropathy, AION)和后段缺血性视神经病(posterior ischemic optic neuropathy, PION)。AION以视神经水肿为特征,由供应视神经头部的睫状后动脉小分支产生的血管中间产物所致。PION由眼动脉脑膜支所供应的视神经眶内部血供不良所致。由于视神经筛板区的血供主要来自周围软脑膜毛细血管丛,只有少量毛细血管到达神经,因此该段视神经的血供并不

像前段那样丰富，一旦血流降低或有栓子或静脉淤滞，很容易出现缺血。术后AION最常见于脊柱及心脏手术，而PION常见于脊柱及头颈部手术。AION患者缺血性心脏病、高血压、糖尿病和脑血管疾病的发病率均明显高于普通人。Hayreh提出AION主要由视神经血供的个体差异引起，小视盘（常指杯/盘比小）的人更易患。如果视盘过小，视神经轴突穿出开口就狭小，特别是当眼压升高或全身动脉压降低时，睫状后动脉丛周围区域灌注压降低导致视盘低灌注。荧光素血管造影可显示视盘延迟显影和充盈。由于发病率相对较低，有关PION的研究文献很少，对PION病理生理的了解比AION少得多。与视神经杯/盘比过小的AION患者不同，PION患者只有4%存在视神经结构异常。发病初期视盘正常和荧光素血管造影无灌注异常是PION与AION的鉴别要点。报道的病例显示，PION和AION发病的危险因素相似，主要差别是冠状动脉疾病发生率在PION组较低，而PION在儿童患者中的发生率较高。PION以筛板后区缺血为主要特征，缺血区比ALON更靠后，因而眼底镜检查不能发现明显异常。

AION和PION都分为两个亚型，动脉炎型和非动脉炎型。动脉炎型ION的诱因是巨细胞动脉炎，而术后ION为非动脉炎型。动脉炎型AION是最严重的类型，主要由颞动脉炎引起，常见于60岁以上的老年人，尤其是女性多发。症状包括不适、不明原因发热、流感样症状和头皮压痛，通常在颈动脉处可触摸到硬结节。化验检查血沉和C-反应蛋白明显升高提示炎症反应。由于睫状后动脉闭塞，50%的患者视盘水肿呈典的白垩色改变，明确诊断须行动颞动脉活检。动脉炎型AION病情紧急，如不处理可致永久性失明。非动脉炎型ION在围术期更为常见，占绝大多数，好发于老年患者，也见于有糖尿病、恶性高血压、惊厥、偏头痛、系统性红斑狼疮等全身性疾病的年轻人。目前认为非动脉炎型AION主要是由于视盘前段供应血管一过性低灌注或无灌注引起，导致视盘局部灌注减少或梗死。多种致病因素，包括患者因素（视神经解剖的个体差异和血管、全身因素）和突发事件，都可引起栓塞或梗死。

（三）皮质盲

每侧视觉皮质接受对侧视野的信息输入，并传送到相近的枕皮质和顶颞皮质，形成更高级的视觉功能、如运动分析、色觉和三维成像等。双侧枕叶损伤可导致皮质性失明，但完全皮质盲发生率非常低。

皮质盲除深度视力损害、昏聩、定向障碍、有时否认视觉问题（Anton综合征）外，其余神经学检查正常。最初，完全皮质盲通常伴有顶-枕部区域卒中体征，患者通常不能分辨感觉刺激。随时间迁移，视野在数日内大部分恢复，但空间感觉以及大小和距离关系的感觉损伤持续存在。

皮质盲多发生于视神经到枕皮质视觉通路的氧供障碍，可由多种病因引起如全脑缺血、心搏骤停、低氧、颅内高压和大出血、局部缺血、血管闭塞、血栓、颅内出血、血管痉挛和栓子等。这些病因都会导致视觉通路缺血缺氧，如果时间过长，细胞能量供给中断，将启动一系列生化反应最终导致细胞死亡。

（四）一过性视觉丧失

多见于经尿道前列腺切除术（transurethral resection of the prostate, TURP）和宫腔镜检查。TURP后视觉变化可单独发生或作为术后综合征的一部分。该综合征包括因冲洗液过量吸收导致的低钠血

症、脑水肿、癫痫、昏迷和容量超负荷所致的心力衰竭等。液体吸收和视觉异常同样发生在宫腔镜检查术后患者。

这种视觉损伤可发生在手术中或术后数小时，很少发生在术后几天。其可能机制包括脑水肿、低钠血症、甘氨酸对视网膜和脑皮质的毒性、氨毒性、水吸收后眼压增高，以及继发于脊髓麻醉后的脑神经障碍。患者眼部的体征和症状多样，从光感彻底丧失到精细视觉缺损，最初主诉可能是光晕感和蓝色视觉；客观指标显示眼压和眼外肌运动正常，眼底检查无视盘水肿。这些一过性视觉变化可于数小时后缓解或持续80 h以上，还未见永久性视觉丧失的报道。

（五）急性青光眼

急性青光眼发病的高峰期为55～65岁，危险因素包括遗传因素、前房过浅和晶体厚度增加等。当虹膜与晶体表面贴合时阻塞房水由后房向前房流动，从而造成房水循环障碍，导致急性闭角型青光眼，如不及时纠正，升高的眼压可导致视神经损伤。对疼痛性红眼、云状或模糊视觉的患者应考虑急性闭角型青光眼的可能，有时可能伴有头痛、恶心和呕吐且通常双侧发病。闭角型青光眼应与角膜磨损相区别，后者虽有疼痛，但无瞳孔体征、眼压增高、主观视觉丧失和头疼，手术后数小时到数天可能无症状出现。

全麻后急性闭角型青光眼的报道少见，Ganner和Billet报道，3 437例全麻和脊髓麻醉手术后有4例发生急性闭角型青光眼（0.1%）。Wang和同事后来报道在25 000例手术患者中有5例发生急性青光眼，发生率为0.02%。最近，Fazio的相关报道中发生率最高，913例全麻和脊髓麻醉手术后的患者中有9例出现急性闭角型青光眼，其中2例为双侧（1%）。这些研究都未发现急性青光眼与某一特定的麻醉技术和药物有关。

三、术后视力障碍的诊断

术后视力障碍诊断的困难之一是其症状和体征可能很细微，常被误认为是麻醉药的残余作用而延误诊断或由于镇静和机械通气而彻底漏诊。视觉症状还可能会被误诊为麻醉苏醒期谵妄，而视物模糊可能以为是麻醉药或眼膏的作用。

如果患者术后出现视觉丧失或视觉模糊需行眼科会诊。一般检查包括瞳孔反射、检眼镜、调节反射、眼压、眼球运动和视野。特殊检查包括正规视野测试、荧光血管造影术、视网膜电图（electroretinography, ERG）、视觉诱发电位（visual evoked potentials, VEPs）、CT和MRI。如果怀疑或欲排除脑皮质因素所致视觉丧失需做神经系检查。

视野的精确评估需行视野检查，并需要患者积极配合，术后早期患者常无法进行。视野检查可用人工方法，但自动测试的方法更为准确并且有利于动态监测。在AION患者，视野缺损经常是上、下水平缺损（上半部分和下半部），有时合并环状缩小，视力可不受影响。这种视觉缺损反映出眼周睫状后动脉分布区分水岭梗死联合筛板区视神经水肿。由于视神经穿过该区，任何水肿都可损伤视神经轴突。在CRAO患者，通常开始即失明；在BRAO患者，视野缺损表现为与闭塞动脉节段的供血区相应的扇形改变。

CT和MRI在确定与皮质盲有关的脑梗死程度上非常重要。枕叶损伤通常是双侧的；症状和CT

发现可提示大脑后动脉栓塞、基底动脉闭塞、大脑后动脉分支闭塞或分水岭梗死。CT还非常有利于鉴别缺血性脑损伤引起的视觉丧失和精神性视觉丧失，以及早先存在的瞳孔异常。

眼的MRI或CT还有助于缺血性视神经病变的诊断，因为水肿导致的视神经膨大有时就是急性期的直接证据。疾病晚期可看到细小、萎缩的视神经。但MRI通常不具有诊断性。在BRAO患者，视神经MRI检查结果往往是正常的，眼外肌的损伤可提示眼部存在长期和严重的压迫。

视网膜电图（ERG）和视觉诱发电位（VEP）可区别视网膜和视神经损伤。全视野闪光ERG是最广泛应用的方法。接触晶体电极置于角膜，参考电极放在结膜或皮肤。特征性反应是首先出现一个小负向波，紧跟着一个正向大"b"波。这种"组合"反应可敏感地提示视网膜损伤，但不能精确分辨受损伤的视网膜细胞层。缺血性视神经病变时ERG正常，而CRAO产生不可逆缺血性损害时"b"波压低。除非视网膜神经节细电损伤或脉络膜缺血，否则缺血性视神经病变并不出现异常ERG。VEP是通过枕皮质区的电极记录对眼睛前方的闪光或棋盘格图像刺激的反应的检查方法。异常VEP提示眼眶远端即视神经和投射到脑或枕皮质视觉通路的病理变化。所以，VEP异常和ERG正常可提示缺血性视神经病变的诊断而非视网膜动脉闭塞。

荧光血管造影是将5 ml荧光素钠自肘静脉注入，数分钟后荧光素钠分布全身。荧光素可被特定波长的光激发，激发产生的光在眼部可用高速眼底照相机拍摄。近年来，数字摄像技术已用于增强分析。通过色素上皮可以区分视网膜和脉络膜片同时三维立体成像。特殊的颞侧注射方式可使脉络膜先于视网膜充填造影剂。在AION患者，视盘开始显色和完成的时间均延长。CRAO和BRAO患者均产生特征性的视网膜循环灌注缺损，但随后的血管造影结果对预后判断价值不大。

超声是用高频（7.5 MHz）传感器置于上眼睑。二维超声（B超）图像能分辨眼部结构，而单维（A超）图像能提供眼部结构厚度和反射性信息。B超和A超的结合图像能评估视神经鞘内积液状况（如缺血性视神经病变）。

四、术后视力障碍的高危因素

术后视力障碍是一罕见但后果非常严重的并发症，了解各种围术期高危因素，对术后视力障碍的预防和治疗具有重要作用。

（一）术前因素

如前所述，患者的全身因素可能在术后视力损害中起一定的作用。外周血管疾病、糖尿病、高血压及吸烟是术后视力损害患者的特征性表现。有这些全身性因素的患者由于继发于粥样硬化疾病的动脉阻力增加而易于出现缺血。另外，一些报道显示，视神经杯-盘比的解剖变异、视神经内血管分界区及血管内径都是术后视力损害的影响因素。

（二）术中及术后因素

1. 低血压眼灌注压

受全身平均动脉压和眼压（intra-ocular pressure, IOP）的影响，IOP受巩膜外静脉压影响，后者又受中心静脉压（CVP）影响。根据这种关系，发现术中低血压与术后视力损害相关并不意外。在一项

涉及6例各种大手术后ION的研究中,发现术中低血压是视力损害的明显影响因素,其中MAP下降25%～46%,持续时间15～120 min。已有报道脊柱手术控制性降压也影响到视力损害,但最佳的血压范围还无法确定。其他的风险因素如贫血或心肺转流,似乎必须同时伴有低血压才会对ION产生影响。

2. 术中失血及贫血

数百年前研究者们就发现视力损害与急性出血有关。除了会降低眼部血液的携氧能力,由于肾素和其他内源性血管收缩物质的产生,急性出血还导致支配脉络膜和视神经头部的血管收缩。在一项有28例脊柱术后视力损害的对照研究中,视力损害组与对照组相比,失血量多出2 720 ml。此外,一项心肺转流术后ION的研究发现76.5%的视力损害的患者术后HCG低于8.58 g/dl而对照组为41.2%。当然,心肺转流术后对视力的损害作用比较复杂,可能还包括低血压、低温、外源、内源性儿茶酚胺等。

3. 眼压

眼压(IOP)导致ION发生的效应目前尚无定论,IOP的升高可导致视神经头部的灌注压下降。术中IOP升高可能由心肺转流、俯卧位、血管内外液体交换和眼眶直接加压而引起。例如,俯卧位脊柱手术可导致眼球直接压迫,出现IOP的极度升高及视网膜中央动脉(CRA)阻塞。行颈内静脉(UV)结扎的颈部手术可妨碍静脉回流,造成视神经眶内部缺血,导致PION。

4. 栓塞

检查出相当一部分心脏手术患者的无症状视网膜微栓子。在一项对314例冠状动脉搭桥术患者的前瞻性研究中,17.3%的患者术后出现棉毛状斑点,它是微栓子的一种征象,2.6%的患者视网膜循环中有肉眼可见的栓子。其他类型栓子的来源可能是动脉粥样硬化性疾病、血栓性疾病或空气、脂肪和血小板聚集物。

5. 血管收缩剂

Hayreh和同事提出AION与血管收缩物质分泌过多有关的理论,过多的血管收缩物质可使视神经灌注降至危险水平。另有研究发现,术中应用外源性血管升压药可累及视神经血流,导致术后视力损害的出现。

6. 体温

需要行全身性低温的手术可降低血流,增加血液黏度,导致眼部缺血。

五、术后视力障碍的预防和治疗

(一)视网膜缺血

为避免外力压迫所致视网膜血管闭塞,麻醉医师必须避免压迫眼球,避免麻醉面罩压迫眼睛。如果手术野接近面部,术者的手臂一定不许放在患者眼睛上。对俯卧位手术的患者,应使用充填良好的头托,保证眼部不被挤压。如果头托不适合患者头部(如过小),可考虑使用针型固定头架。手术中应间断检查眼部情况。另外,还应确保气管内插管、温度探头和各种导线(如心电图导线)位置正确,避免接触到眼睛。

一些患者,特别是腰段脊柱手术患者,俯卧位同时可能结合头低脚高位,以增加手术暴露减少静

脉出血。这种体位容易增加头部静脉压力,所以从理论上讲会减少视网膜灌注压,但目前还不明确这种体位能改变眼压到何种程度。然而,当头低脚高位同时行控制性降压和大量输入液体会进一步增加眼循环受压的危险,所以应尽可能控制这些影响因素。

在鼻和鼻窦手术,最重要的原则是避免注射时误入或影响眼部循环。体外循环期间栓塞仍为视网膜血管闭塞的一项致病因素,目前一些手术方式的改进可能会降低动脉栓子的发生率。除了有效的预防,目前可用的治疗方法并不令人满意。麻醉医师创立了一些初步治疗方法,包括眼部按摩(青光眼患者禁忌),以降低眼压或将栓子驱赶到外周动脉的分支。静脉注射乙酰唑胺可增加视网膜血流,还可吸入5%二氧化碳和氧混合气以增强血管舒张,增加视网膜和脉络膜血管氧供。眼科医师的进一步处理包括溶栓治疗,但该方法在某些手术后相对禁忌。初步临床研究显示,6~8 h内通过眼动脉插管行纤维蛋白溶解可明显改善视觉转归。动物研究表明,局部低温是减轻缺血后损伤的简单、有效的方法,由于危险性小,所以可在临床中开展。

(二)缺血性视神经病

有效预防的主要困难是目前在术前无法预测患者视神经的血液循环状况,而且术中也无可靠、有效的方法监测视神经血供,但仍有一些建议。对术前有糖尿病性视网膜病变、高血压性视网膜病变和如青光眼患者,术中应尽可能维持全身动脉压在基础血压水平,避免眼灌注压长时间降低。特别是在应用控制性降压时,更应慎重维持血压。在俯卧位长时间手术时,由于眼压增高,尤其要注意这一点。目前尚未建立血压降低和手术时间安全界限的明确指标。长期应用血管收缩药物(如去氧肾上腺素)维持血压对视神经微循环的影响还不清楚。是否应维持血细胞比容在基础或接近基础水平存在争议,而且还应仔细考虑输血的风险。

目前尚无有效方法治疗ION。Williams和同事做了一些尝试,他们发现乙酰唑胺可降低眼压,改善视盘和视网膜血流。利尿药,如甘露醇和呋塞米,可减轻水肿。在急性期,皮质激素可减轻轴突水肿,但在术后期却增加伤口感染的危险。甾体激素的益处未得到充分证实,使用时应慎重。另外,适当增加眼灌注压和血红蛋白浓度,特别是当急性失血和血压快速下降时。视神经减压术可恢复视神经血液循环,但国家眼科研究所的多中心试验结果发现,视神经减压术不但无效,还可能有害,所以该研究被提前终止。

(三)皮质盲

皮质盲的恢复时间可能很长,而既往健康的患者恢复程度较好。目前认为当有神经定位体征时,治疗的首要目的是防止卒中加重,对有脑血管疾病的患者应维持适当的全身灌注压以避免低灌注发生。

考虑到粥样硬化的主动脉有栓子脱落的风险,术中应减少对主动脉的操作。另外,瓣膜置换时心脏充分排气和去除颗粒物质也可降低栓塞的风险。经颅多普勒超声证实,小于70岁的非脑血管疾病患者在体外循环时使用动脉滤过器则微栓子数目显著减少;同时,视觉损伤的发生率也降低。目前,尚无证据证明神经保护药对这些患者有保护作用。

(四)急性青光眼

急性闭角型青光眼是急症,应立即行眼科会诊。治疗应选用β肾上腺素能拮抗剂、α肾上腺素能

激动剂、碳酸酐酶抑制剂、乙酰胆碱能激动剂和皮质激素。必要时应给予全身镇痛药物,稍后可行周边虹膜切除术,保持前房和后房通畅。

（五）经尿道前列腺切除术

TURP后的视觉变化是暂时的,经常伴有TURP综合征。最重要的预防措施是保持高度警惕,避免冲洗液过度吸收。

第四节　其他术后中枢神经并发症

一、肝移植术后并发症

肝移植术后中枢神经并发症包括弥漫性脑病、癫痫、脑血管疾病、中枢神经系统感染、脑后部可逆性脑病综合征、脑桥中央髓鞘溶解症以及运动失常等。国外各移植中心报道肝移植术后神经系统并发症的发生率并不一致,Amodio报道肝移植术后神经系统并发症的发生率为11%～42%,Blanco报道有60%～70%肝移植患者的尸检报告提示存在神经病理学的异常。关于儿童肝移植术后神经系统并发症的报道较少,Erol与Fernandez等报道儿童肝移植术后神经系统并发症的发生率分别为35%和24.4%。与成人相比,儿童肝移植术后神经系统并发症的死亡率较高。成人肝移植术后神经系统并发症中,弥漫性脑病的发生率位列首位,占60%～70%。在儿童肝移植术后神经系统并发症中,癫痫则排在首位。下面将重点介绍弥漫性脑病和脑桥中央髓鞘溶解症。

（一）弥漫性脑病

1.临床特点

弥漫性脑病是成人肝移植术后最常见的神经系统并发症,Saner报道弥漫性脑病移植术后1个月内,可持续数日。临床表现包括反应迟钝、头痛、意识障碍、定向力障碍、构音障碍、小脑共济失调、精神症状等,重者出现幻觉、抽搐甚至昏迷。

2.病因

弥漫性脑病具体的发病机制仍未明确,主要病因包括代谢性、中毒性及感染性因素,如围术期水电解质紊乱、酸碱平衡失调、能量代谢障碍,术后早期肝功能异常、毒性产物聚集、免疫抑制剂的神经毒性、颅内乃至全身感染等。此外,还包括围术期血流动力学改变、手术失血所致的脑实质缺血、缺氧等因素。有研究认为,术前肝功能Child-Pugh分级C级及有肝性脑病史的患者,肝移植术后易并发弥漫性脑病,且术前肝昏迷的时间与术后弥漫性脑病的发生率存在着密切的相关性。

3.诊断及治疗

弥漫性脑病如不及时诊断和治疗,可演变为昏迷甚至癫痫发作。诊断应先排除器质性病变,CT、MRI检查有助于早期诊断,MRI对脑实质损伤较为敏感,可作为首选方法。治疗需采取针对病因进行综合治疗,纠正各种病理生理紊乱、转换免疫抑制剂方案或调整剂量、有效控制感染。应用连续肾脏替代治疗技术可有效降低高渗透压、高血钠以维持水电解质平衡,同时还可清除体内代谢废物及毒性物质。

（二）脑桥中央髓鞘溶解症

1. 临床特点

脑桥中央髓鞘溶解症（central pontine myelinolysis, CPM）是肝移植术后最为严重的神经系统并发症之一，也是脑白质病变中最严重的表现形式。在肝移植开展之初，10%～30%的患者死于CPM，目前的发生率为2%～3.5%。意识状态的波动、抽搐、肺换气不足以及低血压等预示着CPM的发生。主要临床特征是吞咽障碍、失语，甚至出现类似延髓功能麻痹的表现。严重的病例数日内会出现"闭锁综合征"，并于数周内死亡。脑桥基底部髓鞘的对称性缺失，同时神经元的胞体和轴突保持相对完整是其病变特征。这种髓鞘的缺失还可见于脑桥外侧。

2. 病因

目前认为快速纠正低钠血症是最常见的病因，慢性形成的低钠血症快速纠正导致脑细胞内外的渗透压失衡、血脑屏障破坏，使髓鞘毒性物质进入中枢神经系统，导致髓鞘和少突神经胶质细胞脱失，因此临床也称CPM为"渗透性髓鞘脱失综合征"。此外，肝衰竭肝移植患者所存在的高血糖症、氮质血症以及免疫抑制剂神经毒性、营养不良、感染、慢性移植物功能不全均是导致CPM的高危因素。

3. 诊断及治疗

根据典型的临床表现结合影像学检查可诊断CPM，MRI是目前诊断CPM最有效的方法，典型特征为脑桥中央呈长T1，长T2异常信号，有显著对比增强，发病2～3周异常信号达高峰。脑桥最下部及中脑常不受累，在MRI横断面图像上病灶形态为圆形或蝴蝶形，矢状面为卵圆形，冠状面为蝙蝠翼形。

CPM尚缺乏特效治疗，预防更为关键。预防肝移植术后渗透压的急剧变化、避免术后早期大剂量应用环孢素（CsA）或他克莫司（FK506）、预防感染、早期处理术后并发症及使用连续肾脏替代治疗有一定疗效。

二、听力丧失

围术期听力丧失通常是一过性的，症状一般也不明显。硬脊膜穿破后低频听力丧失的发生率高达50%，可能是脑脊液漏出引起的，如果症状长期没有改善可考虑采用硬膜外血液填充疗法进行治疗。

全身麻醉后的听力丧失发生原因各异，主要病因包括手术操作、中耳压力性损伤、血管损伤和耳毒性药物的使用（氨基糖苷药物、袢利尿剂、非类固醇类抗炎药和抗肿瘤药）等。体外循环后发生的听力丧失一般是单侧的，可能是由于栓塞、缺血导致科尔蒂器损伤所引起的。

三、术后头痛

全身麻醉后并发头痛现象并不少见，发生率为13%～80%。原因包括既往存在头痛综合征（如偏头痛。阵发性头痛）；胶原性血管病史（脉管炎性头痛）；发热史（脑膜炎），咖啡因成瘾史（停用戒断性头痛）以及应用血管扩张药（膨胀性头痛）等。

（杨建军　雷　蕾）

参 考 文 献

［1］ Brown R H, Schauble J F, Miller N R. Anemia and hypotension as contributors to perioperative loss of vision. Anesthesiology, 1994, 80(1): 222-226.

［2］ Callow A D, Mackey W C. Optimum results of the surgical treatment of carotid territory ischemia. Circulation, 1991, 83(2 Suppl): 190-195.

［3］ Kim J, Gelb A W. Predicting perioperative stroke. J Neurosurg Anesthesiol, 1995, 7(3): 211-215.

［4］ Young W L, Lawton M T, Gupta D K, et al. Anesthetic management of deep hypothermic circulatory arrest for cerebral aneurysm clipping. Anesthesiology, 2002, 96(2): 497-503.

［5］ Arrowsmith J E, Grocott H P, Reves J G, et al. Central nervous system complications of cardiac surgery. Br J Anaesth, 2000, 84(3): 378-393.

［6］ Selim M. Perioperative stroke. N Engl J Med, 2007, 356(7): 706-713.

［7］ Jellish W S. Anesthetic issues and perioperative blood pressure management in patients who have cerebrovascular diseases undergoing surgical procedures. Neurol Clin, 2006, 24(4): 647-659.

［8］ Macellari F, Paciaroni M, Agnelli G, et al. Perioperative stroke risk in nonvascular surgery. Cerebrovasc Dis, 2012, 34(3): 175-181.

［9］ Naylor A R. Medical treatment strategies to reduce perioperative morbidity and mortality after carotid surgery. Semin Vasc Surg, 2017, 30(1): 17-24.

［10］ Englot D J, Magill S T, Han S J, et al. Seizures in supratentorial meningioma: a systematic review and meta-analysis. J Neurosurg, 2016, 124(6): 1552-1561.

［11］ Wichards W S, Schobben A F, Leijten F S. Perioperative substitution of anti-epileptic drugs. J Neurol, 2013, 260(11): 2865-2875.

［12］ Modica P A, Tempelhoff R, White P F. Pro-and anticonvulsant effects of anesthetics (Part II). Anesth Analg, 1990, 70(4): 433-444.

［13］ Bajwa S J, Jindal R. Epilepsy and nonepilepsy surgery: Recent advancements in anesthesia management. Anesth Essays Res, 2013, 7(1): 10-17.

［14］ Lee L A. Perioperative visual loss and anesthetic management. Curr Opin Anaesthesiol, 2013, 26(3): 375-381.

［15］ Öztürk M, Akdulum İ, Dağ N, et al. Analysis of magnetic resonance imaging findings of children with neurologic complications after liver transplantation. Radiol Med, 2017, 122(8): 617-622.

［16］ Kim J M, Jung K H, Lee S T, et al. Central nervous system complications after liver transplantation. J Clin Neurosci, 2015, 22 (8): 1355-1359.

［17］ Li Y, Li M, Zhang X, et al. Clinical features and the degree of cerebrovascular stenosis in different types and subtypes of cerebral watershedinfarction. BMC Neurol, 2017,17(1): 166.

［18］ Chelsea S K, Max W, De Silva D A, et al. Multiparametric MRI and CT Models of Infarct Core and Favorable Penumbral Imaging Patterns in Acute Ischemic Stroke. Stroke, 2013, 44(1): 73-79.

［19］ 朱焕兵,张剑.肝移植术后神经系统并发症的诊治进展.器官移植,2014,5(1): 43-45.

［20］ Emilio B L,Nikolaus Gravenstein,Robert R K,麻醉并发症.岳云,主译.北京: 人民卫生出版社,2009.

［21］ Morgan G E, Mikhail M S, Murray M J,摩根临床麻醉学: 4版.岳云,吴新民,罗爱伦,主译.北京: 人民卫生出版社,2009.

［22］ Miller R D.米勒麻醉学: 8版.邓小明,曾因明,黄宇光,主译.北京: 北京大学医学出版社,2016.

［23］ 邓小明,姚尚龙,于布为.现代麻醉学: 4版.北京: 人民卫生出版社,2014.

［24］ Fleisher L A.循证临床麻醉学: 2版.杭燕南,周大春,胡灵群,等,主译.北京: 人民卫生出版社,2010.

第87章
术后精神和认知功能障碍

自19世纪麻醉药应用开始,人们将目光大多集中在麻醉效果及其带来的手术过程的舒适。而在20世纪50年代,人们发现心脏手术后许多患者虽然得以存活,但出现了明显的精神症状。从此,麻醉药是否会对智力和认知功能造成影响日益成为临床医务工作者和患者关注的问题。1955年BedFord首先报道了老年患者在全麻手术后出现痴呆的病例,并认为术后出现轻度痴呆并非个例。1967年Blundell对86例全麻术后的老年患者进行神经心理测试,发现患者在术后短期和长期的计算、记忆能力明显下降,综合思维能力下降尤为明显,并有患者持续数周。此后,术后精神和认知功能障碍的问题逐渐引起人们的重视。

术后精神和认知功能障碍按照严重程度和临床病症的不同,主要分为术后谵妄和术后认知功能障碍。术后谵妄是术后一过性的认知功能损害、意识水平和睡眠节律的明显异常,并伴有注意力的异常,可以通过患者的临床表现诊断。而认知功能障碍主要表现患者人格、社交能力及认知能力和技巧的变化,记忆力和集中力等智力功能的恶化,其诊断需要行精神心理学测试。

第一节　术　后　谵　妄

一、术后谵妄的定义

术后谵妄的定义随着人们对于谵妄认识的不断深入而不断变化。目前公认的标准定义是来自美国精神病学会的《精神疾病的诊断和统计手册》第四版(Diagnostic and Statistical Manual of Mental Disorders, 4th edition text revision, DSM-IV-TR)和世界卫生组织的《国际疾病和相关健康问题统计分类》第十版(International Statistical Classification of Diseases and Related Health Problems, 10th revision ICD-10)。

根据DSM-IV-TR定义,谵妄的特征如下:① 意识水平紊乱(如对于环境觉知的清晰度下降)伴有注意力难以集中、持续或转移;② 认知功能改变或发生认知紊乱(如记忆力下降、定向力障碍、语言不流利),并且不能用先前存在的或进展的痴呆解释;③ 以上紊乱通常在数小时到数日内发生,且在一日内有波动;④ 病史、体检或实验室检查提示以上紊乱是机体情况改变引起的直接生理结果所致。

ICD-10的谵妄定义较为复杂和详细,包括:① 意识紊乱(从意识模糊到昏迷)和注意力损害(注

意力集中、维持和转移能力降低）；② 认知功能全面恶化（知觉失真、错觉和幻觉，抽象思维和理解力损伤，即时记忆和近期记忆障碍而远期记忆相对完好，对时间、地点和人物的定向力障碍）；③ 精神运动障碍（活动过少或过多及无预兆的相互转化，反应时间延长，语速增快活变慢，惊吓反应增强）；④ 睡眠－觉醒周期紊乱（失眠或完全无眠或睡眠－觉醒周期紊乱，白天嗜睡，夜间症状加重，多梦或噩梦、觉醒后出现幻觉）；⑤ 情感障碍（如抑郁，焦虑或恐惧，易怒，欣快，淡漠或者迷惑）；⑥ 症状常突然发作，一日内病情有波动，总时间不超过6个月（与术后认知功能障碍明显区别）。上诉临床表现具有明显的特征性，即使基础疾病不明确仍可做出谵妄的诊断。如果诊断有疑问，除机体的脑部疾病病史外，还需要脑功能异常的证据（如脑电图的异常）。

综上所述，术后谵妄是指患者在经历外科手术和麻醉后出现主要特征为意识水平和认知功能障碍，病情起伏大而病程相对较短的临床病症。

二、术后谵妄亚型

临床上根据谵妄的表现将其分为三个亚型：高活力型、低活力型及混合型。高活动型表现为警觉性升高、出现幻觉、妄想、躁动，约占总发生率的25%；低活力型和高活力型相反，表现为警觉性降低、镇静状态、运动活力下降等，此型好发于老年患者，约占总发生率的50%，同时此型不易诊断，预后较差；混合型表现为前面两种状态交替出现。

三、术后谵妄的流行病学

由于谵妄检测方法、谵妄定义标准、目标人群以及医疗水平和处理方式的差异，导致有关术后谵妄发生率的报道差异很大。2006年荟萃分析入选了25个研究，术后谵妄的发生率为5.1%～52.2%。

谵妄的发生率与手术类型有关，通常小手术和日间手术谵妄的发生率较低。一项随访研究发现，老年患者白内障手术后谵妄的发生率仅为4.4%。接受的大手术中以髋部手术（16%～43.9%）和主动脉手术术后患者谵妄发生率（46%～52.2%）较高。而在重症监护室患者中术后谵妄发病率甚至高达87%。术后谵妄的发生率因患者的年龄、手术类型、术前基础疾病而异。

四、术后谵妄的病因学

术后谵妄是围术期多种因素共同作用的结果，按照因素的成因可以分为易感因素和（表87-1）促发因素（表87-2）。

表87-1 易感因素

◆高龄（65岁或以上）	◆严重疾病
◆认知功能储备减少	◆多种合并疾病
◆痴呆、抑郁	◆脑卒中史
◆生理功能储备减少	◆终末期疾病

（续表）

◆自主活动受限	◆创伤或骨折
◆活动耐量降低	◆合并HIV感染
◆视觉或听觉损伤	◆药物应用
◆饮食摄入减少	◆精神作用药物
◆脱水	◆应用多种药物
◆营养不良	◆酗酒
◆并存疾病	◆ApoE4基因型

表87-2　促发因素

◆药物	◆疼痛刺激
◆镇静催眠药	◆精神紧张
◆抗胆碱能药物	◆并发疾病
◆酒精或药物戒断	◆感染
◆手术	◆医源性并发症
◆严重急性疾病	◆代谢紊乱
◆长时间体外循环	◆发热或低体温
◆各种诊断性操作	◆贫血
◆重症监护室入住	◆脱水
◆环境改变	◆低蛋白血症
◆身体束缚	◆营养不良
◆导尿管和引流管	◆脑卒中
◆心血管手术	◆矫形外科手术

（一）易感因素

1. 高龄

大多数研究证明,高龄是术后谵妄的易感因素。Pandharipande等研究显示,65岁以上患者术后谵妄发生率明显增高;平均年龄每增加1岁,术后谵妄风险增加2%。老年人大脑代谢功能、神经递质的分布和传递都不同于年轻人,容易受到环境和打击的影响。另外,老年人的认知水平本身就有下降,而且多伴随有脑血管疾病(如动脉粥样硬化和颈动脉狭窄等),因此术后容易发生神经系统的功能损害。

2. 认知功能储备减少

术前存在认知功能改变(如痴呆、认知功能损伤、抑郁等)的患者容易发生术后谵妄。Lee等对425例老年髋部骨折的患者术后观察发现,痴呆患者术后谵妄发生率明显高于正常患者;Freter等研究显示,术前存在认知功能损伤是术后谵妄的最重要的预测因素。此外,术前记忆力下降、轻度认知功能减退和抑郁等都与术后谵妄的发生有关。

3. 生理储备功能降低

术前存在自主活动受限、活动耐量降低或者视觉听觉损伤的老年患者，术后更加容易发生谵妄。

4. 摄入不足

良好的营养状态对于正常的脑功能的维持有利，严重营养不良会导致意识混乱。维生素或者必需氨基酸的缺乏在谵妄的发病机制中可能发挥作用。脱水也与谵妄的发生有关。

5. 并存疾病

病情严重往往意味着多个器官受累或存在代谢紊乱（如酸碱失衡、电解质紊乱、高血糖等），可导致术后谵妄风险增加。创伤和骨折后患者术前就受到强烈的应激刺激，其术后谵妄的发生率明显增加。

6. 药物

术前应用影响精神活动的药物以及酗酒、吸烟等均可增加术后谵妄的风险。研究发现，术前使用药物品种过多，预示发生术后谵妄的风险增加，可能与多种疾病的作用有关。

7. 遗传因素

研究证实，ApoE4等位基因与老年痴呆的发生有关。最近研究发现，ApoE4等位基因也可使术后谵妄的发生率增加。提示遗传因素在谵妄的发生机制中可能发挥作用。

（二）促发因素

1. 药物

在围术期常用药物中，苯二氮䓬类药物（如劳拉西泮、地西泮、咪达唑仑等）会导致谵妄风险增加。抗胆碱能药物（如格隆溴铵、阿托品、东莨菪碱、戊乙奎醚等）主要用于减少唾液腺分泌、治疗心动过缓以及增加围术期遗忘等，其不良反应是引起谵妄和认知功能损害，老年患者尤其敏感。

2. 手术种类

谵妄在心血管手术和矫形外科手术后较为多见，非心脏大手术和高危手术后也较为常见，而在小手术后发生率较低。体外循环是影响谵妄发生的重要因素，长时间体外循环会增加术后谵妄的发生，而非体外循环冠脉搭桥术后神经并发症和术后谵妄发生率降低。对于必须在体外循环下手术的患者，在体外循环期间维持体温和较高的灌注压（80～90 mmHg），有助于降低术后谵妄的发生率。

3. ICU 环境

ICU是谵妄的高发病区，除了患者年龄一般较大、病情高危外，ICU的特殊环境也可能导致谵妄的发生。对于进入ICU的患者，ICU是一个陌生的环境，麻醉作用的消失和伤口疼痛的加重，导尿管、引流管和身体束缚等所引起的不适感和对于病情的担心，使患者处于高度紧张和焦虑状态，从而促使谵妄的发生。术后疼痛和谵妄的关系密切，剧烈的痛感会导致谵妄，而有效的镇痛可以减少谵妄的发生。

4. 术后并发症

术后并发症会增加谵妄的发生。研究表明，并发症的数量越多发生谵妄的风险越大。通常认为，发生在谵妄之前或同时的术后并发症为谵妄促发因素；但实际上很多在谵妄诊断明确之后的并发症已经在数日前就产生了不良影响，因此也具有促发因素的作用。通过对于并发症的干预治疗可以减少老年患者谵妄的发生。

（三）术后谵妄的风险预测

根据术前详细的病史、体格检查和实验室检查结果，可对患者术后谵妄的风险进行评估。Marcantonio等通过对非心脏手术患者的研究筛选出7项危险因素，Rudolph等对心脏手术患者的研究筛选出了4项危险因素。表87-3是为两种类型手术后谵妄风险预测方法。危险因素的作用是可叠加的，存在多个危险因素可导致风险明显增加。

表87-3 术后谵妄的风险预测

危 险 因 素		计 分 标 准	计 分	总 分
非心脏手术	认知损伤	TICS评分＜30	1	0
	年龄	＞70岁	1	1～2
	躯体功能	SAS分级Ⅳ级	1	≥3
	酗酒		1	
	电解质或血糖异常	Na^+＜130或＞150 mmol/L	1	
		K^+＜3.0或＞6.0 mmol/L		
		血糖＜3.3或＞16.7 mmol/L		
主动脉瘤手术		是/否	2	
胸科手术		是/否	1	
心脏手术	认知损害	MMSE评分＜24	2	0
		MMSE评分24～27	1	1
	低蛋白血症	＜3.5 mg/dl	1	2
	抑郁	GDS评分＞6	1	≥3
	既往脑卒中或TIA史	是/否		

TICS：电话认知状态评估（改良的MMSE，可经电话交流进行，总分0～41分）。
MMSE：简化心智状态检查；SAS：特异活动分级。SAS分级Ⅳ级的患者不能以4 km/h的速度步行到一个街区，整理床铺或自己穿衣时需要中间停顿；GDS：老年抑郁量表；TIA：短暂脑缺血发作。

五、术后谵妄的发病机制

普遍认为，术后谵妄是多种因素导致的额脑功能损害。神经心理和神经影像学检查显示，谵妄患者有弥漫性高级皮质功能异常，包括额叶前皮质、皮质下结构、丘脑、基底神经节和额顶叶皮质等。脑电图检查的特征性表现包括后部优势节律减慢。弥漫性Φ波或δ慢波活动、无规律的背景波以及对于睁眼和闭眼反应性消失。但是谵妄的发病机制仍未阐明，胆碱能学说、应激反应学说和炎症反应学说是目前研究最多的可能机制。

（一）胆碱能学说

普遍认为胆碱能系统功能减退可能是术后谵妄和认知功能障碍的最终共同通路。乙酰胆碱是脑内广泛分布的调节型神经递质，其中从前脑基底部发出支配全部大脑皮质和旧皮质（尤其是海马）的

胆碱能纤维,是维持皮质功能状态的主要传入通道,控制各个皮质区域的脑功能(如感觉、学习、认知、感情、判断等);从脑干发出支配丘脑的胆碱能纤维主要与唤醒、注意力等过程有关。中枢胆碱能系统的功能随着老龄化而逐渐减退,同时与学习、记忆有关的各种功能逐渐减退。此外,胆碱能系统很容易受到外界因素的影响,如脑卒中、颅脑损伤、多种药物和应激刺激都可导致胆碱能系统功能损伤,从而导致谵妄的发生。研究发现,使用抗胆碱能药物是引起谵妄的一个独立危险因素,而胆碱酯酶抑制剂可以改善抗胆碱能药物引起的谵妄症状。

(二)应激反应学说

大量临床研究发现,术后谵妄在大手术后发生率高,而小手术后发生率低。提示机体应激反应可能参与了术后谵妄的发生。糖皮质激素是重要的应激反应指标,其分泌和应激反应的强度成正比,且对认知功能有影响。这是由于与认知功能有密切关系的额叶皮质特别是海马中存在糖皮质激素受体。糖皮质激素对于认知功能的影响呈倒U形量效曲线;激素水平过高过低都会引起认知功能损伤。正常情况下,位于海马的糖皮质激素受体兴奋后可反馈抑制肾上腺皮质激素进一步释放糖皮质激素。随着年龄的增加,海马的糖皮质激素受体减少,导致其在应激状态下的负反馈减少。研究表明,老年患者在手术应激容易出现糖皮质激素的过度分泌,这可能是老年患者在大手术后发生认知功能障碍的原因。最近有研究发现,老年患者在心脏和非心脏手术后血清皮质醇水平是谵妄发的独立危险因素。动物实验也证实,应激产生的皮质醇过度分泌会损伤认知功能,而给予糖皮质激素受体拮抗剂(如米非司酮)可以改善应急后的学习和记忆能力。

(三)炎症反应学说

炎症反应与认知功能损害之间的关系是目前研究的热点之一。炎症反应是机体遭受手术创伤后的必然反应,但炎症反应引发认知功能损害的证据目前主要来自动物实验。研究显示,产生于外周的促炎症因子(IL-1β、TNF-α、IL-6等)通过各种途径影响大脑。这些因子通过诱导大脑中的小胶质细胞产生炎性介质而引起神经炎性反应。与年轻个体相比,老年人在外周免疫系统激活后会产生更加严重的中枢炎症反应,可能为老年容易发生术后谵妄的原因。小胶质细胞所产生的炎症介质导致的神经炎症反应的恶性循环,从而导致神经元退行性改变和认知功能损害。一项研究发现老年患者外周促炎症因子(IL-8、IL-6)水平增高和谵妄的发生相关。另一项对尸检病例进行对照研究发现,谵妄患者神经炎症反应的程度有明显加重,表现为脑部小胶质细胞激活、星形胶质细胞激活和IL-6含量升高。

六、术后谵妄的临床表现

术后谵妄患者可有多种临床表现,包括以下方面。

(一)意识水平紊乱

表现为对周围环境认识的清晰度下降(尤其是缺乏外界环境刺激时)或者出现不同程度的木僵或昏迷。意识受损的程度呈明显波动性,例如患者可能在一段时间情感淡漠、反应迟钝、嗜睡、短时间内又可能变得不安宁、焦虑或易激惹,之后又恢复正常。一日之内病情多变,一般常在夜间加重。

（二）注意力障碍

表现为注意力不能集中,维持或转移障碍,例如,患者不能长时间继续同一话题,无法将注意力转移到某个足以引起其注意的事件上或对指令的反应速度减慢,可能用一些简单的方法进行测试,如累加试验(每次加7)、倒序语句或倒数数字。如果患者无法完成以上测试则可判断注意力障碍。但是这些测试方法会受到患者年龄和教育程度的影响。

（三）认知功能损害

主要有定向力障碍、记忆力(尤其是短时记忆力)损害、语言能力障碍等。定向力障碍表现为时间、地点定向力障碍,严重者出现人物定向力障碍;记忆力损害表现为患者无法记忆刚刚的谈话内容,或回忆内容与实际不相符;语言能力障碍表为患者无法准确用语言表达自己的想法,出现妄语、失语、失写等。

（四）感知障碍

主要表现为物体大小、形状、位置、运动感知异常,可出现错觉或幻觉,并可导致行为异常。

（五）思维无序

表现为谈话主题不固定或漫无边际、语速忽快忽慢,不能清晰理解语义,判断力下降,思维不清晰,逻辑混乱。

（六）神经运动异常

根据谵妄类型有不同表现。高活动型表现为警觉、激动,可出现乱抓、拔出气管导管或输液器以及攻击医务人员的行为;低活动型表现为嗜睡,运动活动明显减少;混合型患者可交替出现高活动型和低活动型交替出现。

（七）睡眠－觉醒周期紊乱

表现为不同程度的睡眠障碍,从轻度的睡眠损失到严重嗜睡,部分患者表现为昼睡夜醒(夜间睡眠缺失白天嗜睡)。夜间多梦也是表现之一。

（八）情绪失控

表现为间断出现恐惧、妄想、焦虑、抑郁、躁动、淡漠、愤怒、欣快等,且症状不稳定有波动。

谵妄的临床表现有两个明显的特征,即起病急和病程波动。起病急是指症状常在数小时或数日内突然发生;病情波动是指症状常24 h内出现、消失或加重、减轻,有明显的波动性,并有中间清醒期。

七、术后谵妄的诊断

谵妄根据其精神运动性可分为三类:低活动型、高活动型和混合型。大部分谵妄为"低活动型"或"混合型",仅有约1%为单纯"高活动型"。一般根据谵妄的临床表现来诊断,但对活动型谵妄的

诊断比较困难,有报到谵妄的漏诊率可高达66%。DSM-IV-TR和ICD-10制订的谵妄诊断标准适合精神专业人员应用,对于非精神人员并不容易掌握;此外,应用该标准来评估比较耗时,不适合大规模临床使用。为此,许多研究中制订了一些简便易行、适合非精神专业人员使用的谵妄诊断工具(表87-4)。以下是几种目前国际上公认的常用诊断方法。

表87-4　谵妄诊断工具

英文名称	中文译名	说　明
confusing assessment method (CAM)	意识错乱评估法	可由非精神专业的医师护士快速,有种语言版本,但不适合ICU气管插管患者。敏感性86%,特异性93%
confusing assessment method for ICU(CAM-ICU)	ICU意识错乱评估法	原则同CAM,适合ICU气管插管患者。敏感性81%,特异性96%
delirium rating scale(DRS)	谵妄等级评定量表	由接受过精神专业训练的医师实施。有10项等级评定标准,但不能区分高活动型和低活动型。敏感性95%,特异性79%(以总分>10为诊断标准)
delirium rating scale-revised (DRS-R-98)	谵妄等级评定量表	由接受过精神专业训练的医师实施;有16项评定标准,包括13项严重程度评定标准和3项诊断评估标准。适合症状广泛的谵妄诊断和严重度评估。敏感性93%,特异性89%(以总分>20为诊断标准)
intensive care delirium screening checklist(ICDSC)	重症监护谵妄筛选表	用于ICU患者的谵妄筛查,敏感性99%,特异性62%
memorial delirium assessment scale(MDAS)	记忆谵妄评估量表	包括10项内容,其中3项评估认知功能。但未包括一些谵妄的重要特征,因此容易漏诊。谵妄诊断已经明确可用于评估谵妄的严重程度。敏感性92%,特异性92%
mini mental score examination(MMSE)	简易心智评分测验	包括30项对定向力、注意力集中、记忆力的测试,用于评估老年人认知功能,但不适合用于谵妄诊断,敏感性96%,特异性23%～55%(以总分<24分为诊断标准)
NEECHAM confusion scale	NEECHAM意识错乱量表	可由护士进行快速床旁评估,但评估内容并非依据标准谵妄定义制订。敏感性30%～95%,特异性78%～92%
nursing delirium screening scale(Nu-DESC)	护理谵妄筛选量表	基于护士的临床观察设计,可用于ICU患者的谵妄筛查,敏感性83%,特异性81%

八、术后谵妄的预防

(一)非药物预防

由于谵妄通常是多种易感因素和促发因素共同作用的结果,预防谵妄也要针对多种危险因素进行干预。因此,先详细了解患者的现病史、并存疾病、药物和手术治疗等情况,识别危险因素非常重要。1999年Inouye等首次提出对于多种危险因素进行干预以预防谵妄的发生。研究的人群是普通内科住院患者,所以针对的危险因素包括认知损害、睡眠剥夺、制动、视觉损害、听觉损害和脱水;所采取的措施包括保持定向力、改善认知功能、早起活动、尽可能采取非药物措施、改善睡眠、积极交流、佩戴眼镜和助听器、预防脱水等。结果显示,干预组的谵妄发生率从15%下降到9.9%。之后又有研究人员对其他危险因素进行了多因素、多科学干预,发现这些干预明显降低了谵妄的发生率或缩短了谵妄发生的持续时间。表87-5为针对各种危险因素的干预措施。

表87-5　危险因素及干预措施

危 险 因 素	干 预 措 施
认知损害	改善认知功能：与患者交谈，让患者读书、看报、听收音机等 改善定向力：提供时钟、日历等 避免应用影响认知功能的药物
活动受限	早期活动，如可能从术后第一日起定期离床 每日进行理疗或康复训练
水电解质失衡	维持血清钠、钾正常 维持血糖正常 及时发现并处理脱水或液体过负荷
高危药品	减量或停用苯二氮䓬类、抗胆碱能药物、抗组胺药和哌替啶 减量或停用其他药物，减少药物相互作用和不良反应
疼痛	常规使用对乙酰氨基酚或NSAIDs药物 用最小剂量的阿片类药物 避免使用哌替啶
视觉、听觉损害	佩戴眼镜或者使用放大镜改善视力 佩戴助听器改善听力
营养不良	正确使用假牙，注意适当体位，帮助进食 给予营养支持
睡眠剥夺	减少环境噪声 非药物措施改善睡眠

（二）药物预防

1. 抗精神病药

氟哌啶醇是典型的抗精神病药物。Kalisvaart等对430例老年髋部手术患者进行随机对照实验，患者接受氟哌啶醇（0.5 mg，口服，3次/d，从术前起至术后3天）或安慰剂。结果发现，氟哌啶醇未能减少谵妄的发生率，但能降低其严重程度和持续时间。Wang等对457例老年非心脏手术患者进行随机对照研究，结果发现，预防性静脉给予小剂量氟哌啶醇（0.5 mg负荷量。续以0.1 mg/h输注12 h）明显减少了术后谵妄的发生率，并缩短了患者在ICU的停留时间。另外有研究观察其他抗精神药物的作用。Prakanrattana等对126例心脏手术的患者进行随机对照研究，结果发现，在麻醉苏醒时舌下含服1 mg利培酮明显降低了术后谵妄的发生率。

2. 胆碱酯酶抑制剂

有三项随机对照研究观察了围术期应用多奈哌齐碱在矫形外科手术的应用，结果均显示多奈哌齐未能降低术后谵妄的发生率。另一研究中，术后应用多奈哌齐的持续时间到30天，结果谵妄未能明显减少，而不良反应增加。另外，一项预防应用利斯的明，结果为发现降低术后谵妄的发生率。因此，目前不主张将胆碱酯酶抑制剂用于术后谵妄的预防。

3. 右美托咪定

近年来右美托咪定被越来越多应用于机械通气患者的镇静和手术患者围术期的镇静和镇痛。Pandharipande等研究比较了右美托咪定和劳拉西泮的作用，发现右美托咪定组患者无谵妄、无昏迷、存

活时间更长,达到目标镇静深度的时间也更长。Riker等研究比较右美托咪定和咪达唑仑的作用,发现右美托咪定组术后谵妄发生率更低,机械通气时间更短。Maldonado等研究发现,与吗啡或丙泊酚相比,右美托咪定术后镇静减少了谵妄的发生。但应用右美托咪定时应注意其心动过缓的不良反应。

(三)麻醉及围术期处理

1. 麻醉方法选择

有多项研究比较了区域阻滞与全身麻醉的作用。Bryson等荟萃分析发现,两种麻醉方法对术后谵妄发生率的影响无明显差异,只有1项研究发现区域阻滞麻醉减少了术后早期谵妄的发生。但这些研究所涉及的患者人群有差异,且麻醉药物和手术种类也更不相同,因此并未进行有统计学意义的荟萃分析。另外硬膜外阻滞复合全麻对术后谵妄的研究还无结果。

2. 麻醉药物选择

Nishkawa等研究比较了七氟烷与丙泊酚全身麻醉的差异。结果显示,两组患者术后谵妄的发生率无明显差异。Leung等研究发现氧化亚氮辅助全身麻醉并不影响术后谵妄的发生率。Sieber等研究提出区域阻滞麻醉复合丙泊酚镇静的影响,结果发现患者术后谵妄发生率明显升高。心脏手术患者麻醉诱导给予氯胺酮(0.5 mg/kg)能减少术后谵妄的发生,可能与炎症反应减轻有关。总之,关于麻醉药物与术后谵妄关系的研究仍不充分。

3. 阿片类药物镇痛

疼痛是术后谵妄的危险因素,因此术后应给予有效镇痛。有研究发现,谵妄的发生风险随着阿片类药物的用量增加而增加,建议高危患者应慎用。也有研究发现,谵妄患者虽然应用了较大剂量的阿片类药物,但VAS评分仍然较高,提示可能是剧烈疼痛而非药物导致谵妄的发生。研究证明,哌替啶可增加谵妄的发生,但可能与其抗胆碱特性有关。原则不应限制阿片类药物的使用,但应避免使用哌替啶。

4. 神经阻滞镇痛

有两项早期随机对照研究比较了静脉镇痛和硬膜外镇痛对术后谵妄发生率的影响,结果显示无明显差异。Mouzopoulos等研究发现髂筋膜阻滞可明显降低围术期谵妄发生率。

5. 辅助镇痛药物

加巴喷丁常用于术后辅助阿片类药物的镇痛,有研究发现其可以减轻术后谵妄的发生。对乙酰氨基酚和NSAIDs也常用术后辅助镇痛。有两项研究发现它们可以减少术后谵妄的发生。目前认为炎症反应在谵妄的发生机制中发挥作用,因此NSAIDs可能改善镇痛效果,减少阿片类的应用外,还可以通过抑制过度的炎症反应发挥作用。

九、术后谵妄的治疗

(一)非药物治疗

谵妄的首选和基本治疗方法包括祛除危险因素和支持治疗。患者发现谵妄时,应先了解现病史、并发症和药物史、手术治疗情况,识别危险因素。尽可能纠正可逆的危险因素,对于不能纠正的应尽可能改善。支持治疗包括保持气道通畅、防止意外损伤、维持正常通气和循环稳定、保持输液和营养、预防发生并发症等。需要注意的是针对危险因素的治疗有时不能缓解谵妄症状,祛除诱因的同时需

要密切观察患者。

（二）药物治疗

药物治疗仅适用于躁动症状严重患者，如不及时控制有可能危及患者自身安全（如意外拔管、拔除输液通路或引流管等）及他人安全。

1. 抗精神病药物

氟哌啶醇是目前推荐用于治疗危重病患者的首选药物。与同类药（如氯丙嗪）相比，氟哌啶醇的抗胆碱能作用和镇静作用较弱，更适合用于谵妄患者的治疗。氟哌啶醇可口服，也经静脉、肌内或皮下注射给药。口服时生物利用度较低（35%～60%），需要适当增加剂量。经静脉给药可减少锥体外系不良反应，但有可能引起剂量相关的QT间期延长，增加发生尖端扭转型室性心动过速的风险，剂量为2 mg或患者合并心脏疾病时，QT间期延长的风险增大。此外，有研究比较了氟哌啶醇与第二代抗精神病药物（如奥氮平、利培酮、喹硫平等）的作用，结果发现二者在控制谵妄方面效果类似，而后者锥体外系不良反应少。但FDA警告，第二代抗精神药物用于老年人会导致死亡率增加。术后谵妄的持续时间通常较短（1～4天），因此用于谵妄症状控制可持续用药2～3天停药，常用抗精神药物的应用见表87-6。

表87-6　抗精神病药物用于谵妄的治疗

	药物	剂量和用法	不良反应	说　明
典型抗精神病药物	氟哌啶醇	0.5～2 mg，1次/2～12 h，po/iv/sc/im	◆ 锥体外系症状，特别当剂量＞3 mg/d时 ◆ QT间期延长 ◆ 神经安定药恶性综合征	◆ 谵妄治疗的首选药 ◆ 老年患者从小剂量开始 ◆ 药物/酒精依赖患者、肝功能不全者慎用 ◆ 高活动型谵妄患者推荐肠道外给药，每15～25 min可重复，直至症状控制。
非典型抗精神药物	利培酮	0.25～2 mg，1次/12～24 h，po	◆ 锥体外系症状略少于氟哌啶醇	◆ 老年患者死亡率增加
	奥氮平	2.5～10 mg，1次/12～24 h，po	◆ QT间期延长	
	喹硫平	12.5～200 mg，1次/12～24 h，po		

po=口服；iv=静脉注射；sc=皮下注射；im=肌内注射。
神经安定药恶性综合征的典型表现包括肌肉僵硬，发热，自主神经功能不稳定，谵妄等，可伴有血浆肌酸磷酸激酶升高。

2. 苯二氮䓬类药物

对于谵妄高危患者，该类药物的使用会导致谵妄发生风险增加。对于普通的谵妄患者（指无酒精依赖、无苯二氮䓬类药物依赖病史），使用该类药物往往会适得其反，患者会出现意识紊乱加重、躁动加剧。因此不推荐该类药物作为治疗谵妄的药物。但对于因酒精戒断或苯二氮䓬类药物戒断而产生谵妄者，该类药物是首选治疗药物。此时氟哌啶醇仅作为辅助药物用于控制诸如幻觉、好斗等精神症状。需要注意的是酒精依赖患者往往合并维生素 B_1 缺乏，后者可引起Wernicke脑病和Wernicke-Korsakoff综合征。因此，治疗戒断性谵妄患者应同时补充维生素B。

3. 胆碱酯酶抑制剂

最近观察谵妄患者在氟哌啶醇基础上加用利斯的明的效果，有结果发现加用后，患者死亡率更

高,谵妄持续时间更长。说明利斯的明不适合用于谵妄患者治疗。

4. 右美托咪定

最近发现应用右美托咪定相比氟哌啶醇后患者机械通气时间更短,在ICU时间的停留时间更短。说明右美托咪定有望用于谵妄患者的治疗。

第二节　术后认知功能障碍

一、术后认知功能障碍的定义

术后认知功能障碍(postoperative cognitive dysfunction, POCD)是指患者在麻醉、手术后出现的记忆力、集中力、信息处理能力等大脑高级皮质功能的轻微损害。根据DSM-IV, POCD属于轻度神经认知紊乱。其诊断需要排除谵妄、痴呆、遗忘症这三种病症,且神经心理测试显示两个或两个以上的认知功能出现新发的、持续2周以上的损伤。POCD与术后谵妄的区别见表87-7。痴呆累及认知功能的各个方面,但通常为慢性病程,进行性缓慢发展,一般不影响意识水平。遗忘症则主要累及记忆功能,表现为记忆障碍或记忆丧失。

表87-7　术后认知功能障碍和术后谵妄的区别

	术后认知功能障碍	术 后 谵 妄
起病时间	数周至数月	数小时至数月
起病方式	不明显	急性
持续时间	数周至数月	数日至数周
注 意 力	损害	损害
意识水平	正常	异常
可 逆 性	通常可逆,但持续,时间长	通常可逆

不同研究报告中的POCD发生率差异很大。研究中的POCD的发生率可能被高估,可能与缺乏统一的诊断标准,统计学办法不同以及缺乏正常人对照组等因素有关。

1998年Moller等的第一项大规模前瞻性研究(ISPOCD1),分析了1 218例在全麻接受非心脏手术的老年患者(>60岁)POCD的发生情况。结果显示,术后1周时POCD发生率为25.8%,术后3个月为9.9%,均明显高于非手术对照组正常人的发生率(分别为3.4%和2.8%)。术后POCD的发生的危险因素有高龄、麻醉时间、受教育程度低、二次手术、术后感染及并发症。高龄是迄今为止明确的术后3个月内POCD发生的唯一危险因素。一项研究表明年龄18岁以上的1 064例非心脏手术患者,手术后3个月,5.7%的年轻人(18～39岁),5.6%的中年人(40～59岁),12.7%的老年人(60岁以上)仍然存在POCD。POCD可发生于非心脏手术后所有年龄段的成年人,但只有老年人(年龄在60岁或以上)存在显著的长期认知问题的风险。有研究表明,年龄>65岁老年患者POCD发生率是年轻人的2～10倍,年龄>75岁老年患者POCD发生率比年龄65～75岁的患者高3倍,表明年龄增长是POCD的发展一个主要的危险因

素。2008年Monk等采取与ISPOCD同样的方法,调查了不同年龄的成年人在非心脏大手术后POCD的发生情况,结果发现,各年龄组患者在出院时POCD发生率为30.4%～41.4%,均明显高于同年龄的对照组正常人;但术后3个月后只有老年患者(＞60岁)POCD发生率(12.7%)明显高于对照组正常人。回归分析显示,高龄、教育水平低、脑血管意外病史和出院POCD史是术后3个月POCD的危险因素。

术后创伤的大小对术后早期POCD发生率有明显的影响。在ISPOCD2的研究中,Canet等观察了372例在全麻下接受小手术的老年患者(＞60岁),结果显示,POCD发生率在术后1周时为6.8%,术后3个月为6.4%,均和对照组正常人无明显差异;其中术后1周时POCD的发生率明显低于ISPOCD1中接受大手术的老年患者。

心血管手术早期的POCD发生率高于非心脏大手术患者,但这方面缺乏严格的比较研究。Newman等对261例接受冠脉搭桥手术进行了长达5年的随访,POCD发生率在术后出院时为53%、术后6周时为36%、术后6个月时为24%、术后5年时为42%;高龄、受教育程度低、出院时存在POCD时术后5年认知功能障碍的危险因素,但该研究的缺陷是没有设置正常对照。Liu等研究采用与ISPOCD相同的诊断标准,发现冠脉搭桥手术后的POCD术后一周为49.1%,术后3个月为11.7%,均明显高于对照组正常人(分别为5.3%和2.7%)。最近Evered等研究发现心脏手术、非心脏手术和正常对照相比较中,术后7天的POCD发生率冠脉搭桥者明显高于全髋关节置换术者(43% vs 17%, $p < 0.01$),但术后3个月两组间无差异(均为16%)。

POCD的发生往往伴随着多种并发症,包括延长患者住院时间和增加术后一年内伤残率、死亡率的风险。研究者发现出院时有POCD的患者,在术后3个月内的死亡率明显增高;出院时和术后3个月均有POCD,术后1年内的死亡率也会明显增高。

二、术后认知功能障碍的病因学

POCD的发生是多因素作用的结果,我们将根据围术期的发生发展进行分析。

(一)术前因素

1. 患者年龄及合并疾病

已有较多研究证实年龄与短期(术后1周)及长期(术后3个月)POCD的发生密切相关。这可能与老年患者较低的认知储备以及其对手术与麻醉带来的一系列应激反应的低耐受有关。另外,老年患者常见的血管改变如动脉粥样硬化以及糖尿病相关血管病变等均可直接影响术中脑部的供血供氧,从而导致POCD。有研究表明,术后出现神经系统并发症(包括脑梗死、脑部缺血缺氧、谵妄、POCD、焦虑与抑郁)的患者中,脑血管疾病史、脑灌注异常等均为重要的危险因素。

2. 已经存在的认知损害

患者术前已存在的轻微认知障碍亦会增加其POCD的风险。无论是对心脏手术患者的研究,还是对髋关节置换手术患者的研究,均表明术前已有认知损害的人群,术后较其他人群更易发生认知进一步受损。

3. 受教育水平

受教育水平低者术后容易出现POCD。类似情况也见于其他人群,如在有帕金森病的患者中,受教育

水平高者发生认知功能障碍的风险降低。教育水平影响POCD发生的机制不明。有研究发现，受教育水平较高的老年人可延缓其认知功能衰退的速度；或者是其因基础认知功能良好，而降低了POCD的发生。

（二）术中因素

1. 麻醉方式

全身麻醉与区域阻滞影响POCD发生率的研究一直存在争论。从2000年至今的9项比较全身麻醉与区域阻滞的研究中，有5项研究表明全身麻醉比区域阻滞更易损害术后认知功能，而其他4项研究则表明采用两种麻醉方式后患者的POCD发生率差异无统计学意义。其中，两项整形手术和一项泌尿外科手术的研究结果均为阴性，可能与这两类手术的POCD发生率低有关。而POCD发生率较高的有关全膝关节置换术的三项研究中，Rodriguez等由于纳入样本量仅为37例而得出研究结果为阴性，其余两项研究结果为阳性（POCD发生率：全身麻醉＞区域阻滞）。9项研究均表明术后3个月两种麻醉方式的POCD发生率差异无统计学意义，而所有阳性结果均发生在术后7天内，研究结果提示即使全身麻醉比区域阻滞更易发生POCD，这种影响也是短暂而可恢复的。从这个角度而言，刻板地选择区域阻滞的临床意义较为有限。

值得注意的是，Liu等的研究表明，除了认知改变的差异，在术后早期区域阻滞患者较全身麻醉患者更少发生术后焦虑，直至术后第3天两种患者情绪恢复情况趋于相同。这种情绪方面的差异可能与麻醉方式有关，也可能是全麻患者得知自己的麻醉方式后产生焦虑（该文章中并未提及设盲）。情绪的差异对认知的评估可能会造成一定影响，这种一过性的情绪改变造成的短暂认知障碍，可能是全身麻醉和区域阻滞麻醉患者术后认知结果不同的重要因素。

有研究比较全身麻醉＋术后静脉镇痛与全身－硬膜外复合麻醉＋术后硬膜外镇痛，两组区别为是否有区域神经阻滞的参与及术后镇痛方法不同，结果表明术后第7天两组患者的认知测验差异无统计学意义，可见全身麻醉复合区域阻滞对POCD很可能没有影响。

2. 麻醉药物

在全身麻醉中，不同麻醉药物对POCD的影响亦有较多研究。Xie等研究表明与阿尔茨海默病有关的β淀粉样蛋白（Aβ42和Aβ40）与tau蛋白的比值与患者术后认知功能改变相关，其比值越低，术后认知恢复越差。随后研究者比较了腰麻、腰麻＋地氟烷、腰麻＋异氟烷三种不同的麻醉组合，结果表明术后地氟烷组Aβ/tau低于异氟烷组。由于第二项研究并未利用认知量表直接测量，仅利用生物样本检验结果进行认知结果的推测，故该研究并不能得出确切的异氟烷与地氟烷对认知影响的比较结果。地氟烷与七氟烷的比较研究表明分别应用两种药物术后认知差异无统计学意义，仅在睁眼时间、拔管时间等方面存在细微差别。丙泊酚与七氟烷的比较研究中，仅有一项研究表明七氟烷组更易产生术后认知下降，因其随访时间过长（2年），期间患者可能新发脑梗死、阿尔茨海默病等，故对其结果的解读需谨慎。此外，其他研究无论是不同的吸入麻醉药联合静脉麻醉，还是单药或多药联合镇静，均未能表明有临床意义的阳性结果。

3. 麻醉或镇静深度

一般来说，麻醉与镇静的深度与麻醉药物的使用剂量相关。过量的麻醉药物可能会改变中枢神经系统的代谢状态，而用药过少、麻醉过浅则可能导致术中知晓，造成患者应激状态，引起中枢炎症反应，从而影响认知情况。目前脑电双频指数（bispectral index, BIS）是唯一被美国食品和药品监督管理

局批准的评价麻醉深度的指标。推荐全麻患者的BIS应控制在40~60。

Chan等研究了921例接受非心脏手术的患者,结果表明全身麻醉BIS监测组(BIS中位数为53)与对照组(BIS值对麻醉医师设盲,BIS中位数为36)比较不仅减少了丙泊酚和吸入麻醉药的用量,并且明显降低患者术后谵妄发生率及术后3个月的POCD发生率(10.2% vs 14.7%)。

类似的结果还发生在以下两项研究中。Ziegeler等曾将44例需行全麻下肺叶切除术的患者分为低BIS(35)组和高BIS(50)组,结果表明高BIS组的患者术后3 h内认知恢复明显优于低BIS组。Shu等曾将192例需全身麻醉下行妇科腹腔镜手术患者分为高BIS(50~60)、中BIS(40~50)和低BIS(30~40)组,结果表明在术后第1天,无论是MMSE得分,还是TMT试验时间,中BIS组均优于其他两组。

然而也存在相反的研究结果。An等将96例需行微血管解压术的面肌痉挛患者分为浅BIS(55~65)与深BIS(30~40)组。排除了两组间的疼痛差异后,研究表明在术后第5天深BIS组POCD发生率(10%)明显低于浅BIS组(27.5%)。这一结果似乎表明BIS值为30~40可以减少POCD的发生。但由于其样本量有限且手术属于脑外科范围,故对其试验结果的解读需谨慎。另外,还有研究比较70例需行全麻下非心脏择期手术患者,结果表明术后1周内发生POCD和未发生POCD的两组间并无麻醉深度的不同,但这两组在术后24 h内给予阿片类药物的概率明显不同(34% vs 78%),阿片总用量亦未提及。

在区域阻滞的镇静深度方面也有相应的研究。Sieber等曾对114例需行蛛网膜下隙阻滞下的股骨颈骨折手术患者分别进行术中深镇静(BIS 50左右)和浅镇静(BIS ≥ 80),结果表明浅镇静不仅降低了术后谵妄的发生率(19% vs 40%),也缩短了患者术后谵妄的持续时间[(0.5 ± 1.5)d vs(1.4 ± 4.0)d]。而术后谵妄与POCD是存在相关性的。

4.脑血氧饱和度监测

术中脑部缺血缺氧可以直接导致脑细胞代谢异常,从而引起POCD。有研究表明术中缺氧是术后谵妄、POCD等术后神经系统并发症的重要成因。利用近红外光谱(near infrared spectroscopy,NIRS)的经颅血氧饱和度监测仪,给麻醉医师提供了一个时发现脑缺血缺氧的有效手段。

Trafidlo等把因腰椎退化性关节炎而接受手术的患者分为大脑氧饱和度监测组和不监测组,监测组患者大脑两侧血氧饱和度维持在基线水平的80%以上,结果表明监测组在5项术后认知检测中的成绩(术后7天和术后30天)均比对照组有明显改善。但是该研究表明脑局部血氧饱和度与平均动脉压的波动并未保持一致性。这可用脑部血管的自我调节解释。然而这样的非绝对相关性提醒麻醉医师,升高后的动脉压并不一定意味着局部血氧的即刻改善,这也部分解释了未监测组为何在保持指尖血氧饱和度与血压心率相对稳定的情况下,其术后认知状况差于监测组患者。Salazar等亦得出了相似的结果。因此术中脑血氧饱和度监测可准确有效地监测脑部氧供,使POCD高发人群从中获益。

不过,需要提及的是,能导致POCD的脑血氧饱和度降低程度与降低时间尚不清楚。有研究曾对50例将行肩关节镜手术的患者进行脑部氧饱和度监测,发生了脑血氧饱和度下降的9例患者术中脑氧饱和度下降次数均≤4次,且时间≤5 min(仅一例患者除外,最长时间483 s),但这9例患者与未发生脑血氧饱和度下降的患者比较,在11项认知功能检测中并未表现出差异。

(三)术后因素

1.疼痛与镇痛

研究表明术后疼痛是术后谵妄的重要危险因素。虑及术后谵妄与POCD的相关性,术后疼痛对

POCD的潜在影响也需重视。除此之外,在相同的镇痛效果下,不同的术后镇痛方式和镇痛药物对认知功能的影响也会存在差异。

研究表明术后镇痛所用阿片类药物可能增加术后POCD的风险;外周神经区域阻滞及非甾体抗炎药物的使用可以减少术后镇痛所需阿片类药物的用量,从而可能降低POCD发生率。如持续腰丛阻滞联合氢化吗啡酮或持续股神经阻滞联合氢化吗啡酮;关节腔内泵入布比卡因;联合使用帕瑞昔布、伐地昔布,这些研究结果均表明,多模式的镇痛方案比对照组使用的阿片类药物更少,且在术后48 h内多模式镇痛患者谵妄发生率降低,时间与空间的定向力更好,多模式镇痛组的阿片相关综合征减少。需要提及的是,在之前提到的比较"全身麻醉+术后静脉镇痛与全身-硬膜外复合麻醉+术后硬膜外镇痛"的研究中,术后48 h硬膜外镇痛组的镇痛效果优于静脉镇痛组,术后第7天两组镇痛效果差异无统计学意义。尽管术后第7天认知结果为阴性,但研究者并未比较两组患者术后48 h(报道术后认知差异的高发时点)的认知情况,故笔者认为不能就此否定疼痛管理对术后认知功能的影响。

至于不同阿片类药物的联合使用,有研究比较了地佐辛联合布托啡诺与布托啡诺单药镇痛对POCD的影响。但除术后6 h外,研究结果并未表明两组之间有认知评价的差异。

此外,还有研究表明术后在蛛网膜下隙内注入地塞米松,可以加强镇痛效果,减少阿片类药物的使用,从而可能减少患者术后认知功能障碍的发生。这项研究目前处于初步试验阶段,样本量也较小(加地塞米松组17例,未加地塞米松组11例),期待后期结果。

2. 丰富环境

丰富环境是指对大脑的刺激,包括物理性刺激和社会性刺激。有研究认为更多的环境刺激可使大脑产生更多的突触和更复杂的树突,从而帮助建立或恢复认知。Janssen等研究表明,脑缺血的小鼠可以在丰富环境中提高神经行为功能与学习能力。该研究组还对29例脑卒中患者施行非随机对照试验,并发现即使实验组的脑卒中程度较对照组严重,但经过丰富环境后,实验组的认知恢复明显更优,且平素活动也较对照组更活跃。但目前尚未有丰富环境对POCD影响的研究。考虑到丰富环境对认知功能的锻炼机制,以及术中缺血对POCD的重要影响,丰富环境或许是干预POCD的重要方向。

三、术后认知功能障碍的发病机制

有关POCD的发病机制仍不清楚,可能的机制包括以下几方面。

(一)全身麻醉药的神经毒性作用

有大量实验研究发现全身麻醉药可产生明显的神经毒性作用,这些研究主要来自对离体细胞和啮齿类、非人类灵长类动物的观察。研究发现给幼年大鼠不同的麻醉药组合(咪达唑仑、氧化亚氮、异氟烷)可产生广泛的神经元凋亡,并引起学习记忆能力的损害;异氟烷用于新生猴麻醉也能产生类似作用;氯胺酮用于胎儿或者新生期恒河猴也可以引起明显的大脑神经元凋亡。但也有研究发现异氟烷用于新生鼠所产生的神经元损害并未持续到成年,也会影响成年动物的学习记忆能力。

全身麻醉药神经毒性作用的发现再次引起了人们对麻醉药引起POCD的关注。临床研究及最近的荟萃分析发现全身麻醉药是术后患者早期认知功能障碍的发生率有所增加,但在术后2个月并无

差异。POCD的发生可能会增加Alzheimer的发生风险,但荟萃分析并未发现全身麻醉与Alzheimer病的发生之间存在联系。不同类型的全身麻醉药对早期对术后早期认知功能恢复的研究发现,与丙泊酚麻醉相比,吸入麻醉药(七氟烷和异氟烷)麻醉后认知功能恢复的速度更快;而异氟烷、氙气麻醉后认知功能的恢复似乎更快。此外,研究也发现苯二氮䓬类药物和术后镇痛治疗与POCD的发生有关。相反,麻醉诱导期给予小剂量氯胺酮可减少心脏手术后早期认知功能障碍的发生。

如果全身麻醉药的神经毒性作用和POCD的发生有关,术后麻醉过深显然对术后认知功能的恢复不利。但有研究发现,术中维持较深的麻醉深度减少术后早期认知功能障碍的发生。提示除麻醉外,其他因素手术创伤应激程度可能在POCD的发生中发挥作用。

总之,全身麻醉对术后早期认知功能障碍的发生可能有一定作用,但机制不明。

(二)神经递质学说

研究证明,中枢胆碱能系统的功能随着老龄化而逐渐减退,这种退行性变与POCD的发生可能有重要联系。许多药物如抗胆碱药和病理变化可造成中枢神经系统乙酰胆碱水平的进一步下降,影响胆碱能系统功能。此外,神经元损害和可塑性受抑制也与认知功能损害相关,表现为记忆力和学习能力下降,并可能引发精神疾病。也有研究结果表明,老龄鼠体内β-淀粉样蛋白(Aβ)的水平较高,存在认知功能损害的老龄鼠胆碱神经元对Aβ抑制海马区胆碱释放的作用更敏感。Aβ具有神经毒性作用,能引起神经细胞凋亡,许多研究证实Aβ在POCD中发挥重要作用。

(三)基因学说

载脂蛋白E(APoE)是一种多态性蛋白,与神经系统的正常生长和损伤修复有关,其等位基因APoEε4的表达产物能加速认知能力下降和正常老化的进程。因此,学者推测APoE可能与POCD相关。且APoEε4等位基因可增加发生阿尔茨海默病(AD)的风险。临床研究发现,POCD易向AD转化,慢性POCD和AD均表现为痴呆和认知功能障碍。因此,有学者认为POCD是AD的前期。但也有一项历时11年的队列研究显示,POCD与AD无明显关系。

(四)神经炎性反应学说

手术创伤和应激可以激活外周和中枢神经系统的免疫反应,引起炎性细胞因子的释放,从而损伤认知功能。研究发现,POCD与外周的一些炎性细胞因子有关,特别是IL-6和S-100β蛋白水平升高,并且这些物质量的增加可以作为POCD发生的预测参数。

四、术后认知功能障碍的表现

POCD常累及记忆力、集中力、信息处理能力等认知功能。其严重程度不一,轻者可以仅表现轻微的记忆功能损害,严重者可出现不能集中注意力或不能处理获得的信息。对于程度较轻者,往往只有患者自己和(或)其亲近的家属或者配偶才能感觉或者认知功能的损害。由于DSM-IV要求只有神经心理测试显示两个或者两个以上的认知功能领域出现新发、持续2周以上的损害才能诊断POCD,不能以患者的自我表述和临床表现作为诊断依据。这就造成了患者的主诉不能被神经心理测

试证实。这种误差问题的产生既有方法学方面的原因（比如测试项目不敏感、缺乏对照组、缺乏等效平行测验工具、认知功能损害的标准过高或者过低等），也有患者心理方面的问题（比如对认知损害的感受，心境，对测试环境、应对方式、个性和精神状态等）。

Price 等研究了老年患者在非心脏手术后认知功能损害的类型和程度、在术后 3 个月调查完成后，308 例入组病例中，有 77 例出现了认知功能损害（25.0%）：从类型上看，其中有 42 例（13.6%）仅出现了记忆力下降，26 例（8.4%）出现信息处理速度和组织能力降低，9 例（2.9%）出现二者都下降；从认知损害的程度上看，308 例患者中 36 例为轻度损害（11.7%，较术前基础值降低 1～1.5 个标准差），25 例为中度损害（降低 1.5～2 个标准差），16 例为中度损害（5.2%，较术前基础值下降 2 个标准差以上）。进一步的随访和分析发现。执行力或记忆力均发生改变的患者在日常生活中各项能力（如旅行、购物、行医、劳动、财务等）出现下降的风险增加。

五、术后认知功能障碍的诊断

（一）神经心理学检查

POCD 的诊断需要经过神经心理学测试，评估脑功能的各个方面，如解决问题的能力、信息加工的速度、灵活性和记忆力等。目前应用最多的测试是韦氏记忆量表和简易精神状态量表，也有学者选用瑞文测验、神经心理测验等。理想的测试应具有高敏感性的特点，这样才能准确反映药物、年龄、手术等因素对脑功能的影响。单用一种神经心理学测试不敏感，而用一组测试可以提高敏感性。目前还没有专门用于 POCD 的神经心理学测试，各种试验所设计的认知测试方法不同、标准不同，其敏感性和特异性也不同。有研究发现，按照冠状动脉搭桥术后认知功能减退的定义，术后 3 个月有 14%～28% 的志愿者发生了认知功能减退，在排除自然变异并调整测试标准后，发现仅有 7.7% 的患者发生了认知功能减退。主观的检测手段还存在封顶效应、练习效应和变异性等，测试人员不同也可能会影响测试结果。因此，迫切需要较为统一的评价手段和诊断标准进行 POCD 的研究。按照北美精神障碍诊断和统计手册和简易精神状态检查，根据国际公认的标准，患者术后出现 2 项以上的测验项目认知功能减低则认为该患者发生 POCD。常用的测试量表包括：① Rey 听觉语词学习试验量表，反映机体的记忆功能；② 连线试验，反映知觉运动速率、概念和注意转换的效应；③ 钉板试验，反映机体视觉和动作的协调性；④ 词汇流畅性测验，反映左额叶的功能；⑤ Letter-Digit Coding Wechsler Adult Intelligence Scale，反映机体的注意力、操作速度及视觉空间功能。

由于传统的评价量表很烦琐，近年来出现了一个简易量表，用来评价术后早期认知功能。在 2 min 内，每隔 3 s，录音磁带给出一个数字，受试者必须把这个数和它的前一个数相加，正确的数字相加之和就是最后的得分，总分 60 分。由于测试时间较短，受试者没有学习的时间，故它可反映患者的注意力、获取信息的速度和记忆功能。这种测试被美国胸科协会提议为评价心脏手术后认知功能的量表。

（二）神经电生理检查

神经电生理检查是诊断 POCD 的重要辅助手段。诱发电位的 P3 又称为 P300，从 20 世纪 80 年代开始用于临床，其潜伏期及波幅已作为评估脑外伤患者大脑认知功能变化及治疗效果的客观指标，到了 20 世纪 90 年代，它开始用于监测手术后的亚临床神经能障碍，表现出了明显的优势。许多学者通

过诱发电位和神经心理学测试对手术患者术后认知功能进行了研究。结果表明,两种监测方法得出的结果类似。也有学者报道诱发电位对亚临床型的神经功能损害的敏感程度优于脑电图和传统的神经心理学检查。

(三)影像学检查

1. 弥散-加强磁共振扫描

近年来,弥散-加强磁共振用于探求术后认识功能障碍的原因引起了广大学者的兴趣,它对于鉴别脑缺血有很高的敏感性和特异性。大量研究表明,心脏手术后25%~50%的患者在磁共振弥散加权成像(diffusion-weighted image, DWI)上都表现有新生的脑缺血灶,庆幸的是,只有很少的患者有临床脑管病的症状。有学者报道在DWI的表现有新的脑缺血病灶的心脏手术患者术后认知功能明显下降,但也有大量关于心脏手术术后神经功能的研究表明,二者无明显相关,所以DWI显示的脑缺血病灶与POCD的关系仍需要进一步研究。

2. 正电子发射断层扫描

它可以直观地观察人脑血流灌注的情况与细胞活性,能灵敏地反映微血管中微血栓发生的情况。Rasmussen等通过碘西尼正电子发射断层扫描灌注技术观察了15例老年冠心病患者术前及术后3个月脑不同部位苯二氮䓬受体密度的变化和认知功能障碍的关系,结果表明,虽然额叶苯二氮䓬受体密度降低,但额叶神经元的减少与术后神经功能障碍无明显相关。

3. 经颅多普勒超声成像技术

通过测定大脑中动脉血流速度可直接提供对脑灌流的定量评估,是持续评价脑血流动力学的有效方法,它可作为探求脑灌注与POCD关系的一种手段。

(四)生化标志物

生化标志物是术后神经功能障碍诊断的有效辅助方法。目前研究认为中枢神经系统儿茶酚胺水平和中枢胆碱能神经系统的改变与发生密切相关,如大量研究已证实皮质胆碱能唤醒功能发生障碍可导致痴呆。中枢神经系统很多酶类的改变也可影响脑的认知功能。

1. S100β蛋白

S100β是一种酸性钙结合蛋白,由α和β两种亚基组成3种不同的形式。许多动物试验表明S100β与学习和记忆有关,故S100β增高是中枢神经系统损伤特异和灵敏的生化指标。Li等报道了老年患者髋关节置换术后54%发生POCD的患者的S100β蛋白明显高于非POCD的患者。Linstedt等也评价了血清中S100β蛋白浓度对不同类型外科手术全麻后POCD的作用,发现48例患者发生POCD,其在术后30 min血清中S100B蛋白浓度偏高(平均为0.24 μg/L,范围为0.01~3.3 μg/L),69例无POCD患者的浓度平均为0.14 μg/L(范围为0~1.34 μg/L)。

2. 神经元特异性烯醇化酶

正常情况下,体液中神经元特异性烯醇化酶(neuron-specific enolase, NSE)含量很低。体液中NSE含量增高,即提示神经细胞受损,检测血清或脑脊液中的NSE水平可反映神经细胞受损的程度,也可作为评估患者受损神经功能恢复程度的一个重要指标。研究发现,血清中NSE在冠状动脉搭桥术后的24~48 h显著增高,其变化与患者术后意识障碍程度明显相关,但Linstedt等研究发现,NSE

只对心脏手术后的脑损害敏感,所以不适合作为非心脏手术的生化标志物。Rohan等发现与同年龄段非手术患者相比,虽然老年患者术后24 h,POCD发生率明显增加,但血清NSE水平与术前相比却无显著差异。Gerriets等研究也发现,与NSE等生化标志物相比,年龄、神经功能量表和DWI对POCD的诊断更有意义。

3. β淀粉样蛋白

β淀粉样蛋白(amyloid β, β-AP)来源于类淀粉样肽前体蛋白。类淀粉样肽前体蛋白是一种含有695个氨基酸的大分子跨膜蛋白,类淀粉样肽前体蛋白代谢异常所造成的β-AP大量沉积是引起阿尔茨海默病的主要原因。β-AP具有神经元毒性作用,在脑内增多可引起神经元凋亡。轻度认知障碍患在疾病早期治疗前血清和脑脊液中的β-AP含量与正常对照组相比即有明显升高,提示β-AP在认知障碍发展过程中起重要作用。

4. 一氧化氮及其代谢产物

近年来国内外多项研究表明,一氧化氮不仅参与脑血管疾病的发生、发展,而与心脏手术后早期认知功能障碍相关,是其敏感的预测指标之一,其机制可能与一氧化氮介导的氧化应激有关。研究发现脑脊液和血浆中的硝酸盐和亚硝酸盐浓度的增加与脑损伤的严重程度密切相关。王成天等发现经尿道前列腺电切术老年患者术后POCD发生与血浆稳态氧化氮产物浓度相关;但Twomey等发现一氧化氮不能作为开腹手术术后POCD的预测指标。故一氧化氮与POCD的关系尚需进一步研究。

六、术后认知功能障碍的防治

(一)术前防治

1. 术前用药

为使患者术前在体格和精神方面达到最佳状态,在麻醉前需常规使用术前用药以达到镇静及抗焦虑、减轻患者情绪障碍、抑制口腔、呼吸道分泌及一些不利的神经反射活动和缓解术前疼痛的效果。盐酸戊乙奎醚可较好的维持心脏瓣膜置换患者术中脑氧供平衡,降低血清中S100 β蛋白浓度,减少脑组织损伤,有效降低术后POCD的发生率。盐酸戊乙奎醚为对M1、M3受体具有高度选择性的抗胆碱药物,较阿托品更易造成老年患者POCD,M1受体在脑内分布广泛,以新皮质、海马和纹状体居多,其分布特异性提示M1受体亚型在认知功能中的重要性。在鼠的全脑缺血灌注模型中,盐酸戊乙奎醚可通过抑制谷氨酸释放、降低NMDAR1的表达对海马CA1区发挥脑保护作用。此外,盐酸戊乙奎醚还可下调pERK、CPLA2、Caspase3的表达,增加Bel-2/Bax比值,对缺氧、复氧性损伤有保护作用,并可通过降低NO、INOS的表达、抑制P38/MAPK通路的激活保护脂多糖引起的内皮细胞损伤。

2. 术前机体稳态的调节

老年人的认知功能障碍与心血管疾病的危险因素密切相关。老年人收缩压及舒张压异常可导致认知功能受损,随着血压水平的增高,认知功能下降的幅度增大。术前及围术期平均动脉压的降低可至术后MMSE评分降低,增加术后早期认知功能障碍的风险,这可能与脑灌注失衡、脑动脉硬化及脑白质高密度区增多有关。研究早于认知功能测定3年的血压监测表明,记录时血压值越高,20年后认知功能减退的倾向越明显。糖尿病的发生发展及其控制程度也可与术后患者认知功能密切相关,年龄、高血压、术前抑郁、$SjvO_2 < 50\%$、升主动脉粥样硬化、糖尿病视网膜病变及胰岛素治疗为术后短期

认知功能障碍独立的危险因素，而糖化血红蛋白、糖尿病视网膜病变、胰岛素治疗和术前抑郁是术后长期认知功能障碍独立的危险因素，糖尿病患者损伤的脑血管 CO_2 反应性可增加POCD发生危险性，改善围术期脑灌注的相关策略可提高糖尿病患者术后神经功能学结果。高血压与糖尿病相互伴生，因此术前应积极控制患者的血压、血糖以达到一个生理稳态。

（二）术中的防治

1. 血流动力学的影响

围术期生命体征紊乱会影响脑组织灌注，从而引起脑缺血缺氧性损伤，增加术后认知功能障碍发生的危险性。Liu等证实脑灌注不足是认知功能损伤发展的关键因素之一。在临床上发生的严重认知功能障碍的患者常常伴随血管性危险因素，而脑血管低灌注常常伴随氧化应激损伤，氧化应激反应可导致脑血管调节功能障碍，继而影响脑灌注。大脑低灌注可引起线粒体功能障碍和蛋白质合成抑制，这会破坏抗氧化酶和活性氧之间的平衡导致氧化应激损伤，同时氧化应激又会损伤血管内皮细胞、神经胶质细胞及神经元，导致神经血管功能障碍，形成了脑低灌注的恶性循环。围术期脑低氧饱和度也会升高术后老年患者POCD的发生率。因此维持围术期血流动力学稳定、保证脑灌注对预防POCD尤为重要。

2. 麻醉药物的选择

全身麻醉药由于其特殊的药代动力学，所引起的认知功能损伤可能比预想的更长期，其潜在的麻醉后认知功能损伤的细胞分子学机制尚不明确。目前认为作用机制主要是增强1-氨基丁酸［GABA（A）］受体、激活Q-通道及直接激活GABAA受体，增强抑制性突触后电位、拮抗N-甲基-D-天门冬氨酸（NMDA）作用等有关，GABAA和NMDA受体用与学习记忆等认知功能形成密切相关。其中GABA（A）受体亚型在麻醉和手术后早期急性记忆障碍中发挥着重要作用。该受体在术后认知功能损伤的形成中是必需的，同时也在术后甚至麻醉药物代谢完成后对于认知功能恢复也显得至关重要，因此有理由怀疑全麻是POCD的危险因素。近年来大家主要致力于研究麻醉药物与POCD的病因学的相关性，动物实验证实急性麻醉可诱导tau蛋白短暂高度磷酸化，而重复麻醉可引起持久的tau蛋白磷酸化和显著的认知功能损伤，其机制可能是与相关蛋白激酶AKT、ERK等蛋白激酶通路的激活有关。七氟烷麻醉可引起显著的剂量依赖性的可逆的海马区域tau蛋白磷酸化，且可通过激酶通路加强磷酸化并引起术后空间记忆受损。七氟烷可通过抑制N-甲基-D天冬氨酸（NMDA）受体发挥麻醉效应。研究表明，七氟烷可阻断突触后胆碱能神经元的突触传递及抑制海马突触的长时程增强，从而影响学习和记忆。Morgan等现氯胺酮对健康志愿者可产生剂量依赖性间断记忆和工作记忆损害。氯胺酮可在脑缺血后发挥神经保护作用，其机制可能是通过抗炎或抗兴奋毒性所致。氯胺酮可降低心脏术后一周POCD的发生率。丙泊酚能通过增强GABA受体功能，抑制海马细胞突触的长时程增强表达而影响学习和记忆等认知功能。丙泊酚对老年大鼠的认知功能无不良影响，在老年患者上腹部手术围术期使用瑞芬太尼静脉镇痛与硬膜外罗哌卡因镇痛相比，早期POCD发生率差异无统计学意义。吸入麻醉药包括异氟烷在中枢神经系统可通过调节GABA受体、NMDA型谷氨酸受体、神经元烟碱受体和中枢毒蕈碱样乙酰胆碱受体功能来发挥镇痛和麻醉的效果，由于这些受体在学习和记忆过程的关键作用，故这些受体在麻醉所诱导的认知功能损伤中的作用至关重要。异氟烷或氧化亚氮麻醉可通过中断老年大鼠海马区域和大脑皮质区域NMDA介导的信号传导通路导致认知功能受损，且NMDA受体亚单位NR2B是参与麻醉后认知功能受损的机制之一。

β-淀粉样蛋白是引起老年痴呆患者老年斑病理变化的主要成分,它能直接增加细胞内自由基聚集而诱发神经元凋亡而损害认知和记忆功能。异氟烷可诱导A-β,增加其细胞毒性,促进神经细胞凋亡。异氟烷会促进新生大鼠部分区域神经细胞凋亡,影响其成年后的学习记忆和认知功能。通过蛋白质组分析发现短期使用地氟烷能够较长时间的改变大鼠脑细胞内部分蛋白质表达,这表明吸入麻醉药物可能具有长期影响神经中枢的作用。在丙泊酚和异氟烷对脑肿瘤切除术患者术后早期认知功能的研究中显示两组患者术后1~3天的POCD发生率差异无统计学意义。

盐酸右美托咪定是一种新型的高选择性的α_2肾上腺能受体激动剂,它与肾上腺素能受体结合的比例为1 600∶1,与α_2AR的亲和力大约是可乐定的8倍,其作为一种新型麻醉辅助药广泛用于临床麻醉中,用于围术期不增加颅内压,可降低脑氧代谢率、抗应激、抗炎、减少其他麻醉药的使用量、稳定血流动力学、降低术后患者认知功能障碍的发生率。大量体内外实验均证实盐酸右美托咪定可通过参与多种介导脑损伤的生化途径来发挥脑保护作用。大量临床试验显示长时间全麻药物所引起的神经毒性会引起POCD,而脑功能检测BIS可在围术期辅助麻醉药物滴定,减少麻醉药物消耗,有效降低术后3个月POCD的发生率。因此在全身麻醉时,应针对患者的具体情况选择麻醉药,以达到完善的麻醉效果,同时又可降低POCD的发生率。

3. 麻醉方式的选择

麻醉方式与POCD的发生可能有关。Mason等的荟萃分析表明全身麻醉比非全身麻醉更易引起POCD。而全身麻醉中,静脉全身麻醉和吸入全身麻醉对POCD的影响目前临床试验结果不一,对丙泊酚与气体麻醉(七氟烷、异氟烷、氙气)老年患者非心脏术后早期认知功能障碍发生率比较进行荟萃分析,结果显示丙泊酚麻醉与氙气、七氟烷麻醉对引起老年人POCD发生率影响无明显差异,而丙泊酚麻醉后老年患者POCD发生率低于异氟烷麻醉后的POCD发生率。在评价麻醉方式对非心脏手术患者POCD影响的荟萃分析中显示麻醉方式对POCD发生率无显著差别。有研究显示全身麻醉和局部麻醉后的POCD发病率类似,在19项患者被随机分配到全身或者局部麻醉的实验中,仅在一例试验中,发现了POCD发病率的细微差异。但实验的局限性在于忽略了在局麻下进行手术的患者经常被给予镇静药如低剂量的苯二氮䓬类或丙泊酚等干扰因素。在一项对骨科手术和泌尿外科手术患者的临床研究中证实,全身麻醉是引起术后早期认知功能障碍发生的危险因素,可发生于术后3天内。椎管内麻醉与全身麻醉相比,可提供更好的神经功能学结果。

(蒋旭亮　苏殿三)

参 考 文 献

[1] 江伟,杨建平.老年人术后认知功能障碍的研究进展.医药前沿,2014,(4):85-87.

[2] 李晖,王沛.术后认知功能障碍诊断手段的研究进展.医学综述,2012,18(24):4184-4186.

[3] 李勇,唐霓,孙广运.神经炎症与术后认知功能障碍的相关性研究进展.西南军医,2013,(6):632-634.

[4] 穆东亮,王东信,李立环.冠状动脉旁路移植手术后早期谵妄与认知功能障碍的关系.北京大学学报(医学版),2011,43(2):242-249.

[5] 王雅婷,仓静,方芳.影响术后认知功能障碍发生的非外科疾病因素研究进展.临床麻醉学杂志,2017,33(1):95-98.

[6] 谢丹,刘玉林.术后认知功能障碍诊断方法的研究进展.西南军医,2015(3):320-323.

［ 7 ］　杨娜瑜,姜丽华.老年患者术后谵妄的研究进展.临床麻醉学杂志,2013,29(10):1039－1040.

［ 8 ］　Fodale V, Santamaria L B, Schifilliti D, et al. Anaesthetics and postoperative cognitive dysfunction: a pathological mechanism mimicking Alzheimer's disease. Anaesthesia, 2010, 65 (4): 388－395.

［ 9 ］　Inouye, S K, Bogardus S T Jr, Charpentier P A, et al. A multicomponent intervention to prevent delirium in hospitalized older patients. N Engl J Med, 1999, 340(9): 669－676.

［10］　Bode B R Jr, Lewis K P, Zarich S W, et al. Cardiac outcome after peripheral vascular surgery. Comparison of general and regional anesthesia, Anesthesiology, 1996, 84(1): 3－13.

［11］　Lewis M S, Maruff P, Silbert B S, et al. The sensitivity and specificity of three common statistical rules for the classification of post-operative cognitive dysfunction following coronary artery bypass graft surgery. Acta Anaesthesiologica Scandinavica, 2006, 50 (1): 50－57.

［12］　Liu Y H, Wang D X, Li L H, et al. The effects of cardiopulmonary bypass on the number of cerebral microemboli and the incidence of cognitive dysfunction after coronary artery bypass graft surgery. Anesthesia & Analgesia, 2009, 109(4): 1013－1022.

［13］　Moller J T, Cluitmans P, Rasmussen L S, et al. Long-term postoperative cognitive dysfunction in the elderly: ISPOCD1 study. Lancet, 1998, 351(9106): 857－861.

［14］　Monk T G, Price C C. Postoperative cognitive disorders. Current Opinion in Critical Care, 2017, 17(4): 376.

［15］　Monk T G, Weldon B C, Garvan C W, et al. Predictors of cognitive dysfunction after major noncardiac surgery. Anesthesiology, 2008, 108(1): 18－30.

［16］　Mu D L, Wang D X, Li L H, et al.High serum cortisol level is associated with increased risk of delirium after coronary artery bypass graft surgery: a prospective cohort study. Critical care (London, England), 2010, 14(6): R238.

［17］　Peng L, Xu L, Ouyang W. Role of Peripheral Inflammatory Markers in Postoperative Cognitive Dysfunction (POCD): A Meta-Analysis. Plos One, 2013, 8(11): e79624.

［18］　Petersen R C, Doody R, Kurz A, et al. Current concepts in mild cognitive impairment. Arch Neurol, 2001, 58(12): 1985.

［19］　Price C C, Garvan C W, Monk T G. Type and severity of cognitive decline in older adults after noncardiac surgery. Anesthesiology, 2008, 108(1): 8－17.

［20］　Rasmussen L S, Johnson T, Kuipers H M, et al. Does anaesthesia cause postoperative cognitive dysfunction? A randomised study of regional versus general anaesthesia in 438 elderly patients. Acta Anaesthesiologica Scandinavica, 2003, 47(3): 260－266.

［21］　Schifilliti D, Santamaria L B, Rosa G, et al. Cholinergic central system, Alzheimer's disease, and anesthetics liaison: a vicious circle? Journal of Alzheimers Disease Jad, 2010, 22(Suppl 3): 35.

［22］　Inouye S K. Delirium in older persons. The New England journal of medicine, 2006, 354(11): 1157－1165.

［23］　Shi C M, Wang D X, Chen K S, et al. Incidence and risk factors of delirium in critically ill patients after non-cardiac surgery. Chin Med J (Engl), 2010, 123(8): 993－999.

［24］　Steinmetz J, Christensen K B, Lund T, et al. Long-term Consequences of Postoperative Cognitive Dysfunction. Anesthesiology, 2009, 110(3): 548.

［25］　Steinmetz J, Siersma V, Kessing L V, et al. Is postoperative cognitive dysfunction a risk factor for dementia? A cohort follow-up study. Br J Anaesth, 2013, 110 Suppl1: i92－97.

［26］　Tang L, Kazan R, Taddei R, et al. Reduced cerebral oxygen saturation during thoracic surgery predicts early postoperative cognitive dysfunction. Br J Anaesth, 2012, 108(4): 623.

［27］　Wang W, Li H L, Wang D X, et al. Haloperidol prophylaxis decreases delirium incidence in elderly patients after noncardiac surgery: a randomized controlled trial. Critical Care Medicine, 2012, 40(3): 731－739.

［28］　Ida M, Kawaguchi M. Postoperative Cognitive Dysfunction after non-cardiac surgery. Masui, 2014, 63(11): 1228－1134.

［29］　American Psychiatric Association. Diagnostic and Statistical Manual of Mental Disorders. Essentials of Pain Medicine, 2000, 189(1): 39－44.

［30］　Organization W H. International Statistical Classification of Diseases and Related Health Problems 10th Revision(ICD-10) Version for 2010, 2012.

第88章
恶 性 高 热

　　恶性高热(malignant hyperthermia, MH)是在家族遗传性的亚临床肌肉病基础上,主要由挥发性吸入麻醉药和去极化肌松药(琥珀酰胆碱)触发的骨骼肌异常高代谢状态。恶性高热一旦发生,病情进展迅速,表现为全身肌肉持续性强制性收缩,耗氧量急速增加,二氧化碳大量生成,体温急剧持续升高,产生呼吸性和代谢性酸中毒,肌红蛋白血症,弥散性血管内凝血,多器官衰竭等。在没有特异性药物治疗的情况下,难以控制病情进展,最终患者可因器官功能衰竭而死亡。

第一节　恶性高热的流行病学

一、恶性高热流行病学特点

　　MH的流行病学资料统计难度很大,因为要实施大规模的MH诊断试验需要很好的条件,而且靠单纯临床征象诊断MH并未得到广泛认可,MH易感者接触诱发因素有时并不表现MH,统计时未能搜集所有MH病例等。MH为常染色体显性遗传病,MH的发病受多种因素影响,如年龄、麻醉方式、手术类型、环境温度,以及紧张程度等。MH的发病率低,在人类不同种族中均有发病,以白种人多发,不存在种族特异性。MH不仅发生于人类,而且也可发生于其他物种,特别是猪,还可发生于马、狗和其他动物。

二、国内外现状调查

　　根据国外文献报道,欧美儿童的MH发病率是成人的3～5倍,儿童的发病率为1:30 000,成人的发病率为1:100 000,儿童好发年龄多在10岁以下,男女比例是2:1,在先天性疾病如特发性脊柱侧弯、斜视、上睑下垂、脐疝、腹股沟疝等患者中多见。而在门诊外科手术发病率更低,大概是0.31:100 000。曾有报道与罗纳丹受体1(ryanodine receptor type 1, RYR1)基因突变相关的MH易感率是1:10 000,但2006年日本人研究发现他们的RYR1基因突变频率和位点和北美欧洲大不相同,日本人群的易感率达到1:2 000,但发病率与欧美接近。近来美国人也发现了更多的基因突变点,也是每2 000人就有一人携带这个潜伏的致死基因突变。20世纪60年代MH的病死率高达90%,随着对MH认识的不断

深入、诊断治疗水平的不断提高及特异性治疗药物丹曲林钠普及,目前有该药物储备的国家已将MH病死率控制在5%～10%以下。

近年来,MH在我国大陆发病率有逐渐增加的趋势。据国内文献检索结果统计,1998—2002年共24例MH,2004—2015年共31例MH,其死亡率为73.5%。据中华麻醉学会骨科麻醉学组的不完全统计,在2015年1月至2016年1月1年内,我国国内发生MH的病例已达13例,其中8例死亡。MH可能发生在各类外科手术患者,郭向阳等报道排名前3位是口腔科手术(32.4%)、骨科手术(23.5%)、小儿外科手术(17.6%),其他如神经外科、心胸外科、普通外科、耳鼻喉科、妇产科等均手术患者均有发生。MH可能在围术期各时段发生,统计显示麻醉诱导期发病12%,手术期间占57%,手术后发病占31%。从麻醉诱导到出现MH的时间平均为85 min。抢救治疗措施多采用降温、器官保护等对症处理措施,2015年之前绝大多数MH病例均未使用丹曲林钠。2015年之后国内极少数医院在医院医务处备案或紧急情况下请示院方批准,并在患者家属知情同意情况下,使用国外捐赠或紧急从国外购买丹曲林钠成功抢救MH患者。

三、恶性高热的遗传方式

MH为常染色体显性遗传病。MH的多相性取决于相关的七个基因位点,但只有两个被证实。70%以上的MH病例与19号染色体上的罗纳丹受体基因有关。不到1%与二氢吡啶类Ca^{2+}通道受体(dihydropyridine receptor, DHPR)基因突变有关,这个基因上找到了200多个突变,其中42个已经被报道与MH有关。由于恶性高热是以常染色体显性的方式进行遗传,易患者从父母单亲处遗传,不表现为隔代遗传。然而,由于外显率低,不是所有的恶性突变均在暴露于诱发剂时出现该综合征的表现。

四、恶性高热的易感人群(临床特征人群)

凡是家族成员中有MH发生者均可认为是易患者。在患有肌肉疾病(肌肉发育不良或萎缩、肌肉强直),先天性骨骼肌畸形,肌力不平衡导致的脊柱侧弯、脊柱前凸和后凸、斜视、上睑下垂、脐疝、腹股沟疝等患者中MH发生较多见。骨科、神经外科、耳鼻喉及颌面外科手术中恶性高热发病率较高。另外,创伤急症手术中MH也可发生,可能与使用琥珀酰胆碱比例高有关。

第二节 恶性高热的发病机制

一、诱因

MH急性发作常常依赖于以下四个因素:① 遗传倾向;② 抑制因子的缺乏;③ 麻醉药或麻醉药触发因子的存在;④ 可使其他三个因素中一个或者更多作用强化的环境因素。

（一）麻醉药触发

卤族类麻醉药物单独使用可能会诱发MH（表88-1）。在许多早期报道的案例中患者都是同时使用了一种卤族类麻醉药物和琥珀酰胆碱，而过去10年内约有一半的病例是由卤族类麻醉药物单独诱发的。其中地氟烷和七氟烷似乎是比氟烷触发效力低的吸入麻醉药，引起的MH发作较缓慢。一项对麻醉代谢/骨骼肌肉不良反应的回顾性综述报道表明，相比七氟烷，暴露于地氟烷与异氟烷麻醉MH的始发时间较晚，多在药物使用后第二和第三个小时出现。如果麻醉中使用了琥珀胆碱，那么MH的发作可能呈现爆发性。在恶性高热易感者中，轻度低温、预先给予巴比妥类、镇静剂、丙泊酚或者非去极化神经肌肉阻滞药能推迟或者防止MH的发作，多例MH暴发性发作患者，报道其曾经成功接受过强效的MH触发药物的麻醉。这种情况的原因尚不明确，可能与预先或者同时给予预防或延迟MH发作的前述药物有关，或者未知的环境因素影响了激发阳性事件的发生。目前约有50%曾经发生MH的患者接触过至少一种看似普通却是公认的能够引起MH的麻醉药物。这些药物引发MH的机制目前仍不清楚。

表88-1　已知MH诱发药物

挥发性麻醉药	去极化肌松药
乙醚、氟烷、甲氧氟烷、恩氟烷、异氟烷、七氟烷、地氟烷	琥珀胆碱

（二）非麻醉药触发MH

Wappler等曾报道了12例患者发生运动诱发的横纹肌溶解，其中3例有RYR1基因突变；这12例患者中10例对氟烷咖啡因骨骼肌收缩试验（IVCT）产生异常收缩反应，还有2例收缩反应可疑。应急或暴露于高热环境后发生恶性高热类似疾病状态也有报道。对于运动过程中血浆儿茶酚胺水平的测量显示在恶性高热易感者和正常个体中并无差异到。因此，这些反应可能不是由交感神经过度兴奋或儿茶酚胺急剧增高引起的。一项流行病学研究显示，运动诱发高热包括横纹肌溶解，在恶性高热易感者中更为常见。

二、相关基因

几乎所有病例中的MH易感患者都有一种钙通道蛋白缺陷，这种钙通道蛋白位于骨骼肌肌浆网（sarcoplasmic reticulum, SR）膜上。由于能特异性的结合一种有毒的植物生物碱，这种通道被命名为罗纳丹受体（ryanodine, RyRs）。RyR分三个亚型分布于骨骼肌（RyR1）、心肌（RyR2）和脑组织（RyR1）且分别位于人类染色体的19q13.1、1q42-q43、15q14-q15基因编码。其中RyR1是位于肌浆网上的钙离子通道，在肌肉去极化过程中起重要作用。这种通道对于电信号传递至T小管和SR贮存的Ca^{2+}释放至关重要。研究发现，与MH易感性相关的突变主要位于RYR受体基因，在离体骨骼肌收缩试验（IVCT）阳性的MH易感人群及其亲属中发现RYR1基因突变率达50%～80%，在患有中央轴空病（central core disease, CCD）和金-德综合征（King-Denborough

syndrome）家族中阳性率几乎达100%。MH可以由多条染色体上的一个或多个基因突变引起，反映了家族性基因遗传的复杂性。人类遗传学研究显示，尽管遗传学试验所能观察到的突变少于20%，迄今已检出与RYR1相关的错义突变超过200个，但其中只有42个RYR1基因突变与2个CACNA1S（人类骨骼肌二氢嘧啶敏感性钙通道α_1亚单位基因）突变具有功能特征。后者也参与细胞内Ca^{2+}的调控，与全球不到1%的MH易感家族的易感性相关。可能还存在其他基因突变导致MH易感，但与RYR1基因和CACNA1S基因相比非常罕见。RYR1基因仍为当前临床遗传学分析的主要靶点。

三、病理生理

恶性高热是骨骼肌兴奋-收缩偶联调节失调引起的综合征。正常情况下，肌肉收缩由神经冲动到达神经肌肉接头处（即运动终板）突触前膜，触发乙酰胆碱从运动神经末梢释放。乙酰胆碱活化神经肌肉接头突触后的乙酰胆碱烟碱受体（nicotinic acetylcholine receptors, nachrs）和非选择性阳离子通道。突触后膜产生动作电位，肌膜表面内陷（横小管或者T小管）作为导管将动作电位快速而且均匀地直接传递到肌原纤维深部，激活二氢吡啶受体，进一步活化罗纳丹（RYR1）受体的钙通道，引起钙释放。钙离子浓度升高暴露肌动蛋白和肌球蛋白的结合位点，引起肌肉收缩，这一全过程称为兴奋-收缩偶联（EC）。而钙的重摄取使得细胞质中的钙浓度恢复正常水平，肌肉松弛。而实现这一过程需要通过一种依赖ATP酶的钙泵。此外骨骼肌细胞在整个收缩和舒张的过程中均需要三磷酸腺苷（ATP）参与。MH发生时，罗纳丹受体钙通道被锁定在开放位置，从而导致了钙释放的失控，细胞内钙水平的持续升高，以及肌细胞的持续激活和细胞内ATP的持续分解。肌浆网钙泵不能重摄取钙离子。为纠正肌浆Ca^{2+}浓度增高，离子泵活性增强和离子交换增加，也导致ATP需求增加，继而产热增加。因此，最终结果是体温过高。肌肉僵直是MH暴发很常见的表现，其原因就是由于钙泵和转运蛋白的失能，不能降低肌浆内非结合型Ca^{2+}浓度至收缩阈值以下。此外，ATP水平的不足导致难以维持肌膜的完整性，使得钾离子从细胞内漏出从而导致了高钾血症。基于同样的原因，也会出现肌红蛋白血症，特别是当一些酶（包括肌酸激酶）水平上升时。

第三节　恶性高热的临床表现

一、MH的临床表现

MH的典型临床表现源于骨骼肌高代谢与损伤。虽然心血管、呼吸系统、肾脏与肝脏在MH危象中均受到影响，但这些器官系统的改变都是继发于骨骼肌病变的代偿变化。中枢神经系统功能衰竭源于脑水肿，脑水肿导致患者昏迷。MH患者的体温调节中枢正常，体温升高是由于骨骼肌强烈收缩产生大量热量所致。MH的临床表现见表88-2。

表88-2　MH的临床体征

	早 期 表 现	晚 期 表 现
代谢显著增加	体内异常生成过多的二氧化碳致呼气末二氧化碳升高	高钾血症 中心体温快速升高 血中肌酸磷酸激酶显著升高 血中肌红蛋白显著升高 小便颜色加深（肌红蛋白尿） 严重的心律失常或心脏停搏 DIC
	有自主呼吸的患者出现呼吸急促	
	氧耗量增加	
	代谢性酸中毒合并呼吸性酸中毒	
	发绀,花斑	
	大汗	
	混合静脉血氧饱和度降低	
心血管系统	心动过速	
	血压不稳定	
	心律失常（特别是室性期前收缩及室性期前收缩二联律）	
骨骼肌系统	咬肌痉挛（使用琥珀酰胆碱后）	
	全身性肌肉僵直	

二、MH的分型

MH可分成以下几种类型,其中暴发型MH具有典型的临床表现。但其他类型也存在,并且可因为诱发药物的作用时间延长而转变为暴发型MH,也应引起足够重视。

（一）暴发型（fulminant MH）

罕见。MH急性发作依赖于四个因素:遗传倾向（罕见后天获得的）、缺乏抑制因子、暴露于麻醉药或者非麻醉药的触发、暴露于可使一个或者其他三个因素发挥作用的环境因素。

暴发型MH的两个经典的临床表现在下列两个麻醉方案之一后发生:

方案一:丙泊酚和琥珀胆碱麻醉诱导后出现肌肉僵直,但是能成功插管,随后迅速出现方案2列出的症状。

方案二:麻醉诱导使用非去极化肌松药,麻醉维持采用吸入麻醉药物,一段时间后出现下列症状:① 全身骨骼肌强直。② 无明显原因的体温升高,高于38.8℃,体温急剧升高（可能是早期,也可能是晚期体征。每15 min升高0.5℃,平均每2 h升高1.3℃,最高可达45～46℃）。③ 全身骨骼肌强直。④ 意外的代谢性和呼吸性酸中毒,通气量正常的情况下呼气末二氧化碳持续升高,PCO_2可能超过100 mmHg,动脉pH下降低于7.0,呼吸回路中钠石灰罐过热。⑤ CO_2蓄积和高温导致心动过速,它作为代谢增加的一个体征,可为窦性心动过速或者室性心律失常,或者二者都有。⑥ 无法解释的血氧饱和度下降和中心静脉氧饱和度降低。⑦ 骨骼肌细胞溶解导致血清钾、离子钙的增加,出现严重高钾血症、高钙血症、高乳酸血症。⑧ 肌肉分解代谢增高导致的CK增加,麻醉后12～18 h,患者血清CK水平可超过20 000 IU/L,同时出现肌红蛋白尿。⑨ 血压升高,皮肤呈大理石花纹样改变。⑩ 随着

代谢衰竭的出现,因为毛细血管通透性增加,出现全身性水肿,包括肺水肿和脑水肿。循环衰竭及出现弥散性血管内凝血。

在发病的24～36 h内,上述症状可能再次发作。爆发型MH至少包括以下症状中的三种:心脏症状、酸中毒、高碳酸血症、发热、肌肉强直。MH一旦发生,进程很快。当患者出现临床征象,如呼气末二氧化碳分压升高、肌肉僵硬、心动过速和发热,就应该怀疑MH。出现一个以上的异常征象(表88-2)才能考虑为MH,因为病例报告的荟萃分析显示单一异常征象常不能表明MH的发作。麻醉药和去极化肌松药激发MH的机制仍不清楚,但是其致病的原因不容忽视,而且早期诊断对于成功治疗至关重要。未经特异性拮抗药物治疗的MH,可能出现弥散性血管内凝血、心脏或肾衰竭,将迅速导致死亡。MH是一种肌肉代谢增加的疾病,尽管疾病名称是恶性高热,但也不一定出现体温升高的临床表现,因为在散热高于产热或早期心排血量急剧下降时,中心体温将不升高。

(二)咬肌痉挛型(masseter spasm)

使用琥珀胆碱后咬肌僵硬可能是MH的早期症状。如果产生肢体僵硬表现,则开始丹曲林治疗。注意监测肌酸激酶。

咬肌痉挛定义为琥珀胆碱给药后颌肌肌肉僵硬伴有四肢肌肉松弛的现象。咬肌和外侧翼状肌富含慢强直纤维,对去极化神经肌肉阻滞药的反应表现为挛缩。这即是有的学者认为的琥珀酰胆碱用药后引起颌肌张力增加的临床表现。颌肌的正常反应范围是:颌紧闭,然后出现颌僵直,最后颌严重僵硬(图88-1)。在连续使用非去极化肌松药预处理后仍有可能出现牙关紧闭。如果颌对开启动作略有抵抗,麻醉医师在密切监测情况下继续麻醉。如果颌对开启动作有中度抵抗,可有两种选择:终止麻醉或使用非激发性麻醉药继续麻醉。如果颌对开启动作有高度抵抗,比喻成"钢颌",特别是症状持续超过数分钟以上,预示病情严重,应该立即停止麻醉并启动MH治疗程序。如果除了牙关紧闭,还有其他肌肉僵直,则可高度怀疑MH。然而,超过80%的患者有牙关紧闭但没有其他肌肉僵直。因此,牙关紧闭发生后,应当立即监测呼气末二氧化碳、体温,动脉或静脉采血测定血气、酸碱状态、电解质水平和CK,特别关注血钾水平。一旦出现任何临床征象提示MH,应立即开始MH的治疗,包括应用丹曲林钠。

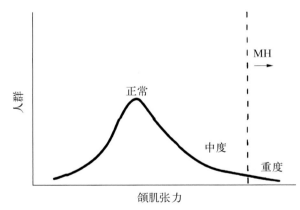

图88-1　琥珀胆碱常常轻度增加颌肌张力

有些患者颌肌张力中度增加,在少数患者极度增加(即"钢颌")。在颌肌张力极度增加的患者中,有多于50%的患者对恶性高热(MH)易感。下降曲线与虚线相交的面积是MH人群的分布区域

(三)晚发作型MH

不常见。可能在全身麻醉结束后才出现,通常在术后1 h之内开始。

如前所述的暴发型MH较罕见,大多数MH病例无症状发作,不可通过呼气末二氧化碳水平增加、进展性心动过速或肌肉僵硬来快速临床诊断。某些原因可延缓MH的进展,MH早期临床体征可能不明显,也可能直到患者送至恢复室后症状才逐渐明显。这与出现相似体征的其他疾病有显著不同,与

恶性高热有相似症状的疾病或综合征：① 药物毒性或滥用。② 胱氨酸贮积症。③ 糖尿病昏迷。④ 周围热的摄取大于丧失。⑤ 机器功能障碍伴有二氧化碳增加。⑥ 运动性高热。⑦ Freeman-Sheldon 综合征。⑧ 热休克。⑨ 甲状腺功能亢进症。⑩ 低钾周期性瘫痪。⑪ 颅内分流。⑫ 肌营养不良（Duchenne, Becker）。⑬ 肌强直。⑭ 恶性神经安定症候群。⑮ 成骨不全。⑯ 嗜铬细胞瘤。⑰ Prader-Willi 综合征。⑱ 横纹肌溶解症。⑲ 败血症。⑳ Wolf-Hirschhorn 综合征。如果临床主要表现是以呼气末二氧化碳缓慢增加，那么特殊治疗能够等待完整的临床病情检查后开始。一般来说，当使用非激发药物时，不能预测 MH 的发生。当使用挥发性麻醉药或琥珀酰胆碱时，如果出现呼气末二氧化碳意外增加、肌肉僵硬、体温上升、严重心动过速等临床表现，应怀疑 MH。

第四节　恶性高热的诊断与鉴别诊断

一、恶性高热的诊断

恶性高热需要通过临床表现、血生化检查、咖啡因-氟烷试验和基因检测等多个方面综合诊断。

（一）MH 的临床指标及评分

目前，临床上最常用的临床诊断标准为 1994 年北美 Larach 提出的恶性高热评分（clinicalgradingscale, CGS）（表88-3）。它根据性质将临床表现分为七大类，每一大类仅计一个最高分。总计分在 50 分以上，临床可基本确诊为 MH，35～49 分，MH 可能性很大，20～34 分，MH 可能性较大（表88-4）。

表88-3　北美恶性高热诊断评分

项　目	指　标	分　数
Ⅰ. 肌肉僵硬	全身肌肉僵硬（不包括由于体温降低和吸入麻醉苏醒期间及苏醒后即刻所导致的寒战）	15
	静脉注射琥珀酰胆碱后咬肌痉挛	15
Ⅱ. 肌溶解	静脉注射琥珀酰胆碱后肌酸激酶 > 20 000 IU	15
	未应用琥珀酰胆碱，麻醉后肌酸激酶 > 10 000 IU	15
	围术期出现肌红蛋白尿	10
	尿肌红蛋白 > 60 μg/L	5
	血清肌红蛋白 > 170 μg/L	5
	全血/血清/血浆 K^+ > 6 mmol/L（不包括合并肾衰竭时）	3
Ⅲ. 呼吸性酸中毒	在适当的控制呼吸条件下，呼气末二氧化碳分压 > 55 mmHg	15
	在适当的控制呼吸条件下，动脉血二氧化碳分压 > 60 mmHg	15
	在自主呼吸条件下，呼气末二氧化碳分压 > 60 mmHg	15
	在自主呼吸条件下，动脉血二氧化碳分压 > 65 mmHg	15
	异常的高碳酸血症	15
	异常的呼吸过速	10

（续表）

项　目	指　标	分　数
Ⅳ.体温升高	围术期体温出现异常快速的升高（需根据麻醉医师的判断）	15
	围术期体温异常升高（＞38.8℃）（需根据麻醉医师的判断）	10
Ⅴ.心律失常	异常的心动过速	3
	室性心动过速或心室颤动	3
Ⅵ.家族史（仅用于筛查易感者）	直系亲属中有恶性高热家族史	15
	非直系亲属中有恶性高热家族史	5
Ⅶ.其他	动脉血气显示碱剩余低于−8 mmol/L	10
	动脉血气显示pH＜7.25	10
	静脉注射丹曲林钠后呼吸性酸中毒及代谢性酸中毒很快纠正	5
	有恶性高热家族史伴有静息状态下肌酸激酶升高	10
	有恶性高热家族史伴有以上表现的任一种	10
总　分		

表88-4　恶性高热临床评分结果与发生MH可能性

得　分　范　围	级　　别	发生MH可能性
0	1	极不可能
3～9	2	不可能
10～19	3	接近于可能
20～34	4	较大的可能性
35～49	5	很可能
50⁺	6	几乎肯定

（二）实验室检查证据

MH的典型临床表现源于骨骼肌高代谢与损伤，因此，各项实验室检查结果均反映了机体高代谢状态和肌肉组织被破坏的改变（表88-5）。

表88-5　恶性高热的实验室检查证据

动脉血气	pH	降低
	PCO_2	极度升高
	PO_2	降低
电解质	K^+	升高
	Ca^{2+}	升高或降低
	Mg^{2+}	升高

（续表）

生化值	乳酸	升高
	丙酮酸	升高
	肌酸激酶	升高
	乳酸脱氢酶	升高
	醛缩酶	升高
	肌红蛋白	升高
凝血功能	国际标准化比值（INR）	升高
	凝血酶原时间（PT）	升高
	部分活化凝血酶原时间（APTT）	升高

（三）咖啡因/氟烷试验

目前诊断MH的金标准是氟烷和咖啡因骨骼肌收缩试验（in vitro contracture tests, IVCT）或咖啡因/氟烷收缩试验（calleine halothane contracture test, CHCT）的两种方案。第一种由欧洲恶性高热小组（EMHG）制订，第二种由北美恶性高热小组（NAMHG）制订，此两种方案相似但不完全相同，为了相互区别，EMHG方案命名为IVCT，NAMHG方案命名为CHCT。可进行活检的部位有：股肌群、腹直肌，特殊情况下的其他肌肉群。在此试验中，先在局部麻醉或全身麻醉下取上述部位约2 g肌肉组织，然后从中取重100～200 mg的一个肌束悬浮于37℃水浴中，加入不同浓度的氟烷、咖啡因，根据特殊的指南应用应变仪检测肌束的对称挛缩反应。如果测得的肌肉挛缩反应的阈值和强度超过了特定的值，则可诊断为恶性高热。

此试验灵敏度很高，几乎为100%，但假阳性率较高，约为20%。尽管如此，此试验结果可用于MH易感性的排除诊断。由于此试验为有创性，同时严重依赖一系列特殊仪器，价格昂贵，国内还没有单位开展常规检测。

（四）基因检测

1990年，一种RyR1基因突变被证实与猪恶性高热有关，DNA检测成为筛查MH易感性一种新方法。在人类，与MH有联系的有七个基因，RyR1基因可能是大多数MH病例的共同源头。目前，已经在RyR1基因中找到30个与MH相关的突变。基因检测的最大好处是只需要取得少量血样，并且此样本可以长途运输。其主要的局限性在于其灵敏度不高，即使检测上述30个突变，灵敏度也只有近30%。尚不能直接通过基因检测的方法确诊MH。患者如果存在下列情况应考虑基因检测，如：① 挛缩试验阳性；② 有家族成员挛缩试验阳性；③ 临床表现类似于MH发作但未作挛缩实验；④ 家族成员被发现有MH相关基因突变。在接受检查并鉴定出基因突变的人中，那些鉴定出致病突变的患者可以确诊为对MH易感，但是那些检出未产生该突变的人对MH的易感性并不能被排除，因为他（她）可能有另一个致病突变。是否需要进行氟烷—咖啡因骨骼肌体外收缩试验应该和一位MH方面的专家或遗传学方面的顾问进行全面讨论后再决定。

（五）微创代谢试验

为降低CHCT试验存在创伤以及术后感染、出血等风险，Schuster等设计了微创代谢试验（minimal-invasive metabolic test, MIMT）。将特制半透膜微透析探头置入股外侧肌，经林格液1μl/min

平衡灌流15 min，向肌肉组织中注射4%氟烷大豆油溶液或80 mmol/L咖啡因溶液200μl，15 min后，收集透析液测定其乳酸浓度，若乳酸浓度大于2.8 mmol/L（氟烷）或1.6 mmol/L（咖啡因），即为阳性。与CHCT比较，MIMT创伤明显减轻，且微量氟烷和咖啡因局部注射也不构成诱发MH发作的危险，但该试验尚未经过大规模、多中心临床评估，目前尚不能替代CHCT作为MH的常规检测手段。

二、恶性高热的鉴别诊断

（一）抗精神病药恶性综合征（NMS）

抗精神病药恶性综合征是一种与使用多种抗精神病药相关的危及生命的代谢紊乱。与NMS相关的代表药包括氟哌啶醇和氟哌利多，但使用任何抗精神病药、吩噻嗪类药物，以及其他中枢作用药物等的患者均有风险。NMS的发病机制尚有争议。尽管NMS与MH在发病后的病理生理学表现方面均有肌肉强直收缩，具有相似的终末通路，其临床表现与MH也非常相似，但两种疾病截然不同。NMS比MH更为常见（7/1 000～22/1 000与1/15 000～1/50 000）。NMS也是一种以高温、强直、横纹肌溶解、酸中毒和心动过速等表现为特征的高代谢综合征，临床表现和MH很相似。这种综合征与MH不同，其临床特征归因于中枢多巴胺的耗竭。这一疾病的主要治疗措施是应用苯二氮䓬类药物和一种多巴胺激动剂如溴隐亭。丹曲林对这种患者的治疗也有效。目前尚缺乏公认的NMS诊断标准，其诊断主要经鉴别诊断排除下列情况而定：① 中枢性原因：其中包括药物反应（抗胆碱药物、两性霉素或化疗药物，五羟色胺撤退反应等）、创伤性脑损伤和致死性紧张症；② 外周性原因：传染性疾病、甲状腺功能亢进症、中暑和MH。对活动性NMS患者不考虑择期手术。如术中出现NMS或NMS需急诊外科手术，则需开始容量复苏、机械通气、血流动力学监测等支持治疗，在此基础上选择合适的麻醉方法。NMS患者在围术期应停用抗精神病药，避免使用抗胆碱药。对NMS有效的治疗药物包括溴隐亭（多巴胺激动剂）、丹曲林钠、苯二氮䓬类药物和有助于改善强直患者通气的肌肉松弛剂。患者术后应转送重症监测病房继续支持性治疗，慎防肾功能衰竭。高热患者的鉴别诊断流程见图88-2。

（二）肌营养不良

肌营养不良是指一组以进行性加重的肌无力和支配运动的肌肉变性为特征的遗传性疾病群。在肌营养不良的各种类型中尤其需要注意的是埃-德肌营养不良和强直性肌营养不良。埃-德肌营养不良是一种X染色体连锁隐性遗传病，其特征为骨骼肌挛缩先于骨骼肌无力发生，且痉挛特征性分布于肱骨腓骨肌肉。患者无精神发育迟滞和呼吸功能异常。如有心肌受累则危及生命，表现为充血性心力衰竭、血栓栓塞或者心动过缓。与其他肌营养不良症不同，致病基因的女性携带者可能会有心脏损害。强制性肌营养不良症是一组累及骨骼肌的遗传性退行性变，其特征为骨骼肌在随意收缩或收到电刺激后出现持续性挛缩（肌强直）。周围神经和神经肌接头不受影响。肌电图可作为诊断依据，表现为肌肉动作电位反复而出现释放延长。这种随意收缩或刺激后发生的骨骼肌松弛障碍是由于钙代谢异常所导致的。细胞内的三磷腺苷酶不能将钙离子泵回肌浆网，胞质内遗留的钙离子可以引发持续的骨骼肌收缩。全身麻醉、区域麻醉或神经肌肉阻滞剂均不能防止或缓解这种骨骼肌挛缩。局部浸润麻醉可以使收缩的骨骼肌舒张。奎宁（300～600 mg，静脉注射）被报道在部分病例中有效。术后肌颤可能会诱发肌强直，提高手术室环境温度可降低肌强直的严重程度以及术后肌颤的发生率。多数肌强直的患者可生存至成年，并且

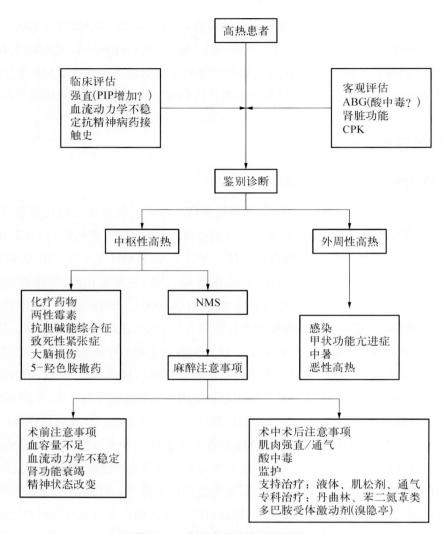

图 88-2　高热患者的鉴别诊断流程

无明显器官损害,这使得这些患者病情隐匿,以至于在未经充分评估该病的情况下行手术治疗。

(三)中央核肌病

中央核肌病(central core disease, CCD)的患者都表现出不同程度的肌肉无力,且在组织学上均于 I 型骨骼肌纤维上存在有中央轴空。被认为是一种隐性遗传性肌肉病,有严重轴向无力,呼吸、延髓和眼外肌通常受累。CCD 病例呈现散发性,大多数与 RyR1 基因突变相关。出生后起病,多表现为"软婴儿",继之发生运动发育迟缓,可伴有脊柱侧弯、先天性髋关节脱位、四肢关节挛缩等,肌张力低下,腱反射正常或减弱、消失,智力正常。重症患儿不能站立,坐立不稳,多数病例进展缓慢,重者常因呼吸困难和肺部感染而死亡。CCD 血清 CK 多正常,但在个别病例可以升高 6 ~ 14 倍。股四头肌超声检查,通常显示回声增强,而腹直肌相对较少累及。CCD 与 MH 为等位基因病,CCD 患者有很高的发生 MH 的可能性,相反亦然。在很多 CCD 患者中,骨骼肌收缩试验(in vitro contracture tests, IVCT)为阳性。考虑到 CCD 与 MH 之间的紧密联系与潜在风险,除非患者 IVCT 显示阴性,否则应将所有CCD 患者视为有 MH 的风险,因 CCD 患者麻醉药物诱发 MH 已有较多报道,建议使用非触发药物。

（四）横纹肌溶解症

围术期引起横纹肌损害和溶解的因素很多，MH与非麻醉用药所引起的横纹肌损害的区别在于：MH易感者的骨骼肌细胞存在先天缺陷，平常虽无异常表现，但在吸入麻醉药和琥珀酰胆碱的诱发下可出现骨骼肌强直收缩，从而出现横纹肌溶解的表现；而其他非麻醉用药诱发横纹肌溶解的可能机制多为药物对骨骼肌细胞膜的直接损害（如降脂药）或递质异常（如NMS）等，骨骼肌本身并不存在先天异常。

（五）甲状腺危象

甲状腺危象为威胁生命的甲状腺功能亢进症，由外伤、感染、内科疾病或手术刺激等诱发。甲状腺危象时，甲状腺激素绝对水平可能不会显著高于单纯甲状腺功能亢进，但血浆中甲状腺激素水平急性快速升高。通常发生在甲亢患者紧急手术后甲状腺功能未经处理或处理不当的患者。患者表现为极度焦虑、发热、心动过速、血流动力学不稳定、意识改变等。治疗包括迅速缓解甲状腺功能亢进和一般对症支持治疗。静脉输注含晶体液的葡萄糖溶液和降温（如冰毯，冰袋，吸入冷湿氧）治疗脱水；缓慢注射或微量泵入β受体阻滞剂，如普萘洛尔，拉贝洛尔，艾司洛尔等；控制心率在90次/min以下，每6 h给予地塞米松2 mg或每8 h给予皮质醇100～200 mg；鼻饲、口服或直肠给予抗甲状腺药物丙硫氧嘧啶（propylthiouracil, PTU）200～400 mg/8 h；如果出现休克，需要静脉直接输入血管收缩药（去氧肾上腺素）维持循环；建议使用β受体阻滞剂或洋地黄处理心房颤动伴随快速心室率。经上述处理，血清甲状腺激素水平一般在24～48 h内恢复正常，1周内痊愈。谨记，甲状腺危象的患者死亡率高达20%。

（六）其他

麻醉过程中某些异常情况或许多疾病的某些表现可能类似于MH，需与其相鉴别（表88-6）。

表88-6 恶性高热的鉴别诊断

鉴 别 诊 断	鉴 别 要 点
麻醉及镇痛不足	加深麻醉后可改善
感染或败血症	存在感染病灶
通气不足或新鲜气流量低	增加通气频率及增高新鲜气流量后呼吸末二氧化碳可下降
麻醉机故障	仔细观察可排除
过敏反应	多有相应的皮肤黏膜改变，且体温一般不会升高
嗜铬细胞瘤	不伴有二氧化碳产生、吸气末二氧化碳和体温的增高
脑干/下丘脑损害	有相应的病史
腹腔镜手术导致的呼气末二氧化碳升高	正在进行的腹腔镜手术可出现呼气末二氧化碳增高并伴有心动过速，伴或不伴皮下气肿
药物诱发的体温过高	存在引起"5-羟色胺综合征"药物的病史，如服用毒品、迷幻药
输血反应	输血后发生的体温升高
医源性体温升高	儿科患者较多，与加热过度和散热不足有关

第五节 恶性高热的治疗

一、MH治疗的药物——丹曲林钠（Dantrium/Revonto）

目前国际上治疗MH有效药物是丹曲林钠。丹曲林钠是一种乙内酰脲类衍生物，其治疗机制是通过结合RyR1受体通道抑制肌浆网内钙离子释放，在骨骼肌兴奋-收缩偶联水平上发挥作用，使骨骼肌松弛。丹曲林钠不影响神经肌肉接头功能，也不影响骨骼肌纤维膜电活动。临床所用的丹曲林钠是冻干制剂，每瓶含有丹曲林钠20 mg、甘露醇3 g和一定量的氢氧化钠，pH为9.5。使用时每瓶丹曲林钠需用60 ml注射用水溶解。该药在体内通过肝微粒体酶降解，代谢物经尿和胆汁排出，另有4%以原形从尿中排出。其消除半衰期为6～12 h。首次剂量为2.5 mg/kg，每5 min可追加1次，直至患者呼气末二氧化碳分压开始下降、肌肉僵直缓解、和（或）心率下降，最大剂量可达10～20 mg/kg。一般不超过40 mg/kg。丹曲林钠应根据临床表现个体化给药。如果患者出现持续的肌肉收缩和僵直，有时需要超过10 mg/kg的剂量。MH复发率接近50%，常发生在6.5 h内。为防止复发在用药后的24～72 h内继续使用丹曲林钠，每隔6 h给予1 mg/kg丹曲林，因为1/4的患者度过开始的危险期后在数小时后会再次发生高热，如果不及时输注丹曲林还有死亡的危险。丹曲林钠新剂型（Ryanodex）每瓶含有250 mg丹曲林，用时5 ml无菌注射用水溶化稀释，不可以用5%葡萄糖水或0.9%生理盐水代替，充分混匀成橘色不透明混悬液。每瓶250 mg丹曲林含有125 mg甘露醇。该药具有不良反应，故一般情况不常规预防性用药。如确需预防性用药，可在麻醉诱导前10～15 min静脉注射2 mg/kg。另外此药价格昂贵，且保质期短（仅1年左右），国内仅有少数大型三级甲等医院备有此药。

现在国外已有丹曲林钠口服片剂，保存期延长，价格比静脉制剂便宜，且可以预防性给药，口服后有效血药浓度可维持6～18 h，肌无力及血栓等不良反应均明显减轻。由于口服药起效时间慢，不适宜暴发型MH的抢救，美国MH协会不主张在急救时用口服丹曲林钠。目前国内大陆也无丹曲林钠口服药。

丹曲林钠的不良反应包括肌无力、高血钾、消化道紊乱及血栓性静脉炎等，其与维拉帕米合用可产生显著的心肌抑制作用。该药最严重的不良反应为全身性肌无力甚至会导致呼吸无力和吸入性肺炎；如果可以丹曲林钠最好从中心静脉给予，以免造成外周静脉的静脉炎。慎与维拉帕米合用，因为可加重高钾血症和产生显著的心肌抑制作用。

需要注意的是，丹曲林钠只是抢救MH的治疗措施之一，无论是否应用丹曲林钠，均应根据患者的具体情况及现有条件，立即停用诱发药物，积极进行物理降温，纠正内环境紊乱，保护肾功能等对症抢救处理措施。

二、MH的抢救处理（有/无丹曲林钠）

（一）有丹曲林钠

如出现MH的临床表现，应尽快求助，并告知外科医师，终止或推迟手术等，寻求获取丹曲林钠（图88-3）。在应用丹曲林钠的同时，急性期迅速开始下列治疗措施。

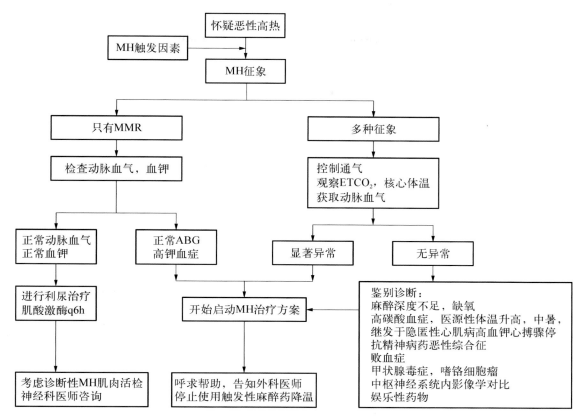

图88-3 临床怀疑恶性高热的处理流程（1）

（1）应立即终止吸入麻醉药和琥珀酰胆碱等，转为使用非触发性麻醉药物，更换钠石灰和呼吸管路，撤除挥发罐（可更换呼吸环路，但不要浪费过多时间去更换麻醉机），呼吸环路吸入和呼出两侧加用活性炭过滤器（1 h更换），并用高流量氧（＞10 L/min）进行过度通气（每分通气量达正常值的2～3倍），洗脱挥发性麻醉药物并可降低呼气末二氧化碳。

（2）大孔径通路静脉注射丹曲林钠，首次剂量2.5 mg/kg，必要时，丹曲林钠应用可能超过10 mg/kg，一般不超过40 mg/kg。重复应用，直至MH体征消退。药物具体介绍见本章节丹曲林钠部分。建立动脉置管，中心静脉置管，留置导尿管，抽取血样测量K^+，CK，肌红蛋白，血糖，动脉血气，肝功、肾功及凝血功能，留取尿样测肌红蛋白含量，检查是否有骨筋膜室综合征相关体征，在重症监护室严密监护至少24 h。

（3）继续监测$ETCO_2$、每分通气量、电解质、血气分析、CK、核心体温、尿量和颜色、凝血功能等，监测尿量。CK高于10 000 IU/L是横纹肌溶解症和肌红蛋白尿的可疑表现。如果CK和（或）钾离子短时间迅速升高或者尿量降至0.5 ml/(kg·h)以下，加大输液量、利尿以维持尿量＞1 ml/(kg·h)，并应用碳酸氢钠碱化尿液，防止肌红蛋白尿导致肾功能衰竭。

（4）核心体温＞39℃时立即开始降温，包括戴冰帽及酒精擦浴、静脉输注冷生理盐水（4℃，2 000～3 000 ml）、体腔内冰盐水灌洗、甚至体外循环降温等措施，体温降到38℃时停止降温，防止体温过低；纠正酸中毒（过度通气，pH＜7.2时静脉滴注碳酸氢钠）。

（5）纠正电解质紊乱，主要治疗高钾血症，采用过度通气，碳酸氢钠，葡萄糖/胰岛素和钙剂等治疗方法。静脉输注氯化钙0.1 mmol/kg，或葡萄糖酸钙；静脉输注碳酸氢钠1～2 mmol/kg；静脉输注葡

萄糖/胰岛素：葡萄糖 50 g+胰岛素 10 U（成人），葡萄糖 25 g+胰岛素 5 U（儿童）并监测血糖；呋塞米 0.5～1 mg/kg；顽固高血钾，必要及早时进行血液透析；如有心搏骤停可以考虑 ECMO 或体外循环。

（6）治疗酸中毒　高容量通气使动脉血二氧化碳值维持在正常范围，pH＜7.2 时静脉滴注碳酸氢钠。

（7）治疗心律失常　治疗心律失常可以用利多卡因。普鲁卡因和普鲁卡因胺（3～8 mg/kg 静脉滴注）有一定的预防心律失常和治疗作用。胺碘酮：300 mg（成人），3 mg/kg（儿童）。β 受体阻滞剂（艾司洛尔，美托洛尔）。必要时强心（毛花苷 C：强心、减慢心率）和血管活性药物运用。禁用钙通道阻滞剂，因其与丹曲林合用会加重高钾血症，导致心搏骤停。出现室颤时可使用电除颤。

（8）补充血容量，补偿转移到受损肌肉中的液体丢失。

（9）缓解脑水肿症状，采用甘露醇 0.25～0.5 g/kg，呋塞米 1 mg/kg 静脉注射。

（10）适当应用血管活性药等，以稳定血流动力学，保护肾脏及其他脏器功能。

（二）无丹曲林钠

当临床没有丹曲林钠时，除了以上对症处理（图 88-4），还应联系相关专科进行评估，积极进行血液净化治疗。血液净化治疗作为近年来应用逐渐广泛的抢救技术，其在 MH 患者救治中的应用前景是较为光明的。

（1）血液净化包括肾脏替代治疗（renal replacement therapy, RRT）、血液灌流（hemoperfusion, HP）及血浆置换（plasma exchange, PE）等。RRT 的基本模式有：① 血液透析（hemodialysis, HD），采用弥散、渗透和超滤原理清除血液中小分子物质和过多水分；② 血液滤过（hemofiltration, HF），模仿肾小球滤过和肾小管重吸收的原理，以对流方式清除过多水分和中分子物质；③ 血液透析滤过（hemodiafiltration, HDF），是血液透析和血液滤过的结合，可通过弥散和对流的方式清除体内溶质。连续肾脏替代治疗利于维持内环境稳定，清除肌红蛋白、炎性介质等，利于防治肾功能衰竭。

（2）血液滤过降温。与传统的冰敷、灌洗、擦拭等方法相比，持续床旁血液滤过降温效果更为确切，同时具备体温易于监测、温度可控性强的特点。相较于体外循环，持续血液滤过损伤更小，实施也更加方便。

（3）MH 发病早期肌红蛋白尿出现以前且有难以纠正的高钾血症和酸中毒时，可以选择血液透析，达到清除酸性代谢产物和钾离子的目的，对维持内环境稳定起到积极作用。

（4）随着 MH 病程的发展，肾脏损伤是继发于肌肉损伤后肌红蛋白尿的影响。可以选择血液滤过联合血浆置换，重点清除肌红蛋白等较大分子物质，防治肾小管的肌红蛋白管型的形成，减少肾功能的损伤。血浆置换清除肌红蛋白不可避免地损失凝血因子和蛋白质等物质，应动态监测凝血功能，及时补充凝血因子和蛋白质等。

加强监测和治疗以确保患者安全度过围术期（图 88-4）。体征消失后 36 h 持续监测生命体征，尿量，每 8 h 追踪血气 pH，乳酸，血钾和 CK 直到 CK 降低，记录肌肉张力，发病 24～48 h 内 25% 的 MH 可能复发，未行监测和积极处理可能致命。

有条件者，可做"离体骨骼肌收缩实验"以明确诊断并对患者及其直系亲属进行基因检测，筛选 MH 易感者并建立档案，告知患者及 MH 易感者在接受手术麻醉之前，告知接诊医师相关病史，做好相应预案，以防止 MH 发生。

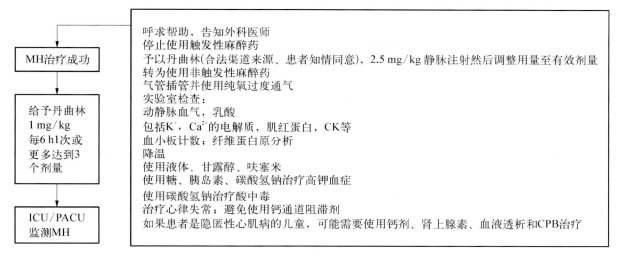

图88-4　临床怀疑恶性高热的处理流程（2）

第六节　恶性高热的预防

对于MH易感者，最主要的是避免MH发作。筛查易感者，进行详细的术前评估，准备充分的麻醉设施、监测设备、麻醉药物、抢救药物和特效药物，制订完善的麻醉方案及相关并发症的预案，不仅可以预防恶性高热的发生，还可以减少恶性高热相关并发症的发生，降低死亡率。

一、术前的评估与准备

首先，评估患者的MH易感性。具有恶性高热家族史，尤其是一级亲属的家族史；患有与MH易感性相关的潜在肌肉疾病的患者，是术中发作MH显著高危的患者。如果术前化验检查有不明原因的LDH或CK显著升高，也应提高警惕。

其次，患者的术前准备包括详细的了解病史，评估患者的生理状态，根据患者的包括肌酸激酶等各项实验室检查以及特殊调查综合评估、确定该患者对MH的易感性。建议易感者行氟烷/咖啡因挛缩试验，若无条件进行，易感者应严格按MH综合征处理。

在严密监测下的MH易感患者应用非MH触发麻醉药物实施麻醉时，不需使用丹曲林进行预防。正确使用非MH触发麻醉药物的情况下，MH的发病率极低。丹曲林可导致多种不良反应，例如恶心、呕吐、注射部位疼痛及对抽搐反应的抑制，后者使患者在术后易于产生呼吸功能不全。

二、麻醉设备的准备

（1）所使用的监护仪应可以进行如下监测：心电，血压（无创及有创血压监测），脉搏血氧，呼气末二氧化碳，体温检测，中心静脉压（必要时）。

（2）有条件可准备一台未被强效吸入性麻醉药污染的麻醉机。排空并停用挥发罐，以10 L/min快速充空气或氧气10 min，使用新的环路、送气管路、储气囊和二氧化碳吸收剂。或者使用独立式呼吸机和静脉麻醉药。

（3）实验室应可以快速进行血气、电解质、肌红蛋白、心肌酶谱等检查。

如果设备不足以治疗暴发性的MH的发作，应选择合适的医院重新安排手术。

三、降温措施的准备

当体内核心体温＞39℃时立即开始降温，包括戴冰帽、冰毯、静脉输注冷生理盐水、体腔内冰盐水灌洗，甚至体外循环降温等措施。当体温降到38℃时停止降温，以避免产生低温损伤。

四、麻醉技术和药物的选择

对于可疑或确诊的MH易感者，最主要的是应避免使用琥珀胆碱（除外NO）和一些有可能触发MH的吸入性麻醉药物。

技术：局部麻醉或区域阻滞是此类患者较合适的麻醉方式。如果必须使用全身麻醉，则建议使用全凭静脉麻醉。

药物：酯类和酰胺类局部麻醉药应用于恶性高热的患者均是安全的。可安全用于全身麻醉药物，有苯二氮䓬类药、巴比妥类药、氧化亚氮、麻醉性镇痛药、非去极化肌松药、丙泊酚等。

此外，需要准备的抢救药物有：碳酸氢钠、甘露醇、呋塞米、丹曲林静脉输注、蒸馏水、抗心律失常药、胰岛素、50%葡萄糖、氯化钙等。

第七节　恶性高热患者的术后管理

一、恶性高热常见并发症

MH常见并发症有酸中毒，高钾血症，心律失常，弥散性血管内凝血（DIC），肾功能衰竭等。

肌浆内钙离子浓度异常增高，使骨骼肌细胞发生强直收缩，产热增加，氧耗和CO_2生成急剧增加，进而出现一系列高代谢的临床症状，如呼吸性酸中毒（$PaCO_2$可超过100 mmHg）和代谢性酸中毒等。肌细胞膜的破坏，致钾离子从细胞内漏出引起高钾血症，肌红蛋白引起肌红蛋白血症和急性肾衰竭。高热、代谢性酸中毒、高钾血症等导致心动过速、心律失常、低血压和组织低灌注。DIC为MH的严重并发症，机制尚不清楚，有研究提示与高热有关，即发生DIC的患者体温更高。

二、术后监测要点

积极的治疗应从手术室开始并必须在重症监护室中继续执行。治疗后的病例，在发病6.5 h内，MH的复发率接近50%；在24～48 h内MH的复发率约为25%，因此在本病发作后至少36 h内，患者必须在ICU接受观察。在ICU，需要持续监测的生命体征包括心电监测、血压（最好为持续有创血压）、脉搏、呼气末二氧化碳和体温。需要持续监测的实验室指标有：动脉血气，电解质，凝血功能。此外，肌酸激酶也需要持续监测至正常（至少每12 h监测1次）。不能忽视的是患者的临床表现。如

患者再次出现无寒战时肌肉僵硬逐渐增强、异常高碳酸血症伴呼吸性酸中毒、无其他原因导致代谢性酸中毒、体温异常升高等则提示MH复发,应尽早启动治疗。给予丹曲林钠1 mg/kg静脉注射,每4~6 h 1次,或者0.25 mg/(kg·h)静脉输注,持续至少24 h,并根据临床观察调整。如果患者24 h内代谢稳定、核心体温低于38℃、肌酸激酶(CK-MB)下降、没有肌红蛋白尿表现且无肌肉僵硬,丹曲林可以停用或者给药间期延长到每8 h或者12 h 1次。

三、并发症的处理

(一)酸中毒

此类患者常合并有低氧血症,因此以高流量纯氧进行过度通气(每分通气量达正常值的2~3倍),使动脉血二氧化碳值维持在正常范围,当pH < 7.2时静脉滴注碳酸氢钠。

(二)高钾血症

停止一切含钾液体的输入,给予碳酸氢钠、葡萄糖、胰岛素比例糖水,给予呋塞米,必要时行血液透析治疗。

(三)心律失常

使用正规的抗心律失常药物治疗心律失常。常用药物有:胺碘酮,300 mg(成人),3 mg/kg(儿童);β受体阻滞剂(艾司洛尔,美托洛尔);其他抗心律失常药物。特别需要注意的是:如果已经应用了丹曲林,禁用钙通道阻滞剂,因其与丹曲林合用会加重高钾血症,导致心搏骤停。

(四)肾功能衰竭

充分静脉补液,使用晶体液(乳酸林格液或生理盐水);给予呋塞米(0.5~1 mg/kg)或甘露醇(1 g/kg),使患者保持足够的尿量[> 2 ml/(kg·h)]。碱化尿液,必要时使用血液滤过联合血浆置换,清除肌红蛋白等较大分子物质,防止肌红蛋白管型的形成,并同时有效降低肌酐、尿素氮、血钾、清除炎性介质,维护肾功能及内环境稳定,减少肾功能的损伤。

(五)DIC

密切监测凝血功能,建议根据血栓弹力图结果补充凝血物质,必要时行血浆置换。

四、对患者及家属的建议

患者及其家属应被告知本病的危险特征及诱发因素,在接受手术麻醉之前,告知接诊医师相关病史,做好相应预案,以防止MH发生。有条件者,可做"离体骨骼肌收缩实验"以明确诊断。对患者家族行谱系清查,进行基因检测,筛选MH易感者并建立档案。

尽管有些未麻醉患者发生MH,但是很罕见。MH易感者应注意他们对温度和运动的反应,对MH易感者应限制或避免过度暴露于高温和湿度,尤其在运动时。目前没有方法预测患者对环境因素的不良反应。

(李方舟 郭 巧 左云霞)

参 考 文 献

［ 1 ］ McCarthy E J. Malignant hyperthermia: pathophysiology, clinical presentation, and treatment. AACN Clin Issues, 2004, 15(2): 231−237.

［ 2 ］ Ben Abraham R, Adnet P, Glauber V, et al. Malignant hyperthermia. Postgrad Med J, 1998, 74(867): 11−17.

［ 3 ］ Larach M G, Localio A R, Allen G C, et al. A clinical grading scale to predict malignant hyperthermia susceptibility. Anesthesiology. 1994, 80(4): 771−779.

［ 4 ］ Kolb M E, Horne M L, Martz R. Dantrolene in human malignant hyperthermia. Anesthesiology. 1982, 56(4): 254−262.

［ 5 ］ 郭向阳,罗爱伦.恶性高热.中华麻醉学杂志,2001,21(10):604−606.

［ 6 ］ 王颖林,郭向阳,罗爱伦.恶性高热诊断和治疗的研究进展.中华麻醉学杂志,2006,26(1):92−94.

［ 7 ］ 王颖林,郭向阳,罗爱伦.我国大陆恶性高热病例的分析.中华麻醉学杂志,2006,26(2):107−109.

［ 8 ］ Urwyler A, Halsall P J, Mueller C, et al. Ryanodine receptor gene (*RYR1*) mutations for diagnosing susceptibility to malignant hyperthermia. Acta Anaesthesiol Scand, 2003, 47(42): 492.

［ 9 ］ Girard T, Treves S, Voronkov E, et al. Molecular genetic testing for malignant hyperthermia susceptibility. Anesthesiology, 2004, 100(5): 1076−1080.

［10］ Xu Z H, Luo A L, Guo X Y, et al. Malignant hyperthermia in China. Anesth Analg, 2006, 103(4): 983−985.

［11］ 王颖林,郭向阳,罗爱伦.恶性高热实验室诊断方法的初步建立.中华麻醉学杂志,2008,28(6):526−529.

［12］ 王颖林,郭向阳,罗爱伦.中国人恶性高热家系蓝尼定受体−1基因的筛查.中华麻醉学志,2008,8(11):1001−1003.

［13］ Guze B H, Baxter L R Jr. Current concepts. Neuroleptic malignant syndrome. N Engl J Med, 1985, 313(3): 163−166.

［14］ Wang Y L, Luo AL, Tan G, et al. Clinical features and diagnosis for Chinese cases with malignant hyperthermia: a case cluster from 2005 to 2007. Chin Med J (Engl), 2010, 123(10): 1241−1245.

［15］ Krause T, Gerbershagen M U, Fiege M, et al. Dantrolene—a review of its pharmacology, therapeutic use and new developments. Anaesthesia, 2004, 59(4): 364−373.

［16］ Caroff S N, Rosenberg H, Mann S C. Neuroleptic malignant syndrome in the perioperative period. Am J Anesthesiol 2001, 28, 387.

［17］ Sharma A, Karnik H, Kukreja S, et al. Malignant hyperthermia: Dantrolene sodium-A must have. Indian J Anaesth, 2012, 56: 212−213.

［18］ 罗爱伦.要加强恶性高热的早期临床诊断和处理.中华麻醉学杂志,2000,20(8):453.

［19］ Belani K G, Cao C, Daugherty D, et al. Malignant Hyperthermia Status in China. Anesthesia Analgesia, 2016, 122(2): 574−577.

［20］ Lois L B,Susan H N,Dawn D.麻醉决策:4版.王军,贾东林 主译.北京:北京大学医学出版社,2011.

［21］ 食品药品监管总局,民政部,国家卫生计生委,海关总署.捐赠药品进口管理规定.2016.

［22］ 张媛媛,张建荣.横纹肌溶解致急性肾损伤的发病机制及治疗进展.中华灾害救援医学,2017,5(2):96−100.

［23］ 血液净化急诊临床应用专家共识组.血液净化急诊临床应用专家共识.中华急诊医学杂志,2017,26(1):24−35.

［24］ 米勒.米勒麻醉学:8版.邓小明,曾因明,黄宇光 主译.北京:北京大学医学出版社,2016.

［25］ Sagui E. Malignant Hyperthermia, Exertional Heat Illness, and RYR1 Variants: The Muscle May Not Be the Brain. Anesthesiology, 2016, 124 (2): 510.

［26］ Seltenrich M, Capstick J, Bartlett C. Management of acute epiglottitis in an infant with a family history of malignant hyperthermia. Can J Anaesth, 2016, 63(4): 503−504.

［27］ Lewis K M, Ronish L A, Ríos E, et al. Characterization of Two Human Skeletal Calsequestrin Mutants Implicated in Malignant Hyperthermia and Vacuolar Aggregate Myopathy. J Biol Chem, 2015, 290 (48): 28665−28674.

［28］ Poussel M, Guerci P, Kaminsky P, et al. Exertional Heat Stroke and Susceptibility to Malignant Hyperthermia in an Athlete: Evidence for a Link? J Athl Train, 2015, 50 (11): 1212−1214.

［29］ Kohno Y, Koishi K, Nishiyama T. A Case of Suspected Delayed Postoperative Malignant Hyperthermia. Masui, 2015, 64 (6): 660−662.

［30］ Campion G H, Hadi A S, Berman A J, et al. Questions regarding the diagnosis of malignant hyperthermia. Anesthesiology, 2015, 123 (3): 731−732.

第89章
肺 部 感 染

围术期肺部感染是手术及麻醉相关风险的重要组成部分,也是增加术后发病率、死亡率和延长住院时间的重要原因,而外科术后肺部感染是术后肺部并发症的集中体现,特别是在有长期吸烟史和卧床史、有肺部基础性疾病病史的老年患者,这些患者胸腹部或者头部大手术后并发的肺部感染对术后康复的影响显著增大。

术后肺部感染包括终末气道、肺泡腔及肺间质在内的肺实质炎症,可由理化、免疫及药物引起。目前,国内外对于围术期肺部感染已有较多的研究,部分术后肺部感染的相关因素已得到确定,但仍有某些因素存在争议。目前对术后肺部感染的研究主要局限于某些特定手术或特定麻醉方式,且收集的病例数量相对较少,受制约的因素多,许多临床因素难以控制,结论存在一定的局限性。而对于术后肺部感染的病原学诊断及治疗的抗菌药物最佳选择仍需进一步探讨。

第一节　流行病学及病理生理学

一、流行病学

据国内报道,手术后肺部并发症的发生率为2%～19%。常见的术后肺部并发症主要包括肺部感染、肺不张、支气管痉挛、肺栓塞、呼吸衰竭和胸腔积液等。除肺部感染外,其他并发症若迁延时日或处理不当,最终均可发展成为肺部感染。胸腹部大手术后易于发生医院获得性肺炎,其发生率可高达10.7%,由此导致的死亡率高达19%～45%,感染性胸腹部手术死亡率甚至可增加至65%。近年来,术后肺部感染的发生率超过伤口感染、尿路感染,成为手术患者并发感染的首要原因,一旦发生肺部感染,将影响患者恢复,延长住院时间,增加住院费用,甚至导致患者死亡。

二、病理生理学

（一）肺部感染的病理生理学特点

肺部感染由肺泡内的病原微生物增殖扩散和宿主对病原体的反应引起。微生物通过以下几种方式向下呼吸道扩散:最常见的是从口咽部吸入;在睡眠状态(尤其是老年人)和意识不清时容易频繁

发生小容量吸入；许多病原体以受污染飞沫的方式被吸入；极少见的情况是肺炎由血源性传播（例如三尖瓣心内膜炎）或从感染性的胸膜与纵隔蔓延传播引起。

机械因素在宿主防御方面十分重要。鼻毛与鼻甲在呼吸时能够阻挡吸入气中较大的微粒，以防止它们到达下呼吸道。气管支气管树结构可捕获气道表面的微生物，通过黏膜纤毛的清除能力和分泌局部抗菌因子杀死并清除潜在的病原体。呕吐反射和咳嗽机制对预防吸入起到保护作用。此外，黏附于口咽黏膜细胞的正常菌群组成相对恒定，可阻止致病菌的黏附，并降低致病菌导致肺炎的风险。当这些防御屏障被打破，或微生物足够小以至于被吸入肺泡，肺泡巨噬细胞则开始发挥杀灭和清除病原体的作用。巨噬细胞与肺泡上皮细胞分泌的蛋白（例如表面活性蛋白A、表面活性蛋白D）一起发挥固有的促调理素效应或抗菌、抗病毒活性。一旦被巨噬细胞吞噬，病原体即使不被杀死，也可通过黏液纤毛摆动或淋巴管被清除，失去感染的能力。只有当吞噬和杀灭微生物的数量超过肺泡巨噬细胞的吞噬能力时，才会出现典型的肺部感染表现。这种情况下，肺泡巨噬细胞启动炎症应答反应以增强下气道的防御能力。宿主炎症反应，而非微生物的增殖扩散，引起肺炎的临床症状。炎症介质如IL-1、TNF的释放引起发热。趋化因子如IL-8、粒细胞集落刺激因子促进中性粒细胞的释放及肺内趋化，引起外周血白细胞增多和脓性分泌物增加。巨噬细胞和招募的中性粒细胞释放的炎症介质可导致类似于急性呼吸窘迫综合征的肺泡毛细血管渗漏，但其渗漏的部位较为局限（至少在初始阶段）。红细胞通过肺泡毛细血管屏障渗出，导致咯血。毛细血管渗出在X线片上表现为渗出影像，听诊可闻及湿啰音，肺泡腔被水肿液充盈以致出现低氧血症。一些细菌性病原体影响低氧条件下血管收缩能力，导致更加严重的低氧血症。全身炎症反应时呼吸驱动力增强导致出现呼吸性碱中毒。血管通透性增加引起的肺顺应性降低、低氧血症、呼吸驱动增强、分泌物增多以及感染相关性支气管痉挛等共同导致呼吸困难。若病情严重，继发肺容量下降、顺应性降低和肺内血液分流的肺力学改变可能导致呼吸衰竭和患者死亡。

（二）重症肺炎的病理生理学特点

围术期肺部感染通常为局部的肺部感染，随着全身炎症反应的出现和发展，病原体在体内播散，会累及其他各个器官系统，导致急性器官功能障碍，严重者导致循环障碍。患者易出现脓毒症，后期易导致顽固性低氧血症、难治性休克和肺炎相关并发症，如MODS、弥散性血管内凝血等。既往认为重症肺部感染的发病机制是病原体或毒素直接损害人体组织器官，造成人体组织器官功能障碍。目前认为重症肺炎是一种从局部感染发展为全身性感染的肺部感染性疾病，可累及全身各器官系统功能。重症肺炎的进展可表现为凝血功能障碍、低血压、微循环障碍，最终导致多器官功能障碍（图89-1）。

（三）不同基础情况围术期肺部感染患者病理生理学特点

肺部感染是肺实质和（或）肺间质部位的急性感染，引起机体不同程度缺氧和感染中毒的症状。患者基础情况、病理生理的特点不同，导致疾病进展及治疗结局有所差异。常见因素包括患者年龄、机体免疫功能情况、合并其他基础疾病等。

1. 年龄因素

婴幼儿、儿童和老年是围术期肺部感染的易感人群。这两类患者的免疫系统常发育未成熟或逐

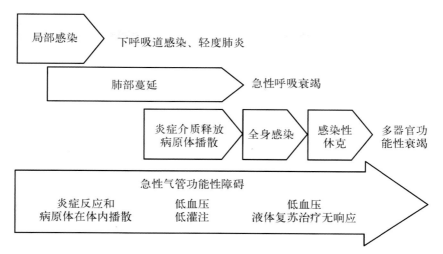

图89-1　重症肺炎进展流程图

渐减退,其生理功能及基础状况不佳,往往患者的预后差。

（1）婴幼儿和儿童期　由于儿童期,特别是新生儿、早产儿,许多器官系统的结构和功能尚不完善,对于药物毒性反应或不良反应的耐受程度较成人低,因此,临床上在诊断、处理儿童期,特别是婴幼儿期患者的感染性疾病时,应当考虑到儿科患者与成人的异同点。如婴幼儿和儿童,体温调节功能不完善,患儿体温骤升至≥40℃相当常见,而一些早产儿、体弱、营养不良的婴幼儿也可能出现体温过低现象;婴幼儿和儿童心血管系统、呼吸系统、中枢神经系统等发育尚未完善,在发生严重感染,特别是发生SIRS情况下,容易出现MODS,并且疾病进展迅速,可在短时间内危及患儿生命;婴幼儿和儿童的肝肾功能不够成熟,用药需谨慎,用药期间需密切监测肝、肾和其他器官系统功能。

（2）老年患者　随着年龄的增长,机体组织器官功能逐渐退化,老年人小气道杯状细胞数量随年龄的增大而增多,分泌亢进,黏液分泌增多,同时黏膜纤毛运动减弱,气管壁、肺组织的弹力减弱,使气管腔内的分泌物排出不畅,容易产生黏液潴留;喉、咽腔黏膜萎缩,感觉减退,容易引起吞咽障碍,使食物呛入下呼吸道,口咽部的定植菌也随之进入下呼吸道器官,患者应激能力减弱,不能抑制入侵细胞的病原体生长,从而使整个肺部受累;老年人因胸腺功能退化,胸腺激素减少,免疫功能随着年龄增长而逐渐降低;另外,老年人对外界病原体刺激反应性低,同时,肺净化功能减退,导致老年人肺炎的症状体征不典型。老年人各器官基础功能较差,心、脑、肾等重要器官的血流灌注不足,一旦出现肺炎很容易造成多器官功能障碍,常见的有心律失常、心力衰竭、肾功能不全等。所以,老年肺部感染患者应及早采取积极措施控制感染,重视早期表现,及时处理原发病,消除各种诱因,提高抢救的成功率。

2. 妊娠因素

由于妊娠期患者生理状况与普通成人患者有所不同,临床医师可能会面临两种情况:一是妊娠期的生理改变会使呼吸临床表现更为复杂,这些复杂的临床表现影响疾病及时诊断;妊娠期的生理改变是否会使疾病的临床表现不典型并因此影响疾病的及时诊断。二是各种检查诊断技术应用及治疗药物是否可能对胎儿产生不利的影响。妊娠期呼吸生理变化:肺活量下降4%～5%、功能余气量下降10%～25%、每分通气量增加30%～50%及肺弥散功能正常或轻微升高。功能余气量下降是由于妊娠期特别是中晚期,随着子宫增大,孕妇横膈升高时肺活量下降。每分通气量增多则是由于孕妇

代谢增高,潮气量增大,以及孕激素分泌增多所致。由于胎儿生长以及子宫增大,孕妇呼吸和心脏负荷增加使机体代谢增加,孕妇氧耗量可增加20%,氧需求增大必然导致通气量增加。孕激素对呼吸中枢有刺激作用,使孕妇呼吸幅度增加,潮气量增加40%,但不增加呼吸频率。每分通气量增加表现为动脉血气分析PaO_2略高于正常,$PaCO_2$略低于正常,后者是肾脏启动代偿机制以缓解呼吸性碱中毒,HCO_3^-排出量增加,动脉血HCO_3^-可低于正常。决定肺弥散功能的重要因素之一是肺循环血量。妊娠期心脏做功增强,心排血量增加,肺循环血量增多,肺弥散功能略有增加;但妊娠期往往存在稀释性血红蛋白浓度下降,影响肺弥散功能。因此,妊娠期妇女肺弥散功能可正常或轻微升高。

3. 机体免疫功能缺陷

免疫缺陷是一组由于免疫系统某个或某些环节异常所致的免疫功能不全而引起的疾病。患者年龄增高、患恶性肿瘤、使用化疗药物、长期应用免疫抑制剂或激素,使患者易产生免疫功能下降,继而机体易出现免疫缺陷的情况。而免疫功能的改变与感染性疾病有着密切的关系。免疫缺陷的患者易发生各种感染,呈现反复频繁发作,或病情加重或呈慢性持续状态。免疫缺陷患者可能发生多种病原体的混合感染,例如细菌、真菌、病毒、寄生虫感染。通常免疫缺陷主要为原发性免疫缺陷(又称先天性免疫缺陷)和继发性免疫缺陷(又称后天性免疫缺陷)。

(1)原发性免疫缺陷 原发性免疫缺陷(PID)是先天性的,出生时就存在的疾病,常伴有组织器官的发育畸形,故又称为先天性免疫缺陷。PID多数为遗传性缺陷引起。严重免疫缺陷的患者不能成长到成年即死于各种感染。PID分为5大类,最多见的是抗体免疫缺陷,约占PID的50%,其他为细胞免疫缺陷(20%)、联合免疫缺陷(细胞免疫和体液免疫联合缺陷,18%)、吞噬细胞缺陷(10%)和补体系统缺陷(2%)。PID在肺部的表现也是多种多样,最常见的是感染,良性淋巴组织增殖综合征和恶性肿瘤也比较常见。其他少见的症状主要有肺水肿、肺栓塞、药物相关疾病和移植相关肺部疾病。另外,年龄是原发性免疫缺陷的重要特点。原发性免疫缺陷多发生在儿童,在婴儿或儿童期即可开始出现反复感染。6个月以下婴儿多为T淋巴细胞缺陷,较大年龄的儿童则可能有抗体缺陷。免疫缺陷的婴儿常发生严重的病原体感染,迁延不愈,反复出现,如慢性支气管炎及肺炎等。

(2)继发性免疫缺陷 继发性免疫缺陷(SID)是由于某些原因导致的免疫功能低下,常见原因包括物理因素(如放射线照射)、化学因素(如免疫抑制剂和某些抗生素的应用)、生物因素(如病毒感染)等,营养不良、大型外科手术或创伤引起的蛋白合成不足或消耗过多、肿瘤、脾切除、中毒等病理状况及妊娠、老年等生理状态也是发生继发性免疫缺陷的常见原因。继发性免疫缺陷远比PID常见,发病者不局限于儿童,但免疫缺陷的程度较轻,常常只表现为不同程度的免疫功能低下,多数是暂时性的,消除病因后能自我恢复。相对于PID,继发性免疫缺陷较易纠正。但放射线照射引起的造血系统损害往往是不可逆的,吞噬细胞及淋巴细胞长期处于低下水平,难以纠正。

人免疫缺陷病毒(HIV)引起的继发性免疫缺陷称为获得性免疫缺陷综合征(AIDS),属于感染性疾病,也可列为特殊类型的继发性免疫缺陷,是由于CD4T淋巴细胞受到病毒的持续性损伤所致。HIV感染后,CD4细胞数目不断减少,淋巴组织结构逐渐破坏,最终导致严重细胞免疫和体液免疫缺陷。在临床上,一部分HIV患者是由于并发卡氏肺孢子虫肺炎而就诊于急诊,随后检查确诊AIDS。

总之,不论是儿童或成人,如反复发生严重或罕见病原体的感染均应考虑免疫缺陷病。发生在幼儿的免疫缺陷通常是遗传性的,询问家族史并进行家系调查可能发现重要线索。对成人反复发生的慢性感染一般首先考虑继发性免疫缺陷。根据病史,是否有用药史、辐射或毒物接触史和手术史(如

和肺炎克雷伯菌产超广谱β-内酰胺酶的比例从1994年的11%升高到2001年的34%。特别是近年来,碳青霉烯酶的检出率不断增加,极有可能成为今后的治疗难题。鲍曼不动杆菌常对多种药物耐药,一旦出现多重耐药菌株就难以被清除,并被称为"革兰阴性菌耐甲氧西林金黄色葡萄球菌(gram negative MRSA)",铜绿假单胞菌对哌拉西林耐药可作为其多重耐药的标志。目前在我国90%以上的金黄色葡萄球菌对青霉素耐药,产青霉素酶致耐药既有获得性耐药,也有天然的固有耐药;耐药转移既可经质粒介导,也可经噬菌体作耐药基因转导。中国细菌耐药研究组监测报告,2001年我国ICU内MRSA的监测率在60%～70%,而非ICU耐药率在20%～30%。李家泰等报告,2003年我国14家大型教学医院MRSA发生率为60.7%。不同感染类型的MRSA发生率有所差异,其中肺部感染最严重(87.2%),血行感染为48.9%,高于外科伤口感染。近年来虽缺乏大规模的调查数据,但单中心和局部地区的资料表明,MRSA的发生率不但没有下降,反而有不同程度的增加。更有甚者,1997年始国外出现了万古霉素中介敏感金葡菌(VISA)和万古霉素耐药金葡菌(VRSA),这种变迁必须予以高度关注。其他常见的耐药菌株还有耐万古霉素肠球菌(VRE)及耐青霉素肺炎链球菌(PRSP)等。此外,由于各地区、各医院以及相同医院不同科室之间,抗生素使用的品种、剂量及用法等差异越来越大,所以各地区、各医院以及相同医院不同科室之间主要致病菌及耐药情况的差异日益明显。在围术期合并肺部感染时,我们不仅仅要关注国内外主要致病菌及耐药的变迁趋势,更为重要的是要及时了解本单位、本科室近期实验室的菌种鉴定和药敏结果,并定期对医护及相关人员进行细菌学监测。

第四节　临床表现及诊断

一、临床表现

围术期肺部感染的症状变化较大,可轻可重,决定于病原体和宿主的状态。常见症状为咳嗽、咳痰,或原有呼吸道症状加重,并出现脓性痰或血痰,伴或不伴胸痛。肺炎病变范围大者可有呼吸困难,呼吸窘迫。大多数患者有发热。早期肺部体征无明显异常,重症者可有呼吸频率增快,鼻翼翕动,发绀。肺实变时有典型的体征,如叩诊浊音,语音震颤增强和支气管呼吸音等,也可以闻及湿啰音。并发胸腔积液者,患侧胸部叩诊浊音,语颤减弱,呼吸音减弱。

二、诊断标准

围术期的肺部感染的诊断至今没有金标准,目前公认的诊断标准是在"术后新出现的或进展的肺部浸润影"基础上加上至少一项系统性体征,包括"新出现的发热(T＞38.0℃),白细胞增多($\geqslant 12 \times 10^9$/L)或减少($< 4 \times 10^9$/L),70岁以上老人出现其他原因无法解释的精神状态异常",再加上至少两项肺部症状及体征,包括"新出现的脓痰或原有痰液性状的改变,新出现的咳嗽或原有咳嗽加重或出现气促和呼吸困难,肺部啰音或支气管呼吸音,氧合指数下降"。但该诊断标准以非特征性临床征象为依据,诊断敏感性和特异性均较低。

（一）临床肺部感染评分（CPIS）

CPIS是帮助判断患者术后感染的工具。CPIS综合了数种可预测肺炎的临床要素，包括体温，白细胞计数，呼吸道分泌物性状，PaO_2/FiO_2（动脉氧分压/吸入氧浓度）及胸部X线结果（表89-1）。CPIS≥6时需要高度怀疑术后肺部感染。但荟萃分析发现，CPIS诊断肺部感染敏感性和特异性仅分别为65%和64%。另一项针对ICU内收治的术后患者的前瞻性研究发现，即便CPIS分数<6分，在微生物学证据充分的情况下也可以诊断肺部感染。因此，2016年IDSA指南不推荐CPIS作为诊断医院获得性肺炎的工具。外周血炎症相关因子，如C反应蛋白（CRP），降钙素原（PCT）诊断术后肺部感染的效力也非常有限。研究发现肺部感染和非肺部感染的术后患者外周血CRP差异无统计学意义，故CRP无法作为肺部感染的诊断工具。针对PCT诊断肺部感染的荟萃分析发现其诊断的敏感性和特异性仅为67%和83%，故PCT也无法作为肺部感染的诊断辅助工具。

表89-1　临床肺部感染评分（CPIS）系统表

项　　目	0分	1分	2分
体温（12 h平均值，℃）	36～38	38～39	>39或<36
白细胞计数（×10^9/L）	4～11	11～17	<4或>17
分泌物（24 h吸出物性状数量）	无痰或少许	中～大量，非脓性	中～大量，脓性
气体交换指数（PaO_2/FiO_2，kPa）	>33		<33
胸部X线片浸润影	无	斑片状	融合片状
痰培养	无生长或量少	菌量中或大	培养菌落与染色吻合

（二）病原学诊断

荟萃分析显示，不论是通过侵入性，还是非侵入性方法获取呼吸道样本，不论是定量培养，还是半定量培养获取医院获得性肺部感染的病原学诊断，均不影响任何临床预后。获取非侵入性呼吸道标本较侵入性方法便捷，故2016版IDSA指南推荐采用非侵入性呼吸道标本半定量培养诊断医院获得性肺部感染的病原，包括自发咳嗽、诱导排痰，对不能配合排痰的患者经鼻气管内吸痰、机械通气的患者经人工气道内吸痰。

传统的微生物培养技术获得病原学诊断至少需要3天。分子生物学、代谢产物学和蛋白质组成学技术使病原学诊断时间缩短到2 h。目前运用于临床的快速诊断技术有GeneXpert分子生物学检测系统和微生物质谱检测系统。GeneXpert系统整合定量PCR分子检测过程中的样品制备、核酸纯化、基因扩增、结果报告等步骤并将其自动化，WHO已批准GeneXpert用于诊断结核分枝杆菌和难辨梭状杆菌感染。GeneXpert系统还可检测细菌耐药基因，从而指导抗生素使用。微生物质谱检测系统是一种高通量微生物鉴定系统，利用微生物自身独特的蛋白质组成形成的蛋白质指纹图谱，完成微生物的快速鉴定和分类。与传统的微生物鉴定技术相比，这些快速检测技术具有操作简单、快速、通量高、灵敏度高、准确度好、试剂耗品经济等优势。这些技术的应用可以帮助实现术后患者发生医院获得性肺炎从经验性治疗向靶向治疗的转变。

第五节 治　疗

一、治疗原则

2016版IDSA指南推荐所有经验性治疗方案均应覆盖金黄色葡萄球菌、铜绿假单胞菌和其他革兰阴性杆菌。但鉴于不同的国家、地区、医院、甚至一家医院不同ICU之间及不同标本来源（例如来自肺的标本与其他部位的标本）的微生物种类、抗生素耐药谱及耐药方式的巨大差异，2016版IDSA指南强调需根据当地医院获得性肺炎病原体的流行情况（尤其是当地医院，危重症患者，以及肺部感染患者的病原菌和药物敏感性情况）及其对抗生素的易感性选择经验性治疗的基础方案；指南强调尽量缩小细菌范围，确保充分治疗的同时减少不必要的抗生素暴露和由此引发的不良后果。

二、MDR菌感染危险因素和治疗时机

2016年IDSA指南强调过去90天静脉使用抗生素是医院获得性肺炎MDR菌感染的危险因素。此外，感染性休克、ARDS、肾脏替代治疗及机械通气前住院时间超过5天是MDR呼吸机相关性肺炎的独立危险因素。来自美国的数据显示，和医院获得性肺炎相关的最常见的微生物为金黄色葡萄球菌（占分离菌株的20%～30%）、铜绿假单胞菌（占分离菌株的10%～20%）、革兰阴性肠杆菌（占分离菌株的20%～40%）和鲍曼不动杆菌（占分离菌株的5%～10%）。来自北美、欧洲、亚洲及南美的24项研究的荟萃分析显示，医院获得性肺炎潜在耐药性病原体的发病率为非葡萄糖发酵型革兰阴性杆菌菌株19%（95% CI 15%～24%），其中铜绿假单胞菌占13%（95% CI 10%～17%）、不动杆菌属占4%（95% CI 2%～6%）、肠p的16%（95% CI 12%～21%）；MRSA菌株的10%（95% CI 6%～14%）和MSSA菌株的6%。基于上述证据，2016版IDSA指南推荐，存在耐药危险因素，或患者所在病区中＞10%～20%的金黄色葡萄球菌对甲氧西林耐药，以及患者所在病区MRSA流行情况未知时均需在治疗方案中包含对MRSA有效的药物；存在耐药危险因素，或患者所在病区分离出的革兰阴性菌对单药治疗的耐药率＞10%，以及患者所在病房内的药敏情况未知时，建议使用两种不同类别的抗铜绿假单胞菌抗生素联合治疗。

三、短疗程和窄谱治疗

2016版IDSA指南推荐医院获得性肺炎疗程为7天，该推荐的证据来源于针对呼吸机相关性肺炎疗程的相关研究。这些研究发现，相较于长疗程法（即10～15天），短疗程法（即7～8天）增加了28天无抗生素期（平均差值4.02天；95% CI 2.26～5.78天），减少了MDR病原体引起的复发性呼吸机相关性肺炎（42.1% vs 62.3%；OR=0.44；95% CI 0.21～0.95）。就死亡率、复发性肺炎、治疗失败、住院时间或人工呼吸的持续时间而言，两种疗程并无差异。在非葡萄糖发酵革兰阴性杆菌（包括假单胞

菌和不动杆菌)引起的呼吸机相关性肺炎亚组中,短程治疗与复发相关(41.8% vs 24.7%;OR=2.18;95% CI 1.14～4.16),但未发现死亡率差异和其他临床转归差异。

2016版IDSA指南推荐降阶梯治疗,其策略是通过改变抗生素种类或将联合治疗变为单药治疗,从而将经验性广谱抗生素治疗变为窄谱抗生素治疗。窄谱抗生素治疗不仅可以避免广谱抗生素使用带来的不良后果,还可以改善呼吸机相关性肺炎预后。一项针对ICU内137例医院获得性肺炎的研究发现,接受窄谱抗生素治疗的患者较对照组肺炎相关病死率更低(2.3% vs 10.8%,P=0.08)。另一项针对ICU内合并严重脓毒血症和感染性休克的712名患者研究发现,窄谱抗生素治疗患者的病死率更低(OR=0.58,95% CI 0.36～0.93)。

感染患者抗菌药物的疗程一直存在争议。停药早可降低耐药的发生,但有感染复发的危险,而疗程过长,选择耐药菌的问题就会变得突出。欧洲一项多中心随机对照研究表明,401例呼吸机相关性肺炎中,除铜绿假单胞菌等非发酵菌外,多种病原菌呼吸机相关性肺炎抗生素8天疗程与16天疗程比较,病死率为18.18% vs 17.12%,复发率为28.18% vs 26.10%,二者比较差异无统计学意义;而短程治疗组未用抗生素的时间显著多于长程治疗组(13.11天 vs 8.17天,P＜0.001),且其后出现多耐药革兰阴性杆菌感染率显著减少(42.15% vs 62.10%,P=0.04)。短程治疗的必要条件是宿主免疫机制健全、单一敏感菌感染、不存在影响抗菌药物作用的局部组织因素(如过低pH、脓肿形成或包裹)以及选择快速起效和穿透强的杀菌剂。可能还需更多的研究以确定采用短程治疗策略时各类感染的应用指征和最适当的短程疗法应用时间。有作者认为,对于铜绿假单胞菌、不动杆菌等多重耐药致病菌引起的严重感染,应适当延长抗菌药物疗程,并应考虑联合用药。

四、循环用药策略

合理使用抗菌药物导致围术期肺部感染主要致病菌频繁更替以及耐药越来越严重的原因是多方面的,其中抗菌药物的不合理使用是病原菌产生耐药的主要原因之一,合理、科学地使用抗菌药物能降低细菌的耐药率。抗菌药物的合理使用包括根据感染的特点和严重程度综合本科室近期细菌学种类及药敏特点,及时给予有效的经验性抗菌药物治疗。之后,根据病原学培养结果和临床疗效及时调整抗菌药物,实现目标性治疗。同时,还应根据抗菌药物的药代动力学和药效学特点,采用适当的抗菌药物和剂量。除此之外,循环用药策略、策略性更换抗菌药物以及缩短抗菌药物疗程等在降低细菌耐药率中的作用也受到较多关注。循环用药策略早在20世纪70年代,因为庆大霉素耐药率上升,就开始了阿米卡星与庆大霉素循环(轮换)使用的研究,结果不甚一致,总体上认为循环用药可以减少二者耐药的发生。2003年Gruson等报道,Pellegrin大学医院自1996年起的7年内在呼吸机相关性肺炎的治疗中实施循环用药,早发型呼吸机相关性肺炎(＜7天)依次采用阿莫西林/克拉维酸、头孢噻肟、头孢曲松、头孢匹罗进行每月轮换治疗,迟发型呼吸机相关性肺炎(≥7天)则依次轮换采用头孢吡肟、哌拉西林/三唑巴坦、亚胺培南、替卡西林/克拉维酸、头孢他啶治疗,结果呼吸机相关性肺炎的发生率从23%降至16.3%,而且迟发型呼吸机相关性肺炎患者感染的革兰阴性杆菌对上述抗生素,特别是对哌拉西林/三唑巴坦和头孢吡肟的敏感性得到改善。美国Virginia大学医学中心的ICU病房连续对1 456例(540例感染病例)进行轮换用药,其中对肺炎患者每3月依次更换环丙沙星 ± 克林霉素、哌拉西林/三唑巴坦、碳青

霉烯、头孢吡肟 ± 克林霉素进行治疗。结果显示，革兰阳性球菌中的MRSA，MRSE和庆大霉素耐药肠球菌（GRE）和革兰阴性杆菌中的铜绿假单胞菌、不动杆菌和洋葱伯克霍尔德菌的耐药率均降低。虽然关于循环用药能否降低耐药率也有不少否定的报告，但目前倾向性的观点是：循环用药符合抗菌药物选择多样化的要求，可以总体上减少耐药，不过其远期疗效尚有待于进一步的研究来明确。

五、策略性换药

在第三代头孢菌素特别是头孢他啶对肠杆菌科细菌耐药率不断增高且常引起医院内暴发流行的情况下，应用头孢吡肟或哌拉西林/他唑巴坦取代头孢他啶等能够抵抗AmpC酶或超广谱β-内酰胺酶（ESBL）的药物治疗临床感染，并限制头孢他啶的使用，以减少头孢他啶耐药，这称为策略性换药，也称干预策略。已有不少研究证明干预策略可以降低细菌的耐药率。策略性换药与循环用药有类似之处，不同之处在于策略性换药建立在耐药性监测的基础上，当出现头孢他啶等耐药率显著增高时才进行干预是一种被动措施，而循环用药则是主动出击，且是强制性的，实施上可能更困难一些。目前认为干预策略是有效的，但大多限于耐药菌医院内暴发流行时，在通常状况下的作用尚未进一步证实。

六、雾化吸入抗菌药物治疗

目前可用于雾化吸入治疗的抗生素包括阿米卡星、磷霉素、多黏菌素、头孢他啶、庆大霉素、妥布霉素（妥布霉素已被美国FDA批准用于肺囊性纤维化患者肺内铜绿假单胞菌定植治疗）、西梭米星和万古霉素。一项安慰剂对照的随机研究发现，在静脉抗生素基础上联合阿米卡星吸入治疗呼吸机相关性肺炎，可显著缩短静脉抗生素疗程。另一项随机研究单用"头孢他啶+阿米卡星"吸入治疗铜绿假单胞菌呼吸机相关性肺炎，对照组静脉使用"头孢他啶+阿米卡星"治疗，疗程8天；结果显示，吸入组和静脉组的治疗成功率（70% vs 55%）、失败率（15% vs 30%）相近；该研究还证实吸入抗生素对肺通气功能没有影响。一项回顾性队列研究发现，在静脉抗生素基础上加用多黏菌素吸入，显著提高MDR呼吸机相关性肺炎的临床治愈率［79%（62/78）vs 60.5%（26/43），$P=0.025$］。另一项类似的回顾性多中心研究发现，静脉抗生素基础上加用多黏菌素吸入治疗革兰阴性杆菌呼吸机相关性肺炎，可获得更高的细菌清除率（60.9% vs 38.2%，$P=0.03$）。一项使用喷射雾化器吸入抗生素的随机、双盲、安慰剂对照研究发现，吸入抗生素显著降低ICU内机械通气患者的CPIS，其平均值在吸入抗生素前为9.3 ± 2.7，14日治疗后降至5.3 ± 2.6，而安慰剂组的CPIS值治疗前后无明显变化（治疗前8.0 ± 2.3，治疗后8.6 ± 2.1）。

理论上雾化吸入抗生素可在肺组织局部获得较高药物浓度，不仅有效抑制和杀灭细菌，还可减少因抗生素组织浓度过低诱导细菌耐药的风险。但迄今雾化吸入抗生素的剂型、剂量、频次尚在探索中。2016版IDSA指南推荐同时采用吸入和系统性抗生素治疗只对氨基苷类抗生素或多黏菌素易感的革兰阴性菌呼吸机相关性肺炎。尽管该推荐级别弱，证据质量低，但在新抗生素匮乏的今天是对单一静脉治疗无效患者的合理选择。

第六节 预 防

围术期肺部感染是医院获得性肺炎的常见类型,导致住院时间的延长、医疗费用及死亡率的增加,因此必须采取有效手段进行干预和处理。

一、术前完善相关检查

评估患者的心肺功能,及时发现肺部感染的高危因素;对存在基础肺部疾病的手术患者,应先将基础疾病控制在稳定期方能进行手术;吸烟患者术前两周戒烟,并锻炼呼吸功能及有效的咳嗽训练。术前由手术医师和麻醉医师根据患者的病情及基础生理情况仔细进行评估,针对不同手术方式制订出相对的麻醉方案,缩短麻醉给药时间,提高外科技术,缩短手术时间,从而减少病原菌入侵机会。

二、术中妥善管理气道

插管时掌握无菌原则及熟练的插管技术,防止误吸;尽可能缩短手术时间,掌握适度的麻醉深度,使患者术后能尽快清醒,尽早拔除气管插管。在麻醉的实施过程中要严格执行无菌进行,按照操作规范进行操作。特别是气管插管全麻患者,在操作的过程中应注意操作的规范,喉镜或气管导管的前端避免用手直接接触,以免细菌进入呼吸道引起呼吸道感染。在椎管内麻醉和区域阻滞麻醉时,操作前麻醉医师应注意麻醉机和用品消毒无菌处理,行麻醉操作时应彻底消毒,熟练掌握气管插管技术,插管操作尽量温柔可靠,减少对气道黏膜的损伤。通过对麻醉科医疗工作中存在的医院感染危险因素进行探讨,提高麻醉科医护人员对感染控制的认识,使医护人员具备高度的责任心和对医院感染控制的水平,从而有效的预防和控制医院感染的发生,最大限度的保障手术安全。

三、术后处理

术后疼痛导致患者不能进行有效的咳嗽及深呼吸锻炼,有效镇痛能减少对膈肌的抑制、改善潮气量及肺活量,Pöpping等荟萃分析显示硬膜外镇痛能有效降低术后肺炎的发生率。术后卧床保持30°~45°体位,防止胃肠道内容物反流及误吸,鼓励患者早期下床活动及深呼吸运动。对于咳痰无力的患者应加强翻身拍背及肺部理疗,促进气道分泌物的清除。美国斯坦福大学2010年发表的文章显示:呼吸锻炼、氯己定进行口腔卫生、离床活动及床头抬高等干预措施能使普通病房肺部感染的发生率由0.78%下降至0.18%($P=0.006$),使2008年普通病房肺部感染的发生率较2006年下降了81%。多项研究提示抬高床头能降低呼吸机相关性肺炎的发生率,床头抬高至少30°能降低误吸及误吸相关肺炎的发生率。

四、提高感控意识

组织学习培训加强麻醉科医护人员对医院感染的认识,认真落实各项规章制度,使其了解自身的义务和责任,在工作过程中严格自律,时刻保持责任心,提高自律性,将医院感染管理转变为自觉性的行动,把握好工作中的各个细节,严格执行医院各项规章制度,确保医院麻醉科的各项工作切实落实到位。

提高对医疗用品、器械的管理及消毒,对一次性医疗用品的购进、使用、回收、毁形要严格把关,使用前严格核对产品的名称、生产厂家、生产批号、有效期、型号规格等,不可使用过期、不合格、包装破损、潮湿、被污染、外包装字迹模糊不清的产品,一次性医疗用品应存放在干燥、清洁、湿度及温度适中、通风好的柜内,并与其他消毒无菌物品分别放置。每台手术结束后对手术室进行消毒,同时消毒麻醉机、监护仪,每日手术结束后对麻醉机、监护仪、导线进行彻底的清洁、消毒,并对麻醉机的性能进行检测,并每月对其进行全面保养。

五、其他

熟悉围术期患者的病理生理改变,从源头上减少围术期院内肺部感染的发生率,不但能提高手术患者的救治成功率,而且还可减少抗菌药物的使用,从而减缓耐药的发生。近年来一些新的理念和措施,对减少围术期肺部感染的发生起到了良好的作用,如加强口腔护理和洗手、慎用制酸剂以及"加速康复理念"等。有多种机制可导致细菌进入肺部,包括吸入、血源播散、邻近组织播散、原位繁殖、分泌物的吸入及上消化道细菌易位等。有作者认为,口腔部定植菌误吸是医院获得性肺炎最常见的感染源,50%~70%的健康人在睡眠时口咽部分泌物被吸入下呼吸道。外科术后应激状态下,鼻咽部对寄生菌抵御能力下降,唾液平均流速降低,细菌繁殖能力增强,加之患者呼吸道纤毛运动及细支气管收缩力下降,易造成肺炎。所以外科术后除定时翻身、拍背外,要非常重视口腔护理,目前关于如何做好口腔护理来减少肺部并发症的研究也逐渐增多。胃酸可杀灭摄入胃内的细菌,在酸性环境下,只有幽门螺旋杆菌可以生存下来。外科术后用制酸剂来预防应激性消化道溃疡,曾经是"术后常规"之一。用制酸剂后胃液 pH > 4,这时胃腔内革兰阴性菌可大量生长,ICU 患者即使已行气管插管,也经常有胃内容物反流或误吸入肺,导致医源性肺炎。虽然对制酸剂是否导致医源性肺炎发生率增高尚有一些反对意见,但目前不推荐术后常规使用制酸剂。另外,减少院内交叉感染也是预防肺部感染的有效措施,特别是医护人员在接触患者前及时、正确的洗手,被认为是减少交叉感染的重要内容。加速康复治疗技术最早由丹麦的 Kehlet 提出,越来越多的研究表明,加速康复的许多措施均在减少和控制围术期肺部感染中直接或间接地起到积极作用。比如:① 通常认为,胃肠道手术后,患者须等到通气方可进食。然而,大宗病例的荟萃分析结果表明,早期(24 h 内)进食或实施肠内营养能够显著降低腹腔、切口及肺部感染的发生率,缩短住院时间。② 手术(尤其是胃肠道手术)前放置胃肠减压管也是"常规"之一,但 Manning 等的研究结果表明,胃肠减压管能够降低食管下端括约肌的张力,促进消化液反流,导致肺部并发症。因此,术后患者不应该常规放置胃肠减压管。③ 气管插管时间延长不但增加患者在 ICU 和医院的住院时间,而且容易导致肺部感染并发症,因此应采取包括短效麻醉剂和

硬膜外止痛等各种措施,争取在手术结束时及早拔管或在进入ICU后30 min之内拔管。④ 胸腹部手术影响膈肌等呼吸肌的运动及胸壁顺应性,功能残气量的降低幅度至少20%。胸段硬膜外阻滞麻醉及术后镇痛能阻断这一反射弧,减轻呼吸肌张力,提高胸壁顺应性、减轻疼痛、保证膈肌正常运动,显著降低低氧血症和术后肺炎的发生率,缩短ICU及医院住院时间,减少住院费用。加速康复治疗的其他措施还包括:手术前向患者详细介绍住院环境、疾病及其治疗过程、出院后的注意事项等内容,消除患者对医院和治疗的陌生及恐惧感;采用微创技术或创伤最小的手术方式减少手术创伤;术中严格的保温措施;适量而不是过多地补液;尽量不输血以避免免疫功能抑制;避免滥用导尿管和机械性肠道准备;早期离床活动;适当应用止吐剂、抗生素及对症治疗等,这些措施也均可直接或间接地影响围术期肺部感染的发生率。总之,目前肺部感染已经成为外科术后感染的首位原因,其主要致病菌一直处于频繁的动态变迁之中,且耐药问题日益突出。在围术期合并肺部感染时,我们不仅仅要关注国内、外主要致病菌及耐药的变迁趋势,更为重要的是要根据本单位、本科室近期实验室的菌种鉴定和药敏结果,科学、合理应用抗生素,同时从源头上积极采取措施来减少围术期院内肺部感染的发生,从而减缓耐药的发生,加速手术患者康复,提高救治成功率。

综上所述,围术期肺部感染是外科手术后常见的并发症之一,是术后感染的首位原因,是院内获得性肺炎的重要组成部分。其主要致病菌的变迁及耐药性的增加,使治疗的难度加大,若感染未及时控制,将导致严重脓毒症、多器官功能衰竭甚至死亡,因此应该采取积极的措施控制围术期肺部感染的发生率。一旦合并肺部感染,应采取综合治疗措施,根据本地区及本科室微生物学监测结果,合理、科学地应用抗菌药物,提高临床治疗效果。

(余跃天　皋　源)

参 考 文 献

[1] Klompas M. Vive la difference! France's new guidelines on hospital-acquired pneumonia. Anaesth Crit Care Pain Med, 2018, 37(1): 13-15.

[2] Asai T, Isono S. Residual neuromuscular blockade after anesthesia: a possible cause of postoperative aspiration-induced pneumonia. Anesthesiology, 2014, 120(2): 260-262.

[3] Bielawska B, Hookey L C, Sutradhar R, et al. Anesthesia Assistance in Outpatient Colonoscopy and Risk of Aspiration Pneumonia, Bowel Perforation, and Splenic Injury. Gastroenterology, 2018, 154(1): 77-85.

[4] Hayashi K, Murata K, Naito A, et al. A Case of Resection of Obstructive Colon Cancer Associated with Aspiration Pneumonia, Under Combined Epidural-Spinal Anesthesia. Gan To Kagaku Ryoho, 2017, 44(12): 1970-1972.

[5] Krdzalic A, Kosjerina A, Jahic E, et al. Influence of Remifentanil/Propofol Anesthesia on Ventilator-associated Pneumonia Occurence After Major Cardiac Surgery. Med Arch, 2013, 67(6): 407-409.

[6] Smith J S, Sheley M, Chigerwe M. Aspiration Pneumonia in Two Tibetan Yak Bulls (Bos Grunniens) as a Complication of Ketamine-Xylazine-Butorphanol Anesthesia for Recumbent Castration. J Zoo Wildl Med, 2018, 49(1): 242-246.

[7] Wu H, Harder C, Culley C. The 2016 Clinical Practice Guidelines for Management of Hospital-Acquired and Ventilator-Associated Pneumonia. Can J Hosp Pharm, 2017, 70(3): 251-252.

[8] Bai X R, Liu J M, Jiang D C, et al. Efficacy and safety of tigecycline monotherapy versus combination therapy for the treatment of hospital-acquired pneumonia (HAP): a meta-analysis of cohort studies. J Chemother, 2018, 1-7.

[9] Baker D, Quinn B. Hospital Acquired Pneumonia Prevention Initiative-2: Incidence of nonventilator hospital-acquired pneumonia in the United States. Am J Infect Control, 2018, 46(1): 2-7.

［10］ Doubravska L, Uvizl R, Herkel T, et al. Detection of the etiological agents of hospital-acquired pneumonia-validity and comparison of different types of biological sample collection: a prospective, observational study in intensive care patients. Epidemiol Mikrobiol Imunol, 2017, 66(4): 155－162.

［11］ Ewan V C, Witham M D, Kiernan M, et al. Hospital-acquired pneumonia surveillance-an unmet need. Lancet Respir Med, 2017, 5(10): 771－772.

［12］ Falcone M, Viale P, Tiseo G, et al. Pharmacokinetic drug evaluation of avibactam + ceftazidime for the treatment of hospital-acquired pneumonia. Expert Opin Drug Metab Toxicol, 2018, 14(3): 331－340.

［13］ Ferrone V, Cotellese R, Carlucci M, et al. Air assisted dispersive liquid-liquid microextraction with solidification of the floating organic droplets (AA-DLLME-SFO) and UHPLC-PDA method: Application to antibiotics analysis in human plasma of hospital acquired pneumonia patients. J Pharm Biomed Anal, 2018, 151: 266－273.

［14］ Giuliano K K, Baker D, Quinn B. The epidemiology of nonventilator hospital-acquired pneumonia in the United States. Am J Infect Control, 2018, 46(3): 322－327.

［15］ Hassan N A, Awdallah F F, Abbassi M M, et al. Nebulized Versus IV Amikacin as Adjunctive Antibiotic for Hospital and Ventilator-Acquired Pneumonia Postcardiac Surgeries: A Randomized Controlled Trial. Crit Care Med, 2018, 46(1): 45－52.

［16］ Kidd J M, Kuti J L, Nicolau D P. Novel pharmacotherapy for the treatment of hospital-acquired and ventilator-associated pneumonia caused by resistant gram-negative bacteria. Expert Opin Pharmacother, 2018, 19(4): 397－408.

［17］ Aoi R, Kouno M, Kohata H, et al. Awake epidural anesthesia for thoracotomic drainage in a high-risk patient with postoperative severe pneumonia complicated with empyema. Masui, 2013, 62(2): 223－225.

［18］ Leone M, Bouadma L, Bouhemad B, et al. Hospital-acquired pneumonia in ICU. Anaesth Crit Care Pain Med, 2018, 37(1): 83－98.

［19］ Lyu Y, Yang Y, Li X, et al. Selection of piperacillin/tazobactam infusion mode guided by SOFA score in cancer patients with hospital-acquired pneumonia: a randomized controlled study. Ther Clin Risk Manag, 2018, 14: 31－37.

［20］ McCarthy H, O'Donnell S, Costello R W, et al. Hospital Resource Utilisation by Patients with Community-Acquired Pneumonia. Ir Med J, 2017, 110(7): 613.

［21］ Naidus E L, Lasalvia M T, Marcantonio E R, et al. The Diagnostic Yield of Noninvasive Microbiologic Sputum Sampling in a Cohort of Patients with Clinically Diagnosed Hospital-Acquired Pneumonia. J Hosp Med. 2018, 13(1): 34－37.

［22］ Perez M F, Metersky M L, Kalil A C. How to translate the new hospital-acquired and ventilator-associated pneumonia guideline to the bedside. Curr Opin Crit Care, 2017, 23(5): 355－363.

［23］ Ruppe E, Cherkaoui A, Lazarevic V, et al. Establishing Genotype-to-Phenotype Relationships in Bacteria Causing Hospital-Acquired Pneumonia: A Prelude to the Application of Clinical Metagenomics. Antibiotics, 2017, 6(4).

［24］ Sawada Y, Sasabuchi Y, Nakahara Y, et al. Early Rehabilitation and In-Hospital Mortality in Intensive Care Patients With Community-Acquired Pneumonia. Am J Crit Care, 2018, 27(2): 97－103.

第90章

脓 毒 症

脓毒症是感染引起宿主反应失调导致的危及生命的器官功能障碍。感染性休克是指脓毒症伴循环及细胞/代谢功能障碍,其死亡风险较高。脓毒症患者病情发展迅速,尽管目前已有较好的诊疗技术及监护措施,但脓毒症的发病率及病死率仍居高不下,是全球医学界面临的突出难题。2002年发起的"拯救脓毒症运动"(surviving sepsis campaign, SSC)呼吁全球关注脓毒症,拯救生命。SSC指南从2004年第一版到2016年新版的颁布推动了全球对于脓毒症的认识。

第一节　脓毒症的定义及流行病学

一、定义

脓毒症概念的形成经历了漫长的过程。2 000多年前,古希腊医学家Hippocrates第一次提出脓毒症的概念,认为"Sepsis"是"腐败",表示由组织破溃引起全身疾病、恶臭而最终死亡的过程。后来的Robert Koch和Louis Pasteur发现了炭疽杆菌可以导致感染性疾病,由此创立了"微生物学说"。在1904年,Willian Osler提出"在较多情况下,患者似乎死于感染引起的机体反应,而不是感染本身"。人们逐渐认识到,宿主对致病菌的全身性机体反应,不只是感染(infection)的后果和表现,也是脓毒症(sepsis)的发病原因。

1991年8月,美国胸科医师学会(ACCP)和美国危重病医学会(SCCM)召开联席会议,就全身炎症反应综合征、脓毒症、感染性休克、低血压及多器官功能障碍综合征的定义达成一致,即第一版国际共识。Sepsis定义为感染引起的全身炎症反应综合征(SIRS)(Sepsis1.0),当Sepsis患者出现器官功能障碍时定义为严重脓毒症(severe sepsis),而感染性休克则是严重脓毒症的特殊类型,即重症感染导致的循环衰竭,表现为经充分液体复苏仍不能纠正的低血压和组织低灌注。2001年,SCCM/欧洲危重病医学会(ESICM)/ACCP等举行了华盛顿联席会议,在第二版定义中,对Sepsis 1.0进行修订,细化Sepsis的诊断,提出了包括感染或可疑感染、炎症反应、器官功能障碍、血流动力学或组织灌注指标的诊断标准,即Sepsis 2.0,但实质上Sepsis诊断的核心仍是感染及其引起的SIRS。

随着研究和认识的深入,以感染和SIRS为核心的Sepsis诊断标准逐渐受到质疑。质疑的主要焦点为SIRS在Sepsis诊断中的作用。越来越多的研究显示,感染不仅引起机体产生炎症反应,而且

导致免疫反应、凝血、神经内分泌等的变化。因此,SIRS可能不足以客观、特异地体现感染引起的机体反应,导致其对Sepsis诊断的敏感性和特异性下降,更新和修订Sepsis的定义与诊断标准被提上日程。

2014年1月,欧美危重病医学会指定19位国际专家组成工作组启动了第三版脓毒症的概念修订,共识文件完成后又寄至国际各学术团体进行评阅,最终获得31个国际学会的赞成。于2016年颁布的"Sepsis 3.0"中,脓毒症被定义为宿主对感染的反应失调而致的危及生命的器官功能障碍,也就是说当机体对感染的反应损伤了自身组织和器官进而危及生命就称为脓毒症。作为脓毒症的一个亚型,感染性休克是指脓毒症发生了严重的循环、细胞和代谢异常,并已使病死率显著增加。取消了严重脓毒症这个概念。

二、脓毒症的流行病学

据国外流行病学调查显示,全球每年约3 150万例脓毒症患者和1 940万例严重脓毒症患者,每年因脓毒症死亡的人数约530万。近年来,尽管脓毒症的治疗已经取得较大进步,但脓毒症患者的死亡率仍保持在10%,感染性休克患者的死亡率高达40%。

脓毒症发病率以每年1.5%～9.0%速度增长,ICU中发病率为10%～40%。在发达国家,脓毒症占所有住院患者的2%。在不同地区(城市和乡村)及不同科室(内科和外科)的ICU发病率显示出很大的不同。Dombrovskiy等研究显示,2000—2003年美国严重脓毒症的发病率分别为94.8/10万、104.9/10万、118.0/10万及134.6/10万。目前,在美国每年至少有100万脓毒症患者。

脓毒症、严重脓毒症和感染性休克的发病率在发展中国家尚缺乏完整的流行病学资料。程保莉等对中国10家三级甲等教学医院外科ICU的流行病学调查显示,严重脓毒症发生率为8.68%。董磊等对中国11个省市、37家三级医院1 087例多器官功能障碍综合征(MODS)患者研究发现,感染性休克发生率为39.7%。

脓毒症是导致近20%住院患者的主要死因。在美国,严重脓毒症是ICU中非冠状动脉疾病的首要致死因素,是导致死亡的第十大疾病。Martin等对2 527例SIRS患者的分析显示,脓毒症、严重脓毒症和感染性休克的病死率分别为16%～20%及46%。Vincent等对欧洲24个国家的198家ICU的一项前瞻性调查结果表明,ICU脓毒症、严重脓毒症、感染性休克的病死率分别为27.0%、32.2%、54.1%。在巴西,严重脓毒症和感染性休克的病死率分别为47.3%、52.2%。我国尚无确切的统计资料,估计每年可能有300万例脓毒症患者,死亡人数约100万。

脓毒症患者的高死亡风险受很多因素影响,MODS及治疗过程中出现的并发症,往往是导致患者死亡的直接原因。性别、年龄等因素均影响脓毒症的死亡率。标准化治疗方案的制订、临床监测指标的改进、早期目标指导性治疗的实施及相关培训措施的开展,使脓毒症的死亡风险有所下降。

第二节　脓毒症的发病机制

过去认为脓毒症主要缘于过度炎症反应所致组织、器官损害,然而越来越多的研究发现脓毒症的

病理生理过程十分复杂,包括炎症、免疫和凝血功能障碍等多个方面,涉及细胞功能、代谢和微循环等各种改变。

一、炎症反应平衡失调

目前,机体失控性炎症反应学说被认为脓毒症发病机制的重要基础。其中,早期释放的细胞因子分为促炎和抗炎细胞因子2大类,促炎与抗炎作用的失衡将会启动炎症级联反应。晚期细胞因子则与脓毒症的病死率密切相关,其特点是出现晚、作用时间长、可与早期细胞因子互相作用形成正反馈效应。

(一)早期细胞因子

促炎细胞因子与炎症的发生、发展紧密相关,主要包括肿瘤坏死因子TNF-α、白细胞介素IL-1、IL-6、干扰素IFN-γ等。其中TNF-α是炎症早期最主要的促炎细胞因子,在免疫防御反应中发挥重要作用,也是内毒素损伤效应的关键介质。IL-1在脓毒症中的作用与TNF-α有许多相似之处,其通过IL-1β表达并与TNF-α共同启动炎症反应。IL-6是在IL-1作用下产生的炎症介质,可以与TNF-α共同促进T淋巴细胞增殖。血浆中IL-6水平可作为脓毒症严重程度的预测指标。IFN-γ在机体受到损伤后最早产生,且具有多种功能。它既可以激活细胞因子,又能够明显上调主要组织相容性复合体Ⅱ类抗原表达,增强抗原呈递细胞与T淋巴细胞之间的作用,抑制辅助性T细胞2(Th2)形成,下调体液免疫应答等。此外,IL-8、巨噬细胞趋化蛋白-1、集落刺激因子、IL-18等在脓毒症促炎反应中也发挥重要作用。

抗炎细胞因子具有拮抗炎性介质和抑制炎症发展的作用,主要包括IL-4、IL-10、转化生长因子-β(TGF-β)、IL-13等。脓毒症患者体内发生炎症反应时,负反馈使得机体IL-4、IL-10、TGF-β等抗炎细胞因子浓度升高,从而抑制TNF-α、IL-1和IL-6等促炎介质的生成与释放,并降低其促凝活性,起到抑制单核/巨噬细胞促炎的作用。

促炎反应和抗炎反应多向协同和相互促进,同时释放促炎和抗炎介质,通过内源性负反馈机制进行调节并维持动态平衡。但脓毒症患者体内促炎细胞因子与抗炎细胞因子之间往往失去平衡,若不加以控制,炎性细胞则不能被有效激活,抗炎细胞因子产生不足,机体容易发生免疫功能紊乱,加重脓毒症病情进展。

Bone等曾认为脓毒症可能存在SIRS和代偿性抗炎反应综合征(compensatory anti-inlfammatoyr response syndrome, CARS)两个免疫反应时相。早期主要为大量产生TNF-α、IL-1β等炎症细胞因子,激发炎症反应;其后随着脓毒症促炎反应发展,机体启动代偿性抗炎反应机制,IL-10等抗炎细胞因子大量产生以拮抗过度产生的炎症细胞因子,同时前炎症细胞因子因合成减少或消耗降解而降低,从而导致CARS。近来在探讨脓毒症免疫抑制机制时,注意到成年脓毒症患者早期即可高表达IL-10等抗炎细胞因子,处于脓毒症免疫抑制状态(以CD14单核细胞HLA-DR表达<30%为界定标准)患者同时存在超高水平的炎症细胞因子和抗炎症细胞因子。目前认为脓毒症免疫抑制反应在脓毒症一开始就出现,而并不是继发于促炎反应而出现的代偿性反应。当SIRS与CARS同时并存又相互加强,则会导致促炎症反应和免疫功能更为严重的紊乱,对机体产生更强的损伤,称为混合性拮抗反应综合征(mixed antagonism response syndrome, MARS)。

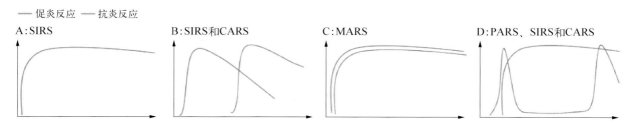

图90-1 脓毒症期间促炎/抗炎反应的演变

注：SIRS为全身炎症反应综合征，CARS为代偿性抗炎反应综合征
MARS为混合性抗炎反应综合征，PARS为前抗炎反应综合征

随着人们对脓毒症免疫状态的不断认识，促炎/抗炎反应在持续演变中。Huet和Chin-Dusting提出一个假说：局部和（或）全身性的前抗炎反应综合征（primary anti-inflammatory response syndrome，PARS）可能会损害固有免疫反应（图90-1）。因此，最初被认为是有益的抗炎反应具有两面性：允许不恰当的病原菌生长并攻克机体防御；在试图控制这些病原体入侵时产生了严重的炎症反应。这一概念解释了为什么抗炎治疗，特别是在疾病的发病阶段进行，不能改善感染性休克患者的预后。

（二）晚期细胞因子

晚期细胞因子高迁移率族蛋白B1（HMGB1）作为重要的晚期炎症介质之一，能够与转录因子、核小体及组蛋白互相作用，参与转录调控、DNA复制、细胞分化等细胞生命活动。HMGB1一旦被大量分泌到细胞外，会加速脓毒症进程。HMGB1主要来源于损伤细胞和单核/巨噬细胞，与早期炎性细胞因子彼此作用，使炎症反应不断增强，在脓毒症的致死过程中发挥重要作用。HMGB1可以与TLR4结合，激活核因子-κB（NF-κB）和MAPK等多条信号转导通路，进一步促进细胞产生TNF-α、IL-1、IL-6等介质，加剧组织炎症损伤。多项资料显示，给予抗HMGB1抗体处理能有效缓解脓毒症的病情，降低动物病死率。因此，HMGB1被认为是脓毒症致死效应的关键晚期促炎因子，其水平高低可成为监测脓毒症严重程度及预后的重要指标。

二、免疫功能紊乱

脓毒症病程是一个渐进的序贯反应，由炎症反应开始。如果炎症没有得到有效控制，炎症介质则持续增加，抗炎反应增强，机体会逐渐进入免疫麻痹/免疫抑制状态，炎症进一步失控。机体免疫反应是对脓毒症的原发性反应，而非继发性代偿反应。

（一）脓毒症状态下天然免疫反应变化

固有免疫（天然免疫或非特异性免疫）反应是机体防御病原微生物入侵的第一道防线，可迅速对病原微生物做出免疫应答。固有免疫反应涉及多种免疫细胞和免疫分子，如单核/巨噬细胞（MC）、树突状细胞（DC）、天然杀伤细胞（NK）、中性粒细胞、补体、溶菌酶及细胞因子等。脓毒症发生时，机体天然免疫发生显著改变，主要包括以下几个方面。

1. 中性粒细胞

最先向炎症部位迁移的天然免疫系统的重要炎性细胞，能识别、吞噬病原体，释放各种活性因子

及蛋白水解酶,最终将病原体清除。

2. 单核/巨噬细胞

具有非特异性吞噬和杀伤多种病原体、呈递抗原、产生多种细胞因子等作用,是天然免疫系统的另一重要炎性细胞,在全身抗炎反应中发挥主要作用。

3. 树突状细胞(DC)

体内重要的专职抗原呈递细胞。在脓毒症的疾病过程中,DC的数目下降及功能障碍可能在免疫功能抑制的过程中具有重要意义。在脓毒症患者中,DC数目降低,经内毒素刺激后产生促炎因子的水平降低,DC水平的降低与死亡及继发性院内获得性感染具有相关性,提示患者预后不良。DC的凋亡不仅使其自身成熟受到阻碍、减弱其抗原呈递能力,还能够诱导初始T细胞向负性调节细胞-调节性T细胞(Treg)分化,导致免疫抑制,对脓毒症发生、发展具有重要影响。

4. NK细胞

通过自然杀伤作用和抗体依赖细胞介导细胞毒效应,释放穿孔素、颗粒酶及细胞因子发挥生物学功能,具有抗感染及调节免疫的作用,是机体天然免疫系统中的重要细胞。

(二)脓毒症时获得性免疫应答改变

1. T淋巴细胞免疫效应及其意义

机体在脓毒症初期分泌大量炎性介质,随后在病程发展过程中经历了一个免疫抑制阶段。

(1)T淋巴细胞克隆无反应性 即机体遭受严重损伤后,对特异性抗原刺激淋巴细胞无增殖反应,并且细胞因子的生成也受到显著抑制的状态。临床资料证实,脓毒症患者外周循环中淋巴细胞数量明显减少,且存活的淋巴细胞大部分也处于克隆无反应状态。

(2)免疫抑制性细胞的作用 在机体免疫反应中,Treg发挥负向调节作用,通过抑制效应细胞的增殖和免疫活性对不恰当的免疫应答进行抑制。$CD4^+CD25^+$Treg作为具有独立功能的T细胞亚群,可表现出免疫无能性和免疫抑制性两大特征。2003年,Monneret等首次发现在感染性休克患者中,外周血$CD4^+CD25^+$Treg的活化增殖与重症患者的预后密切相关。近几年的研究发现,脓毒症患者相比于因创伤、烧伤等因素引起的全身炎症性反应患者的外周血中$CD4^+CD25^+$Treg细胞的比例明显增高,但对脓毒症患者病情的严重程度进行分析,在严重感染或感染性休克中,外周血$CD4^+CD25^+$Treg细胞的比例未见更明显升高,因此,Treg细胞比例升高在一定程度上反映了机体免疫功能抑制,但在脓毒症患者中,其比例的升高程度与病情的严重关系尚缺乏研究。

(3)$CD4^+$T淋巴细胞功能性分化 活化的$CD4^+$T淋巴细胞根据其分泌细胞因子的不同被分成2个亚群,即Th1和Th2亚群。脓毒症发生时,免疫功能发生紊乱,Th1型淋巴细胞凋亡增加,同时Th2型淋巴细胞免疫反应增强。

(4)淋巴细胞的凋亡 脓毒症状态下T淋巴细胞凋亡明显增加,且研究认为T淋巴细胞凋亡与T淋巴细胞克隆无反应状态密切相关。其主要机制可能为凋亡的T淋巴细胞与外周血单核细胞相作用时,加速机体促炎和抗炎反应失衡。此外,凋亡细胞被抗原呈递细胞吞噬后,抗原呈递细胞表达共刺激分子的能力显著下降,T淋巴细胞则不能被激活,导致免疫无应答现象。因此,T淋巴细胞的凋亡促进了抑制性细胞因子释放的增加和T淋巴细胞克隆无反应性,从而导致各器官中免疫细胞数量大幅降低、免疫细胞功能紊乱,进而诱发脓毒症。

2.B 淋巴细胞改变及意义

研究发现,脓毒症死亡患者除CD4$^+$T淋巴细胞和B淋巴细胞发生明显凋亡外,DC亦发生了凋亡;而DC的显著减少又势必损伤T淋巴细胞及B淋巴细胞的功能。提示在严重感染时,大量淋巴细胞和抗原呈递细胞的凋亡将造成抗体生成减少,CD4$^+$T淋巴细胞激活障碍以及抗原呈递细胞提呈抗原能力下降等。

三、凝血功能障碍

凝血功能障碍与炎症之间相互影响,成为脓毒症发生发展及预后的关键环节。近年来,对于脓毒症状态下凝血功能障碍的认识日益加深,其可能作用机制包括多条调节途径异常。

（一）内皮受损

血管内皮是止血的重要调节因子,也是免疫细胞之间相互作用的位点。内皮细胞（EC）为促炎和抗炎机制提供媒介,调节纤溶,调节血管舒缩张力,并有免疫细胞信号转导的功能。因此,内皮细胞充当了宿主防御细菌入侵的重要屏障。内皮细胞的表面是一层带负电荷的多糖、糖蛋白,被称为"糖萼"。完整的糖萼因其富含肝素硫酸盐,充当一种抗凝角色,使得循环中的血小板相互排斥。理想情况下,内皮细胞存在平衡其自身损伤后的致凝和抗凝机制,从而完成血管修复,对抗凝血酶的产生。然而,当局部损伤变成全身性损伤时,正如脓毒症,平衡的天平则移向促凝状态的一边。

脓毒症时常发生内皮损伤,内皮损伤有多种机制（表90-1）,这些机制导致了血管通透性增加。内皮细胞层的破坏极大地促成了早期脓毒症性凝血病的发生。

表90-1　脓毒症中血管损伤的机制

途　径	原　因
内皮裸露	脂多糖诱导内皮细胞从基底层上脱落
血管内皮-钙黏蛋白失位	炎症诱导血管连接蛋白老化
儿茶酚胺诱导的损害	去甲肾上腺素升高与糖萼破坏相关
炎症因子对内皮细胞抗凝受体的抑制	内皮蛋白C受体和血栓调节蛋白下调
中性粒细胞外陷凹-诱导的内皮细胞死亡	中性粒细胞外陷凹相关的组蛋白和蛋白激酶直接具有毒性
血管生成素-受体Tie2	血管生成素-2使内皮细胞对于炎症因子敏感,促进血管渗漏
内皮细胞凋亡	血管生成素-2使内皮细胞对于炎症因子敏感,促进血管渗漏

（二）凝血系统的激活

组织因子是启动外源性凝血途径的重要因素。据报道,脓毒症时凝血功能障碍的关键环节之一是组织因子的异常表达。在内毒素（脂多糖）或炎性因子的诱导下,血管内皮细胞和单核细胞在脓毒症早期即可表达组织因子。随后组织因子与活化的Ⅶ因子（FⅦa）形成复合物,并在有Ca^{2+}存在的条件下激活了X因子（FX）,从而诱发凝血反应。此外,内皮细胞在脂多糖刺激下还同时表达了凝血调节蛋白、凝血酶受体、vonWillebrand因子（vWF）、生长因子、E-选择素以及黏附因子等,促进白细胞与内皮细胞的黏附,使白细胞激活。此外,凝血酶等可诱导血小板活化。活化后的血小板能够分泌凝血

因子、细胞因子、血管活性物质、酶类和其他物质，进一步促进血小板的凝集反应，并促使中性粒细胞与白细胞聚集、活化，加重血管损伤等。

（三）生理抗凝机制受抑

脓毒症及弥散性血管内凝血（DIC）时，机体3种主要生理抗凝机制均会削弱，包括抗凝血酶（AT）系统、蛋白C（PC）系统和组织因子途径抑制物（TFPI）。临床观察结果表明，脓毒症患者其AT平均水平可降低30%，而AT水平的下降与高病死率密切相关。PC系统由PC、蛋白S（PS）、血栓调节蛋白（TM）和PC抑制物组成，是调节炎症反应最有效的生理性抗凝系统，主要由肝分泌，以酶原形式存在，通过负反馈抑制凝血酶原转变为凝血酶。据报道，在脓毒症和感染性休克症状出现之前就已出现PC的缺乏，因此PC水平被认为是脓毒症及感染性休克预后的重要指标。此外大量资料证实，抑制组织因子/Ⅶa或Xa可显著提高脓毒症的存活率。TFPI是一种天然抗凝物，由内皮细胞合成并分泌，能够直接抑制Xa及TF与Ⅶa的结合并调节其在局部的表达，是体内最重要的外源性凝血途径抑制物。

（四）纤溶途径的抑制

脓毒症状态下，与炎性反应及凝血系统的激活不同，纤维蛋白溶解系统会出现一种先激活后抑制的双相反应。首先，组织型纤溶酶原激活物（t-PA）作为纤溶系统重要的生理激活剂，能够使纤溶酶原转化为纤溶酶而降解并消除纤维蛋白凝块。脓毒症早期，在TNF-α等诱导下t-PA由内皮细胞释放并激活了纤溶系统。这种纤维蛋白溶解变化不依赖于凝血系统的活化，是一个相对独立的过程。其次随脓毒症病情发展，血浆中纤溶酶原激活物抑制剂-1（PAI-1）水平不断升高，纤溶活性受到抑制，导致血液凝固性增加，大量纤维蛋白不能被及时降解，血栓形成。

（五）血小板的活化

脓毒症中血小板的角色仍然不完全清楚（图90-2）。促炎细胞因子激活凝血系统，内皮损伤可导致血小板的激活。此外，细菌可触发血小板活化，即可直接通过释放内毒素起作用，也可间接通过与血浆蛋白联结形成复合物，从而变成血小板受体的配体起作用。活化的血小板增强了白细胞在白细胞、血小板和内皮细胞之间的游走和聚集。从而增强了白细胞的吞噬效能，促进中性白细胞细胞外俘获器（NETs）的形成。在微血管组织中，通过蛋白溶解达到破坏微生物，其吞噬和俘获能力从而发挥作用。

由于纤维蛋白沉积和血小板的活化，脓毒症可引起高凝状态。这样导致了微血栓的形成，作为宿主对抗致病源防御机制，血小板充当了关键的角色。然而，微血栓的形成和随后免疫细胞向微血管的游走可能也是引起肾、肺及肝脏功能不全和进行性衰竭的原因。极端情况下，这可能进展到DIC，合并严重血小板减少症，以及凝血系统损伤。

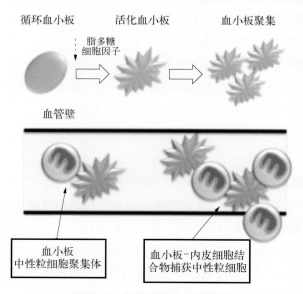

图90-2 脓毒症的血小板活化

感染期间血小板功能不全与更差的预后存在着相关性。因此,血小板的数量、形态和功能可被用作脓毒症患者危险分层的生物标记物。

四、其他因素

(一)脓毒症与神经-内分泌-免疫网络

脓毒症发病初期,神经系统将炎症信号快速传递给中枢神经,通过对内分泌及免疫系统等调节进而影响脓毒症的发生、发展。最新研究表明,神经系统也可以通过其自身释放的神经递质直接调控脓毒症病程。下丘脑-垂体-肾上腺(HPA)轴是脓毒症时神经系统的重要抗炎途径之一。HPA轴的损害会促使脓毒症的发生与发展过程。有资料显示,HPA轴在脂多糖及IL-1β刺激下通过迷走神经或体液途径等被激活后,下丘脑即释放促肾上腺皮质激素释放激素(CRH)。CRH的释放将促使脑垂体分泌促肾上腺皮质激素(ACTH)。ACTH又能够促进肾上腺皮质产生糖皮质及盐皮质激素,进而调控机体的炎症反应和脓毒症的病理进程。

(二)脓毒症与细胞自噬

近年来,脓毒症与自噬的关系越来越受到研究者们的关注。自噬作为一种主要的细胞内清除机制,在脓毒症发生发展过程中起着重要的清除细菌及代谢产物的作用。尤其因病原体诱发的脓毒症中,自噬能减少细菌相关肽产生、加快清除细胞内细菌毒性代谢产物来发挥保护细胞的作用。

Watanabe等首先在动物实验和临床患者中分别观察到脓毒症时自噬体和自噬相关基因产物均增加,于是提出脓毒症时器官损伤可能与自噬有关。此后,大量基因敲除实验表明自噬障碍可能是因为改变了细胞功能,加速细胞凋亡和坏死,从而诱发脓毒症。然而,有关自噬在脓毒症过程中的确切作用尚存在争议。有学者认为,脓毒症早期自噬即被激活,并在脓毒症病理过程中发生障碍,尤其表现为自噬溶酶体形成受阻,因此自噬的清除保护作用不能被有效发挥;另有学者认为,自噬在脓毒症病理过程中受到抑制,提高自噬可显著改善脓毒症相关损伤。

(三)脓毒症与线粒体损伤

脓毒症状态下,线粒体损伤机制主要包括氧自由基损伤、活性氧类产生增多、Ca^{2+}超载、一氧化氮损伤及线粒体膜电位下降等。线粒体是提供细胞生命活动所需能量的重要部位。脓毒症发生时,由于线粒体功能障碍导致细胞所需能量产生不足,因此逐渐造成多器官功能衰竭。目前,虽然有关脓毒症时线粒体形态学改变、线粒体功能障碍发病机制以及针对不同发病环节的治疗方案取得了一定成效,但仍有许多重要科学问题亟待解决。如脓毒症时线粒体DNA损伤的具体位点的确定;基因位点易感性情况;在线粒体膜或线粒体内脓毒症相关炎性因子的表达情况;影响线粒体膜稳定性或损伤线粒体内的呼吸链,导致线粒体功能障碍,进而诱发MODS的关键途径等。

(四)脓毒症与内质网应激

脓毒症病理过程中,低氧、失血及缺血-再灌注损伤等刺激均可改变组织细胞内质网功能的状态,导致内质网应激(ERS)。ERS的水平及其持续时间能够明显影响应激细胞的功能及生存,决定应

激细胞适应、损伤或凋亡等情况。因此ERS在机体各器官功能损伤中起到决定性作用。ERS的反应状态对调控脓毒症病理进程具有重要影响。

（五）脓毒症与基因多态性

随着人类基因组研究的不断深入，遗传学的差异被认为是多种疾病发生、发展的重要基础。基因多态性是指基因序列上的变异，其决定了人体对应激刺激的易感性和耐受性、临床表现的多样性、对药物治疗效果的差异性。目前，关于脓毒症基因多态性研究涉及了肿瘤坏死因子家族、白细胞介素家族、热休克蛋白70、CD14、纤溶酶原激活因子抑制剂等。探索脓毒症与基因多态性的关系将有助于从基因水平揭示脓毒症的发病机制，从而为脓毒症及MODS的早期识别、基因治疗和预后分析提供新的理论依据。

第三节 脓毒症的诊断

Sepsis 3.0强调了致命性的器官功能障碍，工作组在比较了SIRS、序贯器官衰竭评分（SOFA，评分条目参见表90-2）和Logistic器官功能障碍评分系统（LODS）后，推荐对于基础器官功能障碍状态未知的患者，基线SOFA评分设定为0，将感染后SOFA评分快速增加≥2作为脓毒症器官功能障碍的临床判断标准，即Sepsis=感染+SOFA急性改变≥2分。

感染性休克的临床诊断标准为脓毒症患者经充分容量复苏后仍存在持续性低血压，需缩血管药物维持平均动脉压（MAP）≥65 mmHg且血清乳酸水平＞2 mmol/L，根据这一组合标准，感染性休克的住院病死率超过40%。

疑似脓毒症的筛查在新的定义中工作组推荐快速SOFA评分（qSOFA）作为院外、急诊室和普通病房的床旁脓毒症筛查工具，以鉴别出预后不良的疑似感染患者。qSOFA由意识状态改变、收缩压≤100 mmHg和呼吸频率≥22次/min共3项组成，符合2项或以上，即qSOFA评分≥2则为疑似脓毒症。最后，工作组提出的脓毒症和感染性休克的可操作性的诊断程序可参见图90-3。

表90-2 序贯（脓毒症相关）器官衰竭评分系统（SOFA）

		0分	1分	2分	3分	4分
呼吸系统	氧合指数	≥400	<400	<300	<200,呼吸支持	<100,呼吸支持
凝血系统	血小板计数（10⁹/L）	≥150	<150	<100	<50	<20
肝脏系统	胆红素（μmol/L）	<20	20～32	33～101	102～203	≥204
心血管系统		平均动脉压≥70 mmHg	平均动脉压<70 mmHg	多巴胺<5.0或多巴酚丁胺（任何剂量）	多巴胺<5.0～15.0或肾上腺素≤0.1或去甲肾上腺素≤0.1	多巴胺>15.0或肾上腺素>0.1或去甲肾上腺素>0.1
中枢神经系统	Glasgow评分	15	13～15	10～13	6～10	<6
肾脏	肌酐（μmol/L）尿量（ml/d）	<110	110～170	171～299	300～439<500	≥440<200

注：儿茶酚胺类药物剂量单位为μg/(kg·min)，至少1 h；1 mmHg=0.133 kPa；氧合指数PaO₂(mmHg)/FiO₂。

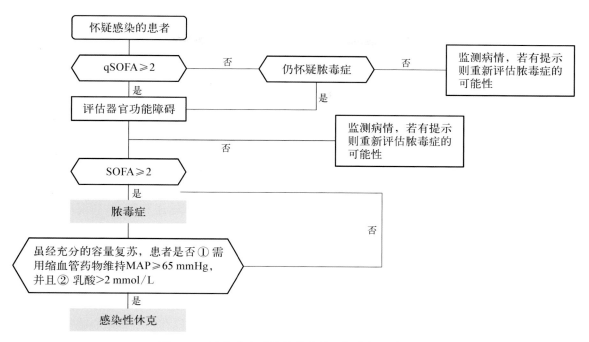

图90-3　脓毒症和感染性休克的可操作性的诊断程序

第四节　脓毒症的治疗

一、脓毒症的早期液体复苏

早期有效的液体复苏对纠正脓毒症导致的组织低灌注或感染性休克至关重要。脓毒症导致的组织低灌注可以表现为急性器官功能障碍和（或）血压降低和血清乳酸升高。

以前的指南推荐程序性定量复苏是基于Rivers的EGDT方案。这个方案包括一系列的目标，如中心静脉压（CVP）和中心静脉血氧饱和度（ScvO$_2$）。三个大型的多中心RCTs未显示可降低病死率，但这些干预措施也是无害的。因此，使用先前的目标仍然安全，可以考虑使用。

SSC 2016版指南推荐在第一个3 h内予以30 ml/kg的晶体液开始早期液体复苏。这种固定的液体量促使临床医师在获得患者更确切信息及等待更精准测量血流动力学状态的同时即开始复苏。尽管很少有文献支持这一液体容量，但是近来干预性研究已在液体复苏的早期阶段把这种方法描述为通常的做法，并且观察的证据也支持这种做法。在PROCESS和ARISE试验中随机分组前所给的平均液体量接近30 ml/kg，PROMISE试验接近2 L。许多患者需要比这更多的液体，对于这一组患者，主张根据功能性血流动力学监测进一步给予液体治疗。

脓毒症患者管理的最重要一项原则是需要对其进行详细的初始评估和对治疗反应的不间断的反复评估。这种评估应当从精心的临床检查和能得到可描述患者临床状态的生理学指标评估开始（心率、血压、动脉血氧饱和度、呼吸频率、体温、尿量和其他一切可用的指标）。近年来超声心动图已可供很多临床医师床旁应用，它能更细致的评估引起血流动力学问题的原因。

单独使用CVP指导液体复苏不再是合适的，因为当CVP在相对正常的范围内（8～12 mmHg）

时,预测液体反应性的能力有限。其他右心或左心压力或容量静态指标也同样不再是合适的。动态指标评估有助于改善液体管理,已被证明能更准确预测出那些可能对补液有反应致每搏量增加的患者。这些技术包括通过被动抬腿试验和补液试验进行每搏量测量,或者机械通气导致的胸膜腔内压的变化引起收缩压、脉压或每搏量的变化。五个使用脉压变量预测脓毒症或感染性休克患者容量反应性的研究,结果显示灵敏度0.72(95% CI 0.61～0.81),特异性0.91(95% CI 0.83～0.95)。

平均动脉压(MAP)是组织灌注的驱动压。重要脏器(如脑和肾脏等)的灌注可通过自身调节保持区域灌注因而受到保护,但低于MAP的阈值时,组织灌注与动脉压呈线性关系。在一个单中心临床试验中,调节去甲肾上腺素剂量维持从MAP 65 mmHg至75 mmHg和85 mmHg,使心脏指数升高[从4.7±0.5到5.5±0.6 L/(min·m^2)],但是尿量、动脉血乳酸、氧输送和氧耗、胃黏膜PCO$_2$、RBC流速,或皮肤毛细血管血流没有变化。另一单中心的临床试验通过滴定调节感染性休克患者去甲肾上腺素剂量将MAP维持在65 mmHg和达到85 mmHg,发现更高的目标MAP可将心脏指数从4.8(3.8～6.0)提高到5.8(4.3～6.9)L/(min·m^2),但是不改变肾脏功能,动脉血乳酸水平或者氧耗。第三个单中心临床试验通过评估舌下血管密度和闭塞试验后大鱼际肌血氧饱和度上升斜率发现滴定去甲肾上腺素使MAP达到85 mmHg比65 mmHg时微循环有所改善。仅有一个多中心临床试验通过调整去甲肾上腺素剂量使MAP达到65 mmHg和85 mmHg,分为两组,比较其作为主要结局的病死率。结果显示28天或者90天病死率无明显差别(28天,85 mmHg组36.6%、65 mmHg组34.0%)(90天,85 mmHg组43.8%、65 mmHg组42.3%)。MAP目标85 mmHg组的患者面临更高心律失常的风险,但是先前临床诊断为慢性高血压亚组的患者在更高MAP一组肾替代治疗(RRT)减少。近期一个纳入118例感染性休克的预试验提示,年龄超过75岁亚组的患者,MAP目标为60～65 mmHg一组病死率较75～80 mmHg组减少。因此,鉴于MAP目标值为65 mmHg的理想的后果(低风险的心房颤动,低剂量的血管活性药和相似的病死率),起始MAP目标值65 mmHg比更高的MAP目标值更有益。这个目标值应当依据具体情况进行个体化。

血乳酸不是组织灌注的直接指标。血乳酸水平的升高可能代表组织缺氧、过量β肾上腺素的刺激驱动的有氧酵解或其他的原因(例如:肝功能衰竭)。不管是什么来源,乳酸水平升高预示预后不良。因为乳酸的测量是一个标准的实验室测试与规定的技术,它与尿量、体格检查相比,可充当更客观替代反映组织灌注。有5个随机对照试验(647例患者)评估了乳酸指导感染性休克患者的液体复苏。相对于没有乳酸监测的复苏,乳酸指导的复苏显著降低病死率(RR 0.67;95% CI 0.53～0.84)。没有证据显示ICU住院时间存在差异(平均差-1.51天;95% CI 3.65～0.62)。其他两个纳入647例患者的荟萃分析显示与常规治疗(非特异性)相比,或者与ScvO$_2$正常化策略相比,使用早期乳酸清除率能减少病死率。

二、脓毒症的液体治疗

SSC2016版指南强烈推荐在脓毒症和感染性休克患者的初始复苏中使用晶体液进行复苏。

目前无证据表明某一种晶体液优于另一种晶体液,因为还没有在脓毒症患者中比较过生理盐水与平衡盐溶液。荟萃分析表明平衡盐溶液较生理盐水可以改善脓毒症患者预后。一项针对全部ICU患者的研究显示,与限氯的补液策略相比,接受不限氯补液策略的患者发生AKI和需要RRT的概率明

显升高。因此,不管使用哪一种液体都应该严密观察血氯水平。

SAFE研究表明,在需要液体治疗的ICU患者中输注白蛋白和输注生理盐水是同样安全且等效的。一项荟萃分析汇集了17项随机试验(n=1 977)的数据,这些试验是在脓毒症或感染性休克患者中把输注白蛋白和其他液体进行比较;在接受输注白蛋白的961例患者中有279例患者死亡(29%),相比之下,接受输注其他液体的1 016例患者中343例死亡(34%),结果是有利于白蛋白的(OR=0.82;95% CI 0.67~1.00)。当把输注白蛋白的患者与输注晶体液的患者进行比较(7项研究,n=144),白蛋白组患者的死亡概率比明显下降(OR=0.78;95% CI 0.62~0.99)。

自从SSC 2012版指南发布以来,先后发表了多项评估在脓毒症或感染性休克患者中使用白蛋白溶液治疗的系统综述/荟萃分析。每项荟萃分析均纳入了不同的人群(成人/儿童,感染/非感染,及急性复苏治疗/维持治疗),对照的不同以及暴露于干预措施的持续时间不同(数小时,数天)。

Xu等人对白蛋白与晶体液作为复苏液进行比较的研究作了评价。纳入了5项研究,包括3 658例脓毒症和2 180例感染性休克患者。结果发现白蛋白降低了感染性休克患者的90天死亡率(OR 0.81;95% CI 0.67~0.97),同时脓毒症患者的90天死亡率也有降低趋势(OR 0.88;95% CI 0.76~1.01;P=0.08)。Jiang等人在严重脓毒症混合人群中(包括成人和儿童)对白蛋白进行了评估。纳入了三项感染性休克的研究,包括1 931例患者。白蛋白的使用导致死亡率下降(OR=0.89;95% CI 0.80~0.99),其异质性也较低(I2=0)。与晶体液相比,在确诊后6 h内给予白蛋白输注有降低死亡率的趋势(11项研究;n=5 515;OR=0.94;95% CI 0.86~1.03)。ALBIOS试验在脓毒症或感染性休克患者中把白蛋白与晶体结合和单用晶体液进行比较(OR=0.94;95% CI 0.85~1.05),结果并未发现死亡率获益;亚组分析表明,白蛋白组与感染性休克患者较低的90天死亡率相关(RR=0.87;95% CI 0.77~0.99)。

鉴于以上证据,SSC 2016版指南建议对需要大量的晶体液治疗的脓毒症及感染性休克患者在初始复苏和后续的扩容治疗中,除了晶体液之外还可适当补充白蛋白。

胶体HES对脓毒症患者来说还存在安全性问题。一项纳入9项试验(3 456例患者)的荟萃分析在脓毒症患者中把6%HES 130/0.38~0.45溶液与晶体液或白蛋白进行了比较,结果显示在全因死亡率上并无差异(RR=1.04;95% CI 0.89~1.22)。然而,当把低偏倚风险的试验单独进行分析时,与其他液体相比,HES的使用导致了更高的死亡风险(RR=1.11;95% CI 1.01~1.22),这意味每1 000患者中就有34例或更多的死亡。此外,HES的使用导致更高的RRT需求风险(RR=1.36;95% CI 1.08~1.72)。一项针对脓毒症或感染性休克患者的急性复苏阶段的荟萃分析发现,与晶体液相比,HES导致更高的死亡风险(10项RCTs;OR=1.13;CrI,0.99~1.30)及RRT需求(7项RCTs;OR=1.39;CrI,1.17~1.66)。当把白蛋白与HES进行比较时,白蛋白导致的死亡风险更低(OR=0.73;CrI 0.56~0.93)以及RRT需求呈减少的趋势(OR=0.74;CrI,0.53~1.04)。

明胶是另一种人工合成的可用于液体复苏的胶体;然而,仍然缺乏在脓毒症或感染性休克患者把明胶与其他液体进行比较的高质量研究。

三、脓毒症的血管活性药物使用

SSC 2016版指南强烈推荐将去甲肾上腺素作为首选血管升压药。

在感染性休克患者中,去甲肾上腺素比多巴胺作用更强,逆转低血压的作用可能更有效。去甲

肾上腺素通过其血管收缩作用升高MAP。去甲肾上腺素对于心率的变化几乎没有影响，对于每搏量的增加作用也较小。多巴胺通过增加每搏量和心率增高而升高MAP和心排血量。收缩功能受累的患者中多巴胺可能特别有益，但是它可以导致更多的心动过速，与肾上腺素相比其更容易引起心律失常。多巴胺也可能会通过下丘脑垂体轴影响内分泌反应，而且可能具有免疫抑制作用。最近的一项纳入11个随机试验（n=1 710）的系统性回顾以及荟萃分析，对比了去甲肾上腺素和多巴胺，其结果不支持在感染性休克的治疗中常规应用多巴胺。与多巴胺相比，去甲肾上腺素的应用导致了病死率的下降（RR=0.89；95% CI 0.81～0.98）以及心律失常风险的降低（RR=0.48；95% CI 0.40～0.58）。

人类以及动物研究提示，输注肾上腺素可能对于内脏循环有害，而且引起高乳酸血症。然而，临床试验并没有证实临床预后的恶化。一项对比去甲肾上腺素以及肾上腺素的RCT证实，病死率没有差异，但肾上腺素相关的药物不良反应事件有增加。类似的，一项关于4个随机试验的荟萃分析（n=540）对比了去甲肾上腺素与肾上腺素，发现病死率没有明显差异（RR=0.96；95%CI 0.77～1.21）。肾上腺素可能通过刺激骨骼肌的β_2肾上腺素受体而增加乳酸的有氧生成，因此可能妨碍了应用乳酸清除率指导复苏。

据报道，感染性休克中血管加压素水平低于休克状态下的预期水平。对于其他血管加压药物疗效不佳的患者，低剂量血管加压素在提升血压方面可能有效，而且可能存在其他潜在的生理学作用。特利加压素有类似的效果，但持续时间长。研究显示在感染性休克早期血管加压素浓度上升，但当休克持续存在时，在大多数患者中，血管加压素浓度在24～48 h内降低至正常范围。这种现象被称为"血管加压素相对不足"，因为在低血压时，血管加压素水平应该升高。这一发现的意义尚不清楚。VASST试验是一项比较单独应用去甲肾上腺素与联合应用去甲肾上腺素和0.03 U/min的血管升压素效果的随机对照研究，其结果显示在意向治疗群体中两种方法的疗效无差异。一项预先定义的亚组分析发现，随机给予患者＜15 μg/min去甲肾上腺素外加血管加压素，其生存率得到改善；不过，这种实验前的分组原理是为了探索该方法在需要以≥15 μg/min速度输注去甲肾上腺素的人群中的潜在收益。较高剂量血管加压素与心肌缺血、手指（足趾）缺血、内脏缺血相关，应作为其他血管升压药无效时的替代用药。不推荐应用血管加压素作为支持MAP的一线血管加压药物，并提倡对非正常容量的患者或剂量高于0.03 U/min时候使用应该谨慎。

去氧肾上腺素是纯α肾上腺素激动剂，其在脓毒症中的临床试验数据有限。其对于临床预后的影响并不确定，在有更多临床数据支持前，应限制去氧肾上腺素的使用。

一项对比小剂量多巴胺与安慰剂的大型随机试验以及荟萃分析发现，肾替代治疗需求、尿量、肾脏恢复时间、存活率、ICU治疗时间、住院时间或心律失常没有差异。因此，目前的数据不支持单独应用小剂量多巴胺以维持肾功能。

感染继发的心肌功能失常在一部分感染性休克患者中发生，但心排血量常常通过心室舒张、心动过速以及降低的血管阻力得以维持。部分心肌功能失常的患者可能存在心脏储备功能减弱，可能并不能达到足够的心排血量以支持氧输送。对于那些测定的或者疑似的低心排血量、同时有足够的左室充盈压（或者临床评估为液体复苏充分的）以及足够的MAP表现的患者，多巴酚丁胺是首选正性肌力药物。多巴酚丁胺作为首选正性肌力药物，是EGDT临床试验中标准治疗的一部分，应用过程中没有检测到其对于病死率的负面作用。多巴酚丁胺的主要作用是改善血流动力学以及某些灌注指标，包括临床改进、乳酸水平下降、ScvO$_2$改善等。并没有随机对照试验比较多巴酚丁胺与安慰剂对于临

床预后的作用。被随机分配到去甲肾上腺素联合多巴酚丁胺组的患者与单独应用肾上腺素组的患者病死率没有差异。

在某些特定条件下其他可供选择的正性肌力药物可被用于提高心排血量。磷酸二酯酶抑制剂增加细胞内的环腺苷酸,进而拥有不依赖于β肾上腺素受体的正性肌力作用。一项纳入12名儿科患者的小型随机研究显示,磷酸二酯酶抑制剂米力农可以提高心排血量,但是该试验对于评估预后的效能较低。左西孟旦提高心肌细胞的钙离子反应性,也可以开放ATP依赖的钾离子通道,使得该药具有强心以及舒张血管的特性。考虑到在脓毒症诱导的心肌抑制中钙离子调控异常的作用,目前同样提出了在感染性休克中使用左西孟旦的建议。在一项纳入了35名感染性休克和ARDS患者的试验中,患者被随机分为左西孟旦组和安慰剂组,与安慰剂相比,左西孟旦改善了右心功能和混合静脉血氧饱和度。比较左西孟旦和多巴酚丁胺的研究还有限,但左西孟旦并没有显现出明显的优势。6项小型RCT(总共纳入116名患者)比较了左西孟旦与多巴酚丁胺,综合估计显示对于病死率没有显著影响(RR=0.83;95%CI 0.66～1.05)。

四、脓毒症的抗生素治疗

筛查感染源、明确病原菌和积极引流是治疗根本。及时寻找感染源(例如:坏死性软组织感染,腹膜炎合并腹内感染,胆管炎,肠梗阻),除了借助临床表现和体格检查,应充分利用床边B超及影像学检查筛查可疑的感染灶。

尽可能在抗生素使用前留取标本,并进行病原微生物培养+药敏,为目标性使用抗生素治疗提供依据。留取标本的部位包括:不同部位的血标本[至少1份外周血和每根导管的导管血(导管留置>48 h)]和相应可疑感染部位的标本(如尿培养、脑脊液培养、伤口培养、痰培养或引流液)。

抗生素的给药越早越好,目前推荐的目标是1 h以内。用药及时是提高抗生素有效性的关键因素。研究显示对于脓毒症或感染性休克,抗生素给药每延迟1 h都会增加病死率、延长住院时间,增加急性肾损伤、急性肺损伤等风险。改进抗生素给药的及时性,首先需分析延迟给药的原因,包括未能及时识别脓毒症及不恰当的经验性抗生素选择(如未预测到耐药性,或选择了近期已应用过的抗生素)。可能的改进方法包括采取"启动指令",将启动抗生素时间降到最短,尽快完成血培养及其他标本留取,优化用药顺序,关键抗生素同时给药,改善供应链,及加强医护及药房合作。

初始的适宜抗菌药物治疗(抗致病病原体活性)是有效治疗致命感染导致脓毒症和感染性休克最重要的措施。脓毒症和感染性休克的患者对初始合适的经验性抗生素治疗失败明显增加发病率和死亡率。初始抗菌药物治疗选择必须广谱以覆盖所有可能病原菌。经验性抗菌药物治疗的选择取决于与患者既往病史、临床状态和当地的流行病学特点有关的很多复杂问题。关键性的患者因素包括临床综合征的性质、感染部位、伴随的潜在疾病、慢性器官衰竭、用药史,植入装置、存在免疫抑制或其他形式的免疫低下状态,近期已知的特定病原体感染或定植,先前3个月接受抗菌药物情况。感染发生时患者所处的环境(比如社区,慢性病疗养机构,急性病保健医院)、当地病原流行病学以及当地社区与医院常见的病原体药敏情况都应纳入治疗选择时的考虑因素。此外,还需考虑潜在的药物不耐受和药物毒性。

导致感染性休克最常见的病原体是革兰阴性菌,革兰阳性菌和混合细菌。在部分特定的患者中

应考虑侵袭性念珠菌病、中毒性休克综合征和一些不常见的病原体。某些特殊条件也会使患者具有发生非典型或耐药病原体感染的风险。例如,中性粒细胞减少症患者具有特别广泛的潜在病原体感染的风险,包括耐药的革兰阴性杆菌和假丝酵母菌属。院内获得性感染导致脓毒症的患者易发生耐甲氧西林金黄色葡萄球菌(MRSA)和耐万古霉素肠球菌感染。

以前,严重感染的危重患者没有像中性粒细胞减少症患者那样在抗生素选择上被当作一个特殊的群体。尽管如此,重症感染和感染性休克的危重患者与中性粒细胞减少症患者一样,特征是与普通感染患者相比优化的抗菌药物管理策略的效果有本质区别。在这些差别中最主要的是感染耐药菌的倾向以及对有效抗菌药物治疗快速反应失败会导致死亡率和其他不良后果显著增加。

脓毒症和感染性休克的最佳经验性抗生素选择是决定预后的主要因素。感染性休克的经验性抗菌药物治疗未覆盖致病病原体会导致生存率下降为原来的1/5。由于高死亡率与不恰当的起始抗生素治疗有关,故经验性抗生素治疗方案宁可过度治疗。然而,脓毒症和感染性休克患者的经验性抗生素选择是极其复杂的,不能够简化为一个图表。在每一个医学中心和每一个患者中,恰当的抗生素治疗方案需要必须考虑很多的因素,包括:① 感染的解剖学位置,考虑典型病原谱和某个抗菌药物渗透到该感染部位的能力。② 社区、医院甚至医院病房的流行病原体。③ 流行病原体的耐药谱。④ 存在的特殊免疫缺陷,例如:中性粒细胞减少症,脾切除术,未控制的HIV感染,获得性或先天的免疫球蛋白、补体或白细胞功能或数量的缺乏。⑤ 年龄和患者并发症,包括慢性疾病(例如糖尿病)和慢性器官功能障碍(例如肝或肾衰竭),存在损害感染防御机制的侵入性装置(例如中心静脉导管或尿管)。

另外,临床医师必须评估感染多重耐药病原体的危险因素包括长期住院/慢性设备支持,近期抗菌药物使用,曾住院治疗和机体曾发生多重耐药菌定植或感染。更严重的疾病(例如感染性休克)的发生本质上与耐药菌株可能性高有关,这是早期抗生素治疗失败筛选的结果。

由于绝大多数重症脓毒症和感染性休克患者都存在一种或多种形式的免疫低下,初始经验性治疗方案需覆盖医疗保健相关感染中分离的大多数的病原菌。大多数情况下,使用碳青霉烯类(如美罗培南,亚胺培南/西司他丁或多尼培南)或广谱青霉素/β-内酰胺酶抑制剂复合制剂。然而,第三代或更高级头孢菌素也使用,特别是作为多药治疗的一部分。当然,如果感染的解剖学位置显而易见,也可以并应该根据感染部位及局部微生物菌群知识制订特定的抗感染方案。

多药治疗是为了保证足够广谱来进行起始经验性覆盖。临床医师应该知晓在一些社区和养老院的革兰阴性杆菌有耐广谱的β-内酰胺酶类和碳青霉烯类抗菌药物的风险。对于具有多重耐药菌(例如铜绿假单胞菌属,不动杆菌属等)感染高风险的危重脓毒症患者,推荐在经验治疗方案中添加抗革兰阴性菌药物,以增加至少有一种有效抗菌药物的可能性。同样地,当有发生其他耐药菌或非典型病原体感染的风险不低时,添加针对特殊病原体的药物是有必要的。当有存在MRSA感染风险因素时使用万古霉素,替考拉宁或其他抗MRSA的药物。有发生军团菌属感染的显著风险时加用大环内酯类或喹诺酮类。

在初始治疗时,临床医师也要考虑是否存在念珠菌属感染的可能。侵袭性念珠菌感染的危险因素包括免疫低下状态(中性粒细胞减少症,化疗,器官移植,糖尿病,慢性肝衰竭,慢性肾衰竭)、长期留置侵入性导管装置(血液透析导管,中心静脉导管)、全胃肠外营养、坏死性胰腺炎、近期大手术(特别是腹部手术)、长期广谱抗生素使用、长期住院/入住ICU、近期真菌感染和真菌的多部位定值。如果存在念珠菌属脓毒症的风险就有足够的正当理由进行经验性抗真菌治疗,特异性药物的选择要考虑

患者的疾病严重程度,本地区最流行的念珠菌属和任何近期使用的抗真菌药物。大多数危重患者优先经验性使用棘白菌素类(阿尼芬净,米卡芬净或卡泊芬净),特别是那些感染性休克、近期使用其他类抗真菌药物治疗或者那些早期培养资料可疑为光滑念珠菌或克柔念珠菌感染的患者。

早期优化抗菌药物药代动力学可改善重症感染患者的预后。在确定脓毒症和感染性休克重症患者最佳给药剂量时,以下几点应予以考虑。脓毒症与感染性休克患者与普通感染患者相比对最佳抗菌药物管理策略的影响存在显著差异。这些差异包括肝肾功能障碍的发生率增加、不可识别的免疫功能障碍的发生率较高和耐药菌感染的易感性较高。或许,初始经验性抗菌药物剂量中最重要方面的是对大多数抗菌药物而言分布容积增加了,部分原因是积极的液体复苏导致细胞外容积迅速扩张。因此,在脓毒症和感染性休克患者,各种抗菌药物未达到最佳药物浓度的发生率出乎意料的高。如果未能快速启动有效的治疗,会增加死亡率和其他不良后果,早期关注合适的抗菌药物剂量对改善上述不良预后至关重要。对于这类患者,每一种抗菌药物的治疗都应该启动足量、高负荷剂量的策略。为获得最佳的预后,不同的抗菌药物需要不同的血浆药物浓度目标。临床上,初始剂量未能达到血浆峰值目标与氨基糖苷类抗生素使用失败有关。同样,早期万古霉素的血浆浓度不足[与病原体的最低抑菌浓度(MIC)有关]与严重MRSA感染(包括医院获得性肺炎)和感染性休克临床治疗失败有关。

不论对于社会或者患者个体,延长不必要的抗生素治疗都是有害的。对于社会来说,过度使用抗生素导致耐药的出现和传播。对于患者个体而言,延长抗生素治疗与一些特定疾病(如艰难梭菌结肠炎)相关,更广泛的说是增加了死亡的风险。尽管这些如存在累积抗生素毒性、抗生素相关继发感染(例如艰难梭菌结肠炎)的发生以及多重耐药病原体的筛选和超级感染的发生都是潜在的促进因素,但延长抗生素治疗和死亡率增加的相关性并未确定。

尽管患者个体因素会影响抗生素治疗的长短,但在无感染源控制问题的情况下,7～10天的抗生素疗程对于大多数的重症感染通常已足够。目前指南推荐对院内获得性肺炎[包括医院获得性和呼吸机相关性肺炎(VAP)]治疗疗程为7天。最近的数据提议一些严重感染,特别是在成功控制感染源的情况下可以缩短治疗时期。

总之,脓毒症是目前世界范围内感染致死的最主要原因。人们对脓毒症的认识在逐步深入。脓毒症患者早期识别、早期诊断、早期治疗是至关重要的。早期液体复苏、合理的抗感染治疗是脓毒症救治的关键。脓毒症治疗还包括免疫调理、机械通气、抗凝策略、营养支持等,限于篇幅,具体的实施方案以及推荐等级详见SSC 2016版指南。

(赵贤元　皋　源)

参 考 文 献

［1］ Rhodes A, Evans L E, Alhazzani W, et al. Surviving Sepsis Campaign: International Guidelines for Management of Sepsis and Septic Shock: 2016. Crit Care Med, 2017, 45(3): 486－552.

［2］ Seymour C W, Gesten F, Prescott H C, et al. Time to Treatment and Mortality during Mandated Emergency Care for Sepsis. N Engl J Med, 2017, 376(23): 2235－2244.

［3］ de Jong E, van Oers J A, Beishuizen A, et al. Efficacy and safety of procalcitonin guidance in reducing the duration of antibiotic treatment in critically ill patients: a randomised, controlled, open-label trial. Lancet Infect Dis, 2016, 16(7): 819－827.

［ 4 ］ Rizzo A N, Dudek S M. Endothelial glycocalyx repair: building a wall to protect the lung during sepsis. Am J Respire Cell Mol Biol, 2017, 56(6): 687－688.

［ 5 ］ Chen J, Xuan J, Gu Y T, et al. Celastrol reduces IL－1β induced matrix catabolism, oxidative stress and inflammation in human nucleus pulposus cells and attenuates rat intervertebral disc degeneration in vivo. Biomed Pharmacother, 2017, 91: 208－219.

［ 6 ］ Han R T, Kim S, Choi K, et al. Asthma-like airway inflammation and responses in a rat model of atopic dermatitis induced by neonatal capsaicin treatment. J Asthma Allergy, 2017, 10: 181－189.

［ 7 ］ Bozinovski S, Jones J, Beavitt S J, et al. Innate immune responses to LPS in mouse lung are suppressed and reversed by neutralization of GM-CSF via repression of TLR-4. Am J Physiol Lung Cell Mol Physiol, 2004, 286(4): L877－L885.

［ 8 ］ Parande-Shirvan S, Ebrahimby A, Dousty A, et al. Somatic extracts of Marshallagia marshalli downregulate the Th2 associated immune responses in ovalbumin-induced airway inflammation in BALB/c mice. Parasit Vectors, 2017, 10(1): 233.

［ 9 ］ Blumental-Perry A, Bonfield T L. Editorial: Modulation of HMGB1 holds promise for managing sepsis immune paralysis. J Leukoc Biol, 2017, 101(6): 1273－1275.

［10］ Guisset O, Dilhuydy M S, Thiebaut R, et al. Decrease in circulating dendritic cells predicts fatal outcome in septic shock. Intensive Care Med, 2007, 33(1): 148－152.

［11］ Kushwah R, Wu J, Oliver J R, et al. Uptake of apoptotic DC converts immature DC into tolerogenic DC, which induce differentiation of Foxp3+ regulatory T cells. Eur J Immunol, 2010, 40(4): 1022－1035.

［12］ Luan Y Y, Yin C F, Qin Q H, et al. Effect of Regulatory T Cells on Promoting Apoptosis of T Lymphocyte and Its Regulatory Mechanism in Sepsis. J Interferon Cytokine Res, 2015, 35(12): 969－980.

［13］ Stieglitz D, Schmid T, Chhabra N F, et al. TNF and regulatory T cells are critical for sepsis-induced suppression of T cells. Immun Inflamm Dis, 2015, 3(4): 374－385.

［14］ Atmatzidis S, Koutelidakis IM, Chatzimavroudis G, et al. Detrimental effect on apoptosis of lymphocytes at an early time point of experiment abdominal sepsis. BMC Infect Dis, 2011, 11(1): 321.

［15］ Hotchkiss R S, Monneret G, Payen D. Immunosuppression in sepsis: a novel understanding of the disorder and a new therapeutic approach. Lancet Infect Dis, 2013, 13(3): 260－268.

［16］ Lipinska-Gediga M. Coagulopathy in sepsis-a new look at an old problem. Anaesthesiol Intensive Ther, 2016, 48(5): 352－359.

［17］ Saracco P, Vitale P, Scolfaro C, et al. The coagulopathy in sepsis: significance and implications for treatment. Pediatr Rep, 2011, 3(4): e30.

［18］ Pawlinski R, Wang J G, Owens A P 3rd, et al. Hematopoietic and nonhematopoietic cell tissue factor activates the coagulation cascade in endotoxemic mice. Blood, 2010, 116(5): 806－814.

［19］ Tang H, Ivanciu L, Popescu N, et al. Sepsis-Induced Coagulation in the Baboon Lung Is Associated with Decreased Tissue Factor Pathway Inhibitor. Am J Pathol, 2007, 171(3): 1066－1077.

［20］ Godier A, Parmar K, Manandhar K, et al. An in vitro study of the effects of t-PA and tranexamic acid on whole blood coagulation and fibrinolysis. J Clin Pathol, 2017,70 (2): 154－161.

［21］ Van De Craen B, Scroyen I, Vranckx C, et al. Maximal PAI-1 inhibition in vivo requires neutralizing antibodies that recognize and inhibit glycosylated PAI-1. Thromb Res, 2012, 129(4): e126－e133.

［22］ Mizunoe Y, Sudo Y, Okita N, et al. Involvement of lysosomal dysfunction in autophagosome accumulation and early pathologies in adipose tissue of obese mice. Autophagy, 2017, 13(4): 642－653.

［23］ Park D w, Zmijewski J W. Mitochondrial Dysfunction and Immune Cell Metabolism in Sepsis. Infect Chemother, 2017, 49(1): 10－21.

［24］ Yoshino H, Kumai Y, Kashiwakura I. Effects of endoplasmic reticulum stress on apoptosis induction in radioresistant macrophages. Mol Med Rep, 2017, 15(5): 2867－2872.

第91章
抗生素在围术期的应用

围术期是指手术前、中、后的一段时间，主要包括术前准备、术中操作及术后处理等过程。大量研究表明，在围术期预防性应用抗生素对预防手术后感染有重要作用。但目前在围术期抗生素使用中存在诸多不合理之处，很多临床医师对围术期抗生素的应用目的、应用时机、药物选择、使用时程等存在模糊甚至错误认识，导致药物滥用现象严重，引起二重感染、细菌耐药性日益增加。因此，加强围术期抗生素合理应用的宣传和管理，对减少抗生素的不合理应用、减少耐药菌株的产生以及减轻患者医药费用具有重要意义。

第一节 围术期抗菌药物的预防性应用

中华人民共和国国家卫生和计划生育委员会颁布了《抗菌药物临床应用指导原则（2015年版）》，旨在根据2012年颁布的《抗菌药物临床应用管理办法》要求，通过科学化、规范化、常态化的管理，促进抗菌药物合理使用，减少和遏制细菌耐药，安全、有效、经济地治疗患者。

一、预防用药目的

主要是预防手术部位感染，包括浅表切口感染、深部切口感染和手术所涉及的器官/腔隙感染，但不包括与手术无直接关系的、术后可能发生的其他部位感染。

二、预防用药原则

围术期抗菌药物预防用药，应根据手术切口类别、手术创伤程度、可能的污染细菌种类、手术持续时间、感染发生机会和后果严重程度、抗菌药物预防效果的循证医学证据、对细菌耐药性的影响和经济学评估等因素，综合考虑决定是否预防用抗菌药物。但抗菌药物的预防性应用并不能代替严格的消毒、灭菌技术和精细的无菌操作，也不能代替术中保温和血糖控制等其他预防措施。

（一）清洁手术（Ⅰ类切口）

手术脏器为人体无菌部位，局部无炎症、无损伤，也不涉及呼吸道、消化道、泌尿生殖道等人体与外界相通的器官。手术部位无污染，通常不需预防用抗菌药物。但在下列情况时可考虑预防用药：① 手术范围大、手术时间长、污染机会增加；② 手术涉及重要脏器，一旦发生感染将造成严重后果者，如头颅手术、心脏手术等；③ 异物植入手术，如人工心瓣膜植入、永久性心脏起搏器放置、人工关节置换等；④ 有感染高危因素，如高龄、糖尿病、免疫功能低下（尤其是接受器官移植者）、营养不良等患者。

（二）清洁-污染手术（Ⅱ类切口）

手术部位存在大量人体寄殖菌群，手术时可能污染手术部位引致感染，故此类手术通常需预防用抗菌药物。

（三）污染手术（Ⅲ类切口）

已造成手术部位严重污染的手术。此类手术需预防用抗菌药物。

（四）污秽-感染手术（Ⅳ类切口）

在手术前即已开始治疗性应用抗菌药物，术中、术后继续，此不属预防应用范畴。

三、抗菌药物品种选择

（1）根据手术切口类别、可能的污染菌种类及其对抗菌药物敏感性、药物能否在手术部位达到有效浓度等综合考虑。

（2）选用对可能的污染菌针对性强、有充分的预防有效的循证医学证据、安全、使用方便及价格适当的品种。

（3）应尽量选择单一抗菌药物预防用药，避免不必要的联合使用。预防用药应针对手术路径中可能存在的污染菌。如心血管、头颈、胸腹壁、四肢软组织手术和骨科手术等经皮肤的手术，通常选择针对金黄色葡萄球菌的抗菌药物。结肠、直肠和盆腔手术，应选用针对肠道革兰阴性菌和脆弱拟杆菌等厌氧菌的抗菌药物。

（4）头孢菌素过敏者，针对革兰阳性菌可用万古霉素、去甲万古霉素、克林霉素；针对革兰阴性杆菌可用氨曲南、磷霉素或氨基糖苷类。

（5）对某些手术部位感染会引起严重后果者，如心脏人工瓣膜置换术、人工关节置换术等，若术前发现有耐甲氧西林金黄色葡萄球菌（MRSA）定植的可能或者该机构MRSA发生率高，可选用万古霉素、去甲万古霉素预防感染，但应严格控制用药持续时间。

（6）不应随意选用广谱抗菌药物作为围术期预防用药。鉴于国内大肠埃希菌对氟喹诺酮类药物耐药率高，应严格控制氟喹诺酮类药物作为外科围术期预防用药。

（7）常见围术期预防用抗菌药物的品种选择，见表91-1。

表91-1　抗菌药物在围术期预防应用的品种选择

手 术 名 称	切口类别	可能的污染菌	抗菌药物选择
脑外科手术(清洁,无植入物)	I	金黄色葡萄球菌,凝固酶阴性葡萄球菌	第一、第二代头孢菌素,MRSA感染高发医疗机构的高危患者可用(去甲)万古霉素
脑外科手术(经鼻窦、鼻腔、口咽部手术)	II	金黄色葡萄球菌,链球菌属,口咽部厌氧菌(如消化链球菌)	第一、第二代头孢菌素±甲硝唑,或克林霉素+庆大霉素
脑脊液分流术	I	金黄色葡萄球菌,凝固酶阴性葡萄球菌	第一、第二代头孢菌素,MRSA感染高发医疗机构的高危患者可用(去甲)万古霉素
脊髓手术	I	金黄色葡萄球菌,凝固酶阴性葡萄球菌	第一、第二代头孢菌素
眼科手术(如白内障、青光眼或角膜移植、泪囊手术、眼穿通伤)	I、II	金黄色葡萄球菌,凝固酶阴性葡萄球菌	局部应用妥布霉素或左氧氟沙星等
头颈部手术(恶性肿瘤,不经口咽部黏膜)	I	金黄色葡萄球菌,凝固酶阴性葡萄球菌	第一、第二代头孢菌素
头颈部手术(经口咽部黏膜)	II	金黄色葡萄球菌,链球菌属,口咽部厌氧菌(如消化链球菌)	第一、第二代头孢菌素±甲硝唑,或克林霉素+庆大霉素
颌面外科(下颌骨折切开复位或内固定,面部整形术有移植物手术,正颌手术)	I	金黄色葡萄球菌,凝固酶阴性葡萄球菌	第一、第二代头孢菌素
耳鼻喉科(复杂性鼻中隔鼻成形术,包括移植)	II	金黄色葡萄球菌,凝固酶阴性葡萄球菌	第一、第二代头孢菌素
乳腺手术(乳腺癌、乳房成形术,有植入物如乳房重建术)	I	金黄色葡萄球菌,凝固酶阴性葡萄球菌,链球菌属	第一、第二代头孢菌素
胸外科手术(食管、肺)	II	金黄色葡萄球菌,凝固酶阴性葡萄球菌,肺炎链球菌,革兰阴性杆菌	第一、第二代头孢菌素
心血管手术(腹主动脉重建、下肢手术切口涉及腹股沟、任何血管手术植入人工假体或异物,心脏手术、安装永久性心脏起搏器)	I	金黄色葡萄球菌,凝固酶阴性葡萄球菌	第一、第二代头孢菌素,MRSA感染高发医疗机构的高危患者可用(去甲)万古霉素
肝、胆系统及胰腺手术	II、III	革兰阴性杆菌,厌氧菌(如脆弱拟杆菌)	第一、第二代头孢菌素或头孢曲松±甲硝唑,或头霉素类
胃、十二指肠、小肠手术	II、III	革兰阴性杆菌,链球菌属,口咽部厌氧菌(如消化链球菌)	第一、第二代头孢菌素,或头霉素类
结肠、直肠、阑尾手术	II、III	革兰阴性杆菌,厌氧菌(如脆弱拟杆菌)	第一、第二代头孢菌素±甲硝唑,或头霉素类,或头孢曲松±甲硝唑
经直肠前列腺活检	II	革兰阴性杆菌	氟唑诺酮类
泌尿外科手术:进入泌尿道或经阴道的手术(经尿道膀胱肿瘤或前列腺切除术、异体植入及取出,切开造口、支架的植入及取出)及经皮肾镜手术	II	革兰阴性杆菌	第一、第二代头孢菌素,或氟唑诺酮类

（续表）

手 术 名 称	切口类别	可能的污染菌	抗菌药物选择
泌尿外科手术：涉及肠道的手术	Ⅱ	革兰阴性杆菌，厌氧菌	第一、第二代头孢菌素，或氨基糖苷类+甲硝唑
有假体植入的泌尿系统手术	Ⅱ	葡萄球菌属，革兰阴性杆菌	第一、第二代头孢菌素+氨基糖苷类，或万古霉素
经阴道或经腹腔子宫切除术	Ⅱ	革兰阴性杆菌，肠球菌属，B组链球菌，厌氧菌	第一、第二代头孢菌素（经阴道手术加用甲硝唑），或头霉素类
腹腔镜子宫肌瘤剔除术（使用举宫器）	Ⅱ	革兰阴性杆菌，肠球菌属，B组链球菌，厌氧菌	第一、第二代头孢菌素 ± 甲硝唑，或头霉素类
羊膜早破或剖宫产术	Ⅱ	革兰阴性杆菌，肠球菌属，B组链球菌，厌氧菌	第一、第二代头孢菌素 ± 甲硝唑
人工流产-剖宫术引产术	Ⅱ	革兰阴性杆菌，肠球菌属，链球菌，厌氧菌（如脆弱拟杆菌）	第一、第二代头孢菌素 ± 甲硝唑，或多西环素
会阴撕裂修补术	Ⅱ、Ⅲ	革兰阴性杆菌，肠球菌属，链球菌属，厌氧菌（如脆弱拟杆菌）	第一、第二代头孢菌素 ± 甲硝唑
皮瓣转移术（游离或带蒂）或植皮术	Ⅱ	金黄色葡萄球菌，凝固酶阴性葡萄球菌，链球菌属，革兰阴性菌	第一、第二代头孢菌素
关节置换成形术、截骨、骨内固定术、腔隙植骨术、脊柱术（应用或不用植入物、内固定物）	Ⅰ	金黄色葡萄球菌，凝固酶阴性葡萄球菌，链球菌属	第一、第二代头孢菌素，MRSA感染高发医疗机构的高危患者可用（去甲）万古霉素
外固定架植入术	Ⅱ	金黄色葡萄球菌，凝固酶阴性葡萄球菌，链球菌属	第一、第二代头孢菌素
截肢术	Ⅰ、Ⅱ	金黄色葡萄球菌，凝固酶阴性葡萄球菌，链球菌属，革兰阴性菌，厌氧菌	第一、第二代头孢菌素 ± 甲硝唑
开放骨折内固定术	Ⅱ	金黄色葡萄球菌，凝固酶阴性葡萄球菌，链球菌属，革兰阴性菌，厌氧菌	第一、第二代头孢菌素 ± 甲硝唑

四、给药方案

（一）给药方法

给药途径大部分为静脉输注，仅有少数为口服给药。静脉输注应在皮肤、黏膜切开前0.5～1 h或麻醉开始时给药，在输注完毕后开始手术，保证手术部位暴露时局部组织中抗菌药物已达到足以杀灭手术过程中沾染细菌的药物浓度。万古霉素或氟喹诺酮类等由于需输注较长时间，应在手术前1～2 h开始给药。

（二）预防用药维持时间

抗菌药物的有效覆盖时间应包括整个手术过程。手术时间较短（≤2 h）的清洁手术术前给药一

次即可。如手术时间超过3 h或超过所用药物半衰期的2倍以上,或成人出血量超过1 500 ml,术中应追加一次。清洁手术的预防用药时间不超过24 h,心脏手术可视情况延长至48 h。清洁-污染手术和污染手术的预防用药时间亦为24 h,污染手术必要时延长至48 h。过度延长用药时间并不能进一步提高预防效果,且预防用药时间超过48 h,耐药菌感染机会增加。

第二节　抗菌药物的适应证和注意事项

一、青霉素类

（一）分类

（1）主要作用于革兰阳性菌的青霉素,如青霉素G、普鲁卡因青霉素、苄星青霉素、青霉素V。

（2）耐青霉素酶青霉素,如苯唑西林、氯唑西林、氟氯西林等。

（3）广谱青霉素,包括：① 对部分肠杆菌科细菌有抗菌活性,如氨苄西林、阿莫西林；② 对多数革兰阴性杆菌包括铜绿假单胞菌具抗菌活性,如哌拉西林、阿洛西林、美洛西林。

（二）适应证

1. 青霉素

（1）青霉素G　适用于A组溶血性链球菌、肺炎链球菌等革兰阳性球菌所致的感染,包括血流感染、脑膜炎、肺炎、咽炎、扁桃体炎、中耳炎、猩红热、丹毒等,也可用于治疗草绿色链球菌和肠球菌心内膜炎,以及破伤风、气性坏疽、炭疽、白喉、流行性脑脊髓膜炎、李斯特菌病、鼠咬热、梅毒、淋病、雅司、回归热、钩端螺旋体病、樊尚咽峡炎、放线菌病等。青霉素尚可用于风湿性心脏病或先天性心脏病患者进行某些操作或手术时,预防心内膜炎发生。

（2）普鲁卡因青霉素　抗菌谱与青霉素G基本相同,供肌内注射,对敏感细菌的有效浓度可持续24 h。适用于敏感细菌所致的轻症感染。

（3）苄星青霉素　抗菌谱与青霉素G相仿,为长效制剂,肌内注射120万单位后血中低浓度可维持4周。本药用于治疗A组溶血性链球菌咽炎及扁桃体炎,预防A组溶血性链球菌感染引起的风湿热；本药亦可用于治疗梅毒。

（4）青霉素V　对酸稳定,可口服。抗菌作用较青霉素G为差,适用于敏感革兰阳性球菌引起的轻症感染。

2. 耐青霉素酶青霉素类

本类药物抗菌谱与青霉素G相仿,但抗菌作用较差,对青霉素酶稳定；因产酶而对青霉素耐药的葡萄球菌对本类药物敏感,但甲氧西林耐药葡萄球菌对本类药物耐药。主要适用于产青霉素酶的甲氧西林敏感葡萄球菌感染,如血流感染、心内膜炎、肺炎、脑膜炎、骨髓炎、皮肤及软组织感染等。肺炎链球菌、A组溶血性链球菌或青霉素敏感葡萄球菌感染则不宜采用。

3. 广谱青霉素类

氨苄西林与阿莫西林的抗菌谱较青霉素G广,对革兰阳性球菌作用与青霉素G相仿,对部分革兰

阴性杆菌亦具抗菌活性。本类药物适用于敏感细菌所致的呼吸道感染、尿路感染、胆道感染、皮肤及软组织感染、脑膜炎、血流感染、心内膜炎等。氨苄西林为肠球菌、李斯特菌感染的首选用药。哌拉西林、阿洛西林和美洛西林对革兰阴性杆菌的抗菌谱较氨苄西林为广,抗菌作用也较强。除对部分肠杆菌科细菌外,对铜绿假单胞菌亦有良好抗菌作用,适用于肠杆菌科细菌及铜绿假单胞菌所致的呼吸道感染、尿路感染、胆道感染、腹腔感染、皮肤及软组织感染等。

(三)注意事项

(1)对青霉素G或青霉素类抗菌药物过敏者禁用本品。

(2)无论采用何种给药途径,用青霉素类抗菌药物前必须详细询问患者有无青霉素类过敏史。

(3)其他药物过敏史及过敏性疾病史,并须先做青霉素皮肤试验。

(4)青霉素钾盐不可快速静脉注射。

(5)青霉素可安全地应用于孕妇;少量本品可经乳汁排出,哺乳期妇女应用青霉素时应停止哺乳。

(6)老年人肾功能呈轻度减退,本品主要经肾脏排出,故治疗老年患者感染时宜适当减量应用。

二、头孢菌素类

头孢菌素类根据其抗菌谱、抗菌活性、对β-内酰胺酶的稳定性以及肾毒性的不同,目前分为四代。第一代头孢菌素主要作用于需氧革兰阳性球菌,仅对少数革兰阴性杆菌有一定抗菌活性;常用的注射剂有头孢唑啉、头孢拉定等,口服制剂有头孢拉定、头孢氨苄和头孢羟氨苄等。第二代头孢菌素对革兰阳性球菌的活性与第一代相仿或略差,对部分革兰阴性杆菌亦具有抗菌活性;注射剂有头孢呋辛、头孢替安等,口服制剂有头孢克洛、头孢呋辛酯和头孢丙烯等。第三代头孢菌素对肠杆菌科细菌等革兰阴性杆菌具有强大抗菌作用,头孢他啶和头孢哌酮除肠杆菌科细菌外,对铜绿假单胞菌亦具较强抗菌活性;注射品种有头孢噻肟、头孢曲松、头孢他啶、头孢哌酮等,口服品种有头孢克肟和头孢泊肟酯等,口服品种对铜绿假单胞菌均无作用。第四代头孢菌素常用者为头孢吡肟,对肠杆菌科细菌作用与第三代头孢菌素大致相仿,其中对阴沟肠杆菌、产气肠杆菌、柠檬酸菌属等部分菌株作用优于第三代头孢菌素,对铜绿假单胞菌的作用与头孢他啶相仿,对革兰阳性球菌的作用较第三代头孢菌素略强。

(一)适应证

1. 第一代头孢菌素

注射剂代表品种为头孢唑啉。主要适用于甲氧西林敏感葡萄球菌、A组溶血性链球菌和肺炎链球菌等所致的上、下呼吸道感染,尿路感染,血流感染,心内膜炎,骨、关节感染及皮肤及软组织感染等;亦可用于流感嗜血杆菌、奇异变形杆菌、大肠埃希菌敏感株所致的尿路感染以及肺炎等。头孢唑啉常作为外科手术预防用药。头孢拉定、头孢氨苄等口服制剂的抗菌作用较头孢唑啉为差,主要适用于治疗敏感菌所致的轻症病例。

2. 第二代头孢菌素

注射剂代表品种为头孢呋辛。主要用于治疗甲氧西林敏感葡萄球菌、链球菌属、肺炎链球菌等革兰阳性球菌,以及流感嗜血杆菌、大肠埃希菌、奇异变形杆菌等中的敏感株所致的呼吸道感染、尿路

感染、皮肤及软组织感染、血流感染、骨关节感染和腹腔、盆腔感染。用于腹腔感染和盆腔感染时需与抗厌氧菌药合用。头孢呋辛也是常用围术期预防用药物。头孢克洛、头孢呋辛酯、头孢丙烯等口服制剂,主要适用于上述感染中的轻症病例。

3. 第三代头孢菌素

主要品种有头孢噻肟、头孢曲松、头孢他啶、头孢哌酮。适用于敏感肠杆菌科细菌等革兰阴性杆菌所致严重感染,如下呼吸道感染、血流感染、腹腔感染、肾盂肾炎和复杂性尿路感染、盆腔炎性疾病、骨关节感染、复杂性皮肤及软组织感染、中枢神经系统感染等。治疗腹腔、盆腔感染时需与抗厌氧菌药(如甲硝唑)合用。头孢噻肟、头孢曲松尚可用于A组溶血性链球菌、草绿色链球菌、肺炎链球菌、甲氧西林敏感葡萄球菌所致的各种感染。头孢他啶、头孢哌酮尚可用于铜绿假单胞菌所致的各种感染。第三代口服头孢菌素主要用于治疗敏感菌所致轻、中度感染,也可用于经第三代头孢菌素注射剂治疗后的序贯治疗;但需注意第三代口服头孢菌素均不宜用于铜绿假单胞菌和其他非发酵菌的感染。

4. 第四代头孢菌素

抗菌谱和临床适应证与第三代头孢菌素相似,可用于对第三代头孢菌素耐药而对其敏感的产气肠杆菌、阴沟肠杆菌、沙雷菌属等细菌所致感染,亦可用于中性粒细胞缺乏伴发热患者的经验治疗。

所有头孢菌素类对甲氧西林耐药葡萄球菌、肠球菌属抗菌作用均差,故不宜选用于治疗上述细菌所致感染。

(二)注意事项

(1)禁用于对任何一种头孢菌素类抗菌药物有过敏史及有青霉素过敏性休克史的患者。

(2)用药前必须详细询问患者既往有否对头孢菌素类、青霉素类或其他药物的过敏史。有青霉素类、其他β-内酰胺类及其他药物过敏史的患者,有明确应用指征时应谨慎使用本类药物。在用药过程中一旦发生过敏反应,须立即停药。如发生过敏性休克,须立即就地抢救并予以肾上腺素等相关治疗。

(3)本类药物多数主要经肾脏排泄,中度以上肾功能不全患者应根据肾功能适当调整剂量。中度以上肝功能减退时,头孢哌酮、头孢曲松可能需要调整剂量。

(4)氨基糖苷类和第一代头孢菌素注射剂合用可能加重前者的肾毒性,应注意监测肾功能。

(5)头孢哌酮可导致低凝血酶原血症或出血,合用维生素K可预防出血;本药亦可引起双硫仑样反应,用药期间及治疗结束后72 h内应戒酒或避免摄入含酒精饮料。

三、头霉素类

头霉素类品种包括头孢西丁、头孢美唑、头孢米诺等。其抗菌谱和抗菌作用与第二代头孢菌素相仿,但对脆弱拟杆菌等厌氧菌抗菌作用较头孢菌素类强。头霉素类对大多数超广谱β-内酰胺酶(ESBLs)稳定,但其治疗产ESBLs的细菌所致感染的疗效未经证实。

(一)适应证

(1)肺炎链球菌及其他链球菌属、甲氧西林敏感金黄色葡萄球菌、大肠埃希菌等肠杆菌科细菌、流感嗜血杆菌以及拟杆菌属引起的下呼吸道感染,血流感染,骨、关节感染,以及皮肤及软组织感染。

（2）大肠埃希菌等肠杆菌科细菌所致的尿路感染。

（3）大肠埃希菌等肠杆菌科细菌、拟杆菌属等厌氧菌引起的腹腔感染。

（4）大肠埃希菌、淋病奈瑟菌、拟杆菌属等厌氧菌以及B组链球菌所致的盆腔感染,疑有沙眼衣原体感染者应合用抗衣原体药。

（5）也可用于胃肠道手术、经阴道子宫切除、经腹腔子宫切除或剖宫产等手术前的预防用药。

（二）注意事项

（1）禁用于对头霉素类及头孢菌素类抗菌药物有过敏史者。

（2）有青霉素类过敏史患者确有应用指征时,必须充分权衡利弊后在严密观察下慎用。如以往曾发生青霉素休克的患者,则不宜再选用本品。

（3）有胃肠道疾病病史的患者,特别是结肠炎患者应慎用本品。

（4）不推荐头孢西丁用于<3个月的婴儿。

（5）使用头孢美唑、头孢米诺期间,应避免饮酒以免发生双硫仑样反应。

四、β-内酰胺类/β-内酰胺酶抑制剂

目前临床应用的主要品种有阿莫西林/克拉维酸、氨苄西林/舒巴坦、头孢哌酮/舒巴坦、替卡西林/克拉维酸和哌拉西林/他唑巴坦。阿莫西林/克拉维酸、氨苄西林/舒巴坦对甲氧西林敏感葡萄球菌,粪肠球菌,流感嗜血杆菌,卡他莫拉菌,淋病奈瑟菌,脑膜炎奈瑟菌,大肠埃希菌、沙门菌属等肠杆菌科细菌,脆弱拟杆菌、梭杆菌属等厌氧菌具良好抗菌作用。头孢哌酮/舒巴坦、替卡西林/克拉维酸和哌拉西林/他唑巴坦对甲氧西林敏感葡萄球菌,流感嗜血杆菌,大肠埃希菌、克雷伯菌属、肠杆菌属等肠杆菌科细菌,铜绿假单胞菌以及拟杆菌属等厌氧菌具有良好抗菌活性。氨苄西林/舒巴坦、头孢哌酮/舒巴坦对不动杆菌属具有抗菌活性。头孢哌酮/舒巴坦、替卡西林/克拉维酸对嗜麦芽窄食单胞菌亦具抗菌活性。

（一）适应证

（1）本类药物适用于因产β-内酰胺酶而对β-内酰胺类药物耐药的细菌感染,但不推荐用于对复方制剂中抗菌药物敏感的细菌感染和非产β-内酰胺酶的耐药菌感染。

（2）阿莫西林/克拉维酸口服制剂适用于流感嗜血杆菌和卡他莫拉菌所致鼻窦炎、中耳炎和下呼吸道感染;大肠埃希菌、克雷伯菌属和肠杆菌属所致的尿路、生殖系统感染;甲氧西林敏感金黄色葡萄球菌、大肠埃希菌和克雷伯菌属所致皮肤及软组织感染。阿莫西林/克拉维酸和氨苄西林/舒巴坦注射剂除上述适应证的较重病例外,还可用于上述细菌所致腹腔感染,血流感染和骨、关节感染。

（3）头孢哌酮/舒巴坦、哌拉西林/他唑巴坦和替卡西林/克拉维酸适用于肠杆菌科细菌、铜绿假单胞菌敏感株和甲氧西林敏感金黄色葡萄球菌所致血流感染、下呼吸道感染、皮肤及软组织感染、尿路感染、腹腔感染、盆腔感染和骨、关节感染。

（4）氨苄西林/舒巴坦、头孢哌酮/舒巴坦尚可用于不动杆菌属所致感染。

（5）舒巴坦可与其他药物联合治疗多重耐药不动杆菌属所致感染。

（二）注意事项

（1）应用阿莫西林/克拉维酸、氨苄西林/舒巴坦、替卡西林/克拉维酸和哌拉西林/他唑巴坦前必须详细询问药物过敏史并进行青霉素皮肤试验,对青霉素类药物过敏者或青霉素皮试阳性患者禁用。对以上复合制剂中任一成分过敏者亦禁用该复合制剂。

（2）有头孢菌素类或舒巴坦过敏史者禁用头孢哌酮/舒巴坦。有青霉素类过敏史的患者确有应用头孢哌酮/舒巴坦的指征时,必须在严密观察下慎用,但有青霉素过敏性休克史的患者,不可选用头孢哌酮/舒巴坦。

（3）应用本类药物时如发生过敏反应,须立即停药;一旦发生过敏性休克,应就地抢救,并给予吸氧及注射肾上腺素、肾上腺皮质激素等抗休克治疗。

（4）中度以上肾功能不全患者使用本类药物时应根据肾功能减退程度调整剂量。

五、碳青霉烯类

碳青霉烯类抗菌药物分为具有抗非发酵菌和不具有抗非发酵菌两组,前者包括亚胺培南/西司他丁（西司他丁具有抑制亚胺培南在肾内被水解作用）、美罗培南、帕尼培南/倍他米隆（倍他米隆具有减少帕尼培南在肾内蓄积中毒作用）、比阿培南和多立培南;后者为厄他培南。亚胺培南、美罗培南、帕尼培南、比阿培南等对各种革兰阳性球菌、革兰阴性杆菌（包括铜绿假单胞菌、不动杆菌属）和多数厌氧菌具强大抗菌活性,对多数β-内酰胺酶高度稳定,但对甲氧西林耐药葡萄球菌和嗜麦芽窄食单胞菌等抗菌作用差。厄他培南与其他碳青霉烯类抗菌药物有两个重要差异:血半衰期较长,可1天1次给药;对铜绿假单胞菌、不动杆菌属等非发酵菌抗菌作用差。近年来非发酵菌尤其是不动杆菌属细菌对碳青霉烯类抗菌药物耐药率迅速上升,肠杆菌科细菌中亦出现部分碳青霉烯类耐药,严重威胁碳青霉烯类抗菌药物的临床疗效,必须合理应用这类抗菌药物,加强对耐药菌传播的防控。

（一）适应证

（1）多重耐药但对本类药物敏感的需氧革兰阴性杆菌所致严重感染,包括肺炎克雷伯菌、大肠埃希菌、阴沟肠杆菌、柠檬酸菌属、黏质沙雷菌等肠杆菌科细菌、铜绿假单胞菌、不动杆菌属等细菌所致血流感染、下呼吸道感染、肾盂肾炎和复杂性尿路感染、腹腔感染、盆腔感染等;用于铜绿假单胞菌所致感染时,需注意在疗程中某些菌株可出现耐药。厄他培南尚被批准用于社区获得性肺炎的治疗。

（2）脆弱拟杆菌等厌氧菌与需氧菌混合感染的重症患者。

（3）病原菌尚未查明的免疫缺陷患者中重症感染的经验治疗。

（4）美罗培南、帕尼培南/倍他米隆则除上述适应证外,尚可用于年龄在3个月以上的细菌性脑膜炎患者。

（二）注意事项

（1）禁用于对本类药物及其配伍成分过敏的患者。

（2）本类药物不宜用于治疗轻症感染，更不可作为预防用药。

（3）本类药物所致的严重中枢神经系统反应多发生在原本患有癫痫等中枢神经系统疾病患者及肾功能减退患者未减量用药者，因此在上述基础疾病患者应慎用本类药物。中枢神经系统感染患者不宜应用亚胺培南/西司他丁，有指征可应用美罗培南或帕尼培南/倍他米隆时，仍需严密观察抽搐等严重不良反应。

（4）肾功能不全者及老年患者应用本类药物时应根据肾功能减退程度减量用药。

（5）碳青霉烯类抗菌药物与丙戊酸或双丙戊酸联合应用，可能导致后二者血药浓度低于治疗浓度，增加癫痫发作风险，因此不推荐本品与丙戊酸或双丙戊酸联合应用。

六、青霉烯类

青霉烯类抗菌药物目前临床应用仅有口服品种法罗培南。法罗培南对链球菌属、甲氧西林敏感葡萄球菌、流感嗜血杆菌、卡他莫拉菌和大肠埃希菌、克雷伯菌属等多数肠杆菌科细菌具有良好抗菌活性，对不动杆菌属、铜绿假单胞菌抗菌活性差，对拟杆菌属等厌氧菌亦有良好抗菌活性。法罗培南对超广谱β-内酰胺酶等多数β-内酰胺酶稳定。

（一）适应证

适用于敏感链球菌属、甲氧西林敏感葡萄球菌等革兰阳性菌，流感嗜血杆菌、肠杆菌科细菌和拟杆菌属等厌氧菌所致的急性细菌性鼻窦炎、慢支急性细菌性感染加重、社区获得性肺炎以及单纯性皮肤及软组织感染。

（二）注意事项

禁用于对青霉烯类药物过敏者。

七、单环β-内酰胺类

单环β-内酰胺类对肠杆菌科细菌、铜绿假单胞菌等需氧革兰阴性菌具有良好抗菌活性，对需氧革兰阳性菌和厌氧菌无抗菌活性。该类药物具有肾毒性低、免疫原性弱，以及与青霉素类、头孢菌素类交叉过敏少等特点。现有品种为氨曲南。

（一）适应证

适用于敏感需氧革兰阴性菌所致尿路感染、下呼吸道感染、血流感染、腹腔感染、盆腔感染和皮肤、软组织感染。用于治疗腹腔和盆腔感染时需与甲硝唑等抗厌氧菌药物合用，用于病原菌未查明患者的经验治疗时宜联合抗革兰阳性菌药物。本品尚可与其他药物联合治疗产金属β-内酰胺酶革兰阴性菌感染，但应注意细菌可能同时产水解氨曲南的β-内酰胺酶。可用于替代氨基糖苷类药物与其他抗菌药物联合治疗肾功能损害患者的需氧革兰阴性菌感染；并可在密切观察情况下用于对青霉素类、头孢菌素类过敏的患者。

（二）注意事项

禁用于对氨曲南过敏的患者。

八、氧头孢烯类

氧头孢烯类对肠杆菌科细菌、流感嗜血杆菌、脑膜炎奈瑟菌、链球菌属、甲氧西林敏感葡萄球菌和拟杆菌属等厌氧菌具有良好抗菌活性,但对铜绿假单胞菌活性较弱。现有品种为拉氧头孢和氟氧头孢。

（一）适应证

适用于敏感菌所致的血流感染、细菌性脑膜炎、下呼吸道感染、腹腔感染、盆腔感染和尿路感染。拉氧头孢有N-甲基四氮唑侧链,可导致凝血酶原缺乏、血小板减少和功能障碍而引起出血,并可出现双硫仑样反应,很大程度限制了其临床应用。氟氧头孢无N-甲基四氮唑侧链,未发现致凝血功能障碍和双硫仑样反应。

（二）注意事项

本类药物禁用于对氧头孢烯类药物过敏的患者,对头孢菌素类药物过敏者慎用。应用拉氧头孢期间应每日补充维生素K以减少凝血功能障碍和出血等不良反应,并应在治疗期间及治疗结束后1周内禁酒。

九、氨基糖苷类

临床常用的氨基糖苷类抗菌药物主要有:① 对肠杆菌科和葡萄球菌属细菌有良好抗菌作用,但对铜绿假单胞菌无作用者,如链霉素、卡那霉素等。其中链霉素对葡萄球菌等革兰阳性球菌作用差,但对结核分枝杆菌有强大作用。② 对肠杆菌科细菌和铜绿假单胞菌等革兰阴性杆菌具强大抗菌活性,对葡萄球菌属亦有良好作用者,如庆大霉素、妥布霉素、奈替米星、阿米卡星、异帕米星、小诺米星、依替米星。③ 抗菌谱与卡那霉素相似,由于毒性较大,现仅供口服或局部应用者有新霉素与巴龙霉素,后者对阿米巴原虫和隐孢子虫有较好作用。此外尚有大观霉素,用于单纯性淋病的治疗。所有氨基糖苷类药物对肺炎链球菌、A组溶血性链球菌的抗菌作用均差。本类药物为浓度依赖性杀菌剂。

（一）适应证

（1）中、重度肠杆菌科细菌等革兰阴性杆菌感染。

（2）中、重度铜绿假单胞菌感染。治疗此类感染常需与具有抗铜绿假单胞菌作用的β-内酰胺类或其他抗菌药物联合应用。

（3）治疗严重葡萄球菌属、肠球菌属或鲍曼不动杆菌感染的联合用药之一（非首选）。

（4）链霉素或庆大霉素亦可用于土拉菌病、鼠疫及布鲁菌病,后者的治疗需与其他抗菌药物联合应用。

（5）链霉素、阿米卡星和卡那霉素可用于结核病联合疗法。

（6）口服新霉素可用于结肠手术前准备，或局部用药。

（7）巴龙霉素可用于肠道隐孢子虫病。

（8）大观霉素仅适用于单纯性淋病。

（二）注意事项

（1）对氨基糖苷类过敏的患者禁用。

（2）氨基糖苷类的任何品种均具肾毒性、耳毒性（耳蜗、前庭）和神经肌肉阻滞作用，因此用药期间应监测肾功能（尿常规、血尿素氮、血肌酐），严密观察患者听力及前庭功能，注意观察神经肌肉阻滞症状。一旦出现上述不良反应先兆时，须及时停药。需注意局部用药时亦有可能发生上述不良反应。

（3）氨基糖苷类抗菌药物对社区获得上、下呼吸道感染的主要病原菌肺炎链球菌、A组溶血性链球菌抗菌作用差，又有明显的耳、肾毒性，因此对门急诊中常见的上、下呼吸道细菌性感染不宜选用本类药物治疗。由于其耳、肾毒性反应，本类药物也不宜用于单纯性上、下尿路感染初发病例的治疗。

（4）肾功能减退患者应用本类药物时，需根据其肾功能减退程度减量给药，并应进行血药浓度监测，调整给药方案，实现个体化给药。

（5）新生儿应尽量避免使用本类药物。确有应用指征时，应进行血药浓度监测，根据监测结果调整给药方案。婴幼儿、老年患者应慎用该类药物，如确有应用指征，有条件亦应进行血药浓度监测。

（6）妊娠期患者应避免使用。哺乳期患者应避免使用或用药期间停止哺乳。

（7）本类药物不宜与其他肾毒性药物、耳毒性药物、神经肌肉阻滞剂或强利尿剂同用。与注射用第一代头孢菌素类合用时可能增加肾毒性。

（8）本类药物不可用于眼内或结膜下给药，因可能引起黄斑坏死。

十、四环素类

四环素类抗菌药物包括四环素、金霉素、土霉素及半合成四环素类多西环素、美他环素和米诺环素。四环素类具广谱抗菌活性，对葡萄球菌属、链球菌属、肠杆菌科（大肠埃希菌、克雷伯菌属）、不动杆菌属、嗜麦芽窄食单胞菌等具有抗菌活性，且对布鲁菌属具有良好抗菌活性。

（一）适应证

（1）四环素类作为首选或可选药物用于下列疾病的治疗。① 立克次体病，包括流行性斑疹伤寒、地方性斑疹伤寒、洛矶山热、恙虫病、柯氏立克次体肺炎和Q热。② 支原体感染如支原体肺炎、解脲脲原体所致的尿道炎等。③ 衣原体属感染，包括肺炎衣原体肺炎、鹦鹉热、性病淋巴肉芽肿、宫颈炎及沙眼衣原体感染等。④ 回归热螺旋体所致的回归热。⑤ 布鲁菌病（需与氨基糖苷类联合应用）。⑥ 霍乱。⑦ 土拉弗朗西斯杆菌所致的兔热病。⑧ 鼠疫耶尔森菌所致的鼠疫。

（2）四环素类亦可用于对青霉素类抗菌药物过敏患者的破伤风、气性坏疽、雅司、梅毒、淋病和钩端螺旋体病的治疗。

（3）也可用于炎症反应显著的压疮治疗。

（4）近年来，鲍曼不动杆菌对各类抗菌药的耐药性高，治疗困难，米诺环素可作为治疗多重耐药鲍曼不动杆菌感染的联合用药之一。

（二）注意事项

（1）禁用于对四环素类过敏的患者。

（2）牙齿发育期患者（胚胎期至8岁）使用四环素类可产生牙齿着色及牙釉质发育不良，故妊娠期和8岁以下患者不可使用该类药物。

（3）哺乳期患者应避免应用或用药期间暂停哺乳。

（4）四环素类可加重氮质血症，已有肾功能损害者应避免应用四环素，但多西环素及米诺环素仍可谨慎应用。

（5）四环素类可致肝损害，肝病患者不宜应用，确有指征使用者减少剂量。

十一、甘氨酰环素类

替加环素为甘氨酰环素类抗菌药物，通过抑制细菌蛋白质合成发挥抗菌作用。替加环素对葡萄球菌属（甲氧西林敏感及耐药株）、糖肽类中介金黄色葡萄球菌、粪肠球菌、屎肠球菌和链球菌属具高度抗菌活性。棒状杆菌、乳酸杆菌、明串珠菌属、单核细胞增生李斯特菌等其他革兰阳性菌也对替加环素敏感。对大肠埃希菌、肺炎克雷伯菌等肠杆菌科细菌具有良好的抗菌作用，对鲍曼不动杆菌、嗜麦芽窄食单胞菌体外具抗菌活性，但铜绿假单胞菌和变形杆菌属对其耐药。对碳青霉烯类耐药肠杆菌科细菌和不动杆菌具有良好抗菌活性。对于拟杆菌属、产气荚膜梭菌以及微小消化链球菌等厌氧菌有较好作用。对支原体属、快速生长分枝杆菌亦具良好抗菌活性。

（一）适应证

（1）本品适用于18岁以上患者由敏感菌所致各类感染的治疗。

（2）肠杆菌科细菌、粪肠球菌（仅限于万古霉素敏感菌株）、金黄色葡萄球菌（包括MRSA）、咽峡炎链球菌族、拟杆菌属、产气荚膜梭菌和微小消化链球菌等所致复杂性腹腔感染。

（3）大肠埃希菌、粪肠球菌（仅限于万古霉素敏感菌株）、金黄色葡萄球菌（包括MRSA）、B组链球菌、咽峡炎链球菌族、A组溶血性链球菌以及脆弱拟杆菌所致复杂性皮肤和软组织感染。

（4）青霉素敏感肺炎链球菌（包括合并菌血症者）、流感嗜血杆菌（β-内酰胺酶阴性株）以及嗜肺军团菌所致社区获得性肺炎。

（二）注意事项

（1）对替加环素过敏者禁用，对四环素类抗菌药物过敏的患者慎用。

（2）轻至中度肝功能损害患者无须调整剂量，重度肝功能损害患者慎用替加环素，必须使用时首剂剂量不变，维持剂量减半，并密切监测肝功能。

（3）使用替加环素后怀疑引发胰腺炎者应停药。

（4）本品属美国FDA妊娠期用药D类，孕妇患者避免应用。

（5）18岁以下患者不推荐使用本品。

（6）替加环素能轻度降低地高辛的血药浓度,可能使华法林血药浓度增高,导致口服避孕药作用降低。

十二、糖肽类

糖肽类抗菌药物有万古霉素、去甲万古霉素和替考拉宁等。所有的糖肽类抗菌药物对革兰阳性菌有活性,包括甲氧西林耐药葡萄球菌属、JK棒状杆菌、肠球菌属、李斯特菌属、链球菌属、梭状芽孢杆菌等。去甲万古霉素、替考拉宁的化学结构、作用机制及抗菌谱与万古霉素相仿。本类药物为时间依赖性杀菌剂,但其PK/PD评价参数为AUC/MIC。目前国内肠球菌属对万古霉素等糖肽类的耐药率<5%,尚无对万古霉素耐药葡萄球菌的报道。

（一）适应证

（1）耐药革兰阳性菌所致的严重感染,包括MRSA或MRCNS、氨苄西林耐药肠球菌属及青霉素耐药肺炎链球菌所致感染;也可用于对青霉素类过敏患者的严重革兰阳性菌感染。替考拉宁不用于中枢神经系统感染。

（2）粒细胞缺乏症并高度怀疑革兰阳性菌感染的患者。

（3）万古霉素尚可用于脑膜炎败血黄杆菌感染治疗。

（4）口服万古霉素或去甲万古霉素,可用于重症或经甲硝唑治疗无效的艰难梭菌肠炎患者。

（5）万古霉素或去甲万古霉素通常不用于手术前预防用药。但在MRSA感染发生率高的医疗单位及/或一旦发生感染后果严重的情况,如某些脑部手术、心脏手术、全关节置换术,也有主张（去甲）万古霉素单剂预防用药。

（二）注意事项

（1）禁用于对糖肽类过敏的患者。

（2）不宜用于:① 外科手术前常规预防用药;中心或周围静脉导管留置术的预防用药;持续腹膜透析或血液透析的预防用药;低体重新生儿感染的预防。② MRSA带菌状态的清除和肠道清洁。③ 粒细胞缺乏伴发热患者的经验治疗。④ 单次血培养凝固酶阴性葡萄球菌生长而不能排除污染可能者。⑤ 不作为治疗假膜性肠炎的首选药物。⑥ 局部冲洗。

（3）本类药物具一定肾、耳毒性,用药期间应定期复查尿常规与肾功能,监测血药浓度,注意听力改变,必要时监测听力。

（4）有用药指征的肾功能不全者、老年人、新生儿、早产儿或原有肾、耳疾病患者应根据肾功能减退程度调整剂量,同时监测血药浓度,疗程一般不超过14天。

（5）糖肽类属妊娠期用药C类,妊娠期患者应避免应用。确有指征应用时,需进行血药浓度监测,据以调整给药方案。哺乳期患者用药期间应暂停哺乳。

（6）应避免将本类药物与各种肾毒性、耳毒性药物合用。

（7）与麻醉药合用时,可能引起血压下降。必须合用时,两药应分瓶滴注,并减缓滴注速度,注意观察血压。

十三、喹诺酮类

临床上常用者为氟喹诺酮类,有诺氟沙星、氧氟沙星、环丙沙星、左氧氟沙星、莫西沙星等。其中左氧氟沙星、莫西沙星对肺炎链球菌、A组溶血性链球菌等革兰阳性球菌、衣原体属、支原体属、军团菌等细胞内病原或厌氧菌的作用强。

(一)适应证

(1)泌尿生殖系统感染 本类药物可用于肠杆菌科细菌和铜绿假单胞菌等所致的尿路感染;细菌性前列腺炎和非淋菌性尿道炎以及宫颈炎。诺氟沙星限用于单纯性下尿路感染或肠道感染。但应注意,目前国内尿路感染的主要病原菌大肠埃希菌中,耐药株已达半数以上,应尽量参考药敏试验结果选用。本类药物已不再推荐用于淋球菌感染。

(2)呼吸道感染 环丙沙星、左氧氟沙星等主要适用于肺炎克雷伯菌、肠杆菌属、假单胞菌属等革兰阴性杆菌所致的下呼吸道感染。左氧氟沙星、莫西沙星等可用于肺炎链球菌和A组溶血性链球菌所致的急性咽炎和扁桃体炎、中耳炎和鼻窦炎等,及肺炎链球菌、支原体、衣原体等所致社区获得性肺炎,此外亦可用于敏感革兰阴性杆菌所致下呼吸道感染。

(3)伤寒沙门菌感染 在成人患者中本类药物可作为首选。

(4)志贺菌属、非伤寒沙门菌属、副溶血弧菌等所致成人肠道感染。

(5)腹腔、胆道感染及盆腔感染 需与甲硝唑等抗厌氧菌药物合用。莫西沙星可单药治疗轻症复杂性腹腔感染。

(6)甲氧西林敏感葡萄球菌属感染。MRSA对本类药物耐药率高。

(7)部分品种可与其他药物联合应用,作为治疗耐药结核分枝杆菌和其他分枝杆菌感染的二线用药。

(二)注意事项

(1)对喹诺酮类药物过敏的患者禁用。

(2)18岁以下未成年患者避免使用本类药物。

(3)制酸剂和含钙、铝、镁等金属离子的药物可减少本类药物的吸收,应避免同用。

(4)依诺沙星、培氟沙星等与咖啡因、丙磺舒、茶碱类、华法林和环孢素同用可减少后数种药物的清除,使其血药浓度升高。

(5)妊娠期及哺乳期患者避免应用本类药物。

(6)本类药物偶可引起抽搐、癫痫、意识改变、视力损害等严重中枢神经系统不良反应,在肾功能减退或有中枢神经系统基础疾病的患者中易发生,因此本类药物不宜用于有癫痫或其他中枢神经系统基础疾病的患者。肾功能减退患者应用本类药物时,需根据肾功能减退程度减量用药,以防发生由于药物在体内蓄积而引起的抽搐等中枢神经系统严重不良反应。

(7)本类药物可能引起皮肤光敏反应、关节病变、肌腱炎、肌腱断裂(包括各种给药途径,有的病例可发生在停药后)等,并偶可引起心电图QT间期延长等,加替沙星可引起血糖波动,用药期间应注

意密切观察。

（8）应严格限制本类药物作为外科围术期预防用药。

十四、磺胺类

本类药物属广谱抗菌药,对革兰阳性菌和革兰阴性菌均具抗菌作用,但目前细菌对该类药物的耐药现象普遍存在。磺胺类药体外对下列病原微生物亦具活性:星形诺卡菌、恶性疟原虫和鼠弓形虫。根据药代动力学特点和临床用途,本类药物可分为:① 口服易吸收可全身应用者,如磺胺甲噁唑、磺胺嘧啶、磺胺多辛、复方磺胺甲噁唑(磺胺甲噁唑与甲氧苄啶,SMZ/TMP)、复方磺胺嘧啶(磺胺嘧啶与甲氧苄啶,SD/TMP)等;② 口服不易吸收者如柳氮磺吡啶(SASP);③ 局部应用者,如磺胺嘧啶银、醋酸磺胺米隆、磺胺醋酰钠等。

（一）适应证

1. 全身应用的磺胺类药

本类药物适用于大肠埃希菌等敏感肠杆菌科细菌引起的急性单纯性尿路感染,敏感大肠埃希菌、克雷伯菌属等肠杆菌科细菌引起的反复发作性、复杂性尿路感染,敏感伤寒和其他沙门菌属感染,肺孢菌肺炎的治疗与预防,小肠结肠炎耶尔森菌、嗜麦芽窄食单胞菌、部分耐甲氧西林金黄色葡萄球菌感染以及星形奴卡菌病等。磺胺多辛与乙胺嘧啶等抗疟药联合可用于氯喹耐药虫株所致疟疾的治疗和预防。

2. 局部应用磺胺类药

磺胺嘧啶银主要用于预防或治疗二度、三度烧伤继发创面细菌感染,如肠杆菌科细菌、铜绿假单胞菌、金黄色葡萄球菌、肠球菌属等引起的创面感染。醋酸磺胺米隆适用于烧伤或大面积创伤后的铜绿假单胞菌感染。磺胺醋酰钠则用于治疗结膜炎、沙眼等。柳氮磺吡啶口服不易吸收,主要用于治疗溃疡性结肠炎。

（二）注意事项

（1）禁用于对任何一种磺胺类药物过敏以及对呋塞米、砜类(如氨苯砜、醋氨苯砜等)、噻嗪类利尿药、磺脲类、碳酸酐酶抑制剂过敏的患者。

（2）本类药物引起的过敏反应多见,可表现为光敏反应、药物热、血清病样反应等,偶可表现为严重的渗出性多形红斑、中毒性表皮坏死松解型药疹等。因此过敏体质及对其他药物有过敏史的患者应尽量避免使用本类药物。

（3）本类药物可致粒细胞减少、血小板减少及再生障碍性贫血,用药期间应定期检查周围血象变化。红细胞中缺乏葡萄糖-6-磷酸脱氢酶患者易发生溶血性贫血及血红蛋白尿,在新生儿和儿童中较成人多见。

（4）本类药物可致肝脏损害,引起黄疸、肝功能减退;严重者可发生肝坏死,用药期间需定期监测肝功能。肝病患者应避免使用本类药物。

（5）本类药物可致肾损害,用药期间应监测肾功能。肾功能减退、失水、休克及老年患者应用本

类药物易加重或出现肾损害,应避免使用。

（6）本类药物可引起脑性核黄疸,因此禁用于新生儿及2月龄以下婴儿。

（7）妊娠期、哺乳期患者应避免用本类药物。

（8）用药期间应多饮水,维持充分尿量,以防结晶尿的发生,必要时可服用碱化尿液的药物。

（邓羽霄）

参 考 文 献

［1］抗菌药物临床应用指导原则.国卫办医发（2015）43号附件,2015.

［2］抗菌药物临床应用管理办法.中华人民共和国卫生部令第84号,2012.

［3］杨世杰.药理学:2版.北京:人民卫生出版社,2010,379-443.

［4］Liu Z, Dumville J C, Norman G, et al. Itraoperative interventions for preventing surgical site infection: an overview of Cochrane Reviews. Cochrane Database Syst Rev, 2018, 2: CD012653.

［5］Tacconelli E, Müller N F, Lemmen S, et al. Infection Risk in Sterile Operative Procedures. Dtsch Arztebl Int, 2016,113(16): 271-278.

［6］de Jonge S W, Gans S L, Atema J J, et al. Timing of preoperative antibiotic prophylaxis in 54,552 patients and the risk of surgical site infection: A systematic review and meta-analysis. Medicine (Baltimore), 2017, 96(29): e6903.

［7］Berríos-Torres S I, Umscheid C A, Bratzler D W, et al. Centers for Disease Control and Prevention Guideline for the Prevention of Surgical Site Infection, 2017. JAMA Surg, 2017, 152(8): 784-791.

［8］Agodi A, Barchitta M, Maugeri A, et al. Appropriate perioperative antibiotic prophylaxis: challenges, strategies, and quality indicators. Epidemiol Prev, 2015, 39(4 Suppl 1): 27-32.

［9］Leaper D, Ousey K. Evidence update on prevention of surgical site infection. Curr Opin Infect Dis, 2015, 28(2): 158-163.

第92章
围术期液体治疗

围术期输液输血是麻醉工作者的核心工作之一，由于手术期间患者无法正常地经口摄取水分，需要补充各种病因所导致的液体缺失量，包括创伤、失血、腹腔和胸腔液的丧失以及麻醉的影响等。围术期液体治疗是维持手术患者生命体征稳定的重要环节，也是治疗疾病的基础。围术期液体治疗的目的是维持机体脏器组织的血液灌注和脏器组织氧供。影响组织血流灌注的主要因素包括：血管内体液的容量，心脏的泵功能，器官和组织的灌注压，影响体液分布的因素。液体治疗通过有效手段维持患者的有效循环容量及心排血量（cardiac output, CO），为氧和营养成分的输送提供足够的组织灌注。手术期间患者需要补充维持正常生理功能的液体量，因此这段时间液体输注是维持患者生理平衡避免脱水、维持有效的循环容量以及防止组织灌注不足。同时保证机体的氧供氧耗氧输送指数（DO_{2I}）> 600 ml/（min·m²），氧耗指数（VO_{2I}）> 170 ml/（min·m²）。麻醉期间的处理是否得当直接关系到手术患者生命安全和疾病治疗的效果。如果围术期液体治疗的措施不当，导致循环容量不足，可引起组织灌注不良、细胞代谢障碍和器官功能损伤，结果可影响患者的预后。围术期液体治疗仍存在争论，液体治疗对机体液体容量和机体电解质酸碱等内环境平衡的维护，不同病情阶段和采用不同类型液体的液体容量治疗存在许多的学术观点和临床经验，现今加速康复外科（ERAS）对液体治疗要求也受到关注。

第一节　围术期有效循环血容量的评估

围术期有效循环血容量的精确容量测定，当前尚没有临床床旁使用方法。评价个体的血容量是否足够或液体治疗的效果，一般都是根据临床表现和生命体征进行分析判断和血流动力学参数是否稳定为标准。血流动力学参数可分为三方面：压力（动脉压、CVP、PCWP）、容量相关指标（SV、PPV、SVV）、氧代谢指标（DO_2、VO_2、SvO_2）和心脏下腔静脉大血管等超声测量数据。但这些指标都不是直接测定血管内的容量，在衡量血容量方面的敏感性也各不相同。术中所采用循环压力参数和容量相关指标，其可靠性和敏感性均高于感染性休克期。这些监测指标主要用在手术麻醉期间。

一、临床重要资料采集

在液体治疗过程中，首先要确保血容量足够，特别是有效循环血容量的稳定，这是维持血流动力

学稳定的基础。对容量的判断是维持体液平衡的关键,而对监测结果的判断应强调综合分析,主要是指对病史、临床症状和体征,以及各种监测结果的综合分析。这是一个优秀临床医师的基本功。目前用以指导围术期液体治疗的临床证据仍存在不足,不应由重症监护的研究中直接推断。

(一)病史、病因

患者在进入围术期时可能已有液体和电解质平衡紊乱。病史对于判断体液失衡的性质及低血容量的严重程度具有重要意义。例如,创伤可造成出血及体液滞留,腹膜炎可导致严重等渗性脱水,幽门梗阻、呕吐可引起脱水、低氯性碱中毒及低钾血症等。应在补液不足或组织低灌与静脉液体过多导致的不良反应或体内毒素增加间达到平衡。对重要的临床症状体征的充分了解,有助于明确导向治疗目标的确定,使术期患者早期达到相应平衡。

(二)术前基本病情的评估

包括出血部位、失血量,有无血气胸等。了解与麻醉相关的并发症及麻醉对循环容量的影响。例如,椎管内麻醉可阻滞交感神经使外周血管扩张、有效循环血量可减少约500 ml;吸入麻醉药可使外周血管扩张而降低血压;静脉麻醉药虽然对心率和心排血量的影响不大,但也可使外周阻力降低,导致循环不稳定。故应补充足够的液体或应用血管活性药物以维持循环稳定。

(三)一般监测

临床症状:口渴程度、精神状态等。体征:如皮肤弹性、眼球凹陷、颈静脉充盈等,可反映脱水及其程度。观察有无组织水肿可反映体内有无水潴留。一般来说,麻醉期间出现心率快、血压低、尿量少,以及对麻醉药的耐受性低,首先应考虑可能存在血容量不足。

(四)血流动力学监测

临床尚无直接监测血容量的方法,需要根据血流动力学监测结果进行综合评估,以做出正确的判断。因此,术中出入量大的患者需监测CVP,重症和复杂手术者还需要建立其他无创或有创性血流动力学监测方法。

(五)大血管超声影像的监测

下腔静脉直径和下腔静脉塌陷指数作为患者容量状况的评估参数。

二、容量治疗监测指标

为了能正确评估围术期血容量是否足够,在麻醉手术期间应常规监测心率和血压、尿量、脉搏血氧饱和度波形及其与呼吸的相关变化。目前采用无创连续血流动力学是容量治疗更有效监测,可以适应麻醉术中大部分患者。

(一)心率(HR)

在循环功能不稳定时,首先表现为心率和血压的改变。心率的快慢主要取决于窦房结的自律性

及血容量情况。当血容量减少时,心率常代偿性增快,这也是失血性休克代偿期的重要表现。

(二)血压(BP)

血压监测通常采用无创袖带血压。动脉压与心脏前、后负荷及心肌收缩力有关。因此,当血容量下降时动脉压可降低。应当指出,判断血容量时应将动脉压与CVP同步分析。

(三)尿量、颈静脉充盈度、四肢皮肤色泽和温度

尿量是反映内脏(尤其是肾脏)灌注和微循环灌注状况的有效指标。如果术中尿量能维持在 1.0 ml/(kg·h)以上,说明血容量及器官灌注压正常。但麻醉手术期间抗利尿激素ACTH分泌增加,可影响机体排尿,故尿量不能实时地反映血容量的变化。术中ACTH对机体排尿以及利尿药物的使用,故麻醉手术可以采用整个期间总尿量的平均小时尿量观察。颈静脉充盈度、四肢皮肤色泽和温度也是术中判断血容量的有效指标。

(四)脉搏血氧饱和度(SpO$_2$)

SpO$_2$是围术期的重要监测项目,如果SpO$_2$波形随呼吸周期改变而变化,则提示患者容量不足;但如SpO$_2$波形不随呼吸周期改变而变化,也不能除外患者血容量不足。

(五)无创连续血流动力学监测

可以连续观察患者的SBP、DBP、平均动脉压、心排血量、SVR、心率,以及容量密切相关参数每搏量、脉压变异度(pulse pressure variation)。目前相关无创血流动力学监测可靠性高,可以适应儿童、老人、产妇等围术期患者。使目标导向治疗可以确切落实到每个具体患者。

(六)有创血流动力学监测

对于施行大手术的患者,除了常规监测指标外,常需要应用有创监测技术监测血流动力学的变化。

1. 有创动脉血压 (invasive arterial blood pressure)

是可靠的循环监测指标。连续监测动脉压波型与呼吸运动的相关变化对判断有效循环血量是否充足有重要临床意义。影响平均动脉压(MAP)的主要因素为:心肌收缩力、前负荷和后负荷。在维持CVP(前负荷)在正常范围的前提下,MAP的稳定主要依靠心排血量和全身血管阻力。若动脉血压与呼吸运动相关的压力变化>13%,或收缩压下降≥5 mmHg,提示血容量不足。

2. 中心静脉压 (CVP)

作为一个影响心排血量的关键变量(前负荷),血容量是保证组织灌注的核心。血容量过多或不足都可产生一系列不良的生理学效应,因此围术期输液的关键目标就是在这二者之间找到一个良好的平衡。CVP是指位于胸腔内的上、下腔静脉或右心房的平均压力。主要反映右心功能与静脉回心血量之间的平衡关系,是术中判断血容量的常用监测指标。在重症患者中,连续观察CVP的动态改变比单次测定值更具有临床指导意义。CVP和血压变化之间的关系,对于临床分析病情具有重要意义。

3. 肺动脉楔压（PAWP）

PAWP 是评估左心室前负荷和左心室功能的可靠指标，在反映血管容量方面的敏感性比 CVP 高。当 PAWP 低于 6 mmHg，表示心脏前负荷过低、有效循环血量不足，存在低血容量。在一定范围内，前负荷增加可使心排血量增加。但当 PAWP 高于 18 mmHg 时，说明心脏前负荷过高，应用利尿药或血管扩张药降低前负荷，使 PAWP 降低，有利于维持心排血量正常。

4. 心排血量（CO）

是指左或右心室每分钟射入主动脉或肺动脉的血容量。测定心排血量有利于判断心功能，并可计算心脏指数、外周血管总阻力等，对临床治疗具有重要的指导意义。正常成人的心排血量为 5～6 L/min，每搏量（stroke volume，SV）为 60～90 ml。根据心排血量和心脏前负荷可绘制心功能曲线图，用于指导临床液体及药物治疗。但是，心排血量在不同个体之间的差异较大，尤其与体表面积关系密切。因此，心排血量除以体表面积得出的心脏指数（cardiac index，CI），是比较不同个体心排血量的可靠参数。心排血量是衡量心脏泵血功能的定量指标，但在分析心排血量降低的原因时，应结合心内压力值进行综合分析，才可能做出正确诊断。

5. 心室舒张末期容量（EDV）

是目前临床判断心脏容量的有效指标，EDV=每搏量（SV）/射血分数（EF）。左心 EDV 的测定采用超声心动图方法，右心 EDV 的测定采用漂浮导管测定。

6. 每搏指数（stroke volume index，SVI）与每搏量变异率（SVV）

SVI 及 SVV 的变化与容量负荷的变化之间有明显的相关性。SVI 正常为 25～45 ml/（beat·m²）。SVV 也是判断血容量的参数，其原理是通过动脉波形随正压通气而变化的幅度来判断血容量是否足够。计算 SVV 的公式为：$SVV=(SV_{max}-SV_{min})/SV_{mean}$。二者对于有效循环血容量的评估和指导术中液体治疗具有重要的临床价值。SVV 反映的是某一时间段内每搏量的变异程度，SV 的变异程度越大，表明有效血容量不足程度越严重，在此情况下，如果增加容量负荷，心排血量增加的程度就会更明显。可以通过 SVV 来评估液体治疗效果，并预测心脏对容量负荷反应的能力，即循环系统对容量治疗的敏感性。

（七）围术期容量治疗其他相关监测

（1）动脉血 pH（arterial pH）和血乳酸　应及时监测动脉血 pH 和血乳酸，以判断是否因循环血容量不足而导致组织氧代谢的障碍，对麻醉手术患者的液体治疗具有重要的指导作用。

（2）混合静脉血氧饱和度（SvO_2）和中心静脉血氧饱和度（$ScvO_2$）　SvO_2 是反映组织氧平衡的重要参数，既能反映氧合功能，又可反映循环功能的变化。$SvcO_2$ 是指上腔静脉血或右心房血的 SO_2，与 SvO_2 具有很好的相关性，可以反映组织灌注和氧合状态，其正常值高于 75%。监测 SvO_2 和 $ScvO_2$ 能够在病程早期判断和治疗潜在的组织缺氧，尤其是因低血容量引起的组织灌注不足导致的缺氧。

（3）血红蛋白（Hb）和血细胞比容（Hct）　贫血状态下，机体的代偿机制包括：① 心排血量增加；② 全身器官的血流再分布；③ 增加某些组织血管床的氧摄取率；④ 调节 Hb 与氧的结合能力。当术中出血量较多或液体转移量较大时，应监测血红蛋白含量和 Hct，以了解机体的氧供情况，以避免因组织灌注不足而引起氧供降低，导致氧代谢障碍。

（4）电解质的钠钾钙变化的及时监测。

第二节　常用液体的药效学

不同患者所需的理想液体不尽相同,理想的复苏液体应在血管内保留数小时。其化学成分应该与细胞外液相近,且所有成分均应很容易被机体代谢和排泄。液体需安全、无菌、不易引起过敏反应和器官毒性或其他不良反应。同时要求易于运输和储存,方便使用,价格适中。但目前为止,尚没有这样的液体。

一、晶体溶液

传统上将晶体分为高渗、等渗和低渗溶液(与血浆相比)。除在重症神经治疗时使用高渗盐水溶液来控制颅内压升高之外,一般常用的高渗溶液仅比血浆渗透压略高。Hartmann平衡液和类似平衡液被广泛用于麻醉和危重病治疗。而0.9%的氯化钠溶液在一些国家也很流行,但尚存争议,因为高浓度的钠和氯(154 mmol/L)会导致钠盐超负荷和高氯血症。此外,含有超生理剂量电解质的溶液或几种常见胶体也可能出现这种情况,但概率较低。目前仅有间接证据表明这种现象会导致永久性损害。常用晶体液成分比较见表92-1,供选用时参考。

表92-1　常用晶体液的成分

溶液渗透浓度(mmol/L)	Na⁺ (mmol/L)	Cl⁻ (mmol/L)	K⁺ (mmol/L)	Ca²⁺ (mmol/L)	葡萄糖 (g/L)	乳酸 (mmol/L)	醋酸 (mmol/L)
生理盐水(NS)	等渗(308)	154	154				
5%葡萄糖盐溶液(D₅NS)	高渗(586)	154	154			50	
5%葡萄糖	低渗(253)					50	
0.45%糖盐溶液(D₅1/2NS)	高渗(432)	77	77			50	
乳酸林格液(LR)	等渗(273)	130	109	4	3		23
醋酸复方电解质溶液	等渗(294)	140	98	5			27
0.45%氯化钠溶液(1/2NS)	低渗(154)	77	77				
3%氯化钠溶液(3%NS)	高渗(1 026)	513	513				
5%氯化钠溶液(5%NS)	高渗(1 710)	855	855				

二、胶体

胶体由分散在晶体溶剂中大分子物质组成。普遍认为胶体分子的高渗透压可使液体在血管内保持较长时间,从而可用较小的液体容积达到更有效的复苏效果。在盲法研究中,在复苏时如使用胶体溶液较使用晶体液输液量更少。然而,如果内皮细胞糖萼在急性炎症反应时遭到破坏,胶体液的血管

内半衰期可能不会比晶体溶液长很多。

已研制出多种不同种类的胶体溶液,但其中大部分目前已经不再应用于临床。目前仍广泛使用的胶体仅有人白蛋白溶液、羟乙基淀粉和琥珀酰明胶,但是关于它们的临床价值仍有较激烈的争论。CHEST和6S试验的结果表明,在应用于危重病患者时,羟乙基淀粉溶液与需肾脏替代治疗的急性肾损伤发病率升高相关,这可能导致更高的死亡率。因此在美国,已不再允许羟乙基淀粉溶液用于重症患者和肾功能不全患者;在英国该液体已完全被撤出。而欧洲药品管理局仍允许在手术和严重创伤患者的出血治疗时使用羟乙基淀粉溶液。系统回顾并未发现羟乙基淀粉与手术患者死亡率增加相关,但也没有提示其有益处。拟计划开展多中心试验来验证羟乙基淀粉在手术和创伤患者出血治疗中的安全性,但许多临床医师对此有异议。

由于过敏反应发生率高,并非在所有国家都在应用琥珀酰明胶。然而,在最近的一项大规模目标导向血流动力学治疗试验中,并未发现琥珀酰明胶有过敏反应的报告。基于对胶体溶液不良反应的担心,确认其安全性和有效性的试验极为有限。常用人工胶体成分比较见表92-2。供选用时参考。

表92-2　常用人工胶体成分比较

名　称	平均分子量（Da）	分子量范围（Da）	在循环中半衰期（h）	Na$^+$mmol/L	Ca^{2+}mmol/L	pH
琥珀明胶（佳乐施）	22 600	10～150 000	4.0	154.0	0.40	7.4
右旋糖酐70	70 000	10～250 000	12	154.0	—	4.0～5.0
6%贺斯200/0.5	200 000	10 000～10 000 000	25	154.0	—	5.5
万汶130/0.4	130 000	10 000～1 000 000	17	154.0	—	4.0～5.5

三、白蛋白

围术期使用的第一种胶体是从自体血液中分离出的白蛋白溶液。目前公布的临床试验证据更支持使用人白蛋白。但SAFE试验结果表明,用于危重病患者治疗时的安全性和对临床预后的影响,4%白蛋白溶液与生理盐水相当;而ALBIOS试验证实,是否使用人白蛋白溶液对重症脓毒症和感染性休克患者的生存率没有影响。更新后的白蛋白溶液试验Cochrane系统评价仍包含了多样化的试验选择,其中许多试验规模较小且方法学不佳,且20世纪70年代有潜在重大偏倚的试验也被包含其中,因此该文作者未基于其结论对临床实践提出建议。

5%白蛋白(albumin)的胶体渗透压大约20 mmHg,与血浆胶体渗透压相近。由于白蛋白有较好的热稳定性,通过分离和热灭菌制备过程清除了感染源。胶体渗透压降低的患者输入白蛋白能明显提高胶体渗透压,维持血管内容量的时间较长,目前没有证据表明使用白蛋白与使用相对价格便宜的晶体液或胶体液相比,能降低患者死亡率;大部分学者认为白蛋白特别适合在一些血管内蛋白丢失的疾病,如在腹膜炎和严重烧伤时使用。25%白蛋白液含白蛋白是正常浓度的5倍,为高渗溶液。适合于血压尚能维持,总的细胞外液量已补足,血浆容量下降的患者。

血浆蛋白片段是从收集的人血、血清或血浆中提取的5%选择性蛋白溶液,同白蛋白一样经过巴斯德消毒制作而成,是蛋白的混合液,白蛋白占83%以上。

第三节　液体治疗的原则

许多证据表明麻醉手术期针对性液体治疗减少术后并发症。围术期液体治疗是维持循环稳定的重要环节,具有特殊性,应避免因体内液体过多或不足而影响或延迟患者的康复。围术期液体治疗策略的研究已有很长的历史。术中液体治疗在20世纪60年代处于摸索阶段,但证实复杂创伤手术的液体治疗需要量不仅仅是正常生理液体维持量。之后的几十年关注的焦点是液体类型的选择,限制性治疗与开放性液体治疗等,近年趋向于目标导向的液体管理策略。围术期液体治疗的最终目标是避免输液不足引起的隐匿性低血容量和组织低灌注,以及输液过多引起的心功能不全和外周组织水肿;必须保证满意的血容量和适宜的麻醉深度,对抗手术创伤可能引起的损害,保证组织灌注满意和器官功能正常。在围术期整个过程中的每个阶段,医师必须决定需要给多少和给什么类型的静脉液体,现有大量证据并不完全解答这些问题,所以通常需要一个基于合理生理学知识的务实方法,同时结合目前现有的最佳证据。应当强调的是,在临床上对患者液体需要量的判断不可能完全精确,应加强动态观察,根据具体情况不断调整输液方案,直至恢复体液平衡。

一、麻醉手术期间液体需要量

麻醉手术期间的液体治疗策略应针对五个方面:① 术前机体的液体缺失,主要是术前禁食和患者术前存在非正常的体液丢失;② 麻醉导致的血管扩张或相对血容量不足;③ 手术期间的生理需要量;④ 手术出血;⑤ 手术创伤引起的体液向第三间隙分布。

(一)围术期人体每日生理需要量的估计

根据表92-3的方法计算单位时间内正常生理液体需要量。围术期生理需要量应从患者进入手术室的时间开始计算,直至手术结束时间。

表92-3　人体正常生理液体需要量

体　　重	液体需要量[ml/(kg·d)]	液体需要量[ml/(kg·h)]
第一个10 kg	100	4
第二个10 kg	50	2
以后每个10 kg	20～25	1

(二)术前丢失量和术中生理需要量

由于患者在麻醉前均要禁食和禁饮,将引起一定程度的体液缺失。患者可能还存在非正常的体液丢失,如呕吐、利尿等。麻醉前还要注意其他异常的显性或不显性失液,例如过度通气、发热、出汗等。以上均属于术前液体缺失量。都应在麻醉前或麻醉开始初期进行补充。因禁食引起的液体缺失

量可按禁食的时间来估算；手术期间生理需要量按时间计算；非正常体液丢失量应根据病情和临床表现来估计，主要以电解质平衡液给予补充。过度强调术前禁食禁水对于液体失平衡影响明显。当今围术期仅要求择期手术在术前两小时前可以口服400 ml液体，研究证实测得血容量仍是正常的。

（三）手术期间的体液再分布及蒸发丧失液

主要包括：血管内部分液体转移到组织间质；手术引起血浆、细胞外液和淋巴液丢失；炎症、应激、创伤引起大量液体渗出至浆膜表面或转移至细胞间隙，一般为肠腔、腹腔、腹膜后腔和胸膜腔等，成为非功能细胞外液；缺氧引起细胞肿胀，导致细胞内液容量增加。体液再分布的程度与因创面导致的蒸发丧失液与手术创伤程度有关。以上体液的损失都可导致循环血容量的减少，均应采用晶体＋胶体液补充，但应以晶体为主。

（四）麻醉因素导致血管扩张引起的相对血容量不足

麻醉处理（如降压处理）、麻醉药物、麻醉方法（连续硬膜外阻滞、腰麻和全身麻醉等）可引起不同程度的血管扩张，导致有效血容量减少。为了维持循环稳定和组织灌注在正常范围，应根据不同个体、麻醉方法和药物，评估容量不足的程度，及时补充晶体体液或胶体液以维持有效循环血容量。一般而言，在达到相同扩容效果时，胶体液更有效，用量也明显少于晶体液。如果单纯采用晶体液补充，需要的量可能很大，有可能会导致术后肠道、肺、肌肉等组织水肿。

（五）手术期间失血量

手术出血是麻醉手术期间患者体液改变的重要原因。手术失血主要包括红细胞、血浆和凝血因子的丢失，并可导致血容量减少，应采取针对性处理措施。手术期间失血量的判断非常重要。目前比较精确评估失血量的方法是称重法，即称出纱布吸附血液前后的重量差值（尤其是小儿手术过程出血量的监测），再加上吸引瓶内吸引的血量即为总失血量。但影响术中对失血量估计的因素较多，如切除的器官和组织、冲洗液的使用等，都会影响估计失血量的准确性。因此，应结合血红蛋白和血细胞比容（Hct）的测定，以便综合评估失血量。

二、针对性围术期液体变化特征处理

术前，实施液体治疗方法之前的期间，强调认真分析患者在围术期间所发生的病理生理过程。患者在手术前已可能有血管内液体容量和分布的异常。进入手术创伤导致一系列内分泌和炎症的变化的应激反应，可显著地影响液体和电解质的反应和分布。部分患者出现明显病理性改变。该病理性改变影响不仅是人体对治疗液体和电解质的需求，同时影响治疗液体在体内的分布。

肝、肾和心脏功能不全均与钠离子分布异常有关，导致细胞外液的容量明显变化。少尿型中末期肾病患者依赖血液透析来移除液体，因此手术前何时进行血液透析是非常关键的。长期使用利尿剂治疗也可能导致电解质耗尽。高血压患者，根据其治疗方式，可能有容量限制的循环，使得他们容易出现术中相关低血容量。由于梗阻、呕吐、过量鼻胃管吸引引起大量胃液丢失会导致钠、钾、氯和酸的丢失。小肠液的丢失导致钠、氯、碳酸氢盐的大量丢失，钾的丢失较少。大肠的丢失，如腹

泻,钾大量丢失,钠和碳酸氢盐较少。病理性的液体留滞在肠腔,但没有液体丢失的外显症状。肠道准备可能会导致体重丢失,其中水和钾离子的含量很高。应尽可能避免肠道准备,并且同时静脉输入1～2 L含钾离子的晶体液来补充丢失的液体,可改善血流动力学。部分急症患者麻醉手术前已有严重的液体和电解质平衡紊乱。出血导致的血管容量明显不足。感染炎症致相关的液体重分布,液体由血管内转移到细胞外。液体滞留在生理性的第三间隙,有水肿、胸腔积液、和腹水。

有效术前术中液体治疗可避免输液不足引起的隐匿性低血容量和组织低灌注,及输液过多引起的心功能不全和外周组织水肿。选择明确目标以目标导向治疗(GDT),测量关键的心搏量或总氧输送有关的生理学变量为基础来进行指导输液。并可根据需要给予增加心肌收缩力药物、血管加压药、血管扩张药和适当输注红细胞来调控各变量达到合适水平以改善组织灌注和临床预后。休克、烧伤、肠梗阻、肝功能衰竭、心力衰竭、多器官衰竭、颅脑损伤、成人呼吸窘迫综合征的患者以及重度妊高征孕妇等复杂手术的液体治疗,应首先判定患者的病理生理特点,综合动态监测的结果,采用适当种类的液体,并针对术前、术中和术后液体的实际需要量进行积极治疗。重症脓毒症患者手术的液体治疗,需分析感染创伤导致全身严重炎症反应后的液体异常分布和机体血管通透性变化。这类患者的不良转归与输液不足或过度输液有关,而术中输液不足导致有效循环血容量减少,组织器官灌注不足,重要器官功能受损更明显。因此应维持与患者心血管功能状态匹配的循环容量,获取最佳心排血量、组织灌注和器官功能。

三、麻醉手术期的容量治疗方案

(一)优先补充血容量

根据液体需要量与所失体液的性质确定补多少和补什么。但当有效循环血容量不足时应优先予以纠正,为血流动力学的稳定奠定容量基础。临床上常见两种情况:① 总体液无明显不足,但有效循环血容量不足。这时主要补充血管内容量,以胶体液为主,晶体液主要用于补充基础需要量和额外丢失量。② 总体液不足,有效循环血容量也不足。首先要纠正有效循环血容量的不足,以维持循环稳定,以补充胶体液为主。术中采用目标导向容量治疗(goal-directed fluid therapy, GDFT),5～10 min静脉输入200～250 ml液体并观察心排血量、SV数值,SV增加10%以上表示患者对液体治疗有较好液体反应性,可继续给予液体治疗:在补充血容量的同时,还需补充功能性细胞外液和细胞内液的不足,以补充晶体液为主。

围术期患者容量治疗采用策略,目前推荐目标导向治疗GDT,所采用的目标有MAP、SVV、PPV、SV、心排血量、Lac、下腔静脉塌陷指数等。目标导向治疗是需要连续实时监测手术开始至全程手术期,连续无创、有创血流动力学监测应用可以达到该目的。

(二)术中失血的对症处理

对于手术期间失血导致血容量减少,应根据临床表现和监测结果来评估缺失量,主要以胶体液和晶体液补充但应以胶体液为主,因为胶体液在维持血管内容量的效果和持续时间都明显优于晶体液。

1. 浓缩红细胞

是否需要输浓缩红细胞主要取决于患者血红蛋白(Hb)的实际值,人体对失血有一定代偿能力,当红细胞下降到一定程度方需要给予补充。临床研究证实,手术患者在Hb 100 g/L或Hct为0.30以上

时可安全耐受麻醉和手术。对于重症患者(心肌缺血、肺气肿等ASA Ⅲ～Ⅳ级),最好能维持Hb >
100 g/L(100～120 g/L)。当患者的Hb < 70 g/L(或Hct < 0.21)时,应及时补充浓缩红细胞。术中补
充浓缩红细胞的量可按以下公式计算:浓缩红细胞补充量 =(Hct实际值 × 55 × 体重)/0.60。

2. 血浆

在严重失血时,对机体内环境及凝血系统有明显影响时,不仅要补充红细胞,还需要补充新鲜
冷冻血浆及其他凝血因子,以维持机体凝血功能正常。凝血因子、血小板的补充主要依靠输注新鲜
冷冻血浆(FFP)、冷沉淀和血小板(PLT)。据北美洲、欧洲的资料,体内仅需30%的正常凝血因子
或5%～20%的不稳定凝血因子即可维持正常的凝血功能,但国人尚无这方面的研究资料,还需根
据临床症状和监测结果及时进行对症处理。新鲜冷冻血浆(FFP)含有血浆中所有的蛋白成分和凝
血因子,主要适应证包括:① 凝血因子缺乏的补充。② 华法林等抗凝药物的逆转替代治疗。每单
位(200～250 ml)FFP可使成人增加2%～3%的凝血因子,即使用10～15 ml/kg的FFP,就可以维持
30%的凝血因子,达到正常凝血状态。③ FFP也常用于大量输血及补充血小板后仍然继续渗血的病
例,纤维蛋白原缺乏的患者也可采用FFP。FFP需加温至37℃后再输注。

3. 血小板

血小板明显缺少($\leq 50 \times 10^9$/L)和血小板功能异常时,应补充浓缩血小板。大量失血(> 5 000 ml)
补充FFP后,术野仍明显渗血时,应输注浓缩血小板。每单位浓缩血小板可使血小板增加(7.5～10)
$\times 10^9$/L。冷沉淀主要含有Ⅷ因子、Ⅻ因子、vWF和纤维蛋白原。一个单位FFP可分离出一个单位冷沉
淀,不需行ABO配型,溶解后立即使用。一个单位冷沉淀约含250 mg纤维蛋白原,使用20单位冷沉淀
可使纤维蛋白原严重缺乏患者恢复到必要水平。

4. 大量输血(MBT)处理

大量输血的定义为3 h内输入相当于全身血容量50%以上的血制品或每分钟输血 > 150 ml,常见
于严重创伤、复杂心血管手术、产科急诊手术以及原位肝移植手术等危重情况。大量输血治疗期间要
维持必要的血容量、血红蛋白和凝血因子。大量输血导致凝血功能异常,低体温,严重酸中毒。大量
输血时,应积极维持正常血容量,维持Hb > 70 g/L,确保患者的组织氧供正常,并及时补充FFP、浓缩
血小板或冷沉淀,注意补充Ca^{2+},以维持正常的凝血机制。

(三)合理选择溶液制剂

临床用的溶液制剂有胶体液和晶体液两种,晶体液既能补充血容量,又能补充细胞外液及电解
质,应用晶体液治疗有利于休克后肾衰竭的防治,但易产生组织水肿。胶体液对血浆扩容效应显著,
输入后大部分留在血管内,小分子胶体液开始时也有利尿作用,大分子胶体液可存留在血管内维持
血容量,如与高渗晶体液并用更有利于扩容治疗。大量研究证实中分子低取代级的羟乙基淀粉溶液
(HES),适用于休克治疗、麻醉后低血压防治、术中容量补充、等容或高容血液稀释、心肺循环机预充
液等,但禁用于严重凝血功能障碍、感染性休克、严重肾功能不全及淀粉过敏者。琥珀明胶(改良液体
明胶),适用于低血容量的液体治疗及预防麻醉因素如腰麻出现的低血压治疗。

(四)确定建立满意的静脉通道

麻醉手术前首先要开放外周静脉或中心静脉输液通路,并留置口径足够大的留置针或导管。

20 G留置针允许的最大流量只有50～60 ml/min，18 G留置针允许的最大流量为98～100 ml/min。而16 G留置针允许的最大流量为200～210 ml/min，14 G留置针允许的最大流量为340～360 ml/min。成年患者在麻醉手术期至少应放置18 G或16 G外周静脉留置针，中心静脉留置导管可考虑采用14 G单腔导管、8.5 Fr或以上双腔导管。手术患者存在大出血的阶段，需建立快速输液系统（RIS），输液治疗期间可以达到输液速度1 000～1 500 ml/min。快速输注的液体须加温，以避免术中低体温，同时还应预防空气栓塞。

（五）麻醉手术期间保温处理

麻醉手术期间管理要及时有效的采取保温处理，重视维持术中正常体温价值重大。低温肯定会诱发并加重血小板功能异常，通过降低酶的活性延长凝血时间，当体温低于34℃（鼻咽温度）将明显影响血小板功能和延长凝血酶原激活时间。术中低温还将使心肌耗氧量增加、酸性代谢产物增多，导致凝血机能减弱。体温低于36℃称为低温，术中第一小时的热量散失足以使多数患者出现低温。目前肝移植围术期维持正常体温的常用方法有：① 采用管内管呼吸螺纹回路和湿化过滤器，减少热量从呼吸道的散失；② 手术床附加保温毯行背部保温；③ 大部分液体经输液加温器或保温箱适当升温后输入；④ 患者30%～35%体表覆盖充气升温毯（42℃）；⑤ 头部红外线辐射（37～42℃）加温；⑥ 术中体外静脉转流期间的保温处理。几种方法综合使用，保温效果更加确切。

第四节　目标导向液体治疗

近年提出围术期液体治疗，以保证组织灌注和细胞氧合为目标的治疗策略是一个有效方法，以一些生理相关的重要指标为目标来指导输液称为目标导向液体治疗（goal-directed fluid therapy）。但是液体治疗的循证依据仍然存在争论。

一、目标导向治疗方案

寻找液体复苏最佳剂量的一个可能方案是使用心排血量监测来指导静脉内输液以及血管活性药物的使用。该技术的名称众多，包括目标导向治疗、最优化输液和流量导向治疗。已证明该治疗方案可以改善炎症反应、组织灌注和氧合。值得注意的是，心排血量指导液体管理方案并非单纯使用绝对的血流动力学终点指标，而是使用血流动力学监测来反馈液体治疗是否得到生理学反应，这些信息可以用来更准确地预测进一步的液体复苏是否有益。美国医疗保险和医疗补助服务中心以及英国国家健康与护理研究所（NICE）的报告中均推荐使用心排血量监测指导液体管理。然而，绝大多数的循证依据均是小规模试验，不足以解决有关液体过量、心肌损伤和有创监测可能危害的争议。最近，最大规模的试验结果并未证明该方案的临床益处，这可能与统计效力不足有关。但是该试验提供了重要的证据，表明这种治疗方法是安全的。最适合使用心排血量指导液体治疗的群体可能是难以估计液体缺失的患者。这或许可以解释其用于肠道手术时效果良好，而在血管手术中

的有效性相对较弱。

二、血流动力学的终点指标

数种血流动力学的终点指标已被用于客观地优化输液治疗,如尿量、周围组织灌注、毛细血管充盈时间以及肺动脉导管测得的参数等。但是这些参数的可靠性除受手术、创伤及脓毒症等因素的影响外,还受不同临床医师解读差异的影响。然而在目前尚缺乏更为客观的参数之前,其在临床上的使用仍较广泛。许多医师会使用中心静脉压(CVP)来指导院内液体治疗,但是研究表明,CVP或CVP变化均不能准确预测机体对输液的反应性。CVP已不作为指导液体治疗的第一线指标,但是在无其他参数可用的情况下,仍可被使用。肺动脉导管(PAC)的引入可准确测量心排血量和每搏量等指标,可用于指导重大外科手术和ICU患者的液体治疗。PAC自身的风险限制了其使用。有两项研究表明PAC的使用对患者的预后并无影响,而且此项技术已经在很大程度上被创伤较小的技术所取代。现在大多数液体治疗方案均使用每搏量而非心排血量作为液体治疗的终点指标。

三、动态预测液体响应

最近,诸如脉压变异度(PPV)和每搏量变异度(SVV)等动态参数已被用于反映患者对输液反应的指标。SVV是指在机械通气(潮气量＞8 ml/kg)时,在一个呼吸周期中心脏每搏量(SV)的变异度。据研究此指标对判断血容量有很高的敏感性(79%～94%)和特异性(93%～96%)。SVV是通过FloTrac计算动脉压波形面积得到,$SVV=(SV_{max}-SV_{min})/SV_{mean}$,SVV正常值为10%～15%,通常把小于13%作为指导液体复苏的目标值,大于13%提示循环血容量不足。脉搏灌注变异指数(pleth variability index, PVI)、收缩压变异度(systolic pressure variation, SPV)、脉压变异度(pulse pressure variation, PPV)与SVV具有较好临床指导意义。

这些指标反映了心排血量随呼吸周期的变化,并提供了一个简单的数字告诉医师:患者是否对输液治疗存在反应。但是,这些指标应谨慎解读。自主呼吸、心律失常、气腹和小潮气量通气均可能影响PPV和SVV的预测准确性。这些指标主要可用于指导何时停止输液。即使在自主呼吸或存在心律失常的情况下,当参数的值＜5%时,基本可排除容量不足的可能。

四、闭环输液治疗

最新的技术是"闭环"自动输液管理系统,该系统使用计算机软件来逐秒判读血流动力学指标以确定最佳输液速度。该技术已经通过了理论证明阶段,现在正进行临床试验。在使用闭环系统时,患者可能接受适当的液体输注,同时可达到最佳的血流动力学目标。这是一个令人振奋的进步,但是基于既往的教训,在进行更大规模的临床有效性研究之前,应先确保闭环系统的安全性和有效性得到有效评估。

(黄文起　张灵羿　黄贞玲)

参 考 文 献

［ 1 ］ Santry H P, Alam H B. Fluid resuscitation: past, present, and the future. Shock 2010(3); 33: 229－241.

［ 2 ］ Grocott M P W, Mythen MG, Gan T J. Perioperative fluid management and clinical outcome in adults. Anesth Analg 2005;100: 1093－1106.

［ 3 ］ Mary Fischer, Camilo Correa-Gallego, William R. Jarnagin. Perioperative Fluid and Electrolyte Therapy. Optimizing Outcomes for Liver and Pancreas Surgery: 23－46.

［ 4 ］ Corcoran T, Rhodes J E, Clarke S, et al. Perioperative strategies in major surgery: a stratified meta-analysis. Anesthesia & Analgesia, 2012, 114(3): 640－651.

［ 5 ］ Gidwani H,Gómez H. The crashing patient: hemodynamic collapse. Current Opinion in Critical Care, 2017, 23(6): 533－540.

［ 6 ］ Rollins K E, Lobo D N. Intraoperative Goal-directed Fluid Therapy in Elective Major Abdominal Surgery A Meta-analysis of Randomized Controlled Trials. Ann Surg 2016;263（3）: 465－476.

［ 7 ］ Rivers E, Nguyen B, Havstad S, et al. Early goal-directed therapy in the treatment of severe sepsis and septic shock. *N Engl J Med* 2001(19), 345: 1368－1377.

［ 8 ］ Gan T J, Soppitt A, Maroof M, et al. Goal-directed Intraoperative Fluid Administration Reduces Length of Hospital Stay after Major Surgery. Anesthesiology 2002; 97(4): 820－826.

［ 9 ］ Hartog C S, Bauer M, Reinhart K. The efficacy and safety of colloid resuscitation in the critically ill. Anesth Analg 2011(2); 112: 156－164.

［10］ Lacroix F, Paul O. Recent development in the perioperative fluid management for the paediatric patient. Current Opinion in Anaesthesiology 2006;19: 268－277.

［11］ Self W H, Semer M W, Wanderer J P, et al. Balanced Crystalloids versus Saline in critically ill adult. N Eng J Med, 2018,378(9)：819－828.

［12］ Lacroix J, Hébert P C, Hutchison J S, et al. Transfusion strategies for patients in pediatric intensive care units. N Engl J Med 2007; 356: 1609－1619.

［13］ 黄文起.肝移植麻醉凝血功能的调控.中华医学杂志,2008,88（11）: 3034－3036.

［14］ 黄文起.人工胶体液代用品分类和临床应用.中国实用外科杂志,2007；27: 19－21.

［15］ Joosten A, Delaporte A, Lckx B, et al. Crystalloid versus Colloid for Intraoperative Goal-directed Fluid Therapy Using a Closed-loop System. A Randomized, Double-blinded, Controlled Trial in Major Abdominal Surgery. Anesthesiology 2018,(1)128: 55－66.

［16］ MacDonald N, Pearse R M. Are we close to the ideal intravenous fluid? Br J Anaesth. 2017 Dec 1;119(suppl_1): i63－i71.

第93章
电解质紊乱和酸碱失衡

内环境的稳态是维持机体正常生理功能的必要条件。在不同的病理生理条件下,以及各种麻醉方法和通气模式下,许多因素可以引起电解质紊乱和酸碱失衡。因此,维持内环境稳态,纠正电解质紊乱和酸碱失衡是麻醉和围术期重要的目标管理之一,也是改善患者转归的重要因素。

第一节　电解质紊乱

细胞外液中主要阳离子为Na^+,主要的阴离子为Cl^-、HCO_3^-;细胞内液中主要阳离子为K^+,其次为Mg^{2+},阴离子以磷酸根和蛋白质为主(表93-1)。

表93-1　人体电解质组成

电　解　质	血浆(mmol/L)	组织间液(mmol/L)	细胞内液(mmol/L)
Na^+	142	145	10
K^+	4	4	159
Mg^{2+}	2	2	40
Ca^{2+}	5	3	1
Cl^-	103	117	10
HCO_3^-	25	27	7

一、钠代谢紊乱

钠离子主要分布于细胞外液,是保持细胞外液容量、维持正常渗透压和细胞生理功能的主要阳离子。血清钠的正常值为$135\sim145$ mmol/L。一般细胞外液容量受钠含量的影响较大,而其渗透压则与水含量密切相关,二者之间也相互影响。在正常及某些病理状态下,体内水与钠的变化基本一致,钠潴留同时伴有水潴留,缺钠常合并有脱水。但有些情况下,水和钠也可不按比例丢失或增多,从而形成比较复杂的水、钠代谢紊乱(表93-2)。

表93-2　钠代谢紊乱类型、原因和治疗

类型	低钠血症（Na⁺＜135 mmol/L）			高钠血症（Na⁺＞150 mmol/L）		
	细胞外液减少（低渗性脱水）	细胞外液正常	细胞外液增多	细胞外液减少（高渗性脱水）	细胞外液增多	原发性高钠血症
原因	① 肾外性丢失 　胃肠道消化液丢失 　体腔大量液体丢失 　或分隔丢失 　经皮肤失液 ② 肾性丢失 　长期使用高效能利尿药 　肾脏实质性疾病	① ADH分泌异常增多 ② 肾上腺或甲状腺功能低下	① 功能衰竭、肝硬化腹水、肾病综合征 ② 肾功能衰竭	① 水摄入不足 ② 水丢失过多	① 医源性 ② 原发性醛固酮增多症和库欣综合征	下丘脑病变，渗透压感受器阈值升高
特征	① 失钠多于失水，尿钠＜10 mmol/L ② 尿钠＞20 mmol/L	钠重吸收减少，尿钠20 mmol/L	① 水潴留＞钠潴留，尿钠＜20 mmol/L ② 尿钠＞20 mmol/L	① 失水多于失钠 ② 单纯水丢失		
治疗原则	以等张盐水补充钠和水不足	限制水摄入，可的松或甲状腺素	① 限制水摄入，用髓袢利尿药 ② 限制水摄入	① 补等张液体改善循环后，再补水 ② 补水	用髓袢利尿药排钠，补水	用髓袢利尿药，补水

（一）低钠血症（hyponatremia）

血清钠低于135 mmol/L为低钠血症。它是血浆渗透压的主要决定因素，低钠血症通常伴有血浆低渗透压（＜280 mmol/L）。低钠血症可见于缺钠、多水或水与钠潴留等不同情况。其处理原则见图93-1。

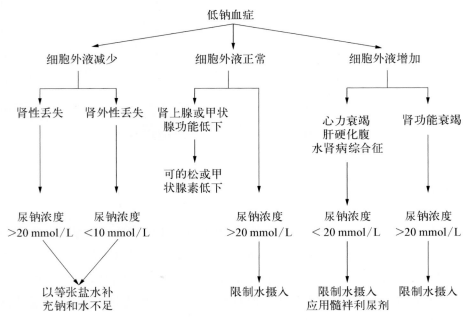

图93-1　低钠血症的处理原则

1. 原因

（1）细胞外液减少的低钠血症　也称为低渗性脱水，其特征是失钠多于失水。这类低钠血症往往在治疗不当（即失液后只补充水分或滴注葡萄糖而不补充电解质）时才会导致低渗性脱水。钠可经肾外丢失：① 胃肠道消化液丢失，如腹泻、呕吐，胃肠、胆道、胰腺造瘘，以及胃肠减压等；② 体腔内大量液体潴留或分隔丢失，如大量胸水或腹水形成，肠梗阻肠液积蓄在肠腔，腹膜炎、弥漫性蜂窝织炎、急性静脉阻塞等；③ 经皮肤失液，如大量出汗，大面积烧伤等。钠也可经肾丢失：① 长期连续使用高效能利尿药如呋塞米、依他尼酸、噻嗪类等。② 实质性肾脏疾病，如慢性间质性肾疾患、失盐性肾炎，肾上腺皮质功能不全等。

（2）细胞外液量正常的低钠血症　主要见于各种原因引起的ADH分泌异常增多，使摄入的水在体内潴留，同时细胞外液的扩张使醛固酮分泌减少，远曲小管对钠的重吸收减少，引起低钠血症。如恶性肿瘤特别是肺的燕麦细胞癌，中枢神经系统肿瘤、外伤、感染和蛛网膜下隙出血等刺激内源性ADH的合成和释放。此外，疼痛、恶心或情绪上的应激，糖皮质激素不足，以及吗啡、氯磺丙脲等药物也可使ADH释放增多，导致细胞外液容量正常的低钠血症。

（3）细胞外液增多的低钠血症　其原因是水潴留大于钠潴留，引起渐进性血钠降低。如充血性心力衰竭、肝功能衰竭、肾病综合征、慢性肾功能衰竭，急性水中毒，以及高血糖和静脉内输注甘露醇所致水分重分布。经尿道前列腺切除也可引起细胞外液增多性低钠血症，称为TURP综合征，其原因是冲洗用的低张液体经前列腺的静脉窦吸入进入血液循环，其吸收速度可高达20 ml/min。

2. 临床表现

低钠血症的表现往往是非特异性的，并易为原发病所掩盖。一般患者易疲乏，表情淡漠、头痛、视力模糊，并有肌肉痛性阵挛、运动失调、腱反射减退或亢进。严重时发展为谵妄、惊厥、昏迷以至死亡。对于低渗性脱水患者，往往有明显血容量不足，表现为细脉、体位性低血压及直立性昏厥。这主要是由于低钠伴随的低渗状态，使水向渗透压相对较高的细胞内转移，进入脑及其他细胞引起。症状的严重程度取决于血钠下降的程度及发展速度。一般血清钠大于125 mmol/L，常常没有明显的临床症状；在120～125 mmol/L时，表现为一些非特异性症状如厌食、恶心、疲劳等；在115～120 mmol/L时，出现头痛、嗜睡和反应迟钝；降至115 mmol/L以下时，常出现抽搐和昏迷。

慢性低钠血症患者，由于细胞内离子可渐渐得到补偿使细胞的体积恢复到正常，其临床症状较轻，神经症状往往由细胞外低钠引起的膜电位变化，而非细胞体积变化所引起的。

3. 治疗

低钠血症的治疗，首先应积极治疗病因，再根据低钠血症的类型给予相应的处理。

（1）细胞外液减少的低钠血症　除治疗病因外，是采用补钠治疗的主要指征。轻度（缺钠0.5 g/kg）可口服补充；中度（缺钠0.5～0.75 g/kg）和重度（缺钠0.75～1.25 g/kg）应经静脉补充。通常按下式计算补给：补钠数（mmol）=（140-实测血钠）×0.6×体重（kg）。（1 g NaCl=17 mmol Na$^+$）。在第一个24 h内，以0.9%生理盐水先补给计算量的1/3～1/2较为安全，然后根据症状、体征、血和尿钠浓度及渗透压，再确定进一步补给量。为了避免过多氯离子输入引起的医源性高氯性酸中毒，部分等渗盐水中可加入乳酸钠，或碳酸氢钠。对重症失钠（血钠低于110 mmol/L）患者，用3%或5%高渗盐水，能迅速提高细胞外液渗透压，并使细胞内水移向细胞外，故细胞内、外渗透压可同时提高。但过快纠正低钠血症可引起脑桥脱髓鞘损害及严重的神经损害后遗症。因此应注意纠正低钠的速度不宜过快，

对一般轻度症状患者,纠正速度不宜超过0.5 mmol/(L·h);中度低钠不超过1 mmol/(L·h);重度者不超过1.5 mmol/(L·h)。对于已经发生循环衰竭的患者,除补给生理盐水外,还应及时补给胶体溶液,积极扩容,包括血浆和人工胶体。

(2)细胞外液正常或增多的低钠血症 治疗主要是限制水的摄入量,使其形成一定的水负平衡。另一方面应用髓袢利尿剂促进水的排出。如低钠严重,出现中枢神经系统症状者,可用高渗盐水静脉滴注,并同时用呋塞米促进排水,以避免循环过负荷。对于肾上腺或甲状腺功能低下引起的低钠血症,可特异地应用皮质激素或甲状腺素替代治疗。ADH增高患者可用其拮抗药如脱甲金霉素。

4. 低钠血症与麻醉

(1)病情特点 ① 中枢神经系统抑制,甚至脑水肿,对镇静、镇痛和麻醉药的反应敏感,易引起术后苏醒延迟;② 伴有细胞外液减少的低钠血症,有效血容量明显减少,抑制心肌,麻醉药的心血管抑制作用增强,麻醉中尤其是椎管内麻醉易出现循环抑制;③ 心血管系统对儿茶酚胺类升压药的作用不敏感;对局麻药的敏感性增加,易引起中毒惊厥。

(2)麻醉前准备 ① 根据病史、临床症状、血及尿的钠浓度、渗透压等明确有无低钠血症,尤其要鉴别低钠血症的类型,是否伴有血容量不足或水肿体征等,以选择适当的治疗。② 仔细评估患者,血钠浓度大于130 mmol/L的患者进行全麻是安全的,但血钠浓度小于130 mmol/L,即使没有症状,应予以纠正。

(3)麻醉处理 避免进一步降低血钠的因素:① 术中避免输入单纯葡萄糖液,以免使血钠稀释性降低,而应使用含钠液体,但也需注意乳酸钠林格液的渗透压偏低为265 mmol/kg,0.9%氯化钠正常为285 mmol/kg。② 疼痛、应激,镇痛药如哌替啶、吗啡等均可刺激ADH释放增多,减少肾的水排出,故应维持适当的麻醉深度,减少应激和避免应用促进ADH释放的药物。③ 经尿道前列腺切除等手术尤应注意大量灌洗液的吸收将进一步降低血钠浓度,甚至发生急性水中毒。

继续补钠治疗:血钠小于130 mmol/L,术中补充平衡液或生理盐水。对有中枢神经系统症状的患者,可加用高渗盐水或5%碳酸氢钠50~100 ml。对细胞外液量正常或增多的患者,宜用利尿药。对细胞外液量不足,循环功能不稳定的患者,除用高渗盐水外,还应加用胶体液。

注意低血钠对麻醉用药的影响:低钠血症时机体对镇静、镇痛和静脉麻醉药的敏感性增强,吸入麻醉药的MAC值降低,故在维持适宜麻醉深度的同时注意用药量,尤其对局部麻醉药宜减量使用。低钠血症患者对静脉麻醉药和吸入麻醉药的循环抑制作用敏感性增强。对伴有细胞外液减少的低钠血症患者,尤其心率快、血压有下降趋势者,应注意麻醉诱导前的容量治疗,并注意诱导期的循环稳定性。此外低钠血症还可降低升压药的效应,宜适当增加用药量。

(二)高钠血症(hypernatremia)

血清钠浓度高于150 mmol/L为高钠血症,常伴有血浆渗透压增高。临床上,高钠血症较低钠血症少见,实际上因钠潴留超过水潴留所引起的高钠血症只占一小部分,临床上有不少是由于治疗不当造成的。其处理原则见图93-2。

1. 原因

(1)细胞外液减少的高钠血症 也称为高渗性脱水,其特征是失水多于失钠,细胞外液和细胞内液量均减少。

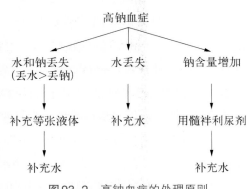

图93-2 高钠血症的处理原则

① 水摄入不足：极度衰弱患者；吞饮障碍如上消化道炎症或肿瘤；水源断绝。② 水丢失过多：包括单纯失水：各种原因引起的过度通气，使经呼吸道黏膜丧失的水分加强；发热或甲状腺功能亢进时，经皮肤散发的水分蒸发增加；中枢性尿崩症时因ADH产生和释放不足，肾性尿崩症时因肾远曲小管和集合管对ADH的反应缺乏，肾排出大量水分。失水多于失钠，即低渗液的丢失：胃肠液丢失如呕吐、腹泻；大量出汗；反复静脉内输注甘露醇、尿素、高渗葡萄糖时，因肾小管液渗透压增高而引起渗透性利尿，排水多于排钠。上述情况对渴感正常的人，可以通过自主性喝水而纠正，很少引起高渗性脱水。只有在水源断绝，不能/不会饮水或渴感障碍的情况下，才会发生明显的高渗性脱水。

（2）细胞外液增多的高钠血症 一般为医源性。如抢救心跳呼吸停止时滴注过多高浓度碳酸氢钠；治疗用高渗盐水过多；原发性醛固酮增多症和柯兴氏综合征患者，由于肾小管的远侧部分对钠、水的重吸收增加，血钠浓度有轻度增高。

（3）原发性高钠血症 下丘脑病变时，其中的渗透压感受器阈值升高，即渗透调定点上移，因而只有在血浆钠浓度明显高于正常时才能刺激ADH释放，从而在高于正常的水平对细胞外液的渗透压进行调节，引起慢性原发性高钠血症。

2. 临床表现

口渴是早期的突出症状，是细胞内脱水的临床重要标志。尿量明显减少，重者眼球凹陷、恶心、呕吐、体温升高，尤其在婴儿可出现高热，晚期可出现周围循环衰竭。

高钠性高渗状态使脑细胞脱水，引起一系列神经系统功能障碍的症状。早期表现为嗜睡、软弱无力及烦躁、易激动、震颤、腱反射亢进、肌张力增高，进一步发展为抽搐、惊厥、昏迷甚至死亡。脑体积显著缩小时，颅骨与脑皮质之间的血管张力增大，引起局部脑内出血和蛛网膜下隙出血。血钠超过158 mmol/L时，惊厥的发生率高达71%。在急性高钠血症的患儿，血钠超过158 mmol/L时，很可能出现惊厥和严重的不可逆性神经损害。

3. 治疗

高钠血症的治疗，首先应积极治疗病因，根据高钠血症类型给予相应的处理。

（1）脱水型高钠血症 早期先补充足量水分，以纠正高渗状态，然后再酌情补充电解质。失水量可按下式计算：

$$水缺乏（L）=0.6（女性0.5）\times 体重（kg）\times (\frac{实测血钠 mmol/L}{140\ mmol/L}-1)$$

此式估算的缺水量是使血钠降到140 mmol/L所需的量，不包括另外等渗液的欠缺。所补液体以等渗葡萄糖为首选，或用等渗盐水与5%葡萄糖液按1:4或1:1的混合配方静脉滴注。在中度（失水占体重的5%）和重度（失水占体重的10%）缺水时，应4～8 h内立即补充计算量的1/3～1/2，余量在24～48 h内继续补完。纠正高钠血症时不能过急，补液过速、高渗状态降低过快，均可能会引起等张性脑水肿、惊厥、神经损害，甚至死亡。因此，降低血钠浓度的速度不宜超过2 mmol/（L·h）。

（2）失水大于失钠型 与同样容量的纯水丢失比，失水大于失钠型对血容量的影响更为严重，体液渗量与容量丢失不成比例。故计算纯水丢失的公式不适合用于此类型。此类型失钠引起的细胞外液减少远较高渗状态本身的威胁大。如患者血压低，则治疗时先用等渗生理盐水，当有严重循环衰竭时，可用血浆和其他血容量扩张剂。一旦组织灌注充足，循环衰竭纠正后，再补充水。

（3）细胞外液增多型　可用呋塞米、依他尼酸钠等利尿剂利钠，但因其排水作用强于利钠，故应及时补水，以免脱水加重高渗状态。对于血容量增加的高钠血症，如单纯以补水降低血钠浓度，将会促使心力衰竭的发生，因此治疗以消除过多钠为宜。

4. 高钠血症与麻醉

（1）病情特点　高钠血症因伴有细胞外液减少或细胞外液增多的不同情况，从而对麻醉产生不同的影响：① 动物研究显示高钠血症增加吸入麻醉药的MAC值，但临床影响更取决于是否伴有细胞外液的减少；② 伴有细胞外液减少的高钠血症，因低血容量而易引起低血压，尤其是椎管内麻醉时更易出现循环抑制；③ 低血容量降低药物在体内的分布容积，而增强静脉麻醉药、镇静和镇痛药作用；④ 相反，伴有细胞外液增多的高钠血症，对镇静、镇痛和静脉麻醉药需要量因分布容积增加而增加，常规剂量易造成麻醉深度过浅。

（2）麻醉前准备　① 通过病史、临床症状，血和尿钠浓度、渗透压，明确是否有高钠血症及高钠血症的类型；② 血钠高于150 mmol/L，择期手术应延期，对高血钠和低血容量应予以纠正。即使是急症手术，术前也应尽量纠正。

（3）麻醉处理　① 避免血钠及渗透压进一步增高的因素，如术中避免或少用等渗盐水，禁用高渗盐和高渗葡萄糖；② 对于术前未能纠正或完全纠正的高血钠患者，术中根据高钠血症的不同类型和严重程度按前述原则和方法予以纠正；③ 注意高钠血症对麻醉药效应的影响伴有细胞外液减少的高钠血症，麻醉药的麻醉作用及对循环功能的抑制作用增强，应减少用量。伴有细胞外液增多的高钠血症，对镇静、镇痛和静脉麻醉药需要量增加，应适当增加用量；④ 围术期应加强循环功能，血、尿钠及渗透压和麻醉深度监测。

二、钾代谢紊乱

钾离子在维持细胞膜电生理、糖及蛋白合成等方面具有重要的作用，是细胞内液的主要阳离子。细胞内、外的钾离子浓度比率，决定着细胞的静息膜电位。正常细胞内钾离子浓度约为140 mmol/L，细胞外为4 mmol/L。血清钾则反映细胞外的钾离子含量，反映钾摄入和排出间的平衡。疾病、外科手术和麻醉等多种因素都会干扰钾离子在体内的分布和平衡（表93-3）。

表93-3　钾代谢紊乱类型、原因和治疗原因

类型	低钾血症（K^+ < 3.5 mmol/L）	高钾血症（K^+ > 5.5 mmol/L）
原因	① 摄取不足 长时间禁食或少食，消化道梗阻性疾病，昏迷等长时间不能进食，慢性消耗性疾病晚期 ② 排出增加 肾脏失钾：排钾利尿药，糖尿病、用甘露醇等引起渗透性利尿、盐皮质激素过多、缺镁 消化道失钾：呕吐、胃肠减压、腹泻 皮肤失钾：大量出汗 ③ 钾向细胞内转移 胰岛素治疗、碱血症、甲状腺功能亢进性周期性麻痹 低温麻醉、某些麻醉药如羟丁酸钠、硫喷妥钠和氟烷	① 肾排钾减少 急性肾衰竭少尿期或慢性肾衰竭晚期；肾上腺皮质激素不足，如Addison病；长期应用保钾利尿剂，如螺内酯 ② 细胞内的钾移出 溶血，组织损伤，肿瘤或炎症细胞大量坏死，组织缺氧，休克，烧伤，肌肉过度挛缩等；酸中毒；高血钾周期性瘫痪；注射高渗盐水及甘露醇后，由于细胞内脱水，改变细胞膜的渗透性或细胞代谢，使细胞内钾移出 ③ 含钾药物输入过多 ④ 输入库存血过多 ⑤ 洋地黄中毒

（续表）

类型	低钾血症（K⁺ < 3.5 mmol/L）	高钾血症（K⁺ > 5.5 mmol/L）
临床表现	① 心血管系统 心动过速、房性及室性期前收缩，甚至室性心动过速及室颤，ECG为ST压低、T波低平、双向或倒置，出现U波 ② 神经肌肉系统 精神抑郁、嗜睡、表情淡漠、严重精神错乱，肌无力，甚至肌麻痹 ③ 消化系统 肠蠕动减弱、甚至肠麻痹。 ④ 泌尿系统 缺钾性肾病和肾功能障碍，增加对HCO₃重吸收	① 心血管系统 心跳缓慢和心律失常，严重者室颤和心跳停止，ECG随血K⁺逐渐升高表现为对称高尖T波、QT间期缩短、P波降低至消失、P-R间期延长、QRS变宽、R波降低、S波加深与T波相连融合 ② 神经肌肉系统 早期肢体感觉异常、麻木、肌肉酸痛，当K⁺ > 8 mmol/L，出现肌肉软弱无力及麻痹，中枢神经系统表现为烦躁不安、昏厥及神志不清
治疗	① 治疗原发病 ② 补钾个体化，原则不宜过快、过急和过多，尿量 > 500 ml/d可予补钾 ③ 血容量不足或循环衰竭，待补充血容量，尿量 > 40 ml/h，再补钾 ④ 轻度缺钾时口服补钾，不能口服或严重缺钾时静脉补钾，3～5 g/d，严重及继续失钾时补12～15 g/d ⑤ 氯化钾稀释至20～40 mmol/L（每克氯化钾约含钾13.4 mmol）静脉滴注，或微量泵输注，速度 < 20 mmol/h。对不易纠正或有缺镁因素的低钾应同时补镁	① 治疗原发病 ② 用葡萄糖酸钙拮抗高钾的心脏毒性 ③ 静脉注射5%碳酸氢钠40～60 ml，继之缓慢静脉滴注125～250 ml碱化血液。或每3～4 g葡萄糖加胰岛素1 U静脉滴注等方法促进钾向细胞内转移 ④ 用排钾利尿药促进排出体外 ⑤ 严重高钾血症或其他治疗方法效果不佳，可用腹膜或血液透析

（一）低钾血症（hypokalemia）

血清钾的正常值为3.5～5.5 mmol/L。低于3.5 mmol/L为低钾血症，血清钾每下降1 mmol/L，体内丢失钾100～200 mmol/L；当血清钾在3.0 mmol/L时，每下降1 mmol/L，体内丢失钾200～400 mmol/L。低钾血症和钾缺乏是两个不同的概念。低钾血症在大多数情况下反映机体总钾的缺乏，但也可以在没有机体总钾缺乏的情况下，由细胞内外钾离子的重分布而引起；钾缺乏通常是指机体总钾量降低到正常低限以下，但它也可以不表现出低钾血症。

1. 原因

（1）摄取不足 肾脏的保钾功能较差，从钾摄取减少到肾脏减少排钾，约需2周时间才能达到平衡，而在此期间已丢失数百摩尔钾，若长期摄钾过少，最终可导致体内总钾量减少和低钾血症。如手术前后长期禁食或少食、消化道梗阻性疾病、吞咽困难、昏迷长期不能进食以及慢性消耗性疾病晚期患者，且未经静脉及时合理补钾。

（2）排出增加 经肾脏失钾过多：其特点是低钾血症的同时，尿排钾量仍大于20 mmol/d。常见的原因：① 各种排钾性利尿剂；② 糖尿病、静脉注射甘露醇、大量等渗氯化钠、急性肾小管坏死恢复期、泌尿道阻塞缓解后由尿素或钠引起的渗透性利尿；③ 盐皮质激素过多如皮质醇增多症（库欣综合征）或医源性盐皮质类固醇激素也可引起低钾血症；④ 镁缺乏，低镁常使肾保钾功能减退，因而镁缺乏常与钾缺失同时存在。原发性镁缺乏时，尿钾排出增多。所谓"顽固性"低钾血症常伴有缺镁，对此类患者需同时补钾和镁才能纠正低钾血症；⑤ 高钙血症，常见于恶性肿瘤及甲状腺功能亢进症的高钙血症患者，特别再伴有厌食或化疗患者更易发生低血钾。

肾脏外失钾过多：其特点是低钾血症同时，尿排钾量小于20 mmol/d。① 消化道失钾过多，如呕吐、胃肠减压吸引、外引流、肠瘘和腹泻等；② 经皮肤失钾过多，如大量出汗补液时未注意补钾，大面积烧伤等。

（3）钾向细胞内转移　在胰岛素治疗、碱血症、甲状腺功能亢进性周期性麻痹、低温麻醉、应用β_2受体激动剂及某些麻醉药如羟丁酸钠和硫喷妥钠等，可使细胞外钾离子进入细胞内引起低血钾。冰冻红细胞在冰冻贮藏过程中钾丢失，当再输入机体时，摄取细胞外钾，也可引起低血钾。在巨幼红细胞贫血用叶酸或维生素B_{12}治疗过程中，也可引起低钾血症。

此外，在麻醉手术过程中，短时间内输入无钾液体，以及体外循环可引起稀释性低血钾。围术期应用抗生素如羧苄西林、多黏菌素B等也可引起钾离子浓度降低。

2. 临床表现

低钾血症的临床症状主要表现在心血管、神经、肌肉、胃肠、肾脏等系统。症状的严重程度与细胞内、外钾浓度差密切相关，更主要的是取决于低钾血症发生的速度、持续时间以及病因。大多数患者血钾小于3 mmol/L时表现出临床症状，小于2.5 mmol/L时症状较严重。

（1）心血管系统　心血管系统症状是低钾血症最为突出和危险的表现。轻度低钾血症多表现为窦性心动过速、房性及室性期前收缩；重度低钾血症可致室上性或室性心动过速及室颤等严重心律失常。此外，还可降低心脏的收缩功能，心脏自动调节功能不全引起动脉血压波动，甚至低血压。慢性低钾血症引起心肌纤维化。心电图表现主要由左心室去极化延迟引起，一般当血钾降至3.3 mmol/L时，心电图将开始改变，当降至2.7 mmol/L具有诊断性。其特征为：ST压低，T波低平、双相或倒置，出现U波，U波幅度大于T波，TU可融合呈驼峰样。虽然U波出现与否不是低血钾唯一的诊断指标，但是一旦出现U波可作为一个可靠指标。必须指出的是这些心电图改变与缺钾的程度并不一致，仅见于半数病例。

（2）神经肌肉系统　神经系统症状表现为精神抑郁、嗜睡、表情淡漠，严重时甚至出现定向力丧失和精神错乱等。肌肉系统症状表现为肌无力，常首先出现的为肩及髋关节，随后为股四头肌活动无力，偶有麻木感。当血钾小于2.5 mmol/L时，可出现肌麻痹而表现为呼吸困难和软瘫等。血钾降至1～1.5 mmol/L时可发生呼吸停止。

（3）消化系统　轻度低钾血症致肠蠕动减弱，表现食欲不振，轻度腹胀、恶心、便秘。严重低钾血症则肠平滑肌麻痹而发生腹胀，肠鸣音减弱甚至肠胃梗阻。对于肝病患者可促使肾生成氨而增加肝性脑病发生的危险。

（4）泌尿系统　长期低钾血症可引起缺钾性肾病和肾功能障碍，肾脏浓缩功能减退，出现多尿，尤其是夜尿增多，尿渗透压降低，但急性低钾血症不影响尿浓缩功能。低钾还可促进肾脏对HCO_3^-重吸收的增加，加重或维持代谢性碱中毒的持续存在，而尿呈酸性，这种现象称为反常性酸性尿。同时对钠的排泄和保留能力减退，当输入盐水和使血钠增高等因素可致水钠潴留和水肿。

3. 治疗

低血钾的治疗首先是积极处理原发病，减少或中止钾的继续丢失。其次是补钾，但补钾应注意不宜过快、过急和过多。对血容量减少、周围循环衰竭、休克致肾功能障碍，并同时有低血钾者，除非有严重心律失常或呼吸麻痹等紧急情况，应待补充血容量，尿量大于40 ml/h后，再予以补钾。一般尿量达500 ml/d以上可予以补钾。

补钾应根据患者的具体情况，包括症状、体征、血钾浓度和心电图等制订个体化治疗方案。对轻度低钾血症，如能口服，以口服钾盐为宜。常用氯化钾是中性盐，适用于低氯性碱中毒，每日 3～6 g。醋酸钾、麦氨酸钾、碳酸氢钾及枸橼酸钾等钾盐为碱性，适用于血氯过高的患者。

缺钾较严重、不能口服或出现严重心律失常、神经肌肉症状者，应采取静脉补钾。每日补充量应为每日需要量（40 mmol/L）、已缺量和每日失钾量的总和。对已缺量可以根据血钾来估计：血清钾 3～3.5 mmol/L 者补钾 100 mmol，2.5～3 mmol/L 者补钾 300 mmol，2～2.5 mmol/L 者补钾 500 mmol。一般每日补氯化钾 3～5 g，严重缺钾需要数天才能纠正。将氯化钾加入等渗盐水或 5% 葡萄糖液内静脉滴注，氯化钾一般稀释至 20～40 mmol/L（每克氯化钾约含钾 13.4 mmol），浓度不能超过 40 mmol/L，否则会刺激静脉引起疼痛、炎症和血栓形成。速度每小时 0.2 mmol/kg，不宜超过 20 mmol/h，一日总量均匀地在 24 h 内给完。如需较高浓度或较快速输钾，则宜经深静脉输注，但应避免经中心静脉以防心脏局部钾浓度过高，并同时严密监测心电图变化。对"顽固性"不易纠正的低血钾，应考虑同时存在低镁，应测定血镁或作试验性治疗，同时补充镁剂。

正常情况下静脉输入的钾需经 15 h 才能达到细胞内、外平衡，而在细胞功能不全，如缺氧、酸中毒、$Na^+ - K^+$ 泵缺陷，细胞酶失活时，钾的平衡时间显著延长，约需 1 周或更长时间。若这类患者过多过快补钾，可致血钾迅速上升，引起高血钾或高钾性心律失常，甚至死亡。通常输入超过 80 mmol/h 即可引起高钾血症的心电图变化或发生完全性传导阻滞。因此即使是严重低钾患者，快速补钾也有一定的危险。细胞内缺钾情况恢复缓慢，需用 4～5 天才能纠正，严重者需 10～20 天以上。

4. 低钾血症与麻醉

（1）病情特点　① 麻醉的最大风险是增加心律失常，尤其是室性心律失常的潜在危险，但血钾低至何种程度手术的危险性增大，目前仍众说不一。有研究显示相对健康择期手术患者，轻中度低钾血症并不增加术中心律失常的发生率。但围术期心脏并发症高发患者，低钾血症可能具有特殊意义，心脏并发症危险因子包括近期心肌梗死、充血性心力衰竭、洋地黄中毒、心律失常、缺血性心脏病和高血压患者长期服用利尿药及强心苷治疗等心血管疾病患者，术中心肌缺血、室性心律失常的发生率增加，即使轻度低钾血症也是不适宜的；② 低血钾可引起肌无力，因而非去极化肌松药作用明显延长，降低新斯的明的拮抗作用，而对去极化肌松药则无影响；③ 增强局麻药的神经肌肉兴奋传导阻滞作用，硬膜外阻滞时高平面易造成呼吸抑制。抑制平滑肌，肠胃麻痹，胃排空延迟，增加麻醉诱导时的反流误吸的危险性；④ 低钾血症多有碱中毒而引起氧离解曲线左移，使组织摄取氧减少，易造成缺氧；⑤ 低血钾增强中枢抑制，反应迟钝，昏睡，易引起术后苏醒延迟。

（2）麻醉前准备　① 通过了解病史、临床症状、化验和心电图检查，明确有无低血钾，以及低血钾的原因、严重程度，有无其他电解质紊乱等进行全面的了解和综合分析；② 对无症状慢性轻度低血钾（3.3～3.5 mmol/L）、没有心电图变化的患者，在麻醉或手术期间并不增加心律失常的发生率。所以择期手术不必延期，也不必进行钾盐治疗。但对急性血钾降低，严重低血钾（< 3 mmol/L）或伴有前述心脏并发症危险因子的患者应积极治疗。

（3）麻醉处理　避免进一步降低血钾的因素：① 术中输入较大量的无钾生理盐水、葡萄糖水或血浆代用品，使血钾稀释。葡萄糖可使钾离子向细胞内转移，从而进一步降低血钾。因此，需较大量输液时，液体中应加入钾或用含钾平衡液，少用或不用葡萄糖液，避免用高渗葡萄糖液；② 碱中毒使钾向细胞内转移，应避免过度通气形成呼吸性碱中毒，病情需用 $NaHCO_3$ 时应遵循"宁酸勿碱"

的原则；③ 麻醉药如羟丁酸钠、氯丙嗪类、硫喷妥钠、氯胺酮和地西泮等也降低血钾，应避免使用；④ β_2-肾上腺能激动剂增加 Na^+-K^+-ATP 酶的活性，使肾外组织（主要是骨骼肌）细胞的 Na^+-K^+ 主动转移增加，细胞外钾进入细胞内，从而降低血钾。因此，低钾患者应维持适当的麻醉深度，降低气管插管或浅麻醉时机体的应激反应，从而减少内源性肾上腺的释放。如确需用外源性 β_2-肾上腺能激动剂，应注意观察其对血钾的影响；⑤ 脱水利尿药促进钾经肾排出而降低血钾，尤其对神经外科手术患者，术中脱水利尿时，应注意血钾变化及其影响。

继续静脉补钾出现下述情况时，术中应继续静脉补钾：① 各种房性或室性心律失常。② 术前低血钾未能纠正，仍小于 3 mmol/L 者。③ 急性低血钾，虽血钾大于 3 mmol/L，但有临床症状或心电图异常需急症手术患者。④ 术中存在促进血钾进一步降低的因素，并出现心电图异常。

补钾方法为术中所输液体每 500 ml 加 2 g 氯化钾，或 1 000 ml 生理盐水或 5% 葡萄糖水加入氯化钾 3 g，单独开放静脉缓慢滴注，补钾时注意尿量。

注意低钾血症对麻醉用药效应的影响：① 非去极化类肌松药作用增加，因此肌松药用量应减少 25%～50%。② 低钾血症时中枢抑制，机体对全麻药的敏感性增加，应适当掌握麻醉深度。③ 洋地黄类药物毒性增强，应酌情减量。

加强监测连续心电图监测，尤其注意 ST，T 和 U 波变化及各种心律失常。血钾浓度监测。神经-肌肉刺激器监测肌肉松弛药作用及其恢复程度。连续监测 $P_{ET}CO_2$ 以维持适宜的通气。

（二）高钾血症（hyperkalemia）

血清钾大于 5.5 mmol/L 为高钾血症。高血钾并不代表体内总钾的增高。

1. 原因

（1）摄入过多　正常从饮食中摄入钾量远低于肾脏排钾量，在肾功能正常情况下，因高钾饮食引起的高钾血症极为少见。如静脉输钾过多过快，大量输入库血、含钾药物（如青霉素钾盐），或肾功能受损时，才能引起高钾血症。

（2）肾排钾减少　是引起高钾血症的主要原因：① 急性肾功能衰竭少尿或无尿期，慢性肾功能衰竭末期，肾小球滤过率减少或肾小管排钾功能障碍；② 各种原因（如休克、脱水、出血等）引起的急性且严重的肾小球滤过率减少；③ 盐皮质激素缺乏，醛固酮的主要作用是促进远曲小管和集合管对 Na^+ 的重吸收和对 K^+、H^+ 的排泌。醛固酮分泌减少或作用减弱则钾排泄减少。见于肾上腺皮质功能减退（Addison 病）、双侧肾上腺切除和低醛固酮症；④ 保钾利尿剂，螺内酯、氨苯喋啶和吡咪嗪等抗醛固酮利尿剂，抑制肾小管泌钾作用，长期应用这类利尿剂也可引起高血钾；⑤ 非甾体抗炎药、血管紧张素转换酶抑制剂和大剂量肝素可干扰醛固酮的释放或分泌。

（3）细胞内钾转移到细胞外　严重创伤、大面积烧伤、挤压伤和溶血，破伤风抽搐、癫痫持续状态，胰岛素缺乏和高血糖，酸中毒，组织缺氧，β_2 受体拮抗剂，琥珀胆碱，洋地黄中毒和家族性高血钾性周期性麻痹等均可使细胞内钾向细胞外释放或向细胞外转移增加。

（4）假性高血钾　是指测得的血钾浓度增高而实际上血钾浓度并未增高。主要有 3 种情况：① 抽血时止血带结扎时间过长，使缺血细胞中的钾释出增多；② 溶血红细胞中钾释出；③ 正常时血液凝固可释出钾，如血小板或白细胞增多，则释出钾增多，但此时仅血清钾增高，而血浆钾浓度不变。

1. 原因

急、慢性胰腺炎、维生素D缺乏或代谢障碍，甲状旁腺机能减退，镁缺乏、某些肿瘤如前列腺癌、乳腺癌及肺癌引起钙沉积于骨或产生降钙因子或降钙素，脓毒血症，胃或小肠部分切除和慢性肾功能衰竭，大量输血、大量快速输蛋白和碱中毒等均可引起低血钙。

2. 临床表现

慢性、轻中度低钙血症可不伴有症状，但严重而迅速的低血钙可引起明显症状。

一般表现有疲乏、无力、易激动、情绪不稳定、记忆力减退、意识模糊、妄想、幻觉和抑郁。主要症状为手足抽搐，肌痉挛、喉鸣与惊厥。严重可发生精神症状及癫痫发作。心肌兴奋性、传导性升高，心肌收缩力下降。心电图表现Q-T间期延长，ST段延长及T波平坦或倒置。

3. 治疗

首先积极治疗原发病以去除病因，再根据病情补钙。慢性低钙血症及症状不明显者可口服钙盐，如乳酸钙、葡萄糖酸钙或碳酸钙，每日2～4 g。维生素D缺乏引起的低血钙，或其他原因的低钙血症，经补充钙盐未能纠正者，可给维生素D 15 000～50 000 IU/d，或更大剂量。对于严重低血钙及出现明显症状者如抽搐、惊厥等，应立即静脉补钙，用10%葡萄糖酸钙10～20 ml或10%氯化钙3～5 ml，于葡萄糖液20～40 ml，缓慢注射，每分钟不超过2 ml。需要时可重复注射，或以每小时1～2 mg/kg静脉滴注。

4. 低钙血症与麻醉

（1）病情特点　①局部刺激易引起喉痉挛；局麻药易发生毒性引起惊厥。②增强具有循环抑制作用麻醉药的抑制效应。

（2）麻醉前准备　慢性、轻中度的低钙血症麻醉准备无特殊，但严重低血钙或有明显症状的，术前应予纠正。

（3）麻醉处理　避免或减少术中血钙进一步降低的因素：①避免过度通气或碳酸氢钠引起碱血症而降低血钙。②大量或快速输血及蛋白应予补钙。

注意低血钙对麻醉药效应的影响：①增强硫喷妥钠、丙泊酚和吸入麻醉药的负性肌力作用，应注意用量和用药速度。②机体对肌松药的反应不一，需神经刺激器监测肌松效应和恢复程度。③术中如出现低钙性痉挛或抽搐，应立即静脉补钙。

（二）高钙血症（hypercalcemia）

血清蛋白正常时，血清钙大于2.75 mmol/L为高钙血症。

1. 原因

原发性甲状旁腺机能亢进，慢性肾炎、低血磷等原因引起的继发性甲状旁腺功能亢进症是高钙血症最常见的原因。恶性肿瘤引起高血钙的发生率仅次于甲状旁腺功能亢进症，骨转移性肿瘤发生率约为70%，血液病为20%，无转移性肿瘤为10%。其他原因有：甲状腺功能亢进症，肾上腺皮质功能减退，维生素中毒，肾脏疾病尤其是接受肾移植手术者，长期用噻嗪类利尿剂等。

2. 临床表现

（1）神经肌肉系统　早期乏力、软弱、淡漠、腱反射抑制。严重高血钙常表现腹痛、极度衰弱、精神障碍以至昏迷。

（2）泌尿系统　主要表现为肾小管损害症状多尿、夜尿，烦渴，脱水，呕吐，血液浓缩致高钠血症，严重者渐致肾功能衰竭。

（3）心血管系统　心脏兴奋性和传导性均降低，出现房室传导阻滞，严重可出现各种严重心律失常甚至心跳停止。心电图表现为：传导阻滞，Q-T间期缩短，ST-T改变。严重高血钙时（Ca^{2+} > 4 mmol/L）时T波变宽。

通常血清钙达3～3.75 mmol/L时可出现神经衰弱，4 mmol/L时出现精神症状，大于4 mmol/L发生谵妄，大于4.5 mmol/L可发生高血钙危象，表现为严重脱水、高热、心律失常、嗜睡、意识不清、昏迷等。严重脱水、应激状态、感染、手术、创伤等常是高钙血症危象的诱因。

3. 治疗

积极治疗原发病。对于有症状的高血钙必须迅速处理，最有效的方法是大量输入盐水和应用袢性利尿剂（禁用噻嗪类利尿药），维持尿量200～300 ml/h，以促进钙的排泄。根据不同病因选择降钙药物：普卡霉素、糖皮质激素和降钙素可用于多种原因引起的高钙血症，其他如顺铂治疗癌性高血钙，磷酸盐用于伴有低磷的患者等。上述治疗无效的重症急性高血钙可用透析疗法。

4. 高钙血症与麻醉

（1）麻醉前准备　① 高钙血症患者往往存在脱水，伴有低钾和缺镁，术前应大量输液，以纠正脱水和增加钙、钠的排泄。每日补等渗盐水4 000～6 000 ml，并同时补充钾和镁；② 择期手术，高钙血症麻醉前应尽可能予以纠正。但对高钙血症危象，如手术可降低血钙如切除增生的甲状旁腺或甲状旁腺瘤，即使患者昏迷，也不应成为手术禁忌。

（2）麻醉处理　① 术中避免应用钙剂或输入含钙液体；② 术前高血钙未完全纠正者，术中继续输入盐水并利尿促进钙排泄，但应加强循环功能监测，如中心静脉压，必要时测肺动脉压，避免出现低血容量或输液过多过快引起肺水肿和心力衰竭；③ 全麻患者适当过度通气避免出现酸中毒引起血钙进一步升高；④ 同时监测血钾和血镁的浓度及时发现低血钾和低血镁；⑤ 高血钙增加洋地黄类药的毒性作用，如确需应用，应减量；⑥ 高钙血症时患者对麻醉药的反应是不可预见的。

第二节　酸碱平衡紊乱

凡能释放H^+的物质称为酸（H^+的供者），凡能接受H^+的物质为碱（H^+的受者）。酸的强弱取决于释放H^+的多少，而碱的强弱则取决于与H^+结合的牢固程度。一个酸在水溶液中释放H^+多少可用离解常数K表示。K值愈大，能离解出的H^+愈多，即为强酸；反之则为弱酸。体液的酸碱平衡实质上就是体液（H^+）的平衡。

一、酸与碱的定义

自19世纪后期到现在，什么是酸，什么是碱，化学家们曾提出了许多理论，并对酸碱下过多种定义，在生物医学方面对酸、碱的概念也随之改变（表93-4）。但总的说来，生物医学落后于化学，临床医学又落后于基础医学。

表93-4　各种酸碱定义的沿革

年　份	学　　者	酸　的　定　义	碱　的　定　义
1887	Arrhenius	H^+的给者（限于水溶性）	OH^-的给者（限于水溶性）
1921	Vansiyke	阴离子（除外OH^-）	阳离子（除外H^+）
1923	Brønsted-Lowry	H^+的给者	H^+的受者
1938	Lewis	电子对的受者	电子对的授者

（一）电离学说（Arrhenius学说）

即在水溶液中能解离出H^+的物质称为酸，而在水溶液中能解离出OH^-离子的物质为碱。该学说的主要缺点是仅限于以水为溶剂的体系，因而有很大的局限性。

（二）质子理论

质子理论认为，凡是能给出质子的分子或离子都是酸。或者说酸就是质子给者；凡能与质子结合的分子或离子都是碱，碱就是质子的受者。释放H^+越多则酸性越高，接受H^+越多则碱性越高。

按照质子理论，酸和碱不是彼此无关的，而是统一在对质子的关系上，酸和碱可互相转换。

$$酸（A）\longleftrightarrow 碱（B^-）+质子（H^+）$$

为了表示它们之间的联系，常把它们称为"共轭酸碱对"（conjugated acid-base pair），碱（B^-）就是酸（A）的共轭碱（conjugated base）。

（三）Lewis理论

目前在化学领域中应用广泛的理论是Lewis酸碱理论（1938）。它认为凡是能给出电子对（－）的分子、离子或原子团都称为碱；凡是能接受电子对的分子、离子或原子团都称为酸。这一酸碱理论在生理科学上似乎过于广泛，因此，在医学是尚未为人们所接受。

（四）Van Siyke学说

在临床医学上造成酸碱概念混乱的是Van Siyke及各学派所倡导酸的酸碱定义。这派学说出现在Arrhenins学说之后，质子理论问世之前。它将H^+以外的阳离子Na^+、K^+、Ca^{2+}、Mg^{2+}等都称为碱离子。将OH^-以外的阴离子Cl^-、HCO_3^-等都称为酸离子。遗憾的是，这一陈旧的错误理论几十年来一直在医学界几乎占有统治地位，影响极为广泛，至今尚在应予纠正。

二、Henderson–Hasselbalch公式

$$pH = pK + \log\frac{\left[HCO_3^-\right]}{\alpha \cdot PaCO_2}$$

此式就是很重要的Henderson-Hasselbalch公式,式中pK是常数,是指溶液中溶质的解离常数(K)的负对数,正常为0.1。α是CO_2的溶解系数,等于0.03 mmol/L。在正常情况下,动脉血液中[HCO_3^-]为24 mmol/L,而PCO_2 40 mmHg,$\alpha \cdot PaCO_2$为$40 \times 0.03 = 1.2$ mmol/L,因此:

$$pH = pK + \log\frac{24}{1.2} = 6.1 + \log\frac{20}{1}$$
$$= 6.1 + \log 20 = 6.1 + 1.3 = 7.40$$

通过此公式,我们必须掌握三点:① 只要维持[HCO_3^-]/$\alpha \cdot PaCO_2$为20/1则pH可维持正常,揭示临床上为什么有的病例存在有代谢性酸中毒(或碱中毒)或呼吸性酸中毒(或碱中毒),而pH却可维持在正常范围的道理所在。② HCO_3^-取决于机体代谢状态,则为代谢分量,由肾调节。$PaCO_2$取决于机体呼吸状态,称为呼吸分量,由肺调节。故又称为肺-肾相关或代谢分量-呼吸分量相关方程式。③ 现代血气分析可提供很多参数,但实际上直接测得的参数仅为pH与$PaCO_2$两项,其余均由该公式推算而得。

三、酸碱平衡的调节

(一)血液中缓冲系统在调节酸碱平衡中的作用

尽管经常有酸碱性物质进入体液,但体液的pH并没有因而发生显著的改变,这是因为体液中有许多缓冲系统(Buffer System)存在。血液中有碳酸氢盐缓冲系统。磷酸盐缓冲系统和蛋白质缓冲系统等:

血浆缓冲系:

$$\frac{NaHCO_3}{H_2CO_3}, \frac{Na_2HPO_4}{NaH_2PO_4}, \frac{Na\text{-}Pr}{H\text{-}Pr} (Pr:血浆蛋白)$$

红细胞中的缓冲系:

$$\frac{KHCO_3}{H_2CO_3}, \frac{K_2HPO_4}{KH_2PO_4}, \frac{K\text{-}Hb}{H\text{-}Hb}, \frac{K\text{-}HbO_2}{H\text{-}HbO_2}$$

血浆中以碳酸氢盐缓冲系统最主要,红细胞中以血红蛋白及氧合血红蛋白缓冲系统最重要,并且它们之间有密切的关系。前者主要对固定酸碱进行调节,而后者主要调节挥发性酸。

(二)肺脏在维持酸碱平衡中的作用

肺脏在维持体内酸碱平衡中的作用主要是通过呼吸运动来调节血浆H_2CO_3的含量。位于延髓的呼吸中枢控制着呼吸运动的深度和频率,从而加速或减慢二氧化碳的排出。呼吸中枢对二氧化碳含量及血液pH改变非常敏感,倘若血中$PaCO_2$升高,pH降低,呼吸中枢可使呼吸运动加深加快,使二氧化碳呼出量显著增加,从而血液中的H_2CO_3浓度,反之,如血液中$PaCO_2$含量。因此,可通过呼吸中枢对呼吸运动的控制以调节血液中H_2CO_3的浓度。肺脏调节属于迅速(几分钟)而精细的调节过程。

(三)肾脏在调节酸碱平衡中的作用

肾脏维持酸碱平衡主要是通过排出过多的酸或碱,调节血液中$NaHCO_3$的含量,从而保持血液

正常的pH。当血浆NaHCO$_3$浓度降低时,肾脏便加强排出酸性物质和重吸收NaHCO$_3$,以恢复血浆NaHCO$_3$正常含量。相反,血浆NaHCO$_3$过高,则增加这些碱性物质的排出量,使血浆NaHCO$_3$降回至正常含量。它们调节作用属于慢粗调节。肾脏调节酸碱平衡主要通过三个方面实现的:① H$^+$–Na$^+$交换;② NH$_3$的分泌;③ 排出过多的碱来实现的。

$$H^+ - Na^+ 交换:$$

$$H^+ 排出: H^+ + NaHPO_4^- \rightarrow NaH_2PO_4 排出$$

$$Na^+ 重吸收: Na^+ + HCO_3^- \rightarrow NaHCO_3 入血浆$$

$$\uparrow 碳酸酐酶$$

$$H_2CO_3$$

H$^+$–Na$^+$交换与K$^+$–Na$^+$交换竞争作用,即在酸中毒时H$^+$–Na$^+$交换占主导地位,K$^+$–Na$^+$交换受到抑制,K$^+$排出减少,故酸中毒时引起高血钾。而高血钾时,K$^+$–Na$^+$交换占主导地位,H$^+$–Na$^+$交换受抑制,K$^+$–Na$^+$交换受抑制,H$^+$排出减少,故高血钾时易导致酸中毒,也就是说高血钾与酸中毒互为因果。反之,低血钾与碱中毒互为因果。

NH$_3$的分泌:

$$谷氨酰胺 \xrightarrow[\text{Na}^+ + \text{HCO}_3^- \rightarrow \text{NaHCO}_3 重吸收]{\text{谷胺酰胺酶}} \rightarrow NH_3 + H^+ \rightarrow NH_4^+ \rightarrow 排出$$

由此可见,NH$_3$的分泌其实是H$^+$–Na$^+$交换的又一种形式,尿酸时NH$_4^+$排出多,尿碱时NH$_4^+$排出少。

（四）各类酸碱失衡的代偿调节

1. 代谢酸性中毒

代谢性酸中毒是由于酸产生过多,排出减少或由于碱的丢失导致HCO$_3^-$急剧减少,所以HCO$_3^-$减少是其原发因素,使HCO$_3^-$/α·PaCO$_2$ < 20/1,pH < 7.35。如经充分代偿,通过肾重吸收NaHCO$_3$增加,肺呼吸二氧化碳增多,重新达到HCO$_3^-$/α·PaCO$_2$的20/1的平衡,使pH又回到7.35～7.45,因此代谢性酸中毒代偿的最终结果是HCO$_3^-$与PaCO$_2$均减低。

$$\frac{[HCO_3^-]\downarrow}{\alpha \cdot PaCO_2} < \frac{20}{1}(pH < 7.35)\xrightarrow[\text{肺呼出二氧化碳增多}]{\text{肾脏重吸收}}\frac{NaHCO_3\uparrow[HCO_3^-]\downarrow\uparrow}{\alpha \cdot PaCO_2\downarrow} = \frac{20}{1}(pH7.35\sim7.45)$$

2. 代谢性碱中毒

代谢性碱中毒是由于碱产生/碱输入过多或由于酸丢失过多而导致HCO$_3^-$急剧升高,所以HCO$_3^-$升高是其原发因素,使HCO$_3^-$/α·PaCO$_2$ > 20/1,pH > 7.45。

如经充分代偿通过肾重吸收NaHCO$_3$减少,肺呼吸二氧化碳减少,重新达到HCO$_3^-$/α·PaCO$_2$的20/1平衡,使pH又回到7.35～7.45,因此代谢性碱中毒的最终结果是HCO$_3^-$与PaCO$_2$均升高。

$$\frac{[HCO_3^-]\uparrow}{\alpha \cdot PaCO_2} > \frac{20}{1}(pH > 7.45)\xrightarrow[\text{肺呼出二氧化碳减少}]{\text{肾脏重吸收}}\frac{NaHCO_3\downarrow[HCO_3^-]\uparrow\downarrow}{\alpha \cdot PaCO_2\uparrow} = \frac{20}{1}(pH7.35\sim7.45)$$

3. 呼吸性酸中毒

呼吸性酸中毒是由于通气不足导致二氧化碳蓄积所致，$PaCO_2$ 升高是其原发因素，使 $HCO_3^-/\alpha \cdot PaCO_2 < 20/1$，$pH < 7.35$，如经充分代偿通过肾重吸收 $NaHCO_3$ 增多，肺呼出二氧化碳增多，使 $HCO_3^-/\alpha \cdot PaCO_2$ 重新达到 20/1 的新平衡，pH 又回到 $7.35 \sim 7.45$。所以呼吸性酸中毒代偿的最终结果是 HCO_3^- 与 $PaCO_2$ 均升高。

$$\frac{[HCO_3^-]}{\alpha \cdot PaCO_2 \uparrow} > \frac{20}{1} (pH < 7.35) \xrightarrow[\text{肺呼出二氧化碳增加}]{\text{肾脏重吸收}} NaHCO_3 \uparrow \frac{[HCO_3^-] \uparrow}{\alpha \cdot PaCO_2 \uparrow \downarrow} = \frac{20}{1} (pH7.35 \sim 7.45)$$

（4）呼吸性碱中毒　呼吸性碱中毒是由于通气过度导致二氧化碳排出过多所致，$PaCO_2$ 降低是其原发因素，使 $HCO_3^-/\alpha \cdot PaCO_2 > 20/1$，$pH > 7.45$，如经充分代偿，通过肾脏重吸收 $NaHCO_3$ 减少，肺呼出 CO_2 减少，使 $HCO_3^-/\alpha \cdot PaCO_2$ 重新达到 20/1 的新的平衡，pH 又回到 $7.35 \sim 7.45$，所以呼吸性碱中毒代偿的最终结果是 HCO_3^- 与 $PaCO_2$ 均降低。

$$\frac{[HCO_3^-]}{\alpha \cdot PaCO_2 \downarrow} < \frac{20}{1} (pH > 7.45) \xrightarrow[\text{肺呼出二氧化碳减少}]{\text{肾脏重吸收}} NaHCO_3 \downarrow \frac{[HCO_3^-] \downarrow}{\alpha \cdot PaCO_2 \downarrow \uparrow} = \frac{20}{1} (pH7.35 \sim 7.45)$$

四、酸碱失衡的命名

（一）酸血症（acidemia）和碱血症（alkalmia）

是以血液中酸或碱的绝对值为标准的诊断用语。所谓酸血症是由于酸（乳酸，有机酸）的数量增加导致 $pH < 7.35$；所谓碱血症是指碱数量的增加导致 $pH > 7.45$。所以这一组概念是以 pH 的绝对值为标准的。

（二）高碱血症（hyperbasemia）和低碱血症（hypobasemia）

是以血液中碱 $[HCO_3^-]$ 的绝对值（24 ± 3 mmol/L）的高低而言，既包括原发病因，又包括肾代偿的继发原因。

（三）高二氧化碳血症（hypercapnia）低二氧化碳血症（hypocapnia）

是以血液中 $PaCO_2$ 的绝对值（40 ± 5 mmHg）的高低而言，既包括原发病病因，又包括肺代偿的继发原因。

（四）酸中毒（acidosis）和碱中毒（alkalosis）

酸中毒（或碱中毒）是指存在原发病因而尚未充分代偿，引起继发改变时所致 pH 改变的临床病理过程。

临床上酸碱平衡判断的目的就是要寻找原发病因，即诊断酸中毒或碱中毒，而根据原发病因作相应的处理，诊断失误如把代偿的结果作为原发病因，势必导致处理适得其反，加重病情。所以如是代偿的情况，应诊断为代谢性酸中毒伴代偿性低二氧化碳血症；代谢性碱中毒伴代偿性高二氧化碳血症；呼吸性酸中毒伴代偿性高碱血症，呼吸性碱中毒伴代偿性低碱血症。如二者均为原发病因素，则

占优势的病理过程写在前面,如呼吸性酸中毒并代谢性碱中毒等。

五、酸碱测定值

用各种方法测定韩-哈二氏方程式中的三个参数(pH、HCO_3、PCO_2),来判断各种不同类型的酸碱平衡紊乱及其程度。20世纪60年代以来,发明了微量血液气体分析仪,能直接测定血液的pH、PCO_2和PO_2,并通过计算了解血浆酸碱平衡变化的指标,使人们对疾病过程中酸碱平衡的变动及其规律有了更深入的认识,提高了诊断和治疗水平(表93-5)。

表93-5 酸碱平衡相关指标

项 目	代 号	概 念	正常值	临床意义	备 注
酸碱度	pH	血液内[H^+]浓度的负对数	7.35~7.45	>7.45为碱血症,<7.35为酸血症	
标准碳酸氢盐或标准碳酸氢根	SB或SBC	指血浆在标准条件下(38 ℃,PaCO₂ 40 mmHg血红蛋白完全氧合)所测得的碳酸氢根HCO_3^-	22~27 mg/L,平均24 mg/L	反映体内HCO_3储备,酸碱失衡的定量指标	AB=SB正常,AB>SB呼吸性酸中毒,AB<SB呼吸性碱中毒
实际碳酸氢盐或实际碳酸氢根	AB或ABC	血浆中实测HCO_3含量,即血气报告中HCO_3^-	22~27 mg/L,平均24 mg/L	受代谢呼吸双重因素影响	AB=SB二者均高为失代偿代谢性碱中毒AB=SB二者均低为失代偿代谢性酸中毒
缓冲碱	BB	指体内缓冲的总碱量,包括开放性缓冲阴离子(HCO_3^-)及非开放性缓冲阴离子(血浆蛋白,血红蛋白,磷酸盐等)	45~54 mg/L平均50 mg/L	代谢性酸碱平衡指标>54 mg/L代谢性碱中毒<45 mg/L代谢性酸中毒	呼吸酸碱失衡时,开放缓冲阴离子增减与非开放缓冲阴离子增减方向相反,量相等,故BB不变,即呼吸对之无影响
碱剩余	BE	温度37~38 ℃,二氧化碳分压为40 mmHg的标准条件下滴定血标本,使其pH恢复正常(7.40)所需酸碱的量,需酸为正值,需碱为负值	±3 mg/L平均0	同BB	全血BE(BEb),受H影响需用实测Hb校正,细胞外液BE(BEecf.SBE)相对比较稳定,SBE为Hb 5%~6%时,HBE校正值
二氧化碳结合力	CO₂CP	静脉血于室温中分离出血浆,用40 mmHg二氧化碳平衡后测得血浆二氧化碳含量	50~70vol%,(58%),23~31 mg/L(27 mg/L)	表示来自碳酸氢盐及碳酸二氧化碳量	

总之,上述指标中,SB、BB、BE之值仅受代谢因素的影响,$PaCO_2$、AB-SB仅受呼吸因素的影响,而pH、AB、CO₂CP受呼吸代谢双重因素影响。

六、酸碱失衡综合判断内容及步骤

酸碱失衡是一个较为复杂的问题,血气分析对酸碱失衡的判断无疑是重要的,然而单靠一张血气

报告单上的酸碱指标测定值,是难免发生判断错误的,为了提高可靠性,结合有关资料综合判断是必要的(表93-6)。

表93-6 酸碱失衡综合判断内容与步骤

步 骤	内 容
1. 根据病史推断酸碱失衡	—
2. 根据体征推断酸碱失衡	—
3. 根据化验检查推断酸碱失衡	A.分析常规检查资料(如血尿素氮、肌酐、血糖、血酮体等生化检查及尿酸碱度测定等) B.分析血电解质检查的资料 (1)HCO_3^-(或CO_2CP)如↑,考虑代谢性碱中毒或代偿性呼吸性酸中毒 　　如↓,考虑代谢性酸中毒或代偿性呼吸性碱中毒 (2)K^+如↑,考虑酸血症 　　如↓,考虑碱血症 (3)Cl^-如↑,高氯性代谢性酸中毒或代偿性呼吸性碱中毒 　　如↓,考虑代谢性碱中毒或代偿性呼吸性酸中毒 (4)阴离子间隙(AG)
4. 分析血气酸碱指标的测定值	—

(一)根据阴离子间隙(Anion Gap)判断代谢性酸中毒

1. 什么是AG

血中阳离子:Na^+、K^+、Ca^{2+}、Mg^{2+},后三者量少(13/155),且稳定。

血中阴离子:可测阴离子Cl^-、HCO_3^-。未测定阴离子$HPO4^-$、$SO4^-$,有机酸、蛋白质等。

$$AG = Na^+ - (Cl^- + HCO_3^-)$$

为了平衡Na^+一种阳离子,光靠Cl^-、HCO_3^-也是不够的,因此需要未测定阴离子补足,这些用来补足与Na^+平衡的未测定阴离子总数,就称为阴离子间隙。

2. AG与代谢性酸中毒的关系

(1)正常AG性酸中毒 如进入血中的强酸为HCl,则

$HCl + HCO_3^- \rightarrow Cl^- + H_2O + CO_2$即由$Cl^-$取代$HCO_3^-$,导致$Cl^-$升高,$HCO_3^-$减低,而($Cl^- + HCO_3^-$)不变,故称为正常AG(高氯性)酸中毒。

(2)高AG性酸中毒 进入血中强酸为乳酸,酮酸等有机酸,则有机阴离子替代HCO_3^-。使HCO_3^-下降而Cl^-不变,AG升高。

3. 应用AG判断单纯型代谢性酸中毒

AG正常值8～16 mmol/L,如AG＞20～30 mmol/L为有机酸中毒。

AG正常,Cl^-↑:高氯性(正常AG)酸中毒。

AG↑,Cl^-不变:高AG性酸中毒。

AG↑,Cl^-↑:上述二者合并。

4. 应用AG判断复合性代谢性酸中毒

在到+代谢性酸中毒的"双重失衡",代谢性酸中毒+代谢性碱中毒+一种呼吸性酸碱失衡时,

$PaCO_2$、HCO_3^-可升高,正常或降低(决定于代谢性酸中毒及代谢性碱中毒的轻重程度),并且pH亦可接近正常,此时反映代谢性酸中毒的AG增高则是提示代谢性酸中毒的唯一指标。

(二)根据CO_2CP判断慢性呼吸性酸中毒

CO_2CP同时受代谢性和呼吸性两方面因素的影响,这实际上与HCO_3^-(AB)基本相同,故在基层单位,CO_2CP结合电解质变化用于判断慢性呼吸性酸中毒是否代偿,是否合并代谢性碱中毒及代谢性酸中毒。

原理:慢性呼吸性酸中毒时,由于$PaCO_2$↑导致HCO_3^-代偿性↑,而HCO_3^-↑使Cl^-下降(保持电中性)。HCO_3^-、Cl^-变化方向相反量相等(表93-7)。

表93-7　用CO_2CP、血氯及血钾判断慢性呼吸性酸中毒方法

失衡类型	血Cl^-与CO_2CP变化	血K^+	原理	备注
失代偿呼吸性酸中毒	Cl^-↓≈CO_2CP↑	↑	因来不及代偿,Cl^-、HCO_3^-变化均微	(1)急性发作1~2天 (2)Cl^-与HCO_3^-轻度变化
代偿性呼吸性酸中毒	Cl^-↓≈CO_2CP↑	N	经充分时间代偿,导致HCO_3^-与Cl^-中等度变化,方向相反	(1)急性发作3~4天 (2)Cl^-中度↓,不低于86 mg/L,HCO_3^-中度↑,不高于39 mg/L
呼吸性酸中毒合并代谢性碱中毒(低氯钾引起)	*Cl^-↓>CO_2CP↑	↓	原有呼吸性酸中毒低Cl^-基础上,进一步低Cl^-,继发性HCO_3^-再上升	Cl^-常明显下降,可降至86 mg/L以下,HCO_3^-明显上升,一般在36 mg/L以上
呼吸性酸中毒合并代谢性碱中毒(补碱过量引起)	#Cl^-↓<CO_2CP↑	↓	HCO_3^-在原有呼吸性酸中毒上升的基础上进一步,继发性Cl^-↓	
呼吸性酸中毒并代谢性酸中毒(高AG性代谢性酸中毒)	Cl^-↓>CO_2CP↑	↑	HCO_3^-被阴离子固定酸消耗Cl^-仍保持原先下降	Cl^-一般不低于86 mg/L

Cl^-↓:指101 mmol/L(Cl^-正常值)减去Cl^-实测值(mmol/L)。
CO_2CP↑:指CO_2CP实测值减去正常均值(24 mmol/L)。
* 如果HCO_3^-继发性上升已达到Cl^-下降的相应水平,测Cl^-↓≈CO_2CP↑。
# 如果Cl^-继发性下降已达到HCO_3^-上升的相应水平,则Cl^-↓≈CO_2CP↑。

(三)尿酸碱度测定

碱性尿:① 低血钾以外原因引起的碱中毒。② 高血钾引起的酸中毒(Na^+-H^+,K^+-Na^+交换竞争)。
酸中毒:① 高血钾以外原因引起的酸中毒。② 低血钾引起的碱中毒。

(四)根据酸碱指标测定值判断酸碱失衡的方法

1. 首先核实血气报告单上的酸碱数据是否有误

(1) 如果报告单上pH、$PaCO_2$、HCO_3^-数据无误,则它们符合下面经Kassirer等修改的Henderson-Hesselbalch公式,否则其中至少有一项是错误的,其中HCO_3^-最易错(表93-8)。

$$[H^+] = 24 \times \frac{PaCO_2\,(mmHg)}{HCO_3^-\,(mmol/L)}$$

表93-8　pH与[H$^+$]对照表

pH与[H$^+$]对照表									
pH	6.8	6.9	7.0	7.1	7.2	7.3	7.4	7.5	7.6	7.7
[H$^+$]	158	126	100	79	63	50	40	32	25	20

（2）用Siggaard-Andersen的酸碱平衡直线图（图93-3）核实，pH、PaCO$_2$、HCO$_3^-$的数据在图上成一线。

2.判断酸碱失衡有原发因素

此步目的：判断属何种单纯型失衡，或虽属复合型失衡，但以何者为先。

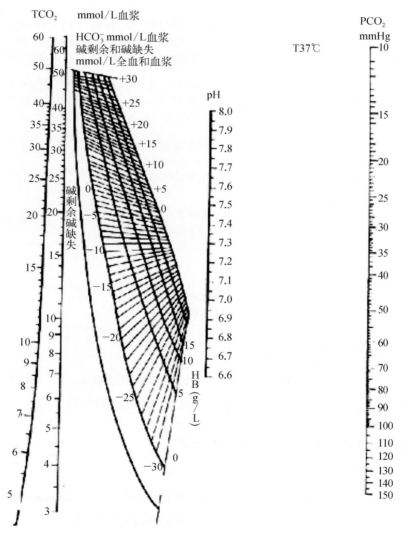

图93-3　Siggaard-Andersen直线图

（1）根据pH变化结合$PaCO_2$、HCO_3^-（BE）判断

从pH角度（呈碱性或酸性），找出$PaCO_2$与HCO_3^-（或BE）哪项的变化与pH相呼应，与pH相呼应的指标即为原发性变化指标。

（2）根据$PaCO_2$，HCO_3^-的变化结合pH变化判断

因机体对酸碱失衡的代偿性变化总是跟不上原发性变化，故原发性指标（$PaCO_2$或HCO_3^-）的实测值偏离正常均值较继发因素（代偿因素）为远。

当pH为7.4时：$PaCO_2 \times 0.6 = HCO_3^-$

a. $PaCO_2 \uparrow$、$HCO_3^- \uparrow$上述较大的一例为原发指标（两边均高看哪边更高）

即：$PaCO_2 \times 0.6 > HCO_3^-$呼吸性酸中毒原发

$PaCO_2 \times 0.6 < HCO_3^-$代谢性碱中毒原发

b. $PaCO_2 \downarrow$、$HCO_3^- \downarrow$上述较一例为原发指标（两边均低看哪边更低）

即：$PaCO_2 \times 0.6 > HCO_3^-$代谢性酸中毒原发

$PaCO_2 \times 0.6 < HCO_3^-$呼吸性碱中毒原发

c. 如$PaCO_2$与HCO_3^-方向相反变化，应肯定为复合型失衡

即：$PaCO_2 \uparrow HCO_3^- \downarrow$呼吸性酸中毒+代谢性酸中毒

$PaCO_2 \downarrow HCO_3^- \uparrow$呼吸性碱中毒+代谢性碱中毒

3. 判断是代偿还是合并

此步的目的：就是在确定$PaCO_2$与HCO_3^-二者同步变化中，其中一个为原发因素后，此步就是要确定另一因素，是前者单纯型失衡的代偿，还是合并另外一种单纯型失衡。

应用酸碱失衡代偿预计公式判断（表93-9）。

表93-9　酸碱失衡代偿值预计公式

失衡类型代偿预计值公式	代 偿 时 间	代 偿 限 值
代谢性酸中毒 $PaCO_2 = 40 - (24 - HCO_3^-) \times 1.2 \pm 2$	12～24 h	10 mmHg
代谢性碱中毒 $PaCO_2 = 40 + (HCO_3^- - 24) \times 0.9 \pm 5$	12～24 h	55 mmHg
急性呼吸性酸中毒 $HCO_3^- = 24 + (PaCO_2 - 40) \times 0.07 \pm 1.5$	几分钟	30 mmol/L
慢性呼吸性酸中毒 $HCO_3^- = 24 + (PaCO_2 - 40) \times 0.04 \pm 3$	3～5天	45 mmol/L
急性呼吸性碱中毒 $HCO_3^- = 24 - (40 - PaCO_2) \times 0.2 \pm 2.5$	几分钟	18 mmol/L
慢性呼吸性碱中毒 $HCO_3^- = 24 - (40 - PaCO_2) \times 0.5 \pm 2.5$	2～5天	12～15 mmol/L

根据第二步判断结果，确定了为何者单纯失衡，或复合型失衡中何者单纯失衡先出现，然后利用上述公式（不能混用），计算预计值。

a. 如实测值恰好在相应失衡的代偿预计值范围内，则为代偿性单纯型失衡。

b. 呼吸性酸中毒时HCO_3^-的实测值或代谢性碱中毒时$PaCO_2$的实测值高于预计代偿值的高值，则为呼吸性酸中毒合并代谢性碱中毒。

c. 呼吸性碱中毒时HCO_3^-的实测值或代谢性酸中毒时$PaCO_2$的实测值低于预计代偿值的低值，则

为呼吸性碱中毒合并代谢性酸中毒。

d. 呼吸性酸中毒时 HCO_3^- 与代谢性碱中毒时 $PaCO_2$ 的实测值高于代偿限值,肯定为二者合并(代偿是有限度的)。

e. 呼吸性碱中毒时 HCO_3^- 与代谢性酸中毒时 $PaCO_2$ 的实测值低于代偿限值,肯定为二者合并。

4. 呼吸性酸碱失衡急慢性的判断

急性: $pH=7.4-(PaCO_2-40)\times0.008$　　（A）

慢性: $pH=7.4-(PaCO_2-40)\times0.003$　　（B）

如代入A式,实测pH与预计pH相等,为急性呼吸性酸中毒

如代入B式,实测pH与预计pH相等,为慢性呼吸性酸中毒

分别代入A、B式,实测pH在A,B式预计之间,则为急性向慢性转变。

（五）根据酸碱代偿带图判断酸碱失衡的方法

代偿带图判断法其实与前述公式法判断意义上是一致的,只不过将上述公式中的直线方程绘制成图,使之更形象直观,更便于按图索骥。代偿带图可分为:

1. 肾代偿肺图

横坐标为 $PaCO_2$,纵坐标为 HCO_3^-、BE。

2. 肺代偿肾图

横坐标为 HCO_3^-、BE,纵坐标为 $PaCO_2$。

3. 混合代偿图

肾代肺,肺代肾画于一图所谓代偿带的95%可信限,就是说某一种单纯失衡的正常代偿值范围,其95%都已包括在相应的代偿带的宽度内了。虽然,临床使用的图表很多,用途各一,但基本用法一致,即横坐标为原发因素,纵坐标为代偿因素(查用时不得颠倒)。临床使用时先根据前述的方法确定一种酸碱紊乱,再选择这一种失衡的专用图来判断另外一个变量是合并还是代偿。如实际测定的两个参数的焦点在图上落在在代偿带以内则为单纯型代偿性失衡;如在代偿带外,肯定为复合型失衡。如纵坐标为 $PaCO_2$,在代偿带内为代偿,高于代偿带为合并呼吸性酸中毒,低于代偿带为合并呼吸性碱中毒。如纵坐标为 HCO_3^- 或BE,在代偿带内为代偿,高于代偿带为合并代谢性碱中毒,低于代偿带为合并代谢性酸中毒(图93-4～图93-8)。

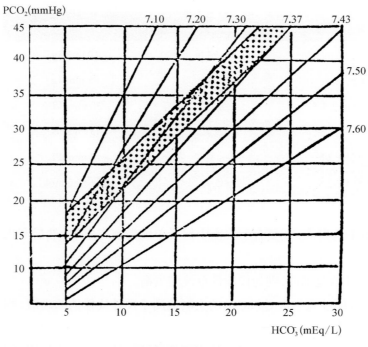

图93-4　代谢性酸中毒代偿图

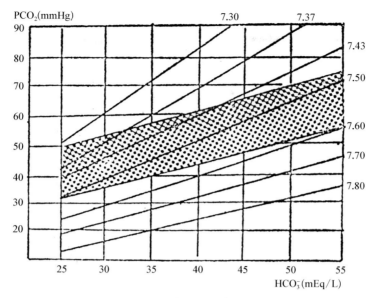

图93-5　代谢性碱中毒代偿图

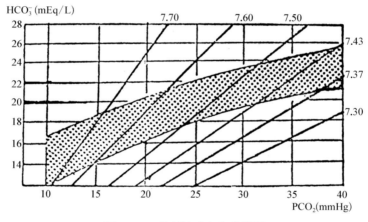

图93-6　呼吸性碱中毒代偿图

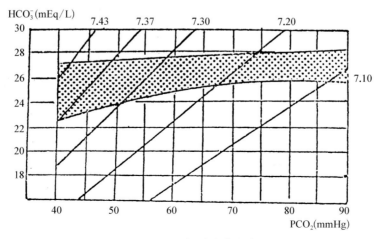

图93-7　呼吸性碱中毒代偿图

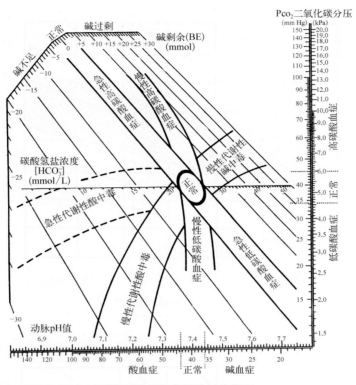

图93-8 综合性酸碱代偿图

七、酸碱失衡类型

酸碱平衡失衡并不是一种独立的疾病,而是继发多种病因的病理生理过程。因此,病因治疗应占首要地位,只有去除病因才能从根本上纠正酸碱平衡失常。但是,酸碱平衡失常本身可对机体的基本生命活力带来干扰和威胁,特别是对血流动力学和代谢的影响尤甚,严重时甚至可促使或导致患者死亡。因此,为了维持患者的基本生命活动,为病因治疗创造条件与争取时间,必要的治疗措施亦十分重要。总之治疗原则是:① 必须系统监测;② 必须综合分析;③ 治本为主,治标为辅;④ 急病急治,慢病慢治;⑤ 呼吸问题靠呼吸解决,代谢问题靠代谢解决;⑥ 治一步,看一看;⑦ 与其偏碱,不如偏酸。

酸碱失衡(acid-base disorders)的分类名称及pH、BE及$PaCO_2$的变化规律见表93-10。

表93-10 酸碱失衡时pH、BE及$PaCO_2$的变化规律

分类		失衡名称	代谢性参数BE[HCO_3^-]	呼吸参数$PaCO_2$	pH
单纯型酸碱失衡		代谢性酸中毒	↓	↓(代偿)	正常或偏酸
		代谢性碱中毒	↑	↑(代偿)	正常或偏碱
		呼吸性酸中毒	↑(代偿)	↑	正常或偏酸
		呼吸性碱中毒	↓(代偿)	↓	正常或偏碱
复合型酸碱失衡	二重失衡	代谢性酸中毒+呼吸性酸中毒	↓	↑	↓
		代谢性酸中毒+呼吸性碱中毒	↓	↓	↑↓
		代谢性碱中毒+呼吸性酸中毒	↑	↑	↑↓

（续表）

分类		失衡名称	代谢性参数BE[HCO₃⁻]	呼吸参数PaCO₂	pH
复合型酸碱失衡	二重失衡	代谢性碱中毒+呼吸性碱中毒	↑	↓	↑
		代谢性酸中毒+代谢性碱中毒	↑↑	↑↓	↑↓
	三重失衡	代谢性酸中毒+代谢性碱中毒+呼吸性酸中毒	↑↑	↑	↑↓
		代谢性酸中毒+代谢性碱中毒+呼吸性碱中毒	↑↑	↓	↑↓

八、单纯型酸碱失衡

所谓单纯型酸碱失衡是可用一个病理生理过程预测的，由一个原发改变和其相对应的代偿性改变所组成的酸碱改变。原发改变是患者病理生理过程中的最初的和最基本的改变，有四种形式：代谢性酸中毒、代谢性碱中毒、呼吸性酸中毒和呼吸性碱中毒（表93-10）。代偿性改变是机体对原发改变进行的适应性调节改变，其生理意义就是阻止血浆pH偏离7.40，其生理基础是各重要脏器的功能正常。单纯酸碱紊乱类型、原因、诊断及治疗原则见表93-13。

（一）代谢性酸中毒

原发性的血浆[HCO₃⁻]减少，称为代谢性酸中毒。由腹泻或慢性肾脏疾病等因素引起，也可由原发性酸增加造成。临床依据上述的病因，通过阴离子间隙（AG）来推断代谢性酸中毒的类型，即高AG型和正常AG型。前者常见乳酸酸中毒、尿毒症、酮症酸中毒；后者则因HCO₃⁻减少，排酸障碍或过多使用含Cl⁻的酸所致，故又称高氯型代谢性酸中毒（表93-11）。

表93-11 代谢性酸中毒的常见原因

正常AG（＜12 mmol/L）	高AG（＞12 mmol/L）
血清K⁺明显减少 碳酸酐酶抑制剂应用（乙酰唑胺） 经胃肠道HCO₃⁻丢失（如呕吐、肠造瘘） 血清正常或偏高 输入盐酸、盐酸精氨酸、氯化铵 肾小管酸中毒，尿道梗阻 肾盂肾炎	内源性酸产生 糖尿病酮症酸中毒 酮症酸中毒（饥饿、酒精中毒） 外源性酸进入 水杨酸中毒、乙烯中毒 甲醛中毒，摄入副醛 乳酸酸中毒 酸排出减少（肾衰）

1. 诊断

（1）症状　呼吸深而快，呈Kussmaul呼吸、恶心呕吐、精神恍惚、嗜睡甚至昏迷、面色潮红。

（2）实验室检查　BE小于-3 mmol/L，PaCO₂代偿性下降，BB、SB、AB均下降，AG正常或增加，常伴有电解质异常。

根据原发病病因，结合 AG、pH、BE、$PaCO_2$ 及 HCO_3^- 等参数的综合评估，诊断代谢性酸中毒是不困难的。在围手术麻醉期间，由于循环和呼吸系统的影响，造成组织氧合不全，导致乳酸性酸中毒最常见。

2. 治疗

（1）病因治疗　积极控制原发病，如治疗糖尿病、纠正脱水、恢复水电解质平衡、抗休克治疗。

（2）应用碱性药　常用的有5%碳酸氢钠、11.2%乳酸钠和3.6%THAM三种。补碱量计算方法：① 急用法：5%碳酸氢钠2～4 ml/kg、11.2%乳酸钠1～4 ml/kg、3.6%THAM 2～3 ml/kg，之后待化验结果再计算。② 按细胞外液［HCO_3^-］计算：补碱量（mmol）=（正常值［HCO_3^-］-测出［HCO_3^-］值）×体重（kg）×0.2。如补5%碳酸氢钠，因为1 g 5%碳酸氢钠=12 mmol［HCO_3^-］，所以计算值除以12即为输5%碳酸氢钠的克数。

碳酸氢钠是临床上最常用的碱性药物，但近年来对于其在乳酸酸中毒及心肺复苏中的使用，提出了不同看法，认为碳酸氢钠是高渗性溶液，大量使用时导致血高渗透压和高钠血症，同时产生的二氧化碳还会进入细胞和血脑屏障，以及削弱碳酸氢盐的碱化作用。尤其是在心肺复苏中，呼吸循环功能衰竭、二氧化碳清除能力减弱时使用，会致pH更低，使心脏的负担更重，乳酸堆积更多。在动物模型实验中已经发现，使用碳酸氢钠不能促进复苏中的心脏除颤，也不能提高生存率。三羧基氨基甲烷（THAM）为不含钠离子的缓冲盐，能缓冲代谢性酸中毒和呼吸性酸中毒，在提高pH同时还可降低 $PaCO_2$，另有较强的穿透细胞膜的能力，是一种更有效的细胞内缓冲剂。其他还有二氯化醋酸钠（Dichloroacetate）和Carbicarb等新药，尚处于试用阶段。治疗代谢性酸中毒首选的碱性药物仍是碳酸氢钠，使用时应注意：① 缓慢滴注，观察呼吸与循环状况；② 若重复使用，应参照首次用药后的酸碱平衡与电解质参数，再使用不要单凭经验而盲目补钾。

（3）补钾　酸中毒时血钾浓度常增高，但体内总钾可能不足，因此纠正酸中毒后若血钾下降后根据血钾浓度补充。

（二）代谢性碱中毒

原发的血浆 HCO_3^- 升高称为代谢性碱中毒。大多由于持续性呕吐或胃肠减压致胃酸的丢失、长期大量服用碱性药、各种原因的缺钾以及使用某些利尿剂等引起。常见原因见表93-12。

表93-12　代谢性碱中毒的常见原因

低　氯　尿	高　氯　尿
胃酸丢失	库欣综合征
大量利尿剂应用	严重的低血钾
慢性高碳酸血症的缓解	醛固酮增多
慢性高碳酸血症的缓解	Bartter综合征

1. 诊断

（1）症状　呼吸浅慢、面色发绀、精神神经兴奋性增强，如四肢麻木、抽搐、谵妄。

（2）实验室检查　血pH大于7.45，BE升高，HCO_3^-升高，$PaCO_2$代偿性增高，AB、SB及BB均增高，AB大于SB常伴有低钾，低氯和低钙血症。

疗或病情变化而转移。

2. 治疗

（1）分析病因,分清主导地位的失常。

（2）预测治疗措施在纠正一种失常时对另外两种失常的影响。

（3）建立动态分析的记录。

（4）要根据病情变化不断修正治疗方案。

（钱燕宁　何明枫　王　腾　俞卫锋）

参 考 文 献

［1］ 杭燕南,庄心良,蒋豪.当代麻醉学.上海:上海科学技术出版社,2002,1106-1123.

［2］ 佘守章.临床监测学.广东:广东科技出版社,1997,355-373.

［3］ 盛卓人.实用临床麻醉学:3版.沈阳:辽宁科技出版社,1996,372-387.

［4］ Morgan G E, Mikhail M S. Clinical Anesthesiology. 2th ed, Stamford: Appleton & Lange, 1996, 517-542.

［5］ Spalding H K, Goodwin S R. Fluid and electrolyte disorders in the critically ill. Seminars in Anesthesia Perioperative Medicine and Pain, 1999, 18(1): 15-26.

［6］ 江正辉.临床水、电解质及酸碱平衡.重庆:重庆出版社,1992,32-84.

［7］ 赵俊,薛光华,陈德昌.水与电解质.中国外科专家经验文集.北京:人民卫生出版社,1994,26-39.

［8］ 戴体俊,刘功俭,姜虹.麻醉学基础.上海:第二军医大学出版社,2013.

［9］ Morgan G E, Mikhail M S, Murray M J.摩根临床麻醉学:4版.岳云,吴新民,罗爱伦,主译.北京:人民卫生出版社,2007.

［10］ Miller R D. Miller's Anesthesia. 7th ed. Churchill Livingstone, 2010.

［11］ Barash P G, Cullen B F, Stoelting R K. Clinical Anesthesia. 6th ed. Philadelphia: Lippincott Williams & Wilkins, 2009.

第94章
输血与血液保护

20世纪初血型的发现推动了输血医学的快速发展,在很长一段时间内,医学界认为输血的利大于弊。但是,有大量证据表明,异体输血会传播疾病,特别是传播肝炎和艾滋病,应意识到输血的风险。而且,还存在很多其他问题,包括免疫抑制、输血不良反应,以及异体输血增加死亡率和严重并发症发生率等,因此,应减少或避免输注异体血。

围术期血液管理,包括合理用血和血液保护,是指通过整合所有可以使用的措施,减少患者异体血的输注,进而改善患者的预后。这是一种以患者为中心,多学科、多模式、有计划地对患者进行诊疗的方法。手术患者是输血的主要人群,随着人口老龄化和手术的逐年增加,手术用血量随之增加,由于血源紧张及临床用血相关不良事件的不断增加,合理用血和血液保护对于缓解血源紧张、减少输血并发症意义重大。

围术期血液保护可以通过多种技术和策略来实现。首先,保证患者在手术前有足够的血红蛋白水平,这就涉及术前贫血治疗方案。在手术过程中,通过外科技术及物理止血,可以减少患者出血,另外某些药物也可用于减少术中失血。如果在手术过程中失血量较大,可以通过血液回收、过滤、清洗回输给患者体内,即术中回收式自体血回输。目前,自体输血技术还包括了术前自体贮血和急性等容血液稀释等。当综合应用了所有这些治疗措施,患者围术期出血量将大大降低,异体输血及其风险也会相应降低。

第一节 术前评估及准备

患者术前评估应了解过去有无输血史,有输血史者应询问有无输血并发症;了解有无先天性或获得性血液疾病;患者出血史、家族出血史及详细用药史;是否服用影响凝血功能的药物(例如华法林、氯吡格雷、阿司匹林、其他抗凝药和可能影响凝血的维生素类或中草药补充剂)等造成的凝血病史;了解有无血栓病史(例如,深静脉血栓形成、肺栓塞);有无活动性出血或急、慢性贫血情况。

术前相关体格检查应看患者有无淤血、瘀斑、眼睑和甲床苍白;实验室检查包括血常规、凝血功能、肝功能、血型鉴定(包括ABO血型和Rh血型)、乙肝和丙肝相关检查、梅毒抗体以及HIV抗体等;术前重要脏器功能评估,可能影响红细胞最终输注需求(例如血红蛋白水平)的器官缺血(例如心肺疾病)的危险因素;告知患者及/或家属术中输血的风险和获益,签订《输血治疗同意书》,填写《临床输血申请单》。

　　患者术前准备应做血型鉴定和交叉配血试验；择期手术患者停用抗凝治疗（例如华法林、Xa因子抑制剂、抗凝血酶制剂），对于特定患者，使用短效药（例如肝素、低分子量肝素）进行桥接治疗；除有经皮冠状动脉介入治疗史的患者外，如果临床上可行，建议在术前较充足的时间内停用非阿司匹林抗血小板药（例如噻吩吡啶类，包括氯吡格雷、替格瑞洛或普拉格雷）；根据外科手术的情况，考虑是否停用阿司匹林；当改变抗凝状态时，需衡量血栓形成的风险和出血增加的风险；建议监测凝血功能；既往有出血史的患者应行血小板功能检测，判断血小板功能减退是否因使用抗血小板药所致；了解患者贫血的原因（慢性出血、缺铁、肾功能不全、炎症等），并根据病因治疗贫血，可考虑应用铁剂、促红细胞生成素等治疗贫血；血液病患者术前应进行病因治疗和（或）全身支持治疗，包括少量输血或成分输血、补铁、加强营养等。

　　如患者选择贮存式自体输血且条件许可时，可在术前采集自体血；Rh阴性和其他稀有血型患者术前应备好预估的需要血量，并应用其他必要的血液保护措施，包括自体输血和减少失血。

第二节　围术期贫血的治疗

一、红细胞生理及氧气运输

　　机体的氧供与全身血流量、血红蛋白浓度、血红蛋白氧饱和度（SaO_2）以及动脉血氧分压（PaO_2）有关。充足的血流量或心排血量（CO）才能保证机体持续不断地给组织供氧，而心排血量取决于每搏输出量及心率，所以心脏病患者心排血量下降，机体就需要通过改变其他机制来维持供氧。血红蛋白能够与氧气结合，在健康个体中，一分子血红蛋白（Hb）最多可以结合4个氧分子，1 g Hb能够结合大约1.34 ml氧气（Hufner常数），而血红蛋白氧饱和度（SaO_2）是指实际上已经结合了氧气的血红蛋白分子的百分数。另外，氧气必须先物理溶解于血液中才能与Hb结合，物理溶解的氧气数量取决于血浆上部的氧气分压，即吸入氧浓度，也取决于氧气的Bunsen溶解系数α等。正常体温下，1 ml动脉血中物理溶解的氧气约为0.003 ml，和与Hb结合的氧气相比，物理溶解氧只有小部分。

　　红细胞运输氧气的最终目的是将氧气运送到器官组织进行有氧代谢。在肺内，红细胞吸收氧气，氧和Hb向红细胞中心扩散，而脱氧Hb向细胞膜方向扩散，准备吸收氧气。接着红细胞随着血流到达机体微循环，正常的红细胞具有变形性，可以通过最细小的毛细血管。到达微血管后，氧气从Hb分子上释放出来，通过多层屏障到达组织。这个过程受到pH、CO_2、温度和2,3-DPG的影响，即氧解离曲线。

　　机体各种组织均能够充分的利用氧气，但各种器官的氧摄取率（氧气利用率）不同，氧摄取率反应微循环灌注和线粒体的呼吸功能。正常人体静息状态下的总氧摄取率约为25%，即机体总体上只利用1/4的血红蛋白氧分子，氧供超过需求的4倍，所以机体在很宽的Hb含量范围内都能够维持足够的氧供。

二、贫血

（一）贫血标准

　　贫血（anemia）是指人体红细胞总量减少，低于正常范围下限，临床上常以血红蛋白（Hb）水平作

为诊断指标(表94-1)。贫血意味着血液携带氧气能力的降低。

表94-1　WHO制订的贫血诊断标准限值(海平面地区)

年　　龄	Hb(g/dl)	年　　龄	Hb(g/dl)
6个月至5岁儿童	11.0	大于15岁非孕女性	12.0
5～12岁儿童	11.5	妊娠女性	11.0
12～15岁青少年	12.0	大于15岁男性	13.0

在海平面地区Hb低于以上诊断标准就可以诊断为贫血,而久居高原地区居民的血红蛋白正常值较海平面居民为高。在妊娠、低蛋白血症、充血性心力衰竭、脾肿大及巨球蛋白血症时,血浆容量增加,此时即使红细胞容量是正常的,但因血液被稀释,血红蛋白浓度降低,容易被误诊为贫血;在脱水或失血等循环血容量减少时,由于血液浓缩,即使红细胞容量偏低,但因血红蛋白浓度增高,贫血容易漏诊。

按照不同的特点,贫血有不同的分类。按照进展速度分为急性贫血和慢性贫血;按照红细胞形态分为大细胞性贫血、正常细胞性贫血和小细胞低色素性贫血;按照Hb水平分为轻度(大于90 g/L)、中度(60～90 g/L)、重度(30～60 g/L)和极重度贫血(< 30 g/L);按照骨髓红系增生情况分为增生性贫血(溶血性贫血、缺铁性贫血、巨幼细胞贫血)和增生低下性贫血(再生障碍性贫血)。

(二)根据贫血的发病机制进行分析

1. 红细胞生成减少性贫血

造血干细胞异常:再生障碍性贫血、纯红细胞再生障碍性贫血、先天性红细胞生成异常性贫血、造血系统恶性克隆性疾病。

2. 造血微环境异常所致贫血

骨髓基质和基质细胞受损、造血调节因子水平异常。

3. 造血原料不足或利用障碍所致贫血

缺铁和铁利用障碍性贫血是临床上最常见的贫血,该类贫血的红细胞形态变小,中央淡染区扩大,属于小细胞低色素性贫血。叶酸或维生素B_{12}缺乏或利用障碍可引起巨幼细胞贫血。

4. 溶血性贫血

骨髓具有正常造血6～8倍的代偿能力,溶血性疾病导致红细胞破坏过多,超过骨髓的代偿能力时,就会引起溶血性贫血。

5. 失血性贫血

慢性失血性贫血往往合并缺铁性贫血。失血性贫血又分为出凝血性疾病和非出凝血性疾病两类。

三、术前贫血治疗

通过使用促红细胞生成素和补血药物,贫血是可以得到纠正治疗的。由于术前贫血与增加异体输血、增加术后并发症发生率等风险相关,故应得到充分评估并尽快治疗。

术前贫血的常见病因是缺铁性贫血,应给予铁剂治疗。治疗性铁剂有无机铁和有机铁两类。无机

铁以硫酸亚铁为代表,有机铁则包括右旋糖酐铁、富马酸亚铁等。无机铁剂的不良反应较有机铁剂明显。

首选口服铁剂,餐后服用胃肠道反应小且易耐受。进食谷类、乳类和茶抑制铁剂吸收,进食鱼、肉类、维生素C可加强铁剂吸收。口服铁剂有效的表现先是外周血网织红细胞增多,高峰在开始服药后5~10天,2周后血红蛋白浓度上升,一般2个月左右恢复正常。铁剂治疗应在血红蛋白恢复正常后持续4~6个月,待铁蛋白正常后停药。若口服铁剂不能耐受或吸收障碍,可用肌内注射。另外,功能性贫血的原因可能是一种炎症反应生成的蛋白(铁调素)干扰了铁的吸收、代谢和骨髓造血,静脉补铁比口服补铁治疗更有效。

对于叶酸或维生素B_{12}缺乏或利用障碍引起的巨幼细胞贫血,首先应治疗基础疾病,同时补充叶酸或维生素B_{12}。

四、围术期急性失血性贫血

(一)急性失血性贫血的病理生理学

无论慢性或急性贫血,人体都可以通过各种平衡机制来维持机体的功能。麻醉医师尤其需要关注的是急性失血。

急性失血时,机体最初的调控机制是对血容量减少的一种反应,最直观的就是心率加快,同时每搏输出量增加,以维持心排血量。同时肾上腺素能系统激活,皮肤、骨骼肌等的血管收缩,血流重新分配,以满足心和脑的需求。为了恢复血管内的容量,细胞间隙的液体会转移到血管内,肾脏功能的调整使水和电解质被保留下来。此时最重要的治疗是恢复血容量(不是红细胞容量),通过输入液体,血流量能够充分维持的情况下,机体才能做进一步的调整。如果血容量迟迟得不到恢复,机体就会出现失代偿,影响组织氧供。

在血容量已恢复的情况下,急性失血患者机体最主要的变化是血细胞比容的降低,此时氧供中的储备氧被利用,氧摄取率增加,Hb含量在一个限值之上都可以满足机体的需要,但是这个限值根据患者自身和病情的不同,有较大差异。当Hb含量低于这个限值就需要采取必要的治疗措施了。

(二)围术期急性失血性贫血患者的血液保护技术

1. 减少血液丢失

对于能够预测术中大出血的患者,术前就可以采取措施预防,例如术前确诊为骶尾部肿瘤或胎盘植入的患者,在腹主动脉或双侧髂动脉放置球囊,术中出血量较大时,撑开球囊暂时封堵血管,能够明显减少术中出血量。在体外循环心脏手术中,体外循环结束后,患者往往由于凝血功能异常出现大出血,此时通过凝血功能的监测和治疗,就可以减少患者进一步出血。另外,控制性降压技术也能够减少患者出血。如果术中发生大出血,通过缝扎血管、使用止血材料和药物等也能够减少血液丢失。

2. 维持血容量

对于血容量过低的患者,恢复血容量比纠正贫血更重要。容量治疗是指通过血浆替代或扩容使血管内液体达到最佳水平,从而恢复渗透压,维持循环血量,改善血流动力学,同时补充电解质。容量治疗是血液保护技术的重要措施之一,通常使用晶体液和胶体液。晶体液是指含有电解质或其他小溶质的溶液,其分子量小于30 000 Da,晶体液的胶体渗透压为0。胶体液是指所含物质分子量大于

30 000 Da 的溶液,其中分布的溶质直径介于 1～1 000 μm,滤过或重力作用很难将其分离,胶体液能够维持胶体渗透压。

临床上常用的晶体液分为平衡液和非平衡液,平衡液是指所含电解质浓度和正常人血浆电解质浓度相近的液体,其不良反应小于非平衡液。0.9% 氯化钠即生理盐水,钠的含量也与血浆相近,但氯的含量却明显高于血浆内氯的含量,属于非平衡液。林格液(Ringer's solution)即复方氯化钠注射液,除了含有氯化钠成分,还含钾离子、钙离子、镁离子等,加入乳酸钠林格氏液适用于酸中毒患者。

正常人血浆中的胶体物质以蛋白质为主要存在形式,维持血管内外渗透压。治疗用的胶体来源广泛,天然的有白蛋白等,合成的有明胶、淀粉和右旋糖酐。羟乙基淀粉(hydroxyethyl starch, HES)是一种由谷类或马铃薯淀粉制成的合成胶体,由于分子量、浓度、取代度和置换模式的不同,各种 HES 的药理学差异较大,临床上常用的是羟乙基淀粉 130/0.4 氯化钠注射液,用于治疗和预防血容量不足,以及急性等容血液稀释等。

容量治疗也存在一定的不良反应,包括高氯血症、过敏反应、肾功能异常、凝血功能异常等,因此容量治疗需要在动态监测患者病情的条件下,控制时机、种类和用量。

3. 增加氧供

降低氧需求通过增加吸入氧浓度、优化通气等措施能够增加患者氧供,改善组织有氧代谢。术中急性失血性贫血患者出现混合静脉氧分压降低、心电图 ST 改变时,提高吸入氧浓度可以缓解症状。由于缺氧会造成血流再分布,增加氧供就可以介导血液在内脏血管的再分布,避免内脏器官的局部缺血。

4. 术后维持凝血功能

增强造血,及时使用促红细胞生成素,补充铁剂、维生素、叶酸等。

第三节　自体输血

卫生部《临床输血技术规范》(2000)中提到,手术室内的自身输血包括急性等容性血液稀释、术野自身血回输及术中控制性低血压等医疗技术由麻醉科医师负责实施。我国自体输血现状与发达国家有差距,但其正越来越受到重视。自体输血是解决目前"血荒"问题和有效血液保护的核心措施之一。

一、术中回收式自体血回输术

术中回收式自体输血(intraoperative cell salvage, ICS)是指用血液回收装置,将患者手术失血进行抗凝、回收、滤过、离心分离、洗涤、清空等处理,然后回输给患者。

血液回收装置经历了从简单器械到高科技技术的发展,目前不同地区、不同医疗条件下使用的装置会有所不同。血液洗涤的方法有离心法和过滤法,离心法又分为连续血液洗涤和间断血液洗涤,过滤法常见的是超滤。无论采用哪种方法,血液回收都必须采用合格的设备,回收处理的血必须达到一定的质量标准。自动化的 ICS 装置的基本操作流程为:自体血液回收吸引装置吸引术野出血→混合肝素生理盐水→吸引至储血罐→进入自体血液回收机进行离心分离→洗涤产生一定血细胞比容的自体血→回输患者(图 94-1)。术中约有 3/4 的丢失量可以被回收(心血管手术时回收量更多),

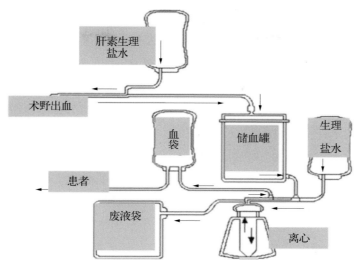

图94-1　回收式自体血回输

但在随后的处理过程（如负压吸引、离心）中，红细胞还会进一步破坏、丢失。回收血细胞比容通常达30%～70%。

实施ICS的自体血液回收机应由经过培训的专业人员进行操作，术前按照制造商的规定进行安装。抗凝常用的是生理盐水混合肝素钠注射液制备肝素盐水，浓度不低于30 000 IU/L，术前储血罐内预充。术中根据出血速度控制肝素盐水滴速，以防储血罐内血液凝固。术中一般使用两套吸引装置，一套常规吸引装置用于吸引骨碎片等杂质，另一套为自体血液回收机吸引装置，只吸引术野出血。为了避免红细胞破坏较多，回收吸引时负压吸引力应尽量小，要尽量避免吸引头在血-气交界处吸引。为了尽可能多的收集血液，吸引时需迅速、彻底。当储血罐中原血储存到一定体积时，机器将原血泵入到离心杯中进行离心分离。血液离心后应全部充分洗涤，不应残留。通常使用0.9%生理盐水进行洗涤，因为某些抗凝剂能够与钙离子螯合，所以不建议使用含有钙离子的晶体液（如林格液）进行洗涤。洗涤后红细胞从离心杯中泵入储血袋，应规范操作，保证没有未洗涤血混入。回收血储存在室温环境下，应在6 h内进行回输，以保证红细胞活性并减少细菌感染的机会。回输血应做好记录，回输时应监测生命体征，注意观察回输血是否有血凝块等异常。

ICS回收的红细胞与外周血红细胞具有相同的携氧能力及组织氧供能力，明显优于库存血红细胞。ICS能够减少异体红细胞的使用，在多种手术中已经得到了广泛应用，无论是预计大出血，还是紧急大出血，都应做好血液回收的准备。通常预计出血量大于1 000 ml或大于20%血容量的手术患者，就能够获益于ICS。目前ICS多用于以下情况：大血管手术（主动脉手术）、心胸外科（冠状动脉搭桥、瓣膜置换术）、神经外科（动脉瘤）、骨科（脊柱矫形术、关节成形术、创伤手术）、器官移植（肝移植）、整形外科手术等。

ICS的风险主要与回收过程、血液洗涤和操作方法等有关，例如仪器故障、操作失误、血液污染等。需要注意的是，ICS只能回输红细胞成分，当出血量较大，回输大量自体血时可能引起高氯血症和稀释性血小板减少，应及时监测血气和凝血功能。在某些特殊情况下，回输血中含有较高水平的游离血红蛋白，要注意肾功能的监测和保护。

ICS用于大出血风险剖宫产患者具有重要意义，完全性前置胎盘和胎盘植入是妊娠晚期，尤其是

产时孕妇大量出血的重要原因。随着近年来剖宫产率的增加,完全性前置胎盘和胎盘植入的发生率也显著增加,术中出血量几乎均在2 000 ml以上,需要大量输血来挽救产妇的生命。但是由于某些产科疾病,如妊娠过敏样综合征的发病机制尚不明确,因此ICS用于剖宫产仍存在一定的顾虑,应根据实际情况,谨慎使用,术中应严格使用两套吸引装置,一套常规吸引装置用于吸引羊水。胎儿及胎儿附属物娩出后,使用专用吸引装置吸引术野出血。回输时使用合格的滤器。Rh(-)血型产妇建议在具备抗D免疫球蛋白的条件下使用ICS。

恶性肿瘤手术常常会有大出血,而输注异体血不利于肿瘤患者的预后,如果能够实施ICS,将意义重大。癌症患者的血液循环中往往能够发现癌细胞,而外科手术剥离肿瘤时,会有更多的癌细胞入血,回收的血液中也会含有癌细胞,虽然目前还没有明确的证据,但理论上回输含有癌细胞的血液会导致肿瘤扩散。为了解决这个问题,目前已经有方法在小范围临床应用,欧洲地区使用射线照射回收血,效果显著,但是辐照的费用昂贵,不适宜大范围推广。除了辐照,还有人提出使用白细胞滤器,但是滤器只能减少不能去除癌细胞。虽然ICS尚不推荐常规用于实体恶性肿瘤患者,但是造血系统肿瘤如白血病并不是ICS的禁忌证。

还有一类患者,其红细胞本身存在异常,如球形红细胞增多症、地中海贫血和镰状细胞病,这些患者实施ICS仍存在争议,因为正常人的红细胞自身具有一定的抗变形性,使血红蛋白全部存在于红细胞中,而这些患者的红细胞相对比较脆弱,回收洗涤可能造成红细胞严重破坏。

二、术前自体血贮存(preoperative autologous blood donation,PAD)

术前自体血贮存是指在择期手术前,采集患者自身的血液,储存在血库里,直到手术过程中有输血必要时进行回输。一般是从术前3～5周开始,总共采集1～2 L,体重50 kg以上的患者每次采集500 ml,每周采集一次。最后一次采集时间距离手术时间应长于48～72 h。

PAD没有明确的适应证,一般用于预计会有大量失血的择期手术患者,但是要考虑到患者的具体病情。PAD的禁忌证主要包括:术前血细胞比容低于33%;近期有缺血性心脏病、心力衰竭、心律失常、高血压等心血管疾病;短暂性脑缺血发作;菌血症等。另外,妊娠患者需要特殊考虑,因为母体的贫血、低血容量和低血压对胎儿都有影响,可能在PAD的实施过程中分娩就启动了。

PAD作为自体输血的方法之一,优点是能够减少异体输血及其相关并发症。但是PAD也有其缺点,首先是可能增加总输血量,虽然是自体血液,但保存后的红细胞损伤和炎性因子释放,也可能引起机体的不良反应。PAD增加了术前准备时间,患者可能出现焦虑或是病情的突然变化。同时PAD也是一项非常昂贵的技术,不仅患者要付出更多的时间和住院费用,血库也需要专人负责血液的保存,PAD的平均成本可能高于异体输血。

三、急性等容血液稀释

急性等容血液稀释(acute nomovolemic hemodilution, ANH)是一种术中自体输血形式,在抽出部分血液的同时,输入非细胞液体补充所抽出的血液量,维持血管内血容量,降低Hb浓度和血液黏滞度,抽出的血液体外保存,必要时或在手术彻底止血后回输。通常是在麻醉诱导后和手术出血之前

一、止血药物的应用

纤维蛋白原：血浆纤维蛋白原水平<1.5 g/L或血栓弹力图指示功能性纤维蛋白原不足时使用，初次输注的纤维蛋白原浓缩物剂量为25～50 mg/kg。

凝血因子ⅩⅢ浓缩物：应用于凝血因子ⅩⅢ活性<60%时，治疗剂量为30 IU/kg。

凝血酶原复合物：若出现明显渗血和凝血时间延长的情况，建议使用凝血酶原复合物（20～30 IU/kg）。如曾接受口服抗凝药治疗的患者，在运用其他凝血药品处理围术期严重渗血之前，应给予凝血酶原复合物和维生素K。

重组活化凝血因子Ⅶ：严重渗血时，若传统的治疗手段均失败，可考虑使用重组活化凝血因子Ⅶ，它还可用于治疗合并低温或酸中毒的凝血障碍，其使用剂量为90～120 μg/kg，可反复使用。

氨甲环酸：应用于纤溶亢进时，可明显减少患者输血量，推荐剂量为20～25 mg/kg，可反复使用或1～2 mg/(kg·h)静脉泵注维持。

Ca^{2+}：维持正常的钙离子水平（≥0.9 mmol/L）有助于术中维持凝血功能正常。

去氨加压素：预防性应用可使甲型血友病和血管性血友病患者术中出血减少，但重复使用可使疗效降低。

二、术中控制性低血压技术

术中控制性低血压（intraoperative controlled hypotension），是指在全身麻醉下手术期间，在保证重要脏器氧供情况下，利用药物或麻醉技术人为地将平均动脉压降低到一定水平，使手术野出血量随血压的降低而相应减少，避免输血或减少输血量，并使术野清晰，有利于手术操作，提高手术精确性，缩短手术时间。

如麻醉科医师缺乏经验或医疗机构缺乏相应监测设备，则应慎用此技术。

术中控制性低血压主要应用于：① 血供丰富区域的手术，如头颈部、盆腔手术；② 血管手术，如主动脉瘤、动脉导管未闭、颅内血管畸形；③ 创面较大且出血可能难以控制的手术，如癌症根治、髋关节断离成形、脊柱侧弯矫正、巨大脑膜瘤、颅颌面整形；④ 区域狭小的精细手术，如中耳成形、腭咽成形。禁忌证包括：① 有明显器官或组织氧运输降低的患者；② 重要器官严重功能不全的患者；③ 严重贫血、酸碱平衡失调、失血性休克等；④ 坐位开颅手术等。应仔细衡量术中控制性低血压的利弊后再酌情使用。

实施术中控制性低血压应尽可能采用扩张血管方法，避免拟制心肌功能、降低心排血量。术中控制性低血压时，必须进行实时监测，内容包括：动脉血压、心电图、呼气末二氧化碳、脉搏、血氧饱和度、尿量。出血量较多的患者还应测定中心静脉压、血电解质、血细胞比容等。

术中控制性低血压水平的"安全限"在患者之间有较大的个体差异，应根据患者的术前基础血压、重要器官功能状况、手术创面出血渗血状况来确定该患者最适低血压水平及降压时间，原则是保证重要脏器的有效血液灌注。

组织灌流量主要随血压和血管内径的变化而变化，血压降低，灌流量也降低。如果组织血管

内径增加,尽管灌注压下降,组织灌流量可以不变甚至增加。理论上,只要保证毛细血管前血压大于临界闭合压,就可保证组织的血流灌注。器官对血流的自身调节能力在面的血流灌注降低、出血量减少时,重要器官血管仍具有较强的自主调节能力,维持足够的组织血供。另一方面,器官血压的自身调节低限并不是该器官缺血阈,器官组织丧失自身调节血流能力的最低压高于该组织缺血的临界血压。所以,如果术中控制性低血压应用正确,则可以安全有效地发挥他减少出血、改善手术视野的优点。

三、其他辅助措施

避免围术期低温,当体温 < 34℃将影响血小板功能和延长凝血酶激活。

及时诊断并有效治疗严重酸中毒和严重贫血,当pH < 7.10也明显影响凝血功能。Hct明显下降也影响血小板黏附和聚集。

血管内介入技术:在数字显影设备引导下,手术区域主要供血动脉内放置球囊,以达到阻断局部血流,减少出血的目的。腹主动脉内球囊阻断可用于减少凶险性前置胎盘剖宫产术的出血、腹部或者盆腔骨折大出血和腹主动脉瘤破裂抢救等。术后出血,在主要供血动脉内进行栓塞,能够治疗和减少出血。

(张 卫 张 洁)

参 考 文 献

［1］ Carson J L, Guyatt G, Heddle N M, et al. Clinical Practice Guidelines From the AABB: Red Blood Cell Transfusion Thresholds and Storage. JAMA, 2016, 316(19): 2025−2035.

［2］ Society of Anesthesiologists Task Force on Perioperative Blood Management. Practice guidelines for perioperative blood management: an updated report by the American Society of Anesthesiologists Task Force on Perioperative Blood Management. Anesthesiology, 2015, 122(2): 241−275.

［3］ Seeber P, Shander A. 血液管理学基础. 高东英, 主译. 北京: 人民卫生出版社, 2011.

［4］ Butcher A, Richards T. Cornerstones of patient blood management in surgery. Transfus Med, 2017.

［5］ Scharman C D, Burger D, Shatzel J J, et al. Treatment of individuals who cannot receive blood products for religious or other reasons. Am J Hematol, 2017, 92(12): 1370−1381.

［6］ Themistoklis T, Theodosia V, Konstantinos K, et al. Perioperative blood management strategies for patients undergoing total knee replacement: Where do we stand now? World J Orthop, 2017, 8(6): 441−454.

［7］ Papageorge C M, Kennedy G D, Carchman E H. Preoperative blood transfusion is a predictor of worse short-term postoperative outcomes after colectomy. Surgery, 2017, 161(4): 1067−1075.

［8］ Akbas E, Cebi Z, Cansiz E, et al. Does intravenous tranexamic acid reduce blood loss during surgically assisted rapid palatal expansion? J Istanb Univ Fac Dent, 2017, 51(3): 32−37.

［9］ Alkhalid Y, Lagman C, Sheppard J P, et al. Restrictive transfusion threshold is safe in high-risk patients undergoing brain tumor surgery. Clin Neurol Neurosurg, 2017, 163: 103−107.

［10］ Manzini P M, Dall' Omo A M, D'Antico S, et al. Patient blood management knowledge and practice among clinicians from seven European university hospitals: a multicentre survey. Vox Sang, 2018, 113(1): 60−71.

［11］ Muñoz M, Gómez-Ramírez S, Besser M, et al. Current misconceptions in diagnosis and management of iron deficiency. Blood Transfus, 2017, 15(5): 422−437.

［12］卫新,彭云水,邢娜,等.剖宫产术中自体血回收可靠性的临床评价.中华麻醉学杂志,2015,35(5):598-600.

［13］卫新,邢娜,张卫,等.英国产科术中自体血回收的发展历程.临床麻醉学杂志,2015,31(6):614-616.

［14］Wei X, Zhang J, Chu Q, et al. Prophylactic abdominal aorta balloon occlusion during caesarean section: a retrospective case series. Int J Obstet Anesth, 2016, 27: 3-8.

［15］Morrison J, Galgon R E, Jansen J, et al. A systematic review of the use of resuscitative endovascular balloon occlusion of the aorta in the management of hemorrhagic shock. J Trauma Acute Care Surg, 2016, 80(2): 324-334.

［16］Clevenger B, Mallett S V, Klein A A, et al. Patient blood management to reduce surgical risk. Br J Surg, 2015, 102(11): 1325-1337.

第95章
休克患者治疗

休克由多种病理过程引起,最终导致心血管功能衰竭和(或)死亡。因此,休克是危重病患者最常见和最重要的临床问题。大多数急诊入ICU的患者有不同程度、不同类型的休克。休克是最常见的死亡原因之一,不仅死亡的绝对数高,各种类型休克的病死率也很高。

休克的定义随着对其了解的不断加深而发展。直至19世纪末叶,shock一词仅指严重创伤后的即刻反应,而未涉及创伤后综合征的表现。当时休克的定义仅限于描述明显的临床症状。1895年,John Collins Warren将休克定义为"死亡过程中的暂停",特点为脉搏"不能感知"或"细数",以及"冷汗"。随着有创血压测量设备在临床上的广泛应用,休克的多数定义加入了低血压标准。1930年,Blalock将动脉低血压作为休克的必要表现之一,把休克定义为"血管床的血管内容量不匹配造成的外周循环功能衰竭"。1964年,Simone指出,休克时"心排血量不足以使血液充盈动脉血管,血压也不足以保证器官和组织的足够血流"。目前的观点认为休克是"有效循环血量锐减导致组织有效灌注严重而广泛的降低,导致细胞损伤"。有效循环血量是指单位时间内通过心血管系统的血量,不包括停滞于毛细血管床以及储存在肝、脾等血窦中的血量。充足的血容量、足够的心排血量和适宜的外周血管张力这三个要素与有效循环血量的维持密切相关。休克引起的细胞损伤最初是可逆的,如果时间延长则进展到不可逆性阶段。

第一节 休 克 概 述

一、休克的分类

根据休克的心血管特点,可以分成4种主要类型:低血容量性(hypovolemic)、心源性(cardiogenic)、心外梗阻性(extracardiac obstructive)和分布性(distributive)。其中前三种是低流量状态,后一种是高动力循环状态。临床上休克可有以上几种类型休克联合存在或有重叠。

(一)低血容量性休克

由于循环容量相对于血管总容量明显减少,特点为舒张期充盈压力降低及容积减少。血流动力学监测可见CVP降低、PCWP低、心排血量和CI低,SVR高;动脉血压可正常或降低。常见原因

有3种。

1. 出血

包括创伤、胃肠道出血、手术、腹膜后出血等。

2. 液体丢失（非出血性）

包括外部液体丢失：脱水、呕吐、腹泻、多尿；间质液体重新分布：热损伤、创伤、过敏反应。

3. 血管容量增加（静脉扩张）

包括脓毒症、过敏反应、毒素或药物作用。

（二）心源性休克

由于心肌收缩力降低或功能性心肌减少，或心脏解剖的结构和机械异常造成的心脏泵血功能衰竭，特点为舒张期充盈压力和容积增加。血流动力学可见PCWP高、心排血量和CI低、SVR一般增高。常见原因有3种。

1. 心肌病变

包括心肌梗死、心肌挫伤（创伤）、心肌炎、缺血后心肌顿抑、脓毒性心肌抑制、药物性（蒽环类抗生素心脏毒性、钙通道阻滞药等）。

2. 机械性

包括瓣膜病变（反流、梗阻）、肥厚型心肌病、室间隔缺损。

3. 心律失常

包括缓慢心律失常（窦性、房室阻滞）和快速心律失常（室上性和室性）。

（三）心外梗阻性休克

心血管管路中血流发生梗阻，特点为舒张期充盈异常或后负荷过高。大静脉被纵隔压迫时可有充盈压明显降低，肺栓塞时可有右室充盈压显著升高而PCWP降低；心排血量通常降低，SVR升高。常见原因有2种。

1. 舒张充盈受损（心室前负荷减少）

包括直接的腔静脉梗阻（胸内肿瘤）、胸膜腔内压升高（张力性气胸、机械通气）、心脏顺应性下降（缩窄性心包炎、心包压塞，急性心包压塞可由心肌梗死后游离壁破裂、创伤、出血引起，慢性心包压塞可由恶性肿瘤和尿毒症引起）。

2. 收缩受损（心室后负荷增加）

包括大面积肺栓塞和急性肺动脉高压引起的右室受损、马鞍栓塞和主动脉夹层引起的左心室受损。

（四）分布性休克或血管源性（vasogenic）休克

血管舒缩调节功能丧失，导致小动脉和小静脉扩张，特点为（液体复苏后）心排血量增加，全身血管阻力降低。心排血量可有各种变化，但通常是升高的。常见的血流动力学特点是PCWP降低或正常、心排血量升高、动脉血压降低、SVR降低。常见原因有脓毒症（细菌、真菌、病毒、立克次体）、中毒性休克综合征、过敏反应和类过敏反应、神经源性、内分泌性（肾上腺危象）、药物中毒性（硝普钠、溴苄铵）。

二、休克的病理生理

各类休克共同的病理生理基础是有效循环血量锐减及组织灌注不足。病理过程包括微循环变化、代谢变化和内脏器官继发性损害等。

（一）微循环变化

微循环（microcirculation）是指微动脉和微静脉之间微血管的血液循环，是血液和组织进行物质交换的基本结构和功能单位，主要受神经体液调节。根据微循环的特点，一般将休克分成三期：代偿期、失代偿期、难治期。休克在不同时期，有不同的临床表现。这些表现与有效循环血量减少和微循环障碍的程度有关。

1. 休克代偿期

休克代偿期（compensatory stage）为休克早期。此期中全身小血管（包括小动脉、微动脉、毛细血管前括约肌和微静脉、小静脉）都持续收缩痉挛，口径明显变小，尤其毛细血管前阻力血管（微动脉、后微动脉和毛细血管前括约肌）收缩更明显，前阻力增加，微血管自律运动增加，而大量真毛细血管网关闭。此期微循环的灌注特点是：少灌少流，灌少于流，组织呈缺血缺氧状态。

2. 休克失代偿期

休克失代偿期（decompensatory stage）又称为休克期、微循环淤滞期或淤血性缺氧期（stagnant anoxia phase）。此期微循环血液流变性发生了明显改变：血液流速显著减慢，红细胞和血小板聚集，白细胞滚动、贴壁、嵌塞，血黏度增加，血液"泥化"（sludge）淤滞，微循环淤血，组织灌流量进一步减少，缺氧更为严重。此期微循环灌注特点是：灌而少流，组织呈淤血性缺氧状态。

3. 休克难治期

休克难治期（refractorystage）是休克失代偿期持续长时间的最终结局。此时，微循环淤滞更加严重，采取输血补液及多种抗休克措施，仍难以纠正休克状态。此期微循环变化的特点是：微血管发生麻痹性扩张，毛细血管大量开放，微循环中可有微血栓形成，血流停止，出现不灌不流状态，组织几乎完全不能进行物质交换，得不到氧气和营养物质供应。

（二）代谢变化

休克时物质代谢紊乱表现为氧耗减少，糖酵解加强，糖原、脂肪和蛋白质分解代谢增强，合成代谢减弱。首先出现能量代谢异常。由于组织灌注不足及细胞缺氧，体内获得能量的主要途径是通过无氧酵解过程。葡萄糖经由无氧代谢酵解所能获得的能量要比其有氧代谢时所获得的能量少得多，一分子葡萄糖产生的ATP由有氧代谢的38（或36）分子锐减至无氧酵解的2分子。随着缺氧程度的加重，乳酸盐不断增加，乳酸盐/丙酮酸盐（L/P）比值升高。其次出现代谢性酸中毒。休克时的微循环障碍及组织缺氧，使线粒体氧化磷酸化受抑、葡萄糖无氧酵解增强及乳酸生成增多。同时，由于肝、肾功能受损乳酸即不能转化为葡萄糖又无法及时排除，结果导致乳酸血症及代谢性酸中毒的产生。重度酸中毒（pH < 7.2）对机体影响极大，生命器官的功能均受累，可致心率减慢、血管扩张和心排血量降低，呼吸加深、加快，以及意识障碍。但在休克早期，创伤、出血、感染等刺激可引起呼吸加快，通气

量增加，$PaCO_2$下降，出现呼吸性碱中毒。呼吸性碱中毒一般发生在血压下降之前和乳酸增高之前，可为休克早期的诊断指标之一。而休克后期，如发生休克肺而并发严重通气障碍，又可出现呼吸性酸中毒，使机体处于混合性酸碱失衡状态。

（三）内脏器官的继发损害

休克的致病因素通过激活体内多种病理反应和信号转导通路引起内脏器官的继发性损害，导管器官功能失常或衰竭，严重影响休克的治疗。

1. 肺

肺是休克时极易受损的器官。在低灌注和缺氧状态下，肺毛细血管的内皮细胞和肺泡上皮细胞均受到损害。毛细血管内皮细胞失损后，肺血管通透性增高，导致肺间质水肿、低氧血症。肺泡上皮细胞损害后导致肺表面活性物质生成减少，肺泡表面张力增高，继发肺泡塌陷，局部肺不张。在灌注不足的情况下，通气尚好的肺泡难以获得良好的气体交换导致"无效腔通气"。肺泡萎陷引起肺不张导致"肺内分流"，使肺通气血液比例失调，进一步加重组织缺氧。休克引起的缺氧和呼吸代偿使呼吸肌做功增加，呼吸肌耗氧量增加和低氧血症可进一步影响心排血量，导致氧输送效率降低，全身缺血缺氧加重。一旦发生ARDS，后果极为严重，死亡率很高。

2. 心

除心源性休克之外，其他类型的休克在早期一般无心功能异常。心脏的血液灌注80%来自舒张期，舒张压成为影响心脏灌注水平的重要因素。由于冠状动脉的平滑肌β受体占优势，在休克早期，血中儿茶酚胺浓度上升，冠状动脉收缩不明显。但在休克后期，心率增长过快可使舒张期过短，舒张压也常降低。上述变化则直接导致冠状血流量明显减少，由此引起的缺氧和酸中毒可导致心肌损害。在感染性休克，心脏功能损伤的时程可明显加快。通过使用床旁放射性核素造影、超声心动图检测表明感染性休克患者左、右室射血分数均降低和心室轻度扩张，心肌收缩力减弱。

3. 肝、肾和胃肠道等

肝、肾和肠道等内脏器官和皮肤骨骼肌的血管α受体密度较高，对儿茶酚胺敏感性高。休克早期交感神经兴奋引起血管收缩较为显著，尤其内脏和皮肤骨骼肌的血管收缩更为显著，内脏和皮肤骨骼肌的血流量明显降低，氧输送也明显减少。由于内脏器官是氧需较高的器官，结果导致内脏器官氧供和氧需失衡，引起组织缺氧。

三、休克的临床表现

不同类型休克的临床过程各有不同的特点。根据休克的病程演变，休克可分为二期，即休克代偿期和休克抑制期，或称休克早期或休克期。

（一）休克代偿期

有效循环血量降低20%以上时，由于机体对有效循环血量的减少使机体的代偿机制启动。患者的中枢神经系统兴奋性提高，交感神经活动增加。表现为精神紧张、兴奋或烦躁不安。周围血管的收缩使皮肤苍白、四肢厥冷。血压正常或稍高。反映小动脉收缩情况的舒张压升高，故脉压缩小。尿量正常或

减少。体温改变在休克早期可能不明显,但肢体温度和色泽能反应体表灌流的情况。在此阶段,若能及时做出诊断并予积极治疗,休克多可较快被纠正,病情转危为安。若病情继续发展,则进入休克抑制期。

(二)休克抑制期

患者神志淡漠、反应迟钝,甚至可出现意识模糊或昏迷、口唇肢端发绀、出冷汗、脉搏细速、血压下降、脉压更小。全身皮肤黏膜明显发绀,四肢冰冷,若肛温低于36℃提示存在严重的生理功能紊乱,是患者生存的强烈预警信号。脉搏扪不清,血压测不出,无尿。

四、诊断

有典型临床表现时,休克的诊断并不难,重要的是要在其早期能及时发现并处理。首选是重视病史,凡遇到严重损伤、大量出血、重度感染、过敏患者和有心功能不全病史者,应警惕并发休克的可能。在临床观察中,若发现患者有出汗、兴奋、心率加快、脉压小或尿少等症状,应认为休克已经存在,必须作积极的处理。

五、休克的监测

(一)一般监测

1. 意识状况

意识改变开始常表现为兴奋,逐渐发展为意识模糊或谵妄,最终出现抑制和昏迷。

2. 皮肤湿冷

为代偿休克的有效灌注血量减少,外周血管收缩,血流向重要脏器重分布以保证冠脉、脑和内脏灌注,从而造成典型的皮肤湿冷表现。但血流分布性休克则表现为皮肤充血潮红,休克终末期失代偿后也可表现为周围血管扩张。

3. 脉搏和心率

早期脉搏细快,要先于血压下降前发生。血压下降,心率由快变慢,脉搏细弱,说明心肌严重缺血、心力衰竭,休克恶化。

4. 低血压

指收缩压(SBP)< 90 mmHg或较基础值降低40 mmHg,或平均动脉压(MAP)< 65 mmHg,但仅有低血压并不能诊断休克,必须存在组织灌注不足的体征才明确提示休克的发生。若无低血压表现而仍疑为休克时,应行其他能够提示灌注不足的检查。

5. 少尿

由肾血流向其他重要器官重分布所致,是血管内容量不足的重要体征。其他血容量不足的体征还有心动过速、直立性低血压、无汗、皮肤及黏膜干燥等。

6. 血常规

要特别注意红细胞、血红蛋白、血细胞比容(Hct)和血小板计数及功能。

7. 动脉血乳酸值

正常值小于2 mmol/L。测定时应注意寒战、抽搐、过度通气和血管活性药物影响。

（二）特殊监测

1. 中心静脉压 (central venous pressure, CVP)

CVP提示腔静脉与右房交界处的压力，是反映右心前负荷的指标，为目前临床上进行休克治疗时常用的监测指标之一。结合其他血流力学参数综合分析，CVP对患者右心功能和血容量变化的评估有重要的参考价值。

2. 肺毛细血管楔压 (PCWP)

经上臂静脉将Swan-Ganz飘浮管置入至肺动脉及其分支，可分别测得肺动脉压（pulmonary arterial pressure, PAP）和肺毛细血管楔压（pulmonary capillarywedge pressure, PCWP）。与CVP相比，PCWP所反映的左心房压更为确切。PAP正常值为10～22 mmHg，PCWP正常值为6～12 mmHg。在无左心房病变、二尖瓣病变、左心室顺应性降低、左心室衰竭和胸膜内压力增加等情况时，PCWP监测可反映左心前负荷，指导休克液体复苏和治疗，又因PAWP（pulmonary artery wedge pressure, PAWP）和PCWP密切相关，为避免因重复测定PCWP引起肺梗死、肺血管破裂等并发症，在无肺动脉栓塞、低氧血症、肺动脉高压和慢性肺部疾病时，临床上常将肺动脉舒张压减去2～4 mmHg估算PCWP。

3. 心排血量和心脏指数

心排血量是指一侧心室每分钟射出的总血量，是每搏量与心率的乘积。单位体表面积的心排血量称心脏指数（cardiac index, CI），是反映心泵功能的重要指标，受心肌收缩性、前负荷、后负荷、心率等因素的影响。成人心排血量正常值为4～6 L/min，CI正常值为2.5～3.5 L/(min·m^2)。心排血量的监测有助于休克的早期诊断和治疗，但是多数休克患者可通过简单的常规手段进行诊断和复苏，因此不推荐常规监测心排血量。

4. 氧输送及氧消耗

氧输送（DO_2）是指单位时间内机体组织所能获得的氧量，氧消耗（VO_2）是指单位时间内组织所消耗的氧量。当VO_2随DO_2而相应提高时，提示此时的DO_2还不能满足机体代谢需要，应该继续努力提高DO_2，直至VO_2不再DO_2随升高而增加。

5. 动脉血气分析

动脉血气分析是休克不可缺少的项目。动脉血氧分压（PaO_2）正常值80～100 mmHg，反映氧供情况及肺换气功能。二氧化碳分压（$PaCO_2$）正常值35～45 mmHg，反映通气功能的指标，可作为呼吸性酸中毒或碱中毒的诊断依据。动脉血乳酸盐正常值1～1.5 mmol/L，危重症患者允许到2 mmol/L。动脉血乳酸盐监测有助于估计休克程度及复苏趋势。

6. 胃肠黏膜内pH (intramucosal pH, pHi) 监测

采用特制的胃管，定期采样测定胃黏膜的CO_2，同时测定动脉血碳酸氢钠浓度，即可按Henderson方式计算出胃黏膜内pH（pHi）。PHi可作为反映低灌注时内脏组织无氧代谢状况的指标。

7. 凝血功能监测

在休克早期即进行凝血功能的监测，对选择适当的容量复苏及液体种类有重要的临床意义。常规凝血功能监测包括血小板计数、凝血时间（CT）、凝血酶原时间（PT）、活化部分凝血酶原时间（APTT）、国际标准化比值（INR）、纤维蛋白原含量、纤维蛋白降解物（FDP）、有条件还包括血检弹力描记图（TEG）检查等。通过对这些指标的动态分析，及时了解体内凝血功能状态，及时予以调整。

8. 心脏超声检查

利用超声的特殊物理学特性检查心脏和大血管的解剖结构及功能状态的一种首选无创性技术。无论M型或二维超声心动图，常能发现急性心肌梗死受累的心室壁运动幅度降低或呈矛盾运动，而未梗死区域的心肌常有代偿性运动增强；当合并心室壁瘤，乳头肌功能不全，腱索断裂或心室间隔穿孔时，常有特征性超声征象，此时脉冲多普勒或连续多普勒可检出异常的湍流或紊流信号，对诊断室间隔穿孔和急性二尖瓣关闭不全颇有帮助，彩色多普勒血流显像技术的应用，与二维超声心动图相结合，在实时下可检出异常血流束，且能半定量估计室间隔穿孔和二尖瓣反流量的大小，对急性心肌梗死某些并发症的诊断价值颇大。

六、休克的治疗

各种病因引起的休克均存在有效循环血量减少、微循环障碍、组织氧债。因此休克的治疗原则包括在尽早去除休克病因的同时，尽快恢复有效循环血量、纠正微循环障碍、纠正组织缺氧和氧债，防止发生MODS。

（一）治疗目标

尽早去除引起休克的原因，尽快恢复有效循环血量，纠正微循环障碍，改善组织缺氧和细胞氧代谢障碍，维护心血管功能。

（二）复苏

复苏目标：维持中心静脉压（CVP）8～12 cmH$_2$O，收缩压（BPs）维持80～90 mmHg，平均动脉压（MAP）＞40～65 mmHg，混合静脉血氧饱和度（SvO$_2$）＞70%，尿量（UO）：＞0.5 ml/（kg·h），Hb＞80 g/L；Hct＞30%，血小板＞5×10^9/L，血糖＜8.3 mmol/L等，pH≥7.20时不推荐应用碳酸氢盐治疗。对于目标血压水平应根据休克的原因和平时患者血压水平而有所不同，至于判断和评估复苏目标终点的最佳指标目前尚有争议，心率、尿量、血压、血乳酸水平、神志变化、毛细血管充盈状态及皮肤温度虽简便易行、实用但并不敏感，进行氧供、氧耗、混合静脉血氧饱和度（SvO$_2$）和中心静脉血氧饱和度（ScvO$_2$）等全身组织灌注和局部组织灌注（如胃黏膜pHi）等指标监测，对评估有重要价值。

（三）液体治疗

为纠正休克，积极补充血容量是扭转组织低灌注和缺氧的关键。尤其是低血容量性休克，快速补充血容量可起立竿见影的效果。可在连续监测动脉压、CVP和尿量基础上，结合病史、患者皮肤温度、末梢循环、脉率及毛细血管充盈时间等情况，判断所需液体量。补充的液体可选择晶体液、胶体液，补充血容量所选用的液体应是晶、胶并重。晶体液主要包括生理盐水、乳酸林格液、钠钾镁钙葡萄糖溶液等。胶体液分为天然胶体和人工合成胶体，天然胶体主要包括白蛋白、血浆和各种血液制品，人工胶体主要包括明胶类、羟乙基淀粉类等。至于液体治疗时应用胶体或晶体液何者为优，目前尚未定论，较为合理的是根据休克的原因、程度和病程采用晶、胶液体并重，并根据休克不同时期病理生理特点进行不同的液体管理策略。液体治疗的速度采用先快后慢的原则，以维持血流动力学和组织灌注正常低限，并根据CVP、PCWP和血压监测的动态变化，指导输液量和输液速度。

（四）纠正酸碱平衡失常

患者在休克状态下，由于组织灌注不足和细胞缺氧而存在不同程度的代谢性酸中毒。随着液体复苏、补充血容量和改善微循环后，轻度代谢性酸中毒常可缓解而不需要用碱性药物。但重度休克经扩容治疗后仍有严重的代谢性酸中毒时，仍需使用碱性药物，常用药物 5% 碳酸氢钠。当血浆 HCO_3^- 低于 10 mmol/L 的重症酸中毒患者，应立即输液和用碳酸氢钠进行治疗。用药后 30～60 min 应复查动脉血气分析，了解治疗效果并据此决定下一步治疗措施。

（五）血管活性药物应用

休克时血管活性药须在补充血容量的基础上应用，如循环血容量充足，患者仍处于低血压状态，则须加用血管活性药物，常用的一线药有多巴胺和去甲肾上腺素，对于经充分液体复苏，加大升压药剂量，血压仍不能纠正的难治性休克，可应用血管加压素。如在满意的心脏前负荷和正常的动脉压条件下，仍存在组织灌注不足的临床表现或心排血量监测显示低心排，加用正性肌力药物，常用的一线药有多巴酚丁胺、肾上腺素等。必要时应用血管扩张药降低外周血管阻力，减轻心脏后负荷，改善微循环和组织灌注，常用的药物有硝普钠、硝酸甘油和酚妥拉明。

第二节　失血性休克

大量失血引起的休克称为失血性休克。常见原因是创伤、手术操作、消化溃疡、食管曲张静脉破裂、主动脉瘤、妇产科疾病等。失血可明确易见（如呕血、黑粪），也可隐匿不显（如异位妊娠破裂）。失血量及失血速度决定了是否发生休克，一般在快速、大量（超过血容量的 30%～35%）失血而又不能及时补充的情况下发生休克。随着早期识别和干预以及医疗条件的改善，失血性休克的病死率和并发症及发病率已逐渐降低。

一、临床表现和并发症

通常在迅速失血超过全身总血量的 15%～20% 时，即可出现重要脏器低灌注性休克，所有的器官系统最终都受累。失血性休克的症状和体征因失血量及速度的差异而不同。因为心排血量再分布至最重要的器官（心脏、脑、肾），所以呼吸系统、肝和胃肠道可早期受累。

（1）肺部损伤的表现包括呼吸困难、呼吸急促、肺部浸润，肺水肿导致组织顺应性下降和缺氧。ARDS 的症状包括肺内分流、肺顺应性下降、动脉氧分压低，常需辅助机械通气。

（2）胆红素和碱性磷酸酶中度升高可见于缺血性肝损伤。

（3）胃肠道缺血表现为呕血或便血，或咖啡样呕吐或排出物；后期因肠缺血可有腹痛。肠黏膜侵蚀可引起菌血症和继发脓毒症。

（4）虽然发生低灌注，CNS 在 MAP 降至 60～70 mmHg 之前仍能正常工作。随着低血容量的加重，患者可出现轻度躁动和意识错乱，逐渐发展成嗜睡和意识不清。

（5）在休克早期，心脏对于失血起着重要的代偿作用。早期低血容量可伴有反射性心动过速、每搏量增加和体位性低血压。随着失血量继续增加，冠状动脉和心肌低灌注导致心脏功能不全、缺血、心力衰竭和心律失常。症状有胸痛和呼吸困难，体征有肺部啰音、呼吸急促、心脏杂音或心律失常。

（6）肾通过激活的肾素-血管紧张素-醛固酮系统而起代偿作用。早期的可逆性肾损害可表现为尿钠浓度降低和尿渗透性升高（> 500 mmol/L）。当这些代偿机制逐渐失去作用时可出现少尿，晚期则可发生无尿。

（7）多器官损伤可导致凝血病和代谢紊乱，例如酸中毒、低钙血症、低镁血症。

二、分级

根据失血量、心率、血压、毛细血管再充盈、呼吸、尿量和精神状态，可将失血性休克分为代偿性、轻度、中度和重度四级，有助于决定初期复苏的液体需要量和判断隐匿性失血的严重程度，见表95-1。

表95-1　失血的分级（以体重70 kg为例）

分级	失血量（ml）	失血量占血容量比例（%）	心率（次/min）	血压	呼吸频率（次/min）	尿量（ml/h）	神经系统症状
I	< 750	< 15	≤ 100	正常	14～20	> 30	轻度焦虑
II	750～1 500	15～30	100	下降	20～30	20～30	中度焦虑
III	1 500～2 000	30～40	120	下降	30～40	5～20	萎靡
IV	> 2 000	> 40	> 140	下降	> 40	无尿	昏睡

三、治疗

临床医师应对每个患者发生失血性休克的风险进行评估，并做好相应准备。患者的评估应包括完整的病史，凝血病家族史、应用抗凝药者应有记录。完整的体格检查可发现广泛的擦伤或瘀点，这些情况下应进行凝血状态的检查，并考虑其他科室会诊。

早期复苏包括控制出血和恢复循环血容量以保证组织氧合。应积极寻求其他人员的帮助，包括麻醉科医师、外科医师、血管外科医师、重症治疗医师、血液内科医师、有经验的护士等，并通知实验室和血库做好准备。因为缺氧损伤引起的细胞凋亡是休克的最终共同通路，所有的努力都应集中在尽快恢复组织氧合上。为了达到这一目标，应采取ORDER这五项措施：氧合（oxygenate）、恢复循环容量（restore circulating volume）、药物治疗（drug therapy）、评估对治疗的反应（evaluate response to therapy）、病因治疗（remedy underlying cause）。结局取决于早期识别和及时积极的治疗，后者的两项基本原则是代替丢失和停止出血，某些情况下可考虑自体输血或血液稀释技术。

（一）病因治疗

休克所导致的组织器官损害的程度与容量丢失量和休克持续时间直接相关。如果休克持续存在，组织缺氧不能缓解，休克的病理生理状态将进一步加重。所以，尽快纠正引起容量丢失的病因是

治疗低血容量休克的基本措施。对于创伤后存在进行性失血需要急诊手术的患者在尽可能短时间内接受决定性手术能够改善预后，提高存活率。研究表明，通过60 min初诊急救时间限制的培训的医师可明显降低失血性休克患者的病死率。低血容量休克复苏指南（2007）指出：① 积极纠正低血容量休克的病因是治疗的基本措施（D级）；② 对于出血部位明确、存在活动性失血的休克患者，应尽快进行手术或介入止血；③ 应迅速利用包括超声和CT手段在内的各种必要方法，检查与评估出血部位不明确、存在活动性失血的患者（D级）。

（二）失血性休克的复苏应包括充足的氧合

所有患者的复苏第一步都是确保气道通畅和提供充足的氧。在大多数外科情况下，气道已在麻醉科医师的控制中；如果应用的是区域麻醉，应给患者补充供氧；如果患者出现定向障碍或烦躁不安，应考虑进行气管内插管，意识错乱的患者则应立即进行。在充足的液体复苏后，气管水肿可造成插管困难。肺顺应性降低的患者可能需要正压通气。

低体温可增加DIC和其他并发症的危险，复苏早期就应通过预热复苏液体、患者升温设备（例如复温毯）和血液加温器来防止低温。

（三）恢复循环容量

大多数情况下确切失血量难以估计，仅凭视觉常会低估失血量；血红蛋白浓度和血细胞比容在急性出血后的几个小时也并不下降。血容量丢失的血管内替代可应用晶体液、胶体液或血液制品。开始时应快速静脉输注1～2 L晶体液。静脉通路应采用14～16 G的粗大套管针，并开放多处静脉，以便快速输液。中心静脉也可考虑，但在快速输液方面并不优于外周静脉，而且还要考虑建立中心静脉所需的时间和技术以及并发症（如气胸等）的危险。如果患者的心血管系统有损伤，或者肺内有血管损伤，液体替代过多会发生肺水肿和肺损伤的危险，测量中心静脉压有助于安全复苏。监测多器官衰竭的患者时，测量中心静脉压也有助于复苏和监测。中心静脉压升高可见于液体过负荷、右心室衰竭、肺栓塞、心包压塞和严重的三尖瓣反流；降低可见于低血容量性休克、脓毒症和过敏反应。

晶体液是静脉内应用的电解质溶液，纠正低血容量的效果最好。晶体液的优点包括有效、安全和费用低；主要缺点是其输注晶体液后会进行血管内外再分布，约有25%存留在血管内，而其余75%则分布于血管外间隙。因此，低血容休克时若以大量晶体液进行复苏，可以引起血浆蛋白的稀释以及胶体渗透压的下降，同时出现组织水肿。另外，生理盐水的特点是等渗但含氯高，大量输注可引起高氯性代谢性酸中毒；平衡盐溶液（如钠钾镁钙葡萄糖注射液、乳酸林格液）优于生理盐水，电解质组成接近生理。

高张盐溶液的复苏方法起源于20世纪80年代。一般情况下高张盐溶液的钠含量为400～2 400 mmol/L。近年来研究的高张盐溶液包括高渗盐右旋糖酐注射液（HSD 1.5% NaCl+6% dextran 70）、高渗盐注射液（HS7.5%、5%或3.5%氯化钠）及11.2%乳酸钠等高张溶液，其中以前二者为多见。荟萃分析表明，休克复苏时HSD扩容效率优于HS和生理盐水，但是，对死亡率没有影响。迄今为止，没有足够循证医学证据证明高张盐溶液作为复苏液体更有利于低血容量休克。一般认为，高张盐溶液通过使细胞内水进入循环而扩充容量。有研究表明，在出血情况下，应用HSD和HS可以改善心肌收缩力和扩张毛细血管前小动脉。其他有关其对微循环以及炎症反应等影响的基础研究还在进行中，最近一项关于创伤失血性休克的研究，初步证明高张盐溶液的免疫调理作用。多项研究表明，存在颅脑损伤的患者由于可

以很快升高平均动脉压而不加剧脑水肿。因此，高张盐溶液可能有很好的前景。但目前仍缺乏大规模的颅脑损伤高张盐溶液使用的循环医学证据。高张盐溶液可导致医源性高渗状态及高钠血症，从而引起脱髓鞘病变。但目前有多项研究此类并发症发生率很低。治疗低血容量性休克时不能应用低张性葡萄糖溶液。

胶体液中含有的分子可停留在血管内，包括白蛋白、羟乙基淀粉、右旋糖酐和明胶，比晶体液费用高而实用性低。临床上低血容量休克复苏治疗中应用的胶体液主要有羟乙基淀粉和白蛋白。羟乙基淀粉（HES）是人工合成的胶体溶液，不同类型制剂的主要成分是不同分子质量的支链淀粉，最常用的为6%的HES氯化钠溶液，其渗透压约为773.4 kPa。输注1 LHES能够使循环容量增加700～1 000 ml。天然淀粉会被内源性的淀粉酶快速水解，而羟乙基化可以减缓这一过程，使其扩容效应能维持长时间。HES在体内主要经肾清除，分子质量越小，取代级越低，其肾清除越快。研究表明，HES平均分子质量越大，取代程度越高，在血管内的停留时间越长，扩容强度越高，但其对肾功能及凝血系统的影响也就越大。在使用安全性方面应关注对肾功能的影响、对凝血的影响以及可能的过敏反应，推荐用于羟乙基淀粉130/0.4氯化钠注射液。推荐意见：应用人工胶体进行复苏时，应注意不同人工胶体的安全性问题（C级）。

白蛋白是一种天然的血浆蛋白质，在正常人体构成了血浆胶体渗透压的75%～80%，白蛋白的分子质量66～69 ku。目前，人血白蛋白制剂为4%、5%、10%、20%、25%几种浓度。作为天然胶体，白蛋白构成正常血浆中维持容量与胶体渗透压的主要成分，因此在容量复苏过程中常被选择用于液体复苏。但白蛋白价格昂贵，并有传播血源性疾病的潜在风险。

在失血性休克的容量替代中，使用胶体液还是晶体液仍是争论的焦点，两项荟萃分析的结果相反。还没有确切的证据表明胶体液在某方面优于晶体液；有些指南不推荐应用胶体液。近期的一项应用白蛋白治疗低血容量的回顾分析提示，白蛋白可增加死亡的危险。晶体液和胶体液可联合应用。推荐意见：尚无足够的证据表明晶体液与胶体液用于低血容量休克液体复苏的疗效与安全性方面有时显差异（C级）。

成分输血可根据特定需要而补充特定成分，指征是临床评估或血液学检查发现成分缺乏，在失血性休克时，浓缩红细胞最常用于恢复血管内容量和血液携氧能力。应根据患者氧合不足的并发症危险因素（如失血速度、心肺储备、氧耗、动脉粥样硬化疾病等）来决定是否需要间断输注红细胞；测定心血管参数（如心率、ABP、PCWP和心排血量）可辅助决策过程，但是生命体征稳定时缺血可不明显。根据决策过程，但是生命体征稳定时缺血可不明显。根据现有证据，急性贫血的患者血红蛋白浓度＞100 g/L时很少需要输血；在降至60～70 g/L之前，大多数健康人群的携氧能力不会受损；但是当＜60 g/L时几乎都需要输血。

如果不知道血型，在极端情况下可能需要应用未交叉配血的O型红细胞，但不要超过2 U。在紧急情况下，不知道血型的绝经前妇女应输注ORh（D）阴性红细胞，以避免以后妊娠时发生新生儿溶血性疾病；不知道血型的男性和绝经后妇女可输注ORh（D）阳性红细胞。红细胞中去除白细胞可减少非溶血性发热反应、减少传播白细胞相关性病毒（如巨细胞病毒）、减少输血的免疫抑制作用。输入1倍血容量（8～10 U）后，不需要进一步交叉配血。输入5～10 U浓缩红细胞后，推荐进行凝血检查。大多数输血相关的并发症是因为输入了错误的血液，所以应用血液和血液制品应有记录。

急性出血的患者血小板不应低于50×10^9/L的临界水平。对于多发高能创伤或CNS损伤的

患者,推荐血小板应达到100×10^9/L的更高水平。当输血量达血容量的2倍左右时,血小板数会降至50×10^9/L,但是有明显的个体差异。血小板输注的适应证是严重血小板减少[血小板计数$<(20 \sim 50) \times 10^9$/L]和持续出血。当血小板功能异常时(如心肺转流术后所见),可能需要经验性血小板输注。在评价是否需输注血小板时,需经常测定血小板计数,以保证需要时能马上应用。领用时还要考虑从血液中心的递送时间。

目前应用的红细胞中基本不含血浆,凝血因子活性可忽略不计,大量失血和输血导致凝血因子缺乏。激活的部分凝血活酶时间(APTT)和凝血酶原时间(PT)延长至正常平均值的1.5倍时,临床凝血患者外科出血的危险增加,需应用新鲜冰冻血浆(FFP)纠正。FFP含有纤维蛋白原与其他凝血因子。FFP的剂量应足以维持凝血因子在临界水平以上,凝血因子的快速消耗可削弱治疗效果。成人用量为$12 \sim 15$ ml/kg,相当于1 L或4 U。使用时有30 min溶解时间。当大量出血合并抗凝剂过量时,可用凝血酶原复合物浓缩剂代替FFP;但是这些制剂有可能形成血栓。

如果用量充足,单独应用FFP可纠正纤维蛋白原和大多数凝血因子缺乏。如果纤维蛋白原仍低于临界水平(<1 g/L),应考虑冷沉淀治疗。冷沉淀内含凝血因子Ⅴ、Ⅷ、Ⅻ、纤维蛋白原等,可提高血循环中凝血因子及纤维蛋白原等凝血物质的含量,缩短凝血时间、纠正凝血异常。冷沉淀还适用于特定凝血因子缺乏所引起的疾病、肝移植围术期以及肝硬化食管静脉曲张等出血。

在失血性休克的复苏中,没有预防性应用血小板、血浆或特定成分的指征。应经常监测凝血的实验室检查,可能在结果出来之前即需要取血,取决于出血的速度和实验室检查的来回时间。当大量输注血液制品时,输血的即刻并发症增多。所有的血液制品都应交叉配血,并通过生理盐水冲洗后的滤过通路输注,不添加其他物质和药物。大量输血时,酸碱和电解质失衡很明显。术中血液回收对于减少外源性血液的需要量有重要价值,但伤口细菌污染是相对禁忌证。推荐意见:① 对于血红蛋白<70 g/L的失血性休克患者,应考虑输血治疗(C级);② 大量失血时应注意凝血因子的补充。

(四)药物治疗

1. 血管活性药

治疗失血性休克时很少需要用到血管活性药,仅在完成容量补充、出血已停止而低血压仍持续时才考虑应用,包括正性肌力药和血管升压药。如果需要应用,首先使用正性肌力药,效果不佳者再使用血管升压药。这些药物有引起远端器官的灌注和氧合进一步降低的危险,最好能在重症治疗环境中应用,并有多学科小组的辅助。

多巴胺是一种中枢和外周神经递质,去甲肾上腺素的生物前体。它能刺激α和β_1肾上腺素能受体以及多巴胺受体。小剂量[$1 \sim 3$ μg/(kg·min)]多巴胺刺激脑、肾、肠系膜循环中的多巴胺受体,造成血管扩张和尿量增加。中等剂量[$2 \sim 10$ μg/(kg·min)]多巴胺刺激α和β_1肾上腺素能受体,增加心肌收缩力和心排血量,使心肌氧耗增加。大剂量[>10 μg/(kg·min)]多巴胺刺激α肾上腺素能受体,使血管收缩和血压升高。

多巴酚丁胺是一种β_1、β_2肾上腺素能受体激动药。β_1刺激可使心肌收缩力增强,同时β_2刺激导致全身血管扩张和后负荷降低。多巴酚丁胺引起的肺充血和心动过速少于多巴胺。近期研究显示,在外科大手术后使用多巴酚丁胺,可以减少术后并发症和缩短住院日。如果低血容量休克患者进行充分液体复苏后仍然存在低心排血量,应使用多巴酚丁胺增加心排血量。

去氧肾上腺素、去甲肾上腺素和肾上腺素用于顽固性休克。主要效应是增加外周阻力来提高血压，同时也不同程度地收缩冠状动脉血管，可加重心肌缺血。推荐意见：在积极进行容量复苏状况下，对于存在持续性低血压的失血性休克患者，可选择使用血管活性药物（E级）。

2. 其他药物

失血性休克时发生脓毒症的危险很高，肠道的缺血性损伤使之容易发生黏膜侵蚀而导致菌血症，应尽早开始广谱抗生素治疗。胃黏膜容易发生应激性溃疡，可通过应用抗酸药和H_2阻滞药减少发生率。

无基质血红蛋白（琥珀酸水杨酸交联血红蛋白）是一种目前正在评估中的新产品，能替代浓缩红细胞的携氧能力，与一氧化氮的亲和力可使周围血管收缩。优点包括储存期更长和普通相容性；但相比浓缩红细胞没有明确的临床优点。危险包括外渗，可能引起凝血病，与人类血液成分有关的危险以及毒性。

（五）酸中毒

低血容量休克时的有效循环量减少可导致组织灌注不足，产生代谢性酸中毒，其严重程度与创伤的严重性及休克持续时间相关。一项前瞻性、多中心的研究表明：碱缺失降低明显与低血压、凝血时间延长、高创伤评分相关。碱缺失的变化可以提示早期干预治疗的效果。快速发生的代谢性酸中毒可引起严重的低血压、心律失常甚至死亡。使用碳酸氢钠能短暂改善休克时的酸中毒，但不主张常规使用。应先进行病因处理、容量复苏等干预治疗，在有效循环血量改善过程中酸中毒状态可逐步纠正，血液过度的碱化可使氧解离曲线左移，不利于组织供氧。只有在紧急情况或 pH ＜ 7.20 时，才考虑紧急使用碳酸氢盐纠正酸中毒。推荐意见：纠正代谢性酸中毒，强调积极病因处理与容量复苏；不主张常规使用碳酸氢钠（D级）。

（六）肠黏膜屏障功能的保护

失血性休克，胃肠道黏膜因血流重分布，出现低灌注、缺血缺氧情况最早、最严重。胃肠黏膜屏障功能迅速减弱，肠腔内细胞或内毒素向肠腔外转移的概率增加。细菌易位或内毒素易位的情况在复苏后可持续存在。保护肠黏膜屏障功能，减少细菌与毒素易位，是失血性休克治疗和研究工作重要内容。

（七）体温控制

多种原因可导致失血性休克患者出现低体温。失血性休克合并低体温是一种极为严重的临床征象，回顾性研究显示，低体温常伴更多的血液丢失和更高的病死率。当体温低于35℃可影响血小板的功能、降低凝血因子的活性、影响纤维蛋白的形成，增加创伤患者出血风险。低血压是出血和病死率增加的独立危险因素。推荐意见：严重失血性休克伴低体温的患者应及时复温，维持体温正常（D级）。

（八）对治疗反应的评价

适当的复苏需要持续评价对治疗的反应，包括临床评价和血液学、生化、代谢评估。整个复苏期间应定时评价生命体征、精神状态、尿量和毛细血管再充盈。一旦氧合和循环容量已经恢复，就要对临床情况进行再次评估。如果复苏未达到预计效果（维持正常的血压和30 ml/h以上的尿量），或者出血仍持续，应开始进行中心监测。

实验室检查应包括全血细胞计数、PT、APTT、纤维蛋白原、血库血样、生化、动脉血气。每 4 h 或 1/3 血容量替代后复查全血细胞计数、PT、APTT、纤维蛋白原；成分输血后也要复查。血样应尽早抽取，因为胶体液输注可影响检查结果。根据实验室的检测结果进行氧合、通气、pH、液体、电解质、代谢以及凝血的处理。

（九）防治弥散性血管内凝血（disseminated intravascular coagulation, DIC）

DIC 是失血性休克的严重并发症，一旦发生则很难逆转，病死率相当高。危险因素包括：长时间缺氧或低血容量的患者、脑广泛损伤的患者、输注冷复苏液体后低体温的患者。在明显微血管出血之前应寻找 DIC 的实验室证据，这样才能采取适当的积极措施防止 DIC 进展。强烈推荐多次测定血小板计数、纤维蛋白原、PT、APTT，测定纤维蛋白原降解产物或 D - 二聚体也有帮助。PT 和 APTT 延长超过血液稀释所引起的程度，加上显著的血小板减少和纤维蛋白原 < 1 g/L，高度提示 DIC。治疗包括尽早输注血小板、FFP 和冷沉淀物，剂量充足但要避免循环过负荷。

（十）未控制出血的失血性休克复苏

这是一种特殊类型，常见于严重创伤、消化道出血、妇产科出血等。大量出血导致严重持续的失血性休克甚至心搏骤停。大量研究显示，失血性休克未控制出血时早期积极复苏可引起稀释性凝血功能障碍；血压升高后，血管内已形成的凝血块脱落可造成再出血；血液过度稀释，血红蛋白浓度降低，减少单位体积血液的氧含量，减少组织氧供；增加相关并发症和病死率。因此，临床上多使用控制性液体复苏（延迟复苏），即在活动性出血控制前给予小容量液体复苏，在短期允许的低血压范围内维持重要脏器的灌注和氧供，避免早期积极复苏带来的副反应。动物试验表明，限制性液体复苏可降低病死率，减少再出血率及并发症。有研究比较即刻复苏和延迟复苏对未控制出血的失血性休克患者病死率和并发症的影响。延迟复苏可显著降低急性呼吸窘迫综合征、急性肾衰竭、凝血障碍、严重感染的发生率以及病死率。对于颅脑损伤患者，合适的灌注压是保证中枢神经组织氧供的关键。颅脑损伤后颅内压增高，此时若机体血压降低，则会因脑血流灌注不足而继发脑组织缺血性损害，进一步加重颅脑损伤。对颅脑损伤的失血性休克患者，应早期输液以维持血压，可使用血管活性药物使收缩压维持在正常水平，以保证脑灌注，延迟复苏不适用此类患者。同时，控制性低血压在老年患者应谨慎使用，在有高血压病史的患者禁用。推荐意见：① 对出血未控制的失血性休克患者，早期采用控制性复苏，收缩压维持在 80～90 mmHg，以保证重要脏器的基本灌注，并尽快止血；出血控制后再进行积极容量复苏（D 级）；② 对合并颅脑损伤的多发伤患者、老年病及高血压患者应避免控制性复苏（E 级）。

第三节　感染性休克

一、定义

成人的感染性休克是指以其他原因无法解释的持续性低血压为特点的急性循环衰竭状态。低血压的定义是收缩压低于 90 mmHg（儿童则为低于年龄正常值以下 2 倍 SD）、平均动脉压低于 60 mmHg

或收缩压降低幅度超过40 mmHg。小儿的感染性休克定义为心动过速（低温时可不发生）伴灌注降低的表现，包括周围血管搏动比中心弱、警觉状态改变、毛细血管再充盈时间长于2 s、皮肤花斑或四肢发凉、尿量减少。儿童和新生儿的血管张力高于成年人，因此休克可在出现低血压之前很早即发生；低血压是小儿休克晚期和失代偿的表现。

二、脓毒症的诊断标准

（一）诊断标准

已确定或怀疑有感染（感染是指微生物引起的病理过程），同时具备下列某些情况则诊断为脓毒症。

1. 一般情况

发热（核心体温＞38.3℃），低体温（核心体温＜36℃），心率＞90次/min或＞年龄正常值以上2倍SD，呼吸急促，精神状态改变，显著水肿或液体正平衡（24 h）20 ml/kg，高血糖（无糖尿病时血糖＞7.7 mmol/L）。

2. 炎症参数

白细胞增多（白细胞计数＞12×10^9/L），白细胞减少（白细胞计数＜4×10^9/L），白细胞计数正常但未成熟细胞超过10%，血浆C反应蛋白＞正常值以上2倍SD，血浆原降钙素＞正常值以上2倍SD。

3. 血流动力学参数

动脉低血压（收缩压＜90 mmHg，平均动脉压＜60 mmHg，或者成人收缩压降低幅度＞40 mmHg或年龄＜正常值2倍SD以下），混合静脉血氧饱和度＞70%（儿童正常值为75%～80%，所以不能作为新生儿或儿童的脓毒症指标），心指数＞3.5 L（min·m²）（3.5～5.5在儿童是正常的，所以不能作为新生儿或儿童的脓毒症指标）。

4. 器官功能障碍参数

动脉低氧血症（PaO_2/FiO_2＜300），急性少尿[尿量＜0.5 ml/（kg·h），持续至少2 h]，肌酐升高≥44 μmol/L，凝血异常（INR＞1.5或APTT＞60 s），肠梗阻（肠鸣音消失），血小板减少（血小板计数＜100×10^9/L），高胆红素血症（血浆总胆红素＞71 mmol/L）。

5. 组织灌注参数

高乳酸血症（＞3 mmol/L），毛细血管再充盈减慢或皮肤出现花斑。

（二）小儿脓毒症的诊断标准

炎症的症状和体征，加上感染伴发热或低温（直肠温度＞38.5℃或＜35℃）、心动过速（低温的患者可不表现），同时至少有下列器官功能改变的表现之一：精神状态改变、低氧血症、血清乳酸水平升高、洪脉。

三、治疗

2008年，多名国际专家对2004年的第一版严重脓毒症与感染性休克治疗国际指南进行了修订，

应用新的循证医学系统方法对证据质量和推荐等级进行了再次评价。应用GRADE标准评价推荐的力度和证据的质量,在每项指南之后用括号标注。指南中的大部分建议适用于ICU及非ICU中的严重脓毒症患者。

(一)早期复苏或感染

1. 早期复苏

前6 h有低血压或血清乳酸升高至≥4 mmol/L的患者应立即开始复苏,不要拖延到患者入ICU后才开始(1C)。

复苏的目标(1C)包括:① CVP 8~12 cmH$_2$O(有机械通气或既往心室顺应性下降,推荐12~15 mmHg);② MAP≥65 mmHg;③ 尿量≥0.5 ml/(kg·h);④ 中心静脉(上腔静脉)血氧饱和度≥70%,或混合静脉血氧饱和度≥65%。

如果静脉血氧饱和度的目标未达到(2C),考虑进一步液体复苏;如果需要血细胞比容≥30%,则输注浓缩红细胞;多巴酚丁胺输注,最大量20 μg/(kg·min)。

2. 诊断

在开始抗生素治疗之前,只要不会明显延误治疗,即应取得适当的培养(1C):① 进行2次或更多次血培养;② 一次或多次培养应以皮取得;③ 一次血培养从留置时间超过48 h的每个血管通路中取得;④ 根据临床需要培养其他部位,迅速进行影像学检查以确诊并从感染源抽取样品;如果安全即做(1C)。

3. 抗生素治疗

在诊断严重脓毒症(1D)和感染性休克(1B)1 h内尽早开始静脉抗生素治疗。① 一种或多种广谱抗生素可有效对抗可能的细菌或真菌,并能良好地穿透可能的感染源(1B);② 每日再次评价抗生素治疗方案以获得最大疗效、防止耐药、避免毒性和减少费用(1C);③ 假单胞菌感染时考虑联合用药;④ 中性粒细胞减少的患者考虑联合经验疗法(2D);⑤ 联合用药不超过3~5天,找到病原后应选择最适当的单一治疗(2D);⑥ 治疗时间一般限于7~10天;如果反应慢、感染灶无法引流或免疫缺陷,可延长时间(1D);⑦ 如果发现病因为非感染性的,停止抗生素治疗(1D)。

4. 鉴别和控制感染源

① 在就诊后6 h内(1D),应尽快确定感染的明确解剖部位(1C);② 控制感染源的措施(如脓肿引流、组织清创)需要正式评估患者的感染灶(1C);③ 早期复苏成功后,尽早采取控制感染灶的措施(1C);感染的胰腺坏死例外,此时最好推延外科手术;④ 控制感染灶的措施应选择效果最佳而对生理干扰最小者(1D);⑤ 如果血管内通路有可能被感染则应去除(1C)。

(二)血流动力学支持及辅助治疗

1. 液体治疗

包括:① 应用晶体液或胶体液进行液体复苏(1B);② 目标CVP≥8 cmH$_2$O(机械通气者≥12 cmH$_2$O)(1C);③ 血流动力学有改善时应用液体冲击方法(1D);④ 在30 min以上的时间内给予1 000 ml晶体液或300~500 ml胶体液进行液体冲击。脓毒症引起低组织灌注时可能需要更多、更大量的液体冲击(1D);⑤ 如果心脏充盈压增高而同时没有血流动力学改善,则输液速度应减慢(1D)。

2. 血管升压药维持

包括：① MAP ≥ 65 mmHg（1C）；② 中心静脉应用去甲肾上腺素或多巴胺是首选的血管升压药（1C）；③ 肾上腺素、去氧肾上腺素或血管加压素不应作为脓毒血症休克的首选血管升压药（2C）。去甲肾上腺素后可加用血管加压素 0.03 U/min，预计疗效与单独就用去甲肾上腺素相同；④ 血压对去甲肾上腺素或多巴胺反应很差时，肾上腺素作为首选代用药（2B）；⑤ 不要应用小剂量多巴胺进行肾保护（1A）；⑥ 需要血管升压药的患者，尽快置入动脉导管（1D）。

3. 正性肌力药

包括：① 心肌功能障碍（表现为心脏充盈压高、CO低）的患者应用多巴酚丁胺（1C）；② 不要升高CI至超过正常的水平（1B）。

4. 类固醇

包括：① 感染性休克的成人，如果对充足的液体复苏和血管升压药反应差、仍有低血压，则考虑静脉内使用氢化可的松（2C）；② 应用氢化可的松的感染性休克成人，不推荐使用ACTH兴奋试验来鉴别亚型（2B）；③ 氢化可的松优于地塞米松；④ 氟氢可的松（50 μg口服，1次/d）缺少显著的盐皮质激素活性，应用氢化可的松的也可应用氟氢可的松（2C）；⑤ 当不再需要血管升压药时，可停用类固醇治疗（2D）；⑥ 氢化可的松剂量不超过每日 300 mg（1A）；⑦ 没有休克时不需要应用皮质类固醇治疗脓毒症，除非根据患者内分泌情况或皮质内固醇用药史需要应用（1D）。

5. 重组人活性蛋白C（recombinanthumanactivatedprotein C, RhAPC）

包括：① 有脓毒血症引起器官功能障碍、临床评估病死率危险高（APACHE评分 ≥ 25 或多器官衰竭）的成年患者，如果没有禁忌证则考虑应用rhAPC（2B，术后者2C）；② 有严重脓毒症、死亡危险低（如APACHE评分 < 20 或一个器官衰竭）的成年患者不应使用rhAPC（1A）。

（三）严重脓毒症的其他支持治疗

1. 血液制品的应用

包括：① 成人血红蛋白降至70 g/L以下时给予红细胞，使血红蛋白升至70～90 g/L（1B）；特殊情况下可能需要更高的血红蛋白水平（例如，心肌缺血、严重低氧血症、急性出血、发绀型心脏病或乳酸酸中毒）。② 不要应用促红细胞生成素来治疗脓毒症相关性贫血；促红细胞生成素可用于其他病因（1B）。③ 不要应用FFP来纠正实验室凝血异常指标，除非有出血或准备进行有创操作（2D）。④ 不要应用抗凝血酶治疗（1B）。⑤ 在下列情况下应用血小板（2D）：血小板 < 5 × 10⁹/L；无论有无出血，血小板计数减少为（5～30）× 10⁹/L；有显著出血危险时，手术或有创操作需要更高的血小板计数（≥ 50 × 10⁹/L）。

2. 脓毒症引起急性肺损伤（ALI）/ARDS时的机械通气

包括：① ALI/ARDS的患者目标潮气为 6 ml/kg（1B）。② 初始的平台压上限为 < 30 cmH₂O，在评价平台压时考虑胸壁顺应性（1C）。③ 如果需要降低平台压和潮气量，允许PaCO₂高于正常（1C）。④ 应设立PEEP以避免呼气末的广泛肺塌陷（1C）。⑤ 需要的FiO₂或平台压水平可能造成损害时，如果体位变化不会有危险，则ARDS患者考虑采用俯卧位（2C）。⑥ 机械通气的患者维持在半卧位（床头抬高45℃），有禁忌证（1B）时维持在30～45℃（2C）。⑦ 少数轻-中度低氧血症性呼吸衰竭的ALI/ARDS患者可考虑无创通气；患者需要血流动力学稳定、舒适、易唤醒、能保护或清理其气道、预

计很快恢复（2B）。⑧ 定期应用停机方案和进行自主呼吸试验以评估脱机的可能性（1A）；自主呼吸试验包括低水平的压力支持；5 cmH$_2$O连续气道正压或T形管自主呼吸试验之前，患者可唤醒、血流动力学稳定、未应用血管升压药、没有新发生的严重情况、只需低通气量和低PEEP、所需FiO$_2$水平能安全地通过面罩或鼻导管给予。⑨ ALI/ARDS患者不常规进行肺动脉压监测（1A）。⑩ 已发生ALI而没有组织低灌注证据的患者采用非手术的液体治疗策略（1C）。

3. 脓毒症时的镇静、镇痛、神经肌肉阻滞

包括：① 机械通气的重症患者应用镇静治疗达到镇静目的（1B）；② 间断注射镇静药或持续输注镇静药达到预定终点（镇痛评分），每日中断给药以使患者苏醒；必要时重新逐步增加剂量（1B）；③ 尽可能避免应用神经肌肉阻滞药；持续输注时通过四连串刺激监测阻滞深度（1B）。

4. 血糖控制

包括：① 严重脓毒症患者在ICU稳定后，通过静脉注射胰岛素剂量来控制高血糖（1B）；② 目标是通过调节胰岛素剂量保持血在8.3 mmol/L以下（2C）；③ 对接受静脉胰岛素治疗的患者提供葡萄糖热量，每1～2 h（稳定后每4 h）监测血糖值（1C）；④ 对通过重点护理即时检验（point of care testing）所获得的低血糖结果要谨慎解释，因为这些技术可高估动脉血或血浆葡萄糖值（1B）。

5. 肾代替

包括：① 间断血液透析和持续静脉-静脉血液滤过的作用相同（2B）；② 在血流动力学不稳定的患者，持续静脉-静脉血液滤过更容易管理（2D）。

6. 碳酸氢钠的治疗

在治疗低灌注引起的乳酸酸中毒而pH ≥ 7.15时，不要为了改善血流动力学或减少血管升压药用量而应用碳酸氢钠治疗（1B）。

7. 预防深静脉血栓形成（DVT）

包括：① 没有禁忌证时，应用小剂量普通肝素或低分子肝素（1A）；② 当禁用肝素时，应用机械性预防设施，例如弹力袜或间断加压装置（1A）；③ 深静脉血栓形成的极高危患者联合应用药物和机械性治疗（2C）；④ 极高危患者应使用低分子肝素而不使用普通肝素（2C）。

8. 预防应激性溃疡

应用H$_2$拮抗药（1A）或质子泵抑制剂（1B）预防应激性溃疡。必须权衡预防上胃肠道出血与可能发生呼吸相关性肺炎之间的利弊。

9. 支持限度的考虑

与患者及其家属讨论治疗计划，说明可能的结局，设定现实的期望（1D）。

（四）小儿严重脓毒症的治疗建议

（1）抗生素在已取得适当的培养后，推荐在确定严重脓毒症后1 h内应用抗生素（1D）。

（2）机械通气没有定级的推荐。成人肺保护策略的原则也用于儿童。

（3）液体复苏建议早期复苏开始时，5～10 min输注20 ml/kg晶体液，根据心排血量的监测调整剂量，包括心率、尿量、毛细血管再充盈和意识水平（2C）。

（4）血管升压药和正性肌力药应在液体复苏无效的休克中使用。① 建议多巴胺作为液体复苏无效的低血压小儿的首选支持药（2C）；② 建议心排血量低和全身血管阻力高（液体复苏后，四肢冷、毛

细血管再充盈延迟、尿量减少但血压正常)的患者应用多巴酚丁胺(2C)。

(5)建议 感染性休克复苏的治疗终点应为心律正常、毛细血管再充盈<2 s、脉搏正常且外周和中心搏动没有差异、四肢温暖、尿量>1 ml/(kg·h)、精神状态正常(2C)。

毛细血管再充盈在寒冷环境下的可靠性降低。广泛用于成人,理论上也可用于儿童的其他终点包括乳酸降低和碱缺失改善,$ScvO_2 \geq 70\%$ 或 $ScvO_2 \geq 65\%$、CVP 8~12 cmH_2O 或分析心脏充盈的其他方法。

(6)类固醇建议 氢化可的松的治疗仅用于有儿茶酚胺耐药和怀疑或证实有肾上腺素功能不全的儿童(2C);有肾上腺功能不全的明确危险因素的儿童应使用应激剂量的类固醇治疗。

(7)蛋白C和活化蛋白C不推荐儿童应用rhAPC(1B)。

(8)预防DVT青春期后的严重脓毒症儿童建议应用预防DVT的措施(2C)。

(9)预防应激性溃疡没有定级的推荐。应激性溃疡的预防策略常用于机械通气的儿童,通常应用H_2阻滞药,但效果未知。

(10)肾替代治疗没有定级的推荐。

(11)血糖控制没有定级的推荐。对于儿童来说,应用胰岛素治疗以避免长期高血糖似乎也合理,但是理想的目标未知。

(12)镇静或镇痛机械通气的重症脓毒症患者需要镇静时,推荐应用镇静治疗达到镇静目的(1D)。

(13)血液制品没有定级的推荐。

(14)静脉应用免疫球蛋白严重脓毒症儿童建议可考虑应用免疫球蛋白(2C)。

(15)体外膜肺氧合(extracorporeal membrane oxygenation, ECMO)建议ECMO仅限于顽固性感染性休克和(或)无法用常规疗法支持的呼吸衰竭小儿应用(2C)。

第四节 心源性休克

一、定义

心源性休克是心脏因某种原因受损后,功能障碍引起的组织灌注不足的状态。可由心脏的肌肉、瓣膜或传导系统障碍引起,最常见病因是广泛的急性心肌梗死。最容易发生心源性休克的是前壁心肌梗死;较小面积的心肌梗死在过去有左心室功能受损的患者也可促发心源性休克。

二、治疗

心源性休克是一种紧急情况,病死率为50%~80%,是急性心肌梗死住院患者的最常见死亡原因。必须对患者进行临床评估以了解休克的病因,在休克对重要器官造成不可逆损害之前即开始治疗。快速评估和立即开始支持措施和决定性治疗可改善心源性休克患者早期和长期预后。治疗目标是挽救患者生命和治疗基础病因。

（一）初期治疗

心源性休克患者的初期治疗措施如下。

（1）液体复苏，有肺水肿者例外。常规置入中心静脉和动脉导管、尿管、脉搏氧饱和度监测。

（2）氧合及气道保护很重要，吸氧通过减少组织对血流量的需求而降低心脏的工作负荷；为了减少呼吸做功和在心导管检查前便于镇静和稳定患者，常需要气管插管和机械通气。

（3）电解质异常应予纠正。低钾血症和低镁血症是室性心律失常的诱发因素，酸中毒能降低收缩功能。

（4）应用硫酸吗啡（如果收缩压降低则应用芬太尼）缓解疼痛和焦虑能减少过度的交感活性和降低需氧量、前负荷、后负荷。

（5）心内科会诊可改善心肌梗死患者的预后，心源性休克时应积极联系。心律失常和心脏传导阻滞可显著影响心排血量，应立即用抗心律失常药、电转复或起搏纠正。

（6）某些药物（如硝酸酯、β阻滞药、ACEI）已证实可改善心肌梗死的预后，但可加重心源性休克患者的低血压。因此，应停用这些药物直至患者稳定后。

对于组织灌注不足而血管内容量充足的患者，应开始正性肌力药的心血管支持。多巴酚丁胺是一种选择性的β₁肾上腺素能受体激动药，能改善心肌收缩性、增加心排血量，而心率和全身血管阻力没有显著变化，是收缩压＞80 mmHg的患者首选初期治疗药物。应用时要注意，多巴酚丁胺可加重某些患者的低血压和促发快速心律失常。多巴胺直接作用于心肌的β₁肾上腺素能受体，并通过释放去甲肾上腺素而起间接作用，同时具有正性肌力药和血管升压药的作用，适用于收缩压＜80 mmHg的患者。多巴胺引起的心动过速和外周血管阻力增加可加重心肌缺血。某些情况下，联合应用多巴胺和多巴酚丁胺要比单独应用其中任何一种药物更有效。当低血压对治疗无反应时，可能需要应用去甲肾上腺素来维持器官灌注压，这是一种天然儿茶酚胺，具有α和β₁肾上腺素能效应。磷酸二酯酶抑制药氨力农和米力农具有正性肌力和血管扩张作用。药物的半衰期长，而且可引起低血压和血小板减少，因此只有在其他药物已证实无效时才应用。因为这类药不直接刺激肾上腺素能受体，所以在与儿茶酚胺类药物合用或已有β肾上腺素能受体下调时有效。与儿茶酚胺类药物相比，磷酸二酯酶抑制药的变时性和致心律失常作用最小。

心源性休克患者输注儿茶酚胺时必须仔细调节剂量，使冠状动脉灌注压最大而心肌的需要量增加最小。因为通过临床征象来估计充盈压不可靠，而且心肌功能和顺应性以及治疗措施的变化能急剧改变心排血量和充盈压，所以有创血流动力学监测对于不稳定的患者非常有益，可使治疗达到最佳效果。充盈压的优化和心排血量（以及其他监测，如混合静脉血氧饱和度）的连续测定可帮助调节正性肌力药和血管升压药的剂量，以最小的剂量达到预定的治疗目标，使心肌需氧量的增加和发生心律失常的可能性降至最低。

急症情况下应用血管扩张药应非常谨慎，因为有促发更严重的低血压的减少冠状动脉血流量的危险；但是，血管扩张药在血压稳定后能降低前负荷和后负荷。硝普钠是一种可作用于动脉和静脉的血管扩张药，能降低充盈压，并通过减少后负荷而增加心脏的每搏量。硝酸甘油是一种有效的静脉扩张药，可降低PCWP，通过降低左室充盈压和使冠状动脉血流再分布至缺血区域而减少心肌缺血。这两种药物都可能引起急性、快速的血压降低，必须仔细调节剂量；当应用这些药物时，有创血流动

力学监测可有助于使充盈压达到最佳。

肺充血应使用利尿药治疗，可提高氧合率。

（二）溶栓疗法

已经证实溶栓疗法可减少急性心肌梗死患者的病死率，这种疗法对心源性休克患者的益处还不确定。但是，溶栓疗法能降低心肌梗死患者初次就诊后发生休克的可能性。这一点很重要，因为大多数患者发生心源性休克的时间是入院后6 h以上。

目前还没有试验能证实溶栓疗法可降低已发生心源性休克的病死率。因为大多数溶栓试验已将就诊时发生心源性休克的患者排除，所以患者的数目很少。有研究发现，心源性休克患者应用链激酶和组织纤溶酶原激活药治疗闭塞性冠状动脉（global utilization of streptokinase and tissue plasminogen activator for occluded coronary arteries, GUSTO）临床试验中，链激酶和重组组织型纤溶酶原激活药治疗的休克患者病死率也没有差异（56% vs 59%）。

溶栓疗法不能改善心源性休克患者的存活率，但就诊时处于极度高危状态的患者应用溶栓药可降低病死率，二者似乎矛盾。一项荟萃分析证实，溶栓疗法从36.1%降至29.7%；最初心率超过100次/min的患者病死率从23.8%降至18.9%。但是，这些分组中的大多数患者并未符合心源性休克的标准。

溶栓药的疗效在心源性休克患者降低的原因还未完全清楚，可能包括血流动力学、机械性和代谢因素。溶栓疗法的效应有助于理解其在心源性休克患者中的作用。再灌注的程度与预后相关，当再灌注成功时，病死率明显降低。而心源性休克患者的再灌注可能性较小，可以部分解释溶栓疗法不能令人满意的结果。动脉压降低限制了溶栓药穿透入血栓，低血压时梗死动脉的被动萎陷也能使溶栓药的疗效降低；酸中毒可抑制纤溶酶原转化成纤溶酶，也有同样作用。两项小样本研究发现，利用血管加压药升高主动脉压可改善溶栓药的疗效。

（三）主动脉内球囊反搏

主动脉内球囊反搏（intra-aortic balloon pumping, IABP）可降低收缩期后负荷、提高心舒期灌注压、增加心排血量、改善冠状动脉血流。与正性肌力药或血管升压药的疗效相比，这些作用不伴有需氧量增加。IABP有利于心源性休克患者的早期稳定。但是，单独应用IABP不会显著改善冠状动脉狭窄远端的血流，也没有证据表明单独应用IABP可增加存活率。

最好不要把IABP作为治疗心源性休克的单独方法。IABP是一种必要的支持手段，使关键的治疗措施能得以实施。GUSTO试验中，就诊时已发生休克的患者早期进行IABP可使病死率有下降趋势。一些研究提示IABP能改善休克患者的预后，虽然其中可能也有再血管化的作用。IABP也可减少急性心肌梗死患者急诊血管成形术后再梗死和心脏事件。

如果医院没有能力直接进行血管成形术，最好的处理方法是应用IABP和溶栓疗法使患者稳定，然后转运至其他医院。在这种情况下，IABP是溶栓的有效辅助措施，可增加药物在血栓中的分布、改善其他区域的冠状动脉血流、防止低血压事件、在顿抑心肌恢复之前支持心室功能。两项回顾性研究显示，在社区医院应用IABP然后溶栓治疗的心源性休克患者院内存活率有改善，后期转院行再血管化治疗后的结果也改善，但是选择偏差是一项明显的混淆因素。

（四）再血管化

心肌梗死引起的心源性休克患者应积极进行再血管化治疗，病理生理学特点和大量回顾性研究都支持这点。

1. 直接冠状动脉血管成形术

重建梗死相关动脉的血流是心肌梗死后左心室功能恢复和存活的重要决定因素。直接经皮冠状动脉腔内成形术（PTCA）能使80%～90%心肌梗死患者恢复TIMI（thrombolysis in myocardial infarction）3级的血流，而溶栓治疗后90 min的恢复比率为50%～60%。PAMI试验（primary angioplasty in myocardial infarction）显示，PTCA与溶栓治疗相比能降低高危患者（年龄＞70岁，大面积前壁心肌梗死，心率＞100次/min）的院内病死率（2% vs 10.4%）。因此，心源性休克患者适宜直接血管成形术。除了改善梗死区的室壁运动外，梗死区的灌注增加也与远处心肌收缩增强相关，可能是因为侧支血流恢复。

成功地恢复再灌注的心源性休克患者的结局要比未恢复者好得多。GUSTO试验显示，心源性休克患者行血管成形术后的3天病死率显著下降，无论是就诊时已发生休克还是后来发展成休克者。

近期研究提示，无论是在PCTA失败或效果不佳后，还是作为首选治疗，冠状动脉支架置入都可改善预后。研究显示，首先置入支架在急性心肌梗死的患者是可行的，90%以上的患者可恢复TIMI3级血流，短期预后良好。但是心源性休克患者的资料很少。一项近期研究报道，47%的休克患者置入支架，成功率为94%，院内病死率为26%。另一项研究报道了心源性休克患者在血管成形术失败后置入支架，病死率为27%。

抗血小板辅助治疗的作用也不断发展中。血小板糖蛋白Ⅱb/Ⅲa拮抗药可改善血管成形术后短期临床预后，尤其是并发症危险性高的患者。Ⅱb/Ⅲa受体抑制有用于心源性休克仅限于病例报道，但是从其他情况的推论提示，这种疗法在接受血管成形术的休克患者中起重要的辅助作用。

2. 冠状动脉旁路手术

许多报道搭桥手术对心源性休克患者的结局有益。心源性休克患者常见左主干和三支冠状动脉病变，非梗死区缺血可能会促成休克患者心肌功能障碍，这些都支持完全再血管化。但是，手术牵涉的人员较多，准备时间会较长，而且手术的并发症发生率和死亡率都较高，加之经皮介入治疗的效果通常令人满意，这些因素都不利于心源性休克患者进行常规搭桥手术。IABP支持可成功用于搭桥手术之前的过渡；其他支持措施（如紧急心肺转流术）的作用还有待确定。

有关心源性休克患者再血管化的这些研究都是回顾性的非对照的。而且存在明显的选择偏差，因为选择进行再血管化的患者一般都比较年轻、病性不很重、接受IABP支持的可能性大、并发症也倾向于更少。而且，病情在进行再血管化之前恶化的患者都分配至非再血管化组。

多中心SHOCK试验（should we emergently revascularize occluded coronaries for cardiogenic shock）是唯一随机、对照研究心源性休克患者再血管化的试验。SHOCK试验比较了内科治疗（PTCA或CABG）。早期介入治疗的患者30天病死率为46.7%，而初期应用内科治疗稳定病情的患者30天病死率为56%，但是此差异无统计学意义。6个月的绝对危险降低12%（54% vs 66%），差异有统计学意义。试验结果强烈支持早期再血管化在大多数心源性休克患者的优越性。

该试验中的对照组（内科治疗的患者）死亡率低于以往的研究，这可能反映了溶栓治疗和IABP的积极应用。这些数据间接说明，当无法立即行心导管术时，溶栓加上IABP可产生最佳结果。

（五）特殊情况

1. 右心室梗死

30%下壁梗死的患者可发生右心室梗死,有临床表现的占10%。患者表现为低血压、颈静脉怒张、肺部听诊无杂音和啰音。诊断依据是右侧心前区导联ST段抬高或右心导管检查发现特征的血流动力学表现(右心房压和右心室舒张末压升高、PCWP正常或降低、心排血量降低)。右室梗死引起的心源性休克要比左侧泵衰竭者预后好,部分原因是右心室的功能随着支持治疗而恢复正常,虽然这种治疗可能需要较长时间。

右心室梗死的支持治疗首先是应用液体来维持右室前负荷。但是,有时候液体复苏可增加PCWP但不增加心排血量,而右心室过度扩张则能影响左心室充盈和心排血量。在某些患者,正性肌力药多巴酚丁胺在增加心排血量方面更有效,连续超声心动图监测也可有助于发现右心室过度扩张。维持房室节律同步也很重要,可使右心室充盈最佳。IABP可有助于血流动力学持续不稳定的患者,因为升高的右心室压力和容量增加了室壁应力和氧耗、降低了右冠状动脉灌注压、加重了右心室缺血。

闭塞的冠状动脉再灌注也很重要。有研究表明,恢复正常血流可使右心室功能显著复原,病死率仅为2%,而再灌注不成功可造成持续性血流动力学危害,病死率为58%。

2. 急性二尖瓣反流

缺血性二尖瓣反流通常与下壁心肌梗死和后乳头肌缺血或梗死相关;后乳头肌仅有单一血供(通常来自优势右冠状动脉的后降支)。乳头肌断裂通常发生于急性心肌梗死后2～7天,表现为肺水肿、低血压、心源性休克。当发生乳头肌断裂时,急性二尖瓣反流的杂音可限于收缩早期,因为左心房和左心室的压力很快达到平衡。更重要的是,杂音可轻柔或听不到,尤其是在心排血量低时。

鉴别诊断包括游离壁破裂、室间隔破裂、梗死扩展性泵衰竭。超声心动图在鉴别诊断时非常有用,通过肺动脉导管进行血流动力学监测也有助于诊断。治疗包括应用硝普钠降低后负荷,IABP可作为姑息性措施。也可能需要正性肌力药和血管升压治疗以维持心排血量和血压。最终治疗是通过手术进行瓣膜修补或置换,应尽快进行,因为临床病情恶化会突然发生。

3. 室间隔破裂

室间隔破裂的患者有严重心力衰竭或心源性休克,伴全心缩期杂音和胸骨旁震颤。典型表现是左向右心内分流(氧饱和度从右心房至右心室逐渐升高)。在肺动脉导管监测的波形上,室间隔破裂难以与二尖瓣反流区分,因为二者都能形成显著的"V"波。通过超声心动图最容易做出诊断。

长期存活的唯一选择是快速稳定病情(应用IABP和药物支持)后进行手术修补。关于手术时机还有争论,但是大多数专家现在建议应在破裂的48 h内早期进行手术修补。

4. 游离壁破裂

心室游离壁破裂通常发生于心肌梗死后的第1周内,典型的患者是老年、女性、高血压患者。早期应用溶栓治疗可减少心脏破裂的发生率,但是晚期应用则可增加危险。游离壁破裂是一种灾难性事件,伴有无脉心律。迅速识别、心包穿刺以缓解急性心包压塞和开胸修补可能挽救患者。

5. 可逆性心肌功能障碍

除了心肌顿抑外,心肌功能障碍的可能性原因还包括脓毒症相关性心肌抑制、心脏转流术后心肌功能障碍、心肌炎。脓毒症和心肌炎时,心肌功能障碍可能是炎性细胞因子引起的,例如肿瘤坏死因子和白介素－1。心肌障碍可表现自限性或暴发性,伴有严重充血性心力衰竭和心源性休克。心源性

休克时,可能需要联合应用正性肌力药(如多巴胺、多巴酚丁胺、米力农)和 IABP 几小时或几天,使心脏有充分的时间恢复。如果这些措施无效,可考虑利用左心辅助设施进行机械性循环支持。这些设施可用作适宜患者进行心脏移植的过渡或心肌恢复的过渡,可产生明显的功能改善。

第五节　过敏性休克

过敏反应是一种发生于致敏个体的全身性 I 型超敏反应,造成黏膜皮肤、心血管和呼吸系统的表现;严重者常可危及生命,称为过敏性休克。

一、过敏反应的原因

过敏反应可发生于各年龄段,原因也可有很多种,其中最常见的包括:① 药物:包括肌松药、NSAIDs、阿司匹林、抗生素、阿片类镇痛药、胰岛素、鱼精蛋白、全麻药、链激酶、血液制品、黄体酮、生物制剂、免疫治疗等。② 食物:包括花生、榛子、杏仁、核桃、鱼、贝类、牛奶、鸡蛋、重亚硫酸盐等。③ 昆虫毒液:包括黄蜂、大胡蜂、胡蜂、蜜蜂、火蚁等。④ 其他:橡胶、运动、明胶、月经、精液、透析膜等。值得注意的是,多达 1/3 病例无法确定原因。

二、类过敏反应

类过敏反应(anaphylactoid reaction)在第一次接触病原后即可发生,除了不是由免疫球蛋白 E (IgE)介导以外,几乎在其他各个方面都与过敏反应相同。类过敏反应的常见原因包括造影剂、血浆蛋白、人工胶体液、静脉麻醉药、麻醉性镇痛药、NSAIDs、多黏菌素、鱼精蛋白等。

三、治疗

(一) 一般处理

过敏反应是一种紧急情况,需立即处理,因为呼吸道梗阻和休克会很快发生,患者可在极短的时间从相对稳定发展到极端状态。所有怀疑发生过敏反应的患者都应进行气道、呼吸、循环方面的评估(即基础生命支持中 ABC),必要时应开始 CPR。如果患者意识清醒并有呼吸困难,可帮助其采用坐位;如果患者已发生休克,最好是平躺并抬高下肢;如果患者意识丧失,应检查其气道和呼吸情况,并将其置于复苏体位。

(二) 药物治疗

一旦认为可能发生过敏反应,应立即首选应用肾上腺素,通过收缩血管的作用使气道开放、液体外渗减少,血压升高,缓解支气管痉挛、喉头水肿、低血压、荨麻疹、血管性水肿。如果已知患者易发生过敏反应,应检查其是否携带预装的肾上腺素自动注射(epipen);必要时帮助患者在大腿肌内注射药物,可隔着衣服用药。在过敏性休克时,应用肾上腺素没有绝对禁忌证,不能立即用药可造成严重后果。但是,也有报道部分患者尽管应用肾上腺素治疗但仍旧死亡。适当的剂量和用药途径也很重要,

因为过量或剂量不足都可能致命。很多医务人员并未认识到肾上腺素用于治疗过敏反应和用于复苏在剂量、用药途径以及注入速度方面的不同。成人的适宜剂量为肌内注射1%溶液0.3～0.5 ml,需要时每10 min可重复。某些作者提倡静脉注射1%溶液0.1 ml以治疗低血压或肌内注射剂量无效者;或是开始时静脉输注1 μg/min,然后2～10 μg/min。但是静脉用药可带来更多不良反应。关于肾上腺素首选用药方法有一些近期研究资料。Simons等儿童中进行的研究显示,肌内注射肾上腺素优于皮下给药,因为皮下注射肾上腺素的吸收要比肌内注射延迟;二者的差别可能是因为肾上腺素具有收缩皮肤血管的特性。研究将其扩展到成人,进一步确定大腿(股外侧肌)肌内注射优于三角肌肌内注射,检测到血清肾上腺素水平更高;可能因为肌外侧肌血流量更高。

抗组胺药(如苯海拉明)和皮质激素(如氢化可的松或泼尼松)以及H_2阻滞药也可作为过敏反应的辅助治疗进一步缓解症状,但不能替代立即应用肾上腺素。苯海拉明1～2 mg/kg(或25～50 mg)肌内注射,可减少瘙痒和拮抗组胺的作用。沙丁胺醇能选择性激动支气管平滑肌上的β_2肾上腺素能受体,使支气管平滑肌松弛,从而解除支气管痉挛,而对心脏的β_1肾上腺素能受体作用较弱。0.5%溶液0.5 ml用生理盐水2.5 ml稀释后雾化,或每15 min喷两下定量吸入器,直至3次。甲泼尼松龙静脉注射125 mg,每6 h1次,可减少后期反应。雷尼替丁50 mg溶于5%葡萄糖溶液20 ml,在10～15 min静脉输入,可用于辅助肾上腺素和静脉输液来维持收缩压。

(三)特殊情况

正在服用β阻滞药的患者在过敏反应期间发生严重反应的危险性增高。口服甚至局部应用β阻滞药可通过拮抗肾上腺素在β肾上腺素能受体的作用而干扰其治疗。正在服用β阻滞药的患者发生过敏反应时,如果对其他治疗没有反应,一些病例报道建议胰高血糖素可能有效;1 mg溶于5%葡萄糖溶液1 L,以5～15 μg/min的速度输入。

ACEI在过敏反应期也有与β阻滞药相似的问题。过敏反应期间可发生液体移动,高达50%血浆容量可在短短10 min内从循环中丢失。机体通过肾素-血管紧张素-醛固酮系统代偿性释放血管紧张素(强效血管收缩药)来对抗上述反应,而ACEI可阻止这种代偿反应发生。

(四)预防

治疗的一个重要方面是防止发生更多事件,包括避免接触变应原以及在这方面对患者的教育。患者也应认识到变应原之间可能存在交叉反应,特别是药物和坚果。曾发生过敏反应的患者必须到医院进行全面检查以鉴定病因。为了防止以后发生严重的过敏反应,必须准备至少2支预装的肾上腺素自动注射器,1支随身携带,另1支在工作单位或家里。易发生过敏反应的患者也应佩戴标识腕带。

第六节　神经源性休克

神经源性休克(neurogenic shock)是分布性休克的一种,由自主神经系统至血管壁平滑肌的信号突然丧失所引起。病因可为中枢神经系统(脑和高位胸段脊髓、颈段脊髓)的严重损害,通常限于T_6脊柱段水平以上的脊髓损伤(spinal cord injury, SCI)。

一、首先需诊断和治疗失血性休克

失血性休克和神经源性休克可同时存在,而且前者常被后者的血和扩张和心动过缓所掩盖。脊柱骨折但不伴神经学缺陷的低血压可能是出血造成的;神经源性休克则仅发生于胸段脊髓水平以上的SCI。

二、积极的液体复苏

需大量液体以恢复正常血流动力学和维持灌注,防止进一步的脊髓损伤。

三、应用血管升压药

但不能替代液体复苏,可应用具有β受体激动药作用的药物(如多巴胺和多巴酚丁胺)。去氧肾上腺素和去甲肾上腺素需谨慎应用,因为用药后增加的后负荷能导致左室衰竭。

四、治疗房性和室性心律失常

阿托品对于大多数患者非常有效;窦性心动过速可应用β受体阻滞药。

五、起搏装置的应用

停止刺激或应用阿托品仍不能缓解的显著缓慢心律失常或心脏停搏需要起搏器;可用于异丙肾上腺素药物超搏。

六 限制刺激反应

给予适当镇静、缩短吸痰时间等。

(杨文超　侯立朝)

参 考 文 献

［ 1 ］ Gill W, Long W B. Shock. J R Coll Surg Edinb, 1972, 17(5): 304－314.
［ 2 ］ Vincent J L, De Backer D. Circulatory shock. N Engl J Med, 2014, 370(6): 583.
［ 3 ］ Weil M H, Shubin H. Proposed reclassification of shock states with special reference to distributive defects. Adv Exp Med Biol, 1971, 23(0): 13－23.
［ 4 ］ McDonell W. The clinical diagnosis of shock. J Small Anim Pract, 1974, 15(5): 293－301.
［ 5 ］ Rhoads J E, Dudrick S J. Hypovolemic shock. Current clinical concepts of diagnosis and management. Postgrad Med, 1966, 39(1): 3－10.
［ 6 ］ Norton R, Kobusingye O. Injuries. N Engl J Med, 2013, 368(18): 1723－1730.
［ 7 ］ Cannon J W. Hemorrhagic Shock. N Engl J Med, 2018, 378(4): 370－379.

［8］ Topalian S, Ginsberg F, Parrillo J E. Cardiogenic shock. Crit Care Med, 2008, 36(1 Suppl): S66-74.

［9］ Tewelde S Z, Liu S S, Winters M E. Cardiogenic Shock. Cardiol Clin, 2018, 36(1): 53-61.

［10］ Pich H, Heller A R.［Obstructive shock］. Anaesthesist, 2015, 64(5): 403-419.

［11］ Saito K.［Anaphylactic shock］. Nihon Rinsho, 2009, 67(11): 2144-2147.

［12］ Abi Khalil M, Damak H, Decosterd D.［Anaphylaxis and anaphylactic shock］. Rev Med Suisse, 2014, 10(438): 1511-1515.

［13］ Brasmer T H. Shock—basic pathophysiology and treatment. Vet Clin North Am, 1972, 2(2): 219-233.

［14］ Wilson R F, Wilson J A. Pathophysiology, diagnosis and treatment of shock. J Emerg Nurs, 1977, 3(5): 11-26.

［15］ Rice V. Shock, a clinical syndrome. Part I: definition, etiology, and pathophysiology. Crit Care Nurse, 1981, 1(3): 44-50.

［16］ King E G, Chin W D. Shock: an overview of pathophysiology and general treatment goals. Crit Care Clin, 1985, 1(3): 547-561.

［17］ Buhren V.［Pathophysiology of shock］. Unfallchirurg, 1996, 99(3): 207-220.

［18］ Worthley L I. Shock: a review of pathophysiology and management. Part I. Crit Care Resusc, 2000, 2(1): 55-65.

［19］ Worthley L I. Shock: a review of pathophysiology and management. Part II. Crit Care Resusc, 2000, 2(1): 66-84.

［20］ Lutz H.［Clinical picture, diagnosis, and prognosis of shock］. Med Welt, 1971, 22(29): 1188-1190.

［21］ Marouene S, Juliard J M, Golmard J L, et al.,［Clinical characteristics, management and prognostic evolution of patients admitted within six hours of symptom onset with st-segment elevation acute myocardial infarction complicated by cardiogenic shock: twenty year monocentric study］. Tunis Med, 2012, 90(10): 715-719.

［22］ Hiemstra B. Eck R J, Keus F, et al. Clinical examination for diagnosing circulatory shock. Curr Opin Crit Care, 2017, 23(4): 293-301.

［23］ Davidson A M. Current Research, Pathophysiology and Therapy of Shock. Med Serv J Can, 1963, 19: 481-492.

［24］ Fiddian-Green R G, Haglund U, Gutierrez G, et al. Goals for the resuscitation of shock. Crit Care Med, 1993, 21(2 Suppl): S25-31.

［25］ De Backer D. Treatment of shock. Acta Clin Belg, 2011, 66(6): 438-442.

［26］ Hollenberg S M. Vasoactive drugs in circulatory shock. Am J Respir Crit Care Med, 2011, 183(7): 847-855.

［27］ Spinella P C, Holcomb J B. Resuscitation and transfusion principles for traumatic hemorrhagic shock. Blood Rev, 2009, 23(6): 231-240.

［28］ Cherkas D. Traumatic hemorrhagic shock: advances in fluid management. Emerg Med Pract, 2011, 13(11): 1-19; quiz 19-20.

［29］ David J S, Spann C, Marcotte G, et al. Haemorrhagic shock, therapeutic management. Ann Fr Anesth Reanim, 2013, 32(7-8): 497-503.

［30］ Lampard J G, Lang E. Vasopressors for hypotensive shock. Ann Emerg Med, 2013, 61(3): 351-352.

［31］ Lier H, Bernhard M, Hossfeld B.［Hypovolemic and hemorrhagic shock］. Anaesthesist, 2018, 67(3): 225-244.

［32］ Vincent J L. Clinical sepsis and septic shock-definition, diagnosis and management principles. Langenbecks Arch Surg, 2008, 393(6): 817-824.

［33］ Calis J, van Woensel J, Lemson J. Severe sepsis and septic shock. N Engl J Med, 2013. 369(21): 2062.

［34］ Townsend S R, Rivers E, Tefera L. Definitions for Sepsis and Septic Shock. JAMA, 2016, 316(4): 457-458.

［35］ Minasyan H. Sepsis and septic shock: Pathogenesis and treatment perspectives. J Crit Care, 2017, 40: 229-242.

［36］ Rhodes A, Evans L E, Alhazzani W, et al. Surviving Sepsis Campaign: International Guidelines for Management of Sepsis and Septic Shock: 2016. Crit Care Med, 2017, 45(3): 486-552.

［37］ Formica F, Corti F, Avalli L, et al. ECMO support for the treatment of cardiogenic shock due to left ventricular free wall rupture. Interact Cardiovasc Thorac Surg, 2005, 4(1): 30-32.

［38］ Brender E, Lynm C, Glass R M. JAMA patient page. Cardiogenic shock. JAMA, 2006, 295(21): 2566.

［39］ Sharma S, Lardizabal J. PCI Strategies in Acute Myocardial Infarction with Cardiogenic Shock. N Engl J Med, 2018. 378(14): 1358.

［40］ Chonde M, Saooington P, Kormos R, et al. The Use of ECMO for the Treatment of Refractory Cardiac Arrest or Postarrest Cardiogenic Shock Following In-Hospital Cardiac Arrest: A 10-Year Experience. J Intensive Care Med, 2018, 885066617751398.

［41］ Dewachter P, Jouan-Hureaux V, Franck P, et al. Anaphylactic shock: a form of distributive shock without inhibition of oxygen consumption. Anesthesiology, 2005, 103(1): 40-49.

［42］ Whiteside M, Fletcher A. Anaphylactic shock: no time to think. J R Coll Physicians Edinb, 2010, 40(2): 145-147; quiz 148.

［43］ Fox A D. Spinal shock. Assessment & treatment of spinal cord injuries & neurogenic shock. JEMS, 2014, 39(11): 64-67.

［44］ Ruiz I A, Squair J W, Phillips A A, et al. Incidence and Natural Progression of Neurogenic Shock after Traumatic Spinal Cord Injury. J Neurotrauma, 2018, 35(3): 461-466.

第96章
镇痛、镇静和肌松药在ICU中的应用

疾病的严重程度、手术切口的疼痛、侵入性操作、多种导管的留置均可引起ICU患者的疼痛不适，来自医护人员的操作、检查以及多种仪器的报警、刺激、约束、昼夜节律不分等影响因素几乎时刻存在，这些因素均可扰乱患者的正常生理功能，诱发焦虑、恐惧以及谵妄，甚至病情加重。详尽的分析和评估疼痛、焦虑、恐惧以及谵妄对个体的影响，制订合理的治疗方案，有针对性的给予恰当药物的干预，可以在提高临床疗效的同时增加患者的舒适度。

调查发现，从ICU转出6个月到4年的患者中，20%～40%不能回忆起ICU住院期间的经历，这可能是苯二氮䓬类药物的遗忘作用，而对于那些入住ICU期间没有深度镇静地患者，约有50%的患者能回忆在ICU中经历的痛苦，镇静镇痛治疗通过药物消除患者的疼痛、减轻焦虑、恐惧及躁动，使患者不感知或遗忘其在危重阶段的痛苦，重症医学工作者们在抢救生命、治疗疾病的同时，还需尽可能减轻患者的痛苦与恐惧感，以免加重病情或者影响治疗。因此，镇静镇痛治疗应作为ICU患者的常规治疗手段。

中华医学会重症医学分会于2006年推出了重症医学科重症患者镇痛与镇静治疗指南，2013年美国危重病医学会（society of critical care medicine, SCCM）发布了新的镇静、镇痛和谵妄治疗指南，标题中特意增加了谵妄，凸显了近年来对谵妄的研究进展，2017年欧洲麻醉学会（European society of anesthesiology, ESA）联合欧洲麻醉学专业论证委员会（European board of anesthesiology, EBA）发布了成人程序化镇痛和镇静指南，其目的在于推广镇痛镇静的理念与方法，规范重症医学科中的镇痛镇静治疗。

第一节　ICU患者镇痛与镇静治疗的意义与目的

镇痛治疗是指通过药物或（和）非药物手段（音乐、心理暗示、针刺、理疗等）以提升患者的痛阈值，减轻或消除患者的疼痛感觉。镇静治疗是指借助于药物等手段使焦虑或（和）躁动的患者处于一种平静安详的状态，前提是尽可能祛除一切可能导致焦虑/躁动的诱发因素，药物治疗应在此基础上进行。多数调查发现，在ICU期间50%～80%的患者经历了疼痛和不适，而且这一疼痛发生率在外科和内科ICU是相同的，因此在实施镇静治疗之前，应该有效地缓解患者的疼痛，镇痛是镇静治疗的基础。

一、镇痛与镇静治疗的意义

入住ICU的患者绝大多数都存在循环和（或）通气氧合功能受损，而且这些病理损伤和致病因素往往短期内难以去除，若强行代偿有可能进一步加重氧耗而使患者病情加重，且危重患者比健康人更易感受到疼痛（易伤害性），例如对于ICU患者最主要的疼痛经历是气管内吸痰和翻身，而更严重的疼痛经历来自制动和全身的炎症反应，疼痛还可刺激疼痛区周围肌肉的保护性反应，导致全身肌肉僵直或痉挛等限制胸壁和膈肌运动，进而造成呼吸功能障碍。50%以上的ICU患者会出现焦虑，而引起焦虑的原因均可以导致躁动，疼痛和躁动还可能对患者远期心理造成影响。而谵妄是多种原因引起的一过性的意识混乱状态。ICU患者因焦虑、术后不适、代谢异常、缺氧、循环不稳定或神经系统病变等原因，可以出现谵妄症状，且长时间置身于陌生而嘈杂的ICU环境会加重谵妄的临床症状，表现为：精神状态突然改变或情绪波动，注意力不集中，思维紊乱和意识状态改变，伴或不伴有躁动状态；还可以出现整个白天醒觉状态波动，睡眠清醒周期失衡或昼夜睡眠周期颠倒。谵妄也可以表现为情绪过于低沉或过于兴奋或二者兼有，其中又以情绪低沉型谵妄不易识别且预后较差。不适当的使用镇静镇痛药物可能会加重谵妄症状。

因而，通过恰当及适时的镇痛、镇静治疗帮助患者度过这一阶段，降低氧耗，使机体适应受到损害的低灌注及氧供水平，减轻病理因素导致的损伤，为器官功能的恢复争得时间。

二、镇痛镇静治疗的目的

ICU中的治疗是一个整体，镇痛镇静治疗与其他各种治疗手段和药物一样重要，需要危重症医师重视并掌握，趋利除弊，合理应用，其目的在于：① 消除或减轻患者的疼痛及躯体不适感，减少不良刺激及交感神经系统的过度兴奋；② 帮助和改善患者睡眠，诱导遗忘，减少或消除患者对其在ICU治疗期间病痛的记忆；③ 减轻或消除患者焦虑、躁动甚至谵妄，防止患者的无意识行为（如挣扎）干扰治疗，保护患者的生命安全；④ 降低患者的代谢速率，减少其氧耗、氧需，使得机体组织的氧耗需求变化尽可能适应受到损害的氧输送状态，并减轻各器官的代谢负担；⑤ 对病情非常危重的患者，诱导并维持一种低代谢"休眠"状态，尽可能减少各种炎性介质的产生和释放，有助于减轻细胞与器官损伤。

镇痛与镇静治疗并不等同，对于同时存在疼痛因素的患者，应首先实施有效的镇痛治疗，镇静治疗则是在祛除疼痛因素的基础之上帮助患者克服焦虑，诱导睡眠和遗忘的进一步治疗。

三、重症医学科镇痛镇静与麻醉的异同点

全麻手术患者在短时间内所达到的镇静镇痛深度要远大于重症患者的镇静镇痛要求，对于ICU内的患者，一方面需要维持的时间远长于手术麻醉时间；另一方面其深度又要求在病情许可的前提下尽可能保留基本的生理防御反射和感觉运动功能。此外，还需兼顾到多器官功能的保护，如胃肠道功能的影响，同时注意多种药物之间的相互作用，重症医学科与手术麻醉的镇静要求还是有着很大的区别，见表96-1。

表96-1　手术麻醉与重症医学科镇静镇痛的区别

项　目	手　术　麻　醉	重症医学科
时间	短	相对较长
生命体征	基本稳定	不稳定
镇静深度	深、意识丧失、遗忘	浅、保留部分意识
运动反射	抑制	尽可能保留
自主呼吸	消失	宜保留
气道管理	简单	重要、严格
自行咯痰	避免	鼓励
呼吸道感染	少	易发生
组织灌注	多正常	多异常
胃肠道利用	不考虑	需强调
药物蓄积	少	易发生
药物相互作用	少考虑	需注意

第二节　ICU患者镇痛与镇静治疗的指征和目标

一、ICU患者镇痛

（一）镇痛的指征

所有手术及创伤后疼痛的患者都应该给予足够的镇痛治疗。

（1）对于清醒患者，其主诉是评价疼痛程度和镇痛效果的最可靠指标，一般推荐使用数值等级评分方法进行评估。

（2）对于不能交流的患者，则根据与疼痛相关的行为（运动、面部表情、姿势）和生理指标（心率、血压、呼吸频率）进行评估。

（二）镇痛治疗的目标

通常镇痛治疗的目标包括：患者感觉舒适，视觉模拟评分小于5分，患者可以耐受咳嗽、翻身、拍背等活动。

二、ICU患者镇静

（一）镇静治疗的目标

通常镇静治疗的目标包括：患者安静、易被唤醒（Ramsay评分3～4级），并能保持正常的睡眠-觉醒周期；无循环波动，无躁动发生，容易调整；需呼吸机支持者Ramsay评分5～6级。在2013年美国ICU成年患者疼痛、躁动和谵妄处理指南中明确提出镇静目标为轻度镇静，对于成年ICU患者维持

轻度镇静可以改善临床预后（如缩短机械通气时间及ICU住院日），这一做法并不会增加心肌缺血的发生率，因而除非存在禁忌证，推荐成年ICU患者调整镇静药物剂量维持轻度而非深度镇静，基于这一目标，因此也无须进行每日唤醒。而对于接受机械通气的成年ICU患者，常规推荐采用每日中断镇静或维持轻度镇静目标，二者可以互相替代。

（二）镇静治疗的前提

（1）充分的镇痛。

（2）纠正和排除以下病理情况：低血压、低氧血症、低血糖、闭合性脑损伤和脑血管意外等。

（3）对于焦虑、躁动患者应先充分祛除可逆诱因。

（4）患者一旦出现谵妄，应及时处理。

（5）对于存在睡眠障碍的患者，应先采用非药物措施，如改善环境、心理疏导等；如仍存在睡眠障碍，可辅助药物诱导睡眠。

第三节　ICU患者疼痛与意识状态的评估

一、对重症患者疼痛和意识状态评估的意义

如前所述，重症医学科的镇痛镇静治疗与手术麻醉的要求存在着很大差异，更大程度上强调了"适度"的概念，为此，就需要对重症患者疼痛与意识状态及镇痛镇静的疗效进行更精准的评价，这一评估是镇痛镇静治疗的基础，是合理、恰当治疗的保证，而且这一评估应该是连续而系统的贯彻于治疗过程的始终。

二、重症患者的疼痛评估

疼痛被定义为"一种令人不愉快的感觉或情感经历"，这就强调了疼痛的主观属性，因而目前的疼痛评估仍然都是以主观指标为金标准和首选方法，包括疼痛的程度、持续时间、部位和性质等方面的描述，最可靠的评估指标是患者的自我描述，其他评估方法还包括生理评估法、行为评估法，而生命体征（如心率）与患者的自感疼痛程度相关性交叉，而且可能在疼痛时也不会出现改变，故不推荐用于疼痛评估。目前的观念推荐对于所有成年ICU患者，常规进行疼痛及检测，临床上常用的评估方法包括以下几种。

（一）语言评分法（verbal rating scale, VRS）

把疼痛从最轻到最重的顺序以0分（不痛）至10分（疼痛难忍）的分值来代表不痛的疼痛程度，由患者自己选择相应分值来量化疼痛程度。

（二）视觉模拟法（visual analogue scale, VAS）

这是用一条10 cm的水平直线，两端分别定为不痛和最痛，由患者在最接近自己疼痛程度的地方

画垂直线标记,以此量化其疼痛程度。这一方法已被证实是一种评价老年患者急、慢性疼痛的有效和可靠方法(图96-1)。

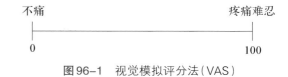

图96-1　视觉模拟评分法(VAS)

(三)数字评分法(numeric rating scale, NRS)

NRS是一种从0～10的点状标尺,0代表不疼痛,10代表疼痛难忍,由患者从其中选择一个数字描述疼痛,这一评分法既往曾被证实在评价老年患者急、慢性疼痛上的有效性及可靠性(图96-2)。

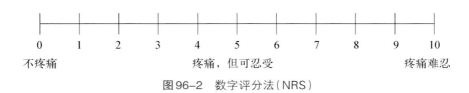

图96-2　数字评分法(NRS)

(四)面部表情评分法(face pain scale, FPS)

由6种面部表情及0～10分(或0～5分)构成,程度从不痛到疼痛难忍。由患者选择图像或数字来反映最接近其疼痛的程度(图96-3)。这一评分法与VAS、NRS有着很好的相关性及可重复性。它使用起来简单、直观、形象、易于掌握,不需要任何附加设备,特别适用于急性疼痛患者、老人、小儿、文化程度较低者、表达能力丧失者及认知功能障碍者。

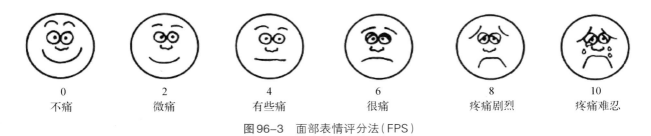

图96-3　面部表情评分法(FPS)

(五)术后疼痛评分法(Prince-Henry评分法)

该方法主要用于胸腹部术后疼痛的测量。从0～4共分为5级,方法见表96-2。

表96-2　术后疼痛评分法

评　分	描　述
0	咳嗽时无疼痛
1	咳嗽时有疼痛
2	安静时无疼痛,深度呼吸时有疼痛
3	安静状态下有较轻疼痛,可以忍受
4	安静状态下有剧烈疼痛,难以忍受

对于术后因气切或保留气管导管不能言语表达的患者,可在术前训练患者用5个手指表达自己从0～4的选择。

(六)深镇静和麻醉时评估

当患者处于较深镇静、麻醉或行呼吸机治疗时,往往不能主观表述疼痛程度,在此情况下,患者的疼痛相关行为(运动、面部表情和姿势)与生理指标(心率、血压和呼吸频率)的变化也可反映疼痛的程度,可通过医护人员的观察进行疼痛评估,此时,推荐疼痛行为量表(behavioral pain scale, BPS)和重症监护疼痛观察工具法(critical care pain observation tool, CPOT)来评估疼痛程度(表96-3,表96-4)。

表96-3　疼痛行为量表

项　目	描　述	计　分
面部表情	轻松	1
	轻度紧张	2
	非常紧张	3
	狰狞	4
上　肢	无移动	1
	部分弯曲	2
	完全弯曲,手指弯曲	3
	持续弯曲	4
机械通气耐受性	耐受呼吸机	1
	呛咳,但能够耐受呼吸机	2
	人机对抗	3
	不能控制机械通气	4
		总分:

总分范围从3(无疼痛)到12(最痛),≤5分表示有效的镇痛。

表96-4　重症监护疼痛观察工具法

指　标	描　述		评　分
面部表情	未观察到肌肉紧张	自然放松	0
	表现出皱眉、眉毛放低、眼眶紧绷和提肌收缩	紧张	1
	以上所有的面部变化加上眼睑轻度闭合	扮鬼相	2
体动	不动(并不表示不存在疼痛)	无体动	0
	缓慢、谨慎的运动,触碰或抚摸疼痛部位	保护性体动	1
	拉拽管道,试图坐起来,运动肢体/猛烈摆动,攻击工作人员,试图从床上爬起	烦乱不安	2
肌张力(通过被动屈伸上肢来评估)	对被动的运动不做抵抗	放松	0
	对被动的运动做抵抗	紧张和肌肉僵硬	1
	对被动的运动剧烈抵抗,无法将其完成	非常紧张或僵硬	2

筛查表（intensive care delirium screening checklist, ICDSC）"和"ICU谵妄诊断的意识状态评估法（the confusion assessment method for the diagnosis of delirium in the ICU, CAM-ICU）"是目前谵妄监测最为准确可靠的评估工具（表96-10，表96-11）。

表96-10 重症监护谵妄筛查表

项 目	描 述	评分	评分
意识水平	A：无反应 B：对强烈刺激或重复刺激有反应 C：对轻、中度刺激有反应 D：正常觉醒 E：对正常刺激反应强烈	0	1
注意力迟钝	执行指令困难或者容易分心、心烦意乱	0	1
定向力障碍	时间、地点、人物	0	1
幻觉、错觉、精神异常	临床表现或行为提示	0	1
精神运动性激越或迟缓	精神激动需要使用药物或限制束缚	0	1
言语和情绪不适当或不相称	与事件或情景对应、语无伦次	0	1
睡眠-觉醒周期紊乱	睡眠每日少于4 h，夜间醒，整天睡	0	1
症状波动	上述症状间断出现	0	1
总分		0	8

≥4分考虑谵妄，4分的敏感性为99%，特异性为64%。

表96-11 重症医学科谵妄诊断的意识状态评估法

临床特征	评 价 指 标
精神状态突然改变或起伏不定	患者是否出现精神状态的突然改变 过去24 h是否有反常行为（如时有时无或者时而加重时而减轻） 过去24 h镇静评分（镇静镇痛评分或肌肉运动评分）或昏迷评分（Glasgow昏迷评分）是否有波动
注意力散漫	患者是否有注意力集中困难 患者是否有保持或转移注意力的能力下降 患者注意力筛查得分多少（如注意力筛查的视觉测试是对10个画面的回忆准确度；注意力筛查的听觉测试时患者对一连串随机字母读音中出现"A"时点头或捏手示意）
思维无序	若患者已经脱机拔管，需要判断其是否存在思维无序或不连贯。常表现为对话散漫离题、思维逻辑不清或主题变化无常 若患者在带呼吸机状态下，检查其能否正确回答一下问题 (1)石头会浮在水面上吗 (2)海里有鱼吗 (3)1吨比2吨重吗 (4)你能用锤子砸烂一颗钉子吗 在整个评估过程中，患者能否跟得上回答问题和执行指令 (1)你是否有一些不太清楚的想法 (2)举着几个手指头（检查者在患者面前举两个手指头） (3)换只手做同样的动作（检查者不再用重复动作）

（续表）

临床特征	评 价 指 标
意识程度变化（指清醒以外的任何意识状态，如警醒、嗜睡、木僵或昏迷）	清醒：正常、自主的感知周围环境，反应适度 警醒：过于兴奋 嗜睡：嗜睡但易于唤醒，对某些事物没有意识，不能自主、适当的交谈，给予轻微刺激就能完全觉醒并应答适当 昏睡：难以唤醒，对外界部分或完全无感知，对交谈无自主、适当的应答。当给予强烈刺激时，有不完全清醒和不适当的应答，强刺激一旦停止，又重新进入无反应状态 昏迷：不可唤醒，对外界完全无意识，给予强烈刺激也无法进行交流

若患者有特征1和2，或者特征3，或者特征4，就可诊断为谵妄。

四、重症患者的睡眠评估

患者自己的主诉是睡眠是否充分的最重要的指标，应重视对患者睡眠状态的观察及患者的主诉（主动地询问与观察）。如果患者没有自诉能力，由护士系统观察患者睡眠时间不失为一种有效措施，也可采用图片示意等方式来评估睡眠质量。

第四节　ICU患者镇痛镇静治疗的方法和药物选择

疼痛治疗包括两方面：即药物治疗和非药物治疗。药物治疗主要包括阿片类镇痛药、非阿片类中枢性镇痛药、非甾体抗炎药（nonsteroidal antiinflammatory drugs, NSAIDS）及局麻药。非药物治疗主要包括心理治疗、物理治疗。

一、镇痛药物治疗

（一）阿片类镇痛药

鸦片的天然化学提取物称为鸦片剂。鸦片剂和其他类似物通过兴奋中枢神经系统的阿片受体来发挥其作用，这类药物称阿片类药物。兴奋阿片受体可产生多种不同作用，包括镇痛、镇静、欣快、瞳孔收缩、呼吸抑制、心动过缓等。在ICU中，阿片类药物是最常用来缓解疼痛的药物，通常是静脉注射、间断注射或持续静脉输注。

1. 吗啡

吗啡是阿片类药物的典型代表，血流动力学稳定的患者可首选吗啡。吗啡的初期快速再分布相为1～1.5 min及初始半衰期为10～20 min；终末清除半衰期在2～4.5 h。吗啡首先在肝脏代谢，40%由肾脏清除。吗啡的主要代谢产物（吗啡-6-葡糖苷酸），在肾衰竭的患者体内会蓄积。阿片类药物代谢产物的活性比原型高数倍，有报道在肾衰竭患者体内蓄积作用延长。吗啡也可导致组胺释放，增加继发于血管舒张的低血压的可能性。低血压的发生常见于具有高肾素活性和外周血管阻力增高的患者。吗啡对躯体和内脏痛均有效，持续性钝痛的效果优于间断性锐痛。

吗啡可采用间断静脉注射和持续静脉输注的方法，根据镇痛效应和镇痛目标调整剂量。持续输注给药时，先给予0.03～0.2 mg/kg负荷剂量，再以1～3 mg/h维持，通常需按负荷剂量间断追加给药。短时间镇痛时，可选用间断注射的方法用药，根据镇痛要求每间隔1～2 h重复给药。

2. 芬太尼

现在ICU中芬太尼已经替代了吗啡，是目前最常用的阿片类镇痛药。芬太尼的优势包括，镇痛效果更强（是吗啡的75～125倍），起效时间更快（芬太尼的脂溶性是吗啡的600倍），低血压发生率更少（芬太尼没有组胺释放），而且不会增加代谢，适用于肾功能不全的患者。对于血流动力学影响相对较小也是芬太尼用于危重患者的一个重要因素。

开始治疗时，一般先静脉推注1～3 μg/kg的负荷剂量，持续静脉输注，继以1～3 μg/(kg·h)维持，必要时可间断追加1 μg/kg。芬太尼有蓄积效应，在停药3～4 h后可出现延迟性呼吸抑制，快速静脉注射可引起胸壁和腹壁肌肉僵硬而影响通气。在没有机械通气支持的患者，应予高度重视。

3. 氢化吗啡酮

氢化吗啡酮是吗啡的衍生物，能够产生更有效的镇痛。然而，除了在肾衰竭的患者不需要调整剂量外，在危重患者的使用方面，氢化吗啡酮相比于吗啡没有明显的临床优势。

4. 瑞芬太尼

瑞芬太尼是一种超短效的μ型阿片受体激动剂，在人体内1 min左右迅速达到血-脑平衡，在组织和血液中被迅速水解，故起效快，维持时间短，在ICU可用于短时间镇痛的患者，多采用持续输注。瑞芬太尼的镇痛作用及其不良反应呈剂量依赖性，与催眠药、吸入性麻醉药、苯二氮䓬类药物合用有协同作用。瑞芬太尼的μ型阿片受体激动作用可被纳洛酮所拮抗，瑞芬太尼也可引起呼吸抑制、骨骼肌（如胸壁肌）强直、恶心、呕吐、低血压和心动过缓等不良反应，在一定剂量范围内，随剂量增加而作用加强。瑞芬太尼代谢不受血浆胆碱酯酶及抗胆碱酯酶药物的影响，不受肝肾功能及年龄、体重、性别的影响，主要通过血浆和组织中非特异性酯酶水解代谢，大约95%的瑞芬太尼代谢后经尿排泄，主代谢物活性仅为瑞芬太尼的1/4 600。长时间输注给药或反复注射给药其代谢速度无变化，体内无蓄积。瑞芬太尼的短效作用，对于需要经常评估脑功能的患者有利（例如，创伤性脑损伤）。近年来，其在ICU危重患者镇痛领域的使用得到了越来越多的重视。

瑞芬太尼持续静脉输注可以0.5～15 μg/(kg·h)维持。

5. 哌替啶

哌替啶（杜冷丁）是一种不再适用于ICU内镇痛的阿片类镇痛药，因为它有潜在的神经毒性。哌替啶在肝脏内代谢为去甲哌替啶，这种代谢产物可以被肾脏缓慢排泄出体外（消除半衰期为15～40 h），它的蓄积能够导致中枢神经系统兴奋，伴有躁动、肌阵挛、谵妄和癫痫大发作，在伴有肾衰竭的患者中尤其容易发生。哌替啶的成瘾性较其他阿片类镇痛药强。但小剂量哌替啶能有效控制寒战。因此，它不作为ICU危重患者的常规镇痛药，但用于外科术后疼痛伴寒战的患者，具有独特的效果。

阿片类药间断肌内注射是一种传统的术后镇痛方法，但临床上需反复注射给药、患者的退缩心理以及药物起效所需时间等综合因素使镇痛效果不尽人意。这种方法从根本上说不可能消除患者的药效和药代动力学的个体差异，尤其在血流动力学不稳定的患者不推荐使用肌内注射。持续静脉用药常比肌内用药量少，对血流动力学影响相对稳定，对一些短效镇痛药更符合药效学和药代动力学的特点，但需根据镇痛效果的评估不断调整用药剂量，以达到满意镇痛的目的。

阿片类镇痛药的常见不良反应包括：① 呼吸抑制：因阿片类药物能够产生一种中枢介导、剂量依赖的呼吸频率和潮气量下降。阿片能够影响觉醒，而且能够降低通气而导致高碳酸血症，对于患有睡眠呼吸暂停综合征和慢性高碳酸血症的患者，应用阿片类药物后特别容易导致呼吸抑制。② 心血管系统影响：阿片类药物镇痛经常伴随血压和心率的下降，这是降低交感神经活性和增加副交感神经活性的结果。这些影响通常是轻度和可耐受的，至少在仰卧体位如此。阿片类药物引起的低血压很少威胁到组织灌注，而且血压对静脉输液或小剂量血管活性药物注射有反应。③ 肠道动力：阿片类药物通过激动胃肠道的阿片受体能够抑制肠道运动。在危重患者，胃肠道运动功能受损能够促进肠道喂养物反流到口咽部，导致吸入性肺炎发生风险增加。阿片类药物导致的肠道低动力能够部分通过肠道给予纳洛酮（8 mg/6 h）来改善，并不影响阿片类的镇痛作用。④ 恶心和呕吐：阿片类药物通过兴奋位于低位脑干的化学受体触发区，能够导致呕吐发生，所有阿片类药物在导致呕吐方面作用相仿，但有时可以通过更换阿片类药物来解决呕吐的问题。

（二）非阿片类镇痛药

非阿片类镇痛药包括水杨酸盐，对乙酰氨基酚及其他NSAIDs。化学和机械刺激产生的伤害性刺激释放前列腺素及白三烯类，导致炎症及伤害性感受器致敏，引起痛阈降低的特征性痛觉过敏。疼痛信号可在受伤的部位，也可因前列腺素的作用在脊索被放大或修饰。NSAIDs有许多有利属性，包括减少阿片类药的需求，但警惕其不良反应，包括胃肠道出血发生率增加（继发于血小板抑制）及肾功能不全。NSAIDs不会引起呼吸抑制及意识水平降低。也不影响肠及胆管的运动性，因此与阿片类药物相比，不易引起恶心、呕吐及肠梗阻。用于术后早期的镇痛的非阿片类镇痛药。能够单独用于轻度疼痛，但用于中度到中度疼痛常需要与阿片类药联用。

1. 对乙酰氨基酚

对乙酰氨基酚在2010年被批准静脉给药，用于不能经口或直肠给药的术后患者，短期镇痛和退热。静脉使用对乙酰氨基酚的推荐剂量是 1 g/6 h，每日最大允许剂量3～4 g（防止肝脏毒性）。对于术后患者，这种剂量用法证实有阿片类集约效应。但是对乙酰氨基酚没有抗炎作用。而且，尽管为避免其肝脏毒性建议了每日最大剂量，但对于危重患者其中毒剂量仍没有评估。

2. 酮咯酸

酮咯酸是非甾体抗炎药，静脉给药用于术后镇痛，而且不会产生呼吸抑制。还证明具有阿片集约效应，能够减少阿片类药物的用量。由于其非甾体抗炎药的属性，同样也有产生不良反应的风险，尤其是胃黏膜损伤，上消化道出血和肾脏功能受损。这些不良反应与用药剂量过大及时间较长有关，当酮咯酸按照推荐剂量给药而且治疗时间限制在5天内，则很少发生这些不良反应。

酮咯酸能够通过静脉或者肌内注射给药。对于成年人轻度到中度的疼痛，推荐的给药方案是每6 h静脉注射或肌内注射30 mg，最多用5天。对于老年患者（年龄≥65岁）和体重＜50 kg的患者，推荐剂量减半。

3. 布洛芬

布洛芬与酮咯酸类似，也是一种可以静脉使用的非甾体抗炎药，有阿片类药物的集约效应，在用作短期镇痛时是安全的。与酮咯酸不同的是，布洛芬治疗没有推荐的时间限制，静脉使用布洛芬的临床试验采用治疗周期24～48 h，在这个用药时间内很少有严重并发症。布洛芬静脉使用剂量是给药

400～800 mg/6 h，每日最大剂量是3.2 g。

（三）非阿片类中枢性镇痛药

合成的镇痛药曲马多属于非阿片类中枢性镇痛药。曲马多可与阿片受体结合，但亲和力很弱，对μ受体的亲和力相当于吗啡的1/6 000，对k和δ受体的亲和力则仅为对μ受体的1/25。临床上此药的镇痛强度约为吗啡的1/10。治疗剂量不抑制呼吸，大剂量则可使呼吸频率减慢，但程度较吗啡轻，可用于老年人。主要用于术后轻度和中度的急性疼痛治疗。

（四）神经病理性疼痛

对于神经病理性疼痛，非阿片类镇痛药在2013版指南中被明确推荐用于这种类型疼痛的药物包括加巴喷丁和卡马西平。这两种药物必须肠道给药。不同个体有效药物剂量变异较大，但经典的给药剂量是加巴喷丁600 mg/8 h，卡马西平100 mg/6 h。

二、镇静药物治疗

理想的镇静药物应该具备以下特点：起效快，剂量–效应可预测；半衰期短，无蓄积；对呼吸循环抑制小；代谢方式不依赖肝肾功能；抗焦虑与以往作用同样可预测；停药后能迅速恢复；以及价格优势等。但显然很难有完全满足上述条件的药品，目前ICU常用的镇静药物如下。

（一）苯二氮䓬类

ICU内常用的苯二氮䓬类药物包括咪达唑仑、劳拉西泮（表96–12），而既往常用的安定由于长期应用会过度镇静，已不再作为常规使用。

1. 咪达唑仑

有着较高的脂溶性，因而是一种快速起效的镇静药物，有顺行性遗忘作用。静脉注射咪达唑仑后1～2 min明显起效，这使其成为经常用来快速镇静的苯二氮䓬类药物。由于咪达唑仑可以很快被组织摄取并快速从血液中清除，导致其作用持续时间较短。因为半衰期较短，1～2 h，在注射负荷剂量后应该持续静脉泵入。但由于短暂的药效是药物快速被组织摄取所导致的，而不是清除掉的，所以持续的静脉输注会导致药物不断在组织蓄积。为避免药物蓄积导致的过度镇静，咪达唑仑注射时间应限制在48 h内。注射速度过快可导致呼吸抑制和低血压，肾功能衰竭时镇静时间延长。

2. 劳拉西泮

较之咪达唑仑，劳拉西泮是一种长效药物，单次静脉用药后作用持续时间6 h，主要用于长时间镇静的危重患者，其作用持续时间长，低血压发生少，有相同的顺行性遗忘作用。劳拉西泮可以间断静脉推注或持续静脉输注。值得注意的是，此药的用量个体差异非常大，因起效时间慢，持续静脉输注时一般需单次或多次给予负荷量。静脉注射用的劳拉西泮含有丙二醇，一种增加药物血浆溶解度的溶媒，这一溶媒有不良反应，它在肝脏内转化为乳酸，过度的输入能够导致中毒综合征，特点是代谢性酸中毒（乳酸），谵妄（伴有幻觉），低血压和（在严重病例）多器官功能衰竭。接受高剂量静脉用药超过2天的患者中，19%～66%的患者被报道出现这种中毒综合征。

表96-12　静脉注射用苯二氮䓬类镇静药

药物特性	咪达唑仑	劳拉西泮
负荷剂量	0.01～0.05 mg/kg	0.02～0.04 mg/kg(≤2 mg)
起效时间	2～5 min	15～20 min
持续时间(静脉推注后)	1～2 h	2～6 h
持续注射剂量	0.02～0.1 mg/(kg·h)	0.01～0.1 mg/(kg·h)(≤10 mg/h)
间断注射剂量		0.02～0.06 mg/(kg·h)(q2～6 h,prn)
脂溶性	+++	++
特殊关注	活性代谢产物	丙二醇的毒性

　　苯二氮䓬类镇静药物有剂量依赖性的遗忘效应,这不同于镇静作用,遗忘作用超过镇静时间(顺行性遗忘),在转出ICU的患者中有着令人吃惊的比例(超过40%的人不能回忆起入住ICU期间发生的事)。这种遗忘作用显然是有益的,它消除了应激经历的记忆。此外,苯二氮䓬类药物的抗惊厥作用对危重患者亦有利。它也是治疗撤药综合征的选择,包括酒精、阿片类和苯二氮䓬类药物的停药。

　　但是这一类药物的主要缺点就是长时间镇静导致药物蓄积和明显的促进谵妄发生的倾向。对于ICU患者尤其是呼吸机依赖的患者往往需要长时间镇静维持,咪达唑仑和劳拉西泮均会因为长时间使用而导致组织蓄积,这不仅不会达到更深的镇静水平,还会影响撤药后的苏醒所需时间,从而可能导致患者撤机时间延迟,延长ICU入住时间。针对这一现象,有以下解决的办法:① 每日间断停止苯二氮䓬类药物的输注(持续到患者清醒)来减少药物蓄积,这已被证明可以缩短呼吸机使用时间,并减少ICU入住时间。是公认的控制苯二氮䓬类药物过度镇静的方法。② 通过微量输注苯二氮䓬类药物来维持轻度镇静水平,使用镇静量表(SAS或RASS)进行常规评估,这在PAD指南中已经明确指出,是比间断输注更合理的解决方法。③ 对这个问题的最终解决方法是避免此类药物的使用,这也是目前的一个趋势。

(二)丙泊酚

　　丙泊酚是一种广泛使用的静脉镇静药物,特点是起效快、作用时间短、撤药后可迅速清醒,且镇静深度呈剂量依赖性,容易控制。可以产生遗忘作用和抗惊厥作用。单次静脉注射丙泊酚能在1～2 min内产生镇静作用,药物作用持续5～8 min,因为是短效药物,需要持续注入,即使长时间注射后,在停止用药10～15 min内也可以唤醒。丙泊酚最初用于短时镇静,但它也可用于呼吸机支持患者的长时间镇静,目的是避免脱机延迟。

　　丙泊酚单次注射时可出现暂时性呼吸抑制和血压下降、心动过缓,其对血压的影响与剂量相关,多见于心脏储备功能差、低血容量的患者。对于血流动力学稳定的患者可以给予负荷剂量。由于其呼吸抑制的风险,丙泊酚输注仅推荐用于呼吸机支持的患者。

　　丙泊酚高度亲脂,其溶剂为乳化脂肪,提供热量4.6 kJ/ml,应该计入每日的能量摄取中,丙泊酚输注时发生高甘油三酯血症的独立危险因素;2%丙泊酚可降低高甘油三酯血症的发生率,因此更适宜重症患者。丙泊酚的剂量是基于理想体重而不是实际体重,当肾衰竭或中度肝脏功能不全时需调整剂量。

　　丙泊酚具有减少脑血流、降低颅内压、降低脑氧代谢率的作用,用于颅脑损伤患者的镇静可减轻

颅内压的升高,加上其半衰期短,停药后清醒快,对于神经外科和脑外伤的患者是有益的,因为它能够降低颅内压,并且能快速唤醒来频繁的进行脑功能评估。

对丙泊酚的过敏反应是不常见的,但可能会很严重,无害的酚类代谢物可使尿液偶尔呈绿色。

丙泊酚输注综合征是一种很少发生、知之甚少的情况,以突然发生的慢心率心力衰竭、乳酸酸中毒、横纹肌溶解和急性肾衰竭为特征。这种综合征总是发生在长时间、高剂量输注丙泊酚期间 >4～6 mg/(kg·h),超过24～48 h,死亡率是30%。推荐避免丙泊酚输注速度超过5 mg/(kg·h)及时间长于48 h,可减少这种情况发生的风险(表96-13)。

(三)右美托咪定

右美托咪定是美托咪定的右旋异构体,属咪唑类衍生物,是一种α_2受体激动剂,具有镇静、遗忘和轻度镇痛作用,并且不抑制呼吸。其作用时间很短,静脉注射快速分布半衰期大约6 min,消除半衰期为2.0～2.5 h,并且具有高蛋白结合率(94%)和较大的分布容积(1.33 L/kg),大部分由肝脏代谢,肝功能受损患者其清除率下降,且变异度较大,所以肝功能受损的患者应适当减少用量。肾衰竭患者对该药的血浆蛋白结合率和药代血参数无明显变化,无须调整剂量。右美托咪定通过α_2肾上腺素能受体突触前激活抑制去甲肾上腺素的释放并终止疼痛信号的传递,发挥镇静、抗焦虑及轻度镇痛作用。联合用药时可减少阿片类受体药物的用量,通过抗交感作用减少去甲肾上腺素的释放,减少患者心动过速和高血压的发生,减少患者对气管插管的应激反应,维持患者血流动力学的稳定。

右美托咪定的镇静效果是独特的,即使是深度镇静,随时可以唤醒。患者在不停止药物注射的情况下能够被唤醒,唤醒后患者能够交流和听从指令。当不需要觉醒时,患者会恢复到前面的镇静状态。这被称为合作的镇静。实际上这种类型镇静的脑电图改变与自然睡眠的脑电图相似。这一合作镇静,与GABA能药物(苯二氮䓬类药物和丙泊酚)产生的镇静有很大不同,后者只能在药物停止使用和镇静作用消失时唤醒。实际上,苯二氮䓬类药物镇静时的每日唤醒,其目的也是达到右美托咪定所产生的镇静类型,即可唤醒和合作。右美托咪定应该更适用于呼吸机依赖的患者,因为从呼吸机支持过渡到自主呼吸期间可以继续镇静。

此外,有临床研究表明用右美托咪定代替咪达唑仑镇静后,患者的谵妄发生率更低。

但是,右美托咪定产生剂量依赖性的心率、血压和循环去甲肾上腺素水平下降。有心力衰竭和心脏传导缺陷的患者对右美托咪定的交感作用特别敏感。致命性心动过缓已有报道,特别是以高的输注速度[>0.7 μg/(kg·min)]同时给予了负荷剂量时。故有心脏传导缺陷的患者应禁用,合并心力衰竭或血流动力学不稳定的患者不应给予负荷剂量的药物(表96-13)。

表96-13 快速唤醒镇静药物

药 物 特 征	丙 泊 酚	右美托咪定
负荷剂量	2.5～5 μg/(kg·min)大于5 min	1 μg/kg大于10 min[※]
起效时间	1～2 min	5～10 min
维持剂量	5～50 μg/(kg·min)	0.2～0.7 μg/(kg·h)
唤醒时间	10～15 min	6～10 min

（续表）

药物特征	丙泊酚	右美托咪定
呼吸抑制	有	无
不良反应	低血压 高脂血症 丙泊酚输注综合征	低血压 心动过缓 交感反跳

※ 仅在血流动力学稳定的患者使用负荷剂量。

三、谵妄治疗

除了上文中所提及的多种因素可导致谵妄，很多ICU常用的药物本身亦可以导致谵妄，包括抗胆碱能药物、多巴胺能药物、血清素激活药、促进GABA介导的神经传递药物，如苯二氮䓬类药物和丙泊酚。能降低ICU患者谵妄发生的措施包括：① 充分镇静；② 建立规律的睡眠、觉醒周期；③ 尽早起床活动；④ 鼓励家人探视；⑤ 如果条件允许，尽量限制致谵妄的药物如咪达唑仑、劳拉西泮的使用。

在谵妄的预防用药方面，目前无明显的资料提示有有效的药物或方案；联合采用药物及非药物谵妄预防方案不能降低成年ICU患者谵妄的发病率。既往在谵妄治疗中有着很长历史的氟哌啶醇，在2013版PAD指南中被明确提出反对用于成年患者谵妄的预防或缩短谵妄持续时间的药物。虽然接受机械通气的患者有谵妄发生风险，与苯二氮䓬类药物相比右美托咪定可能减少谵妄的罹患率，但并没有证据显示右美托咪定能够有效地预防成年ICU患者发生谵妄。若谵妄与酒精或苯二氮䓬类药物戒断无关，建议采用持续输注右美托咪定而非苯二氮䓬类药物镇静治疗，以缩短谵妄持续时间。非典型抗精神病药物可能具有缩短成年ICU患者的谵妄持续时间的作用，但患者QTc间期延长，服用可延长QTc间期的药物，或有心律失常病史，有发生尖端扭转性室性心动过速的危险，反对使用抗精神病药物。

第五节　肌松药在ICU中的应用

神经肌肉阻滞药又称肌肉松弛药（neuromuscular blocking agents, NMBA），简称肌松药，在麻醉及重症监护中是一柄双刃剑，在危急情况下可以救命，如气道管理和呼吸衰竭，但使用不当也可以导致严重的并发症。近年来，因文献报道NMBA相关不良事件，如机体抵抗力下降、机械通气时间延长、血栓形成与血栓栓塞、肌松状态下患者的觉醒等，NMBA临床使用已减少。目前不主张使用，尤其是避免长期持续使用肌松药。在镇痛镇静不足时，应用肌松药可以掩盖患者的镇静状态，这种"清醒肌松"反而会造成患者的极度恐惧与紧张，交感神经兴奋，患者可表现为血压升高、心率增快，切忌未予镇痛、镇静基础治疗即直接应用肌松药物。

一、NMBA的使用指征

一般而言，绝大多数的重症患者依靠镇痛、镇静治疗即可达到有效的镇静，极少需要应用肌松药，成人危重患者持续性神经肌肉阻滞临床实践指南对肌松药的适应证推荐如下。

（1）ARDS　在ARDS患者早期治疗阶段，动脉血氧分压（PaO_2）/吸入氧浓度（FiO_2）＜150 mmHg，建议持续静脉输注NMBA。

（2）哮喘持续状态　此类患者实施机械通气时，不建议常规使用NMBA。当机体出现严重低氧血症、呼吸性酸中毒或血流动力学不稳定等危及生命的情况，且其他治疗措施如深度镇静无效时，建议试用NMBA。

（3）颅内压增高的急性脑损伤尚无明确的推荐意见。

（4）亚低温治疗期间，不推荐常规应用NMBA；对于寒战严重者，建议使用NMBA控制寒战。低温期间，建议神经刺激器联合其他临床征象如呼吸机触发、寒战程度等一起评估神经肌肉阻滞深度。

（5）对于机械通气的患者的血流动力学评估，不推荐应用NMBA提高血管内容量评估的准确性。

（6）对于深度镇静目标的患者，建议在NMBA应用期间使用镇静镇痛药，不推荐使用脑电相关参数评估镇静深度。

二、常用肌肉松弛药

了解肌松药的代谢对ICU重症患者选择和应用肌松药很有必要（表96-14）。

表96-14　肌肉松弛药的消除与排泄

药　名	消除半衰期（min）	消除与排泄		
		经肾（%）	肝内代谢（%）	其　他
琥珀胆碱	2～8			血浆胆碱酯酶水解
阿曲库铵	15～20	＜5	＜40	Hoffmann消除及酯酶水解
顺阿曲库铵	24	10～15		80%为Hoffmann消除
米库氯铵	3～5	＜10	少量经胆汁	血浆胆碱酯酶水解
泮库溴铵	110～127	60～80	15%～20%经胆汁及肝	
维库溴铵	50～60	10～20	50%～80%经胆汁	
哌库溴铵	90～120	60～90	5%经胆汁3%经肝	
罗库溴铵	60	10～20	50%～60%经胆汁	

（一）去极化肌松药

琥珀酰胆碱是目前起效最快、作用时间最短的NMBAs，重症患者的快速气道控制。由于其不良反应较多，临床上尤其重症患者基本不用。

（二）非去极化药物

目前在临床上常用的肌松药有以下三种。

1. 罗库溴铵

罗库溴铵为四季铵甾体化合物，为中效型，起效迅速，当快速推注剂量0.1～0.6 mg/kg时，2 min内可发生阻滞。如需要连续输注，通常起始剂量为10 μg/（kg·min）。罗库溴铵不受患者肾衰竭的影响，但在肝功能不全患者体内作用时间稍延长。

2. 顺阿曲库铵

顺阿曲库铵是阿曲库铵的同分异构体,是一种中效双季异喹啉NMBAs,该药在临床上正逐步替代阿曲库铵的应用。它几乎无心血管作用、组胺释放和肥大细胞脱颗粒作用较小。快速推注剂量为0.1～0.6 mg/kg,作用持续时间为25 min。输注速度应从2.0～3.0 μg/(kg·min)开始。顺阿曲库铵也经酯水解作用和Hoffmann消除作用清除,因此肝肾功能不全的患者没有出现阻滞时间延长。

3. 米库氯铵

米库氯铵作用时间短,无蓄积作用,适用于静脉注射或连续输注。该药对循环影响轻微,停药后肌力迅速恢复,而不需要用抗胆碱酯酶药拮抗。肝和肾功能均不良者,可影响米库氯铵分解血浆胆碱酯酶,应避免使用该药。血浆胆碱酯酶活性低下者时效延长,使用抗胆碱酯酶药的患者禁用。2.5～3.0倍ED$_{95}$量因组胺释放可致一过性低血压及面部红斑。过敏及哮喘患者禁用。气管插管量为0.2 mg/kg,待1.5 min后可作气管插管,肌松维持15～20 min。持续静脉输注给药速度维持在3～15 μg/(kg·min)。不论输注时间多长,肌颤搐从5%恢复到95%的时间约为15 min,无蓄积趋势。小儿起效及时效较成人快,老年人起效稍慢,时效延长20%～30%。用于需气管插管的短时间手术、喉罩麻醉以及小儿手术等。

三、NMBA使用过程中的一般处理与监测

(1)不常规使用神经肌肉阻滞深度监测,必要时应用外周神经刺激器监测TOF,但需要联合其他临床指标一起进行评估。

(2)静脉持续输注NMBA的患者,建议接受全身物理治疗。

(3)持续输注NMBA的患者,建议定期进行眼部护理如涂抹润滑油、闭合眼睑等。

(4)持续输注NMBA的患者,不推荐提供特殊的营养支持。

四、NMBA的并发症

ICU医师应该熟悉其共同的不良反应。许多药物能与NMBA相互作用并延长其神经肌肉阻滞作用,如抗生素中的新霉素、链霉素、林可霉素和四环素都可延长NMBA的作用。内环境紊乱也可影响NMBA的作用,如高镁血症、低钾血症、低钙血症均可导致NMBA作用延长。深静脉血栓形成的危险性升高,最值得注意的长期使用可并发急性四肢瘫痪性肌病综合征(AQMS),ICU重危患者谨慎使用NMBA。

五、特殊人群和终末期患者的NMBA使用

(1)重症肌无力 建议减少NMBA的用量,且根据外周神经刺激试验监测的TOF结果进行NMBA的剂量调整。

(2)肥胖 应用NMBA的肥胖患者,建议临床医师不使用实际体重,而是按照始终一致的体重(理想体重或调整过的体重)进行NMBA的剂量的计算。

(3)孕妇 不推荐孕妇使用NMBA。

（4）进行脑死亡判断之前,建议停用NMBA。

（5）于终末期或生命支持停止的患者,建议停用NMBA。

第六节　镇痛镇静治疗对器官功能的影响

由于重症患者常处于强烈的应激状态,可以导致严重的器官功能损害。因此,降低过度应激对器官保护具有重要意义。镇痛、镇静治疗可以通过降低机体应激状态,镇痛、镇静对控制颅内压和脑代谢、改善呼吸窘迫和人机同步性、降低跨肺压,以及降低氧耗量、改善组织缺氧等方面,均具有良好的作用,是脑保护、肺保护和休克治疗以及器官功能衰竭预防的重要治疗措施。但在实施镇痛镇静治疗过程中应对患者进行严密监测,以达到最好的个体化治疗效果。

一、呼吸功能

（一）镇痛镇静药的呼吸抑制

阿片类镇痛药的组胺释放作用可能使敏感患者发生支气管痉挛,哮喘患者避免应用。阿片类药引起的呼吸抑制是频率减慢,潮气量不变;苯二氮䓬类药物可产生剂量依赖性呼吸抑制作用,通常表现为潮气量降低,呼吸频率加快,低剂量的苯二氮䓬类即可掩盖机体对缺氧所产生的通气反应,低氧血症未得到纠正,特别是未建立人工气道通路的患者需慎用;丙泊酚引起的呼吸抑制表现为潮气量降低和呼吸频率增加,负荷剂量可能导致呼吸暂停,通常与用药速度及剂量直接相关,给予负荷剂量时应缓慢静脉推注,并从小剂量开始,逐渐增加剂量达到治疗目的。深度镇静可能导致呼吸频率减慢、幅度减小、缺氧和/或二氧化碳蓄积,使用无创通气的患者尤其要引起注意,此外深度镇静还可导致患者咳嗽和排痰能力减弱,影响呼吸功能恢复和气道分泌物清除,增加肺部感染机会;不适当的长期过度镇静治疗可导致气管插管拔管延迟,ICU住院时间延长,患者治疗费用增高;而镇静不足可能导致呼吸浅促、潮气量减少、氧饱和度降低。

（二）镇痛镇静期间呼吸功能监测

需密切观察患者的呼吸频率、幅度、节律、呼吸周期比和呼吸形式,常规监测脉搏氧饱和度,酌情监测呼气末二氧化碳,定时监测动脉血氧分压和二氧化碳分压,对机械通气患者监测自主呼吸潮气量、每分通气量等。必要时亦应进行监测第0.1 s口腔闭合压（P0.1）反映患者呼吸中枢的兴奋性。

（三）呼吸功能支持

ICU患者应尽量避免长期、过度深镇静。在治疗中应加强护理,缩短翻身、拍背的间隔时间,酌情给予背部叩击治疗和肺部理疗,结合体位引流,促进呼吸道分泌物排出,必要时可应用纤维支气管镜协助治疗。

（四）急性呼吸窘迫综合征的肺保护

小潮气量通气和维持肺泡开放、避免呼吸机相关肺损伤是ARDS保护性通气策略的重要组成部

分。通过镇痛、镇静治疗能降低呼吸氧耗,改善组织缺氧;有效保证 ARDS 小潮气量通气的实施。可以改善人机同步性;可以有效降低跨肺压,减轻肺损伤。

二、循环功能

(一)循环功能

阿片类镇痛药在血流动力学不稳定、低血容量或交感神经张力升高的患者易引发低血压。血容量正常的患者,阿片类药介导的低血压是由于交感神经受到抑制,迷走神经介导的心动过缓和组胺释放的综合结果。芬太尼对循环的抑制较吗啡轻,血流动力学不稳定、低血容量的患者宜选择芬太尼镇痛;苯二氮䓬类镇静剂(特别是咪达唑仑和地西泮)在给予负荷剂量时可发生低血压,血流动力学不稳定尤其是低血容量的患者更易出现,因此,负荷剂量给药速度不宜过快;丙泊酚所致的低血压与全身血管阻力降低和轻度心肌抑制有关,老年人表现更显著,注射速度和药物剂量是导致低血压的重要因素。

(二)治疗对休克的影响

休克的本质是组织细胞缺氧,纠正其缺氧是治疗休克的根本目的,镇痛、镇静具有降低机体氧耗的作用,改善组织细胞缺氧。值得注意的是,由于镇痛、镇静药物对血管的扩张及对自主神经的抑制作用,可能使血压和心排血量下降,导致氧输送下降。因此,实施镇痛、镇静治疗需要平衡氧输送和氧耗的关系。不同镇痛、镇静药物对休克血流动力学的影响不尽相同。丙泊酚扩张外周血管、直接抑制心肌,对心血管抑制明显,容易出现血压下降。咪达唑仑扩张外周血管,但心肌抑制较轻,总体对循环影响小。因此对休克患者实施镇痛、镇静治疗,需根据患者血流动力学状态选择不同药物,既能达到镇痛、镇静和降低氧耗的目的,又能避免对血流动力学的影响。

(三)循环功能监测

严密监测血压、中心静脉压、心率和心律,尤其给予负荷剂量时,应根据患者的血流动力学变化调整给药速度,并适当进行液体复苏治疗,力求维持血流动力学平稳,必要时应给予血管活性药。镇痛、镇静治疗时低血压的发生与前负荷及心脏功能密切相关,实施镇痛、镇静治疗前,准确评估休克患者容量状态及容量反应性将有助于判断血压下降的风险。

三、神经肌肉功能

(一)神经肌肉功能的影响

不同镇痛镇静药物对神经肌肉功能产生不同的影响:阿片类镇痛药可能干扰对重症患者的病情观察,并在一些患者中引起幻觉加重甚至烦躁。苯二氮䓬类镇静剂可能引起躁动甚至谵妄等反应。丙泊酚可减少脑血流,降低颅内压,降低脑氧代谢率,氟哌利多亦能使脑血管收缩,脑血流减少,颅内压降低,但不降低脑代谢率。

（二）肌松药对神经肌肉功能的影响

ICU患者与肌松药治疗相关的不良反应分为两类：① 神经肌肉阻滞延长：与肌松药或其代谢产物的蓄积相关，停药后神经肌肉功能恢复时间可增加50%～100%。② 急性四肢软瘫性肌病综合征：其临床表现为急性轻瘫、肌肉坏死致磷酸肌酸激酶升高和肌电图异常三联症。初始是神经功能障碍，数天或数周后发展为肌肉萎缩和坏死。NMBA使用超过48 h或合用皮质激素的患者可出现这种症状，因此，对同时接受肌松药和皮质激素治疗的患者，应尽一切努力及早停药。长时间制动、长时间肌松药治疗使患者关节和肌肉活动减少，显著增加深静脉血栓形成的危险，应给予积极的物理治疗以预防深静脉血栓形成并保护关节和肌肉的运动功能。

四、脑功能

降低颅内压，维持脑灌注是目前脑保护的主要内容。镇痛、镇静治疗能降低颅内压、增加脑的氧输送，降低脑代谢和脑氧耗、有效防治谵妄，控制癫痫，对脑功能障碍者具有重要的临床意义。

五、消化功能

常见阿片类镇痛药可抑制肠道蠕动导致便秘，并引起恶心、呕吐、肠绞痛及oddi括约肌痉挛。肝功能损害可导致苯二氮䓬类药物及其活性代谢产物的清除受影响，肝酶抑制剂也会改变大多数苯二氮䓬类药物代谢，肝功能障碍或使用肝酶抑制剂的患者应调节剂量。胃肠黏膜损伤是非甾体抗炎药最常见的不良反应，可表现为腹胀、消化不良、恶心、呕吐、腹泻和消化道溃疡，严重者可致穿孔或出血。对有高危因素的患者宜慎用或不用；选择不良反应较小的药物或剂型。非甾体抗炎药还具有可逆性肝损害作用，特别是对肝功能衰竭或营养不良造成的谷胱甘肽储备枯竭的患者易产生肝毒性。

六、代谢功能

大剂量吗啡可兴奋交感神经中枢，促进儿茶酚胺释放，肝糖原分解增加，使血糖升高；应加强血糖监测和调控。丙泊酚以脂肪乳剂为载体，长时间或大剂量应用时应监测血甘油三酯水平，同时需计入每日热量供应量。丙泊酚输注综合征是由于线粒体呼吸链功能衰竭而导致脂肪酸氧化障碍，发生在长时间大剂量应用丙泊酚的患者＞5 mg/（kg·h），表现为进展性心脏衰竭、心动过速、横纹肌融解、代谢性酸中毒、高钾血症。唯一有效的治疗措施是立即停药并进行血液净化治疗，同时加强对症支持。

七、肾功能

阿片类镇痛药可引起尿潴留。劳拉西泮的溶剂丙二醇具有一定的毒性作用，大剂量长时间输注时可能引起急性肾小管坏死、乳酸酸中毒及渗透性过高状态。非甾体抗炎药可引发肾功能损害，尤其低血容量或低灌注患者、高龄、既往有肾功能障碍的患者更应慎重。

八、凝血功能

非甾体抗炎药可抑制血小板凝聚导致出血时间延长,大剂量引起低凝血酶原血症,可考虑补充维生素K以防治。

九、免疫功能

研究发现,长期使用阿片类药物依赖成瘾患者中免疫功能普遍低下,而疼痛作为应激本身对机体免疫功能有抑制作用。在进行疼痛治疗时,镇痛药物能够缓解疼痛所致的免疫抑制,同时镇痛药物本身可导致免疫抑制,故调节好疼痛、镇痛药物、免疫三者之间关系尚需深入研究。

镇痛、镇静治疗是重症患者常规治疗的重要组成部分,必要时还需联合肌松药的使用,不仅是消除疼痛、焦虑和恐惧,更重要的是降低应激,实现器官保护的作用,与常规治疗产生协同作用。随着对危重患者镇痛镇静认识的深入,使其与血流动力学支持、机械通气、持续肾脏替代等具有同样的临床地位,成为重症医学器官功能保护和功能障碍预防中的重要措施。

(何振洲 唐佳佳)

参 考 文 献

[1] 杨毅.急性呼吸窘迫综合征的镇痛和镇静策略.中华内科杂志,2013,52(4):293-294.

[2] 中华医学会重症医学分会.中国重症加强治疗病房患者镇痛和镇静指导意见.中华外科杂志,2006,44(17):1158-1166.

[3] Barr J, Fraser G L, Puntillo K, et al. Clinical practice guidelines for the management of pain agitation, and delirium in adult patients in the intensive care unit. Crit Care Med, 2013, 41(1): 263-306.

[4] Chanques G, Sebbane M, Barbotte E, et al. A prospective study of pain at rest: incidence and characteristics of an unrecognized symptom in surgical and trauma versus medical intensive care unit paitents. Anesthesiology, 2007, 107(5): 858-860.

[5] Devaud J C, Berger M M, Pannatier A, et al. Hypertrilyceridemia: a potential side effect of propofol sedation in critical illness. Intensive Care Med, 2012, 38(12): 1990-1998.

[6] Felden L, Walter C, Harders S, et al. Comparative clinical effects of hydromorphone and morphine: a meta-analysis. Br J Anesth, 2011, 107(3): 319-328.

[7] Granja C, Lopes A, Moreira S, et al. Patients' recollections of experiences in the intensive care unit may affect their quality of life. Crit Care, 2005, 9(2): R96-R109.

[8] Hinkelbein J, Lamperti M, Akeson J, et al. European society of anaesthesiology and European board of anaesthesiology guidelines for procedural sedation and analgesia in adults. Eur J Anaesthesiol, 2018, 35(1): 6-24.

[9] Ketorolac Tromethamine. In: McEvoy GK ed. AHFS Drug Information, Bethesda: American Society of Health System Pharmacists, 2012, 2139-2148.

[10] Murray M J, Deblock H, Erstad B, et al. Clinical Practice Guidelines for Susutained Neuromuscular Blockade in the adult critically ill patient. Crit Care Med, 2016, 44(11): 2079-2103.

[11] Novaes M A, Knobel E, Bork A M, et al. Stressors in ICU: Perception of the patient, relatives and health care team. Intensive Care Med, 1999, 25(12): 1421-1426.

[12] Panzer O, Moitra V. Pharmacology of sedative-analgesic agents: dexmedetomidine, remifentanil, ketamine, volatile

anesthetics, and the role of peripheral mu antagonists. Crit Care Clin, 2009, 25(3): 451−469.

［13］ Riker R R, Shehabi Y, Bokesch P M, et al. Dexmedetomidine vs midazolam for sedation of critically ill patients. JAMA, 2009, 301(5): 489−499.

［14］ Rotondi A J, Chelluri L, Sirio C, et al. Patients' recollections of stressful experiences while receiving prolonged mechanical ventilation in an intensive care unit. Crit Care Med, 2002, 30(4): 746−752.

［15］ Samuelson K A, Lundberg D, Fridlund B. Stressful experiences in relation to depth of sedation in mechanically ventilated patients. Nurs Crit Care, 2007, 12(2): 93−104.

［16］ Scott L J. Intravenous ibuprofen. Drugs, 2012, 72: 1099−1109.

［17］ Siffleet J, Young J, Nikolettis S, et al. Patients' self-report of procedural pain in the intensive care unit. J Clin Nurs, 2007, 16(11): 2142−2148.

［18］ Tan J A, Ho K M. Use of dexmdetomidine as a sedative and analgesic agent in critically ill patients: a meta-analsis. Intensive Care Med, 2010, 36(6): 926−939.

［19］ Yeh Y C, Reddy P. Clinical and economic evidence for intravenous acetaminophen. Pharmacotherapy, 2012, 32(6): 559−579.

［20］ Zaal I J, Slooter A J. Delirium in critically ill patients：epidemiology, pathophysiology, diagnosis and management. Drugs, 2012, 72(11): 1457−1471.

［21］ Brallier J W, Deiner S G. Use of the bilateral BIS monitor as an indicator of cerebral vasospasm in ICU patients. Middle East J of Anesthesiol, 2013, 22(2): 161−164.

［22］ Yaman F, Ozcan N, Ozacan A, et al. Assessment of correlation between bispectral index and four common sedation scales used in mechcanically ventilated paitents in ICU. Eur Rev Med Pharmacal Sci, 2012, 16(5): 660−666.

第97章
加速康复外科模式下的围术期营养支持

加速康复外科是近20年来外科领域的一个重要进展,我国已发布了《加速康复外科中国专家共识与路径管理指南》。最近美国加速康复外科学会与围术期质量改进联盟共同发布了国际上首个加速康复外科理念下的围术期营养支持的共识声明。

第一节　围术期营养支持的重要性及术前营养风险筛查

一、围术期营养支持的重要性

营养不良是导致术后预后结局不良的一个独立预测因素。发生营养不良的外科患者术后死亡率、并发症发生率、再入院率及住院费用更高,住院时间更长。据估计,24%～65%接受手术的患者存在营养风险。有数据显示择期结直肠手术的患者中,存在营养不良或有营养风险的患者30天再入院率是无营养风险患者的两倍。围术期营养干预可以改善外科临床结局,减少因感染并发症的发生率及死亡率。随机对照研究和荟萃分析证实胃肠道肿瘤手术的营养不良患者,接受术前营养支持能够减少20%手术后并发症。术后营养支持对于维持处于术后分解代谢阶段患者的营养状况也至关重要,术后尽早及充足的口服营养这一重要措施,已被加速康复外科的循证医学所推荐。有研究证明,早期恢复经口进食是决定结直肠手术后患者早期康复的一个独立因素。甚至有研究数据显示,在应用加速康复外科方案的肿瘤手术患者中,能否术后第一天恢复口服营养是术后五年生存率的独立预测因素。

目前,围术期营养支持的现状并不令人满意。在美国的一项调查中显示,83%的外科医师认为有证据支持术前营养干预可以帮助减少围术期的并发症,但仅有不到1/5的医院在实行正规的营养风险筛查程序,只有不到20%的胃肠外科或肿瘤外科的患者在术前或术后接受了任何形式的营养支持。

二、术前营养风险筛查

术前营养风险筛查可发现存在营养不良风险的患者,并使这些患者在术前的营养干预中获益。虽然目前有许多的营养筛查方法可供选择,但没有指南指明哪种营养筛查方法最适用于术前患者,因

此,美国加速康复外科学会首次制订并提倡应用围术期营养风险筛查法(perioperative nutrition screen, PONS),比较适用于围术期患者的营养风险筛查。

PONS法筛查指标包括四项,如果四项指标中有任何一项出现异常,均表明存在营养不良风险,需要进行进一步详细的营养评估,以决定是否需要进行营养干预,以及采取何种营养干预方案。PONS法简便易行,易于在电子病历中嵌入评估,其作用及意义仍有待临床的检验与证明:① 患者身体质量指数(body mass index, BMI)的测定。65岁以下成年人如果BMI小于18.5 kg/m²,其术后并发症会增加;而对于65岁以上人群,PONS采用更高的监测值(<20 kg/m²);② 患者近期体重改变,近6个月内体重下降超过10%;③ 最近饮食摄入的减少,近1周进食量下降超过50%;④ 术前人血白蛋白水平小于30 g/L。白蛋白水平的检测廉价易行,是外科风险及死亡率有效的预测因子。

第二节　术前、术后及出院后营养支持的策略

一、术前营养支持的策略

(一)术前营养支持的蛋白质供给量

当机体处于应激状态如手术时,机体蛋白需要量显著升高,用于肝脏急性期蛋白合成,这些合成的蛋白参与免疫功能和伤口的愈合。应激患者的蛋白质需要量一般推荐为1.2～2.0 g/(kg·d),高蛋白质ONS 2～3次/d,蛋白质至少18 g/次。癌症患者也通常需要充足的蛋白质才能维持基础的合成代谢,因此,建议癌症患者每餐摄入25～30 g的蛋白质以达到每日所需的蛋白质需要量。

(二)术前营养支持的途径

低营养风险围术期患者(即PONS <1和白蛋白>3.0),鼓励术前进食高蛋白质食物(高蛋白质来源如鸡蛋、鱼、瘦肉和奶制品)和含碳水化合物的饮食。摄入目标能量为105 kJ/(kg·d)和蛋白质为1.5～2 g/(kg·d)。

伴有营养风险患者(即PONS >1或白蛋白<3.0)患者,推荐手术前使用高蛋白质ONS或免疫营养,蛋白质摄入目标至少1.2 g/(kg·d)。因为很多患者从正常的食物不能获得充分的营养补充,尤其是营养不良的患者,因此,需要鼓励患者口服补充高蛋白质ONS或免疫营养。

当口服营养补充不能通过口服补充营养(ONS)的方式,应该咨询营养师及放置肠内营养管,开始至少7天的肠内营养(EN)。如果不能使用ONS和EN或两种方式达不到蛋白质/热量的要求时($<$推荐摄入量的50%),建议术前行肠外营养(PN)来改善营养状况。

(三)术前营养支持的时间长短

存在营养风险的患者在术前使用ONS至少7天。当在营养不良的患者中,口服营养无法满足蛋白质和热量的需求时,可能的情况下,优先考虑肠内营养。对于存在营养不良或营养风险的患者,当口服及肠内营养也不能满足能量需求时,需要开始肠外营养,通常建议使用7～14天。为了避免严重营养不良发生再喂养综合征,PN的能量应逐步增加。

在高风险的患者的营养路径中，虽然术前优化的最佳时期尚未确定，2～4周可能是一个合理的时间范围，为减少手术的风险必须仔细考虑已知的营养不良问题。

（四）缩短术前禁食时间及术前口服碳水化合物的作用

尽量减少术前禁食时间和鼓励术前口服碳水化合物液体。术前长时的禁食可加剧手术应激反应，加重胰岛素抵抗，增加蛋白质损失和损害胃肠功能。此外，术前禁食也增加了患者的不良感受，包括口渴、饥饿、头痛和焦虑。现在已知在大多数情况下术前隔夜禁食是不必要的，除非是存在胃肠梗阻及胃瘫的患者，在麻醉诱导前2 h口服透明液体不会导致胃潴留，不会引起误吸，并且还可以促进胃排空。

二、术后营养支持的策略

（一）术后早期恢复口服营养及补充蛋白质的重要性

研究表明术后早期恢复经口进食是安全的，对于术后良好的恢复也是至关重要的，早期经口喂养能够减少术后并发症、缩短住院天数、降低住院费用。荟萃分析显示中胃肠道等大手术中，术后24 h内恢复肠内营养减少了术后死亡率，并且不增加术后吻合口瘘和恶心呕吐的发生率。

如果术后只给予葡萄糖而不给予充分的蛋白质，机体的合成代谢将无法进行。众所周知，蛋白质摄入量不足将会导致瘦肉质群的丢失，进而有损机体功能的恢复。对于老年人群，无论是否给予足量的热量，只要给予蛋白质就能帮助维持机体的瘦肉质群，可以减少因热量供给不足而引起虚弱的风险。最近有研究报道在结直肠手术患者中应用加速康复外科方案，如果术后头3天内能够通过ONS摄入蛋白质量超过60%以上的需要量，则与对照组相比可以缩短住院时间4.4天（$P < 0.001$）。

因此，除非患者存在肠道功能障碍、肠缺血或肠梗阻，大部分患者都应在手术当天通过餐食或ONS摄入高蛋白质营养。传统的"清流质"和"全流质"不能够提供充足的营养和蛋白质，因此不应当被常规应用。另外，应强调术后达到足够的蛋白质摄入量比摄入足够的热量更加重要。

（二）术后营养途径的选择

患者在术后接受营养支持时，摄入热量的目标量为105～126 kJ/（kg·d）、摄入蛋白质的目标量是1.5～2 g/（kg·d）。当患者口服营养能够超过50%的营养目标量时，则首选口服高蛋白质营养辅助，每日2～3次，来满足蛋白质及能量的需要量。当经口摄入量小于50%营养目标量时，需要通过管饲的肠内营养（EN）进行营养支持。如果通过口服或EN无法达到50%的蛋白质或热量的需要量超过7天时，则应启动PN。这一个原则，对于营养状况良好的患者同样适用。

胃残余量大于500 ml则需要考虑终止或减少导管喂养。理论上讲，对于营养不良的患者，术后营养支持应当持续实施4周或更长时间，具体持续时间应当根据手术大小和营养不良的程度来决定。

三、出院后营养支持的策略

（一）出院后需要更加关注营养管理

很多胃肠患者术后经口摄入量都不是十分地充足，这一问题在出院后更加凸显。一项观察性

研究显示ICU患者出院后平均每日仅摄入了2 930 kJ的能量,而对于处于康复的患者来说应用摄入1.2～1.5倍的静息能量消耗量才能保证良好的合成代谢,因此,这些患者的摄入量属于严重不足,所以,应当重视密切关注术后患者的食物摄入。

术后出现并发症的患者会继续丢失体重,存在营养状况进一步恶化的风险,这些患者在出院后更加需要继续进行营养随访。

(二)出院后的营养支持需要时间

在手术或疾病后,如果患者体重明显减轻,则需考虑增加热量和蛋白质的摄入量以满足康复的需要。第二次世界大战时期,在志愿者参加的一个研究中,健康年轻男性通过控制食物摄入而使体重丢失,而在体重恢复阶段时,他们需要每日摄入16 743 KJ,6个月到2年后才能恢复到正常体重。因此对于大部分手术患者,出院后相当长的时间内需要更加重视营养支持,从而保证患者最好的恢复。

食欲减退、持续的恶心、阿片类药物引起的便秘以及缺乏的饮食恢复指导都是阻碍手术患者术后恢复的障碍,这些情况对老年人尤其明显。大量证据表明高蛋白质ONS应当作为手术患者出院后的饮食计划的主要组成。在一篇包含外科患者的荟萃分析数据显示,对于住院患者,ONS可以减少死亡率、并发症并发生率、再入院率及住院时间,并减低医疗费用。一项大数据的分析中,724 000例使用ONS的患者与不使用ONS的患者进行匹配对照,结果发现可将住院时间缩短21%;每花费在ONS上1美元可节省52.63美元的住院费用。因此,建议所有接受大手术的患者术后至少应用高蛋白质ONS 4～8周,对于有严重营养不良患者以及术后住院时间长或ICU住院时间较长的患者,术后应当应用高蛋白质ONS 3～6个月。出院后的阶段对于患者康复至关重要,需要更多研究关注术后此类高风险患者。

(江志伟　赵　健)

参 考 文 献

[1] Bozzetti F, Gianotti L, Braga M, et al. Postoperative complications in gastrointestinal cancer patients: the joint role of the nutritional status and the nutritional support. Clin Nutr, 2007, 26(6): 698-709.

[2] Wischmeyer P E, Carli F, Evans D C, et al. American Society for Enhanced Recovery and Perioperative Quality Initiative Joint Consensus Statement on Nutrition Screening and Therapy Within a Surgical Enhanced Recovery Pathway. Anesth Analg, 2018, doi: 10.1212/ANE. 0000000000002743.

[3] Gillis C, Nguyen T H, Liberman A S, et al. Nutrition adequacy in enhanced recovery after surgery: a single academic center experience. Nutr Clin Pract, 2015, 30(3): 414-419.

[4] Osland E, Yunus R M, Khan S, et al. Early versus traditional postoperative feeding in patients undergoing resectional gastrointestinal surgery: a meta-analysis. JPEN J Parenter Enteral Nutr, 2011, 35(4): 473-487.

[5] Gustafsson U O, Oppelstrup H, Thorell A, et al. Adherence to the ERAS protocol is Associated with 5-Year Survival After Colorectal Cancer Surgery: A Retrospective Cohort Study. World J Surg, 2016, 40(7): 1741-1747.

[6] Williams J D, Wischmeyer P E. Assessment of perioperative nutrition practices and attitudes-A national survey of colorectal and GI surgical oncology programs. Am J Surg, 2017, 213(6): 1010-1018.

[7] Vaid S, Bell T, Grim R, et al. Predicting risk of death in general surgery patients on the basis of preoperative variables using American College of Surgeons National Surgical Quality Improvement Program data. Perm J, 2012, 16(4): 10-17.

［8］ Kruizenga H M, Seidell J C, de Vet H C, et al. Development and validation of a hospital screening tool for malnutrition: the short nutritional assessment questionnaire (SNAQ). Clin Nutr, 2005, 24(1): 75−82.

［9］ Wolfe R R. The underappreciated role of muscle in health and disease. Am J Clin Nutr, 2006, 84(3): 475−482.

［10］ Miller K R, Wischmeyer P E, Taylor B, et al. An evidence-based approach to perioperative nutrition support in the elective surgery patient. JPEN J Parenter Enteral Nutr, 2013, 37(5 Suppl): 39S-50S.

［11］ Andersen H K, Lewis S J, Thomas S. Early enteral nutrition within 24 h of colorectal surgery versus later commencement of feeding for postoperative complications. Cochrane Database Syst Rev, 2006, 18(4): Cd004080.

［12］ Lewis S J, Andersen H K, Thomas S. Early enteral nutrition within 24 h of intestinal surgery versus later commencement of feeding: a systematic review and meta-analysis. J Gastrointest Surg, 2009, 13(3): 569−575.

［13］ Yeung S E, Hilkewich L, Gillis C, et al. Protein intakes are associated with reduced length of stay: a comparison between Enhanced Recovery After Surgery (ERAS) and conventional care after elective colorectal surgery. Am J Clin Nutr. 2017, 106(1): 44−51.

［14］ Kalm L M, Semba R D. They starved so that others be better fed: remembering Ancel Keys and the Minnesota experiment. J Nutr, 2005, 135(6): 1347−1352.

［15］ Philipson T J, Snider J T, Lakdawalla D N, et al. Impact of oral nutritional supplementation on hospital outcomes. Am J Manag Care, 2013, 19(2): 121−128.

第98章
抗凝患者的围术期处理

麻醉医师应了解出血和凝血的生理病理机制、凝血功能的监测以及止血药和抗凝药的药理作用，才能精准做好抗凝患者的麻醉和围术期处理。

第一节　生理性止血过程

小血管损伤后会启动一系列细胞和生物化学反应，使出血在几分钟内自行停止，该过程即为生理性止血。生理性止血过程中，一方面可以形成一个稳定的局限性的血栓以阻止血液流失；另一方面是限制损伤之外的部位血栓形成。通常包括初期止血和二期止血。初期止血指的是机械性或者生物化学性的血管内皮损伤后，受损血管的收缩、内皮下胶原组织的暴露以及血小板在受损血管表面的黏附、聚集和形成初期止血栓。二期止血针对更严重的出血，初期止血的效果不够，在形成初期止血栓的部位上进一步形成包含交联纤维蛋白的稳定的血凝块过程，由凝血因子介导。

一、初期止血过程——血小板介导的止血

在生理状态下，血管内皮细胞表面具有抗血小板、抗凝和促纤维蛋白溶解作用，以促进血液流动，抑制血凝块形成。受损血管的局部收缩是生理性止血的首要表现。如果血管破损不大，血管收缩可使破口封闭，从而止血。血管收缩的原因包括：损伤性刺激引起的反射性血管收缩；血管壁破损引起的血管肌源性收缩；损伤处黏附的血小板释放5-HT、TXA_2等缩血管物质引起的血管收缩。

血管内皮损伤后，位于其下的细胞外基质暴露，血小板发生一系列生物化学和物理学变化，表现为血小板的黏附、激活和聚集。内皮下基质蛋白的暴露使得血小板黏附于血管壁。其中最重要的连接分子为血管性血友病因子（vWF），可以连接细胞外基质和血小板糖蛋白Ib/IX因子、V因子受体复合物。在激活阶段，血小板可以释放两种储存颗粒：α颗粒和致密体。作用是引起更多血小板的募集和活化，增强血小板介导的凝血过程。激活阶段释放的激活因子有助于将更多的血小板募集到损伤部位，新激活的血小板表面的糖蛋白Ⅱb/Ⅲa受体同纤维蛋白原结合，使其与邻近的血小板发生交联。越来越多的血小板相互黏着发生不可逆聚集，放大血小板的聚集反应，最后使血流中的血小板不断聚集黏附在已经黏附固定于内皮下胶原的血小板上，形成血小板血栓，封堵伤口达到初期止血。

二、二期止血过程——凝血级联反应

血管受损后也会启动凝血系统,使受损局部发生血液凝固。血液凝固即是指血浆中可溶性纤维蛋白原转变为不溶性的纤维蛋白。纤维蛋白交织成网,把血细胞和血液其他成分网罗在内,使血液变成不可流动的凝胶状态的过程。凝血反应,也被称为血浆介导的止血过程,可以被概括为一个增强放大系统。关键步骤是凝血酶的产生,也称为"凝血酶爆发",是止血过程中的一个关键的调节步骤。通常可被描述为内源性和外源性凝血途径,最后终止于一条共同途径,即纤维蛋白的产生。凝血级联反应是一系列的酶促反应,每一步都需要与膜相结合的激活复合物的聚合,每个激活复合物都由一种酶(激活的凝血因子)、底物(无活性的前体酶原)、辅助因子(加速剂/催化剂)和钙离子四者共同组成(图98-1)。

凝血的外源性途径由来源于血液之外的组织因子(TF)暴露于血液而启动的凝血过程,又称为组织因子途径。该途径被认为是凝血级联反应的启动步骤,在血管受到损伤后,暴露出组织因子,后者循环于血浆中的低浓度的VIIa因子形成VIIa-组织因子复合物。该复合物与X因子和钙离子一起形

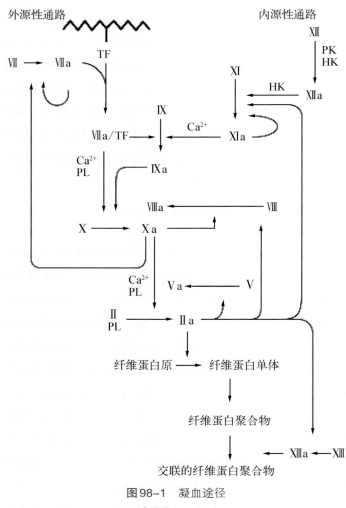

图98-1 凝血途径

(参考自Uptodate)

成与磷脂相结合的激活复合物，促进因子X向Xa的转化。VIIa-组织因子复合物还可以激活IX生成IXa，从而启动内源性凝血途径。

凝血的内源性途径是指参与凝血的因子全部来自血液，由血液与带负电荷的异物接触而启动。但血液与带负电荷的异物表面接触时，XII结合到异物表面并被激活为XIIa。XIIa在激活XI生成XIa。XIa再使IX被激活为IXa，从而启动内源性凝血途径。凝血的内源性途径可以理解为一种放大系统，即在外源性途径启动后，可激活内源性途径。内源性途径的活化可以放大并增强止血反应，使得凝血酶的产生最大化。

凝血的共同途径是内外源性凝血级联所共有的，指的是凝血酶的产生和纤维蛋白的生成。内外源性凝血途径中的信号放大并终止于凝血酶原复合物的产生。凝血酶原复合物包括Xa因子、II因子（凝血酶原）、Va因子（辅助因子）和钙离子共同组成。凝血酶原复合物介导凝血酶爆发，即从无活性的前体将纤维蛋白原分子裂解为纤维蛋白肽A和B以产生纤维蛋白单体，纤维蛋白单体相互聚合形成纤维蛋白链（即纤维蛋白凝块）。凝血酶的产生是调节止血过程的关键酶步骤，凝血酶的活性不仅介导纤维蛋白原向纤维蛋白的转化，也能激活血小板，激活XI因子和内源性凝血途径。由此可见凝血是一系列凝血因子相继激活的过程，每步酶促反应均有放大效应，并伴有正反馈机制，从而少量凝血因子即可是下游大量凝血因子激活，成逐级放大过程。

正常机体的内在抗凝机制包括以下几方面。首先血管内皮不仅可以作为屏障，防止凝血因子、血小板与内皮下的组织成分接触，避免凝血系统和血小板的活化。而且血管内皮可以合成多种抗凝物质和抑制血小板的物质如前列环素（PGI_2）和一氧化氮（NO），具有抗凝血，抗血小板的功能。其次纤维蛋白的吸附作用可吸附凝血过程中产生的大量凝血酶，有助于局限凝血反应。另外进入循环的活化的凝血因子可以被血液流动稀释，也会被单核巨噬细胞所吞噬。体内生理性抗凝物质包括：肝素、组织因子途径抑制物（TFPI）、蛋白C系统和丝氨酸蛋白酶抑制剂。

第二节 常用的出凝血实验室检测

机体正常的出凝血机制包括：① 血管壁和血小板的作用；② 凝血因子和抗凝因子的作用；③ 纤维蛋白溶解因子（纤溶因子）和抗纤溶因子的作用。本节将就以上三方面机制的常用实验室检测做介绍。

一、血管壁检测

（一）出血时间（BT）

BT是指皮肤刺破后，血液自然留出到停止的时间。其反映的是血小板的功能、数量和血管壁通透性、脆性的情况。BT参考值为6.9 ± 2.1 min，超过98 min为异常。BT缩短受干扰因素较多，临床意义不大。BT延长可提示：血小板功能异常，如血小板无力症血小板数量减少，如原发性和继发性血小板减少性紫癜；血管异常，如遗传性出血性毛细血管扩张症；严重缺乏某些凝血因子，如血管性血友病，弥散性血管内凝血（DIC）；还有某些药如阿司匹林、肝素会延长BT。

（二）血管性血友病因子抗原测定

血管性血友病因子（vWF）由血管内皮细胞合成分泌，能促进血小板的黏附聚集，是促凝指标之一。ELISA法的参考值为70%～150%。其降低见于血管性血友病；增高见于某些血栓性疾病，如急性冠脉综合征、心肌梗死、脑血管病变等。

二、血小板检测

（一）血小板计数

血小板计数（PLT），参考值（100～300）×10⁹/L。低于100×10⁹/L为血小板减少，见于再生障碍性贫血、原发性血小板减少性紫癜、脾肿大。高于400×10⁹/L为血小板增多，见于原发性血小板增多症、某些急性感染、急性溶血。

（二）血块收缩试验

血块收缩试验（CRT）其凝块法的参考值为65.8%±11%。CRT减低（小于40%）提示特发性血小板减少性紫癜、血小板增多症、血小板无力症。CRT增高见于先天性和获得性ⅩⅢ因子缺陷症。

三、凝血因子检测

（一）活化部分凝血活酶时间（APTT）

APTT是评价血浆介导的止血过程中，内源性凝血系统较为灵敏和最常用的方法。方法是将患者血浆的样本与磷脂、钙离子以及凝血的内源性途径的激活物混合后，检测血凝块形成需要的时间。本试验需设定正常对照值，测定值与对照值比较，延长超过10 s以上为异常。在多数患者，当凝血因子浓度低于正常值的30%～40%时即可检测出凝血因子的缺乏，然而对于APTT延长的进一步评价需要混合试验，以确定血凝块形成的延缓是由于凝血因子缺乏所致还是抑制剂的原因。APTT延长多见于：凝血因子Ⅻ、Ⅺ、Ⅸ、Ⅷ、Ⅹ、Ⅶ、PK和纤维蛋白原缺乏，尤其是凝血因子Ⅷ、Ⅸ、Ⅺ缺乏和它们的抗凝物质增多。

（二）血浆凝血酶原时间（PT）

PT是评价血浆介导的止血过程中，外源性凝血系统较为灵敏和最常用的筛选试验。方法是将患者血浆的样本与钙离子和组织因子或组织凝血活酶混合后，检测血凝块形成需要的秒数。本试验需设定正常对照值，测定值与对照值比较，延长超过3 s以上为异常。同APTT一样，凝血活酶检查的试剂敏感性不同，限制了不同实验室之间进行相互比较。故引进INR作为不同实验室之间PT标准化的手段。将凝血活酶试剂与一种国际重组标准物进行测试，并根据结果分配一个国际敏感指数（ISI）。相应的INR的计算是INR=（患者的PT/标准的PT）ISI。INR是口服抗凝药的首选监测指标，中国人INR一般为2.0～2.5，不超过3.0。PT延长多见于：先天性凝血因子Ⅰ（纤维蛋白原）、Ⅱ（凝血酶原）、Ⅴ、Ⅶ、Ⅹ缺乏、维生素K缺乏、纤溶亢进、DIC、严重肝病导致的凝血因子缺乏等。

（三）凝血时间（CT）

CT是指将静脉血放入试管中（玻璃试管、塑料试管），观测血液凝固所需的时间。反映的是XII因子激活到纤维蛋白形成，即内源性凝血系统的凝血过程。试管法时间：4～12 min。CT延长见于：凝血因子VIII、IX、XI减少，凝血酶原、V、X因子减少，纤维蛋白原减少、纤溶亢进、DIC等。

四、抗凝系统检测

（一）凝血酶时间（TT）

凝血酶时间（TT）是在受检血浆中加入"标准化"凝血酶溶液后，观测出现纤维蛋白丝所用的时间。参考值：16～18 s，超过正常对照值3 s以上为延长。TT延长见于：低纤维蛋白原血症、异常纤维蛋白原血症、血纤维蛋白原降解产物（FDPs）增高，血中肝素或类肝素物质存在。TT缩短无临床意义。

（二）APTT交叉试验

APTT交叉试验用于鉴别凝血因子缺乏或有抗凝物质存在。延长的APTT若能被1/2量的正常新鲜血浆所纠正，则表示受检血浆中可能缺乏凝血因子。若不能纠正则表示受检血浆中可能存在抗凝物质。

五、纤溶活性检测

（一）血浆D-二聚体检测

血浆D-二聚体检测正常是排除深静脉血栓（DVT）和肺血栓栓塞（PE）的重要试验，有较高的特异性。正常值为：0～0.256 mg/L。血浆D-二聚体升高也见于溶血栓治疗和DIC。

（二）血浆纤维蛋白原降解产物检测（FDPs）

正常参考值为＜5 mg/L。FDPs阳性或增高见于原发性纤溶亢进或各种继发性纤溶亢进，如DIC、急性早幼粒细胞白血病、深静脉血栓、肺血栓栓塞、溶血栓治疗、恶性肿瘤等。

（三）血浆鱼精蛋白副凝固试验（3P试验）

在受检血浆中加入鱼精蛋白溶液，如果血浆中存在纤维蛋白单体与纤维蛋白降解产物形成的复合物，则鱼精蛋白可使纤维蛋白单体析出并聚合成肉眼可见的纤维状物，此反应为阳性。本试验特异性强，敏感性较低，是鉴别原发性纤溶症和继发性纤溶症的重要试验。正常人为阴性。3P试验阳性见于：DIC早期、中期。阴性见于：正常人、晚期DIC和原发性纤溶症等。

六、常用的床边凝血监测

凝血的功能性检测常用的是ACT监测仪。ACT测定的是通过内源性和共同途径形成血凝块，肝素和其他抗凝剂会延长血凝块形成时间。正常人的ACT值是107 ± 13 s，肝素和其他抗凝剂会延长血

凝块形成的时间。

确定肝素浓度的最常用的床旁手段是鱼精蛋白滴定法。鱼精蛋白是一种含多碱基的蛋白质,以化学计量方式直接抑制肝素。1 mg鱼精蛋白能抑制约1 mg(约100 U)肝素。

凝血的黏弹性监测可以检测血凝块形成的整个阶段,从早期的纤维蛋白链的形成,到血凝块回缩,再到最终的纤维蛋白溶解。常用血栓弹力图(TEG)和Sonoclot分析仪等,最常用的用途是在肝移植或心脏手术时对过度的纤维蛋白溶解反应提供实时监测。黏弹性监测对于区分手术相关的出血和凝血功能障碍也有帮助。

第三节　抗凝血药物的药理学

一、抗血小板药物

(一)血小板形成血栓的过程

1. 激活

血小板可被多种生理性血小板刺激物激活,包括二磷酸腺苷(adenosine diphosphate, ADP)、肾上腺素、凝血酶和胶原。ADP和肾上腺素是相对较弱的血小板激活物,而胶原和凝血酶是最强的血小板激活物。这些激活物与血小板表面的受体相结合(表98-1),传导至细胞内的信号通路,发生细胞骨架重组、纤维蛋白原受体暴露及颗粒分泌。

2. 黏附

活化后,血小板发生显著变形,产生细长的伪足使得血小板极富黏附性。血小板黏附主要由血小板表面受体整合素糖蛋白(glycoprotein, GP)Ib/IX/V复合物与内皮下基质中的血管性血友病因子(von willebrand factor, vWF)相结合介导。血小板胶原受体GPIa/IIa与基质中的胶原纤维的结合,也可促进血小板黏附。

3. 聚集

血小板激活会导致血小板表面的GP IIb/IIIa受体暴露及发生构象改变,导致其与固定的vWF及纤维蛋白原结合。纤维蛋白原可同时结合两个GP IIb/IIIa受体,从而使两个血小板相互链接。

4. 分泌

血小板含有两种类型的颗粒:α颗粒和致密颗粒。α颗粒含有很多蛋白质,包括纤维蛋白原、vWF、血小板反应素等。致密颗粒含有ADP、ATP、钙离子、组胺和5-羟色胺。血小板被激活后分泌其颗粒中的各种物质,如ADP会刺激和募集更多的血小板;血栓素A_2(TXA_2)可促进血管收缩和血小板进一步聚集;纤连蛋白和血小板反应素可增强和稳定血小板聚集的黏附蛋白。

表98-1　参与血小板活化的表面受体及其配体

血小板表面受体	配　体	作　用
GP IV	胶原	激活
PAR-1及PAR-4	凝血酶	激活

（续表）

血小板表面受体	配　体	作　用
P2Y1 及 P2Y12	ADP	激活
GP Ib/IX/V	vWF	黏附
GP Ia/IIa	胶原	黏附
GP IIb/Ⅲa	vWF、纤维蛋白原	聚集

GP，glycoprotein，整合素糖蛋白；PAR，protease-activated receptor，蛋白酶激活受体。

（二）抗血小板药物的分类

1. 干扰前列腺素合成

在血小板活化时，磷脂酶A2使膜磷脂释放出花生四烯酸（AA），而环氧合酶-1（COX-1）使AA代谢生产TXA2。TXA2形成后弥散至胞外，通过TXA2受体激活其他血小板。TXA2与ADP一样，能放大血小板活化的初始信号，从而有助于刺激其他血小板。

（1）阿司匹林（乙酰水杨酸）　阿司匹林能使COX-1乙酰化，使COX-1不可逆地灭活。由于血小板缺少合成大量蛋白的能力，COX-1被灭活后阻碍了血小板整个生存期（约7天）的TXA2合成。不能正常合成TXA2的血小板对ADP、肾上腺素、AA以及低剂量胶原和凝血酶的反应受损，但对大量血小板激动剂（胶原和凝血酶）的反应正常。

在成人中，单次口服100 mg阿司匹林或7～10天服用30 mg/d阿司匹林几乎能完全抑制血小板前列腺素合成。对于血小板功能正常的个体，阿司匹林对出血时间的影响轻微（一般不超过用阿司匹林使用前出血时间的1.2～2.0倍）。阿司匹林停用后出血时间延长仍可持续1～4天；血小板聚集试验异常可能持续长达1周，直至新生的血小板取代了受影响的血小板。

（2）其他非甾体抗炎药（NSAIDs）　与阿司匹林相比，其他NSAIDs能可逆性地抑制COX酶。这些药物可能引起暂时性出血时间延长，但NSAIDs诱导的血小板缺陷通常无临床意义。已有研究显示，布洛芬可以安全地用于血友病A患者。由于血小板仅表达COX-1，而不含COX-2，因此COX-2特异性抑制剂对血小板功能无影响。

2. 干扰ADP结合

ADP存储在血小板的致密颗粒中，在血小板活化时释放。ADP可通过结合G-蛋白偶联的嘌呤受体P2Y1及P2Y12刺激邻近的血小板并使其活化，从而分泌更多的ADP。

（1）氯吡格雷　氯吡格雷的活性代谢产物（依赖于细胞色素P450同工酶的代谢过程）可选择性阻断血小板P2Y12受体，抑制ADP介导的信号传导，从而间接影响了纤维蛋白原与血小板受体GPⅡb/Ⅲa的结合。ADP参与血小板与其他激动剂的反应，因此氯吡格雷使血小板对低浓度其他激动剂的反应减弱，但不影响血小板对高浓度凝血酶或胶原产生正常的聚集作用。

氯吡格雷半衰期约为8 h，但其对血小板产生不可逆的抑制作用。氯吡格雷对血小板聚集和出血时间的影响可见于首次给药后24～48 h内，但在4～6天后作用才达到最大化，并且该作用可在停用药物后持续4～10天。

（2）噻氯匹定　作用机制同氯吡格雷相同。常规用药2日后即可抑制血小板聚集，但抑制＞50%

的时间在4天之后,而抑制大于60%～70%则需用药8～11天。停药后出血时间及其他血小板功能多于1～2周内恢复正常。

(3)其他　普拉格雷也必须经CYP450系统转换为有活性的代谢物,通过与血小板P2Y12受体不可逆结合而抑制血小板活化和聚集。

替格瑞洛是一种口服有效的P2Y12受体阻滞剂,不需要经代谢转化为活性形式,能更完全地抑制ADP诱导的持续性血小板聚集。

3. 影响环磷酸腺苷

影响环磷酸腺苷(cyclic adenosine monophosphate, cAMP)能够抑制血小板聚集,cAMP可以使血小板内TXA2生成减少,使ADP、5-HT释放减少,减少血小板的聚集。血管平滑肌中的cAMP有舒张血管的作用。

(1)双嘧达莫　磷酸二酯酶具有降解cAMP的功能,双嘧达莫通过抑制cAMP磷酸二酯酶来提高血小板内cAMP水平,从而发挥抗血小板作用。然而,该药作为抗血小板药物的效果尚存争议。

(2)西洛他唑　西洛他唑及其代谢产物是血小板和血管平滑肌细胞中cAMP磷酸二酯酶Ⅲ的特异性抑制剂,可通过抑制磷酸二酯酶活性而减少cAMP的降解,升高血小板和血管内cAMP水平,从而发挥抑制血小板聚集和舒张血管的作用。本药对血小板聚集的抑制作用是可逆的,在停药后可迅速恢复。

4. 抑制凝血酶受体

凝血酶可以说是最强的血小板激动剂。血小板凝血酶受体为G蛋白偶联的蛋白酶激活受体(protease-activated receptors, PAR)-1及PAR-4。凝血酶受体通过特定位置的裂解而被激活,由于血小板仅合成非常少的蛋白质,所以不能有效合成新的受体替换被破坏的受体。因此血小板通常只能对凝血酶产生一次反应。

拉帕沙和Atopaxar是口服有效的选择性PAR-1拮抗剂,能阻断凝血酶介导的血小板活化但不干扰凝血酶介导的纤维蛋白原裂解。大量试验证明,对于接受经皮冠状动脉介入治疗的患者以及有动脉粥样硬化血栓形成性疾病的患者,这类药物可有效预防血栓形成,但代价是出血增加。目前沃拉帕沙仅在美国获得批准,且仅用于有心肌梗死病史的患者或有外周动脉疾病的患者。

5. 抑制GP Ⅱ b/ Ⅲ a受体

(1)阿昔单抗　阿昔单抗为GP Ⅱ b/ Ⅲ a受体拮抗剂。由于与血小板GP Ⅱ b/ Ⅲ a受体结合迅速,静脉给药能迅速产生剂量依赖的抑制血小板功能的作用。给予0.3 mg/kg时,80%的血小板GP Ⅱ b/ Ⅲ a受体在2 h内与其结合,血小板聚集被完全抑制。通过持续输注(12～24 h)能达到持续抑制的效果,停止输注后低水平受体阻滞仍持续存在长达10天,但血小板功能一般于48 h后即恢复。

(2)替罗非班　替罗非班是血小板GP Ⅱ b/ Ⅲ a受体的非肽类抑制剂。单次快速给予替罗非班后,数分钟内可见离体血小板聚集受到剂量依赖性的抑制,且连续输注期间这一作用持续存在。停药后,血小板功能可迅速恢复至用药前水平。

(3)依替巴肽　依替巴肽为环状7肽,静脉给药后呈浓度和剂量依赖性抑制体外血小板聚集。与血小板分离迅速,生物半衰期短,停止滴注后血小板的抑制作用很快消失。

二、抗凝血因子药物

凝血级联反应是一系列酶原或无活性的前体蛋白序贯激活为有活性的酶,导致逐级反应放大,最

（续表）

手术出血风险	心脑血管风险		
	低	中	高
中危 输血率较高；内脏手术；心血管手术；骨科、ENT、整形科大手术；尿道内镜手术	可行择期手术：继续服用阿司匹林	择期手术：延期； 若手术不可延期：继续服用阿司匹林、氯吡格雷	择期手术：延期； 急诊重症手术不可延期：继续服用阿司匹林、氯吡格雷
高危 可能出现闭合腔出血；颅内手术；脊髓腔内手术；眼科后房手术	可行择期手术：停用阿司匹林7天	择期手术：延期； 若手术不可延期：继续服用阿司匹林、停用氯吡格雷	择期手术：延期； 急诊重症手术不可延期：继续服用阿司匹林，停用氯吡格雷+肝素桥接

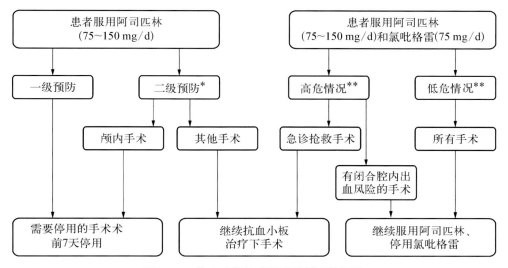

图98-2　抗血小板治疗围术期管理流程图

*心肌梗死、ACS、支架植入后、卒中、外周动脉病变等二级预防。
**高危情况：心肌梗死、PCI+金属裸支架、卒中<6周；药物涂层支架<12个月，高危支架。
***低危情况：如卒中或金属裸支架植入后3个月，PCI无支架植入等。

二、抗凝血因子药物

围术期抗凝治疗管理对患者进行评估的第一步是确定在不中断抗凝治疗的前提下手术/操作能否安全完成，目的是避免潜在的风险、减少中断抗凝治疗期间和可能肝素桥接治疗的管理难度。

当高危患者需要停用抗凝药物（包括桥接治疗的药物），要权衡血栓栓塞风险和大出血的风险尽量缩短中断抗凝的时间。根据不同抗凝药物的药效学和药代动力学特点以及患者肝肾功能，确定药物的术前停用时间见表98-3。

（一）华法林

INR值可以作为衡量华法林抗凝效果的指标。INR 1.0～2.0代表凝血功能在相对正常的范围，1.0对应100%凝血因子水平，而2.0对应30%的凝血因子水平。当INR≤1.5出血风险不会增加，而

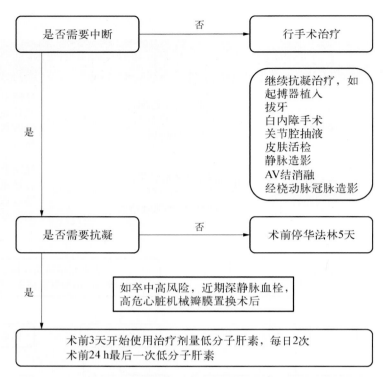

图98-3　华法林抗凝治疗围术期管理流程图

患者围术期管理的决策应需要考虑出血风险。

INR > 2.0则有明显的出血倾向。INR 2.0～3.5对应治疗水平的抗凝状态,93%服用华法林治疗的患者INR在该范围时停药5天后INR会降至 < 1.5。在手术前24 h内应测量INR,如果需要的话可以用维生素K纠正。在术后2 h内应重新启用抗凝治疗。在中断抗凝治疗期间有10～15天患者处于抗凝治疗不足状态,对于高风险患者就需要考虑桥接治疗来减少栓塞事件的发生,华法林抗凝治疗围术期管理推荐流程见图98-3,桥接治疗方案见表98-4。若围术期持续使用华法林治疗,确定术前INR不超出治疗范围,以减少术中出血风险。在术前5天开始调整华法林剂量使术前INR维持在2.5左右。

在局麻之前,无论是否采用替代治疗,一般需要停用4～5天,INR应恢复到正常参考范围。在移除神经阻滞导管时,需要保证INR < 1.5维生素K依赖的凝血因子数目已经恢复正常。如果3 > INR > 1.5,移除导管需要非常谨慎,需要持续监测神经功能,直到INR稳定小于1.5。在INR > 3,对于保留神经阻滞导管的患者,华法林应该持续使用或者适当减量。各种抗血栓药物使用时与椎管内穿刺或置管的推荐时间间隔见表98-5。

对于进行低出血风险手术的患者,例如拔牙、白内障、诊断性结肠镜检、部分经皮手术、内镜检查和治疗,不需要停用华法林,尤其是有高血栓形成风险的患者。如果INR保持在2左右,那么持续使用华法林并不会显著增加出血风险。如果停用华法林而使用肝素替代,与持续使用华法林比较,会显著增加出血风险。华法林的中止和再次使用与卒中风险增加相关。替代治疗只适合高出血风险、高血栓形成风险的患者。对于急诊患者,没有时间进行替代治疗,可以用新鲜冰冻血浆和维生素K进行拮抗。

对于择期手术的患者,若经评估认为血栓栓塞风险高(例如近12周发生栓塞性脑卒中或全身性

栓塞事件、机械二尖瓣、机械主动脉瓣合并其他脑卒中危险因素、房颤合并极高脑卒中风险、近12周内发生过静脉血栓栓塞、近期冠状动脉支架、长期使用抗凝药物患者在停药期间出现过血栓栓塞）需要停用华法林，则需进行桥接抗凝。在这种情况下，术前提前5天停用华法林，并提前3天开始使用桥接药物，例如低分子量肝素。对于有潜在动脉血栓栓塞来源，或者近一个月发生过静脉血栓栓塞的患者，可使用依诺肝素1 mg/kg，每日2次皮下注射。对于房颤或近一个月内发生过静脉血栓栓塞，但应更注意出血问题的患者，可使用依诺肝素40 mg每日2次。预防剂量可使用依诺肝素40 mg每日1次。或者桥接抗凝也适用于术后较长时间不能口服药物的患者（如术后肠蠕动减少）。假如没有可能增加术后出血风险的事件，可在术后12～24 h恢复华法林，术后剂量与术前剂量相同。第5～第10天检测到INR高于2时达到充分抗凝效果。

（二）凝血酶间接抑制剂——肝素

普通肝素是来源于猪小肠黏膜的一种黏多糖，当皮下注射给药时，其吸收和血浆浓度难以估计，所以当需要皮下给药时通常用低分子肝素替代。当静脉给予普通肝素时需要监测APTT，床旁可以用活化凝血时间（ACT）来监测普通肝素的抗凝效果。鱼精蛋白可以拮抗肝素的抗凝作用。普通肝素和低分子量肝素一般用于桥接抗凝，由于新型直接口服抗凝药物（达比加群酯、利伐沙班、阿哌沙班、依度沙班）由于尚无证据证实这些药物在围术期桥接的安全性或效果，不使用其作为桥接药物。术前桥接时机一般在术前3天，当PT/INR降至治疗范围以下开始肝素桥接。低分子肝素的生物半衰期为3～5 h在术前24 h停用。如果采用了每日2次的低分子量肝素方案，术前1日晚的肝素应停用，如果使用的是每日1次的方案，术前1日早晨应使用半量。普通肝素的半衰期在60～90 min，为了达到治疗剂量应静脉输注普通肝素直到术前4～6 h。如果使用皮下普通肝素，通常剂量为235 U/kg，每日2次，最后一次在术前一晚给药。普通肝素和低分子量肝素的术后方案相似，两种肝素都在使用后1 h左右起效，并在3～5 h抗凝效果达到峰值。恢复桥接应根据切口、引流量和预期术后出血进行临床评估，尤其是采用治疗方案的时候，需要推迟到充分止血之后。这一评估根据手术类型和患者个体情况不同而不同，而且对无法从表面上观察到持续出血的手术（例如心脏、颅内手术）进行评估比较困难。对于接受大手术或高出血风险操作的患者，应推迟到确保止血48～72 h后给予治疗量普通肝素或低分子量肝素，而对于多数使用桥接的低出血风险小型操作（如腹腔镜疝修补术），通常在操作后24 h即可恢复治疗量普通肝素或低分子量肝素。

（三）凝血酶直接抑制剂——达比加群酯

凝血因子直接抑制剂类药物（DOAC）术前停用时间目前尚无定论。目前临床上采用的方案是根据该类药物的药代动力学特点来制订（与华法林和肝素类似），术前停药时间取决于药物的血浆清除半衰期9～14 h（肾功能受损的患者达比加群酯需要18～24 h），推荐的各类凝血因子直接抑制剂类药物围术期管理见表98-3。对于肾功能正常患者，可在术前2～3天停药。对于肾功能不全，或者高出血风险的患者，需要更长时间的停药。该类药物目前仍缺乏明确实验室检查来指导治疗，现有的实验室指标中如APTT可评估体内达比加群酯是否完全清除，但没有明确的界值提示安全的剩余抗凝药效。许多临床实验室采用新的实验室检查（如稀释凝血酶时间），但目前还不能用于临床常规检测。

该类药物的另一个相关问题围术期是否需要低分子肝素桥接治疗。有研究证实DOAC抗凝治疗的患者围术期停药期间肝素桥接治疗的患者血栓栓塞时间发生率无显著变化，而大出血风险明显增多。故对于使用达比加群酯的患者，因其快速清除和起效的特点，目前不推荐桥接抗凝治疗。仅对术后血栓栓塞风险极高且术后需要长时间停用达比加群酯的患者围术期停药期间使用桥接药物。当患者术后已经确保止血时，可以恢复与术前相同剂量的达比加群酯。起效迅速，术后2～3 h即可达到峰值效果。对于大手术或者高出血风险患者，恢复用药时通常推迟2～3天。如果需要，在术后2～3天给予较低剂量的达比加群酯，或者预防剂量的肝素。艾达司珠单抗是人源化达比加群特异性抗体片段，可以用于紧急逆转达比加群的抗凝效应。但经验有限，仅推荐在出血危及生命保守治疗无效，或紧急手术时使用。

（四）X因子直接抑制剂——利伐沙班、阿哌沙班、依度沙班

该类药物也属于DOAC类，围术期管理和达比加群类似，也是根据该类药物的药代动力学特点来制订，术前停药时间取决于药物的血浆清除半衰期。该类药物同达比加群酯类似，在使用中存在另一个问题，即缺乏明确的实验室指标和相应界值来指导临床使用，新开发的检测项目（如抗Xa因子分析）尚未在临床中应用。利伐沙班可在操作前2～3天停药。对于高出血风险的操作，应跳过2次的利伐沙班，并且在术前2天停药。停药时间同时应当参考肾功能状况对于消除半衰期的影响。利伐沙班起效消除十分迅速，一般不需桥接抗凝。罕见情况如患者血栓栓塞风险极高而且术后肠蠕动减少不能口服抗凝药物时可使用桥接药物。术后止血完成后，可以恢复利伐沙班，剂量与术前相同。若出血风险较高，应推迟利伐沙班2～3天，如果需要可使用预防剂量的低分子量肝素。紧急手术应使用抗纤溶药物、口服活性炭，FXa抑制剂不能通过透析清除。如果有马上出血致死的风险，应加用未活化的IV因子凝血酶复合物凝聚物。FXa抑制剂的解毒剂Andexaneta（PRT064445）仍在研发阶段，尚未用于临床。

表98-3　抗血栓药物总结

药　物	给药途径	作　用　机　制	术前停药时间
华法林（香豆素类）	口服	抑制维生素K依赖的凝血因子II、VII、IX、和X，以及蛋白C和S	1～8天，根据INR和患者的特点，93%的患者停药5天后INR ≤ 1.5
肝素	静脉或皮下	抗凝血酶原的活化（抑制IIa、IXa、Xa、XIa、和XIIa）	静脉2～6 h；皮下12～24 h；根据给药剂量
低分子肝素	皮下	抗凝血酶原的活化（抑制Xa和小部分IIa）	24 h
达比加群酯	口服	直接凝血酶抑制剂	CrCl ≥ 50 ml/min：1～2天；CrCl < 50 ml/min：3～5天
利伐沙班	口服	直接Xa抑制剂	CrCl ≥ 90 ml/min：≥ 1天
阿哌沙班	口服	直接Xa抑制剂	CrCl 60～89 ml/min：2天；CrCl 30～59 ml/min：3天；CrCl 15～29 ml/min：4天

表98-4　桥接治疗指征

患者状态	需要桥接治疗	不需要桥接治疗	备注
心脏机械瓣植入术后	二尖瓣置换,两个及以上机械瓣,除二叶瓣外的主动脉机械瓣	主动脉瓣置换,二叶型人工瓣膜,无其他危险因素	其他危险因素包括:既往卒中、TIA、心内血栓、心脏栓塞事件
非瓣膜性房颤	既往卒中或栓塞事件、心内血栓或CHA_2DS_2-VAS评分$\geqslant 4$	既往无卒中或栓塞事件、心内血栓或CHA_2DS_2-VAS评分< 4	既往卒中、TIA、心内血栓、心脏栓塞事件等增加风险
静脉血栓栓塞	3个月内的静脉血栓栓塞或严重的易栓症	3个月前静脉血栓栓塞或者不伴有其他危险因素(如活动性肿瘤、不严重的易栓症)	若1个月内的静脉血栓栓塞、需要行急诊手术,或者有抗凝禁忌可以考虑下腔静脉滤器

表98-5　使用抗血栓药物与椎管内穿刺或置管推荐时间间隔(患者肝肾功能正常)

药　物	最后一次给药和穿刺或者拔除置管的间隔(h)	穿刺或者拔除置管与下次给药的间隔(h)
普通肝素(预防剂量)	4	1
普通肝素(治疗剂量)	4~6	1
低分子肝素(预防剂量)	12	4
低分子肝素(治疗剂量)	24	4
华法林	INR<1.5	拔除置管后
达比加群酯	不推荐,或者单次	6(单次)
利伐沙班	22~26	4~6
阿哌沙班	26~30	4~6

第五节　围术期抗凝药物治疗的挑战性

　　口服抗凝药物已在世界范围内广泛应用。每年都有10%~15%的接受抗凝药物治疗的患者需要接受侵入性治疗。一般的抗凝药物起效和消除快速,半衰期短以及不需要监测即可获得满意的抗凝效果。但是,接受抗凝治疗的手术患者的管理非常具有挑战性,解毒药物并不是所有药物都有。打断患者正常的抗凝治疗可能导致静脉血栓形成的风险增加。同时,手术和侵入性操作的出血风险相应增加。如果患者在术中或者操作中出血,抗凝药物需要停用更长时间,导致术后血栓形成的风险显著增加。这二者都会影响死亡率。因此需要在减少术中出血-降低术后血栓形成风险之间找到平衡。在服用维生素K拮抗剂(例如华法林)的患者,抗凝作用消失和建立都需要数天,但是使用短效药物(例如肝素)"桥接"的风险和受益目前尚不清楚。新型口服抗凝药物(例如直接血小板抑制剂达比加群酯,Xa因子抑制剂利伐沙班)半衰期更短,使得停用和再次应用更为简便但是Xa因子抑制剂缺少特异性解毒剂,急症手术的患者的出血和管理更加复杂。近期的一篇综述提出了一个核对表,包括所有的侵入性操作和患者自身因素导致出血或者血栓形成风险的权衡(表98-6)。

表98-6　围术期风险核对表

风　　险	具 体 内 容
血栓形成风险	-
出血风险	-
实施侵入性操作之前停止口服抗凝药物的时机	侵入性操作本身的出血风险 口服抗凝药物的消除半衰期 患者的肝肾功能以及同时服用的药物
一些侵入性操作的特殊考虑	神经阻滞 房颤患者
华法林桥接治疗的实施时机	-
侵入性操作或手术后恢复口服抗凝药物的使用	-

对于不同的个体，血栓形成和出血风险可能有差异，以及随机试验数据并不能指导临床。另外，对于不断出现的新型口服抗凝药物，最佳的代用品可能尚不可知。但是，总体来说，如何做出决策，需要参考以下几个方面。

一、评估出血风险

出血风险取决于手术类型、是否急诊，以及患者本身的并发症（如年龄较大、肾功能下降），影响凝血的药物也可能影响出血风险。

一般来说，高出血风险指的是术后出血风险大于4%，例如冠状动脉搭桥术、肾脏活检术以及持续时间大于45 min的手术，低出血风险指的是术后出血风险低于2%，例如胆囊切除术、腕管修补术、开腹子宫切除术等。大出血一般指致死性出血、颅脑出血、需手术纠正的出血、降低血红蛋白至少20 g/L的出血，以及需要输注至少2个单位浓缩红细胞的出血。神经、颅内以及心脏的手术尤其需要注意，因为特殊的出血部位可能增加出现严重并发症的风险。

患者相关因素也可能影响出血风险评估。HAS-BLED评分可以用于出血风险预估。HAS-BLED（hypertension, abnormal renal or liver function, stroke, bleeding tendency, labile INRs, elderly age, and antiplatelet drugs or alcohol）评分≥3则高度提示出血风险。高血压、腹部手术、卒中史、出血倾向、服用华法林的患者出现INR不稳定、高龄（＞65岁）、服用抗血小板药物（如阿司匹林、氯吡格雷、噻氯匹定、NSAIDS药物）、酗酒各计1分，肝肾功能异常各计1分。半数使用维生素K拮抗剂的患者需要中断抗凝治疗，并且使用桥接治疗过渡，例如低分子量肝素。

二、评估血栓形成风险

增加血栓形成风险的因素包括房颤、假体瓣膜以及近3个月动静脉血栓栓塞史。

（一）房颤

房颤患者是围术期需要抗凝治疗患者的最多的群体。血栓形成风险可根据年龄、高血压、心力衰竭、糖尿病、之前卒中史以及其他的血管疾病，血栓形成综合风险评估可使用CHA$_2$DS$_2$-VASc（congestive heart failure，1分，hypertension，1分，age 75 years or older，2分，diabetes mellitus，1分，previous stroke，2分，vascular disease，1分，age 65～74 years，1分，sex category，1分）评分（表98-7，表98-8）。

表98-7 心房颤动患者血栓栓塞事件风险评估CHA$_2$DS$_2$-VASc量表

以下各项每项1分	CHA$_2$DS$_2$-VASc得分	每年卒中发生率%
● 充血性心力衰竭	1	1.3
● 高血压	1	2.2
● 糖尿病	1	4.0
● ≥65岁	1	9.6
● 血管病变	1	9.8
● 女性	1	6.7
以下各项每项2分	**CHA$_2$DS$_2$-VASc得分**	**每年卒中发生率%**
● ≥75岁	2	3.2
● 既往卒中病史	2	6.7
总计	10	15.2

表98-8 心脏机械瓣膜置换术和静脉血栓栓塞的患者血栓栓塞事件风险评估

患者病史	血栓栓塞危险因素		
	低 危	中 危	高 危
机械性心脏瓣膜	双叶主动脉瓣，无房颤、既往卒中、血栓栓塞事件或心内血栓	双叶主动脉瓣合并房颤	所有人工二尖瓣、主动脉笼球瓣、倾斜式碟瓣、多个心脏机械瓣，或者既往卒中，TIA、心脏栓塞事件
静脉血栓栓塞	既往＞12个月前静脉血栓栓塞，无其他危险因素	既往3～12个月前静脉血栓栓塞，不严重的易栓症，或反复发作的静脉血栓栓塞	既往3个月内的静脉血栓栓塞，严重的易栓症，或不明原因的静脉血栓栓塞或者肿瘤活动期

（二）人工瓣膜

在假体植入后的最初几周，血栓栓塞风险是最高的，因此建议植入后3个月再进行择期非心脏手术。对于人工机械瓣膜置换患者，应长期使用华法林或者其他维生素K拮抗剂联合阿司匹林抗凝。对于置入人工生物瓣膜的患者，前3个月使用维生素K联合阿司匹林治疗，3个月后可单用阿司匹林治疗。

（三）心脏支架

支架内血栓形成是冠状动脉植入术的一种罕见但严重的并发症，通常导致死亡。长期双联抗血小板疗法（阿司匹林加血小板P2Y$_{12}$受体阻滞剂）可以显著降低支架内血栓形成，并降低支架植入部位远处斑块破裂导致不良事件的风险。对于采用药物洗脱支架或者裸金属支架治疗、没有高出血风险且1年内没有非心脏手术计划的稳定患者，推荐采用阿司匹林加血小板P2Y$_{12}$受体阻滞剂（首选氯吡格雷）治疗至少12个月。对于无明显并发症的稳定患者，应再继续18个月的治疗。在所有置入支架的患者中，应无限期持续使用阿司匹林。不限期的阿司匹林抗血小板疗法属于二级预防手段，对于动脉粥样硬化性心血管疾病患者的益处已被充分证实。但是对于出血风险比较高的患者，例如：有短暂性脑缺血发展或脑卒中病史、年龄≥75岁、有出血倾向（近期创伤或手术、近期或复发性胃肠道出血、活动性消化性溃疡病、严重肝损伤）、体重＜60 kg或同时使用增加出血风险的药物（NSAIDS），可能接受＜1年的长期双联抗血小板疗法，但是持续治疗最少应为30天。

（四）近期血栓栓塞史

近期血栓栓塞发生后，其风险会随着时间逐渐降低。因此择期手术应尽量推迟。如果需要急诊手术，则需进行桥接治疗。围术期静脉血栓风险的主要危险因素是近期静脉血栓史和病理性血栓形成倾向。即使手术只推迟几周，也可以显著降低静脉血栓复发的概率。围术期动脉血栓的复发率在1个月内约为0.5%。多数归因于房颤，其他因素包括非细菌性心内膜炎、扩张性心肌病或者左心室动脉瘤。对于近期发生动脉血栓的患者，也应该尽量推迟择期手术。

1. 决定是否停用抗凝药物

评估血栓栓塞和出血风险后，则需要决定中断还是继续使用抗凝药物。一般来说，高出血风险手术必须停用抗凝药物。血栓栓塞风险高或者非常高的患者则应尽可能缩短无抗凝时间，一些情况下还需要使用桥接药物。相反，接受特定的低出血风险手术的患者通常无须停用抗凝药物，在某些情况下，可能更倾向于继续使用抗凝药物。但不论是否停药，都应该尽可能采取措施降低出血和血栓栓塞的风险。例如，常规镇痛时应避免使用影响血小板功能的药物（例如非甾体抗炎药、阿司匹林），但如果因脑卒中、急性冠脉综合征、冠脉支架植入等适应证使用这些药物，通常应该继续用药。高出血风险患者在接受手术时需要在围术期停用常规抗凝药物，这也提高了与基础疾病相关血栓栓塞并发症的风险。

2. 确定干预抗凝治疗的时机

一旦明确了血栓形成和出血风险，便可确定是否何时干预抗凝治疗，取决于患者服用的特定药物。例如，相比于其他短效药物（例如达比加群酯、利伐沙班、阿哌沙班、依度沙班），华法林药效较长，因此需要及早停药。确定何时停止口服抗凝药物的两个关键因素是评估手术操做出血的风险和口服抗凝药物的半衰期长短。

3. 确定是否需要使用桥接抗凝治疗

对于大多数患者，并不推荐使用桥接抗凝治疗（即使用短效药物胃肠外给药，缩短经胃肠吸收时间），因为这不仅会增加出血风险，并且不会降低血栓形成风险。但是，部分使用华法林的患者血栓形成的风险较高（例如使用机械瓣膜、近期卒中史），因此使用肝素或者低分子量肝素进行桥接治疗会有益处。

4.侵入性操作或者手术完成后如何恢复口服抗凝药物

无论是什么手术或者操作,治疗剂量的口服抗凝药物应该推迟24～72 h后恢复使用。推荐口服达比加群酯75 mg每日2次,或利伐沙班10 mg每日1次,或者阿哌沙班2.5 mg每日2次。如果有必要,对于有高血栓栓塞风险,而且不能耐受口服抗凝药物的患者,可以提前使用预防性剂量的肝素进行桥接治疗。如果患者有高血栓形成风险,又合并血流动力学不稳定,则需要进行机械性深静脉血栓预防。如果基于某种情况,需要24 h内再次启动肝素治疗,这是大出血的一个预测因素。因此合理规划恢复口服抗凝药物治疗非常关键。

（赵　晶）

参 考 文 献

[1] Tafur A, Douketis J. Perioperative management of anticoagulant and antiplatelet therapy. Heart. 2017 Dec 7［Epub ahead of print］.

[2] Todd H. Baron, Patrick S. Kamath, Robert D. McBane. Management of Antithrombotic Therapy in Patients Undergoing Invasive Procedures. N Engl J Med 2013;368: 2113-2124.

[3] Chassot P G1, Delabays A, Spahn D R. Perioperative antiplatelet therapy: the case for continuing therapy in patients at risk of myocardial infarction.Br J Anaesth. 2007 Sep;99(3): 316-328.

[4] Fleisher L A, Fleischmann K E, Auerbach A D, et al. ACC/AHA guideline on perioperative cardiovascular evaluation and management of patients undergoing noncardiac surgery: a report of the American College of Cardiology/American Heart Association Task Force on Practice Guidelines. Circulation 2014;130(24): 2246-2264.

[5] Burger W, Chemnitius J M, Kneissl GD, et al. Low-dose aspirin for secondary cardiovascular prevention—cardiovascular risks after its preoperative withdrawal versus bleeding risks with its continuation—review and meta-analysis. J Int Med 2005; 257(5): 399-414.

[6] Dubois V, Dincq A S, Douxfils J, et al. Perioperative management of patients on direct oral anticoagulants. Thromb J. 2017;15: 14.

第99章
误吸反流与吸入性肺炎

误吸是为人熟知的麻醉和手术风险。全身麻醉药物可以使机体保护性的呛咳及吞咽反射减弱或消失，食管括约肌松弛使得胃内容物极易反流至口咽部。患者在接受深度镇静或全身麻醉时，一旦反流物误吸入呼吸道内，可引起呼吸道梗阻和吸入性肺炎，导致患者通气与换气功能障碍，尤其是老年患者，防治难度大，是围术期较常见而严重的并发症。正确的防范策略可避免误吸的发生，因此麻醉医师应尽可能地评估患者是否有误吸风险，并在明确诊断后采取合理防范措施。

第一节 反流误吸的生理基础

一、生理性食管抗反流防御机制

生理状况下，吞咽时食管下括约肌（lower esophageal sphincter, LES）松弛，食物得以进入胃内；非吞咽时也可发生一过性LES松弛，出现少量、短暂的胃食管反流。由于下述抗反流机制的存在，避免了胃食管反流的存在，降低了误吸的发生率。

（一）抗反流屏障

是指在食管和胃交界的解剖结构，包括食管下括约肌、膈肌角、膈食管韧带、食管与胃底间的锐角（His角）等（图99-1），上述各部分的结构和功能上的缺陷均可造成胃食管反流，其中最主要的是LES的功能状态。LES是指食管末端约3～4 cm长的环形肌束。正常人静息时LES压为10～30 mmHg，为一高压带，防止胃内容物反流入食管。LES的结构受到破坏时可使LES压下降，如贲门失弛缓症手术后易并发反流性食管炎。一些因素可导致LES压降低，如某些激素（如缩胆囊素、胰升糖素、血管活性肠肽等）、食物（如高脂肪、巧克力等）、药物（如钙拮抗剂、地西泮）等。腹内压增高（如妊娠、腹水、呕吐、负重劳动等）及胃内压增高（如胃扩张、胃排空延迟等）均可引起LES压相对降低而导致胃食管反流。

（二）食管清除作用

正常情况下，一旦发生胃食管反流，大部分反流物通过1～2次食管自发和继发性蠕动性收缩将

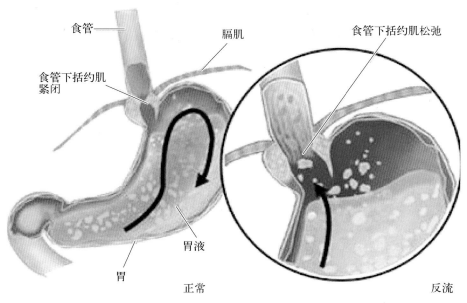

食管　　　膈肌　　　食管下括约肌松弛

食管下括约肌
紧闭

胃液

胃

正常　　　　　　　　　　反流

图99-1　食管下括约肌

食管内容物排入胃内,即容量清除,是食管廓清的主要方式。剩余的则由唾液缓慢地中和。故食管蠕动和唾液产生的异常也是胃食管反流病的致病因素。食管裂孔疝是部分胃经膈食管裂孔进入胸腔的疾病,可引起胃食管反流并降低食管对酸的清除,导致胃食管反流病。

(三)食管黏膜屏障

反流物进入食管后,食管还可以凭借食管上皮表面黏液、不移动水层和表面HCO_3^-、复层鳞状上皮等构成的上皮屏障,以及黏膜下丰富的血液供应构成的后上皮屏障,发挥其抗反流物对食管黏膜损伤的作用。

二、基本概念

(一)误吸

误吸(aspitation)是指进食(或非进食)时,物质(如口咽部的分泌物、食物、血液或者胃内容物)从口咽部或消化道进入喉部和下呼吸道的过程。该过程可以在吸气时由于负压吸引吸入,也可以在正压情况下发生(如机械通气)。

因为人体的自身防御机制,误吸大多不会引起很严重的后果。但是若发生化学性肺炎和细菌性肺炎,则可能引起患者严重的临床后果甚至死亡。后果的严重程度取决吸入物量的多少,化学性质,物质的大小,是否存在病原微生物以及患者本身的健康状况。

对于麻醉医师而言,围术期密切关心的还是大量而明显的误吸。麻醉诱导、面罩通气或者苏醒过程中,误吸清洁的口腔分泌物是常见且无关紧要的。大量的误吸物可能诱发感染、小气道梗阻或肺水肿,但是咳嗽、轻微气管刺激或一过性喉痉挛是更为常见的并发症。对于健康人,很少量的吸入物较少导致严重的后果,被称为"静息性"误吸(silent aspiration)。但是在患者免疫力低下的情况下,则可引起明显的呼吸系统症状,如细菌性肺炎。

（二）反流

反流（regurgitation）是指人或动物的胃内容物从食管和咽部排出至口腔内或口腔外。胃内容物最常见的是未消化的食物、胃液、胆汁和血液等。大多数情况下人类发生胃内容物的反流往往是由外界刺激因素所造成的。部分的动物进行食物的反流属于正常的生理过程。

（三）吸入性肺炎

通常指吸入酸性物质，食物如动物脂肪、胃内容物以及其他刺激性液体和挥发性的碳氢化合物后，引起的化学性肺炎，严重者可发生呼吸衰竭或呼吸窘迫综合征。临床上根据误吸物对肺的损伤机制的不同又分为Mendelson综合征和吸入性肺炎（aspiration pneumonia）。前者一般特指非感染性肺炎。而后者通常指因吸入口咽部分泌物或反流物造成细菌肺内转植所引起的肺部感染。二者区别见表99-1。

表99-1　Mendelson综合征与吸入性肺炎的主要区别

特　征	Mdendelson综合征	吸入性肺炎
发病机制	误吸入相对无菌胃内容物	误吸入含菌的口咽部物质（如分泌物）
病理生理	由酸性或含有特殊物质（如胆汁）的胃内容物造成急性肺损伤	感染性因素造成急性肺炎
细菌学检查	早期误吸物无菌，可继发出现细菌性感染	革兰阳性球菌、革兰阴性球菌或厌氧菌（较少见）
首要易发因素	患者意识严重障碍	吞咽困难或胃动力障碍
好发人群	所有人群	老年人较常见
典型表现	患者意识障碍史，出现肺部渗出性改变和呼吸功能障碍	吞咽困难的患者出现肺炎的表现，且在肺下垂部位的肺段出现渗出性改变
临床特征	可以无症状，也可以出现干咳、呼吸急促、支气管痉挛、血性痰，以及数小时后出现呼吸窘迫等不同程度症状	呼吸急促、咳嗽以及肺炎的症状等

第二节　反流误吸的特点及风险因素

一、临床误吸的发生率及特点

麻醉医师都非常关注误吸，但是麻醉患者发生误吸的概率很难确定。总体而言，ASA评分越高，发病率越高。有报道，成人择期手术误吸发生率是1/3 000～1/2 000、儿童为1/2 600～1/1 200，有研究显示儿童与成人患者之间的发病率并无明显差异。腹腔镜的手术中发病率高于其他手术；急诊手术的发生率可能要比择期手术高3～4倍。因为反流误吸的诊断困难、发生率与患者群体和气道管理方法有关，很难对关于误吸风险研究的信息进行综合评估。误吸的诊断通常根据其并发症而非误吸

本身,有些情况下,误吸的量很少,没有任何征象,难以发现,大多数误吸患者并无并发症,而一些确实发生误吸的患者后果也并不严重。出现上述情况时临床很难诊断。

1991年美国食品药品管理局(FDA)批准了喉罩(LMA)在美国使用以来,喉罩的使用率越来越多,用喉罩完成的手术麻醉种类也越来越多,这种声门上通气设备可能伴随反流误吸增加的风险也逐渐受到重视。据报道LMA发生误吸的概率为1/5 000。喉罩在放置位置不当,或麻醉深度不够时,可能发生气密性下降,胃内胀气。虽然气管插管在预防气体进入胃方面优于喉罩,理论上其发生反流误吸的风险低于喉罩。但是迄今为止,尚无可信的临床医学证据证明LMA能导致围术期患者误吸风险的增加。

围术期任何时间点都可能发生反流误吸,但以全麻后气管拔管发生风险最大,其原因可能与麻醉药物的残余作用、放置胃管、吸痰不彻底以及口咽部肌群的张力异常等有关。

二、误吸的风险因素

关于误吸诊断和治疗的临床策略和报告,人们尤其关注麻醉和术中如何及时发现高风险患者。遗憾的是很多文献对肺误吸的定义并无严格或一致的意见,很难对误吸的风险和分析进行评估。一般来说,围术期反流误吸的风险由患者因素、麻醉因素和手术因素三者决定(表99-2),值得注意的是有一半以上发生反流误吸的患者,并无明显的诱发因素。因此对围术期反流误吸发生的认识要更加重视。

表99-2　围术期反流误吸的常见危险因素

因　　素		举　　例
患者因素	胃内容物增加	饱胃(如急诊手术和创伤手术)胃排空障碍(如使用阿片类药物、自主神经系统疾病)肠梗阻、幽门部狭窄等
	食管下段括约肌张力低下	遗传性(如胃-食管反流病、食管裂孔疝、贲门失弛缓症)妊娠(黄体酮的作用)腹内压升高(如病态肥胖、肠梗阻)神经肌肉疾病(如营养不良、吉兰巴雷综合征)内分泌疾病(如肢端肥大症)
	咽部反射功能低下	意识水平下降(如颅脑损伤、脑卒中)延髓疾病气道表面麻醉长时间气管插管
手术因素		手术操作(如气管切开术、上消化道手术)腹腔镜手术特殊体位(如头低位、截石位)
麻醉因素		麻醉深度不足引起呛咳和躁动,诱发反流和呕吐经面罩或喉罩正压通气造成胃膨胀,过早拔除气管导管

第三节　Mendelson综合征和吸入性肺炎

误吸可导致不同的临床后果,如吸入无菌性胃内容物而发生的肺炎称为Mendelson综合征,还有学者称为局灶性肺炎。若吸入含细菌的口咽物质,引起的肺炎称为吸入性肺炎(aspiration

pneumonia）。二者引起的后果主要与吸入物质的性质、pH、容量以及机体的反应性有关。例如机体对血液、清洁液体误吸的耐受性较高，而对于其他特殊的物质则可能表现出强烈的反应。人和动物的研究资料均表明吸入性肺炎最重要的决定因素是误吸物的 pH，pH < 2.5 是引起严重临床吸入性局灶性肺炎的必需条件；吸入物的量也与局灶性肺炎的发生有关。许多研究表明，吸入容量 25 ml 或 0.4 ml/kg 有引起局灶性肺炎的危险。颗粒状抗酸药物可增加 pH，但药物本身可能增加反流误吸的风险，可能与增加胃内容物有关。

一、Mendelson 综合征

1946 年首先由 Mendelson 描述：误吸后 2 ～ 4 h 出现"哮喘样综合征"，24 h 的 X 线上可见不规则边缘模糊的斑状阴影。Mendelson 综合征是指少量高酸性胃液（pH < 2.5）引起的急性吸入性肺水肿，呈现急性哮喘样发作，明显发绀，甚至造成死亡。临床上分为两期。

（一）第一期

酸性误吸物立即对气道产生化学性烧伤。6 h 内出现纤毛上皮细胞和非纤毛上皮细胞，尤其是肺泡 II 型上皮细胞的破坏。肺泡渗透性的增加导致肺水量增加和间质性水肿，引起肺顺应性下降和通气－血流比例失调。若病情不再进展，则 3 ～ 7 天内可见肺内上皮细胞的再生。

（二）第二期

主要由酸性误吸物诱发的急性炎症反应所介导。这时出现致炎症介质（如肿瘤坏死因子 α 和白介素－8 等）释放增加、复杂的炎性介质网络激活、细胞黏附分子的表达上调以及中性粒细胞的移行和释放活性氧自由基及蛋白酶等。结果可以出现急性肺损伤、急性呼吸窘迫综合征（ARDS）和多器官功能障碍综合征（MODS）。

二、吸入性肺炎

吸入性肺炎是典型的严重感染性反应过程。来自口咽或胃肠道内受污染的误吸物引起细菌向下呼吸道内转植，造成感染性肺损伤。由于重力和气道解剖结构的影响，吸入性肺炎的好发部位多为肺下垂部位，如平卧位时好发于右上叶后段和右下叶背段。病原微生物可以是革兰阳性球菌、革兰阴性杆菌、厌氧菌以及混合性细菌感染，常见的是金黄色葡萄球菌、假单胞菌和大肠埃希菌。患者有发生肺脓肿的危险，尤其是意识水平低下、吞咽功能不全、咳嗽功能受损和滥用药物的患者。患者的胸部 X 线片可能出现空洞表现，出现肺脓肿时应用抗生素可能有效，进一步可手术或介入引流治疗脓肿。

围术期发生的误吸大多是微量的。近年来微量和少量的隐匿性误吸和吸入性肺炎的关系备受关注。目前认为大部分的肺炎来自口咽部和消化道的细菌转植。围术期麻醉诱导面罩正压通气、气管插管、气管拔管等过程中均可能发生隐匿性微量或少量误吸的危险。尤其是患者免疫力低下时，术后更容易发生肺部感染。

不管是局灶性肺炎、肺炎、急性呼吸窘迫综合征,患者的临床病情、误吸时患者的生理状态和其他因素均可影响误吸后疾病的发展。怀疑有误吸时,为确保合适的处理,应该连续观察、监测患者数小时,拍摄胸片、回顾胸片以证明误吸的存在以及是否有肺部浸润。

第四节　误吸的临床表现及诊断

一、临床表现

临床上,一旦发生误吸及时的诊断非常重要。不同的误吸物引起的临床表现也不尽相同。常见的临床表现为:① 有明确的呕吐或呃逆史,尤其是意识障碍、放置胃管和饱胃的患者(如急诊手术);② 口咽部可见胃内容物,喉镜下可见声门和气管内有胃内容物或口腔分泌物;③ 气管插管位置正确,通气良好的情况的下,在排出其他原因条件下,出现低氧血症;④ 机械通气时出现气道压升高;⑤ 自主呼吸时出现呼吸急促、呼吸困难、呛咳、发绀或过度通气等;⑥ 出现支气管痉挛或喉痉挛;⑦ 出现肺部听诊异常,如散在性或局限性干、湿啰音、哮鸣音等。

若误吸物以酸性内容物为主,则会出现"哮喘样综合征"的表现,即Mendelson综合征。若吸入大量团块状固体或黏性液体,可出现呼吸道梗阻的症状,危及生命。若少量的反流物随着呼吸,可引起远端气道的梗阻,出现肺不张的表现。食物、小物体、牙齿碎片或假牙的误吸会导致持续的呛咳、弥漫性支气管痉挛。

吸入性肺炎可发生围术期任何时间段,但是在麻醉过程中,患者失去了正常气道保护性反射,微量或少量误吸发生率是非常高,往往不引起明显的临床症状,而术后发展为吸入性肺炎。这时吸入性肺炎的诊断多依据影像学和细菌学培养的证据。

二、实验室和影像学检查

(一)血液检查和血液培养

呼吸系统感染时,中性粒细胞增加,有时还伴有中毒颗粒;嗜酸性粒细胞增加提示过敏性因素、曲霉或寄生虫感染;其他血清学抗体试验,如荧光抗体、对流免疫电泳、酶联免疫吸附测定等,对于病毒、支原体和细菌感染的诊断均有一定价值。疾病早期血液培养的阳性率很低,多不作为常规检查。

(二)痰液检查

对于鉴别诊断很重要,有利于普通型肺炎和吸入性肺炎的鉴别。痰涂片在低倍镜视野里上皮细胞 < 10个,白细胞 > 25个为相对污染少的痰标本。定量培养菌量 ≥ 10^7CFU/ml 可判定为致病菌。若经环甲膜穿刺气管吸引或经纤维支气管镜防污染双套管毛刷采样,可防止咽喉部寄殖菌的污染,此时培养菌量 ≥ 10^3CFU/ml 即有诊断意义。Mendelson综合征的标本中可以不出现病原菌。细菌培养有助于确定致病菌。

（三）影像学检查

胸部X线透视配合正侧位胸片，可发现被心、纵隔等掩盖的病变，并能观察膈、心血管活动情况。简便而且迅速，可在怀疑发生误吸时立即进行，并且可以随时动态复查来判断病情的进程。高电压体层摄片和CT能进一步明确病变部位、性质以及有关气管、支气管通畅程度。磁共振成像（MRI）对纵隔疾病和肺血栓栓塞症有较大帮助。局灶性肺炎时，由于吸入酸性胃内容物，发展迅速，可出现典型的肺水肿或ARDS的表现。应及时了解病情的进展程度。

三、诊断

反流误吸的诊断主要依靠病史、临床表现、实验室和影像学检查，不同疾病可能有类似的临床的表现，因而在诊断吸入性肺炎时，需与其他疾病相区别如支气管痉挛、喉痉挛、肺水肿、肺栓塞、药物过敏、心脏疾病等。

第五节　预防和处理

预防反流误吸比起处理更为重要。预防的方法主要针对导致误吸和肺损伤的诱发因素如：① 术前严格禁食；② 置入硬质的粗胃管，通过吸引以排空胃内容物；③ 环状软骨加压技术；④ 降低胃液酸度或容量；⑤ 防止反流时将患者置于头高位，防止误吸时置于侧卧位或头低位。最终目的在于：① 减少胃内容物，提高胃液pH；② 降低胃内压，避免胃内压升高；③ 保护气道，尤其是对于气道保护性反射消失或减弱的患者。

一、术前严格禁食

术前禁食的目的：① 减少胃内容物容量，防止胃酸pH过低，避免出现围术期胃内容物反流而导致的误吸；② 防止脱水，维持血流动力学稳定；③ 防止低血糖；④ 防止过度禁食禁饮所致的饥饿、恶心呕吐及烦躁不安等不适。

胃的排空（gastric emptying）是指食糜由胃排入十二指肠的过程。食糜的物理性状和化学组成不同，胃排空的速度也不同，糖类排空最快，蛋白质次之，脂肪最慢；除此之外，胃的排空速度受神经核体液调节，但凡对其产生影响的因素均会影响胃排空的速度，如患者的病情状况、应激水平、患者的精神情绪以及用药情况等。理想情况下，应在患者胃排空时再进行手术麻醉。以往为了降低围术期反流误吸的风险，往往过度强调了术前禁食禁饮的时间，让患者在术前一天晚餐后或午夜后开始禁食禁饮。这样的结果往往增加患者口渴、饥饿等不适感，甚至是低血糖或脱水等水电解质紊乱的风险，患者难以忍受（尤其是手术靠后的患者），对于手术麻醉的满意度降低，依从性降低（反而增加风险）。尤其是小儿患者，更容易发生水电解质的紊乱。2017年1月3日，*Anesthesiology*在线发表最新版的美国麻醉医师学会（ASA）《健康患者择期手术前禁食及降低误吸风险的药物使用实践指南》（下简称

"禁食指南")。这是对2011年美国ASA该指南的更新(表99-3)。

表99-3　手术麻醉前建议禁食时间

食　物　种　类	最低禁食禁饮时间(h)
清流质	2
母乳	4
婴儿配方食品	6
牛奶等液体乳制品	6
淀粉类固体食物	6
油炸、脂肪以及肉类食物	可能需更长时间,一般≥8

值得注意的是,上述推荐建议适用于接受择期手术的健康患者(包括婴幼儿、儿童),不适用于孕妇和急诊手术患者。备注:① 清饮料:清饮料种类很多,主要包括清水、营养丰富的高碳水化合物饮料、碳酸饮料、清茶、黑咖啡(不加奶)及各种无渣果汁,但均不能含有酒精。麻醉前除了对饮料种类有限之外,对饮料摄入的量也有要求,麻醉前2 h可饮用的清饮料量应≤5 ml/kg(或总量≤400 ml)。② 母乳:母乳内乳糖和不饱和脂肪的含量明显高于牛奶和配方奶,而蛋白质、酪蛋白和饱和脂肪的含量则明显低于牛奶和配方奶,在胃内形成细小的颗粒状乳块,同时母乳内含有脂肪酶、淀粉酶等成分,有助于婴幼儿的消化和吸收。因此,母乳在胃内的排空时间明显短于牛奶和配方奶,其排空的平均时间为2.43 h。③ 牛奶和配方奶:牛奶和配方奶的主要成分为牛或其他动物的乳汁,其中酪蛋白和饱和脂肪的含量较高,容易在胃内形成较大的乳块,不利于消化,其在胃内的排空时间明显长于母乳。因此,牛奶和配方往往被视为固体类的食物,需要更长的禁食时间。④ 淀粉类固体:食物主要指面粉和谷类食物如馒头、面包、面条、米饭等,其主要成分为碳水化合物,含有部分蛋白质,脂肪含量少。由于胃液内含有淀粉酶和蛋白酶,因此其在胃内的排空时间明显短于脂肪类食物,其中淀粉类食物的排空时间短于蛋白类食物。⑤ 脂肪类固体食物:主要指动物脂肪、肉类和油炸类食物,由于其脂肪和蛋白质含量高,且胃内缺乏相应的消化酶,因此其在胃内的排空时间明显延长。

禁食注意事项如下:① 规定的禁食时间仅适用于无胃肠道动力障碍的患者或患儿。② 婴儿及新生儿因糖原储备少,禁食2 h后可在病房内静脉输注含糖液体,以防止发生低血糖和脱水。急诊手术在禁食时也应补充液体。糖尿病患者手术时间应尽可能安排在第一台,如若不能,可在病房内静脉输注液体,并注意监测血糖。③ 患者在术前2 h口服碳水化合物溶液可以防止脱水、提高循环稳定性、降低术后恶心呕吐的发生,同时降低术后胰岛素抵抗的发生。④ 术前需口服用药的患者,允许在术前1~2 h将药片研碎后服下并饮入0.25~0.5 ml/kg清水,但应注意缓控释制剂严禁研碎服用。⑤ 急诊手术患者,一律按饱胃患者麻醉处理。⑥ 有下列情况者有必要延长禁食时间:严重创伤患者,进食时间至受伤时间不足6 h;消化道梗阻患者;肥胖患者;困难气道患者;颅脑损伤、颅内高压、昏迷等中枢神经系统疾病患者。⑦ 消化道或其他对术前禁食有特殊或更高要求的择期手术患者,应按专科医师要求实施。

二、降低肺误吸风险药物的使用

手术麻醉前使用药物来减少或预防肺误吸和恶心呕吐风险的作用一直存在争议。近年来的随机对照研究结果表明,麻醉前使用胃肠兴奋剂(甲氧氯普胺)、抑制胃酸分泌药物、制酸剂、H_2受体拮抗与胃肠兴奋的复合制剂等,可以减少麻醉前胃内容量和升高胃液pH,但并无足够证据证明可降低反流误吸的发生率。因此,建议对术前没有发生反流误吸高风险的患者,不建议常规使用抑制胃酸分泌药物来降低肺误吸风险。也不建议使用抗胆碱能受体药物来降低肺误吸风险。

对既往没有严重术后恶心呕吐史或无发生恶心呕吐高风险的术前患者,不建议常规使用胃肠兴奋剂降低肺误吸风险(表99-4)。

表99-4　降低肺误吸风险药物使用的建议

药　物　名　称	建　议
甲氧氯普胺	高风险患者可以使用/不常规使用
西咪替丁	高风险患者可以使用/不常规使用
雷米替丁	高风险患者可以使用/不常规使用
法莫替丁	高风险患者可以使用/不常规使用
兰索拉唑	高风险患者可以使用/不常规使用
奥美拉唑	高风险患者可以使用/不常规使用
枸橼酸钠	高风险患者可以使用/不常规使用
碳酸氢钠	高风险患者可以使用/不常规使用
三硅酸镁	高风险患者可以使用/不常规使用
昂丹司琼	高风险患者可以使用/不常规使用
阿托品	不建议使用
东莨菪碱	不建议使用
格隆溴铵	不建议使用
上述药物的复合制剂	不建议常规使用

三、饱胃急诊手术患者的预防和处理

对于饱胃和可疑饱胃的急诊手术患者目前尚无确切的措施能确保避免术中发生反流误吸。一般认为,采用局部麻醉或区域阻滞可以较好地保留患者的气道保护性反射功能。对于选择全麻的患者,按以下原则进行处理。

(一)术前准备

(1)置入硬质粗大胃管,排空胃内容物,并于诱导前拔除,减少反流误吸的风险。

(2)食管开口周围机械性填塞,该方法疗效不确切,现几乎不用;采用多种药物减少呕吐发生、提高胃液pH和减少胃内容物容量,如肠道兴奋药、胃酸分泌阻滞剂、制酸剂、止吐剂和抗胆碱能药物等,

但是目前认为其确切效果尚无循证医学支持。

（二）麻醉诱导及气管插管

1. 清醒条件下气管插管

全面完善的咽喉气管黏膜表面麻醉是保证清醒插管成功的关键。

（1）咽喉黏膜表面麻醉 用1%丁卡因或2%～4%利多卡因,循序分3次喷雾:① 先喷舌背后半部及软腭;② 隔1～2 min后,嘱患者张口,同时发"啊"长声,做咽壁及喉部喷雾;③ 隔1～2 min后,用喉镜片当作压舌板轻轻提起舌根,将喷雾器等对准喉头,在患者深吸气时做喷雾。三次喷雾所用的1%丁卡因或2%～4%利多卡因总量一般以2～3 ml为限。

（2）气管黏膜表面麻醉 ① 经环甲膜穿刺注药法:在咽喉表面麻醉完成后,患者取头后仰位,在甲状软骨与环状软骨之间(环甲膜)定好穿刺点,用1%丁卡因(或2%利多卡因)2 ml,做垂直刺过环甲膜进入气管。经抽吸有气证实针尖位置正确后,嘱患者深呼吸,在呼气末和吸气始之际作快速注入局麻药,此时患者往往呛咳,需迅速退针。经环甲膜穿刺,有可能刺伤声门下组织或声带,故有人主张将穿刺点下移至环状软骨与第二气管环之间的间隙。本法的表面麻醉效果确实可靠,适用于张口困难的患者,但易激惹患者可引起剧咳和支气管痉挛。为避免此类痛苦,可采用下法。② 经声门注药法:在咽喉表面麻醉完成后,用喉镜显露声门,右手持盛有1%丁卡因(或2%利多卡因)、前端带截短成8～10 cm的硬膜外导管的注射器,在直视下将导管前端插至气管上端,缓慢注入局麻药。注毕后嘱患者咳嗽数次,即可获得气管上段、声门下及会厌喉部表面的黏膜麻醉。本法可显著减、轻患者的痛苦。③ 鼻腔黏膜表面麻醉:用于经鼻清醒插管,可用1%丁卡因麻黄碱混合液,按上法施行表面麻醉。也可将局麻药作鼻腔直接喷雾。采用纤维支气管镜辅助插管要优于采用直接喉镜插管,尤其是可能存在困难气道的患者。

2. 快速诱导气管插管

快速诱导插管是在应用一种强诱导剂后,立即用速效神经肌肉阻滞剂使患者神志丧失和肌肉麻痹状态,以进行气管插管的方法。预防和维持患者呼吸道的畅通,在危重患者的管理上是一个非常重要的技能。采用快速起效的静脉麻醉药和肌肉松弛剂,以缩短插管时间。推荐采用短效静脉麻醉药进行诱导。成人患者尽量不使用吸入麻醉药行全麻诱导,以减少患者躁动和呕吐的危险。快速诱导插管的7个步骤:

（1）术前准备 快速诱导气管插管操作前5 min准备所有必需的仪器设备和药物等。

（2）预吸氧 诱导前面罩纯氧去氮3～5 min,4次深呼吸(患者能够呼吸的最大深度)避免快速诱导过程中面罩正压通气。对于肺功能良好的患者,该法可避免诱导过程中面罩正压通气引起胃膨胀的风险。但其安全性目前还缺乏循证医学的支持。

（3）预处理 目的是给予药物减轻插管带来的不良反应。① 利多卡因(1.5 mg/kg)的作用:减轻支气管插管时支气管痉挛;② 阿片类药物的作用:缓解气管插管和喉镜检查伴随的交感兴奋引起的心血管反应,建议应用芬太尼,剂量:1～2 μg/kg;③ 阿托品剂量为0.02 mg/kg,儿童最小剂量0.1 mg;④ 对年龄在10岁以内的患儿可应用琥珀胆碱;如果禁忌用琥珀胆碱,可静脉注射罗库溴铵0.6～1 mg/kg;⑤ 保护措施:Sellick手法和体位。诱导过程中,助手垂直向颈椎方向压迫患者的环状软骨,以闭合患者的食管,直至插管完成。尽管对Sellick手法的有效性仍存在争议,但多数仍将其作为快速诱导插管的操作;⑥ 证实插管到位:可见呼气末二氧化碳波形是证实导管在气管内的金标准;⑦ 观察患者情况的改善(例如氧分压的上升);⑧ 纤维支气管镜确定;⑨ 固定好气管内导管,调

控麻醉深度和血流动力学变化。

3. 术后拔管

术后拔管应在患者完全清醒、无肌松残余、通气功能良好的状态下进行。拔管前可放置粗大的胃管以排空胃内容物。拔管体位推荐左侧卧位(因为误吸物易进入右侧肺),并且在整个苏醒期保持该体位,密切监护。

第六节　误 吸 后 处 理

主要为呼吸支持和循证治疗。充分氧合和良好通气,及时清除支气管和肺内误吸物。对于明确的反流误吸患者,可参考以下处理流程。① 条件允许的话,立即放置头低位和侧卧位,误吸物易进入右侧肺,有利于保持左侧肺的通气和引流;② 尽量清理和吸引口咽部和气道的误吸物;③ 吸入100%的纯氧,以免出现低氧血症;④ 术中维持足够的镇静、镇痛,以免出现术中知晓和加重应激反应;⑤ 选用粗大的吸引管经气管导管快速清除误吸物,继以纯氧机械通气,并加用PEEP($5 \sim 10 \text{ cmH}_2\text{O}$);⑥ 适当补液,维持正常的血管内容量;⑦ 发生反流误吸的患者,在2 h内病情稳定,胸部X线片未见异常,拔除气管导管后可转入病房,密切关注病情进展。若病情尚未稳定或继续进展,则需转入重症监护室(ICU)进一步治疗。

一、抗生素的使用

虽然许多临床医师发现对误吸患者很难不使用广谱抗生素,但误吸后不推荐经验性使用抗生素。只有当临床证据证实感染,或尽管采取了积极地支持性治疗,患者的基本情况还在恶化时,才谨慎使用抗生素。关于抗生素最合理和最佳用药时机,大多数资料认为临床症状持续3天方才考虑使用抗生素,这有利于选择最适抗菌范围的用药法案。住院数天的患者革兰阴性菌感染风险增加,如果已经使用抗生素,抗生素耐药性肺炎危险增加。

使用抗生素应以血、呼吸道分泌物培养(怀疑有肺气肿或肺脓肿时)或胸腔积液培养结果为依据。如果不能分离出感染菌,应使用广谱抗生素直至培养分离出感染菌为止。

有些临床情况需早期使用抗生素,如患者误吸污染的胃内容物(如小肠梗阻)时,肺部感染概率很高,早期使用抗生素可能有助于防止继发坏死性肺炎,随后进行系列痰培养和药敏试验,并根据结果调整抗生素的使用。

二、激素

虽然误吸时经常使用皮质激素治疗,但并无强有力证据支持它的疗效。20世纪80年代进行的两个动物研究均未能证明皮质激素治疗的益处,尤其是在肺损伤、肺功能、组织水肿和临床结局方面。临床采用双盲安慰对照研究,胸部X线摄片证明皮质激素治疗的患者肺损伤恢复更快(浸润灶消散更快),但临床结局并无差异。皮质激素在误吸治疗中的作用缺乏循证支持,对误吸患者无太大作用。

碍（表100-1）。这些损害包括颅内和轴索的肿瘤、脑卒中、脱髓鞘病、脊髓麻醉、脊髓空洞症和中枢神经系统创伤。

（2）下运动神经元支配呼吸肌。其活动可由于创伤、区域麻醉或涉及神经轴突和髓鞘的吉兰-巴雷综合征、肌萎缩性侧索硬化症和其他多种多发神经病所中断。表100-1阐明了可能受影响的通路。

（3）神经肌节头障碍包括重症肌无力、Eaton-Lam-bert综合征、有机磷中毒以及残余神经肌肉阻滞。

（4）长时间患严重疾病的患者，常存在营养不良、感染和危重病多发神经病，这些导致了全身衰弱和呼吸无力。

（5）围术期呼吸肌功能障碍可能源于上述任何原因。患原发性肌病的患者，围术期易发生呼吸衰竭。另外，先前存在的呼吸系统疾病可间接导致肌肉功能障碍。慢性阻塞性肺疾病（chronic obstructive pulmonary diseases, COPD）的患者，膈肌的低平降低了其收缩幅度。胸壁的限制性疾病如脊柱侧弯可明显影响呼吸肌的机械运动。上腹部和胸部手术后可暂时削弱通气功能，主要是由于膈肌功能所致。

表100-1　呼吸功能的运动传导途径

脑神经/脊神经	外 周 神 经	肌 肉	功 能
$C_3 \sim C_5$	膈神经	膈肌	平静呼吸
$T_2 \sim T_{11}$	肋间神经	肋间外肌	主动吸气
$T_2 \sim T_{11}$	肋间神经	肋间内肌	主动呼气
第XI对脑神经	脊髓副神经	胸锁乳突肌	辅助吸气
$C_3 \sim C_8$	—	前中后斜角肌	辅助吸气
$T_7 \sim T_{11}$	胸腹神经	腹直肌	主动呼气和咳嗽
$T_{17} \sim T_{11}, T_{12}$	胸腹和肋下神经	腹外斜肌	主动呼气和咳嗽
$T_7 \sim T_{11}, L_1$	胸腹、髂下腹和髂腹股沟神经	腹内斜肌和腹横肌	主动呼气和咳嗽

3. 通气负荷增加

当气道阻力（R_{aw}）增加或者呼吸系统顺应性（C_{rs}）下降阻碍了呼吸肌的运动，也可发生通气不足。

（1）R_{aw}增加　由于支气管痉挛、支气管内大量分泌物、气道受压或狭窄以及气管导管直径太小所致。

（2）C_{rs}降低　肺实质病理病变（水肿、肺炎和间质纤维化）、胸膜病变（渗出和气胸）和肌肉骨骼病变（脊柱后侧凸、腹内压增加和疼痛引起的主动性肌僵直）均可降低呼吸系统顺应性。

（二）弥散障碍

一般情况下，因毛细血管血氧分压与肺泡氧分压（alveolar oxygen partial pressure, PaO_2）可迅速达到平衡，所以肺毛细血管氧弥散障碍并不常见。而肺间质增厚、石棉肺、结节病、胶原血管疾病、特发性肺纤维化和肺泡细胞癌导致弥散受限时，增加氧供可有效地纠正低氧血症。

（三）通气-灌注比例（V/Q）失调

最佳气体交换依赖于肺泡通气与灌注相匹配。在成人，静息肺泡通气量是4～5 L/min，心排血量

约为5 L/min,所产生的标准V/Q比值为0.8～1.0。在V/Q失调的两个病理极端情况,即有通气而无灌注的肺泡成为无效腔,产生高二氧化碳血症;以及肺泡只有灌注而无通气出现真正分流,造成低氧血症。实际上,V/Q功能性失调远比完全的无效腔或分流常见。几乎所有肺病变(气胸、肺炎、肺水肿、ARDS、COPD和间质性肺疾病等)均能导致因V/Q失调引起的低氧血症和高二氧化碳血症。

(四)氧供不足是低氧血症

1. 低血容量或充血性心力衰竭

导致的心排血量下降,低血红蛋白血症,可降低组织氧供。随后组织氧摄取的增加降低了混合静脉血氧分压(PvO_2),导致PaO_2降低。

2. 氧需求量增加

可导致低氧血症。成年人基础氧耗量平均是200～250 ml/min。高代谢状态如发热、由寒战和抽搐引起的肌肉活动增加、甲亢以及脓毒症可增加氧耗2～10倍。这可以导致P_vO_2的下降,随之导致PaO_2降低。在储备受限的患者,如伴呼吸衰竭、冠状动脉疾病及脑血管病变的患者,氧需增加易导致明显的并发症。

二、急性呼吸衰竭的临床表现

急性呼吸功能衰竭可使机体所有器官和组织均受到不同程度的影响和损害(表100-2),但主要的病理生理基础是缺氧和二氧化碳潴留。

(一)呼吸系统

当$PaO_2 < 60$ mmHg时,通气量增加,但如$PaO_2 < 30$ mmHg时则直接抑制呼吸中枢,造成通气量骤减。患者可表现为呼吸困难,呼吸频率加快,鼻翼翕动,辅助呼吸肌运动增强,呼吸节律紊乱,失去正常规则的节律。缺氧严重,中枢神经和心血管系统功能严重障碍时,呼吸可变浅、变慢,甚至呼吸停止。

当PaO_2低于50 mmHg时,患者口唇黏膜、甲床部位出现发绀,但受患者血红蛋白含量、皮肤色素和心功能状态等因素影响以及受观察者主观因素的影响,发绀虽是一项可靠的低氧血症体征,但不够敏感。

二氧化碳为强有力的呼吸兴奋剂,对延髓的呼吸中枢及颈动脉体感受器均有兴奋作用,但主要对中枢化学感受器起作用。$PaCO_2$每升高1 mmHg,每分通气量相应增加2 L/min,但若$PaCO_2$过高,尤其长时间持续$PaCO_2$升高时,其刺激呼吸的作用逐渐减弱。

(二)中枢神经系统

脑组织的重量仅为全身的2%,而静息时脑平均耗氧量高达3.5 ml/(100 g·min),占全身氧耗量的25%。大脑皮质对缺氧最为敏感,急性缺氧时,中枢神经系统症状出现最早,也最凶险。如吸入纯氮20 s,即可出现深昏迷、全身抽搐。缺氧早期,脑血管扩张,血流量增加,起有益的代偿作用;严重缺氧时,脑血管扩张,血流缓慢,血管通透性增加,出现脑水肿与颅压增高。脑缺氧时,有氧代谢水平下

降,甚至停止,代之无氧酵解,其不良反应是:① 三磷酸腺苷(adenosine triphosphate, ATP)生成减少,"离子泵"作用减弱,细胞复极困难,进入细胞内的钠离子(Na^+)无法泵出细胞外,钾离子(K^+)不能进入细胞内与Na^+交换,细胞外水逸入细胞内,形成细胞内水肿;② 乳酸生成量增多,造成代谢性酸中毒,后者又可加重细胞内K^+外逸。由于酸中毒和缺氧,脑血管扩张,血流缓慢,毛细血管壁通透性增加,血浆外渗,形成间质性脑水肿。上述各种变化综合起来,可造成颅内压升高。缺氧还可以直接损害脑细胞,首先影响大脑皮质功能。通常,轻度缺氧时,可出现注意力不易集中,智力减退,定向障碍;中度缺氧时,出现烦躁不安,神志恍惚,视力障碍,谵妄,重度缺氧时出现昏迷。

CO_2潴留可使脑血管扩张,脑血流增加,$PaCO_2$升高10 mmHg,脑血流增加50%,$PaCO_2$达80 mmHg时,脑血流量增加一倍。脑血流量增加,严重时可造成间质性脑水肿,颅内压升高。二氧化碳潴留,氢离子(H^+)进入脑细胞,使pH下降,导致细胞内酸中毒。当脑脊液pH降至6.8时,脑电活动几乎完全停止。二氧化碳潴留早期,直接抑制皮质,使兴奋性降低。随着二氧化碳潴留的增加,皮质下刺激增强,间接引起皮质兴奋。当二氧化碳浓度继续增高,皮质及皮质下均受到抑制,即"二氧化碳麻醉"。表现为头痛、兴奋、烦躁不安,扑翼样震颤也是二氧化碳蓄积的一项体征,可进一步发展为神志恍惚、嗜睡、昏迷。

(三)心血管系统

心肌耗氧量约为10 ml/(100 g·min),其中2/3用于心肌收缩。轻度缺氧时,出现代偿性心率加快,心肌收缩力增加,心排血量增加,血压升高,但是,缺氧进一步加重时,心肌受到抑制,心率减慢,心肌收缩力下降,心排血量减少,血压下降,心脏传导功能障碍;严重的急性缺氧,甚至可以导致室颤及心搏骤停。缺氧使内脏、皮肤血管收缩,而脑血管和冠状动脉扩张,同时可使肺血管收缩,肺循环阻力增加,导致急性肺动脉高压,加重右心负荷。

轻度二氧化碳潴留时,由于儿茶酚胺分泌增加,导致心率增快,血压升高。但重度二氧化碳潴留时,由于中枢神经系统受抑制和酸中毒作用,心肌收缩力反而下降,心排血量减少,血压下降,心律失常。

(四)消化系统

缺氧可损害消化系统功能,包括消化道黏膜糜烂、溃疡、出血,甚至可导致消化道大出血、肝小叶坏死、转氨酶、胆红素升高。

高碳酸血症时,碳酸酐酶活性增加,胃壁细胞活性增加,胃酸分泌增多,易致消化道溃疡、出血。

(五)肾功能

已有实验证明,$PaCO_2$和$PaCO_2$水平的变化可以影响肾脏灌注和水钠的清除,低氧对肾功能的影响有,尿量和尿钠随着肾小球滤过率的增加而增加,低氧血症和高碳酸血症都可导致肾血管阻力的增加。严重低氧血症$PaCO_2 < 40$ mmHg时,肾血流减少,肾功能受抑制,血液中尿素氮、肌酐含量升高,尿中可出现蛋白、血细胞或管型。

(六)酸碱失衡和电解质紊乱

严重低氧血症和高碳酸血症几乎均伴随着酸碱状态失衡。如缺氧而通气过度,可发生急性呼吸性碱中毒;急性二氧化碳潴留,可表现为呼吸性酸中毒。急性呼吸衰竭时,由于二氧化碳潴留、缺氧,

机体进行无氧酵解，体内乳酸生成增加，因此发生急性呼吸性酸中毒，合并代谢性酸中毒。代谢性和呼吸性酸碱失衡可同时存在，表现为混合性酸碱失衡。酸碱平衡紊乱的同时，会发生体液和电解质代谢障碍。酸中毒时 K^+ 从细胞内逸出，导致高血钾，pH 每降低 0.1 血清 K^+ 大约升高 0.7 mmol/L，酸中毒时发生高血钾，如同时伴有肾衰竭（代谢性酸中毒及排钾困难），易发生致命性高钾血症。

表 100-2　低氧血症和高碳酸血症的主要临床表现

低氧血症	高碳酸血症	低氧血症	高碳酸血症
焦虑	嗜睡	高血压	言语不清
意识状态改变	昏睡	低血压	头痛
意识模糊	昏迷	发绀	视盘水肿
抽搐	扑翼样震颤	呼吸急促	
心动过速	躁动	出汗	
心律失常	谵妄	乳酸酸中毒	

第三节　急性呼吸衰竭的诊断

一、临床表现

即将发生呼吸衰竭的征象包括呼吸困难、呼吸急促（呼吸频率＞30 次/min）、呼吸过慢（呼吸频率＜6 次/min）、呼吸表浅、用辅助呼吸机呼吸、胸腹呼吸运动不协调、发绀和迟钝。

二、动脉血气分析

呼吸空气时正常的 PaO_2 是 90～100 mmHg。随着年龄增长，由于 V/Q 进行性失调，PaO_2 稍下降。PaO_2 小于 60 mmHg 考虑呼吸衰竭，通常需要治疗。$PaCO_2$ 正常值是 40 mmHg，在急性呼吸衰竭存在的情况下，$PaCO_2$ 增加、不变或降低，这取决于肺泡通气量与代谢产生的二氧化碳之间的关系，当不存在对代谢性碱中毒的呼吸代偿时，$PaCO_2$ 高于 50 mmHg 则符合急性呼吸衰竭的诊断。

动脉血 pH 正常值为 7.40 ± 0.02。急性呼吸衰竭区别于慢性呼吸衰竭是基于 $PaCO_2$ 与动脉血 pH 之间的关系。急性呼吸衰竭通常是伴随着 $PaCO_2$ 突然增加和 pH 的相应降低，通常是 $PaCO_2$ 每急性增加 10 mmHg，pH 下降 0.08。在慢性呼吸衰竭的情况下，尽管 $PaCO_2$ 增加，但 pH 通常在 7.35～7.45。这个正常的 pH 反映了经肾小管重吸收碳酸氢盐对呼吸性酸中毒具有肾代偿作用。

三、影像学、心电图及内镜检查

床旁胸部 X 线摄片可显示急性疾病，如肺功能、肺炎、误吸、肺不张、胸膜渗出或气胸。CT 扫描能

获得更为敏感和特异的胸部影像。如果怀疑肺栓塞,应行CT或肺动脉造影。老年患者和已知有冠心病危险因素的患者,12导联心电图可诊断急性冠脉综合征。它可以是呼吸障碍的原因,也可以是其后果。纤维支气管镜检查可诊断气道疾病并为微生物和病例分析提供标本,也可以靠吸出大量的器官分泌物,改善通气和气体交换而起到治疗作用。然而,在非气管插管或状态不稳定的患者,应由经验丰富的医师行支气管镜检查,以避免通气不足和低氧血症。

第四节　围术期急性呼吸衰竭的预防及处理

一、围术期急性呼吸衰竭的预防

（一）术前肺功能评估

1. 病史与临床症状

（1）对患者临床症状的正确评估与术后患者肺部并发症发生率有直接关系。病史询问在评估中起重要作用。

（2）呼吸疾病的主要症状为咳嗽、咳痰、咯血、喘鸣和呼吸困难等。

（3）咳嗽咳痰表明气道黏膜受刺激,气道分泌物增加,气道纤毛传递分泌物功能障碍。应了解咳嗽起始时间、严重程度,痰量和颜色、痰的黏稠度和规律性及体位的关系等。

（4）吸气性呼吸困难伴喘鸣提示上气道狭窄,如喉头水肿、喉与气道炎症、肿瘤或异物。慢性支气管炎、支气管哮喘和肺水肿患者的细支气管阻力增加或痉挛,其呼吸困难呈呼气性。

（5）必须询问患者吸烟史以及累计吸烟量。

2. 体格检查

（1）观察呼吸困难的表现,包括辅助呼吸机是否参与,呼吸的节律和深度。

（2）嘴唇和指甲有无发绀、患者肥胖程度、听诊有无哮鸣音、气管插管条件如何等。

（3）体格检查可以基本确定有无肺实变、肺气肿、肺水肿和支气管哮喘等,特别是确定有无支气管痉挛对术前评估有特殊意义。

3. 常规实验室检查

（1）慢性呼吸系统疾病患者血液血红蛋白大于160 g/L,血细胞比容大于60%往往提示有慢性缺氧,血液白细胞及中性粒细胞增加可能提示肺部感染。

（2）胸部正侧位X线检查。有无气管偏移或狭窄、气道阻塞等对选择麻醉方式有重要意义。肺实质改变者可能存在通气与灌注比例失调及肺内分流。约有10%的动脉血气异常患者,其胸部X线表现却无异常。

（3）心电图改变,如电轴右偏、肺性P波、右心室肥厚及右束支传导阻滞者提示肺动脉高压及肺心病。心肌缺血和心脏扩大患者应估计到患者对麻醉药的耐受性差。

4. 动脉血气分析

（1）动脉血气分析是评价肺功能最有效的定量指标。了解患者术前通气情况、酸碱平衡、氧合状况、乳酸水平及血红蛋白的浓度,还可了解患者的肺疾患严重程度、病程的急慢性和肺功能的基础水平。

（2）大手术患者术前$PaCO_2$大于45 mmHg，PaO_2小于50 mmHg为高危者，术后常需较长时间的呼吸支持，尤其是胸部与上腹部手术者。评价肺功能的简易实验有：① 屏气试验：正常人的屏气试验可持续30 s以上；20 s以上者，麻醉无特殊困难；如小于10 s，则提示患者心肺储备能力很差，常不能耐受手术与麻醉。② 胸腔周径法：测量深吸气与深呼气时，胸腔周径的差别大于4 cm以上者，提示无严重的肺部疾患和肺功能不全。③ 火柴火试验：患者安静后，嘱深吸气，然后张口快速呼气，能将置于15 cm远的火柴火吹熄者，提示肺储备功能好，否则提示储备下降。

5. 肺功能测定

肺功能检查只能显示肺脏生理与病理生理的改变，而不能提示病原性诊断与病变发生的部位，只能显示相当广泛病变的病理生理改变，而不能对轻微的局限性病灶提示功能上的改变。因此不能代替病史、体检、胸部X线检查、实验室检查，只能在这些重要数据具备的情况下起到相辅相成的作用。

（1）肺功能检查主要用于以下目的　① 早期检出肺、呼吸道病变；② 鉴别呼吸困难的原因，判断气道阻塞的部位；③ 评估肺部疾病的病情严重程度；④ 评估外科手术耐受力及术后发生并发症的可能性；⑤ 健康体检、劳动强度和耐受力的评估；⑥ 危重患者的监护等。

（2）常用的肺功能测试指标　① 肺总量（TLC）：深吸气后肺内所含有的总气量。由肺活量与残气容积组成。正常值女性4.00 ± 0.83 L，男性5.09 ± 0.87 L。② 残气容积（RV）：补呼气后肺内不能呼出的残留气量。③ 用力肺活量（FVC）：深吸气后用力以最快的速度呼气所呼出的气体量。正常值女性3.7 L，男性4.8 L。并可由此计算出第1秒呼出的容积和第1秒呼出容积占用力肺活量之比。用力肺活量是当前最佳的测定项目，可以反映较大气道的呼气期阻力。可用作慢性支气管炎、支气管哮喘和肺气肿的辅助诊断手段，也可考核支气管扩张剂的疗效。④ 第1秒用力呼气量（forced expiratory volume in 1second，FEV_1）：第1秒用力呼气所呼出的气体量。预测值的80%～120%为正常范围。⑤ FEV_1与FVC比值（FEV_1/FVC）：健康成年人正常值为75%～80%。⑥ 用力呼气量为25%～75%肺活量时的平均流量（$FEF_{25\%\sim75\%}$）：最大呼气中段时的气流量。⑦ 最大通气量（mMVV）：1 min内以尽快速度和尽可能深的幅度进行呼吸所得到的通气量。为了患者的舒适性测量15 s的流量，结果外推获得1 min的值，以L/min表示。正常值女性80～120 L/min，男性140～180 L/min。它是一项简单的负荷试验，用以衡量气道的通畅度、肺和胸廓的弹性和呼吸肌的力量。通常用作能否进行胸科手术的指标。⑧ 一氧化碳弥散量（caDIco）：每分钟每单位压力下从肺泡进入血液的一氧化碳量。一氧化碳的转移主要依靠扩散，在血液中迅速被血红蛋白吸收。吸入0.3%一氧化碳和10%氦气后，屏气20 s，通过测定呼出气中的一氧化碳进行计算。正常值为17～25 ml/（min·mmHg）。

（3）肺功能测定的意义　① 阻塞性肺功能障碍时呼气流速减慢，导致FEV_1、FEV_1/FVC下降，而TLC增加。② 限制性肺通气功能障碍患者FVC和FEV_1降低，FEV_1/FVC近乎正常，而TLC降低。③ 大手术患者术前FVC小于预计值50%，FEV_1小于2 L或FEV_1/FVC小于50%，MVV小于50 L/min或预计值的50%，RV/TLC大于50%为高危者，术后可能需长时间呼吸支持或难以脱离呼吸机。④ 肺手术患者术前肺功能往往已有不同程度的下降，因此，必须仔细评估肺手术后患者肺功能的代偿能力。肺功能测定结合上述动脉血气分析可较好地评价、预测这类患者的术后肺功能（表100-3）。

表100-3　各种肺切除术的肺功能检测最低标准

检测指标	正常	一侧全肺切除	肺叶切除	活检或肺段切除
MMV（L/min）	＞100	＞70	40～70	40
MMV（%）	100	＞55	＞40	＞35
FEV_1（L）	＞2	＞2	＞1	＞0.6
FEV_1（%）	＞100	＞55	40～50	＞40
$FEF_{25\%～75\%}$（L）	2	＞1.6	0.6～1.6	＞0.6

（二）术前准备

充分的术前准备对降低围术期急性呼吸衰竭的发生率有重要意义。

1. 病情分析

（1）通过详细的病史与症状、体格检查及必要的肺功能测定等了解患者的术前肺功能状况，综合分析进行良好的麻醉和术前准备。

（2）可逆性的阻塞性肺疾患包括支气管痉挛、肺炎等；可逆性的限制性肺疾患包括碳氧血红蛋白血症和其他的血红蛋白异常。如为可逆性损害，则术前需进行必要的病因和对症治疗，以充分改善肺功能。不可逆性的阻塞性肺疾患包括肺气肿、肺癌等；不可逆性的限制性肺疾患包括先天性胸部畸形、脊髓损伤、肺纤维化等。

（3）如果可逆性的肺疾患能够治疗，则择期手术必须延迟，如合并心源性肺水肿和肺炎等。胸腔积液必须明确其病因，尽可能地进行病因治疗；如果胸腔积液已经影响肺功能，则必须进行胸腔抽液。过度肥胖的患者减肥对肺功能的恢复是有利的。

（4）慢性高碳酸血症患者必须认真评估，可从呼吸、循环、神经系统、原发病、手术方式等多方面考虑，围术期尽量维持其基础水平。

2. 常规准备

（1）戒烟　时间越长越有利。终止吸烟可以减少呼吸道刺激和气道分泌物，减低血中碳氧血红蛋白的浓度，提高血红蛋白的携氧能力，降低肺部并发症。研究表明戒烟48 h后碳氧血红蛋白即明显下降至正常水平，1～2周后咳痰量减少，4～6周后呼吸道症状与肺功能改善，8周后术后肺部并发症显著减低，此时间与气管支气管清除能力和小气道功能恢复有关。

（2）通过体位引流、胸背部拍击、定期雾化吸入、胸部物理治疗、鼓励咳嗽等措施促进气道分泌物的排除。同时可应用祛痰药。

（3）其他　包括指导患者呼吸锻炼，练习深而慢的腹式呼吸；纠正营养不良；吸入低浓度氧、应用利尿药、洋地黄等治疗肺心病。

3. 控制呼吸道感染

（1）对呼吸道细菌感染的患者应选用广谱抗生素，或根据痰细菌培养和药物敏感试验，选择敏感的抗生素，以控制炎症。

（2）近期呼吸道感染包括病毒性感染的患者气道敏感性高、气道分泌物多，易加重呼吸道和肺

部感染,诱发支气管痉挛,尤其是有哮喘史者,这类患者应经治疗待症状消失后2～3周方宜进行择期手术。

4.解除支气管痉挛

(1)支气管痉挛是围术期最常见的可逆性的肺疾患,可见于哮喘、慢性阻塞性肺疾患等。

(2)解除支气管痉挛首选β_2受体激动剂,如沙丁胺醇、特布他林、氯丙那林等。可采用静脉、口服或局部给药。

(3)可用抗胆碱能药物如溴化异丙托品吸入剂,特别适用于老年或吸烟的支气管痉挛患者。有过敏体质的年轻人可用色甘酸钠预防哮喘的发作。

(4)治疗支气管痉挛的二线药物是氨茶碱。如果此类患者已用过茶碱类药物,且无不良反应,则应该于围术期继续应用并监测血药浓度。术前口服的拟交感神经药物应停用,但必须用吸入剂替代治疗。

(5)应用β_2受体激动剂、抗胆碱能药物和茶碱类药物时,应密切观察这些药物对心血管系统的影响,特别是联合用药时。

(6)糖皮质激素虽然不能扩张支气管,但是可以减轻气道黏膜水肿,抑制或减少支气管收缩介质的释放,亦是围术期支气管痉挛治疗的一线药物,尤其是气道炎症明显者。术前24～48 h应给予糖皮质激素,如每日依次口服泼尼松40～60 mg;不能口服者可每8 h静脉注射1次氢化可的松100 mg,一直应用至术后1～2天。短期全身应用糖皮质激素与术后感染或手术创口愈合无关。症状严重的哮喘患者主要靠吸入或口服激素治疗,围术期激素不可停药。

(三)术中处理

麻醉技术影响术后并发症,全身麻醉药均可抑制呼吸,即使在停用以后,麻醉药可降低黏膜清除率、FRC、气管平滑肌收缩性及低氧和二氧化碳对呼吸的动力作用。

(1)丙泊酚、七氟烷、地氟烷和瑞芬太尼等,属短效,恢复完全的麻醉药,从理论上讲可减少术后呼吸抑制及呼吸并发症的危险,但临床效应尚待进一步证实。

(2)上腹部使用硬膜外阻滞复合全麻可减少全麻药物的用量,促进膈肌功能恢复及良好的疼痛控制可减少术后肺部并发症。

(3)合理使用肌松药有益于减少术后肺部并发症及低氧血症,术后残余神经肌肉阻滞可引发的肺部并发症也增加,其机制可能对低氧反应性降低、呼吸肌功能及气道保护功能减弱有关。肌松药作用监测有利于减少术后肺部并发症。

二、围术期急性呼吸衰竭的治疗

包括对呼吸系统基础疾病的病因治疗和改善氧合及通气等的支持性治疗。急性呼吸衰竭治疗需达到3个主要目标:① 纠正低氧血症;② 清除过多的二氧化碳;③ 畅通上呼吸道。

不同类型呼吸功能障碍,其支持治疗的一般原则相同。对急性呼吸衰竭患者的支持治疗,可有助于提高生存率。预防或及早治疗院内感染是至关重要的。最好通过肠内营养的方式提供充足的营养物质,预防胃肠道出血和血栓栓塞也是很重要的。目前不建议常规使用表面活性剂或吸入一氧化氮

治疗。吸入β受体激动药可能有助于消除肺水肿液、刺激表面活性剂的分泌,甚至发挥抗炎作用,这些可帮助恢复正常的肺血管通透性。

急性呼吸衰竭的治疗:① 供氧。② 气管插管。③ 机械通气。④ 呼气末正压。⑤ 改善血管液体量。⑥ 利尿治疗。⑦ 强心治疗。⑧ 糖皮质激素(可疑疗效)。⑨ 清除分泌物。⑩ 控制感染。⑪ 营养支持。⑫ 吸入β肾上腺素受体激动药。

(一)急性呼吸衰竭的处理

急性呼吸衰竭的处理应该迅速、果断,数分钟或更长时间的犹豫、观望或拖延,可以造成脑、肾、心、肝等重要脏器因严重缺氧而发生不可逆性损害;而及时、正确的抢救和处置可能为去除或治疗诱发呼吸衰竭的基础病因争取到必要的时间。包括以下几项。

1. 纠正缺氧

(1)保证呼吸道通畅　如果患者仅存在上呼吸道梗阻,迅速恢复和保持气道通畅是逆转呼吸衰竭最根本的方法。对于所有呼吸衰竭患者而言,建立有效的气道是维持通气、改善氧合和呼吸道给药的基础,尤其在重症急性呼吸衰竭,又合并有意识不清的患者,保证呼吸道的通畅更加重要,他们常因咽部肌肉失去正常的肌肉张力,软组织松弛,极易发生舌根后坠阻塞上呼吸道。通常需采取如下措施。

1)体位　立即使患者头部取侧卧位,颈部后仰,抬起下颌。此种体位可以解除部分患者的上呼吸道梗阻。

2)清除分泌物　存留的分泌物可增加气道阻力,促使肺泡萎陷。吸引清除阻塞于呼吸道内的分泌物、血液或误吸物,有时可立即解除梗阻,改善通气。有利于清除分泌物的方法如下:① 吸引:麻醉、气管插管和呼吸道感染后支气管纤毛功能受损。疼痛、镇静和全身衰弱会限制患者咳嗽和清除分泌物的能力。盲探经鼻气管内吸引可有效地清除气管内分泌物,并刺激咳嗽。操作时应尽量避免损伤气道黏膜,在气道内一次负压吸引时间不宜超过10～15 s,以免引起低氧血症、心律失常或肺不张等并发症。吸引前应给患者吸入高浓度氧气以增加体内的氧气储备,吸引管不要太粗,吸引负压不应超过−100 mmHg,吸引后立即重新通气。同时应严格遵守无菌操作,预防呼吸道感染的发生。② 胸部物理疗法:适当的实施叩击胸部、震动、体位引流和深呼吸练习是清除呼吸道分泌物和预防黏液栓的有效手段。一个随机对照试验提示,强烈的胸部物理疗法与支气管镜检查一样可有效地用于肺不张的治疗。诱发性肺量计也有助于塌陷肺泡恢复。③ 体位引流、拍背和翻身:患者可采用不同的体位以促进气道分泌物从特定的肺段或肺叶引出。这种方法对肺脓肿和支气管扩张的患者尤其重要,这类患者通常存在大量脓性分泌物且一个或多个区域受累。咳出分泌物量的增多是客观评价采用此治疗收益的依据。对于肺炎患者疗效尚不明确,但如体位引流能增加痰液产生量可以试用。对于由弥漫性气道疾病导致的呼吸衰竭患者而言,体位引流的意义不大,而且很可能在某些体位下加重气体交换障碍。如果在治疗后没有客观证据表明痰液排出量增加,则应停止进行体位引流和拍背。近来的研究表明,心律失常也是拍背和体位引流的常见并发症,尤其是高龄和有基础心脏疾病的患者,需多加注意。这些治疗中,翻身可能可以防治分泌物误吸和肺炎。④ 诱发性肺量计:肺不张是外科术后、神经肌肉疾病或胸壁疾病患者常见的并发症。诱发性肺量计测定鼓励患者自主呼吸以上的吸气以尽可能扩张肺部,对照研究证明这种方法是有效的。只要患者能耐受,应指导患

者尽可能长时间的深吸气而不是短时间的快速吸气。⑤ 黏液溶解剂：局部滴注乙酰半胱氨酸通过减少糖蛋白的二硫键可降低黏液的黏滞性。乙酰半胱氨酸喷雾可引起支气管痉挛的发生。气味难闻和引起恶心呕吐是常见不良反应（详见本节药物治疗）。⑥ 纤维支气管镜：纤维支气管镜可有效地用于清除气道分泌物和稠厚的黏液栓，它可以直视下观察多级支气管情况并同时行痰液引流。对于因痰液堵塞引起段或叶的肺塌陷的呼吸衰竭患者，当其他治疗效果不佳时可以使用纤维支气管镜。在这类患者中，纤维支气管镜可作为一种可视的吸痰管，偶尔也可发现异物或气道肿块。与胸部X线片上可以看到"支气管充气征"的肺不张患者相比，支气管镜对受累区域无气体的患者更有帮助。支气管充气征通常说明气道可能是通畅的并没有被分泌物堵塞。重度感染患者还可通过支气管镜检查了解气道累及情况，留取化验和培养标本，为抗菌治疗提供依据。但不建议术后常规使用纤维支气管镜检查。

3）建立人工气道　当以上两种措施仍不能使呼吸道通畅时，则需建立人工气道。上呼吸道阻塞可置入口咽或鼻咽导管，但意识清醒的患者一般不能耐受，而且不能进行机械通气。昏迷较深的患者应尽量作气管插管（经口或经鼻）；急性喉痉挛或咽部炎症、水肿、肿瘤阻塞者，可先以粗针头行环甲膜穿刺，以缓解致命的阻塞，然后考虑气管造口术。具体对人工气道方法的选择，常有不同意见，应当根据病情需要，医疗条件，以及人工气道的材料性能来考虑。72 h内可以拔管时，应选用经鼻或经口气管插管，超过21天时，应行气管造口术，3～21天，则当酌情灵活掌握。

需要了解的是正常气道的功能包括发声、湿化吸入气体、预防误吸和感染、保证有效的咳嗽、通过气管的纤毛功能促进痰液的排除。因此决定建立人工气道时，需权衡人工气道和自然气道的利弊（表100-4）。

表100-4　人工气道的风险和益处

风　　险	益　　处
插管时损伤	绕过梗阻的上呼吸道
慢性压力引起的口或鼻咽部损伤	建立给氧和给药途径
气管插管的损伤（糜烂、气管软化）	便于正压通气和呼气末正压通气
咳嗽反射减退	便于呼吸系统药物治疗
误吸风险增加	便于分泌物引流
感染风险增加	纤维支气管镜检查
黏膜纤毛功能减退	
不能发声	
阻力及呼吸功增加	

4）气道湿化　无论是经过患者自身气道或通过人工气道进行通气治疗，都必须充分注意呼吸道黏膜的湿化。长期吸入过分干燥的气体将损伤呼吸道上皮细胞和支气管表面的黏液层，使痰不易排出，细菌容易侵入，容易发生呼吸道或肺部感染。

保证患者足够液体摄入是保持呼吸道湿润最有效的措施。另外，可直接使用或与机械通气机连

接应用湿化器或雾化器装置。湿化的呼吸环路有利于最末端气道湿化。被动的热湿交换器可以放在气管插管或声门上装置与呼吸环路之间。观察痰液是否容易咳出或吸出，是评价湿化是否充分的最好指标。应用湿化装置后，应当记录每日通过湿化器消耗的液体量，以免湿化过量。作者设计改良现有的雾化吸入装置（专利号 ZL 2016 2 0304003.9），有持续雾化、雾化液体速度可控等优点。

（2）氧疗　在保证气道通畅的情况下，需尽快进行氧气治疗，氧疗是纠正低氧血症的有效治疗措施，可以减少呼吸做功，增加心血管系统氧供。由于氧气也是一种医疗用药，使用时应当选择正确的方法，了解机体对氧的摄取与代谢、氧在体内的分布，同时也应注意氧可能产生的毒性作用。

虽然溶解在血浆中的氧气增加，可引起氧含量轻微的线性升高，但当PaO_2在 60 mmHg 以上继续增加时，血氧饱和度和动脉血氧含量增加非常有限，几乎无改变（图100-1）。血氧饱和度为50%时的PaO_2为 P-50，可用来评估氧离曲线的偏移程度。如果氧离曲线没有由于体温或 pH 的改变出现左移或右移，当PaO_2为 60 mmHg 时，动脉血氧饱和度约为92%。对于没有移位的氧离曲线，当PaO_2在超过 60 mmHg 的水平上继续增加时，动脉血氧饱和度仅能从92%增加至100%，因此对几乎所有的呼吸治疗目标而言最低PaO_2要求为 60 mmHg。而在大多数临床情况下多希望PaO_2达到更高的水平（80～100 mmHg），以防止如气道吸引或是改变体位过程中气体交换

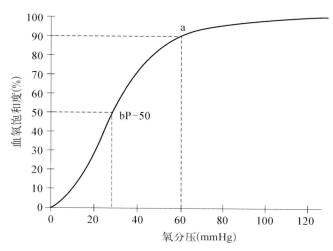

图100-1　正常血红蛋白氧离曲线

在 a 点，PaO_2为 60 mmHg 时血氧饱和度为90%；在 b 点，于正常体温、pH 和 2,3-二磷酸甘油酸（2,3-DPG）时，PaO_2为 26 mmHg 时血氧饱和度为50%（"P-50"）。体温增高、pH 降低、2,3-DPG 增高时，血红蛋白解离曲线右移；反之，血红蛋白解离曲线左移

的恶化。几乎不需要PaO_2超过 150 mmHg，除非患者贫血（输血前）或是一氧化碳中毒或其他特殊情况。

低氧血症的发生机制决定机体对氧疗的反应。图100-2显示理论上单纯右向左分流患者与通气血流比失调患者相比，提高吸入氧浓度后PaO_2变化的差异。大多数通气血流比失调患者PaO_2对吸入氧浓度的轻度增加反应良好。采用氧气面罩、鼻导管或其他氧疗装置将吸入氧浓度从 0.21 增加至 0.3～0.4，PaO_2可以升高达 70～100 mmHg 以上。而由右向左分流造成的低氧血症，往往难以通过氧疗纠正，患者通常需要非常高的吸入氧气浓度（＞0.6）才可能纠正低氧血症，严重者甚至吸入氧浓度（fraction of inspiration oxygen, FiO_2）增加至 1.0，PaO_2仅轻微增加。由于只有与肺泡气体接触的血液才能摄取氧气，对于右向左分流的患者，部分静脉血完全不经过肺泡腔，无法摄取氧气，因而氧疗也难以有效纠正低氧血症，可以据此区分右向左分流和通气血流比例失调造成的低氧血症。当给予纯氧时，右向左分流的患者常出现一定程度的PaO_2下降，而通气血流比例失调患者PaO_2则接近于正常人吸纯氧时的水平。临床上，正常人和通气血流比失调患者吸纯氧时的PaO_2将超过 550 mmHg；而右向左分流的患者则低于 550 mmHg。

哮喘、轻度肺炎、COPD、肺栓塞患者通常需要相对低浓度氧疗（FiO_2 0.24～0.4）就可将患者的PaO_2提高至安全水平，这些患者的低氧血症是由于通气血流比失调所致。对于严重的肺部疾病患者，尤其是肺水肿、肺不张、严重大叶性肺叶或 ARDS 患者，右向左分流是发生低氧血症的主要机制，这些

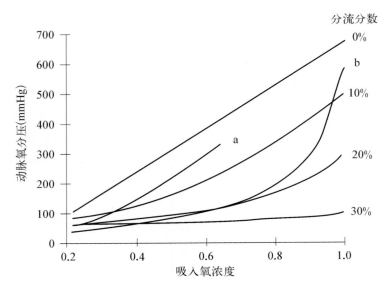

图100-2　单纯右向左分流在0、10%、20%和30%时，PaO₂和FiO₂之间的关系

曲线a显示轻度V/Q失调患者PaO₂和FiO₂之间的相对关系，曲线b显示重度V/Q失调患者PaO₂和FiO₂之间的关系。右向左分流时吸入100%的氧时PaO₂仍低于550 mmHg；而即使严重V/Q失调患者，吸入100%的氧可使PaO₂大于550 mmHg

患者需要较高的吸入氧浓度（0.5～1.0）才可能达到同样水平的PaO₂。

氧疗装置可分为低流量和高流量供氧系统（表100-5）。

1）低流量供氧系统　简便易得，可产生一种有限的和可变的FiO₂，与患者的峰吸气流率和每分通气量呈反比，这是由于吸气时带入室内空气所致。① 鼻导管吸氧1 L/min可使FiO₂大致增加0.03～0.04（3%～4%），流量大于4 L/min常导致鼻黏膜干燥，可引起刺激和出血。由于上呼吸道的有效解剖储备，不需要鼻呼吸，但鼻通道必须通畅。② 普通面罩通过较高氧流量和储备空间可使FiO₂增加到0.55～0.60。

2）高流量供氧系统　可满足患者吸入峰流量要求（30～120 L/min）。最高FiO₂可接近1.0，主要依赖于面罩是否合适。高流量系统应湿化，以避免呼吸黏膜的过分干燥。① 带储气囊的面罩（非重复吸入面罩），密封良好，能使FiO₂进一步增加至0.70～0.90；② 文丘里面罩使氧气带入一定比例的空气，可提供更精确的FiO₂（从0.25～0.50）。当流率低于40 L/min时，吸入FiO₂不受吸入流率影响。当FiO₂增加到0.4以上时，需要较高的氧流量，因为氧/空气带入比例较高，实际FiO₂可能低于标记指标浓度。

需注意，对部分高碳酸血症的患者，不进行仔细的判断和监测使用氧疗是危险的。慢性肺部疾病（阻塞性或限制性）和胸廓完整性破坏（脊柱后凸侧弯）的患者对高碳酸血症不敏感，刺激通气的途径往往是低氧血症，如果充足氧疗纠正低氧血症，将会抑制患者的呼吸中枢，加重高碳酸血症。

3）高流量吸氧　可以提高吸氧浓度，但却使局部更加干燥，不利于分泌物排出。现在，市面上缺乏高浓度吸氧并能同时雾化的装置。作者设计持续雾化高浓度输氧装置（专利号ZL 2016 2 0650757.X），使高浓度吸氧同时可以持续雾化和吸入药物。

4）氧疗的并发症　除部分患者氧疗后因为缺乏低氧的驱动而出现通气不足或黏膜过分干燥外，氧疗的并发症并不多见。另一方面现也逐渐认识到氧及其活性氧代谢产物有毒性反应。氧气的毒性作用在成人最初表现为肺损伤，与PaO₂无关，而与吸入气氧分压相关，海平面吸纯氧6 h后可出现胸

痛、干咳和其他不适。临床和动物实验都观察到吸入纯氧超过24～48 h可产生严重中毒表现。已证明正常肺组织毛细血管液体和蛋白的渗漏与吸入氧浓度相关。氧中毒引起渗出性肺水肿、炎症反应和继发的纤维化，这些改变与ARDS表现相似，但氧中毒与需要高吸入氧浓度的基础疾病之间的关系尚不清楚。

鉴于高浓度氧存在不良反应，应尽可能限制高吸入氧浓度（＜0.5）并缩短使用高浓度氧疗时间（＜72 h）。一系列研究提示抗氧化剂（如维生素A、维生素E及乙酰半胱氨酸）以及氧自由基清除剂（如超氧化物歧化酶）可以减轻高浓度氧对肺组织的损伤。

表100-5　氧疗装置

设　　备		氧流速（L/min）	FiO_2	优　　点	缺　　点
低流量氧疗装置	鼻导管	2～6	0.24～0.35	患者舒适	FiO_2随每分通气量改变而改变
	简易氧气面罩	4～8	0.24～0.40	没有	FiO_2随每分通气量改变而改变
高流量氧疗装置	文丘里面罩	2～12[1]	0.25～0.50	FiO_2稳定	在高FiO_2时流速不足
	非重复呼吸面罩	6～15	0.70～0.90	高FiO_2	不舒适、FiO_2不可调[2]
	高流速氧混合器[3]	6～20	0.50～0.90	流速大时FiO_2高	

1. 总吸入气体流速是氧流速＋吸入的室内空气流速。
2. FiO_2随设定的氧流速而改变；但FiO_2主要由吸入的室内气体决定。此外在需要高吸气流量时总的氧流量可能不足。
3. 氧气是由在室内空气环境中不同类型的"高流量"混合器输送。可以使用不同的面罩。

（3）机械通气　随着高敏传感器和专用微处理机及微电脑等技术的推广，机械通气机的性能也日益完善。加上医务人员对呼吸生理学认识的深入及血气分析技术的应用，呼吸衰竭的治疗效果已显著提高。机械通气能保证患者需要的肺泡通气量，纠正低氧血症，改善氧运输。

当患者呼吸骤停，或发生急性通气性呼吸衰竭、二氧化碳急骤升高、严重低氧血症，经过一般给氧治疗仍不能纠正时，应及时进行机械通气。当各种原因使患者需要依靠通气支持以减轻心、肺功能、纠正已经发生或即将发生的呼吸衰竭，也应考虑应用机械通气。诱发呼吸衰竭的原因以及其影响呼吸功能的严重程度，是判断是否进行机械通气的依据。

绝大部分患者在呼吸衰竭的最初几个小时，全部呼吸支持可使病情迅速稳定，提供进行病因、病情诊断的足够时间，得以确定合适的治疗方案。一旦获得足够临床数据的佐证，当患者已能耐受部分通气支持时，则宜尽早有计划、逐步地降低呼吸机提供正压通气的频率，进入部分通气支持。

通过向肺泡输送高FiO_2氧和正压通气来治疗低氧血症，并通过维持患者的每分通气量来治疗高碳酸血症。主要分为无创通气和气管插管两种方式。

1）无创通气　① 不用气管插管能进行机械通气：应用鼻导管、文丘里面罩、非重复呼吸面罩或T-管对存在自主呼吸的患者进行补充供氧。这些设备很少能够使得吸入氧气浓度在50%以上，因此，其应用价值仅仅只是在纠正由轻度至中度V/Q异常引起的低氧血症。当这些输送氧的方法不能维持PaO_2＞60 mmHg，应尝试通过面罩进行无创性持续正压通气（continuous positive airway pressure, CPAP）或无创性正压通气（non-invasive positive pressure ventilation, NPPV），从而进行适当的呼吸支

持。连续气道正压可以通过开放萎陷的肺泡和减少肺内右向左分流来提高肺容量。如果无特殊呼吸机，标准的重症支持呼吸机也可有效地用于治疗。CPAP 或 NPPV 避免了气管插管，可选择性地用于急性呼吸衰竭的患者，包括围术期暂时性低氧血症、肺切除术后呼吸抑制、急性充血性心力衰竭和低通气引起的急性高碳酸血症。在这些特殊情况下，在治疗引起呼吸衰竭的病因的同时，无创性通气可作为一个有效的暂时性治疗措施。② 能够适当地放置面罩和设置呼吸机的有经验的医务人员（经常是呼吸治疗师）在成功地实施无创通气中起到重要作用。最常见的失败原因是：患者不能耐受紧闭面罩的不适和高气流。识别无创通气失败和及时进行气管插管，以避免患者呼吸衰竭和呼吸停止是非常重要的。③ 无创通气的常见不良反应是空气吹入引起胃膨胀，易诱发呕吐和误吸。腹部手术后即刻应用无创通气，应与外科医师协商。为保证安全，持续鼻胃管吸引可有效地治疗胃膨胀。④ 维持 PaO_2 在 80 mmHg 以上是没有益处的，因为此时血红蛋白的氧饱和度已接近 1。另外，目前证据提示，无创通气并不降低气管拔管后再次插管的需要，也没有降低长期病死率。当呼吸衰竭原因不明时，无创通气并不是一个有效的急救措施。

2）气管插管和呼气末正压通气治疗　严重上呼吸道梗阻的患者，往往选择建立人工气道。而其他急性呼吸衰竭患者，是否行气管插管取决于人工气道能否优于自然气道、提供充分的氧合、呼吸道给药、呼吸治疗。气管插管前积极的尝试治疗常可提供有价值的信息。指南对是否选择行气管插管可能有所帮助（表 100-6），但临床上评估治疗反应往往更加重要。

表 100-6　插管和机械通气指征

生　理　指　标	临　床　指　标
氧疗后低氧血症持续存在	意识改变伴气道保护能力减
$PaCO_2 > 55$ mmHg、pH < 7.25	呼吸窘迫伴血流动力学不稳
神经肌肉疾病患者的肺活量 < 15 ml/kg	上气道梗阻
	患者无法自行清除大量分泌物需要引流

对有必要进行气管插管的患者开始机械通气以维持可接受的氧合和通气。调整 FiO_2 使 PaO_2 维持在 60～80 mmHg。提供正压通气的典型设备包括容量循环和压力循环通气。

容量循环通气：容量循环通气提供了固定的潮气量，通气压力是因变量。可设定压力限制，当通气压力超过此值时，泄压阀防止气流进一步增多。此阀防止了气道峰压和肺泡压力增高到危险值，并能预警已经发生的肺顺应性变化。气道峰压的急剧升高反映了肺水肿加重、存在气胸、气管导管扭转、气管导管或大气管被黏液阻塞。尽管气道峰压存在较小变化，还应该保持潮气量，这与压力循环通气相反。容量循环通气的缺点是这些设备无法弥补输送系统气体泄漏。使用容量循环通气的主要方式包括辅助通气和同步间歇指令通气（图 100-3）。

辅助控制通气：在控制模式下，预设呼吸频率能够确保患者即使在不做吸入动作的情况下，也可以接受预先设置的机械呼吸次数。然而，在辅助模式下，如果患者产生一些气道负压，机器会以目前的潮气量输送一次呼吸。

同步间歇指令通气：同步间歇指令通气（synchronized intermittent mandatory ventilation, SIMV）

技术允许患者以任何呼吸频率和潮气量进行自主呼吸,由机器提供特定的每分通气量。气体输送回路完善,可为自主呼吸提供足够的气体流量,并允许周期性指令呼吸与患者吸气相同步。理论上讲,SIMV与辅助控制通气相比,其优势在于使患者持续使用呼吸机,降低平均气道压和平均胸膜腔内压,防止呼吸性碱中毒并改善患者与呼吸肌间的呼吸协调。

压力循环通气:压力循环通气向肺内输送气体,直至达到预设的气道压力。潮气量是因变量,潮气量随肺顺应性和气道阻力的不同而变化。

呼气末正压通气(positive end expiratory pressure, PEEP)的通气方式在抢救呼吸衰竭中已为临床广泛接受,尤其是在抢救急性呼吸窘迫综合征患者时,因其确能提高患者已经严重降低的功能残气量,有助于防止呼气末肺泡塌陷,从而增加肺容量,改善通气-血流比值,降低肺内右到左分流的严重程度,部分患者在吸入低于60%浓度的氧气时就可以提高PaO_2的水平,达到维持组织氧合代谢的需要而得以存活。PEEP不能降低血管外肺水量或防止肺水肿液形成。但是,水肿液可重新分布至肺间质

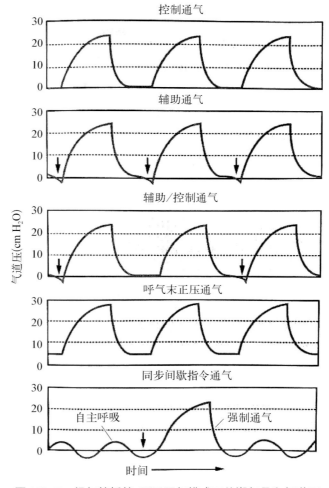

图100-3 经气管插管,不同通气模式下的潮气量和气道压
箭头表示患者的自主呼吸触发呼吸机进行机械辅助通气

部,使原先充满液体的肺泡重新通气。至于呼气末正压以多少为合适,也就是最佳PEEP,则应兼顾动脉血氧分压和PEEP对血流动力学的干扰及气压伤等几个方面综合考虑。

当需要吸入高浓度氧($FiO_2 > 0.5$)才能保持住一个可被接受的PaO_2且此时氧中毒的风险增加时,则提示可应用PEEP。未达到可接受的氧合程度,应在无毒氧气浓度下,应用最低水平的PEEP。高水平的PEEP降低心排血量,增加气压伤的发生率。达到最佳肺顺应性状态的PEEP水平通常与达到最佳氧合状态的PEEP水平相似。PEEP通常增加$2.5 \sim 5.0\ cmH_2O$直到PaO_2维持在至少$60\ mmHg$,FiO_2低于0.5。当PEEP水平低于$15\ cmH_2O$时,大多数患者在氧转运和肺顺应性方面得到很大改善。继续提高PEEP水平可使肺泡扩张并使这些肺泡周围毛细血管压缩,更多血液分流至通气减少区域,以致氧分压降低。

PEEP干扰了静脉回流,引起室间隔左移限制了左心室充盈,因此,PEEP重要的不利影响是降低心排血量。在血容量过低时,PEEP影响心排血量的表现更明显。补充血管内液体容量、给予强心药可抵消PEEP对静脉回流的影响,改善心肌收缩力。应用PEEP治疗的患者,采用肺动脉导管来监测液体补充的充分性、心肌收缩力和组织氧合是非常有益的。监测肺动脉楔压,可因PEEP(肺泡内压力)压传输到肺毛细血管而使得监测结果更为复杂,产生错误的肺动脉楔压数值。

3）机械通气患者的管理　需要机械通气的危重病患者可能会受益于持续输注镇静药物来治疗焦虑和激动，并促进患者与呼吸机送气之间的协调。镇静不足或焦虑可导致许多危及生命的问题，诸如自我拔管、气体交换急剧恶化和气压伤。如果镇静效果满意，神经肌肉阻滞药物的应用可减少。然而，当达到满意的镇静条件时，可能会影响血流动力学，可能需要骨骼肌松弛以确保适当的通气和氧合。

4）俯卧位通气　理论上俯卧位通气通过体位改变增加 ARDS 肺组织背侧的通气，改善肺组织通气/血流比及分流和氧合。此外，俯卧位通气还会使肺内胸腔压梯度趋于均一，改善肺组织的应力和应变分布，从而减轻机械通气相关性肺损伤的发生。早期随机对照研究并未能发现俯卧位通气能改善患者病死率。最近一些多中心随机对照研究最终证实了俯卧位通气能显著改善中重度 ARDS 患者的病死率。但不同研究结果存在不一致性；目前俯卧位通气主要用于治疗早期重度 ARDS（$PaO_2/FiO_2 < 100$ mmHg），尤其对于 PEEP 水平 > 10 cmH$_2$O 的患者。俯卧位通气时，采用肺保护性通气策略可以显著减少机械通气相关性肺损伤的发生，因此联合二者可能有相互叠加作用。此外，俯卧位复张肺泡具有时间依赖性。最近一项荟萃分析还证实俯卧位通气时间与病死率呈一定的负相关，因此，应尽量延长俯卧位通气时间（> 12 h/d）。在实施俯卧位通气时，需注意并发症的预防，其中压疮和气管插管堵塞最为常见。我们建议重度 ARDS 患者（$PaO_2/FiO_2 < 100$ mmHg）机械通气时应实施俯卧位通气。

5）机械通气患者的并发症　① 感染：急性呼吸衰竭进行机械通气的患者，气管插管是唯一最重要的医院性肺炎（呼吸机相关性肺炎）的诱发因素。主要的发病机制是气管套管周围污染分泌物轻微吸入。在急性呼吸衰竭的情况下，诊断肺炎可能存在困难，因为发热、肺部浸润可能已经在急性呼吸衰竭时出现。② 肺泡过度膨胀：由大潮气量（10～12 ml/kg）和高气道压力（> 50 cmH$_2$O）引起的肺泡过度膨胀可能会导致肺泡破裂和肺泡出血。温和的机械通气形式：使用 5～8 ml/kg 的潮气量，气道压力不超过 30 cmH$_2$O，提示可治疗急性呼吸衰竭。然而，应用这种通气形式可能需要接受某种程度的高碳酸血症和呼吸性酸中毒，而且 PaO_2 通常小于 60 mmHg。允许范围内的高碳酸血症或控制性通气不足可能伴有潮气量和气道压力的减低，目的是避免肺泡过度膨胀。允许范围内的高碳酸血症会引起呼吸动力增加，从而产生不适的感觉，需要深度镇静、骨骼肌松弛，或二者皆需。当患者存在颅内压增高、心律失常或肺动脉高压时，不推荐允许范围内的高碳酸血症。③ 气压伤：气压伤可能会以皮下气肿、纵隔积气、肺间质水肿、气腹、心包积气、动脉气体栓塞或张力性气胸的形式出现。这些症状表明，肺泡外空气均来自过度膨胀和破裂的肺泡。感染可能通过削弱肺组织来增加气压伤的风险。张力性气胸是最常见的由呼吸机引起的威胁生命的气压伤表现。低血压、渐进性低氧血症及气道压力增高提示存在张力性气胸。④ 肺不张：肺不张是在机械通气过程中引起低氧血症的常见原因。当不存在低血压时，出现氧合程度急剧恶化，则应考虑迁移的气管导管进入左或右主支气管或产生黏液栓。由于肺不张引起的动脉低氧血症通过增加 FiO_2 不能缓解。机械通气患者突发性低氧血症的其他原因包括张力性气胸、肺栓塞，与肺不张相反的是，这些原因常伴低血压。支气管镜检查可能有助于清除导致持久性肺不张的黏液栓。⑤ 危重病性肌病：接受机械通气治疗的急性呼吸衰竭患者在呼吸衰竭病因得到处理后的很长时期内，仍存在神经肌肉无力的风险。弥漫性骨骼肌肉无力的常见原因是危重症多发性神经病，即当败血症及多器官衰竭存在时的一种轴突障碍。长期应用去极化神经肌肉阻滞药可能促发急性肌病的进展，尤其是在那些接受皮质类固醇联合治疗的患者中。药物

引起的肌肉麻痹比特异性神经肌肉阻滞药引起的肌肉麻痹在肌肉持续无力方面的作用更大。由于肾和(或)肝功能障碍引起的对去极化神经肌肉阻滞药的活性代谢产物降解减少,也是当长期应用药物后持续肌无力时需要考虑的问题。

(4)药物治疗

1)镇静镇痛药及肌松药　对于未接受机械通气的呼吸衰竭患者,在多数情况下禁用镇静药物(包括巴比妥类及苯二氮䓬类)以及可能引起呼吸抑制的药物(如阿片类)。试图在不影响呼吸驱动力的情况下应用这些药物以缓解呼吸困难往往不能奏效。对于创伤或手术引起的胸腹部疼痛造成的患者通气受限,镇痛非常重要,疼痛缓解后患者的潮气量及每分通气量可能增加。

对于接受机械通气的患者常需要镇痛和镇静,尤其是气管插管和开始机械通气时。瑞芬太尼是一种超短效的μ型阿片受体激动剂,在人体内1 min左右迅速达到血-脑平衡,在组织和血液中被迅速水解,故起效快,维持时间短,在ICU可用于短时间镇痛的患者,多采用持续输注。瑞芬太尼代谢不受血浆胆碱酯酶及抗胆碱酯酶药物的影响,不受肝肾功能及年龄、体重、性别的影响,主要通过血浆和组织中非特异性酯酶水解代谢。长时间输注给药或反复注射给药其代谢速度无变化,体内无蓄积。瑞芬太尼的短效作用,对于需要经常评估脑功能的患者有利(例如,创伤性脑损伤)。近年来,其在ICU危重患者镇痛领域的使用得到了越来越多的重视。丙泊酚是一种广泛使用的静脉镇静药物,特点是起效快、作用时间短、撤药后可迅速清醒,且镇静深度呈剂量依赖性,容易控制。可以产生遗忘作用和抗惊厥作用。单次静脉注射丙泊酚能在1~2 min内产生镇静作用,药物作用持续5~8 min,因为是短效药物,需要持续注入,即使长时间注射后,在停止用药10~152 min内可以唤醒。丙泊酚最初用于短时镇静,但它也可用于呼吸机支持患者的长时间镇静,目的是避免脱机延迟。右美托咪定的镇静效果是独特的,即使是深度镇静,随时可以唤醒。患者在不停止药物注射的情况下能够被唤醒,唤醒后患者能够交流和听从指令。当不需要觉醒时,患者会恢复到前面的镇静状态。此外,有临床研究表明用右美托咪定代替咪达唑仑镇静后,患者的谵妄发生率更低。但是,右美托咪定产生剂量依赖性的心率、血压和循环去甲肾上腺素水平下降。有心力衰竭和心脏传导缺陷的患者对右美托咪定的交感作用特别敏感。故有心脏传导缺陷的患者应禁用,合并心力衰竭或血流动力学不稳定的患者不应给予负荷剂量的药物。通常使用苯二氮䓬类药物,如地西泮及劳拉西泮,并根据临床需要调整剂量。劳拉西泮的优点在于作用持续时间长,适合需要长时间镇静的患者。所有的苯二氮䓬类药物在反复使用或长期使用后均会在脂肪内蓄积;因通过肝脏代谢,肝功能不全同样可使其作用时间延长。丙泊酚需要持续静脉给药,除非之前已长时间使用,一般停药10~20 min后患者便可清醒。丙泊酚起效快,作用时间短。许多可能需要肌松剂的患者使用丙泊酚后成功耐受机械通气。疼痛造成患者躁动时,应使用镇痛药物如硫酸吗啡治疗而不是增加镇静药物剂量。

然而长时间应用这些药物能够抑制肺泡通气,拮抗药可以逆转其作用,如纳洛酮拮抗阿片类,氟马西尼拮抗苯二氮䓬类。这些拮抗药需小心应用,最好逐渐增加剂量至起效。迅速逆转镇静可导致高血压、心动过速、心电图变化(特别是纳洛酮)、原用药物治疗效果的急性中断和由于拮抗药的短暂作用而引起的再麻醉状态。

极少数患者需要使用肌松剂来改善氧合或配合机械通气。当使用肌松剂时,需要密切监测以保证充分镇静和通气。这些药物仅限于经验丰富的临床医师使用,且药物剂量需通过周围神经刺激器监测及时调整。当同时使用大剂量皮质激素时,这些药物可能造成较长时间的神经肌肉无力。在适

当时候,应逆转残余的神经肌肉阻滞,以防止通气衰竭和气道保护不力。

2)支气管扩张药 可通过吸入、雾化或静脉注射药物来治疗急性支气管痉挛。气道平滑肌收缩、大量分泌物潴留、气道炎症和水肿、肺弹性回缩力下降等可引起气道阻力增加,是哮喘和其他慢性阻塞性肺疾病的主要特征。其他疾病如肺水肿、ARDS、肺炎等也会出现气道阻力增加。支气管扩张剂只直接作用于收缩的气道平滑肌,使其扩张后降低气道阻力,部分支气管扩张剂可能对气道炎症和水肿有间接作用。支气管扩张剂主要用于治疗阻塞性肺疾病,使用这类药物一定要考虑其益处和可能的不良反应。

支气管扩张剂主要有五类:β肾上腺受体激动剂(如沙丁胺醇、特布他林)、抗胆碱药(如异丙托溴铵、噻托溴铵)、甲基黄嘌呤类(如茶碱)、钙拮抗剂和其他药物如硫酸镁。钙拮抗剂作为支气管扩张剂目前尚用于试验阶段,未应用于临床。钙拮抗剂扩张至气管平滑肌的作用较弱,其主要用于治疗高血压、心律失常、缺血性心脏病同时伴有阻塞性肺疾病和呼吸衰竭的患者。

3)糖皮质激素 糖皮质激素可用于治疗包括哮喘、慢性支气管炎在内的慢性阻塞性肺疾病,通过减少炎症、水肿以及气道内分泌物而缓解气道梗阻。糖皮质激素还可用于ARDS患者以减轻疾病的严重程度和防止晚期肺纤维化。与皮质醇相比,人工合成的糖皮质激素效价更高,盐皮质激素效应较少、药效持续时间更长,不同药物溶解度及全身吸收不同,代谢速率也不同。这些药物确切的抗炎机制尚不清楚,可能作用于淋巴细胞、细胞因子的产生、白介素释放,巨噬细胞的功能、免疫球蛋白的生成、嗜酸性细胞的激活和生成以及其他免疫和过敏反应。同样,糖皮质激素减轻呼吸道炎症的机制也不明确,但有研究显示全身和局部给药后炎性细胞的性质和数量会发生改变。

4)祛痰剂 除了对容量不足的患者可能有效外,几乎没有证据表明积极补液可改善痰液的量或性状。口服碘化钾可能有助于增加痰量及稀释痰液。碘化甘油通过增强患者咳嗽的力量和频率,有利于痰液的清除,对COPD稳定期的患者有益。该药在哮喘或COPD急性加重期的治疗价值尚不明确,其他祛痰剂未显示明显疗效。对于需要通过咳嗽清除分泌物的患者禁用镇咳药如可卡因。

黏液溶解剂能直接作用于气道分泌物,特别是通过气管插管给药。在吸痰前可向气道内注入少量(3~5 ml)的生理盐水、高张盐水或高张碳酸氢钠,通过能否清除更多的分泌物来判断效果。乙酰半胱氨酸可分解痰液蛋白中的二硫键,是一种有效的黏液溶解剂。然而,通过吸入乙酰半胱氨酸临床疗效差且可能诱发支气管痉挛加重哮喘。必要时可通过纤维支气管镜注入少量乙酰半胱氨酸到特定的气道。

5)潜在疾病必须治疗 包括稳定血流动力学和治疗感染、心律失常、心肌缺血和贫血等,肺炎一经诊断,应马上应用广谱抗生素,然后根据细菌培养结果更换。

(5)改善循环系统对氧的输送效能 积极处理供氧及治疗原发病时,应注意改善循环系统对氧的输送效应问题,建立良好的供需平衡关系。

低氧血症和二氧化碳潴留本身会影响心脏功能,常与呼吸衰竭并存的心血管疾患也将增加呼吸衰竭治疗的困难。在治疗急性呼吸衰竭过程中,应当注意观察各项心血管系统功能的变化。如有条件,对危重患者应采用漂浮导管了解心排血量、右心室压力、肺动脉压力、肺毛细血管楔压和肺循环阻力,并可直接测定混合静脉血氧和二氧化碳的浓度。经氧疗或机械通气后,低氧血症仍不能纠正时,可用以上数据分析在呼吸功能障碍时是否还存在着心功能不全的问题。混合静脉血氧分压可提供组

织供氧状况,帮助了解氧运送的状况,据此,可以恰当地调整通气机各项指标,必要时也可选用适当的强心、利尿剂。另外,通过及时纠正低血容量、低血红蛋白、低心排血量综合征及各种休克或心功能衰竭状态,保证氧在血液及脏器组织内的有效输送和灌注。

(6)其他　减少机体能耗、氧耗,设法控制高热、感染、过度呼吸做功等情况,尽量降低耗氧量,间接缓解呼吸功能的进一步恶化。

2. 纠正酸碱平衡与电解质紊乱

(1)维持酸碱平衡　一般情况下,通气改善后,酸碱失衡即可逐渐恢复,故不应操之过急给予药物干预。如已发展为混合型酸中毒,单纯加强通气不能纠正酸碱失衡,可考虑应用碱性药物。对于呼吸性碱中毒,除调低每分通气量外,还可利用增加回路的复吸无效腔来减少二氧化碳外排。未使用辅助通气装置的患者,可利用合适的纸筒、塑料袋等覆盖口鼻,同样可减少二氧化碳排出。

在酸碱失衡过程中,容易合并电解质失调,尤其是高钾或低钾,应密切监测,必要时及时纠正。

(2)维持体液平衡　急性呼吸衰竭患者的救治过程中,应十分注意维持适当的液体平衡。全身性液体负平衡有助于缓解肺水过量,可以小心地使用利尿剂或超滤透析等方法排出液体,但应维持稳定的血容量,尽可能使它们接近正常生理状况。血流动力学监测可以很好地指导治疗。

3. 病因治疗及其他

引起急性呼吸衰竭的病因很多,治疗各异。例如重症肺炎时抗生素的应用,哮喘持续状态时支气管解痉剂和肾上腺皮质激素的合理使用,均各具特殊性。需强调指出,必须充分重视治疗和去除诱发急性呼吸衰竭的基础病因。另外,肾、脑、肝功能的维持都是不可忽视的重要环节。

4. 营养支持

营养支持对防止骨骼肌无力非常重要。低磷血症可促进骨骼肌无力的发生,且与伴有急性呼吸衰竭的膈肌收缩乏力有关。增加热量的摄入,特别是静脉输入营养液,提高呼吸比,从而增加了二氧化碳的产生,产生更多的肺泡通气。严重受损的患者,只有通过机械通气才能得到充分的通气量。

(二)治疗监测

监测急性呼吸衰竭的治疗进程包括评估肺气体交换(动脉和静脉血气,pH)及心脏功能(心排血量、心脏充盈压、肺内分流)。应用肺动脉导管有助于监测这些指标。

1. 脱离呼吸机

当患者在无辅助措施也能够维持氧合和排出二氧化碳,则可以停止机械通气支持。在考虑患者是否可以安全地脱离机械通气并允许拔管时,患者须保持清醒并能够合作,能够耐受自主呼吸试验且没有过度的呼吸急促、心动过速或明显的呼吸窘迫。提示可停止机械通气的原则包括:① 肺活量超过 15 ml/kg;② 无 PEEP 时氧合指数($PaO_2/FiO_2 \times 100$)< 200;③ 当 FiO_2 < 0.5 时, PaO_2 > 60 mmHg;④ 吸气负压 > 20 cmH_2O;⑤ pH 正常;⑥ 呼吸频率 < 25 次/min;⑦ V_D/V_T < 0.6。高呼吸速率的低潮气量呼吸通常标志不能脱机。然而,最终决定尝试停止机械通气需要根据患者的具体情况而定,不仅要考虑肺功能,也要考虑并存的其他异常状态,如贫血、低血钾及低血容量。

当准备尝试停止患者的机械通气支持,可以考虑 3 种选择:① 同步间歇指令通气,允许患者在每分钟越来越少的指令呼吸间进行自主呼吸,直到患者能够在无辅助条件进行自主呼吸;② 间歇尝试

完全脱离呼吸机支持,必须排除中枢性呼吸抑制和肌力下降可能,在严密监测下实施;③ 采用低水平压力支持通气,逐渐减小吸气压力支持水平,慢性疾病脱机吸气压力水平小于 8 cmH$_2$O 以下脱机较为安全。总之,前两种是肌力完好的脱机方式,后一种是肌力不足的脱机方式。对成功脱机而言,纠正需要机械通气的潜在病因比单纯脱机更为重要。停止机械通气后氧合情况恶化反映可能存在渐进性肺泡萎陷,应用连续气道正压对此有效,而不是重新建立机械通气治疗,原因可能是连续气道正压有助于维持FRC。

有若干因素可能干扰脱机和成功气管拔管。呼吸性碱中毒和持续镇静可能抑制通气动力,过度膨胀引起的呼吸肌过度做功、大量分泌物、支气管痉挛,发热引起的肺水增加或二氧化碳产生增多,以及胃肠外营养大大降低了成功拔管的可能性。偶尔会考虑应用无创通气作为终止机械通气的桥梁。这包括早期拔管即刻应用一种无创通气。这种脱机的方法可能减少医院获得性肺炎的发生率,缩短ICU停留时间,同时降低病死率。然而,如果患者咳嗽能力较弱,无创通气可能削弱气道分泌物清理的能力,并且不能满足足够的每分通气量。此方法的选择应慎重考虑。

2. 气管拔管

中枢功能和肌力正常的患者,在连续正压通气5 cmH$_2$O时能够耐受30 min的自主呼吸,无动脉血气分析、精神状态或心功能方面的状态恶化,咳嗽吞咽反射良好,则可以考虑气管拔管。在较长呼吸支持的患者,需要观察自主呼吸2 h甚至更长时间。当吸入氧浓度不足50%时,仍保持PaO$_2$在60 mmHg以上。同样,PaCO$_2$应保持低于50 mmHg,且pH应保持高于7.30。气管拔管的其他标准还包括所需PEEP应低于5 cmH$_2$O,自主呼吸频率不超过25次/min,肺活量超过15 ml/kg。患者意识清醒且存在活跃的喉反射,能够发动有效的咳嗽并能够清除分泌物。具有保护作用的声门闭合功能可能在气管拔管后受损,使得误吸的风险增加。

3. 补充氧气

拔管后往往需要补充氧气,这种需要反映出通气-血流比例失调持续存在。通过应用脉搏氧饱和度仪监测SpO$_2$及PaO$_2$的指导,逐渐减少吸入氧浓度,完成停止补充氧气的过程。

氧气交换与动脉氧合:可通过PaO$_2$来反映经肺泡-毛细血管膜进行的氧气交换是否充分。计算得出的PaO$_2$与检测出的PaO$_2$之间存在差距,氧气交换的效能与这一差值呈线性关系。计算肺泡动脉氧分压差(PAO$_2$-PaO$_2$)有助于评估肺的气体交换功能以及鉴别不同原因引起的动脉低氧血症(表100-7)。

表100-7　动脉低氧血症机制

机　　制	PaO$_2$	PaCO$_2$	PAO$_2$-PaO$_2$	给氧后反应
吸入氧浓度低(高地)	降低	正常或降低	正常	改善
肺通气不足(药物过量)	降低	增加	正常	改善
通气-血流比例失调(COPD,肺炎)	降低	正常或降低	增加	改善
右向左分流(肺水肿)	降低	正常或降低	增加	差或无效
弥散障碍(肺纤维化)	降低	正常或降低	增加	改善

COPD:慢性阻塞性肺疾病;PAO$_2$-PaO$_2$:肺泡动脉氧分压差。

只有当PaO_2低于60 mmHg时，才会发生动脉血氧饱和度的明显下降。通气-血流比例失调，肺内右向左分流和肺通气不足是动脉低氧血症的主要原因。除外肺内右向左分流的情况，增加吸入氧浓度有可能改善以上情况中的PaO_2。

动脉血氧变化引起的代偿反应，一般的原则是，当PaO_2急剧降低且低于60 mmHg时，可激发代偿反应；在慢性缺氧时，当PaO_2低于50 mmHg，也存在代偿反应。动脉血氧不足的代偿反应包括：① 颈动脉体引起的肺泡通气增加；② 区域肺动脉血管收缩（缺氧性肺血管收缩），使肺血流量不流经低氧肺泡；③ 增加交感神经系统活性，从而提高心排血量，增加组织供氧。在慢性低氧血症的情况下，红细胞数量增加，可改善血液的携氧能力。

4. 二氧化碳消除

$PaCO_2$能够反映相对于代谢产生的二氧化碳肺泡通气量是否充分（表100-8）。V_D/V_T能够反映二氧化碳跨肺泡-毛细血管膜转运的效能，这一比例描述了通气充分但血流不充分或没有血流的肺部区域。这些区域内的肺泡通气被称为"无效通气"或无效腔通气。通常情况下，$V_D/V_T < 0.3$，但当无效通气增加时，V_D/V_T可能升高到0.6甚至更高。当存在急性呼吸衰竭、心排血量减少或肺栓塞时，V_D/V_T会升高。

高碳酸血症定义是$PaCO_2 > 45$ mmHg。允许范围内的高碳酸血症是指为避免或推迟患者进行气管插管和机械通气，允许自主呼吸的患者$PaCO_2$增加至55 mmHg，甚至更高。高碳酸血症的症状和体征取决于$PaCO_2$的增长速度和最终水平。$PaCO_2$急性升高与脑血流升高和颅内压升高有关。$PaCO_2$急剧升高超过80 mmHg可能导致中枢神经系统抑制。

表100-8　高碳酸血症机制

机　制	$PaCO_2$	V_D/V_T	PAO_2-PaO_2
药物过量	升高	正常	升高
限制性肺疾病（脊柱后侧凸）	升高	正常或升高	正常或升高
慢性阻塞性肺疾病	升高	升高	升高
神经肌肉疾病	升高	正常或升高	正常或升高

PAO_2-PaO_2：肺泡动脉氧分压差；V_D/V_T：无效腔量与潮气量比值。

5. 混合静脉血氧分压

PvO_2和动静脉氧差（CaO_2-CVO_2）反映氧气运输系统（心排血量）相对于组织氧摄取是否足够。例如，心排血量减少，在组织耗氧量不变的情况下导致PvO_2减低，CaO_2-CVO_2增加。这些变化反映了当组织血流量减少时，依然有相同量的氧被继续摄取。$PvO_2 < 30$ mmHg或$CaO_2-CVO_2 > 60$ ml/L提示需要增加心排血量以促使组织氧合。肺动脉导管可用来抽样混合静脉血监测PvO_2，计算混合静脉氧含量（mixed venous oxygen content, CVO_2）。

6. 动脉血pH（pHa）

监测pHa有助于发现酸血症和碱血症。代谢性酸中毒常伴随动脉低氧血症和组织供养不足而发生。由于呼吸或代谢紊乱引起的酸血症与心律失常和肺动脉高压有关。

碱血症往往与过度机械通气及利用利尿药导致氯离子和钾离子减少有关。代谢性或呼吸性碱中

毒可能会增加心律失常的发生率。对于急性呼吸衰竭恢复期的患者,由于因纠正pH紊乱而出现代偿性通气,碱血症会延缓或妨碍患者脱离呼吸机。

7. 肺内分流

当肺泡存在血流灌注而没有肺通气时,可出现肺内右向左分流。净效应是PaO_2下降,表明通气肺泡内的血氧被未通气肺泡中的低氧含量血稀释,并可用于评估治疗急性呼吸衰竭时对各种治疗干预措施的反应。

生理性分流通常占心排血量的2%～5%,这种程度的肺内右向左分流是指肺动脉血通过支气管静脉和心脏最小静脉直接回到左心循环。值得注意的是,在患者吸入氧浓度低于100%时测定分流分数可反映出通气－血流比例失调和肺内右向左分流的程度。根据吸入100%氧气患者中测得的数据为基础计算分流分数基本可排除通气－血流比例失调的影响。

(何振洲)

参 考 文 献

［1］ Bongard F S,Sue D Y,Vintch J R E.现代重症监护诊断与治疗:3版.邱海波,主译.北京:人民卫生出版社.2011.

［2］ Hines R L,Marschall K E.斯都廷并存疾病麻醉学:6版.于泳浩,喻立文,主译.北京:科学出版社,2017.

［3］ 杭燕南,俞卫锋,于布为,等.当代麻醉手册:3版.上海:世界图书出版公司,2016.

［4］ 邓小明,姚尚龙,于布为,等.现代麻醉学:4版.北京:人民卫生出版社,2014.

［5］ Amri Maleh V, Monadi M, Heidari B, et al. Efficiency and outcome of non-invasive versus invasive positive pressure ventilation therapy in respiratory failure due to chronic obstructive pulmonary disease. Caspian J Intern Med, 2016, 7(2): 99－104.

［6］ Bergin S P, Rackley C R. Managing Respiratory Failure in Obstructive Lung Disease. Clin Chest Med, 2016, 37(4): 659－667.

［7］ Canet J, Sabaté S, Mazo V, et al. Development and validation of a score to predict postoperative respiratory failure in a multicentre European cohort: A prospective, observational study. Eur J Anaesthesiol, 2015, 32(7): 458－470.

［8］ Ellekjaer K L, Meyhoff T S, Møller M H. Therapeutic bronchoscopy vs. standard of care in acute respiratory failure: a systematic review. Acta Anaesthesiol Scand, 2017, 61(10): 1240－1252.

［9］ Funk G C. Pain, agitation and delirium in acute respiratory failure. Med Klin Intensivmed Notfmed, 2016, 11(1): 29－36.

［10］ Gattinoni L1, Pesenti A, Carlesso E. Body position changes redistribute lung computed-tomographic density in patients with acute respiratory failure: impact and clinical fallout through the following 20 years. Intensive Care Med,2013.39(11): 1909－1915.

［11］ Lazarus S C. Emergency treatment of asthma. N engl J Med, 2010, 363(8): 755－764.

［12］ McCool F D, Rosen M J. Nonpharmacologic airway clearance therapies: ACCP evidence-based clinical practice guidelines. Chest, 2006, 129(1 Suppl): 250S-259S.

［13］ Liu Y J, Zhao J, Tang H. Non-invasive ventilation in acute respiratory failure: a meta-analysis. Clin Med (Lond), 2016, 16(6): 514－523.

［14］ Nielsen V M, Madsen J, Aasen A, et al. Prehospital treatment with continuous positive airway pressure in patients with acute respiratory failure: a regional observational study. Scand J Trauma Resusc Emerg Med, 2016, 24(1): 121.

［15］ Edrich T, Sadovnikoff N. Anesthesia for patients with severe chronic obstructive pulmonary disease. Curr Opin Anaesthesiol, 2010, 23(1): 18－24.

［16］ Scala R. Challenges on non-invasive ventilation to treat acute respiratory failure in the elderly. BMC Pulm Med, 2016, 16(1): 150.

［17］ Shen Y, Zhang W. High-flow nasal cannula versus noninvasive positive pressure ventilation in acute respiratory failure: interaction between PaO2/FiO2 and tidal volume. Crit Care, 2017, 21(1): 285.

第101章
急性呼吸窘迫综合征的治疗

　　急性呼吸窘迫综合征（acute respiratory distress syndrome, ARDS）是由各种肺内和肺外致病因素所导致的急性弥漫性肺损伤进而发展的急性呼吸衰竭，临床表现以进行性呼吸困难和顽固性低氧血症为特征。ARDS不是一个独立的疾病，作为一个连续的病理生理过程，以往将ARDS的早期阶段称为急性肺损伤（acute lung injure, ALI），而2011年ARDS诊断的柏林标准已经放弃使用ALI的概念，代之以根据病情的严重程度将ARDS分为轻、中、重度3度以指导病情的评估及治疗（详见本章第二节）。1948年，Moon首次描述了因创伤、烧伤及脓毒症等引起急性呼吸窘迫的临床表现；1967年，Ashbaugh等在《柳叶刀》杂志上又报道了12例发生急性呼吸衰竭的年轻患者，其中7例死亡，尸检发现患者心脏正常，肺泡内有透明膜形成，肺间质炎症及纤维化，此种病理表现与婴儿呼吸窘迫综合征相似。此后，Petty和Ashbaugh对此种综合征的临床特征和处理原则做了进一步的描述，并将其命名为成人呼吸窘迫综合征（adult respiratory distress syndrome, ARDS），并一直被引用。然而成人呼吸窘迫综合征并非只见于成人，小儿亦可发生，因此1992年美欧胸科及重症医学协会召开联席会议，建议采用"急性呼吸窘迫综合征"（acute respiratory distress syndrome, ARDS）一词代替"成人呼吸窘迫综合征"。2006年中华医学会重症医学分会将ALI/ARDS定义为"在严重感染、休克、创伤及烧伤等非心源性疾病过程中，肺毛细血管内皮细胞和肺泡上皮细胞损伤造成弥漫性肺间质及肺泡水肿，导致的急性低氧性呼吸功能不全或衰竭"。

　　ALI/ARDS发病率呈逐年上升趋势。根据1994年欧美联席会议提出的ALI/ARDS诊断标准，ALI发病率为每年18/10万，ARDS为每年13/10万～23/10万。近10年来欧洲ARDS的发病率约为5.0～7.2/10万人左右，美国的发病率达33.8/10万人。

　　不同研究对ARDS病死率的报道差异较大，随着ARDS临床诊疗水平的发展，ARDS的病死率虽有下降趋势，但近期发表的一系列随机对照试验显示ARDS患者的28天死亡率仍旧维持在20%～40%的水平，到第12个月时额外有15%～20%患者发生死亡，LUNGSAFE研究显示ARDS的死亡率约为40%。

第一节　ARDS的病理生理与临床特征

　　目前认为：ALI/ARDS是全身性炎症反应综合征（systemic inflammatory response syndrome,

SIRS）在肺部的表现。当机体遇到一定强度的感染或非感染性刺激时，可激活单核吞噬细胞系统，释放多种促炎细胞因子和介质，形成SIRS；与此同时机体又启动抗炎症反应，释放抗炎细胞因子，其虽有助于防止或减轻SIRS引起的自身组织损伤，但若该反应过度，则成为代偿性抗炎反应综合征（compensatory anti-inflammatory response syndrome, CARS）。在原发病未能控制或机体遭受第二次外来打击时，促炎和抗炎反应失衡可激活单核巨噬细胞系统，释放出许多炎症反应细胞因子，如肿瘤坏死因子（tumor necrosis factor, TNF）、白细胞介素（IL-1、IL-6和IL-8等）和血小板活性因子等，后者激活了中性粒细胞，使之在肺内毛细血管中大量聚集，并通过各种黏附因子黏附于内皮细胞上，中性粒细胞活化释放多种炎性介质，如氧自由基、蛋白水解酶、脂质代谢产物（前列腺素、白三烯等）损伤肺泡-毛细血管膜，导致通透性肺水肿。除炎症细胞外，肺泡上皮细胞以及成纤维细胞也能产生多种细胞因子，从而加剧炎症反应过程。ARDS早期在病理学上可见弥漫性肺损伤、透明膜形成及Ⅰ型肺泡上皮或内皮细胞坏死、水肿，Ⅱ型肺泡上皮细胞增生和肺间质纤维化等表现。

ALI/ARDS的基本病理生理改变是肺泡上皮和肺毛细血管内皮通透性增加所致的非心源性肺水肿。由于肺毛细血管内皮细胞和肺泡上皮细胞受损，肺泡毛细血管膜通透性增加，富含蛋白的液体渗出血管外至肺间质和肺泡腔内，引起肺间质和肺泡水肿。肺泡Ⅱ型上皮细胞受损致肺表面活性物质生成减少，引起肺不张。肺血管痉挛或狭窄、肺栓塞、血栓形成等因素引发肺动脉高压导致功能性分流、真性分流或无效腔样通气，由此引起肺容量减少，顺应性降低，肺通气/血流比值失调而导致低氧血症。同时肺间质和肺泡水肿、透明膜形成和慢性阶段细胞的增生和纤维化，均可增加肺泡-毛细血管膜的厚度，导致弥散功能障碍，进一步加重低氧血症。而机体在ALI/ARDS过程中由于交感神经-肾上腺髓质系统兴奋、缺氧及凝血和纤溶功能紊乱而导致的肺毛细血管微循环障碍可进一步加重肺组织的损伤程度，引起进行性加重的顽固性低氧血症。

ARDS病理过程大致可分为渗出期、增生期和纤维化期三个阶段，但彼此重叠存在，很难截然分开。一般认为，ALI/ARDS具有以下临床特征：① 急性起病，在直接或间接肺损伤后12～48 h内发病；② 常规吸氧后低氧血症难以纠正；③ 肺部体征无特异性，急性期双肺可闻及湿啰音，或呼吸音减低；④ 早期病变以间质性为主，胸部X线片常无明显改变。病情进展后，可出现肺内实变，表现为双肺野普遍密度增高，透亮度减低，肺纹理增多、增粗，可见散在斑片状密度增高阴影，即弥漫性肺浸润影；⑤ 无心功能不全证据。

第二节　ALI和ARDS的诊断与治疗

一、ARDS的定义及诊断标准的变迁

ARDS的定义自1967年以后一直在进行不断的演变，曾经应用较为广泛的诊断标准包括1988年Murry肺损伤评分标准、1994年欧美联席会议诊断标准、2005年Delphi标准和2011年最新的柏林标准。

2006年中华医学会重症医学分会的《急性肺损伤/急性呼吸窘迫综合征诊断和治疗指南》中仍沿用1994年欧美联席会议提出ALI/ARDS的诊断标准：① 急性起病；② 氧合指数（PaO_2/FiO_2）≤ 200 mmHg；

③ 正位胸部X线片显示双肺均有斑片状阴影;④ 肺小动脉楔压(PAWP)≤18 mmHg,或无左心房压力增高的临床证据。如PaO₂/FiO₂≤300 mmHg且满足上述其他标准,可诊断ALI。该标准使用简单方便,对ALI和ARDS进行了区分,长期以来一直被ARDS协作网(ARDSnet)及世界各国医疗机构广泛使用。但是该标准没有考虑直接影响氧合的机械通气模式和PEEP水平,对急性起病的定义不明确,由于肺动脉导管使用的局限性限制了该病与心功能不全的鉴别诊断。同时,其诊断的准确率也受到了质疑。

　　2011年10月在德国柏林举行的第23届欧洲重症医学年会上,欧美等国重症医学专家在参考现有流行病学证据、生理学概念以及相关临床研究成果的基础上,提出了新的ARDS诊断标准(柏林标准)(表101-1)。

表101-1　ARDS柏林诊断标准

柏林标准	ARDS		
	轻　度	中　度	重　度
起病时间	1周之内急性起病的已知损伤或者新发的呼吸系统症状		
低氧血症程度	氧合指数:200~300且PEEP/CPAP≥5 cmH₂O	氧合指数:≤200且PEEP≥5 cmH₂O	氧合指数:≤100且PEEP≥5 cmH₂O
肺水肿来源	呼吸衰竭不能完全用心功能衰竭或液体过负荷解释,需要通过客观检查手段(如超声心动图)排除心功能衰竭		
X线检查	双肺斑片状浸润影,不能用胸腔积液,结节等解释		

　　该标准主要从起病时间、低氧血症程度、肺水肿来源、胸部X线摄片等方面进行描述:① 具有明确诱因:1周内出现的急性或进展性呼吸困难。② 胸部X片/CT显示双肺浸润影,不能完全用胸腔积液、肺叶/全肺不张和结节影解释。③ 排除心源性肺水肿:呼吸衰竭不能完全用心力衰竭和液体负荷过重解释。如果没有临床危险因素,需要采用客观检查(如超声心动图)来排除心源性肺水肿。④ 存在不同程度的低氧血症:轻度ARDS:PEEP/CPAP≥5 cmH₂O时,200 mmHg<PaO₂/FiO₂≤300 mmHg。中度ARDS:PEEP≥5 cmH₂O时,100 mmHg<PaO₂/FiO₂≤200 mmHg。重度ARDS:PEEP≥5 cmH₂O时,PaO₂/FiO₂≤100 mmHg。如果海拔高于1 000 m,PaO₂/FiO₂需依照以下公式进行修正:PaO₂/FiO₂=(PaO₂/FiO₂)×(所在地大气压值/760)。

　　与AECC标准相比,ARDS的柏林诊断标准具有使用简单,诊断可靠等优点。其以发病后1周内出现(或加重)呼吸系统症状作为急性起病的标准。在诊断过程中考虑了PEEP对氧合的影响,并在诊断标准中做出了明确的规定。同时,柏林标准废除了急性肺损伤的概念,依据改良的氧合指数将ARDS急性轻、中、重度的分层诊断,有利于发现ARDS的早期患者,通过对病情严重程度的分层指导病情评估和治疗策略的选择。

二、ARDS的治疗

(一)基于疾病严重程度评估的ARDS分层治疗策略

　　ARDS疾病的严重程度与患者的不良预后密切相关,目前推荐在治疗前以柏林标准对ARDS患

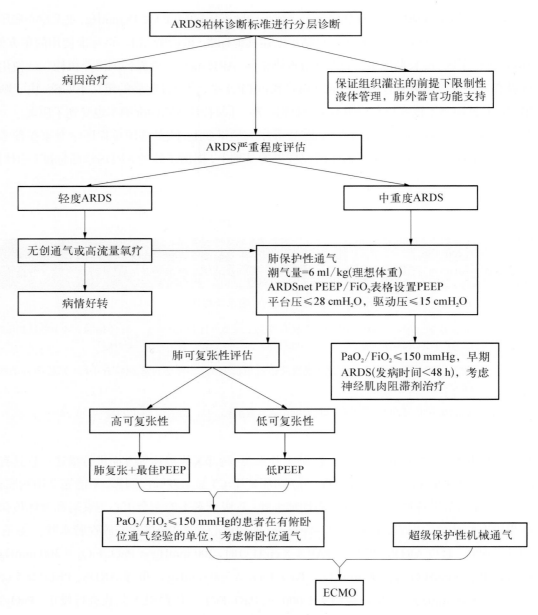

图 101-1　ARDS 的分层诊疗策略

者进行疾病严重程度评估,将 ARDS 患者分为轻中重三度,选择不同的治疗措施,同时在治疗 24 h 之后依据 PEEP 及氧合情况再次评估并调整治疗措施。ARDS 的分层诊疗思路见图 101-1。

(二) ARDS 的病因治疗和肺外器官功能支持治疗

全身性感染、创伤、休克、烧伤、重症急性胰腺炎等是导致 ALI/ARDS 的常见病因。准确及时地对原发病进行诊断和治疗,遏制其诱导的全身失控性炎症反应,是终止或阻止 ALI/ARDS 发展和恶化的根本措施。包括积极有效的抗感染措施,如早期针对性地合理使用抗生素,通过外科手术去除感染灶,并进行彻底的清创引流。通过液体复苏及血管活性药物进行积极的抗休克治疗,采用各种药物或免疫、细胞及基因治疗的手段抑制过度活化的炎性反应及氧化应激反应,纠正肺组织微循环及凝血功

能异常、保护肺泡毛细血管膜免受损伤并促进肺泡毛细血管膜的再生和修复。

（三）ARDS的液体管理策略

高通透性肺水肿是ALI/ARDS的基本病理生理特征，肺水肿的程度与ALI/ARDS的预后密切相关。因此，通过对ALI/ARDS患者积极的液体管理，改善ALI/ARDS患者的肺水肿对于纠正患者的低氧血症，降低该病病死率，改善患者预后具有重要的临床意义。

有研究证实：手术中大量补液＞20 ml/（kg·h）可显著增加外科手术患者术后ARDS的发病率，而大量液体输入导致的液体正平衡可使患者病死率明显增加。因此，对于ARDS的患者，理论上应该采用限制性的液体管理策略。但限制补液以及利尿剂的使用可能导致体循环低容量状态、心排血量不足导致脏器功能障碍。因此，对于ARDS患者究竟采用限制性还是开放性液体管理策略始终是长期以来争论的焦点之一。ARDS临床治疗协作组（clinical trials network, ARDS）的研究表明：尽管限制性液体管理策略无法改变ARDS患者60天死亡率，但该方法可以显著改善肺功能，缩短患者机械通气时间及ICU留置时间，不增加患者其他脏器功能不全的发生率。目前认为：在维持循环稳定，保证器官灌注的前提下，限制性的液体管理策略更有利于ARDS患者的治疗。中华医学会重症医学分会于2006年发布的《急性肺损伤/急性呼吸窘迫综合征诊断和治疗指南》中明确推荐"在保证组织器官灌注前提下，应实施限制性的液体管理，有助于改善ALI/ARDS患者的氧合和肺损伤"。

胶体渗透压是决定毛细血管渗出和肺水肿严重程度的重要因素，根据Starling方程，血管内与组织间隙间的胶体渗透压梯度下降，将会导致有效容量向组织转移、组织水肿增加。因此在理论上胶体溶液应优于晶体溶液。但是，著名的SAFE研究及其他相关研究均发现：应用白蛋白对包括ARDS患者在内的ICU患者进行液体复苏在改善生存率、器官功能保护、机械通气时间及ICU留置时间等方面与生理盐水相比无统计学差异。但也有研究表明低蛋白血症是ARDS发生的独立危险因素。其他研究同时发现：通过利尿剂调节体液及胶体渗透压的平衡，配合胶体治疗可改善受损的肺-毛细血管膜液体的通透量。对于存在低蛋白血症（血浆总蛋白＜50～60 g/L）的ALI/ARDS患者，与单纯应用呋塞米相比，虽然白蛋白联合呋塞米治疗不能明显降低病死率，但可明显改善氧合、增加液体负平衡，并缩短休克时间。据此，2006年中华医学会《急性肺损伤/急性呼吸窘迫综合征诊断和治疗指南》推荐："存在低蛋白血症的ARDS患者，可通过补充白蛋白等胶体溶液和应用利尿剂，有助于实现液体负平衡，并改善氧合"。2014年意大利的ALBIOS研究对100个ICU的1 818例严重脓毒症和感染性休克患者分别使用白蛋白＋晶体液以及单纯晶体液进行液体复苏，结果显示在最初7天内白蛋白组的平均动脉压与液体平衡优于晶体液组，但两组的28天病死率和90天病死率以及其他次要预后指标均无显著差异。故使用白蛋白是否能真正改善ARDS患者的临床结局尚未有充分的循证医学证据。同时鉴于近年来针对羟乙基淀粉等人工胶体大规模RCT研究发现羟乙基淀粉无法改善严重脓毒症和感染性休克患者的预后并可能增加肾脏替代治疗的可能性，2012年以及2016年拯救脓毒症运动（SSC）严重脓毒症和感染性休克指南中均明确反对使用羟乙基淀粉用于严重脓毒症和感染性休克患者的液体复苏，目前的循证医学证据也未证实羟乙基淀粉能改善ARDS患者的临床预后。今后尚有待进一步大规模的RCT研究以全面评估白蛋白或人工胶体对ARDS患者临床预后的作用。

ARDS的呼吸支持治疗详见本章第三节，ARDS的药物治疗详见本章第四节。

第三节 ARDS 的呼吸支持治疗

一、氧疗

氧疗是纠正 ALI/ARDS 患者低氧血症的基本手段。通过改善气体交换功能而纠正低氧血症，使动脉血氧分压（PaO_2）达到 $55 \sim 60$ mmHg，动脉血氧饱和度（SaO_2）达到 88%～92%。可根据患者低氧血症的程度以及患者的反应和耐受程度选择不同的氧疗方法。常用的鼻导管可以提供较低（40%～50%）的吸入氧浓度，当需要较高的吸入氧浓度时，可采用带储氧袋的非重复吸入氧气面罩或者文丘里面罩。近年来，经鼻高流量氧疗（high-flow nasal cannula, HFNC）系统在轻度 ARDS 患者中的应用受到了广泛重视，HFNC 能提供超过或者接近于患者自主呼吸的气体流速，最高达 60 L/min，可以提供不受自主呼吸频率以及潮气量影响的稳定的吸入氧浓度，同时可产生较低的持续性气道内正压，有利于减少解剖无效腔，促进二氧化碳的排出，抵消内源性 PEEP，减少呼吸做功，并能提供额外的加热和湿化功能，有利于气道分泌物的清除，提高患者的舒适度和耐受性。近年来的研究已证实 HFNC 能有效降低机械通气相关并发症，可用于 ARDS 患者机械通气撤机后的序贯治疗。

对于出现严重低氧血症或者呼吸窘迫的 ARDS 患者，常规的氧疗手段一般效果较差，必须及时予以无创或有创机械通气治疗。

二、机械通气时机的选择

ARDS 机械通气指征及实施时机目前尚无统一标准。由于 ARDS 患者呼吸做功明显增加，早期机械通气可降低呼吸功，减轻呼吸困难，能够更有效地改善全身缺氧，防止肺外器官功能损害，因此多数学者认为应尽早进行机械通气。一般认为当 ALI/ARDS 患者吸入氧浓度（FiO_2）大于 50%，而动脉血氧饱和度（SaO_2）仍低于 90%，$PaO_2 < 60$ mmHg 且呼吸频率大于 30 次/min 时需行机械通气，其根本目的是纠正低氧血症。早期轻症患者可采用无创正压通气，但多数患者需做气管插管或气管切开行有创机械通气。

三、无创机械通气

无创机械通气（non-invasive ventilation, NIV）也称为无创正压通气（non-invasive positive pressure ventilation, NPPV）可避免气管插管和气管切开引起的并发症，近年来得到了广泛的推广应用。与传统氧疗方式相比，NPPV 可提供一定水平的肺泡内正压，因此能开放塌陷的肺泡，减轻肺水肿和改善氧合，并可能降低患者气管插管需求和病死率。但是 NPPV 在 ARDS 患者中应用的临床效果尚有争议。目前大部分观察性研究和 RCT 研究均证实 NPPV 较常规氧疗相比可显著改善 ARDS 患者的氧合和呼吸功耗等生理学指标，但在气管插管率和病死率方面的研究较少。同时，有研究表明，NPPV 能显著改善重症免疫抑制患者呼吸衰竭的发生和降低气管插管率和 ICU 病死率，但对于 NPPV 治疗该类患者合

并ARDS的疗效仍不明确。中华医学会重症医学分会于2006年发布的《急性肺损伤/急性呼吸窘迫综合征诊断和治疗指南》(下文简称《中华重症学会2006年指南》)中推荐"预计病情能够短期缓解的早期ALI/ARDS患者可考虑应用NIV";"合并免疫功能低下的ALI/ARDS患者早期可首先试用NIV"。2016年,由中华医学会呼吸病学分会呼吸危重症医学学组发布的《急性呼吸窘迫综合征患者机械通气指南(试行)》(下文简称《中华呼吸学会2016年指南》)中推荐"针对无禁忌证的轻度ARDS患者,可应用NPPV治疗"。一般认为,ARDS患者在以下情况时不适宜应用NIV:① 意识不清;② 血流动力学不稳定;③ 气道分泌物明显增加,而且气道自洁能力不足;④ 因脸部畸形、创伤或手术等不能佩戴鼻面罩;⑤ 上消化道出血、剧烈呕吐、肠梗阻和近期食管及上腹部手术;⑥ 危及生命的低氧血症。

应用NIV治疗ALI/ARDS时应严密监测患者的生命体征及治疗反应。如NIV治疗1～2 h后,低氧血症和全身情况得到改善,可继续应用NIV;若低氧血症不能改善或全身情况恶化,应及时改为有创机械通气。

同时,由于ARDS的病因和疾病严重程度各异,NPPV失败率在50%左右,而一旦失败,患者病死率高达60%～70%。因此,早期识别NPPV治疗ARDS患者失败的高危因素可以显著提高NPPV治疗ARDS的安全性。为此,在《中华呼吸学会2016年指南》总结了一系列预测NPPV治疗ARDS失败的高危因素:① 年龄＞58岁。② 感染性休克。③ 代谢性酸中毒。④ 病原学诊断不明确。⑤ 外科术后并发急性肾功能不全和心肌梗死。⑥ 基础 $PaO_2/FiO_2 < 140$ mmHg。⑦ NPPV治疗后1 h, $PaO_2/FiO_2 < 175$ mmHg 呼吸频率＞25次/min;pH＜7.37。⑧ NPPV治疗时出现高通气需求,如分钟通气量＞14 L/min,潮气量＞500 ml。

四、常用的有创机械通气实施方法

(一)肺保护性通气

由于急性肺损伤病变的不均一性,具有正常通气功能肺泡的明显减少,使其在应用机械通气时容易发生呼吸机相关性肺损伤(ventilator induced lung injury, VILI)。目前大量动物实验及临床研究均证实使用常规的机械通气方式是发生VILI或使ALI/ARDS加重的重要因素。

鉴于常规机械通气方式对ALI/ARDS患者的不良影响,国内外学者长期以来进行广泛的基础和临床研究,以寻求一种能尽量避免发生VLIL的机械通气策略。自20世纪90年代末期,限制ARDS患者的潮气量(V_T)和平台压(称为"肺保护性通气策略")是否可以改善ARDS患者临床转归开始成为学者们争论的焦点。近年来的一系列研究提示:与传统通气策略相比,肺保护性通气策略能显著降低ARDS患者28天病死率、住院病死率和ICU病死率。因此《中华重症学会2006年指南》中建议"对ARDS患者实施机械通气时应采用肺保护性通气策略,气道平台压不超过30～35 cmH_2O"。2016年《中华呼吸学会2016年指南》中推荐ARDS患者机械通气时应采用肺保护性通气策略(限制VT ≤ 7 ml/kg和平台压≤ 30 cmH_2O)。2017年,由美国胸科协会(ATS)/欧洲重症医学会(ESICM)/重症医学会(SCCM)发布的《成人ARDS患者的机械通气指南》(简称《ATS/ESICM/SCCM 2017指南》)推荐"ARDS患者接受限制潮气量(4～8 ml/kg理想体重)和吸气压(平台压＜30 cmH_2O)的通气策略"。

在临床实施时,可考虑逐渐降低 V_T 水平至6 ml/kg(理想体重)。理想体重的计算方法:男性:理想体重(kg)=50+0.91×[身高(cm)−152.4];女性:理想体重(kg)=45.5+0.91×[身高(cm)−152.4]。

调节潮气量后，应注意监测平台压大小，目标水平应低于30 cmH$_2$O。测量平台压时应给予充分的镇静或肌松以避免自主呼吸的干扰。若平台压＞30 cmH$_2$O，应逐渐以1 ml/kg的梯度降低V$_T$至最低水平4 ml/kg。降低V$_T$后应逐渐增加呼吸频率以维持患者每分通气量，呼吸频率最大可调节至35次/min，同时应注意气体陷闭的发生。

由于不同ARDS患者正常通气肺组织容积差异较大，不同肺组织在同一潮气量通气时所受应力水平存在显著差异。因此，对于重度ARDS患者，6 ml/kg的V$_T$仍可能会加重肺损伤的发生。Paolo等的研究提示：ARDS患者即使应用6 ml/kg，Pplat ≤ 30 cmH$_2$O的肺保护通气策略，仍有高达（63 ± 13）%的患者出现肺泡过度通气。因此，ARDS患者潮气量的选择应强调个体化，应综合考虑患者病变程度、平台压水平（低于30 cmH$_2$O）、胸壁顺应性和自主呼吸强度等因素的影响。如对于部分患者即使使用6 ml/kg的潮气量仍出现肺泡过度膨胀和肺损伤风险时，为了进一步减轻肺泡过度扩张造成的VILI，可考虑实施超级肺保护通气策略，其主要内容包括超小潮气量（≤ 4 ml/kg，一般在2～4 ml/kg）通气、限制平台压 ≤ 20～25 cmH$_2$O和高PEEP维持肺泡复张等，同时联用体外二氧化碳清除技术（ECCO$_2$R）改善严重的二氧化碳潴留以减轻肺损伤。此外，对于胸壁顺应性显著降低的ARDS患者（如严重肥胖、腹腔高压），常因胸腔内压力异常增加导致大量肺泡塌陷，为增加跨肺泡压以复张塌陷肺泡，此时平台压水平有可能会超过30 cmH$_2$O。建议对于有条件的单位可进行食管压力监测评估跨肺泡压大小，避免吸气末跨肺泡压＞20～25 cmH$_2$O和维持呼气末跨肺泡压＞0。

由于ARDS肺容积明显减少，为限制气道平台压，有时不得不将潮气量降低，允许动脉血二氧化碳分压（PaCO$_2$）高于正常值，即所谓的允许性高碳酸血症。允许性高碳酸血症是肺保护性通气策略的结果，并非ARDS的治疗目标。其主要目的是运用小的潮气量避免吸气平台压力达到或超过30 cmH$_2$O以防止VILI的产生，达到肺保护的目的。急性二氧化碳升高导致酸血症可产生一系列病理生理学改变，但研究证实，实施肺保护性通气策略时一定程度的高碳酸血症是安全的。但颅内压增高是应用允许性高碳酸血症的禁忌证。目前尚无明确的二氧化碳分压上限值标准，一般认为PaCO$_2$允许达80 mmHg左右，国内外指南主张保持pH在7.20以上，否则可考虑静脉输注碳酸氢钠。对于非常严重的二氧化碳潴留患者（经积极处理后pH仍低于7.2），有条件单位此时可考虑联合应用体外生命支持技术（extracorporeal life support, ECLS）、体外膜肺氧合（extracorporeal membrane oxygenator, ECMO）和体外二氧化碳清除（extracorporeal CO$_2$ removal, ECCO$_2$R）等。

（二）肺复张

"肺开放"（open lung concept, OLC）策略指在吸气时用吸气压（peak inspiratory pressure, PIP）或肺复张术（recruitment maneuver, RM）使萎陷的肺泡复张，呼气时加以一定水平的PEEP维持肺泡开放。该方法充分利用了健康肺的特性，通过在整个人工通气过程中打开肺泡并使之保持开放，从而保留了肺泡表面活性物质，它同时也避免了萎陷肺的反复开放和闭合所致的肺泡壁反复牵拉及顺应性不同的组织接合处局部形成的高剪切力，改善了肺的顺应性和肺泡处的气体交换，减少了肺水肿和感染的发生，最终使多器官功能障碍综合征的危险性降低。

肺复张术（recruitment maneuver, RM）是指通过短暂地增加肺泡压和跨肺压以复张萎陷肺泡，从而使所有具有可能张开潜力的肺组织张开，达到显著改善氧合的一系列手段和措施。通气－血流比值异常是ARDS患者出现低氧血症的重要原因，由于ALI/ARDS病变的不均一性，低垂受压部位的肺

组织容易发生塌陷。充分复张ARDS塌陷肺泡是纠正低氧血症和保证PEEP效应的重要手段。为限制气道平台压而被迫采取的小潮气量通气往往不利于ARDS塌陷肺泡的膨胀，而PEEP维持肺复张的效应依赖于吸气期肺泡的膨胀程度。

肺可复张性评估是ARDS患者是否需要肺复张及PEEP设置的前提。可复张性是指肺组织具有可被复张并保持开放的能力。ARDS肺的可复张性受多种因素影响，个体差异大。一般而言，肺外源性、早期、弥漫性病变的ARDS可复张性高。CT法仍是评价肺可复张性的金标准，可复张肺组织超过10%位高可复张性。氧合法是根据肺复张后氧合的改善情况进行判断，该方法操作简单，可行性好，肺复张后氧合改善的患者肺可复张性较高。此外，还可在床旁通过P-V曲线、超声、功能产气量等进行评估。

2017年发布的《ATS/ESICM/SCCM 2017指南》推荐对成人ARDS患者实施RM，而国内的《中华呼吸学会2016年指南》进一步建议对中重度ARDS患者实施RM。

目前临床常用的肺复张手法包括控制性肺膨胀法(sustained inflation, SI)、压力控制通气(PCV)及PEEP递增法。其中实施控制性肺膨胀采用持续气道内正压通气(CPAP)方式，推荐吸气压为30～45 cmH$_2$O，持续时间为30～40 s。该方法是过去比较常用一种方法，相对比较安全，但缺点在于缺乏个体化，同时气道压力和持续时间是否足以完成完整的肺复张还存在争议。压力控制法是将PEEP设置到20～25 cmH$_2$O，同时通气压力为20～30 cmH$_2$O，呼吸频率10～15次/min，吸气时间1.5～2.0 s保持1～2 min。该方法最大的优点在于准确地确定肺泡开放以及陷闭的压力点，同时将肺复张和最佳PEEP水平滴定整合在一次操作过程中，效果肯定，但耗时较长，可达20～30 min，气道压力高，潮气量变化大，可能对患者的血流动力学影响较大，容积伤发生的风险可能也会相应增加。PEEP递增法为保持吸气压力与PEEP差值不变，每30 s递增PEEP 5 cmH$_2$O(同时相应增加吸气压5 cmH$_2$O)，直到PEEP达35 cmH$_2$O(为保证气道压上限不超过35 cmH$_2$O，当吸气压上升到35 cmH$_2$O时，可每30 s递增PEEP 5 cmH$_2$O而不相应增加吸气压)，维持30 s，然后吸气压与PEEP每30 s递减5 cmH$_2$O，直到肺复张前水平。该方法整个操作过程需要的时间较短，而且通气压力不变的情况下保持潮气量基本恒定，减少了容积伤发生的风险，是目前比较推荐的方法之一。

至于哪一种RM方法更有效，《中华呼吸学会2016年指南》指出：到目前为止，未有研究证实何种RM优于其他方式，而且RM时最佳的气道压力、实施时间和频率仍不清楚。无论实施何种RM，应注意以下几点问题：① 在大多数显示RM有效性的研究中，90%患者是中重度ARDS患者(PaO$_2$/FiO$_2$<200 mmHg)，因此，RM可能对于这些患者更有效；② 目前研究发现RM后设置高水平PEEP可以使RM改善氧合的效果延长4～6 h，因此多数学者建议通过PEEP递减法设置RM后的PEEP水平；③ 预测RM实施可能有效的因素包括早期ARDS患者(机械通气时间<48 h)，病变呈弥漫性改变的肺外源性ARDS患者，低PEEP水平，重度ARDS，呼吸系统顺应性高(>30 ml/cmH$_2$O)和胸壁顺应性正常患者；④ 对血流动力学不稳定和有气压伤高危风险人群实施RM应慎重。

(三) PEEP的选择

PEEP可复张肺泡，增加功能残气量，改善通气血流比，增加肺顺应性。ARDS患者经充分复张塌陷肺泡后应用适当水平的PEEP能有效防止呼气末肺泡塌陷，改善低氧血症，并避免剪切力，防治VALI。但过高的PEEP也可能会导致肺泡过度牵张和循环抑制等严重并发症的发生。因此，对于ARDS的患者究竟采用高水平抑或低水平的PEEP始终是学术界争论的问题之一。

近年来的研究显示：显示，与低水平 PEEP 相比，高水平（>12 cmH$_2$O）PEEP 并未能显著改善 ARDS 患者的整体住院病死率，但亚组分析发现高 PEEP 能改善中重度 ARDS 患者的住院病死率，可能使该类患者获益。因此，《中华呼吸学会 2016 年指南》建议对于中重度 ANDS 患者早期可采用较高 PEEP（>12 cmH$_2$O）治疗。同时，《ATS/ESICM/SCCM 2017 指南》推荐"中度或重度 ARDS 的患者接受较高而非较低水平的 PEEP 治疗"。

由于不同 ARDS 患者肺组织的可复张性差异较大，目前有学者建议根据肺的可复张性调节 PEEP 水平，《中华呼吸学会 2016 年指南》指出：若 ARDS 患者出现了下列情况之一，即可认为肺可复张性高：① PaO$_2$/FiO$_2$ 在 PEEP=5 cmH$_2$O 时 <150 mmHg；② PEEP 由 5 cmH$_2$O 增加至 15 cmH$_2$O 20 min 后，患者出现两种或以上的下述情况：PaO$_2$ 增加、呼吸系统顺应性增加和无效腔量降低。对于肺泡可复张性较差的患者，高 PEEP 可能会导致正常肺泡的过度牵张，加重肺损伤，此时应给予低水平 PEEP 治疗（可参见表 101-2 中 ARDSnet 研究的低 PEEP 设置方法）；相反，对于肺泡可复张性高的患者，高 PEEP 能复张萎陷肺泡，减轻肺组织剪切伤和应变，应给予高水平 PEEP 治疗（可参见表 101-2 中 ARDSnet 研究的高 PEEP 设置方法）。

表 101-2　ARDSnet 研究中根据 PEEP-FiO$_2$ 表格设置高/低水平 PEEP

设置方法	参　数　调　节													
低水平 PEEP FiO$_2$	0.3	0.4	0.4	0.5	0.5	0.6	0.7	0.7	0.7	0.8	0.9	0.9	0.9	1.0
PEEP（cmH$_2$O）	5	5	8	8	10	10	10	12	14	14	14	16	18	18～24
高水平 PEEP FiO$_2$	0.3	0.3	0.4	0.4	0.5	0.5	0.50～0.78	0.8	0.9	1.0				
PEEP（cmH$_2$O）	12	14	14	16	16	18	20	22	22	22～24				

注：调节 PEEP 和 FiO$_2$ 维持氧合目标：SpO$_2$ 88%～95% 和 PaO$_2$ 55～80 mmHg；调节时应根据氧合目标渐进式调节，如：在低水平 PEEP 的设置方法中，若患者初始 FiO$_2$=0.5，PEEP=8 cmH$_2$O，但氧合未能达标，此时依据表格可将 PEEP 调至 10 cmH$_2$O；若氧合仍未达标，下一步则将 FiO$_2$ 调至 0.6，此后依此类推。PEEP：呼气末正压；FiO$_2$：吸氧浓度；1 cmH$_2$O=0.098 kPa；1 mmHg=0.133 kPa。

目前临床上有多种方法用于个体化地滴定 PEEP，以确定能防止肺泡塌陷的最低 PEEP。《中华呼吸学会 2016 年指南》列举了临床常见的 PEEP 设置方法（表 101-3），但目前未有研究证实何种 PEEP 设置方法最佳。值得关注的是，近年来的研究已经提示通过食管压的监测以间接评估胸腔压力，进而通过计算跨肺压指导 PEEP 滴定的方法以及基于电阻抗成像技术（electrical impedance tomography，EIT）的影像学方法指导的 PEEP 滴定方法已经逐渐显示出独特的优势，有望成为 PEEP 个体化设定的理想方法。

表 101-3　临床常见的 PEEP 设置方法

设置方法	方　法　描　述
PEEP-FiO$_2$ 表格法	结合 PEEP 和 FiO$_2$ 的调节达到氧合目标（PaO$_2$ 55～88 mmHg 和 SpO$_2$ 88%～95%）
食管压法	通过食管压间接评估胸腔压，调节 PEEP 使呼气末跨肺压 >0，维持肺泡在呼气末的开放状态，限制吸气末跨肺泡压低于 25 cmH$_2$O
应力指数法	在持续流量送气的容量控制通气模式下，观察压力时间曲线的形态和计算应力指数。若应力指数 >1，提示 PEEP 水平较高，若 <1，提示应增加 PEEP 复张肺泡

（续表）

设置方法	方 法 描 述
PEEP递减法	开始将PEEP设置于较高水平（如＞20 cmH₂O），然后逐渐降低PEEP水平直到出现PaO₂和肺顺应性下降
P-V曲线法	设置PEEP于该曲线低位拐点之上1～2 cmH₂O
影像学法	通过CT、超声和体层阻抗扫描等影像技术评估肺泡的复张情况

注：PEEP：呼气末正压；FiO₂：吸氧浓度；PaO₂：动脉氧分压；SpO₂：经皮血氧饱和度；P-V曲线：压力-容积曲线；1 mmHg=0.133 kPa；1 cmH₂O=0.098 kPa。

（四）俯卧位通气

俯卧位通气通过体位改变增加ARDS肺组织背侧的通气，改善肺组织通气/血流比及分流和氧合。此外，俯卧位通气还会使肺内胸腔压梯度趋于均一，改善肺组织的应力和应变分布，从而减轻VALI的发生。《中华呼吸学会2016年指南》指出俯卧位通气主要用于治疗早期重度ARDS（PaO₂/FiO₂＜100 mmHg），尤其对于PEEP水平＞10 cmH₂O的患者。俯卧位通气时，采用肺保护性通气策略可以显著减少VALI的发生，因此二者联合运用可能有相互叠加作用。故该指南建议重度ARDS患者（PaO₂/FiO₂＜100 mmHg）机械通气时应实施俯卧位通气。同时，《ATS/ESICM/SCCM 2017指南》进一步推荐"严重ARDS患者接受俯卧位通气应超过12 h/d"。

俯卧位通气的严重并发症较罕见，包括血流动力学不稳定，心律失常，面部水肿，肺尖不张等。因此，严重的低血压、室性心律失常、颜面部创伤及未处理的不稳定性骨折为俯卧位通气的相对禁忌证。同时实施俯卧位通气时需注意预防体位改变过程中可能发生如气管插管及中心静脉导管意外脱落等并发症的发生。

（五）机械通气期间的镇静、镇痛和肌松

对于ALI/ARDS机械通气患者使用适度的镇静及镇痛剂可以缓解患者焦虑、躁动、疼痛，减少过度的氧耗，并可抑制由于人机对抗或吸痰等操作引起的呛咳反射，从而有效降低气压伤及呼吸机相关性肺损伤的发生率。镇静及镇痛药物应选择时效短，可控性好，对循环系统影响小的药物。镇静药物可考虑选择咪达唑仑、丙泊酚等。镇痛药物可考虑选择吗啡、芬太尼等阿片类药物。自主呼吸过程中膈肌主动收缩可增加ARDS患者肺重力依赖区的通气，改善通气/血流比例失调，改善氧合。有研究表明与控制通气相比，保留自主呼吸的患者镇静剂使用量、机械通气时间和ICU住院时间均明显减少。因此，在循环功能稳定、人机协调性较好的情况下，ARDS患者机械通气时有必要保留自主呼吸。近年来右美托咪定因其具有保留自主呼吸的可唤醒的独特的镇静和轻度的镇痛效应，已经广泛运用于机械通气患者的短期镇静。

关于肌松药是否能改善机械通气ARDS患者的临床转归目前仍不明确。恰当的肌松药应用能增加胸壁顺应性，促进人机同步，减少机体氧耗和呼吸做功，甚至可能会降低VALI的发生；但肌松药的不合理应用亦会导致痰液引流障碍、肺不张、通气血流比失衡、呼吸机相关膈肌功能不全（VIDD）和ICU获得性衰弱等严重并发症的发生。目前的研究显示，对于中重度ARDS患者（PaO₂/FiO₂＜150 mmHg），早期短时（48 h）应用肌松药可以改善患者的生理学指标和病死率。同时有研究发现：保留适度的自主呼吸能显著改善轻中度ARDS患者的改善气体交换功能，降低VALI发生风险，维

持循环的稳定,降低镇静镇痛和肌松药物的使用和降低VIDD的发生。在保留自主呼吸时,应避免患者自主吸气努力程度过大导致跨肺泡压(即肺泡压与胸腔内压之间的压差)的显著增加和肺组织的过度牵张,若此时ARDS病情较重($PaO_2/FiO_2 < 150$ mmHg)应考虑短时间(< 48 h)应用肌松药。因此,《中华呼吸学会2016年指南》建议对早期中重度ARDS患者($PaO_2/FiO_2 < 150$ mmHg)进行机械通气时可短时间使用肌松药。

五、多元化监测手段为导向的机械通气策略

针对ARDS机械通气患者如何设置合理的通气参数仍有争议。如PEEP一方面维持塌陷的肺泡开放,另一方面也导致正常通气肺泡的过度膨胀,设置合理的PEEP值是ARDS机械通气患者肺保护性通气策略的核心内容之一。动脉氧合、气道平台压、肺顺应性以及压力-容积曲线等气体交换或呼吸力学方法常常被用来指导ARDS患者PEEP的设置,然而由于ARDS肺组织病变的不均一性,以上指标无法反映局部肺组织的力学改变,不能准确提示塌陷肺泡的复张,也不能防止肺泡的过度膨胀。

因此ARDS患者机械通气策略不能单纯以呼吸力学参数及氧合为目标。目前,基于心脏超声的右心功能监测,基于胸部CT,电阻抗成像及肺组织超声等肺部影像学监测,以及腹腔内压监测技术可直接评估或观察机械通气参数引起的肺组织通气状态的改变,部分技术可以在床旁开展,从而形成了一系列以多元化监测手段为导向的ARDS患者机械通气策略。

(一)右心功能监测

机械通气改变了胸腔压力,必然对循环功能产生影响。有研究提示气道平台压高于26 cmH_2O,右心功能不全发生率明显增高,而平台压维持在27～35 cmH_2O的ARDS患者由于右心功能不全而使死亡率明显增高。因此,对于平台压低于26～28 cmH_2O的ARDS患者,如果右心功能正常,可考虑把潮气量维持在6 ml/kg以上;而对于存在右心功能不全的患者,应尽可能通过降低潮气量等措施维持平台压低于26～28 cmH_2O。PEEP可能通过减小右心室后负荷而降低心指数。对于液体管理较严格的ARDS患者,较高的PEEP更容易出现心功能不全,对于PEEP的调整应监测右心功能的变化。肺复张术及俯卧位通气可以使塌陷的肺复张,增加功能残气量,降低肺血管的阻力,从而降低右心室后负荷。

由此可见,通过对右心功能的监测,可指导设定更为合理的平台压与PEEP,同时可以评价肺复张术及俯卧位通气的实施效果。心脏超声是评价右心功能准确且方便的手段;如果发现进行机械通气的ARDS患者出现右心室扩张合并收缩期室间隔的反向运动等右心功能不全的表现,无论心排血量如何,均应减低平台压,降低PEEP以及进行俯卧位通气。

(二)肺部影像学监测

胸部CT可以通过测定肺组织区域内所有体素的CT值,以正常肺组织CT值频数分布作为参照,从而定义不同通气状态的肺组织。因此,胸部CT是评价ARDS肺组织复张的金标准,可以通过定量分析肺复张术及PEEP条件下塌陷和通气不良肺组织的变化而准确评价肺复张术及PEEP应用的效果。胸部CT同时可以评价肺组织的可复张性,为应用高PEEP等肺复张措施提供决策依据。

此外,通过在吸气末和呼气末暂停时进行CT扫描可以评价潮气量引起的肺组织通气状态的变

化。对于部分重症ARDS患者而言，潮气量引起的气道压力变化也同样会导致潮汐性肺泡塌陷复张和过度膨胀，加重VILI。因而评价潮汐性肺泡塌陷复张和过度膨胀有利于潮气量的合理设置。

电阻抗成像技术（electrical impedance tomography，EIT）具有无创，无放射性以及可以在床旁应用的优点。EIT可以准确测定ARDS等不均一性病变的肺组织整体和局部通气状态的改变而评价局部肺组织的通气状态。通过监测PEEP滴定过程中潮气量的分布，能更早地发现肺组织的塌陷和复张，有利于指导床旁滴定最佳PEEP。EIT能通过测定ALI/ARDS患者肺组织局部的压力－电阻抗曲线（pressure-impedance curve，PI curve）确定局部肺组织的低位拐点和高位拐点，从而评价局部肺组织的呼吸力学特征。此外，EIT尚有助于测量肺组织的功能残气量并评价肺组织的灌注情况。

由于气体不能传导超声波，以往超声检查仅用于诊断胸腔积液及气胸。但由于ARDS患者因肺水肿、实变或肺不张使肺组织气体含量降低导致气体/组织比例改变，由此形成不同的超声波伪影，构成了胸部超声成像的基础。目前胸部超声可以用来评价PEEP所致的ARDS肺组织塌陷肺泡的复张，具有良好的应用前景。

（三）腹腔内压监测

限制气道压力，避免气道高压曾被认为是ARDS治疗中减少肺泡过度膨胀，改善患者预后的关键性措施，但重症患者往往因各种原因导致胸腔及腹腔内压力的升高，由此对抗气道压力而限制肺泡的膨胀导致通气不足，此时仅监测气道平台的压力不能反映腹腔内压力的变化，由此设定的PEEP会因压力过低而不能保持肺泡开放，但盲目提高PEEP却又可能导致循环的抑制。因此，近年来人们提出开展实时的腹内压或跨肺压的监测，使用腹内压（或跨肺压）为导向的PEEP治疗。

腹内高压（IAH）是指持续腹腔内压力超过12 mmHg，各种原因均可以使重症患者出现腹内高压。IAH时将膈肌向头端推移，使胸廓内容积减少，胸肺顺应性下降，同时升高的腹内压向胸腔内传递，导致近膈侧胸腔内压力增高及压缩性肺不张，出现通气不足及动脉氧合下降。有研究表明腹腔内压力升高到15～24 mmHg时，可以减少功能残气量30%，降低氧合10%。

肺泡的扩张并非仅由气道单一因素决定，而是由气道压与胸腔内压的差值（即跨肺压）决定。通过持续食管压监测吸气末和呼气末的跨肺压力可以指导PEEP等呼吸参数的设置以维持适当的跨肺压，一方面保持肺泡的开放，另一方面减少肺泡过度膨胀和呼气末的肺泡塌陷，减少呼吸机相关性肺损伤。由于食管压监测的方法相对烦琐，有研究进一步提出可根据腹内压的变化来指导机械通气参数的设定，指出在严重腹内高压时，呼气末跨肺压才是肺泡开放的压力，此时只有应用高于或等于腹内压力相应水平的PEEP才能阻止IAH导致的功能残气量及氧合的下降。

此外值得重视的是：使用腹内压（或跨肺压）为导向的PEEP治疗过程中可能需要设置比常规应用高得多的PEEP水平才能维持肺泡的开放由此可能导致胸腔压力及气道平台压的升高，影响回心血量并可是腹内压进一步增高，由此在上述治疗过程中，必须密切关注血流动力学及腹腔内压的情况。

六、体外膜肺氧合技术及ECCO₂R

生命支持技术（extracorporeal life support，ECLS）是使用静脉－静脉生命支持回路将患者血液导出并通过膜氧合替代肺气体交换的主要功能实现呼吸支持，纠正低氧血症和/或排出二氧化碳。目

前主要有两种类型的ECLS用于治疗ARDS：体外膜肺氧合（extracorporeal membrane oxygenator, ECMO）和体外二氧化碳清除（extracorporeal CO₂ removal, ECCO₂R）。这些措施的优点是支持气体交换而不会引起呼吸机和氧中毒等带来的进一步的肺损害，使肺得到充分休息，促进其康复。

（一）ECMO

作为ECLA的重要技术之一，ECMO主要用于部分或完全替代患者心肺功能，以保证全身重要脏器的氧供，同时使受损的心肺充分休息，为脏器功能恢复或脏器移植创造条件。目前ECMO是重症ARDS患者在传统治疗措施失败后的最终补救措施。《中华呼吸学会2016年指南》指出：当重症ARDS患者满足下述条件时可考虑实施ECMO：采用肺保护性通气并且联合肺复张、俯卧位通气和HFOV等处理，在纯氧条件下，PaO₂/FiO₂＜100 mmHg，或肺泡-动脉氧分压差＞600 mmHg；通气频率＞35次/min时，pH＜7.2且平台压＞30 cmH₂O；年龄＜65岁；机械通气时间＜7～10天；无抗凝禁忌。该指南建议给予重度ARDS患者机械通气联合ECMO治疗。同时，基于有研究证实，对于进展为重度ARDS的新型甲型H1N1流感患者，ECMO能挽救70%～80%重症患者的生命，故该指南同时建议给予新型甲型H1N1流感所致重度ARDS患者机械通气联合ECMO治疗。然而，2017年发布的《ATS/ESICM/SCCM 2017指南》认为目前尚无足够的证据对ECMO在ARDS患者中的使用进行推荐，尚需要寻求进一步的证据，从而为"VV-ECMO是否可被推荐用于严重ARDS患者"这一重要的临床问题提出明确推荐意见。在目前的过渡时期，推荐针对ECMO应用于严重ARDS患者的临床结局进行持续研究。

（二）ECCO₂R

肺保护性通气策略或超保护性通气策略在ARDS患者中的广泛实施大大增加了高碳酸血症的发生率，ECCO₂R通过体外循环方式清除体内CO₂，降低呼吸机支持水平，降低VALI的发生，以期进一步改善患者预后。它主要包括无泵的动静脉ECLA系统（pECLA）和有泵的静脉-静脉方式二氧化碳清除技术（VV-ECCO₂R）。目前证据暂不能支持该技术在临床中的常规应用。对于中重度ARDS患者，体外二氧化碳清除技术可能会增加28天/60天内的无通气辅助时间，但仍需大规模的临床研究进一步证实。据此，《中华呼吸学会2016年指南》认为重症ARDS患者目前不宜常规应用体外二氧化碳清除技术。

七、其他机械通气方式

（一）液体通气

液体通气（Liquid ventilation）的历史最早可以追溯到20世纪20年代。于20世纪60年代开始发展，1966年Clark和Gellan全氟化碳（perfluorocarbonate, PFC）作为呼吸介质进行气体交换可获得理想的效果。PFC是一种无色、高比重、低表面张力、惰性的液体，且有高度的溶解氧和二氧化碳的能力（携氧能力是盐水的20倍，溶解二氧化碳的能力是盐水的3倍）。液体通气使用方法先后出现两种形式：① 全部液体通气（total liquid ventilation）指整个呼吸道均充满PFC，通过液体潮气量进行气体交换，因技术复杂并需特殊设备，现已基本放弃使用。② 部分液体通气（partial liquid ventilation, PLV）是在常规机械通气的基础上经气管插管向肺内注入相当于功能残气量的全氟碳化合物，以降低肺泡表面张力，促进肺重力依赖区塌陷肺泡复张，降低表面张力，改善顺应性，减少无效腔，同时由于高氟

碳化物比重高,在重力作用下是肺内上下区域的血流得到重新分布,改善通气血流比,从而改善氧合。研究显示部分ARDS患者液体通气72 h后,动脉氧合和呼吸系统顺应性可获得显著改善,对循环无明显影响。但患者预后均无明显改善,病死率仍高达50%左右。因此,液体通气目前尚未成为ARDS患者常规的呼吸支持方法,可作为严重ARDS患者常规机械通气无效时的一种选择。

（二）高频振荡通气

高频振荡通气(high frequency oscillatory ventilation, HFOV)是在平均气道压基础上建立小于解剖无效腔的潮气量(1~4 ml/kg)和高通气频率(3~15 Hz,即180~900次/min)的通气。在理论上,HFOV是一种理想的肺保护性通气策略,通过产生较高的平均气道压使肺泡复张并持续维持肺泡开放,改善氧合;同时因其潮气量很小能避免肺泡过度牵张,减轻VALI的发生。虽然前期研究显示了HFOV可能会降低ARDS患者的病死率,但近期发表的2项大样本RCT研究(OSCILLATE研究和OSCAR研究)却未能显示它的优势。因此,《中华呼吸学会2016年指南》建议ARDS患者机械通气时不应常规采用HFOV,2017年《ATS/ESICM/SCCM 2017年指南》也不推荐HFOV常规用于中或重度ARDS患者。该方法在实施过程中必须使用深度镇静和肌松剂以减少人机对抗,改善患者舒适程度。但HFOV不能用于严重休克、呼吸道梗阻、颅内出血或难治性气压伤的患者,同时需慎用于严重酸中毒患者。

第四节　ARDS的药物治疗

ARDS的基本病理生理改变是机体在各种诱因作用下引起的急性炎性反应,并由此引起肺泡上皮细胞的破坏,炎性细胞及肺间质细胞(如肺成纤维细胞等)异常增殖活化,导致肺泡结构破坏,肺间质增生及纤维化最终引起呼吸衰竭。其中炎性细胞过度活化产生炎性介质/细胞因子,肺组织凝血功能异常导致组织微循环障碍以及氧化应激等因素引起细胞损伤是ARDS发病的核心机制。因此,ARDS的药物治疗的原则也就是针对以上不同环节进行干预,以期抑制过度的炎性反应并保护肺泡膜,同时促进肺组织的正常修复。

一、肾上腺皮质激素

全身和局部炎症反应是ALI/ARDS发生和发展的重要机制,从理论上讲,糖皮质激素可以通过抑制中心粒细胞活化、成纤维细胞增殖和胶原沉积阻止急性炎性反应及肺间质成纤维细胞的过度活化和增殖,阻止病情进展。长期以来,大量的研究都试图应用糖皮质激素来控制炎症反应,预防和治疗ALI/ARDS。但学术界对于使用糖皮质激素是否能使ALI/ARDS患者生存受益的问题尚存在极大争议。目前的循证医学证据尚不足以做出明确的建议支持或反对使用肾上腺皮质激素,而美国ARDSnet小组研究表明如果ARDS发生后14天以上才开始使用皮质类固醇甚至是有害的。因此,《中华重症学会2006年指南》中明确指出"不推荐常规应用糖皮质激素预防和治疗ARDS"。但对于变应原因导致的ARDS患者,早期应用糖皮质激素经验性治疗可能有效。此外,感染性休克并发ARDS的患者,如合并有肾上腺皮质功能不全,可考虑应用替代剂量的糖皮质激素。

目前临床上有学者建议对于其他治疗措施均失败的危及生命的低氧血症患者,可以考虑使用糖皮质激素治疗。使用时可以从低剂量氢化可的松 $1 \, mg/(kg \cdot d)$ 开始,每日评估氧合指数,肺顺应性等指标,如果3天后没有明显改善则停止治疗。由于目前的研究已经证实ARDS发病 > 14天者应用糖皮质激素会明显增加病死率,因此对于该类患者不宜常规应用糖皮质激素治疗。

二、他汀类药物

他汀类药物是羟甲基戊二酰辅酶A(HMG-CoA)还原酶抑制剂,通过竞争性抑制HMG-CoA而阻断肝脏内胆固醇合成,长期以来作为有效降低胆固醇的药物运用于高脂血症患者。而近年来的研究发现其具有抑制炎症介质的释放和血小板的聚集、抗凝、抗氧化、改善血管内皮功能和免疫调节反应等作用,具有潜在抗炎症及促进内皮细胞修复作用,同时有研究报告提示他汀类药物在ALI/ARDS与脓毒血症动物模型中具有改善作用。2011年,McDowell等人进行了他汀类药物用于ALI/ARDS临床治疗的首项随机、双盲、安慰剂对照的前瞻性研究,对60例ALI患者使用辛伐他汀(或安慰剂)治疗,发现辛伐他汀可改善ALI患者非肺源性器官功能障碍、氧合情况以及呼吸力学参数,但尚无统计学意义。近期爱尔兰重症监护临床试验小组的HARP-2研究对540例早期ARDS的患者使用辛伐他汀治疗发现辛伐他汀治疗组患者脱离机械通气的天数、非呼吸原因所致的器官衰竭的天数以及28天死亡率与对照组相比均无差异。美国ARDSnet小组另一个研究瑞舒伐他汀在745例脓毒症相关ARDS患者的作用的临床研究(SAILS)也发现瑞舒伐他汀患者的60天内院内死亡率、呼吸机支持天数与对照组相比均无统计学差异。此外研究发现,瑞舒伐他汀与肝肾功能衰竭相关,提示可能是有害。故目前的循证医学证据尚不足以证实他汀类药物在ARDS患者治疗中的优势。

三、β₂受体激动剂

临床前研究表明 β_2 受体激动剂可通过抑制炎性反应,加速肺泡液清除而发挥抗炎和细胞保护作用。近年来有研究探讨将沙丁胺醇作为ARDS的潜在治疗方式的可行性及疗效。英国BALTI-2研究以静脉注射沙丁胺醇用于ARDS患者的治疗,发现与对照组相比,沙丁胺醇治疗组28天死亡率明显增加,无呼吸机支持的天数和无器官呼吸衰竭的天数明显减少,研究因安全原因而提前终止。美国ARDSnet ALTA研究通过吸入沙丁胺醇治疗ARDS患者也同样因发现吸入沙丁胺醇并未缩短ARDS患者脱离呼吸机的天数并降低院内死亡率而提前终止。故目前并不推荐将 β_2 受体激动剂作为ARDS患者的常规治疗药物。

四、一氧化氮吸入

一氧化氮吸入可选择性扩张肺血管,而且一氧化氮分布于肺内通气良好的区域,可扩张该区域的肺血管,显著降低肺动脉压,减少肺内分流,改善通气/血流比例失调,减少肺水肿形成。由此,一氧化氮吸入常应用于ARDS患者以纠正低氧血症。虽然吸入一氧化氮能显著改善生理学指标,但对临床转归的影响仍不明确。未能改善ARDS患者病死率,并且增加患者。肾损伤发生风险,医疗费用较

高,因此,《中华呼吸学会2016年指南》建议ARDS患者不应常规应用吸入一氧化氮治疗。但在临床实践中,吸入一氧化氮能显著改善患者氧合,对于临床应用吸入一氧化氮经验丰富的单位可将其作为重症ARDS患者难治性低氧血症。

五、其他药物或治疗方法

盐酸氨溴索,其通过降低痰的黏稠度并促进呼吸道纤毛的摆动频率和强度,加强呼吸道排痰动力而使痰液变得稀薄容易咳出同时促进肺泡表面活性物质的合成和分泌、抗氧化、抑制炎性细胞活化并分泌细胞因子等作用。乌司他丁(ulinastatin)可通过抑制急性肺损伤炎症细胞聚集和激活以及炎症介质、细胞因子及氧自由基的释放而发挥肺保护作用。抗氧化剂N-乙酰半胱氨酸(NAC)通过提高细胞内谷胱甘肽(GSH)水平清除氧自由基发挥抗氧化作用抑制肺组织炎性反应。以上药物均被考虑作为ARDS潜在治疗的药物用于临床研究,但目前尚缺乏足够的循证医学证据支持其作为ARDS患者的常规治疗手段。

间充质干细胞(mesenchymal stem cells, MSC)因其具有多向分化潜能、易于分离和体外培养等生物学特性为ARDS的治疗提供了新的思路。MSC存在于正常机体的肺组织和骨髓中,其在机体损伤时会迁移到损伤部位,增强自身的增殖和分化,参与损伤的修复。动物实验中已经证实移植MSC可以减少由ALI/ARDS引起的肺损伤,并促进肺组织的正常修复。目前认为,MSC自分泌或旁分泌产生的各种细胞因子与诱导MSC的定向移动,调节免疫和炎症反应,促进肺组织自身修复等作用有关。尽管MSC应用于ARDS的治疗具有良好的开发前景,但目前尚无MSC治疗ARDS的临床研究。

此外,近年来在也有研究者通过将免疫及基因治疗技术用于ARDS的治疗,尝试RNA干扰的方法抑制与ARDS密切相关的基因的表达以期阻断异常活化的细胞内信号转导通路,但以上方法尽管在动物研究中获得了良好的结果,但是在临床应用中效果均不理想。因此,该领域的研究尚未获得实质性的突破,尚需进一步的研究和探索。

(何征宇　皋　源)

参 考 文 献

[1] Fan E, Del Sorbo L, Goligher E C, et al. An Official American Thoracic Society/European Society of Intensive Care Medicine/Society of Critical Care Medicine Clinical Practice Guideline: Mechanical Ventilation in Adult Patients with Acute Respiratory Distress Syndrome. Am J Respir Crit Care Med, 2017, 195(9): 1253-1263.

[2] Caironi P, Tognoni G, Masson S, et al. Albumin replacement in patients with severe sepsis or septic shock. N Engl J Med. 2014, 370(15): 1412-1421.

[3] Sweeney R M, McAuley D F. Acute respiratory distress syndrome. Lancet, 2016, 388(10058): 2416-2430.

[4] 中华医学会呼吸病学分会呼吸危重症医学学组.急性呼吸窘迫综合征患者机械通气指南(试行).中华医学杂志,2016,96(6):404-424.

[5] 于凯江,管向东,严静.中国重症医学专科资质培训教材:2版.北京:人民卫生出版社,2016,146-160.

[6] 刘大为,邱海波.重症医学.北京:人民卫生出版社,2011,143-198.

[7] 中华医学会重症医学分会.急性肺损伤/急性呼吸窘迫综合征诊断和治疗指南(2006).中华急诊医学杂志,2007,16:343-349.

第102章
小儿心肺复苏

新生儿和小儿的心肺复苏,有其不同于成人的自身特点。2015年10月,美国心脏协会(American Heart Association, AHA)新的儿童基础和高级生命支持指南(下文简称2015年指南)发布。新指南由众多专家历经3年,对大量心肺复苏文献复习和讨论达成一致意见后完成。本章在原有心肺复苏的概念上加入了2015年指南的新观点。

第一节　小儿心肺复苏的特点

一、器官功能不成熟

易受体内外环境的影响,年龄愈小,心跳呼吸骤停的发生率愈高,以新生儿和婴儿多见。

二、呼吸中枢神经元更强的缺氧耐受力

由于小儿呼吸中枢神经元较大脑皮质有更强的缺氧耐受力,故心搏停止后可以短时间保留叹息样呼吸动作,但很快出现呼吸停止。

三、低氧血症所致

小儿心跳停止,绝大多数系呼吸道阻塞和呼吸抑制引起的低氧血症所致。呼吸衰竭(窒息),气道梗阻(喉痉挛、喉水肿、胃食管反流、气管异物、哮喘持续状态),严重低血压和心脏疾患(心肌炎、心律失常、阿斯综合征)等是心跳呼吸骤停的主要原因。心肺复苏(cardiopulmonary resuscitation, CPR)时,建立通畅的呼吸道和进行有效的通气应优先于对循环系统的治疗。小儿常因严重缺氧后心动过缓而致心搏骤停,与成人不同,很少由于室颤引起。

四、脑组织对缺氧耐受性强

小儿脑组织对缺氧耐受性比成人强,影响脏器功能的慢性疾病也较少,故复苏成功率较成人高。

但是,小儿在心跳停止前多有明显低氧血症,更易发生脑损伤。越早施行有效的CPR,预后越好。

第二节 新生儿复苏

美国心脏学会和儿科学会推荐新生儿复苏应在1 min内完成3个步骤:① 擦干新生儿皮肤,以减少热量丧失,并将新生儿放置于红外线保温床上,并吸引口鼻分泌物,此步骤应在20 s内完成。② 评估呼吸并及时处理,应在30 s内完成。③ 评估心率。

新生儿复苏的主要对象是呼吸停止和窒息缺氧的新生儿,故以呼吸复苏为重点。当心率减慢或心搏骤停时,需进行心脏按压。对有羊水污染史的胎儿,出生后常需在喉镜直视下作气管内吸引,而对双胎者应准备好两套新生儿复苏设备。

一、新生儿出生时评分

Apgar评分是判断新生儿出生时状态的传统指标,可作为评价新生儿状态和指导抢救的一种简单和实用的指标。

(一)Apgar评分标准

Apgar评分有五个临床体征,满分为10分,见表102-1。一般在出生后1 min和5 min分别进行评分。

表102-1 Apgar评分标准

体 征	评 分		
	0分	1分	2分
心率	无	<100次/min	>100次/min
呼吸	无	慢,不规则	好,哭泣
颜色	紫灰,苍白	躯体粉红,肢体紫灰	全身粉红
对刺激的反应	无	有痛苦表情	哭闹,咳嗽
肌肉张力	软弱	肢体不同程度的弯曲	良好

1. 心率

新生儿正常心率为120～160次/min,心率<100次/min预示循环功能不良。新生儿每搏量固定,心排血量依赖于心率,心率缓慢,心排血量减少,组织灌流量不足。

2. 呼吸动作

新生儿一般在出生后30 s开始呼吸,正常频率为30～60次/min。在吸气和呼气之间无停顿。出现呼吸暂停和呼吸缓慢多由于严重的酸中毒、窒息、产妇应用药物、感染和中枢神经系统损伤所致。

3. 肌肉张力

大部分新生儿,包括早产儿,出生后均有自主活动,并有一定的肌肉张力。窒息、产妇用药、中枢

神经系统损伤及重症肌无力均会使肌肉张力降低。

4. 对刺激的反应

轻弹新生儿的肢体可引起其活动；将吸痰管插入鼻腔可以引起新生儿痛苦表情或啼哭。低氧血症、酸中毒、产妇应用镇静药物、中枢神经系统损伤和先天性肌病可使这些反射消失。

5. 颜色

新生儿刚娩出时，皮肤呈浅紫色。60 s后，除手和脚外，身体其他部位均为粉红色。如果躯干呈青紫色超过90 s，应考虑有窒息、肺水肿、呼吸窘迫、吸入综合征，心排血量低，以及先天性心肺膈畸形等异常情况。

（二）评分的临床意义

1. Apgar 8～10分

90%的新生儿均在此范围，除鼻腔和口腔吸引、擦干皮肤和保持体温外，无须其他处理。

2. Apgar 5～7分

在出生前有轻度窒息，通常对弹脚底等强刺激和面部吸氧有良好的反应。

3. Apgar 3～4分

呈中度抑制，表现有发绀、呼吸无力，但对面罩或呼吸囊通气尚有反应。如无自发呼吸或仅有无效呼吸，应行气管内插管和人工通气。经处理1～2 min后仍无自发呼吸或心率持续降低至60～80次/min，应立即进行心脏按压。

4. Apgar 0～2分

呈严重窒息状态，需立即进行CPR。

（三）新生儿呼吸心跳停止的常见原因（表102-2）

表102-2　新生儿呼吸心跳停止的常见原因

分　类	原　因
窒　息	呼吸道梗阻，吸入综合征，脐带脱垂、绕颈、打结等，产伤致脑水肿、脑出血
产妇因素	妊娠中毒，急性失血、严重贫血，心脏病，传染病，麻醉和镇痛药物应用不当，胎盘血供障碍
感　染	败血症、脑膜炎、肺炎
先天性疾病	大血管转位、先天性心脏病、食管闭锁、气管食管瘘、膈疝、鼻后孔闭锁、巨舌

二、复苏方法

2015年的指南认为，新生儿的心搏骤停绝大部分是窒息性的，因此开始通气仍然是最初心肺复苏时的重点。3个评估问题的顺序变为① 足月妊娠？ ② 张力良好？ ③ 呼吸或啼哭？ 黄金1 min（60 s）的说法仍然保留。在这1 min内要完成初始步骤、再评估和（如有需要）开始通气。这强调了尽早开始通气和避免不必要的延误的重要性。因为当新生儿未能对初始措施产生反应时，及时通气是心肺复苏能够成功的重要步骤。在复苏的第一分钟，评估心率仍然非常关键，可以通过3导联心电图来评

估。因为医护人员可能无法通过听诊和触诊准确测定心率,而脉搏血氧测定法可能会低估心率。当然,心电图的使用并不能替代脉搏血氧测定法来评估新生儿的氧合情况。

(一)保持呼吸道通畅

新生儿出生时呼吸动作弱或有上呼吸道阻塞体征者,应立即行口咽、鼻咽吸引,去除血液、黏液及胎粪。同时在肩或后枕部垫一薄枕,将头向前上方抬起,呈嗅物势。如嗅物位不能使呼吸道通畅,应将下颌向前上方抬起,使舌体也上抬。保障呼吸道通畅的最可靠方法是气管内插管。气管导管型号应适当,一般体重<1.5 kg者,用内径2.5 mm的导管;1.5～2.5 kg者,用3.0 mm;>2.5 kg者,用3.5 mm的导管。导管尖端在声门下1.0～2.0 cm。足月新生儿,声门到隆突的距离为5.0 cm,导管尖端应在声门下2.0 cm,插入的深度大约自牙槽嵴9.0 cm;早产儿,声门到隆突的距离<5.0 cm,插入的总深度大约自牙槽嵴7.0 cm。导管要妥善固定,并随时检查导管深度。

(二)建立人工通气

无自发呼吸或呼吸弱者,应立即行人工控制或辅助通气行人工通气。可先以呼吸囊或面罩行人工通气,最初的肺膨胀压峰值可高达25～30 cmH$_2$O,频率30～40次/min。如通气或全身状况无改善,应行气管内插管,潮气量10 ml/kg,频率30～60次/min,气道压力<25 cmH$_2$O,可加用呼气末正压(positive end-expiratory pressure, PEEP)2～4 cmH$_2$O,以利于肺膨胀和气体交换及去除肺内液体。吸气时如一侧胸腔扩张大于另一侧,可能气管导管误入了支气管,或出现了气胸,或有肺的先天性异常。新生儿胸腔较小,呼吸音传导较好。双侧听到呼吸音,并不一定表明通气均匀,而双侧呼吸音不同,则表明通气异常。在心率减慢的患儿,建立人工通气后出现心率加快是通气足够且有效的表现。通气过程中应用氧气还是空气一直存在争议,有研究认为氧气的应用可能会对肺组织和脑血管产生负面影响,而氧自由基也会引起组织损伤,研究表明在新生儿的复苏期应用空气的效果等于或好于应用氧气。持续中央型发绀的患儿可以考虑应用氧气,但需要监测氧饱和度,以免发生高氧。对于一些特殊的导管依赖性先天性心脏病,如室间隔完整的大血管错位和室间隔完整的肺动脉闭锁,高氧更可能导致赖以生存的动脉导管的关闭,导致此类患儿病情急剧恶化,危及生命。在早产儿,尤其要避免氧浓度过高造成的损伤。此外,在避免吸入高浓度氧的同时也需要避免过度通气和低二氧化碳血症。

(三)肺内注入肺泡表面活性物质

肺内注入肺泡表面活性物质,可显著改善早产新生儿的预后,降低肺气体泄漏、透明膜样病、支气管肺发育不良及肺间质气肿的发生率,也可降低新生儿死亡率。通常在出生后将肺泡表面活性物质液按5 ml/kg剂量注入气管内,注入后短暂时间可使血氧饱和度降低,但随后大部分患儿因肺顺应性增加,动脉血氧饱和度迅速增加。肺顺应性增加后肺泡过度扩张,此时应降低通气压力,否则可引起肺损伤或肺气体泄漏。

(四)建立人工循环

患儿心率<60次/min,经人工通气治疗30 s后,仍无好转者,应行胸外心脏挤压。常用方法为环抱胸廓法:双手拇指放于胸前,其余手指环抱新生儿的胸廓,双手拇指挤压的部位为双侧乳头连线中

点向下1～2 cm处（胸骨中下1/3），下压胸骨1～2 cm或胸廓前后径的1/3深度，挤压频率90次/min。同时与人工通气相配合，挤压∶通气比为3∶1。以呼吸囊或面罩行人工通气时，应协调挤压与通气。每30 s用听诊器检查一次心率。股动脉、肱动脉有搏动，患儿颜色改善，说明挤压有效。可通过动脉压、血气分析以及瞳孔变化来判断挤压效果。理想情况下，每次胸外心脏挤压应产生80 mmHg的收缩压和20～25 mmHg的舒张压，以维持冠脉灌流，舒张压<10 mmHg提示冠脉灌注不良。瞳孔缩小、居中说明挤压有效，如瞳孔散大，又未用阿托品，提示脑血流和氧供不足。经30 s CPR后，仍无心跳和自发呼吸，应给予适当的药物治疗。胸外心脏挤压需持续到自主心率增加到60次/min。

（五）复苏用药

1. 常用药物

新生儿CPR中，常用药物有肾上腺素、阿托品、多巴胺、多巴酚丁胺、去甲肾上腺素、葡萄糖酸钙和碳酸氢钠。严重酸中毒不仅对中枢神经系统有害，也影响心肌功能，引起肺血管收缩，还可降低上述药物的效力，应尽快将pH升高到7.20以上。各种药物应以较小容积输入，以减少血容量过多的危险（表102-3）。

表102-3　新生儿CPR常用药物

药　　物	浓　　度	剂　　量	适　应　证
肾上腺素	0.1%	0.02 mg/kg	心搏停止、心动过缓、心室颤动
阿托品	0.5 mg/ml	0.01 mg/kg	窦性心动过缓、房室传导阻滞
多巴胺	1%	3～5 μg/(kg·min)	扩张肾动脉、利尿
		>10 μg/(kg·min)	低血压、血管性休克
多巴酚丁胺	1%	1～15 μg/(kg·min)	心源性休克、低心排血量
利多卡因	2%	1 mg/kg	室性心律失常
氯化钙	10%	0.1 ml/kg	低血钙、高血钾、高血镁
碳酸氢钠	5%	1 ml/kg	酸中毒
纳洛酮	0.4 mg/ml	0.1 mg/kg	出生前4 h母体曾用吗啡类药物

2. 给药途径

新生儿最方便和快捷的方法是经脐静脉给药，其次可经手背静脉、肘前静脉和隐静脉给药。经气管导管给药也是一种快捷的给药途径，肾上腺素、阿托品、利多卡因可经气管导管注入，然后正压通气，使药物扩散到肺泡吸收入血。

（六）保暖

新生儿对寒冷环境耐受性差，在寒冷环境下，代谢亢进，全身氧耗量增加，体温下降使肺血管收缩，增加右向左分流，加重了窒息新生儿的低氧血症和代谢性酸中毒。体温下降使新生儿对复苏的反应降低或推迟，甚至毫无反应，故新生儿复苏中保暖的好坏直接关系到复苏的成败，必须重视。产房及手术室温度应保持在26～27℃，使皮肤温度与室温之间温差减小，氧耗量可以降低，体温亦可维持，应注意不可有对流风。新生儿出生后应立即放置于红外线辐射保温床上或电热毯上，用棉垫擦干

体表羊水,并用棉毯包裹全身保温。当皮肤擦干后,蒸发散热即减少。如无红外线辐射保温床或电热毯,也可借助照明灯光保暖,但要注意与新生儿保持一定距离,以免造成灼伤。应注意在新生儿转运至婴儿室途中,也要防止热丧失,重度窒息新生儿应放置在保暖箱中运送。

(七)纠正酸中毒

控制通气纠正呼吸性酸中毒。输入碳酸氢钠纠正代谢性酸中毒时应注意:① 碳酸氢钠系高渗液,如大量快速输注会引起血管内容量迅速增加和高血钠;② 氢离子与碳酸氢钠反应产生CO_2,如通气不当,$PaCO_2$会明显升高;③ 酸中毒时,末梢血管收缩以维持血压,纠正酸中毒后,末梢阻力会降低,可出现低血压;④ 碳酸氢钠干扰心肌功能,过量后还会影响中枢神经系统功能;⑤ 碳酸氢钠使氧离曲线左移,氧释放减少。Apgar评分在2 min时小于2分,或5 min评分小于5分者,应给予碳酸氢钠纠正,同时进行控制呼吸。

(八)扩充血容量

早产儿及窒息新生儿为了早期复苏,脐带结扎及切断常较早,故出生时60%有低血容量。足月新生儿如有脐带钳夹过早(可损失血液达30 ml/kg)、脐带绕颈、胎盘早剥、产前及产时出血过多等情况,可发生低血容量。低血容量可由测定动静脉压、观察皮肤色泽、毛细血管充盈时间、脉搏容量及四肢温度等而诊断。

低血容量治疗的关键是补充血容量,常用乳酸钠复方氯化钠液10～15 ml/kg静脉输注,也可用全血、血浆或5%白蛋白10 ml/kg静脉输注。可事先与母亲配血,紧急时也可回收胎盘血,经过滤及抗凝后,回输给新生儿。补充血容量时应加强监测,动态观察中心静脉压(central venous pressure, CVP)能更好地反映血容量和指导补液。新生儿的正常值为4～12 cmH_2O。CVP<4 cmH_2O提示低血容量。不要过度扩容,引起高血容量及高血压。窒息新生儿的脑血管自动调节功能丧失,血容量过多引起颅内压过高,以致发生脑水肿和脑出血。早产儿过度的快速扩容会导致心室内出血。低血糖、低血钙、高镁血症也可引起低血压。高镁血症经扩容治疗,低血压可以纠正,而用多巴胺静脉输注效果更好。

如果婴儿是在胎粪污染的羊水中出生的,肌张力差,呼吸不足,那么应把婴儿放在热辐射器下开展心肺复苏的初始步骤。完成心肺复苏的初始步骤后,婴儿仍没有呼吸,或者心率低于100次/min,则应开始正压通气(positive-pressure ventilation, PPV)。这种情况下,不再建议常规插管来进行气管内吸引,因为没有足够的证据支持这条建议。

对于不足35周妊娠的早产新生儿进行复苏,应在低氧情况(21%～30%)下开始,逐渐调整氧浓度达到导管前血氧饱和度接近在海平面经阴道分娩的健康足月婴儿测得的四分位数间距差。不建议对早产新生儿进行复苏时从高氧情况(65%以上)开始。这条建议表明在没有数据证明对重要结果有利的情况下,倾向于不让早产新生儿接触过多氧气。

(九)复苏成功的指征

包括:① 自主呼吸恢复,呼吸规律,通气量满意;② 心血管系统稳定,收缩压60 mmHg以上,心率120次/min以上;③ 末梢循环恢复,肢体变温暖,颜色转红润;④ 神经反射出现;⑤ 血气分析接近正常。新生儿复苏成功后,应在重症监护室(intensive care unit, ICU)继续监测治疗,防止脑水肿,以期完全康复。

（十）复苏后的注意事项

体温的控制是复苏后护理的关键。高热可能会增加死亡率。选择性的头部降温可以降低脑病的发生。此外，需要监测血糖，治疗低血糖。

三、CPR新生儿的预后

新生儿复苏成功与否与出生前诊断、CPR是否及时有效有关，还与新生儿的胎龄和体重密切相关。体重＞1 500 g者绝大部分复苏成功；体重＜500 g者几无复苏成功。CPR 30 min后仍无心跳、呼吸恢复，再进一步抢救多已无效。只要心跳存在，尽管无自主呼吸，应继续进行CPR。

第三节　婴幼儿及儿童心肺复苏

一、心跳呼吸骤停的原因

（一）常见原因（表102-4）

表102-4　婴幼儿及儿童心跳呼吸骤停病因

分　类	疾　病
呼吸系统疾病	窒息、气道异物、急性喉梗阻、肺炎、肺水肿、呼吸衰竭、肺出血、气胸
心血管疾病	严重先天性心脏病、心肌炎、心律失常及心力衰竭
中枢神经系统疾病	颅内高压或脑疝、缺氧性脑病、惊厥持续状态、婴儿猝死综合征
急性中毒及意外	溺水、触电、创伤、烧伤、药物或毒物中毒、过敏、手术、麻醉意外
代谢性因素	低血糖症、高钾血症、低钙血症、严重酸中毒
其他	各种休克、毒血症、多脏器功能衰竭、低温

（二）麻醉期间心跳呼吸骤停的原因

（1）缺氧　困难气道、气管导管的堵塞、误入食管、气管导管脱开或低通气量。

（2）药物过敏　抗生素和肌松剂。

（3）出血、低血容量。

（4）直接心脏刺激。

（5）局麻药误入血管。

（6）药物逾量或误用　如吸入麻醉药过量，尤其是氟烷可引起室性心律失常。

（7）其他　误吸、迷走刺激、氯琥珀胆碱诱发的心搏骤停。

二、诊断要点

（一）临床表现

患儿突然面色苍白，口唇发绀，意识丧失。双瞳孔散大，无对光反应。大动脉（颈总动脉、肱动脉或股动脉）搏动消失或心音消失。自主呼吸消失或呈浅弱、不规则呼吸。

（二）心电图或心电监护

心电波形呈等电线或室颤波。

三、心肺复苏

2010版指南推荐：心肺复苏操作顺序由A－B－C调整为C－A－B。婴儿和儿童的CPR首先进行胸外按压。如果是单人进行复苏，首先予30次胸外按压；如果是双人进行复苏，首先予15次胸外按压。其后再打开气道，给予2次人工呼吸。将CPR的顺序由A－B－C修改为C－A－B引起了很大争议，原因在于儿童的心搏骤停大多数是由于呼吸问题而非原发的心脏疾病（成人心搏骤停的主要原因）引起，临床资料和研究均证实了同时进行人工呼吸和胸外按压的重要性，而欧洲心肺复苏协会的指南中仍保留了A－B－C的顺序。2010版的指南之所以将CPR的顺序改为C－A－B，很大部分原因是很多目击者不愿意进行口对口人工呼吸或者需要寻找面罩呼吸囊而错过了CPR的最早时机。2015年的指南认为C－A－B代替A－B－C是合理的，但仍需要具体临床研究来检验儿童心肺复苏的最佳程序。复苏开始越早，存活率越高。4 min内复苏者半数能存活，4～6 min开始复苏者仅10%能救活，超过10 min多无存活。对于儿科医护人员，不能机械照搬复苏的程序，对于已经明确是窒息导致的呼吸、心搏骤停，首先应该解决的是通气或者至少应该与胸外按压同时进行。而如果对于心脏原因引起的呼吸、心搏骤停，那首先需要进行人工循环的建立。

触摸大动脉，确认有无搏动。婴儿因颈部过短颈动脉不易触摸，可触摸肱动脉或股动脉。如无脉搏或心动过缓（心率< 60～80次/min），应当开始心脏按压，建立人工循环。儿童进行胸外按压时，使用单手或双手按压法，即单手或双手掌根按压胸骨下1/2（乳头连线中点）；对婴儿进行胸外按压时，单人使用双指按压法，双指位于乳头连线中点下；双人使用双手环抱法，拇指置于胸骨下1/2处。与双指按压相比，双手环抱法能产生较高的动脉灌注压以及一致的按压深度和力度，是双人复苏时首选的胸外按压方法。2015版指南推荐：为达有效胸外按压，施救者提供的胸部按压应是"快速按压"和"用力按压"，每次按压后使胸壁完全回弹，尽量减少按压中断时间及过度通气。推荐按压频率应达100～120次/min，施救者提供的胸部按压的按压深度使胸廓下陷最少达前后径的1/3（相当于婴儿胸骨下陷4 cm，儿童5 cm），一旦儿童进入了青春期（即青少年），即建议采用成人的按压深度，即至少5 cm，但不超过6 cm。有效心脏按压的表现为：① 按压时可触及颈动脉或股动脉搏动，收缩压在60 mmHg以上；② 口唇、甲床转红；③ 扩大的瞳孔缩小，光反射恢复；④ 恢复自主呼吸。当病情不适合胸外按压或10 min无效时可进行开胸心脏按压。

呼吸道问题仍是导致小儿呼吸、心搏骤停的主要原因。有条件的情况下，至少要在胸外按压的

同时开放气道,建立人工通气。保障呼吸道通畅,将患儿的头转向一侧,采取抬颈提颏或下颏前推法开放气道,防止舌根后坠,迅速吸出口鼻分泌物或清除气道异物。较大儿童可放置口咽通气道。如仍不能使呼吸道通畅,或已发生误吸,应立即气管内插管。呼吸道通畅的情况下,可先口对口,或用呼吸囊、面罩进行人工通气,呼吸囊通气很有效,应注意面罩的密闭性能。气管内插管的患儿,应确认导管尖端的位置,听两肺呼吸音,观察胸廓起伏情况。需长时间人工通气者,应放置胃管。因小儿腹腔容积小,少量气体也会使腹部胀满,膈肌上移,影响换气。2015年的指南中,强调心肺复苏时应注意避免过度通气。人工呼吸可增加胸腔压力,减少回心血量,降低下一次胸部按压所产生的血流量。因此,人工通气主要给予使胸廓抬起的最小潮气量即可。当患儿心搏骤停时,单人复苏应采用按压通气比30:2的比例进行心肺复苏,双人或多人心肺复苏时儿童与婴儿采用15:2的比例,应保持按压与通气的协调。当置入高级气道后,按压与通气不再需要协调。按压者以100~120次/min的速率进行按压,通气则以10次/min的速率进行。

2015年的指南还认为,如果在心肺复苏时,有创动脉血压监控已经到位,则可以用有创操作来评估和调整心肺复苏。儿童患者,电击难以纠正的室颤和无脉性室性心动过速可以用胺碘酮或利多卡因作为抗心律失常药物。目前肾上腺素仍被建议为儿童心搏骤停时的血管加压药。对于在实行现有的体外膜肺氧合操作规范的机构中发生院内心搏骤停,诊断有心脏病的患儿,可以考虑体外心肺复苏术(extracorporeal cardiopulmonary resuscitation, ECPR)。

特殊人群:2010年版指南将先天性心脏病患儿的复苏单独列出,提出由于特殊的解剖异常,先天性心脏病患儿有其独特的病理生理基础,因此常规复苏方法有时难以成功。对此类患儿采用常规CPR方法复苏无效,应尽早应用体外膜肺支持治疗。

四、二期复苏

(一)紧急气管插管的作用

(1)能迅速建立通畅的气道和直接气管内吸痰(或反流物)。

(2)利于有效给氧,如气囊加压给氧,高频喷射或机械通气。

(3)纠正心肺复苏后呼吸衰竭。

(二)有效氧疗和辅助通气

心搏骤停,全身供血供氧停止,心脑等重要脏器严重缺血缺氧,即使口对口人工呼吸方法正确,胸外心脏按压无误,肺泡氧分压也不超过80 mmHg。复苏开始用纯氧,然后根据病情决定给氧方式。若经基础生命支持在较短时间内即恢复了有效心跳和平稳呼吸,宜鼻导管给氧6 h。如气管插管后患儿出现了不甚规则的自主呼吸,可采用辅助呼吸,如同步间歇指令通气(synchronized intermittent mandatory ventilation, SIMV)、压力支持(pressure support, PS)、连续气道正压给氧(continuous positive airway pressure, CPAP)等,至呼吸平稳后拔管,若恢复有效心跳后仍无自主呼吸,则需机械通气,多采用间歇正压通气(intermittent positive pressure ventilation, IPPV),选择定容的通气方式,以保证每分通气量和充足的肺泡氧合。可吸入纯氧2小时,在前6小时内宜较高,以FiO_2 0.8左右为宜。根据血气调整呼吸参数,加强气道管理,尽早撤机。

（三）建立静脉通道或骨内注射

宜选择上腔静脉系统的静脉（如头、面部及上肢）为宜，切勿中断CPR，通道建立后供静脉给药和输液用。静脉穿刺失败者可以建立骨髓内注射通道。自主循环恢复后可插入中心静脉导管以测定中心静脉压和取血样作各种分析测定。插管可以从颈内静脉、颈外静脉或上臂静脉进入上腔静脉，锁骨下静脉仅做最后选择。某些患者还需动脉内置管和肺动脉插管（Swan-Ganz导管）测压。

（四）复苏药物的合理应用

首选周围静脉或中心静脉给药，肾上腺素、阿托品和利多卡因等药物可经气管导管给药（表102-5）。一般将这些药物用生理盐水稀释成5 ml溶液，也可以小容量直接注入气管导管的远端。尽量避免心内注射。

表102-5　常用复苏药物用法与剂量

复苏药物	剂量及给法	适应证	注意事项
肾上腺素	0.01～0.2 mg/kg，iv或it	心搏骤停	快速推注，3～5 min可重复
	0.01 mg/kg，iv	心动过缓	由0.1 μg/（kg·min）速度开始
	0.05～1 μg/（kg·min），iv gtt	低血压	
胺碘酮	5 mg/kg，iv/io	对CPR和心脏电复律无反应的心室颤动或室上性心动过速	可重复，最大不超过15 mg/（kg·24 h），最大单次剂量为300 mg。监测ECG和血压，根据需要调节用药速度（心搏停止期间静推；在有灌流节律时减慢，时间大于20～60 min）。
10%氯化钙	20 mg/kg，iv	低钙高钾引起的心律失常	静脉缓注（最大<10 ml/次）
多巴胺	5～20 μg/（kg·min），iv gtt	低血压	一般不超过20 μg/（kg·min）
多巴酚丁胺	2～20 μg/（kg·min），iv gtt	心力衰竭	根据需要调节剂量
利多卡因	1～2 mg/kg，iv 20～50 μg/（kg·min），iv gtt	室性心动过速、心室颤动	维持10～55 μg/（kg·min），iv gtt
碳酸氢钠	1 mmol/kg稀释后iv或iv gtt	代谢性酸中毒	按BE×体重×0.3（mmol）计算，注意有效通气
葡萄糖	0.5～1 g/kg，iv或iv gtt	低血糖	
呋塞米	1 mg/kg，iv或im	脑水肿、心力衰竭	可重复应用（q6～12 h）
地塞米松	0.23～0.5 mg/kg，iv或im	脑水肿	
纳洛酮	0.01～0.03 mg/kg，iv或im	阿片中毒	10 min可重复

it：气管内给药；io：骨内注射；iv：静脉注射；ivgtt：静脉滴注；im：肌内注射。

1. 肾上腺素

肾上腺素的α受体作用，使血管收缩，增加全身及冠脉的灌注压和氧的释放，β受体作用可增加

心肌收缩力和心率,心肺复苏期间,肾上腺素以α受体兴奋为主。大剂量肾上腺素目前已经不推荐使用,除了治疗大剂量的β受体阻滞剂中毒。

2. 多巴胺

在持续的低血压和长时间组织灌注较差的情况下,可以选择运用5～20 μg/(kg·min)的多巴胺,根据需要调整滴注速度。

3. 钙剂

通常已不再建议使用,但在下列情况可应用钙剂:① 低钙性心跳停止;② 高血钾性心律失常;③ 钙拮抗剂过量;④ 电机械分离伴宽QRS波群。心跳停止后,心肌细胞的钙离子紊乱,钙离子聚积引起心律失常,使缺血组织内的细胞死亡。因此,钙剂应用需慎重。

4. 碳酸氢钠

用于长时间CPR,出现代谢性酸中毒或危及生命的高血钾。CPR时,乳酸的产生是由于组织缺氧,应用碳酸氢钠并不能逆转潜在的组织缺氧,也不能改善患者的临床状况。因此,CPR时,首先应改善通气和循环、纠正病因;应用碳酸氢钠前,应保持适当通气。它还可被用于治疗高钾血症、高镁血症或者三环类抗抑郁药过量。

5. 葡萄糖

高血糖(≥11.12 mmol/L)在低氧时会增加脑缺血性损害和增加死亡率。CPR中,尽量避免应用高渗糖,除非有低血糖证据(如低体重新生儿或母亲患有糖尿病的婴儿)。CPR期间,应监测血糖,以指导治疗。

6. 其他强心药

血管活性药等参见有关章节。

(五)液体疗法

输液的目的是:① 心脏停搏后扩充10%血容量(10 ml/kg)以补充血管扩张、静脉淤血及毛细血管渗漏的"丢失";② 有体液丢失者能立即恢复正常循环血量;③ 供给机体基本的水、电解质、渗透压和糖的需要;④ 保持尿量＞25 ml/h;⑤ 适合特殊要求,如渗透疗法、全静脉营养等。液体疗法CPR一开始就进行,根据监测的动脉血压、尿量、心电图、血气分析、电解质和渗透压及中心静脉压来指导输液。液体量以每日70～100 ml/kg为宜。液体以乳酸钠林格液为首选,视病情还可补充血浆、白蛋白等胶体液,尽量避免应用高渗糖。

(六)心电监护与除颤

心电监护判断患者的心电图类型。小儿常在严重缺氧后发生极度窦缓而停搏,而很少发生室颤。如发生室性心动过速或室颤可直流电击除颤,能量2～3 J/kg,成人300～400 J/次,无效时可加倍重复电击1次,2次无效可加用药物。除颤器的胸部除颤盘直径为4.5 cm(婴幼儿)、8 cm(大儿童)和14 cm(成人),开胸直接电击者分别为2 cm、4 cm、6 cm,宜在室颤开始30～60 s内电击,负极盘(黑色)放在胸骨上1/2右侧锁骨下,正极盘(红色)放在心尖左侧或左乳头下,电极盘与皮肤间可涂导电糊或放入盐水浸湿的海绵增强导电性,压紧电极盘后再确定一下室性心动过速或室颤。电击复律应加利多卡因或溴苄胺提高室颤阈值,防止复发。

（七）复苏后的注意事项

复苏后需要注意的是：① 不需要过度通气，保持正常的二氧化碳分压；② 在复苏后的12～24 h内将仍处在昏睡中的患儿的体温控制在32～34℃，避免高热的发生；③ 血糖控制在正常范围；④ 控制液体的量；⑤ 较早的对神经系统进行评估，保证足够的脑灌注，惊厥和抽搐用苯巴比妥或苯妥英钠对症治疗。2015年指南认为，自主循环恢复以后，应以正常血氧水平为目标。如果有必须的装置，应该逐步降低氧的供应，使氧合血红蛋白饱和度达到94%～99%，应该严格避免低氧血症。理想状况下，准确调整氧供到一个合适的值以适合患儿的具体情况。

五、脑复苏

脑受缺血缺氧损害后采取减轻中枢神经系统功能障碍的措施称为脑复苏。心肺脑复苏的目的是使患儿尽可能康复，恢复生活能力，减少致残和脑死亡。脑复苏也是复苏成败的关键。目前尚无治疗缺血缺氧性脑损害的特异性药物和方法。脑复苏的基础是脑以外各器官功能的稳定，在缺血缺氧的后期，应采用现有的、最有效的脑复苏方法综合治疗，保护脑细胞，促进脑功能恢复。决定脑功能预后的因素除原发病外，主要与开始CPR的时间有关。心跳停止后2 min内开始CPR，可使脑血流达到正常的50%；5 min后开始CPR，只能供给25%～30%的脑血流量；10 min后开始CPR，几无脑血流，因此，尽早开始CPR至关重要。目前脑复苏主要采用以下综合措施，保护大脑和促进脑功能恢复。

（一）控制颅高压，降低脑代谢

心脏停搏复苏后很少用颅内压（intracranial pressure, ICP）监测，但复苏后6～8 h为脑水肿高峰，因此，采取防治脑水肿和颅高压的措施十分重要，将ICP控制在≤15 mmHg以下。

1. 过度换气

是控制ICP的有效措施，使$PaCO_2$维持在25～30 mmHg，还可抵消脑酸化，克服"偷漏"现象。

2. 利尿剂

可迅速和有效地减轻脑水肿，只要循环稳定，应立即开始应用。20%甘露醇0.5～1 g/kg快速静脉滴注，20 min产生降颅压作用，2 h达高峰，可维持4～6 h。颅内压高时可加大剂量并与呋塞米每次1 mg/kg交替应用，但不能盲目使用，宜监测血浆渗透压、电解质。

3. 肾上腺皮质激素

具有稳定细胞膜、防止组胺释放、扩张血管和保护毛细血管的完整性，能清除自由基，治疗脑水肿，作常规短期应用。地塞米松首次1 mg/kg，以后每次0.2～0.5 mg/kg，6～8 h静脉注射1次，共1～3天。

4. 降低脑代谢

低温可降低脑代谢，减少脑耗氧和减慢乳酸血症的发展而保护脑细胞。体温低于37℃时，每降低1℃其脑组织代谢率降低6.7%，ICP降低5.5%。部分心肺复苏患儿因体温调节中枢功能障碍而在复苏后不久出现高热或超高热。一般以头部降温为主，以持续冰枕、冰帽或置于冰槽中，应在心肺复苏等

抢救的同时进行。为避免体温过低发生心律失常、血黏度增加等并发症,以肛温降至35℃左右为宜。巴比妥类药物能降低脑代谢和抑制癫痫,因可抑制中枢神经、循环和促发心脏停搏,故只做选择应用。控制惊厥时苯巴比妥每次2~5 mg/kg。抽搐较频繁时宜给负荷量(10~20 mg/kg),分2次肌内注射后用维持量(每日5 mg/kg)持续至病情改善。

(二)保护脑细胞的功能

1. 自由基清除剂

CPR时的缺血再灌注损害与自由基的参与有关,自由基清除剂已应用于脑复苏,如超氧化物歧化酶(superoxide dismutase, SOD)、过氧化氢酶、谷胱甘肽、L-蛋氨酸、大剂量维生素C、维生素E、氯丙嗪、异丙嗪、硫喷妥钠、甘露醇、右旋糖酐、硫酸镁、去铁胺等。

2. 钙通道拮抗剂

缺血脑细胞钙内流使神经元损害,钙拮抗剂能扩张脑血管,增加脑血流而有助于神经功能恢复,常用药物有利多氟嗪、硝苯地平、尼群地平、硫酸镁等。

3. 能量合剂

ATP,辅酶A,细胞色素C,维生素C、维生素B_1、维生素B_6、维生素B_{12}、葡萄糖、γ-氨酪酸、脑活素、胞磷胆碱、1,6-二磷酸果糖等药物对保护和维持脑代谢功能有益。

4. 巴比妥

巴比妥具有抑制脑代谢,减轻脑水肿,降低颅内压,止惊等作用。

5. 其他

纳洛酮,前列腺素合成抑制剂,抗凝药等也已用于临床研究。

(三)维持内环境的稳定

1. 控制平均动脉压

复苏后要求立即恢复并维持正常或稍高的平均动脉压90~100 mmHg。低血压时脑灌注不足,高血压增加ICP。预防低血压可用血浆、右旋糖酐40或等渗晶体液(10~20 ml/kg)提高血容量,以中心静脉压、肺动脉楔压监测指导输液,或以不发生肺水肿为原则,同时用输液泵持续静脉滴注多巴胺8~15 μg/(kg·min),除维持血压促进脑再灌注外,血液稀释和肝素化是有益的,一般使血细胞比容降至30%~35%,伴心功能不全时应用洋地黄类药物等纠正心力衰竭。

2. 呼吸支持

保证全身有效供氧,观察患儿的呼吸运动、呼吸音强弱、气管分泌物涂片与培养,胸片检查和血气分析。复苏后至少2 h以上控制性呼吸,呼吸机参数为潮气量(V_T)15 ml/kg,吸呼比(I:E)1:1.5~2,呼气末正压(PEEP)5 cmH$_2$O,氧浓度(FiO$_2$)1.0~0.5,使患儿PaO$_2$维持在100 mmHg以上,PaCO$_2$25~35 mmHg。自主呼吸恢复后由控制通气改为指令通气,停用PEEP后FiO$_2$为0.5时PaO$_2$>100 mmHg、PaCO$_2$和pH正常者可停用呼吸机。积极防治肺部感染和加强呼吸道管理。

3. 纠正内环境失衡

记录24 h出入量,动态测定血清电解质、血糖和尿素氮、血尿渗透压和血气,及时了解肾脏功能并防治肾功能衰竭。每日出入量略呈负平衡状态,注意纠正酸中毒、低血钾(每日200~300 mg/kg,口

服与静脉各半,或1 000 ml尿补充氯化钾1 g)。保证热量供应,无腹胀、应激性溃疡和胃潴留时以鼻饲为主,否则需进行全静脉营养,输注葡萄糖时按3～4 g加入1 U胰岛素。

(四)预后评价

心跳呼吸骤停的持续时间,复苏的充分性和并发症可影响患者的预后,昏迷患者应每6～24 h进行一次Glasgow-pittsburgh评分直到清醒。小儿心搏骤停后7天内的脑电图(electroencephalogram, EEG)结果有助于判断出院时神经系统结果,但不能作为唯一标准。瞳孔反应、是否出现低血压、血浆神经标记物(如神经特异性烯醇、S100B)水平以及血浆乳酸水平是可能影响小儿心搏骤停后生存率和神经系统预后的因素。正常体温下循环停止10～20 min(低温下40 min)仍可恢复,CPR后意识不清,1～2周仍有恢复的可能。一般来说,眼和上呼吸道反射迅速恢复者预后良好,持续昏迷、瞳孔反射消失者提示预后不良,瞳孔大小、眼和上睑运动、EEG和自主呼吸的恢复时间不能作为预后的指标,脑死亡是停止复苏的指征。

(孙　瑛　张马忠)

参 考 文 献

[1] Abend N S, Topjian A A, Kessler S K, et al. Outcome prediction by motor and pupillary responses in children treated with therapeutic hypothermia after cardiac arrest. Pediatr Crit Care Med, 2012, 13(1): 32－38.

[2] Atkins D L, Berger S, Duff J P, et al. Part 11: Pediatric Basic Life Support and Cardiopulmonary Resuscitation Quality: 2015 American Heart Association Guidelines Update for Cardiopulmonary Resuscitation and Emergency Cardiovascular Care. Circulation, 2015, 132(18 Suppl 2): S519－S525.

[3] Atkins D L, de Caen A R, Berger S, et al. 2017 American Heart Association Focused Update on Pediatric Basic Life Support and Cardiopulmonary Resuscitation Quality: An Update to the American Heart Association Guidelines for Cardiopulmonary Resuscitation and Emergency Cardiovascular Care. Circulation, 2018, 137(1): e1－e6.

[4] Berg M D, Schexnayder S M, Chameides L, et al. Part13: pediatric basic life support: 2010 American Heart Association Guidelines for Cardiopulmonary Resuscitation and Emergency Cardiovascular Care. Circulation, 2010, 122(suppl 3): S862－S875.

[5] De Caen A R, Berg M D, Chameides L, et al. Part 12: Pediatric Advanced Life Support: 2015 American Heart Association Guidelines Update for Cardiopulmonary Resuscitation and Emergency Cardiovascular Care. Circulation, 2015, 132(18 Suppl 2): S526－S542.

[6] Fink E L, Berger R P, Clark R S, et al. Serum biomarkers of brain injury to classify outcome after pediatric cardiac arrest. Crit Care Med, 2014, 42(3): 664－674.

[7] Lakshminrusimha S, Steinhorn R H, Wedgwood S, et al. Pulmonary hemodynamics and vascular reactivity in asphyxiated term lambs resuscitated with 21 and 100% oxygen. J Appl Physiol(1985), 2011, 111(5): 1441－1447.

[8] Topjian A A, Lin R, Morris M C, et al. Neuron-specific enolase and S-100B are associated with neurologic outcome after pediatric cardiac arrest. Pediatr Crit Care Med, 2009, 10(4): 479－490.

[9] Walson K H, Tang M, Glumac A, et al. Normoxic versus hyperoxic resuscitation in pediatric asphyxia cardiac arrest: effects on oxidative stress. Crit Care Med, 2011, 39(2): 335－343.

[10] Wyckoff M H, Aziz K, Escobedo M B, et al. Part 13: Neonatal Resuscitation: 2015 American Heart Association Guidelines Update for Cardiopulmonary Resuscitation and Emergency Cardiovascular Care. Circulation, 2015, 132(18 Suppl 2): S543－S560.

第103章
心肺脑复苏

　　"心肺复苏"（cardio pulmonary resuscitation, CPR）是指针对呼吸和心搏骤停所采取的紧急医疗措施，以心脏按压形成暂时的人工循环并诱发心脏的自主搏动，以人工呼吸替代患者的自主呼吸。但是，心肺复苏的成功不仅是要恢复自主呼吸和心跳，而且更重要的是恢复中枢神经系统功能。从心搏骤停到细胞坏死的时间以脑细胞最短，因此，维持适当的脑组织灌流是心肺复苏的重点。CPR初始就应积极防治脑细胞的损伤，力争脑功能的完全恢复。故将"心肺复苏"扩展为心肺脑复苏（cardio pulmonary cerebral resuscitation, CPCR），CPCR的概念更能准确地反映心肺复苏的根本目的，即保持重要脏器脑和心脏的有氧灌注，减少复苏后神经功能不全及重要脏器的衰竭。

第一节　生存链的概念及复苏流程

　　生存链的概念是成功心肺复苏关键环节的总结，对于大多数心脏原发或者是窒息造成的心搏骤停都很实用。2015年后，把院内和院外心搏骤停的生存链区分开来，确认患者救治的不同途径。不论骤停发生在何处，复苏后治疗一般都会汇集到医院的重症监护室进行。在到达医院之前，院内和院外可获得的医疗资源截然不同。院外心搏骤停的患者依赖社区获得救助，更多的是非专业救护人员。非专业救护人员必须识别出心搏骤停、进行呼救、启动紧急医疗服务系统（emergency medical services systems, EMSs）、开始心肺复苏并给予除颤；指导接受紧急医疗服务培训的专业团队接手后，将患者转移至急诊或直接进入导管室，并最终送至重症监护室进行后续治疗。相反，院内心搏骤停患者依赖于专门的监控系统来预防心搏骤停，如果心搏骤停（cardiac arrest, CA）发生，初级救援人员可以不用离开患者，而是通过手机完成医疗机构各个部门间的顺畅沟通，以及由专业医疗人员组成的多学科团队进行救治，这一点在围术期更加明显。因此，院外和院内CPR的救治程序，应该遵循不同原则。院内心搏骤停，一般是会得到积极预防，一旦发生，可以快速获得监测，迅速识别，并启动院内紧急救治系统，同时给予患者高质量的心肺复苏，在具备急救技能的高级救援团队到达后，给予快速除颤或进入导管室进行治疗，复苏后立即转入重症监护室。院外心搏骤停，旁观者首先要识别患者的心搏骤停，并快速拨打120，然后给予高质量心肺复苏，在能获得除颤设备的情况下，快速给予除颤，并在急救团队到达后，交给救援人员，进行基础和高级急救医疗干预，复苏成功后转入重症监护室（图103-1）。

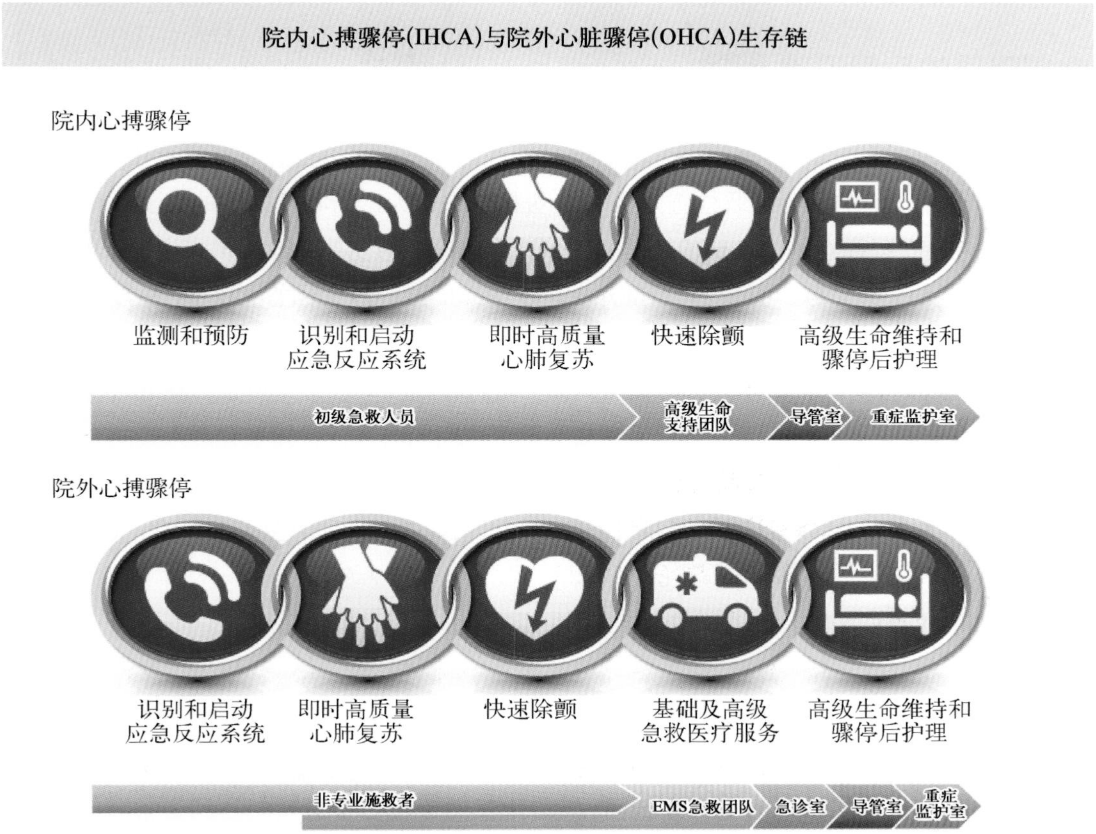

图103-1　院内心搏骤停与院外心搏骤停生存链

无论是院内还是院外心搏骤停,早期识别心搏骤停,包括在患者猝倒前识别胸痛;旁观者或者专业救援人员,早期开始CPR,早期除颤(3～5 min内开始CPR+除颤)可以提高生存率到49%～75%,而每延迟1 min,都将使生存率下降10%～12%;早期高级生命支持和标准的复苏后治疗,都有利于CA患者救治成功率的提高。

心肺复苏救治流程基本分为三个阶段:基础生命支持(basic life support, BLS),高级生命支持(advanced life support, ALS)和复苏后治疗(post-cardiac arrest care, PCAC)。

第二节　基础生命支持

基础生命支持又称初期心肺复苏,是心搏骤停后挽救患者生命的基本急救措施。BLS的主要措施包括胸外心脏按压和人工呼吸(包括呼吸道管理)。

从2010年开始,美国心脏联合会和国际复苏联络委员会针对心肺复苏的方法更新了CPR指南(2010 American Heart Association Guidelines for Cardiopulmonary Resuscitation and Emergency Cardiovascular Care),着重强调了高质量CPR的要求。该指南在2015年再次更新,因此本章节所有心肺复苏更新部分,都是以2015年指南为参考标准进行撰写。成年患者BLS的主要内容包括如下内容。

一、心搏骤停的尽早识别

对CA的早期识别十分重要,客观因素会影响其准确判断。为了避免在判断过程中花费过多时间,从2010年AHA复苏指南中不再强调检查是否有大动脉搏动作为诊断心搏骤停的必要条件,也将"看、听、感"判断是否有呼吸存在的做法从传统的复苏指南中删除。对于非专业人员来说,如果发现有人突然猝倒并伴有意识消失或晕厥,可轻拍其肩部并大声呼叫,如无反应(无回答、无活动);没有呼吸或有不正常呼吸(濒死喘息);或突然出现难以解释的抽搐(类似癫痫症状),就应立即判断为已发生心搏骤停,并启动EMSs,以争取时间获得专业人员的救助和获得电除颤仪。即使是专业人员在10 s内还不能判断是否有脉搏,也应立即开始CPR。并且脉搏判断要与呼吸判断同时进行。如果有两人或两人以上在急救现场,一人立即开始进行胸外心脏按压,另一人打急救电话,启动EMSs。围术期,发现CA患者的医护人员应立即呼叫上级医师或启动院内急救系统,快速获得除颤仪,并参与心肺复苏。

二、尽早开始CPR

CPR是复苏的关键,启动EMSs同时应立即开始CPR。CPR顺序从2010年开始,更改为CAB顺序,即按压(chest compressions, C),气道(airway, A),呼吸(breathing, B)(新生儿依旧保持ABC顺序)。胸外心脏按压是重建循环的重要方法,正确的操作能够使心排血量约达到正常时的30%,可以保证机体最低限度的循环需要。即在现场复苏时,首先进行胸外心脏按压30次,随后开放呼吸道并进行人工呼吸。实际上,在心搏骤停的最初时段仍有氧存留在患者肺内和血液中,及早胸外按压,可将残存氧带到大脑和心脏。

(一)心脏按压

心搏骤停的定义为有效心脏机械活动的停止,因此通过对循环体征消失的有效判断,可以对其进行确定。心搏骤停是心血管疾病最常见的致死表现,有大约25%的心搏骤停事件归咎于无脉性室性心律失常造成,包括室颤(VF)和无脉性室性心动过速(pulseless ventricular tachycardia, PVT);其余的心搏骤停原因包括心脏停搏(asystole)和无脉性电活动(pulselesselectricalactivity, PEA)。经历VF或者VT的患者,生存率要高于PEA/心脏停搏,预后相对较好,主要原因包括:① 室性心律失常可以通过除颤进行治疗(初始波形"可电击"),而其他类型心律失常不可;② 室性心律失常是心源性心搏骤停的主要临床表现,而其他类型心律失常的出现多是非心源性心脏停搏因素未得到有效控制所引起的。同时不同情况下心肺复苏自主循环恢复率及存活率是不尽相同的(表103-1)。

表103-1 不同情境下恢复自主循环和复苏存活率的区别

停 跳 类 型	恢复自主循环(ROSC)	存 活 率
院内目击情况下心搏骤停	52%	19%
院内无目击情况下心搏骤停	33%	8%
院外心搏骤停(总)	59%	10%

（续表）

停 跳 类 型	恢复自主循环（ROSC）	存 活 率
无目击院外心搏骤停	21%	4%
目击下院外心搏骤停	41%	15%
目击和"可电击"下的路人CPR	53%	37%
路人仅按压复苏	-	13%
院内目击情况下心搏骤停	52%	19%

心脏按压，是针对心搏骤停患者采取的紧急复苏技术，采用间接或直接施压于心脏，使心脏维持充盈和搏出功能，并能诱发心脏自律搏动恢复的措施。心搏骤停的最初几分钟，应及早实施胸外按压（chest compressions）。因为在心搏骤停初始，患者体内的血氧仍保持在较高水平，心脏停搏、心排血量减少是导致心肌和脑部缺氧的主要原因。因而，第一时间通过胸外按压，可以支持循环，维持心脑供氧。机体内的氧消耗殆尽，使血液中氧含量降低，则需要胸外按压配合人工呼吸。

1. 胸外心脏按压的机制

（1）心泵机制　胸外心脏按压是通过体外按压胸骨，将心脏向后压于坚硬的脊柱上，通过挤压心腔，将血液排出。此时，二尖瓣、三尖瓣关闭，阻止血液逆流至心房，使血液流向主动脉。按压放松时，胸廓因弹性回缩而扩张，心脏恢复原状，静脉血被动吸回心内。通过反复胸外按压可以驱动血液流动，建立人工辅助循环。研究发现，体外心脏按压，可以使心脏各腔室之间存在着一个承受和传导压力的梯度，即左心室压＞右心室压＞右心房压，这一现象在很大程度上支持了心泵机制。

（2）胸泵机制　胸外按压时，主动脉、左心室、上下腔静脉压力同时增高。因为动脉对抗血管萎陷的压力大于静脉压，按压时动脉保持开放，且动脉管腔相对狭小，等量血液在动脉可产生较大压力，使血压上升。同时，在胸腔入口处的大静脉被压陷（静脉壁比动脉壁薄），颈静脉瓣可防止血液反流，血液只能从动脉方向前流。按压放松时，胸腔内压力下降，形成了胸外和胸内的静脉压差，静脉管腔开放，血液可以从外周静脉返回右心房。此时，动脉血也从胸腔外反向流向主动脉，由于受主动脉瓣的阻挡，反流的部分血液从冠状动脉开口流入冠脉，以营养心肌。

只要正确操作，即能建立暂时的人工循环，动脉血压可达80～100 mmHg，足以防止脑细胞的不可逆损害。

2. 胸外心脏按压的实施方法

施行胸外心脏按压时，患者必须平卧，背部垫一木板或平卧于地板上，术者立于或跪于患者一侧。按压部位在胸骨中下方。将一手掌根部置于按压点，指尖离开胸壁，另一手掌掌根与其平行放置，手指交叉相扣。两臂伸直，凭自身重力通过双臂和双手掌，垂直向胸骨加压。胸外心脏按压应有力而迅速，施救者应避免按压手限制胸廓回弹，否则可导致胸膜腔内压升高，冠状动脉和脑的灌注减少，并增加肋骨骨折风险。

根据2015年AHA复苏指南，高质量的复苏措施包括：按压频率至少100～120次/min，按压深度5～6 cm，每次按压后胸部完全回弹，尽可能减少按压中断，给予患者足够的通气，按压通气比为30：2，每次通气可见到胸廓起伏，通气时间超过1 s。对于没有高级气道的接受心肺复苏的患者，实施心肺复苏的目标是尽量增加胸部按压在整个心肺复苏中的比例。人工气道建立后，通气改为每6 s 1次呼吸，并给予持续心脏按压。心脏按压有效的表现包括：可以触及大动脉的搏动，监护条件下可见

到心电监测显示按压心电波形,动脉血压监测见到按压波形的表现。只有当心肌(尤其是心肌起搏系统)得到足够血液灌注,才可能恢复自主循环。

3. 开胸心脏按压

胸外按压可使主动脉压升高,但右房压、右室压及颅内压也升高,因此冠脉的灌注压和血流量并无明显改善,脑灌注压和脑血流量的改善也有限。而开胸心脏按压对中心静脉压和颅内压的影响较小,因而增加心肌和脑组织的灌注压和血流量,有利于自主循环的恢复和脑细胞的保护。但开胸心脏按压对技术条件的要求较高,且难以立即开始,可能会延迟复苏时间。对于胸廓畸形、胸外伤、多发肋骨骨折、心包压塞等患者,应首选开胸心脏按压;胸外心脏按压效果不佳并超过10 min者,只要具备开胸条件,应采用开胸心脏按压;在手术室内应在胸外按压的同时,积极准备开胸心脏按压。

4. 恢复自主循环的判断方法

患者一旦恢复自主循环,应停止胸外按压。因此,围术期要根据以下指标进行判断,包括:① 脸颊、口唇、甲床和皮肤色泽转红;② 出现自主呼吸或呼吸改善;③ 散大的瞳孔缩小,存在眼球活动,睫毛反射与对光反射出现;④ ECG有波型改变(排除无脉形电活动);⑤ 收缩压 > 60 mmHg;⑥ 肌张力恢复或增高;⑦ 神志意识改善;⑧ 呼吸末CO_2分压($P_{ET}CO_2$)爆发性增加。监测$P_{ET}CO_2$用于判断CPR的效果更为可靠,升高表明心排血量增加,肺和组织的灌注改善,爆发性增加,往往提示ROSC;⑨ 床旁心脏即时超声辅助判断。上述指标不能取代2 min一次通过触摸大动脉搏动的再次评估。

5. 插入式腹部按压-CPR和俯卧位-CPR

插入式腹部按压-CPR(Interposed Abdominal Compression-CPR, IAC-CPR)是一种3人复苏技术(腹部按压+胸部按压+通气)。在胸廓回弹阶段,腹部按压人员在剑突和脐连线中点进行按压,按压节律与心脏按压保持一致,深度能够触及腹主动脉。IAC-CPR增加了动脉舒张压和促进静脉回流以及血流灌注到重要脏器。主要是经过熟练训练的医护人员在院内急救进行。

俯卧位-CPR是当患者不能够放置在仰卧位,被迫采取的CPR模式。尤其是在院内建立有高级气道的CA患者。

(二)人工呼吸

在CPR期间人工呼吸与心脏按压同样重要,尤其是因窒息导致心搏骤停者,如儿童、溺水者,麻醉剂残留等已存在低氧血症的CA患者。先心脏按压30次再进行人工呼吸2次。

1. 呼吸道管理

保持呼吸道通畅是进行人工呼吸(artificial respiration)的先决条件。昏迷患者很容易因各种原因而发生呼吸道梗阻,其中最常见原因是舌后坠和呼吸道内的分泌物、呕吐物或其他异物引起呼吸道梗阻。因此,在施行人工呼吸前必须清除呼吸道内的异物。解除因舌后坠引起的呼吸道梗阻,最简单有效的方法是仰头抬颏法;但对于有颈椎或脊髓损伤者,应采用托下颌法;有条件时可放置口咽或鼻咽通气道、食管堵塞通气道或气管内插管等,以维持呼吸道通畅。当高级气道建立,例如气管内插管,联合导管置入,及喉罩置入后,呼吸频率改为10次/min,并持续心脏按压。

2. 徒手人工呼吸

以口对口(鼻)人工呼吸最适于现场复苏。施行口对口人工呼吸时,应先保持呼吸道通畅。操作者一手保持患者头部后仰,并将其鼻孔捏闭,另一手置于患者颈部后方并向上抬起。深吸一口气并对

准患者口部用力吹。每次吹毕即将口移开,此时患者凭胸廓的弹性收缩被动地自行完成呼气。进行人工呼吸时,每次送气时间应大于1 s,潮气量以可见胸廓起伏即可,约500～600 ml,尽量避免过度通气;不能因人工呼吸,中断心脏按压。对于院外CPR,因施救者可能为非专业人员,因此可仅做按压,不给通气;如经过训练的施救者,可在现场做口对面罩的人工通气。

3. 简易人工呼吸器和机械通气

凡便于携往现场施行人工呼吸的呼吸器,都属简易呼吸器。球囊-面罩简易呼吸器使用时将面罩扣于患者口鼻部,挤压呼吸囊即可将气体吹入患者体内。使用过程中应该与气道开放手法配合使用,避免气体进入胃内引起反流误吸。如气道开放困难,可以在置入口咽导管或鼻咽导管后,给予辅助正压通气。人工气道建立后,也可将其与人工气道相连接进行人工呼吸。呼吸囊远端还可与氧气源连接,以提高吸入氧浓度。建立高级气道的CA患者,需及时使用呼吸机治疗,尤其是在医院内ICU或手术室等固定医疗场所。

（三）心搏骤停电除颤策略

电除颤(defibrillation)是以一定能量的电流冲击心脏使室颤终止的方法,以直流电除颤法最为广泛应用。目前市售的除颤器多为双相除颤仪,首次除颤时所需的能量较低(≤200J),除颤成功率也较高,但无改善出院率的证据。在心搏骤停中心室颤动的发生率最高,在医院外发生心搏骤停者,85%以上的患者开始都有室性心动过速,很快转为室颤,而电除颤是目前治疗室颤和无脉室性心动过速的最有效方法。对于室颤者,如果除颤延迟,除颤的成功率明显降低,室颤后4 min内、CPR 8 min内除颤可使其预后明显改善。因此,施行电除颤的速度是复苏成功的关键,尽早启动EMSs的目的之一,也是为了尽早得到自动除颤器(AED)以便施行电除颤。

目前手动和自动体外除颤仪都是使用双相波形,一般有3种不同设计,包括双相截断指数(biphasic truncated exponential, BTE),直线双相(recti linear biphasic, RLB)及脉冲双相波形。它们在相同程序化能量设置情况下,都可以释放不同峰值电流,并可以根据患者电阻情况,调整不同输出电流。因此,不同厂家产品即使设置了相同程序化能量设置,其除颤效能也不尽相同。BTE和RLB类产品临床证据相对较多,虽然脉冲双向波形除颤仪已经开始使用,但目前临床应用证据仍不充足。目前没有充足证据能够证实,究竟何种双向波形或多大能量的首次电除颤终止室颤(VF)成功率(除颤5 s内,终止VF的比率)更高。目前公开发表的研究报告显示,首次除颤使用≤200 J能量的双相电除颤仪除颤的成功率在85%～98%。RLB双相电除颤仪会依据患者电阻情况释放比预设的能量更多的除颤能量,初始选择120 J能量实际释放量会达到150 J。BTE,RLB或单相除颤仪都可以用于房性或室性心律失常。证据显示双相除颤仪除颤效率优于单相除颤仪。双相除颤仪可以选择厂家推荐能量等级进行首次除颤,如无法获得,首次除颤可以选择最大能量等级。2010年指南推荐如果VF/pVT首次能量使用厂家推荐的120～200 J,如果等级没有达到除颤效果,再次除颤可以选用不低于第一次的等级能量除颤。

除颤电极下应垫以盐水纱布或导电糊并紧压于胸壁,以免局部烧伤和降低除颤效果。双相电除颤仪,首次胸外除颤电能≤200 J(目前无法有具体数值推荐),第二次可增至200～300 J,第三次可增至360 J。目前没有证据表明,双相除颤仪360 J会增加心肌损伤。小儿开始的能量一般为2 J/kg,再次除颤至少4 J/kg,最大不超过10 J/kg。开胸后将电极板直接放在心室壁上进行电击称为胸内除颤,胸内除颤的能量,成人从10 J开始,一般不超过40 J;小儿从5 J开始,一般不超过20 J。除颤后应立即行胸外心脏按压和人工呼吸。室上性或室性心动过速也可行电转复治疗,但所需要的电能较低。治

疗成人心房颤动所需能量为120~200 J,心房扑动为50~100 J。治疗儿童室上性心动过速所需能量为0.5~1 J/kg,最大不超过2 J/kg。电极片放置有四种方法,前-左(胸外除颤时将一电极板放在靠近胸骨右缘的第2肋间,另一电极板置于左胸壁心尖部。),前-后,前-左肩胛下线,前-右肩胛下线。

第三节　高级生命支持

高级生命支持是基础生命支持的延续,是以高质量的复苏技术,复苏器械、设备和药物治疗,争取最佳疗效和预后的复苏阶段,是生存链中重要环节,主要包括以下内容。

一、通气和供氧

在CPR条件下的低血流状态下,通过血流向心脑重要脏器的氧输送十分有限。因此,在BLS阶段心脏复苏远比呼吸复苏重要。在ALS阶段应利用专业人员的优势和条件,进行高质量的心脏按压和人工呼吸。适时建立人工气道更有利于心脏复苏,最佳选择是气管内插管,不仅可保证CPR的通气与供氧、防止发生误吸、避免中断胸外心脏按压,并可监测$P_{ET}CO_2$,有利于提高CPR的质量。通过人工气道进行正压通气时,频率为10次/min,气道压低于30 cmH_2O,避免过度通气。正压通气同时,也要清楚认识到,被动正压通气会增加胸腔内压,影响静脉回流。但是院外简易呼吸器可以明显提高供氧效率,提高生存率。CPR过程中的供氧浓度一直没有定论,是否应该给100%纯氧气仍有争论,同时100%纯氧吸入延长会增加氧中毒的机会。

二、恢复和维持自主循环

ALS期间应着力恢复和维持自主循环,为此应强调高质量的CPR和对室颤及无脉室性心动过速者进行早期除颤。对室颤者早期CPR和迅速除颤可显著增加患者的存活率和出院率。对于非室颤者,应该采取高质量的复苏技术和药物治疗以迅速恢复并维持自主循环,避免再次发生心搏骤停,并尽快进入复苏后治疗以改善患者的预后。

高质量的CPR和复苏的时间程序对于恢复自主循环非常重要。CPR开始后即要考虑是否进行电除颤,应用AED可自动识别是否为室颤或无脉室性心动过速(VF/PVT)并自动除颤。缺点是需要等待AED检测时间。围术期或者ICU内,患者多在密切监护下进行治疗,因此除颤仪的使用更适合,可以减少中断按压时间,调整除颤能量。同时在围术期更应推荐节律指导的除颤策略。当可以立即获得AED时,对于有目击的成人CA,应尽快使用。若成人在未受监护情况下或者不能立即获得AED时,应先开始CPR,待AED可供使用后,再尝试电击。对于监护条件下的CA,则应根据监护仪心电监测结果,决定是否电击治疗。早除颤,依然是高级生命支持的重要内容。除颤以后立即转入CPR 2 min,如果是无脉性电活动或心脏静止(PEA/asystole),则应用肾上腺素,每3~5 min可重复给予,同时建立人工气道,监测$P_{ET}CO_2$。如果仍为VF/PVT,则再次除颤,并继续CPR 2 min。再次除颤后仍为VF/PVT,可继续除颤并继续CPR 2 min,同时考虑病因治疗。如此反复救治,直到自主循环恢复。病因治疗对于成功复苏十分重要,尤其是对于自主循环难以恢复或难以维持循环稳定者。

三、CPR期间的监测

在不影响胸外按压的前提下,CPR时应建立必要的监测方法和输液途径,以便于对病情的判断和药物治疗。主要监测如下内容。

(一)心电监护

CA时的心律和复苏过程中出现其他心律失常,只有心电监测可以明确诊断,可为治疗提供极其重要的依据。

(二)呼吸末二氧化碳($P_{ET}CO_2$)

复苏过程中连续监测$P_{ET}CO_2$,对于判断心脏按压质量及ROSC有重要的指导意义。CPR期间,体内二氧化碳的排出取决于心排血量和肺组织灌注量,当心排血量和肺灌注量很低时,$P_{ET}CO_2$往往< 10 mmHg;当心排血量增加、肺灌注量改善时,$P_{ET}CO_2$则升高(> 20 mmHg);ROSC时,可达40 mmHg以上,并可作为停止心脏按压的重要指导指标。

(三)冠状动脉灌注压(coronary perfusion pressure, CPP)和动脉血压

CPP为主动脉舒张压和右房舒张压之差,对于改善心肌灌注和自主循环恢复有重要意义,CPP低于15 mmHg,自主循环很难恢复。CPP很难在临床监测,因此常用主动脉舒张压反应CPP。CPR过程中,主动脉舒张压持续低于20 mmHg,自主循环很难恢复,提示要改善复苏治疗,可给予肾上腺素或血管加压素。

(四)中心静脉血氧饱和度($ScvO_2$)

$ScvO_2$与混合静脉血饱和度SvO_2有很好相关性,并且临床更容易获得。正常值为70%～80%,如CPR过程中,$ScvO_2$持续低于40%,自主循环恢复概率很低。当$ScvO_2$已经大于70%,提示自主循环已经恢复。

四、药物治疗

心肺复苏时,药物治疗的目的主要是激发心脏恢复自主搏动并增强心肌收缩力,防治心律失常,纠正酸碱失衡及电解质紊乱。复苏期间给药途径主要是经静脉或骨髓腔穿刺,后者主要在不具备紧急静脉通路建立条件时使用。气管内给药的方法主要是将常规药量的2～2.5倍经生理盐水稀释至10 ml,气管滴入,一般仅限于肾上腺素。心腔内注射给药因并发症多,已经被摒弃。

(一)肾上腺素

为心肺复苏首选药物,主要通过激活α受体和β受体,刺激自主心律恢复。同时可通过舒张压升高,增加冠脉和脑的灌注;并通过增加心肌收缩力,使室颤患者由细颤转为粗颤波,有利于提高除颤成功率。用法为每3～5 min重复注射,剂量为0.5～1 mg,或0.01～0.03 mg/kg体重。对于不可电击的CA患者,应在心脏按压同时,尽早给予肾上腺素治疗。

(二)血管加压素

为一种抗利尿激素,当用了超过正常用量时,可产生非肾上腺素样血管收缩作用,并且半衰期为

$10 \sim 20 \text{ min}$。近年来临床研究未见其与肾上腺素联合应用,可以增加自主循环恢复,因此2015年指南中,取消了其在心肺复苏中与肾上腺素联用的推荐。

(三)胺碘酮

胺碘酮同时具有钠、钾、钙离子通道阻断作用,并有 α 和 β 肾上腺素受体阻断作用,因此治疗室性和房性心律失常都有效。在CPR时,如果室颤或无脉性室性心动过速,同时对电除颤、心脏按压或血管加压药物无效的患者,可考虑给予胺碘酮,不良反应是容易引起低血压和心动过缓。成人胺碘酮初始计量为300 mg(或 $3 \sim 5 \text{ mg/kg}$)缓慢静脉注射,重复给药剂量为150 mg。每日总剂量不超过2 g。

(四)利多卡因

可使心肌缺血或梗死提高颤动阈值,并于心室舒张期使心肌对异位性电刺激的应急阈值提高。适应证包括频发的室性期间收缩,室性二联律,多形性室性期前收缩,室性心动过速,还可以预防心肺复苏后或者放置心导管时室性心律失常发生。初始剂量为$1 \sim 1.5 \text{ mg/kg}$,每$5 \sim 10 \text{ min}$可重复应用。每日最大剂量不超过400 mg。

(五)阿托品

主要应用于迷走神经亢进引起的窦性心动过缓和房室传导阻滞,对于PEA或心脏静止患者不适用,还是要使用肾上腺素刺激心律恢复。对于有因窦性心动过缓诱发临床症状的患者,可以应用其改善症状,避免发生心脏停搏。

(六)碳酸氢钠

在CPR期间纠正代谢性酸中毒的最有效方法是提高CPR的质量,增加心排血量和组织灌注。在复苏期间不主张常规应用碳酸氢钠,是否使用还是由动脉血气分析结果确定。理由是输注碳酸氢钠,虽然可以改善静脉血pH,但是因心排血量下降,无法使产生的过多二氧化碳排出及组织酸性代谢产物(如乳酸)清除,过多给予碳酸氢钠,会增加二氧化碳产生,反而加重pH下降。对于因代谢性酸中毒、高钾血症、三环类或巴比妥类药物过量引起的CA,可考虑给予碳酸氢钠。纠正酸中毒同时,要注意钾离子浓度下降,应及时给予补充或减慢纠正酸中毒速度,避免诱发新的心律失常。首次剂量为1 mmol/kg,每10 min可重复给予0.5 mmol/kg,可根据动脉血气分析结果按公式计算,例如:① $NaHCO_3(\text{mmol})=BE \times 0.2 \times$ 体重(kg);② 5%碳酸氢钠毫升数=$[$正常$BE(\text{mmol/L})-$测定$BE(\text{mmol/L})] \times$ 体重$(\text{kg}) \times 0.4$;③ $NaHCO_3(\text{mmol})=BE \times 0.3 \times$ 体重$(\text{kg})(HCO_3^-$正常值$-HCO_3^-$实测值$) \times$ 体重$(\text{kg}) \times 0.4$。临床常用碳酸氢钠注射液(5% m/v)每20 ml(碳酸氢钠1 g)$\approx 12 \text{ mmol } NaHCO_3$。

五、心肺复苏的替代技术和辅助装置

传统心肺复苏包括人工胸外按压配合人工通气。从产生明显心排血量的角度来说,这存在固有的低效问题。因此,传统心肺复苏出现了一系列替代方法和辅助手段,以便在对CA实施复苏的过程中增加心排血量。当然这些设备更需要专科培训,方能进行使用。

机械按压设备，一般不做常规使用，在特殊救援环境以及救援人员有限，且需要长时间CPR；或者患者存在低温心脏停搏；正在移动救护车转运，在血管造影室；要求救援人员绝对不能间断地进行CPR，例如准备体外心肺复苏（extracorporeal-cardiopulmonary resuscitation, ECPR），拆、装设备期间。

体外心肺复苏（Extracorporeal CPR, ECPR）：ECMO和体外循环被视作不同形式的心肺复苏，也被称作体外生命支持（extracorporeal life support, ECLS），目前也在心肺复苏和CA患者抢救中得到应用。该技术通过体外氧合或者不氧合循环血液，在缺少心脏泵功能情况下，维持循环。成人CA经ECPR救治后神经功能损伤评估的研究显示，住院患者和院外患者，心搏骤停患者，当传统CPR无效时，给予ECPR，可以降低死亡率及伤残率。当然相关研究在选择病例方面也都存在偏倚。然而，ECPR可以明显延长目前CPR有效时间窗，提高出院存活率，降低CA患者神经损伤发生率。因此，在院内传统CPR ≥ 10 min，仍未恢复自主循环的CA患者可以考虑进行ECPR。

第四节 复苏后治疗

心搏骤停使全身组织器官立即缺血缺氧，往往造成多脏器功能损害甚至衰竭。心脏缺氧损害是否可逆，决定患者能否存活；中枢神经功能的恢复取决于脑缺氧损伤的程度；而肺、肾和肝功能的损害程度，决定整个复苏和恢复过程是否顺利。进行系统的复苏后治疗不仅可以降低因复苏后循环不稳定引起的早期死亡率，及因多器官功能障碍和脑损伤引起的晚期死亡率，而且可改善患者的生存质量。因此，一旦自主循环恢复应立即转运到有ICU条件的医疗单位进行复苏后治疗。防治缺氧性脑损伤和多器官功能障碍或衰竭，是复苏后治疗的主要内容。

一、呼吸管理

自主循环恢复后，维持良好的呼吸功能对于患者的预后十分重要。CPR后通常情况下高级气道已经建立（气管插管，甚至气管切开），应摄X线胸片以判断气管内插管的位置、有无肋骨骨折、心包填塞、气胸及肺水肿等并发症，同时有利于判定呼吸心搏骤停原因。对于昏迷、自主呼吸尚未恢复或有通气或氧合功能障碍者，应进行机械通气治疗，维持SpO_2为94%～96%，PaO_2为80 mmHg左右，$P_{ET}CO_2$为35～40 mmHg，$PaCO_2$为40～45 mmHg。在复苏后治疗期间应避免发生低氧血症，避免高气道压和大潮气量的过度通气及呼吸机相关肺损伤。对于自主呼吸已经恢复者，是否需要继续保持气管插管，要根据患者意识状态及气道自我保护能力是否重新建立而决定，切忌过早拔出气管插管，导致气道管理失败，造成二次损伤，目前仍以维持正常通气功能为宜。尽管过度通气可降低$PaCO_2$而有利于降低颅内压，但也可引起脑血管收缩而降低脑的血流灌注，导致进一步的脑损伤。

二、维持血流动力学稳定

脑损伤程度和血流动力学稳定性是影响心肺复苏后存活的两个决定因素。发生心搏骤停后，即使自主循环恢复，也常出现血流动力学不稳定，应从心脏前负荷、后负荷和心功能三方面进行评估和治疗。

因此,自主循环恢复后,应加强生命体征的监测,全面评价患者的循环状态。最好能建立有创性监测,如直接动脉压、CVP等,有条件者可应用床旁心脏超声技术进行心脏功能监测。一般认为,维持血压在正常或稍高于正常水平为宜,收缩压90 mmHg以上,MAP在65 mmHg以上,$ScvO_2 \geqslant 70\%$较为理想,有利于脑内微循环血流的重建。对于顽固性低血压或心律失常者,应考虑病因的治疗,如急性心肌梗死、急性冠脉综合征等。必要时给予ECMO,IABP及左室辅助设备支持(LAD),以维持循环功能稳定。

三、多器官功能障碍或衰竭的防治

机体某一器官功能衰竭,往往影响其他器官功能的恢复;外周器官功能的异常也无疑会影响到脑组织的病理性改变。因此,缺氧性脑损伤实际也是复苏后多器官功能障碍的一部分,如不能保持外周器官功能的完好,亦难以有效防治缺氧性脑损伤。心搏骤停虽只数分钟,复苏后的多器官功能障碍却可持续数小时以致数天,这是组织细胞灌流不足导致缺血缺氧的后果,也称为心搏骤停后综合征(post-cardiac arrest syndrome)。临床主要表现为代谢性酸中毒、心排血量降低、肝肾功能障碍、急性肺损伤或急性呼吸窘迫综合征等。复苏后应保持呼吸和循环功能的稳定,根据监测结果调整体液平衡,改善组织灌注压和心肌收缩力,使血流动力学处于最佳状态,以改善组织的血流灌注和供氧。

四、脑复苏

为了防治心搏骤停后缺氧性脑损伤所采取的措施称为脑复苏(cerebral resuscitation)。人脑组织按重量计算虽只占体重的2%,而脑血流量却占心排血量的15%~20%,需氧量占全身的20%~25%,葡萄糖消耗占65%。可见脑组织的代谢率高,氧耗量大,但能量储备很有限。当大脑完全缺血5~7 min以上者,发现有多发性、局灶性脑组织缺血的形态学改变。当自主循环功能恢复,脑组织再灌注后,脑缺血性改变仍继续发展。脑细胞发生不可逆性损害是在再灌注后,相继发生脑充血、脑水肿及持续低灌流状态,使脑细胞继续缺血缺氧、导致细胞变性和坏死,称为脑再灌注损害(reperfusion injury)。脑细胞从缺血到完全坏死的病理变化过程是非常复杂的。有人观察到,在心跳停止5 min后,以正常压力恢复脑的血流,可见到多灶性无再灌流现象,可能与红细胞凝聚、血管痉挛、有害物质的释放等因素有关。因此,脑复苏的主要任务是防治脑水肿和颅内压升高,以减轻或避免脑组织的再灌注损伤,保护脑细胞功能。

五、目标温度管理

所有CA后恢复自主循环的昏迷成年患者都应采取目标温度管理(target temperature management,TTM),即传统的低温治疗。低温是脑复苏综合治疗的重要组成部分。因为低温可使脑细胞的氧需量降低,从而维持脑氧供需平衡,有利于脑细胞功能的恢复。研究表明,体温每降低1℃可使脑代谢率下降5%~6%,脑血流量降低约6.7%,颅内压下降5.5%。这对于防治复苏后发生的脑水肿和颅内高压十分有利。但是,全身低温也可带来一些不利的应激反应,如寒战、心肌抑制等。研究表明,浅低温和中低温对心搏骤停复苏后的神经功能恢复是有益的。欧洲的研究结果显示,因室颤引起的心搏骤停自主循环恢复后,施行32~34℃低温,持续24 h,6个月后神经功能恢复的良好率和死亡率

（55%，41%），均显著优于常温组（39%，55%）。澳洲的研究认为，医院外心搏骤停自主循环恢复后，施行33℃低温，持续12 h，神经功能恢复优良率为48.8%，显著优于常温组（26.5%）。但在对复苏后施行低温的适应证，目标温度，降温开始、达到目标温度和持续的时间，以及降温方法等，仍有待于进一步研究。新的证据表明，一定范围内的低温都可以作为CA后一定时间的目标温度。低温对脑和其他器官功能均具有保护作用，对于心搏骤停自主循环恢复后仍然处于昏迷者，即对于口头指令没有反应者，都主张进行低温治疗。但不能认为凡是发生心搏骤停者都必须降温。一般认为，心搏骤停不超过3～4 min者，其神经系统功能可自行迅速恢复，不必低温治疗；循环停止时间过久以致中枢神经系统严重缺氧而呈软瘫状态者，低温亦不能改善其功能，因此，对于心搏骤停时间较久（＞4 min），自主循环已恢复仍处于昏迷者，或患者呈现体温快速升高或肌张力增高，且经过治疗后循环稳定者，应尽早开始低温治疗。如果心搏骤停时间不能确定者，则应密切观察，若患者神志未恢复并出现体温升高趋势或开始有肌紧张及痉挛表现时，应立即开始降温。2015年AHA复苏指南推荐，对于院外、因室颤发生的心搏骤停，经CPR已恢复自主循环但仍处于昏迷的成年患者，应进行浅低温（32～36℃）治疗12～24 h。24 h后继续温度管理是指在TTM后需要积极预防昏迷患者的发热。目标温度管理结束后，可能会出现发热症状。尽管目标温度管理结束后发热危害的观察性证据存在矛盾，但仍然认为预防发热是有益的，对于进一步减低重要脏器损害有重要意义。现在主张目标温度管理结束72 h后，才能做预后评估。对于未进行目标温度管理的患者，应当在恢复自主循环72 h后做预后评估。所有初次心搏骤停发展为脑死亡或者循环死亡的患者，都应视为可能的器官捐献者。

六、促进脑血流灌注

脑血流量取决于脑灌注压的高低，脑灌注压为平均动脉压与颅内压之差。因此，应适当提高动脉压，降低颅内压和防治脑水肿。有人主张在自主循环恢复后即刻应控制血压稍高于基础水平，并维持5～10 min，此后通过补充容量或应用血管活性药物维持血压在正常偏高水平。脱水、低温和肾上腺皮质激素的应用仍是现今常用的防治急性脑水肿和降低颅内压的措施。脱水的目的是减少细胞内液，但临床上往往是先减少血管内液，其次是组织间液，最后才能达到减少细胞内液的目的。因此，在脱水过程中应适当补充胶体液以维持血管内容量和血浆胶体渗透压，使细胞内和组织间质脱水而维持血管内的容量正常。脱水应以增加排出量来完成，而不应过于限制入量。适当的血液稀释（HCT为30%～35%）有利于改善脑血流灌注，促进神经功能的恢复。

七、心搏骤停后救治的关键问题

对于所有ST段抬高的患者，以及无ST段抬高，但血流动力学或心电不稳定，疑似心血管病变的患者，建议紧急冠状动脉造影。所有心搏骤停患者接受复苏治疗，但继而死亡或脑死亡的患者都应评估为可能的器官捐献者。未能恢复自主循环而终止复苏的患者，当存在快速器官恢复项目时，可以考虑为可能的肝肾捐献者。

治疗已知或疑似阿片类药物过量患者的经验表明，急救和BLS中给予纳洛酮是安全有效的。因此，现在建议非专业施救者和医护人员对于高度怀疑上述药物中毒的CA患者给予纳洛酮，辅助心肺

复苏治疗。在围术期常见的局麻药全身中毒治疗过程中，对发生心搏骤停且标准复苏措施治疗失败的患者，可考虑静脉给予脂肪乳剂治疗。

（苏斌虓）

参 考 文 献

［1］ 陈孝平,汪建平.外科学：8版.北京：人民卫生出版社,2016.

［2］ Koster R W, Baubin M A, Bossaert L L, et al. European Resuscitation Council Guidelines for Resuscitation 2010 Section 2. Adult basic life support and use of automated external defibrillators. Resuscitation, 2010, 81(10): 1277－1292.

［3］ Deakin C D, Nolan J P, Sunde K, et al. European Resuscitation Council Guidelines for Resuscitation 2010 Section 3. Electrical therapies: automated external defibrillators, defibrillation, cardioversion and pacing. Resuscitation, 2010, 81(10): 1293－1304.

［4］ Deakin C D, Nolan J P, Soar J, et al. European Resuscitation Council Guidelines for Resuscitation 2010 Section 4. Adult advanced life support. Resuscitation, 2010, 81(10): 1305－1352.

［5］ Hess E P, Russell J K, Liu P Y, et al. A high peak current 150-J fixed-energy defibrillation protocol treats recurrent ventricular fibrillation (VF) as effectively as initial VF. Resuscitation, 2008, 79(1): 28－33.

［6］ Berg R A, Hemphill R, Abella B S, et al. Part 5: adult basic life support: 2010 American Heart Association Guidelines for Cardiopulmonary Resuscitation and Emergency Cardiovascular Care. Circulation, 2010, 122(18 Suppl 3): S685－705.

［7］ Link M S, Atkins D L, Passman R S, et al. Part 6: electrical therapies: automated external defibrillators, defibrillation, cardioversion, and pacing: 2010 American Heart Association Guidelines for Cardiopulmonary Resuscitation and Emergency Cardiovascular Care. Circulation, 2010, 122(18 Suppl 3): S706－719.

［8］ Cave D M, Gazmuri R J, Otto C W, et al. Part 7: CPR techniques and devices: 2010 American Heart Association Guidelines for Cardiopulmonary Resuscitation and Emergency Cardiovascular Care. Circulation, 2010, 122(18 Suppl 3): S720－728.

［9］ Neumar R W, Otto C W, Link M S, et al. Part 8: adult advanced cardiovascular life support: 2010 American Heart Association Guidelines for Cardiopulmonary Resuscitation and Emergency Cardiovascular Care. Circulation, 2010, 122(18 Suppl 3): S729－767.

［10］ Peberdy M A, Callaway C W, Neumar R W, et al. Part 9: post-cardiac arrest care: 2010 American Heart Association Guidelines for Cardiopulmonary Resuscitation and Emergency Cardiovascular Care. Circulation, 2010, 122(18 Suppl 3): S768－786.

［11］ Nolan J P, Soar J, Cariou A, et al. European Resuscitation Council and European Society of Intensive Care Medicine 2015 guidelines for post-resuscitation care. Intensive Care Med, 2015, 41(12): 2039－2056.

［12］ Callaway C W, Donnino M W, Fink E L, et al. Part 8: Post-Cardiac Arrest Care: 2015 American Heart Association Guidelines Update for Cardiopulmonary Resuscitation and Emergency Cardiovascular Care. Circulation, 2015, 132(18 Suppl 2): S465－482.

［13］ Lavonas E J, Drennan I R, Gabrielli A, et al. Part 10: Special Circumstances of Resuscitation: 2015 American Heart Association Guidelines Update for Cardiopulmonary Resuscitation and Emergency Cardiovascular Care. Circulation, 2015, 132(18 Suppl 2): S501－518.

［14］ O' Connor R E, Al Ali A S, Brady W J, et al. Part 9: Acute Coronary Syndromes: 2015 American Heart Association Guidelines Update for Cardiopulmonary Resuscitation and Emergency Cardiovascular Care. Circulation, 2015, 132(18 Suppl 2): S483－500.

［15］ Link M S, Berkow L C, Kudenchuk P J, et al. Part 7: Adult Advanced Cardiovascular Life Support: 2015 American Heart Association Guidelines Update for Cardiopulmonary Resuscitation and Emergency Cardiovascular Care. Circulation, 2015, 132(18 Suppl 2): S444－464.

［16］ Brooks S C, Anderson M L, Bruder E, et al. Part 6: Alternative Techniques and Ancillary Devices for Cardiopulmonary Resuscitation: 2015 American Heart Association Guidelines Update for Cardiopulmonary Resuscitation and Emergency Cardiovascular Care. Circulation, 2015, 132(18 Suppl 2): S436－443.

［17］ Kleinman M E, Brennan E E, Goldberger Z D, et al. Part 5: Adult Basic Life Support and Cardiopulmonary Resuscitation Quality: 2015 American Heart Association Guidelines Update for Cardiopulmonary Resuscitation and Emergency Cardiovascular Care. Circulation, 2015, 132(18 Suppl 2): S414－435.

第七篇

围术期疼痛治疗和管理

第104章
疼痛的病理生理

　　疼痛是临床实践中最常见的症状之一。疼痛本身的意义在于对机体的保护以及疾病的诊断，然而持续性的疼痛会导致机体发生某些不可逆的结构变化，从而对机体产生持续性的伤害性刺激。疼痛控制和管理，特别是围术期的疼痛管理已经成为目前临床关注的热点之一。近年来，伴随着探讨疼痛发生机制相关的基础科学研究的增多，许多新的疼痛治疗的靶点被逐渐发现。然而导致疼痛的致病因素很难被真正发现，只有确定了围术期疼痛发生的原因，同时明确其潜在的疼痛发生机制，才有可能实现对于疼痛有效的针对性管理和治疗。

第一节　疼痛的定义和分类

一、疼痛的定义

　　国际疼痛协会（international association of the study of pain, IASP）提出虽然很少有人死于疼痛，但很多人死亡时伴随着疼痛，并且有更多人生活在病痛中。世界疼痛大会在2000年将疼痛确定为继血压、呼吸、脉搏、体温之后的"第五大生命体征"，足以见得疼痛对于机体的重要性所在。

　　目前被广泛接受的疼痛的定义是IASP在1994年提出，并在2001年进行了更新，定义疼痛是与实际或潜在的组织损伤相关联的不愉快的感觉和情绪体验，或用组织损伤这类词汇所描述的主诉症状。从定义上可以看到，疼痛包括感觉（sensory）和情绪（emotional）两种成分，其中疼痛的感觉成分主要是感知和鉴别疼痛的刺激强度和性质，而疼痛的情绪成分包括疼痛所引起的厌恶情绪、压抑等，与逃避行为密切相关，痛情绪的变异性极大，并且容易受到过往经验的影响。

二、疼痛的分类

　　疼痛具有多种不同的分类，从生理学上可以分为生理性疼痛以及病理性疼痛；从病程上可以分为急性疼痛以及慢性疼痛；从部位上可以分为外周疼痛（体表痛）以及内脏痛等（表104-1）。

表104-1　临床常用疼痛的分类

分 类 标 准	分　　类
病情	急性痛,慢性痛
刺激原	机械性疼痛,温度性疼痛,化学性疼痛
痛感觉	快痛(刺痛、锐痛),慢痛(钝痛)
发病机制	生理病理性痛,精神心理性痛
机体部位	外周疼痛(躯体性痛),内脏痛
神经系统	周围神经,中枢神经

（一）生理性疼痛

生理性疼痛和病理性疼痛具有相同的神经感觉纤维以及信号传导通路,持续时间较短,与局部已经存在的损伤或者创伤相关。生理性疼痛对于机体具有保护功能,是对潜在的或者即将发生的组织损伤的警告。机体对于生理性疼痛的反应通常包括回避反应或者忍耐。

（二）病理性疼痛

病理性疼痛和生理性疼痛共享相同的神经感觉纤维和信号传导通路。病理性疼痛与组织损伤、局部炎症以及直接的神经损伤相关。病理性疼痛伴随着外周敏化和中枢敏化,同时痛觉也会传递至机体未损伤的区域。病理性疼痛在外源伤害性刺激消失或者停止时仍然会存在,并且可以表现为急性疼痛或者慢性疼痛。

（三）急性疼痛

急性疼痛持续时间不超过3个月,通常是由组织损伤或者创伤引起,其本质可以认为是一种炎性反应。机体对于急性疼痛具有自适应性以及修复性,急性疼痛对于机体是一个警示标志,通过镇痛治疗处理或者在创伤痊愈后疼痛自然愈合消失。急性疼痛诱发的原因非常常见,包括意外的肌肉扭伤、组织创伤、骨创伤、局部缺血、内脏的炎症以及外科手术等,上述伤害性刺激作用于正常组织时,会引起机体的回避反应,保护正常组织受到进一步的伤害。而当正常组织受到损伤或者产生炎症时,生理性疼痛的出现是大部分疼痛患者就医的常见原因之一。急性疼痛的产生往往不损伤神经系统,并且对神经系统没有过度扰动。

（四）慢性疼痛

慢性疼痛通常持续时间大于3个月以上,它由持续性的外周或者中枢病变、组织损伤或者退行性病变引起的慢性炎症所导致的持续性的伤害过程。慢性疼痛的发生和维持与自主神经系统以及感觉神经系统都有密切的关系,常表现为自发的持续性疼痛,并且慢性疼痛虽然是由初始损伤所诱导,但其过程的维持更多的是初始伤害刺激以外的因素。慢性疼痛常伴随抑郁、焦虑、内分泌紊乱、睡眠障碍等,是严重影响患者生活质量的临床问题。临床上慢性疼痛的主要类型为神经病理性疼痛,其余病

因还包括癌症疼痛以及炎性疼痛等。

神经病理性疼痛(neuropathic pain)是外周或者中枢神经系统的原发性损伤或异常生理功能障碍所引起的。外周神经病理性疼痛由外周神经系统的原发性损伤或功能障碍引发,而中枢神经病理性疼痛由中枢神经系统中的损伤或功能障碍引发。全球范围有7%～10%的人群存在神经病理性疼痛症状,在美国大约有375万人饱受神经病理性疼痛的困扰,在欧洲也有7%～8%的人群长期受到神经病理性疼痛的影响,在这些人群中有5%的患者疼痛情况非常严重,已严重影响其工作能力和生活质量。造成神经系统损伤的原因种类繁多,包括缺血性损伤、手术或者非手术的损伤、化疗药物、脊髓损伤、脑损伤以及多种疾病,糖尿病、卒中、多发性硬化等都可能导致神经病理性疼痛的发生。神经病理性疼痛通常表现为自发痛、灼热痛以及痛觉过敏等临床特征。然而神经病理性疼痛的发生机制非常复杂,影响因素众多,目前仍然不清楚,初级传入功能的变化、中枢以及高级中枢的改变或者是自主神经系统可能都参与了神经病理性疼痛的发展过程。

慢性癌症疼痛大多数是由肿瘤直接引起的,其中肿瘤压迫神经以及癌症的骨转移是最常见的两种病因,其导致疼痛的机制也非常众多以及复杂。癌症疼痛对于患者生理以及心理都有重要影响,患者常伴随有焦虑抑郁、睡眠质量差等现象。越来越多的医师意识到对于癌症疼痛的控制是让患者接受以及坚持进一步治疗的重要手段。

慢性炎性疼痛是机械性刺激炎症部位所诱发的疼痛,表现为炎性痛觉过敏。关节炎、炎性肠病等痛性慢性退行性疾病都具有慢性炎性疼痛的特征。慢性炎性疼痛是由初级传入纤维的活化和敏化导致的,组织创伤以及随后而来的炎症能够引起局部血流量的改变,引起高血钾,增加血管的通透性以及水肿的形成,同时伴随有周围组织免疫细胞的活化、迁移以及生长和营养因子释放的变化。作为组织损伤的结果,循环中的白细胞、血小板、血管内皮细胞、周围组织免疫细胞以及感觉和交感神经纤维会释放和合成炎性介质,已发现的炎性介质包括白介素-1、白介素-8、神经生长因子、腺苷、组胺、前列腺素等,这些炎性介质可以直接致痛或者引起外周敏化,使得外周传入对于低强度的非伤害性刺激反应变得更为敏感。

(五) 外周疼痛

痛觉从外周到脊髓的传导由伤害性感受器介导。所谓的"伤害性感受器(nociceptor)"是一类小直径(直径< 2 μm)、有髓鞘或者无髓鞘包裹的神经纤维。伤害性感受器是一类对伤害性刺激敏感或者对长期伤害性刺激敏感的神经元。

伤害性感受是外周和中枢神经系统对有害的机械、电、热或化学刺激的躯体感觉反应。外周伤害性感受器包括A-δ纤维和C纤维,其胞体在背根神经节(dorsal root ganglion, DRG)或三叉神经节中。外周伤害性感受器存在于皮肤、肌肉、结缔组织、血管以及胸和腹部脏器中。

外周神经系统中主要存在三种感觉纤维类型:A-β, A-δ和C纤维。每种神经纤维具有各自的特性,使得其对不同类型的感觉信息做出各自的反应和传导。其具体作用和调控将在后文进行进一步讨论。

(六) 内脏痛

内脏传入神经纤维和表皮传入神经纤维传递伤害性信息至背根神经节(DRG)。内脏痛相关的

神经纤维包括副交感神经纤维以及交感神经纤维,与自主神经系统活动有关,且这种自主神经系统的活动是基于C纤维介导的刺激作用的。内脏痛发生的相关因素有很多,心率、呼吸速率、出汗和血压升高都与内脏痛有关。

内脏痛通常没有明确的界限存在,通常将内脏痛主要分为由表皮来源或由外周来源导致的躯体痛。内脏痛具有模糊、强烈和扩散的性质和特征。内脏痛的特性包括具有强烈的扩散性、形成性和蔓延特性,并可能形成牵涉痛(referred pain)。牵涉痛的产生是由于内脏神经传入纤维和外周(表皮区等)神经传入纤维在脊髓背角会聚和共定位的结果。有报道提示对于内脏痛的感受会随着年龄的增长而迟缓,有研究表明,老年人群中对内脏痛的报道出现延迟现象。内脏痛最初的伤害性刺激来源主要是源于内脏胀痛或是炎症。

三、疼痛的神经生物学基础

(一)痛觉相关的神经系统的组成

与痛觉相关的神经系统主要包括外周神经、脊髓、脑干以及大脑皮质。

外周神经元主要是指背根神经节神经元(DRG),其外周端为传入和传出神经,其中枢端是背根。中枢神经元则包括树突、胞体以及轴突结构。

胶质细胞是目前新兴热点之一,中枢神经系统的70%是胶质细胞,包括小胶质细胞(microglia)、星形胶质细胞(astrocyte)、少突胶质细胞(oligodendrocyte)以及NG2胶质细胞。胶质细胞以往被认为主要发挥被动功能,是神经元的"保姆",起到营养以及支持神经元的作用,而近年来的研究发现胶质细胞还具有主动功能,包括神经调节、神经免疫以及维持离子稳态等,在突触传递、学习和记忆以及慢性痛的维持中都发挥着重要的作用。

(二)神经元的信息传递

神经元之间的信息传递主要为突触传递。突触是神经元亚细胞结构,包括突触前结构以及突触后结构。神经元之间的信息通过突触前递质释放,从而使得突触后的受体激活,这个过程也是化学能转化为电能的过程。

突触前释放的常见递质有谷氨酸(glutamate, Glu)、γ-氨基丁酸(GABA)、P物质(substance P, SP)以及脑源性神经营养因子(brain derived neurotrophic factor, BDNF)等。突触后常见的受体根据激活的时程通常分为三类,其中配体门控/电压门控通道为毫秒级激活,例如电压门控激活的钙通道(voltage gated calcium channel, VGCC)以及N-甲基-D-天冬氨酸受体(N-methyl-D-aspartic acid receptor, NMDA)等;G蛋白偶联受体为分秒级激活,例如NK-1受体;酪氨酸激酶受体为时日级激活,例如酪氨酸激酶受体B(tropomyosin receptor kinase B, TrkB)。突触后受体激活下游分子的细胞信号传导系统,其中胞内的信号转导因子包括蛋白激酶C(protein kinase C, PKC)、蛋白激酶A(protein kinase A)以及丝裂原活化蛋白激酶(mitogen-activated protein kinase, MAPK)等,核内基因转录和表达包括环磷腺苷效应元件结合蛋白(cAMP-response element binding protein, CREB)等。突触间的信息传递的过程是化学能转化为电能的过程,突触前的递质释放使得突触后的受体激活,神经元发生去极化,从而产生神经电脉冲,进而使得信息在神经元之间传递。

（三）痛觉的解剖结构

伤害性刺激作用于机体后,导致组织细胞破裂,从而释放出化学物质,激活了伤害性感受器,通过传入神经纤维传导到神经中枢,进而引起了痛觉。痛觉的感受主要包括感受器(用于换能)、外周神经(电脉冲的传递)、中枢神经(发挥信号调控作用)、大脑皮质(用于痛觉的认知)以及外周和中枢(痛行为反应)(图104-1)。

痛觉的传递包括上行传导通路以及下行传导通路。痛觉的上行传导通路包括感受器传导至脊髓、脑干、丘脑,最后到达大脑皮质。痛觉的上行传导通路共有8条传导束,分别为脊髓丘脑束、脊髓网状束、脊髓中脑束、脊髓颈核束、背柱突触后纤维束、脊髓下丘脑束、脊髓旁臂杏仁束以及脊髓旁臂下丘脑束。不同的传导束投射到大脑皮质的不同区域,分别产生痛觉的鉴别、痛情绪反应、自主神经系统的反应和相关的运动调节等。经典的痛觉上行通路认为痛感觉通过新脊髓丘脑束传递至腹后外侧核后,传导至大脑皮质体感区,痛情绪通过旧脊髓丘脑束传递至髓板内核,传导至边缘系统或者大脑皮质联合区。痛觉的下行传导通路则是由皮质传导至丘脑、脑干,最后作用于脊髓。痛觉的下行调控包括下行抑制系统和下行易化系统。下行抑制系统包括下丘脑、中脑导水管周围灰质区(PAG)和中缝大核区(NRM);下行易化系统包括前扣带回皮质(anterior cingulate cortex, ACC)、延脑头端腹内侧区(rostral ventromedial medulla, RVM)以及中缝背核区(DRN)。下行抑制系统在脊髓压抑痛觉信息,下行易化系统在脊髓放大痛觉信息。

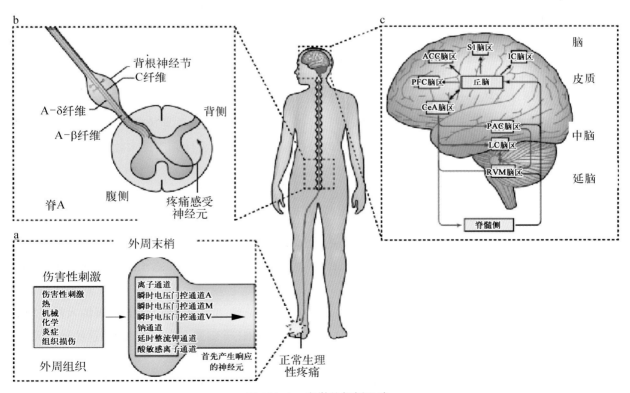

图104-1　痛觉的解剖通路

图片源自 Peter M. Grace. *Nature Reviews Immunology*, 2014

第二节 疼痛的病理生理

一、疼痛的通路和发生

疼痛包括痛感觉与痛情绪，其产生涉及外周神经、脊髓、脑干以及更高级的皮质之间复杂的相互作用。

（一）伤害性感受器

1. 伤害性感受器类型

上文提到外周伤害性感受器包括A-δ纤维和C纤维，其胞体在背根神经节（DRG）或三叉神经节中。伤害性感受器可以对多种类型的刺激产生响应，包括化学刺激、机械刺激或者热刺激等。外周神经系统中主要存在三种感觉神经纤维类型：A-β，A-δ和C纤维。每种神经纤维具有各自的特性，使得其对不同类型的感觉信息做出各自的反应和传导。

A-β纤维是一类大直径、高度有髓鞘的纤维，A-β纤维能够最快地将动作电位信息从外周传导到中枢末端。A-β纤维激活阈值低，通常对于轻触摸有响应，并且主要负责传递外周触觉信息。在正常生理条件下，快速传导的A-β纤维（传导速度大于30 m/s）主要介导来自特殊机械感受器受体的非伤害性刺激。如果激活了大直径低阈值的A-β纤维，则可以在脊髓水平关闭闸门，从而可以激活脊髓抑制性的中间神经元，同时抑制来自小直径神经纤维的信息，从而抑制疼痛的上行传导。

A-δ纤维的直径（2～5 μm）较小，部分有髓鞘，和A-β纤维相比电导性较差，并且有较高的激活阈值。文献表明A-δ纤维对热和机械刺激都有反应。A-δ纤维传导速度为5～30 m/s，其介导的疼痛感觉通常被描述为快痛、锐痛和刺痛。

C纤维是直径最小（<2 μm）的初级传入神经纤维，C纤维无髓鞘且传导速度为0.5～2.5 m/s，是传导速度最慢的神经纤维。C纤维激活阈值高，可以选择性的检测伤害性刺激。多数C纤维具有多态反应，部分C纤维在正常条件下只对纯化学刺激敏感，并且对伤害性热刺激（>45℃）敏感，对机械刺激和普通热刺激不敏感。目前通常认为有两类C纤维，一类为肽类C纤维，主要投射到脊髓背角I层，包含有P物质（SP）、钙降素基因相关肽（CGRP），同时表达TrkA受体，对神经生长因子（NGF）敏感，可能参与了炎症痛信息的传递；另一类为非肽类C纤维，主要投射到脊髓背角Ⅱ层，可以被植物凝集素IB4特异性的标记，表达P2X3受体以及c-ret受体，对胶质源性神经营养因子（GDNF）敏感，可能参与了神经病理性疼痛信息的传递。

在皮肤和内脏器官中还存在一小类"沉默"的伤害性感受器，它们是无髓鞘的初级传入神经元。这些神经元对于机械刺激和热刺激不敏感，但是在炎症介质和化学刺激存在的情况下，这些神经元变得活跃，产生自发放电并导致感受野的变化，在外周敏化中发挥重要作用。

正常情况下，短时程的高强度刺激激活传入C纤维和A-δ纤维，只能导致很少的或几乎没有组织损伤或结构变化，但是很有可能引起短暂的瞬时性疼痛来作为一种生理上的预警，这种反应也可以被认为是一种生理保护性反应，一旦初始以及潜在的损伤愈合后，伤害性感受系统就会恢复正常。在临

床上，引起这种瞬时疼痛的原因可能是由于术后疼痛、内脏炎症、感染和轻度组织损伤等。A-δ纤维和C纤维将伤害性刺激转换成动作电位，并传导到脊髓的背角。伤害性感受器（初级传入纤维的中枢末梢）以有序的方式终止于脊髓背角胶质层。

A-δ纤维和C纤维可以被更低强度的刺激激活并导致不同程度的疼痛，并且这种类型的疼痛时程更持久。如果不及时进行干预和治疗，这种类型的疼痛能够导致外周神经系统和中枢神经系统更持久的形态和功能变化，从而转变为难以根治的慢性痛。慢性手术后疼痛（＞2个月）可以定义为起因是急性的术后疼痛，未经及时的治疗或治疗效果不佳，从而转变为慢性和持续性疼痛。

2. 伤害性感受器分布和特性（表104-2）

按对刺激的反应分类，伤害性感受器可以分为特异性伤害感受器和非特异性（多觉）伤害性感受器。其中特异性伤害性感受器对特异刺激产生响应，包括MSA（对机械敏感传入）、MIA（机械不敏感传入，包含50%A-δ纤维和30%C纤维，对温度和化学刺激敏感）以及C-LT（低阈值C纤维，仅对机械刺激敏感）；非特异性伤害性感受器对多种刺激产生响应，包括CMH（C纤维机械和热敏伤害性感受器，对于机械刺激和热刺激敏感，主要表现为灼烧痛）以及AMH（A-δ纤维机械和热敏伤害性感受器）。

按对刺激的性质分类，伤害性感受器可以分为机械性伤害性感受器、温度伤害性感受器以及化学伤害性感受器。机械性伤害性感受器对于信息传导速度快，其感受末梢是裸露的非特化感觉神经末梢，在特化压力感受器缺失的情况下仍可传导信息。通常神经损伤后神经瘤具有压力敏感性，同时机械刺激可以引起DRG神经元去极化。机械性伤害性感受器在内脏和皮肤都有分布，其中内脏传入包括ASIC1、ASIC2、ASIC3、TRPV1、TRPA1、P2X3等通道，而皮肤传入包括TRPA1、TRAAK、TREK1/2、P2X3、$Ca_v3.2$等通道。温度性伤害性感受器主要介导对于温度（冷和热）的感受，其中皮肤灼热感受主要由瞬态电压感受器阳离子通道V类（TRPV）介导，TRPV1对大于42℃的刺激敏感，TRPV2对大于42℃的刺激敏感，TRPV3/TRPV4对大于33℃的刺激敏感。而对于伤害性冷刺激则是由瞬态电压感受器阳离子通道M类（TRPM）以及A类（TRPA）介导，其中TRPM8通道对于小于25℃敏感，TRPA1通道对于小于17℃敏感。化学伤害性感受器主要介导化学物质刺激相关的反应，常见的化学物质包括氢离子（H^+）刺激（激活ASIC1-4通道；TRAAK/TREK受体）、辣椒素类刺激（激活TRPV1受体）、甲醛溶液/丙烯醛/芥子油刺激（激活TRPA1受体）、薄荷醇（激活TRPM8受体）、三磷酸腺苷（激活P2X1-6受体）、5-羟色胺（激活$5-HT_3$受体）、乙酰胆碱（激活nAch受体）、谷氨酸（激活GluR1-5受体，NR1-2受体）以及γ-氨基丁酸（激活GABA受体）等。

表104-2　伤害性感受器分布和特性

疼痛类型	感受器分布	刺激原	痛觉定位	疼痛性质
浅表痛	皮肤,皮下组织,黏膜	机械,化学,灼热	明确	锐痛,刺痛,灼烧痛
深部痛	肌肉,肌腱,筋膜,关节,骨骼	过度牵拉,机械损伤,痉挛	弥散,辐射	钝痛,痉挛痛
内脏痛	内脏器官	膨胀,缺血,肌肉痉挛	模糊,牵涉性痛	深部痛,刺痛

传入末梢上的受体和通道是真正的感受器，可以将外周刺激转换为电脉冲，而其换能依赖于受体和通道的激活，目前比较热门的研究热点包括辣椒素受体TRPV1、酸敏感离子通道ASIC以及嘌呤受体P2。同一传入末梢可以表达多种感受器，感受不同性质的刺激。

3. 外周伤害性感受器的传导

（1）伤害性感受器的激活　周围组织损伤或神经损伤导致初级传入伤害性感受器的激活，同时引起兴奋性肽释放、受体表达和离子通道的表达。

（2）受体的表达与传导　疼痛传导和疼痛刺激被侦测的过程中有一系列离子通道型受体和配体门控型受体发生了变化，包括了通过热激活的辣椒素受体（TRP）、酸敏感离子通道受体（ASIC）和嘌呤受体（P2X）。

辣椒素受体属于瞬态电压感受器阳离子通道（TRP）离子通道，可以允许Ca^{2+}离子和Na^+离子的渗透。辣椒素受体相关的TRP通道（TRPV）可以被辣椒素、热、酸和炎症因子激活，也可以被热刺激（＞43℃）激活。辣椒素受体在小直径的外周传入神经元以及中枢神经系统中都有分布（图104-2）。

酸敏感离子通道（ASIC）可以被低pH（H^+）激活，并且在整个神经系统中都有分布。酸敏感离子通道也可以被热刺激、酸刺激、缺血因素以及炎症因子所激活。

嘌呤受体（P2X）是离子型配体门控的离子通道，其主要功能是介导胞外三磷酸腺苷（ATP）的快速突触传递。ATP的释放能够激活感觉神经元，并能引起尖锐的瞬时疼痛。

（3）离子通道的表达与转导　外周神经纤维上存在有大量的电压门控型钠离子（Na^+）通道。钠通道对于正常的神经传导、动作电位的产生具有非常重要的作用。初级传入神经元的动作电位以及神经元的兴奋性是由电压门控的钠离子（Na^+离子介导的内向电流）和电压门控的钾离子（K^+离子介导的外向电流）通道来控制的。Na^+离子通道开放非常迅速，能瞬时使细胞膜电位去极化，同时产生动作电位。激活上述这些离子通道是产生伤害性信号的必要因素，病理情况下异常的异位放电也是由Na^+离子通道介导的。Na^+离子通道分为对河豚毒素敏感（TTX-Sensitive）和对河豚毒素不敏感（TTX-Resistant）两种类型。直径较大的神经元上主要表达对河豚毒素敏感的钠离子通道，小直径的伤害性神经元上同时表达对河豚毒素敏感和对河豚毒素不敏感的钠通道。有研究表明前列腺素E_2、腺苷以及血清素也能提高钠离子通道的敏感性。有大量研究表明Na^+离子通道的阻滞剂虽然可以应用于疼痛的治疗，但其强烈不良反应（例如对于心肌活动等）限制了其临床应用的前景。选择性的阻滞对河豚毒素不敏感钠通道已经被推荐作为治疗神经病理性疼痛和其他慢性疼痛的选择之一。而对于河豚毒素敏感的钠通道研究则集中于$Na_v1.7$离子通道，由于天生缺乏$Na_v1.7$离子通道的人群有典型的无痛症状，提示$Na_v1.7$离子通道在疼痛中有非常重要的作用，其单核苷酸的多态性是目前疼痛研究的热点之一。

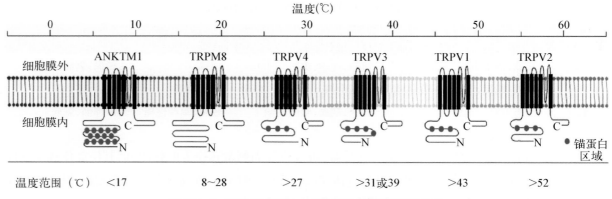

图104-2　温度感受器——瞬时电压感受器TRP家族

电压门控的钾离子(K^+)通道在感觉神经元大量表达。钾离子通道主要通过维持神经元的超极化(外向电流)起到稳定静息膜电位的作用。钾离子通道表达下调是导致感觉神经元的过度兴奋的可能因素之一。

电压门控钙离子(Ca^{2+})通道(VGCCs)主要参与感觉信息的传导以及递质的释放。电压门控钙离子通道通过增加胞内Ca^{2+}离子,从而引起动作电位的发放,进而导致长期的兴奋状态。电压门控钙离子通道的激活可以导致相关疼痛介质P物质(substance P, SP)以及降钙素基因相关肽(calcitonin gene related peptide, CGRP)的释放。

(二)疼痛发生机制的关键因素

1. 疼痛的传入通道

正常生理条件下,疼痛在外周的激活被认为是伤害性刺激感受器对于可以造成伤害的刺激的一种反应,而病理情况下的痛觉过敏以及自发性疼痛则更为复杂。表104-3和表104-4列举了引起疼痛敏感的不同的传入通道以及不同的传入通道诱发的疼痛所代表的多种不同的疼痛发生机制。

表104-3 疼痛的传入通道

疼痛的传入通道
1. 机械刺激、热刺激或者化学刺激
2. 低强度的刺激激活外周的敏感的伤害性感受器
3. 神经瘤、背根神经节、周围神经或者背根引起的伤害性感受器的异位放电
4. 低强度的机械刺激/热刺激激活外周低阈值传入纤维,同时伴随中枢敏化、突触重组或者去抑制
5. 神经瘤、背根神经节、周围神经或者背根引起的低阈值传入纤维的异位放电(同时周围神经损伤伴随有中枢敏化、突触重组或者去抑制)
6. 中枢神经元(脊髓背角、丘脑或者皮质)的自发性活动,中枢神经元中由神经瘤、背根神经节、周围神经或者背根引起的低阈值传入纤维的异位放电

表104-4 不同传入通道所代表的不同疼痛机制

疼痛机制	产 生 原 因
外周敏化	高阈值活化的受体、伤害性感受器外周末端的离子通道转运体的激活;受体、伤害性感受器外周末端的离子通道转运体的阈值敏感性发生的变化
感觉神经元兴奋性增加	初级神经传入纤维中离子通道的表达和兴奋、受体磷酸化或者蛋白聚积发生的变化
中枢敏化	中枢神经元(脊髓和脑)上配体门控和电压门控离子通道相关的通道动力学、神经元兴奋性以及突触传入的变化
表型调控	外周神经元和中枢神经元上受体—递质—离子通道表达变化
突触重组	细胞凋亡或者细胞出芽引起的突触连接的调控
去抑制	神经元激活的减少、受体—递质释放的下调以及细胞凋亡所引起的神经轴上不同水平的局部抑制缺失以及由前脑和脑干生成、在脑干和脊髓中止的下行抑制系统在局部抑制的缺失

2. 炎症介质

当机体损伤时,受损伤的细胞释放出胞内的物质,包括巨噬细胞(macrophage)、淋巴细胞(lymphocyte)和肥大细胞(mast cells)等。神经传入神经末梢暴露于致痛的炎症介质,例如钾离子

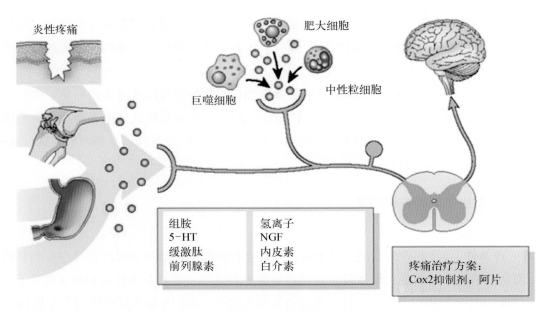

炎性疼痛　　肥大细胞　　巨噬细胞　　中性粒细胞

组胺	氢离子
5-HT	NGF
缓激肽	内皮素
前列腺素	白介素

疼痛治疗方案：
Cox2抑制剂；阿片

图104-3　损伤导致炎症致痛介质释放示意图

（K⁺）和氢离子（H⁺）、5-羟色胺（5-HT）、组胺、缓激肽、嘌呤、细胞因子、P物质（SP）、神经激肽A、降钙素基因相关肽（CGRP）、三磷酸腺苷（ATP）以及一氧化氮（NO）等。炎症介质可以通过激活花生四烯酸通路，从而产生白三烯以及前列腺素。研究表明缓激肽能够导致初级传入神经元的激活和敏化，从而引起疼痛、炎症产生和痛觉过敏。细胞因子则可直接作用于伤害性感受器，或者间接刺激前列腺素的释放。此外，促炎因子、肿瘤坏死因子-α（TNF-α）、白细胞介素-1（IL-1）、白细胞介素-6（IL-6）和白细胞介素-8（IL-8）则可能导致机械和热痛觉过敏（图104-3）。

前列腺素（prostaglandin, PGE₂）是在炎症发生、发热以及疼痛产生中发挥重要作用的介质。前列腺素主要起到促进敏化的作用，其可以通过缓激肽以及其他前炎性介质敏化初级传入神经元。同时，前列腺素也能直接激活伤害性感受器，降低激活伤害性感受器的阈值，并且增强伤害性感受器对于其他刺激，尤其是非伤害性刺激的反应。肥大细胞以及血小板释放的5-羟色胺（5-HT）则可以在受损伤过程中和持续疼痛刺激的过程中，直接引起感觉传入神经元的兴奋性增加。而肥大细胞还可以通过脱颗粒过程释放组胺，作用于感觉神经元上，低浓度的组胺可以导致痒觉的产生，而高浓度的组胺可以导致痛觉的产生。

P物质（SP）也是引起疼痛的重要介质之一，P物质可以引起肥大细胞的脱颗粒，从而导致组胺的释放，同时P物质也可以引起前列腺素（PGE₂）的释放，上文也提及这二者都是致痛的介质。

在组织损伤过程中，伴随着周围神经的损伤也会引起一些生化、生理以及形态的变化。周围神经的损伤可以导致神经营养肽-神经生长因子（NGF）的增加，神经生长因子已经被证明在外周敏化的过程中起着举足轻重的作用。此外，神经生长因子可以通过轴突传输到达脊髓背角，从而在中枢敏化过程中也发挥重要的作用。

3. 皮肤疼痛通路

皮肤上的伤害性感受器传入神经主要终止于脊髓背角的Ⅰ层、Ⅱ层以及Ⅴ层，同时携带信息传至脑干或者丘脑的二级神经元上的突触。伤害性刺激信号只有在到达脑干后，才会转化为有意识的感官知觉。脊髓丘脑束（spinothalamic tract, STT）、脊髓网状束（spinoreticular tract, SRT）以及脊髓臂旁

核束（spinoparabrachial tract, SPBT）这三条上行通路与疼痛信息的传输密切相关，且每一条传输途径都与疼痛发生过程的某个特定方面有关。通常认为感官识别通过脊髓丘脑束传导，而疼痛的稳态以及情绪通过脊髓网状束以及脊髓臂旁核束传导。这种传导方式表明快痛和慢痛通过不同的途径到达大脑的不同区域：快痛信息直接连接到丘脑，丘脑将疼痛信息传递至初级感觉运动皮质进行分析和应答，其功能类似于一个警报系统，可以准确地定位疼痛发生的位置，了解损伤的严重程度以及疼痛所持续的时间，快痛的主要来源为脊髓Ⅳ～Ⅴ板层的脊髓丘脑束神经元；慢痛则主要由C纤维介导，并对疼痛的情绪方面释放信号，其通过间接与脑干网状结构的连接到达丘脑，慢痛的轴突支配丘脑的非特异性丘脑内侧核以及脑干网状结构中的自主神经中心，慢痛的存在可以提示提醒大脑疼痛已经发生，需要注意保护受损伤的部位，在修复损伤部位期间需要密切注意和限制正常的活动。

目前的研究发现上行网状激动系统激活后，可以唤醒对疼痛刺激的反应，激活网状结构。而网状结构的激活刺激了蓝斑的去甲肾上腺素能神经元，从而激活下行疼痛调节系统以减轻对于疼痛的传导。在丘脑，丘脑皮质轴突将信息由丘脑发送至皮质，目前还没有特异的皮质区域可被认为是疼痛皮质，部分功能脑成像的研究结果提示某些皮质区域在疼痛刺激被感知时候发生了活化，并且这些区域和疼痛的不同功能组成有密切相关，例如躯体感觉皮质主要感受伤害刺激的部位以及伤害程度，边缘区的扣带皮质或者脑岛与痛情绪回避相关，也有部分前额叶皮质运动区参与了对疼痛认知评价的过程。

4. 内脏和肌肉疼痛通路

前文已经提到过，肌肉和内脏疼痛是分别作用于不同的伤害性感受器，因此人们猜测在脊髓里可能存在有仅对肌肉或者内脏产生应答的神经元或细胞。然而目前为止，研究发现脊髓里并不存在这样的神经元或者细胞。无论是具有内脏伤害性感受器还是肌肉伤害性感受器的所有的细胞，都同时具备有一个独立的皮肤感受器，这就提示信息的交叉融合主要是发生在脊髓内的。

内脏和肌肉伤害性感受器的主要终末支终止于脊髓背角的板层Ⅰ和板层Ⅴ，部分终止于板层Ⅱ，与皮肤伤害性感受器的传入略有不同。在脊髓板层Ⅰ中，内脏和肌肉伤害性感受器的终末支纤维交叉融合到脊髓丘脑束（STT）和脊髓臂旁核束（SPBT）的投射神经元，随后投射到脑干以及丘脑，并最终到达躯体感觉皮质。同时，内脏传入神经纤维也有部分终止于脊髓网状束神经元，投射到背柱核的细胞上。有研究表明，投射到背柱核细胞通路只参与了内脏疼痛的传导，而脊髓丘脑束和脊髓网状束内脏通路相较于参与内脏痛来说，更多的是参与了机体自主反射功能。临床研究发现，背柱损伤可以非常有效地缓解慢性的内脏疼痛，这个现象和思路为治疗内脏的癌性疼痛带来了全新的临床治疗手段。

内脏痛的主要表现形式为牵涉痛，其牵涉的部位与内脏器官有一定的规律性，牵涉痛的发生机制目前认为主要有会聚学说，认为内脏器官的痛传入纤维与躯体牵涉区的痛传入纤维都在脊髓背角同一脊节的二级神经元上会聚，导致大脑误以为疼痛信息来自皮肤。而易化学说则认为当内脏痛冲动高频发放的时候，使得脊髓后角细胞群兴奋范围扩大，将冲动传向更多的神经元，从而易化了该脊节的其他神经元，降低了其阈值，导致平时不至于引起疼痛的皮肤刺激转化为了致痛刺激。而闸门机制则认为内脏痛C纤维传导时闸门开放，使得躯体痛纤维A-δ神经纤维的传导易于通过，因此内脏疼痛的冲动在同一脊节上造成了躯体的痛敏区。会聚—投射假说则认为大脑皮质的感觉分辨区对于内脏疼痛的空间不能精确定位，但习惯于对体表疼痛的分辨，因此内脏痛冲动的中枢投射往往同时反应在体表区。同时，一级感觉神经元的分支可分别连接体表、肌肉和内脏，当其中的一个分支接受冲动后

可逆向传入另一分支,引起另一区域的疼痛。因此牵涉痛不仅发生在内脏体表,也可发生在躯体肌层体表。

5. 脊髓背角疼痛机制

外周初级传入神经纤维终止于脊髓背角,大多数有髓鞘的伤害性感受A-δ神经纤维终止于脊髓背角的板层Ⅰ层和Ⅴ层,而无髓鞘的伤害性感受C纤维终止于脊髓背角浅层的板层Ⅰ层和Ⅱ层,有一小部分C纤维可以达到更深的板层Ⅴ层。大直径的A-β神经纤维终止于脊髓更深的板层,主要支配区域为板层Ⅲ到Ⅵ层。Melzack和Wall两位科学家在1965年提出非常经典的"疼痛的闸门控制学说",用于描述外周神经纤维对于疼痛传递的作用。根据闸门学说,中枢传递细胞(T cells)主要存在于脊髓中,通过脑干和丘脑将疼痛信息传递到更高一级的中枢皮质来感知。当机体外周受到损伤后,A-δ和C神经纤维被激活,它们发出冲动信号可以兴奋中枢传递细胞,同时中枢传递细胞也可以接收A-β机械感受神经纤维的传入,同时刺激中枢传递细胞关闭由伤害性刺激导致的A-δ和C纤维打开的疼痛"闸门",从而抑制伤害性感受信息的上行通路。疼痛闸门控制学说并不能完全解释疼痛的发生和缓解,并且局限于当时的技术手段存在一定的瑕疵,但仍然为疼痛的调控提出了非常良好的模型,Ma实验室最新的研究发现脊髓背角存在有兴奋性和抑制性的两类神经元,也很好地为疼痛闸门学说提供了理论依据。Le Bars等科学家描述了一种存在于脊髓抑制性系统,这个系统是由A-δ和C纤维的激活引起的伤害性刺激所触发,他们称为扩散性伤害抑制性控制(diffuse noxious inhibitory controls, DNIC)。Riley等科学家认为扩散性伤害抑制的控制主要原理是一个疼痛信号掩盖了另外一个疼痛信号,由此他们提出了一个术语"条件性痛觉调制"(conditioned pain modulation, CPM)。伤害性信息的调制,例如疼痛的易化以及下行抑制,主要发生在脊髓背角。

(1)上行信号通路脊髓丘脑束(STT) 是机体中处理痛觉信息传导过程中最重要的通路。脊髓板层Ⅰ层和Ⅴ层的神经元是脊髓丘脑束的发源地,脊髓丘脑束的纤维在脊髓水平上大部分交叉于在板层Ⅰ和Ⅴ层附近。

脊髓丘脑束主要分为两部分,新脊髓丘脑束以及网状(旧)脊髓丘脑束。新脊髓丘脑束也被称为脊髓丘脑侧束,主要介导传导伤害性刺激的位置、强度以及持续时间等信息,并且主要投射至丘脑核后部。网状脊髓丘脑束主要构成了脊髓丘脑束通路的中间组成部分,并且主要投射到丘脑核中部,网状脊髓丘脑束主要被认为参与疼痛的自主感觉成分以及不愉快的情绪成分。脊髓网状束与疼痛的感知密切相关,并且介导了疼痛的情绪成分以及自主反应的发生。脊髓中脑束投射至中脑的网状结构,可以引起没有差别性的疼痛感觉。研究表明中脑网状结构可能在激活疼痛的下行抑制伤害性感受的过程中起到非常重要的作用。脊髓颈核束位于背外侧索,其神经纤维上行无交叉传递至外侧颈核,外侧颈核纤维可以传递到对侧丘脑。脊柱主要和非疼痛感觉相关,但其中也有部分神经纤维对伤害性刺激有反应,A-β神经纤维主要存在于这个通路。

小直径的有髓鞘神经纤维和无髓鞘的神经纤维在向更高级的中枢传递伤害性信息前,主要在脊髓背角进行伤害性信息的处理和整合。脊髓背角是一系列复杂相互作用的发源地。外周高阈值的感觉神经纤维、脊髓背角固有的中间神经元以及大脑发出的下行调控信息在脊髓背角相互作用。外周神经纤维主要激活两类神经元,分别为伤害性特殊感受神经元以及多感受性的广动力范围(wide dynamic range, WDR)神经元。伤害性特殊感受神经元主要分布于脊髓背角的浅层以及A-δ和C纤维的突触末梢。伤害性特殊感受神经元以及高阈值激活的神经元特异性地被伤害性刺激所激活,并

且在外周探测到痛觉刺激的时候能够发放动作电位进行传递。多感受性的、趋同性的广动力范围神经元位于脊髓背角的更深的板层，这些神经元对于伤害性刺激的传入以及非伤害性刺激的传入都有反应，并表现出随着刺激强度的增加，发放更多的动作电位。广动力范围神经元的活动是由伤害性输入产生的，这种活动在脊髓背角处进行信息的处理和换能，直接传递或者通过脑干传递至丘脑核和皮质上。与此同时，脊髓背角的传出纤维达到脊髓腹角，激活屈肌运动神经元，产生回避弯曲反射，从而使得机体可以对生理性的疼痛感觉，以及对于痛觉的回避反射在同一时间点发生。

广动力范围神经元接收所有三种感觉神经纤维的输入，因此可以对微小轻触摸刺激，以及伤害性的夹、热刺激和化学物质刺激进行全方位的响应。广动力范围神经元发放动作电位的方式主要取决于刺激的强度，呈现出梯度变化，同时广动力范围神经元会表现出 wind-up 现象，这种现象是一种短时程的突触可塑性变化。

（2）疼痛的脊髓背角调制　根据 Melzack 和 Wall 的闸门控制学说，首要的疼痛抑制系统存在于外周传入纤维中。A-δ 和 C 神经纤维传递伤害性信息至脊髓背角，而外周 A-β 神经纤维在脊髓水平的共刺激或共激活可以阻断伤害性信息。A-β 神经纤维关闭疼痛闸门的可能只是暂时性的，强烈而持久的伤害性刺激会导致造成抑制功能的丧失。伤害性信息释放上行至脊椎上水平，激活下行抑制和调节系统。第二道抵御伤害性信息传递的屏障是抑制性的神经递质 γ-氨基丁酸（GABA）、甘氨酸的释放以及阿片类药物和 α-肾上腺素能受体在脊髓背角的激活。抑制性神经递质、GABA 和甘氨酸降低伤害性特殊感受神经元和广动力范围神经元的反应，从而影响了脊髓背角伤害性信息的传出。

GABA 和甘氨酸在脊髓背角可以抑制伤害性信息传入。GABAA 受体主要介导突触后抑制，GABAB 受体主要介导在突触前抑制脊髓背角的兴奋性氨基酸。GABA 的激动剂作用于氯离子通道，引起细胞膜的超极化并且对于膜电位有稳定作用（calming effect）。GABA 抑制性功能的丧失和其他一些因素对触诱发痛的发展有非常重要的作用。

外周的损伤和炎症可以引起应激和免疫反应，导致内源性的阿片肽类物质，包括 β-内啡肽、脑啡肽、强啡肽和内吗啡肽在损伤部位的释放并进入循环。上述物质和 5-HT 以及去甲肾上腺素是下行抗伤害感受通路中的主要神经递质。阿片肽能够结合背根神经节上的阿片受体，沿着内轴突传送至外周神经末梢。在脊髓背角，阿片受体主要存在于突触前和突触后。突触前阿片受体的激活可以抑制包括 P 物质（SP）在内的一类致痛的兴奋性神经递质的释放。而突触后的阿片受体介导了钾通道激活，引起伤害性特殊感受神经元和广动力范围神经元的超极化。然而对于阿片受体的敏感性严重影响神经病理性痛，因此阿片受体对于慢性持续性疼痛的作用非常有限，长期使用外源性阿片类药物可能干扰阿片受体的镇痛机制，能够引起次级 NMDA 受体的激活，从而导致的痛觉过敏。

下行抑制调节系统通过激活脊髓背角突触前 α 肾上腺素能受体和内源性去甲肾上腺素的释放从而产生镇痛作用。研究表明阿片类药物和 α 肾上腺素能受体激动剂有协同效应，α 受体激动剂可乐定和右美托咪定在脊髓给药能起到镇痛效果。此外，腺苷受体也部分参与调节了脊髓背角伤害性信息的处理。

（3）下行抑制和调制信号通路　下行控制系统的概念在 20 世纪 70 年代到 80 年代提出，最初是指脑干的结构发出下行的冲动，抑制脊髓背角内的伤害性信息传导。上行伤害性信息传导信号通路主要是脊髓丘脑和脊髓网状信号通路，而下行疼痛调节纤维源于延髓头端腹内侧区（rostral ventromedial medulla, RVM）并投射到脊髓背角，它们同时具有兴奋性和抑制性。参与抑制伤害性信息和疼痛

调制的主要脑区是下丘脑、中脑导水管周围灰质PAG区（阿片类）、蓝斑（去甲肾上腺素）、中缝大核（5-HT/GABA）和外侧网状旁巨细胞核（5-HT）。它们通过背外侧索传递冲动信息到脊髓，相较于伤害性信息更快的传递至之前所提到的脑区和核团，导致它们的激活和伴随的特异性的抑制性神经递质在不同水平的释放，从而在脊髓背角调节疼痛。简化的下行抑制系统包括中脑导水管周围灰质PAG投射到延脑腹内侧髓质RVM，包括富含血清素的中缝巨胞核（nuceleus raphe magnus, NRM）以及核网状巨核细胞部分α、巨胞旁外侧核。RVM内的血清素能神经元和部分GABA能神经元或者甘氨酸能神经元沿着脊髓背外侧束（DLF）投射并终止于脊髓背角，从而抑制伤害性信息的传递。除了RVM以外，蓝斑核和蓝斑底核是重要的脊髓下行抑制结构，这部分结构包含了大部分投射至脊髓背角的去甲肾上腺素能神经元。上述脊髓上的结构功能形成了脊髓伤害性信息传递的下行控制系统。

6. 神经可塑性

神经系统的可塑性是指神经系统自我修复的功能，从而对于不同的外界刺激做出响应和应对。外周敏化和中枢敏化现象通常伴随着组织损伤的出现，对于病理性疼痛的发生和发展有着重要的作用。广泛的组织创伤和炎症反应均可伴随有不同程度的外周和中枢敏化，从而造成发散和持续长久的病理性疼痛，并且在炎症消退后仍然持续。

（1）外周敏化　外周敏化是创伤和炎症反应的直接结果。在组织损伤或者炎症反应中，多觉性伤害感受器兴奋阈值下调，对于阈上刺激的反应性增加，最终导致正常无伤害性的刺激也能激活受体。由上可知，在这种状态下，伤害性刺激作用于受损组织相较于非敏化状态时候会引起更为剧烈的疼痛（痛觉过敏），并且无害性刺激也会导致疼痛（触诱发痛）。外周敏化是与行为改变密切相关的神经元机制。

伤害性感受器的敏化是由组织周围的肥大细胞、角化细胞、巨噬细胞以及免疫细胞由于组织损伤而释放出的多种炎症介质所启动的。重要的炎症介质或者细胞因子包括有缓激肽、血清素、组胺、前列腺素、腺苷、白细胞介素、肿瘤坏死因子α以及神经生长因子NGF等。这些物质调控了伤害性感受器对于机械刺激、热刺激或者化学刺激的敏感性。初级传入神经元表达所有炎症介质或者细胞因子的受体，这些受体和特异性的配体结合，通过第二信使级联放大直接或者间接激活伤害性感受器，反过来可以影响细胞膜上受体的功能状态和离子通道的表达。这个过程导致初级传入神经元由于阈值的降低从而兴奋性增强，动作电位频率提高，神经元细胞处于高度兴奋状态。

感官放电起源于躯体和内脏组织的神经末梢，受体电位转变为动作电位。当外周神经受损伤时，其他细胞区室如损伤近端部位以及背根神经节细胞小体均可转化产生动作电位，这种电生理现象被称为异位放电。不同传入神经纤维的异位放电是造成不同临床表现的疾病基础，比如C纤维引起烧灼痛，A-δ引起感觉触痛或者感觉异常。有研究表明邻近损伤轴突的完整神经也可能出现异位放电的活动。产生异位放电的细胞机制很复杂，主要是由DRG神经元的复杂变化所导致，包括基因转录、蛋白质转运和离子通道动力学的变化。钠通道和钙通道在DRG神经元的表达变化被认为是最主要的变化，临床常用的镇痛剂利多卡因以及加巴喷丁分别为钠通道和钙通道的调节剂。

（2）中枢敏化　中枢敏化是指外周神经损伤后，脊髓神经元兴奋性的增加。中枢敏化是强烈的外周伤害刺激、组织损伤或者神经损伤后脊髓背角内伤害相关神经元的异常兴奋的结果。组织或神经损伤导致的急性、连续、持续性的伤害性信息，引起伤害性中枢末梢兴奋性氨基酸，主要是谷氨酸和天门冬氨酸的释放。谷氨酸可以引起α-氨基-3-羟基-5-甲基-4-异恶唑丙酸受体（AMPA）的激

活，在脊髓背角响应伤害性刺激以及类似于生理性过程的触觉刺激。重复的高频C神经纤维刺激激活N-甲基-D-天冬氨酸（NMDA）受体，在正常生理条件下NMDA受体是不会被激活的。NMDA受体可以被镁离子（Mg^{2+}）所阻断，从而起到阻止去极化和激活的作用。同时，AMPA受体上的钠内流可以通过膜的去极化去除镁离子Mg^{2+}的阻断，从而打开通道。镁离子Mg^{2+}阻断的缺失使得钙离子最终进入细胞，引起立早基因（IEG，c-fos和c-jun）的活化，激活蛋白激酶C（PKC）和蛋白酪氨酸激酶（PTK），通过磷酸化NMDA受体，从而产生中期或长期变化。NMDA受体可以引起和维持中枢敏化和继发性痛觉过敏的状态，如果在这一阶段没有得到有效的治疗，长期的形态学和化学变化会伴随结构重组、芽生、感受野的扩大以及神经元的交互作用，最终导致疼痛记忆的发展和形成。即使外周刺激和输入都消失，中枢敏化依然存在。目前已知的导致中枢敏化的机制包括神经递质和速激肽及其受体的变化、外周传入纤维和脊髓背角突触树突的异常重塑以及抑制性GABA输入的缺失。

　　神经递质和速激肽是由DRG伤害性神经元的中央突起释放。谷氨酸是DRG神经元释放的主要神经递质，而速激肽包括P物质、神经激肽和神经降压素。中枢敏化的诱导和维持还包括不同类型的受体。脊髓背角中的三种谷氨酸受体分别是离子型的N-甲基-D-天冬氨酸（N-methyl-D-aspartate，NMDA）受体、非NMDA受体以及代谢型谷氨酸受体。NMDA受体拮抗剂能预防中枢敏化，在基础研究和临床研究中均发现可以抑制动物或者患者的疼痛反应。神经肽在中枢敏化的诱导和维持中也扮演着关键角色。由DRG伤害神经元终端释放的P物质和CGRP能与脊髓背角神经元上表达的受体相结合，从而引发持续性的痛觉过敏。CGRP通过激活位于初级传入神经元终端的CGRP受体来促进谷氨酸的释放。P物质激活神经激肽受体，与磷脂酶C和几种细胞内信使耦合。P物质的下游效应包括使膜去极化、促进AMPA和NMDA受体的功能。此外P物质和CGRP均可激活转录因子，并增加相关基因的表达，促进脊髓背角神经元的兴奋性长期改变，从而维持痛觉过敏。

　　脊髓背角的突触重构在持续性的疼痛通路激活后也能被诱导出现。介导外周本体感受信息的A-β神经纤维在病理性疼痛时能释放P物质，并参与伤害性信息的传入。70%以上的兴奋性突触位于中枢神经系统的树突棘的椎体细胞和神经元上。树突棘能接受不同起源的输入信号，调节突触的传递。在病理性疼痛过程中，树突棘的形态会发生改变，蘑菇状树突棘增加，代表着突触的效能在增加。新的树突棘从神经元树突中长出，从而提供更多的突触后结合位点。上述这些变化可以导致脊髓神经元的兴奋性增加，导致中枢敏化。

　　脊髓背角的GABA能输入的去抑制作用也是中枢敏化的机制之一。病理性疼痛发生时，突触前末梢的GABA释放减少，最终导致GABA能对脊髓背角上兴奋性神经元抑制功能的丧失，导致中枢敏化。

7. 棘上水平的中枢机制

　　伤害性刺激也被定义为对有害刺激的侦测及其随后的传递编码信息到大脑，最终使得疼痛得以被感知，疼痛的体验是由大脑产生的。由于感觉传导通路的长期可塑性变化，导致了慢性疼痛的发生。这种可塑性变化不仅仅发生于外周伤害性感受器和脊髓，同样存在于皮质区以及皮质下层，参与疼痛信息的处理。伤害性刺激激活的大脑区域包括初级/次级躯体感觉皮质、岛叶皮质、额叶前皮质（prefrontal cortex，PFC）、前扣带回皮质（anterior cingulate cortex，ACC）、丘脑、边缘系统、基底节以及脑干构成。神经影像学研究发现当病理性疼痛发生时，上述区域的神经元均出现电活动。对皮质的干预可以调节疼痛行为以及与疼痛相关的记忆，皮质对疼痛的感知和调制为非药物的治疗和处理复

杂疼痛的手段提供了依据。这些手段包括经皮电神经刺激、电针、行为学矫正和激励策略。更高级皮质控制痛觉信息处理感知以及体感感觉和情感（扣带回）部分。边缘系统控制运动和行为反应，而额叶皮质具有很强的知觉控制。疼痛知觉、疼痛表现和疼痛行为都依赖于皮质整合。因此，在慢性疼痛的治疗过程中也需要了解躯体感觉通路的可塑性变化。

二、围术期疼痛治疗

（一）治疗药物和技术的合理应用

在麻醉期间，无论是静脉或者吸入全麻药，仅仅产生意识消失，对于伤害性感受的发生进程无实质性改变。多数全麻药可以激活GABAA受体，从而抑制术中可能产生的抗伤害感受通路的激活，阿片类和α_2激动剂则从脊髓上水平激活抗伤害感受通路，并在脊髓水平抑制伤害感受的上行传导。氯胺酮则为NMDA受体的拮抗剂，在某些情况下可以预防或者逆转中枢敏化。因此在用药过程中必须非常慎重，避免抑制内源性疼痛防控机制。由于中枢敏化伴随着外周敏化的发生，所以针对初级传入纤维、伤害性感受的传导，从外周敏化机制着手，可以得到更好的治疗效果。从无损伤的组织入手，可以限制外周和中枢敏化的进程，极大的缓解术后疼痛。

（二）治疗策略

近几年来针对围术期疼痛治疗策略主要包括以下三类。

1. 超前镇痛（preemptive analgesia）

基于术前疼痛治疗比术后开始更为有效的理论。因为术前用药可以减轻外周敏化和中枢敏化的疼痛病理变化进程，从而使治疗更为有效。全麻药不改变伤害感受的进程，镇痛药例如阿片类和α_2激动剂或者在术前给予区域阻滞麻醉可以防止手术麻醉中的疼痛致敏现象。

2. 多模式镇痛（multimodal analgesia）

联合应用不同的镇痛药，利用镇痛药相互间协同作用，比单纯用药更为安全有效。由于各自的药物剂量小，不良反应也很少。在实际中可选用抗炎药、局麻药、阿片类等阻断伤害感受的上行通路，用α_2激动剂激活下行抗损伤通路。

3. 基于机制治疗（mechanism-based therapy）

利用伤害以及抗伤害感受、外周敏化和中枢敏化的分子机制隐形治疗。例如阿片类和α_2激动剂在脊髓上水平作用于相应受体；氯胺酮作用于NMDA受体，在脊髓水平上防止或者逆转中枢敏化的进程。还有几类新的作用靶点例如伤害感受通路上的受体、钠通道、钙通道等。

（顾希垚）

参 考 文 献

［1］ Woolf C J. Mechanism-based pain diagnosis: issues for analgesic drug development. Anesthesiology, 2001, 5(1): 241-249.

［2］ Dib-Hajj S D, Yang Y, Black J A, et al. The Na(V)1.7 sodium channel: from molecule to man.Nature reviews.

Neuroscience, 2013, 14(1): 49−62.

［ 3 ］　Duan B, Cheng L, Bourane S, et al. Identification of spinal circuits transmitting and gating mechanical pain. Cell, 2014, 159(6): 1417−1432.

［ 4 ］　Cheng L, Duan B, Huang T, et al. Identification of spinal circuits involved in touch-evoked dynamic mechanical pain. Nature neuroscience, 2017, 20(6): 804−814.

［ 5 ］　Garrity Moses M E, Liu JK, Boulis N M. Molecular biology and gene therapy in the treatment of chronic pain. Neurosurgery clinics of North America, 2003, 14(3): 419−435.

［ 6 ］　Holst J J. ［Molecular biology of pain. Cloning of a temperature sensitive pain receptor］. Ugeskr Laeger, 1997, 159(50): 7507−7508.

［ 7 ］　Hughes J P, Chessell I, Malamut R, et al. Understanding chronic inflammatory and neuropathic pain. Ann N Y Acad Sci, 2012, 1255: 30−44.

［ 8 ］　Imai F, Yoshida Y. Molecular mechanisms underlying monosynaptic sensory-motor circuit development in the spinal cord. Dev Dyn, 2018, 247(4): 581−587.

［ 9 ］　Ito Y, Suenaga M, Hatake K, et al. Safety, efficacy and pharmacokinetics of neratinib (HKI-272) in Japanese patients with advanced solid tumors: a Phase 1 dose-escalation study. Jpn J Clin Oncol, 2012, 42(4): 278−286.

［ 10 ］　Lauria G, Faber C G, Merkies I S, et al. Diagnosis of neuropathic pain: challenges and possibilities. Expert Opin Med Diagn, 2012, 6(2): 89−93.

［ 11 ］　Dickenson A H. Diffuse noxious inhibitory controls (DNIC) involve trigeminothalamic and spinothalamic neurones in the rat. Exp Brain Res, 1983, 49(2): 174−180.

［ 12 ］　Melzack R, Wall P D. Pain mechanisms: a new theory. Science, 1965, 150(3699): 971−979.

［ 13 ］　Munglani R. Molecular biology of pain. Br J Anaesth, 1995, 75(2): 186−192.

［ 14 ］　Nickel F T, Seifert F, Lanz S, et al. Mechanisms of neuropathic pain. Eur Neuropsychopharmacol, 2012, 22(2): 81−91.

［ 15 ］　Sarzi-Puttini P, Vellucci R, Zuccaro S M, et al. The appropriate treatment of chronic pain. Clin Drug Investig, 2012, 32 (Suppl 1): 21−33.

［ 16 ］　Tan A M. Dendritic spine dysgenesis in neuropathic pain. Prog Mol Biol Transl Sci, 2015,131: 385−408.

［ 17 ］　Vardeh D, Mannion R J, Woolf C J. Toward a Mechanism-Based Approach to Pain Diagnosis. J Pain, 2016, 17(9 Suppl): T50−69.

第105章
围术期疼痛管理

了解围术期疼痛发生机制及发展过程有利于更有的放矢地治疗。手术创伤导致的神经损伤、组织破坏后致痛物质的释放是围术期疼痛的最主要启动因素，而之后的炎症反应、局部和中枢神经系统的敏化可进一步加重疼痛程度和疼痛持续时间。围术期疼痛管理需要建立专门的疼痛管理团队，应用超前镇痛、预防性镇痛与多模式镇痛方法，以及先进的信息化技术，通过多学科合作，提高疼痛治疗效果。

第一节　围术期疼痛产生过程及影响因素

围术期疼痛管理中必须要考虑患者在围术期全程有可能合并和新发的疼痛，包括术前、术中及术后。

一、术前合并疼痛及影响

患者在医院就诊大部分原因是因为疼痛，尤其是外科病。疼痛作为一种人类的保护机制，可以使人类免于各种危险，同时对于诊断来说，疼痛作为一种很重要的体征，可以作为鉴别诊断的依据，同时还可以作为监测病情发展的一种手段，因此在疾病的诊断和治疗中重要的原则是：没有诊断明确前应慎用止痛药物。

但是对于诊断明确的患者，剧烈的疼痛是患者最为迫切想解决的问题。疼痛不仅给患者带来躯体和精神上的痛苦，而且对中枢神经、循环、呼吸、内分泌、消化和自主神经等系统可能产生不良影响和导致病理改变，甚至严重影响患者的生活质量。而且剧烈的疼痛可能引起术后慢性疼痛发生率的增加。术前疼痛不仅影响患者术前的躯体及精神，还会对术中管理和术后康复造成影响。术前急性疼痛会增加患者术中血压的波动甚至引发患者心血管并发症的增加，剧烈的疼痛甚至会引起患者休克。因此对于术前疼痛的治疗理应作为患者的权利而加以重视。

很多患者术前不仅有急性疼痛还有慢性疼痛，术前慢性疼痛不仅是疾病过程中伴随的症状，其本身就是一种疾病或综合征。这类患者往往存在抑郁、焦虑等情绪，研究表明上述情绪能够影响术后疼痛的持续时间及强度，影响术后康复及增加住院时间。这类患者还可能长期服用镇痛药物，此种情况增加了术中镇痛药物的应用及术后镇痛策略的制订的复杂性。

二、术中疼痛及影响

完善的麻醉理应让患者不感知疼痛，但事实上影响术后疼痛的因素中，不仅包括可感知的疼痛，还包括创伤应激引起的外周敏化和中枢敏化。组织损伤和持续性炎症是非常强烈和长期的有害刺激。一定强度的刺激在长期传入后，增强了对疼痛通路的反应性，这种现象称为敏化（sensitization），其构成了神经性"记忆"和"学习"的主要形式。敏化可发生于从周围的伤害性感受器到脊髓和大脑的任何部位。利用致炎物刺激神经元感受器可导致组织内炎症物质的释放，同时伴有伤害性感受器阈值的降低，将这一现象称为外周敏化。痛觉纤维发生敏化后，其对正常情况下的非伤害性刺激能产生反应，称为痛觉超敏。对正常情况下引起疼痛的刺激反应增加，称为痛觉过敏，是由伤害性感受器传入处理过程异常所致。中枢敏化是中枢神经系统在痛觉形成过程中表现出来的一种可塑性变化。可塑性是不同环境刺激引起神经系统调整其功能的能力。神经元胞膜兴奋性与突触效能的增加以及抑制作用的降低，导致伤害感受性通路神经元和环路功能的增强，从而引起中枢敏化。组织损伤和炎症引起的中枢敏化在很大程度上取决于外周敏化。

手术类型不同所选择的麻醉方式不同。单纯全麻中，患者并没有感知，但患者术后对疼痛的感知并不相同，其原因可能与患者术前的情绪状态有关，也可能与术中用药有关，研究表明全麻术中瑞芬太尼用量较大会出现术后痛觉敏化的发生。为了抑制因手术而出现的伤害性刺激引起的疼痛，术中需要应用阿片类药物，如术中阿片类药物应用不足会造成术中血压波动及术后急性疼痛加重，而术后疼痛是患者复苏过程中躁动的主要原因。提到急性疼痛的管理就要想到疼痛治疗不良反应，如术后恶心、呕吐、呼吸抑制等，这些不良反应都可能与术中麻醉、镇痛治疗相关。无论是术中用药所造成的痛觉敏化还是术后躁动、恶心、呕吐等不良事件的发生，都会对患者术后的康复造成一定的影响。因此在目前的加速康复外科背景下都会对术中疼痛治疗做出相应的要求与规范。

三、术后疼痛及影响

术后的疼痛与术前合并的疼痛、术中创伤应激大小、神经损伤程度，术中某些药物剂量（如瑞芬太尼）、炎症反应强弱有着密切关系。

外科的发展从最初的关注患者是否能够生存到减少术后并发症和远期预后的发展到现在的注重患者康复，应运而生了加速康复外科（enhanced recovery after surgery, ERAS）。ERAS指采用一系列经循证医学证实有效的围术期优化措施减少外科应激、加快术后康复。ERAS利用现有手段对围术期各种常规治疗措施加以改良、优化和组合，旨在减少外科应激，维持患者内环境稳定，加快术后康复，缩短住院时间。从ERAS概念提出到现在的十几年的发展过程中，越来越被外科医师接受并运用，同时针对不同的手术纷纷建立了相应的ERAS指南。在所有ERAS原则中术后疼痛的治疗占有重要的地位，因为术后良好的镇痛是ERAS得以顺利进行的关键。下面就分别阐述术后镇痛的获益。

（一）提高患者的舒适度及满意度

术后疼痛会造成患者紧张及焦虑，从而产生情绪波动，进而大大降低了患者的满意度和舒适度。

而在无痛和较为舒适的状态下度过术后阶段会令患者及其家属满意,但这并不仅仅意味着只提供充足的镇痛药物,重要的是如何使药物镇痛恰好满足不同个体患者的需求,且不良反应最小。提前做好患者的心理准备工作,尽可能使患者参与疼痛治疗方法的选择。一旦患者及其家属理解了医护人员为减轻其术后疼痛所做的努力,他们的满意度则会大大提高。

(二)缩短术后恢复时间

目前,人们对积极术后镇痛作用的意见不一,一些研究证实术后积极镇痛(如:硬膜外镇痛或静脉PCA)能有效缩短术后恢复时间及住院时间,而有的研究认为即使术后积极镇痛也对患者恢复无明显改善,但是很多证据都表明,在某些患者及某些手术后采取积极的术后镇痛会带来显著的益处。例如,在接受开胸手术和开腹手术的术后患者,采用硬膜外镇痛可以明显改善患者的肺功能,特别是在那些原有肺部疾患的患者。肠道手术后的患者如果使用硬膜外镇痛能明显缩短肠道排气时间,缩短住院时间。随着外科微创技术的应用,术后疼痛程度较开放手术明显减轻,但术后中重度疼痛的发生率依然很高。为了适应新的外科技术及围术期管理理念,神经阻滞被广泛应用于围术期疼痛管理中,目前已有的研究已经证实,神经阻滞镇痛能够有效地改善膝关节置换患者术后的康复过程,缩短住院时间,改善患者的预后;胸部椎旁神经阻滞能够有效地减少胸腔镜手术术后患者的并发症的发生同时缩短住院时间。

(三)加速患者功能恢复

术后镇痛不仅旨在减轻患者手术后的痛苦,而且在于提高患者自身防止围术期并发症的能力。术后镇痛治疗可以减少术后患者体内的儿茶酚胺和其他应激性激素的释放。此外,还可通过降低患者的心率、防止术后高血压,从而减少心肌做功和氧耗量。术后镇痛可以减少心肌缺血的发生率,特别是对于原有缺血性心脏病的患者。镇痛治疗可以减少患者自主呼吸的做功,减少术后患者对抗机械通气和胸部理疗的需求,从而减少了术后患者呼吸系统的并发症。血管手术的患者,术后镇痛可避免体内高凝状态的出现,减少了术后深静脉血栓发生。

在关节手术后患者采取区域麻醉和镇痛(通过硬膜外导管、股神经鞘置管或肱神经鞘置管等)的方法可以允许患者在术后早期即开始功能锻炼,加速术后恢复。但如果在接受上述手术的患者中不恰当使用或大量使用阿片类药物和NSAIDs,则可能导致呼吸抑制、排气延迟、过度镇静、消化性溃疡和出血等不良结果。因此,术后镇痛的关键是针对不同的情况选择正确的方法,并注意该种方法可能的不良反应的防治。

总之,术后疼痛是每位经历手术的患者有可能经历的并发症,对于中重度的术后疼痛给予积极有效的治疗,不但可以增加患者的舒适度,更重要的是可以加速术后康复。

第二节　围术期疼痛管理要素

术后疼痛始于术中,显于术后,和患者一般状况,手术应激大小,术中麻醉管理有着密不可分的关系,同时一个成功的手术有赖于多个学科的协作,而之后的疼痛治疗也同样需要各个学科之间

的相互配合。由于术后疼痛的治疗涉及外科、麻醉科、护理、康复科以及患者本身,想要更加有效地治疗和控制患者术后急性疼痛,就需要组建多学科术后疼痛管理团队(multi-discinplinary team for pain, pMDT)。

围术期疼痛管理的目标:① 最大程度的减少疼痛。② 最小的不良反应。③ 最佳的躯体和心理功能。④ 改善患者生活质量,利于患者术后康复。⑤ 建立长效机制,建立围术期疼痛管理流程与规范。⑥ 建立快速反应机制,促进系统高效运转。

一、围术期疼痛质量管理流程

针对每个科室应该组建相应的疼痛管理小组,人员组成为外科医师,麻醉医师,病房护士,麻醉科护士,康复医师。工作范围包括术前,术中及术后。基本工作流程:达成共识—制订方案—开具处方—针对存在问题的反馈与讨论—同步。

(一) 达成共识

围术期疼痛不但使患者经历痛苦的康复过程,作为一种并发症,还会增加住院时间影响周转,无形增加了医疗成本,因此对于围术期疼痛的治疗与控制需要相关科室达成共识,对相关人员进行有关急性疼痛的再教育。相关的教育不应只局限于医疗人员还应扩大到看护人员、患者家属及患者本人。因为这些人员是最为贴近患者的,通过对他们的教育及宣教,可以尽早发现患者的疼痛情况并尽早联系相关人员对患者进行治疗,而且治疗后的观察也需要上述人员的参与,以便尽早发现相关不良反应进行对应处理。只有每个参与术后急性疼痛管理的人员了解围术期疼痛治疗的必要性,才能更加有效的管理术后急性疼痛。

(二) 制订方案

术后镇痛是围术期麻醉方案的一部分,因此应该在手术前就制订好相关方案,方案的制订应了解患者的一般状况、焦虑状态以及既往疼痛病史和服用镇痛药物情况,以及康复需求。研究表明女性较男性疼痛阈值下降、疼痛程度更重;抑郁患者术后疼痛更加强烈,而对于存在慢性疼痛的患者术后疼痛评分也较高。如果患者有阿片类药物使用病史,术后疼痛的程度也会更加严重。术前、术中、术后镇痛方案还应该与手术操作相适应,根据手术方式不同及手术部位不同采用不同的镇痛方案。

虽然目前研究还不能完全预测患者术后急性疼痛的程度,但比较公认的急性疼痛的相关因素包括年龄、手术部位、既往是否有慢性疼痛、神经性疼痛以及患者是否存在恐惧及抑郁精神状态。因此围术期镇痛方案的制订应该根据上述因素对不同患者进行分别制订。

(三) 开具处方

1. 麻醉科医师

根据患者情况及手术情况建议外科医师开具预防性镇痛药物医嘱,同时制订术中镇痛药物的计划并监督助手及护理人员实施。根据手术情况及部位采用相应的镇痛策略,如硬膜外镇痛、静脉镇痛或者周围神经阻滞镇痛。对于术后出现的由于镇痛所产生的不良作用给予相应的治疗。

2. 外科医师

研究表明术前给予患者口服预防性镇痛药物可以有效缓解术后疼痛的程度以及减少术后阿片类药物的用量。术中外科医师应该尽可能多的采用微创手术技术和神经保护性操作以减轻疼痛。同时在手术后可以在伤口处进行局部浸润以减少术后疼痛。研究表明肋间神经阻滞能够明显缓解胸科术后的疼痛程度，关节周围浸润可以有效缓解膝关节及髋关节术后的疼痛，腹部手术局麻药物伤口周围浸润可以显著缓解术后急性疼痛的发生。而上述操作都需要外科医师协助进行。术后疼痛治疗中，镇痛泵停止使用以后的疼痛治疗需要外科医师应根据麻醉医师的镇痛方案开具术后医嘱，防止由于镇痛方案衔接所产生的患者疼痛加剧的情况发生。

3. 护理人员

良好的术后疼痛评估是术后急性疼痛治疗的关键。术后疼痛评估应该在患者知晓的情况下完成。因此护士应在术前对患者及其看护人员进行宣教，了解疼痛评估的方法及方式，同时应告知患者不同镇痛方式可能产生的不良反应。术后病房护士应定期对患者的疼痛情况进行评估并记录在护理记录单中，所记录疼痛评分应该包括静息状态和活动状态下的疼痛评分，如果出现重度疼痛及不良反应应尽快联系值班医师及麻醉医师进行相应治疗。由于疼痛评分是一主观的评分标准，具体实施需要患者的配合，因此应该让患者了解疼痛评分的过程及目的，其看护人员及家属也应该了解相应内容。

（四）针对存在问题的反馈与讨论

对于术后急性疼痛治疗成功的关键是所有人员之间有良好的沟通与合作，每项治疗措施的实施，都要对效果进行反馈，同时要根据反馈结果采取相应的改进。因此需要所有小组成员定期进行讨论、分享现有方案，并进行知识更新，改进现有镇痛计划。

疼痛管理的目标始终应该与患者进行交流，听取患者的感受。因为疼痛是一种主观体验，只有患者是直接感受疼痛并承受疼痛治疗后果的人，因此在疼痛管理中与患者及其护理人员进行讨论是十分必要的手段。

术前对患者及其看护人员进行疼痛相关的宣教也是十分必要的。让患者及其看护人员了解疼痛以及我们能够给予的镇痛手段会明显减轻患者对于手术及疼痛的焦虑，提高患者满意度。

（五）同步

达成共识—制订方案—开具处方—针对存在问题的反馈与讨论是一个顺序过程，应贯穿围术期急性疼痛管理的整个过程，但亦应在每一个环节都进行。所有疼痛管理小组成员都应了解术前—术中—术后疼痛管理的全流程，并具体到每一个阶段都应该执行相应的原则。通过术前、术中、术后分别的方案调整评估与改进能够改善各个环节的疼痛情况，但也应把各个环节的原则应用于患者整个治疗过程中，并在整个治疗过程中进行相应调整。只有同步的完成上述过程以及同步的应用于临床工作中，围术期急性疼痛才能得到良好的控制，患者才能获得最大的受益。

二、围术期疼痛管理要素

成功的围术期管理和企业品质管理有着相同的要素，遵从"5M1E法则"。即人力（man）、设备

（machine）、材料（material）、方法（method）、测量（measure）、环境（environment）。

（一）人力

1. 外科

与麻醉医师、护士、护理人员一起制订围术期疼痛管理策略，包括术前镇痛药物的应用、术中尽量采用微创手术技术、术中进行区域阻滞（如肋间神经阻滞、膝关节周围浸润、伤口周围浸润等）。了解镇痛技术的进展，实施新术式及应用新药物时与小组成员探讨可能对术后疼痛及镇痛技术的影响。同时还应该尽量缩短手术时间、减少术中出血。特别是对于围术期疼痛治疗策略的配合和监督。

2. 麻醉医师

每位麻醉医师都应该是核心镇痛技术的掌握者。麻醉医师负责对护士、外科医师及所有麻醉医师进行急性疼痛管理培训，制订疼痛治疗指南并且与相关人员举行定期会议，分析在疼痛治疗过程中出现的问题，根据现有的证据提出符合现阶段情况的最合适的改进措施。同时还要收集和整理外科医师对于镇痛的要求，考虑外科医师手术操作情况，考虑镇痛技术对术后康复的影响以及对外科医师术后病情判断的影响，根据具体情况制订适合自己医院的最佳镇痛策略。定期对相关证据进行更新，收集并分析相关资料，寻找更好的疼痛治疗措施。

3. 护理人员

护士在急性疼痛治疗过程中发挥着重要作用，护理部应在医院层面建立相应的疼痛护理流程及制度。对护士进行相应的疼痛专项教育。

（1）病房护士　对患者进行疼痛相关知识宣教，监督镇痛措施的实施情况，评估患者疼痛程度（静止和运动），记录疼痛治疗过程中的患者一般状况以及患者意识状况。发现疼痛治疗过程中的并发症应及时联系小组成员进行相应治疗。同时还应定时参见有关疼痛治疗的学习，熟悉相关药物及治疗措施以及不良反应。每个科室应该配备1～2名疼痛护士，负责科室间协调及对其他护士进行相应的培训，监督科室围术期疼痛方案实施情况。

（2）麻醉护士　对术后应用PCIA、PCEA、PCNA的随访并记录，经授权处理基本镇痛不良事件，如镇痛不全、恶心、呕吐等。在床旁对病房护士进行培训。定期参加多学科围术期疼痛管理会议，了解最新进展。对病房护士反应的问题进行反馈，针对各个科室制订相应的急性疼痛管理护理规范。

4. 其他学科

康复医师应根据患者的一般状况制订术后康复方案，同时提出康复过程中的疼痛治疗需求，同时应对相关文献进行学习，获取最新的治疗方案。心理医师参与对于患者心理问题的分析及调整，同时对护士和医师进行相应培训以缓解患者紧张焦虑情绪。药剂科的药事管理对监督、培训临床医师规范、科学应用镇痛药物可起到促进作用。

（二）设备

患者自控镇痛（patient-controlled analgesia, PCA）被认为是一种有效的疼痛管理手段被广泛地应用于临床。近年来神经阻滞也越来越被重视，这离不开神经刺激仪及超声的应用。目前在加速康复外科中对于术后疼痛治疗的描述，最为推崇的镇痛方式是神经阻滞及患者自控的镇痛模式。因此要想实现良好的围术期疼痛管理，需要拥有相应的仪器设备，如患者自控镇痛泵、神经刺激仪及超声等。

（三）材料

好的设备还需要有相应的器材配合。研究表明神经阻滞中应用短斜面针能够显著降低神经损伤的风险，同时很多阻滞技术的应用也需要相应耗材的配合应用，如髂筋膜阻滞的"双突破感"在应用短斜面针时更为明显，还有连续外周神经阻滞中需要有相应的周围神经留置管等。

同时良好的围术期疼痛管理，还需要根据患者不同情况及药物特点调整用药。只有科室内拥有不同作用机制和不同作用时长的药物才能做到个性化用药（如长效局麻药、NSAIDs、阿片类药物等）。

（四）方法

拥有充足的人员配置、设备及材料，如果没有良好镇痛方法和理念也无法取得满意的结果。既往疼痛治疗中希望通过一种药物达到良好的镇痛效果，但应用过程中发现不良反应发生率较高，对于某些手术镇痛效果也不是很令人满意，随着对疼痛机制的深入研究发现疼痛产生的机制除了伤害性刺激还有炎性刺激、外周敏化及中枢敏化的作用，因此疼痛治疗方法也从单一药物转变为多模式镇痛（multi-model analgesia, MMA），但多模式镇痛广泛应用以后疼痛治疗虽有所改善，但术后中重度疼痛的发生概率依然很高，纵观疼痛治疗历史，我们认为造成目前疼痛治疗不甚令人满意的原因为各个科室间缺乏统一的认识所致，因此提出了多学科疼痛管理的理念，并以此制订了中国的《围术期多学科疼痛管理专家共识》。

（五）测量

好的疼痛管理需要对疼痛进行量化分析，同时也需要对治疗结果进行相应的反馈。通过量化的疼痛情况及反馈结果对现有的方案做出相应的调整和改善是疼痛管理的核心内容之一。因此有必要对所有参与疼痛治疗的人员进行相应的培训，使所有人员了解并掌握疼痛评估工具。

（六）环境

疼痛管理是加速外科康复的重要组成部分，同时也是一个系统工程绝不是一个科室可以独自完成的任务，因此需要在整体上建立对于疼痛管理的共同认识。这种共同认识的建立，需要对疼痛治疗的必要性及疼痛带来的危害进行教育，同时还需要医院对疼痛治疗提供相应的物质支持及资金支持，更为重要的是需要各个科室打破成见统一认识。营造一个多学科疼痛管理的大环境对于疼痛治疗有很大的帮助。

三、围术期疼痛管理质量保障条件

所有个体化镇痛是建立在标准化的镇痛上的个体化的方案。对于同类手术应该有一个标准化的镇痛方案，但根据患者身体状况、医疗条件等调整镇痛药物剂量和给药间隔，特别是阿片类药物个体差异非常大，因此，PCA就凸显了其优势。

大部分研究人员都认同，如果没有组织、合作与专家之间的互动，就不能实现令人满意的术后疼

痛管理。Grinstein-Cohen 等人最近的一篇综述中提到，从 1998 年到 2009 年的 220 篇英文文献，从医疗机构、患者、医疗体系等方面研究了术后疼痛管理。结论是跨学科团队非常需要实施多模式方式来充分治疗 POP（术后疼痛）。这受到医院财力不足、缺乏教育计划、缺乏多种药理选择的知识，并且坚持对某些药物如阿片类的消极态度。作者从而得出结论，成功的 POP 管理取决于医疗机构接收到的教育和信息。抉择者和组织者应积极干预，制订方案并推广反馈系统。

正如 White 和 Kehlet 强调的那样，为了达到最佳的术后镇痛效果，麻醉科、外科、急性疼痛管理团队、术后护理团队需要进行合作。

第三节　术后镇痛管理技术

一、多模式镇痛（MMA）

多模式镇痛是指联合应用作用于疼痛通路中不同靶点及不同作用机制的阿片类和非阿片类镇痛药物或镇痛方法，以获得相加或协同的镇痛效果，减少药物的剂量，降低相关的不良反应，达到最大的效应/风险比。多模式镇痛是最常用的术后镇痛方式，通过包括转化、传导、调节、感知等多种途径作用于中枢神经系统，以控制急性疼痛，也能预防外周和中枢敏化导致的术后持续性疼痛。药物选择、给药剂量、给药途径及治疗时间需个体化。

（一）镇痛药物的联合应用

1. 遵循个体化原则

目前研究表明周围神经阻滞及切口周围浸润均能有效的应用于下列情况。

（1）术前预防性镇痛。

（2）减少阿片类药物的用量，减少其不良反应。

（3）治疗镇痛泵停用后的残余痛。

（4）阻止痛敏感形成，预防术后慢性疼痛，但不同手术部位所要求的阻滞方式不同，同一部位手术可供选择的阻滞手段也不相同，因此选择何种阻滞手段应根据手术部位、操作者的熟练程度以及每种操作的适用范围及禁忌证情况加以选择，同时药物的应用建议使用长效药物，如罗哌卡因和布比卡因。最新的 ASA 急性疼痛管理指南中指出"所有患者如没有禁忌证，均应用 NSAIDs 药物、对乙酰氨基酚等药物"，因此在术后疼痛治疗中应根据患者情况酌情应用相关药物，其目的是减少炎症因子的释放进而减少术后中枢敏化的发生及减少围术期阿片类药物的应用。阿片类药物主要用于中、重度疼痛的治疗，小剂量分次滴定使用，在现有的围术期疼痛治疗方案中，阿片类药物依然是不可或缺的一种药物，但其角色开始转变，从主要药物变为一种重要的补救药物，同时还应根据不同阿片类药物的作用机制加以选择。

综上，个性化用药原则需要考虑患者、医师及技术条件等多种因素而综合制订，针对每一位患者综合制订围术期整体镇痛方案，目前建议最为有效的基本方式为：神经阻滞（术前/术后）+NSAIDs（如无禁忌证）+阿片类药物（补救）。

2. 镇痛药物联合应用方案

（1）阿片类药物或曲马多与对乙酰氨基酚联合应用，可减少阿片类药物用量。

（2）对乙酰氨基酚与 NSAIDs 联合应用，使用各自常规剂量的 1/2，可发挥协同镇痛作用。

（3）阿片类药物或曲马多与 NSAIDs 联合应用，可减少阿片类药物用量，并可抑制中枢和外周敏化，降低术后疼痛转化成慢性疼痛的发生率。

（4）阿片类药物与局部麻醉药联合用于硬膜外镇痛。

（5）氯胺酮、加巴喷丁、普瑞巴林等与阿片类药物联合应用，作用于疼痛通路中不同靶点，实施多靶点镇痛。

（6）右美托咪定与阿片类药物或局部麻醉药物联合使用，能减少阿片类药物的用量，加强镇痛，减少阿片类药物的相关不良反应。

3. 镇痛方法的联合应用

主要指局部浸润、椎管内阻滞或外周神经阻滞与全身性镇痛药（阿片类药物或 NSAIDs 等）的联合应用。

（1）神经阻滞　胸部手术推荐椎旁阻滞和置管；腹部盆腔手术推荐腹横肌平面阻滞、腹直肌后鞘阻滞；上肢手术推荐臂丛神经阻滞和置管；下肢手术推荐腰丛、股神经和坐骨神经阻滞或置管。

（2）椎管内镇痛　胸段硬膜外置管推荐用于胸部与上腹部手术，可以：① 显著减少阿片类药物用量；② 降低高危患者心血管事件发生率；③ 利于腹部手术胃肠动力恢复；④ 减少高危患者术后肺部并发症的发生率。

（3）切口局部或关节内浸润　采用长效局部麻醉药物，常和其他方式联合使用。

（4）静脉镇痛　门诊手术和小手术术后可采用单次或间断静脉注射给药镇痛。一般术后镇痛需求在几小时以上者，推荐使用 PCIA（患者自控静脉镇痛），达到持续镇痛和迅速抑制爆发痛的目的。对于预期术后出现中、重度疼痛的患者，建议使用吗啡、羟考酮、舒芬太尼或氢吗啡酮等强阿片类药物用于术后 PCIA。

（5）口服给药　常用口服药物有对乙酰氨基酚、NSAIDs、可待因、曲马多、羟考酮、氢吗啡酮、丁丙诺啡的速释制剂、控释制剂和缓释制剂，以及对乙酰氨基酚与可待因、曲马多或羟考酮的复合制剂等。适用于：① 术前口服给药预防性镇痛；② 清醒、非胃肠道手术、术后胃肠功能恢复良好患者的术后轻、中度疼痛控制；③ 静脉镇痛后口服给药延续镇痛；④ 其他途径镇痛的补充。

（6）皮下或肌内注射给药　常用药物包括吗啡和羟考酮、哌替啶、曲马多和 NSAIDs 注射剂。适用于门诊和短小手术后单次给药，连续使用不超过 5 天。

（二）依据疼痛类型选择适宜的镇痛方式及药物

1. 浅表躯体痛

（1）浅表躯体痛定义　是由体表（皮肤、皮下组织、黏膜）痛觉感受器受到各种伤害性刺激（外界机械、化学、温度刺激、皮肤疾病）所引起。包括快痛，由有髓鞘的 Aδ 纤维传导，定位明确，只在刺激时存在的锐痛；慢痛，由无髓鞘的 C 纤维传导，定位模糊的持续性疼痛，具有烧灼和跳动感，刺激停止后依然存在，反复刺激灼痛程度增加。

（2）浅表躯体痛特征　定位精确，刺激性质为锐痛、刺痛或灼痛，反应较快。

（3）镇痛方式及治疗药物　可以根据腔镜手术与开放性手术创伤程度的不同，考虑切口痛控制的方案。如果为腔镜手术，可以在不同腔镜入口给0.5%～1%的罗哌卡因2～3 ml进行伤口浸润镇痛；如果为开胸、开腹或较大切口手术，采用伤口埋置连续镇痛管道连续镇痛，或患者自控硬膜外镇痛（patient controlled epidural analgesia, PCEA），或椎旁神经阻滞镇痛，或患者自控静脉镇痛。对于四肢手术，特别是关节置换手术，可以采用连续神经阻滞镇痛（patient controlled nerval analgesia, PCNA）等。

2. 深部躯体痛

（1）深部躯体痛定义　是由深部组织（骨骼、肌肉、肌腱等）的痛觉感受器受到各种伤害性刺激（过度牵拉、机械损伤、压迫、缺血、炎症）所引起。

（2）深部躯体痛的特征　定位弥散或放射，反应迟钝，近似内脏痛的特征。可伴有恶心、出汗和血压的改变。

（3）镇痛方式及治疗药物　建议采用多模式镇痛。

3. 内脏痛

（1）内脏痛定义　是区别于一般躯体疼痛的胸腔、腹腔或盆腔的内脏器官来源的疼痛现象，是临床上一种十分常见的症状。一般而言，病变位于胸、腹、盆腔内脏器官的疼痛称为真性内脏痛；壁胸膜、腹膜上和纵隔、横膈上的胸腹膜，以及肠系膜、小网膜上都分布着脊髓性感觉神经末梢，当病变累及上述部位时发生的疼痛为假性（壁性）内脏痛。

（2）内脏痛特征　内脏痛对机械牵拉、脏器缺血或痉挛、炎症等刺激较为敏感；疼痛缓慢且定位不清楚，常伴有牵涉痛，情绪反应或防御反应。

（3）胸、腹及盆腔脏器的原有疾病和手术的操作　均会引发对内脏器官以及肠系膜、腹膜、胸膜等组织的疼痛刺激，依据内脏痛的定义，所产生的术后疼痛可归属为内脏痛。常伴发术后内脏痛的手术如下：① 胸部手术：肺叶手术、左/右全肺切除术、肺移植术等肺脏手术（胸膜损伤）、食管手术、心脏手术、大血管手术等。② 腹部手术：胃癌根治术、胃修补术、全胃切除食管空肠吻合术、阑尾切除术、肠癌根治术、肠粘连松解术、肠吻合术、胆囊切除术、胆囊-肠吻合手术、肝叶切除术、肝癌根治术、肝移植术、脾切除术、脾动脉瘤切除术、胰头切除术、胰腺肿瘤切除术等。③ 尿系统手术：肾切除术、肾移植术、肾上腺手术、输尿管切除术、输尿管吻合术、膀胱切除术、膀胱重建术、前列腺手术等。④ 妇科手术：子宫肌瘤切除术、子宫切除术、卵巢囊肿剥离术、卵巢癌根治术、输卵管探查术等。

二、超前镇痛与预防性镇痛

如果没有恰当的疼痛管理计划，术后疼痛有可能会导致慢性疼痛，并给患者造成长期的负面影响。预防性疼痛的应用算得上"麻醉学的里程碑"，目前也有更多这方面的研究正在进行中。"预防性镇痛"或许才是能够涵盖围术期所有干预措施的更合适的术语，而不是之前使用的内涵有限的术语"超前镇痛"。

（一）超前镇痛

早在1913年，美国外科医师Crile提出了"anoci-association"的概念，其理念是通过防止大脑接收

到有害信号或疼痛刺激来避免储存在大脑细胞中的能量在术前、术中和术后被消耗。他提倡在为患者进行全身麻醉前进行区域神经阻滞，阻断术中伤害性刺激传入大脑，从而防止中枢神经系统产生变化而导致疼痛创伤。1983年Woolf在Nature上发表了一篇动物神经生理学方面的研究，发现在电刺激大鼠造成脊髓后角神经元中枢敏化模型中，在给予伤害性刺激前阻断刺激的传入可以有效减少或消除中枢敏化，预防中枢敏化比逆转中枢敏化所需的吗啡剂量小得多，在此基础上进一步发展并提出了超前镇痛和外周敏化（peripheral sensitization）的概念。

但对于超前镇痛的效果目前还存在争议，许多有关超前镇痛文献的结果无论在动物研究还是临床研究都存在差异，有的显示有效有的结论是无效。可能的解释是：对于超前镇痛概念的理解不同。现在通常的理解为超前镇痛就是在手术"切皮"之前给予镇痛药物或者应用镇痛药物，但超前镇痛是阻止外周损伤冲动向中枢的传递及传导的任何一种镇痛治疗方法，并不特指在"切皮前"所给予的镇痛；超前镇痛的实质是防止外周及中枢敏感化的发生，就治疗的时间而言，它应覆盖高强度伤害性刺激整个阶段，手术只是引起中枢敏化的首要刺激因素，而术后伤口的疼痛以及炎性反应的发生同样可以引起中枢敏化的发生，因此如果仅仅在手术开始前给予镇痛药物及镇痛措施很难带来的满意的受益，特别是对于创伤较大的手术。

（二）预防性镇痛

现在超前镇痛已被完善和发展到一个更宽泛的概念，因手术切口本身并不是中枢敏化的唯一触发原因，其他原因也可能造成中枢敏化，比如术前疼痛、其他有害性疼痛传入如牵拉性疼痛、术后炎症反应、相关的外周及中枢神经调节、异位神经活动等。因此2000年Dionne等对超前镇痛相关研究进行了综述并提出预防性镇痛的概念，主张在疼痛发生前使用镇痛药，不应仅限于手术之前，而是贯穿于围术期全程。预防性镇痛其实也包括了能够减少痛觉过敏的超前镇痛。有效的多模式镇痛是预防性镇痛的重要组成部分，镇痛药物可以有较长的效应时间，也减少了长期的疼痛中枢敏化和外周敏化。

三、PCA镇痛后的序贯治疗

多模式镇痛中广泛应用PCA模式，PCA是一种有效的治疗和缓解术后急性疼痛的治疗措施。应用PCA后应注意识别和治疗相应的药物不良反应；制订PCA停止后的疼痛治疗方案；对患者进行随访，了解慢性疼痛发生情况以及提供相应的治疗策略。

（一）识别和治疗相应的不良反应

疼痛治疗应用多种药物及镇痛技术，每种药物及技术都存在相应的不良反应发生率，不良反应的发生会降低患者术后的满意度、延缓患者术后康复甚至会给患者带来二次伤害，因此能够快速识别并治疗相应的不良反应是十分必要的。

（二）PCA停止后的序贯镇痛治疗方案

疼痛治疗是一个贯穿于围术期始终的过程，PCA作为一种有效的治疗手段虽然被广泛应用，但其

应用时间不能贯穿整个围术期疼痛的治疗过程,因此,对于不同的患者应制订PCA停用后的疼痛治疗策略。

1. 可以口服的患者

① 中度疼痛,口服NSAIDs或对乙酰氨基酚,亦可以使用弱阿片类药物。如果合并有神经病理性疼痛可以联合加巴喷丁、普巴瑞林等药物。② 重度疼痛,口服阿片类药物,如羟考酮等,联合或不联合NSAIDs。如果合并有神经病理性疼痛可以联合加巴喷丁、普巴瑞林等药物。

2. 不能口服的患者

① 中度疼痛,NSAIDs或弱阿片类药物透皮贴剂或黏膜吸收的剂型。② 重度疼痛,使用阿片类药物透皮贴剂或黏膜吸收剂型,联合或不联合NSAIDs透皮贴剂或黏膜吸收的剂型。

3. 神经阻滞的应用

对于停用PCA后出现的中重度疼痛患者,可以考虑实施相应部位的神经阻滞以缓解疼痛,研究表明周围神经阻滞在四肢手术后的疼痛治疗中效果显著可以促进术后功能锻炼改善患者预后,前锯肌阻滞能够有效缓解胸外科术后疼痛及减少术后阿片类药物的应用,而且操作较为简单并发症较少。

（三）患者随访策略及慢性疼痛治疗建议

虽然近10数年疼痛治疗药物及治疗手段不断丰富,围术期急性疼痛的治疗有了长足的进步,但是术后慢性疼痛还是困扰患者的一个严重的问题。因此有必要建立对于术后慢性疼痛的监测系统。

建议与外科及护理合作,在患者术后复诊及随访过程中添加疼痛随访内容,并对相关情况及时汇总交流,了解慢性疼痛的发生率以及对于出现慢性疼痛的患者提供有效的帮助。术后慢性疼痛的治疗应在疼痛专科门诊进行。对于出现术后慢性疼痛的患者,应建议患者及早就诊。

总之,术后疼痛是复杂的多因素作用的,要达到最佳的术后镇痛管理需要多种方法科学地结合才能实现。条件允许时,应从任何手术开始之前的很长一段时间就开始干预,包括患者在疾病进展过程中出现的任何疼痛或痛觉过敏情况,尽可能采取微创外科技术,以减少镇痛干预的数量和持续时间,防止手术创伤导致更严重的疼痛。多模式镇痛需要在术前、术中、术后都进行,并通过仔细评估患者症状,根据患者需求进行管理。必须强调的是如果没有多学科紧密合作(医师和护士,麻醉和外科,患者和家属),以及有效的管理体系,这种全方位的方式是不可能实现的。

（冯　艺）

参 考 文 献

[1] 斯琴托亚.门诊患者疼痛现状及其相关因素研究.中外医疗,2016,(32):41-43.

[2] Mehta S P, MacDermid J C, Richardson J, et al. Baseline pain intensity is a predictor of chronic pain in individuals with distal radius fracture. J Orthop Sports Phys Ther, 2015, 45(2): 119-127.

[3] Werner M U, Mjobo H N, Rudin Å, et al. Prediction of postoperative pain: a systematic review of predictive experimental pain studies. Anesthesiology, 2010, 112(6): 1494-1502.

[4] Wood T J, Thornley P, Petruccelli D, et al. Preoperative Predictors of Pain Catastrophizing, Anxiety, and Depression in Patients Undergoing Total Joint Arthroplasty. J Arthroplasty, 2016, 31(12): 2750-2756.

[5] Bos E M E, Hollmann M W, Lirk P. Safety and efficacy of epidural analgesia. Curr Opin Anaesthesiol, 2017, 30(6):

736-742.

[6] Fedriani de Matos J J, Atienza Carrasco F J, Díaz Crespo J, et al. Effectiveness and safety of continuous ultrasound-guided femoral nerve block versus epidural analgesia after total knee arthroplasty. Rev Esp Anestesiol Reanim, 2017, 64(2): 79-85.

[7] Yeying G, Liyong Y, Yuebo C, et al. Thoracic paravertebral block versus intravenous patient-controlled analgesia for pain treatment in patients with multiple rib fractures. The Journal of international medical research, 2017, 45(6): 2085-2091.

[8] Hairi N N, Cumming R G, Blyth F M, et al. Chronic pain, impact of pain and pain severity with physical disability in older people—is there a gender difference? Maturitas, 2013, 74(1): 68-73.

[9] Racine M, Tousignant-Laflamme Y, Kloda L A, et al. A systematic literature review of 10 years of research on sex/gender and experimental pain perception-Part 1: are there really differences between women and men? Pain, 2012, 153(3): 602-618.

[10] Ramírez-Maestre C, Esteve R. The Role of Sex/Gender in the Experience of Pain: Resilience, Fear, and Acceptance as Central Variables in the Adjustment of Men and Women With Chronic Pain. J Pain, 2014, 15(6): 608-618.

[11] Flink I K, Linton S J. Pain, sleep and catastrophizing: The conceptualization matters: Comment on Wilt JA et al. "A multilevel path model analysis of the relations between sleep, pain, and pain catastrophizing in chronic pain rehabilitation patients". Scand J Pain, 2016, 10: 119-121.

[12] Lesin M, Domazet Bugarin J, Puljak L. Factors associated with postoperative pain and analgesic consumption in ophthalmic surgery: A systematic review. Surv Ophthalmol, 2015, 60(3): 196-203.

[13] Pan P H, Tonidandel A M, Aschenbrenner C A, et al. Predicting Acute Pain after Cesarean Delivery Using Three Simple Questions. Anesthesiology, 2013, 118(5): 1170-1179.

[14] Kehlet H, Jensen T S, Woolf C J. Persistent postsurgical pain: risk factors and prevention. Lancet, 2006, 367(9522): 1618-1625.

[15] Estebe J P. Preoperative risks factors in postoperative pain (or persistent postoperative pain). Techniques in Regional Anesthesia and Pain Management, 2014, 18(3): 87-91.

[16] Fawcett W J, Baldini G. Optimal Analgesia during major open and laparoscopic abdominal surgery. Anesthesiol Clin, 2015, 33(1): 65-78.

[17] Díaz-Heredia J, Loza E, Cebreiro I, et al. Preventive analgesia in hip or knee arthroplasty: A systematic review. Rev Esp Cir Ortop Traumatol, 2015, 59(2): 73-90.

[18] Tanikawa H, Sato T, Nagafuchi M, et al. Comparison of local infiltration of analgesia and sciatic nerve block in addition to femoral nerve block for total knee arthroplasty. J Arthroplasty, 2014, 29(12): 2462-2467.

[19] Crile G W. The kinetic theory of shock and its prevention through anoci-association (shockless operation). Lancet, 1913, 185(4688): 7-16.

[20] Woolf C J. Evidence for a central component of post-injury pain hypersensitivity. Nature, 1983, 306(5944): 686-688.

[21] Dionne R. Preemptive vs preventive analgesia: which approach improves clinical outcomes? Compend Contin Educ Dent, 2000, 21(1): 48, 51-54, 56.

第106章
疼痛的药物治疗

1979年,国际疼痛研究协会为疼痛所下的定义是"疼痛是组织损伤或潜在组织损伤所引起的不愉快感觉和情绪体验"。1994年,根据对疼痛内涵的进一步理解,疼痛的定义又有了更多的注释。国际疼痛研究协会认为,对于大多数人群而言,组织损伤是疼痛定义的"金标准",但人们也认识到,没有组织损伤或组织损伤愈合后,疼痛仍然可能存在,疼痛有时还受情绪等心理因素影响。因此在对疼痛概念的进一步论述中认识到,疼痛与神经系统内组织损伤信号的传导并不等同,所以心理因素也不能完全从客观的疼痛指标中剔除。对患者而言,疼痛是机体面临损害或疾病的信号,是影响生活质量的重要因素,提醒患者应加以重视,尽早就医,积极治疗以防机体遭受更大更长久的损害。对医师而言,疼痛既是机体对创伤或疾病的反应,也是疾病的症状,疼痛需要及时治疗。疼痛治疗的观念在近20年来有了很大的转变,疼痛治疗强调综合疗法,主要包括药物治疗、心理治疗、物理治疗、神经阻滞和电刺激等。本章主要介绍疼痛的药物治疗。

选择适当合理的疼痛治疗药物是基于每个疼痛患者的疼痛类型和疼痛强度与目前治疗的相互作用而定的。如癌痛属长期治疗计划,应按WHO的三阶梯治疗方案来指导使用镇痛药,按疼痛强度分别给予相应阶梯的药物,如轻度疼痛用一阶梯药物,重度疼痛选三阶梯药物。关于给药途径,首选给药途径为口服或无创给药,此类方法简单,易于掌握,患者愿意接受。有吞咽困难和芬太尼透皮贴剂禁忌证的患者可舌下含化或直肠给药。对于口服或皮肤用药后疼痛无明显改善者,可肌内注射或静脉注射给药。全身镇痛产生难以控制的不良反应时,可选用椎管内给药或复合局部阻滞疗法。对于给药间期,应该根据药物不同的药动学特点,制订合适的给药间期,不仅可提高镇痛疗效,还可减少不良反应。如各种盐酸盐或硫酸盐控释片的镇痛作用可在给药后1 h出现,2～3 h达高峰,可持续12 h,而静脉给药可在5 min内起效,持续1～2 h。治疗持续性疼痛,定时给药非常重要,如芬太尼透皮贴剂的镇痛作用可在给药后6～12 h出现,持续72 h,因此每3天给药1次即可。调整药物剂量在疼痛治疗之初有一个药物剂量调整过程,如果突发性疼痛反复发作,需频繁追加药物剂量,否则可能存在药物剂量不足的问题。此时可适当增加剂量,增加幅度一般为原用药剂量的25%～50%,最多不超过100%。对于用其他辅助治疗已使疼痛减轻的患者,有必要渐进性下调镇痛药物剂量,一般每日减少25%～50%,但应在保证镇痛良好的基础上调整。当出现严重不良反应而需调整药物剂量时,应首先停药1～2次,再将剂量减少50%～70%,然后加用其他种类的镇痛药,逐渐停掉有不良反应的药物。除了主要的非甾体抗炎药物和麻醉性镇痛药,疼痛的辅助药物治疗也不容忽视,辅助治疗的方法和目的应依不同病种、不同类型的疼痛而定。如糖皮质激素对急性神经压迫、内脏膨隆、颅

内压增高等都有较好的缓解作用；三环类抗抑郁药是治疗神经痛且改善潜在抑郁和失眠较理想的药物；对骨转移引起的疼痛,除了上述药物治疗外,降钙素也是比较有效的药物。

第一节　非甾体抗炎药

非甾体抗炎药(nonsteroidal anti-inflammatory drugs, NSAIDs)因其解热抗炎镇痛作用广泛用于多种发热、骨关节炎、风湿免疫病、和各种痛症,是全球使用最多的药物种类之一。

一、非甾体抗炎药作用机制

其作用机制(图106-1)在于抑制花生四烯酸(arachidonic acid, AA)转化为前列腺素产物通路中的环氧合酶(cyclooxygenase, COX)。COX分为环氧合酶-1(cyclooxygenase-1, COX-1)、环氧合酶-2(cyclooxygenase, COX-2)两种:COX-1催化生成的前列腺素对维持胃肠道及其他组织内环境稳定具有重要作用。COX-2主要表达在炎症细胞如组织损伤后的内皮细胞、巨噬细胞、滑液纤维细胞、树状细胞、软骨细胞及成骨细胞中,促使炎症部位前列腺素E_2、前列腺素I_2、前列腺素E_1的合成增加,增强了炎症反应和组织损伤。NSAIDs对炎症的有效治疗作用系源于对COX-2的选择性抑制。NSAIDs通过阻断前列腺素酶的生物合成,促进汗腺分泌、皮肤血管扩张增加散热,使升高的体温降至正常。NSAIDs抑制中枢、外周及炎性组织的前列腺素合成,对炎症引起的轻、中度疼痛起镇痛作用,对骨转移癌疼痛也有较好的疗效,但有剂量封顶效应。

需要注意的是由于对COX-1的抑制可导致胃肠道、呼吸道、肾脏和中枢神经系统等的不良反应,不宜盲目长期使用或增加剂量。NSAIDs的消化道损害表现为胃十二指肠糜烂、溃疡、穿孔和出血,也可引起上腹疼痛、恶心、消化不良、食管炎及结肠炎等。NSAIDs抑制血小板膜上的环氧合酶,抑制血栓素A_2的合成与释放,从而抑制血栓素A_2诱发的血小板聚集,降低血小板黏附力,使出血时间延长。

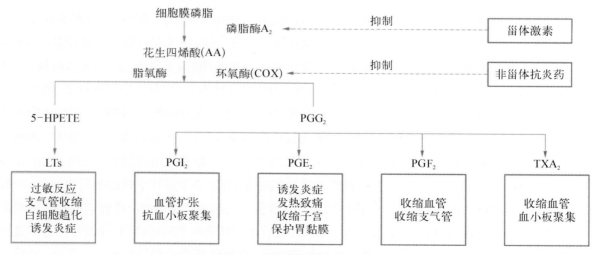

图 106-1　非甾体抗炎药作用机制

PG:前列腺素；PGI_2:前列环素；TXA_2:血栓素A_2；LT_S:白三烯；5-HPETE:过氧化氢甘碳四烯酸；

NSAIDs可引起多种血液系统损害,包括各种血细胞减少和缺乏,如粒细胞减少和再生障碍性贫血。

由于NSAIDs抑制肾脏合成前列腺素,使肾血流量减少,肾小球滤过率降低而导致肾功能异常,表现为急性肾衰、肾病综合征、肾乳头坏死、水肿、高血钾、低血钠等。所有NSAIDs在高危患者都可引起水钠潴留,导致收缩压和舒张压升高,停药后血压可恢复正常。COX-2抑制剂可抑制前列腺素I_2的产生,但对血栓素A_2的影响较小,从而促进血栓形成和血管收缩,增加心血管事件的发生率。非选择性NSAIDs药物也有剂量和时间依赖的心血管不良反应。NSAIDs的过敏反应表现为皮疹、荨麻疹、瘙痒及光敏,也有中毒性表皮坏死松解及多型红斑。NSAIDs引起神经系统不良反应有头痛、头晕、耳鸣、耳聋、嗜睡、失眠、感觉异常、麻木等,可发生视神经炎和球后神经炎,偶有多动、兴奋、肌阵挛、震颤、共济失调、幻觉等。

目前临床常用的解热镇痛药分为非选择性NSAIDs药和特异性COX-2抑制药两种类型。

二、常用非甾体抗炎药

(一)阿司匹林

阿司匹林(aspirin)至今仍是世界上应用最广泛的解热镇痛抗炎药,也是评价其他药物的标准制剂。低剂量阿司匹林(< 0.3 g/d)是唯一的特异性COX-1抑制剂,对血小板的COX-1产生不可逆的抑制作用,有预防血栓形成的作用,但大剂量长期服用还会抑制凝血酶合成,增加出血倾向。结构式见图106-2。

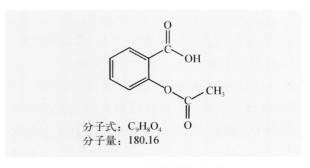

分子式:$C_9H_8O_4$
分子量:180.16

图106-2 阿司匹林结构式

用于解热镇痛时,成人1次口服300~600 mg,每日3次或必要时服。儿童1~3岁,每次75 mg;3~6岁,每次100~150 mg,每日1~2次;6岁以上,每次150~300 mg,每日2次。

(二)对乙酰氨基酚

对乙酰氨基酚(paracetamol)几乎没有抑制周围环氧化酶的作用,其发挥解热镇痛作用主要是通过中枢,可用于退热;对多种疼痛均有效,适用于轻到中度疼痛,与吗啡、曲马多、可待因、羟考酮组成合剂应用广泛。结构式见图106-3。

口服后胃肠吸收迅速而完全,90%~95%在肝脏代谢,主要与葡萄糖醛酸、硫酸及半胱氨酸结合。成人每次0.3~0.6 g,每日2~3次。短期使用最大剂量成人每日为2 g,合剂不超过1.5 g。

过量使用对乙酰氨基酚可导致致死性肝损害。对乙酰氨基酚的氧化产物N-乙酰-P-苯醌通常与谷胱甘肽结合并代谢成无害的半胱氨酸和缩硫醛酯复合物,但如N-乙酰-P-苯醌超过了肝脏贮存的谷胱甘肽量或结合能力,

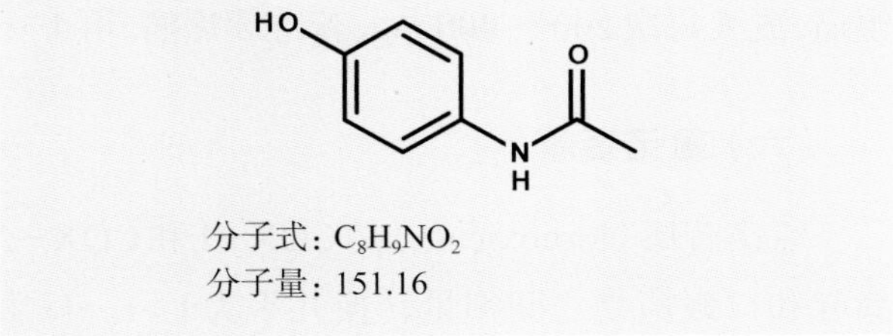

分子式:$C_8H_9NO_2$
分子量:151.16

图106-3 对乙酰氨基酚

可引起进行性的、与剂量相关的肝中心小叶坏死,所以肝毒性的危险是和谷胱甘肽耗竭或细胞色素P450氧化酶诱导所致。前者见于饥饿、营养不良、免疫缺陷病毒、长期酗酒。对乙酰氨基酚偶可引起肾脏毒性,与其代谢产物非那西汀有关,但极少发生。

(三)吲哚美辛

吲哚美辛(indometacin)口服吸收迅速而完全,4 h达给药量90%,直肠给药比口服更易吸收,口服后1～4 h达峰值,半衰期平均4.5 h。在肝脏代谢,60%从肾脏排泄,33%从胆汁排泄。成人用量一般为口服20～50 mg,每日2～3次,日最大剂量不应超过150 mg,50 mg本品相当于600 mg阿司匹林的镇痛效应。直肠给药,成人每次50 mg,每日1～2次,塞入肛门。年老、体弱患者适当减量。本品的不良反应较多,除胃肠道、肾脏和血小板毒性外还可引起造血系统抑制,出现白细胞减少,再生障碍性贫血,也可引起神经系统反应,出现头晕头痛,焦虑失眠,严重者可出现精神障碍或抽搐。在临床上应选用最小有效量,并注意防止毒副作用发生。

(四)双氯芬酸

双氯芬酸(diclofenac)是氨基苯乙酸衍生物,化学名为2-〔2,6-2氯(苯)-氯苯〕乙酸单钠盐。结构式见图106-4。

口服给药吸收快而完全,其抗炎作用比阿司匹林强20～50倍,口服缓释药物后血药浓度约在4 h达峰值,在关节滑液中水平高于血浆水平,并可维持12 h,能很好解除关节肿痛,改善活动。大约50%在肝代谢,35%从胆汁、粪便排出,40%～65%从肾脏排出。应注意本药可降低胰岛素和其他降糖药作用,使血糖增高。与保钾利尿剂同时使用可引起高钾血症。对于临床常用的双氯芬酸钠缓释片,推荐每次75 mg,每日1～2次,最大剂量为150 mg。

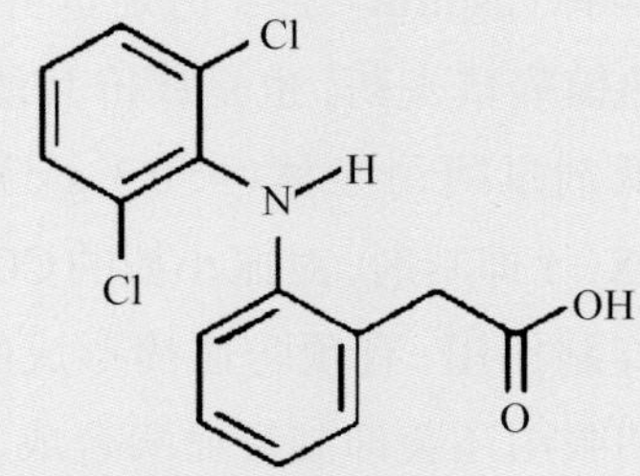

分子式:$C_{14}H_{11}Cl_2NO_2$
分子量:296

图106-4 双氯芬酸

(五)布洛芬

布洛芬(ibuprofen)镇痛作用较强,比阿司匹林强1 632倍;抗炎作用较弱,退热作用与阿司匹林相似但作用更持久。口服后吸收迅速,生物利用度为80%。若与食物同服吸收减慢,但吸收量不减少。服药后2～3 h血药浓度达高峰,血浆半衰期为4～5 h,无药物蓄积的倾向。本品可缓慢透过滑膜腔,当血中药物浓度降低后关节腔内仍能保持较高浓度。本品容易透过胎盘和进入乳汁中。解热镇痛,成人每次200～400 mg,若持续疼痛,可4～6 h重复给药,24 h不超过4次。

(六)氯诺昔康

氯诺昔康(lornoxicam)是COX-1和COX-2的平衡抑制剂,口服后生物利用度在90%以上,故静脉和口服药物之间剂量转换几乎为1:1。口服2 h后即可达到最大血浆浓度,血浆清除半衰期大约是4 h。主要通过肝脏细胞色素P450酶系统进行代谢,由于人群中存在着基因多态性,有的患者药

物代谢速度可能减慢，导致血药浓度增高。氯诺昔康可采用超前镇痛方法在手术前静脉给药，或手术结束时给药。起始剂量静脉注射 8 mg，如果疼痛不能缓解，可加用 8 mg，24 h 总量不超过 16 mg。

（七）美洛昔康

美洛昔康（meloxicam）为烯醇酸类衍生物，选择性抑制 COX-2，对 COX-1 抑制作用较弱，具有消炎、解热和镇痛作用，主要用于类风湿关节炎和骨性关节炎的治疗。美洛昔康口服和直肠给药吸收良好，7.5 mg 口服在体内的半衰期（25.23 ± 4.72）h，适合临床每日服用 1 次。美洛昔康的不良反应少而轻，主要是消化不良、恶心、呕吐、腹痛、便秘、胀气、腹泻等胃肠道反应。对于 NSAID 药治疗后出现过哮喘、血管神经性水肿或荨麻疹的患者以及有活动性消化性溃疡、严重肝肾功能不全、孕妇或哺乳期妇女禁用美洛昔康，对有胃肠道病史活着正在用抗凝药的患者应该慎用此药。

（八）塞来昔布

塞来昔布（celecoxib）特异性地抑制 COX-2，阻止炎性前列腺素类物质的产生，达到抗炎、镇痛及退热作用。

空腹给药时塞来昔布吸收良好，2～3 h 达到血浆峰浓度，连续给药 5 天内达到其稳态分布容积均值，在组织中广泛分布。长期使用该药存在导致心肌缺血、水钠潴留的危险性，禁用于冠状动脉搭桥手术的围术期，虽为特异性 COX-2 抑制剂也有一定的消化道和肾脏不良反应，与用药的时间和剂量呈正相关。

塞来昔布治疗骨关节炎的症状和体征推荐剂量为 200 mg，每日 1 次。临床最大剂量每日 400 mg。

（九）依托考昔

依托考昔（etoricoxib）为高选择性 COX-2 抑制剂，通过抑制 COX-2、减少前列腺素和血栓素生成而发挥解热镇痛抗炎作用。可用于类风湿关节炎、骨关节炎、慢性腰背疼痛、术后牙痛等。具有缓解疼痛和抗炎效果而没有非选择环氧化酶抑制剂导致的胃肠道副反应。对于处于低血管风险，但发生胃肠道并发症风险较高的患者，选择依托考昔是个合适的选择。

依托考昔口服吸收良好。平均口服生物利用度接近 100%，当体内依托考昔达稳态浓度时，口服药物 1 h 达稳态浓度，半衰期约 22 h。本品代谢完全，主要代谢途径是由细胞色素 P450 酶催化，形成 6′-羟甲基衍生物，70% 随尿液排出，20% 随尿液排出，多数以代谢产物的形式存在，只有不足 2% 药物以原形排出体外。依托考昔用于骨关节炎的推荐剂量为 30 mg，每日 1 次。对于症状不能充分缓解的患者，可以增加至 60 mg，每日 1 次。在使用依托考昔片 60 mg，每日 1 次，4 周以后疗效仍不明显时，应该考虑其他治疗手段。急性痛风性关节炎的推荐剂量为 120 mg，每日 1 次。依托考昔片 120 mg 只适用于症状急性发作期，最长使用 8 天。

（十）洛索洛芬钠

洛索洛芬钠（loxoprofen sodium）为苯丙酸类非甾体消炎药它具有优良的镇痛消炎作用，消炎解热作用和其他同类药相似，对慢性炎症疗效较弱。本品为前体药物，在吸收入血前对胃肠道无刺激，也没有明显治疗作用，只有吸收入血后转化成活性代谢物才发挥作用，故对胃肠道的刺激性较小，耐受性好，不良反应少。口服后吸收迅速，30 min 达峰值，随后以 1～1.5 h 的半衰期从血浆中消失，并以较高的浓度分布

于肝肾和血浆中,其后大部分变成原形物的葡萄糖酸结合物或羟基化物的葡萄糖酸结合物,主要经尿迅速排泄。洛索洛芬钠片用于慢性关节炎,变形性关节炎,腰痛,肩周炎,颈肩综合征及拔牙后的镇痛和消炎。它具较好的临床疗效和较少的不良反应。用于治疗慢性炎症疼痛时,成人每次60 mg,每日3次。用于急性炎症疼痛时顿服60～120 mg。可根据年龄、症状适当增减,每日最大剂量不超过180 mg。

三、非甾体抗炎药的并发症及防治

非甾体抗炎药是临床常用药物,也是不良反应较多的一类药物。尤其长期大剂量应用或与其他药联用不当或有胃肠道溃疡病、肝或肾功能不良、血液病(再生障碍性贫血、中性粒细胞或血小板减少)的患者不良反应的发生率更高。胃肠道损害最常见,所有非甾体抗炎药均可致胃肠道损伤,只是损伤程度不同而已。主要表现为胃肠道黏膜损伤、胃和十二指肠溃疡、出血和穿孔。该药导致胃肠道损伤的危险因素包括:① 用药时间和剂量:用药时间越长、剂量越大,胃肠道损伤的发生率越高、越严重;② 年龄60岁以上是60岁以下患者的3.4倍;③ 有胃肠道溃疡病史者是无胃肠道溃疡病史者的16倍;④ 同时服用致溃疡药(如糖皮质激素)所致胃肠道溃疡是单用药物的3倍,此外联用抗凝药的出血发生率也显著增加。关于非甾体抗炎药对心血管系统的影响,研究发现不论非选择性还是选择性非甾体抗炎药,都会对心血管系统产生影响。除阿司匹林外,非甾体抗炎药引起的心血管不良反应包括卒中、心搏骤停、心力衰竭等,前两种不良反应在开始使用非甾体抗炎药的第一个星期就有可能发生。在2015年9月,美国食品药品监督管理局在充分评估非阿司匹林类非甾体抗炎药的心血管风险后,要求所有处方药类非甾体抗炎药生产厂家需在药品说明书中加入其心血管风险方面的信息。美国食品药品监督管理局的这一举措再次为医务工作者在使用非甾体抗炎药时敲响了警钟。非甾体抗炎药也会引起肾损害,它的机制是抑制肾脏前列腺素合成,使肾血流量减少、肾小球滤过率降低,故易导致肾功能损害,表现为急性或慢性肾衰、肾病综合征、肾乳头坏死、水肿、高血钾和(或)稀释性低血钠等。关于对肝脏的损害,几乎所有非甾体抗炎药均可致肝损害,其中对乙酰氨基酚(扑热息痛)、阿司匹林、尼美舒利、舒林酸和双氯芬酸所致肝损害报道发生率较高。不同非甾体抗炎药致肝损害的机制不同,对乙酰氨基酚是由于其在体内产生过量的活性代谢物N-乙酰对苯醌亚胺所致,因此,多与用量过大有关,若同时酗酒可致急性重型肝炎。而尼美舒利致肝损害与特异体质有关,与剂量无关,因此,在用药过程中若出现肝损害症状或肝酶异常应立即停药,且以后亦不应再用此药。非甾体抗炎药对血液系统的影响主要表现在抑制血小板聚集,使出血时间延长,也有引起再生障碍性贫血和粒细胞减少的报道,联用抗凝药、溶栓药可增加出血危险,临床使用应注意药物的相互作用。

预防不良反应的主要对策是合理使用非甾体抗炎药。在用药期间需要密切观察,特别是针对治疗时间较长的患者,需要随时检验患者的血常规、尿常规、大便常规以及肝肾功能,及时发现不良反应,进行积极治疗。依照患者的病情需要,合理治疗,尽量不要长期、大剂量使用,以降低不良反应的发生率。针对活动性消化性溃疡以及进行性胃肠道出血患者、对非甾体抗炎药过敏、存在心肌梗死病变、严重肝肾功能不全、接受抗凝血剂治疗、服用糖皮质激素以及利尿剂患者,需要谨慎使用非甾体抗炎药。对于老年患者,出于其胃肠道的耐受性下降,肝肾功能衰退,同时属于心血管疾病的高危人群,需要严格遵循医嘱使用药物。此外,用药期间避免饮酒和酗酒,以免加重胃肠道和肝脏的损害。总之,非甾体抗炎药属于临床抗炎以及镇痛治疗的有效药物,但是会

引起患者出现肝、肾、胃肠道以及心血管损害，所以临床使用期间，不但需要坚持合理用药，还需要掌握各类不良反应，对临床经验及时加以总结，最大程度减少其对人体产生的损害，获得理想的治疗效果。

第二节　麻醉性镇痛药

麻醉性镇痛药又称阿片类镇痛药（narcotic analgesics），能减轻疼痛、影响疼痛情绪反应，具有成瘾性。

阿片类药物通过与阿片受体结合发挥镇痛作用，而阿片受体遍布外周神经、脊髓与大脑。阿片受体属于G蛋白偶联受体家族，亚型主要分为μ、κ、δ受体等，具有不同的生物学活性。阿片受体内源性配体为脑啡肽、强啡肽和内吗啡肽。μ受体与镇痛关系最密切，也与呼吸抑制、欣快感、成瘾等不良反应相关。μ受体N端有5个可糖基化的位点，在C内环上存在着蛋白激酶A和蛋白激酶C的磷酸化部位，是阿片类物质受体调节的功能部位。μ受体与G蛋白偶联，通过第二信使起作用，包括抑制腺苷酸环化酶活性，抑制Ca通道，激活K通道。已发现μ受体的μ_1、μ_2两个亚型，选择性的μ_1受体拮抗剂纳洛刹腙可选择性阻断吗啡诱发的抗伤害作用，而不能阻断吗啡诱发的呼吸抑制和吗啡依赖作用。阿片类药物的镇痛作用主要是激动μ_1受体，而μ_2受体激动主要与不良反应相关。

κ受体是由380个氨基酸组成，有封顶效应的止痛和呼吸抑制作用，还参与神经内分泌及免疫调节。δ受体是由372个氨基酸组成，长期应用δ受体拮抗剂可产生免疫抑制。

阿片类药物作用于外周阿片受体发生不良反应，主要包括瘙痒、尿潴留、恶心呕吐、胃排空延迟以及便秘等，如使用外周阿片受体拮抗剂，可特异性的减弱阿片类药物的外周不良反应，而中枢镇痛和其他作用不变。口服和皮下给予外周阿片受体拮抗剂甲基纳曲酮，可以减轻阿片相关的瘙痒及烦躁，迅速逆转吗啡引起的恶心呕吐。

阿片类镇痛药按药理作用又可分为激动药（吗啡、芬太尼、哌替啶等），激动-拮抗药（喷他佐辛、纳布啡等），部分激动药（丁丙诺啡）和拮抗药（纳洛酮、纳曲酮、去甲纳曲酮等）（表106-1）。

表106-1　强阿片类药物的作用强度和药代学参数

药物名称	等效剂量（mg）	静脉注射峰效应时间（min）	静脉注射维持时间（pH7.4）(h)	非离子化百分比	辛醇/水（pH7.4）	血浆蛋白结合率	$t_{1/2}\alpha$（min）	$t_{1/2}\beta$（min）	$t_{1/2}\gamma$（h）	Vdd（L/kg）	清除率（ml/min·kg）
舒芬太尼	0.01	3～5	0.5～1	20	1 778	93	1.4	15～20	2～3	2～2.5	10～15
芬太尼	0.1	3～6	0.5～1	8	814	84	1.6	10～30	2～4	3～5	10～20
阿芬太尼	1.0	1.5～2	0.2～0.3	89	130	92	1.2	10～20	0.7～1.2	0～0.5	6～7
吗啡	10	20～30	3～4	23	1.4	20～40	1～2.5	10～20	2～3.5	15～30
哌替啶	100	5～7	2～3	10	40	39	1.5	5～10	3～5	3～4.2	8～18
瑞芬太尼	0.1	1.5～2	0.1～0.2	67	17.9	80	1.0	5～8	1.2～1.8	0.2～0.3	30～40

一、阿片类药的作用机制和不良反应

（一）阿片类药的作用机制

阿片受体与钾、钙通道偶联是主要的镇痛机制。μ、δ和κ受体调节的疼痛类型有所不同：μ受体敲除影响机械、化学和脊髓上热痛觉反应；κ受体敲除影响脊髓介导的痛阈和内脏化学疼痛；δ受体敲除增强机械痛敏和炎性疼痛。

（1）脊髓镇痛在脊髓阿片受体大多分布在后角表层（第Ⅰ，第Ⅱ层），少量分布在深层。脊髓阿片的主要作用位点是伤害性传入纤维末梢的突触前膜受体。μ受体在脊髓中分布最广，δ阿片类、孤啡肽和某些κ阿片类次之。脊髓内注射阿片的有效剂量与药物作用强度及脂溶性均有显著相关性。吗啡亲脂性低，镇痛效能高；而芬太尼亲脂性高，椎管内给药效能相对较低。

（2）脊髓上镇痛慢性疼痛患者的焦虑和关注情绪与脊髓易化形成恶性循环，阿片产生的疼痛情绪感觉分离现象与高级中枢有关。

中脑和脑干，即导水管周围灰质和延髓头端腹内侧区是重要的阿片作用部位。延髓头端腹内侧区中有两种主要的传出神经元："ON"细胞，"OFF"细胞。延髓头端腹内侧区中注入吗啡可显著降低"ON"细胞的活性，同时增加"OFF"细胞的活性，表明它们分别与致痛和镇痛有关。

（3）吗啡代谢葡萄糖醛酸结合反应后主要生成两种活性代谢产物：吗啡-3-葡萄糖醛酸和吗啡-6-葡萄糖醛酸。后者的镇痛作用大约是吗啡的10倍，前者与μ受体没有亲和力所以不产生阿片类效应，但有实验表明前者可以减弱神经的阿片敏感性。

（二）临床适应证和给药途径

强阿片类药物主要用于急性疼痛、中至重度慢性疼痛、癌痛的治疗。其镇痛作用强，没有封顶效应，口服、透皮等无创给药是慢性疼痛用药的首选方式，术中和术后镇痛常用持续或单次静脉、硬膜外给药，也可用持续皮下注射或临时肌内注射。吗啡脂溶性低，透过硬脊膜进入蛛网膜下隙缓慢，但可随脑脊液上行到枕骨大孔以上，导致在用药后1～12 h发生延迟性呼吸抑制。芬太尼脂溶性高，进入蛛网膜下隙迅速，但在脑脊液中又迅速向周围组织扩散，硬膜外注射后呈现节段性镇痛，到达枕骨大孔以上的药量极低，一般不出现延迟性呼吸抑制。

（三）不良反应

阿片类药使用途径不同或制剂类型不同不良反应的发生率和作用强度可表现不一。

镇静、意识模糊（包括幻觉）、嗜睡、恶心、呕吐、瘙痒、呼吸抑制以及尿潴留都是短暂反应，持续用药数天或1～2周后这些症状都可消失。瞳孔缩小和某些阿片类药物导致的心动过缓则需数月至1年方可耐受。

最顽固和持久的不良反应是便秘，长期用药后会发生药物耐受和躯体依赖。阿片轮换可应对耐受问题，躯体依赖表现为突然停药时出现戒断症状，可通过逐渐减量来避免。

1. 恶心呕吐

呕吐中枢位于第四脑室顶部极后区，接受来自迷走中枢、皮质和脑干的神经反射以及化学感应带

的刺激。阿片类药物刺激中枢化学感应带、前庭核以及胃肠道阿片受体导致中枢性恶心呕吐和胃蠕动减慢。

2. 呼吸抑制

是阿片类药物最危险的可能致死的不良反应，常见于药物滥用或合并中枢系统疾病、慢性阻塞性肺疾病的患者。阿片类药物可抑制脑干呼吸中枢和中枢化学受体对二氧化碳的反应，导致反应曲线右移，表现为呼吸变深变慢。给予疼痛刺激、给氧、建立人工气道（昏迷患者头后仰，使用口咽通气道、喉罩、气管插管）和机械通气是有效的治疗呼吸抑制的方法。纳洛酮可完全拮抗阿片类的呼吸抑制作用，但应注意疼痛患者可能立刻重现疼痛，甚至发生疼痛高敏、心率加快、血压升高甚至肺水肿。纳洛酮 0.2 mg，溶于 5 ml 生理盐水内静脉注射，如呼吸抑制未扭转，可重复上述剂量，如连续使用 2 mg 仍无效，应排除阿片中毒。由于纳洛酮的作用时间短（4～6 h），而导致呼吸抑制的阿片药物作用时间长，故必要时应重复使用纳洛酮。

3. 便秘

肠的神经系统包括感觉、交感和副交感纤维。阿片类药物导致肠功能障碍的主要原因是外周肠道阿片受体激活，中枢阿片受体激活也有一定作用。阿片类药物减低胃排空，增加大肠和小肠的张力，减低向前性蠕动，导致括约肌阵挛，减少胃液、肠液、胰液、胆汁的分泌，增加血液吸收等。脱水、长期卧床、脊柱压迫、使用 5-HT$_3$ 受体拮抗止吐剂、抗胆碱药、利尿药会增加便秘的发生率。

治疗方法包括饮食调整，采用富含纤维的饮食，增加液体摄入量，适当增加运动。使用粪便软化剂或乳果糖（30～60 ml/次）等，严重便秘应排除消化道梗阻，必要时灌肠或用开塞露纳肛。使用周围阿片 μ 受体受体拮抗剂可能预防或治疗便秘或肠麻痹。甲基纳曲酮口服后不吸收，在拮抗肠麻痹的同时不导致中枢神经系统不良反应，也不诱发疼痛。

4. 瘙痒

椎管内使用吗啡的瘙痒机制仍不清楚，目前认为是传导瘙痒的无髓鞘 C 纤维将瘙痒信号传入脊髓背角次级神经突触，再通过脊髓丘脑束上传至中央后回。

5. 肌僵直、肌阵挛和惊厥

肌僵直主要是胸壁和腹壁肌肉僵直，见于迅速静脉给予阿片类药物，以及高剂量长期治疗时，使用芬太尼、舒芬太尼和阿芬太尼的发生率最高，使用肌松药，阿片受体拮抗药可使之消除。

肌阵挛主要表现为轻度的抽搐，但严重时也可表现为持续性惊厥，与药物刺激海马锥体细胞，可能抑制 γ-氨基丁酸的释放有关。阿片受体拮抗药对阿片类药物引起的惊厥有拮抗作用，但对哌替啶所引起的惊厥作用较弱。肌阵挛的治疗方法包括使用安眠镇静药物，巴氯芬或丹特洛林等中枢性肌松剂。

6. 镇静和认知功能障碍

镇静最常发生在阿片类药物治疗的开始几天或剂量骤然增加时，镇静常伴有暂时性的困倦和认知功能减退，在此期间应避免饮酒或驾车。

7. 缩瞳

μ 受体和 κ 受体激动剂兴奋动眼神经副交感核导致瞳孔缩小，在长期使用阿片类药物的患者可能发生耐受，但若增加剂量仍可表现为瞳孔缩小。

8. 体温

阿片类药物可能导致血管舒张、改变下丘脑的体温调节机制从而降低体温。

9. 免疫系统

阿片类药物可造成免疫功能抑制。吗啡可抑制T淋巴细胞增殖,调节T淋巴细胞表面抗原的表达,可使NK细胞活性减低。这些抑制作用与吗啡的剂量和用药时间呈正相关。长期使用阿片类药物可抑制巨噬细胞分泌集落刺激因子、NO、TNF-α、IL-1、IL-2、IL-6和IFN-α等。

10. 耐受躯体依赖和精神依赖

阿片类药物长期用药可产生发生时间不等、程度不等的耐受,对药物的需求量增加。

躯体依赖表现为突然停药、迅速减低剂量或使用阿片类拮抗药时出现焦虑、易激惹、震颤、皮肤潮红、全身关节痛、出汗、卡他症状、发热、恶心呕吐、腹痛腹泻等症状。

精神依赖是社会心理问题,研究发现是阿片激活了脑内奖赏机制,导致成瘾者的觅药行为。

二、常用阿片类药

(一)吗啡(morphine)

化学结构见图106-5。

1. 药代动力学

吗啡口服生物利用度为30%~40%,控缓释制剂与即释制剂生物利用度相近,直肠给药生物利用度变异比较大。皮下、肌内和静脉注射吗啡无首过效应,生物利用度接近100%。

吗啡主要在肝脏代谢,5%左右去甲基化生成去甲吗啡,60%~80%的吗啡3位和6位的羟基被葡萄糖醛酸替代,生成吗啡-3-葡萄糖醛酸和吗啡-6-葡萄糖醛酸。前者无药理学活性,但可影响吗啡的代谢,使其不能作用于阿片受体,从而显著减弱吗啡及吗啡-6-葡萄糖醛酸的镇痛作用。吗啡-6-葡萄糖醛酸约占代谢产物的10%,易通过胎盘。吗啡透过血-脑脊液屏障发挥中枢镇痛作用,一部分游离吗啡再从脑脊液缓慢释放到体循环;另有少部分可能经脑组织直接代谢生成M6G。脑脊液中极少量吗啡-6-葡萄糖醛酸即可发挥镇痛效应,包括呼吸抑制。

吗啡主要经肾脏排出,还可经乳汁和胆汁等途径排泄,肾功能不全可导致吗啡-6-葡萄糖醛酸蓄积,作用时间延长。在肝功能障碍、甚至早期肝昏迷的患者,葡萄糖醛酸化作用很少受到损害,吗啡的代谢基本不受影响。早产儿的肝脏已经具有代谢吗啡的能力,血浆清除半衰期与儿童的年龄呈相关性。

空腹时口服即释吗啡30 min起效,饱胃状态则起效延迟,达峰效应需1~2 h,作用维持4~5 h。长效吗啡制剂药动学更为稳定,盐酸吗啡控释片(美菲康)和硫酸吗啡控释片(美施康定),起效时间较即释吗啡稍慢但不受食物影响,需较长时间才能达到峰效应(平均3.7 h),血浆峰浓度较即释吗啡低,作用可以有效持续8~12 h。

单次静脉注射吗啡数分钟即可起效,30 min达峰效应,作用持续2~3 h。皮下和肌内注射吗啡除起效稍慢外,止痛作用及不良反应与静脉途径相当,其峰效应时间为45~90 min,作用持续3~4 h。

硬膜外腔注射吗啡3 mg,硬膜外血管丛迅速

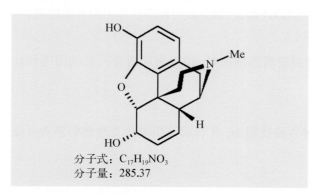

分子式:C$_{17}$H$_{19}$NO$_3$
分子量:285.37

图106-5 吗啡

吸收，注射后5～10 min即达血浆峰浓度，平均33～40 ng/ml，血浆终末消除半衰期90±34.3 min。约不到1/10吗啡缓慢透过硬脊膜进入脑脊液，其吸收半衰期平均为22 min，需60～90 min达脑脊液峰浓度。硬膜外注入2～6 mg的吗啡后，脑脊液吗啡峰浓度相当血浆浓度的50～250倍，随即呈双相消除，半衰期分别为1.5 h（快速消除相）和6 h（缓慢消除相），说明脑脊液里吗啡亦难透过血－脑脊液屏障返回体循环，其有效作用时间可达20 h。硫酸吗啡缓释酯质体注射剂10 mg注入硬膜外腔后缓慢释，血浆峰浓度平均仅为20 ng/ml，消除半衰期长达16 h左右，可以有效止痛达36～48 h。

鞘内注入0.3 mg吗啡，血浆峰浓度时间5～10 min，平均血药浓度4.5±1.1 ng/ml，脑脊液浓度6 410±1 290 ng/ml。吗啡注入脑脊液经15～30 min的快速分布相浓度开始下降，消除半衰期为89.8±16.1 min。注射后6 h脑脊液内吗啡的平均浓度仍达332±137 ng/ml。吗啡鞘内初始分布容积约为22±8 ml。吗啡脑脊液药动学具有明显个体差异，个体之间持续作用时间长短不一。

2. 药效动力学

（1）中枢神经系统　① 激活脊髓胶质区、丘脑内侧、脑室及导水管周围灰质的阿片受体，产生强大的镇痛作用，以及明显的镇静作用。吗啡激动边缘系统和蓝斑核的阿片受体，改善疼痛所引起的焦虑、紧张、恐惧等情绪反应，伴有欣快感并出现嗜睡、精神朦胧、神志障碍等，安静时易诱导入睡，但易唤醒。大剂量吗啡（15～20 mg）镇痛镇静作用更明显，且无封顶效应。② 镇咳：直接抑制咳嗽中枢，使咳嗽反射减轻或消失。③ 抑制呼吸：治疗量吗啡可使呼吸频率减慢，潮气量降低。随剂量增大，呼吸抑制作用增强。急性中毒时呼吸频率可减至3～4次/min，最后呼吸停止，这是吗啡急性中毒致死的主要原因。④ 缩瞳：吗啡主要通过兴奋支配瞳孔的副交感神经引起瞳孔缩小，在长期使用阿片类药物的患者，其缩瞳作用减弱。吗啡过量呼吸抑制导致严重的低氧血症时，会出现显著的瞳孔散大。⑤ 其他：吗啡直接兴奋延脑呕吐中心化学感受器导致恶心、呕吐。

（2）平滑肌　① 胃肠道：吗啡兴奋胃肠平滑肌，提高肌张力，减缓蠕动，使内容物通过延缓和水分吸收增加；提高回盲瓣及肛门括约肌张力，使肠内容物通过受阻；抑制中枢，减弱便意和排便反射，导致便秘。② 胆道：吗啡收缩胆道oddi括约肌，使胆道排空受阻，导致上腹部不适甚至引起胆绞痛（阿托品可部分缓解）。③ 支气管：大剂量吗啡可导致支气管平滑肌时收缩，诱发和加重哮喘。④ 膀胱：吗啡提高膀胱括约肌的张力，导致排尿困难，尿潴留。⑤ 子宫：吗啡降低子宫张力，对抗缩宫素对子宫的收缩作用，延长产程，产妇禁用。

（3）心血管系统　① 扩张血管及降低外周血管阻力：这与吗啡抑制血管运动中枢、促进组胺释放有关。有时可引起体位性低血压。② 间接扩张脑血管：吗啡引起的呼吸抑制，CO_2潴留可使脑血管扩张，导致颅内压升高。因此颅脑损伤，颅内高压患者禁用。

（4）其他　抑制免疫系统和人类免疫缺陷病毒诱导的免疫反应，抑制NK细胞活性、抑制T细胞增殖、抑制巨噬细胞吞噬功能。

3. 临床应用

口服即释吗啡主要用于某些急性疼痛临时镇痛，以及癌症爆发痛的控制，吗啡控缓释制剂主要用于中至重度癌痛，从小剂量开始，在24～72 h内滴定至适宜剂量。以美施康定为例，初始剂量10 mg，12 h或24 h时评价患者疼痛强度，如VAS≥7分，剂量增加50%～100%；VAS 5～6分，剂量增加25%～50%；VAS≤4分则增加25%的剂量。须注意：滴定剂量应同时调整背景剂量和按需给药的用量；阿片即释片作为补救用药；疼痛VAS评分≤4分或不良反应严重时减量；如果药物需求量突然

明显变化,应重新评估疼痛及病情并考虑是否产生耐药。美施康定可以直肠给药,用于不能口服的患者,其剂量滴定同口服治疗。

植入式电子微量注射泵鞘内给药是目前效力最高,全身副反应最小的给药途径。持续匀速给药,吗啡起始剂量为0.5 mg/24 h,或通过其他给药途径滴定2 h的吗啡用量,按照鞘内:硬膜外:静脉/肌内/皮下:口服≈1:10:100:300比例计算初始剂量。剂量增加参照患者VAS评分,如VAS≤4分,则每3～4天增加25%的剂量;VAS 5～6分,每日增加25%～50%;VAS≥7分,每日增加50%～100%,如患者不能耐受则停止增量或减量。若鞘内吗啡用量＞20 mg/24 h,但疼痛缓解不明显,可认为吗啡无效。

4. 吗啡制剂及临床常用剂型

国内市售的吗啡剂型有口服即释片(盐酸吗啡片,规格:5 mg、10 mg)、盐酸吗啡缓释片,规格:10 mg、30 mg、60 mg;盐酸吗啡控释片(美菲康),规格:10 mg、30 mg、60 mg;硫酸吗啡控释片(美施康定),规格:10 mg、30 mg以及注射剂(盐酸吗啡注射剂,规格:5 mg/0.5 ml、10 mg/ml;硫酸吗啡注射剂,规格:10 mg/ml)。

国外还有即释口服液、即释和控释直肠栓剂等,规格从5～100 mg不等。国外吗啡注射剂均为硫酸制剂,其中不带防腐剂的浓缩硫酸吗啡注射剂(规格:10 mg/ml、25 mg/ml、50 mg/ml)专门用于硬膜外和鞘内植入式药泵的微量注射。较新的剂型有24 h口服一次的硫酸吗啡缓释胶囊(规格:20 mg、30 mg、60 mg、100 mg)和有效镇痛达48 h的硫酸吗啡延缓释放脂质体注射剂(规格10 mg/2 ml)。

(二)哌替啶(pethidine)

哌替啶是全合成的阿片类药物,为μ受体激动药,对κ和δ受体有中度亲和力,止痛作用强度约为吗啡的1/10,止痛作用与血浆浓度相关,最小有效止痛血浆浓度约为200 ng/ml,但个体差异较大。

治疗剂量哌替啶可产生镇静、困倦、缩瞳、瘙痒、恶心、呕吐,呼吸抑制。超大剂量哌替啶可导致中枢兴奋和惊厥。

哌替啶也易引起胃排空延迟,增高胆道压力,延迟膀胱排空和导致便秘。清醒患者止痛剂量时心率轻度增快,可使心排血量下降。大剂量时心肌乳头肌抑制,此作用不能被纳洛酮所拮抗;也可导致血压下降。

哌替啶静脉注射半衰期仅4～6 min,终末排除半衰期3～5 h。肌内注射5～15 min达到峰作用。

哌替啶代谢主要在肝脏经N-甲基化形成去甲哌替啶,水解形成哌替啶酸。两种代谢产物经肾排泄,尿呈酸性时排出更快。肝功能不全时,清除率延长。

去甲哌替啶有药理活性,可致中枢兴奋、忧虑、不安、震颤、肌阵挛和惊厥。去甲哌替啶的排除半衰期为12～21 h,故在哌替啶反复或长时间给药,尤其是肾功能不良时可发生去甲哌替啶蓄积。

(三)芬太尼及其衍生物

1. 芬太尼 (fentanyl)

(1)药理学　芬太尼是强阿片μ受体激动药,可产生剂量依赖的止痛、呼吸抑制、镇静等作用,高浓度时导致意识丧失。芬太尼作用强度为吗啡的50～100倍,剂量-效应反应呈线性关系。芬太尼

及其衍生物舒芬太尼、阿芬太尼针剂是临床麻醉中使用最广泛的镇痛药,术后自控镇痛个体差异大,持续用药达到稳态后血浆浓度较稳定。芬太尼透皮贴剂用于重度癌痛。

大剂量芬太尼类药物会导致肌僵直,严重时可能导致患者呼吸困难,老年人肌僵直发生率较高。芬太尼可导致面部或全身性瘙痒,与吗啡所导致的瘙痒发生率相当。静脉注射芬太尼促发缓激肽释放,导致咳嗽。芬太尼导致的呼吸抑制,表现为呼吸变深变慢,其程度和时程与芬太尼血浆浓度相一致。芬太尼有浓度依赖的心肌负性肌力作用。芬太尼可明显增加胆道压力,引起恶心、呕吐,使胃排空减缓,肠道通过时间延长,导致便秘。

芬太尼脂溶性高,分子量小,一次注药后芬太尼迅速向其他组织扩散,起效快。在老年人,随年龄增长,芬太尼的需要量逐步减低。芬太尼血浆蛋白结合率高(79%～87%),是pH依赖的,酸中毒将增加游离芬太尼的比例。芬太尼主要经肝脏代谢清除,主要代谢产物为活性极低的去甲芬太尼,仅有6%原型芬太尼经尿排出。

(2)用法和剂量 作为麻醉诱导用药,芬太尼起效虽快,但达到最大作用需要5 min,故应提前在气管插管前5 min给药。芬太尼经常与丙泊酚或依托咪酯及肌松药等一起使用,通常诱导剂量为1～3 μg/kg,维持使用芬太尼可每30 min重复给予0.5～2.5 μg/kg芬太尼,后续逐步增加间断时间;也可持续泵注2～10 μg/(kg·h),随手术时间剂量递减。

芬太尼用于术后PCA镇痛背景剂量范围为20～50 μg/h,也可不用背景剂量,单次冲击剂量10～25 μg锁定时间5 min。原则上背景剂量越大,冲击剂量较小,反之亦然。

2. 瑞芬太尼 (remifentanil)

瑞芬太尼属合成的阿片类药,是在芬太尼的N-乙酰基的侧链上结合了一个不稳定的甲酯链,代谢不依赖于肝脏和肾脏功能,主要被红细胞和组织中非特异性酯酶脱酯降解,形成瑞芬太尼酸,主要经肾脏清除。瑞芬太尼与μ受体结合力强,与κ受体、δ受体结合力弱,可被纳洛酮拮抗。

瑞芬太尼的痛觉过敏主要发生在术后24 h内,表现为术后疼痛发生早且强度增加,术后阿片药物的需要量增大。因此使用瑞芬太尼的病例应积极防止术后痛觉过敏,可采用的方法包括手术期间使用NMDA受体(N-methyl-D-aspartic acid receptor, NMDA受体)拮抗剂(如小剂量氯胺酮),手术结束前使用曲马多、丁丙诺啡或其他长效阿片药。该药不能用于硬膜外及鞘内镇痛。肌僵的发生率高,与注射剂量和速度相关。

瑞芬太尼用于心脏手术可更好地抑制术中应激反应,满足快通道心脏手术的要求,但应注意低血压的发生率可能较高。瑞芬太尼术后患者清醒迅速而完全。

瑞芬太尼在产科麻醉中具有快速起效,快速消除的独特优点,新生儿可能出现短暂呼吸抑制,但只需面罩给氧,无须纳洛酮和气管插管即可恢复;适合在血小板减少,肝功能障碍,先兆子痫或严重心脏病患者的应用。

3. 舒芬太尼 (sufentanil)

舒芬太尼是强阿片类镇痛药,也是特异性μ受体激动剂,对δ受体也有一定的结合作用,镇痛强度与剂量有关。舒芬太尼血流动力学稳定性较好,安全阈较宽,患者能迅速清醒。依据注射速度和注射剂量,舒芬太尼可能引起肌肉僵直、欣快症、缩瞳、心动过缓和呼吸抑制,长期使用可发生耐受性和依赖性。舒芬太尼可以透过胎盘,妊娠和哺乳期妇女不应使用舒芬太尼,麻醉后哺乳至少应在24 h以后。舒芬太尼静脉注射尤其是大量使用时可能引起低血压或心动过缓,甚至发生心搏停止。

舒芬太尼主要用于复合麻醉的镇痛成分,可用于麻醉诱导和麻醉维持,也用于手术后镇痛,分娩镇痛和无痛内窥镜检查。

(四)羟考酮及其控释片(controlled-release oxycodone)

羟考酮用于中重度疼痛治疗,可控制轻到重度疼痛,是阿片受体激动剂的单一制剂,无封顶效应,随着疼痛强度增加,可进行剂量滴定。

羟考酮是半合成阿片类药。羟考酮缓释片在国内有5 mg、10 mg、20 mg和40 mg这4种规格,常见复方制剂为羟考酮5 mg+对乙酰氨基酚325 mg。

化学结构见图106-6。

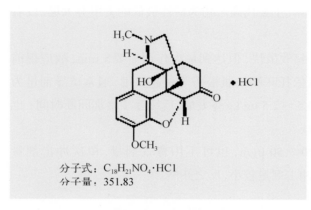

分子式:$C_{18}H_{21}NO_4 \cdot HCl$
分子量:351.83

图106-6　盐酸羟考酮

羟考酮是μ、κ受体纯激动剂,等效止痛作用强度为吗啡的2倍,由于其κ受体激动作用,因而认为对内脏痛有较好的镇痛效应。羟考酮的药效个体间差异较小,年龄和性别对药效作用影响不大,血药浓度和药效之间有较好相关性。

奥施康定控释片,其中38%的羟考酮从控释片中快速释放,随后其余62%的羟考酮持续缓慢释放,起效快(1 h内起效),持续作用达12 h。羟考酮分布于骨骼肌、肝脏、肠道、肺、脑。羟考酮的代谢产物镇痛作用很弱,无实际临床意义。

成瘾者可能会寻求和滥用羟考酮。患者长期使用可能会产生耐受性、躯体依赖,突然停药会发生戒断症状。反应能力受到药物影响的患者,不得驾车或操作复杂机器。

羟考酮可随母乳分泌,并可能引起新生儿呼吸抑制,禁用于怀孕期及哺乳期妇女。羟考酮为B类致畸作用药物,不推荐孕妇使用。长期服用羟考酮的分娩妇女,其胎儿在出生时可能会存在呼吸抑制或戒断症状。

羟考酮可引起oddi括约肌痉挛,胆道痉挛,减少肠蠕动。

肝脏病患者用药后血药浓度增高,起始剂量最好为常规剂量的1/3～1/2,并密切观察调整剂量。肾功能损害者,如肌酐清除率明显减低,血药浓度可能增加50%,初始剂量和维持剂量也应适当调整。年龄大于65岁的患者,羟考酮的清除率仅较年轻人略低,极度衰弱患者初始剂量最好减低1/3～1/2。

(五)氢吗啡酮(hydromorphone)

氢吗啡酮是一种半合成的阿片类激动剂,属强效麻醉性镇痛药,结构与吗啡相似,主要是将C环改造,将7、8位间双键氢化还原,6位羟基氧化成酮。

化学结构见图106-7。

氢吗啡酮主要作用于μ受体,对δ受体有较弱的作用,而对κ受体、ζ受体及ε受体没有作用。

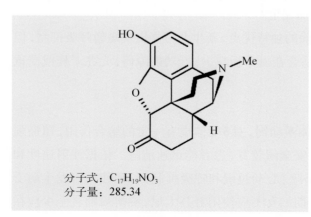

分子式:$C_{17}H_{19}NO_3$
分子量:285.34

图106-7　氢吗啡酮

氢吗啡酮可以代谢生成3-葡萄糖醛酸苷氢吗啡酮和二氢异吗啡葡萄糖醛酸苷等活化的代谢产物,从而产生神经兴奋作用和一系列不良反应。

氢吗啡酮口服和非胃肠给药(静脉注射、肌内注射和皮下给药)的同等镇痛效能比率大致是1:5。氢吗啡酮的脂溶性高于吗啡,故起效较吗啡迅速,但比芬太尼慢。氢吗啡酮硬膜外和静脉给药的同等镇痛效能比率大约是2:1。单次硬膜外氢吗啡酮的药效时间为7.7～19.3 h。氢吗啡酮是鞘内药物输注系统使用的一线阿片类药物,高浓度的氢吗啡酮制剂可达100 mg/ml,且鞘内给药镇痛效能是吗啡的5倍,可用于癌痛治疗。

(六)曲马多(tramadol)

曲马多是弱阿片类中枢镇痛药,通过激动μ受体,抑制5-羟色胺和去甲肾上腺素的再摄取,发挥镇痛作用。

化学结构见图106-8。

曲马多用于缓解创伤急性疼痛、肾绞痛、胆绞痛和分娩疼痛有着良好的镇痛效果和耐受性;口服曲马多适用于日间手术患者,因为它没有呼吸抑制效应,适合离院后使用;也适用于癌痛或良性病变引起的中重度慢性疼痛。其主要的不良反应在于刺激呕吐中枢,导致不同程度的恶心呕吐。

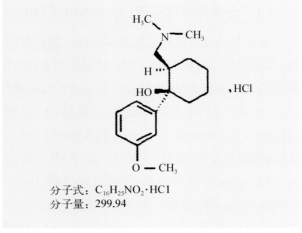

分子式:$C_{16}H_{25}NO_2 \cdot HCl$
分子量:299.94

图106-8 盐酸曲马多

1. 药代动力学

目前临床上使用的曲马多主要为缓释片剂和注射剂,以及与对乙酰氨基酚制成的合剂。口服曲马多吸收快速而且完全,口服缓释剂后血药浓度达峰时间约为4.9 h,生物利用度为87%～95%。曲马多在体内分布迅速,血浆蛋白结合率为20%。曲马多及其代谢产物主要经肾脏排泄,平均消除半衰期约为6 h。

肌内注射50 mg后约在0.75 h达到166 μg/L的峰值血药浓度。肌内或静脉注射超过30 min,其全身作用等效。肌内注射100 mg曲马多0.9～1.1 h,峰值血药浓度约为355～369 μg/L。

曲马多能通过胎盘屏障,脐静脉血药浓度是母体浓度的80%。极少量的(0.1%)曲马多能进入乳汁,并在服药16 h内被检测出来。

曲马多是由(+)-曲马多和(-)-曲马多两种对映体组成的消旋体,分别在肝脏代谢生成(+)-代谢产物和(-)-代谢产物。

重症肝硬化者曲马多半衰期延长至平均13 h,最长可达22 h,且肝硬化患者曲马多原药肾清除率增加。肾衰竭患者当肌酐清除率<5 ml/min,曲马多的平均清除半衰期约为11 h,最长达19 h。

2. 药效动力学

曲马多仅具有中度的μ受体亲和性,且缺乏与δ受体和κ受体的亲和力。曲马多与μ受体的亲和力仅为可待因的1/10,吗啡的1/6 000。曲马多仅能被阿片类拮抗剂纳洛酮部分阻断。

除阿片效应外,曲马多还能抑制神经元重摄取去甲肾上腺素和5-羟色胺,影响中枢神经系统中下

行抑制通路。α_2肾上腺受体拮抗剂育享宾和5-羟色胺拮抗剂利坦色林可以阻滞曲马多的镇痛效应。

曲马多仅有轻度延迟胃肠排空的作用,但效应较吗啡和可待因弱,不引起胆道括约肌痉挛。曲马多没有临床相关性减轻麻醉深度的作用。

曲马多静脉注射$0.7 \sim 2.5$ mg/kg曲马多有剂量相关性减轻术后寒战程度和发生率的作用。还能减轻产科患者腰麻过程中的寒战。

3. 曲马多治疗慢性疼痛

口服曲马多至少1周以上的研究才能用于评价其在慢性疼痛上的效应。间隔$8 \sim 12$ h的给药的缓释剂更适合用于治疗慢性腰背痛、骨关节炎疼痛、癌痛,比速释剂型不良反应少。曲马多的滥用率低于双氢可待因或可待因,曲马多过量使用时会出现神经毒性,常见症状有嗜睡(30%),恶心(14%),心动过速(13%),易激惹(10%),癫痫(8%),昏迷(5%),高血压(5%)和呼吸抑制(2%)。

(七)芬太尼透皮贴剂(transdermal fentanyl)

芬太尼透皮贴是强效阿片类药经皮给药制剂,主要用于治疗癌痛和某些慢性疼痛,它具有用药方便、无创伤性、应用简单等特点,特别适用于进食困难、严重恶心呕吐或便秘的癌痛患者。芬太尼透皮贴镇痛效果确切,能持续释放芬太尼进入血液循环达72 h。首次使用时,经$6 \sim 12$ h可产生镇痛效应,经$12 \sim 14$ h血药浓度达到稳态,可维持72 h的镇痛效应。芬太尼透皮贴主要有4种规格:4.2 mg/贴(25 μg/h)、8.4 mg/贴(50 μg/h)、12.6 mg/贴(75 μg/h)和16.8 mg/贴(100 μg/h)。贴膜的面积与剂量成正比,因为其与胃肠道阿片受体结合少,故便秘、恶心呕吐发生率降低,药效稳定,无封顶效应。

初始计量应该结合患者疼痛情况和既往阿片类用药史决定。既往未使用过阿片类药物的患者一般以25 μg/h的剂量开始,每72 h更换1次。用药初始还为达到稳态药物浓度而出现疼痛时,可使用短效镇痛药,调整剂量时,一般以25 μg/h为梯度进行增减。当用量达到300 μg/h且镇痛不佳时,建议改用其他镇痛药物。临床试验结果显示,患者自控芬太尼离子电渗透皮贴剂与患者自控吗啡静脉给药疗效相当,安全性和耐受性均较理想。其不良反应主要有眩晕、恶心、呕吐、嗜睡等,此外有弱成瘾性。支气管哮喘、呼吸抑制和重症肌无力患者禁用,芬太尼透皮贴不宜与单胺氧化酶抑制剂合用。

(八)丁丙诺啡(buprenorphine)

丁丙诺啡是20世纪60年代末合成的奥列巴文类衍生物,化学结构与吗啡相似,母核由菲核和哌啶环稠合而成,与吗啡不同之处在于碳环上有碳桥,甲基被丙基取代,这个基团与纳洛酮相似,有拮抗阿片受体的作用。丁诺啡有激动-拮抗的双重特性。

化学结构见图106-9。

丁丙诺啡对μ受体有很大亲和力,并缓慢释放,镇痛作用强且持久。它能有效减轻术中及术后疼痛与各种急慢性疼痛,此外,还对嗜吸毒品者产生戒毒治疗作用。小剂量丁丙诺啡以激

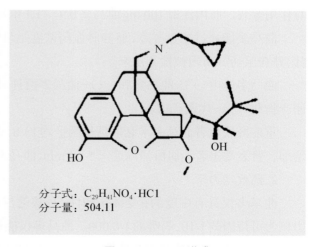

分子式:$C_{29}H_{41}NO_4 \cdot HCl$
分子量:504.11

图106-9 丁丙诺啡

动作用为主,大剂量时拮抗作用为主。因其激动拮抗双重作用,成瘾性低。其镇痛强度是吗啡的30倍,丁丙诺啡起效慢,作用持续时间长,舌下用药15～45 min起效,维持6～8 h。肌内注射后5 min起效,维持4～6 h。主要作用于中、重度疼痛,包括各类手术后疼痛、癌痛和慢性疼痛等。舌下含服0.2～0.8 mg/次,肌内注射或缓慢静脉注射0.15～0.4 mg/次。丁丙诺啡常见不良反应包括头晕、嗜睡、恶心、呕吐、出汗、头痛、皮疹等,其程度均较吗啡轻。纳洛酮不能逆转其呼吸抑制作用,在颅脑损伤、呼吸抑制及老年患者中慎用。

第三节　麻醉性镇痛药的并发症及防治

　　阿片类药物的中枢不良反应呼吸抑制、咳嗽抑制、恶心呕吐是阿片类药物常见的不良反应。阿片作用于脑干,降低呼吸中枢对二氧化碳分压的敏感性,是临床上阿片过量导致死亡的主要原因。阿片类药物激活延髓的化学受体触发区引起恶心呕吐,也能抑制脑干的咳嗽反射从而抑制咳嗽。单胺核团的效应(最常见的是阿片在蓝斑中的去甲肾上腺素能传递效应和中脑腹侧被盖区的多巴胺释放)可能与奖赏机制有关,从而产生依赖。阿片类药物的外周不良反应包括作用于动眼神经核产生缩瞳,使胃肠道括约肌收缩,减少肠道蠕动产生便秘。吗啡促组胺释放,激惹气道、甚至支气管痉挛。阿片的治疗剂量对心血管系统影响很小。大体上按系统分类来讲,本类药物的主要不良反应涉及呼吸系统(抑制呼吸)、中枢神经系统(嗜睡、思维力减弱)、消化系统(恶心、呕吐、便秘和括约肌紧张)、泌尿系统(尿少、尿潴留)及皮肤(过敏反应)等。

　　便秘是阿片类药物最常见的重要不良反应之一,其发生率约达90%以上。便秘如得不到及时控制,可引起严重的并发症,成为有效缓解疼痛的最大障碍。开始服用阿片类药物时,患者要增加液体摄入、增加活动量并多食用含纤维素的食物,建立和保持良好的排便习惯,除上述措施外,每日还应预防性地服用一些软化剂、润滑剂或缓泻剂,如液状石蜡、番泻叶、麻仁丸、便乃通等。严重便秘可采用如硫酸镁治疗,5～20 g,清晨空腹服,同时饮水100～400 ml,也可用水溶解后服用,1次/d。同时减少阿片类药物的剂量合用其他止痛药。对已有便秘的患者,可选用芬太尼贴剂,因其相对于口服阿片制剂,便秘的发生率较低,但其不良反应是呼吸抑制,故要严格按说明书使用。阿片类药物对延髓呕吐化学感应区有兴奋作用,故易引起恶心、呕吐,反复使用该类药物又可致使呕吐中枢抑制,恶心、呕吐减轻或消除,故该不良反应一般出现在用药初期。初用阿片类药物的第1周内,最好同时给予甲氧氯普胺等止吐药预防,恶心症状消失后可停用。重度恶心、呕吐,可选用昂丹司琼片,口服,8 mg/次,2～3次/d。对于不能耐受的患者可换用其他止痛药物或联合用药或改变给药途径。对中枢神经系统的不良反应如嗜睡、注意力分散、思维力减弱、表情淡漠、过度镇静等,一般数日后症状可自行消失,初次使用该类药物的剂量不易过高,剂量调整以25%～50%幅度逐渐增加,可以降低此类不良反应的发生率。阿片类药物过量可导致急性中毒,主要表现为昏迷、针状瞳孔、呼吸浅弱、血压下降等。极度过量可导致呼吸暂停、深昏迷、循环衰竭、心脏停搏、甚至死亡。中毒解救首先要促使呼吸恢复,使用其拮抗剂纳洛酮,一般开始用小剂量,纳洛酮0.4～0.8 mg,重复给药2次,如果给予拮抗剂5 min内呼吸仍未恢复,应再给予初始剂量的50%～70%,直到患者恢复自主呼吸。解救治疗应考虑到阿片类控释片可在体内持续释放的问题。口服用药中毒者,必要时应该进行洗胃。

　　阿片类药物的不良反应与多种因素有关,如药物剂量、年龄因素、个体差异、肝肾功能、药物相互作用等。对于接受阿片类药物治疗的患者,不良反应主要出现在用药初期及过量用药时,多为暂时性和可耐受的反应。当出现不良反应时,可先调整药物剂量,如果减少药物剂量后止痛效果不满意,就需要在减少药物剂量的同时加用其他辅助药物,如抗抑郁药、抗惊厥药、皮质激素、神经安定药物等。需要注意的是,辅助药物不能常规给予,应视需要而定。经过减量、针对不良反应进行治疗后,仍有部分患者的不良反应没有得到满意控制,可以考虑转化为其他阿片药物,也可以通过剂型转化减轻其不良反应。

(范颖晖)

参 考 文 献

［1］ 徐建国.疼痛药物治疗学.北京：人民卫生出版社,2007.

［2］ 刘延青,崔健君.实用疼痛学.北京：人民卫生出版社,2013.

［3］ Aoki, Mizoguchi H, Watanabe C, et al. Differential alternation of the antinociceptive effect of narcotic analgesics on the inflammatory pain state. Neurosci Lett, 2014, 560: 122-125.

［4］ Ardoin S P, Sundy J S. Update on nonsteriodal anti-inflammatory drugs. Curr Opin Rheumatol, 2006, 18(3): 221-226.

［5］ Bannwarth B, Chaslerie A, Schaeverbeke T, et al. Mode of action of non-narcotic analgesics. Rev Rhum Mal Osteoartic, 1992, 59(4): 267-270.

［6］ Dubitskii A E, Beliaev A V, Ryzhii S M, et al. Narcotic analgesics. Part I. Pharmacokinetics of opiate receptors. Klin Khir, 1992, (6): 53-57.

［7］ Felson D T. Safety of Nonsteroidal Antiinflammatory Drugs. N Engl J Med, 2016, 375(26)：2595-2596.

［8］ Kristensen L E, Jakobsen A K, Askling J, et al. Safety of Etoricoxib, Celecoxib, and Nonselective Nonsteroidal Antiinflammatory Drugs in Ankylosing Spondylitis and Other Spondyloarthritis Patients: A Swedish National Population-Based Cohort Study. Arthritis Care Res (Hoboken), 2015, 67(8): 1137-1149.

［9］ Lindley, Dalton. Narcotic analgesics. Clinical pharmacology and therapeutics. Cancer Nurs, 1990, 13(1): 28-38.

［10］ Modena B, White A A, Woessner K M. Aspirin and Nonsteroidal Antiinflammatory Drugs Hypersensitivity and Management. Immunol Allergy Clin North Am, 2017, 37(4): 727-749.

［11］ Oscanoa-Espinoza T, Lizaraso-Soto F. Nonsteroidal anti-inflammatory drugs: gastrointestinal and cardiovascular and renal safety. Rev Gastroenterol Peru, 2015, 35 (1): 63-71.

［12］ Soubrier M, Rosenbaum D, Tatar Z, et al. Vascular effects of nonsteroidal antiinflammatory drugs. Joint Bone Spine, 2013, 80(4): 358-362.

［13］ Vallerand A H. The use of narcotic analgesics in chronic nonmalignant pain. Holist Nurs Pract, 1991, 6(1): 17-23.

［14］ Zavodovsky B V. Effect of Nonsteroid Antiinflammatory Drugs on Cardiovascular System. Kardiologiia, 2015, 55(7): 84-88.

［15］ Zolotovskaia I A, Davidkin I L. Cognitive-cytokine effect of nonsteroidal antiinflammatory drugs in the therapy of elderly patients with osteoarthritis. Adv Gerontol, 2017, 30(3): 381-389.

［16］ Zvartau E E, Kuzmin A V. New aspects of learning addictive effects of narcotic analgesics. Anesteziol Reanimatol, 1996, (4): 13-16.

第107章

分 娩 镇 痛

　　分娩镇痛有助于母婴健康,提高母婴安全性,并且可降低产后抑郁症发生率。分娩镇痛对产程、宫缩、剖宫产率和产时发热的影响,目前研究结果尚存争议,但只要产科医师、麻醉科医师和助产士积极观察,及时处理这些影响,可降低或避免不良妊娠结局发生。我国分娩镇痛技术正处于起步阶段,相关制度和人力资源体系尚未健全,亟待探索并建立适合中国国情的分娩镇痛医疗服务体系,顺利实施分娩镇痛,从而缩短产妇产程和减轻分娩疼痛与不适,提高分娩舒适度与满意度。

第一节　分娩镇痛的解剖学和疼痛学基础

一、女性生殖系统的神经支配

（一）内生殖器官的神经支配

　　主要由交感和副交感神经支配。交感神经纤维自腹腔主动脉前神经丛分出,下行入盆腔分为两部分:一为卵巢神经丛,经卵巢门入卵巢,并有分支分布于输卵管;另一支沿腹主动脉下降,形成骶前神经丛而入盆腔,在直肠壶腹部后面分成左、右两束腹下神经丛,除少数神经纤维分布于子宫外,大部分在阔韧带骶部的子宫颈旁形成骨盆神经丛,分布于子宫体、子宫颈和膀胱上部。骨盆神经丛中有来自第Ⅱ、Ⅲ、Ⅳ骶神经的副交感纤维,并含有向心传导的感觉神经纤维(图107-1)。骨盆神经丛分出的神经支配子宫的肌肉活动,又从子宫传导向心的感觉冲动到中枢,从而引起子宫的反射性收缩,但子宫平滑肌有自律活动,完全切断其神经后仍能有节律地收缩,还能完成分娩活动。临床上可见到下半身截瘫的产妇能顺利自然分娩。

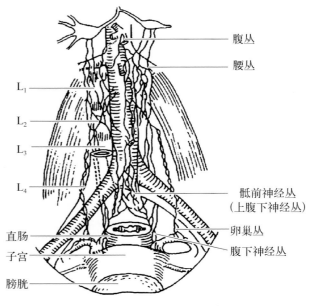

图107-1　女性内生殖器的神经支配

（二）外生殖器官的神经支配

主要为阴部神经，是体干神经（包括运动神经和感觉神经），由第 Ⅱ、Ⅲ、Ⅳ 骶神经的分支所组成，经坐骨大孔的梨状肌下孔穿出骨盆腔，绕过坐骨棘的背面，在坐骨结节的内侧下方分成 3 支，即痔下神经、阴蒂背神经及会阴神经，分布于肛门、阴蒂、阴唇和会阴。

二、分娩产程和疼痛传导途径

（一）第一产程

指从有规律的宫缩开始到宫口开全，初产妇第一产程约 $8 \sim 12$ h，而在经产妇约为 $5 \sim 8$ h。此期疼痛始于宫颈和子宫下段的扩张以及子宫体部的收缩。从宫颈、子宫而来的冲动经骨盆神经丛（下腹下神经丛）、中、上腹下神经丛，由腰交感神经链向头侧传导，经 $T_{10} \sim L_1$ 神经的白交通支传入脊髓。分娩初期只有 T_{11}、T_{12} 神经根介入传导，但在后期 T_{10}、L_1 也介入传导。分娩第一产程痛主要是内脏痛，一般定位不明确，是一种钝痛。因此，感觉神经阻滞平面不超过 T_{10} 的椎管内麻醉均可产生良好的分娩镇痛效果。

（二）第二产程

指从宫口开全到胎儿娩出的过程，一般不超过 3 h。第二产程宫缩间隔 $1.5 \sim 2$ min，宫缩持续 $1 \sim 1.5$ min。此期疼痛由软产道、外阴部、会阴伸展时，通过感觉神经（阴部神经）传递而产生，阴部神经的感觉神经纤维主要来自 $S_{2 \sim 4}$ 骶神经。第二产程的疼痛性质与第一产程不同，是定位准确的躯体痛。

（三）第三产程

指胎盘娩出的过程，一般不超过 30 min。此期疼痛主要为胎盘娩出时宫颈扩张和子宫收缩所引起的疼痛。

三、分娩疼痛的特点

多数产妇（约60%）认为分娩疼痛非常剧烈，甚至难以忍受。事实上，分娩疼痛的程度往往超过严重的背痛、癌痛、幻肢痛和疱疹后神经痛等慢性痛和骨折、撕裂伤等创伤后疼痛。而分娩产程的不同阶段，疼痛的性质、特点也有所不同，见表107-1。

表 107-1　分娩疼痛的特点

第一产程（子宫收缩痛）	第二产程（胎儿娩出阶段痛）
内脏痛	躯体痛
弥散，定位不明确	定位准确，由躯体神经传导
钝痛，模糊（绞痛、痉挛样或压榨样痛）	尖锐，明确

（续表）

第一产程（子宫收缩痛）	第二产程（胎儿娩出阶段痛）
有牵涉痛，涉及内脏	无牵涉痛，可有皮肤表面痛
与宫内压力有关	与宫内压力无关
随收缩强度而变化，周期性	持续性疼痛，逐渐能够耐受
有恶心、呕吐的感觉	恶心只在严重躯体痛时才发生
引起全身自主神经反应	间断性的Valsalva动作引起全身循环改变
对中枢神经镇痛药敏感	对中枢神经镇痛药不敏感

四、分娩疼痛的影响因素

包括孕妇的生理、心理和神经体液方面的因素。

（一）生理因素

高龄或低龄孕妇、初产妇、胎儿较大者疼痛较明显。第一产程宫口扩张速度快，子宫收缩间隔时间短，胎先露异常者产痛较剧。如果孕妇有痛经史，产痛也往往很明显。

（二）心理因素

对分娩的态度、以往疼痛的经历、对分娩过程的了解程度、对产痛的预计值、对自然分娩的自信心，以及周围环境、文化及受教育程度等都会使孕妇对产痛的耐受程度造成影响。

（三）神经体液因素

内源性阿片类物质的产生、妊娠过程中激素变化、胎盘内物质及体内P物质均是孕妇痛阈值提高和痛觉减退的神经体液因素。

五、分娩疼痛致继发性生理、生化改变

分娩疼痛可导致机体继发性生理生化改变，对母体和胎儿产生不良影响。良好的镇痛可以抑制及消除这些变化，从而使分娩过程更安全，更舒适（图107-2）。

第二节　分娩镇痛的方法

分娩镇痛的方法有很多种，麻醉医师应在母婴安全的前提下，选择自己最熟悉的方法进行镇痛，目前认为椎管内阻滞的方法镇痛效果最好，明显优于非药物治疗、全身药物治疗及吸入麻醉镇痛。

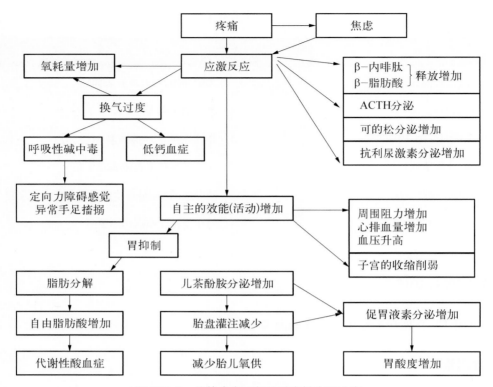

图 107-2　分娩疼痛引起的继发性生理改变

一、非药物性分娩镇痛

非药物镇痛仅适用于疼痛较轻的患者,如产痛较剧烈,则需加用药物或改用吸入麻醉镇痛或行椎管内阻滞镇痛。主要包括如下。

(一) Lamaze 精神预防法

法国产科医师 Lamaze 创建并提出的拉马策法,为当前欧美多国所采用,主要包括以下几个方面:① 对孕妇及家属教育,消除紧张情绪;② 镇痛呼吸技术:临产开始后行深慢的胸式呼吸,宫缩时,鼻吸口呼,可缓解紧张及净化呼吸。在第一产程末期、宫口开全之前,用快而浅的呼吸和喘气,第二产程时向下屏气代替喘气,产妇屈膝,两手握膝;③ 按摩法:第一产程活跃期,宫缩时下腹部按摩或产妇侧卧位按摩腰骶部,可与呼吸相配合;④ 压迫法:第一产程活跃期,让产妇双手拇指按压髂前上棘、髂嵴或耻骨联合,或吸气时用两手握拳压迫两侧腰骶部,与按摩法交替使用。

(二) 导乐分娩

20世纪70年代美国 Klaus 提出导乐陪产。产妇待产时,由有分娩经验的妇女 (Doula) 陪伴,通过安慰产妇,消除疑虑,解除紧张与孤独,暗示或鼓励产妇增强信心,从而提高痛阈,减轻产痛。给产妇做按摩压迫,第一产程自由体位及颠坐分娩球,第二产程时多解释、多鼓励,给以体力上的支持,使产妇在热情关怀、充满新鲜与希望中度过。

（三）水中分娩

有两种方式：水中待产指第一产程将热水浸浴至覆盖孕妇腹部，时间通常为数分钟至数小时。使产妇放松，从而减少产痛、促进产程进展。水中分娩指浸浴直至水中娩出新生儿。低危孕妇可以考虑水疗法以缓解产痛，产房应该为产妇提供相应设施，使孕妇在舒适的浴盆或水池中度过部分甚至整个产程，应该提供水疗过程中的有关水温、相关镇痛、胎儿监测等方面的指南。

（四）针刺镇痛

研究认为针刺镇痛与激活内源性镇痛系统有关。针刺促进阿片肽的释放，其中β-内啡肽（β-EP）和脑啡肽在脑内具有很强的镇痛效应，激活下丘脑、垂体活动，可引起广泛的镇痛及其他生理效应。通过针刺还可以使脑内具有镇痛作用的递质如乙酰胆碱（Ach）、5-羟色胺（5-HT）数量增加或作用加强，而使拮抗镇痛作用的递质如去甲肾上腺素、多巴胺（DA）减少，从而获得镇痛效应。常用方法：① 体针：常选用的穴位有足三里、三阴交、合谷、内关、太冲穴等。② 耳针：常选取子宫、神门、交感穴，针刺以调气血，安神定志，从而达到镇痛分娩的目的。

（五）经皮神经电刺激

神经电刺激（transcultaneous electrical nerve stimtllator, TENS）分娩镇痛是一种通过电刺激外周神经并施加心理学影响，而提高疼痛阈值，提供某种程度躯体镇痛作用来减轻分娩痛的方法。TENS的实施方法为：分娩镇痛时电极置于背部痛觉传入神经相应皮区，即脊髓背索的入路。第一产程时置一对电极于背部$T_{12} \sim L_1$节段脊柱两侧，第二产程时另一对电极置于$S_4 \sim S_2$节段脊柱两侧，TENS单独用于分娩镇痛的有效率为40%左右，常需加用镇痛药或局部阻滞以增强镇痛效果，同时还需要有强烈的暗示作用。TENS对宫缩时背痛的止痛效果最佳，而耻骨上和会阴部的止痛效果最差。分娩时TENS镇痛作用的量化似乎很困难，但能够减少产程中全身用药的需要量。TENS的缺点是干扰胎儿心率的监测和禁用于植入起搏器的产妇。

（六）无菌水阻滞

水针分娩镇痛是基于分娩疼痛的神经传导机制，在疼痛传导涉及的区域行皮内推注注射用水以减轻分娩疼痛的一种方法。水针分娩镇痛通常选用无菌注射用水，注射用水并非药物，其渗透性小，弥散慢。也可选用利多卡因、曲马多等局麻药与镇痛药。其镇痛机制可能是注射液在局部起到机械性强刺激及压迫作用，阻断部分神经传导，同时还可能与激活内源性镇痛系统有关，参与通过促进体内β-内肽（β-EP）的升高，提高产妇对疼痛的耐受力而达到镇痛目的。

（七）瑜伽及分娩球

瑜伽对分娩镇痛效果缺乏高质量的研究，可能与孕期瑜伽实践较少有关。研究表明瑜伽组的疼痛水平较低。使用分娩球降低分娩疼痛的可能机制是门控理论。一项荟萃分析显示分娩球锻炼可降低疼痛评分。

（八）按摩

按摩在分娩中可能有减轻疼痛和改善产妇情感体验的作用；第一产程给予按摩与进行常规护理比较，能减少分娩疼痛及焦虑；按摩与音乐放松疗法比较，分娩疼痛较低。

上述非药物分娩镇痛有以下几个共同特征：① 效果尚不及硬膜外镇痛，但优于或相当于弱效苯二氮䓬类及阿片类药，安全和不良反应小；② 可以联合或序贯使用或辅助镇痛药物以增强总效果；③ 依从性好，且便宜易行。这些疗法在欧美较为流行，我国目前产妇分娩镇痛率较低，今后应进一步推广。

二、药物镇痛

（一）哌替啶

常用50～100 mg单独或配伍异丙嗪25 mg间断肌内注射。少量多次给药优于间隔较长时间大剂量给药。哌替啶也可以静脉用药，每次0.5 mg/kg，间隔1～2 h重复注射，用药后几乎即刻起效，半衰期在母体为2.5 h，而在新生儿为13 h。建议胎儿娩出前2～3 h不宜使用。

（二）布托啡诺

1～2 mg相当于哌替啶40～60 mg。研究显示小儿呼吸抑制发生率较哌替啶为少，但需注意两药勿同时应用，避免布托啡诺拮抗哌替啶的镇痛作用。但也有关于应用布托啡诺后出现胎儿心率变化的报道。

（三）芬太尼

常用50～100 μg静脉注射，根据需要1 h后重复给药，但很少使用。通常用PCIA每次按钮剂量为20 μg，锁定时间5 min，负荷剂量50 μg。注意事项：① 镇痛效果有时不理想，孕妇在宫缩期仍疼痛，并间歇期嗜睡；② 静脉用药过程中需避免药物过量引起孕妇通气不足以及胎儿、新生儿呼吸抑制，同时应加强监测。

（四）瑞芬太尼

瑞芬太尼是一种新型人工合成的阿片类药物，其药效强、起效迅速，药物持续输注后半衰期（coltext-scnsitive half time）为3～5 min，因此作用消失快、无蓄积作用，静脉输注易控制，对肝肾功能影响小，安全可靠。瑞芬太尼与其他阿片类药物一样，易通过胎盘，其药物代谢在新生儿脐动脉/脐静脉的比率为30%，在产妇中的血浆清除率为93 ml/(kg·min)，是非产妇的2倍，由于其药代动力学在产科的特殊性，决定了瑞芬太尼在产妇和胎儿体内代谢迅速，无其他阿片类药物的长时间呼吸抑制和镇静作用。瑞芬太尼静脉自控分娩镇痛的效果优于氧化亚氮吸入镇痛和哌替啶静脉镇痛，在产妇瑞芬太尼0.1 μg/(kg·min)持续静脉泵注与芬太尼100 μg硬膜外腔使用相比，新生儿的Apgar评分没有差别。在临床应用中，瑞芬太尼分娩镇痛对母婴的安全性有待进一步证实，镇痛过程中应连续监护产妇呼吸指标（呼吸频率和SpO_2）、镇静程度及胎心等，并在胎儿娩出前15 min停用瑞芬太尼。

三、吸入麻醉镇痛

指经面罩或经口吸入亚麻醉浓度氧化亚氮、异氟烷或七氟烷,单独应用或与区域阻滞或局部阻滞合用,以达到良好的镇痛效果,此方法适用于有一定程度的疼痛而又拒绝椎管内镇痛的孕妇。

(一)氧化亚氮

较常用的吸入镇痛法是用50%氧化亚氮和50%氧气的混合气体,孕妇在宫缩痛时自己吸入,由于氧化亚氮的半衰期较短,吸入后很快随呼吸排出,混合气体氧浓度较高,能明显改善胎儿氧合,故仍在临床上使用。

(二)七氟烷

七氟烷的血气分配系数(0.65)相对较低,因此确保了在脑内的快速摄取和洗出。有研究指出在分娩期间自控给药的七氟烷最适浓度是0.8%,此浓度可以在满意的镇痛和镇静程度上达到平衡。

1. 优点

包括:① 满意的镇痛效果及遗忘作用;② 低浓度下孕妇清醒,可保持喉反射及咳嗽反射;③ 低浓度下无毒性,对胎儿无影响;④ 不抑制宫缩,疼痛减轻后有利于孕妇向下用力屏气;⑤ 吸入镇痛联合阴部神经阻滞可满足产钳助产时的镇痛需要;⑥ 高浓度氧可提高母体的PaO_2;⑦ 非易燃易爆气体,价格较合理。

2. 缺点

包括:① 有些孕妇镇痛效果欠佳;② 过量吸入后产妇可能产生意识消失,削弱气道保护性反射,有胃内容物反流致误吸的危险;③ 需要特殊的吸入装置;④ 可能会造成空气污染。

四、椎管内阻滞镇痛

(一)硬膜外阻滞

1. 优点

包括:① 减少疼痛引起的内源性儿茶酚胺释放,增加胎盘灌注;② 避免因孕妇疼痛致过度通气引起的呼吸性碱中毒;③ 减少全身镇痛药用量;④ 孕妇清醒,可配合产程的进展;⑤ 满足整个产程镇痛的需要,在剖宫产时直接改行硬膜外阻滞,满足手术的需要;⑥ 与全麻相比,误吸风险小。

2. 缺点

包括:① 低血压时可造成子宫胎盘灌注不足;② 起效较慢,需10～30 min;③ 可能发生局麻药的毒性反应;④ 可能造成硬膜穿破后头痛。

3. 禁忌证

包括:① 孕妇拒绝;② 凝血功能障碍(如血小板低、胎盘早剥或重度子痫前期等);③ 置管部位感染;④ 低血容量。

4. 实施步骤

包括:① 产程进入活跃期,宫口开至3 cm,或产妇要求宫口开至1 cm以上,孕妇无阴道分娩及

硬膜外分娩镇痛禁忌证；② 孕妇或家属签署分娩镇痛同意书；③ 建立静脉输液通道（18 G 套管针），给予乳酸林格液 500～1 000 ml 预处理预防低血压；④ 孕妇侧卧位或坐位，取 $L_{2\sim3}/L_{3\sim4}$ 间隙常规消毒铺巾行硬膜外腔穿刺，到达硬膜外腔后，置入硬膜外导管 3～5 cm；⑤ 监测指标包括：用药后最初 15 min 内每 3 min 测定一次母体血压、ECG、SpO_2、胎儿心率连续监测和注意观察产妇反应；⑥ 用药：试验量 1.5% 利多卡因 +1:200 000 肾上腺素 3 ml，出现感觉平面阻滞后追加相应局麻药或局麻药配伍镇痛药使感觉阻滞平面达 T_{10}。如果试验量无效，考虑重新置管。如果感觉平面改变不对称，将导管拉出 0.5～1 cm 后追加 3～5 ml 相应药物。如果平面仍旧不确切，建议重新置管；⑦ 产程中孕妇取侧卧位或半侧卧位，避免压迫主动脉或腔静脉，影响胎盘灌注；⑧ 平面固定后可每 5～15 min 测定一次母体血压，每小时测定镇痛平面改变，ECG、SpO_2 和胎儿心率仍需连续监测；⑨ 药物的追加方法可为间断推注、连续输注或患者自控镇痛，直至分娩结束。

5. 常用药物

硬膜外分娩镇痛中常用局麻药或 / 和阿片类药物，后者主要用于第一产程早期的内脏痛，对第二产程的躯体痛效果不明显，故于第一产程晚期或第二产程疼痛较剧烈时，需加用局麻药。

低浓度的局麻药配伍小剂量镇痛药，既可以降低局麻药浓度，减少低血压的发生，减少运动阻滞，有利于第二产程孕妇用力屏气，降低器械辅助阴道分娩的发生率，又改善镇痛效果，减少大剂量镇痛药引起的瘙痒、呼吸抑制和恶心、呕吐等不良反应的发生。常用药物浓度为：0.04%～0.125% 布比卡因或 0.062 5%～0.15% 罗哌卡因 +1～2 μg/ml 芬太尼或 0.4～0.6 μg/ml 舒芬太尼，8～10 ml 间断推注或持续输注。

6. 用药方法

持续输注硬膜外镇痛（continuous infusion epidural analgesia, CIEA）与间断性硬膜外镇痛（intermittent epidural bolus analgesia, IEBA）：与 IEBA 推注相比，CIEA 优点在于维持镇痛平面恒定，母婴耐受良好，可减少医务人员的工作量，并在很大程度上减少了由于单次推注大剂量药物产生的循环虚脱。缺点是产程中镇痛需求发生变化时难以及时调整给药量，实际用药量可能超过实际需要量。计算机集成 PCEA（computer-integrated patient controlled epidural analgesia, CIPCEA）可以随产程进展中产妇镇痛需求变化自动调整背景输注量。同 CIEA 比较，CIPCEA 在不增加局麻药用量及毒副作用的情况下产妇突破性疼痛的发生率显著减少。同样给予背景输注量比较 CIPCEA 与 PCEA，结果显示产妇对 CIPCEA 的满意度更高，局麻药用量没有差异。但仍需要更多的研究来探讨理想的 CIPCEA 方案，如理想剂量、浓度、给药间隔，并评估分娩镇痛效果及对产科结局的影响。

硬膜外自控镇痛（patient controlled epidural analgesia, PCEA）：指产妇可根据自己的疼痛程度按需追加药物，自己控制用药量，减少医护人员的工作负荷。但此方法的应用需要孕妇的理解与配合。用药方法：确定硬膜外镇痛起效后，设定首剂药量为 0.04%～0.125% 布比卡因或 0.1%～0.15% 罗哌卡因 +1～2 μg/ml 芬太尼或 0.4～0.6 μg/ml 舒芬太尼的混合液 6～15 ml，锁定时间 15 min，或持续背景输注上述药物 6～15 ml/h，PCA 8～10 ml，锁定时间 15～30 min，4 h 最大允许剂量限于 80 ml。

7. 并发症

包括：① 低血压：为压迫腔静脉或主动脉引起，可用乳酸林格液预处理，避免仰卧位，必要时给予麻黄碱 5～10 mg 静脉注射或肌内注射 30 mg；② 硬脊膜穿破后头痛：首选治疗卧床休息，多进水及应用镇痛药，保守治疗 24～48 h，无效者以硬膜外注入 20 ml 生理盐水或血液补丁治疗。也有建议

在发现穿破后，硬膜外拔除导管前预防性使用血液补丁效果较好；③ 药物误注入血管：可因药物中肾上腺素的作用引起心动过速而被发现。此时应立即停止注药，给予孕妇面罩吸氧，并观察胎儿心率变化。一过性症状之后如无特殊，孕妇同意，可重新放置硬膜外导管；④ 全脊麻：孕妇出现恶心、血压下降、意识丧失，如不及时处理，可继发呼吸、循环骤停。此时需面罩给氧作辅助/控制通气，并行气管插管，快速输液及给予麻黄碱纠正低血压。

8. 注意事项

包括：① 病史及体检：麻醉医师需对无痛分娩孕妇了解相关病史及进行针对性体检，包括母体健康情况、与麻醉有关的产科病史、气道检查、基础血压测量及穿刺部位检查等；② 关于禁食：要求禁食固体食物，但无产科并发症的孕妇可进食中等量的清流质，如水、果汁（不含果肉）、碳酸饮料、清茶和咖啡（不加奶）等，液体的量不及液体的种类重要，但如果患者有误吸危险因素，如病态肥胖、糖尿病，或有可能要行剖宫产，则要求根据孕妇具体情况禁食；③ 急救设备及人员 由于分娩镇痛大多情况下是在产房内进行，所以除了常规监护设备以外，必须配备相应的急救设备，保证在出现紧急情况时，相关人员要迅速到场进行处理；④ 对产程及分娩方式的影响目前对硬膜外分娩镇痛是否影响产程持续时间、器械辅助阴道分娩及剖宫产率仍存在争议，但可以肯定，硬膜外分娩镇痛方法并不是影响这些问题的唯一的重要因素。

（二）蛛网膜下隙-硬膜外麻醉

蛛网膜下隙-硬膜外麻醉（cornbined spinal-epidural anesthesia, CSEA）简称腰硬联合麻醉，是采用同一椎间隙进行的针过针（needle' through-needle）穿刺方法，将蛛网膜下隙与硬膜外麻醉联合应用的新技术。

CSEA在产科镇痛方面的优势：蛛网膜下隙麻醉-硬膜外联合镇痛是经典硬膜外镇痛的一种有效的替代疗法，可用于分娩早期和晚期。通过硬膜外穿刺针内的腰穿针先在蛛网膜下隙注入阿片类药物或局麻药，其局麻药物的剂量是剖宫产蛛网膜下隙麻醉剂量的1/5～1/4，是硬膜外阻滞分娩镇痛首次局麻药量的1/10。然后拔出腰穿针，再置入硬膜外导管，进行连续或间断硬膜外镇痛。其优，意为起效迅速，镇痛完善，安全性高，用药量少，对胎儿影响小，灵活性强，产程过程中可允许产妇行走，对于经产妇或初产妇宫口大于8 cm者，蛛网膜下隙注药可迅速缓解分娩活跃期的疼痛。用于分娩镇痛时产妇（包括早产或过期产）的满意度更高，腰硬联合镇痛通常在第一产程时经蛛网膜下隙注入阿片类药物或加入局麻药，镇痛作用消失后可采用硬膜外自控镇痛或连续硬膜外镇痛，直到第二产程。上海市第一妇婴保健院麻醉科曾有研究报道，对比腰硬联合镇痛与"可行走的硬膜外镇痛"对产妇分娩镇痛的效果，发现腰硬联合镇痛能在入盆后的第一产程阶段产生更好的止痛效果无运动阻滞，镇痛作用明显。与单纯硬膜外镇痛相比，CSEA镇痛起效更快（3～5 min），而维持镇痛的药物用量大大减少，但是瘙痒的发生率可能较高。至于产妇的运动能力、器械产及剖宫产率、硬脊膜穿破后头痛（post-dural puncture headache, PDPH）发生率以及对新生儿的影响，二者均没有明显差异。

1. 实施步骤

基本步骤与监测方法与硬膜外分娩镇痛基本相同，不同的是腰硬联合镇痛用"针套针"的方法，即孕妇取侧卧位或坐位，取L_2以下部位硬膜外腔穿刺成功后，从该针内放入24～27 G蛛网膜下隙穿刺针，见脑脊液顺畅回流后注入药物，拔除腰麻针后，从硬膜外针内置入硬膜外导管3～5 cm。

2. 用药方法

产程早期 单次舒芬太尼 2.5～7 µg 或芬太尼 15～25 µg；单次局麻药罗哌卡因 2.5～3 mg 或布比卡因 2.0～2.5 mg；联合用药：罗哌卡因 2.5 mg+舒芬太尼 2.5 µg（或芬太尼 12.5 µg）；布比卡因 2.0 mg+舒芬太尼 2.5 µg（或芬太尼 12.5 µg）。可在蛛网膜镇痛药效果减退之后或尚未减退之时，从硬膜外导管内加入相应药物，作硬膜外腔镇痛，方法如上所述，但注药之前要仔细回抽，确认无血液或脑脊液回流后，才注入试验量药物，无异常后追加相应硬膜外腔镇痛药。

3. 可行走的硬膜外镇痛（ambulatory or walking epidural）

指使用适当的药物配伍减轻孕妇的运动阻滞程度，使孕妇在产程早期能够下床活动，以提高孕妇的自控能力和自信心。对分娩来说直立体位较半卧位更自然，此体位可缓解疼痛，缩短产程，改善胎儿循环，减低因长时间镇痛后器械助产的机会，提高自然分娩率。同时孕妇下肢可活动，减少导尿管的置入概率。CSE 的方法使可行走的硬膜外镇痛成为可能，建议产程早期蛛网膜下隙给予镇痛药，之后硬膜外腔联合应用低浓度局麻药与小剂量镇痛药间断推注或患者自控给药，可避免或减少运动阻滞的发生，但目前此方法仍有待于进一步完善。必须注意的是，局麻药和镇痛药会引起孕妇低血压、头晕及行走能力减弱，在直立位/行走前时应仔细检查孕妇下肢肌力（表 107-2），且产妇行走一定要有人陪伴。

表 107-2 临床运动神经及肌群测试

运 动 功 能	所测试神经根	运 动 功 能	所测试神经根
髋屈曲	$L_1～L_3$	大脚趾背曲	L_5
直腿抬高	$L_1～L_4$	踝及足前段背伸	$L_5～S_1$
膝伸展	$L_2～L_4$	足外翻	$L_5～S_1$
踝背曲	$L_4～L_5$	盆底肌及括约肌	$S_2～S_4$

4. 缺点

包括：① "针套针技术"可能增加硬膜外导管移位进入蛛网膜下隙的机会。② 可能增加硬膜外腔药物渗入蛛网膜下隙的机会；③ 可能增加蛛网膜下隙感染的机会；④ 在 "针套针" 操作中，脊麻针在套入硬膜外穿刺针时可能将金属微粒带入蛛网膜下隙。

（三）连续蛛网膜下隙分娩镇痛术

连续蛛网膜下隙分娩镇痛术是将麻醉药物分次或是连续注入蛛网膜下隙的方法（continuous spinal analgesia, CSA）。现在使用的细针为 28 G，微细导管为 32 G，已使连续蛛网膜下隙阻滞技术普遍使用成为可能，因为麻醉或镇痛效果比连续硬膜外镇痛或单次蛛网膜下隙阻滞更具优势，但人们一直存在着对蛛网膜下隙阻滞后头痛的顾虑。

1. 操作技术

操作体位和皮肤消毒同蛛网膜下隙-硬膜外联合镇痛的操作。取 $L_{3～4}$ 间隙，用导针垂直皮肤依次进入脊上韧带层，再用一根 28 G 笔尖式带侧孔的 Sprotte 腰穿针使用针过针技术置入蛛网膜下隙，见脑脊液自动流出，将 32 G 的微细导管置入蛛网膜下隙 1～2 cm 后，将导针及腰穿针一并拔出，固定蛛网膜下隙导管，固定方法与硬膜外导管相同。

2. 镇痛药物

于第一产程的活跃期开始即宫口开至3 cm时，首次从连续蛛网膜下隙的微细导管注射0.1%罗哌卡因2～3 mg或0.125%～0.25%布比卡因1.25～2.5 mg、芬太尼10～25 μg或舒芬太尼5～10 μg，并相应按所需浓度稀释，可根据产程进展情况追加首次剂量的1/3～1/2，直至产程结束。

3. 监测

蛛网膜下隙注药前应准备麻醉抢救及监护设备，并事先将心电图、无创血压及氧饱和度监测与产妇连接，开放静脉通路。

（四）硬膜穿孔后硬膜外镇痛

硬膜穿孔后硬膜外镇痛（dural puncture epidural, DPE）以腰穿针穿破硬膜（不行蛛网膜下隙注药），再行硬膜外置管，继而由患者自控硬膜外镇痛。药物可从硬膜外腔渗入到蛛网膜下隙，而硬膜穿孔易化了这一过程，类似"小剂量连续腰麻"的作用。腰麻针的型号在DEP的实施中非常重要，现有证据显示25、26 G Whitacre优于27 G。最近一项随机试验对比了DPE、CSE及硬膜外镇痛，镇痛起效CSE最快，DPE和硬膜外镇痛无差异；DPE和硬膜外镇痛比较，单侧阻滞发生率较低；与CSE比较，DEP作为近期新技术在分娩镇痛中的应用仍有争议，DPE瘙痒发生率较低，但其有效性还需要进一步评估。

第三节　分娩镇痛对产程、宫缩、产妇和新生儿的影响

一、分娩镇痛对产程的影响

分娩疼痛可促使机体释放大量儿茶酚胺，抑制子宫的有效节律性、对称性和极性宫缩。因此，对分娩不采取任何镇痛措施，同样会使产程延长。如果在分娩早期采取镇痛措施，可收到如下预期效果：采用椎管内阻滞行分娩镇痛时，第一产程中，如果麻醉阻滞平面控制不超过T_{10}，维持有效的血液循环，不存在胎位、胎先露异常因素，活跃期子宫收缩和产程就不受明显的影响。

根据2014年中华医学会妇产科学分会产科学组制订的《新产程标准及处理的专家共识》，行硬膜外分娩镇痛的初产妇，第二产程延长的定义为超过4 h，而行硬膜外分娩镇痛的经产妇，第二产程延长的定义为超过3 h。硬膜外分娩镇痛与无镇痛的大量文献系统评价显示：第一产程没有显著性差异，硬膜外镇痛延长第二产程似乎已成定论，但在实际临床中不同的医师可能看法仍有不同，分娩时影响子宫收缩和产程进展与多种因素有关。因此，遇到子宫收缩乏力和产程停滞产时不能仅仅考虑分娩镇痛因素的影响，应全面分析、正确进行处理。美国妇产科医师协会认为，椎管内分娩镇痛技术是减轻分娩疼痛最有效和抑制宫缩作用最小的治疗方法，在临床条件下不会延长第一或第二产程，并且某些鞘内给予阿片类药物的技术，还可能加速分娩过程。此观点与目前大多数研究结果一致，分娩镇痛，甚至全产程镇痛对于产程无明显影响，尤其在潜伏期进行分娩镇痛，甚至可以缩短产程。

二、分娩镇痛对宫缩的影响

由于用药种类、药物浓度以及用药时间的不同,分娩镇痛对宫缩的影响各不相同。子宫收缩力是产妇分娩时的主要动力。影响子宫收缩的因素,主要包括神经、体液及自身因素。分娩时子宫收缩主要受胎盘组织分泌的激素调节,PGE$_2$是最重要的子宫收缩激素,在分娩过程中对子宫收缩的调节,起着最关键的作用。缩宫素亦为重要的子宫收缩激素。胎盘组织中其他激素,通常通过调节PGE$_2$的分泌发挥作用。分娩镇痛效果确切,但在镇痛后30 min内,可引起一过性的子宫收缩持续时间缩短及间隔时间延长。有研究结果亦显示,分娩镇痛后会出现短暂性宫腔压力下降、宫缩持续时间缩短及间隔时间延长,并通过测定产妇宫口开3 cm、宫口开3 cm后1 h及宫口全开的血浆,以及胎儿娩出时脐静脉血浆和羊水中皮质醇、缩宫素及PGE$_2$水平显示,分娩镇痛引起子宫收缩力一过性下降与子宫收缩激素无关,可能与硬膜外分娩镇痛阻滞交感神经对宫缩的调节有关,亦可能与分娩疼痛减弱,降低对中枢神经系统的刺激,使得正反馈效应受抑制有关。行椎管内阻滞时一般采用较低浓度局麻药、用药时间恰当、镇痛过程中辅以一定量的缩宫素,都可以减轻宫缩抑制作用。近年来,人们一直试图尽量减小分娩镇痛时的运动阻滞,鼓励患者分娩期间采用自由体位。低浓度的局麻药硬膜外注射能有效地发挥镇痛作用,且不阻滞运动神经;鞘内阿片类或小剂量麻醉药进行蛛网膜下隙联合硬膜外镇痛技术,可达到广泛镇痛,同时很少产生运动阻滞,研究表明这类镇痛技术可能有益于分娩的进程和结果。正确认识分娩镇痛对宫缩的影响,并对此进行积极处理,有助于对产妇安全、顺利实施分娩镇痛。

三、分娩镇痛对剖宫产率的影响

世界卫生组织2010年发布的调查结果显示,中国剖宫产率高达46.2%,居世界第一位,中国无手术指征剖宫产占全部剖宫产的11.7%。如何降低剖宫产率,成为目前产科临床研究的热点话题之一。对于分娩镇痛是否可降低剖宫产率,目前国内外文献对此报道不一。早期的回顾性文献分析的结果显示,如果过早进行分娩镇痛,剖宫产率较高,但最近有研究结果显示,在第一产程早期或晚期进行分娩镇痛,剖宫产率和器械助产率比较,差异无统计学意义。对于因畏惧分娩疼痛而选择剖宫产术分娩的产妇,在一定程度上能降低剖宫产率,进而提高自然分娩率。有文献对来自不同国家、时期及医疗水平背景下的37 000例产妇进行荟萃分析的结果显示,硬膜外分娩镇痛对总体剖宫产率或难产所致剖宫产率无显著影响。影响剖宫产率的最主要因素与产妇及胎儿自身因素相关,此外还有部分原因与社会因素有关,至于分娩镇痛对整体剖宫产率的影响,尚需多中心、大样本数据进行分析证实。

四、分娩镇痛与产妇发热的关系

尽管硬膜外镇痛导致产妇发热及其他生理变化的机制尚不明确,但不是产妇感染所致。母体体温调节紊乱可能是导致产时发热的重要原因之一。麻醉药物本身可能引起产时发热,如阿片类药物可对包括人类在内的许多物种的体温产生影响。有些理论认为硬膜外镇痛延长了产程,导致绒毛膜羊膜炎的风险增加。有研究使用胎盘细菌培养及聚合酶链反应(PCR)对比硬膜外镇痛组和非镇痛组,发现感染率相

似。最支持的机制是硬膜外激活了高炎症状态,导致体温升高。有研究证实,产后发热与硬膜外镇痛及组织学绒毛膜羊膜炎相关。92%的发热产妇接受硬膜外镇痛;硬膜外镇痛组中,发热产妇67%检出组织学绒毛膜羊膜炎,未发热的检出率为28%;在非镇痛组中,所有3名发热产妇均检出组织学绒毛膜羊膜炎,未发热的检出率为22%;使用培养和分子诊断仅在4%的胎盘中鉴定出感染;证实组织学绒毛膜羊膜炎是非感染性炎症,并且与入院时的产妇免疫状态相关(白细胞计数和IL-6、IL-8水平)。对于产时发热的控制,目前尚无确切、有效的方法,产科医师和助产士应密切观察产妇产程及胎心变化,若发现产妇体温升高或怀疑宫内感染时,应及时采取相应措施。控制产妇产时发热的常用方法包括:积极产科处理避免产程相对过长(最主要),适当降低产房温度、药物降温、合理调整麻醉药物剂量、适宜的液体摄入量等。

五、分娩镇痛对产后抑郁症的影响

产后抑郁症指在产褥期发生的不伴精神病症状的抑郁,以抑郁、沮丧、悲伤和烦躁为临床表现,甚至出现幻觉和自杀现象,多于分娩后6周内首次发病。近年来,产后抑郁症发生率逐渐增加,其原因可能包括神经内分泌、精神及社会因素等。分娩疼痛可能与产后抑郁症具有相关性,目前国内外关于分娩镇痛可降低产后抑郁症发生率的观点基本一致。Ding等研究结果显示,产后抑郁症发生率为34.6%,而分娩镇痛可使产后抑郁症发生率降低至14.0%。这提示:分娩镇痛可以在很大程度上减轻产妇因产痛引起的过度通气,维持正常的血氧分压,避免了一过性低氧血症的发生,可以有效地减少分娩时交感-肾上腺系统兴奋引起的肾上腺素、去甲肾上腺素、皮质醇、多巴胺等激素水平的升高;还能降低产妇血中的游离脂肪酸和乳酸水平,减少机体的耗氧量,减轻代谢性酸中毒;解除分娩疼痛引起的胃肠蠕动和胃排空抑制,防止出现反流误吸;保护产妇的心理健康,防止产妇产生剧烈的情绪反应和不良记忆,降低产后抑郁症发生率,提高产妇分娩舒适度及满意度,值得临床推广应用。

六、分娩镇痛对泌乳的影响

2016年的一篇系统评价显示,硬膜外镇痛对泌乳影响的研究结果不一致,12项研究显示负相关(有可能降低分娩后最初24小时的母乳喂养成功率),10项研究显示没有影响,1项研究显示正相关。结果不一致的原因主要是这些研究在设计、结果定义、样本量、对照组等方面不同,且研究中包括许多潜在的混杂因素。所以未来需要仔细设计的前瞻性队列研究。在研究中使用母乳喂养评分量表如LATCH(每个字母代表一个评估指标),评分最好在产后3 h内完成。同时评估新生儿神经行为与适应能力(NACS),来判断镇痛后新生儿神经行为变化对母乳喂养影响。最重要的是积极鼓励产妇进行早期母乳喂养。

七、分娩镇痛对胎儿的影响

不同药物、不同镇痛方法分娩镇痛对胎儿产生不同的影响。硬膜外阻滞分娩镇痛时如果选择适宜浓度的局麻药并且维持麻醉平稳,一般对胎心率无明显影响,而硬膜外阻滞中使用的辅助药物可能影响胎心率。麻黄碱常用于治疗硬膜外麻醉期间发生的产妇低血压,这是一种脂溶性药物,可通过胎盘并导致胎儿心率增快。局麻药中加入肾上腺素可改善硬膜外阻滞的效果,减少局麻药的吸收,肾上

腺素理论上可能减少子宫血流,引起胎心率加快,但临床研究显示在硬膜外局麻药中加入肾上腺素对胎儿心率并无明显影响。蛛网膜下隙阻滞所使用的局麻药剂量很小,加之脑脊液循环的速度较慢,单纯蛛网膜下隙阻滞后产妇的血浆药物浓度很低,经胎盘转运至胎儿的局麻药量很少,药物对胎心率的影响可以忽略。蛛网膜下隙芬太尼镇痛可能导致胎儿心动过缓的发生。有研究显示鞘内注射芬太尼后子宫张力升高、收缩增强,认为胎儿心动过缓与子宫收缩增强导致子宫、胎盘血流减少有关。蛛网膜下隙给予芬太尼后子宫收缩增强的机制尚不清楚,可能也与产妇疼痛减轻、体内儿茶酚胺水平降低有关,因为静脉给予β肾上腺素受体激动剂特布他林(terbutaline),可短暂缓解子宫收缩。蛛网膜下隙舒芬太尼镇痛可导致胎心异常,表现为反复发作的迟发性胎心变慢和(或)胎儿心动过缓,发生率为15%～21.5%。胎心异常的发生机制还不清楚,可能也与镇痛后子宫兴奋性增高有关,也可能与产妇低血压有关。因此蛛网膜下隙给予阿片类镇痛药后应密切监护产妇血压、子宫收缩和胎心心率变化。

八、分娩镇痛对新生儿的影响

对分娩镇痛方式和药物的评价,应以新生儿的良好结局为主要标准。分娩镇痛所使用的镇痛药与麻醉药都具有中枢抑制作用,而且均能迅速通过胎盘屏障进入胎儿的血液循环和组织中,对胎儿的呼吸、神经功能和肌肉张力产生不同程度的抑制作用。镇痛药和麻醉药一般通过两种方式对胎儿产生不良的影响:一是通过血液循环直接抑制胎儿的呼吸中枢和心血管中枢;另一种是抑制产妇的呼吸和循环,使产妇发生缺氧、低血压或高碳酸血症,继而影响胎儿。因此,要想达到既能减轻分娩疼痛又能保证产妇及胎儿的安全,用药过程中应加强监测,合理使用镇痛药,选择影响小的镇痛方法。

有研究表明硬膜外镇痛与产后发热和新生儿抗生素暴露风险增加相关;临床中常用母亲发热作为绒毛膜羊膜炎最初的依据,并指导新生儿使用抗生素,这些都需要重新评估;需要规范化新生儿败血症评估标准,以减少低感染风险新生儿使用抗生素。

新生儿Apgar评分和脐血血气测定仅能粗略反映分娩镇痛药物或方法对新生儿的影响,对轻微和延迟出现的抑制更不敏感,对新生儿远期行为是否有影响,尚需进一步观察。为此,近年来产科学家们更强调新生儿神经行为评分(neurological and adaptive capacity score, NACS)的重要性。NACS评分由AHfiel-Tison于1982年提出,基于20个标准,从5个方面进行评估:① 适应能力;② 被动张力;③ 主动张力;④ 原始反射;⑤ 警觉、哭叫及运动。NACS总分为35～40分被认为是神经系统正常的新生儿。临床实践表明利用该评分标准可以发现药物所致的中枢神经系统抑制并将其与新生儿损伤和围生期窒息相区别。早期曾有人报道利多卡因用于产妇硬膜外阻滞可导致新生儿神经行为功能抑制,但随后的研究并未证实这种不良反应。局麻药罗哌卡因与母血蛋白结合力高,在新生儿体内平均半衰期短,是较为安全的局部麻醉药。目前认为如果分娩镇痛过程维持平稳,局麻药硬膜外阻滞对新生儿神经行为功能无明显影响。另有人报道采用小剂量的局麻药进行低平面硬膜外阻滞可改善阴道分娩后新生儿的神经行为功能,认为这可能与硬膜外镇痛减轻了应激反应有关。于硬膜外腔使用吗啡、哌替啶可迅速吸收入血,很容易通过胎盘进入胎儿体内。研究发现在常用剂量范围内,这两种药对新生儿呼吸、神经行为均无明显影响,当药物剂量大、从注药到胎儿娩出的时间很短时有可能造成新生儿抑制。

椎管内阻滞是分娩镇痛的最佳选择。PCEA降低了非计划的临床医师干预的发生率、局麻药的总剂量、下肢运动阻滞的发生率。CSE尽管镇痛缓解迅速,但显示没有提高产妇的满意度。瑞芬太尼静

脉PCA是当椎管内阻滞禁忌时的一个替代方案。当标准的药物镇痛效果低时可以考虑多模式联合非药物镇痛疗法作为辅助，或者在产程早期使用非药物镇痛。

（李海冰 刘志强）

参 考 文 献

［ 1 ］ 邓小明,姚尚龙,于布为,等.现代麻醉学:4版.北京:人民卫生出版社,2014.

［ 2 ］ 冯善武,徐世琴,王娴,等.规律间断给药用于硬膜外分娩镇痛对产妇产间发热的影响.临床麻醉学杂志,2015,31（9）:858-861.

［ 3 ］ 黄遐,杨娟,杨永秀.分娩镇痛研究进展.国际妇产科学志,2017,44（2）:197-201.

［ 4 ］ 李海冰,刘志强,马馨霞,等.椎管内不同诱导方式下舒芬太尼复合罗哌卡因用于分娩镇痛的临床观察.上海交通大学学报（医学版）,2012,32（4）:499-502.

［ 5 ］ 潘东军,李春晖,王宏宇,等.全产程分娩镇痛安全性和有效性研究.国际麻醉学与复苏杂志,2015,36（4）:330-333.

［ 6 ］ 熊利泽,邓小明.麻醉学进展.北京:中华医学电子音像出版社,2015.

［ 7 ］ 熊利泽,邓小明.中国麻醉学指南与专家共识.北京:人民卫生出版社,2017.

［ 8 ］ 中华医学会妇产科学分会产科学组.新产程标准及处理的专家共识（2014）.中华妇产科杂志,2014,49（7）:486.

［ 9 ］ 中华医学会麻醉学分会产科学组.分娩镇痛专家共识（2016）.临床麻醉学杂志,2016,32（8）:816-188.

［10］ 吴新民,Philip E.Hess,李韵平.2012产科麻醉原理与临床.北京:人民卫生出版社,2012.

［11］ David H C, Cynthia A W, Lawrencc C T, et al.产科麻醉学理论与实践:5版.连庆泉,姚尚龙,主译.北京:人民卫生出版社,2017.

［12］ Anim-Somuah M, Smyth R M, Jones L. Epidural versus non-epidural or no analgesia in labour. Cochrane Database Syst Rev, 2011, (12): CD000331.

［13］ Chan A, Bibbo C, Huang C C, et al. Dural Puncture Epidural Technique Improves Labor Analgesia Quality With Fewer Side Effects Compared With Epidural and Combined Spinal Epidural Techniques: A Randomized Clinical Trial. Anesth Analg, 124(2): 560-569.

［14］ Cohn J, Moaveni D, Sznol J, et al. Complications of 761 short-term intratheeal maerocatheters in obstetric patients: a retrospective review of cases over a 12-year period. Int J Obstet Anesth, 2016, 25: 30-36.

［15］ Ding T, Wang D X, Qu Y, et al. Epidural labor analgesia is associated with a decreased risk of postpartum depression: a prospective cohort study. Anesth Analg, 2014, 119(2): 383-392.

［16］ Heesen M, Btihmer J, Klohr S, et al. The effect of adding a background infusion to patient-controlled epidural labor analgesia on labor, maternal, and neonatal outcomes: a systematic review and meta-analysis. Anesth Analg, 2015, 121(1): 149-158.

［17］ Lange E M S, Segal S, Pancaro C, et al. Association between Intrapartum Magnesium Administration and the Incidence of Maternal Fever: A Retrospective Cross-sectional Study. Anesthesiology, 2017, 127(6): 942-952.

［18］ Leone Roberti Maggiore U, Silanos R, Carlevaro S, et al. Programmed intermittent epidural bolus versus continuous epidural infusion for pain relief during termination of pregnancy: a prospective, double-blind, randomized trial. Int J Obstet Anesth, 2016, 25: 37-44.

［19］ Liu Z Q, Chen X B, Li H B. A comparison of remifentanil parturient-controlled intravenous analgesia with epidural analgesia: a meta-analysis of randomized controlled trials. Anesth Analg, 2014, 118(3): 598-603.

［20］ Lumbiganon P, Laopaiboon M, Giilmezoglu AM, et al. Method of delivery and pregnancy outcomes in Asia: the WHO global survey on maternal and perinatal health 2007-08. Lancet, 2010, 375(9713): 490-499.

［21］ Makvandi S, Latifnejad Roudsari R, Sadeghi R, et al. Effect of birthball on labor pain relief: A systematic review and meta-analysis. J Obstet Gynaecol Res, 2015, 41(11): 1679-1686.

［22］ Mitra S, Arora J, Ahuja V, et al. Combined spinal-epidural for labor analgesia with low-dose bupivacaine but without any opioid in the spinal component: call we improve upon the traditional? Acta Anaesthesiol Belg, 2015, 66(4): 9-15.

［23］ Nunes J, Nunes S, Veiga M, et al. A prospective, randomized, blinded-endpoint, controlled study-continuous epidural infusion versus programmed intermittent epidural bolus in labor analgesia. Braz J Anesthesiol, 2016, 66(5): 439-444.

［24］ Stocki D, Matot I, Einav S, et al. A randomized of the efficacy and respiratory effects of patient-controlled intravenous remifentanil analgesia and patient-controlled epidural analgesia in laboring women. Anesth Analg, 2014, 118(3): 589-597.

第108章
术后疼痛治疗

术后疼痛治疗是麻醉与围术期医学的重要组成部分,也是创建无痛医院的主要内容。长期以来,我国对术后疼痛的治疗未能引起外科医师和麻醉医师足够的重视,30多年前术后疼痛的发生率极高,有75%以上的术后患者报告承受着中至重度的疼痛。改革开放以后,最新技术引进,观念逐渐转变,至20世纪90年代初期,麻醉科医师积极推广术后疼痛治疗,克服许多阻力和困难,目前已成为麻醉学和外科学领域中的重要任务之一。

术后疼痛(Postoperative Pain)是手术所造成组织损伤后的一种复杂的生理和行为上的反应,以及情感上的一种不愉快的经历。是手术后即刻发生的急性疼痛,通常持续不超过7天,其性质为急性伤害性疼痛,也是临床最常见和最需紧急处理的急性疼痛。术后疼痛如果不能在初始状态下充分被控制,可能发展为慢性疼痛(chronic post-surgical pain, CPSP),其性质也可能转变为神经病理性疼痛或混合性疼痛。急性疼痛持续时间通常短于1个月,常与手术创伤、组织损伤或某些疾病状态有关。研究表明小至腹肌沟疝修补术,大到胸腹部和心脏体外循环等大手术,都可发生CPSP,其发生率高达19%～56%,持续痛达6个月甚至数十年。

积极有效的术后疼痛治疗可减轻患者痛苦并促进康复,而提高术后疼痛治疗的关键是针对不同的情况选择合理的方法和药物,并在镇痛效果、器官功能恢复和最小不良反应之间取得最佳的平衡。以麻醉医师为主导,外科、妇产科和ICU等多学科密切合作,才能提高术后疼痛治疗的医疗质量和患者与家属的满意度。

第一节 术后疼痛分类及其对机体的影响

一、术后疼痛的分类

(一)创口疼痛

为手术直接涉及的部位,如皮肤、肌肉、筋膜、关节、韧带、骨骼及神经等组织损伤的疼痛,表现为局限性、表浅性伤口处疼痛,定位准确,其疼痛程度与创伤程度密切相关。

(二)内脏疼痛

内脏手术或牵拉到内脏所致的内脏疼痛,一般为深在性钝痛,其疼痛强度和内脏的敏感性有关。

二、影响术后疼痛的因素

（一）患者因素

包括患者的性别、年龄和社会文化背景、受教育的程度等。男性对疼痛的耐受性较强，而老年人及小婴儿对疼痛反应较为迟钝。此外，患者的心理因素在疼痛中也起着十分重要的作用。

（二）手术因素

与手术种类、手术创伤的程度和部位有关。胸腔、上腹部手术患者切口疼痛较重，而四肢、头、颈和体表手术后疼痛较轻。

（三）医疗因素

术后镇痛管理团队的工作质量。

第二节　术后疼痛的病理生理及对机体的影响

研究表明小至腹肌沟疝修补术，大到胸腹部和心脏体外循环等大手术，都可发生CPSP，其发生率高达19%～56%，持续痛达半年甚至数十年。CPSP形成及其易发的因素包括：术前有长于1个月的中到重度疼痛、精神易激、抑郁、多次手术；术中或术后损伤神经；采用放疗、化疗等。其中最突出的因素是术后疼痛控制不佳和精神抑郁。

术后疼痛具有急性疼痛的特点：① 激活自主神经系统的交感神经部分，如脉搏、呼吸频率及血压升高，瞳孔扩大，出汗；② 与组织损害相关，随组织愈合而逐渐消失；③ 急性疼痛的行为表现，如不能休息、焦虑、痛苦、哭叫、揉擦或固定痛处等；④ 定位准确，具有较强的保护性意识或反射；⑤ 可以有明显的组织损伤痕迹。

一、术后疼痛的病理生理

（一）术后疼痛与传导通路

手术引起组织损伤，导致炎性介质（如组胺）、肽类（如缓激肽）、脂质（如前列腺素类）、神经递质（如5-羟色胺）以及神经营养因子（如神经生长因子）等的释放。这些炎性介质可激活外周伤害性感受器（细小的感觉神经末梢），将伤害性感受信息转化为电信号，编码后经传入神经传至脊髓背角并在该部位整合。最简单的伤害性感受通路包括三个神经元：① 初级传入神经元：负责伤害感受信号的转化并将其传入至脊髓背角；② 投射神经元：接受初级神经元的传入信号，并将其投射至脊髓及脑桥、中脑、丘脑和下丘脑神经元；③ 脊髓上神经元：整合脊髓神经元传来的信号，并将其传至大脑皮质及皮质下区域，产生疼痛感受。传递痛觉的感觉神经包括有髓鞘的A-δ纤维和无髓鞘的C纤维，后者主要参与损伤、寒冷、热或化学方式等刺激信号的传递。伤害性感受信息经过脊髓的复杂调制后，

某些冲动传递到脊髓前角和前外侧角产生节段性脊髓反射（如骨骼肌张力增加、膈神经功能抑制、胃肠活动减弱）；其他冲动则通过脊髓丘脑束和脊髓网状束传递到更高级的中枢，诱发脊髓上中枢与大脑皮质反应，最终产生疼痛感受和情感表达。

（二）痛觉敏化

外周炎性介质的不断释放可使伤害性感受器敏化或外周强烈伤害性刺激冲动的传入可以导致中枢敏化和超反应性，还可能会导致脊髓背角的功能性改变，从而引起更严重的术后疼痛。最终，高阈值痛觉感受器转化为低阈值痛觉感受器，兴奋性阈值降低，兴奋下放电频率增加以及自发性放电频率增加，对超阈值的反应性增强，即痛觉过敏。外周伤害感受器的致敏为原发痛觉过敏，中枢神经系统的致敏为继发痛觉过敏。中枢敏化可发生于脊髓及其以上中枢神经系统，如前扣带回和前腹侧区，它很大程度上是在外周敏化基础上形成的。"上发条（wind up）"，是中枢敏化的触发机制。外周伤害感受器的持续刺激造成投射神经元长时间细胞内变化，使它的感受野扩宽、对非伤害刺激阈值降低。因此，中枢敏化是一种活性依赖性兴奋性增高、感受野扩宽、对伤害或非伤害刺激的反应增强。

二、术后疼痛对机体的影响

术后疼痛是机体受到手术创伤（组织损伤）后的一种反应，包括生理、心理和行为上的一系列反应。

（一）急性影响

伤害性刺激从外周向中枢的传递可引起神经内分泌应激反应，主要涉及下丘脑－垂体－肾上腺皮质系统与交感肾上腺系统的相互作用。疼痛引起交感神经张力增高、儿茶酚胺分泌增加，分解代谢性激素（如皮质激素、促肾上腺皮质激素、抗利尿激素、胰高血糖素、醛固酮、肾素、血管紧张素Ⅱ）分泌增加，而合成代谢性激素分泌减少，从而导致水钠潴留，血糖、游离脂肪酸、酮体和乳酸水平升高，代谢与氧耗增加，出现高代谢性分解代谢状态。神经内分泌应激反应与手术创伤程度呈正相关，它可以强化机体其他部位有害的生理效应，对各大系统有如下影响。

1. 增加氧耗量

交感神经系统的兴奋增加全身氧耗，对缺血脏器有不良影响。

2. 对心血管功能的影响

心率增快、血管收缩、心脏负荷增加、心肌耗氧量增加，冠心病患者心肌缺血及心肌梗死的危险性增加。

3. 对呼吸功能的影响

手术损伤后伤害性感受器的激活能触发多条有害脊髓反射弧，使膈神经兴奋的脊髓反射弧抑制，引起术后肺功能降低，特别是上腹部和胸部手术后。疼痛导致呼吸浅快、呼吸辅助肌僵硬致通气量减少、无法有力地咳嗽、无法清除呼吸道分泌物，导致术后肺部并发症的发生。

4. 对胃肠运动功能的影响

导致胃肠蠕动的减少和胃肠功能恢复的延迟。

5. 对泌尿系统功能的影响

尿道及膀胱肌运动力减弱，引起尿潴留。

6. 对骨骼肌肉系统的影响

肌肉张力增加、肌肉痉挛,限制机体活动并促进深静脉血栓形成,不利于患者早期下床活动,影响机体恢复,延长住院时间、增加费用。

7. 对神经内分泌系统的影响

神经内分泌应激反应增强。引发术后高凝状态和免疫抑制;交感神经兴奋导致儿茶酚胺和分解代谢性激素的分泌增加,合成代谢性激素分泌降低。

8. 对心理情绪的影响

可导致焦虑、恐惧、无助、忧郁、不满、过度敏感、挫折、沮丧;也可造成家属恐慌等。

9. 对睡眠的影响

疼痛刺激可导致患者睡眠障碍,产生心情和行为上的不良影响。

（二）慢性影响

（1）术后急性疼痛控制不佳是发展为慢性疼痛(chronic post-surgical pain, CPSP)的危险因素 慢性术后疼痛尚未引起广泛重视,但越来越多的证据表明,急性疼痛转化为慢性疼痛非常迅速;术后早期疼痛就得到控制的患者,其术后近期和远期恢复质量均明显改善。

（2）术后长期疼痛(persistent postoperative pain)持续1年以上,是行为改变的危险因素,也可能转变为神经病理性疼痛。

第三节　术后疼痛评估及管理

一、术后疼痛评估方法和原则

（一）疼痛强度评分法

镇痛治疗前必须对疼痛强度做出评估。临床采用的疼痛强度评分法有视觉模拟评分法(visual analogue scales, VAS)、数字等级评定量表法(numerical rating scale, NRS)、语言等级评定量表法(verbal rating scale, VRS)以及Wong-Baker面部表情量表法(Wong-Baker faces pain rating scale)等,通常可以将几种评分法结合使用。一般简单的数字评分以"0"分为无痛,"10"分为最痛,"1～3"分为轻度疼痛,"4～7"分为中度疼痛,"7"分以上为重度疼痛。对儿童和不能合作的患者,推荐采用面部表情评分法(facial scale)和精神行为评分法(neurobehavioral scale)。

（二）治疗效果评价

定期评价药物或治疗方法的疗效和不良反应,并据此作相应调整。在治疗初期疼痛尚未得到稳定控制时,应缩短评估间隔(持续给药时),或在每次给药后及时测评(根据不同药物的药代动力学特点及给药途径决定)。对暴发性疼痛应立即评估并做出处理以防止各种并发症的发生。疼痛治疗中药物的不良反应如恶心、呕吐、尿潴留、瘙痒等也应清楚记录并做出分级评价。治疗效果的评价还应包括患者对整个疼痛治疗过程的满意度,以及对疼痛服务人员的满意度等。

（三）评估原则

（1）评估静息和运动时的疼痛强度，只有运动时疼痛减轻才能保证患者术后躯体功能的最大恢复。

（2）在疼痛未稳定控制时，应反复评估每次药物治疗和方法干预后的效果。原则上静脉给药后5～15 min、口服用药后1 h，药物达最大作用时应评估治疗效果；对于患者自控镇痛（PCA）应该了解无效按压次数、是否寻求其他镇痛药物。

（3）对疼痛治疗的反应包括不良反应均应清楚记录。

（4）对突如其来的剧烈疼痛，尤其伴生命体征改变（如低血压，心动过速或发热）应立即评估，同时对可能的切口裂开、感染、深静脉血栓等情况做出新的诊断和治疗。

（5）疼痛治疗结束时应由患者对医护人员处理疼痛的满意度及对整体疼痛处理的满意度分别做出评估。可采用VAS评分，"0"分为无痛，"10"分为极度疼痛。

作为术后镇痛治疗小组的一项常规工作，疼痛评估必须定时进行，如能绘制出疼痛缓解曲线图，则可更好记录患者的疼痛和镇痛过程。

二、术后镇痛的管理

（一）术后镇痛的原则

（1）估计术后疼痛较剧烈的患者，在麻醉药物作用未完全消失前，应主动预先给药，称预防性镇痛（preventive analgesia），如手术结束后定时向硬膜外间隙注入小剂量长效局麻药或小剂量麻醉性镇痛药。

（2）术后应首先采用非麻醉性镇痛药和镇静药联合应用，尽量避免或少用麻醉性镇痛药。

（3）镇痛的药物应从最小有效剂量开始。

（4）手术后应用镇痛药物前，应观察和检查手术局部情况，以明确疼痛的发生原因。

（5）镇痛药用药间隔时间应尽量延长，以减少用药次数；用药时间通常不应超过48 h。

（二）术后镇痛的目标

（1）最大程度的镇痛　在保证患者安全的前提下实施持续有效镇痛，包括迅速和持续镇痛及制止突发痛，防止转为慢性疼痛。

（2）最小的不良反应　没有难以耐受的不良反应。

（3）最佳的躯体和心理功能　不但安静时无痛，还应达到运动时镇痛。

（4）改善患者生活质量，利于患者术后康复。

（三）术后镇痛管理模式

有效的术后镇痛应由团队完成，成立以麻醉科为主导，包括经治手术医师和护士参加的急性疼痛服务小组（acute pain service, APS），能有效地提高术后镇痛质量。APS工作范围和目的包括：① 治疗术后疼痛、创伤疼痛和分娩疼痛，评估和记录镇痛效应，处理不良反应和镇痛治疗中的问题；② 推广术后镇痛必要的教育和疼痛评估方法，既包括团队人员的培养，也包括患者教育；③ 提高手术患者的舒适度和满意度；④ 减少术后并发症。

由于计算机和互联网技术的发展，目前已有远程调控术后疼痛的仪器，如用镇痛泵的患者，可随

时了解患者的按压次数,同时监测 SpO_2、心率和血压变化等,可提高术后镇痛效果和安全性。

良好的术后疼痛管理是保证术后镇痛效果的重要环节,在实施时应强调个体化治疗。APS 小组不但要制订镇痛策略和方法,还要落实其执行,检查所有设备功能,评估治疗效果和不良反应,按需作适当调整,制作表格并记录术后镇痛方法、药物配方、给药情况、安静和运动(如咳嗽、翻身、肢体功能锻炼)时的疼痛评分、镇静评分及相关不良反应。

没有条件成立 APS 的中小医院应有随访制度,应委派专人每日访视患者 1～2 次,以便及时调整剂量和发现并发症。

第四节　术后镇痛的临床常用药物

术后镇痛最常用的药物包括非甾体抗炎药,弱效和强效阿片类,局麻药及其他镇痛辅助用药。使用这些药物时应严格遵照其药代动力学、药效学和药物遗传学原则。

一、非甾体抗炎药

非甾体抗炎药(non-steroidal anti-inflammatory drugs, NSAIDs)是一类具有解热、镇痛、抗炎和抗风湿作用的药物。主要作用机制是抑制环氧合酶(cyclooxygenase, COX)和前列腺素类(外周敏化和痛觉过敏的重要介质)的合成。对 COX-1(参与血小板凝集、止血和胃黏膜保护)和 COX-2(参与疼痛、炎症和发热)的不同选择是其发挥不同药理作用和引起不良反应的原因之一。原则上所有 NSAIDs 药物均可用于可口服患者的术后轻、中度疼痛的镇痛,或在术前、手术结束后即刻服用作为多模式镇痛的组成部分。常用静脉注射制剂,NSAIDs 剂量及作用时间见表 108-1 和表 108-2。

表 108-1　常用的口服 NSAIDs 类药物

药　　物	每日最大剂量(mg)	每次剂量(mg)	次/d
布洛芬(ibuprofen)	2 400～3 600	400～600	2～3
双氯芬酸(diclofenac)	75～150	25～50	2～3
美洛昔康(meloxicam)	7.5～15	7.5～15	1
氯诺昔康(lornoxicam)	24	8	3
塞来昔布(celecoxib)	200～400	100～200	1～2
对乙酰氨基酚	2 000	250～500	2～3

表 108-2　注射用 NSAIDs 类药物

注射液	剂量范围(mg)	起效时间(min)	维持时间(h)	用法和用量
氯诺昔康(lornoxicam)	8～24	20	3～6	iv: 8 mg/次,2～3次/d,每日剂量不应超过 24 mg
酮洛酸(ketoprofen)	30～120	50	4～6	im/iv: 开始30 mg/次,以后15～30 mg/6 h,最大量120 mg/d,连续用药不超过2天

（续表）

注射液	剂量范围（mg）	起效时间（min）	维持时间（h）	用法和用量
氟比洛芬酯 （flurbiprofen axetil）	50～200	15	8	iv：50 mg/次，3～4次/d，也可50 mg首剂，100～150 mg/d
帕瑞昔布 （parecoxib）	40～80	7～13	12	im/iv：首次剂量40 mg，随后40 mg/q12h，连续用药不超过3天

（一）COX抑制剂用于术后镇痛的主要指征

（1）中小手术后镇痛。

（2）大手术与阿片类药物或曲马多联合或多模式镇痛。

（3）大手术后PCA停用后，残留痛的镇痛。

（4）在创伤术前给药或疼痛发生前给药，发挥术前抗炎和抑制超敏作用，并注意做到全程镇痛。

（二）COX抑制剂的危险因素

（1）年龄＞65岁。

（2）原有易损脏器的基础疾病　上消化道溃疡、出血史，缺血性心脏病或脑血管病史（冠状动脉搭桥围术期禁用，脑卒中或脑缺血发作史慎用），肾功能障碍，出、凝血机制障碍和使用抗凝药。

（3）同时服用皮质激素或血管紧张素转换酶抑制药及利尿药。

（4）长时间、大剂量服用。

（5）高血压、高血糖、高血脂、吸烟、酗酒等。

对具有危险因素的患者应慎重考虑选择此类药物。

（三）COX抑制剂常见不良反应及处理

非选择性COX抑制剂可导致血液（血小板）、消化道、肾脏和心血管不良反应，其他不良反应还包括过敏反应及肝脏损害等。

1. 对血小板功能的影响

血小板上仅有COX-1受体，阿司匹林是高选择性COX-1受体抑制药，导致血小板功能不可逆性改变，可能加重术中出血倾向。其他NSAIDs药物导致血小板的可逆性改变，术晨停药即可恢复；但酮洛酸多次给药后有蓄积作用，仅术晨停药一次不足以恢复凝血功能。选择性COX-2抑制药不影响血小板功能。

2. 对消化道的影响

一般而言，非选择性NSAIDs的消化道损害发生率高于选择性COX-2抑制药，但术后3～5天内短期使用该类药物的消化道并发症危险性尚未确定。

3. 对肾脏的影响

所有NSAIDs和选择性COX-2抑制药都可能影响肾功能，在脱水、低血容量等肾前性或肾实质性损害患者短时间用药也可能导致肾功能衰竭。

4. 对心血管的影响

NSAIDs和选择性COX-2抑制药都可通过抑制COX-2而增加心血管风险，静脉用药一般不宜超过3～5天。

二、阿片类镇痛药

阿片类镇痛药又称麻醉性镇痛药,是治疗中重度急、慢性疼痛的最常用药物,通过与外周及中枢神经系统(脊髓及脑)的阿片受体结合而发挥镇痛作用。目前已发现的阿片类受体包括μ、K、δ和孤啡肽四型,其中μ、K和δ受体都与镇痛相关。

阿片类药物种类多样,临床上根据镇痛强度不同分为弱阿片药和强阿片药。弱阿片类药有可待因(codeine)和双氢可待因(dihydrocodeine),主要用于轻、中度急性疼痛口服镇痛。强效阿片类药包括吗啡、芬太尼、哌替啶、舒芬太尼和瑞芬太尼,主要用于手术麻醉及术后重度疼痛的治疗。羟考酮(oxycodone)和氢吗啡酮(hydromorphone),激动剂布托啡诺(butorphanol)、地佐辛(dezocine)、喷他佐辛(pentaxocine)及部分激动剂丁丙诺啡(buprenorphine)主要用于术后中重度疼痛的治疗。

(一)阿片类药的应用

强效纯激动剂型阿片类药物镇痛作用强,无器官毒性,无封顶效应,使用时应遵循能达到最大镇痛和不产生难以忍受不良反应的原则。由于阿片类药物的镇痛作用和不良反应均为剂量依赖和受体依赖,故提倡多模式镇痛以减少或避免阿片药物的应用。

对于术后可以口服的患者及因功能锻炼需要长时间镇痛的患者,应及时转为口服给药(如对乙酰氨基酚,非甾体抗炎药或选择性COX-2抑制药)的缓释或速释剂型,或使用丁丙诺啡透皮贴剂(72 h达稳态作用,持续7天)。

(二)阿片类药物常见不良反应及处理

阿片类药物的不良反应大多数为剂量和时间依赖性,除便秘外多数不良反应在短期内(1～2周)可耐受,但就术后短期痛而言,必须防治不良反应。不良反应的处理原则是:① 停药或减少阿片类药物用量;② 治疗不良反应;③ 改用其他阿片类药物(阿片轮转);④ 改变给药途径。

阿片类药物的不良反应如下。

1. 恶心呕吐

恶心呕吐是术后最常见的不良反应,常用止吐用药及方法有:① 激素(地塞米松2.5～5 mg/12 h或甲泼尼龙20 mg, q12 h);② 氟哌利多1.0～1.25 mg/12 h;③ 甲氧氯普胺(胃复安, metoclopramide);④ 小剂量氯丙嗪;⑤ 5-羟色胺受体拮抗剂:昂丹司琼(ondansetron)、格拉司琼(granisetron)、阿扎司琼(azasetron)、托烷司琼(tropisetron)等;⑥ 安定类药物、抗晕动药和抗胆碱药。抗呕吐治疗的原则是对中高危者联合使用不同类型的止吐药,而不主张盲目加大单一药物的剂量,可采用静脉小剂量氟哌利多、地塞米松或5-HT$_3$受体拮抗药中的一种或两种药物预防,如预防无效应给予另一种药物治疗。

2. 呼吸抑制

呼吸抑制是阿片类药物最严重的不良反应。阿片类药物抑制呼吸中枢,使呼吸变深变慢。术后较大剂量持续给药、单次给药后疼痛明显减轻又未及时调整剂量、老年、慢性阻塞性肺疾病和合并使用镇静剂的患者,易发生呼吸抑制。当呼吸频率≤8次/min或SpO$_2$<90%或出现浅呼吸,应视为呼吸抑制,立即给予治疗。治疗方法包括:立即停止给予阿片类药物,吸氧,唤醒或强疼痛刺激,必要时人工

辅助或机械通气，静脉注射纳洛酮［根据呼吸抑制的程度，每次 0.1～0.2 mg，直至呼吸频率＞8 次/min 或 $SpO_2＞90\%$，维持用量 5～10 μg/（kg·h）］。

3. 耐受、身体依赖和精神依赖

耐受是指在恒量给药时药物效能减低，常以镇痛药作用时间缩短为首先表现。瞳孔缩小为较长时间（6 个月以上）不耐受不良反应；阿片类药物的其他不良反应如恶心、呕吐、瘙痒等都为短时间（3～14 天）可耐受的不良反应。身体依赖是指规律性给药的患者，停药或骤然减量后产生的停药反应，表现为焦虑、易激惹、震颤、皮肤潮红、全身关节痛、出汗、卡他症状、发热、恶心呕吐、腹痛腹泻等，逐步减量可避免躯体依赖的发生。镇静药和 $α_2$ 肾上腺素能受体激动剂可乐定是主要对症治疗药物。精神依赖为强制性觅药意愿和行为，将使用药物为生命第一需要，可伴有或不伴有躯体症状。

4. 瘙痒

赛庚啶（cyproheptadine）和羟嗪（hydroxyzine）的镇静作用较轻，是常用的抗瘙痒药。第二代抗组胺药氯雷他定作用时间长，也较常应用。小剂量丙泊酚（40～80 mg）、μ 受体激动拮抗药布托啡诺和小剂量纳洛酮、昂丹司琼也用于治疗瘙痒。

5. 肌僵直、肌阵挛和惊厥

肌僵直主要是胸壁和腹壁肌肉僵直，见于快速静脉给予阿片类药物和长期使用吗啡治疗，尤其是大剂量长期治疗时。使用中枢性肌松药或阿片受体拮抗药可使之消除。肌阵挛通常为轻度和自限性，在困倦和轻度睡眠状态下更容易发作，偶有持续全身发作呈惊厥状态。阿片受体拮抗药对阿片类药物引起的惊厥有拮抗作用，但哌替啶的代谢产物去甲哌替啶本身有致痉作用，故对哌替啶所引起的惊厥作用较弱，其治疗方法包括使用苯二氮䓬类药物（benxodiazepines）和巴氯芬（baclofen）等。

6. 镇静和认知功能障碍

轻度镇静常可发生，若出现不能唤醒或昏迷应视为过度镇静并警惕呼吸道梗阻或呼吸抑制的发生。长时间大剂量使用阿片类药物有可能导致认知功能减退，偶可出现谵妄，应给予氟哌利多 1～1.25 mg 治疗。

7. 缩瞳

μ 受体和 κ 受体激动剂可兴奋动眼神经副交感核导致瞳孔缩小；长期使用阿片类药物的患者可能发生耐受，但若增加剂量仍可表现为瞳孔缩小。应注意与高碳酸血症和低氧血症引起的瞳孔大小改变相鉴别。

8. 体温下降

阿片类药物可使血管舒张，改变下丘脑体温调节机制而引起降温作用。哌替啶、曲马多或布托啡诺可抑制或减低全身麻醉后寒战。

9. 免疫功能抑制

强效阿片类药物可造成免疫功能抑制，严重疼痛也导致免疫抑制，但曲马多、阿片部分激动药和激动拮抗药对免疫功能影响较小。

10. 便秘

便秘是长期使用阿片类药物最突出的不良反应，但在手术后镇痛患者较少发生。

三、局部麻醉药

局部麻醉药用于术后镇痛治疗主要是通过椎管内用药、区域神经丛或外周神经干阻滞及局部浸

润等三大类型。因阿片类药物可作用于外周神经上和脊髓的阿片受体,将局麻药与阿片类药物联合应用,既发挥止痛协同作用、延长镇痛时间,又可降低药物不良反应。临床上椎管内术后镇痛常合并使用局麻药和阿片类药物,而在区域神经丛、外周神经干及局部浸润时仍以单用局部麻醉药为主。

常用于术后镇痛的局部麻醉药有:布比卡因(bupivacaine)、左旋布比卡因(levobupivacaine)、罗哌卡因(ropivacaine)和氯普鲁卡因(chloroprocaine)。布比卡因作用时间长,价格低,广泛用于术后镇痛,但药物过量易导致中枢神经系统和心脏毒性。左旋布比卡因的药理特性与布比卡因类似,但其心脏毒性低于布比卡因。罗哌卡因的显著特点是"运动感觉分离",即产生有效镇痛的药物浓度(0.062 5%～0.15%)对运动神经阻滞作用相对较弱,同时其毒性低于布比卡因和左旋布比卡因。

四、其他镇痛药及辅助用药

(一)曲马多

曲马多为中枢镇痛药,有两种异构体:(+)-曲马多和(-)-曲马多。前者及其代谢产物(+)-0-去甲基曲马多(M1)是μ阿片受体的激动药,二者又分别抑制中枢5-羟色胺(5-HT)和去甲肾上腺素的再摄取,提高了对脊髓疼痛传导的抑制作用。两种异构体的协同作用增强了镇痛作用并提高了耐受性。

曲马多有片剂、胶囊和缓释剂等口服剂型和供肌肉、静脉或皮下注射剂型。用于术后镇痛,等剂量曲马多和哌替啶作用几乎相当,与对乙酰氨基酚、COX抑制药合用效应相加或协同。

术后镇痛,曲马多的推荐剂量是手术结束前30 min静脉注射1.5～3 mg/kg,术后患者PCA每24 h剂量300～400 mg,冲击剂量不低于20～30 mg,锁定时间5～6 min。术中给予负荷量的目的是使血药浓度在手术结束时已下降,从而减轻术后恶心,呕吐等并发症。主要不良反应为恶心、呕吐、眩晕、嗜睡、出汗和口干,其处理参见"阿片类镇痛药物"部分。另外,镇痛剂量的本品亦有防治术后寒战的作用。

(二)氯胺酮、加巴喷丁和普瑞巴林

氯胺酮是NMDA受体拮抗药,加巴喷丁和普瑞巴林是治疗神经病理学疼痛的药物。静脉注射小剂量氯胺酮(0.2～0.5 mg/kg)或术前口服普瑞巴林(150 mg)或加巴喷丁(900～1 200 mg)对术后镇痛和预防神经病理性疼痛形成有重要作用,同时减少阿片类药物用量,氯胺酮还能减少阿片类药物的痛觉敏化。右旋氯胺酮镇痛作用为消旋体的2倍,且困倦、梦境、谵妄、呕吐等不良反应明显少于消旋或左旋氯胺酮。氯胺酮的外消旋混合物具有神经毒性作用,因此不主张椎管内使用氯胺酮。

(三)右美托咪定

右美托咪定(dexmedetomidine)是一种高选择性中枢$α_2$受体激动剂。它在麻醉和镇痛剂量下(0.5～2 μg/kg)产生镇静作用,单次给药输注时间应在10 min以上。静脉给药可阻断中枢交感反应。它还可以减轻阿片类药物引起的肌僵,减轻术后寒战。它对呼吸抑制轻,血流动力学稳定。作为镇痛辅助药,它可通过多种途径给药(如静脉给药)减少术后吗啡用量。

(四)他喷他多

他喷他多(tapentadol)是中枢性镇痛药,有着独特的双重作用机制:即μ-阿片受体激动剂和去甲

肾上腺素重摄取抑制剂,因而既有中效阿片类药的镇痛作用又具有中枢肾上腺素能镇痛效应,可提供和强效阿片药相似的镇痛作用,但不良反应较轻。他喷他多的镇痛效能介于曲马多和吗啡之间,类似于氢可酮和羟考酮。和传统阿片类药相比,他喷他多的胃肠耐受性好,恶心呕吐发生率低于羟考酮即释剂,对肾功能受损的患者无须调整剂量,尚未见肝毒性的报道。

FDA于2008年批准将他喷他多用于18岁以上成人中度至重度疼痛治疗。口服即释剂有50 mg,75 mg,和100 mg(Nucynta®)三种规格,每4～6 h给药一次,每日最大剂量600～700 mg。他喷他多禁用于严重支气管哮喘、麻痹性肠梗阻及服用单胺氧化酶抑制剂(MAOI)的患者。他喷他多可引起血清素综合征,不能同时和血清素类药物如选择性血清素重摄取抑制剂、选择性去甲肾上腺素重摄取抑制剂,色氨酸或三环类抗抑郁药合用,这些药物均可引起血清素综合征。血清素综合征表现为:精神状态改变如幻觉,昏迷及自主神经系统功能紊乱(如心动过速、高热、反射亢进、共济失调等神经肌肉功能障碍)。

(五)地佐辛

地佐辛(dezocine)是一种强效阿片类镇痛药。主要通过激动κ受体产生镇痛作用,起效快、镇痛时间久、镇痛效果强。对μ受体具有激动和拮抗双重作用,使呼吸抑制和成瘾的发生率降低。麻醉术后镇痛方案为术毕先静脉注射地佐辛2.5 mg,必要可追加2.5 mg。静脉PCA配方为地佐辛50 mg/100 ml,持续输注1 ml/h,PCA 2 ml,锁定时间20 min,可用48 h。如适当减少地佐辛与非甾体抗炎药合用则效果更好。不良反应:① 恶心、呕吐、镇静及注射部位反应发生率为3～9%;② 头晕发生率在1～3%;③ 出汗、寒战、脸红、低血压、便秘、尿潴留、瘙痒、红斑等发生率<1%;④ 碱性磷酸酶及血清谷丙转氨酶升高、打呃、耳充血、耳鸣。

注意事项:① 地佐辛含有焦亚硫酸钠,硫酸盐对于某些易感者可能引起过敏反应和严重哮喘;② 具有阿片拮抗剂的性质,对麻醉药有躯体依赖性的患者不推荐使用;③ 颅内压高的患者,如可能呼吸抑制会使脑脊液压力升高;④ 患有呼吸抑制、支气管哮喘、呼吸道梗阻的患者要减量;⑤ 肝、肾功能不全者应减量。

(六)激素

常用地塞米松,可以静脉注射或与局麻药布比卡因复合用药,地塞米松在延长布比卡因感觉神经阻滞时间的同时,也相应地延长运动神经阻滞时间,但对罗哌卡因无此作用,无论是局部还是全身使用地塞米松,都需同时关注使用地塞米松本身可能带来的一些问题,如高血糖、感染等潜在风险。

第五节　术后镇痛的常用方法

一、口服用药镇痛

适用于神志清醒患者的非胃肠手术或术后胃肠功能恢复较好患者的术后轻至中度疼痛的治疗;也可用于术后急性疼痛得到缓解,以口服给药作为其他镇痛方法(如静脉给药)的延续;或作为其他给药途径的补充(如预防性镇痛)而成为多模式镇痛的一部分。禁用于吞咽功能障碍和肠梗阻患者。无创、使用方便、患者可自行服用等是口服给药的优点,而缺点为起效较慢,调整药物剂量时既需考虑

血药峰值时间,又要参照血浆蛋白结合率和组织分布容积,且生物利用度受"首过效应"以及有些药物可与胃肠道受体结合的影响。

常用口服镇痛药物包括对乙酰氨基酚、布洛芬、双氯芬酸、美洛昔康、氯诺昔康、塞来昔布、可待因、曲马多、羟考酮、氢吗啡酮、丁丙诺啡,以及对乙酰氨基酚与曲马多或羟考酮的口服复合制剂或上述药物的控释剂、缓释剂。

二、皮下注射和肌内注射镇痛

适用于门诊手术和短小手术术后单次给药,连续使用不超过3~5天。肌内注射给药起效快于口服给药,但缺点为有注射痛、单次注射用药量大、血药浓度差异大、不良反应明显、重复给药易出现镇痛盲区等。皮下给药虽有注射痛的不便,但可通过植入导管持续给药的方法减少单次用药剂量,作为长期途径,应用较之肌内注射便捷。常用药物有酮洛酸、氯诺昔康、美洛昔康、帕瑞昔布、曲马多、哌替啶和吗啡的注射剂。

三、静脉注射镇痛

(一)单次或间断静脉注射给药

适用于门诊手术和短小手术,但药物血浆浓度峰谷比大,镇痛效应不稳定,对术后持续痛者需按时给药。对静脉有刺激的药物,静脉炎为常见并发症。常用药物有NSAIDs、曲马多、阿片类药物(包括激动药和激动拮抗药)的注射剂。

(二)持续静脉输注给药

一般先给负荷剂量,阿片类药物最好以小量分次注入的方式,滴定至合适剂量,达到镇痛效应后,以维持量持续输注维持镇痛作用。由于术后不同状态下疼痛阈值发生变化,药物恒量输注的效应不易预测,更主张使用患者自控镇痛方法以达到持续镇痛和迅速制止爆发痛。

四、局部浸润镇痛

局部浸润简单易行,适用于浅表或小切口手术如阑尾切除术、疝修补术、膝关节镜检术等,在胸外、腹外、妇产科和泌尿外科手术后应用也有增多趋势。长效局麻药切口浸润或将导管埋于皮下、筋膜上或筋膜下,可达到局部长时间镇痛效果且减少全身镇痛药用量。局麻药中加入阿片类药物,可增强镇痛作用并延长镇痛时间。局部浸润推荐方案见表108-3。

表108-3　局部浸润推荐方案

部　　位		局　麻　药	容量(ml)	辅助用药(mg)
关节内滴注	膝关节	0.75%罗哌卡因	20	吗啡1~2
	肩关节镜	0.75%罗哌卡因	10~20	吗啡1~2
腹腔内滴注	妇科手术	0.75%罗哌卡因	20	
	胆囊手术	0.25%罗哌卡因	40~60	

（续表）

部　　位		局　麻　药	容量（ml）	辅助用药（mg）
伤口浸润	腹股沟疝	0.25%～0.5%罗哌卡因 0.25%～0.5%左旋布比卡因	30～40 10～20	
	甲状腺手术	0.25%～0.5%罗哌卡因 0.25%～0.5%左旋布比卡因	10～20 10～20	
	肛周手术	0.25%～0.5%罗哌卡因 0.25%～0.5%左旋布比卡因	30～40 20～30	

五、外周神经阻滞镇痛

外周神经阻滞（peripheral nerve block, PNB）技术可为术后患者提供安全有效的镇痛，通常适用于相应神经丛、神经干支配区域的术后镇痛。

（一）肋间神经阻滞

胸腹部手术后的疼痛可以通过阻滞支配切口区域及其相邻的上下各一条肋间神经而达到有效的镇痛。但不能阻断来自内脏或腹膜的深部疼痛。为解除深部疼痛还需配合应用镇痛药。一般用0.25%布比卡因每日注射1次，持续2～4天。肋间神经阻滞后，患者能进行深呼吸，并能有效地咳嗽排痰。

（二）臂丛神经阻滞

臂丛神经阻滞对上肢术后疼痛很有效，可置管分次或连续注射，尤其在断肢再植手术中应用，既可镇痛又可解除血管痉挛，效果满意。

（三）下肢神经阻滞

对下肢术后疼痛很有效，可置管分次或连续输注（表108-4），术后早期活动，如全膝置换术后关节活动，有利于恢复功能。

（四）椎旁阻滞

除头部外，身体其他部位疼痛均可采用椎旁阻滞。此法可阻滞除迷走神经以外的所有（包括来自内脏的）疼痛感觉神经纤维。乳腺和胸腔手术后椎旁阻滞镇痛效果较好，不良反应少。

（五）腹横肌平面阻滞

腹腔镜胆囊手术腹内创面小，术后疼痛来源主要是腹壁痛，术毕可采用0.375%罗哌卡因伤口局部浸润阻滞或采用腹横肌平面阻滞（TAPB）镇痛。TAPB能提供良好的前腹壁镇痛效果，较适合腹腔镜胆囊手术的术后镇痛，可单次阻滞，也可置管持续镇痛。对于有凝血功能障碍而不能行自控硬膜外镇痛（PCEA）的患者TAPB是较好的选择。

表108-4　持续外周神经阻滞常用局麻药及用量

导管留置部位	局麻药及浓度	持续输注速度（ml/h）	单次追加量（ml）
肌间沟臂丛	0.1%～0.125%布比卡因	5～9	3～5
锁骨下臂丛	0.1%～0.2%左旋布比卡因	5～9	3～5
腋路臂丛	0.2%罗哌卡因	5～10	3～5
椎旁	0.2%罗哌卡因	5～10	3～5
腰丛	0.2%罗哌卡因	8～15	5～7
股神经	0.2%罗哌卡因	7～10	5～7
坐骨神经	0.2%罗哌卡因	7～10	5～7
腘窝坐骨神经	0.2%罗哌卡因	5～7	3～5

六、椎管内用药镇痛

（一）硬膜外间隙镇痛

优点为不影响意识和病情观察，镇痛完善，也可做到不影响运动和其他感觉功能，尤其适用于胸、腹部及下肢术后镇痛。腹部术后硬膜外镇痛可改善呼吸功能，尤其是老年患者减少低氧血症发生率，也有改善肠道血流、利于肠蠕动和肠功能恢复的优点。术后下肢硬膜外镇痛，深静脉血栓的发生率较低，但不应用于使用小分子肝素等抗凝剂的患者。

局麻药中加入高脂溶性阿片类药物（如舒芬太尼）不仅可达到镇痛的协同作用，还可减低这两类药物的不良反应，是目前最常用的配伍，多以患者自控方式给药。硬膜外阿片类药物的推荐剂量见表108-5。

表108-5　硬膜外阿片类药物推荐用量

药　物	硬膜外单次用量	硬膜外持续输注量
吗啡	1～3 mg	0.1～0.5 mg/h
芬太尼	50～100 μg	50～100 μg/h
舒芬太尼	10～20 μg	10～20 μg/h
阿芬太尼	0.5～1 mg	0.2 mg/h
氢吗啡酮	0.5～1 mg	0.1～0.2 mg/h
美沙酮	4～8 mg	0.3～0.5 mg/h
缓释吗啡	5～15 mg	—

（二）骶管阻滞镇痛

儿童则较为常用。用药量和注药速度应适当。儿童用0.25%布比卡因0.75～1 mg/kg，足以产生T_{10}水平以下的镇痛作用。

七、患者自控镇痛

患者自控镇痛（patient controlled analgesia, PCA）是一种由患者根据自身疼痛的剧烈程度而自己控制给予（医师）预设剂量镇痛药液的镇痛方法。PCA是目前术后镇痛最常用和最理想的方法，适用于术后中到重度疼痛。与临床传统肌内注射给药方法相比，PCA给药的优点有：① 给药及时起效快，患者疼痛时无须等待医护人员的处方和药物准备；② 用相对较少量的镇痛药（最低有效浓度）而获得较好的止痛效果，血药浓度保持相对稳定，减少了不良反应；③ 有效地减少药代动力学和药效动力学的个体间差异，防止药物过量，也可避免意识不清的患者用药过量；④ 使患者自主、积极参与到对自己的治疗之中，增强信心和增加依从性，有利于康复。

（一）PCA的原理及技术参数

PCA需设置负荷剂量（loading dose）：术后立即给予，药物起效快，阿片类药物最好以小量分次的方式给予，达到滴定剂量目的。手术后首次镇痛剂量应既能避免术后出现镇痛空白期，又不影响术后清醒和拔除气管导管。也可术前或术中使用作用时间长的镇痛药物，起预防性镇痛和覆盖手术后即刻痛的作用。

持续剂量（continuous dose）或背景剂量（background dose）：保证术后达到稳定的、持续的镇痛效果。

单次注射剂量（bolus dose）：使用速效药物，迅速制止爆发痛。一般冲击剂量相当于日剂量的1/15～1/10。

锁定时间（lockout time）：保证在给予第一次冲击剂量达到最大作用后，才能给予第二次剂量，避免药物中毒。有的镇痛泵还设定1 h限量（如吗啡10～12 mg），4 h限量等。

PCA的镇痛效果是否良好，是否达到最大镇痛作用、最小不良反应来评定。包括：VAS评分0～1分，镇静评分0～1分，无明显运动阻滞，不良反应轻微或缺如，PCA泵有效按压数/总按压数比值接近1，没有采用其他镇痛药物，患者评价满意度高。

（二）PCA的临床分类

1. 患者静脉自控镇痛（PCIA）

PCIA一般以强效阿片类药物（吗啡、羟考酮、氢可酮、布托啡诺、芬太尼、舒芬太尼、阿芬太尼、地佐辛）和曲马多为主，辅以非甾体抗炎药、小剂量氯胺酮、止吐药等以增强疗效，减少阿片类用量，减轻不良反应。PCIA优化了阿片类镇痛药的给药方式，将不同个体之间药代动力学和药效动力学差异的影响降至最小，因而是目前术后急性中重度疼痛最常用的镇痛方式，但其用药针对性差，对全身影响较大，并发症较多。目前常用PCIA药物的推荐方案（成人）见表108-6，临床常用PCIA麻醉性镇痛药的剂量见表108-7。

表108-6　PCIA药物的推荐方案（成人）

药物（浓度）	单次给药量	锁定时间（min）	持续输注
吗啡（1 mg/ml）	0.5～2.5 mg	5～15	0～2 mg/h
芬太尼（10 μg/ml）	20～50 μg	5～10	0～60 μg/h
舒芬太尼（1 μg/ml）	1～5 μg	5～15	0～5 μg/h

（续表）

药物（浓度）	单次给药量	锁定时间（min）	持续输注
阿芬太尼（0.1 mg/ml）	0.1～0.2 mg	5～8	
氢吗啡酮（1 mg/ml）	0.05～0.25 mg	5～10	
羟吗啡酮（1 mg/ml）	0.2～0.4 mg	8～10	
美沙酮（1 mg/ml）	0.5～2.5 mg	8～20	
曲马多（1 mg/ml）	10～30 mg	6～10	0～20 mg/h
布托啡诺（1 mg/ml）	0.2～0.5 mg	10～15	0.1～0.2 mg/h
丁丙诺啡（0.03 mg/ml）	0.03～0.1 mg	8～20	
纳布啡（1 mg/ml）	1～5 mg	5～15	
喷他佐辛（10 mg/ml）	5～30 mg	5～15	

注：患者对镇痛药物的需求个体差异很大，老年和危重患者应给予较小剂量。PCA给药前如需建立初始镇痛作用，应该逐步给予静脉内负荷剂量。对从未用过阿片类药物的患者，不建议开始就应用持续输注。

表108-7 临床常用PCIA麻醉性镇痛药的剂量

药　　物	浓度（μg/ml）	负荷剂量	PCA剂量（ml）	锁定时间（min）	持续输注	4 h限量（ml）
吗啡	20～40	1～3 mg	2～4	10～15	6～12 ml/h	40～70
芬太尼	2～5	10～20 μg	2～4	6	6～15 ml/h	40～70
舒芬太尼	0.5～1	4～8 ug	2～4	6	0.1 μg/(kg·h)	40～70

2. 患者硬膜外腔自控镇痛（PCEA）

PCEA适用于术后的中、重度疼痛。目前多选用0.25%罗哌卡因或0.125%～0.25%布此卡因与麻醉性镇痛药物联合使用，具有协同作用，可降低两药用量，减少药物的毒性和不良反应，更好地阻断伤害性刺激引起的不良代谢和内分泌反应。PCEA用药量较PCIA明显减少，止痛效果可靠持续时间长久，且作用范围局限，对全身影响相对较小，可用胸腹部、下肢术后急性疼痛（表108-8），但其操作相对较复杂，无菌要求较高，麻醉性镇痛药物，尤其吗啡硬膜外腔注射有发生延迟性呼吸抑制的危险，故PCEA的应用具有较高的选择性。

表108-8 PCEA常用药物配方及参数

镇痛配方	背景速度（ml/h）	单次量（ml）	锁定时间（min）
方案（负荷量6～10 ml） 　0.062 5%～0.15%布比卡因 或0.062 5%～0.15%左旋布比卡因 或0.075%～0.2%罗哌卡因 　/+芬太尼2～5 μg/ml 　/+舒芬太尼0.3～1 μg/ml 　/+吗啡20～40 μg/ml 　/+布托啡诺40～60 μg/ml	4～10	4～6	15～30

3. 患者神经阻滞自控镇痛（PCNA）

PCNA是通过神经丛或神经干留置导管采用PCA持续给药,适用于自控注射局麻药进行外周神经阻滞治疗肢体术后疼痛,可将药液注入臂丛鞘、股神经鞘、腰丛或坐骨神经等处。神经阻滞常用局麻药及用量见表108-4。

4. 患者皮下注射自控镇痛（PCSA）

PCSA适用于静脉穿刺困难的患者。药物在皮下可能有存留,如阿片类药物生物利用度约为静脉给药的80%。起效慢于静脉给药,镇痛效果与PCIA相似。如采用留置管应注意可能发生导管堵塞或感染。常用药物为吗啡、曲马多、羟考酮、氯胺酮和丁丙诺啡等。

（三）与PCA有关的不良反应及其防治

1. 呼吸抑制

使用麻醉性镇痛药最可怕的并发症是呼吸抑制。硬膜外腔单次注射吗啡,呼吸抑制（呼吸频率 <8 次/min,及/或吸氧时 $SpO_2<90\%$）的患者,应立即停止术后止痛。呼吸抑制与镇痛生效同时发生,一般可在注药后4 h及12 h发生呼吸抑制,而且脂溶性强的药物呼吸抑制出现较快,呼吸频率和镇静评分均可用于反映呼吸抑制的情况。麻醉性镇痛药导致的呼吸抑制以呼吸频率减慢为特点,镇静评分达3分以上提示可能存在呼吸抑制。老年患者由于呼吸系统存在退行性病变对麻醉性镇痛药的敏感性增加,更易发生过度镇静和呼吸抑制,一旦发生呼吸抑制需及时治疗,治疗包括:① 给氧;② 终止麻醉性镇痛药应用,必要时人工辅助通气;③ 给予纳洛酮5～10 μg/kg或0.1～0.2 mg/次静脉注射,必要时3～5 μg/（kg·h）静脉滴注。

2. 恶心呕吐

麻醉和手术后有一定的恶心呕吐发生率,麻醉性镇痛药也能引起恶心呕吐,其引起的恶心呕吐是通过直接刺激化学受体,触发并使前庭器对运动反应敏感化。因此恶心呕吐成为接受PCA治疗患者的最普遍的抱怨,发生率约为10%,但术后恶心呕吐不一定是镇痛药引起的,也可能是同时给予的其他药物或手术本身所致。治疗最初可以用氟哌利多或甲泼尼松龙,如果不起效,则可将PCA剂量减小,因为其不良反应是剂量依赖型。此外,还可以更换镇痛药,也可以静脉注射小剂量昂丹司琼,对于运动性恶心的患者,用东莨菪碱常有效。

3. 皮肤瘙痒

发生率约为5%,其瘙痒发生率是剂量依赖性的,用药量越多,发生率越高。轻度瘙痒可用抗组胺药治疗,发生严重瘙痒时,可停用该镇痛药,也可换用其他类型药物,严重者丙泊酚10～20 mg静脉注射。必要时小剂量静脉注射阿片受体拮抗剂纳洛酮0.25～0.5 μg/（kg·h）或混合激动/拮抗剂如纳布啡（每4 h,25 μg/kg,PRN）或布托啡诺,但剂量必须保持足够小,以扭转瘙痒,而不是阿片类药物的镇痛作用。

八、多模式镇痛

术后多模式镇痛（multimodal analgesia）技术,就是联合应用不同作用机制的镇痛药物或不同的镇痛措施,通过多种机制产生镇痛作用,以获得更好的镇痛效果而使不良反应减少至最小,这是术后镇痛技术的主要发展方向。理论上讲,多模式镇痛是通过联合应用以减少阿片类药物的应用,主要选

择外周神经阻滞和NSAIDs药物。

（一）镇痛药物的联合应用

（1）阿片类药物或曲马多与对乙酰氨基酚联合应用　对乙酰氨基酚的每日量为1.5～2.0 g时，阿片类药可减少20%～40%。

（2）对乙酰氨基酚和NSAIDs联合应用　二者各使用常规剂量的1/2，可发挥镇痛协同作用。

（3）阿片类或曲马多与NSAIDs联合应用　常规剂量的NSAIDs使阿片类药物用量减少20%～50%，使术后恶心呕吐、镇静发生率降低20%～40%。术前开始使用在脑脊液中浓度较高的COX2抑制剂（如帕瑞昔布），具有抗炎、抑制中枢和外周敏化的作用，并可能降低术后急性疼痛转变成慢性疼痛的发生率。

（4）阿片类与局麻药联合用于PCEA。

（5）氯胺酮、可乐定等也可与阿片类药物联合应用　偶尔可使用三种作用机制不同的药物实施多靶点镇痛。

（二）镇痛方法的联合应用

主要指局部麻醉药（切口浸润、区域阻滞或神经干阻滞）与全身性镇痛药（NSAIDs或曲马多或阿片类）的联合应用。患者镇痛药的需要量明显降低，疼痛评分减低，药物的不良反应发生率降低。

（三）多模式镇痛的实施

在多模式镇痛中，除阿片类药物的相关不良反应外，非阿片类镇痛药（如对乙酰氨基酚、非选择性及环氧合酶选择性NSAIDs、氯胺酮、加巴喷丁类）也有不良反应，如肝肾毒性，凝血功能障碍，意识错乱，镇静，头晕等，用于术后多模式镇痛时这些不良反应也可能在一定条件下加重。不同的手术有其各自不同的术后疼痛特点和临床结局（如活动受限，麻痹性肠梗阻，尿潴留，肺功能受损）。胸、腹部大手术后，和其他镇痛方法相比，连续硬膜外镇痛对动态疼痛效果好，可减轻肠梗阻，有利于改善呼吸功能，降低术后低氧血症和恶心呕吐的发生率，但该方法并不适合用于其他一些腹部手术如腹腔镜结肠切除手术。因此，多模式镇痛的风险-效益比很大程度上与手术类型相关（procedure-specific），如耳鼻喉科手术、髋关节和整形外科手术后用非选择性NSAIDs易导致出血，血管手术后用NSAIDs易发生肾功能衰竭，结肠手术后用阿片类药物易发生肠梗阻。故临床医师应根据手术特点，优化多模式镇痛，将手术分类镇痛（procedure-specific analgesia）和康复模式紧密结合，把术后镇痛治疗真正纳入到现代外科快通道手术康复模式（the context of modern fast-track surgery rehabilitation paradigms）中去。

九、其他镇痛方法

（一）经皮神经电刺激（TENS）

经皮神经电刺激（transcutaneous electrical nerve stimulation, TENS）可以辅助用于某些术后患者的镇痛。将电极贴在疼痛部位（可以是切口的任意一边），施以低压电刺激达到镇痛目的。TENS原理的基础是Melzack和Wall的疼痛门控理论。

（二）心理和行为治疗

心理和行为治疗可为患者提供一种疼痛已被控制的感觉。所有患者都应做好面临手术及术后疼痛的准备，简单的方法如全身放松、听音乐、回忆美好事物等都有利于减轻焦虑并减少镇痛用药。

（三）针刺治疗

针刺镇痛（acupunctural analgesia）是当今痛觉调制研究中的重要课题。中枢神经系统内许多神经介质都参与了针刺镇痛。阿片肽（包括脑啡肽、内啡肽和强啡肽）可能是针刺镇痛中最主要的介质，其可能机制为：① 针刺激活下丘脑弓状核的 β 内啡肽系统，通过中脑导水管周围灰质（periaqueductal gray, PAG）下行冲动抑制脊髓后角痛觉信息的传递；② 针刺传入直接激活脊髓后角的脑啡肽和强啡肽能神经元，抑制痛觉敏感神经元的活动；③ 和其他递质相互作用参与针刺镇痛。5 羟色胺（5-HT）是针刺镇痛中起重要作用的另一神经介质，针刺可增强中缝核内神经元的活动，使 5-HT 的释放增多。其他一些神经介质，如去甲肾上腺素、乙酰胆碱、γ-氨基丁酸、多巴胺、神经降压素等均参与了针刺镇痛。针刺及相关技术是术后疼痛治疗的有效辅助手段，可减轻术后疼痛评分和阿片类药物用量及其不良反应；但是，针刺镇痛的确切机制仍不清楚，术前和术后针刺对疼痛的影响有何差异也未知，针刺操作的适用性和普遍性仍期待深入研究，疗效不稳定性也需要进一步提高。

第六节　特殊患者的术后镇痛

一、日间和门诊手术患者的镇痛

日间手术（day case surgery）又称非住院手术（ambulatory surgery），指患者从入院、手术、到出院在 1 个工作日中完成的手术。术后疼痛控制不佳是导致日间（及门诊）手术患者术后留院时间延长或再次入院的主要原因之一。

由于阿片类药物的相关不良反应可能延迟日间手术患者出院，并延缓出院后的恢复，联合应用阿片类药物和非阿片类镇痛药物（包括 NSAIDs、对乙酰氨基酚、局部麻醉药和其他非药物性疗法）的多模式镇痛或"平衡"镇痛方法可能更适合日间（门诊）手术患者。大多数门诊患者出院后主要应用短效镇痛药来控制术后疼痛。推荐将对乙酰氨基酚作为术后常规基础镇痛给药，尤其是在镇痛方案中包括 NSAIDs 时，如无禁忌证可规律应用 NSAIDs，某些手术患者可使用小剂量阿片类药物。

患者自控区域镇痛（PCRA），即让患者回家时带着神经周围置管、切口置管和关节内置管是日间手术患者术后镇痛的新型方式和发展趋势。通过 PCRA，患者可以向体内注射事先设定的药物剂量进行镇痛。最新的证据表明，如果患者选择合适的镇痛方式及恰当的后续管理，那么这些镇痛技术在家庭环境中是有效、可行且安全的。

二、老年患者术后疼痛治疗

（一）术后镇痛的必要性

传统观念认为老年人反应迟钝，对痛觉不敏感但对镇痛药物敏感，且一般全身状况差或耐受能力差，不需或不宜予以过多的镇痛药物。实际上老年人对术后疼痛的感知程度个体差异很大，而且对疼痛耐受性下降，下行调节系统功能减退（即5-羟色胺能和去甲肾上腺素能系统），对较高强度伤害性刺激的反应增强。如果不能因人而异地进行术后急性疼痛治疗，过度的应激反应可能导致重要脏器功能损害，严重影响术后恢复甚至危及生命。因此，当老年患者主诉疼痛时，不应该认为他们的痛苦比年轻患者轻。研究表明：术后镇痛可减少老年患者围术期不良事件如肺部并发症、心肌缺血、心肌梗死等的发生，促进术后康复；术后硬膜外镇痛可减少老年患者术后谵妄的发生。因此，有必要重视老年患者的术后镇痛治疗。

（二）病理生理特点

研究证实，老年人的伤害感受性A-δ和C纤维功能降低、中枢敏化延迟、疼痛阈值增加以及对低强度伤害性刺激的敏感性下降。因此，老年人对药物的耐受性和需求量均降低，尤其是对中枢性抑制药如全麻药、镇静催眠药及阿片类药物均很敏感，但同时，老年患者术后对镇痛药的需求量存在显著的个体差异。况且，老年患者不愿意主诉疼痛或服用阿片类药物，他们还可能存在交流、情感表达、认知和观念上的障碍，这些都可能影响疼痛的有效管理。

与年轻人相比，老年人一般生理储备能力下降且合并疾病较多，这可能导致术后并发症（如术后谵妄）的增加，特别是在有未控制性的术后重度疼痛情况下。术后谵妄是老年手术患者最严重的并发症之一，与死亡率增高和住院时间延长有关。虽然术后谵妄的原因是多因素的，但是未控制的术后疼痛可能是其发生的重要促发因素。较高的疼痛评分预示精神状态下降和谵妄风险升高。

总之，老年人的生理学、药效学、药代动力学以及伤害性信息处理随着衰老而变化，使得老年患者的术后疼痛处理具有挑战性。

（三）术后镇痛特点

1. 年龄与用药特点

随着年龄的增加，人体各脏器老化、功能减退，影响老年人药物代谢和药效的因素包括心排血量下降、肌肉比率降低、脂肪比率增加、脑血流和脑组织容积减低、肝肾功能减退，如合并血浆白蛋白减低，更导致游离药物浓度增加，峰浓度易升高，药效增强，对血浆蛋白结合力高的非甾类消炎药和舒芬太尼更为明显。所以，药物剂量在老年人原则上应减低达25%～50%以上，用药间隔应适当延长。

2. 老年人术后疼痛评估

除主诉外，面部表情疼痛评分法是评估老年人疼痛强度较好的方法。对于有语言障碍的患者，面部表情、不安定情绪、躁动、敌视、攻击行为、肢体动作、姿势、手势和发声都可能被用来表达他们的疼痛和不愉快体验。对严重认知损害如精神错乱的患者，可用精神行为评分法评估。

3. 并存症影响

老年人常合并高血压、冠心病、糖尿病、慢性阻塞性肺疾病，更易导致心血管不良事件和呼吸抑

制。多模式镇痛方法可用于老年患者,但必须谨慎。

4. 避免药物不良反应

尽量避免使用有活性代谢产物的药物。芬太尼、舒芬太尼、羟考酮和氢可酮几乎不产生活性代谢产物,可安全用于中等以下肝功能损害的老年患者;曲马多和激动拮抗药布托啡诺、地佐辛等呼吸抑制作用轻微,但应注意过度镇静可能导致呼吸道不通畅;吗啡疗效确切,其代谢产物虽有活性,但作用易于预测,短时间使用不产生镇痛耐受,仍可安全应用于老年患者。

5. 非甾体抗炎药危险因素

老年是非甾体抗炎药的危险因素,即使短期使用也易导致心肌缺血、高血压难于控制、肾功能损害和出血等不良反应,使用时需慎重权衡治疗作用和不良反应,应酌情减低剂量。

6. 镇痛药和方法选择

对乙酰氨基酚安全性较高,老年患者术后联合应用对乙酰氨基酚和弱阿片类药耐受良好。老年人PCEA比PCIA优势明显。因为PCIA伴有不同程度的镇静、嗜睡及呼吸抑制,且对肠功能恢复有一定影响,但PCEA需注意低血压的防治。

三、肥胖和OSAS患者的术后镇痛

肥胖和OSAS患者是发生呼吸骤停的高危人群,镇静剂量的苯二氮䓬类和阿片类药物即可导致严重低氧血症和呼吸暂停。因此,肥胖和OSAS患者术后的疼痛管理具有一定的难度和挑战性。

根据美国麻醉医师协会对OSAS患者围术期治疗指南中推荐的术后镇痛方案及近年来的相关文献,对肥胖和OSAS患者的术后镇痛特点总结如下:① 采用区域阻滞麻醉并尽可能利用它继续做术后镇痛;全麻下手术时也应考虑用区域阻滞方式行术后疼痛治疗。② 如果手术中采用了椎管内麻醉,应权衡利(改善镇痛,减少系统阿片类用药)弊(呼吸抑制)后考虑是否椎管内应用阿片类药物镇痛(否则单用局麻药)。③ 如果采用阿片类药物系统给药如PCA方式,必须剂量个体化且严密监护;且对是否应用背景输注(增加缺氧的发生率)应非常小心或直接弃用。④ 可应用其他镇痛方式如针刺及经皮电刺激等以减少阿片类药物用量。⑤ 非阿片类镇痛药如NSAIDs和对乙酰氨基酚,镇痛辅助药如氯胺酮和右美托咪定,均可减少阿片类用量,对呼吸影响小,应予以考虑。⑥ 镇痛同时伍用镇静药(苯二氮䓬类,巴比妥类)应十分警惕,这将增加呼吸抑制和气道梗阻的风险。

四、肝功能障碍患者的术后镇痛

肝脏是众多药物代谢的主要器官。对肝功能障碍患者的术后镇痛,既要考虑到肝功能障碍对镇痛药物的药效学和药动学发生影响,也要考虑到药物是否会加重肝损害:① 肝损害患者阿片药的清除率下降,半衰期延长,表观分布容积不变,用药量应酌情减低,用药间隔时间应适当延长,对血浆蛋白浓度降低的患者更应注意药效的改变。Child-Pugh肝功能障碍分级有助于作为调整药物剂量的参考。② 可待因约10%经CYP2D6转化为吗啡,氢可酮也经此酶转化为氢吗啡酮。若为弱代谢型,则此种转化和镇痛作用均不能实现。CYP2D6、CYP3A4、CYP2C19等参加了哌替啶代谢,西咪替丁等酶抑制药可增强哌替啶的作用。吗啡约70%被代谢为6-G-葡萄糖醛酸吗啡,极少量以原型从肾脏排出;

西咪替丁等酶抑制药可增强吗啡的镇痛作用和不良反应；吸烟者吗啡作用则减低。舒芬太尼、阿芬太尼和芬太尼也经肝脏CYP酶代谢，舒芬太尼和芬太尼清除率高，代谢主要取决于肝血流；阿芬太尼清除率较低，代谢更受CYP抑制药或激动药的影响。③ 多数环氧化酶抑制剂经由CYP2C9代谢，肝功能损害患者此类药物的作用会增强。此外，NSADs药物也影响CYP活性，如塞来昔布抑制CYP2D6代谢美托洛尔等药，使后者血药浓度增高。④ 某些镇痛药可能导致肝毒性，而且个体间易感性差异很大，也要考虑到宿主和环境因素。对乙酰氨基酚完全经肝代谢，在健康人和常规剂量范围几乎不产生肝毒性，但过量用药时，因其少量代谢产物可导致剂量相关的肝毒性，可迅速演变为肝功能衰竭。其他NSAIDs药因免疫或代谢介导，长期用药可能有1%～3%的患者肝酶轻度增高，停药后可恢复。

五、肾功能障碍患者的术后镇痛

肾功能障碍患者的术后镇痛主要应考虑肾功能障碍时药物代谢和药效的改变，以及药物是否导致肾功能损害以及透析和血液滤过对药效的影响：① 终末期肾损害患者常有血浆蛋白减低而影响药效，尤其是高血浆蛋白结合率药物的药效。② 镇痛药及其活性代谢产物经肾排泄减低，原则上应根据肌酐清除率变化调整药物剂量。在肾衰早期，肌酐浓度不完全反映肾小球滤过率降低程度。吗啡代谢产物3-G-葡萄糖醛酸吗啡和6-G-葡萄糖醛酸吗啡，以及氢吗啡酮代谢产物3-G-氢吗啡酮均有活性，且经肾排出，在肌酐清除率低于15 ml/min患者排出时间可延长10倍，达40多小时，如在体内蓄积可导致疼痛高敏和肌痉挛，故应尽量使用舒芬太尼、阿芬太尼、芬太尼等无活性代谢产物。羟考酮、可待因、氢可酮的药代参数在肾衰时不发生显著变化，但少量原型药及活性代谢产物经肾排出，故用药间隔时间应延长，不建议用于完全无肾功能的患者。③ 可能导致肾损害的药物：非选择性NSAIDs和选择性COX-2抑制药在肾功能障碍以及低血容量、休克的患者均可引起肾功能损害，即使是短期使用，也应避免。阿片类药物和曲马多、氯胺酮不导致肾功能损害。④ 血液滤过和血液透析：透析对尿素等小分子物质，包括小分子量镇痛药有较高清除率。

六、产妇的术后镇痛

产妇的术后镇痛应考虑镇痛药对母体的镇痛效果，对术后锻炼的影响（运动有助于预防下肢静脉血栓形成，促进胃肠功能恢复和恶露排出）及药物不良反应；对母体的呼吸循环等功能影响，及这些改变可能导致的新生儿影响；对子宫肌张力和血流的影响；对新生儿出生质量的影响以及对哺乳的影响。

无痛分娩或剖宫产术常采用硬膜外或腰硬联合麻醉以及硬膜外镇痛的方法。椎管内麻醉和镇痛局部作用强，全身反应低，是主要的术后镇痛方法，常用的药物为局部麻醉药和阿片类药物，推荐剂量见表108-8。布比卡因和罗哌卡因血浆蛋白结合率高，进入胎儿体内量少且半衰期短，对胎儿无明显影响，而利多卡因血浆蛋白结合率低，易透过胎盘。低脂溶性吗啡进入血液的量约为同等剂量静脉注射的1/10，高脂溶性芬太尼等阿片类药物，进入血液的浓度比例更低，故对母体影响小，1天以内的术后镇痛不影响新生儿母乳喂养。

所有阿片类药物均可透过胎盘而影响新生儿，高脂溶性药物透过胎盘较快，低脂溶性药物透过胎盘进入胎儿较慢。如在脐带钳夹后再行母体椎管内给药，对胎儿的影响更小。一般认为，产妇有镇

痛需求,就可以行分娩镇痛。潜伏期分娩镇痛于宫口开至2～3 cm(产程进入活跃期),再开始分娩镇痛,可不显著影响产程,不显著增加器械助产率或剖宫产率,但子宫收缩药物的使用可能增加。

鉴于所有麻醉药物均可经乳汁分泌,进而可能进入新生儿体内,故全身用药时,使用对呼吸抑制影响小的布托啡诺、纳布啡等药物,安全性优于强阿片类药物。曲马多经乳汁分泌量低,为0.01%～0.1%,是产科镇痛常用药物。双氯芬酸因可能影响动脉导管闭锁,不用于产后镇痛。

第七节　术后疼痛管理的前沿展望

一、术后疼痛管理与围术期医学

围术期疼痛管理的理念涵盖了术前、术中和术后,而且围术期疼痛管理中提倡预防性镇痛和多学科协作的多模式镇痛的理念,鼓励患者早期下床活动,从而达到早期加速康复的目的。

(一)从超前镇痛到预防性镇痛的概念迁移

早在一个世纪以前,超前镇痛(pre-emptive analgesia)学说认为防止伤害性冲动到达中枢可以预防疼痛的发生,这种治疗措施优于在疼痛发生之后再治疗疼痛。进入21世纪,人们逐渐认识到超前镇痛概念的不足,并将这一理论发展成预防性镇痛(preventive analgesia)。

超前镇痛指术前进行某种镇痛治疗比手术后或切皮后给予同样的治疗更加有效。它着重强调在外科手术开始之前而非之后实施疼痛治疗,与常规镇痛唯一的差别是镇痛的时机。因此,超前镇痛是一项需要在疼痛发生之前进行的操作,目的是减少由手术诱发的内向伤害感受信号传递引起的生理反应。

预防性镇痛是指治疗方案在超过干预作用持续的时间之后,与常规治疗、安慰剂治疗或无治疗相比仍能观察到疼痛减轻和镇痛药用量减少的现象。其干预措施不一定在手术之前实施。有研究者认为防止中枢敏化的唯一办法是从切皮到创伤最终完全愈合的整个过程中,完全阻断来自手术创伤的所有疼痛和伤害性信号的传入。此概念看重镇痛措施的实施质量和持续时间,而不限定干预的时机。

以往超前镇痛的概念主要集中于镇痛时间的超前,即提前给予镇痛药物或镇痛手段进行疼痛管理。而手术创伤不仅带来术后疼痛,其造成的炎性反应还可能导致中枢和外周痛觉敏化,使得手术患者对于疼痛的阈值降低,使术后疼痛更加难以控制,所以从疼痛产生机制的角度就衍生出了预防性镇痛的理念。预防性镇痛不仅在时间上讲求先于疼痛的发生给予镇痛,而且就疼痛产生机制而言,其从疼痛产生的源头全程阻断或减少痛觉信号的传导,从而抑制中枢和外周的敏化。

有效地预防围术期疼痛及其向慢性疼痛的转化必须先明确术后急性疼痛和术后远期慢性疼痛之间的联系及其发生机制。按照中枢敏化学说,通过预防性镇痛手段阻止围术期伤害信号到达中枢神经系统或许可以防止慢性疼痛发生。心理社会因素在慢性疼痛的发生中有很重要的作用,在设计预防性镇痛的研究方案时应该纳入手术前后合适的心理、情绪和情感评价指标。注重控制患者整个围术期的疼痛,避免形成中枢敏化加重急性疼痛或转化为慢性疼痛。可以根据患者情况和手术大小,联合应用区域麻醉和全身麻醉,混合应用多种作用机制不同的镇痛药物,实现多模式镇痛。使临床实践从简单的超前镇痛发展为有效的预防性镇痛,减轻或消除术后早期急性疼痛和远期慢性疼痛。

（二）多学科协作的多模式镇痛

多学科诊疗团队（multiple disciplinary team, MDT）通常指由来自两个以上相关学科，相对固定的专家组成工作组，针对某一器官或系统疾病，通过定时、定址的会议，提出诊疗意见的临床治疗模式。MDT是有计划地、合理地应用现有治疗手段治疗疾病的组织保障。结合疼痛的生理及治疗特点，构建多学科疼痛管理组织（multiple disciplinary management team for pain management, PMDT）实施多模式镇痛是围术期疼痛管理的最佳策略。多学科协作的多模式镇痛体现了个体化、精准医疗的理念。

PMDT成员组成按学科通常可分为"核心成员"和"扩展成员"，前者包括：麻醉医师、外科医师、护理人员，后者包括：心理医师、康复医师、基础医学等；按职能可分为主任委员、副主任委员、首席专家、亚专业专家组组长、亚专业专家、工作秘书、学术秘书和协调员。

PMDT的实施流程及推荐技术如下。

1. 术前评估及宣教

病房护士在术前应向患者及其家属介绍术后疼痛治疗的必要性以及可以采用的镇痛方法，告知患者及其家属疼痛评估常用的方法，并且教会患者如何应用疼痛评估工具。麻醉医师和外科医师应告知患者具体的麻醉方式及手术方式，缓解患者的紧张情绪，减轻患者对手术及疼痛的恐惧。康复医师应向患者说明康复计划，同时与外科医师、麻醉科医师讨论并提出对康复过程中疼痛相关问题的要求。

2. 术前用药

麻醉科医师应与外科医师探讨患者的手术方式及给出围术期镇痛方案。外科医师应根据患者状况及麻醉医师建议给予患者适当的预防性镇痛药物。

3. 术中管理

外科医师应尽量采用微创手术方式，研究表明微创手术能明显降低术后急性疼痛的程度及强度。术前使用NSAIDs类药物可以减少术中阿片类药物的用量和减轻伤害性刺激对机体的影响。基本镇痛原则是以神经阻滞或伤口局部封闭联合对乙酰氨基酚和NSAIDs（无禁忌证时）作为基本镇痛措施，中、重度疼痛可加用PCIA阿片药物联合或补救镇痛。神经丛阻滞可以在术前或手术结束后实施，根据手术部位的不同选择合适的神经阻滞方式。手术结束前麻醉医师应根据患者情况及手术情况给予患者足够的长效阿片类药。外科医师应在术后条件允许的情况下，手术结束前尽可能给予患者伤口周围浸润及局部神经阻滞治疗以减轻患者术后急性疼痛。

4. 术后疼痛管理

术后24 h内，建议病房护士术后6 h内每2 h评估一次患者的疼痛情况、精神状况、一般生命体征、是否存在恶心、呕吐、尿潴留、皮肤瘙痒的并发症。同时还应观察患者的活动能力及肌力情况。交代患者家属及其看护人员密切关注患者状况。出现镇痛过程中的不良反应需及时告知外科医师及麻醉科医师进行处理。24 h后建议每12 h评估一次患者的疼痛情况。疼痛情况评估应包括静息状态疼痛评分及活动中的疼痛评分，并记录在案。如经过常规治疗后患者疼痛情况无明显缓解，护士应及时通知外科医师及麻醉医师，采用不同的镇痛方式对患者进行治疗，如加用神经阻滞或更改镇痛方式等。康复锻炼中应再次评估患者的疼痛情况，根据外科的康复需求制订适合康复锻炼的镇痛方式。研究表明股神经镇痛能够明显加速患者的术后康复进程。同时术后外科医师应常规给予患者口服的止痛药物，如NSAIDs药物等。麻醉科医护人员每日至少1次对疼痛患者进行访视，了解患者镇痛情况。

5. 沟通与协作

术后急性疼痛治疗成功的关键是所有人员之间有良好的沟通与合作，因此需要PMDT中各学科小组成员定期进行讨论、分享现有方案，并进行知识更新，改进现有镇痛计划。

6. 共识

围术期急性疼痛治疗应在相关的科室形成共识，并对相关人员进行有关急性疼痛的教育。PMDT组织成员应定期进行相关的文献学习并彼此交流最新进展，更新知识，并就疼痛管理过程中的问题进行交流，改进流程。相关的教育不应只局限于医疗人员还应扩大到看护人员、患者家属及患者本人。因为这些人员是最贴近患者的，通过对他们的教育及宣教，可以尽早发现患者的疼痛情况并尽早联系相关人员对患者进行治疗，而且治疗后的观察也需要上述人员参与，及早发现相关不良反应进行对应处理。

二、围术期的多模式疼痛管理策略

多模式镇痛是优化围术期疼痛管理的重要组成部分，多模式镇痛包含的药物有对乙酰氨基酚、NSAIDs、曲马多、阿片类药物、局部麻醉药物等，并结合多种麻醉技术如口服、静脉注射、肌内注射、局部浸润、外周神经阻滞（PNB）的方式来进行术后镇痛治疗。多模式镇痛强调术后疼痛主要由手术创伤引起的炎性反应所致，因此，NSAIDs是多模式镇痛的基础用药。此外，对于术后轻度疼痛可采用区域阻滞联合弱阿片类药物或曲马多或必要时使用小剂量强阿片类药物静脉注射的方法；对于中度疼痛可采用单次或持续注射PNB配合曲马多或阿片类药物注射的方式；对于重度疼痛患者可采用椎管内局部麻醉药物复合阿片类药物或PNB配合曲马多或阿片类药物注射的方法。

三、加速康复外科理念下的围术期疼痛管理

术后急性疼痛可能从多方面影响患者机体功能，从而延缓其康复，所以优化围术期疼痛管理是加速康复外科（ERAS）的先决条件和重要内容之一。ERAS理念不开围术期疼痛管理，围术期疼痛管理需要精准外科、微创外科、精准麻醉和多学科协作等方面的共同努力。麻醉医师是疼痛治疗医师，其在围术期优化镇痛中起到了非常重要的作用，根据不同的患者和不同的手术类型定制形成个体化的镇痛方案，并联合外科、护理团队共同制订标准流程，将围术期疼痛管理的每项工作细化到不同学科，相互监督、相互提醒，共同实现优化镇痛、加速康复的目标。

（肖　洁　杭燕南）

参 考 文 献

［1］ Shin S, Kim H I, Kim N Y, et al. Effect of postoperative analgesia technique on the prognosis of gastric cancer: a retrospective analysis. Oncotarget, 2017, 8(61): 104594−104604.

［2］ Wardhan R, Chelly J. Recent advances in acute pain management: understanding the mechanisms of acute pain, the prescription of opioids, and the role of multimodal pain therapy. F1000Res, 2017, 6: 2065.

［ 3 ］ Friedberg B L. Can Friedberg's Triad Solve Persistent Anesthesia Problems? Over-Medication, Pain Management, Postoperative Nausea and Vomiting. Plast Reconstr Surg Glob Open, 2017, 5(10): e1527.

［ 4 ］ Luo J, Min S. Postoperative pain management in the postanesthesia care unit: an update. J Pain Res, 2017, 10: 2687－2698.

［ 5 ］ Miller R D. Anesthesia. 7th ed. New York：Churchill Livingstone, 2009.

［ 6 ］ Apfelbaum J L, Ashburn M A, Connis R T, et al. Practice guidelines for acute pain management in the perioperative setting: an updated report by the American Society of Anesthesiologists Task Force on Acute Pain Management. Anesthesiology, 2012, 116(2): 248－273.

［ 7 ］ Vadivelu N, MitraS, Narayan D. Recent advances in postoperative pain management. Yale J Biol Med, 2010, 83(1): 11－25.

［ 8 ］ Association of Paediatric Anaesthetists. Good Practice in Postoperative and Procedural Pain Management, 2nd ed. Pediatric Anesthesia, 2012, 22: 1－79.

［ 9 ］ Bai J, Hsu L, Tang Y, et al. Validaton of the COMFORT Behavior scale and the FLACC scale for pain assessment in Chinese children after cardiac surgery. Pain Manag Nurs, 2012, 13(1): 18－26.

［10］ Brasher C, Gafsous B, Dugue S, et al. Postoperative pain management in children and infants: an update. Paediatric Drugs, 2014; 16(2): 129－140.

［11］ Breau L M, Finley G A, McGrath P J, et al. Validation of the non-communicating children's pain checklist-postoperative version. Anesthesiology, 2002, 96(3): 528－535.

［12］ Dahl J B, Mathiesen O, Kehlet H. An expert opinion on postoperative pain management, with special reference to new developments. Expert Opin Pharmacother, 2010, 11(15): 2459－2470.

［13］ Brennan T J. Pathophysiology of postoperative pain. Pain, 2011,152 (3 Suppl): S33－40.

［14］ Wu C L, Raja S N. Treatment of acute postoperative pain. Lancet, 2011, 377 (9784): 2215－2225.

［15］ Bettelli G. Anaesthesia for the elderly outpatient: preoperative assessment and evaluation, anaesthetic technique and postoperative pain management. Curr Opin Anaesthesiol, 2010, 23(6): 726－731.

［16］ Wen Y R, Tan P H, Cheng J K, et al. Microglia: a promising target for treating neuropathic and postoperative pain, and morphine tolerance. J Formos Med Assoc, 2011, 110(8): 487－494.

［17］ Ummenhofer W C, Arends R H, Shen D D, et al. Comparative spinal distribution and clearance kinetics of intrathecally administered morphine, fentanyl, alfentanil, and sufentanil. Anesthesiology, 2000, 92(3): 739－753.

［18］ Zhang J, Ho K Y, Wang Y. Efficacy of pregabalin in acute postoperative pain: a meta-analysis. Br J Anaesth, 2011, 106(4): 454－462.

［19］ Bernards C M, Shen D D, Sterling E S, et al. Epidural, cerebrospinal fluid, and plasma pharmacokinetics of epidural opioids (part1): differences among opioids. Anesthesiology, 2003, 99 (2): 455－465.

［20］ Sun Y, Gan T J, Dubose J W, et al. Acupuncture and related techniques for postoperative pain: a systematic review of randomized controlled trails. Br J Anaesth, 2008, 101 (2): 151－160.

［21］ Gross J B, Bachenberg K L, Benumof J L, et al. Practice guidelines for the perioperative management of patients with obstructive sleep apnea: A report by the American Society of Anesthesiologists Task Force on Perioperative Management of Patients with Obstructive Sleep Apnea. Anesthesiology, 2006, 104(5): 1081－1093.

［22］ Adesanya A O, Lee W, Greilich N B, et al. Perioperative management of obstructive sleep apnea. Chest, 2010, 138(6): 1489－1498.

［23］ Allegri M, De Gregori M, Niebel T, et al. Pharmacogenetics and postoperative pain: a new approach to improve acute pain management. Minerva Anestesiol, 2010, 761(111): 937－944.

［24］ Palmer C M. Continuous spinal anesthesia and analgesia in obstetrics. Anesth Analg, 2010, 111(6): 1476－1479.

［25］ Savoia G, Alampi D, Amantea B, et al. Postoperative pain treatment SIAARTI Recommendations 2010. Short version. Minerva Anestesiol, 2010, 76(8): 657－667.

［26］ CHARLFS B, NAVIL F. Analgesics For the Treatment of Pain in Children. N Engl J Med, 2002, 347: 1542.

［27］ Fredrickson M J, Paine C, Hamill J. Improved analgesia with the ilioinguinal block compared to the transverses abdominis plane block after pediatric inguinal surgery: a prospective randomized trial. Paediatr Anaesethesia, 2010, 20(11): 1022－1027.

［28］ Howard R F, Lloyd-Thomas A, Thomas M, et al. Nurse-controlled analgesia (NCA) following major surgery in 10,000 patients in a children's hospital. Paediatr Anaesth, 2010, 20(2): 126－134.

［29］ Krane E J, Polaner D. Safety and effective of continuous peripheralnerve blockade in children. Anesthesia & Analgesia, 2014, 118(3): 499－500.

［30］ Messerer B, Meschik J, Gutmann A, et al. Postoperative pain assessment in special patient groups: part II. Children with cognitive impairment. Sschmerz, 2011, 25(3): 256－265.

［31］ Michelet D, Andreu-Gallien J, Bensalah T, et al. A meta-analysis of the use of nonsteroidal anti-inflammatory drugs for pediatric postoperative pain. Anesth Analg, 2012, 114(2): 393－406.

［32］ Ong C K, Seymour R A, Lirk P, et al. Combining paracetamol (acetaminophen) with nonsteroidal antiinnammatpry drugs: a qualitative systematic review of analgesic efficacy for acute postoperative pain. Anesth Analg, 2010, 110(4): 1170－1179.

［33］ Sohn V Y, Zenger D, Steele S R. Pain management in the pediatric surgical patient. Surg Clin North Am, 2012, 92(3): 471－485.

［34］ Taylor J, Lney A, Anderson B J. The relationship between age and morphine infusion rate in children. Paediati Anaesth, 2013, 23(1): 40－44.

［35］ The Children's Hospital at Westmead. Pain Management Practice Guildeline, 2010.

［36］ Walter-Nicolet E, Annequin D, Biran V, et al. Pain management in newborns: from preention to treatment. Paediatr Drugs, 2010, 12(6): 353－365.

［37］ Burch T, Seipel S J, Coyle N, et al. Postoperative Visual Analog Pain Scores and Overall Anesthesia Patient Satisfaction. Crit Care Nurs Clin North Am, 2017, 29(4): 419－426.

［38］ Kumar K, Kirksey M A, Duong S, et al. A Review of Opioid-Sparing Modalities in Perioperative Pain Management: Methods to Decrease Opioid Use Postoperatively. Anesth Analg. 2017, 125(5): 1749－1760.

［39］ 杭燕南,王祥瑞,薛张纲.当代麻醉学:2版.上海:上海科学技术出版社,2013.

［40］ 中华医学会麻醉学分会.中国麻醉学指南与专家共识.2017版.北京:人民卫生出版社,2018.

第109章
小儿镇静和镇痛

在疾病诊疗过程中,小儿接受有创或无创检查和操作时常常需要镇静和镇痛。6岁以下儿童在接受诊疗操作时,对镇静深度的要求更高,甚至需要达到接近全身麻醉程度的深度镇静。然而,这些必要的镇静和镇痛措施可能会造成不良影响,因此必须由专业人员在适当的医疗环境下负责实施,在手术室外实施镇静应像在手术室内实施麻醉镇静一样认真细致。另一方面,不同年龄阶段的小儿生长发育水平跨度大,即使是有经验的医师,也会面临独特的挑战。因此,准确评估小儿镇静和镇痛程度,制订合理的镇静镇痛策略至关重要。

第一节 小 儿 镇 静

临床诊疗镇静的目的与手术麻醉前镇静目的相同,即确保患者安全;保持患者循环、呼吸系统稳定;减少或消除患者的疼痛及焦虑;控制患者行为、活动以确保诊疗操作顺利进行;避免有创操作带来的情感创伤。儿科镇静的目的重点在于控制患儿行为,使其能安全完成诊疗操作。因此,对于能够合作的儿童,应考虑采用非药物方式,例如父母陪伴、催眠、分散注意力和使用局麻药以减少对镇静药物的需求。

一、镇静分级及评估

镇静是意识从清醒到消失的过程,包括轻度镇静、中度镇静、深度镇静和全身麻醉。需要注意的是儿童的镇静深度极易从轻度转变为深度镇静。清晰地认识、区分镇静深度以便在临床镇静过程中及时观测小儿镇静深度的变化,及时监测处理,避免并发症发生。2010年,国际医疗保健组织联合委员会(Joint Commission International, JCI)参考美国儿科协会(American Academy of Pediatrics, AAP)、美国麻醉医师协会(The American Society of Anesthesiologists, ASA)的相关内容,基于患者对刺激的反应对镇静的分级进行了总结,见表109-1。

表109-1 镇静深度分级

分 级	表 现
轻度镇静(抗焦虑)	患儿存在保护性反射,气道保持开放,对身体刺激以及语言刺激有反应。虽然患者的认知和协调功能可能受到影响,但并不影响通气和循环功能

（续表）

分　级	表　现
中度镇静（清醒镇静）	患者可对口头指令或轻微触觉刺激做出有目的的反应。自主呼吸充分,不需要辅助措施维持气道通畅。通常不影响循环功能
深度镇静	患者意识消失,不容易被唤醒。保护性反射部分或完全丧失,但对反复或剧烈刺激有反应。自主呼吸受到抑制,可能需要辅助措施才能维持气道通畅。循环功能一般不受影响
全身麻醉	患者意识消失,不能被唤醒,对疼痛刺激无反应。自主呼吸受抑制,需要辅助措施和正压通气来维持通气。可能会抑制循环功能

　　由于与部分患儿的交流存在困难而难以区分其有目的的行为,所以根据语言、年龄、成熟程度,以及潜在条件判断小儿镇静深度存在挑战。因此,需要一些镇静评分量表准确评估小儿的镇静深度。

　　1974年,Ramsay等在使用安泰酮类药物后对所产生的镇静深度进行评估。这就是目前使用最广泛的监测镇静深度的Ramsay镇静评分（表109-2）,2～3分表示轻度镇静;4～5分表示中度镇静;6分表示深度镇静。Ramsay评分描述了镇静深度的变化但是未区分有目的行为与无目的行为。

表109-2　Ramsay镇静评分

评　分	表　现
1	清醒,焦虑不安或烦躁
2	清醒,合作,定向力好或安静
3	清醒,仅对命令有反应
4	睡眠,对轻叩眉间或强声刺激反应敏捷
5	睡眠,对轻叩眉间或强声刺激反应迟钝
6	睡眠,对轻叩眉间或强声刺激无任何反应

　　观察者清醒/镇静（observers assessment of alertness/sedation, OAA/S）评分是另一种衡量镇静深度的方法,评分标准见表109-3。OAA/S评分无法准确区分镇静深度,且缺乏对有目的行为与无目的行为的区分限制了其临床应用。

表109-3　OAA/S镇静评分

评　分	表　现
1	轻微刺激或摇晃身体无反应
2	轻微刺激或摇晃身体有反应
3	大声呼唤姓名有反应
4	嗜睡,正常人呼唤姓名反应迟钝
5	正常人呼唤姓名有反应

密歇根大学镇静评分（University of Michigan sedation scale, UMSS）与OAA/S评分量表及其他镇静量表相比更有效，见表109-4。根据UMSS评估的患者的镇静深度与AAP、ASA以及The joint commission制订的镇静分级更加一致。

表109-4　密歇根大学镇静评分表（UMSS）

评　分	表　现
0	清醒或警觉
1	轻度镇静：疲劳/嗜睡，对周围说话声音有适当反应
2	中度镇静：睡眠状，易被轻微的触觉刺激或简单的语言命令叫醒
3	深度镇静：深度睡眠，强烈刺激下可唤醒
4	不能唤醒

上述镇静评分均需间断刺激患儿来判断镇静深度，一定程度上违背了镇静的初衷。而脑电双频指数（bispectral index, BIS）可以持续无创监测麻醉及镇静深度。BIS是根据脑电活动判断镇静水平和监测麻醉深度较为准确的一种方法。在成人，BIS值为100表示完全清醒状态，0表示无脑电活动（大脑皮质抑制）。一般认为，BIS值为85～100为清醒状态，65～85为镇静状态，40～65为麻醉状态，低于40可能呈现爆发抑制。小儿脑电图随年龄和药物的不同可能出现显著变化，小儿镇静深度评分与BIS值之间相关性的研究结果差异也很大。年龄1～12岁的健康儿童，给予水合氯醛、哌替啶和异丙嗪、咪达唑仑、芬太尼，或戊巴比妥镇静时，BIS值与UMSS评分相关性较好。类似的研究中，0～18岁的患儿使用吸入麻醉药、水合氯醛、咪达唑仑和芬太尼镇静，结果显示尽管区分中度和深度镇静存在局限性，但BIS值能有效验证镇静评分的准确性。从安全角度来看，令人担忧的是BIS可能低估某些药物，如水合氯醛等的镇静作用。使用戊巴比妥镇静时，BIS区分小儿中度与深度镇静的能力有局限性。

不仅年龄对BIS值有影响，大脑不同区域的BIS值也不尽相同。发育迟缓的患儿BIS值也会受到影响。使用氯胺酮镇静时，药物导致的分离麻醉也可能使BIS值升高。BIS在小儿麻醉和镇静中的广泛使用，还需要不同年龄段患儿使用不同镇静药时BIS值变化的大样本研究提供证据支持。

镇静过程中的严重不良反应以及引起死亡的主要原因是没能及时控制气道，但值得注意的是，上述镇静评估手段都未涉及患儿气道和通气的评估。镇静下维持气道通畅的水平与患儿对疼痛或其他刺激的反应有关。中度镇静时，患儿对轻微刺激均有反应，因此也保留了对气道控制能力。深度镇静时，患儿仅对疼痛刺激有轻微反应，气道可能因此失去保护。儿童镇静前评估最重要的是评估患儿气道的通畅程度和通气，而不是对刺激的反应情况。目前还没有可以量化评估镇静状态下小儿气道和通气水平的标准。不同的镇静药物对镇静镇痛及气道影响也各不相同。丙泊酚镇痛效果弱，但对通气影响大。相反，右美托咪定镇静作用强大而几乎无呼吸道抑制。氯胺酮兼具镇静和镇痛作用，单独使用对气道和通气功能无明显影响。

二、镇静前评估

不是每个患儿都适合镇静。ASA Ⅰ级或Ⅱ级的患儿适合轻、中度或深度镇静，而气道解剖异常

或有特殊需要的 ASA Ⅲ级或Ⅳ级患儿需要慎重考虑。镇静实施前必须仔细评估患儿的一般情况,包括病史、体格检查等以确定药物镇静是否是患儿的最佳选择。

(一)病史

评估现病史和回顾既往医疗记录中镇静相关的潜在问题。

1. 主要器官系统异常

包括心肺、肾脏、神经、代谢和内分泌系统等异常,肥胖,阻塞性睡眠呼吸暂停,气道解剖问题,内科或外科相关问题的先天性综合征和变态反应性疾病等。

(1)气道及呼吸系统 气道和呼吸系统不良事件是导致小儿镇静镇痛并发症发病和死亡的主要原因。一项包括41项13 883例儿童镇静研究的荟萃分析结果显示,呕吐、躁动、缺氧和呼吸暂停是最常见的并发症。Cravero 等人的多中心研究报道,小儿镇静喉痉挛和误吸的发生率分别为0.3/10 000和4.3/10 000。因此,气道及呼吸系统评估是镇静前评估非常重要的一部分。

困难气道分为功能性困难气道和解剖性困难气道。严重睡眠呼吸暂停、肥胖、反复发作的格鲁布性喉炎、腺样体扁桃体肥大等导致的仰卧位睡眠困难都属功能性困难气道。此类患儿在镇静状态下可发生自主呼吸困难。由于镇静多在无辅助通气装置下实施,所以了解患儿是否存在睡眠打鼾和呼吸暂停至关重要。解剖性困难气道的患儿可发生直接喉镜下声门暴露困难。任何导致面部外观异常的综合征均可能导致解剖性困难气道,造成通气困难,例如 Pierre Robin 综合征、颅面狭窄综合征和Apert 综合征等。这类患儿应注意上呼吸道评估,包括 Mallampati 分级、张口度、面部对称性、下颌大小、甲颌间距等。

(2)心血管系统 镇静药大多舒张血管、降低血压、甚至可能引起心律失常,因此镇静前应评估患儿心血管系统功能。询问生长发育史,根据患儿的活动量与同龄小儿的比较可以判断其心功能。对于先天性心脏病患儿,应了解其罹患疾病的解剖生理特点、临床表现、血流动力学改变等。先天性心脏病术后或未经治疗的先天性心脏病患儿都应有最近6个月内的超声心动图检查报告。

(3)消化系统 镇静药可抑制气道保护性反射,尤其在深度镇静时。因此,镇静实施之前应评估禁食时间以尽量避免反流误吸(表109-5)。2014年,美国急诊医师学院(American College of Emergency Physicians, ACEP)认为没有证据表明禁食与呕吐误吸风险降低有关,因此建议不应该因为禁食时间不足而推迟实施镇静。Clark 等研究表明,无论禁食时间长或短,择期在手术室外进行深度镇静的患者的并发症发生率相似。尽管如此,由于缺乏儿科急诊镇静的研究,在实施镇静时,应权衡两方面的风险和收益。

表109-5 麻醉和镇静禁食指南

食 物 类 型	禁食时间(h)
非碳酸清饮	>2
母乳	>4
非母乳类乳制品及配方奶	>6
固体食物	>8

（4）肝肾功能　镇静药物主要依靠肝、肾代谢，因此肝、肾功能差的患儿，药物作用时间可能延长而造成复苏延迟。

（5）过敏史　镇静药物所致的IgE介导的过敏反应非常罕见。有时，一些临床表现会被误认为过敏反应。丙泊酚可以引起非免疫性、非特异性组胺释放，且这一现象常见于有特异性反应史的人群。严重的特异性反应史应列为丙泊酚使用的相对禁忌证，但鸡蛋过敏不是丙泊酚使用的禁忌证。对鸡蛋过敏的人群一般含有抗鸡蛋蛋白的IgE与IgG抗体。丙泊酚脂肪乳中含有鸡蛋脂肪也称软磷脂，但不是鸡蛋蛋白。

（6）其他　镇静前评估，还应考虑患儿上呼吸道感染（upper respiratory tract infection, URTI）、发热和其他急性疾病。没有数据明确表明URTI患者接受镇静的相关风险增加。研究表明，合并URTI的全麻患儿，虽然术后小气道问题增加，但没有证据显示与严重并发症的发生或死亡的增加有关。吸入二手烟会进一步增加患儿气道相关问题的发生率。有少量鼻腔分泌物或轻微咳嗽症状的患儿镇静时应特别注意监护。URTI患儿接受MRI等检查，由于咳嗽等轻微运动即可能影响检查结果，故应考虑推迟检查或改变镇静策略，控制气道。URTI症状严重的患儿，例如存在咳嗽咳痰，呼吸道不良事件如喉痉挛等发生的风险增加。表现出全身或下呼吸道感染症状（发热、全身不适、喘息或格鲁布性喉头炎）的患儿，则应该推迟实施镇静下的择期检查。

2. 镇静/镇痛，以及区域或全身麻醉有关的不良事件史

镇静前详细询问患儿的镇静史，避免选择失败的镇静方案至关重要。研究显示，3%～29.3%的患儿在使用镇静药物后，表现出矛盾反应。水合氯醛、咪达唑仑都可引起患儿哭吵等反抗行为而不是镇静。这种反应通常与年龄以及给药剂量有关。一般出现过上述反应的患儿，再次镇静时往往也会出现相同的反应。镇静过程中，患儿可能出现恶心呕吐等临床表现，特别是在使用氯胺酮镇静的情况下。给予5-羟色胺受体阻滞剂和地塞米松可降低这种不良反应的发生率。苏醒阶段可能发生苏醒期躁动，特别是使用巴比妥类药物及氯胺酮镇静时。有苏醒期躁动史的患儿再次接受镇静治疗时，也更容易出现躁动。无用药禁忌的情况下，使用丙泊酚或右美托咪定可以缓解苏醒期躁动。

神经系统发育迟缓和自闭症有时不易被发现，应在镇静前详细询问，患儿是否存在相关病史。大多数自闭症患儿对医院环境存在严重恐惧，且非常反感触觉刺激，应尽力消除可能引起患儿恐惧紧张的不利因素，使其平静合作。自闭症患儿可给予口服咪达唑仑 0.5 mg/kg 或氯胺酮 7 mg/kg 镇静。由于口服药物需要患儿配合，对于不合作的患儿可采用肌内注射给药。

充分了解患儿的既往镇静史是镇静前评估的重要任务。对于既往采用过多种镇静方法仍失败的患儿，为避免再次镇静失败可考虑实施全身麻醉。

3. 其他有关合作，疼痛耐受或对麻醉或镇静敏感的问题、极端的年龄、目前药物或非药品（例如营养品）的使用和家族史等

评估目前使用药物，以尽量避免与镇静药物合并使用后导致的不良反应，如服用地佐辛或β受体阻滞剂的患者使用右美托咪定可能引起极度心动过缓。早产儿及出生不满6个月的婴儿均可实施镇静，但气道梗阻、呼吸暂停等呼吸系统不良事件的发生率增加。因此，全身麻醉，控制气道是这类患儿最安全的选择。

（二）体格检查

镇静前应常规监测患儿基本生命体征（血压、心率、呼吸频率、脉搏血氧饱和度），此外还应重点关

注镇静相关的体检项目,包括气道评估、心肺听诊,以及发现异常的其他器官系统。

1. 呼吸道

气管内插管是儿童呼吸道意外时最重要的抢救措施。因此镇静前应评估呼吸道是否通畅,是否可能存在面罩通气困难、气管插管困难等相关因素。

2. 头颈

颈短,伸展受限、甲颌间距短、颈椎疾病、创伤,或者气管偏移、曾经接受过气管造口手术、气管狭窄或喘鸣史等都可能给气道管理带来挑战。

3. 心肺功能

心脏听诊是否存在杂音,心率、心律和心音是否正常,并注意外周灌注情况。肺部体格检查包括听诊呼吸音是否正常,判断是否存在呼吸困难。

4. 神经系统

评估患儿的意识状态、精神状态和肌张力等。

(三)实验室和影像学检查

根据患者的疾病情况、体格检查以及可能影响镇静/镇痛治疗的检查结果,选择相应的实验室和影像学检查项目。

三、镇静的实施

(一)镇静相关设备

由于小儿镇静深度变化迅速,容易进入全麻状态而发生呼吸抑制,因此必须随时做好开放气道,维持呼吸循环稳定的准备。小儿镇静室所需的设备也应与全麻设备相同。

1. 吸引器

镇静室必须配置负压吸引,以备随时吸引呼吸道分泌物和反流的胃内容物。

2. 供氧设备

包括墙式供氧和备用供氧系统。

3. 简易呼吸囊和面罩

可在紧急情况下提供加压通气。

4. 通气装置

口咽或鼻咽通气道、喉罩、各型号的气管导管、适合各年龄及体重的直接喉镜。

5. 监测设备

每5 min监测重要生命体征包括心率和氧合等。

(二)常用镇静药和镇静拮抗药

镇静使意识状态消退,疼痛减轻或消除对疼痛的感知。许多镇痛药具有镇静作用,但很少有镇静药具有镇痛作用。镇静过程中常用药物包括用于镇痛的阿片类药物,抗焦虑及镇静药物,吸入麻醉药和镇静镇痛拮抗药。

1. 苯二氮䓬类药

苯二氮䓬类是镇静催眠药,通过对中枢神经系统(CNS)的抑制而产生作用。其药理作用包括镇静、催眠、减轻焦虑、遗忘、肌肉松弛和抗惊厥作用,但不具有镇痛作用。主要药物是地西泮和咪达唑仑。地西泮由于半衰期长且个体差异大可能导致镇静延长,目前已被可通过多种途径给药,且持续时间较短的咪达唑仑取代。

咪达唑仑是一种短效的水溶性苯二氮䓬类药物,具有镇静和遗忘作用而不产生镇痛作用,作用持续时间短,无活性代谢产物。它主要通过与γ-氨基丁酸(GABA)受体结合,抑制脊髓传入通路而有效消除应激反应。可产生骨骼肌松弛,遗忘和抗焦虑作用。咪达唑仑的主要不良反应是低血压,呼吸抑制和矛盾反应,而最令人满意的是顺行性遗忘。

咪达唑仑是成人和儿童最常用的镇静催眠药,可以通过口服、直肠、鼻内、肌内和静脉途径给药。口服推荐剂量为 0.5～0.75 mg/kg,服药后约 15 min 内起效,达到峰效应后约 30 min 作用消失。在舒适的环境中,使用注射器自我喂药或由母亲喂药,可能会提高患儿的接受度。口服用药是目前提供轻到中度镇静的最常用镇静药给药方式,但应注意首过消除效应造成的血药浓度不稳定。直肠给药剂量一般为 0.3～0.7 mg/kg。研究显示,0.3 mg/kg 的剂量能提供可靠的镇静效果,达到血药峰浓度的水平平均为 16 min。30 min 后,血药浓度通常较低,但仍存在镇静和抗焦虑作用。咪达唑仑还可以 0.2～0.4 mg/kg 的剂量鼻内给药,起效时间介于口服和静脉给药途径之间(通常 10～15 min)。这种给药途径已被证实可有效地用于术前镇静和一些放射学检查,如 CT 扫描等。但是,由于药物刺激鼻黏膜引起的灼烧感,以及药液流到口咽部使患儿感受到的苦味,对于大多数儿童来说非常令人反感,由此限制了这种给药方式的应用。肌内注射咪达唑仑 0.08 mg/kg 后 15 min 即可产生镇静作用,并且持续至少 60 min。静脉给予咪达唑仑可以每次 0.05～0.1 mg/kg 的剂量分次滴定,间隔 3～4 min 重复给药,直至总剂量为 0.7 mg/kg 或最大剂量 5 mg。静脉注射咪达唑仑仅在 2～3 min 即可起效,同时药物迅速重新分布。因此建议静脉缓慢给药,密切观察呼吸抑制情况。

咪达唑仑常与静脉注射阿片类药物联合应用于治疗疼痛。当与阿片类药物联合使用时,建议最大静脉注射剂量为 0.05 mg/kg。重症监护室中,需要镇静或抗焦虑的患者可予静脉持续输注咪达唑仑 0.05～0.20 mg/(kg·h)。咪达唑仑用于这些病例具有强效镇静和呼吸抑制作用,必须使用心电、呼吸和氧合等监测。

某些潜在的疾病或药物可能会延长咪达唑仑的时效。肝素降低其蛋白结合率并使游离药物浓度增加。西咪替丁抑制肝脏代谢,使咪达唑仑的消除半衰期延长。肾功能衰竭患者,由于药物的蛋白结合减少,血浆游离药物浓度可能是正常人的 3 倍。

氟马西尼能有效逆转苯二氮䓬类药物的镇静作用。根据需要可以重复给予 4 次 0.01 mg/kg 的氟马西尼。氟马西尼的不良反应包括哭闹、头晕、恶心、发热和头痛。使用苯二氮䓬类药物控制癫痫发作的患者,给予氟马西尼可诱发癫痫活动。

2. 丙泊酚

丙泊酚系 2,6-二异丙基苯酚药物,是一种起效迅速的短效镇静催眠药。它通过激活 GABA 发挥作用,具有强效镇静作用而无镇痛作用。静脉注射丙泊酚 1.5～2 mg/kg 即可诱导产生镇静作用,3～6 mg/(kg·h)静脉持续输注可用于复杂和较长时间的镇静操作,而不会延长恢复时间或增加不良反应。与其他任何静脉镇静药物相比,使用丙泊酚后的苏醒速度都更快,并且复苏延迟或呕吐的发生率也更低。用药后常见剂量相关的血压下降,这主要与交感神经张力降低引起血管扩张,以及心肌

收缩力和心排血量受影响有关。丙泊酚抑制呼吸中枢,常规剂量即可减慢呼吸频率和减少肺容量,导致呼吸暂停和气道阻塞发生率高。丙泊酚所致的呼吸抑制和心动过缓发生风险与输注速率有关,而低血压则与剂量相关。丙泊酚还可引起注射痛,小剂量利多卡因、阿片类药物或氯胺酮预处理,或者在给药后迅速输注液体将药液冲入大静脉可缓解。据报道,长时间(>48 h)大剂量持续输注丙泊酚的重症儿童患者可发生丙泊酚输注综合征,定义为可能进展为心搏停滞的难治性急性心动过缓、代谢性酸中毒、横纹肌溶解症、高脂血症和肝脂肪变性。

丙泊酚镇静策略目前已广泛应用于MRI和CT扫描,肿瘤组织学活检以及内窥镜检查等。由于丙泊酚可迅速诱导患儿进入麻醉状态(气道反射完全丧失),并引起呼吸抑制和心血管抑制,因此一些医疗机构仅授权麻醉医师使用该药。然而,儿科文献中却常常可见各种专业的医务人员为儿童提供丙泊酚镇静的报道,尤其是急诊科和儿科监护室医师。尽管儿科镇静研究联合会(pediatric sedation research consortium, PSRC)的报道显示,丙泊酚用于儿科镇静的不良事件发生率非常低,但有关丙泊酚安全性的问题仍存在争议。每65名镇静患者中就有1人需要面罩通气或气管插管等明显气道干预。Mallory等的一项回顾性研究对25 433例丙泊酚镇静患者进行分析,结果显示严重不良事件(例如气道梗阻、呼吸暂停和氧饱和度下降)的发生率为2.2%,没有药物相关的死亡报道。Larsen等总结了4 716例丙泊酚镇静患者的主要和次要不良事件发生率,发现15%的患者出现轻微并发症,而主要并发症(需要气管插管,住院或终止手术)的发生率为0.1%。行上半身内窥镜或支气管镜检查时,镇静的并发症发生率增加。

3. 右美托咪定

右美托咪定是一种α_2肾上腺素能受体激动剂,药理学特性独特,可诱导类似于自然睡眠的脑电图(EEG)模式。临床应用中,建议先给予右美托咪定0.5~1 μg/kg泵注10 min,然后予0.5~1 μg/(kg·h)持续输注,可单独用药或与咪达唑仑、氯胺酮或阿片类药物联合使用。右美托咪定最初用于重症监护室内小儿机械通气时的镇静,目前已替代咪达唑仑用于影像学和消化道内镜等检查的镇静,并且不良反应也更少。

由于缺乏证明其安全性的数据,目前FDA尚未批准其用于儿科患者。但是,Berkenbosch等的小儿前瞻性研究证实了右美托咪定用于无创操作的有效性和安全性。尽管现有的研究表明这是一种安全的镇静药,但仍可引起低血压、心动过缓和窦性心律不齐。Constantin等的荟萃分析显示,成人ICU患者机械通气时间缩短、谵妄发生率降低,但心动过缓和低血压的发生增加。研究认为右美托咪定用于儿童的剂量比成人更大,而增加右美托咪定剂量可使MRI镇静的成功率达到97%,且并不显著增加气道阻塞或呼吸暂停的发生率。但是,心动过缓的发生率却很高(16%),其中1岁以下患儿的心率甚至可低于60次/min。右美托咪定还与暂时性血压升高有关,但并不需要特殊治疗。

除了静脉给药,右美托咪定还可通过鼻内、肌内注射等途径给药。右美托咪定肌内注射1.5~4.5 μg/kg,行脑电图检查,成功率高,干扰最小。尽管右美托咪定可以为各种诊断操作提供镇静,但最合理有效的给药和/或药物配伍方案仍需要广泛的临床研究。

(三)镇静监测

1. 意识水平

轻或中度镇静过程中,监测患儿对口头指令或触觉(例如轻拍)的反应。

2. 通气和氧合

持续监测通气功能,尽可能监测患儿呼气末二氧化碳。通过脉搏血氧饱和度监测仪连续监测患

儿氧合情况。

3. 血流动力学

镇静开始前即开始连续监测心率和间断测定血压（每5 min 1次）。心血管疾病或心律失常的患儿应监测心电图。

四、镇静后管理

（一）镇静后复苏

镇静下诊疗操作完成后，患儿需要在专门的复苏区域，由专人观察并监测其意识恢复、通气氧合，以及循环情况至少30 min，直至达到离室标准（改良Aldrete评分≥9分或改良Aldrete评分不低于镇静前评分）后方可离开（表109-6）。门诊患儿若发生苏醒延迟、过敏或呼吸循环不稳定，或其他严重并发症等则应收入院继续观察治疗。

表109-6　改良Aldrete评分

评分	四肢活动度	呼　吸	循　环	意识	SpO₂
0	无法按指令活动四肢	呼吸暂停	血压波动幅度≥基础值20%	无反应	辅助给氧$SpO_2 < 90\%$
1	自主或按指令活动两个肢体	呼吸困难	血压波动幅度为基础值20%	可唤醒	需辅助吸氧$SpO_2 > 90\%$
2	自主或按指令活动四肢	深呼吸，可自主咳嗽	血压波动幅度≤基础值20%	完全清醒	吸空气$SpO_2 > 90\%$

（二）离院标准和离院后注意事项

门诊镇静患儿，必须确认其呼吸循环稳定、无明显疼痛及恶心呕吐、手术区域无明显出血，且在家长陪同下方可离院。即使达到离院标准，残存的药物作用仍然可能影响患儿的观察力、判断力和肌张力等，必须告知家长下列注意事项：

（1）镇静后24 h内，患儿必须有专人看护，预防下地行走时跌倒。

（2）遵循清水—流质—固体食物的顺序进食，逐渐加量，以不引起腹胀、恶心呕吐为原则。

（3）若患儿伤口疼痛，可遵医嘱服用适量非甾体抗炎药。

（4）患儿有任何不适，都必须及时回院就诊或就近在当地医院就诊。

（5）应提供家长紧急情况下的求助电话和/或医院24 h值班电话。

（6）建议设立镇静后48 h电话随访。

五、镇静高危因素和不良事件的应对

（一）镇静高危因素

为了在镇静过程中减少不良事件的发生，同时获得最佳的镇静效果，实施镇静的医师要了解镇静过程中可能遇到的情况，评估患者以及实施镇静者本人等各方面情况综合判断。镇静过程中可能面临的导致不良事件的高因素主要包括以下几种。

（1）镇静过程中的绝大多数不良事件与呼吸系统有关，实施镇静前，应明确可能影响呼吸以及气道通畅的因素。

（2）通常情况下，镇静深度越深，不良事件的发生率越高。

（3）预后差的不良事件多与医护人员监测不仔细，急救不力，未遵循镇静相关指南有关。

（4）药物相关不良事件与给药剂量错误，给药途径错误或不恰当的药物配伍有关。

（5）镇静过程中，患儿存在严重疾病或某些特殊原因会导致不良事件发生。ASA Ⅲ或Ⅳ级的患儿不良事件的发生率增加。

（6）患者年龄越小，镇静风险越大。

（二）不良事件的应对

（1）确保能即时提供苯二氮䓬类药物和阿片类药物拮抗剂。

（2）了解所给予的镇静/镇痛药（如阿片类药物和苯二氮䓬类药物）的药理学特性，以及与患儿服用的其他药物的潜在相互作用。

（3）确保大小合适的气道和通气装置、正压通气设备和氧气随时备用，紧急情况下能保证迅速建立气道并提供通气。

（4）确保镇静操作团队成员接受过识别和治疗气道并发症（例如呼吸暂停、喉痉挛、气道梗阻）、开放气道、吸引分泌物和施行气囊-面罩通气方面的培训。

（5）确保性能良好的除颤仪或自动体外除颤仪应随时备用。镇静操作团队成员应具备快速开放血管通路和提供胸部按压的技能。

（6）确保能够提供高级生命支持技能（例如气管插管，除颤和复苏药物）的人员迅速到达现场。

（7）知道如何从镇静室获取应急服务（例如电话、呼叫按钮），确保能够得到额外的支援。

第二节　急性疼痛

小儿对疼痛的生理反应与成人相似，包括皮肤潮红；心率、血压和呼吸频率增加；血氧饱和度降低；颅内压波动；烦躁不安；出汗及瞳孔扩大（表109-7）。小儿疼痛的缓解首先基于对疼痛评估方法的理解和使用。

表109-7　小儿对疼痛刺激的行为反应

年　　龄		对疼痛刺激的行为反应
婴儿	<6个月	面部扭曲，哭声响亮，遍布全身的动作，下颌颤动
	6～12个月	激惹，焦虑不安，乱蹦乱跳，紧闭双眼，局部反射消退，受干扰的睡眠模式
幼儿（1～3岁）		哭泣，尖叫，挣脱束缚，不易安抚，可能有行为上的倒退，可能表达"受伤"或"哎唷"，建立睡眠模式被干扰
学龄前（3～5岁）		哭泣，尖叫，挣脱束缚，直接的进攻性行为，疼痛时用肢体及语言表达，低挫伤水平，对周围环境的兴趣和日常动作减少

（续表）

年　　龄		对疼痛刺激的行为反应
学龄儿童	6～9岁	消极抵抗,紧握拳头,恳求,哭泣,尖叫,表达局限性疼痛,保持某一动作不变
	10～12岁	可能为表现勇敢而假装舒适,很容易地表达不适,挂念和抗议,能描述疼痛的程度,有助于评估疼痛治疗的方法
青少年(13岁以上)		面部扭曲,肌肉僵硬,可能发哼声,呻吟或哭泣,声调变化,变得轻柔或易怒,睡眠不安,激惹,苛求

一、疼痛评估

婴幼儿不会主动诉说疼痛,因此对这类人群的疼痛评估相对于成人更加困难。而至今为止也确实没有一种完美的疼痛评估方法适用于所有年龄组的患儿。针对不同年龄的小儿,可采用自我评估,行为评估和生理学评估的方法对其经受的疼痛进行评估。

（一）行为评估

通过观察疼痛相关的患儿行为学表现或对由其父母或监护人提供的行为描述进行疼痛评估。主要适用于3岁以下婴幼儿或智障患者,采用的方法包括:

1. CRIES (crying, requires O_2 for saturation, increased vital signs, expression, sleeplessness) 评分

用于新生儿疼痛评估。评估哭吵、呼吸、循环、面部表情、睡眠的各方面变化,分别给出0～2的评分。总分0～10分,分值越高,认为疼痛越剧烈(表109-8)。

2. NIPS (neonatal infant pain scale) 评分

评估新生儿及1岁以下婴儿的疼痛反应。评估面部表情、哭吵、呼吸模式、手臂、腿部和清醒状态共6个项目,总分>3表示疼痛。

3. FLACC (face, legs, activity, crying, consolability) 评分

目前临床最常用的行为评估方法。适用年龄2个月至7岁,包含面部表情、腿部动作、活动性、哭吵和情绪安抚5个项目,每个项目评分为0～2,总分0～10分,分值越高,疼痛越剧烈(表109-9)。

4. CHEOPS (children's hospital of estem ontario pain score) 评分

对哭泣、面部表情、语言表达、躯体活动、触摸和腿部位置进行评估。每个项目的分值分别0～2或1～3,总分4～13分,评分≤4认为无疼痛。一般用于6个月至7岁小儿的疼痛评估。

表109-8　CRIES新生儿疼痛评估表

	评　分		
	0	1	2
哭泣(crying)	无	大声哭泣但可被抚慰	不易被抚慰
$SpO_2 > 95\%$ 是否需要吸氧(requires O_2 for saturation > 95%)	否	$FiO_2 < 30\%$	$FiO_2 > 30\%$
生命体征变化(increased vital signs)	HR或BP≤术前	HR或BP升高<20%	HR或BP升高>20%
表情(expression)	无特殊	表情痛苦	表情痛苦和呻吟
入睡困难(sleepless)	无	经常醒来	始终清醒

表 109-9　FLACC疼痛评分表

	评　分		
	0	1	2
面部表情（face）	微笑或无异常表情	偶尔面露痛苦或皱眉,不愿交谈	持续面露痛苦或皱眉,下巴颤抖,紧闭双唇
双腿（leg）	平常姿势或放松	紧张不安,不时移动,紧绷	蹬踢,屈腿
行为（activity）	安静平躺,姿势正常,活动自如	扭动,翻来覆去,紧绷	躯体如弓,僵硬或抽动
哭泣（cry）	清醒不哭,安睡	呻吟或啜泣,偶有哭诉	持续哭泣,尖叫,频繁哭诉
抚慰（consolability）	满足,放松	抚摸,拥抱或言语可抚慰	无法安抚

（二）自我评估

3岁以上的小儿可以借助一些评估工具表达他们所经历的疼痛。

1. 视觉模拟评分法（visual analogue scale/score, VAS）

一条长100 mm的标尺,一端表示无痛（0）,另一端表示剧痛（100）。患者根据疼痛的强度标定相应的位置。一般用于8岁以上儿童。

2. 数字等级评分

向患儿说明"0"表示无痛,"10"表示剧痛,然后由患儿自己确认相应的分值。用0~10数字的刻度标示出不同程度的疼痛强度等级,"0"为无痛,"10"为剧烈疼痛,4以下为轻度疼痛,4~7为中度疼痛,7以上为重度疼痛（图109-1）。适用于8岁及以上儿童,是临床最常用也是最简单的疼痛评估方法之一。

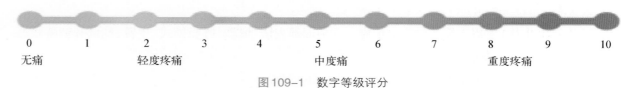

| 0 | 1 | 2 | 3 | 4 | 5 | 6 | 7 | 8 | 9 | 10 |
| 无痛 | | 轻度疼痛 | | | 中度痛 | | | 重度疼痛 | | |

图 109-1　数字等级评分

3. 面部表情评分

（1）脸谱疼痛评估法（Wong-Baker pain rating scale）　用图列出不同表情的6张脸谱,分别代表不同疼痛程度,0为无痛,10为剧痛,让小儿选择最符合其疼痛程度的脸谱（图109-2）。

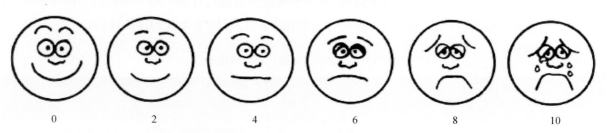

图 109-2　Wong-Baker脸谱疼痛评分表

（2）Oucher疼痛评分　是将0~10的垂直数字量表和面部表情结合的一种评分方法,有专门采用亚洲儿童面部表情制作的评分尺。Oucher评分（图109-3）与脸谱疼痛评分、VAS评分有很好的相关性,可以较好地评估患儿术后或使用镇痛药物后疼痛程度的变化情况,但一般只适用于能数到100的6岁以上儿童。

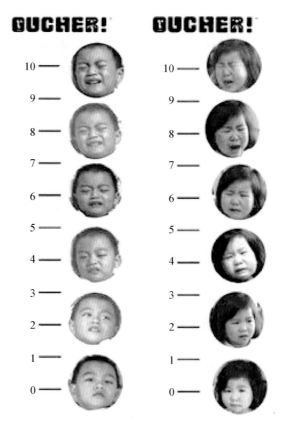

图 109-3　Oucher 疼痛评分

4. Eland 彩色评分法

小儿选出代表最痛的一支有色笔,然后是次一等疼痛的颜色,依此类推,直至选出四种颜色;然后让小儿给身体涂抹颜色以显示疼痛部位及不同的疼痛程度。

上述评估方法在实施中存在一定局限性,例如患儿对脸谱的分析可能与实际状况存在差异,Eland 彩色评分法缺乏可靠和确切的数据。

临床上只有在一定镇静条件下,才能取得满意的镇痛效果。因此,对小儿镇痛效果的评定,往往需要同时评估镇静效果。

(三)特殊患儿的疼痛评估

对认知障碍或者无法言语表达疼痛患儿进行疼痛评估无疑更具挑战。疼痛评估工具缺乏,评估困难,以及疼痛管理者的相关知识和培训不足成为我们有效管理此类患儿疼痛的重要障碍。

1. 威斯康星大学疼痛量表(用于非语言沟通儿童)

量表由五个行为类别组成,每个行为类别包含四项描述。根据临床医师对各个类别的判断,评估为 0~5 分。这个量表已经在 59 个非语言沟通儿童和 15 个由于认知障碍而难以言语沟通的儿童中进行了测试,并且研究者认为在整体样本中具有良好的有效性和可靠性。

2. 沟通困难儿童的疼痛评估列表——术后版 (the non-communicating children's pain checklist-postoperative version, NCCPC-PV)

工具为含六项类别(包括语言,面部活动,肢体状态,社交,活动,生理现象)27 种疼痛相关行为的

清单。观察者根据在 10 min 内观察到的每一个行为出现的频率,给出 0~3 的评分。然后,将所有项目的分值相加得到疼痛评分。这个工具已经对 25 个认知障碍儿童进行了疼痛评估,6 项行为类别中的 4 项评分者信度好,并且 NCCPC-PV 与 VAS 评分有良好的相关性。然而,临床情况下需要频繁和反复疼痛评估,使用 NCCPC-PV 可能会比较麻烦。

3. 沟通障碍儿童的疼痛评估

研究人员调查了 30 名沟通障碍患儿的父母和/或看护人,让他们提供用来识别自己孩子疼痛的线索。90% 的看护者报告了其孩子出现明确或严重疼痛迹象的 6 条核心线索,包括:① 哭泣时有眼泪或没有眼泪。② 尖叫,大吼和呻吟。③ 脸部表情看起来尴尬。④ 身体僵硬或紧张。⑤ 难以安抚。⑥ 如果触摸,会退缩或移开。根据观察期内这种行为发生的频率,每条线索都根据李克特量表(Likert scale)分为 4 个等级(无,一点点,经常,一直)。看护者在家中对严重认知障碍患儿 7 天内的行为进行评估,并报告哭闹与疼痛之间没有显著关系。然而,他们却发现出现类似于"搞砸了或者苦恼的面部表情"与疼痛的关系最为密切。事实上,他们认为仅仅依靠面部表情能正确识别出患儿疼痛和非疼痛的概率分别为 71% 和 93%。这种方法较为简单,可在家庭环境中对认知功能障碍患儿进行疼痛评估,而在医疗环境中使用尚需要确定临床医师使用该工具的可行性。

4. FLACC 疼痛评估量表

FLACC 疼痛评估量表用于认知功能障碍患儿的研究发现,在面部表情、哭泣和抚慰三项中,不同观察者独立评分与父母评分之间较为一致,而在腿部和活动项目则一致性较差。因此修订 FLACC 量表,纳入与认知功能障碍儿童疼痛最相关的行为描述(表 109-10)。修订版 FLACC(r-FLACC)的 FLACC 总分和各类别分值的评分者信度得到改善。临床应用中,r-FLACC 比护士对疼痛强度的评估(nurses' assessment of pain intensity, NAPI)和 NCCPC-PV 更具实用性。

表 109-10　FLACC 量表修订版(r-FLACC)

	评　　分		
	0	1	2
面部表情(face)	微笑或无异常表情	偶尔面露痛苦或皱眉,不愿交谈(显得悲伤和担心)	持续面露痛苦或皱眉,下巴颤抖,紧闭双唇(痛苦的脸,表现出惊恐或恐慌)
双腿(leg)	平常姿势或放松	紧张不安,不时移动,紧绷(偶尔会发生震颤)	蹬踢,屈腿(痉挛状态明显增加,持续震颤或抽搐)
行为(activity)	安静平躺,姿势正常,活动自如	扭动,翻来覆去,紧绷(轻微激动,例如来回走动,攻击性;浅浅呼吸,间歇性叹息)	躯体如弓,僵硬或抽动(剧烈晃动撞击头部,发抖但不僵直,屏气、喘气或急剧吸气)
哭泣(cry)	清醒不哭,安睡	呻吟或啜泣,偶有哭诉(偶尔爆发叫声或咕噜声)	持续哭泣,尖叫,频繁哭诉(反复爆发,不断发出咕噜声)
抚慰(consolability)	满足,放松	抚摸、拥抱或言语可抚慰	无法安抚(推开看护者,抵制护理或安抚)

（四）生理评估

根据疼痛引起的生理学变化进行评估。评估参数包括心率、呼吸、血压、瞳孔变化、出汗、周围血管敏缩和心率变异度、皮质诱发电位等,同时还必须与其他评估手段联合使用。

（五）疼痛评估的局限性

尽管有大量证据支持这些疼痛评估工具的心理测试特征，但对于疼痛评分临床相关性的解释仍存在相当大的差异。对6项疼痛研究的分析指出，使用标准化疼痛评估工具后，其中2项研究中患儿疼痛强度降低，2项研究患儿疼痛强度无变化。另外2项研究中将疼痛评估与疼痛管理干预相结合，患儿疼痛强度下降。

有人认为将疼痛评分作为第五项生命体征，可能导致镇痛药和镇静药的过量应用。来自创伤中心的研究报告显示，大量使用镇痛药物以后，死亡人数比之前增加了5倍。有研究报道，根据数字疼痛评分，接受术后疼痛治疗患儿的阿片类和非阿片类镇痛药的处方增加，非阿片类药物的给药量增加，疼痛评分降低。基于数字评分的疼痛管理，患儿恶心的发生率增加，但没有其他不良反应；相反，住院成人过度镇静的发生次数增加2倍，阿片类药物相关的不良事件增加49%。因此，临床应当采用儿童自我报告（如果可用）、行为观察和临床整体情况的综合评估方法指导疼痛治疗决策。

二、疼痛管理

（一）超前镇痛、预防性镇痛和多模式镇痛

为了改善术后疼痛管理，研究者们提出了一些新的概念，包括超前镇痛、预防性镇痛和多模式镇痛。超前镇痛是指在手术切皮或组织损伤之前给予镇痛药。预防性镇痛则是一个更为广泛的概念，其目的在于尽量减少术中和术后伤害性刺激导致的敏化。预防性镇痛干预应当满足两个特征：首先，与另一种治疗、安慰剂或不治疗相比，能减轻术后疼痛和/或减少镇痛药用量；其次，干预效果的持续时间超过目标药物的临床作用时间。多模式镇痛的概念是基于对术后疼痛的复杂性和多因素作用的认知发展而来。其对疼痛管理的特点是多模式或"平衡"的方法，不是采用单一药物或技术，而是使用作用于不同靶点的不同类别的镇痛药组合以更好地缓解疼痛，降低不良反应的发生。目前可以采用的术后多模式镇痛方式包括阿片类药物，局部麻醉技术（局麻药渗透，周围神经阻滞和椎管内阻滞），对乙酰氨基酚，NSAID和特异性环氧化酶（COX）-2抑制剂，皮质类固醇（例如地塞米松），NMDA拮抗剂（例如氯胺酮），α_2激动剂（例如可乐定和右美托咪定）和抗惊厥药（例如加巴喷丁和普瑞巴林）。此外，非药物治疗也应纳入多模式方法，包括物理、认知和心理治疗。

（二）药物镇痛治疗

1. 阿片类药物

阿片类药物可用于手术或创伤后的中度至重度疼痛，镰状细胞病的急性疼痛危象以及癌痛等慢性疼痛。阿片类药物通过结合位于大脑、脊髓和外周神经细胞突触前和突触后的特异性阿片受体发挥作用。CNS中的阿片受体分别为μ，κ，δ和σ受体。为了有效缓解或预防疼痛，大部分情况下阿片类药物必须通过血流（静脉、肌内、口服、鼻腔、透皮或黏膜给药后）或直接经脑脊液（鞘内或硬膜外给药）到达CNS与受体结合。最常用于治疗疼痛的阿片类药物是μ-受体激动剂，包括吗啡、氢吗啡酮、芬太尼、舒芬太尼和美沙酮等。其中，吗啡是小儿中度至重度疼痛的一线治疗药物。芬太尼是一种合成阿片类药物，应用于婴幼儿时，其清除率比大龄儿童和成人更大，通常需要较频繁给药。芬太尼相

比吗啡的潜在优势为起效更快,半衰期更短,组胺释放少,恶心、呕吐和瘙痒发生率低。美沙酮也是一种合成阿片类药物,口服给药后生物利用度约80%。其用于1～18岁的患儿,消除半衰期平均长达19 h,因此对需要长效镇痛的癌症,烧伤或罹患其他严重疾病的儿童特别有用。临床常用阿片类药物的相对效能和建议剂量见表109-11。

表109-11 临床常用阿片类药物的相对效能和建议剂量

药　物	相对效能 (与吗啡比较)	口　服　剂　量	静　脉　剂　量
吗　啡	1	0.3 mg/kg(每3～4 h) 控释片: 20～35 kg:10～15 mg(每8～12 h) 35～50 kg:15～30 mg(每8～12 h)	单次注射:0.05～0.1 mg/kg(每2～4 h) 持续输注:0.03 mg/(kg·h)
氢吗啡酮	5～7	0.04～0.08 mg/kg(每3～4 h)	单次注射:0.02 mg/kg(每2～4 h) 持续输注:0.006 mg/(kg·h)
芬太尼	80～100	无	单次注射:0.5～2 μg/kg(每30 min至2 h) 持续输注:0.5～2 μg/(kg·h)
舒芬太尼	400～800	无	单次注射:0.05～0.3 μg/kg(每30 min至2 h) 持续输注:0.02～0.03 μg/(kg·h)
美沙酮	1	0.1～0.2 mg/kg	0.1 mg/kg(每6～12 h)
纳布啡	0.8～1	无	50～100 μg/kg(每3～6 h)

2. 阿片类药物不良反应及拮抗

　　剂量相关性呼吸抑制是所有阿片类药物共有的不良反应。与苯二氮䓬类药物联合应用,呼吸抑制发生率明显增加。对美国儿科急诊接受镇静和镇痛患儿的研究发现,咪达唑仑与芬太尼联合使用时,呼吸相关不良事件发生率为19.3%,而单独应用咪达唑仑则发生率为5.8%。

　　吗啡可刺激大量组胺释放并抑制交感神经代偿反应,引起支气管收缩。组胺释放造成的血管舒张可导致低血压。吗啡可引起胃肠道不良反应,40%的患者可能出现恶心和呕吐。停用吗啡后还可出现戒断症状。体征和症状包括瞳孔扩大,流泪,出汗,发抖,高血压,发热,呕吐,腹痛,腹泻,肌肉和关节疼痛以及行为改变。芬太尼可引起心动过缓,使心排血量减少造成血流动力学不稳定。大剂量单次静脉注射芬太尼还可引起胸壁肌肉强直。

　　纳洛酮是一种阿片受体激动-拮抗剂。最常用的给药途径是静脉注射和肌内注射,也可通过皮下、舌下和气管内途径给药。药物作用根据剂量而变化,即给予0.01～0.03 mg/kg可部分拮抗,而0.1～0.2 mg/kg则完全逆转阿片样作用。纳洛酮的半衰期短,如果没有达到预期效果或者逆转作用短暂,则可考虑重复给药。小剂量纳洛酮似乎可以减轻阿片类药物引起的恶心。其不良反应包括恶心,焦虑,交感神经刺激,高血压,心动过速,肺水肿和疼痛恢复。

　　患者自控镇痛(patient-controlled analgesia, PCA)能通过使用相对较小剂量的阿片类药物实现疼痛缓解,并可使患者满意度更高。这种赋予患儿一定程度自主性的方法基于疼痛完全是个人的主观感受的事实,以及个体间阿片类药物的代谢和疼痛感知差异很大的基本原理。目前PCA已经成为5～6岁以上急性疼痛,以及癌症或镰状细胞病等相关的慢性疼痛患儿使用阿片类药物镇痛的首选方

法。PCA的优点在于允许患儿自行滴定镇痛药以满足其镇痛需要,目标是让患儿在治疗剂量范围内自我调节血液中的阿片类药物浓度。大多数儿童能在充分缓解疼痛和尽量减少不良反应之间达到平衡。PCA还减少了大龄儿童和青少年对疼痛缓解的忧虑,因为他们可以自行控制镇痛,可以调整阿片类药物的给药时间,例如在物理治疗、拔除引流管和换药前,或起床时。PCA常用药物的参数见表109-12。

表109-12 常用药物的PCA参数

药 物	单次追加剂量(μg/kg)	背景剂量[μg/(kg·h)]	锁定时间(min)
吗啡	10~20	20	5~10
氢吗啡酮	2~4	2~4	5~10
舒芬太尼	0.01	0.02	5~10
芬太尼	0.3	0.3	5~10

培训是儿童使用PCA的必要组成部分,因为PCA的成功使用要求患儿及其家长都能了解其工作原理。应向患儿及家长清楚说明,当孩子感到疼痛时按压单次给药按钮,孩子不能给自己"太多的药物"。相反,由于装置锁定了给药时间间隔,患儿不必等到剧烈疼痛才给药,还应该在预计到疼痛刺激(例如走动或胸部物理疗法)时给药。重要的是,PCA绝不是父母控制的镇痛,除非经过疼痛服务医师的特别授权,否则父母绝不应该控制镇痛泵。

3. 曲马多

曲马多是非阿片类中枢性镇痛药,其一种代谢产物与μ受体有很弱的亲和力,但对δ或κ受体没有亲和力。除了轻微的阿片样作用外,它还通过抑制神经元突触对去甲肾上腺素的再摄取,并增加神经元外5-羟色胺浓度,影响痛觉传递而产生镇痛作用。与阿片类药物相比,其主要优点包括呼吸抑制,镇静,恶心呕吐发生率低。另外,因为不抑制前列腺素的合成,因此不会引起类似NSAID的不良反应,包括消化性溃疡,以及肾脏和血小板功能障碍。曲马多给药途径包括口服、经直肠给药,静脉注射(包括PCA装置),以及局部浸润等。

曲马多用于门诊手术患儿的术后镇痛,也可作为静脉给予阿片类药物向口服镇痛药的过渡。从吗啡PCA过渡的患儿口服不同剂量的曲马多(1 mg/kg或2 mg/kg)。结果显示,2 mg/kg组的患儿需要的辅助镇痛药更少,与不使用镇痛药的对照组相比,不良反应无差异。曲马多PCA用于房间隔或室间隔缺损修复术后的患儿,也能够提供足够的镇痛效果。

4. 氯胺酮

临床研究中,对于使用氯胺酮(一种NMDA受体拮抗剂)治疗慢性和急性疼痛的兴趣日益增加。目前认为氯胺酮用于疼痛治疗可能的好处在于减少阿片类药物用量,避免阿片类药物耐受,预防中枢神经敏化和激惹,缓解阿片类药物引起的痛觉过敏,以及凭借其抗伤害感受特性在多模式镇痛中提供协同作用。

接受扁桃体切除术的患儿在诱导后或手术结束时静脉注射氯胺酮0.5 mg/kg,疼痛评分低于安慰剂组,需要补救镇痛也更少。上述研究中,所有患儿都接受标准镇痛方案,包括手术开始前直肠给予

双氯芬酸,以及术后定时口服对乙酰氨基酚。另一项研究显示,与扁桃体切除术结束时单次注射氯胺酮比较,手术开始即给予氯胺酮推注继之持续输注患儿的疼痛评分更低,且对补救镇痛药的需求少。然而,其他的有关氯胺酮用于扁桃体切除术、泌尿外科和整形外科手术术后镇痛的研究,则并未发现其优于安慰剂。对35项随机对照研究的荟萃分析发现,虽然氯胺酮的使用与患儿在PACU的疼痛强度降低,以及对非阿片类药物需求减少相关,但未显示阿片类药物节省效应。不难发现,现有的氯胺酮单独或者联合阿片类药物治疗患儿术后疼痛的研究结果差异较大。因此,小剂量氯胺酮常规应用临床镇痛还需要进一步的研究和评估。

5. 对乙酰氨基酚

对乙酰氨基酚通过阻断中枢和外周前列腺素的合成,减少P物质诱导的痛觉过敏和调节脊髓中一氧化氮产生发挥镇痛作用,是儿童最常用的解热镇痛药。对乙酰氨基酚的口服剂量推荐为每4小时 $10 \sim 15$ mg/kg,儿童每日总剂量不应超过75 mg/kg,足月新生儿和早产儿应分别下调至60 mg/kg和45 mg/kg。对乙酰氨基酚可以在手术前口服。麻醉诱导前90 min口服对乙酰氨基酚后,胃液体积和pH都不变。接受骨科手术的患儿,直肠给予对乙酰氨基酚40 mg/kg,以后每6 h再经直肠给予20 mg/kg,24 h内没有药物累积的证据。这也是目前经直肠途径给药最常用的方案。对乙酰氨基酚静脉制剂已在欧美国家上市,静脉给药剂量同样为10 mg/kg,注射时间不少于15 min,每日总剂量不超过75 mg/kg。无论体重如何,最大剂量为每6 h为750 mg(每日3 g)。

一项随机对照研究报道,接受扁桃体腺样体切除术的患儿在麻醉诱导后,分别经直肠或静脉给予对乙酰氨基酚40 mg/kg和15 mg/kg,术后6 h内镇痛效果良好。然而,直肠给药组镇痛持续时间更长,并且不需要像静脉给药组那样早期即需要补救镇痛。婴儿颅面手术后镇痛的前瞻性随机对照研究显示,静脉给予对乙酰氨基酚镇痛效果优于直肠给药,部分原因是直肠用药的生物利用度降低。

6. 非甾体抗炎药

非甾体抗炎药(nonsteroidal antiinflammatory drugs, NSAIDs)通过抑制前列腺素的合成,发挥解热、镇痛和消炎作用,主要用于治疗手术、创伤或疾病引起的轻至中度疼痛。其主要作用机制是通过抑制环氧化酶活性,使组织损伤部位的前列腺素合成减少,减轻炎性级联反应。除了外周效应,NSAIDs还能直接阻断脊髓谷氨酸和P物质受体激活发挥镇痛作用。儿童应用本类药物的安全性和有效性尚需系统验证,因此药物说明书上并不建议在儿童使用,尤其不主张用于3个月以下婴儿。

布洛芬是最古老的口服非甾体抗炎药之一,不良反应也最少,是目前使用中安全证据最多的NSAIDs药物,已广泛应用于治疗手术、创伤、关节炎和镰状细胞病有关的发热和疼痛。大型的随机对照双盲研究报告显示,布洛芬用于治疗急诊科儿童肌肉骨骼创伤后的急性疼痛,VAS疼痛评分明显低于使用对乙酰氨基酚或可待因的患儿。此外,布洛芬治疗组,更多的患儿VAS评分低于30(0 $\sim$ 100 mm的VAS量表)。布洛芬的推荐剂量为每6小时6 $\sim$ 10 mg/kg,有多种制剂和浓度可供选择。

双氯芬酸钠能有效控制儿童短小手术后的疼痛。儿科口服剂量为每8小时1 mg/kg,直肠和静脉给药剂量分别为0.5 mg/kg和0.3 mg/kg。双氯芬酸直肠给药时,生物利用度相对更高,并且达到峰值浓度的时间也早于口服用药。双氯芬酸用于儿童腹股沟疝修补术后镇痛,其镇痛效果与布比卡因骶

管阻滞或静脉注射酮咯酸相当。双氯芬酸用于儿童扁桃体和/或腺样体切除术后镇痛,镇痛效果优于对乙酰氨基酚,需要阿片类药物的补救剂量和恶心呕吐的发生率也更少。

酮咯酸的术后镇痛效果类似于阿片类药物,好处还包括没有呼吸抑制,镇静,恶心和瘙痒等阿片类药物不良反应。研究认为,对乙酰氨基酚,NSAIDS和阿片类药物合用可缓解术后第一个24 h的疼痛强度。此外,PCA复合对乙酰氨基酚或双氯芬酸应用于儿童,可使阿片类药物用量减少高达30%。对使用NSAID治疗术后疼痛的荟萃分析发现,围术期联合使用NSAIDs和阿片类药物,患儿在PACU内和术后第一个24 h对阿片类药物的需要量减少,在PACU内的疼痛强度减轻,并且术后第一个24 h内的术后恶心呕吐发生率降低。因此,在没有禁忌证的情况下,建议将NSAIDs作为多模式镇痛治疗方案的一部分,以控制术后疼痛并减少阿片类药物消耗。

然而,与所有的非甾体抗炎药一样,酮咯酸可使血小板功能障碍,消化道出血和肾功能不全的风险增加。为了避免气道手术后使用阿片类药物引起的呼吸抑制作用,一些研究对酮咯酸用于儿科扁桃体切除术后镇痛的安全性和有效性进行了评估。这些早期的研究大都发现使用酮咯酸后,患儿出血相关并发症增加2～5倍,其中包括术后出血量,是否容易止血,PACU内出血的发生率,以及需要再次住院和手术探查等。其中两项研究的初步数据显示酮咯酸组的出血风险不可接受,因而提前终止研究。另一项研究结果显示,虽然使用NSAID镇痛组的患儿术中失血量,术后出血或因出血而再次入院并没有增加,但术后因出血需要再次手术的发生率明显高于非NSAID治疗患儿。总之,这些研究数据提示最好避免在扁桃体切除术期间或之后使用NSAIDs,并且可以考虑使用其他镇痛药,如对乙酰氨基酚,以减少阿片类药物的需求。

关于非甾体抗炎药的另一个有争议的问题是其对骨愈合的影响以及在接受脊柱融合术患儿中的应用。前列腺素在骨代谢中起着不可或缺的作用,对骨形成具有重要影响。非甾体抗炎药抑制前列腺素的形成,从而引起人们对脊柱融合术后骨愈合不良的担忧。已经有动物实验和成人研究报道,使用大剂量酮咯酸可使骨愈合不良或假关节的发生率增加。然而,对于术后即刻使用酮咯酸的儿童和青少年研究发现,脊柱侧凸加重,假关节或需要再次手术等,与未使用酮咯酸组比较并没有差异。值得注意的是,大部分儿科数据来自无其他并发症的特发性脊柱侧凸儿童,因此将这些结果外推至存在并发症或神经肌肉性脊柱侧凸患儿可能存在问题。

(三) 局部镇痛

局部镇痛技术包括椎管内镇痛(如硬膜外和椎旁阻滞)和周围神经阻滞以及伤口浸润。这些方法能有效缓解疼痛并减少阿片类药物的需要量。因此,局部镇痛技术是多模式镇痛方案的重要组成部分,应尽可能使用。长效局麻药(如布比卡因,左旋布比卡因和罗哌卡因)因镇痛作用时间长,往往作为首选。局麻药和阿片类药物联合应用于硬膜外镇痛的效果优于单用任何一种药物。然而,阿片类药物会增加瘙痒症的发生率,对恶心呕吐发生率的影响也不确定。

周围神经阻滞能提供局部的特异性镇痛,从而避免神经轴阻滞相关的不良反应(如低血压,尿潴留和运动麻痹等)。超声技术的引入提高了神经阻滞的成功率,并减少了相关并发症。受局麻药作用时间相对较短(通常为12～18 h)的限制,单次阻滞一般用于镇痛时间不长或估计疼痛程度不太严重的情况。通过使用导管连续输入局麻药阻滞周围神经,可以克服单次阻滞的局限性。

近年来,伤口局部浸润技术的应用正在逐步增加。一些研究报道了手术创面或腹膜前间隙注射

局麻药的好处。这种技术不但可以提供良好的镇痛效果,而且不良反应可以忽略不计。长效脂质布比卡因渗入伤口后可在长达72 h内缓解疼痛,进一步增强了伤口浸润技术的功效。

(四)非药物镇痛

非药物镇痛方法包括物理、认知和心理治疗等。尤其是那些多次经历疼痛的,认知-行为干预对于缓解患儿的焦虑和紧张十分有效。

1. 物理治疗

为患儿提供舒适温暖的环境,避免强光、噪声刺激;哺乳可通过味觉、肌肤接触等途径发挥镇痛作用;吮吸安慰奶嘴同样具有安慰治疗作用,通过刺激患儿口腔触觉和机械感受器提高疼痛阈值达到镇痛效果;父母拥抱或者适当地抚摸患儿,可通过温和的皮肤接触,刺激触觉、前庭和运动感觉系统而调节行为状态,减少应激,缓解疼痛。

2. 认知治疗

认知干预对于缓解患儿疼痛非常必要。宽松、自由、开放的诊疗环境以及父母陪伴可有效缓解患儿对与亲人分离的焦虑和恐惧;父母与患儿情绪的相互影响会加剧疼痛反应,因此有必要让父母了解疼痛相关知识,并由家长给予患儿信心和支持,使之能很好地配合治疗;医务人员态度和蔼,与患儿交流时应与患儿平等、平视、平和地交流以减少患儿的恐惧。

3. 心理治疗

评估患儿是否需要心理干预或者可以自我调节。此外,模仿、角色扮演、松弛训练、分散注意力等训练能很好地缓解患儿疼痛。

(五)结语

镇静和镇痛是儿科疾病诊疗过程中不可或缺的组成部分。镇痛和镇静的成功实施要求儿科麻醉医师在理解疾病解剖、生理以及药理学知识的基础上,精准应用个体化管理策略满足不同患儿在不同诊疗过程中的需求。

(姜 静 黄 悦)

参 考 文 献

[1] Sadhasivam S, Ganesh A, Robison A, et al. Validation of the bispectral index monitor for measuring the depth of sedation in children. Anesth Analg, 2006, 102(2): 383-388.

[2] Malviya S, Voepel-Lewis T, Tait A R. A comparison of observational and objective measures to differentiate depth of sedation in children from birth to 18 years of age. Anesth Analg, 2006, 102(2): 389-394.

[3] Bellolio M F, Puls H A, Anderson J L, et al. Incidence of adverse events in paediatric procedural sedation in the emergency department: a systematic review and meta-analysis. BMJ Open, 2016, 6(6): e011384.

[4] Cravero J P. Risk and safety of pediatric sedation/anesthesia for procedures outside the operating room. Curr Opin Anaesthesiol, 2009, 22(4): 509-513.

[5] Godwin S A, Burton J H, Gerardo C J, et al. Clinical policy: procedural sedation and analgesia in the emergency department. Ann Emerg Med, 2014, 63(2): 247-258.

[6] Krauss B S, Krauss B A, Green S M. Procedural sedation and analgesia in children. N Engl J Med, 2014, 371(1): 91.

［ 7 ］ Murphy A, Campbell D E, Baines D, et al. Allergic reactions to propofol in egg-allergic children. Anesth Analg, 2011, 113(1): 140－144.

［ 8 ］ Becke K. Anesthesia in children with a cold. Curr Opin Anaesthesiol, 2012, 25(3): 333－339.

［ 9 ］ Kim S Y, Kim J M, Lee J H, et al. Perioperative respiratory adverse events in children with active upper respiratory tract infection who received general anesthesia through an orotracheal tube and inhalation agents. Korean J Anesthesiol, 2013, 65(2): 136－141.

［10］ Shin Y H, Kim M H, Lee J J, et al. The effect of midazolam dose and age on the paradoxical midazolam reaction in Korean pediatric patients. Korean J Anesthesiol, 2013, 65(1): 9－13.

［11］ Young T P, Lim J J, Kim T Y, et al. Pediatric procedural sedation with propofol using a higher initial bolus dose. Pediatr Emerg Care, 2014, 30(10): 689－693.

［12］ Jasiak K D, Phan H, Christich A C, et al. Induction dose of propofol for pediatric patients undergoing procedural sedation in the emergency department. Pediatr Emerg Care, 2012, 28(5): 440－442.

［13］ Mallory M D, Baxter A L, Kost S I, et al. Propofol vs pentobarbital for sedation of children undergoing magnetic resonance imaging: results from the Pediatric Sedation Research Consortium. Paediatr Anaesth, 2009, 19(6): 601－611.

［14］ Larsen R, Galloway D, Wadera S, et al. Safety of propofol sedation for pediatric outpatient procedures. Clin Pediatr (Phila), 2009, 48(8): 819－823.

［15］ Berkenbosch J W, Wankum P C, Tobias J D. Prospective evaluation of dexmedetomidine for noninvasive procedural sedation in children. Pediatr Crit Care Med, 2005, 6(4): 435－439.

［16］ Constantin J M; Momon A; Mantz J, et al. Efficacy and safety of sedation with dexmedetomidine in critical care patients: a meta-analysis of randomized controlled trials. Anaesth Crit Care Pain Med, 2016, 35(1): 7－15.

［17］ Mason K P, Zurakowski D, Zgleszewski S E, et al. High dose dexmedetomidine as the sole sedative for pediatric MRI. Paediatr Anaesth, 2008, 18(5): 403－411.

［18］ Stallard P, Williams L, Velleman R, et al. The development and evaluation of the pain indicator for communicatively impaired children (PICIC). Pain, 2002, 98(1－2): 145－149.

［19］ Franck L S, Bruce E. Putting pain assessment into practice: why is it so painful? Pain Res Manag, 2009, 14(1): 13－20.

［20］ Lucas C E, Vlahos A L, Ledgerwood A M. Kindness kills: the negative impact of pain as the fifth vital sign. J Am Coll Surg, 2007, 205(1): 101－107.

［21］ Vila H Jr, Smith R A, Augustyniak M J, et al. The efficacy and safety of pain management before and after implementation of hospital-wide pain management standards: is patient safety compromised by treatment based solely on numerical pain ratings? Anesth Analg, 2005, 101(2): 474－480.

［22］ Aydin O N, Ugur B, Ozgun S, et al. Pain prevention with intraoperative ketamine in outpatient children undergoing tonsillectomy or tonsillectomy and adenotomy. J Clin Anesth, 2007, 19(2): 115－119.

［23］ Dahmani S, Michelet D, Abback P S, et al. Ketamine for perioperative pain management in children: a meta-analysis of published studies. Paediatr Anaesth, 2011, 21(6): 636－652.

［24］ Birmingham P K, Tobin M J, Fisher D M, et al. Initial and subsequent dosing of rectal acetaminophen in children: a 24-hour pharmacokinetic study of new dose recommendations. Anesthesiology, 2001, 94(3): 385－389.

［25］ Capici F, Ingelmo P M, Davidson A, et al. Randomized controlled trial of duration of analgesia following intravenous or rectal acetaminophen after adenotonsillectomy in children. Br J Anaesth, 2008, 100(2): 251－255.

［26］ Michelet D, Andreu-Gallien J, Bensalah T, et al. A meta-analysis of the use of nonsteroidal antiinflammatory drugs for pediatric postoperative pain. Anesth Analg, 2012, 114(2): 393－406.

［27］ Sutters K A, Levine J D, Dibble S, et al. Analgesic efficacy and safety of single-dose intramuscular ketorolac for postoperative pain management in children following tonsillectomy. Pain, 1995, 61(1): 145－153.

［28］ Gunter J B, Varughese A M, Harrington J F, et al. Recovery and complications after tonsillectomy in children: a comparison of ketorolac and morphine. Anesth Analg, 1995, 81(6): 1136－1141.

［29］ Splinter W M, Rhine E J, Roberts D W, et al. Preoperative ketorolac increases bleeding after tonsillectomy in children. Can J Anaesth, 1996, 43(6): 560－563.

［30］ Moiniche S, Romsing J, Dahl J B, et al. Nonsteroidal antiinflammatory drugs and the risk of operative site bleeding after tonsillectomy: a quantitative systematic review. Anesth Analg, 2003, 96(1): 68－77.

第110章
常见慢性疼痛

慢性疼痛的定义为：疼痛持续超过3个月或超过正常组织的愈合时间。成年人慢性疼痛的发病率为2%～40%，也有文献报道慢性疼痛影响了世界人口的30%～50%。2012年的一项研究显示，美国11.2%的成年人每日都经历疼痛。慢性疼痛已成为一个全球关注的公共卫生问题，也是患者就医的最常见原因之一，发病率高，治疗花费巨大，不仅影响患者的工作，造成经济损失，对家庭及社会也造成不小的麻烦。这里我们所述慢性疼痛不包括"癌性疼痛"，癌痛相关问题已在其他章节中叙述。

欧洲的许多研究指出，慢性非癌痛明显影响到患者生活的各个方面，包括日常活动的兴趣减低、孤立于家庭、朋友，容易产生焦虑、抑郁等精神问题。慢性疼痛治疗的目的在于缓解疼痛、改善活动功能和提高生活质量。

慢性疼痛包括感受伤害性、神经病理性、社会心理性、内脏性和混合性疼痛。阿片类药、对乙酰氨基酚和非甾体抗炎药对感受伤害性疼痛更有效；疼痛治疗辅助用药，对神经病理性疼痛更有帮助。在决定一线用药之前，应明确疼痛类型，对症用药。慢性治疗包括药物与非药物，建议多学科联合，医师需谨慎选择，尽量选择非成瘾可能的治疗方案。如果慢性疼痛治疗不恰当，可导致抑郁的产生，而抑郁加剧疼痛，可形成恶性循环。

第一节　慢性疼痛的评估和诊断方法

一、慢性疼痛评估

一份记录疼痛症状的病史应包括：详细的疼痛部位、持续时间、性质、影像学资料、时间及相关的神经系统症状，可帮助缩小鉴别诊断。用药史及其效果也是疼痛评估的必要部分。体格检查为辅助方法，重点在患者的主诉上。如果希望进行成功及有效的治疗，首先必须对疼痛及其影响进行准确的评估。

慢性疼痛的程度与许多因素有关，主要为年龄、性别、种族、中枢神经系统的状况，身体健康情况及对疼痛刺激的敏感性。评估疼痛的强度可借助以下量表：主观量表、言语量表、记分量表、功能疼痛量表等。

我们所熟悉的疼痛评估量表主要有两类：一维量表，如数字评价量表、语言评价量表、视觉模拟量表、面部表情疼痛评价量表；多维量表，如简要疼痛量表、简化McGill疼痛问卷-2（图110-1）、神经病理性疼痛量表（ID Pain量表，图110-2）。

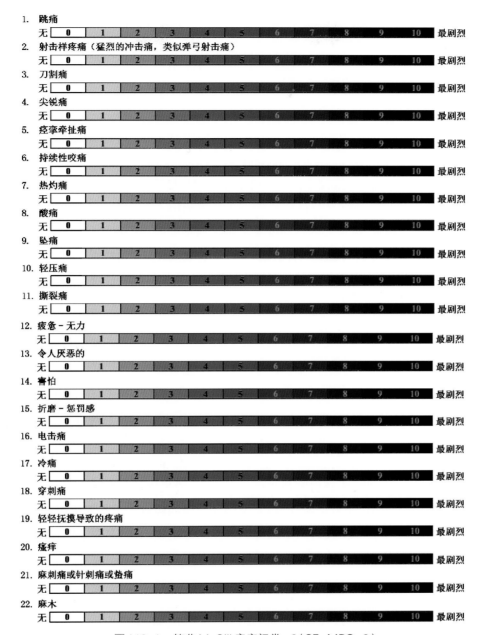

1. 跳痛
   无 〔0 1 2 3 4 5 6 7 8 9 10〕最剧烈
2. 射击样疼痛（猛烈的冲击痛，类似弹弓射击痛）
   无 〔0 1 2 3 4 5 6 7 8 9 10〕最剧烈
3. 刀割痛
   无 〔0 1 2 3 4 5 6 7 8 9 10〕最剧烈
4. 尖锐痛
   无 〔0 1 2 3 4 5 6 7 8 9 10〕最剧烈
5. 痉挛牵扯痛
   无 〔0 1 2 3 4 5 6 7 8 9 10〕最剧烈
6. 持续性咬痛
   无 〔0 1 2 3 4 5 6 7 8 9 10〕最剧烈
7. 热灼痛
   无 〔0 1 2 3 4 5 6 7 8 9 10〕最剧烈
8. 酸痛
   无 〔0 1 2 3 4 5 6 7 8 9 10〕最剧烈
9. 坠痛
   无 〔0 1 2 3 4 5 6 7 8 9 10〕最剧烈
10. 轻压痛
    无 〔0 1 2 3 4 5 6 7 8 9 10〕最剧烈
11. 撕裂痛
    无 〔0 1 2 3 4 5 6 7 8 9 10〕最剧烈
12. 疲惫 - 无力
    无 〔0 1 2 3 4 5 6 7 8 9 10〕最剧烈
13. 令人厌恶的
    无 〔0 1 2 3 4 5 6 7 8 9 10〕最剧烈
14. 害怕
    无 〔0 1 2 3 4 5 6 7 8 9 10〕最剧烈
15. 折磨 - 惩罚感
    无 〔0 1 2 3 4 5 6 7 8 9 10〕最剧烈
16. 电击痛
    无 〔0 1 2 3 4 5 6 7 8 9 10〕最剧烈
17. 冷痛
    无 〔0 1 2 3 4 5 6 7 8 9 10〕最剧烈
18. 穿刺痛
    无 〔0 1 2 3 4 5 6 7 8 9 10〕最剧烈
19. 轻轻抚摸导致的疼痛
    无 〔0 1 2 3 4 5 6 7 8 9 10〕最剧烈
20. 瘙痒
    无 〔0 1 2 3 4 5 6 7 8 9 10〕最剧烈
21. 麻刺痛或针刺痛或蛰痛
    无 〔0 1 2 3 4 5 6 7 8 9 10〕最剧烈
22. 麻木
    无 〔0 1 2 3 4 5 6 7 8 9 10〕最剧烈

图 110-1　简化McGill疼痛问卷-2（SF-MPQ-2）

ID Pain量表（1~5题：是——1分；第6题：是——-1分；1~6题：否——0分）

	是	否
1.您是否出现针刺般疼痛？	○	○
2.您是否出现烧灼样疼痛？	○	○
3.您是否出现麻木感？	○	○
4.您是否出现触电般疼痛？	○	○
5.您的疼痛是否会因为衣服或床单的触碰而加剧？	○	○
6.您的疼痛是否只出现在关节部位？	○	○

图 110-2　ID Pain量表（最低分为-1，最高分为5）

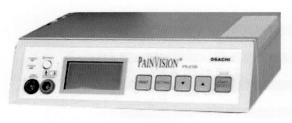

图110-3　体感诱发电位刺激仪

针对老年人,还有许多经验证的工具可用于功能的评估,包括:活动度量表(range of motion scale)、日常生活活动能力(performance of activities of daily living)、行走计时测试(timed up and go test)、Katz日常活动量表(Katz activities of daily living scale)、Lawton工具性日常生活活动量表(Lawton instrumental activities of daily living scale, IADL)及功能独立自主量表(functional independence measure scale)。

现在,还有一种痛觉定量分析测定的方法,可更加客观地反映疼痛的变化。体感诱发电位刺激仪(商品名:PainVision知觉·痛觉定量分析仪),图110-3是利用不断增大的电流刺激对患者的知觉和痛觉进行测定,经过公式换算,以患者的疼痛度来表示疼痛程度的一种仪器。

此外,由于慢性疼痛患者长期遭受痛苦折磨,常伴有抑郁、焦虑等情绪以及睡眠障碍,继而加重疼痛,产生恶性循环,还需对其心理进行评估,可使用焦虑自评量表和抑郁自评量表等。

二、诊断方法

(一)病史采集

疼痛是一种主观感受,难免有不确切的描述,客观完整的病史采集,可为我们进行正确的诊断提供依据。包括一般资料(如年龄、性别、职业、婚育情况等)、发病原因、病程、疼痛性质、既往史、家族史等。

(二)体格检查

体格检查是通过视、触、叩、听获得客观资料的方法,一般先进行全身和一般情况的检查,再按照头面、颈肩部、上肢、胸腹、腰背、下肢的顺序,将有关神经系统的检查置于各部位检查之中。

对慢性疼痛患者的体格检查,我们需重视特殊试验在诊断中的作用,如:椎间孔挤压试验、臂丛神经牵拉试验、压顶试验、引颈试验在颈部疼痛诊断中具有重要意义。

(三)影像学诊断

慢性疼痛的诊断与鉴别诊断中,合理选择影像学检查方法有利于做出正确的诊断,但同时也应避免过分依赖检查结果,忽略病史与体格检查。

1. X线检查

是最常应用的方法之一,其特点是空间分辨率很高,但密度分辨率不足,适用于骨和含气组织,如骨折、脱位、骨骼畸形,但结果都需结合临床进行综合分析。

2. CT检查

计算机X线体层摄影,具有较高的空间分辨率,成像速度快,可以清晰显示骨组织和软组织钙化,但其对比度较差。注射造影剂进行强化,可提高组织密度和分辨率,可显示半月板、椎间盘等影像。

3. MRI检查

磁共振成像具有高对比度、无骨伪影干扰、任意方位断层、损伤小的优点,其对软组织的对比度高于CT,使椎间盘、软骨、韧带、半月板等成像更清晰,但需注意,体内装有心脏起搏器、支架、钢板等金

属物者不能进行这项检查。

4. ECT检查

ECT不仅显示脏器、病变组织的形态结构,还能提供其病变的功能与代谢信息。对转移性骨肿瘤具有诊断价值,但其特异性不强。

5. 超声波检查

超声波检查具有无创、简便、动态、价廉等优点,B型超声是最常用的一种超声检查,可显示脏器的细微结构,此外还可实施观察肌肉、肌腱的情况,可运用于超声引导下的疼痛微创治疗。

(四)血液学检查

一般常用的有血常规、血沉、C反应蛋白、抗"O"、类风湿因子、血尿酸、HLA－B27、肌酸激酶、抗核抗体组合、肿瘤标志物等。在慢性疼痛的诊断与鉴别诊断中具有重要意义,但仍需注意,由于特异性、敏感性的原因,需结合其他临床结果,共同分析。

(五)肌电图(EMG)检查

肌电图可通过神经肌肉单位活动的生物电流来判断神经肌肉的功能状态,确定神经损伤的程度和部位,区别病变是神经源性的还是肌源性。

(六)脑电图(EEG)检查

脑电图是通过脑细胞群的自发性、节律性电活动来反映大脑功能有无受损和损伤程度,为诊断和治疗提供可靠的证据。

第二节　慢性疼痛的治疗

一、药物治疗

药物治疗具体可参见第106章。WHO的三步"镇痛阶梯"最初推荐用于癌痛治疗,而且强调按疼痛强度使用口服阿片药,最后扩展到非癌治疗。第一步:对轻度疼痛患者,使用非阿片类药物,例如对乙酰氨基酚或NSAIDs,可以使用或不使用其他辅助治疗;第二步:对于中度疼痛患者,包括使用弱阿片类药物或联合使用非阿片类药物,也可选择是否使用其他辅助治疗;第三步:对于重度疼痛患者,建议使用强阿片类药物,可伴或不伴有其他辅助治疗。

药物可"按时"或"按需"使用。间断或偶发的疼痛应该使用按需治疗,而对于持续性的疼痛或可能会延续多月的疼痛则应"按时"使用,并且备有"后备"辅助药,需要时用于缓解中间出现的"爆发痛"。

(一)对乙酰氨基酚

对骨骼肌疼痛包括骨关节炎和下腰痛有效。其不良反应少,而且与典型的胃肠、肾脏、中枢神经系统不良反应或心血管毒性无关。也可使用弱阿片药,如可待因或曲马多进行补充治疗。

长期使用推荐的最大剂量对乙酰氨基酚时,可能发生对乙酰氨基酚的肝脏是急性肝功能衰竭的原因。由于有肝毒性和肾毒性,建议每日剂量不超过 2 g。有肝脏疾病者不宜使用。

(二)非甾体抗炎药(NSAIDs)

NSAIDs 是使用最广泛的处方药之一,用于治疗疼痛、炎症,尤其是肌肉-骨骼疼痛以及骨转移的癌痛。NSAIDs 比对乙酰氨基酚治疗持续性炎性疼痛更有效。

英国国家卫生与临床优化研究所(NICE)推荐,对骨关节炎的治疗,考虑使用口服 NSAIDs 或选择性 COX-2 抑制剂。在下腰痛治疗的早期,如单独使用对乙酰氨基酚而疼痛不缓解时,NSAIDs 也是一种治疗的选择。NSAIDs 比对乙酰氨基酚镇痛效果更佳,但也增加了心血管、肾脏和胃肠不良反应的风险。

(三)阿片类药

阿片类药对许多持续性疼痛综合征提供了可耐受的、有效的镇痛方式。疼痛可能会限制功能性活动,使患者生活质量下降,应在伴有中度至重度疼痛的患者中使用阿片类药。随机对照试验已证明其在持续性骨骼肌疼痛,包括骨关节炎、下腰痛以及各种神经病理性疼痛短期的有效性。便秘是阿片类药物最常见的不良反,但在老年人中,也可由许多其他原因引起。

1. 弱阿片类药

弱阿片类药物,如曲马多和可待因,常用于运动系统相关疼痛的基础和支持治疗,尤其在神经病理性疼痛的治疗上。可待因和双氢可待因,在 WHO 疼痛阶梯治疗中被推荐为用于中度疼痛的治疗。由于不良反应,其使用受到限制,尤其是便秘。

曲马多是一种有中枢作用的镇痛药,它有两种作用机制:弱阿片激动作用和抑制单胺摄取。曲马多可能会减少癫痫的阈值,所以禁忌用于有癫痫病史的患者。对于服用其他 5-羟色胺类药物的患者应该小心使用。在肾功能不全的患者,曲马多及其活性代谢产物 M1 的排泄量及速度降低,成人肝硬化患者推荐剂量为 50 mg/12 h。

2. 强阿片类药

仅当其他治疗方法失败时,才应考虑强阿片类药物(如吗啡)。不同于对乙酰氨基酚和 NSAIDs,阿片类药物没有天花板效应,逐渐增加剂量可产生更强的镇痛效果。

阿片类药物的给药形式多样,以吗啡为例,有片剂、溶液和栓剂,可以吞服、经口腔或小肠黏膜吸收。大多数强阿片类药物有短效、速效和长效,持续释放的剂型。阿片类药物也可经静脉、皮下、肌肉和经皮肤吸收给药。镇痛的起效时间也因给药方式的不同而不同。阿片类药物滴定应每 24 h 还会增加每日总剂量的 25%~50%,直至达到有效的镇痛剂量。如果疼痛严重,需要密切进行观察并进行更频繁的滴定。

如选择阿片类药物,评估患者的肝功能和肾功能对目前用药十分重要。氢吗啡酮,羟考酮和美沙酮经肝脏代谢,而吗啡经肾脏代谢。所以,对于有肾脏损伤的患者,可以选择氢吗啡酮、美沙酮和芬太尼,而芬太尼是肝脏损伤患者的优先选择药物。

(四)辅助用药

包括抗抑郁药、抗癫痫药、糖皮质激素、局麻药、肌肉松弛剂等,它们常与其他镇痛药联用,用于持

续性或难治性疼痛。

1. 抗抑郁药

三环类抗抑郁药，例如阿米替林和丙咪嗪，是首先作为辅助药用于治疗带状疱疹后遗神经痛（PHN）和痛性糖尿病周围性神经病变，但其不良反应包括尿潴留、体位性低血压和镇静（包括跌倒风险的增加）、青光眼和心律失常。许多近期的研究包括5-羟色胺去甲肾上腺素再摄取抑制剂（SNRIs），如度洛西汀，已证明在某些神经病理性疼痛情况是有效的，而且可能比三环类抗抑郁药的耐受性更好。

2. 抗癫痫药

传统的抗癫痫药，例如卡马西平、丙戊酸钠和苯妥英钠，被用于治疗神经病理性疼痛。新型的抗癫痫药，例如加巴喷丁和更新的普瑞巴林，已在神经病理性疼痛的治疗上使用更为广泛。一些研究已证明镇痛药效果和部分辅助药作用优于传统的抗癫痫药。

3. 糖皮质激素

具有抗炎、免疫抑制、抗休克等作用，有短效、中效和长效激素。由于其显著地抗炎作用，常用于慢性炎性疼痛的治疗，但必须考虑其不良反应，避免滥用。

（五）外用药物

外用药物在慢性疼痛，尤其是骨关节炎的治疗中越来越受到关注。中华医学会骨科分会发布的《骨关节炎诊疗指南（2007年版）》中，对于手和膝关节OA，在口服药物前，建议首选局部药物治疗，可使用各种非甾体抗炎药（NSAIDs）的贴剂、膏剂和非NSAIDs擦剂（辣椒碱等）。局部外用药可以有效缓解关节轻中度疼痛，且不良反应轻微。

1. 丁丙诺啡透皮贴剂

丁丙诺啡为μ阿片受体部分激动剂，这是近年在国内上市的新型外用贴剂，国内适应证为非阿片类止痛剂不能控制的慢性疼痛。丁丙诺啡透皮贴剂商品名：若思本，有5 mg、10 mg、20 mg三种规格，以5 mg为例，一张贴剂每小时可释放5 μg丁丙诺啡长达7天。应贴于上臂外侧、前胸上部、后背上部或胸部侧方没有过敏的完整皮肤。主要通过肝脏代谢，对肾功能不全的患者无须特殊调整剂量。

2. 利多卡因软膏

许多研究已证明外用利多卡因的疗效。尤其是5%的利多卡因软膏在PHN中的显著作用。它使用方便，毒性作用少以及无药物间的作用，意味着已被用于其他适应证。NICE指南推荐，对那些不能使用口服药物的患者，5%利多卡因药膏应作为三线药物用于局部的神经病理性疼痛的治疗。

3. NSAIDs

许多非甾体抗炎药已有外用制剂，它在缓解疼痛上是有效的，还可减少（但不能消除）全身不良反应的发生。在非神经病理性持续性疼痛的治疗中，许多研究已证明局部外用NSAIDs是有效的。2015年欧洲骨质疏松和骨关节炎临床经济学会（ESCEO）发布了膝关节炎的管理共识，将局部NSAIDs作为膝骨关节炎OA的治疗的第一阶梯治疗。国内上市的有洛索洛芬钠凝胶膏等。

4. 辣椒素

局部的辣椒素软膏对治疗骨关节炎和神经病理性疼痛是有效的，虽然大部分的患者无法耐受使用后强烈的烧灼感。

二、神经阻滞和介入治疗

慢性疼痛治疗中的介入治疗包括各种的神经阻滞和微创治疗,疼痛的介入治疗可被定义为:单独应用介入技术或与其他治疗方式联合,治疗慢性和难治性疼痛,用于疼痛及其相关疾病的诊断和治疗的学科。

在某些情况,介入方法对疼痛的控制是十分有效的。这些介入的靶点为疼痛通路,通过化学的、电的或消融的方法消除或调解疼痛信号。镇痛药也可成功地被递送至神经周围或通过置入泵持续性给药至轴索。疼痛信号也可被神经调质影响,正如使用脊髓刺激器缓解疼痛一样。

(一)神经阻滞

神经阻滞是治疗慢性疼痛的有效方法,也是疼痛治疗中一种十分重要的技术。在神经干、丛、节的周围注射局麻药,阻滞其冲动传导,使所支配的区域产生麻醉作用。为区别神经阻滞麻醉,慢性疼痛治疗中的神经阻滞,我们也称其为"治疗性神经阻滞"。

治疗性神经阻滞除了使用局部麻醉药,还常加入激素和神经营养类药物,旨在消除炎症,促进神经功能和结构恢复。现也常在超声、C臂机或CT下进行精准治疗注射。除了慢性疼痛,神经阻滞也常用于部分急性疼痛、神经源性疼痛、癌痛的治疗。需要注意的是,前提是诊断明确,同时避免并发症的发生,如出血、血肿、气胸、神经损伤等。

其中,关节内透明质酸注射已广泛用于膝关节炎所致膝关节疼痛的缓解。Cochrane回顾得出结论:关节内透明质酸的疗效并不仅仅是统计学上有意义,对临床十分重要,益处还在于它的全身副反应发生率非常低。可考虑用于无法耐受全身治疗的患者。

(二)射频治疗

射频仪在温差电偶电极间产生一束高频电流,该电流通过一定阻抗的神经组织时,在高频电流作用下的离子发生振动,与周围质点相互摩擦在组织内产生热量。调节射频输出功率的大小,利用可控温度作用于神经节、神经干、神经根、椎间盘等部位,使其蛋白质凝固,阻断神经冲动的传导,是一种物理性神经阻滞疗法。RF能停止伤害性冲动(A-δ和C纤维)向中枢传导,而对运动或感觉纤维(A-β纤维)不造成破坏。在RF电极针裸端,通过射频电流的作用,神经周围温度达到45℃以上。通常,神经组织温度超过45℃,就产生毁损。影响痛觉信号的传导,从而达到消除疼痛的目的。

目前射频介入治疗的机制主要有两种,一是利用热凝固作用阻断神经内部疼痛信号的传导,二是在椎间盘内热凝固髓核或纤维环,达到减压和减少椎间盘对神经根的炎性刺激目的,也称为射频椎间盘成形术。

射频治疗的主要适应证为颈、腰椎间盘突出症、神经性疼痛、神经病理性疼痛等,治疗需要在X线透视引导下进行,操作者需熟练进行X线透视检查,掌握脊柱的结构。

(三)臭氧(O$_3$)治疗

臭氧具有不稳定性和强氧化性,有特殊的刺激性气味(鱼腥味),易溶于水。臭氧治疗的机制包括氧化蛋白多糖和髓核细胞,减小突出物的体积;抗感染和镇痛作用。

适用于保守治疗无效的、持续性下腰痛或根性疼痛,椎间盘突出,颈椎病,腰椎小关节病,小关节

骨性关节炎等。由于其抗炎、无显著不良反应，臭氧可代替类固醇用于局部注射，如网球肘、腱鞘炎、肩部肌腱病变等。

（四）经皮脊柱内镜技术

随着医疗技术的不断进步，微创、内镜可视下治疗成为现代医学发展的重要方向。1997年Yeung等研究出脊柱内窥镜YESS系统，标志着这一微创技术逐步走向成熟。Hoogland在YESS技术的基础上提出了TESSYS技术，他设计了一套不同直径的椎间孔铰刀，逐级切除下位椎的部分上关节突前下缘骨质结构，扩大椎间孔，将手术工作导管直接置入椎管，在内窥镜直视下，经硬脊膜前间隙直接下取出脱出或游离腰椎间盘组织。

目前，经皮脊柱内镜已广泛应用于椎间盘突出症的治疗，因其创伤小、恢复快、保留脊柱的稳定结构而受到肯定，尤其在腰椎间盘突出症的治疗中取得了良好的效果。

（五）低强度激光疗法

低强度激光疗法治疗慢性疼痛的具体机制尚不清楚。现有的研究认为激光治疗能增加疼痛阈值、增加内啡肽样物质释放、减少致痛物质前列腺素 E_2 和环氧化酶-2的产生。经皮激光椎间盘减压术（PLDD）就是利用激光对突出髓核组织进行高热汽化，减少髓核和纤维环的体积，以达到神经减压效果。

（六）鞘内药物输注系统植入术

20世纪70年代发现了中枢阿片受体后，出现了将药物递送至中枢这一技术。自那时起，鞘内药物输注已被用于治疗恶性及非恶性疼痛。鞘内药物输注（IDD）治疗是通过埋藏在患者体内的药物输注泵将泵内的药物输注到患者的蛛网膜下隙，作用于脊髓或中枢相应的位点，阻断疼痛信号向中枢传递，使疼痛信号无法到达大脑皮质，从而达到控制疼痛的目的（图110-4）。常见的药物包括：阿片类药物、局麻药、钙通道阻滞剂、α_2 受体激动剂等，其中以吗啡应用最广。

鞘内药物输注系统植入术的适应证包括口服阿片类药物镇痛效果较差或出现无法耐受的不良反应；生存时间＞3个月；脑脊液循环通畅。需注意，在植入术前应进行筛选试验以确定患者对吗啡的反应。在试验中患者的疼痛评分必须下降至少50%，且没有无法忍受的药物不良反应，才能进行鞘内药物输注系统植入术。其优势是直接针对脊髓阿片受体持续给药，剂量明显降低，减少了药物的不良反应，提高了患者的生存质量，但鞘内给药也有一些并发症，包括术后伤口感染、脑膜炎、脑脊液漏等。

鞘内药物输注（IDD）用于癌痛治疗的证据优于非恶性疼痛。许多研究都支持IDD是难治性非恶性疼痛治疗的有效方式。一篇在2010年发表的关于脊柱内疼痛管理技术在癌症患者中应用的系统评价，该系统评价纳入12个RCT，3个系统评价，最终结论是：鞘内药物输注系统能有效缓解顽固性癌痛，前提是选择合适的患者。

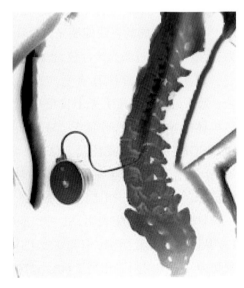

图110-4　鞘内药物输注系统示意图

（七）脊髓电刺激

早在1967年由Shealy首次提出，步骤包括由电发生器传递一个脉冲电场至脊髓背柱，它由一个植入的电池或外部射频发射器供电。椎管内刺激电极植入部位包括硬膜外腔、硬膜下腔及蛛网膜下隙，但具体机制仍然不是完全清楚。目前主要应用于经规范化药物治疗无效或无法耐受其不良反应的顽固性疼痛，复杂性区域疼痛综合征、幻肢痛、腰背部手术后疼痛综合征、癌痛等。

有研究显示SCS对脊柱外科术后根性疼痛比轴性疼痛更有效。它可用于许多慢性疼痛情况，在不同年龄混合的研究组中，包括了65岁以上人群，RCTs证据支持在失败的背部手术综合征、复杂性区域疼痛综合征、神经病理性疼痛和缺血性疼痛中使用。一项Eddicks等进行的安慰剂对照的随机对照研究发现：对难治性心绞痛患者，SCS可以改善心绞痛症状和功能状况。

三、其他非药物治疗

（一）中医针灸

自20世纪70年代，随着针灸治疗的有效性逐渐被世界医学认同，其现代科学机制不断被揭示，针灸相关的治疗技术也慢慢融入西方主流医学，并显现出其操作简便、效果明确以及不良反应少等独特优势。2017年2月14日《美国内科年鉴》发表了美国医师学会（ACP）《急性、亚急性及慢性腰痛的无创治疗临床实践指南》中推荐针灸等非药物治疗为"一线疗法"，非药物治疗无效时才考虑使用药物疗法。

针刺及其相关技术，如电针、穴位压迫、经皮穴位电刺激、穴位埋针等，都可用于慢性疼痛的治疗。

（二）物理治疗

1. 直线偏光近红外线治疗

直线偏光近红外线治疗仪（图110-5）是以高分子碘灯作光源，用光纤材料传输直线偏光宽波普近红外线的光疗仪器，其光线产生原理、波长、光传输等与激光不同。SL以与激光相同的直线偏振光作治疗光源，但功率、穿透力、疗效等均超过激光治疗仪，也常称为"超激光"。

超激光照射疗法具有适应范围广；无损伤；无痛苦；无感染危险；几乎无不良反应及并发症；可有效调节机体的功能；且操作简易，易于推广；可作为神经阻滞及SGB辅助疗法或替代方法；患者有接受治疗的满足感等特点。超激光照射作用比较持久，预后中远期效果较好，与其他疗法相比，复发率低。

日本的有关研究表明，SL神经照射阻滞的效果弱于1%甲哌卡因神经阻滞，但与0.5%的甲哌卡因等效。SL颈胸神经节照射阻滞相当于60%～79%SGB的效果。凡是适于神经阻滞、SGB疗法的疾病均可考虑使用SL治

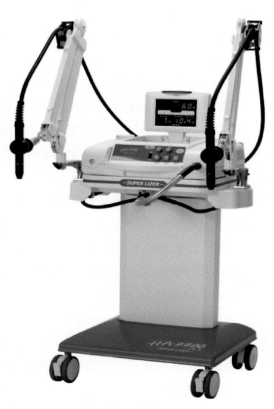

图110-5　直线偏光近红外线治疗仪

疗。可用于对药物有变态反应的高龄、出血性疾病等不宜神经阻滞的患者，也可与各种药物疗法并用。

2. 体外冲击波疗法

冲击波是一种通过振动、高速运动等导致介质极度压缩而聚集产生能量的具有力学特性的声波，可引起介质的压强、温度、密度等物理性质发生跳跃式改变。它具有组织损伤修复重建作用；组织粘连松解作用；扩张血管和血管再生作用；镇痛及神经末梢封闭作用；高密度组织裂解作用；炎症及感染控制作用。由于该疗法具有微创、安全、有效的特点，已在肌骨疾病临床治疗领域广泛应用。

适应证包括：① 骨组织疾病：骨折延迟愈合及骨不连、成人股骨头坏死、应力性骨折；② 软组织慢性损伤性疾病：冈上肌腱炎、肱骨外上髁炎、肱骨内上髁炎、足底筋膜炎、跟腱炎、肱二头肌长头肌腱炎、股骨大转子滑囊炎等。

（三）心理治疗

疼痛不仅是身体的感觉。生理心理社会模式强调心理因素如何影响人们解释、回答及处理疼痛的方式。大多数慢性疼痛的患者有明显的抑郁症状，抑郁患者比非抑郁者更可能出现疼痛的症状。

另外，心理的技巧可能有助于疼痛治疗，不仅在药物治疗无效时，也可作为它的一种附加方式或者如果患者更愿意，也可作为一线治疗。心理治疗可分为行为疗法、心理动力学疗法、支持疗法、暗示或催眠疗法等，都可应用于慢性疼痛的治疗。

认知行为疗法（cognitive-behavioral therapy, CBT）是慢性疼痛的一线心理治疗手段。CBT强调通过患者的自我管理来改善其生存状态，它教给患者如何实现自我放松、认识和消除负面评价、消除恐惧等方法技巧。CBT已被证实有助于疼痛、抑郁、焦虑、失眠等症状的改善。最近，一项系统性研究发现音乐可缓解慢性疼痛，改善抑郁状态，也不失为一种好的辅助治疗方法。

第三节　常见慢性疼痛与治疗

一、三叉神经痛

（一）临床表现

仅限于三叉神经分布区，多为单侧，Ⅱ、Ⅲ支同时受累多见。表现为反复短暂的发作性剧烈疼痛，突发突止，如电击、火烧、刀割、撕裂样等。常有触发点或触发带；伴有自主神经功能紊乱。可进行诊断性阻滞：用局麻药阻滞病变的三叉神经分支，疼痛缓解者为原发性三叉神经痛。CT、MRI有助于检查原发灶。继发性三叉神经痛多为持续性疼痛或阵发加重，患者可有相应分布区感觉减退。

（二）治疗

1. 药物治疗

抗癫痫药为主要的治疗药物，如卡马西平和苯妥英钠。

2. 神经阻滞

常用的有眶上神经阻滞、眶下神经阻滞、半月神经节阻滞、上颌神经阻滞、下颌神经阻滞。

3. 手术治疗

包括射频热凝温控术、三叉神经周围支撕脱术或切断术、三叉神经半月结微球囊加压术。

4. 放射治疗

主要有伽马刀和射波刀两种。

5. 基因治疗

神经营养因子一般用于神经损伤或中毒导致的三叉神经痛的治疗。

二、偏头痛

（一）临床表现

头痛为发作性，间歇期无症状。头痛大多为一侧性，也可两侧同时出现，疼痛常局限于额部、颞部及枕部，也可放射至颈部、肩部。疼痛开始时或严重头痛者多呈搏动性剧烈疼痛，然后可转为持续性钝痛。

有先兆症状的偏头痛在头痛出现前可有先兆症状如：视野缺损、闪烁暗点、躯体感觉减退、乏力、眼肌麻痹、面瘫、眩晕、出汗、恶心呕吐、心率增快等。

（二）治疗

1. 药物治疗

偏头痛急性期治疗主要用曲坦类药、麦角碱类药和非甾体类抗炎镇痛药。预防性治疗药物主要有β受体阻滞药、抗癫痫药、抗抑郁药、钙通道阻滞剂。

2. 神经阻滞疗法

神经阻滞疗法用于偏头痛急性发作期有良好效果，配合药物治疗往往能迅速缓解头痛。

一般可行患侧星状神经节阻滞，1%利多卡因6～8 ml，每日1次，10天为1疗程，或左右两侧星状神经节交替进行阻滞。也可用超激光疼痛治疗仪照射星状神经节。

对于额部头痛或枕部头痛，可采用眶上神经阻滞或枕大、小神经阻滞进行治疗。用药配方、疗程与星状神经节阻滞相同，每次用量眶上神经阻滞为0.5 ml，枕大、小神经阻滞各为2 ml。眶上神经、枕大小神经阻滞可与星状神经节阻滞同时或交替进行。

三、颈椎病

（一）分型与临床表现

（1）颈型颈椎病　最常见，常表现为颈部疼痛、酸胀，沉重不适感，有时向枕部及肩背部放射。颈部肌肉紧张、僵硬感，活动受限。X线平片可显示颈椎生理曲度变直，有轻度或中度颈椎退变征象。

（2）神经根型颈椎病　一侧颈、肩上肢反复发作的疼痛、麻木，常因劳累、寒冷诱发，可有受累神经支配区肌肉萎缩。X线颈椎生理曲度变直或反弓、椎间隙变窄，以C_5～C_7椎体多发。

（3）脊髓型颈椎病　表现为自远端至近端发展的四肢麻木、无力、跛行、束胸感等；多由下肢发病渐至上肢。

（4）椎动脉型颈椎病　有头痛、头晕、视觉障碍、耳鸣等。

（5）交感型颈椎病。

（二）治疗

（1）药物治疗　如非甾体抗炎药、神经营养药、扩血管药物等。
（2）牵引治疗　不适用于脊髓型颈椎病。
（3）物理疗法　按摩、电疗、直线偏正光近红外线疗法等。
（4）神经阻滞　较为有效的治疗方法,神经阻滞、局部注射、硬脊膜外腔神经阻滞疗法,注意脊髓型除外。
（5）患者宣教　需改变生活与工作中不良姿态。
（6）微创疗法、介入疗法或手术治疗。

四、肩关节周围炎

（一）临床表现

一般老年人、女性多发,多为单侧,有自愈倾向。疼痛逐渐发生并加重,活动后、夜间加重,可向颈、肩及上臂放射,但多不超过肘关节。患侧肩外展、外旋及手臂上举明显受限并使疼痛加重,肩关节周围压痛点较多。X线检查,肩部正位片显示肌腱钙化、肱骨头骨质增生等,但大多正常。

（二）治疗

早期治疗可缩短病程,缓解疼痛。

（1）药物治疗　可口服抗炎镇痛药物,外用止痛膏等。
（2）针灸、按摩及推拿、直线偏振光近红外线、超声波等。
（3）阻滞疗法　可行压痛点注射,肩胛上神经阻滞（图110-6）或腋神经阻滞等。有临床研究使用超声诊断仪进行超声引导肩胛上神经阻滞,神经阻滞手术成功率为100%,并且术后患者未出现不良反应,依据VAS进行治疗前后患者的疼痛状况评分,术前患者的疼痛评分为（7.71±0.87）,术后1周患者的疼痛

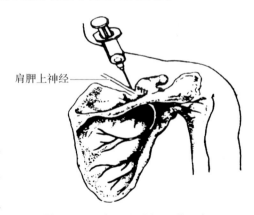

肩胛上神经

图110-6　肩胛上神经阻滞示意图

评分为（3.86±0.56）,术后4周患者的疼痛评分为（2.82±0.31）,术后12周患者的疼痛评分为（1.96±0.31）,上述4个时间点的疼痛评分差异均具有统计学意义（$P < 0.05$）,术后患者的疼痛评分显著低于术前。

（4）微创疗法　小针刀、局部松解术。
（5）其他　患者自我锻炼。

五、肱骨外上髁炎

（一）临床表现

又称网球肘,因急慢性劳损造成肱骨外上髁处附着的前臂腕伸肌总腱慢性损伤性肌筋膜炎。肘关节外上方活动时疼痛,可向上臂或向前臂外侧放射,尤其是拧毛巾等动作会使疼痛加重。伸肌腱牵

拉试验（Mills征）阳性,X线检查多为阴性。

（二）治疗

1. 一般治疗

症状较轻、时间较短的患者,可经休息、热疗或理疗。急性期时需使之休息,制动1～2周。

2. 药物治疗

可口服非甾体抗炎药,如塞来昔布等。

3. 物理治疗

常见的有直线偏光近红外线（图110-7）、经皮电刺激TENS等。

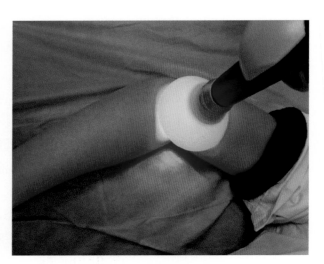

图110-7　超激光照射治疗

4. 阻滞疗法

肱骨外上髁压痛最明显处注射1%利多卡因3～5 ml,含得宝松,每周1次,一般治疗1～3次。

5. 微创疗法

反复发作或顽固者也可选用针刀松解等方法。

六、腱鞘炎

（一）临床表现

常发生于腕部和大拇指,承担家务较多的中年妇女、需长时间怀抱婴儿者就诊较多。由于电脑、手机的普及,年轻人也逐渐增加。

1. 屈指肌腱狭窄性腱鞘炎

多见于拇指、中指、示指。晨起或劳累后手指活动受限、疼痛,屈指时可发生弹响,又称弹响指、扳机指。

2. 桡骨茎突狭窄性腱鞘炎

起病缓慢,腕关节桡侧疼痛,有手部、肘部的牵涉痛。

（二）治疗

（1）局部制动、休息,需叮嘱患者注意这点。

（2）药物治疗　可选用非甾体抗炎药或外用药膏。

（3）局部阻滞治疗　将局麻药及糖皮质激素注入腱鞘内,每周1次,一般3次为一个疗程。

（4）保守治疗无效,且有功能障碍者,可行腱鞘切开术或小针刀切开松解腱鞘。

七、肋骨软骨炎

（一）临床表现

又称泰奇病（Tietze disease）,病因未完全明确,一般好发于单侧的2、3、4肋软骨部,双侧罕见,疼

痛部位常常局限于胸骨旁，性质多为钝痛、胀痛，一般为持续性，时轻时重，咳嗽、转体、患侧上活动使疼痛加重。

（二）治疗

（1）药物治疗　口服非甾体抗炎药、神经营养药等。

（2）物理治疗　局部可行物理治疗，如超激光、红外线等。

（3）阻滞治疗　受累的肋软骨上、下缘行局部阻滞或肋间神经阻滞。

（4）适当进行休息。

八、带状疱疹后遗神经痛

（一）临床表现

目前认为，带状疱疹后一个月仍有疼痛者为带状疱疹后遗神经痛（PHN）。受累神经分布区有剧烈疼痛，如烧灼样、针刺样、刀割样、电击样、紧束感，多有痛觉过敏和痛觉异常，如风吹、轻触即可产生剧烈疼痛。一般，在皮肤损害区域可见皮疹后遗留的瘢痕、色素沉着，但后遗神经痛较久者皮肤也可无任何异常。

（二）治疗

研究发现，带状疱疹的早期进行综合治疗：抗病毒、镇痛、营养神经等，可减少后遗神经痛的发生率。带疱后遗神经痛治疗的总时程与开始神经痛治疗的时间、综合治疗情况，以及患者自身免疫情况等相关。所以，对患者应采取个体化的综合治疗方案，包括以下几方面。

1. 药物治疗

（1）曲马多　具有阿片样和非阿片样的镇痛作用，一般 $100 \sim 300$ mg/d，对循环、呼吸和肝肾功能影响小，不良反应有恶心、便秘、嗜睡等。

（2）抗癫痫药　目前临床常用的有加巴喷丁和普瑞巴林。加巴喷丁为 γ-GABA 衍生物，镇痛机制为作用于神经突触后背角神经元处的电压依赖性 Ca^{2+} 通道，阻止 NMDA 受体激活，该药剂量范围大，$300 \sim 3\ 600$ mg，若同时应用三环类抗抑郁药和曲马多，应选用小剂量。普瑞巴林比加巴喷丁具有更好的生物利用度和线性药动学，口服起始剂量建议为 $75 \sim 150$ mg，1周内可逐渐增加至 300 mg/d，最大剂量为 600 mg/d。也可选用卡马西平（$200 \sim 300$ mg/d），但应注意其不良反应，检测患者的肝肾功能，特别是老年人或长期用药者。

（3）神经营养药　有维生素 B_1、维生素 B_6、维生素 B_{12} 等，可口服或肌内注射。弥可保为一种活性维生素 B_{12} 制剂，更易于进入神经细胞，弥可保 0.5 mg 肌内注射，每日或隔日 1 次，$1 \sim 2$ 个月后改为口服，0.5 mg/次，每日 3 次。也可选用神经妥乐平针剂 3.6 U/支，7.2 U 肌内注射，每日 1 次，一般 14 天为 1 疗程，也可根据具体情况处理。

（4）三环类抗抑郁药　抑制神经突触对 5-HT 或去甲肾上腺素的再摄取，提高疼痛的阈值。如阿米替林 25 mg，睡前服用，但由于其不良反应，限制了在临床的使用。

2. 神经阻滞

神经阻滞治疗的有效方法，在药物治疗的同时，应进行病变部位的神经阻滞治疗，以缓解疼痛。头

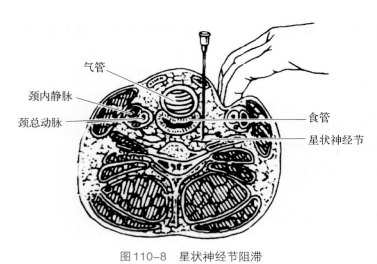

气管
颈内静脉
颈总动脉
食管
星状神经节

图110-8　星状神经节阻滞

面部、头颈部及上肢的神经阻滞,应选用星状神经节阻滞(图110-8);胸腰段的神经阻滞,可用肋间神经阻滞或同节段交感神经丛阻滞。

3.神经毁损

为PHN治疗最为直接、有效的方法。无水乙醇、酚甘油等药物进行的化学毁损,临床应用减少;而射频热凝毁损因其疗效确切、可控性强,应用增多。

4.物理疗法

常用的有经皮神经电刺激(TENS)和直线偏光近红外线(超激光SL)治疗。可根据疼痛部位及相应病变的神经干或神经节进行刺激和照射。

5.其他

对于顽固性疼痛患者,可考虑脊髓电刺激、鞘内给药,甚至手术治疗。

九、腰椎间盘突出症

随着人们生活和工作方式的改变,腰椎也更多地受到机械因素和生理生化因素的影响。以往认为腰椎间盘突出(图110-9)的主要病理基础是椎间盘退变,但临床发现腰椎间盘突出患者正逐渐年轻化,尤其是青少年型椎间盘突出。

(一)临床表现

1.有腰部损伤

腰痛向下肢放射,个别患者仅有腰痛或腿痛。卧床休息时症状减轻,负压增高,如咳嗽、打喷嚏后疼痛加剧,双侧疼痛者较少。

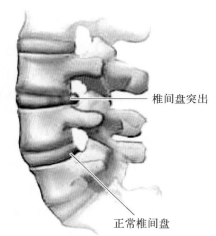

椎间盘突出

正常椎间盘

图110-9　正常与突出的腰椎间盘

2.下肢有麻木感

常表现为小腿外侧、足背皮肤麻木。疼痛缓解后,感觉迟钝、麻木感消失较慢。

3.马尾神经障碍

极少数后中央型椎间盘脱出者,刺激马尾神经丛,可出现会阴麻木、大小便失控等症状。

(二)治疗

(1)一般治疗　卧硬板床休息,是急性期最基本的治疗方法之一。绝对卧床2～3周。之后带腰围起床活动,但2～3个月不能弯腰、搬重物。

(2)牵引治疗、针灸理疗,疼痛缓解后,进行功能锻炼。

(3)药物治疗　根据疼痛的程度,给予非甾体抗炎药、曲马多,同时给予肌肉松弛药解除肌痉挛。

（4）神经阻滞　椎旁阻滞、硬膜外阻滞和骶管阻滞的均有良好的效果。药物包括：局麻药、小剂量糖皮质激素、维生素B_{12}或神经妥乐平。

（5）介入治疗　可将木瓜凝乳蛋白酶或胶原酶注入病变的椎间盘髓核或椎间盘外，进行化学溶解治疗，前者可溶解突出的髓核，后者能溶解髓核及纤维环，但不损伤其他蛋白。

（6）椎间孔镜技术（图110-10）　有一项86例经TESSYS技术治疗的腰椎间盘突出患者的研究，发现术后3个月经MaCnab标准评价，优良率高达97.7%，24个月时优良率仍为95.7%；在VAS评分、直腿抬高数改变情况及

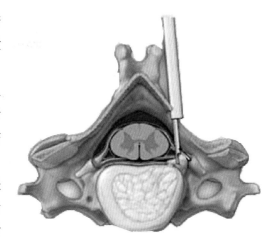

图110-10　椎间孔镜技术

3个月时功能障碍改善方面，术前术后均有差异，疗效明显，但作者也提出，治疗需严格掌握适应证。

（7）经皮激光椎间盘髓核切除或减压术。

（8）臭氧治疗　臭氧是一种具有极强氧化能力的物质，能迅速氧化髓核内的蛋白多糖，从而使蛋白多糖的功能降低甚至丧失，渗透能力下降、水分丢失、髓核的体积缩小。

（9）经皮射频热凝术　X线下将射频导管电极刺入突出的椎间盘处，通过射频使椎间盘组织凝固收缩。也常常联合两种方法，射频热凝联合注射臭氧疗法可以缩减突出的椎间盘组织，解除其对神经根的压迫，从而达到治疗目的。

（10）手术治疗　经非手术治疗久治不愈，反复发作，突出髓核粘连钙化，中央型突出和（或）椎管狭窄等情况，应手术治疗。

十、膝关节骨关节炎

（一）临床表现

膝关节疼痛为主要症状，活动时有摩擦痛，如软骨下骨受侵犯，有静息痛。天气变化使疼痛加剧，疼痛的程度与X线表现不一致，个体差异较大。有多关节受累：最常受侵犯的是膝关节，其次是手和髋关节，可同时侵犯2～4个关节。病变关节僵硬不灵活，常不能下蹲，活动时有声响。晚期膝关节不稳，有不安全感、滑落感。膝关节和其他患病关节肿胀、积液、压痛。

（二）治疗

（1）局部休息，减少膝关节负重，腿部肌肉锻炼。疼痛缓解时，恰当进行关节活动，肥胖者应减轻体重。

（2）药物治疗　可口服非麻醉性镇痛药，NSAIDs等。

（3）局部阻滞　1%利多卡因加得宝松，膝关节周围痛点，每点注射3～4 ml。

（4）物理疗法　如直线偏振光近红外线、红外线照射等，有一定的止痛、消炎、消肿作用。

（5）关节腔内注射　在严格无菌操作下，可行关节穿刺、注入局麻药。关节腔有积液时应先抽液。这种治疗虽然对一些病例有一定疗效，但应慎重，一旦感染后果严重。

（6）针刀治疗。

（7）手术治疗　非手术疗法无效、关节畸形、顽固性疼痛、严重功能障碍时，可考虑手术，如膝关节镜、关节成形术、关节置换术等。

十一、痛风

（一）临床表现

痛风的发展有四个阶段：无症状高尿酸血症、痛风急性发作、痛风发作间期和慢性痛风石性痛风。许多患者在第一次痛风发作前已有多年的高尿酸血症。大约半数的患者，第一跖趾关节是第一个痛风发作的关节，多在夜间尤其凌晨突发，表现为急性关节炎症状，受累关节及周围软组织出现红、肿、热、痛，可伴有头痛、发热、白细胞计数增高等全身症状。

（二）治疗

治疗原则是控制高尿酸血症，预防尿酸盐沉积，尽快控制急性关节炎的发作，防止尿酸结石形成和肾功能损害。

1. 一般治疗

低嘌呤低脂肪饮食，大量饮水，减轻体重，定期检查。

2. 急性发作期治疗

秋水仙碱为一线用药，起始剂量为0.5 mg/h或1 mg/2 h，直至症状缓解或出现胃肠道反应（恶心、呕吐、腹泻等）；非甾体抗炎药可显著缓解疼痛，如塞来昔布、依托考昔，但需注意消化道不良反应，溃疡禁用。

3. 降尿酸药物

主要包括促尿酸排泄药物如苯溴马隆、黄嘌呤氧化酶抑制药如别嘌醇，需注意必须在急性痛风完全缓解后开始使用。

4. 手术

因痛风石引起的关节畸形，可通过手术进行矫治。

十二、神经病理性疼痛

1994年，国际疼痛研究学会（IASP）将神经病理性疼痛定义为：原发于或由原发灶引起的神经系统功能障碍所产生的疼痛，它是由外周或中枢神经系统机能紊乱所致。2006年，神经病理性疼痛工作组将定义更新为：疼痛是影响躯体感觉神经系统的疾病或损伤所导致的直接后果。

（一）临床表现

根据疼痛来源，神经病理性疼痛可分为中枢性和外周性两大类，外周性常见于三叉神经痛；糖尿病性神经病变，带状疱疹后神经痛；复杂性区域疼痛综合征；创伤性神经损伤（包括医源性损伤）；缺血性神经病变；神经压迫（压伤）；多发性神经病变（先天性、代谢性、中毒性、炎症性、感染性、营养性、淀粉样病变或血管炎）；神经丛损伤；神经根压迫；截肢后残肢痛或幻肢痛；肿瘤相关的神经病变；瘢

痕疼痛。中枢性常见于椎管狭窄引起的压迫性脊髓病变；多发性硬化；缺血后脊髓病变；卒中（梗死或出血）；外伤后脊髓损伤；脊髓空洞症等。

主要表现为烧灼样、麻刺感，电击样、焦躁不安及发痒。神经病理性疼痛影响机体的免疫功能，可伴发自主神经功能紊乱，诸如失眠、食欲不振、便秘等胃肠道症状和性欲下降等症状。

（二）治疗

1. 药物

经研究，有五类药物对治疗神经病理性疼痛有效：① 再摄取抑制作用的抗抑郁药，如选择性5-羟色胺再摄取抑制剂，三环类抗抑郁药。通过抑制5-羟色胺和去甲肾上腺素再摄取，阻滞Na^+通道，抗胆碱起作用。可出现恶心，镇静，抗胆碱效应，心律失常等不良反应。② 促调节的抗惊厥药，如加巴喷丁，普瑞巴林，主要减少谷氨酸、去甲肾上腺素、P物质的释放，影响Ca^{2+}通道。没有较多的药物间相互作用，但可出现镇静、头晕。③ 阿片类药物，如吗啡，氢吗啡酮，为M-受体拮抗剂，可出现镇静、恶心、便秘、头晕等不良反应，但止痛快速起效。④ 局部用药，如5%利多卡因贴剂，阻滞Na^+通道，可能会出现皮疹，局部红疹，没有全身效应。⑤ 联合用药，如：加巴喷丁-吗啡，加巴喷丁-羟考酮，加巴喷丁-去甲替林。药物联用，每种药物的剂量更小，但有协同的疼痛缓解作用。

总体上，临床上对神经病理性疼痛的治疗效果并不理想。目前，对神经病理性疼痛的治疗主要还是药物治疗，但由于药物的不良反应较多，即使采用多药联合治疗，减轻了部分不良反应，部分药物长期服用后可致依赖性，也限制了其治疗范围。

2. 非药物治疗

在临床逐步开展，其方法主要有神经电刺激、电针、神经阻滞、神经破坏术、物理疗法等。

第四节　老年特殊疼痛及其处理

由于器官退行性改变和并存的慢性疾病，老年人更容易发生慢性疼痛。人口老龄化的发展也使得慢性疼痛的诊疗中，老年人成为最常见的慢性疼痛患者之一，但目前的统计却发现老年人群的镇痛严重不足。同时，由于相关的特异性改变可以影响药物的作用和代谢，老年人慢性疼痛的有效治疗也更具挑战性。

一、终末期肾脏疾病

许多文献指出，终末期肾脏疾病（end-stage renal disease, ESRD）患者疼痛是任何慢性疾病中最常见症状之一。在血透患者中，37%～50%有慢性疼痛，其中82%的人群有中度至重度疼痛。即使在生命的终末期，这些症状也明显处理不足。

终末期肾脏疾病患者的疼痛起因是复杂的，可能为多因素的。有糖尿病和血管疾病的患者，可能会出现痛性神经病变或肢体缺血。关节炎和肌肉骨骼疼痛也十分常见，但比其他患者更加严重。

一些与终末期肾脏疾病相关的特殊的疼痛症状，包括：血管钙化，肾源性硬化性纤维化，血透相

关淀粉样变性以及肾性骨病。血透本身可引起约13%患者疼痛,出现如头痛、痉挛或中心静脉导管感染,导致这些患者的生活质量十分低下。

ESRD患者除了疼痛的发生率增加,镇痛药使用也减少了。其原因在于缺乏对药代动力学性质的理解,而ESRD的药效动力学也是一个巨大的挑战。阶梯式给予镇痛药,使用最小的有效剂量的阿片类药物,同样适用于ESRD患者。

对于轻度疼痛,可选用对乙酰氨基酚,在ESRD,应注意避免使用NASIDs药物。如果可以,应使用辅助用药。ESRD中大量患者,患有由糖尿病或血管性疾病引起的神经病理性疼痛。普瑞巴林和加巴喷丁是ESRD患者神经病变的一线用药。三环类抗抑郁药(TCAs)也可使用,但应作为二线药物。因为TCAs有抗胆碱、组胺的、肾上腺素的性质。老年人和ESRD患者对此耐受力较差。

据报道,在肾功能衰竭患者,由于它的活性代谢产物吗啡-6-葡糖苷酸(M6G)和吗啡-3-葡糖苷酸(M3G)的聚集,吗啡可引起肌阵挛、癫痫及迟发的呼吸抑制。在ESRD患者,可选用耐受性更好的如:氢化吗啡酮,芬太尼和美沙酮;应避免使用缓释剂型,以减少毒性代谢产物聚集的风险;短效剂型的耐受性更好。

二、痴呆

世界范围内约有24 000 000痴呆患者。由于痴呆不能被治愈,治疗的重点就放在了缓解症状和保持尊严上。疼痛、呼吸困难和躁动是痴呆患者常见的症状。这些患者常常有骨关节炎,因为他们疾病的进展,逐渐出现卧床不起,有发生肌肉挛缩和压疮的风险,从而导致疼痛。

痴呆患者经常得不到最佳的姑息治疗,因为症状评估是一项挑战,而且害怕使用阿片类药物。痴呆患者的疼痛评估除了应该包括上面提及的所有条件,还应附加照料者对患者的评估报告和直接对患者的观察,即使是中度或重度的痴呆患者也有可能诉说是否有疼痛和疼痛的严重度。对言语量表有困难的患者,可采用其他量表如Wong-Baker Pain Scales。

对乙酰氨基酚应为轻度疼痛的一线治疗药物,但阿片类药物仍为这一人群疼痛治疗的基础。他们不可能按要求用药,使短效按需使用的疼痛治疗药物疗效减弱。如果可以的话,应按时使用长效药物。

三、虚弱

老年人应激的反应能力下降,容易出现不良的健康状况,例如:身体机能障碍、跌倒、骨折、社会孤立、住院治疗等,这些弱点被称为虚弱(frailty)。虚弱综合征已逐渐被认为是衰老的一种独特表型,它代表身体功能和生理储备的下降。其诊断为以下5点符合3条:① 体重减轻;② 极度疲劳;③ 手握力下降;④ 行走过度缓慢;⑤ 老年人身体活动减少。

虚弱的老年人对药物、社会和心理的压力、耐受性差。他们有跌倒、功能障碍或日常生活活动中失去独立性的风险,导致更高的住院和死亡率。其他的特征包括认知、平衡、运动和情绪的损害,自我评估健康状况差,社会支持力低,疼痛也是这一人群最常见的症状。

早期认识到虚弱十分重要,应推行跨学科的老年医学和姑息护理模式,包括综合的老年医学评估和症状处理,有助于帮助识别这类患者。有利的证据表明:虚弱的老年人中,进行运动介入治疗,包

括有氧的和渐进的阻力训练,可以改善肌肉力量、步法速度、忍耐力、平衡和移动性,以及减少跌倒。

自由饮食和辅助喂食可改善虚弱患者的经口摄入量,但是对疲乏和体重减轻老年人更多的药物研究是需要的。

疼痛在虚弱患者常见,部分是因为其共患病,例如骨关节炎;但疼痛也受到伴随的抑郁、功能状态的影响。这些患者是骨量减少、骨质疏松症、椎体压缩性骨折、跌倒后外伤骨折、压力性溃疡、神经病变和痛性挛缩的高风险人群。

与痴呆患者类似,由于交流与认知障碍,疼痛的评估对这类患者可能也是一种挑战。疼痛治疗受药物不良反应敏感性增加、其他药物间的相互作用、镇痛药物清除率的改变的影响。

四、老年患者的持续性疼痛

持续性疼痛与其他老年综合征相似,也是由于许多系统累积性损伤所致。正如其他老年综合征一样,诊断病情的检查常常不能给予有用的信息,但介入治疗可能有效,即使缺少确切的诊断。

与其他老年综合征一样,老年人的持续性疼痛常为多因素进展,导致不良的后果,包括:不健康的自我报告,生活质量下降及常出现重大残疾,与跌倒有关,抑郁或焦虑,睡眠障碍及社会活动减少。有持续性疼痛的老年患者应常规评估疼痛对生活质量、步态、情绪及身体机能的影响。

药物与非药物疼痛治疗的关键点:① 将潜在的治疗益处与患者重要的治疗目标相联系(如希望提高日常生活活动能力)② 不同药物联合使用(每一种镇痛药的机制不同),以增加镇痛的有效性。③ 对于老年人轻度至中度疼痛,对乙酰氨基酚仍然是一线用药。④ 由于其显著的心血管、胃肠及肾脏风险,避免长期使用口服非甾体抗炎药。⑤ 阿片类药物适用于那些对一线治疗无效以及由于疼痛导致显著的功能障碍的患者。⑥ 可考虑在同时患有抑郁和疼痛的患者中使用5-羟色胺-去甲肾上腺素再摄取抑制剂或选择性5-羟色胺再摄取抑制剂。⑦ 应对新的治疗情况进行跟踪监督(如有效性、耐受性等)。⑧ 身体活动(包括物理治疗、锻炼或其他以运动为基础的项目,如太极)是老年患者持续性疼痛治疗的核心组成部分。⑨ 关于认知行为和以运动为基础的治疗的安全性和有效性,对老年患者进行宣教。⑩ 判断是否达到了治疗目标。如果目标未达成,应逐渐减少和停止药物治疗,采取物理治疗和职业疗法,或二者联合。

第五节 常见风湿相关慢性疼痛

一、类风湿关节炎

类风湿关节炎是美国及全世界最常见的炎性疼痛之一,世界范围患病率约为1%。女性比男性更容易受RA影响。虽然RA可发生于任何年龄,发生率的峰值介于30～60岁。所有诊断为类风湿关节炎患者,几乎80%主诉有部分残疾,35%永久丧失工作能力,所有患者有平均寿命减少的风险。类风湿关节炎危险因素包括:老年、性别、遗传易感性和吸烟。

类风湿关节炎是一种多因素炎性疾病,被认为起源于刺激的炎性事件、自身免疫应答或可能的

传染性病因，虽然没有病原体明确可导致 RA。RA 早期病理生理改变包括伴有炎症滑膜微血管损伤和内皮细胞破坏，导致充血、水肿和纤维蛋白渗出。随着滑膜增厚、肉芽组织扩展到软骨，引起关节破坏，包括关节软骨、韧带、肌腱和骨骼。破坏的过程由炎性细胞因子过度产生驱动，主要为 $CD4^+T$ 细胞。当 $CD4^+T$ 细胞被激活，促进复杂的炎性和破坏性应答，可导致显著的关节破坏。

（一）早期检测和改善疼痛管理

虽然类风湿关节炎目前没有治愈方法，早期检测可促进迅速的治疗，因此可改善机会，使关节损害最小化，获得充足的疼痛缓解，达到临床上的缓解。患者常出现不明确症状，使得类风湿关节炎和其他疾病难以区分，例如骨关节炎、痛风、滑囊炎、腕管综合征或纤维肌痛症。

美国风湿病协会（ACR）与欧洲抗风湿病联盟合作，建立了类风湿关节炎分类的诊断标准。最初为了研究目的的设计，分类系统可帮助临床医师决定符合 RA 诊断标准的患者。为了诊断和分类的实验室检测，包括 C 反应蛋白（CRP）、血沉（ESR）、类风湿因子（RF）和抗瓜氨酸化蛋白抗体（ACPA）。ACPA 水平早在患者出现临床症状前就可检测到，因此是疾病严重度的预后指标。一旦获得实验室检测结果，临床医师可应用 ACR 分类标准决定患者疾病种类和亚类，更好地进行治疗。

（二）RA 相关疼痛的药物治疗

RA 的治疗是复杂的，减少残疾和疼痛管理也是多变的。虽然类风湿关节炎治疗聚焦于通过早期使用 DMARDs 来缓解疾病活动度和改善身体功能，对炎症和疼痛的治疗来控制症状也十分重要。RA 药物治疗应首先由病情改善药物组成，如 DMARDs 与可能的皮质类固醇，以减少和预防关节损害、保持功能。其次为药物治疗炎症和疼痛，我们应足够了解 NSAIDs、皮质类固醇、镇痛药和辅助性治疗的风险和益处，以治疗类风湿关节炎这种复杂的患者人群。

1. 改善病情抗风湿药（DMARDs）

根据 ACR，DMARDs 是 RA 的一线治疗用药。DMARDs 减轻疼痛与炎症，减少及防止关节损害，保护关节功能和结构。一般分为非生物的（常规合成）与生物的（DNA 重组技术生产），最常见的非生物 DMARDs 包括甲氨蝶呤、柳氮磺砒啶及羟氯喹，而最常见的生物 DMARDs 为依那西普和阿达木单抗。

许多研究发现早期介入（症状出现一年内，最好在起病前 3～4 个月）可改善预后，因为许多关节间隙狭窄和侵蚀导致 RA 相关的残疾，发生于诊断的前 2 年。也有研究指出，早期使用 DMARDs 治疗有更好的反应率，可减少关节损害进程。

如风湿性疾病相关医疗人员监测 RA 患者，结果显示他们的预后更佳。因此，建议当患者有疑似或出现 RA 的证据时，护理师（nurse practitioner, NP）迅速要求风湿科医师会诊（尤其是初始和使用 DMARDs）。

护理师初级护理可包括全血细胞计数、ESR、CRP、转氨酶、血尿素氮及肌酐水平，为会诊做准备。一旦开始使用，ACR 提供了 DMARDs 监测的指南，根据患者服用 DMARDs 的不同，不良反应变化较大，如白细胞下降及肝肾损伤。

2. 非甾体抗炎药（NSAIDs）

NSAIDs 是改善炎症、疼痛和功能的一线治疗用药。NSAIDs 只有抗炎和镇痛性能，对治疗慢性炎性疼痛有效。最常用的 NSAIDs 包括布洛芬、萘普生、双氯芬酸、吲哚美辛、二氟尼柳、美洛昔康和塞来昔布。

研究证明NSAIDs在疼痛治疗预后、功能及有效性都要高于对乙酰氨基酚。但是，NSAIDs并没有病情改善作用，不应单独用于RA的药物治疗，可与DMARDs联用。在NSAIDs治疗前，医师必须考虑其潜在风险和不良反应。胃肠道不良反应在NSAIDs使用中常见，从消化不良到威胁生命的胃肠道出血不等。胃肠道风险随着年龄、并存病和某些药物增加。

与NSAIDs使用有关的药物间相互作用常是不良反应的原因。NSAIDs与抗凝药和抗血小板治疗的联合使用通过累加效应增加了出血的风险；抗高血压药和利尿剂与NSAIDs联用可导致抗高血压效果的降低和肾毒性风险的增加。此外，NSAIDs与全身类固醇联用增加许多不良反应的风险，包括胃肠溃疡、出血、水肿和高血压。

NSAIDs可能的风险并不能否定这类药物在RA中的关键作用。它与病情缓解药联用的重要性在于减少疼痛和改善功能。建议使用最低剂量、频率和持续时间以减少不良反应的风险，也应考虑选择的NSAID类型。一般来说，除了塞来昔布，几乎都是非选择性NSAIDs，如二氟尼柳、布洛芬、萘普生、双氯芬酸、吲哚美辛和美洛昔康，同时抑制cox-1和cox-2，胃肠道风险更大。选择性NSAIDs仅抑制cox-2，胃肠道风险降低，但心血管风险增加，对胃肠道风险增加的患者应考虑使用塞来昔布（选择性NSAID），心血管事件高风险的患者应避免使用选择性NSAIDs。

为帮助减少胃肠道不良反应，可加用质子泵抑制剂（PPI），例如兰索拉唑、泮托拉唑或雷贝拉唑，对肾功能障碍患者也应避免使用NSAIDs治疗。

3. 外用NSAIDs

外用NSAIDs对局部、限制性、表面的关节炎症药物治疗是有效的，而且减少全身性吸收、不良反应及药物间相互作用。

在美国，外用NSAID包括双氯芬酸凝胶和贴剂。虽然缺乏外用NSAID用于RA的证据支持，但有证据支持在其他慢性疼痛疾病的使用，例如骨关节炎疼痛控制，至少与全身性NSAIDs作用相当，但不良反应更小。由于全身吸收减少，外用NSAIDs可考虑用于那些不能口服NSAIDs的患者。

但需注意的是，应告诉患者不能用于破损或发炎的皮肤，避免包扎或加热，外用NSAIDs有每个关节最大剂量和每日总剂量上限。

4. 外用辣椒碱

Deal与同事发现超过80%患有膝关节炎与RA患者认为外用辣椒碱可缓解疼痛，ACR有条件地建议在骨关节炎患者中使用，其风险较低。

外用辣椒碱也可作为辅助性镇痛。应用于关节时，推荐每日3～4次，此外需提醒患者不要用于开放、发炎的皮肤、加热或包扎。如果皮肤有任何刺激不适，必须停止使用。

5. 皮质类固醇

与NSAIDs相似，皮质类固醇对控制关节的炎症与疼痛是一种有效的药物。低剂量皮质类固醇，如泼尼松（每日＜10 mg）可有效地减少关节炎症和疼痛。开始皮质类固醇使用几天内，患者症状就可迅速得到改善。

清晨给药似乎比之后的时间用药对缓解RA症状更有效。但是，如果没有炎症的症状和体征，不推荐皮质类固醇用于例行的RA疼痛治疗。与DMARDs类似的是，皮质类固醇有一些病情缓解效果，已被证明可减缓关节破坏的过程，减少炎症，增加缓解率。中断使用常出现复发，甚至需要同时使用DMARDs。

如患者长期服用皮质类固醇,应定期评估血压、体重、是否水肿或心力衰竭、测量血糖和血脂水平,以及进行综合的眼部检查。PPI起始治疗证明可帮助预防与类固醇相关的消化性溃疡(PUD)和胃肠道出血,尤其同时使用NSAID或抗血小板/抗凝药,有PUD、胃肠道出血病史或高龄。

充足的钙摄入、负重练习、避免抽烟与过多饮酒,可减少患者并发症发生风险。为了减少不良反应,我们应给予最低剂量,并用最短周期,并在疾病活动性较弱和缓解期逐渐减少皮质类固醇用量。皮质类固醇起始剂量变化较大。

如需长期治疗(超过3个月),必须采取预防步骤以减少长期不良反应的风险。患者应每日摄入1 000～1 220 mg钙以及400～800 IU维生素D。双膦酸盐对预防骨质疏松十分重要。

关节内皮质类固醇注射适用于RA治疗,以帮助减少受影响关节的滑膜炎。关节注射效果佳,但不适用于已出现牵涉关节的扩散,且同一关节在3个月内不应注射超过一次。

6. 对乙酰氨基酚

与NSAIDs类似,对乙酰氨基酚抑制前列腺素,但是它有弱的抗炎作用。虽然ACR认为NSAIDs有效性高于对乙酰氨基酚,但是由于其更少的不良反应,仍推荐对乙酰氨基酚作为一线治疗(尤其对老年人)。

当考虑在RA患者起始对乙酰氨基酚治疗时,应了解其缺乏有益证据支持以及NSAID治疗风险。其次,考虑到并存病、年龄或当前药物治疗,对乙酰氨基酚可被用作患者疼痛治疗及使用NSAID有高风险发生不良反应患者的一线用药。

医师应回顾了解患者并存病,评估潜在导致并发症的因素,如肝功能障碍。另外,当剂量处于推荐范围,对乙酰氨基酚是安全的。

7. 阿片类药物

阿片类药物通过阻断身体疼痛感受器起作用,但无抗炎作用,是RA药物治疗主要药物。阿片类药可用于疼痛长期治疗,但也关注其不良反应。在阿片类药对RA疼痛治疗的一项Cochrane回顾研究中,Whittle与同事发现极少有益的证据,但同时指出不良事件风险的增加。有禁忌证或治疗失败时,阿片类药物是一种可选择的替代疗法,但应评估患者并存病及同时使用的药物,它们可能与阿片类药使用的不良事件风险增加有关。同时,建议评估患者潜在的滥用可能性。

较弱的药物如曲马多,应作为起始药,并进行恰当的滴定。"缓慢开始,缓慢前进"应为起始阶段和阿片类药物治疗的基础原则,以减少不良反应发生风险。关于药物不良反应,应进行患者教育,如镇静、便秘。服用阿片类药物时,禁止驾驶或操作机器。

8. 其他辅助治疗

其他辅助治疗可认为是具有镇痛效果,包括抗抑郁药、抗惊厥药、肌肉松弛药及局部治疗,但这些方法对RA治疗证据支持十分有限。

抗抑郁药在许多慢性疼痛疾病被用作辅助性治疗,以用于缓解疼痛和治疗潜在的抑郁症。抗抑郁药中,5-羟色胺去甲肾上腺素再摄取抑制药文拉法辛和三环类抗抑郁药阿米替林被证明:除了可用于抑郁症治疗,有部分镇痛作用,但选择性5-羟色胺再摄取抑制剂(SSRIs)证据很少。

尽管抗抑郁药在RA治疗上有特殊作用,有回顾性研究发现:并无较强证据支持SSRIs对RA患者疼痛治疗有益,同时发现使用TCAs有矛盾的证据。对RA患者采用抗抑郁的辅助治疗可能对有抑郁症者来说是适合的。抗抑郁药可能不直接减少疼痛,但对其他基础病情的治疗可改善功能。

抗惊厥药,例如加巴喷丁,被用于许多中枢性神经病理性疼痛,如纤维肌痛症和神经病变治疗。

虽然被认为可用于慢性疼痛治疗,很少有临床试验证明其对风湿性关节炎镇痛的有效性。

（三）其他治疗

1. 非药物治疗和补充与替代医学

对大多数关节炎和炎症情况,建议进行体育活动,例如步行、骑自行车、水上活动,以改善有氧能力。对风湿性关节炎患者推荐进行肌肉力量训练,改善功能能力,另外,对RA患者来说,瑜伽和太极被证明对疼痛治疗和功能能力有一定益处,并且是安全的。

患者教育和认知行为治疗也证明了对RA患者疼痛治疗有短期和长期的身体和心理上益处。补充和替代疗法包括一个大类,如针灸、冥想、草药和按摩。在美国,RA患者使用CAM比率据估计在28%～90%。

因为慢性疼痛已被接受,应对技巧(coping skills)和自我效能(self-efficacy)有助于RA患者生活质量。心理学介入,例如认知行为治疗(CBT)也起了帮助作用。

对疼痛机制更好的理解可限制与疼痛相关悲惨的想法,心理与药物治疗的联合可帮助对疼痛的控制。单用认知疗法可能有效,但也必然需要与行为策略结合。疾病中度活动性和受限的伴有关节侵蚀的RA患者,可受益于有氧锻炼和动态力量训练。短期的地面有氧锻炼在介入治疗的即刻可改善有氧代谢能力。

锻炼似乎并不增加疼痛或疾病活动度,除了安全外,抗阻练习有统计学上差异,临床上可改善大多数RA相关疼痛和残疾的预后。

2. 浴疗法（或水疗）

风湿性关节炎治疗选择包括药物、物理治疗和浴疗法。浴疗法定义为:沐浴在天然矿物质水或温泉水中,(如矿泉浴、硫黄浴、死海浴),使用泥敷或二者同时使用。浴疗法主要目的是保持或改善功能灵活性、缓解疼痛,使患者感觉舒适。

3. 关节置换

关节置换手术为有严重、不间断疼痛,且局限于单一关节的患者提供实质的缓解。虽然在临床实践中常使用全关节置换手术。

近期生物疗法的发展,抑制了根本的炎性疾病,改善了大多数患者的生活质量,二者都与大量的健康卫生支出有关。此外,15%进行了全膝关节置换术的患者,继续存在持续性和致残的疼痛,高达25%患者给予抗TNF药物,推测的活动性RA实际上并未收到有意义的益处。

二、脊柱关节病

（一）炎性脊柱关节病

炎性脊柱关节病(SpAs)包括强直性脊柱炎(AS),反应性关节炎、银屑病关节炎/脊柱炎(PsA)或炎症性肠病(IBD)。

它是一种中轴骨骼系统的慢性炎性疾病,主要以背痛、渐进性脊柱僵硬、起止点病、关节炎和外周关节外表现为特征,而且通常引起功能丧失。男女患病比例为3～4:1,且易发生在年轻男性。疼痛可能剧烈、持续和致残,也是寻找风湿病治疗的主要原因。

它可能由于活动性炎症、之前炎症和组织破坏导致的关节损害，但时常为多因素起源，且包含中枢和外周的原因。虽然使用DMARDs和NSAIDs治疗可减轻炎性疼痛症状，但实际上许多患者仍然有中度疼痛，说明存在非炎性原因，伴有不同的病因和/或中枢性疼痛调节机制的改变。

疾病活动性指标常用于SpA患者，自我报告指标（包括贝氏强直性脊柱炎疾病活动性指数BASDAI）与存在CWP或FM有良好的相关性，意味着有炎性风湿性疾病的女性常主诉有CWP，中轴SpA女性也可能常有CWP。这可导致诊断的延迟，也可部分解释不管处于影像学损害的何种水平，为什么女性自我报告的功能限制比男性更严重。

但是，患有FM女性BASDAI评分比患有AS女性高得多，在SpA患者BASDAI可能并不是一个评估炎性疾病活动度的好方法。BASDAI基于对疲劳、僵硬、疼痛的主观评估，因为这些症状也是CWP病情特征，对AS患者伴有FM时，很难确定疾病的活动度和功能能力。

如果他们疼痛的症状仍然不治疗，患有炎性关节炎者更有可能出现CWP及残疾、生活质量较差。对于脊柱关节炎，因为牵涉脊柱，NSAIDs与经典的DMARDs常用于控制外周临床症状。对一线治疗无反应的病例，常换用抗TNF-α药物，但这会增加治疗难度，因为伴有次级疼痛综合征患者主诉疼痛，甚至当炎症控制不佳时，他们可能要忍受不必要的治疗变化或剂量增加。

缓解疼痛的药物治疗包括镇痛药，如NSAIDs、阿片类药物和神经调节剂（包括抗抑郁药、抗惊厥药和肌肉松弛药），对持续性疼痛患者进行治疗，每种类型药物都可用于单独治疗，也可联合治疗。

因为叠加效应或协同机制，不同类型药物联合治疗对持续性疼痛比单一治疗效果更好，所以，最终效果比单用效果的总和更好。另一方面，联合治疗可能与风险增高有关，疼痛联合治疗的优势，预计与神经病理性疼痛相似，近年一项NP的药物治疗综述显示了与单一治疗相比，联合治疗可更好地缓解疼痛。

（二）强直性脊柱炎

强直性脊柱炎（ankylosing spondylitis, AS）是以骶髂关节和脊柱慢性炎症为主的，一组相互关联的炎性关节炎，归为脊柱关节炎（SpA）的原型。患者有炎性背痛、骶髂关节炎或外周关节炎，主要在下肢，也可出现其他脊柱关节炎的特点，如：葡萄膜炎、起止点炎、银屑病、SpA家族史或HLA-B27（＋）。

AS患病率各地报道不同，与人群中HLA-B27阳性率有关。在亚洲，AS的患病率一般与白种人数量相似，男女比约为2～3∶1，高峰年龄15～30岁，女性发病常较缓慢、病情较轻。虽然患者遭受严重的疼痛和残疾，与类风湿关节炎类似，其对工作能力的影响却可能更显著。

诊断和进行有效治疗的延迟可导致活动度和功能的限制，伴有其他潜在的不可逆的后果，例如：关节破坏或脊柱僵硬。研究显示广泛的疼痛显著增加AS疾病的活动性，造成诊断混淆的主要原因与1990ACR标准相关，SpA相关起止点炎和FM相关压痛点（TPs）重叠。因此后者被2010ACR FM诊断标准的患者自我评估替代，但一些混淆仍然存在。

虽然疼痛是AS的基础，它并不能反映增加的炎症性的疾病活动度，有时它似乎与中枢性疼痛的机制更具有相关性，敏化作用与FM上观察到的类似。但是，因为起止点炎和腱鞘炎的原因，要评估AS患者的广泛性疼痛很困难，由于肌腱的插入点位置遍布全身，并不总能清楚地知道疼痛是否与疾病的活动性相关，或反映了一种相关的疼痛综合征。

虽然无治愈AS的有效方法，但大多数患者的病情可通过治疗得到较好的控制。及时就医、早期诊断、有效治疗对预后影响很大。

1. 药物治疗

与RA药物治疗类似，一般包括NSAIDs、皮质类固醇、改善病情抗风湿药（DMARDs）、TCAs如阿米替林等，具体内容可参见RA治疗中相关内容。

NSAIDs是AS患者主要的治疗用药，但需关注心血管和胃肠的毒性，非生物的改善病情抗风湿性药（nb DMARDs），例如柳氮磺吡啶，常对中轴疾病无效。尽管使用常规治疗，50%患者仍然患有活动性疾病，因此适合用抗肿瘤坏死因子（anti-TNF）治疗。

抗肿瘤坏死因子类药物，例如阿达木单抗、依那西普、戈利木单抗以及莫夫利昔，对中轴的及外周关节炎，起止点炎和关节外临床表现有效。但是，费用昂贵限制了他们的使用，尤其在亚洲，高价药物的财政补贴不能覆盖。因此，也更需要适合临床的实际建议。

当AS患者必须使用bDMARDs，临床决定因素包括AS诊断；衡量疾病活动度的选择；常规治疗失败（治疗时间、NSAIDs数量、nbDMARDs）。推荐是否继续进行治疗包括：疾病活动度和治疗效果记录频率；测定效果的时间；充分治疗效果的定义。

关于bDMARD的使用，新加坡的研究者给出以下建议，可供参考：考虑使用bDMARD进行起始治疗的患者应满足AS改良的纽约标准（mNY）或者SpA国际脊柱关节炎评价工作组（ASAS）标准。

患者患有活动性疾病，两次间隔至少12周，记录的贝氏AS疾病活动性指数≥4；并且同时脊柱疼痛的VAS评分至少达到4。在持续至少4周，患者使用最大耐受剂量、连续两种NSAIDs药物治疗失败，而且已经至少3个月内，遵从医嘱同时进行了持续的、适当的物理治疗和锻炼计划。

如果一种nbDMARD用于外周关节炎治疗，给予最佳剂量至少12周，除非有禁忌证，柳氮磺吡啶SSZ应作为nbDMARD选择。有症状的起止点炎必须在适当的局部治疗失效后才可选用。

使用bDMARDs患者，内科医师必须每3个月监测及记录疾病的活动性。继续使用bDMARDs治疗，患者必须对开始3个月的bDMARD治疗有充分疗效。充分疗效的定义为：贝氏AS疾病活动性指数50%改善，且脊柱疼痛VAS缓解≥2。

Anti-TNFs是唯一一批准用于活动性AS的bDMARD，对于单纯的中轴SpA，anti-TNF可作为单药治疗。但是，除非有禁忌证，在那些有显著外周关节炎的患者中，它们应与nbDMARDs联用。

选择使用anti-TNF药应考虑那些有AS特质和关节外表现的患者，例如葡萄膜炎和炎症性肠病。

如果首选和次级治疗都失败，应使用一种替代的抗肿瘤坏死因子，两种最大剂量的anti-TNF可被尝试用于任一患者，如果由于不能耐受而中止一种anti-TNF，可尝试直至三种anti-TNFs。

2. 非药物治疗

AS发展呈慢性过程，虽然疼痛、僵硬可通过NSAID等药物得到控制，但定期进行体育锻炼是减少及预防残疾最重要的方法。

应嘱患者尽量直立行走，尽可能伸直脊柱并定期做背部的伸展运动；此外，劝告患者戒烟，吸烟不但影响肺功能，还可能增加药物的不良反应，每日做深呼吸1～2次以维持正常的扩胸度；睡较硬的床，使用薄枕，最好是仰卧或伸背俯卧，避免蜷曲侧卧。

游泳是AS患者最佳的运动方式，戴上潜水镜和通气管可使颈部明显屈曲畸形的患者进行自由泳，但有些运动不适合AS患者，如跑步，可能加重其症状，尤其对髋关节受累者。

3. 外科治疗

对病情发展至晚期的患者，手术治疗很有帮助。全髋置换术可产生良好的效果，能部分或完全纠

正患者因严重髋关节病变引起的残疾。椎体楔形骨切除可用于有严重驼背的患者,但有偏瘫的风险。

三、纤维肌痛症

纤维肌痛症(fibromyalgia, FM)是一种综合征,以慢性全身性疼痛为特征。据估计,全球患病率为2.7%,男女比为1:3,患有纤维肌痛症的患者相当大的比例出现一种或更多的共存疾病,包括:情绪病、焦虑症、偏头痛、紧张性头痛、肠易激综合征,慢性疲劳综合征、颞下颌关节紊乱综合征,以及化学物质过敏症。

疼痛的起源似乎是神经性的,痛觉过敏(对痛性刺激的反应增加)和痛觉超敏(由正常不导致疼痛的刺激产生疼痛)也经常产生。

在患有风湿性疾病患者中,有较高比例者患有FM。在强直性脊柱炎中比例在12.6%～30.4%,SLE为13.4%～16.2%,RA为6.6%～15.4%。对那些仅有风湿性关节炎患者来说,同时患有RA与FM者出现更严重的类风湿关节炎症状,病情活动性更高,生活质量更差。

患有炎性关节炎者,中度至重度疼痛与心理健康情况较差与FM的临床诊断相关。最近研究发现,炎性风湿性疾病是FM患者相对常见的共患病,在受研究人群中发生率为7%。伴有炎性风湿病的FM患者比没有炎性风湿性疾病患者,在身体功能、疼痛指数等方面更差,但两组在生活质量、精神健康上无明显差异。

根据可获得的证据,普瑞巴林、度洛西汀及米那普仑应作为可选择的药物用于治疗这种疾病,其次是阿米替林和环苯扎林。其他药物(至少有一项阳性临床试验结果)包括一些选择性5-羟色胺再摄取抑制剂:吗氯贝胺、吡吲哚、加巴喷丁、曲马多、托烷司琼,羟丁酸钠和大麻隆。

目前已知的所有药物中没有一种可以对纤维肌痛的所有症状都有效,即疼痛、疲劳、睡眠障碍和抑郁,在最相关的症状中联合治疗是一种选择,但需要进行更彻底的临床试验研究。

纤维肌痛症患者众多的症状伴随着高比例共患病,使纤维肌痛症为一种高致残综合征,它增加卫生保健花费,损害生活质量。这种复杂的综合征很难治疗,因此建议多学科交叉治疗,常推荐联合药物与非药物治疗。另外,联合两种或更多的非药物治疗(也被称为多元治疗)也被大多循证指南推荐为纤维肌痛症的治疗。

(一)药物治疗

仅仅三种药物,普瑞巴林、度洛西汀和米那普仑被美国FDA批准用于治疗纤维肌痛症,须被考虑为一线用药。加拿大卫生部批准了普瑞巴林和度洛西汀,但欧洲药品管理局未批准任何药物。

1. 抗抑郁药

抗抑郁药常常被用于治疗不同类型的慢性疼痛,包括纤维肌痛症,虽然它的有效性随药物类型与作用机制变化。

虽然不同的三环类抗抑郁药TCAs已被用于治疗慢性疼痛,阿米替林在治疗纤维肌痛症上已被最彻底地进行研究,而且被所有出版的临床实践指南所推荐。

一项系统性回顾研究,评估了阿米替林(10项研究)的有效性和可接受性,度洛西汀(4项研究)以及米那普仑(5项研究),结果发现:阿米替林改善疼痛、疲劳、睡眠和健康相关生活质量为小至中度

效应量，且所有结果皆优于度洛西汀和米那普仑，但是由于实验方法学上的限制，阿米替林并不能作为金标准。另一项荟萃分析显示阿米替林在缓解疼痛和疲劳上与度洛西汀、米那普仑和普瑞巴林有相似效果。

2. 5-羟色胺与去甲肾上腺素再摄取抑制剂

两种5-羟色胺与去甲肾上腺素再摄取抑制剂（SNRIs）：度洛西汀和米那普仑，已被FDA批准用于治疗纤维肌痛症，目前被所有出版的临床实践指南推荐用于这一疾病治疗。

度洛西汀显示可显著地改善纤维肌痛的症状和影响，安慰剂对照试验结果建议每日剂量为60 mg，因为120 mg/d剂量并不能产生更好的效果，且患者的耐受性更差。另一方面，30 mg/d剂量对改善疼痛无效。

根据一篇荟萃分析的结果，度洛西汀（5项研究）和米那普仑（5项研究）可改善疼痛和患者感知的临床症状：疲劳、抑郁情绪和健康相关生活质量。但是，这两种药物对疼痛和患者感知的临床症状其效应值较小，而其他三项的效应值无实际意义。

3. 选择性5-羟色胺再摄取抑制剂

在选择性5-羟色胺再摄取抑制剂（SSRIs）中，西酞普兰、艾司西酞普兰、氟西汀、帕罗西汀和舍曲林已被研究用于治疗纤维肌痛症。所有的实践指南推荐使用SSRIs。

根据荟萃分析的结果，SSRIs（2项帕罗西汀的研究、2项西酞普兰研究和3项氟西汀研究）可改善疼痛、抑郁、睡眠和健康相关生活质量。但是，疼痛、抑郁和HRQL的效应值较小，而睡眠效应值无实际意义，而且，SSRIs具有不可互换性，因此，这些药物的实用性，仍有个疑问存在。

4. 单胺氧化酶抑制剂

两种单胺氧化酶抑制剂MAOIs，都是可逆的与选择性单胺氧化酶A亚型，叫作吗氯贝胺和吡吲哚，已被研究用于纤维肌痛症的治疗。

吗氯贝胺（150 mg，每日2次）已被证明可改善抑郁、睡眠障碍和疲劳，显著高于安慰剂，但在疼痛方面有效性与安慰剂并无差异。有报道，吡吲哚（75 mg，每日2次）在改善疼痛上优于安慰剂，但并不能改善心理症状、疲劳与睡眠障碍，它们的使用仅被欧洲抗风湿病联盟（EULAR）实践指南所推荐。

5. 加巴喷丁类似物

普瑞巴林和加巴喷丁在中枢神经系统中是与电压门控钙离子通道$\alpha_2-\delta$亚单位结合的药物。虽然他们最初被许可作为抗癫痫药，目前主要用于慢性疼痛的治疗。普瑞巴林被FDA批准用于纤维肌痛症的治疗，且被所有出版的指南推荐使用。

在六项短期安慰剂对照的临床试验中，普瑞巴林都被证实可改善疼痛和睡眠障碍。而一项长期安慰剂替代研究结果显示，它可显著保持、长期改善所有结果，包括生活质量。

一项荟萃分析显示：普瑞巴林（5项研究）和加巴喷丁（1项研究）可改善疼痛，疲劳、睡眠和HRQL，但是效应值较小，不能改善抑郁；另外，可显著改善疲劳和焦虑，但效应值无实际意义。

6. 其他药物

（1）环苯扎林　环苯扎林是一种与三环类抗抑郁药一样的"老药"，在结构上相似，但被批准用作肌肉松弛药，欧洲抗风湿病联盟和德国、西班牙的实践指南都推荐使用环苯扎林。研究发现，环氧扎林与布洛芬（600 mg/d）的联合治疗与单用环氧扎林（10 mg/d）相比，在缓解疼痛与改善睡眠上并无优势，而环苯扎林（10 mg/d）与氟西汀（20 mg/d）联合使用可更显著地减轻疼痛。

在一个关于环苯扎林的5项临床试验的荟萃分析中，作者得出结论，该药可改善患者全身功能，对睡眠质量可中度改善。

（2）曲马多　曲马多是一种非典型镇痛药，因为它是μ阿片受体弱的激动剂，以及5-羟色胺、去甲肾上腺素再摄取抑制剂。单次剂量静脉内曲马多可缓解纤维肌痛患者的疼痛。

在纤维肌痛的治疗上已评估了单用口服曲马多与联合对乙酰氨基酚的疗效，当与对乙酰氨基酚联用时，可缓解疼痛和改善身体功能。使用曲马多治疗纤维肌痛症被欧洲抗风湿病联盟和德国、西班牙、加拿大的实践指南所推荐。

（3）5-HT₃拮抗剂　作为5-HT₃受体拮抗剂的药物中，口服和静脉注射托烷司琼以及静脉给予多拉司琼已被研究用于纤维肌痛的治疗。5 mg静脉托烷司琼和5 mg/10 mg口服托烷司琼比安慰剂更有效地缓解疼痛。

静脉5 mg托烷司琼结合物理治疗比仅采用物理治疗更有效地减少疼痛。相似的是，静脉注射多拉司琼可更有效缓解疼痛，但在抑郁、总体症状或生活质量上没有影响。欧洲抗风湿病联盟和德国的实践指南推荐使用托烷司琼。

（4）多巴胺能激动剂　已有研究发现普拉克索可改善疼痛、疲劳和整体症状，而有二项临床试验评估罗匹尼罗，未能证明在这方面的有效性。欧洲抗风湿病联盟和西班牙实践指南推荐普拉克索用于治疗纤维肌痛症。

（5）羟丁酸钠　羟丁酸钠是γ-羟基丁酸钠盐，一种GABA代谢物。它被许可治疗嗜睡症，在美国报请批准用于治疗纤维肌痛症。但是，2010年，由于有关潜在滥用风险，FDA驳回了这项请求。

在5项临床试验中发现，该药可改善纤维肌痛的症状。西班牙实践指南推荐使用羟丁酸钠治疗纤维肌痛，但需注意，羟丁酸钠使用比较复杂，且存在潜在滥用。

（二）非药物治疗

如认知行为疗法、体育锻炼、补充和替代疗法等。

（郑蓓洁）

参 考 文 献

［1］谭冠先.疼痛诊疗学：2版.北京：人民卫生出版社，2006.

［2］Waldman S D.图解疼痛治疗学.王保国，主译.北京：人民卫生出版社，2010.

［3］邓小明，姚尚龙，于布为，等.现代麻醉学：4版.北京：人民卫生出版社，2014.

［4］郭政，王国年.疼痛诊疗学：4版.北京：人民卫生出版社，2016.

［5］俞卫锋，石学银，姚尚龙.临床麻醉学理论与实践.北京：人民卫生出版社，2017.

［6］Gustin S M, Peck C C, Wilcox S L, et al. Different pain, different brain: thalamic anatomy in neuropathic and non-neuropathic chronic pain syndromes. J Neurosci, 2011, 31: 5956-5964.

［7］Traeger A C, Moseley G L, Hübscher M, et al. Pain education to prevent chronic low back pain: a study protocol for a randomised controlled trial. BMJ Open, 2014, 4(6): e005505.

［8］Schu S, Gulve A, ElDabe S, et al. Spinal cord stimulation of the dorsal root ganglion for groin pain-a retrospective review. Pain Pract, 2015, 15(4): 293-299.

［9］Verhagen A P, Bierma-Zeinstra S M, Boers M, et al. Balneotherapy (or spa therapy) for rheumatoid arthritis. Cochrane

Database Syst Rev, 2015, 4: CD000518.

［10］ Calandre E P, Rico-Villademoros F, Slim M. An update on pharmacotherapy for the treatment of fibromyalgia. Expert Opin Pharmacother, 2015, 16(9): 1347-1368.

［11］ Kudrina I, Shir Y, Fitzcharles M A. Multidisciplinary treatment for rheumatic pain. Best Pract Res Clin Rheumatol, 2015, 29(1): 156-163.

［12］ Sarzi-Puttini P, Atzeni F, Clauw D J, et al. The impact of pain on systemic rheumatic diseases. Best Pract Res Clin Rheumatol, 2015, 29(1): 1-5.

［13］ Durham C O, Fowler T, Donato A, et al. Pain management in patients with rheumatoid arthritis. Nurse Pract, 2015, 40(5): 38-45.

［14］ Atzeni F, Masala I F, Salaffi F, et al. Pain in systemic inflammatory rheumatic diseases. Best Pract Res Clin Rheumatol, 2015, 29(1): 42-52.

［15］ Gudala K, Ghai B, Bansal D. Challenges in using Symptoms Based Screening Tools while Assessing Neuropathic Pain Component in Patients with Chronic Low Back Pain. J Clin Diagn Res, 2016, 10(5): UL02-3.

［16］ Moreau B, Vergari C, Gad H, et al. Non-invasive assessment of human multifidus muscle stiffness using ultrasound shear wave elastography: A feasibility study. Proc Inst Mech Eng H, 2016, 230(8): 809-814.

［17］ Duarte RV, Lambe T, Raphael J H, et al. Intrathecal drug delivery systems for the management of chronic non-cancer pain: protocol for a systematic review of economic evaluations. BMJ Open, 2016, 6(7): e012285.

［18］ Vorobeychik Y, Stojanovic M P, McCormick Z L. Radiofrequency Denervation for Chronic Low Back Pain. JAMA, 2017, 318(22): 2254-2255.

［19］ Essex H, Parrott S, Atkin K, et al. An economic evaluation of Alexander Technique lessons or acupuncture sessions for patients with chronic neck pain: A randomized trial (ATLAS). PLoS One, 2017, 12(12): e0178918.

［20］ Whyman J D, Leipzig R M. Noninvasive Treatments for Acute, Subacute, and Chronic Low Back Pain. Ann Intern Med, 2017, 167(11): 834-835.

［21］ Ju Z Y, Wang K, Cui H S, et al. Acupuncture for neuropathic pain in adults. Cochrane Database Syst Rev, 2017, 12: CD012057.

［22］ Fornasari D. Pharmacotherapy for Neuropathic Pain: A Review. Pain Ther, 2017, 6(Suppl 1): 25-33.

［23］ Jones J D, Vogelman J S, Luba R, et al. Chronic pain and opioid abuse: Factors associated with health-related quality of life. Am J Addict, 2017, 26(8): 815-821.

［24］ Garza-Villarreal E A, Pando V, Vuust P, et al. Music-Induced Analgesia in Chronic Pain Conditions: A Systematic Review and Meta-Analysis. Pain Physician, 2017, 20(7): 597-610.

［25］ Eccleston C, Fisher E, Thomas K H, et al. Interventions for the reduction of prescribed opioid use in chronic non-cancer pain. Cochrane Database Syst Rev, 2017, 11: CD010323.

［26］ Zhang Q, Yue J, Golianu B, et al. Updated systematic review and meta-analysis of acupuncture for chronic knee pain. Acupunct Med, 2017, 35(6): 392-403.

［27］ Yancey J R, Gill C. Topical NSAIDs for Chronic Musculoskeletal Pain in Adults. Am Fam Physician, 2017, 96(9): 573-574.

［28］ de Souza J B, Grossmann E, Perissinotti D M N, et al. Prevalence of Chronic Pain, Treatments, Perception, and Interference on Life Activities: Brazilian Population-Based Survey. Pain Res Manag, 2017, 2017: 4643830.

［29］ Wong S S, Chan C W, Cheung C W. Spinal cord stimulation for chronic non-cancer pain: a review of current evidence and practice. Hong Kong Med J, 2017, 23(5): 517-523.

［30］ Wilson I R. Management of chronic pain through pain management programmes. Br Med Bull, 2017, 124(1): 55-64.

［31］ Parkin-Smith G F, Davies S J, Amorin-Woods L G. Looking ahead: chronic spinal pain management. J Pain Res, 201710: 2089-2095.

［32］ 牟倩倩, 郑儒君, 李俊英. 植入性鞘内药物输注系统用于顽固性癌痛的循证实践. 循证护理, 2015, 1(2): 82-85.

［33］ 陈彦屹. 超声引导肩胛上神经阻滞的临床应用. 世界最新医学信息文摘(电子版), 2015, 15(51): 329-330.

［34］ 葛站勇, 李雪寒. 应用TESSYS技术治疗腰椎间盘突出的临床疗效分析. 生物医学工程与临床, 2018, 22(1): 74-76.

第111章
癌 痛 治 疗

癌痛是由癌症本身或与癌症相关的因素所导致的疼痛,亦是癌症患者最常见以及最难忍的症状之一。如何最大程度的减轻癌症患者疼痛,熟悉和掌握现代癌痛的治疗方法和技术,探索科学、合理、有效及安全的治疗方法是从事相关专业医师的职责和义务,更是追求的目标。

来自世界卫生组织(world health organization, WHO)的数据显示,全世界每年新发癌症患者1 270万,其中具有癌性疼痛的患者达600多万,癌痛发生率约50%。依据国际癌症研究中心的估计,未来全球癌症发患者数年均将会以3%～5%的速度增长。预计2020年全球将有2 000万新发病例。我国每年新发癌症患者210余万,其中癌痛患者达100余万。有研究表明,66.4%的晚期癌症患者存在疼痛,55%的抗肿瘤治疗患者存在疼痛,38%的癌症患者存在中重度疼痛(视觉模拟评分≥5分)。尽管现代医疗技术以及经济水平均取得了极大提高,但仍有超过50%的癌痛患者疼痛控制欠佳。一项来自英国的回顾性研究表明,仅48%的癌症患者在临终前接受强阿片类药物治疗,其镇痛治疗平均仅9周。

第一节　癌痛的原因与评估

一、癌痛发生的原因及机制

肿瘤本身可对周围组织或神经产生压迫、浸润及转移引起疼痛。局部组织机械性挤压、缺血、缺氧及炎症等因素可使损伤组织释放某些化学致痛物质如P物质、脑啡肽及前列腺素等介质,激活外周的痛觉感受器,经过兴奋传导过程由外周神经传递到脊髓背角,再通过脊髓丘脑束等上行束传递至高级中枢产生疼痛。肿瘤亦可释放某些化学介质(如细胞因子、蛋白溶解酶等)导致外周感觉神经敏化而产生痛觉过敏。

肿瘤相关的一些治疗也可引起疼痛,如手术引起损伤神经分布区域的烧灼样神经病理性疼痛;化疗引起的神经毒性、骨质疏松、无菌性股骨头坏死等最终可引起全身各部位难以忍受的疼痛;放疗引起的局部组织炎症、水肿、纤维化、坏死、放射部位新生物形成,以及神经损伤等均可引起疼痛。

肿瘤的一些并发症如病理性骨折、空腔脏器穿孔梗阻等也可引起剧烈疼痛。另外,肿瘤患者的一些社会心理因素,如恐惧、焦虑、抑郁、愤怒、孤独等亦会加剧疼痛。

二、癌痛的评估

癌痛的评估是实施癌痛治疗的前提条件，在整个癌痛管理中起着至关重要的作用。目前癌痛的评估主要依据疼痛的评估方法及原则。具体如下。

（一）评估方法

1.数字分级法

指使用《疼痛程度数字评估量表》（图111-1）对患者疼痛程度进行评估。将疼痛程度用0～10个数字依次表示，0表示无疼痛，10表示最剧烈的疼痛。交由患者自己选择一个最能代表自身疼痛程度的数字，或由医护人员询问患者：你的疼痛有多严重？由医护人员依据患者对疼痛的描述选择相应的数。按照疼痛对应的数字将疼痛程度分为：轻度疼痛（1～3），中度疼痛（4～6），重度疼痛（7～10）。

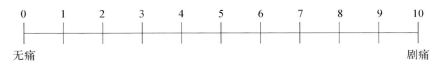

图111-1　疼痛程度数字评估量表

2.主诉疼痛程度分级法

指依据患者对疼痛的主诉，将疼痛程度分为轻度、中度、重度三类。轻度疼痛指有疼痛但可忍受，生活正常，睡眠无干扰；中度疼痛指疼痛明显，不能忍受，要求服用镇痛药物，睡眠受干扰；重度疼痛指疼痛剧烈，不能忍受，需用镇痛药物，睡眠受严重干扰，可伴有自主神经紊乱或被动体位。

3.面部表情评估量表法

指由医护人员根据患者疼痛时的面部表情状态，对照《面部表情疼痛评分量表》（图111-2）进行疼痛评估，适用于表达困难的患者，如儿童、老年人，以及存在语言或文化差异或其他交流障碍的患者。

（二）评估原则

1.常规评估原则

医师应主动询问癌症患者有无疼痛，常规评估疼痛病情，并进行相应的病历记录，其应在患者入

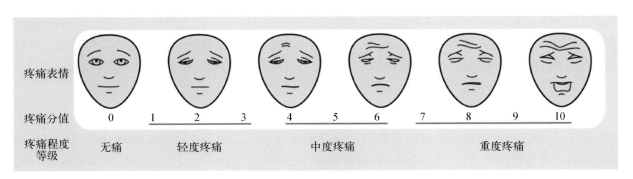

图111-2　面部表情疼痛评分量表

院后 8 h 内完成。对于有疼痛症状的癌症患者,应当将疼痛评估列入护理常规检测和记录的内容。

2. 量化评估原则

指使用疼痛程度评估量表等量化标准来评估患者疼痛主观感受程度,需要患者密切配合。量化评估疼痛时,应当重点评估患者最近 24 h 内最严重和最轻的疼痛程度,以及通常情况的疼痛程度。量化评估应在患者入院 8 h 内完成。癌痛量化评估通常使用数字分级法(numeric rating scale, NRS)、面部表情评估量表法及主诉疼痛程度分级法(verbal pain inventory, BPI)三种方法。

3. 全面评估原则

指对癌症患者疼痛病情及相关病情进行全面评估,包括疼痛病因及类型(躯体性、内脏性或神经病理性),疼痛发作情况(疼痛性质、加重或减轻的因素),止痛治疗情况,重要器官功能情况,心理精神情况,家庭及社会支持情况,以及既往史(如精神病史,药物滥用史)等。应当在患者入院后 24 h 内进行首次全面评估,在治疗过程中,应当在给予止痛治疗 3 天内或达到稳定缓解状态时进行再次全面评估,原则上不少于每个月 2 次。

4. 动态评估原则

指持续、动态评估癌痛患者的疼痛症状变化情况,包括评估疼痛程度、性质变化情况,爆发性疼痛发作情况,疼痛减轻及加重因素,以及止痛治疗的不良反应等。动态评估对于药物止痛治疗剂量滴定尤为重要。在止痛治疗期间,应当记录用药种类及剂量滴定、疼痛程度及病情变化。

三、癌痛的治疗原则

(一)癌痛的三阶梯治疗原则的演变

自 1986 年,WHO 在全世界范围内推荐对癌痛患者使用三阶梯治疗原则,其主要是依据患者的疼痛程度进行药物治疗,非阿片类药物用于轻度癌痛,弱阿片类药物用于中度癌痛,强阿片类药物用于重度癌痛。具体有 5 条基本原则:按阶梯给药;按时用药;尽量口服给药;个体化给药以及注意具体细节。其后有大量的临床研究分析三阶梯治疗的实用性及有效性。然而依据三阶梯治疗原则,仅 70% ~ 80% 的癌痛患者可获得疼痛缓解,近 1/4 的患者疼痛控制欠佳。另外,弱阿片类药物镇痛存在"天花板效应",且容易出现耐药,对中度癌痛的治疗效果也低于吗啡。为进一步改善癌痛患者的疼痛控制情况,提高生活质量。2012 年欧洲姑息治疗学会(European Association for Palliative Care, EAPC)发布的《欧洲癌痛阿片类药物镇痛指南》建议使用低剂量强阿片类药物替代第二阶梯中的可待因或曲马多。同年欧洲临床肿瘤学会(European Society for Medical Oncology, ESMO)发布的《癌症疼痛指南(2012 年版)》建议使用低剂量强阿片类药物联合非阿片类镇痛药作为弱阿片类药物的替代药物。然而完全的癌痛缓解仍难实现,长期服用阿片类药物不良反应多。鉴于新的非药物镇痛措施不断增加,有学者建议在三阶梯治疗的基础上修正为四阶梯治疗。尽管如此,WHO 三阶梯治疗原则目前仍是癌痛治疗的基石。

(二)癌痛的"4A"管理目标

2016 年 NCCN 发布的癌痛指南首次明确强调癌痛管理应达到"4A"目标,即优化镇痛(optimize analgesia)、优化日常生活(optimize activities of daily living)、使药物不良反应最小化(minimize adverse effects)和避免不恰当给药(avoid aberrant drug taking)。

第二节　癌痛的药物治疗

药物治疗仍是控制癌痛的主要措施,其包括阿片类药物、非阿片类镇痛药物以及辅助药物。阿片类药物可用于控制中重度癌痛;非阿片类镇痛药物可用于控制轻度癌痛;辅助药物可用于阿片类药物控制不佳的特殊癌痛,如神经病理性疼痛。临床实施癌痛药物治疗时应权衡个体差异、镇痛效果及药物不良反应等几方面的内容,以期达到最小剂量、最佳效果和最少不良反应的目标。

一、阿片类药物

阿片类药物可以抑制痛觉在中枢神经系统内的传导,提高痛阈,达到镇痛作用,目前仍是中度和重度癌痛治疗的基础用药。阿片类药物可作用于四种受体(μ1～3、δ1～2、κ1～3、ORL～1),其分布于神经轴突的不同水平,从大脑皮质到脊髓,也可分布于某些外周神经,介导痛觉敏化的传入和传出机制。阿片受体也是疼痛的内源性神经调控系统的组成部分,与肾上腺素能系统、血清素系统和GABA能系统有关联。长期使用阿片类药物时,首选口服给药途径,有明确不宜口服指征的患者也可考虑其他给药途径(包括静脉、皮下、直肠及经皮给药等)。阿片类药物的分类见表111–1。

表111–1　阿片类药物的分类

分 类 标 准		代 表 药 物
药物来源	天然阿片生物碱	吗啡
	半合成	羟考酮
	完全人工合成	丁丙诺啡
药物强弱	弱阿片类药物	可待因,曲马多
	强阿片类药物	吗啡,羟考酮,美沙酮,芬太尼,氢吗啡酮
药物与受体结合的动力学	完全激动剂(镇痛无封顶作用)	吗啡,羟考酮,可待因,芬太尼,美沙酮
	部分激动剂(镇痛有封顶作用)	丁丙诺啡,喷他佐辛,布托啡诺,地佐辛
	激动拮抗剂(镇痛有封顶作用)	喷他佐辛,布托啡诺,地佐辛
	完全拮抗剂	纳诺酮

(一)弱阿片类药物

1. 曲马多

曲马多是合成的阿片类药物,对μ受体的亲和力较弱(小于吗啡的1/6 000),对κ受体和σ受体也有亲和力。此外,曲马多还可抑制中枢神经血清素和肾上腺素的再摄取,在外周有微弱的局部麻醉作用。曲马多的效能只有吗啡的1/10～1/5。其代谢产物单氧去甲基曲马多和阿片受体的亲和力比曲马多强,故也可参与镇痛。对于肝肾功能正常患者,曲马多每日最大剂量为400 mg。曲马多对呼吸和

心血管系统无明显影响,可用于心肺功能差的中度癌痛患者。临床使用曲马多时需注意其有增加癫痫发作和5-羟色胺综合征的风险。

2. 可待因

可待因口服易吸收,生物利用度为50%,血浆半衰期为3～4 h。大部分在肝内代谢,约10%脱甲基为吗啡。代谢产物及少量原形(10%)经肾排泄。可待因的药理作用与吗啡相似,但镇痛作用只有吗啡的1/12～1/10,镇咳作用为吗啡的1/4,对呼吸中枢抑制较轻,无明显镇静作用。可用于中等程度的癌痛。无明显便秘、尿潴留及直立性低血压等不良反应,欣快感及成瘾性也低于吗啡。

(二)强阿片类药物

1. 吗啡

吗啡是最常用的强阿片类药物之一,也是晚期癌痛最常选用的镇痛药物之一,其代谢产物吗啡-6-葡糖甘酸(M6G)也具有镇痛作用。吗啡口服易吸收,肝脏首过效应强,口服生物利用度仅25%。吗啡血浆半衰期3 h,健康人M6G的血浆半衰期超过3 h,但在肾功能不全的患者将明显延长。镇痛持续时间为4～6 h。美施康定、美菲康等口服吗啡控释片的作用时间可达12 h。近期一项随机对照研究发现,低剂量吗啡相比弱阿片类药物,镇痛治疗7天后NRS评分下降20%及以上的比例明显增高。这也进一步为低剂量三阶梯强阿片类药物替代二阶梯弱阿片类药物提供了有力证据。

2. 羟考酮

羟考酮是天然阿片类生物碱蒂巴因的半合成纯激动剂,其药效学与吗啡相似。在北美,羟考酮已成为治疗中重度疼痛最常用的阿片类药物。其化学结构仅在3位点的甲基及6位点的氧与吗啡不同,某些药代动力学参数优于吗啡。羟考酮缓释片口服生物利用度为60%～87%,速释片近100%。羟考酮半衰期3～5 h,通过肝脏细胞色素P450代谢。给药24～36 h后,羟考酮达血浆稳态水平。羟考酮的代谢产物主要是去甲羟考酮。两种代谢产物均经肾脏排泄。羟考酮除镇痛之外,还具有抗焦虑、致欣快感、放松感和止咳作用。因有κ受体激动作用,羟考酮还可用于缓解神经病理性疼痛。治疗时10 mg羟考酮与20 mg吗啡口服等效。

3. 芬太尼

芬太尼镇痛强度是吗啡的80～100倍。因其分子量小,脂溶性高,对皮肤刺激小,适用于制成缓释透皮贴剂,因此适用于不能口服的患者。经皮芬太尼贴剂皮肤吸收利用率为92%～94%,初次用药,6～12 h达到血浆峰浓度,12～24 h达到血浆稳态浓度。每隔72 h更换一次贴剂,可维持稳定的血药浓度。芬太尼的释放量与贴剂的药物含量和贴剂的表面积成正比。其临床应用的注意事项详见本节阿片类药物的选择。

4. 舒芬太尼

舒芬太尼的镇痛强度是吗啡的800～1 000倍,芬太尼的8～10倍。其亲脂性及作用时间约为芬太尼的2倍。舒芬太尼在肝内代谢,形成N-去烃基和O-去甲基代谢产物,经肾脏排泄。其中去甲舒芬太尼亦具有镇痛作用,约为舒芬太尼的1/10。舒芬太尼因其起效迅速以及镇痛作用强等特点可用于处理癌痛患者的爆发痛。其也可用于因口服用药困难、效果不佳及出现严重不良反应而使用患者自控镇痛(patient controlled analgesia, PCA)的癌痛患者。其PCA自控镇痛的用量可视情况设置(背景剂量1～16 μg/h),24 h最大剂量384 μg。

（三）阿片类药物的规范化使用

1. 阿片类药物的剂量滴定

阿片类药物镇痛的疗效及安全性存在较大的个体差异,需要通过逐渐调整剂量,以获得最佳的用药剂量,来实现良好的疼痛管理。此过程称为剂量滴定。滴定的目的是确定药物达到治疗窗的负荷剂量和维持剂量,避免过高药物浓度的不良反应和过低浓度的无作用。依据2012年EAPC发布的基于询证医学证据的《欧洲癌痛阿片类药物镇痛指南》,吗啡、羟考酮与氢吗啡酮的短效和长效制剂均可用于滴定。有研究表明,羟考酮缓释片用于滴定的疗效及安全性优于吗啡。具体滴定方案详见图111-3。

2. 阿片类药物的选择

合理选择阿片类药物需要达到有效镇痛、不良反应可耐受、最大限度改善患者功能等标准,其在癌痛的治疗过程中十分关键。具体需依据患者的疾病情况、疼痛程度、疼痛特点、药物特点等综合考虑。

弱阿片类药物可用于中度癌痛。使用曲马多时,宜慎用或避免使用作用于5-羟色胺能神经元或单胺氧化酶抑制剂等药物,防止出现5-羟色胺综合征。

强阿片类药物可用于中重度疼痛。与吗啡相比,羟考酮对κ受体亲和力更强,而κ受体与内脏痛以及神经病理性疼痛相关。吗啡和芬太尼对人体的免疫系统有不同程度的抑制作用,而羟考酮无免疫抑制作用。芬太尼透皮贴使用前,应当先进行短小阿片类药物滴定直至疼痛控制良好,不推荐用于需要频繁调整剂量的不稳定疼痛患者,宜用于阿片耐受患者。NCCN《成人癌痛临床指南(2016年第

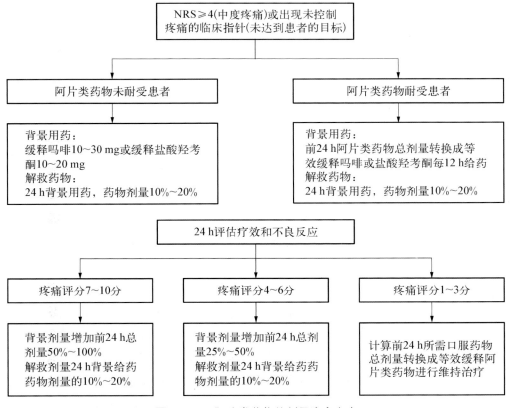

图111-3　阿片类药物的剂量滴定方案

2版)》指出,应避免芬太尼贴剂使用的部位和周边暴露在热源下,因为温度升高使芬太尼释放加速,会导致其吸收过量,出现严重不良反应。另外,芬太尼贴剂不能剪开或刺破。

3. 阿片类药物的维持治疗和停药

对疼痛病情相对稳定的患者,可考虑使用阿片类药物缓释剂作为背景给药,在此基础上备用短效阿片类药物,用于解救治疗。解救剂量为前24 h用药总量的10%～20%。每日短效阿片类解救用药次数大于3次时,应当考虑将前24 h解救用药换算成长效阿片类药物按时给药。如需减少或停用阿片类药物,则采用逐渐减量法,日剂量每日减少10%～25%,同时严密观察阿片类药物减少所致戒断症状。直到日剂量相当于30 mg口服吗啡的药量,继续服用2天后即可停药。

4. 阿片类药物的剂量换算

由于临床个体差异的存在,使用阿片类药物时可能需要进行同一种阿片类药物不同剂型或不同阿片类药物之间的剂量转换,详见表111-2。固定转换比率并非对所有患者均适应,换用另一种阿片类药物时仍需仔细观察病情,并个体化滴定用药剂量。有研究表明,所有非甾体抗炎药的每日最大剂量,可换算成约5～10 mg口服吗啡。

表111-2　阿片类药物的剂量换算

药　物	非胃肠给药	口服	等　效　剂　量
吗啡	10 mg	30 mg	非胃肠道:口服=1:3
可待因	—	200 mg	非胃肠道:口服=1:1.2 吗啡(口服):可待因(口服)=1:6.5
曲马多	—	150 mg	吗啡(口服):曲马多(口服)=1:5
羟考酮	—	15～20 mg	吗啡(口服):羟考酮(口服)=(1.5～2.0):1
芬太尼透皮贴剂	25 μg/h(透皮吸收)	—	芬太尼透皮贴剂 μg/h,每72 h剂量=1/2×口服吗啡mg/d剂量
对乙酰氨基酚*	—	—	对乙酰氨基酚(口服):羟考酮(口服)=200:1

* 含对乙酰氨基酚的复方制剂,如泰勒宁理论上不能直接转换,而是需要重新滴定的。临床上也可参考如下,1片泰勒宁含5 mg盐酸羟考酮+325 mg对乙酰氨基酚,5 mg羟考酮相当于7.5～10.0 mg吗啡,325 mg对乙酰氨基酚约等于3.25 mg吗啡,所以1片泰勒宁约等于10.75～13.25 mg吗啡,约等于6～9 mg羟考酮。

(四)阿片类药物的不良反应及预防处理

阿片类镇痛药治疗癌痛的不良反应主要发生于用药初期及过量用药时,且大多是暂时的及可耐受的反应。阿片类药物的主要不良反应包括:便秘、恶心呕吐、瘙痒、嗜睡和镇静、谵妄、呼吸抑制及认知功能障碍;其他的不良反应还包括尿潴留、成瘾和眩晕等。

1. 便秘

便秘是阿片类药物最常见的不良反应。有对15项随机安慰剂对照试验的荟萃分析发现:服用阿片类药物的患者中,有41%患者出现便秘,32%出现恶心,15%出现呕吐。其发生机制可能与阿片类药物直接兴奋胃肠道平滑肌的阿片受体,以及作用于脑干相关部位的阿片受体通过植物调节产生作用有关。便秘通常出现于用药初期,并持续存在于药物镇痛治疗的全过程。因此,预防和治疗便秘始终是阿片类药物镇痛治疗时不容忽视的问题。患者一旦使用阿片类镇痛药,就应该同时使用预防

便秘的缓泻剂。

（1）预防　① 多饮水和摄取含高纤维的食物，推荐补充膳食纤维；② 根据个体情况适量用番泻叶、多库酯钠及便乃通等缓泻剂和大便软化剂；③ 增加阿片类药物的用量时，适当增加泻药剂量；④ 如条件允许，进行适当的锻炼。

（2）治疗　① 评估便秘的原因及程度，排除肠梗阻的情况；② 适当增加刺激性泻药的用药剂量；③ 严重便秘者可选择其中一种强效泻药（容积性泻药）：硫酸镁（30～60 ml，每日1次）、比沙可啶（2～3片，每日1次）、乳果糖（30～60 ml，每日1次）、山梨醇（30 ml，每12 h 1次），必要时重复用药；④ 对于有发生"迟发性运动障碍"风险的患者，尤其是身体虚弱的老年患者，当阿片类药物引起的便秘治疗效果不佳时，可考虑甲基纳曲酮（0.15 mg/kg，皮下注射，每日不超过1次）等；其他二线药物包括鲁比前列酮和纳洛西酮（FDA批准用于阿片诱发性便秘），以及利那洛肽（FDA批准用于特发性便秘）；⑤ 对于顽固性慢性便秘患者可考虑：阿片类药物转化芬太尼或美沙酮，轴索镇痛，神经毁损术等其他干预措施，以减轻疼痛，缓解便秘，和/或减少阿片类药物的剂量，必要时使用阿片类药物佐剂，减少阿片类药物剂量。

2. 恶心呕吐

恶心呕吐的发生率约30%，通常发生于用药初期，在4～7天内症状多可缓解，随着用药时间的延长可逐渐耐受。等效剂量阿片类药物（吗啡、芬太尼、舒芬太尼、哌替啶）导致恶心呕吐的发生率相似，呈剂量依赖性。患者是否出现恶心呕吐不良反应及其严重程度有较大的个体差异。既往化疗过程中恶心呕吐反应严重的患者，初用阿片类药物容易产生恶心呕吐。患者出现恶心呕吐时，在排除其他原因，如便秘、脑转移、化疗、放疗、高钙血症等情况后，应给予积极的治疗。

（1）预防　① 确保患者的胃肠功能运动正常；② 对于既往有阿片类药物诱导恶心呕吐病史的患者，预防性给予止吐药物；③ 初用阿片类药物的第1周内，最好同时给予甲氧氯普胺等止吐药预防，若恶心症状消失则可停用止吐药；④ 避免便秘的发生可能会减少难治性恶心呕吐的发生。

（2）治疗　① 排除恶心的其他原因（如中枢神经系统病变、放疗、化疗、高钙血症等）；② 根据需要每6 h考虑给予丙氯拉嗪（10 mg，口服），或甲氧氯普胺（10～15 mg，口服，每日4次），或氟哌啶醇（按需每6～8 h，0.5～1 mg，口服）；③ 可考虑5-羟色胺受体拮抗剂作为替代，因其中枢神经系统不良反应的风险较低，但此类药物可引起便秘，务必谨慎使用；④ 对患有肠梗阻的患者，考虑口服奥氮平，每日2.5～5 mg；⑤ 若按需给药方案恶心无好转，则应按时给止吐药，1周后改为按需给药。恶心呕吐持续1周以上者，需减少阿片类药物用药剂量或换用药物，也可以改变用药途径。

3. 瘙痒

瘙痒的发生率低于1%。皮肤干燥的老年患者、晚期癌症、黄疸及伴有糖尿病的患者，使用阿片类镇痛药容易出现皮肤瘙痒。

（1）预防　加强皮肤护理，避免搔抓、摩擦、强刺激性外用药、强碱性肥皂等加重瘙痒的不良刺激，宜选择质地松软的棉制品贴身内衣。

（2）治疗　① 如果出现瘙痒症状，首先评估瘙痒产生的原因（是否为其他药物引起等）；② 如果瘙痒持续存在，考虑在镇痛方案中增加小剂量混合激动-拮抗剂纳布啡（0.5～1 mg，按需每6 h静脉给药）、持续滴注纳洛酮［0.25 μg（kg·h），最大可调至1 μg/（kg·h）］、苯海拉明（25～50 mg，静脉给

药或口服,每6小时1次),或异丙嗪(12.5～25 mg,口服,每6 h 1次),或羟嗪。

4. 谵妄

谵妄是一种急性精神错乱状态,通常发生在终末期肿瘤患者。肾功能不全、长期接受大剂量阿片类药物治疗、已经存在一定程度认知功能障碍等是发生谵妄的危险因素。临床应注意鉴别其他原因所致的精神错乱,如感染、中枢神经系统、高钙血症等。治疗方法有:合用辅助性药物以减少阿片类药物用药剂量;可给予氟哌啶醇(0.5～2 mg,口服,每4～6 h 1次)、奥氮平(2.5～5 mg,每6～8 h口服或舌下含服)或利培酮(0.25～0.5 mg,每日1～2次)。

5. 呼吸抑制

呼吸抑制是最严重的不良反应,常见于使用阿片类药物过量及合并使用其他镇静药物的患者。然而,在慢性癌痛患者使用缓释剂呼吸抑制的发生率远低于急性疼痛注射给药的患者。

(1)预防 保持气道通畅,从小剂量滴定给药,逐渐加大到有效止痛剂量。

(2)治疗 予以对症支持治疗。必要时使用阿片受体拮抗剂:用9 ml生理盐水稀释1安瓿纳洛酮(0.4 mg/1 ml),稀释后总体积为10 ml,每30～60 s给药1～2 ml(0.04～0.08 mg),直到症状改善,必要时每2 min增加0.1 mg。如果10 min内无效且纳洛酮总量达到1 mg,考虑其他导致神志改变的原因。如需解救半衰期长的阿片类药物如美沙酮导致的呼吸抑制或持续的阿片类药物镇静,考虑纳洛酮输注。输液速度根据病情决定,严密监测,直到患者恢复自主呼吸。解救治疗应考虑到阿片类控释片可在体内持续释放的问题。

6. 嗜睡和镇静

阿片类药物在镇痛剂量下,可以产生不同程度的镇静作用。患者出现嗜睡及过度镇静时,应注意排除引起嗜睡及意识障碍的其他原因,如使用其他中枢镇静药、高钙血症等。少数患者在用药初期,疼痛得到缓解后可能出现嗜睡,数日后症状可自行消失,这种与疼痛控制相关的嗜睡,一般无须处理。若患者出现显著的过度镇静症状,则需减低阿片类药物用药剂量,待症状减轻后再逐渐调整剂量至满意镇痛。少数情况下,患者的过度镇静症状呈现持续加重的状态,此时应高度警惕药物过量中毒及呼吸抑制等严重不良反应。

(1)预防 初次使用阿片类药物时剂量不宜过高,减少每次给药剂量、增加给药频率,以降低阿片类药物峰浓度。老年人尤其应注意谨慎滴定用药剂量。

(2)治疗 减少阿片类药物用药剂量,或减低分次用药量而增加用药次数,或换用其他镇痛药物,或改变用药途径。使用咖啡因,每6 h口服100～200 mg;哌甲酯,每次5～10 mg,每日1～3次;右旋安非他明,5～10 mg口服每日1～3次;或莫达非尼每日100～200 mg。

7. 尿潴留

发生机制可能与阿片类药物作用于脊髓和膀胱的阿片受体,导致尿道括约肌痉挛有关。尿潴留发生率低于5%。某些因素可能增加发生尿潴留的危险性,如同时使用镇静剂、腰麻术后、合并前列腺增生等。腰椎麻醉术后,使用阿片类药物发生尿潴留的危险率可能增加至30%。在同时使用镇静剂的患者中,尿潴留发生率可高达20%。

(1)预防 避免同时使用镇静剂,加强运动量,避免膀胱过度充盈。

(2)治疗 诱导自行排尿可以采取流水诱导法或热水冲会阴部法和/或膀胱区按摩法。若诱导排尿失败,可考虑导尿。对难以缓解的持续尿潴留患者考虑换用镇痛药物。

8. 成瘾

长期用阿片类镇痛药治疗，尤其是口服按时给药，发生成瘾的危险性极小。美国的药物滥用警告网络（drug abuse warning network, DAWN）调查分析了1990—1996年全美阿片类镇痛药医疗应用与药物滥用情况。该调查的滥用药物包括：阿片类镇痛药物；非阿片类镇痛药物；酒精类药物；非法药物（海洛因等）；镇静催眠药及其他。结果显示，疼痛治疗工作的开展使阿片类镇痛药物的医疗用药出现明显增加的趋势，然而阿片类的滥用人数却呈下降趋势。由此可见，阿片类镇痛药物医疗用药并未增加阿片类药物滥用的危险。

9. 眩晕

眩晕主要发生在阿片类药物治疗的初期。晚期癌症、老年人、体质虚弱、合并贫血等患者，用阿片类药时容易发生眩晕。发生率约6%。

（1）预防　避免初次使用阿片类药物时剂量过高。

（2）治疗　轻度眩晕可能在使用阿片类药数日后自行缓解。中重度眩晕则需要酌情减低阿片类药物的用药剂量。严重者可以酌情考虑选择抗组胺类药物、抗胆碱能类药物或催眠镇静类药物，以减轻眩晕症状。如苯海拉明25 mg口服或美克洛嗪25 mg口服。

二、非阿片类药物

依据WHO三阶梯治疗原则，非阿片类药物用于第一阶梯的癌痛治疗。当使用阿片类药物控制癌痛时，非阿片类药物可作为辅助药物继续使用。其目的是更好的控制疼痛、减少阿片类药物的用量及不良反应。

（一）非甾体抗炎药

非甾体抗炎药（nonsteriodal anti-inflammatory drugs, NSAIDs）通过抑制中枢和外周环氧酶（cyclooxygenase, COX），减少花生四烯酸生成前列腺素而产生中等程度的镇痛作用。环氧酶有两种同工酶，COX-1是结构酶，在血小板聚集、止血和胃黏膜保护中起重要作用。COX-2是诱导酶，具有引发疼痛（炎症反应时增加20～80倍）、发热和致癌的作用（促进肿瘤细胞迁徙、血管生成和转移）。NSAIDs可降低外周伤害性感受器的激活和敏化，减轻炎症反应，可减少30%～40%的阿片类药物用量。其对伴有炎性反应的疼痛（包括肿瘤、皮肤转移结节或浸润）以及骨和软组织疼痛的治疗效果肯定。NSAIDs是WHO三阶梯止痛原则中第一阶梯的主要药物，用于轻度癌痛患者。也可作为中重度癌痛患者的辅助用药。在癌痛患者中使用无过度镇静和呼吸抑制的出现，无依赖性及成瘾性。

非选择性NSAIDs对COX-1和COX-2均有抑制作用，常用药物的半衰期及用量见表111-3。其中氟比洛芬酯是布洛芬的前体药物，目前广泛应用于临床。氟比洛芬酯具有靶向镇痛作用，其脂微球载体可使药物聚集在手术切口及炎症部位。氟比洛芬酯从脂微球中释放出来，在羧基酯酶作用下迅速水解为氟比洛芬，通过氟比洛芬抑制前列腺素的合成而发挥镇痛作用。有研究表明，氟比洛芬酯可缓解难治性癌痛患者的疼痛，对癌痛患者的爆发痛同样有镇痛效果。对于不宜口服或静脉应用非选择性NSAIDS的癌痛患者可选用氟比洛芬凝胶贴膏。

选择性NSAIDs可对COX-2有选择性抑制作用，常用药物的半衰期及用量见表111-3。其中塞来

昔布分布容积较大（400 L/200 mg），组织渗透能力强，由细胞色素 P450 2C9/3A4 系统降解，代谢产物无生物活性，每日最大剂量 400 mg。帕瑞昔布是一种前体药物，静脉给予 40 mg 帕瑞昔布的镇痛起效时间为14 min，达峰时间 2 h，持续 5～22 h，其每日最大剂量为 80 mg。帕瑞昔布在肝脏内迅速水解成伐地考昔。

表 111-3　常用的非甾体抗炎药

药　物	半衰期（h）	常　用　剂　量
布洛芬	3～4	200～300 mg，每日 2 次
氟比洛芬酯	3～6	50～100 mg，每日 2 次
萘普生	12～14	250 mg，每日 2 次
双氯芬酸钠美	1～2	75 mg，每日 2～3 次
美洛昔康	20	7.5～15 mg，每日 1 次
塞来昔布	8～12	100～200 mg，每日 1～2 次
帕瑞昔布	8	20～40 mg，每日 2 次
对乙酰氨基酚	2～3	250～500 mg，每日 2～3 次

（二）对乙酰氨基酚

对乙酰氨基酚的主要镇痛机制可能是通过调节血清素系统，使中枢神经系统内的去甲肾上腺素和外周的 β-内啡肽增加。尽管其机制目前仍不完全清楚，但有证据表明，在推荐剂量下，对乙酰氨基酚可作用于中枢神经系统，抑制前列腺素的合成，而其抗血小板和抗炎的作用非常弱。对乙酰氨基酚能增强非甾体抗炎药和阿片类药物的镇痛作用。对乙酰氨基酚的每日最大剂量为 2 g。

对乙酰氨基酚也是 WHO 三阶梯止痛原则中第一阶梯的主要药物，用于轻度癌痛患者，效果确切，但与强阿片类药物联合使用的证据较弱。有系统综述对 5 项随机对照研究，涉及 200 名癌痛患者的分析表明，使用阿片类药物时加用对乙酰氨基酚无明显获益。一项系统性评价表明，对乙酰氨基酚和其他 NSAIDs（双氯芬酸、布洛芬、酮洛芬、酮咯酸、替诺昔康、罗非昔布和阿司匹林）联合使用有协同镇痛作用。

（三）复方镇痛药物

复方镇痛药物采用不同作用机制的同类药物组成复方制剂，可增加药物的协同作用，降低药物的毒性。目前癌痛处理的复方制剂主要由 NSAIDs/ 对乙酰氨基酚联合阿片类药物组成。氨酚羟考酮是由 5 mg 羟考酮 +325 mg 对乙酰氨基酚组成，建议每日剂量不超过 4 片，持续使用时间不超过 10 天；氨酚双氢可待因片由 100 mg 酒石酸双氢可待因 +500 mg 对乙酰氨基酚组成，每日剂量不超过 4 片，持续使用不超过 10 天；氨酚待因片由 15 mg 双氯芬酸钠 + 磷酸可待因 25 mg 组成，每日剂量不超过 6 片，持续使用时间不超过 7 天。

（四）非阿片类药物的不良反应及预防处理

1. 非甾体抗炎药的不良反应

（1）胃肠道反应　是非选择性 NSAIDs 最常见的不良反应，可表现为上腹部不适、恶心、呕吐，严

重时可引起胃溃疡及无痛性胃出血。与药物直接刺激局部胃黏膜和抑制胃壁组织COX-1生成前列腺素有关,胃壁前列腺素对胃黏膜有保护作用。该药物宜饭后服药,同时多饮水,不宜同时饮酒或含有酒精的饮料。如出现胃肠道反应,可予以对症处理。

（2）肾脏损害　大部分NSAIDs具有肾毒性,尤其是对于老年患者,伴有心、肝、肾功能损害的患者,即便用药前肾功能正常,也可引起水肿、多尿等肾小管功能受损症状。其可能由于存在隐性肾损害或肾小球灌注不足,加之NSAIDs抑制前列腺素生成,取消了前列腺素的代偿机制有关。严重可引起间质性肾炎、肾病综合征,甚至肾功能衰竭。用药期间需定期监测肾功能,及时停药。对于存在肾脏危险因素的患者,宜避免使用此类药物。

（3）心血管不良反应　尤其是选择性COX-2抑制剂,会增加心血管不良事件的风险,如心肌梗死、肺梗死,增加冠脉搭桥手术患者的死亡率。各种NSAIDs引发心肌梗死的风险不同。双氯芬酸和罗非昔布可致心血管风险增加,罗非昔布有明显的量效关系。布洛芬的心血管风险轻度增加。在未使用阿司匹林、无明显心血管疾病患者中,萘普生的心血管风险较其他NSAIDs轻度降低。

（4）血液系统损害　目前临床应用的NSAIDs均可抑制血小板聚集,使出血时间延长,抑制粒细胞再生,导致再生障碍性贫血。阿司匹林能不可逆抑制COX,对血小板合成血栓素A_2有强大而持久的抑制作用。大剂量阿司匹林可抑制凝血酶原的形成,引起凝血障碍,加重出血倾向,维生素K可以预防。

（5）其他不良反应　NSAIDs还可引起头痛、头晕、嗜睡、耳鸣及视力减退等,与药物的剂量有关。少数患者可出现荨麻疹、血管神经性水肿和过敏性休克等。某些哮喘患者服用NSAIDs后可诱发哮喘,称为"阿司匹林哮喘",与前列腺素合成受阻有关。肾上腺素治疗"阿司匹林哮喘"无效,可用抗组胺药和糖皮质激素治疗。

2. 对乙酰氨基酚的不良反应

（1）胃肠道反应　对乙酰氨基酚的胃肠道不良反应较少,偶可引起呕心、呕吐、腹痛等不适,短期服用很少引起胃肠道出血。

（2）肝脏毒性　肝损害至肝衰竭是该药最主要的不良反应。对乙酰氨基酚每日常用剂量应小于2 g,若每日大于4 g可致肝损害,大于10 g可致死亡。长期服用亦可引起肝脏损害、淤胆型肝炎,严重者可致肝昏迷甚至死亡。

（3）呼吸系统　对乙酰氨基酚会加重阿司匹林过敏患者的支气管痉挛,严重中毒时可抑制呼吸中枢。

（4）肾脏毒性　对乙酰氨基酚过量或长期服用也可引起肾小管坏死、肾功能衰竭。

（5）血液系统　可诱发血小板减少。

（6）过敏反应　少数患者口服对乙酰氨基酚可致过敏性休克。

三、辅助镇痛药物

大多辅助镇痛药物本身不具有镇痛作用,但与阿片类药物联合使用,可提高其镇痛效果,减少其用量,从而也可减轻其不良反应。对于常规镇痛药不能控制的难治性疼痛,如神经病理性疼痛,辅助镇痛药物显得尤为重要。

（一）三环类抗抑郁药

以阿米替林为代表的三环类抗抑郁药的药理作用非常复杂，主要通过抑制中枢神经系统内神经末梢对去甲肾上腺素（NA）和 5-羟色胺（5-HT）的重吸收，使这些神经递质的含量增加，脑干（5-HT介导）和中脑（NA介导）的下行抑制途径作用增强，起到抑制痛觉传导、缓解疼痛的目的。对于阿片类药物控制不佳的神经病理性疼痛，往往需加用抗抑郁药，其可从每日 10～25 mg 开始使用，视情况每隔 3～7 天增加 10～25 mg，每日最大剂量 150 mg。

（二）抗癫痫药

加巴喷丁和普瑞巴林是目前临床上广泛应用于治疗神经病理性疼痛的抗癫痫药物。加巴喷丁可通过作用于外周及中枢神经系统的钙离子通道，调节神经递质的释放，降低神经细胞的兴奋性，起到抗癫痫、镇痛、镇静的作用。加巴喷丁可用于中重度的癌性神经病理性疼痛，每日服用 2～3 次，总量 1 200～3 600 mg，其半衰期为 5～7 h。也有研究表明每日 300 mg 的加巴喷丁即可有镇痛作用，临床应用时可每 300 mg 逐渐递增，直至疼痛缓解或出现不能耐受的不良反应。普瑞巴林的作用机制与加巴喷丁相似，也可与钙离子通道结合，减少钙离子内流，同时还可影响 GABA 能神经递质，起到抗癫痫、镇痛及抗焦虑的作用。普瑞巴林与钙离子结合的能力比加巴喷丁更强，因而效能更高，临床使用剂量更小。一般推荐普瑞巴林从每日 150 mg 开始使用，依据患者的个体情况，间隔 3～7 天增加到每日 300 mg，其每日最大剂量为 600 mg。

（三）皮质类固醇激素

皮质类固醇激素本身无镇痛作用，但因有抗炎作用，可作为辅助镇痛药物用于癌痛患者的各个阶段。对于肿瘤患者，皮质激素可以减轻肿瘤周围的水肿，随着肿块的缩小，对周围组织尤其是神经组织的压迫也减轻，从而达到镇痛的目的。常用的皮质类固醇激素有：地塞米松、甲强龙、倍他米松、波尼松龙以及泼尼松。地塞米松因盐皮质激素作用较弱而不易引起水钠潴留，故临床上使用更为广泛。皮质激素可用于：① 脑部原发或继发性肿瘤所致的颅内高压引起的头痛；② 神经受压迫引起的疼痛，常与阿片类药物和抗抑郁药联合应用于神经痛；③ 恶性肿瘤引起的骨痛。晚期癌症患者，因病灶广泛，皮质激素以静脉或口服全身给药方式为主。尽管皮质类固醇激素广泛用于临床癌痛的管理，但目前循证医学证据仍有所欠缺。

（四）N-甲基-D-天冬氨酸受体拮抗剂

临床上，以氯胺酮为代表的 N-甲基-D-天冬氨酸（N-Methyl D-Aspartate, NMDA）受体拮抗剂目前广泛用于慢性癌痛管理，尤其是阿片类药物以及阿片类药物联合其他辅助药物控制不佳的难治性癌痛患者。氯胺酮为 NMDA 受体的非竞争性拮抗剂，可干扰胆碱能神经递质的传递，还可抑制去甲肾上腺素及 5-羟色胺的重吸收。目前氯胺酮用于癌痛管理的循证医学证据主要来源一些个案报道以及非对照研究。另有一项针对 185 名难治性癌痛患者的随机对照研究表明，氯胺酮组相比安慰剂组无明显获益，且氯胺酮组有更多的药物不良反应出现，但该研究未将患者区分为伤害感受性疼痛和神经病理性疼痛。氯胺酮如何用于癌痛患者以及用于何种癌痛患者仍需进一步研究。

硫酸镁因其镁离子具有NMDA受体拮抗作用亦可癌痛患者。有研究表明，500 mg或1 g硫酸镁单次静脉注射即可部分缓解强阿片类药物治疗无效的癌症引起的神经病理性疼痛，且安全、经济。另有综述表明，镁联合钙可用来预防化疗引起的周围神经病变（chemotherapy-induced peripheral neuropathy, CIPN）。

（五）辅助镇痛药物的不良反应及预防处理

1. 三环类抗抑郁药的不良反应

（1）抗胆碱作用　是最常见也是最令人不能忍受的不良反应，表现为口干、黏膜干燥，视力模糊，眼压增高，尿潴留，便秘。长期使用后抗胆碱作用可出现耐受，因此从小剂量开始、逐渐增加剂量可以减轻此不良反应。

（2）中枢镇静作用　主要表现为嗜睡，严重的可出现意识混乱、躁动、噩梦、失眠，镇静作用主要由于药物阻断中枢H1-组胺受体。

（3）心血管作用　此类药物有潜在的心肌毒性作用，使用时应引起注意，尤其用于50岁以上、有心肌缺血可能的患者。主要表现为T波异常、传导阻滞、各种心律失常、晕厥和体位性低血压。

（4）血液系统改变　引起白血病等血液系统恶病质较少见，但可致命。

（5）肝脏毒性　可出现肝脏转氨酶升高、黄疸和肝炎，停药可使症状缓解。

2. 抗癫痫药的不良反应

（1）消化系统　可表现为呕心呕吐、消化不良，甚至可引起严重肝功能异常、慢性胰腺炎、胃出血等。饭后服用可减少胃肠道不良反应。

（2）中枢神经系统　可表现为头晕、头痛、乏力、注意力不集中等，症状一般明显，多为一过性，随着服药时间延长或减量后症状多可缓解。严重的不良反应有共济失调、精神障碍、视力减弱、神经功能异常等。

（3）血液系统　如再生障碍性贫血、血小板减少、全血细胞减少、白细胞减少等。较少见的有早幼粒细胞白血病、急性骨髓造血停止、骨髓纤维化等，严重者可致死。

（4）心血管系统　可表现为心律失常，如窦性心动过缓、窦性停搏、频发室性期前收缩、阿斯综合征等。严重心律失常可致心排血量减少而导致脑供血不足。

3. 皮质类固醇激素的不良反应

（1）糖及蛋白质代谢紊乱　短期使用皮质类固醇激素一般无明显不良反应，长期使用可引起各种不良反应如：满月脸、水牛背、皮肤变薄、多毛、压疮、肌肉萎缩、高血压、高血脂、糖尿病、体重增加等。

（2）水电解质紊乱　水钠潴留、低血钾。

（3）骨质疏松　甚至股骨头坏死。

（4）免疫抑制　诱发或增加感染，伤口愈合延迟。

（5）消化系统　诱发或加剧胃及十二指肠溃疡的发生。

（6）中枢神经系统　诱发癫痫或精神病发作等。

（7）撤药综合征　长期使用皮质类固醇激素，机体皮质激素水平高于正常生理剂量，下丘脑-垂体-肾上腺轴通过负反馈调节作用，使肾上腺分泌减少，快速减量或突然停药可能会使原有疾病复发或出现严重的应激，发生肾上腺危险，故应逐渐减量停药。

4. 氯胺酮的不良反应

（1）急性精神不良反应　主要表现为梦幻、躁动、抽搐、惊厥以及癫痫样发作。主要由于氯胺酮可阻断痛觉传导，同时又能兴奋脑干及边缘系统，引起意识模糊所致，此状态也称为氯胺酮的分离麻醉作用。可给予氟哌啶醇、阿米替林等镇静催眠、抗焦虑、抗抑郁等药物对症治疗。

（2）成瘾性　氯胺酮作为致幻剂时又称为K粉。其成瘾性具体机制尚不清楚，可能与氯胺酮参与了NMDA受体介导的多种奖赏效应有关。

（3）呼吸系统　大剂量使用氯胺酮可引起呼吸抑制、呼吸暂停。氯胺酮不能抑制咽喉反射，并使唾液和支气管分泌增多，可引起喉痉挛。轻度喉痉挛常在解除刺激后缓解，中度喉痉挛需加压给氧，严重喉痉挛需给予肌松药物紧急气管插管抢救。

（4）循环系统　氯胺酮可使血压上升、心率增快，可出现室性期前收缩，甚至心搏骤停。氯胺酮既能兴奋交感中枢，又使外周交感神经活动增强，同时氯胺酮也可直接抑制心肌，呈现负性变时变力作用。利多卡因能有效地组织氯胺酮所致的心率增快，从而降低心肌和全身耗氧量。

（5）消化系统　主要表现为恶心、呕吐、腹胀、胃扩张、胃出血等。可对症处理。

（6）过敏反应　表现为急性荨麻疹、眼结膜水肿、喉水肿、过敏性休克等。常伴有呼吸道分泌物增多、咳嗽、呼吸急促。必要时可给予肾上腺糖皮质激素、面罩吸氧、抗休克等对症处理。

第三节　癌痛的非药物治疗

WHO推广的三阶梯药物止痛治疗除作为主要的镇痛手段之外，临床上还需要联合或单独使用一些非药物治疗手段来达到有效止痛，在全面准确的评估下，重视多学科协作和完善会诊机制，提升患者的总体舒适度。

一、介入治疗

随着多模式镇痛理念的深入人心，介入治疗已成为癌痛处理的重要措施之一，尤其是对于规范的药物治疗无效的难治性癌痛以及药物治疗出现不能忍受的并发症患者。有证据表明早期实施更高端的介入技术是有利的，一方面有利于更好的控制癌痛，提高患者的生活质量，另一方面可降低了阿片类药物的用量和阿片类药物不良反应的风险。鉴于介入治疗可能带来一些操作相关的并发症，介入治疗前应当综合评估患者的预期生存时间、体能状况以及潜在获益和风险等。

介入治疗的方式多样，如：椎管内镇痛、神经阻滞、神经松解术、经皮椎体成形术、神经损毁治疗、神经刺激疗法、射频消融术等。

（一）椎管内镇痛

椎管内镇痛可通过经皮穿刺或植入导管的方式向硬膜外腔或鞘内注入局麻药物和/或阿片类药物来达到镇痛目的。椎管内镇痛效果确切，2012年已被ESMO写入癌痛管理的临床指南。鞘内注射因其具有局麻药物用量少、毒性反应发生率低等优点，临床应用更为广泛。也有研究建议对于预期生

存期小于3个月的难治性癌痛患者实施硬膜外镇痛；对于预期生存期大于3个月或硬膜外阻滞失败的癌痛患者进行鞘内阻滞。椎管内镇痛的实施需专业的临床医师、相关的护理团队以及一些必要的设备。对于有全身或穿刺部位局部感染、颅内高压、出血倾向、使用抗凝剂的患者不宜实施。

（二）区域神经阻滞治疗

随着超声技术的日益普及，区域神经阻滞也逐渐成为癌痛治疗的主要手段之一。应用局麻药进行区域神经阻滞，不仅可缓解癌痛，还可阻滞癌痛患者围术期的神经内分泌和应激反应，抑制炎症反应，减少阿片类药物的使用，从而改善肿瘤患者的结局。目前常用于癌痛及姑息治疗的区域神经阻滞技术有：肋间神经阻滞、椎旁神经阻滞、胸壁神经阻滞、腹横平面阻滞、臂丛神经阻滞、股神经阻滞以及坐骨神经阻滞等。对于难治性癌痛患者，可采取连续区域神经阻滞，局麻药物一般选用布比卡因或罗哌卡因。其失败率报道不一，在1%～50%。

（三）神经毁损治疗

神经毁损治疗指用化学药物（如乙醇、苯酚）、热或低温等各种方法破坏神经传导通路从而达到镇痛的目的。其具体包括扣带回切开术、丘脑切开术、脊髓切开术、脊髓前侧柱切断术、交感神经切除术等。各种神经毁损技术可获得3～6个月的癌痛缓解，但可能有组织损伤、神经支配区域运动功能减弱以及出现神经病理性疼痛等不良反应。考虑到其不良反应以及其他非损伤性治疗，神经毁损技术常作为癌痛患者的最后选择。

（四）脊髓电刺激治疗

脊髓电刺激（spinal cord stimulation, SCS）是让患者取侧卧位，用Tuohy针进行硬膜外穿刺，借助X线透视将临时电极放置于后硬膜外间隙，使其尖端达所需水平（手受累达C_4，足受累达T_{12}），外接刺激器，进行5～7天实验性治疗，评分下降50%以上认定为有效，然后植入永久电极。需用抗生素预防感染。研究表明，对于其他常规治疗无效的疼痛，SCS可明显降低疼痛程度，但缺点是危险性高，须经过仔细筛选患者和成功的实验性治疗，且成本高，费用昂贵，仅限于常规治疗无效的严重癌痛患者。

二、物理治疗

（一）放疗

放疗是治疗恶性肿瘤的重要手段之一，在有效控制癌痛改善生活质量方面起到积极作用。主要通过以下两个方面控制癌痛：一是对肿瘤的治疗以根治为目的，使疼痛得到缓解；二是以控制疼痛为目的的姑息治疗，旨在缓解疼痛，但放疗也会损伤机体正常细胞，产生不良反应，如放疗后可出现放射性口腔炎、肺炎、膀胱炎、腹痛腹泻或者便秘等。

（二）热疗

即利用物理的方法将组织加热到能杀灭肿瘤细胞的温度（42.5～43.5℃）持续60～120 min，达到破坏肿瘤细胞又不损伤正常组织的一种方法。与放、化疗合用可增强治疗效果。

（三）冷疗

通过低温减慢细胞代谢,降低神经兴奋性,从而起到镇痛解痉的作用。有固、液或气体三种形式。主要用于外伤、手术引起的急性疼痛、肌痉挛、头痛、肌筋膜疼痛综合征等。冷疗的不良反应主要为感觉过敏,Raynaud病和外周血管病变为冷疗的禁忌,对冷刺激反应过度或局部感觉障碍者不宜使用冷疗,在进行局部治疗时,要对非治疗部位应予遮盖加以保护。

（四）中医疗法

中医认为,癌性病痛的原因是"不通则痛",因此,通过采取调和气血以通止痛的方法来减轻癌痛。临床上常用的有针灸、拔管、刮痧等。针灸多选用合谷、足三里等穴,以通达阳明之气,三阴交血海可以通经止痛,调血活血。徐进华等电针合谷、内关、血海、足三里、三阴交穴,配合三阶梯止痛疗法,治疗中晚期癌性疼痛15例,总有效率为92.86%。推拿、按摩等,可通过调节机体兴奋性、增强人体抗病能力、使体内的内啡肽浓度升高、增强人体的心肺功能;应根据患者的体力、所承受的疼痛类型及其身体虚弱状态来选择按摩手法及轻重程度。

三、心理治疗

心理治疗适用于年老体弱的癌痛患者、镇痛药物不良反应严重的患者、严重的癌性疼痛患者,可以改善其不良情绪,积极应对癌痛、积极寻求社会支持、增进食欲、减轻疼痛和治疗的不良反应,良好的心理治疗技术如松弛训练、催眠治疗、音乐治疗等能不同程度地缓解患者疼痛,如能与正规的疼痛治疗同时进行效果会更好。美国国立综合癌症治疗网(NCCN)公布的癌症疼痛治疗指南强调了对患者及其家庭的教育的重要性以及必须提供社会心理支持,满足患者对舒适度和功能需求的期望目标,加入精神关怀,更多地注重患者生活质量的改善。2016年,NCCN修订,强调更加关注认知行为的治疗,改善生活质量,考虑推荐认知行为治疗专家参与疼痛管理;强调心理干预治疗方式更加具体化,提出指导治疗及调节运动的"正念减压"作用。

四、癌痛非药物治疗的并发症及防治

（一）介入治疗并发症和不良反应

1. 椎管内镇痛不良反应和并发症

（1）低血压和心动过缓 术前纠正低血容量状态、适当扩容,避免阻滞平面过高可预防低血压和心动过缓的发生。一般的治疗措施包括吸氧、加快输液速度等;对于中重度或进展迅速的低血压,静脉注射麻黄碱;心动过缓的患者给予阿托品;一旦发生心搏骤停,需立即行心肺复苏治疗。

（2）呼吸抑制 选择适当的局部麻醉药,避免阻滞平面过高;对于辅助应用了其他的镇痛药及镇静药物的患者,严密监测呼吸功能。当出现呼吸抑制时,应早期诊断,及时治疗,膈肌尚未被阻滞时,可给予吸氧;出现呼吸困难伴有低氧血症时,采取面罩辅助通气,必要时建立人工气道,进行机械通气。

（3）感染　硬膜外间隙及蛛网膜下隙感染是最严重的并发症。病原菌以金黄色葡萄球菌为最多见。多因操作不当，穿刺针经过感染组织或身体其他部位有急性或亚急性感染灶经血行感染引起。一旦发生，应根据感染菌的类型，给予抗生素治疗。

（4）恶心呕吐　是椎管内阻滞常见的并发症，女性多于男性。出现恶心呕吐时，应立即给予吸氧，嘱患者头转向一侧，防止误吸的发生；仔细查找恶心呕吐的病因，依据病因，给予相应的对症支持处理。

（5）出血和血肿　硬膜外间隙有丰富的静脉丛，在椎管内穿刺过程中，可发生穿刺针刺破硬脊膜外腔导致出血。对于凝血功能正常的患者，出血极少导致严重后果（硬膜外血肿），但对于出血不止且有凝血功能异常或应用抗凝药物治疗的患者，是发生硬膜外血肿的危险因素。预防和处理出血和血肿的措施包括：避免反复在同一部位进行穿刺，穿刺及置管动作轻柔；对于凝血功能有异常或接受抗凝药物治疗的患者，尽量避免行椎管内镇痛治疗；对怀疑有硬膜外血肿产生的患者，应尽快行影像学检查予以确诊，并迅速做出处理，避免脊髓不可逆损害。

（6）尿潴留　可能由于腰骶水平支配膀胱的交感神经和副交感神经麻痹所致，也可因应用阿片类药物或患者不习惯卧位排尿所引起。在进行椎管内镇痛治疗时，应监测膀胱充盈情况。如果患者在术后 6～8 h 不能排尿或超声检查排尿后残余尿量大于 400 ml，提示尿潴留发生，需放置导尿管至椎管内镇痛的作用消失。

（7）脊神经根或脊髓损伤　神经根痛通常在损伤后的 3 天内最为剧烈，然后逐渐减轻，多数患者在 2 周内疼痛缓解或消失。出现此种情况应采取对症治疗，预后较为良好。脊髓损伤后果严重，强调预防为主。在进行 L_2 以上穿刺时，应注意动作轻柔，遇异感或疼痛时，应立即撤回穿刺针或拔出导管，切忌注入麻醉药或插管，防止扩大损伤范围。

（8）导管折断或打结　发生的原因包括导管被穿刺针切断、导管质量较差和导管拔出困难。因此，在遇导管尖端越过穿刺针斜面后不能继续进入时，如需拔出时应连同穿刺针一并退出，防止导管被穿刺针斜面切断；采用一次性质地良好的导管在遇导管拔出困难时，应使患者保持穿刺相同的体位，切忌强行拔出；如果导管断端位于硬膜外腔或深部组织内，X 线平片难以区分，常导致手术方法取出困难，而残留导管一般不会引起并发症，所以最好向患者说明，让其放心，同时密切观察。

2. 区域神经阻滞并发症

如毒性反应、穿刺针或导管折断、疼痛、瘀斑和血肿形成、神经损伤、感染、气胸或血气胸等。术前充分了解患者病史、体格检查等，熟练掌握神经阻滞疗法的适应证、禁忌证及并发症，选择最佳镇痛治疗方法，熟悉穿刺部位的解剖学结构，了解局麻药或其他药物的药理学基础等能够大大降低神经阻滞治疗的并发症的发生。当出现并发症时，尽早发现，及时对症支持治疗，避免不良后果的发生。

3. 神经毁损治疗并发症

研究表明腹腔神经丛及内脏神经毁损总体安全，并发症发生率约 2%，其主要的不良反应有局部疼痛、短期腹泻以及直立性低血压，也有出现难治性腹泻而最终死亡的报道。也可出现局部麻痹、感觉异常、血尿、气胸、肩痛、足下垂、出血性胃十二指肠炎。极少数患者可出现永久性截瘫。下腹上神经丛毁损术可出现血管、盆腔内脏、腰 5 神经根损伤及椎间盘炎等，发生率低。下腹下神经丛毁损术可有感觉异常、直肠损伤等并发症风险。奇神经节毁损可出现直肠损伤、脊神经损伤和根神经炎。股鞘置管神经毁损可出现股部和股外侧、闭孔神经分布区域感觉阻断，股前肌力减弱等。

4. 脊髓电刺激并发症

主要包括手术相关的并发症及植入装置的相关并发症。

（1）出血　植入装置植入过程中出血较罕见，多选择在进行下一步手术操作时，用纱布或者棉球塞住伤口压迫，即可减少出血的发生。皮下植入过浅时，可能会发生皮下出血和瘀斑；硬膜外出血非常罕见，一旦发生后果严重，术前应常规进行凝血常规检查，排除凝血功能异常或正在进行抗凝治疗的患者可避免其发生。

（2）血肿　较少发生在SCS植入后，主要通过防止皮袋留下无效腔来预防血肿的发生。局部小的血肿多会自行消失。术后采用腹带可加快血肿的吸收。

（3）局部感染　发生率不到4%。如果局部感染发生在较浅部位，使用足量胃肠外抗生素可有效逆转；如果出现脓肿并向深部蔓延，尤其沿导联线向硬膜外入口处蔓延，应立即将置入物取出。

（4）硬膜外血肿和感染　发生率小于0.3%。硬膜外感染和血肿并发感染症状相似，以感染区剧烈脊柱疼痛为显著的特点，对躯体震动尤为敏感。严重时可能出现全身感染症状或脑膜刺激征。一旦出现，需行外科治疗，并拔出植入物。

（5）脑脊液漏　多由于硬膜外穿刺时穿破硬脊膜、放置导联装置时造成硬脊膜穿孔造成。如伴有硬膜外腔粘连时，使用硬膜外扩张管时容易造成穿孔，不主张轻易使用。脑脊液漏具有自限性，临床表现为体位性头痛、头晕，通常采取去枕平卧可减轻头痛症状，必要时进行补液和镇通过治疗。持续的脑脊液漏则需要外科手术治疗。

（二）物理治疗癌痛的并发症

1. 放疗

产生的不良反应主要体现在杀死肿瘤细胞的同时，也损伤机体正常细胞，从而出现放射性口腔炎、肺炎、膀胱炎、腹痛腹泻或者便秘等。因此，患者在接受放疗时，要做好放射野内准备，如拔出龋齿、控制病灶内局部感染等；同时对于非放射区域予以保护。当出现不良反应时，激素可以减少炎性渗出，防止炎症进一步扩展；合理应用抗生素有助于控制炎症的扩散；大量维生素有利于促进代谢；积极对症处理，减轻患者的不良反应症状，同时避免急性反应向慢性反应转化。

2. 热疗

热疗并发症主要发生在深部热疗、全身热疗和体腔灌注热疗过程中。

（1）深部热疗并发症　热疗过程中或热疗后出现的全身温度过高、心率过快、出汗过多而虚脱的全身反应需要及时处理；对于皮肤烧伤症状，多数表现为急性轻度烫伤，如红肿、水疱等，给予对症处理；皮下疼痛和硬结，发生率10%左右，皮下脂肪厚度＞2 cm时发生率增加，影响患者事先说明。

（2）全身热疗常见并发症　心律失常、心肌损伤和心力衰竭；少数患者出现一定程度的定向力障碍，热疗中可使用头部冰敷或冰帽预防，症状出现后，一般无须特殊处理，1～3天内患者可恢复正常；还有部分患者出现恶心、呕吐、腹泻等消化道反应，可在治疗前后给予恩丹西酮予以防治；人体表皮或体内组织热损伤，多表现为一度或二度烫伤，一旦发生，给予常规的烫伤处理及皮肤护理，防止感染的发生；其他的并发症还包括红外线眼损伤，镇静药的呼吸抑制等。

（3）体腔灌注热疗并发症　常表现为化疗药物的毒性反应，表现为骨髓抑制、急性肾功能衰竭、化学性腹膜炎、胃肠道反应等。这些毒性反应多可通过减少药物剂量来避免。其他的并发症包括：

胸腹腔感染、吻合口瘘、肠穿孔、胆瘘等。

第四节　骨转移癌痛综合征治疗

骨骼是乳腺癌、肺癌、前列腺癌以及肾癌等最常见的转移器官,多发生在脊柱、股骨、肱骨近端、颅骨、骨盆以及肋骨等躯干骨,其中以脊柱的转移率最高,约62.4%。骨转移癌痛是最为复杂的癌痛综合征,包括稳定的基础性疼痛、自发性的爆发痛以及运动相关的事件性疼痛。其也是骨转移患者中最早出现、最痛苦的症状之一。

一、骨转移癌痛的机制

原发肿瘤细胞通过血液循环到达血流丰富的骨髓腔内血管,而后移动透过骨髓腔内血管窦壁,侵入和存活在骨髓腔间质中。一方面,随着肿瘤的生长和破坏,病灶中与肿瘤相关的诸多因子不断释放,如前列腺素、内皮素和神经生长因子等,在肿瘤局部构成复杂而独特的微环境,期间同时交互存在着炎症反应,持续激活并敏化支配骨组织的伤害性感受器,引起疼痛。另一方面,当肿瘤持续增长时,分布在骨髓内感觉神经纤维受到肿瘤的压迫和破坏,可能会引起神经源性疼痛。这种神经源性疼痛持续时间久,程度严重,一般不易被阿片类药物缓解。此外,当癌细胞完全充满骨髓腔后,骨髓内严重的虫蚀样破坏可能会有助于产生酸性微环境(pH 4.0～5.0)。酸性微环境可使骨内的感觉神经酸性离子通道和辣椒素受体表达,从而产生痛觉过敏。还有骨组织的损害亦会引起疼痛,肿瘤细胞产生的物质激活破骨细胞的活性,促使骨吸收增强,局部骨骼的机械强度下降直至出现病理性骨折。骨的机械应力将被置于骨所能承受的应力之下,扭力刺激位于骨膜上丰富的机械感受神经纤维,引起明显的活动性疼痛。

二、骨转移癌痛的临床表现

大多数骨转移癌在一定时期内并不发生疼痛,随着病情的进展才逐渐出现疼痛。骨转移癌痛通常以持续性疼痛为首发症状,可表现为钝痛、隐痛和跳痛,并随着时间的推移而伴有疼痛程度的增加。随着骨破坏的加重,间断会有剧烈的疼痛自发出现,以活动后多见,此种疼痛可归类为爆发痛或事件性疼痛。出现病理性肋骨骨折时,由坐位改为仰卧位或相反运动或躯干侧卧时疼痛最严重。

三、骨转移癌痛的治疗

骨转移癌痛的治疗仍是临床医师所面临的一个难题,接受治疗的患者,仅有54%获得暂时的疼痛缓解,持续性疼痛缓解仍难以达到。目前的治疗策略是消除肿瘤增殖,减少肿瘤导致的骨缺失,通过外科手术或介入治疗技术稳定骨结构,给予强效的止痛药物。在治疗的同时,重视患者的心理治疗,积极改善患者的生活质量。

（一）药物治疗

1. 非甾体抗炎药

鉴于NSAIDS的抗炎和抑制白三烯作用，而骨转移癌痛患者大多存在炎性反应，目前一般认为NSAIDS是缓解骨转移癌痛不可缺少的药物，在无禁忌情况下，建议在药物治疗中联合应用NSAIDS。近年来，研究表明，COX-2从多个环节参与肿瘤形成，包括抑制癌细胞凋亡、促进肿瘤血管生成、抑制机体免疫功能及增加肿瘤侵袭转移力等。因而，选择性COX-2抑制剂还可通过抑制COX-2合成而促进癌细胞凋亡，抑制肿瘤血管生成。

2. 阿片类药物

尽管目前治疗骨转移癌痛的药物和非药物方法多种多样，但阿片类药物仍是骨转移癌痛治疗中必不可少的药物。尤其是中、重度骨转移癌痛患者，阿片类药物仍具有不可取代的地位，但其成瘾性及胃肠道、精神神经系统等不良反应，也在某种程度上对骨转移癌痛患者的生活质量造成了一定影响。有动物研究表明，持续使用吗啡可能会增加疼痛、溶骨性破坏、骨缺失及病理性骨折的发生，也标志着背根神经节细胞损伤和炎症前细胞因子的表达。吗啡治疗可能会导致疼痛的上调，超出肿瘤本身导致的疼痛程度增加。

3. 双磷酸盐类药

2002年有系统综述建议在骨转移治疗中采用双磷酸盐类药物，定期使用双磷酸盐类药物可减少骨不良事件的发生。其机制可能与双磷酸盐类药物可抑制破骨细胞活性，减少骨破坏有关。其抗骨吸收的机制可能与直接改变破骨细胞的形态学，从而抑制其功能；与骨基质理化结合，直接干扰骨吸收；直接抑制成骨细胞介导的细胞因子，如IL-6、TNF的产生等因素有关。有证据表明，在骨转移癌痛患者中使用双磷酸盐类药物，虽然其即刻缓解疼痛的作用较低，但用药4周后疼痛可达到50%缓解。近期有针对25篇有关双磷酸盐用于非小细胞肺癌患者骨转移癌痛，以及生活质量影响的综述的系统分析表明，双磷酸盐减少骨转移癌痛或提高生活质量的证据并不明显。另外，使用双磷酸盐类药物可能导致颌骨坏死和肾功能衰竭等严重不良反应。

（二）微创介入治疗

1. 经皮椎体成形术

经皮椎体成形术是将骨水泥注射到椎体内，常采用椎体后凸成形术。手术时使用气囊将压缩骨折的椎体撑起，恢复正常的椎体高度和形状，然后给予骨水泥注射。其镇痛机制尚不完全清楚，可能与其稳定椎体有关。在一项骨转移椎体破坏压迫脊髓并伴有疼痛的临床研究中，观察43例患者经皮椎体成形术后的镇痛效果，发现术后1个月的疼痛缓解率为89.7%，术后3个月的疼痛缓解率为86.39%，术后6个月的疼痛缓解率为86.9%，术后一年疼痛缓解率为84.6%。该方法还可联合肿瘤消融术，或配合椎体的放射治疗。

2. 射频消融

射频消融（radiofrequency ablation，RFA）是在影像学的精确定位下引导经皮穿刺针到达病灶，使用可双重调控温度和产热功率的小电极，依据病灶所在部位及病灶大小调整电极的伸展直径，达到最小创伤最大限度的杀灭肿瘤细胞的目的，从而治疗和缓解肿瘤引起疼痛及相应的并发症，减轻骨转移

癌痛患者的痛苦,提高其生活质量。其缓解疼痛的机制有以下几方面;一方面,射频消融产生的强热可毁损位于骨皮质和骨膜及周围软组织上的感觉传入神经末梢,从而阻断疼痛的传递;另一方面,通过毁损和杀灭肿瘤细胞,射频消融可降低细胞因子和肿瘤因子的产生以及抑制肿瘤入侵骨膜和周围组织,防止骨的疼痛性微小骨折以及大骨折的进展。

(三)放射治疗

1. 外照射放疗

放疗被认为是治疗普通局限性病灶骨转移疼痛标准的治疗方法,有效率50%～90%,完全有效率10%～50%。一般完全有效指疼痛消失;治疗有效指可减少镇痛药物的使用剂量。为对比不同研究间的效果,依据国际放射医师协会的评估标准,部分有效指放疗后在没有增加镇痛药物的情况下,疼痛视觉模拟评分下降2分,或在未增加疼痛指数时,减少疼痛药物25%。其高精度技术有:立体定向放疗技术,放射外科技术(直线加速器、γ刀、射波刀),调强放疗等。

2. 放射性核素

放射性核素可通过抑制成骨细胞,减少痛性细胞递质的释放而缓解疼痛。有研究表明,^{89}Sr对其他治疗无反应的骨转移癌痛缓解率达75%,20%的患者疼痛完全消失,但对生存时间的延长无益处,也并不减少新的疼痛病灶发生。也有研究认为,放射性核素联合有效的化疗、双磷酸盐类药物等有助于骨转移癌痛的控制。另外,使用^{89}Sr治疗的禁忌包括:脊髓压迫导致的神经病理性疼痛;病理性骨折;治疗前已采用导致骨髓移植的化疗,骨髓未得到足够的恢复;严重的肾功能衰竭;对放射性核素过敏等。

综上,癌痛目前仍是困扰肿瘤患者的主要问题之一。其发病机制仍未被完全阐明清楚。依据WHO三阶梯治疗原则,大部分癌痛患者可获得疼痛缓解,但仍欠理想。弱阿片类药物可能被逐渐淡化。癌痛的非药物治疗逐渐成为热点,四阶梯癌痛治疗原则逐渐普及。癌痛的完全控制可能还有待发病机制研究上的突破性进展。

(杨　礼)

参 考 文 献

[1] van den Beuken-van E M, Hochstenbach L M, Joosten E A, et al. Update on Prevalence of Pain in Patients With Cancer: Systematic Review and Meta-Analysis. J Pain Symptom Manage, 2016, 51(6): 1070－1090.

[2] Neufeld N J, Elnahal S M, Alvarez R H. Cancer pain: a review of epidemiology, clinical quality and value impact. Future Oncol, 2017, 13(9): 833－841.

[3] Ziegler L, Mulvey M, Blenkinsopp A, et al. Opioid prescribing for patients with cancer in the last year of life: a longitudinal population cohort study. Pain, 2016, 157(11): 2445－2451.

[4] Vargas-Schaffer G. Is the WHO analgesic ladder still valid? Twenty-four years of experience. Can Fam Physician, 2010, 56(6): 514－517, e202－e205.

[5] Bandieri E, Romero M, Ripamonti C I, et al. Randomized Trial of Low-Dose Morphine Versus Weak Opioids in Moderate Cancer Pain. J Clin Oncol, 2016, 34(5): 436－442.

[6] Candido K D, Kusper T M, Knezevic N N. New Cancer Pain Treatment Options. Curr Pain Headache Rep, 2017, 21(2): 12.

［7］ Caraceni A, Hanks G, Kaasa S, et al. Use of opioid analgesics in the treatment of cancer pain: evidence-based recommendations from the EAPC. Lancet Oncol, 2012, 13(2): e58-e68.

［8］ 刘勇, 宋正波, 梁军, 等. 羟考酮缓释片和吗啡即释片在中重度癌痛滴定中疗效及安全性比较的荟萃分析. 临床肿瘤学杂志, 2016, (07): 585-592.

［9］ 胡夕春, 王杰军, 常建华, 等. 癌症疼痛诊疗上海专家共识(2017年版). 中国癌症杂志, 2017, (04): 312-320.

［10］ Vardy J, Agar M. Nonopioid drugs in the treatment of cancer pain. J Clin Oncol, 2014, 32(16): 1677-1690.

［11］ Mehta N, O'Connell K, Giambrone G P, et al. Efficacy of methylnaltrexone for the treatment of opiod-induced constipation: a meta-analysis and systematic review. Postgrad Med, 2016, 128(3): 282-289.

［12］ Nabal M, Librada S, Redondo M J, et al. The role of paracetamol and nonsteroidal anti-inflammatory drugs in addition to WHO Step III opioids in the control of pain in advanced cancer. A systematic review of the literature. Palliat Med, 2012, 26(4): 305-312.

［13］ Ong C K, Seymour R A, Lirk P, et al. Combining paracetamol (acetaminophen) with nonsteroidal antiinflammatory drugs: a qualitative systematic review of analgesic efficacy for acute postoperative pain. Anesth Analg, 2010, 110(4): 1170-1179.

［14］ Wiffen P J, Derry S, Bell R F, et al. Gabapentin for chronic neuropathic pain in adults. Cochrane Database Syst Rev, 2017, 6: D7938.

［15］ Derry S, Cording M, Wiffen P J, et al. Pregabalin for pain in fibromyalgia in adults. Cochrane Database Syst Rev, 2016, 9: D11790.

［16］ Boyle Y, Fernando D, Kurz H, et al. The effect of a combination of gabapentin and donepezil in an experimental pain model in healthy volunteers: Results of a randomized controlled trial. Pain, 2014, 155(12): 2510-2516.

［17］ Hardy J, Quinn S, Fazekas B, et al. Randomized, double-blind, placebo-controlled study to assess the efficacy and toxicity of subcutaneous ketamine in the management of cancer pain. J Clin Oncol, 2012, 30(29): 3611-3617.

［18］ Zgaia A O, Irimie A, Sandesc D, et al. The role of ketamine in the treatment of chronic cancer pain. Clujul Med, 2015, 88(4): 457-461.

［19］ Vayne-Bossert P, Afsharimani B, Good P, et al. Interventional options for the management of refractory cancer pain-- what is the evidence? Support Care Cancer, 2016, 24(3): 1429-1438.

［20］ Bhatnagar S, Gupta M. Evidence-based Clinical Practice Guidelines for Interventional Pain Management in Cancer Pain. Indian J Palliat Care, 2015, 21(2): 137-147.

［21］ Mishra S, Bhatnagar S, Rana S P, et al. Efficacy of the anterior ultrasound-guided superior hypogastric plexus neurolysis in pelvic cancer pain in advanced gynecological cancer patients. Pain Med, 2013, 14(6): 837-842.

［22］ 聂发传, 朱丹. 神经毁损治疗顽固性疼痛的循证分析. 中国疼痛医学杂志, 2016, 22(7): 486-490.

［23］ 中日医学科技交流协会热疗专业委员会, 中华医学会放疗分会热疗专业委员会. 中国肿瘤热疗临床应用指南(2017.V1.1). 中华放射肿瘤学杂志, 2017, 26(4): 369-375.

［24］ Hendriks L E, Hermans B C, van den Beuken-van E M, et al. Effect of Bisphosphonates, Denosumab, and Radioisotopes on Bone Pain and Quality of Life in Patients with Non-Small Cell Lung Cancer and Bone Metastases: A Systematic Review. J Thorac Oncol, 2016, 11(2): 155-173.

［25］ Sun G, Li L, Jin P, et al. Percutaneous vertebroplasty for painful spinal metastasis with epidural encroachment. J Surg Oncol, 2014, 110(2): 123-128.

名 词 缩 略 语

缩写符	英 文 全 称	中 文 全 称
AAA	abdominal aortic aneurysm	腹主动脉瘤
ABT	allogeneic blood transfusion	同种异体输血
ACEIs	angiotensin-converting enzyme inhibitors	血管紧张素转换酶抑制剂
ACLS	advanced cardiovascular life support	高级心血管生命支持
ACS	acute coronary syndrome	急性冠脉综合征
ACT	activated clotting time	激活凝血时间
ACT	activated coagulation time	活化全血凝血时间
ACTH	adrenocorticotropic hormone	促肾上腺皮质激素
AD	Alzheimer's disease	阿尔茨海默病
ADHD	attention deficit disorder with hyperactivity	注意力缺陷/多动障碍
ADP	adenosine diphosphate	腺苷二磷酸
AEC	airway exchange catheter	气道交换导管辅助拔管
aEEG	amplitude-integrated electroencephalogram	振幅整合脑电图
AEP	auditory evoked potential	听觉诱发电位
AFE	amniotic fluid embolism	羊水栓塞
AHA	american heart association	美国心脏病学会
AI	adrenal insufficiency	肾上腺皮质功能不全
AI	artificial intelligence	人工智能
AIF	apoptosis inducing factor	凋亡诱导因子
AKI	acute kidney injury	急性肾损伤
AKICS	acute kidney injury following cardiac surgery	心脏手术后急性肾损伤
ALS	amyotrophic lateral sclerosis	肌萎缩性脊髓侧索硬化症
ALS	advanced life support	高级生命支持

（续表）

缩写符	英 文 全 称	中 文 全 称
AMI	acute myocardial infarction	急性心肌梗死
AMV	assisted mechanical ventilation	机械辅助通气
AOSC	acute obstructive suppurative cholangitis	急性梗阻性化脓性胆管炎
APC	acute purulent cholangitis	急性化脓性胆管炎
APCO	arterial pressure waveform analysis CO	动脉血压波形分析监测心排血量
APEC	anesthesia preoperative evaluation clinic	麻醉术前评估门诊
APP	acute phase protein	急性期蛋白
APR	acute phase response	急性期反应
APRV	airway pressure release ventilation	气道压力释放通气
APTT	activated partial thromboplastin time	部分凝血活酶时间
ARBs	angiotensin II receptor blockers	血管紧张素 II 受体阻滞剂
ARDS	acute respiratory distress syndrome	急性呼吸窘迫综合征
ARDS	adult respiratory distress syndrome	成人呼吸窘迫综合征
ARF	acute renal failure	急性肾衰竭
ARM	alveolar recruitment maneuvers	肺复张策略
AS	aortic stenosis	主动脉瓣狭窄
ASD	atrial septal defect	房间隔缺损
ATN	acute tubular necrosis	急性肾小管坏死
BB	bronchial blockers	支气管堵塞器
BDNF	brain derived neurotrophic factor	脑源性神经营养因子
BGS	brain growth spurt	脑生长的爆发期
Bi-PAP	bi-level positive airway pressure	双水平气道正压通气
BIS	bispectral index	脑电双频指数
BLS	basic life support	基础生命支持
BMI	body mass index	体重指数
BNP	brain natriuretic peptide	脑钠肽
CA	cerebral autoregulation	脑自动调节
CABG	coronary artery bypass grafting	冠状动脉旁路移植术
CACI	computer-assistedcontinuous infusion	计算机辅助持续输注
CAS	catecholamines	儿茶酚胺
CBF	cerebral blood flow	脑血流
CDSS	clinical decision support system	临床决策支持系统

缩写符	英 文 全 称	中 文 全 称
CEA	carotid endarterectomy	颈动脉内膜剥脱术
CIP	cerebral ischemia preconditioning	脑缺血预处理
CIT	cerebral ischemic tolerance	脑缺血耐受
CKD	chronic kidney disease	慢性肾脏疾病
CKI	chronic kidney injury	慢性肾损伤
CLCVP	controlled low central venous pressure	控制性低中心静脉压
CMT	cloud medical treatment	云医疗
CMV	controlled mechanical ventilation	机械控制通气
CNS	central nervous system	中枢神经系统
CO	cardiac output	心排血量
COP	colloid osmotic pressure	血液胶体渗透压
COPD	chronic obstructive pulmonary diseases	慢性阻塞性肺疾病
CPAP	continuous positive airway pressure	连续气道正压通气
CPB	cardiopulmonary bypass	心肺转流
CPM	central pontine myelinolysis	脑桥中央髓鞘溶解症
CPP	cerebral perfusion pressure	脑灌注压
CPSP	chronic postsurgical pain	术后慢性疼痛
CRRT	continuous renal replacement therapy	连续肾脏替代疗法
CS	complete stroke	完全性脑卒中
CSEA	combined spinal-epidural anesthesia	腰硬联合麻醉
CSF	cerebrospinal fluid	脑脊液
Css	steady-state plasma-concentration	稳态血药浓度
CTA	CT angiography	CT血管成像
CTP	CT perfusion	CT灌注成像
CTZ	the chemoreceptor trigger zone	化学感受器触发区
CVD	cardiovascular diseases	心血管疾病
CVP	central venous pressure	中心静脉压
CVS	cerebral vasospasm	脑血管痉挛
CyC	cystatin C	胱抑素C
CYP450	cytochrome P450	细胞色素P450
DA	difficult airway	困难气道
DBS	deep brain stimulation	脑深部电极刺激术

(续表)

缩写符	英 文 全 称	中 文 全 称
DCC	direct current cardioversion	直流电心脏复律
DCM	dilated cardiomyopathy	扩张型心肌病
DDS	drug delivery systems	药物输注系统
DHCA	deep hypothermia circulatory arrest	深低温停循环
DI	difficult intubation	困难气管插管
DIC	disseminated intravascular coagulation	弥散性血管内凝血
DIND	delayed ischemic neurologic deficits	迟发性缺血性神经功能障碍
DKA	diabetic ketoacidosis	糖尿病酮症酸中毒
DLT	double lumen endotracheal tube	双腔支气管导管
DM	diabetes mellitus	糖尿病
DMV	difficult mask ventilation	困难面罩通气
DRG	dorsal root ganglion	背根神经节
DSA	digital subtraction angiography	数字减影血管造影
dTc	d-tubocurarine	筒箭毒碱
ECC	extracorporeal circulation	体外循环
ECLS	extracorporeal lung support	体外肺支持
ECMO	extracorporeal membrane oxygenation	体外膜肺氧合
ECoG	electrocorticography	脑皮质电图
EDPVR	end-diastolic pressure-volume relationship	舒张末压力-容量关系
EEG	electroencephalogram	脑电图
EIP	end-inspiratory pause	吸气末停顿
EN	enteral nutrition	肠内营养
EPCs	endothelial progenitor cells	内皮祖细胞
ERAS	enhanced recovery after surgery	加速康复外科
ERCP	endoscopic retrograde cholangiography	逆行胰胆管造影术
ESRD	end stage renal disease	终末期肾脏病
ESWL	extracorporeal shock wave lithotripsy	体外冲击波碎石
ET	endobronchial tube	单腔支气管导管
EUS	endoscopic ultrasound	超声内镜
EVD	external ventricular drainage	脑室外引流术
FDA	food and drug administration	食品和药品监督管理局
FEF	forced expiratory flow	用力呼气流量
FEVT	forced expiratory volume	用力呼气量

缩写符	英 文 全 称	中 文 全 称
FFMI	fat free mass index	去脂体重指数
FFP	fresh frozen plasma	新鲜冷冻血浆
FLMA	flexible laryngeal mask airway	可弯曲型喉罩
FNM	facial nerve electromyography monitoring	面神经肌电图监测
FOB	fiber optic bronchoscope	纤维支气管镜
FOUR	full outline of unresponsiveness	全面无反应性量表
FTA	fast track anesthesia	快通道麻醉
FTS	fast track surgery	快通道手术
FVC	forced vital capacity	用力肺活量
GAS	general adaptation syndrome	全身适应综合征
GBS	Guillain-Barré syndrome	格林巴利综合征
GC	glucocorticoid	糖皮质激素
GCS	Glasgow coma scale	格拉斯哥昏迷评分
GDFT	goal-directed fluid therapy	目标导向液体治疗
GEB	gum elastic bougie	插管探条
GFR	glomerular filtration rate	肾小球滤过率
GIST	gastrointestinal stromal tumors	胃肠道间质瘤
GP	platelet glycoprotein	血小板糖蛋白
GPCRs	G protein-coupled receptors	G蛋白偶联受体
GST	glutathione S-transferase	谷胱甘肽巯基转移酶
HAP	hospital acquired pneumonia	医院获得性肺炎
HAT	histone acetyhransferase	组蛋白乙酰转移酶
HCM	hypertrophic cardiomyopathy	肥厚型心肌病
HD	Huntington's disease	亨廷顿病
HE	hepatic encephalopathy	肝性脑病
HES	hydroxyethyl starch	羟乙基淀粉
HFJV	high-frequency jet ventilation	高频喷射通气
HFV	high frequency ventilation	高频通气
HIF-1	hypoxia inducible factor-1	缺氧诱导因子-1
HIT	heparin-induced thrombocytopenia	肝素诱导的血小板减少症
HLM	heart-lung machine	人工心肺机
HPA	hypothalamic-pituitary-adrenal	下丘脑-垂体-肾上腺皮质
HPAC	high performance affinity chromatography	高效亲和色谱法

（续表）

缩写符	英 文 全 称	中 文 全 称
HPFA	high performance frontal analysis	高效前沿分析
HPLC	high performance liquid chromatography	高效液相色谱
HPS	hepatopulmonary syndrome	肝肺综合征
HPV	hypoxic pulmonary vasoconstriction	低氧性肺血管收缩
HRS	hepatorenal syndrome	肝肾综合征
HSF	heat shock factor	热休克因子
HSP	heat shock protein	热休克蛋白
HSR	heat shock response	热休克反应
HU	Hounsfield unit	亨氏单位
IABP	intra-aortic balloon pump	主动脉内球囊反搏
IAP	intra-abdominal pressure	腹内压
IASP	International association of the study of pain	国际疼痛协会
IBW	ideal body weight	理想体重
ICD	implantable electrocardioversion defibrillator	植入型心律转复除颤器
ICG	impedance cardiogram	心阻抗血流图
ICH	intracerebral hemorrhage	脑出血
ICH	intracranial hypertension	颅内高压
ICP	intracranial pressure	颅内压
ICU	intensive care unit	重症监护室
IDDM	insulin-dependent diabetes mellitus	胰岛素依赖性糖尿病
IHD	ischemic heart disease	缺血型心脏病
IMV	intermittent mandatory ventilation	间歇指令性通气
INR	international normalization ratio	国际标准化比值
IOCS	intra-operative cell salvage	回收式自体输血
IR	insulin resistance	胰岛素抵抗
IRI	ischemia reperfusion injury	缺血再灌注损伤
IRV	inverse ratio ventilation	反比通气
IVCS	inferior vena cava syndrome	下腔静脉综合征
IVMs	intracranial vascular malformations	颅内血管畸形
L-FABP	liver-type fatty acid-binding protein	肝型脂肪酸结合蛋白
LBW	lean body weight	瘦体重
LCOS	low cardiac output syndrome	低心排血量综合征
LI	lacunar infarction	腔隙性梗死

缩写符	英 文 全 称	中 文 全 称
LIT	lung isolation technique	肺隔离技术
LMA	laryngeal mask airway	喉罩
LMWH	low molecular weight heparin	低分子肝素
LPVS	lung protective ventilatory strategy	保护性肺通气
LT	liver transplantation	肝移植
LT	low threshold neurons	低阈值神经元
LVEDV	left ventricular end-diastolic volume	左心舒张末期容量
LVEF	left ventricular ejection fraction	左心室射血分数
MAC	minimum alveolar concentration	最低肺泡有效浓度
MAC	monitored anesthesia care	麻醉监控镇静
MAOIs	monoamine oxidase inhibitors	单胺氧化酶抑制剂
MAP	mean arterial pressure	平均动脉压
MAPK	mitogen-activated protein kinase	丝裂原活化蛋白激酶
MCI	mild cognitive impairment	轻度认知功能损害
MDT	multiple disciplinary team	多学科协作诊疗
MELD	model end-stage liver disease	终末期肝病模型
MEP	motor evoked potential	动作诱发电位
MET	metabolic equivalent	代谢当量
MG	myasthenia gravis	重症肌无力
MH	malignant hyperthermia	恶性高热
MHC	major histocompatibility complex	主要组织相容性复合体
MNA	mini nutrition assessment	微型营养评价
MRA	MR angiography	MR血管成像
MRI	magnetic resonance imaging	核磁共振成像
MRSA	methicillin-resistant staphylococcus aureus	耐甲氧西林金黄色葡萄球菌
MS	massspectrometry	质谱
MS	multiple sclerosis	多发性硬化症
MTC	minimal toxic concentration	最低毒性浓度
MV	minute ventilation	每分通气量
MVV	maximum voluntary ventilation	最大自主通气量
NCSE	nonconvulsive status epilepticus	非惊厥性癫痫持续状态
NGAL	neutrophil gelatinase-associated lipocalin	中性粒细胞明胶酶相关脂质运载蛋白
NGF	nerve growth factor	神经生长因子

（续表）

缩写符	英 文 全 称	中 文 全 称
NIDDM	non-insulin-dependent diabetes mellitus	非胰岛素依赖性糖尿病
NIS	nursing information system	监护信息系统
NIV	non-invasive ventilation	无创通气
NMB	neuromuscular blockade	神经肌肉接头阻滞药
NRS	numerical rating scale	数字等级评定量表
NS	nociceptive specific neurons	特异伤害性感受神经元
NSAIDs	nonsteroidal anti-inflammatory drugs	非甾体抗炎药
NYHA	New York heart association grade	纽约心脏协会分级
OHS	obesity hypoventilation syndrome	肥胖低通气综合征
OI	oxygen index	氧指数
OLV	one-lung ventilation	单肺通气
ONS	oral nutrition supplements	口服营养补充
ONSD	optic nerve sheath diameter	视神经鞘直径
ORx	oxygen reactivity index	氧反应性指数
OSA	obstructive sleep apnea	阻塞性睡眠呼吸暂停综合征
OSAHS	obstructive sleep apnea hypopnea syndrome	阻塞性睡眠呼吸暂停低通气综合征
PA	pulmonary atresia	肺动脉闭锁
PAC	pulmonary arterial catheter	肺动脉导管
PACU	post-anesthesia care unit	麻醉后恢复室
PALS	pediatric advanced life support	小儿高级生命支持
PAWP	pulmonary artery wedge pressure	肺动脉楔压
PBAV	percutaneous balloon aortie valvuloplasty	经皮穿刺球囊主动脉瓣成形术
PBC	primary biliary cholangitis	原发性胆汁性胆管炎
PBMV	Percutaneous balloon mitral valvuloplasty	经皮球囊二尖瓣扩张术
$PbtO_2$	brain tissue partial pressure oxygen	脑组织氧分压
PCA	patient controlled analgesia	患者自控镇痛
PCEA	patient controlled epidural analgesia	硬膜外自控镇痛
PCI	percutaneous coronary intervention	经皮冠脉介入治疗
PCIA	patient controlled intravenous analgesia	静脉患者自控镇痛
PCV	pressure-controlled ventilation	压力控制通气
PD	pancreaticoduodenectom	胰十二指肠切除术
PDA	patent ductus arteriosus	动脉导管未闭
PDNV	post-discharge nausea and vomiting	出院后恶心呕吐

缩写符	英 文 全 称	中 文 全 称
PDPH	postdural puncture headache	硬膜穿刺后头痛
PDWI	proton density weighted image	质子加权像
PE	pulmonary embolus	肺栓塞
PEEP	positive end expiratory pressure	呼气末正压
PET	positron emission tomography	正电子发射断层成像
PG	prostaglandin	前列腺素
PHEO	pheochromocytoma	嗜铬细胞瘤
PHY	permissive hypercapnia	允许性高碳酸血症
PN	parenteral nutrition	肠外营养
PNS	peripheral nerve stimulation	周围神经电刺激术
POCD	postoperative cognitive dysfunction	术后认知功能障碍
POD	postoperative delirium	术后谵妄
PONV	postoperative nausea and vomiting	术后恶心呕吐
POPC	postoperative pulmonary complication	术后肺部并发症
POPH	portopulmonary hypertension	门脉性肺动脉高压
PPCM	peripartum cardiomyopathy	围生期心肌病
PPE	post pneumonectomy pulmonary edema	肺切除术后肺水肿
PPH	postpartum hemorrhage	产后出血
PPK	population pharmacokinetics	群体药代动力学
PPV	pulse pressure variation	脉压变异性
pRCT	pragmatic RCT	实效性随机对照试验
PRRs	pattern recognition receptors	模式识别受体
PRS	reperfusion syndrome	再灌注综合征
PSC	primary sclerotic cholangitis	原发性硬化性胆管炎
PSV	pressure support ventilation	压力支持通气
PTSD	post-traumatic stress disorder	创伤后应激障碍
PVR	pulmonary vascular resistance	肺血管阻力
QoL	quality of life	生活质量
RAS	renin-angiotension system	肾素血管紧张素系统
RBW	rectilinear biphasic waveform	双相方波型除颤仪
RCM	restrictive cardiomyopathy	限制型心肌病
RCT	randomized controlled trial	随机对照试验
ROP	retinopathy of prematurity	未成熟新生婴儿的视网膜病变

（续表）

缩写符	英 文 全 称	中 文 全 称
ROS	reactive oxygen species	活性氧
RRT	renal replacement therapy	肾脏替代治疗
RSB	rectus sheath block	腹直肌鞘阻滞
RSM	response surface methodology	响应曲面模型法
rSO_2	regional cerebral oxygenation	局部脑氧饱和度
RVM	rostral ventromedial medulla	延脑头端腹内侧区
RVP	rapid ventricular pacing	快速心室起搏
SAD	supraglottic airway device	喉上气道装置
SAH	subarachnoid hemorrhage	蛛网膜下隙出血
SAR	structure activity relationship	构效关系
SCr	serum creatinine concentration	血清肌酐浓度
SCS	spinal cord stimulation	脊髓电刺激技术
SDs	spreading cortical depolarizations	播散性皮质去极化
SGA	subjective global assessment	主观营养评价
SIADH	syndrome of inappropriate antidiuretic hormone	抗利尿激素分泌异常综合征
SIRS	systemic inflammatory response syndrome	全身炎症反应综合征
$SjvO_2$	jugular bulb saturation	颈静脉球血氧饱和度
SP	standardizedpatients	标准化患者
SPECT	single-photon emission computed tomography	单光子发射计算机断层成像术
SpO_2	pulse oxygen saturation	脉搏血氧饱和度
SPV	systolic pressure variation	收缩压变异性
SSEP	somatosensory evoked potential	体感诱发电位
SSH	Society for simulation in healthcare	国际医学模拟协会
SSI	surgical site infection	外科手术部位感染
STAT3	signal transducer and activator of transcription 3	转录活化因子3
STT	spinothalamic tract	脊髓丘脑束
SVV	stroke volume variation	心排血量变异度
SWI	susceptibility weighted imaging	磁敏感加权成像
TAP	transversus abdominis plane block	腹横肌平面阻滞
TBI	traumatic brain injury	创伤性颅脑损伤
TCAs	tricyclic antidepressants	三环类抗抑郁药
TCD	transcranial Doppler	经颅多普勒
TCI	target controlled infusion	靶控输注技术

缩写符	英文全称	中文全称
TDM	therapeutic drug monitoring	治疗药物浓度监测
TDS	transdermal scopolamine	东莨菪碱透皮贴剂
TEE	transesophageal echocardiography	食管超声心动图
TEG	thrombelastogram	血栓弹力图
TI	triple index	三联指数
TIA	transient ischemic attack	短暂性脑缺血发作
TIVA	total intravenous anesthesia	全凭静脉麻醉
TMD	tympanic membrane displacement	鼓膜移位法
TNS	transient neurologic syndrome	短暂性神经综合征
TOF	tetralogy of fallot	法洛四联症
TOF	train of four	四个成串刺激
TORS	transoral robotic surgery	经口机器人手术
TPVB	thoracic paravertebral block	胸椎旁阻滞
TRIM	transfusion-related immunomodulation	输血相关性免疫调节
TTJV	transtracheal jet ventilation	经气管喷射通气
TURP	transurethralresection of theprostate	尿道前列腺电切术
UDPGT	UDP-glucuronyltransferase	尿苷二磷酸酸葡萄糖醛酸转移酶
UFTA	ultra-fast track anesthesia	超快通道麻醉
UPPP	uvulopalatopharyngoplasty	悬雍垂腭咽成形术
VAD	vascular dementia	血管性痴呆
VAE	venous air embolism	静脉气体栓塞
VAP	ventilator associated pneumonia	呼吸机相关性肺炎
VAS	visual analogue scale	视觉模拟评分法
VC	vomiting center	呕吐中枢
VCV	volume control ventilation	容量控制通气
VE	virtual endoscopy	虚拟内窥镜
VHD	valvular heart disease	心脏瓣膜疾病
VILI	ventilator induced lung injury	呼吸机相关肺损伤
VNS	vagus nerve stimulation	迷走神经刺激术
VP	ventroposterior nucleus	后腹核
VRS	verble rating scale	语言等级评定量表
VSD	ventricular septal defect	室间隔缺损
VVB	veno-venous bypass	静脉-静脉转流技术

索　引

I

J

K